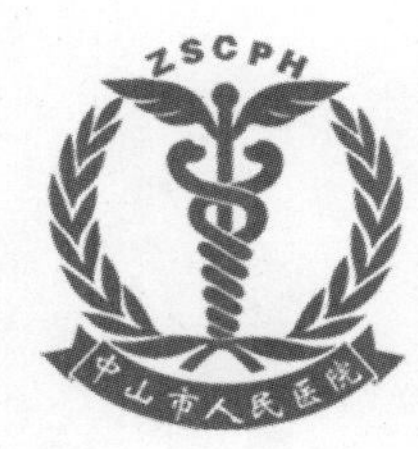

# 中山市恶性肿瘤发病地域分布研究

2000–2004年

（上册）

魏矿荣　余元龙　主编

廣東省出版集團
广东人民出版社
·广州·

**图书在版编目(CIP)数据**

中山市恶性肿瘤发病地域分布研究（2000—2004年）/魏矿荣，余元龙主编. —广州：广东人民出版社，2012.5

ISBN 978－7－218－07318－7

Ⅰ. ①中… Ⅱ. ①魏… ②余… Ⅲ. ①癌—发病—地区分布—研究—中山市—2000—2004 Ⅳ. ①R73—31

中国版本图书馆CIP数据核字(2011)第195830号

ZHONGSHANSHI EXINGZHONGLIU FABING DIYU FENBU YANJIU

**中山市恶性肿瘤发病地域分布研究**（2000—2004年）



**出 版 人**：金炳亮

**责任编辑**：谢海宁
**封面设计**：张力平
**责任技编**：周 杰

**出版发行**：广东人民出版社
**地　　址**：广州市大沙头四马路10号（邮政编码：510102）
**电　　话**：(020) 83798714（总编室）
**传　　真**：(020) 83780199
**网　　址**：http：//www.gdpph.com
**印　　刷**：湛江日报印刷厂
**书　　号**：ISBN 978－7－218－07318－7
**开　　本**：889 mm×1240 mm 1/16
**印　　张**：46.75 **字　　数**：1320千
**版　　次**：2012年5月第1版 2012年5月第1次印刷
**定　　价**：120.00元（上下册）

**如发现印装质量问题，影响阅读，请与出版社**（020－83795749）**联系调换。**

**售书热线**：(020) 83790604 83791487 **邮　购**：(020) 83781421

主　编　魏矿荣　余元龙

副主编　杨有业　季明芳

编　委　（按姓氏拼音排名）

陈　慧　程伟民　方慧云

何洁冰　黄　伟　黄玉玲

李晓玲　梁智恒　林小丹

刘　静　罗燕香　秦锦婷

苏年华　王亚娜　吴标华

肖国伟　易　冰　余炳辉

余　霞

# 目　录

## [上册]

## ［下册］

# 序　言

目前，我国恶性肿瘤负担日益加重，已经成为威胁我国人民健康的重大公共卫生问题。肿瘤登记不仅提供肿瘤统计数据和作为病因研究的基础，而且能够为健康教育和肿瘤防治提供可靠信息。卫生部以及全国肿瘤登记中心正逐步加强对全国肿瘤信息网络的建设。

广东省中山市肿瘤登记工作起步较早，也是全国五家被国际癌症登记协会收录到《五大洲癌症发病率第九卷》的登记处之一，数据质量得到国际同行的认同。利用肿瘤登记的信息平台，中山市定期发布肿瘤登记数据，并对监测信息进行深度分析，为肿瘤相关基础和临床研究打下坚实的基础，也推动了肿瘤防治工作。

《中山市恶性肿瘤发病地域分布研究（2000—2004年）》一书描述和分析了中山市所辖乡镇恶性肿瘤的发病情况和分布特征，为了解不同地域人群各肿瘤的流行和分布提供了详细的基础资料，为今后有的放矢地制订肿瘤防治策略，开展肿瘤防治工作提供了理论依据。此书的出版也为其他肿瘤登记处在数据分析利用方面起到示范作用。

在此，我谨代表全国肿瘤登记中心对此书的出版表示祝贺，并对全体参与肿瘤登记工作的人员长期以来付出的辛勤劳动和一如既往的坚持表示敬意！

陈万青

2011年6月

（序言作者陈万青系全国肿瘤防治办公室/全国肿瘤登记中心副主任）

# 前　言

世界卫生组织公布的资料表明，恶性肿瘤已成为严重危害人民生命、健康和生活的重要疾病，必须努力控制恶性肿瘤的危害性。而要有效地控制其危害，首先必须对其流行概况进行全面系统的分析，找出其流行规律，并据以制定正确的防治政策，这样才能切实有效地做好肿瘤防治。为摸清和掌握中山市恶性肿瘤发病特点，尤其是恶性肿瘤发病在中山市地域分布的概况，我们于2006年申报了中山市科委《中山市恶性肿瘤发病地域分布研究（2000－2004年）》的课题。通过此课题的开展，我们比较全面、系统与详尽地分析了中山市2000—2004年恶性肿瘤发病地域分布概况，找出了恶性肿瘤在中山市各镇区发病的特点，为中山市恶性肿瘤防治提供了科学依据。

本书共分为五个章节。第一章对中山市肿瘤登记处进行了介绍；第二章说明了中山市恶性肿瘤发病资料、人口资料的来源，所采用的统计指标、方法、质量控制与审核评价指标；第三章评价了中山市恶性肿瘤发病资料的质量，主要从登记地区人口资料、恶性肿瘤发病资料、各类诊断依据所占百分比、未指明部位及原发部位不明（继发）恶性肿瘤所占比例、DCO资料所占比例以及恶性肿瘤发病稳定性6方面进行评价；第四章主要展示了2000－2004年中山市恶性肿瘤在全市及各镇区的发病概况，是本书的主要内容；第五章对全书进行了小结。

《中山市恶性肿瘤发病地域分布研究（2000—2004年）》的出版，标志着中山市肿瘤登记工作经过40多年的不懈努力，已经进入一个崭新的时期。在此感谢所有参与和支持中山市肿瘤登记工作的领导和工作人员们，感谢他们多年来为中山市肿瘤登记所做出的贡献，同时希望他们能继续积极参与和支持肿瘤登记工作的开展。

《中山市恶性肿瘤发病地域分布研究（2000—2004年）》一书可能存在不少缺点和不足之处，敬请批评、指正！

余元龙

2011年7月8日

（前言作者余元龙系中山大学附属中山医院院长、中山市肿瘤研究所所长）

# 第一章　中山市肿瘤登记处简介

广东省中山市，古称香山，因“地多神仙花卉”而得名。1925年3月12日，孙中山逝世。同年4月15日，广州中华民国陆海军大元帅府决定，将香山县更名为中山县，以纪念孙中山。1949年，中华人民共和国成立后，仍为中山县，属佛山地区管辖。1983年12月，经国务院批准中山县改为中山市（县级），属佛山市管辖。1988年1月，国务院批复，中山市升格为地级市，直属广东省管辖，是全国唯一以伟人名字命名的城市。

中山市面积1800.14平方公里，位于北纬22°11′～22°47′，东经113°09′～113°46′之间，地处广东省中南部，珠江三角洲中部偏南的西、北江下游出海处，北接广州市番禺区和佛山市顺德区，西邻江门市区、新会区和珠海市斗门区，东南连珠海市，东隔珠江口伶仃洋与深圳市和香港特别行政区相望，市中心陆路北距广州市区86公里，东南至澳门65公里，由中山港水路到香港52海里。中山市地处低纬度区，全境均在北回归线以南，属亚热带季风气候，光热充足，雨量充沛，太阳辐射能量丰富，全年平均气温23.0摄氏度[1]。

中山市地质发展历史悠久，地壳变动频繁，地质构造体系属于华南褶皱束的粤中凹陷，中山位于北段。地形以平原为主，地势中部高兀，四周平坦，平原地区自西北向东南倾斜。五桂山、竹嵩岭等山脉凸屹于市中南部，五桂山主峰海拔531米，为全市最高峰。地貌由大陆架隆起的低山、丘陵、台地和珠江口的冲积平原、海滩组成。其中低山、丘陵、台地占全境面积的24%，一般海拔为10～200米，土壤类型为赤红壤。平原和滩涂占全境面积的68%，一般海拔为-0.5～1米，其中平原土壤类型为水稻土和基水地，滩涂广泛分布有滨海盐渍沼泽土及滨海沙土。河流面积占全境的8%，西江下游的西海水道、磨刀门水道自北向南流经市西部边界，由磨刀门出南海；北江下游的洪奇沥水道自西北向东南经过市东北边界由洪奇门出珠江口。其间汉道纵横交错，小榄水道、鸡鸦水道横贯市北半部，汇入横门水道由横门出珠江口。水系划分为平原河网和低山丘陵河网两个部分，平原地区河网深受南海海洋潮汐的影响，具典型河口区特色[1]。

中山市下辖1个国家级火炬高技术产业开发区，5个街道办事处（石岐区、东区、西区、南区和五桂山区办事处），18个镇（黄圃、南头、东凤、阜沙、小榄、东升、古镇、横栏、三角、民众、南朗、港口、大涌、沙溪、三乡、板芙、神湾和坦洲镇），各镇区概况如表1。

**表1　中山市各镇区概况**

| 镇区 | 面积（平方公里） | 户籍人口（万） | 非户籍人口（万） | 居委会/村委会（个） |
|---|---|---|---|---|
| 火炬高技术产业开发区 | 92.23 | 5.56 | 12.97 | 7 |
| 石岐区办事处 | 49.72 | 16.94 | 4.09 | 19 |
| 东区办事处 | 79.19 | 7.37 | 4.00 | 10 |
| 西区办事处 | 25.15 | 3.65 | 2.70 | 9 |
| 南区办事处 | 48.73 | 2.20 | 3.20 | 10 |
| 五桂山区办事处 | 100.84 | 0.76 | 1.52 | 5 |

（续上表）

| 镇区 | 面积（平方公里） | 户籍人口（万） | 非户籍人口（万） | 居委会/村委会（个） |
|---|---|---|---|---|
| 黄圃镇 | 88.00 | 8.38 | 3.88 | 16 |
| 南头镇 | 27.06 | 4.31 | 4.47 | 7 |
| 东凤镇 | 54.87 | 7.20 | 4.88 | 14 |
| 阜沙镇 | 40.36 | 3.55 | 1.77 | 9 |
| 小榄镇 | 71.41 | 15.77 | 16.96 | 15 |
| 东升镇 | 75.82 | 6.87 | 6.76 | 14 |
| 古镇镇 | 51.97 | 6.86 | 8.24 | 13 |
| 横栏镇 | 76.63 | 5.60 | 2.33 | 11 |
| 三角镇 | 70.32 | 5.60 | 4.30 | 8 |
| 民众镇 | 120.75 | 7.52 | 2.88 | 19 |
| 南朗镇 | 206.07 | 3.92 | 6.12 | 15 |
| 港口镇 | 70.87 | 5.64 | 5.60 | 9 |
| 大涌镇 | 39.52 | 2.93 | 4.34 | 8 |
| 沙溪镇 | 53.34 | 6.13 | 5.70 | 16 |
| 三乡镇 | 93.00 | 3.70 | 12.10 | 14 |
| 板芙镇 | 81.31 | 3.33 | 6.17 | 11 |
| 神湾镇 | 59.59 | 1.70 | 1.80 | 6 |
| 坦洲镇 | 131.41 | 6.72 | 6.43 | 14 |
| 全市 | 1800.14 | 136.65 | 143.21 | 279 |

资料来源：伟人故里．区划人口．http：//www.zs.gov.cn/。

中山市人口以汉族为主，主要信仰有佛教、道教、天主教和基督教等。中山市主要使用汉语方言，包括粤方言、闽方言及客家方言，其中使用粤方言的人数最多，占总人口的 84%，主要分布在北部冲积平原区和中部的石岐地区。粤方言分为 4 种：①石岐话，主要分布在石岐地区、南区和南朗镇；②沙田话（近顺德话），主要分布在南头镇、黄圃镇、东凤镇、小榄镇、阜沙镇、东升镇、横栏镇、港口镇、民众镇、坦洲镇、板芙镇及西区的沙朗、南朗镇的横门等地；③三角话（近东莞话），主要分布在三角镇；④古镇话（近新会话），主要分布在古镇镇。闽方言，主要分布在沙溪镇、大涌镇、三乡镇及火炬开发区的张家边等地。客家方言主要分布在五桂山区、神湾镇及坦洲镇的南部[2]。

2009 年，中山市空气综合污染指数为 2.20，二氧化硫、二氧化氮、可吸入颗粒物（PM10）的年均值均有所下降，降尘年均值有所上升，但上升幅度不大，仍优于省推荐标准，空气质量有所好转。

全年采集降水样品 125 个，其中酸雨样品 60 个，酸雨频率为 48.0%。实测降水量 5680.5 毫米，酸雨量 2475.5 毫米，酸雨量占总降水量的 43.6%。降水 pH 范围在 4.16～6.68 之间，全年降水 pH 均值 5.31，低于 5.6 的酸雨界限[1]。

中山饮用水源地包括全禄水厂和马大丰水厂。2009 年，全禄水厂和马大丰水厂均水质达到Ⅱ类水质要求，水质为优。各监测因子达标率均为 100%。

全市区域环境噪声等效声级年均值为 55.2dB（A），达到城市区域环境噪声 2 类区昼间标准。

噪声源主要是生活和交通声源。全市交通噪声等效声级年均值为68.8dB（A），达到城市区域环境噪声4a类区昼间标准。全市各类功能区中昼间等效声级均值出现超标的有1类区，超标量为1.9dB（A），其他各类功能区昼间等效声级均值均达到相应标准。夜间等效声级均值出现超标的有1类区和4类区，超标量分别为1.5dB（A）和0.3dB（A）。

2010年末，全市共有卫生机构486个，其中三甲医院3家、二甲医院3家、一甲医院17家，全市人均期望寿命78.05岁，高于全面建设小康社会预期寿命75岁的标准[3]。

1970年，中山市在广东省卫生厅的重视和大力支持下，由中山大学医学院（原中山医科大学）、广东省华南肿瘤医院指导和帮助，建立了当时的县、社、队三级恶性肿瘤防治网（简称“三级防癌网”），开始了鼻咽癌的发病与死亡登记报告、随访工作，其后逐步延伸到所有恶性肿瘤与脑的良性、动态未定肿瘤。1973年11月又以本市医务人员为主体、中山医学院肿瘤研究所为技术后盾，建立了广东省中山县肿瘤防治研究队和中山县人民医院肿瘤科，开展以鼻咽癌为主的恶性肿瘤防治研究工作。1978年2月，经广东省人民政府办公厅批准，在原有广东省中山县肿瘤防治研究队的基础上，成立了中山县肿瘤研究所。1982年初为规范管理，中山县肿瘤研究所并入中山县人民医院。1984年中山县升格为地级市，中山县肿瘤研究所更名为中山市肿瘤研究所。1997年中山市肿瘤研究所和肿瘤科被评为广东省医学重点专科，2001年中山市人民医院整合了中山市肿瘤研究所、放疗与化疗科成立了中山市人民医院肿瘤防治中心，2007年年底中山市人民医院肿瘤防治中心大楼落成，该楼占地1700平方米，建筑面积16530平方米，床位300多张[4]。

经过40年的艰苦努力，中山市肿瘤研究所不仅基本掌握了恶性肿瘤对中山市居民的危害性，摸清了中山市恶性肿瘤的发病与死亡规律，为中山市恶性肿瘤防治策略制定提供了可靠的科学依据，还在与恶性肿瘤长期不懈的斗争中，不断发展壮大，科室由原来的临床流行病学、实验室两部分，发展成现在的临床流行病学研究室、基因研究室、生物治疗室、肿瘤化疗、放疗中心与办公室6个部分，人员由最初的以大学本科、医师与主治医师为主，变成今天的以博士、硕士、本科、主任与副主任医师为主，设备由最初的X光线机、B超、钴$^{-60}$治疗机等一些常规检查诊断仪器，发展到今天拥有的流式细胞仪、定量PCR仪、$CO_2$培养箱、层流细胞培养室、直线加速治疗仪、深部X线治疗机、自动升降治疗床、射线测量仪、八通道近距离后装腔内放射治疗机、模拟机等先进仪器设备，肿瘤登记由最初的手工操作变成今天的先进电脑操作。工作环境不断改善，空间宽敞、舒适[4]。

肿瘤登记也逐步与国内外标准接轨，登记病种、内容与要求均严格按照全国肿瘤登记中心要求进行登记，肿瘤分类编码也由最初使用的ICD—9改为现在的ICD－O－3。除对所登记资料积极进行分析研究，撰写有关论文与报告外，2003年开始每年定期整理、分析与撰写中山市恶性肿瘤报告，并寄送国内有关单位参阅，为国内肿瘤防治提供参考依据。此外，每年积极认真、努力按时保质完成对全国肿瘤防办、全国肿瘤登记中心和广东省卫生厅、广东省疾控中心的上报工作。

40年的辛勤努力，不断的进修学习与交流，国家“七五”、“八五”、“九五”和“十一五”鼻咽癌攻关课题的承担，中山市政府、卫生局、人民医院的正确领导与重视，广东省卫生厅、原中山医科大学的支持与关怀，尤其是胡孟璇等老一辈专家的谆谆教诲，使中山市肿瘤研究所工作人员业务水平不断提高，且取得了许多骄人成绩，如“鼻咽癌防治研究”和“鼻咽癌病毒、遗传及环境因素研究”1978年获全国科技大会奖，“鼻咽癌病毒、遗传及环境因素研究”1979年获广东省科学大会奖，“鼻咽癌病人家属EB病毒血清学的调查研究”1980年在世界卫生组织（WHO）太平洋区国际鼻咽癌会议上宣读，并受到与会代表好评，“中山市42048例30～59岁人群EB病毒血清学筛查研究”1989年获中山市科技进步奖一等奖，“EB病毒与鼻咽癌相关的前瞻性研究”1990年获广东省医学卫生科技进步奖二等奖，“鼻咽癌早诊研究——EB病毒血清学与光纤维镜检查的前瞻性研究”

1993 年获省科技进步奖三等奖，“鼻咽癌高危人群、癌前病变的确立”1998 年获省科技进步奖二等奖和中华人民共和国卫生部三等奖，“广东省中山市 30 年（1970—1999 年）全死因、恶性肿瘤死因分析”2001 年获中山市科技进步奖一等奖，“中山市 1970—1999 年鼻咽癌发病、死亡、生存分析和防治建议”2003 年获中山市科技进步奖二等奖，“鼻咽癌癌变临床前期监测肿瘤发展的前哨”2008 年获中山市科技进步奖一等奖。《中山市 1970—1999 年恶性肿瘤发病与死亡分析》、《中山市常见恶性肿瘤二级预防研究》等课题分别获广东省医学科研基金与中山市科委立项，并均已顺利结题[4]。此外，先后在国内外杂志发表有关肿瘤防治论文 70 多篇，并撰写了《中山市恶性肿瘤报告》（2003、2004、2005 和 2006 年），中山市 1998—2002 年肿瘤资料被《五大洲癌症发病》第九卷收录。

目前，中山市肿瘤登记工作由中山市肿瘤研究所下属的流行病学研究室负责，而中山市肿瘤研究所仍附属于中山市人民医院，由中山市卫生局主管。

中山市肿瘤登记工作主要通过中山市三级防癌网完成。该网络构成如下：一级网络主要由中山市肿瘤研究所与市属各大医院构成，二级网络主要由各镇区医院/防保所构成，三级网络则主要由镇区所属社区卫生服务站/村卫生站构成，各级网络均有固定人员负责收集、整理、登记与上报本单位和所属地域恶性肿瘤患者（含中枢神经系统良性与动态未定肿瘤患者）资料，并对肿瘤患者进行随访。

中山市肿瘤研究所流行病学研究室定期对所登记肿瘤资料进行统计分析，比较其发病、死亡、生存等趋势，撰写报告、论著，并呈送有关单位参阅，为中山市肿瘤防治提供科学依据。

今后，中山市肿瘤研究所将在努力健全中山市三级防癌网与肿瘤登记网络的基础上，不断完善有关规章制度，提高工作人员素质，积极加强与国内外有关肿瘤防治机构的联系、合作与交流，更好地做好中山市肿瘤防治工作。

# 第二章　资料来源与研究方法

## 1. 恶性肿瘤发病资料

中山市在2000—2004年期间恶性肿瘤发病资料来源于中山市肿瘤登记处。中山市肿瘤登记处自1970年开始，通过中山市肿瘤研究所领导的中山市三级防癌网进行恶性肿瘤发病与死亡资料的收集、整理、统计、分析与随访等工作，各级网络均有固定人员按照统一规定与格式（附后）负责收集、整理、统计与分析本单位和所属地域恶性肿瘤患者（含中枢神经系统良性与动态未定肿瘤患者）的发病与死亡资料，每月定期上报中山市肿瘤研究所流行病学研究室，并对肿瘤患者进行随访。

所搜集的恶性肿瘤发病与死亡资料主要来源于患者的住院和门诊病历、病理、骨髓、细胞学、CT/MRI等检查结果、放疗记录、死亡证明书、保险记录等，收集对象为中山市户籍人口，收集方法采用主动、被动登记相结合的方法，以主动登记为主。搜集范围包括市内和市外，市内包括市内所有可能获得肿瘤患者资料的单位或部门，市外主要是广州市各大医院和邻近佛山市顺德区中西医结合医院与江门市中心医院等。收集后的肿瘤患者资料，首先由登记处专门的资深医师进行资料的审核、校对，资料不齐或有逻辑错误的，返回有关单位与人员进行补充或纠正，而经核对认可的肿瘤患者资料，剔除重卡后，录入电脑，原始报告卡则分类储存在专门的资料室，并由专人负责保管（图1）。

本报告资料按照国际疾病分类第10版（ICD—10）方法编码，并进行统计分析。

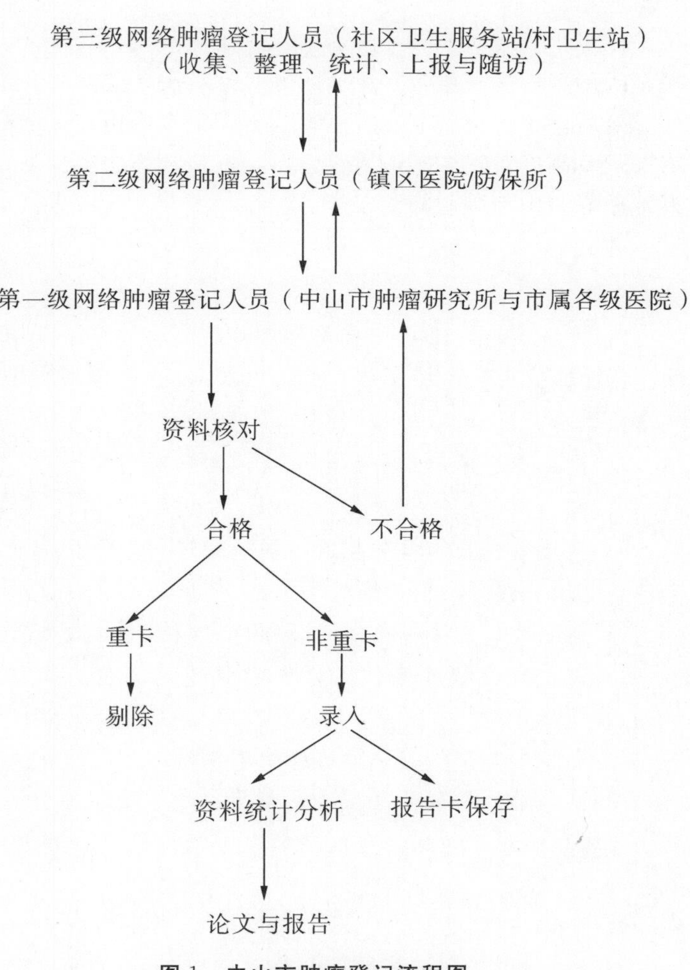


**图1　中山市肿瘤登记流程图**

# 附 中山市恶性肿瘤病例报告卡

登记号________ICD－9________ICD－10________ICD－O－3________

门诊号________ 住院（病案）号________ ID号________

身份证号____________________ 联系电话________________________________________

姓名________性别______发病实足年龄______岁 出生日期________年________月________日

籍贯________ 民族________文化程度________婚姻状况________

职业（工种）________工作单位______________________

户口地址________镇（区）________

居住地址________镇（区）________

诊断（具体病灶部位）________ 初诊日期________年________月________日

病理学类型______________________________ 确诊日期________年________月________日

病理号______CT号______MR号______ECT号______X线号______B超号______________

分期______诊断依据________诊断医院级别________治疗方法________治疗医院级别________

报告单位__________ 报告医师__________ 报告日期________年________月________日

家族史________ 复发/转移日期________年________月________日 转移部位____________

死亡日期____年____月____日 死亡实足年龄______岁 发病至死亡的大概时间间隔____月

死亡原因__________其他原因__________与死亡无直接关系的其他疾病______________

死亡地点______ 死亡报告单位__________死亡报告医生______死亡报告日期____年____月____日

备注________________________________________________________________________

**填卡说明**

1. 需报病种：（1）所有恶性肿瘤（包括各种白血病）；（2）所有中枢神经系统肿瘤（包括良性，其他部位良性肿瘤不必填报）；（3）慢性骨髓增生性疾患；（4）其他血液学疾患；（5）骨髓增生异常综合征。

2. 出生日期应与身份证号一致。发病实足年龄应以确诊日期为准，死亡实足年龄应以死亡日期为准。

3. 地址必须具体填明某镇（区）街道，以及门牌号码。若户口地址与居住地址相同，只需填写户口地址，否则两项都需填写详细。

4. 职业请尽量填写具体的工种类别，已退休人员填写退休前职业。

5. 做过病理学检查的，请填明病理学类型。如是其他方法确诊的，请填明检查号，如CT号等。

6. 家族史需注明关系称谓和肿瘤部位，如：母亲：气管、支气管和肺癌；侄子：鼻咽癌。

7. 除登记号和ICD编码由肿瘤所工作人员填写外，其他均由上报医生填写，能查到的项目都应尽量填写详细。如有代码的项目，请填写代码，其他均应该以清晰的中文字体填写。具体代码如下：

◆ 性别： 1. 男 2. 女

◆ 文化程度：1. 博士 2. 硕士 3. 本科 4. 大专 5. 高中或中专 6. 初中 7. 小学 8. 文盲 9. 其他

◆ 婚姻状况：1. 未婚 2. 已婚 3. 离婚 4. 丧偶

◆ 诊断依据：1. 临床 2. X线、超声波、内窥镜、CT/MR/ECT 3. 手术、尸检（无病理） 4. 生化、免疫 5. 细胞学、血片 6. 病理（继发） 7. 病理（原发） 8. 尸检（有病理） 9. 不详 10. 死亡补发病

◆ 诊断医院级别：1. 省 2. 市 3. 区 4. 镇 5. 外地

◆ 治疗方法：1. 手术（根治、姑息、探查）2. 化疗 3. 放疗 4. 中药 5. 免疫 6. 介入 7. 生物治疗 8. 伽玛刀 9. 止痛治疗 10. 对症治疗 11. 未治疗 12. 其他

◆ 治疗医院级别：1. 省 2. 市 3. 区 4. 镇 5. 外地 6. 未治

◆ 死亡地点：1. 医院 2. 家中 3. 公共场所 4. 其他

近年来，随着信息化进程的不断加速，中山市各级医院不同程度地采用了计算机门诊挂号、医院信息（HIS）与金盘医生站（PACS）等系统，普遍推行了电子病历、电子申请单、电子报告单、电子处方和电子挂号系统，大大方便了恶性肿瘤资料的收集。目前中山市肿瘤研究所收集资料的方法，早已从过去前往不同单位和科室手工查找、抄写的方式，变成了从医院内部电脑直接查找、核对与拷贝的方法，肿瘤资料报告与反馈也以网络为主，既简单、准确、快速，又节约了大量人力、物力。此外，在长期的肿瘤登记过程中，中山市肿瘤登记处充分认识到肿瘤资料的收集、编码和利用是肿瘤登记的关键环节，并结合目前中山市和中国肿瘤登记的现况提出了“肿瘤登记自动化、资料编码程序化、肿瘤资料相互反馈和多中心合作”的建议，希望推动中国肿瘤登记事业的发展[5−6]。

## 2. 人口资料

2000—2004年期间，中山市人口资料来源于中山市统计局与公安局。由于期间中山市人口资料只有年底男、女人口总数，因而其年中和年龄别构成只能根据2000年全国人口普查中山市人口性别与年龄别构成推算而得（表2，图2）。中国标化率计算以1982年中国人口作为标准人口，世界标化率计算则以1985年世界人口作为标准人口（表3）。

**表2 中山市2000年人口普查年龄别构成（N,%）**

| 年龄组 | 男 | | 女 | |
|---|---|---|---|---|
| | 人数 | 构成 | 人数 | 构成 |
| 0～ | 8970 | 0.01 | 7493 | 0.01 |
| 1～ | 41313 | 0.06 | 35171 | 0.05 |
| 5～ | 57913 | 0.09 | 51874 | 0.08 |
| 10～ | 66986 | 0.10 | 62204 | 0.09 |
| 15～ | 52168 | 0.08 | 49150 | 0.07 |
| 20～ | 44711 | 0.07 | 45459 | 0.07 |
| 25～ | 57277 | 0.09 | 61616 | 0.09 |
| 30～ | 61347 | 0.09 | 65631 | 0.10 |
| 35～ | 56573 | 0.09 | 56835 | 0.09 |
| 40～ | 45235 | 0.07 | 43742 | 0.07 |
| 45～ | 47013 | 0.07 | 46303 | 0.07 |

（续上表）

| 年龄组 | 男 | | 女 | |
|---|---|---|---|---|
| | 人数 | 构成 | 人数 | 构成 |
| 50～ | 34608 | 0.05 | 34567 | 0.05 |
| 55～ | 20231 | 0.03 | 20306 | 0.03 |
| 60～ | 19870 | 0.03 | 19314 | 0.03 |
| 65～ | 17468 | 0.03 | 18391 | 0.03 |
| 70～ | 13774 | 0.02 | 15767 | 0.02 |
| 75～ | 8342 | 0.01 | 12256 | 0.02 |
| 80～ | 4141 | 0.01 | 7182 | 0.01 |
| 85＋ | 2088 | 0.00 | 5172 | 0.01 |
| 合计 | 660028 | 1.00 | 658433 | 1.00 |

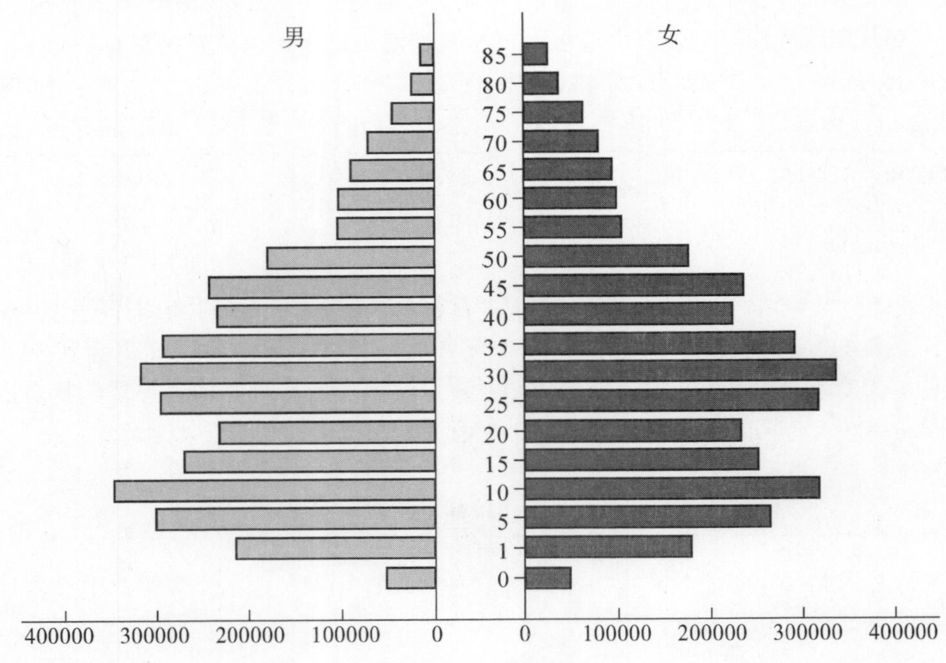


图 2　中山市 2000—2004 年人口金字塔图

表 3　标准人口构成（%）

| 年龄组 | 中国（1982 年） | 世界（1985 年） |
|---|---|---|
| 0～ | 2.07 | 2.40 |
| 1～ | 7.36 | 9.60 |
| 5～ | 11.03 | 10.00 |
| 10～ | 13.13 | 9.00 |
| 15～ | 12.49 | 9.00 |

| 年龄组 | 中国（1982年） | 世界（1985年） |
|---|---|---|
| 20～ | 7.41 | 8.00 |
| 25～ | 9.22 | 8.00 |
| 30～ | 7.27 | 6.00 |
| 35～ | 5.40 | 6.00 |
| 40～ | 4.82 | 6.00 |
| 45～ | 4.72 | 6.00 |
| 50～ | 4.07 | 5.00 |
| 55～ | 3.38 | 4.00 |
| 60～ | 2.73 | 4.00 |
| 65～ | 2.12 | 3.00 |
| 70～ | 1.43 | 2.00 |
| 75～ | 0.86 | 1.00 |
| 80～ | 0.37 | 0.50 |
| 85＋ | 0.12 | 0.50 |
| 合计 | 100.00 | 100.00 |

摘自：全国肿瘤防治研究办公室．中国试点市、县恶性肿瘤的发病与死亡，第二卷（1993—1997年）．P15.

## 3．统计方法与指标

以Excel软件作为中山市期间恶性肿瘤发病资料数据库，并进行资料的统计分析。统计指标主要有发病数、发病粗率、年龄别发病率、中国与世界标化发病率、发病构成与性别比、截缩发病率、累积发病率、发病增长率等，除发病增长率计算方法按凌莉所介绍方法外[7]，其余指标计算方法按全国肿瘤防治研究办公室、卫生部卫生统计信息中心所采用方法进行计算[8]。

（1）发病率

$$\text{发病率}=\frac{\text{登记地区指定年度恶性肿瘤新发病例数}}{\text{登记地区同年度平均人口数}}\times 100000\ (1/10^5)$$

年平均人口数为上一年年底人口数与当年年底人口数的平均数，不同时间段平均人口数为该时间段内逐年平均人口数之和。

（2）年龄组发病率

$$\text{年龄组发病率}=\frac{\text{登记地区指定年度某年龄组恶性肿瘤新发病例数}}{\text{登记地区同年度该年龄组平均人口数}}\times 100000\ (1/10^5)$$

年龄组如下划分：① 0－，1－，5－，10－ …80＋

② 0－，15－，45－，55－，65＋

（3）年龄调整发病率

$$\text{年龄调整发病率}=\sum(\text{登记地区指定年度各年龄组发病率}\times\text{标准人口相应年龄组构成})$$

（4）累积发病率

$$\text{累计发病率}=\sum(\text{登记地区指定年度年龄组发病率}\times\text{年龄组距})\times 100\%$$

组距一般为5，累计年龄段一般为0～64岁和0～74岁。

（5）截缩发病率

$$\text{截缩发病率}=\frac{\sum(\text{截缩年龄段各年龄组发病率}\times\text{标准人口相应年龄组构成})}{\sum\text{截缩年龄段各相应标准人口构成}}\times 100\%$$

截缩率年龄组段为 35～64 岁。

（6）发病构成比

$$\text{发病构成比} = \frac{\text{登记地区指定年度某种恶性肿瘤发病人数}}{\text{登记地区指定年度全部恶性肿瘤发病人数}} \times 100\%$$

（7）发病性比值

$$\text{发病性比值} = \frac{\text{登记地区指定年度男性发病率（数）}}{\text{登记地区指定年度女性发病率（数）}} : 1$$

（8）发病增长率

$$\text{发病增长率} = \frac{\text{期末发病率} - \text{期初发病率}}{\text{期初发病率}} \times 100\%$$

## 4. 资料质量控制与评价指标

主要根据以下指标控制与评价中山市期间恶性肿瘤发病与死亡资料的质量：

（1）各类诊断依据所占百分比；

（2）根据死亡报告补登记（DCN）与只有死亡报告（DCO）病例数所占比例；

（3）原发部位不明恶性肿瘤病例数所占比例；

（4）继发肿瘤病例数所占比例；

（5）期间人口资料；

（6）各部位恶性肿瘤发病趋势相对平稳性。

# 第三章　资料质量评价

## 1. 登记地区人口资料

中山市肿瘤登记处是以全人口登记为基础的肿瘤登记处，登记范围包括中山市所有户籍人口。2000—2004 年中山市年中共有户籍人口 6791915 人，其中男性 3411293 人，女性 3380622 人，男女人口数比值为 1.01，人口数增长率为 3.96%，其中男性增长率为 3.60%，女性为 4.34%（表 4）。

**表 4　中山市 2000—2004 年年中人口构成（N）**

| 年份 | 男 | 女 | 合计 | 比值 |
|---|---|---|---|---|
| 2000 | 671220 | 662521 | 1333741 | 1.01 |
| 2001 | 677495 | 670413 | 1347908 | 1.01 |
| 2002 | 680086 | 674222 | 1354308 | 1.01 |
| 2003 | 687222 | 682220 | 1369442 | 1.01 |
| 2004 | 695270 | 691246 | 1386516 | 1.01 |
| 合计 | 3411293 | 3380622 | 6791915 | 1.01 |

男性人口增长率最高的镇区依次为西区、火炬开发区和南区，其增长率分别为 12.54%、9.50%和 9.13%，最低的镇区依次为五桂山区、神湾镇和沙溪镇，其增长率分别为－1.42%、0.36%和 0.46%。女性人口增长率最高的镇区依次为东区、西区和火炬开发区，其增长率分别为 15.78%、12.48%和 10.51%，最低的镇区依次为沙溪镇、黄圃镇和港口镇，其增长率分别为 0.50%、1.36%和 1.59%（表 5）。

**表 5　中山市 2000—2004 年各镇区人口增长率（%）**

| 男 | | | 女 | | |
|---|---|---|---|---|---|
| 地区 | 增长率 | 顺位 | 地区 | 增长率 | 顺位 |
| 西区 | 12.54 | 1 | 东区 | 15.78 | 1 |
| 火炬开发区 | 9.50 | 2 | 西区 | 12.48 | 2 |
| 南区 | 9.13 | 3 | 火炬开发区 | 10.51 | 3 |
| 东区 | 7.91 | 4 | 坦洲镇 | 7.40 | 4 |
| 坦洲镇 | 7.06 | 5 | 横栏镇 | 6.51 | 5 |
| 三乡镇 | 4.71 | 6 | 三角镇 | 4.95 | 6 |
| 横栏镇 | 4.49 | 7 | 板芙镇 | 4.55 | 7 |
| 南头镇 | 4.05 | 8 | 三乡镇 | 4.12 | 8 |

（续上表）

| 男 | | | 女 | | |
|---|---|---|---|---|---|
| 地区 | 增长率 | 顺位 | 地区 | 增长率 | 顺位 |
| 古镇镇 | 3.75 | 9 | 东凤镇 | 3.93 | 9 |
| 三角镇 | 3.32 | 10 | 南头镇 | 3.77 | 10 |
| 大涌镇 | 3.24 | 11 | 民众镇 | 3.75 | 11 |
| 板芙镇 | 3.23 | 12 | 小榄镇 | 3.57 | 12 |
| 小榄镇 | 3.05 | 13 | 南区 | 3.31 | 13 |
| 民众镇 | 2.93 | 14 | 五桂山区 | 3.29 | 14 |
| 石岐区 | 2.87 | 15 | 东升镇 | 3.22 | 15 |
| 东凤镇 | 2.86 | 16 | 南朗镇 | 3.19 | 16 |
| 阜沙镇 | 2.82 | 17 | 神湾镇 | 3.06 | 17 |
| 东升镇 | 1.98 | 18 | 古镇镇 | 2.93 | 18 |
| 港口镇 | 1.07 | 19 | 大涌镇 | 2.72 | 19 |
| 黄圃镇 | 0.74 | 20 | 石岐区 | 2.53 | 20 |
| 南朗镇 | 0.57 | 21 | 阜沙镇 | 2.18 | 21 |
| 沙溪镇 | 0.46 | 22 | 港口镇 | 1.59 | 22 |
| 神湾镇 | 0.36 | 23 | 黄圃镇 | 1.36 | 23 |
| 五桂山区 | −1.42 | 24 | 沙溪镇 | 0.50 | 24 |
| 全市 | 3.58 | | 全市 | 4.34 | |

2000—2004 年期间中山市不同年龄段男女人口数比值随年龄增长而逐渐下降，19 岁之前大于 1，20～64 岁波动于 0.94～1.04 之间，65 岁之后小于 1 并持续下降。1 岁以下男女人口数比值最高，为 1.21，85 岁以上年龄组比值最低，为 0.41（表 6）。

**表 6　中山市 2000—2004 年年中人口年龄别构成（N）**

| 年龄组 | 男 | 女 | 合计 | 比值 |
|---|---|---|---|---|
| 0～ | 46361 | 38472 | 84833 | 1.21 |
| 1～ | 213522 | 180580 | 394102 | 1.18 |
| 5～ | 299318 | 266339 | 565657 | 1.12 |
| 10～ | 346211 | 319377 | 665588 | 1.08 |
| 15～ | 269625 | 252353 | 521978 | 1.07 |
| 20～ | 231085 | 233402 | 464487 | 0.99 |
| 25～ | 296031 | 316358 | 612389 | 0.94 |
| 30～ | 317066 | 336972 | 654038 | 0.94 |
| 35～ | 292392 | 291810 | 584202 | 1.00 |
| 40～ | 233793 | 224586 | 458379 | 1.04 |
| 45～ | 242982 | 237735 | 480717 | 1.02 |

（续上表）

| 年龄组 | 男 | 女 | 合计 | 比值 |
|---|---|---|---|---|
| 50～ | 178868 | 177479 | 356347 | 1.01 |
| 55～ | 104562 | 104258 | 208820 | 1.00 |
| 60～ | 102696 | 99165 | 201861 | 1.04 |
| 65～ | 90282 | 94426 | 184708 | 0.96 |
| 70～ | 71190 | 80953 | 152143 | 0.88 |
| 75～ | 43115 | 62927 | 106042 | 0.69 |
| 80～ | 21402 | 36875 | 58277 | 0.58 |
| 85＋ | 10792 | 26555 | 37347 | 0.41 |
| 合计 | 3411293 | 3380622 | 6791915 | 1.01 |

1岁以下男女人口比值最高的地区依次为南区、五桂山区和阜沙镇，其比值分别为1.29、1.27和1.26，最低的依次是沙溪镇、三乡镇和火炬开发区，其比值分别为1.12、1.12和1.16，最高的是最低的1.15倍；85岁以上比值最高的地区依次为南区、五桂山区和石岐区，其比值分别为0.43、0.43和0.42，最低的依次是沙溪镇、三乡镇和火炬开发区，其比值分别为0.38、0.38和0.39，最高的是最低的1.13倍（表7）。

**表7　中山市2000—2004年1岁以下和85岁以上男女人口比值镇区顺位（%）**

| 1岁以下 | | | 85岁以上 | | |
|---|---|---|---|---|---|
| 地区 | 比值 | 顺位 | 地区 | 比值 | 顺位 |
| 南区 | 1.29 | 1 | 南区 | 0.43 | 1 |
| 五桂山区 | 1.27 | 2 | 五桂山区 | 0.43 | 1 |
| 阜沙镇 | 1.26 | 3 | 石岐区 | 0.42 | 2 |
| 南头镇 | 1.24 | 4 | 阜沙镇 | 0.42 | 2 |
| 三角镇 | 1.24 | 4 | 南头镇 | 0.42 | 2 |
| 石岐区 | 1.23 | 5 | 三角镇 | 0.42 | 2 |
| 西区 | 1.23 | 5 | 西区 | 0.41 | 3 |
| 民众镇 | 1.23 | 5 | 东凤镇 | 0.41 | 3 |
| 东凤镇 | 1.22 | 6 | 东升镇 | 0.41 | 3 |
| 东升镇 | 1.22 | 6 | 港口镇 | 0.41 | 3 |
| 港口镇 | 1.22 | 6 | 古镇镇 | 0.41 | 3 |
| 古镇镇 | 1.22 | 6 | 横栏镇 | 0.41 | 3 |
| 横栏镇 | 1.22 | 6 | 黄圃镇 | 0.41 | 3 |
| 黄圃镇 | 1.21 | 7 | 民众镇 | 0.41 | 3 |
| 东区 | 1.20 | 8 | 东区 | 0.40 | 4 |
| 板芙镇 | 1.19 | 9 | 板芙镇 | 0.40 | 4 |
| 大涌镇 | 1.19 | 9 | 大涌镇 | 0.40 | 4 |
| 南朗镇 | 1.18 | 10 | 南朗镇 | 0.40 | 4 |

（续上表）

| 1 岁以下 | | | 85 岁以上 | | |
|---|---|---|---|---|---|
| 地区 | 比值 | 顺位 | 地区 | 比值 | 顺位 |
| 神湾镇 | 1.18 | 10 | 神湾镇 | 0.40 | 4 |
| 坦洲镇 | 1.18 | 10 | 坦洲镇 | 0.40 | 4 |
| 小榄镇 | 1.17 | 11 | 小榄镇 | 0.40 | 4 |
| 火炬开发区 | 1.16 | 12 | 火炬开发区 | 0.39 | 5 |
| 三乡镇 | 1.12 | 13 | 三乡镇 | 0.38 | 6 |
| 沙溪镇 | 1.12 | 13 | 沙溪镇 | 0.38 | 6 |
| 全市 | 1.21 | | 全市 | 0.41 | |

2000—2004 年期间中山市人口构成主要以 0～19 岁、20～39 岁和 40～59 岁年龄组为主，其男性人口数分别占同期中山市男性人口总数的 35%、33%和 22%，女性分别占 31%、35%和 22%（图 3、图 4）。

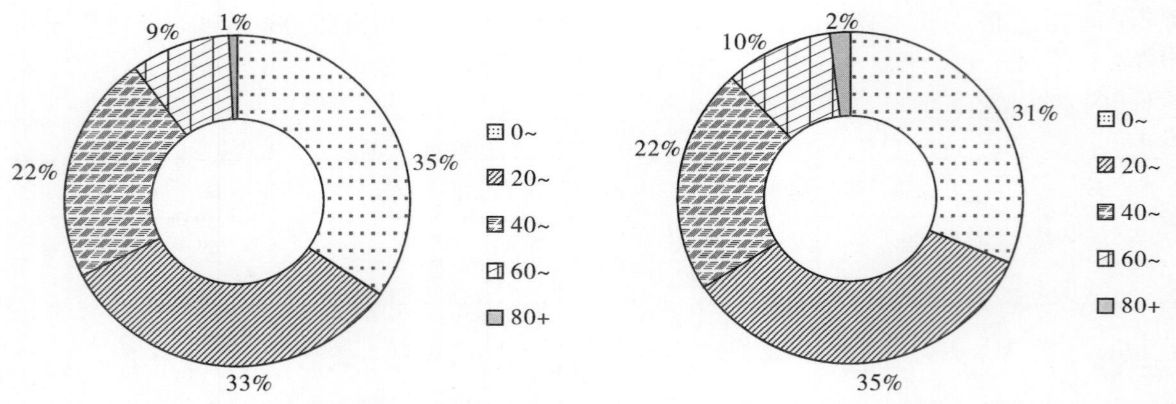


**图 3　中山市 2000—2004 年年中男性人口年龄别构成**　　**图 4　中山市 2000—2004 年年中女性人口年龄别构成**

2000—2004 年期间中山市人口数最多的 4 个镇区依次是石岐区、小榄镇、黄圃镇和民众镇，其人口数分别为 808384、767526、412252 和 362070，最低的 4 个镇区依次是五桂山区、神湾镇、南区和大涌镇，其人口数分别为 36747、82291、111245 和 142616，最高的是最低的 22 倍（表 8）。

**表 8　中山市 2000—2004 年年中人口数镇区顺位（N）**

| 地区 | 人口数 | 顺位 |
|---|---|---|
| 石岐区 | 808384 | 1 |
| 小榄镇 | 767526 | 2 |
| 黄圃镇 | 412252 | 3 |
| 民众镇 | 362070 | 4 |
| 东凤镇 | 348876 | 5 |
| 东升镇 | 331910 | 6 |
| 古镇镇 | 331285 | 7 |
| 东区 | 315667 | 8 |

（续上表）

| 地区 | 人口数 | 顺位 |
|---|---|---|
| 坦洲镇 | 312142 | 9 |
| 沙溪镇 | 304312 | 10 |
| 港口镇 | 273477 | 11 |
| 三角镇 | 267394 | 12 |
| 横栏镇 | 267076 | 13 |
| 火炬开发区 | 248248 | 14 |
| 南头镇 | 208240 | 15 |
| 南朗镇 | 190179 | 16 |
| 阜沙镇 | 178237 | 17 |
| 三乡镇 | 173669 | 18 |
| 西区 | 164297 | 19 |
| 板芙镇 | 153776 | 20 |
| 大涌镇 | 142616 | 21 |
| 南区 | 111245 | 22 |
| 神湾镇 | 82291 | 23 |
| 五桂山区 | 36747 | 24 |
| 全市 | 6791915 | |

## 2. 恶性肿瘤发病资料

2000—2004 年期间中山市恶性肿瘤发病总数为 11429 例，其中男性 6787 例，女性 4642 例，男女发病数之比为 1.46，逐年男女发病数之比位于 1.34～1.59 之间（表 9）。

**表 9　中山市 2000—2004 年恶性肿瘤发病数（N）**

| 年份 | 男 | 女 | 合计 | 比值 |
|---|---|---|---|---|
| 2000 | 1206 | 833 | 2039 | 1.45 |
| 2001 | 1219 | 840 | 2059 | 1.45 |
| 2002 | 1312 | 826 | 2138 | 1.59 |
| 2003 | 1420 | 927 | 2347 | 1.53 |
| 2004 | 1630 | 1216 | 2846 | 1.34 |
| 合计 | 6787 | 4642 | 11429 | 1.46 |

## 3. 各类诊断依据所占比例

2000—2004 年期间中山市恶性肿瘤病理诊断率为 74.66%，逐年病理诊断率位于 70.86%～81.10%之间，骨髓和细胞学诊断率为 2.49%，CT/MRI 等影像学诊断率为 22.65%，虽然死亡补发病率较低，仅为 0.19%，但有逐年增多趋势（表 10、表 11）。

表10　中山市2000—2004年恶性肿瘤发病各项诊断依据所占比例（N,%）

| 确诊依据 | 例数 | 构成 |
|---|---|---|
| 死亡补发病（DCO） | 22 | 0.19 |
| CT、MR与B超等影像学 | 2589 | 22.65 |
| 骨髓、细胞学 | 285 | 2.49 |
| 病理 | 8533 | 74.66 |
| 合计 | 11429 | 100.00 |

表11　中山市2000—2004年逐年恶性肿瘤发病各项诊断依据所占比例（N,%）

| 年份 | 病理 | | 骨髓、细胞学 | | 影像学 | | 死亡补发病（DCO） | |
|---|---|---|---|---|---|---|---|---|
| | 例数 | 构成 | 例数 | 构成 | 例数 | 构成 | 例数 | 构成 |
| 2000 | 1513 | 74.20 | 56 | 2.75 | 470 | 23.05 | 0 | 0 |
| 2001 | 1547 | 75.13 | 70 | 3.40 | 441 | 21.42 | 1 | 0.05 |
| 2002 | 1734 | 81.10 | 36 | 1.68 | 366 | 17.12 | 2 | 0.09 |
| 2003 | 1663 | 70.86 | 64 | 2.73 | 617 | 26.29 | 3 | 0.13 |
| 2004 | 2076 | 72.94 | 59 | 2.07 | 695 | 24.42 | 16 | 0.56 |
| 合计 | 8533 | 74.66 | 285 | 2.49 | 2589 | 22.65 | 22 | 0.19 |

恶性肿瘤发病病理诊断率最高的4个镇区依次是大涌镇、三乡镇、东区和石岐区，分别为83.19%、82.35%、80.83%和80.07%，最低的4个镇区依次是黄圃镇、东凤镇、三角镇和小榄镇，分别为64.66%、65.36%、68.60%和69.32%，最高的是最低的1.29倍（表12）。

表12　中山市2000—2004年恶性肿瘤发病病理诊断率地区顺位（%）

| 地区 | 病理诊断率 | 顺位 |
|---|---|---|
| 大涌镇 | 83.19 | 1 |
| 三乡镇 | 82.35 | 2 |
| 东区 | 80.83 | 3 |
| 石岐区 | 80.07 | 4 |
| 坦洲镇 | 79.76 | 5 |
| 板芙镇 | 78.74 | 6 |
| 古镇镇 | 78.67 | 7 |
| 沙溪镇 | 78.00 | 8 |
| 五桂山区 | 76.81 | 9 |
| 南朗镇 | 76.60 | 10 |
| 西区 | 76.28 | 11 |
| 火炬开发区 | 75.77 | 12 |

（续上表）

| 地区 | 病理诊断率 | 顺位 |
|---|---|---|
| 南区 | 75.60 | 13 |
| 港口镇 | 73.78 | 14 |
| 阜沙镇 | 73.74 | 15 |
| 东升镇 | 73.18 | 16 |
| 神湾镇 | 72.57 | 17 |
| 民众镇 | 72.36 | 18 |
| 南头镇 | 70.80 | 19 |
| 横栏镇 | 69.38 | 20 |
| 小榄镇 | 69.32 | 21 |
| 三角镇 | 68.60 | 22 |
| 东凤镇 | 65.36 | 23 |
| 黄圃镇 | 64.66 | 24 |
| 全市 | 74.66 | |

### 4. 未指明与原发部位不明（继发）恶性肿瘤所占比例

未指明与原发部位不明恶性肿瘤指的是ICD—10编码为C26、C39、C48、C76—80的恶性肿瘤。2000—2004年期间中山市共有未指明与原发部位不明恶性肿瘤新发患者289例，其中男性183例，女性106例，男性是女性的1.73倍，男性未指明与原发部位不明恶性肿瘤发病数占同期中山市男性恶性肿瘤发病总数的2.70%，女性占2.28%，合计占2.53%（表13、表14）。

期间中山市未指明与原发部位不明恶性肿瘤发病以ICD—10编码为C77—79，即淋巴结继发和未指明、呼吸和消化器官继发、其他部位继发恶性肿瘤为主，其发病数占同期中山市男女恶性肿瘤发病总数的0.32～0.80%（表13、表14）。

**表13　中山市2000—2004年男性发病部位不明恶性肿瘤构成（N,%）**

| 部位 | ICD—10 | 例数 | 构成 |
|---|---|---|---|
| 其他和不明确的消化器官 | C26 | 9 | 0.13 |
| 其他和不明确的呼吸和胸腔内器官 | C39 | 0 | 0.00 |
| 腹膜后和腹膜 | C48 | 16 | 0.24 |
| 其他和不明确部位 | C76 | 11 | 0.16 |
| 淋巴结继发和未指明 | C77 | 43 | 0.63 |
| 呼吸和消化器官继发 | C78 | 31 | 0.46 |
| 其他部位继发 | C79 | 54 | 0.80 |
| 未特别说明（NOS） | C80 | 19 | 0.28 |
| 合计 | | 183 | 2.70 |

表 14　中山市 2000—2004 年女性发病部位不明恶性肿瘤构成（N,%）

| 部位 | ICD—10 | 例数 | 构成 |
| --- | --- | --- | --- |
| 其他和不明确的消化器官 | C26 | 6 | 0.13 |
| 其他和不明确的呼吸和胸腔内器官 | C39 | 0 | 0.00 |
| 腹膜后和腹膜 | C48 | 14 | 0.30 |
| 其他和不明确部位 | C76 | 5 | 0.11 |
| 淋巴结继发和未指明 | C77 | 15 | 0.32 |
| 呼吸和消化器官继发 | C78 | 23 | 0.50 |
| 其他部位继发 | C79 | 35 | 0.75 |
| 未特别说明（NOS） | C80 | 8 | 0.17 |
| 合计 | | 106 | 2.28 |

恶性肿瘤发病部位不明率最高的 4 个镇区依次是五桂山区、东升镇、港口镇和神湾镇，分别为 5.80%、4.51%、3.86%和 3.54%，最低的 4 个镇区依次是南头镇、西区、小榄镇和东区，分别为 0.30%、0.37%、1.29%和 1.60%，最高的是最低的 19.33 倍（表 15）。

表 15　中山市 2000—2004 年恶性肿瘤发病部位不明率镇区顺位（%）

| 地区 | 原发部位不明率 | 顺位 |
| --- | --- | --- |
| 五桂山区 | 5.80 | 1 |
| 东升镇 | 4.51 | 2 |
| 港口镇 | 3.86 | 3 |
| 神湾镇 | 3.54 | 4 |
| 板芙镇 | 3.38 | 5 |
| 横栏镇 | 3.26 | 6 |
| 沙溪镇 | 3.05 | 7 |
| 石岐区 | 3.01 | 8 |
| 坦洲镇 | 2.68 | 9 |
| 东凤镇 | 2.66 | 10 |
| 开发区 | 2.61 | 11 |
| 大涌镇 | 2.59 | 12 |
| 三乡镇 | 2.52 | 13 |
| 古镇镇 | 2.52 | 14 |
| 三角镇 | 2.45 | 15 |
| 阜沙镇 | 2.36 | 16 |
| 黄圃镇 | 2.13 | 17 |
| 南朗镇 | 2.13 | 18 |
| 南区 | 1.91 | 19 |
| 民众镇 | 1.80 | 20 |

（续上表）

| 地区 | 原发部位不明率 | 顺位 |
|---|---|---|
| 东区 | 1.60 | 21 |
| 小榄镇 | 1.29 | 22 |
| 西区 | 0.37 | 23 |
| 南头镇 | 0.30 | 24 |
| 全市 | 2.53 | |

## 5. 根据死亡报告补登记（DCO）病例数所占比例

2000—2004 年期间中山市恶性肿瘤发病资料中 DCO 所占比例较低，仅为 0.19%（表 10、表 11）。DCO 所占比例最高的镇区分别为黄圃镇、民众镇和港口镇，其比例分别为 0.75%、0.67%和 0.51%（表 16）。

**表 16　中山市 2000—2004 年恶性肿瘤发病 DCO 比例地区顺位（%）**

| 地区 | DCO 比例 | 顺位 |
|---|---|---|
| 黄圃镇 | 0.75 | 1 |
| 民众镇 | 0.67 | 2 |
| 港口镇 | 0.51 | 3 |
| 板芙镇 | 0.48 | 4 |
| 东升镇 | 0.43 | 5 |
| 三乡镇 | 0.42 | 6 |
| 南朗镇 | 0.35 | 7 |
| 阜沙镇 | 0.34 | 8 |
| 坦洲镇 | 0.30 | 9 |
| 古镇镇 | 0.23 | 10 |
| 三角镇 | 0.22 | 11 |
| 石岐区 | 0.11 | 12 |
| 东区 | 0.00 | 13 |
| 南区 | 0.00 | 13 |
| 西区 | 0.00 | 13 |
| 大涌镇 | 0.00 | 13 |
| 东凤镇 | 0.00 | 13 |
| 横栏镇 | 0.00 | 13 |
| 火炬开发区 | 0.00 | 13 |
| 南头镇 | 0.00 | 13 |
| 沙溪镇 | 0.00 | 13 |

（续上表）

| 地区 | DCO 比例 | 顺位 |
|---|---|---|
| 神湾镇 | 0.00 | 13 |
| 五桂山区 | 0.00 | 13 |
| 小榄镇 | 0.00 | 13 |
| 全市 | 0.19 | |

## 6. 恶性肿瘤发病稳定性

1970—2004 年期间中山市恶性肿瘤发病率总体呈上升趋势，无明显异常波动（图 5，表 17）。

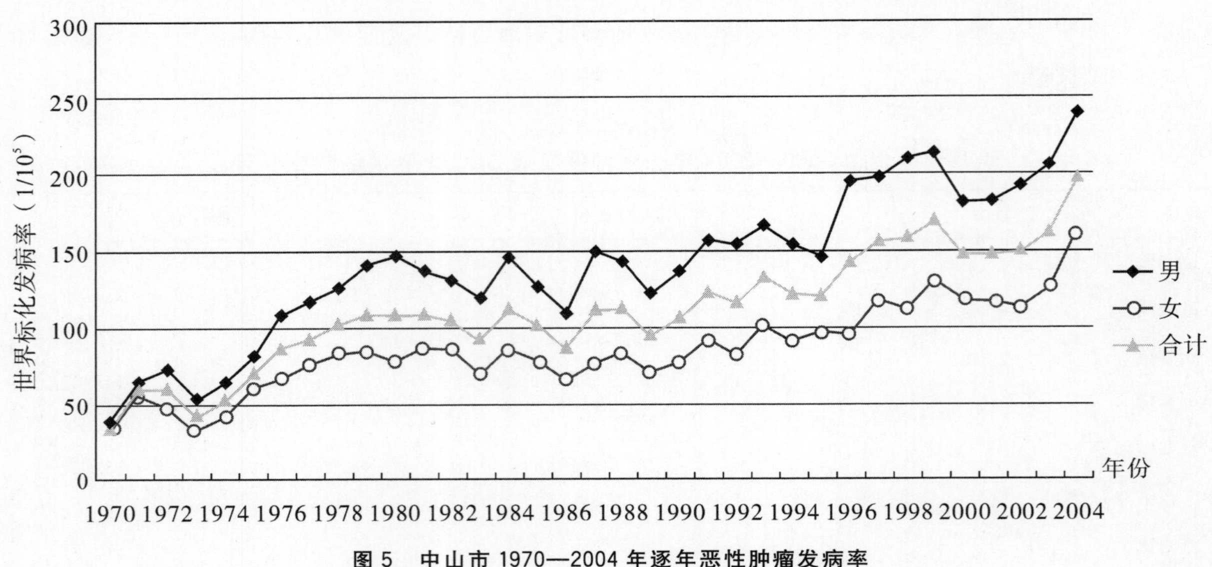


图 5　中山市 1970—2004 年逐年恶性肿瘤发病率

表 17　中山市 1970—2004 年恶性肿瘤逐年发病概况（N，$1/10^5$）

| 年份 | 男 | | 女 | | 合计 | |
|---|---|---|---|---|---|---|
| | 例数 | 世标率 | 例数 | 世标率 | 例数 | 世标率 |
| 1970 | 150 | 38.16 | 134 | 31.13 | 284 | 34.66 |
| 1971 | 268 | 64.58 | 246 | 55.67 | 514 | 60.39 |
| 1972 | 299 | 73.66 | 199 | 48.72 | 498 | 60.90 |
| 1973 | 226 | 53.33 | 152 | 33.32 | 378 | 43.20 |
| 1974 | 267 | 64.21 | 186 | 41.91 | 453 | 53.13 |
| 1975 | 294 | 81.70 | 232 | 60.58 | 526 | 70.71 |
| 1976 | 382 | 108.19 | 273 | 67.00 | 655 | 86.63 |
| 1977 | 409 | 117.51 | 310 | 75.32 | 719 | 93.50 |
| 1978 | 450 | 125.59 | 349 | 83.87 | 799 | 103.24 |
| 1979 | 513 | 140.60 | 355 | 84.95 | 868 | 110.03 |

（续上表）

| 年份 | 男 | | 女 | | 合计 | |
|---|---|---|---|---|---|---|
| | 例数 | 世标率 | 例数 | 世标率 | 例数 | 世标率 |
| 1980 | 526 | 146.98 | 327 | 78.82 | 853 | 109.63 |
| 1981 | 490 | 136.46 | 371 | 86.88 | 861 | 109.78 |
| 1982 | 522 | 130.23 | 387 | 85.46 | 909 | 105.46 |
| 1983 | 492 | 119.53 | 325 | 69.94 | 817 | 93.29 |
| 1984 | 600 | 145.75 | 394 | 85.31 | 994 | 113.34 |
| 1985 | 633 | 126.47 | 402 | 78.99 | 1035 | 102.62 |
| 1986 | 590 | 109.37 | 363 | 65.94 | 953 | 86.83 |
| 1987 | 763 | 148.83 | 437 | 76.13 | 1200 | 112.03 |
| 1988 | 751 | 143.32 | 441 | 82.87 | 1192 | 112.66 |
| 1989 | 679 | 121.74 | 396 | 70.76 | 1075 | 95.58 |
| 1990 | 756 | 136.35 | 449 | 77.58 | 1205 | 106.66 |
| 1991 | 893 | 156.61 | 545 | 91.57 | 1438 | 123.51 |
| 1992 | 919 | 154.17 | 497 | 81.62 | 1416 | 116.87 |
| 1993 | 966 | 167.17 | 617 | 100.36 | 1583 | 132.96 |
| 1994 | 942 | 154.28 | 583 | 90.89 | 1525 | 121.94 |
| 1995 | 882 | 146.12 | 596 | 97.18 | 1478 | 120.68 |
| 1996 | 1204 | 195.11 | 600 | 95.43 | 1804 | 143.65 |
| 1997 | 1237 | 198.20 | 765 | 118.44 | 2002 | 156.62 |
| 1998 | 1296 | 210.23 | 725 | 110.85 | 2021 | 159.22 |
| 1999 | 1341 | 214.17 | 841 | 130.57 | 2182 | 170.72 |
| 2000 | 1206 | 182.16 | 833 | 116.86 | 2039 | 147.72 |
| 2001 | 1219 | 182.50 | 840 | 116.61 | 2059 | 148.20 |
| 2002 | 1312 | 192.62 | 826 | 113.60 | 2138 | 151.22 |
| 2003 | 1420 | 206.72 | 927 | 124.07 | 2347 | 162.98 |
| 2004 | 1630 | 239.73 | 1216 | 161.30 | 2846 | 198.43 |

注：世标率即世界标化发病率。

# 第四章　中山市恶性肿瘤发病概况

## 1. 发病概况

2000—2004 年期间中山市共有恶性肿瘤新发患者 11429 例，其中男性 6787 例，女性 4642 例，男女发病数比值为 1.46。男性发病粗率、中国和世界标化发病率分别为 198.96/$10^5$、157.59/$10^5$ 和 201.00/$10^5$，女性分别为 137.31/$10^5$、102.54/$10^5$ 和 126.70/$10^5$（表 18、表 19、表 20）。

表 18　中山市 2000—2004 年男性恶性肿瘤发病概况（N，1/$10^5$，%）

| 年份 | 例数 | 粗率 | 中标率 | 世标率 | 35～64 岁 截缩率 | 0～64 岁 累积率 | 0～74 岁 累积率 |
|---|---|---|---|---|---|---|---|
| 2000 | 1206 | 179.67 | 142.21 | 182.16 | 320.89 | 11.88 | 21.36 |
| 2001 | 1219 | 179.93 | 143.75 | 182.50 | 328.82 | 12.02 | 21.94 |
| 2002 | 1312 | 192.92 | 152.34 | 192.62 | 349.05 | 12.79 | 22.70 |
| 2003 | 1420 | 206.63 | 162.05 | 206.72 | 366.03 | 13.20 | 23.59 |
| 2004 | 1630 | 234.44 | 186.68 | 239.73 | 437.23 | 15.88 | 27.82 |
| 合计 | 6787 | 198.96 | 157.59 | 201.00 | 360.88 | 13.17 | 23.51 |

注：中标率为中国标化发病率，世标率为世界标化发病率。

表 19　中山市 2000—2004 年女性恶性肿瘤发病概况（N，1/$10^5$，%）

| 年份 | 例数 | 粗率 | 中标率 | 世标率 | 35～64 岁 截缩率 | 0～64 岁 累积率 | 0～74 岁 累积率 |
|---|---|---|---|---|---|---|---|
| 2000 | 833 | 125.73 | 94.61 | 116.86 | 236.12 | 8.62 | 12.72 |
| 2001 | 840 | 125.30 | 94.06 | 116.61 | 235.16 | 8.41 | 12.79 |
| 2002 | 826 | 122.51 | 91.99 | 113.60 | 238.03 | 8.58 | 12.54 |
| 2003 | 927 | 135.88 | 100.78 | 124.07 | 248.24 | 8.92 | 13.37 |
| 2004 | 1216 | 175.91 | 130.38 | 161.30 | 331.41 | 11.74 | 17.49 |
| 合计 | 4642 | 137.31 | 102.54 | 126.70 | 258.24 | 9.27 | 13.80 |

注：中标率为中国标化发病率，世标率为世界标化发病率。

**表 20　中山市 2000—2004 年男女合计恶性肿瘤发病概况（N，1/10⁵，%）**

| 年份 | 例数 | 粗率 | 中标率 | 世标率 | 35～64 岁截缩率 | 0～64 岁累积率 | 0～74 岁累积率 |
|---|---|---|---|---|---|---|---|
| 2000 | 2039 | 152.88 | 117.40 | 147.72 | 279.05 | 10.27 | 16.95 |
| 2001 | 2059 | 152.76 | 117.93 | 148.20 | 282.48 | 10.23 | 17.25 |
| 2002 | 2138 | 157.87 | 120.87 | 151.22 | 293.99 | 10.70 | 17.49 |
| 2003 | 2347 | 171.38 | 129.89 | 162.98 | 307.62 | 11.08 | 18.35 |
| 2004 | 2846 | 205.26 | 157.18 | 198.43 | 384.75 | 13.83 | 22.53 |
| 合计 | 11429 | 168.27 | 128.84 | 161.94 | 310.05 | 11.24 | 18.54 |

注：中标率为中国标化发病率，世标率为世界标化发病率。

## 2. 年龄别发病率

2000—2004 年期间中山市恶性肿瘤发病率从 30 岁左右迅速上升，男性 75 岁左右达高峰，女性 80 岁左右达高峰，其后快速下降（图 6，表 21）。

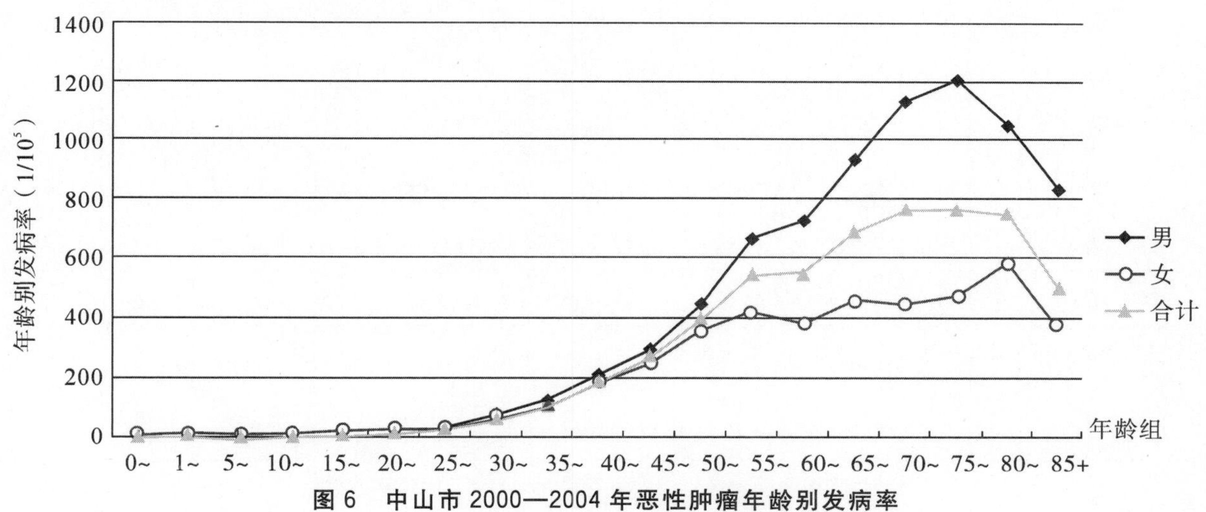


**图 6　中山市 2000—2004 年恶性肿瘤年龄别发病率**

除 15～29 岁 3 个年龄组女性发病多于男性外，中山市其他年龄组男性恶性肿瘤发病多于女性，尤以 75～79 岁年龄组最为明显，其发病比值为 2.56（图 7，表 21）。

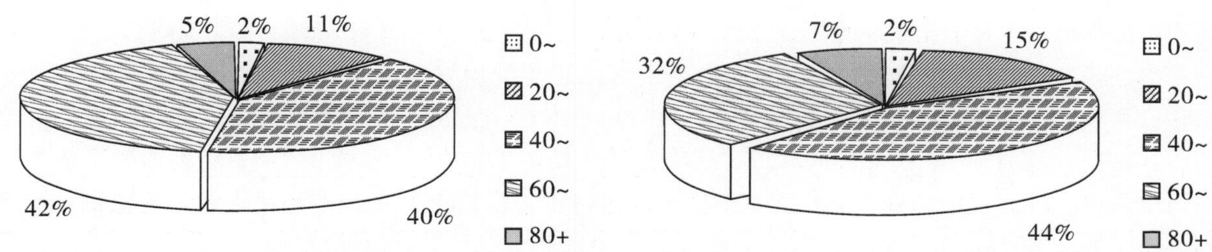


**图 7　中山市 2000—2004 年男性恶性肿瘤发病年龄构成**　**图 8　中山市 2000—2004 年女性恶性肿瘤发病年龄构成**

表 21　中山市 2000—2004 年恶性肿瘤年龄别发病率（1/10⁵）

| 年龄组 | 男 | 女 | 合计 | 比值 |
|---|---|---|---|---|
| 0～ | 10.79 | 7.80 | 9.43 | 1.38 |
| 1～ | 15.92 | 11.63 | 13.96 | 1.37 |
| 5～ | 9.69 | 6.38 | 8.13 | 1.52 |
| 10～ | 11.84 | 7.51 | 9.77 | 1.58 |
| 15～ | 14.46 | 18.23 | 16.29 | 0.79 |
| 20～ | 20.77 | 23.99 | 22.39 | 0.87 |
| 25～ | 33.44 | 34.77 | 34.12 | 0.96 |
| 30～ | 71.91 | 67.36 | 69.56 | 1.07 |
| 35～ | 119.02 | 101.09 | 110.06 | 1.18 |
| 40～ | 204.88 | 181.67 | 193.52 | 1.13 |
| 45～ | 292.20 | 246.07 | 269.39 | 1.19 |
| 50～ | 445.02 | 354.97 | 400.17 | 1.25 |
| 55～ | 667.55 | 422.99 | 545.44 | 1.58 |
| 60～ | 728.36 | 377.15 | 555.85 | 1.93 |
| 65～ | 932.64 | 460.68 | 691.30 | 2.02 |
| 70～ | 1135.00 | 447.17 | 768.84 | 2.54 |
| 75～ | 1206.08 | 471.98 | 769.97 | 2.56 |
| 80～ | 1051.29 | 577.63 | 750.91 | 1.82 |
| 85＋ | 833.98 | 369.05 | 502.69 | 2.26 |
| 合计 | 198.96 | 137.31 | 168.27 | 1.45 |

期间中山市恶性肿瘤发病年龄主要集中在 40～59 岁和 60～79 岁年龄段，其男性发病数分别占同期中山市男性恶性肿瘤发病总数的 40％和 42％，女性分别占 44％和 32％（图 7、图 8）。

男性 40～79 岁年龄段发病数占同期中山市男性恶性肿瘤发病总数比例最高的地区依次为南头镇、三角镇和黄圃镇，其比例分别为 90％、89％和 86％，最低的依次为板芙镇、五桂山区和三乡镇，其比例分别为 70％、75％和 77％，最高的是最低的 1.29 倍；女性 40～79 岁年龄段发病数占同期中山市女性恶性肿瘤发病总数比例最高的地区依次为横栏镇、阜沙镇和民众镇，其比例分别为 87％、85％和 85％，最低的依次为三乡镇、五桂山区和古镇镇，其比例分别为 65％、71％和 72％，最高的是最低的 1.34 倍（表 22）。

**表 22　中山市 2000—2004 年 40～79 岁恶性肿瘤发病所占比例（%）**

| 男 | | | 女 | | |
|---|---|---|---|---|---|
| 地区 | 比值 | 顺位 | 地区 | 比值 | 顺位 |
| 南头镇 | 90 | 1 | 横栏镇 | 87 | 1 |
| 三角镇 | 89 | 2 | 阜沙镇 | 85 | 2 |
| 黄圃镇 | 86 | 3 | 民众镇 | 85 | 2 |
| 大涌镇 | 85 | 4 | 南头镇 | 85 | 2 |
| 民众镇 | 85 | 4 | 大涌镇 | 84 | 3 |
| 阜沙镇 | 84 | 5 | 三角镇 | 81 | 4 |
| 横栏镇 | 84 | 5 | 港口镇 | 79 | 5 |
| 沙溪镇 | 84 | 5 | 神湾镇 | 79 | 5 |
| 东区 | 83 | 6 | 火炬开发区 | 77 | 6 |
| 神湾镇 | 83 | 6 | 南朗镇 | 77 | 6 |
| 小榄镇 | 83 | 6 | 坦洲镇 | 76 | 7 |
| 石岐区 | 82 | 7 | 小榄镇 | 76 | 7 |
| 南区 | 82 | 7 | 石岐区 | 75 | 8 |
| 东升镇 | 82 | 7 | 东升镇 | 75 | 8 |
| 东凤镇 | 80 | 8 | 南区 | 74 | 9 |
| 港口镇 | 80 | 8 | 西区 | 74 | 9 |
| 南朗镇 | 80 | 8 | 东凤镇 | 73 | 10 |
| 坦洲镇 | 80 | 8 | 黄圃镇 | 73 | 10 |
| 西区 | 79 | 9 | 沙溪镇 | 73 | 10 |
| 火炬开发区 | 79 | 9 | 东区 | 72 | 11 |
| 古镇镇 | 77 | 10 | 板芙镇 | 72 | 11 |
| 三乡镇 | 77 | 10 | 古镇镇 | 72 | 11 |
| 五桂山区 | 75 | 11 | 五桂山区 | 71 | 12 |
| 板芙镇 | 70 | 12 | 三乡镇 | 65 | 13 |
| 全市 | 82 | | | 76 | |

表23　中山市2000—2004年男性恶性肿瘤年龄别发病率（$1/10^5$）

| 部位或病种 | ICD—10 | 0～ | 1～ | 5～ | 10～ | 15～ | 20～ | 25～ | 30～ | 35～ | 40～ | 45～ | 50～ | 55～ | 60～ | 65～ | 70～ | 75～ | 80～ | 85＋ | 合计 |
|---|---|---|---|---|---|---|---|---|---|---|---|---|---|---|---|---|---|---|---|---|---|
| 唇 | C00 | 0.00 | 0.00 | 0.00 | 0.00 | 0.00 | 0.00 | 0.00 | 0.00 | 0.00 | 0.00 | 0.00 | 1.12 | 0.00 | 0.97 | 0.00 | 0.00 | 0.00 | 0.00 | 0.00 | 0.09 |
| 舌 | C01—02 | 0.00 | 0.00 | 0.00 | 0.00 | 0.00 | 0.00 | 0.68 | 0.32 | 1.03 | 4.71 | 3.29 | 6.71 | 13.39 | 9.74 | 3.32 | 7.02 | 2.32 | 4.67 | 0.00 | 2.08 |
| 口 | C03—06 | 0.00 | 0.00 | 0.00 | 0.00 | 0.00 | 0.00 | 0.00 | 0.00 | 0.00 | 1.71 | 4.53 | 5.03 | 8.61 | 2.92 | 6.65 | 9.83 | 11.60 | 4.67 | 0.00 | 1.61 |
| 唾液腺 | C07—08 | 0.00 | 0.00 | 0.00 | 0.00 | 0.00 | 0.00 | 0.34 | 0.63 | 0.68 | 0.86 | 2.06 | 0.00 | 1.91 | 1.95 | 2.22 | 5.62 | 2.32 | 0.00 | 0.00 | 0.67 |
| 扁桃腺 | C09 | 0.00 | 0.00 | 0.00 | 0.00 | 0.00 | 0.00 | 0.00 | 0.00 | 0.00 | 0.86 | 2.47 | 1.68 | 2.87 | 0.97 | 0.00 | 1.40 | 0.00 | 0.00 | 0.00 | 0.47 |
| 其他口咽部 | C10 | 0.00 | 0.00 | 0.00 | 0.00 | 0.00 | 0.00 | 0.00 | 0.00 | 0.00 | 0.00 | 0.00 | 1.68 | 0.00 | 0.00 | 0.00 | 1.40 | 2.32 | 0.00 | 0.00 | 0.15 |
| 鼻咽部 | C11 | 0.00 | 0.00 | 0.00 | 0.29 | 0.74 | 6.06 | 9.46 | 26.49 | 41.04 | 47.05 | 59.68 | 86.10 | 88.94 | 64.27 | 50.95 | 53.38 | 39.43 | 42.05 | 18.53 | 27.23 |
| 喉咽部 | C12—13 | 0.00 | 0.00 | 0.00 | 0.00 | 0.00 | 0.00 | 0.00 | 0.32 | 0.68 | 1.71 | 3.70 | 5.03 | 2.87 | 2.92 | 5.54 | 2.81 | 2.32 | 0.00 | 0.00 | 1.14 |
| 唇，口腔和咽的其他部位和具体部位不明 | C14 | 0.00 | 0.00 | 0.00 | 0.00 | 0.00 | 0.00 | 0.00 | 0.00 | 0.00 | 0.00 | 0.41 | 0.56 | 0.96 | 0.97 | 0.00 | 1.40 | 0.00 | 4.67 | 0.00 | 0.18 |
| 食管 | C15 | 0.00 | 0.00 | 0.00 | 0.00 | 0.00 | 0.00 | 0.00 | 0.95 | 6.16 | 18.82 | 40.33 | 57.58 | 65.03 | 72.06 | 85.29 | 82.88 | 55.67 | 28.03 | 46.33 | 16.97 |
| 胃 | C16 | 0.00 | 0.00 | 0.00 | 0.00 | 0.00 | 0.43 | 0.34 | 2.84 | 2.74 | 7.27 | 12.76 | 29.63 | 35.39 | 52.58 | 57.60 | 70.23 | 67.26 | 42.05 | 18.53 | 10.35 |
| 小肠 | C17 | 0.00 | 0.00 | 0.00 | 0.00 | 0.00 | 0.00 | 0.00 | 0.00 | 0.00 | 1.28 | 1.23 | 1.12 | 4.78 | 2.92 | 7.75 | 4.21 | 2.32 | 4.67 | 9.27 | 0.85 |
| 结肠 | C18 | 0.00 | 0.00 | 0.00 | 0.00 | 0.74 | 0.43 | 1.35 | 3.47 | 5.47 | 8.13 | 10.29 | 14.54 | 25.82 | 32.13 | 54.27 | 57.59 | 71.90 | 79.43 | 55.60 | 9.03 |
| 直肠和乙状结肠连接处 | C19—20 | 0.00 | 0.00 | 0.33 | 0.00 | 0.37 | 0.43 | 0.68 | 0.95 | 4.10 | 8.98 | 9.88 | 16.77 | 28.69 | 27.26 | 48.74 | 71.64 | 95.09 | 70.09 | 55.60 | 9.09 |
| 肛门 | C21 | 0.00 | 0.00 | 0.00 | 0.00 | 0.00 | 0.00 | 0.00 | 0.00 | 0.00 | 0.00 | 0.00 | 0.00 | 0.00 | 1.95 | 1.11 | 1.40 | 2.32 | 0.00 | 0.00 | 0.15 |
| 肝脏和肝内胆管 | C22 | 0.00 | 0.00 | 0.67 | 0.58 | 0.37 | 2.16 | 4.73 | 12.62 | 24.97 | 42.35 | 57.62 | 64.85 | 114.76 | 96.40 | 114.09 | 96.92 | 106.69 | 116.81 | 46.33 | 28.11 |
| 胆囊 | C23 | 0.00 | 0.00 | 0.00 | 0.00 | 0.00 | 0.00 | 0.00 | 0.00 | 0.00 | 0.00 | 0.82 | 0.00 | 1.91 | 1.95 | 3.32 | 9.83 | 16.24 | 4.67 | 18.53 | 0.76 |
| 肝外胆管 | C24 | 0.00 | 0.00 | 0.00 | 0.00 | 0.00 | 0.00 | 0.00 | 0.63 | 0.34 | 1.71 | 0.41 | 4.47 | 7.65 | 11.68 | 24.37 | 40.74 | 39.43 | 88.78 | 46.33 | 3.75 |
| 胰腺 | C25 | 0.00 | 0.00 | 0.00 | 0.00 | 0.00 | 0.00 | 0.00 | 0.63 | 1.37 | 1.28 | 2.47 | 6.15 | 12.43 | 12.66 | 14.40 | 19.67 | 25.51 | 14.02 | 27.80 | 2.81 |
| 鼻腔、中耳和副鼻窦 | C30—31 | 0.00 | 0.00 | 0.00 | 0.00 | 0.00 | 0.00 | 0.00 | 0.32 | 0.34 | 1.28 | 1.23 | 1.68 | 1.91 | 1.95 | 2.22 | 8.43 | 2.32 | 0.00 | 0.00 | 0.70 |
| 喉 | C32 | 0.00 | 0.00 | 0.00 | 0.00 | 0.00 | 0.00 | 0.00 | 0.00 | 0.68 | 2.57 | 6.58 | 12.86 | 27.73 | 24.34 | 26.58 | 32.31 | 20.87 | 4.67 | 9.27 | 4.66 |
| 气管、支气管和肺 | C33—34 | 0.00 | 0.00 | 0.00 | 0.00 | 0.00 | 0.87 | 1.35 | 5.05 | 8.89 | 20.53 | 33.34 | 71.56 | 132.94 | 184.04 | 225.96 | 321.68 | 350.23 | 303.70 | 120.46 | 37.96 |

（续上表）

| 部位或病种 | ICD—10 | 0～ | 1～ | 5～ | 10～ | 15～ | 20～ | 25～ | 30～ | 35～ | 40～ | 45～ | 50～ | 55～ | 60～ | 65～ | 70～ | 75～ | 80～ | 85＋ | 合计 |
|---|---|---|---|---|---|---|---|---|---|---|---|---|---|---|---|---|---|---|---|---|---|
| 其他呼吸器官 | C37—38 | 0.00 | 0.00 | 0.67 | 0.29 | 0.37 | 0.43 | 0.68 | 0.32 | 0.00 | 1.28 | 0.41 | 1.12 | 0.00 | 4.87 | 1.11 | 0.00 | 2.32 | 0.00 | 0.00 | 0.62 |
| 骨和关节软骨 | C40—41 | 0.00 | 0.00 | 0.00 | 1.16 | 2.60 | 0.87 | 0.68 | 0.63 | 0.68 | 0.43 | 0.41 | 1.12 | 2.87 | 2.92 | 2.22 | 8.43 | 0.00 | 0.00 | 0.00 | 1.08 |
| 皮肤恶性黑色素瘤 | C43 | 0.00 | 0.00 | 0.00 | 0.00 | 0.00 | 0.00 | 0.34 | 0.00 | 0.00 | 0.00 | 0.00 | 1.12 | 0.96 | 0.97 | 1.11 | 5.62 | 0.00 | 4.67 | 9.27 | 0.35 |
| 皮肤其他恶性肿瘤 | C44 | 0.00 | 0.00 | 0.00 | 0.00 | 0.00 | 1.30 | 0.68 | 0.95 | 1.71 | 2.14 | 2.88 | 2.24 | 4.78 | 11.68 | 9.97 | 9.83 | 16.24 | 18.69 | 74.13 | 2.37 |
| 间皮瘤 | C45 | 0.00 | 0.00 | 0.00 | 0.00 | 0.37 | 0.00 | 0.00 | 0.32 | 0.00 | 0.43 | 1.23 | 0.00 | 0.00 | 1.95 | 4.43 | 0.00 | 4.64 | 0.00 | 9.27 | 0.44 |
| Kaposi 氏肉瘤 | C46 | 0.00 | 0.00 | 0.00 | 0.00 | 0.00 | 0.00 | 0.00 | 0.00 | 0.00 | 0.00 | 0.00 | 0.00 | 0.00 | 0.00 | 0.00 | 0.00 | 0.00 | 0.00 | 0.00 | 0.00 |
| 结缔组织和其他软组织 | C47、49 | 0.00 | 0.94 | 0.67 | 0.29 | 0.00 | 0.87 | 1.35 | 0.32 | 1.03 | 0.86 | 0.41 | 0.56 | 0.96 | 0.97 | 4.43 | 4.21 | 4.64 | 0.00 | 0.00 | 1.35 |
| 乳房 | C50 | 0.00 | 0.00 | 0.00 | 0.00 | 0.00 | 0.00 | 0.00 | 0.32 | 0.00 | 0.00 | 1.65 | 1.68 | 0.00 | 2.92 | 2.22 | 1.40 | 6.96 | 0.00 | 0.00 | 0.50 |
| 外阴 | C51 | 0.00 | 0.00 | 0.00 | 0.00 | 0.00 | 0.00 | 0.00 | 0.00 | 0.00 | 0.00 | 0.00 | 0.00 | 0.00 | 0.00 | 0.00 | 0.00 | 0.00 | 0.00 | 0.00 | 0.00 |
| 阴道 | C52 | 0.00 | 0.00 | 0.00 | 0.00 | 0.00 | 0.00 | 0.00 | 0.00 | 0.00 | 0.00 | 0.00 | 0.00 | 0.00 | 0.00 | 0.00 | 0.00 | 0.00 | 0.00 | 0.00 | 0.00 |
| 子宫颈 | C53 | 0.00 | 0.00 | 0.00 | 0.00 | 0.00 | 0.00 | 0.00 | 0.00 | 0.00 | 0.00 | 0.00 | 0.00 | 0.00 | 0.00 | 0.00 | 0.00 | 0.00 | 0.00 | 0.00 | 0.00 |
| 子宫体 | C54 | 0.00 | 0.00 | 0.00 | 0.00 | 0.00 | 0.00 | 0.00 | 0.00 | 0.00 | 0.00 | 0.00 | 0.00 | 0.00 | 0.00 | 0.00 | 0.00 | 0.00 | 0.00 | 0.00 | 0.00 |
| 子宫恶性肿瘤、未注明部位 | C55 | 0.00 | 0.00 | 0.00 | 0.00 | 0.00 | 0.00 | 0.00 | 0.00 | 0.00 | 0.00 | 0.00 | 0.00 | 0.00 | 0.00 | 0.00 | 0.00 | 0.00 | 0.00 | 0.00 | 0.00 |
| 卵巢 | C56 | 0.00 | 0.00 | 0.00 | 0.00 | 0.00 | 0.00 | 0.00 | 0.00 | 0.00 | 0.00 | 0.00 | 0.00 | 0.00 | 0.00 | 0.00 | 0.00 | 0.00 | 0.00 | 0.00 | 0.00 |
| 其他和未说明的女性生殖器官恶性肿瘤 | C57 | 0.00 | 0.00 | 0.00 | 0.00 | 0.00 | 0.00 | 0.00 | 0.00 | 0.00 | 0.00 | 0.00 | 0.00 | 0.00 | 0.00 | 0.00 | 0.00 | 0.00 | 0.00 | 0.00 | 0.00 |
| 胎盘 | C58 | 0.00 | 0.00 | 0.00 | 0.00 | 0.00 | 0.00 | 0.00 | 0.00 | 0.00 | 0.00 | 0.00 | 0.00 | 0.00 | 0.00 | 0.00 | 0.00 | 0.00 | 0.00 | 0.00 | 0.00 |
| 阴茎 | C60 | 0.00 | 0.00 | 0.00 | 0.00 | 0.00 | 0.00 | 0.00 | 0.00 | 1.37 | 0.86 | 0.82 | 1.12 | 1.91 | 4.87 | 2.22 | 1.40 | 4.64 | 4.67 | 0.00 | 0.67 |
| 前列腺 | C61 | 0.00 | 0.00 | 0.00 | 0.00 | 0.00 | 0.00 | 0.00 | 0.00 | 0.00 | 0.00 | 0.41 | 1.12 | 0.96 | 6.82 | 32.12 | 46.36 | 64.94 | 79.43 | 74.13 | 3.69 |
| 睾丸 | C62 | 0.00 | 0.47 | 0.00 | 0.29 | 0.74 | 0.43 | 0.68 | 1.58 | 0.68 | 0.43 | 0.82 | 0.00 | 0.00 | 0.00 | 1.11 | 0.00 | 0.00 | 0.00 | 0.00 | 0.53 |
| 其他和未说明的男性生殖器官恶性肿瘤 | C63 | 0.00 | 0.00 | 0.00 | 0.00 | 0.00 | 0.00 | 0.00 | 0.00 | 0.00 | 0.43 | 0.00 | 0.00 | 0.00 | 0.00 | 0.00 | 0.00 | 2.32 | 0.00 | 0.00 | 0.06 |
| 肾脏 | C64 | 2.16 | 2.34 | 0.33 | 0.00 | 0.00 | 0.00 | 0.00 | 0.63 | 1.03 | 2.57 | 0.82 | 3.91 | 3.83 | 4.87 | 9.97 | 8.43 | 16.24 | 18.69 | 37.07 | 1.93 |
| 肾盂、肾盏 | C65 | 0.00 | 0.00 | 0.00 | 0.00 | 0.00 | 0.00 | 0.00 | 0.00 | 0.00 | 0.00 | 0.41 | 0.56 | 1.91 | 1.95 | 1.11 | 1.40 | 0.00 | 0.00 | 0.00 | 0.23 |

（续上表）

| 部位或病种 | ICD—10 | 0～ | 1～ | 5～ | 10～ | 15～ | 20～ | 25～ | 30～ | 35～ | 40～ | 45～ | 50～ | 55～ | 60～ | 65～ | 70～ | 75～ | 80～ | 85＋ | 合计 |
|---|---|---|---|---|---|---|---|---|---|---|---|---|---|---|---|---|---|---|---|---|---|
| 输尿管 | C66 | 0.00 | 0.00 | 0.00 | 0.00 | 0.00 | 0.00 | 0.00 | 0.00 | 0.00 | 0.00 | 0.00 | 0.56 | 0.96 | 1.95 | 0.00 | 1.40 | 0.00 | 0.00 | 0.00 | 0.15 |
| 膀胱 | C67 | 0.00 | 0.00 | 0.00 | 0.00 | 0.00 | 0.00 | 0.68 | 0.00 | 0.34 | 2.57 | 5.35 | 6.15 | 12.43 | 14.61 | 39.88 | 54.78 | 69.58 | 60.74 | 55.60 | 5.42 |
| 其他和未说明的泌尿器官 | C68 | 0.00 | 0.00 | 0.00 | 0.00 | 0.00 | 0.00 | 0.00 | 0.00 | 0.00 | 0.00 | 0.00 | 0.00 | 0.00 | 0.00 | 0.00 | 0.00 | 0.00 | 0.00 | 0.00 | 0.00 |
| 眼 | C69 | 0.00 | 2.34 | 0.00 | 0.29 | 0.00 | 0.00 | 0.00 | 0.00 | 0.34 | 0.00 | 0.00 | 0.56 | 0.96 | 0.00 | 0.00 | 0.00 | 0.00 | 0.00 | 0.00 | 0.26 |
| 脑、神经系统 | C70—72、D | 4.31 | 1.87 | 2.67 | 1.44 | 1.11 | 0.43 | 2.03 | 4.73 | 4.10 | 4.71 | 3.29 | 6.15 | 9.56 | 8.76 | 8.86 | 16.86 | 4.64 | 4.67 | 9.27 | 3.78 |
| 甲状腺 | C73 | 0.00 | 0.00 | 0.00 | 0.58 | 0.00 | 0.43 | 1.01 | 1.26 | 0.68 | 1.71 | 2.47 | 2.24 | 1.91 | 1.95 | 2.22 | 2.81 | 6.96 | 0.00 | 0.00 | 1.08 |
| 肾上腺 | C74 | 0.00 | 0.00 | 0.00 | 0.00 | 0.00 | 0.00 | 0.34 | 0.32 | 0.34 | 0.43 | 0.41 | 0.56 | 0.00 | 0.00 | 0.00 | 0.00 | 2.32 | 0.00 | 0.00 | 0.21 |
| 其他内分泌腺 | C75 | 0.00 | 0.00 | 0.00 | 0.00 | 0.00 | 0.00 | 0.00 | 0.32 | 0.00 | 0.00 | 0.41 | 0.00 | 0.00 | 0.00 | 1.11 | 0.00 | 0.00 | 0.00 | 0.00 | 0.09 |
| 霍奇金氏病 | C81 | 0.00 | 0.00 | 0.00 | 0.00 | 1.11 | 0.43 | 0.34 | 0.00 | 0.00 | 0.00 | 0.00 | 0.00 | 0.00 | 0.97 | 1.11 | 2.81 | 2.32 | 0.00 | 9.27 | 0.32 |
| 非霍奇金氏病 | C82—85、C96 | 0.00 | 1.41 | 1.00 | 1.44 | 1.85 | 2.16 | 2.70 | 0.95 | 3.08 | 4.28 | 5.35 | 8.95 | 15.30 | 15.58 | 11.08 | 16.86 | 18.56 | 9.34 | 18.53 | 4.28 |
| 多发性骨髓瘤和恶性浆细胞肿瘤 | C90 | 0.00 | 0.00 | 0.00 | 0.29 | 0.00 | 0.00 | 0.00 | 0.00 | 0.68 | 0.00 | 1.65 | 2.24 | 3.83 | 0.97 | 9.97 | 1.40 | 6.96 | 4.67 | 0.00 | 0.88 |
| 淋巴细胞白血病 | C91 | 2.16 | 3.75 | 0.00 | 0.87 | 1.48 | 1.30 | 0.34 | 0.63 | 0.00 | 1.71 | 0.00 | 0.56 | 1.91 | 2.92 | 2.22 | 5.62 | 2.32 | 0.00 | 0.00 | 1.14 |
| 髓细胞性白血病 | C92 | 0.00 | 0.94 | 2.34 | 3.47 | 1.85 | 1.30 | 2.03 | 1.89 | 1.71 | 2.14 | 2.88 | 1.68 | 5.74 | 8.76 | 15.51 | 4.21 | 11.60 | 4.67 | 9.27 | 2.93 |
| 单核细胞性白血病 | C93 | 0.00 | 0.47 | 0.33 | 0.29 | 0.00 | 0.00 | 0.34 | 0.00 | 0.00 | 0.00 | 0.00 | 0.56 | 0.00 | 0.00 | 0.00 | 1.40 | 0.00 | 0.00 | 0.00 | 0.18 |
| 其他指明的白血病 | C94 | 0.00 | 0.00 | 0.00 | 0.00 | 0.00 | 0.00 | 0.34 | 0.00 | 0.00 | 0.86 | 0.00 | 0.00 | 0.00 | 0.00 | 2.22 | 1.40 | 2.32 | 4.67 | 0.00 | 0.23 |
| 未指明细胞类型的白血病 | C95 | 2.16 | 1.41 | 0.00 | 0.29 | 0.37 | 0.00 | 0.00 | 0.00 | 0.68 | 0.43 | 0.41 | 0.00 | 0.00 | 0.00 | 2.22 | 2.81 | 0.00 | 0.00 | 0.00 | 0.41 |
| 独立的多个部位的（原发性）恶性肿瘤 | C97 | 0.00 | 0.00 | 0.00 | 0.00 | 0.00 | 0.00 | 0.00 | 0.00 | 0.00 | 0.00 | 0.00 | 0.00 | 0.96 | 0.00 | 0.00 | 0.00 | 0.00 | 0.00 | 0.00 | 0.03 |
| 其他及不明部位 | C26、39、48、76—80 | 0.00 | 0.00 | 0.67 | 0.00 | 0.37 | 0.43 | 0.00 | 1.58 | 2.05 | 5.56 | 6.58 | 11.18 | 17.21 | 20.45 | 29.91 | 35.12 | 39.43 | 23.36 | 55.60 | 1.35 |
| 除 C44 合计 | | 10.79 | 15.92 | 9.69 | 11.84 | 14.46 | 19.47 | 32.77 | 70.96 | 117.31 | 202.74 | 289.32 | 442.78 | 662.76 | 716.68 | 922.67 | 1125.16 | 1189.85 | 1032.60 | 759.85 | 196.58 |
| 合计 | | 10.79 | 15.92 | 9.69 | 11.84 | 14.46 | 20.77 | 33.44 | 71.91 | 119.02 | 204.88 | 292.20 | 445.02 | 667.55 | 728.36 | 932.64 | 1135 | 1206.08 | 1051.29 | 833.98 | 198.96 |

表 24　中山市 2000—2004 年女性恶性肿瘤年龄别发病率（$1/10^5$）

| 部位或病种 | ICD—10 | 0～ | 1～ | 5～ | 10～ | 15～ | 20～ | 25～ | 30～ | 35～ | 40～ | 45～ | 50～ | 55～ | 60～ | 65～ | 70～ | 75～ | 80～ | 85＋ | 合计 |
|---|---|---|---|---|---|---|---|---|---|---|---|---|---|---|---|---|---|---|---|---|---|
| 唇 | C00 | 0.00 | 0.00 | 0.00 | 0.00 | 0.00 | 0.00 | 0.00 | 0.00 | 0.00 | 0.00 | 0.00 | 0.00 | 0.00 | 0.00 | 0.00 | 1.24 | 0.00 | 2.71 | 3.77 | 0.09 |
| 舌 | C01—02 | 0.00 | 0.00 | 0.00 | 0.00 | 0.00 | 0.00 | 0.32 | 0.30 | 0.00 | 1.34 | 1.26 | 3.38 | 2.88 | 2.02 | 4.24 | 4.94 | 1.59 | 8.14 | 0.00 | 0.92 |
| 口 | C03—06 | 0.00 | 0.00 | 0.00 | 0.00 | 0.00 | 0.00 | 0.00 | 0.30 | 0.69 | 0.00 | 0.84 | 1.69 | 0.00 | 3.03 | 1.06 | 2.47 | 3.18 | 0.00 | 0.00 | 0.47 |
| 唾液腺 | C07—08 | 0.00 | 0.00 | 0.00 | 0.00 | 0.00 | 0.00 | 0.32 | 0.59 | 0.00 | 0.00 | 0.00 | 0.00 | 2.88 | 0.00 | 1.06 | 1.24 | 1.59 | 2.71 | 0.00 | 0.30 |
| 扁桃腺 | C09 | 0.00 | 0.00 | 0.00 | 0.00 | 0.00 | 0.00 | 0.00 | 0.00 | 0.00 | 0.00 | 0.42 | 0.00 | 0.00 | 0.00 | 0.00 | 0.00 | 1.59 | 0.00 | 0.00 | 0.06 |
| 其他口咽部 | C10 | 0.00 | 0.00 | 0.00 | 0.00 | 0.00 | 0.00 | 0.00 | 0.00 | 0.00 | 0.00 | 0.00 | 0.00 | 0.00 | 1.01 | 0.00 | 0.00 | 0.00 | 0.00 | 0.00 | 0.03 |
| 鼻咽部 | C11 | 0.00 | 0.00 | 0.00 | 0.00 | 1.19 | 1.71 | 4.74 | 11.87 | 17.82 | 27.61 | 23.56 | 34.37 | 31.65 | 28.24 | 21.18 | 9.88 | 4.77 | 13.56 | 7.53 | 11.60 |
| 喉咽部 | C12—13 | 0.00 | 0.00 | 0.00 | 0.00 | 0.00 | 0.00 | 0.00 | 0.00 | 0.00 | 0.00 | 0.00 | 0.00 | 0.00 | 0.00 | 0.00 | 0.00 | 0.00 | 0.00 | 0.00 | 0.00 |
| 唇，口腔和咽的其他部位和具体部位不明 | C14 | 0.00 | 0.00 | 0.00 | 0.00 | 0.00 | 0.00 | 0.00 | 0.00 | 0.00 | 0.00 | 0.00 | 0.56 | 0.00 | 0.00 | 0.00 | 0.00 | 0.00 | 0.00 | 0.00 | 0.03 |
| 食管 | C15 | 0.00 | 0.00 | 0.00 | 0.00 | 0.00 | 0.00 | 0.00 | 0.00 | 1.03 | 1.78 | 2.52 | 2.82 | 8.63 | 12.10 | 12.71 | 9.88 | 9.53 | 21.70 | 3.77 | 2.19 |
| 胃 | C16 | 0.00 | 0.00 | 0.00 | 0.00 | 0.00 | 0.43 | 0.32 | 2.08 | 4.80 | 8.01 | 6.73 | 7.89 | 11.51 | 18.15 | 20.12 | 21.00 | 34.96 | 43.39 | 15.06 | 5.29 |
| 小肠 | C17 | 0.00 | 0.00 | 0.00 | 0.00 | 0.00 | 0.43 | 0.00 | 0.30 | 0.00 | 0.89 | 0.42 | 1.69 | 1.92 | 2.02 | 5.30 | 7.41 | 1.59 | 2.71 | 3.77 | 0.77 |
| 结肠 | C18 | 0.00 | 0.00 | 0.00 | 0.00 | 0.40 | 0.86 | 0.32 | 2.08 | 2.74 | 5.79 | 9.67 | 13.52 | 13.43 | 33.28 | 49.77 | 43.23 | 41.32 | 48.81 | 26.36 | 7.66 |
| 直肠和乙状结肠连接处 | C19—20 | 0.00 | 0.00 | 0.00 | 0.00 | 0.00 | 0.86 | 0.63 | 4.15 | 5.48 | 6.68 | 5.47 | 16.90 | 23.02 | 18.15 | 36.01 | 30.88 | 30.19 | 29.83 | 33.89 | 6.86 |
| 肛门 | C21 | 0.00 | 0.00 | 0.00 | 0.00 | 0.00 | 0.00 | 0.00 | 0.00 | 0.00 | 0.00 | 0.42 | 0.56 | 0.00 | 0.00 | 2.12 | 1.24 | 0.00 | 0.00 | 0.00 | 0.15 |
| 肝脏和肝内胆管 | C22 | 5.20 | 0.00 | 0.00 | 0.00 | 0.00 | 0.00 | 1.26 | 1.78 | 2.74 | 5.79 | 10.10 | 11.83 | 22.06 | 21.18 | 29.65 | 35.82 | 30.19 | 37.97 | 30.13 | 6.51 |
| 胆囊 | C23 | 0.00 | 0.00 | 0.00 | 0.00 | 0.00 | 0.00 | 0.00 | 0.00 | 0.00 | 1.78 | 1.26 | 0.00 | 1.92 | 3.03 | 0.00 | 6.18 | 12.71 | 10.85 | 11.30 | 0.95 |
| 肝外胆管 | C24 | 0.00 | 0.00 | 0.00 | 0.00 | 0.00 | 0.00 | 0.00 | 0.59 | 0.69 | 1.34 | 3.79 | 3.38 | 6.71 | 17.14 | 8.47 | 14.82 | 20.66 | 16.27 | 26.36 | 2.72 |
| 胰腺 | C25 | 0.00 | 0.00 | 0.00 | 0.00 | 0.00 | 0.00 | 0.00 | 0.00 | 1.03 | 1.34 | 0.42 | 2.82 | 9.59 | 12.10 | 8.47 | 14.82 | 17.48 | 21.70 | 0.00 | 2.16 |
| 鼻腔、中耳和副鼻窦 | C30—31 | 0.00 | 0.00 | 0.00 | 0.00 | 0.40 | 0.00 | 0.32 | 0.00 | 0.00 | 0.45 | 0.42 | 1.13 | 0.96 | 1.01 | 0.00 | 2.47 | 1.59 | 2.71 | 0.00 | 0.35 |
| 喉 | C32 | 0.00 | 0.00 | 0.00 | 0.00 | 0.00 | 0.00 | 0.00 | 0.00 | 0.00 | 0.00 | 0.42 | 0.00 | 2.88 | 1.01 | 0.00 | 0.00 | 1.59 | 0.00 | 0.00 | 0.18 |
| 气管、支气管和肺 | C33—34 | 0.00 | 0.00 | 0.00 | 0.00 | 0.00 | 0.43 | 1.58 | 1.78 | 3.43 | 9.35 | 19.77 | 37.75 | 68.10 | 64.54 | 106.96 | 117.35 | 125.54 | 135.59 | 67.78 | 18.78 |

（续上表）

| 部位或病种 | ICD—10 | 0～ | 1～ | 5～ | 10～ | 15～ | 20～ | 25～ | 30～ | 35～ | 40～ | 45～ | 50～ | 55～ | 60～ | 65～ | 70～ | 75～ | 80～ | 85+ | 合计 |
|---|---|---|---|---|---|---|---|---|---|---|---|---|---|---|---|---|---|---|---|---|---|
| 其他呼吸器官 | C37—38 | 0.00 | 0.00 | 0.00 | 0.00 | 0.00 | 0.43 | 0.00 | 0.00 | 0.69 | 0.45 | 0.00 | 2.25 | 1.92 | 1.01 | 0.00 | 0.00 | 1.59 | 2.71 | 0.00 | 0.38 |
| 骨和关节软骨 | C40—41 | 0.00 | 0.55 | 0.38 | 0.63 | 0.79 | 0.43 | 0.32 | 0.59 | 0.00 | 0.45 | 0.00 | 2.25 | 0.96 | 0.00 | 1.06 | 4.94 | 3.18 | 5.42 | 3.77 | 0.77 |
| 皮肤恶性黑色素瘤 | C43 | 0.00 | 0.00 | 0.00 | 0.00 | 0.00 | 0.00 | 0.00 | 0.00 | 0.34 | 0.45 | 0.00 | 1.13 | 0.00 | 0.00 | 3.18 | 1.24 | 1.59 | 8.14 | 0.00 | 0.35 |
| 皮肤其他恶性肿瘤 | C44 | 0.00 | 0.00 | 0.00 | 0.00 | 0.00 | 0.43 | 0.95 | 0.59 | 0.69 | 1.34 | 2.52 | 3.94 | 0.00 | 5.04 | 5.30 | 6.18 | 11.12 | 24.41 | 37.66 | 1.92 |
| 间皮瘤 | C45 | 0.00 | 0.00 | 0.00 | 0.00 | 0.00 | 0.00 | 0.00 | 0.00 | 0.00 | 0.45 | 0.00 | 0.56 | 0.96 | 1.01 | 0.00 | 0.00 | 0.00 | 0.00 | 0.00 | 0.12 |
| kaposi氏肉瘤 | C46 | 0.00 | 0.00 | 0.00 | 0.00 | 0.00 | 0.00 | 0.00 | 0.00 | 0.00 | 0.00 | 0.00 | 0.00 | 0.00 | 0.00 | 0.00 | 0.00 | 0.00 | 0.00 | 0.00 | 0.00 |
| 结缔组织和其他软组织 | C47、49 | 2.60 | 0.00 | 0.00 | 0.63 | 0.00 | 0.43 | 0.00 | 1.19 | 0.69 | 0.45 | 0.84 | 1.13 | 0.96 | 0.00 | 2.12 | 3.71 | 3.18 | 2.71 | 0.00 | 1.12 |
| 乳房 | C50 | 0.00 | 0.00 | 0.00 | 0.00 | 0.40 | 0.86 | 4.74 | 13.06 | 23.99 | 50.31 | 61.83 | 56.34 | 47.96 | 48.40 | 37.07 | 19.76 | 15.89 | 40.68 | 26.36 | 19.91 |
| 外阴 | C51 | 0.00 | 0.00 | 0.00 | 0.00 | 0.00 | 0.00 | 0.00 | 0.30 | 0.00 | 0.00 | 0.42 | 0.00 | 2.88 | 1.01 | 1.06 | 2.47 | 3.18 | 5.42 | 3.77 | 0.41 |
| 阴道 | C52 | 0.00 | 0.00 | 0.00 | 0.00 | 0.40 | 0.00 | 0.00 | 0.00 | 0.00 | 0.45 | 0.84 | 0.56 | 0.96 | 0.00 | 1.06 | 2.47 | 0.00 | 0.00 | 0.00 | 0.27 |
| 子宫颈 | C53 | 0.00 | 0.00 | 0.00 | 0.00 | 0.40 | 0.86 | 2.21 | 5.34 | 9.94 | 14.25 | 16.83 | 18.03 | 15.35 | 10.08 | 6.35 | 4.94 | 6.36 | 2.71 | 3.77 | 6.00 |
| 子宫体 | C54 | 0.00 | 0.00 | 0.00 | 0.00 | 0.00 | 0.43 | 0.63 | 1.19 | 4.80 | 10.24 | 37.86 | 71.56 | 74.81 | 14.12 | 15.89 | 9.88 | 6.36 | 5.42 | 0.00 | 11.30 |
| 子宫恶性肿瘤、未注明部位 | C55 | 0.00 | 0.00 | 0.00 | 0.00 | 0.00 | 0.00 | 0.00 | 0.00 | 0.69 | 1.34 | 0.00 | 2.82 | 0.00 | 5.04 | 3.18 | 1.24 | 0.00 | 2.71 | 3.77 | 0.62 |
| 卵巢 | C56 | 0.00 | 0.00 | 0.00 | 0.00 | 2.38 | 0.86 | 2.84 | 2.37 | 2.40 | 4.90 | 10.52 | 15.21 | 9.59 | 8.07 | 12.71 | 7.41 | 4.77 | 2.71 | 3.77 | 4.02 |
| 其他和未说明的女性生殖器官恶性肿瘤 | C57 | 0.00 | 0.00 | 0.00 | 0.00 | 0.00 | 0.00 | 0.00 | 0.00 | 0.00 | 0.45 | 0.00 | 0.56 | 0.96 | 0.00 | 1.06 | 0.00 | 0.00 | 0.00 | 0.00 | 0.12 |
| 胎盘 | C58 | 0.00 | 0.00 | 0.00 | 0.00 | 0.00 | 0.43 | 0.63 | 0.30 | 0.00 | 0.00 | 0.42 | 0.00 | 0.00 | 0.00 | 0.00 | 0.00 | 0.00 | 0.00 | 0.00 | 0.15 |
| 阴茎 | C60 | 0.00 | 0.00 | 0.00 | 0.00 | 0.00 | 0.00 | 0.00 | 0.00 | 0.00 | 0.00 | 0.00 | 0.00 | 0.00 | 0.00 | 0.00 | 0.00 | 0.00 | 0.00 | 0.00 | 0.00 |
| 前列腺 | C61 | 0.00 | 0.00 | 0.00 | 0.00 | 0.00 | 0.00 | 0.00 | 0.00 | 0.00 | 0.00 | 0.00 | 0.00 | 0.00 | 0.00 | 0.00 | 0.00 | 0.00 | 0.00 | 0.00 | 0.00 |
| 睾丸 | C62 | 0.00 | 0.00 | 0.00 | 0.00 | 0.00 | 0.00 | 0.00 | 0.00 | 0.00 | 0.00 | 0.00 | 0.00 | 0.00 | 0.00 | 0.00 | 0.00 | 0.00 | 0.00 | 0.00 | 0.00 |
| 其他和未说明的男性生殖器官恶性肿瘤 | C63 | 0.00 | 0.00 | 0.00 | 0.00 | 0.00 | 0.00 | 0.00 | 0.00 | 0.00 | 0.00 | 0.00 | 0.00 | 0.00 | 0.00 | 0.00 | 0.00 | 0.00 | 0.00 | 0.00 | 0.00 |
| 肾脏 | C64 | 0.00 | 0.55 | 0.38 | 0.00 | 0.00 | 0.00 | 0.00 | 0.00 | 0.00 | 0.00 | 1.26 | 3.38 | 0.96 | 6.05 | 3.18 | 1.24 | 3.18 | 2.71 | 0.00 | 0.74 |
| 肾盂、肾盏 | C65 | 0.00 | 0.00 | 0.00 | 0.00 | 0.00 | 0.00 | 0.00 | 0.00 | 0.00 | 0.00 | 0.00 | 0.00 | 0.00 | 0.00 | 0.00 | 1.24 | 0.00 | 0.00 | 0.00 | 0.03 |

（续上表）

| 部位或病种 | ICD—10 | 0～ | 1～ | 5～ | 10～ | 15～ | 20～ | 25～ | 30～ | 35～ | 40～ | 45～ | 50～ | 55～ | 60～ | 65～ | 70～ | 75～ | 80～ | 85＋ | 合计 |
|---|---|---|---|---|---|---|---|---|---|---|---|---|---|---|---|---|---|---|---|---|---|
| 输尿管 | C66 | 0.00 | 0.00 | 0.00 | 0.00 | 0.00 | 0.00 | 0.00 | 0.00 | 0.00 | 0.00 | 0.00 | 0.00 | 0.00 | 0.00 | 1.06 | 0.00 | 1.59 | 0.00 | 0.00 | 0.06 |
| 膀胱 | C67 | 0.00 | 0.00 | 0.00 | 0.00 | 0.00 | 0.86 | 0.00 | 0.00 | 0.34 | 0.00 | 0.42 | 2.82 | 3.84 | 1.01 | 6.35 | 4.94 | 12.71 | 8.14 | 18.83 | 1.18 |
| 其他和未说明的泌尿器官 | C68 | 0.00 | 0.00 | 0.00 | 0.00 | 0.00 | 0.00 | 0.00 | 0.00 | 0.00 | 0.00 | 0.00 | 0.00 | 0.96 | 0.00 | 0.00 | 0.00 | 0.00 | 0.00 | 0.00 | 0.03 |
| 眼 | C69 | 0.00 | 0.55 | 0.00 | 0.00 | 0.00 | 0.00 | 0.00 | 0.00 | 0.00 | 0.00 | 0.42 | 0.56 | 0.00 | 0.00 | 0.00 | 0.00 | 0.00 | 0.00 | 3.77 | 0.12 |
| 脑、神经系统 | C70—72、D | 0.00 | 2.22 | 1.50 | 3.13 | 1.98 | 2.14 | 2.21 | 4.45 | 4.80 | 4.90 | 3.79 | 6.76 | 9.59 | 10.08 | 11.65 | 12.35 | 6.36 | 5.42 | 3.77 | 4.26 |
| 甲状腺 | C73 | 0.00 | 0.00 | 0.00 | 0.00 | 1.98 | 4.71 | 4.74 | 4.15 | 4.45 | 7.12 | 7.57 | 6.76 | 13.43 | 3.03 | 9.53 | 4.94 | 7.95 | 2.71 | 0.00 | 4.14 |
| 肾上腺 | C74 | 0.00 | 0.00 | 0.00 | 0.00 | 0.00 | 0.00 | 0.32 | 0.00 | 0.69 | 0.00 | 0.00 | 0.00 | 0.00 | 0.00 | 0.00 | 0.00 | 0.00 | 2.71 | 0.00 | 0.12 |
| 其他内分泌腺 | C75 | 0.00 | 0.55 | 0.38 | 0.00 | 0.00 | 0.00 | 0.00 | 0.00 | 0.00 | 0.00 | 0.00 | 0.00 | 0.00 | 0.00 | 0.00 | 0.00 | 0.00 | 2.71 | 0.00 | 0.09 |
| 霍奇金氏病 | C81 | 0.00 | 0.00 | 0.00 | 0.00 | 0.00 | 0.43 | 0.95 | 0.30 | 0.00 | 0.45 | 0.42 | 0.00 | 0.96 | 0.00 | 0.00 | 1.24 | 1.59 | 2.71 | 3.77 | 0.35 |
| 非霍奇金氏病 | C82—85、C96 | 0.00 | 0.55 | 1.13 | 0.63 | 3.17 | 1.29 | 1.90 | 2.08 | 2.40 | 4.01 | 5.05 | 5.63 | 5.75 | 11.09 | 6.35 | 3.71 | 9.53 | 10.85 | 0.00 | 3.08 |
| 多发性骨髓瘤和恶性浆细胞肿瘤 | C90 | 0.00 | 0.00 | 0.00 | 0.00 | 0.00 | 0.00 | 0.00 | 0.00 | 0.00 | 0.89 | 0.84 | 2.25 | 2.88 | 2.02 | 5.30 | 6.18 | 3.18 | 2.71 | 3.77 | 0.80 |
| 淋巴细胞白血病 | C91 | 0.00 | 6.09 | 2.25 | 0.63 | 0.79 | 2.14 | 0.63 | 0.89 | 1.03 | 0.45 | 0.42 | 1.13 | 1.92 | 0.00 | 2.12 | 1.24 | 0.00 | 5.42 | 3.77 | 1.36 |
| 髓细胞性白血病 | C92 | 0.00 | 0.55 | 0.38 | 1.25 | 2.38 | 1.29 | 0.95 | 3.56 | 1.03 | 3.12 | 2.94 | 1.13 | 8.63 | 3.03 | 1.06 | 7.41 | 4.77 | 2.71 | 3.77 | 2.16 |
| 单核细胞性白血病 | C93 | 0.00 | 0.00 | 0.00 | 0.31 | 0.00 | 0.00 | 0.00 | 0.00 | 0.00 | 0.00 | 0.42 | 0.00 | 0.00 | 0.00 | 0.00 | 0.00 | 0.00 | 0.00 | 0.00 | 0.06 |
| 其他指明的白血病 | C94 | 0.00 | 0.00 | 0.00 | 0.00 | 0.00 | 0.00 | 0.00 | 0.00 | 0.00 | 0.00 | 0.00 | 1.13 | 0.96 | 0.00 | 1.06 | 1.24 | 0.00 | 0.00 | 0.00 | 0.15 |
| 未指明细胞类型的白血病 | C95 | 0.00 | 0.00 | 0.00 | 0.00 | 0.79 | 0.00 | 0.32 | 0.30 | 0.00 | 0.45 | 0.42 | 0.00 | 0.00 | 1.01 | 0.00 | 1.24 | 1.59 | 2.71 | 0.00 | 0.30 |
| 独立的多个部位的（原发性）恶性肿瘤 | C97 | 0.00 | 0.00 | 0.00 | 0.00 | 0.00 | 0.00 | 0.32 | 0.00 | 0.00 | 0.00 | 0.00 | 0.00 | 0.00 | 0.00 | 0.00 | 0.00 | 0.00 | 0.00 | 0.00 | 0.03 |
| 其他及不明部位 | C26、39、48、76—80 | 0.00 | 0.00 | 0.00 | 0.31 | 0.79 | 1.29 | 0.32 | 0.89 | 1.71 | 2.67 | 2.52 | 6.76 | 7.67 | 8.07 | 15.89 | 11.12 | 22.25 | 24.41 | 15.06 | 1.12 |
| 除 C44 合计 | | 7.80 | 11.63 | 6.38 | 7.51 | 18.23 | 23.56 | 33.82 | 66.77 | 100.41 | 180.33 | 243.55 | 351.03 | 422.99 | 372.11 | 455.38 | 441 | 460.86 | 553.22 | 331.39 | 135.39 |
| 合计 | | 7.80 | 11.63 | 6.38 | 7.51 | 18.23 | 23.99 | 34.77 | 67.36 | 101.09 | 181.67 | 246.07 | 354.97 | 422.99 | 377.15 | 460.68 | 447.17 | 471.98 | 577.63 | 369.05 | 137.31 |

表 25　中山市 2000—2004 年男女合计恶性肿瘤年龄别发病率（$1/10^5$）

| 部位或病种 | ICD—10 | 0～ | 1～ | 5～ | 10～ | 15～ | 20～ | 25～ | 30～ | 35～ | 40～ | 45～ | 50～ | 55～ | 60～ | 65～ | 70～ | 75～ | 80～ | 85＋ | 合计 |
|---|---|---|---|---|---|---|---|---|---|---|---|---|---|---|---|---|---|---|---|---|---|
| 唇 | C00 | 0.00 | 0.00 | 0.00 | 0.00 | 0.00 | 0.00 | 0.00 | 0.00 | 0.00 | 0.00 | 0.00 | 0.56 | 0.00 | 0.50 | 0.00 | 0.66 | 0.00 | 1.71 | 2.67 | 0.09 |
| 舌 | C01—02 | 0.00 | 0.00 | 0.00 | 0.00 | 0.00 | 0.00 | 0.49 | 0.31 | 0.51 | 3.05 | 2.29 | 5.05 | 8.14 | 5.94 | 3.79 | 5.91 | 1.88 | 6.86 | 0.00 | 1.50 |
| 口 | C03—06 | 0.00 | 0.00 | 0.00 | 0.00 | 0.00 | 0.00 | 0.00 | 0.15 | 0.34 | 0.87 | 2.70 | 3.37 | 4.31 | 2.97 | 3.79 | 5.91 | 6.60 | 1.71 | 0.00 | 1.05 |
| 唾液腺 | C07—08 | 0.00 | 0.00 | 0.00 | 0.00 | 0.00 | 0.00 | 0.33 | 0.61 | 0.34 | 0.44 | 1.04 | 0.00 | 2.39 | 0.99 | 1.62 | 3.29 | 1.88 | 1.71 | 0.00 | 0.49 |
| 扁桃腺 | C09 | 0.00 | 0.00 | 0.00 | 0.00 | 0.00 | 0.00 | 0.00 | 0.00 | 0.00 | 0.44 | 1.46 | 0.84 | 1.44 | 0.50 | 0.00 | 0.66 | 0.94 | 0.00 | 0.00 | 0.27 |
| 其他口咽部 | C10 | 0.00 | 0.00 | 0.00 | 0.00 | 0.00 | 0.00 | 0.00 | 0.00 | 0.00 | 0.00 | 0.00 | 0.84 | 0.00 | 0.50 | 0.00 | 0.66 | 0.94 | 0.00 | 0.00 | 0.09 |
| 鼻咽部 | C11 | 0.00 | 0.00 | 0.00 | 0.15 | 0.96 | 3.88 | 7.02 | 18.96 | 29.44 | 37.53 | 41.81 | 60.33 | 60.34 | 46.57 | 35.73 | 30.23 | 18.85 | 24.00 | 10.70 | 19.45 |
| 喉咽部 | C12—13 | 0.00 | 0.00 | 0.00 | 0.00 | 0.00 | 0.00 | 0.00 | 0.15 | 0.34 | 0.87 | 1.87 | 2.53 | 1.44 | 1.49 | 2.71 | 1.31 | 0.94 | 0.00 | 0.00 | 0.57 |
| 唇，口腔和咽的其他部位和具体部位不明 | C14 | 0.00 | 0.00 | 0.00 | 0.00 | 0.00 | 0.00 | 0.00 | 0.00 | 0.00 | 0.00 | 0.21 | 0.56 | 0.48 | 0.50 | 0.00 | 0.66 | 0.00 | 1.71 | 0.00 | 0.10 |
| 食管 | C15 | 0.00 | 0.00 | 0.00 | 0.00 | 0.00 | 0.00 | 0.00 | 0.46 | 3.59 | 10.47 | 21.63 | 30.31 | 36.87 | 42.61 | 48.18 | 44.03 | 28.27 | 24.00 | 16.04 | 9.61 |
| 胃 | C16 | 0.00 | 0.00 | 0.00 | 0.00 | 0.00 | 0.43 | 0.33 | 2.45 | 3.77 | 7.64 | 9.78 | 18.80 | 23.46 | 35.67 | 38.44 | 44.03 | 48.06 | 42.86 | 16.04 | 7.83 |
| 小肠 | C17 | 0.00 | 0.00 | 0.00 | 0.00 | 0.00 | 0.22 | 0.00 | 0.15 | 0.00 | 1.09 | 0.83 | 1.40 | 3.35 | 2.48 | 6.50 | 5.91 | 1.88 | 3.43 | 5.35 | 0.81 |
| 结肠 | C18 | 0.00 | 0.00 | 0.00 | 0.00 | 0.57 | 0.65 | 0.82 | 2.75 | 4.11 | 6.98 | 9.99 | 14.03 | 19.63 | 32.70 | 51.97 | 49.94 | 53.72 | 60.00 | 34.76 | 8.35 |
| 直肠和乙状结肠连接处 | C19—20 | 0.00 | 0.00 | 0.18 | 0.00 | 0.19 | 0.65 | 0.65 | 2.60 | 4.79 | 7.85 | 7.70 | 16.84 | 25.86 | 22.79 | 42.23 | 49.94 | 56.55 | 44.57 | 40.11 | 7.98 |
| 肛门 | C21 | 0.00 | 0.00 | 0.00 | 0.00 | 0.00 | 0.00 | 0.00 | 0.00 | 0.00 | 0.00 | 0.21 | 0.28 | 0.00 | 0.99 | 1.62 | 1.31 | 0.94 | 0.00 | 0.00 | 0.15 |
| 肝脏和肝内胆管 | C22 | 2.36 | 0.00 | 0.35 | 0.30 | 0.19 | 1.08 | 2.94 | 7.03 | 13.86 | 24.44 | 34.12 | 38.45 | 68.48 | 59.45 | 70.92 | 64.40 | 61.26 | 66.86 | 34.76 | 17.36 |
| 胆囊 | C23 | 0.00 | 0.00 | 0.00 | 0.00 | 0.00 | 0.00 | 0.00 | 0.00 | 0.00 | 0.87 | 1.04 | 0.00 | 1.92 | 2.48 | 1.62 | 7.89 | 14.14 | 8.57 | 13.37 | 0.85 |
| 肝外胆管 | C24 | 0.00 | 0.00 | 0.00 | 0.00 | 0.00 | 0.00 | 0.00 | 0.61 | 0.51 | 1.53 | 2.08 | 3.93 | 7.18 | 14.37 | 16.24 | 26.94 | 28.27 | 42.86 | 32.09 | 3.24 |
| 胰腺 | C25 | 0.00 | 0.00 | 0.00 | 0.00 | 0.00 | 0.00 | 0.00 | 0.31 | 1.20 | 1.31 | 1.46 | 4.49 | 11.01 | 12.39 | 11.37 | 17.09 | 20.73 | 18.86 | 8.02 | 2.49 |
| 鼻腔、中耳和副鼻窦 | C30—31 | 0.00 | 0.00 | 0.00 | 0.00 | 0.19 | 0.00 | 0.16 | 0.15 | 0.17 | 0.87 | 0.83 | 1.40 | 1.44 | 1.49 | 1.08 | 5.26 | 1.88 | 1.71 | 0.00 | 0.53 |
| 喉 | C32 | 0.00 | 0.00 | 0.00 | 0.00 | 0.00 | 0.00 | 0.00 | 0.00 | 0.34 | 1.31 | 3.54 | 6.45 | 15.32 | 12.88 | 12.99 | 15.11 | 9.42 | 1.71 | 2.67 | 2.43 |
| 气管、支气管和肺 | C33—34 | 0.00 | 0.00 | 0.00 | 0.00 | 0.00 | 0.65 | 1.47 | 3.36 | 6.16 | 15.05 | 26.63 | 54.72 | 100.56 | 125.34 | 165.11 | 212.91 | 216.76 | 197.16 | 82.89 | 28.42 |

（续上表）

| 部位或病种 | ICD—10 | 0～ | 1～ | 5～ | 10～ | 15～ | 20～ | 25～ | 30～ | 35～ | 40～ | 45～ | 50～ | 55～ | 60～ | 65～ | 70～ | 75～ | 80～ | 85＋ | 合计 |
|---|---|---|---|---|---|---|---|---|---|---|---|---|---|---|---|---|---|---|---|---|---|
| 其他呼吸器官 | C37－38 | 0.00 | 0.00 | 0.35 | 0.15 | 0.19 | 0.43 | 0.33 | 0.15 | 0.34 | 0.87 | 0.21 | 1.68 | 0.96 | 2.97 | 0.54 | 0.00 | 1.88 | 1.71 | 0.00 | 0.50 |
| 骨和关节软骨 | C40－41 | 0.00 | 0.25 | 0.18 | 0.90 | 1.72 | 0.65 | 0.49 | 0.61 | 0.34 | 0.44 | 0.21 | 1.68 | 1.92 | 1.49 | 1.62 | 6.57 | 1.88 | 3.43 | 2.67 | 0.93 |
| 皮肤恶性黑色素瘤 | C43 | 0.00 | 0.00 | 0.00 | 0.00 | 0.00 | 0.00 | 0.16 | 0.00 | 0.17 | 0.22 | 0.00 | 1.12 | 0.48 | 0.50 | 2.17 | 3.29 | 0.94 | 6.86 | 2.67 | 0.35 |
| 皮肤其他恶性肿瘤 | C44 | 0.00 | 0.00 | 0.00 | 0.00 | 0.00 | 0.86 | 0.82 | 0.76 | 1.20 | 1.75 | 2.70 | 3.09 | 2.39 | 8.42 | 7.58 | 7.89 | 13.19 | 22.29 | 48.13 | 2.15 |
| 间皮瘤 | C45 | 0.00 | 0.00 | 0.00 | 0.00 | 0.19 | 0.00 | 0.00 | 0.15 | 0.00 | 0.44 | 0.62 | 0.28 | 0.48 | 1.49 | 2.17 | 0.00 | 1.88 | 0.00 | 2.67 | 0.28 |
| kaposi 氏肉瘤 | C46 | 0.00 | 0.00 | 0.00 | 0.00 | 0.00 | 0.00 | 0.00 | 0.00 | 0.00 | 0.00 | 0.00 | 0.00 | 0.00 | 0.00 | 0.00 | 0.00 | 0.00 | 0.00 | 0.00 | 0.00 |
| 结缔组织和其他软组织 | C47、49 | 1.18 | 0.51 | 0.35 | 0.45 | 0.00 | 0.65 | 0.65 | 0.76 | 0.86 | 0.65 | 0.62 | 0.84 | 0.96 | 0.50 | 3.25 | 3.94 | 3.77 | 1.71 | 0.00 | 1.24 |
| 乳房 | C50 | 0.00 | 0.00 | 0.00 | 0.00 | 0.19 | 0.43 | 2.45 | 6.88 | 11.98 | 24.65 | 31.41 | 28.90 | 23.94 | 25.27 | 20.03 | 11.17 | 12.25 | 25.72 | 18.72 | 10.16 |
| 外阴 | C51 | 0.00 | 0.00 | 0.00 | 0.00 | 0.00 | 0.00 | 0.00 | 0.15 | 0.00 | 0.00 | 0.21 | 0.00 | 1.44 | 0.50 | 0.54 | 1.31 | 1.88 | 3.43 | 2.67 | 0.21 |
| 阴道 | C52 | 0.00 | 0.00 | 0.00 | 0.00 | 0.19 | 0.00 | 0.00 | 0.00 | 0.00 | 0.22 | 0.42 | 0.28 | 0.48 | 0.00 | 0.54 | 1.31 | 0.00 | 0.00 | 0.00 | 0.13 |
| 子宫颈 | C53 | 0.00 | 0.00 | 0.00 | 0.00 | 0.19 | 0.43 | 1.14 | 2.75 | 4.96 | 6.98 | 8.32 | 8.98 | 7.66 | 4.95 | 3.25 | 2.63 | 3.77 | 1.71 | 2.67 | 2.99 |
| 子宫体 | C54 | 0.00 | 0.00 | 0.00 | 0.00 | 0.00 | 0.22 | 0.33 | 0.61 | 2.40 | 5.02 | 18.72 | 35.64 | 37.35 | 6.94 | 8.12 | 5.26 | 3.77 | 3.43 | 0.00 | 5.62 |
| 子宫恶性肿瘤、未注明部位 | C55 | 0.00 | 0.00 | 0.00 | 0.00 | 0.00 | 0.00 | 0.00 | 0.00 | 0.34 | 0.65 | 0.00 | 1.40 | 0.00 | 2.48 | 1.62 | 0.66 | 0.00 | 1.71 | 2.67 | 0.31 |
| 卵巢 | C56 | 0.00 | 0.00 | 0.00 | 0.00 | 1.15 | 0.43 | 1.47 | 1.22 | 1.20 | 2.40 | 5.20 | 7.58 | 4.79 | 3.96 | 6.50 | 3.94 | 2.83 | 1.71 | 2.67 | 2.00 |
| 其他和未说明的女性生殖器官恶性肿瘤 | C57 | 0.00 | 0.00 | 0.00 | 0.00 | 0.00 | 0.00 | 0.00 | 0.00 | 0.00 | 0.22 | 0.00 | 0.28 | 0.48 | 0.00 | 0.54 | 0.00 | 0.00 | 0.00 | 0.00 | 0.06 |
| 胎盘 | C58 | 0.00 | 0.00 | 0.00 | 0.00 | 0.00 | 0.22 | 0.33 | 0.15 | 0.00 | 0.00 | 0.21 | 0.00 | 0.00 | 0.00 | 0.00 | 0.00 | 0.00 | 0.00 | 0.00 | 0.07 |
| 阴茎 | C60 | 0.00 | 0.00 | 0.00 | 0.00 | 0.00 | 0.00 | 0.00 | 0.00 | 0.68 | 0.44 | 0.42 | 0.56 | 0.96 | 2.48 | 1.08 | 0.66 | 1.88 | 1.71 | 0.00 | 0.34 |
| 前列腺 | C61 | 0.00 | 0.00 | 0.00 | 0.00 | 0.00 | 0.00 | 0.00 | 0.00 | 0.00 | 0.00 | 0.21 | 0.56 | 0.48 | 3.47 | 15.70 | 21.69 | 26.39 | 29.14 | 21.39 | 1.86 |
| 睾丸 | C62 | 0.00 | 0.25 | 0.00 | 0.15 | 0.38 | 0.22 | 0.33 | 0.76 | 0.34 | 0.22 | 0.42 | 0.00 | 0.00 | 0.00 | 0.54 | 0.00 | 0.00 | 0.00 | 0.00 | 0.27 |
| 其他和未说明的男性生殖器官恶性肿瘤 | C63 | 0.00 | 0.00 | 0.00 | 0.00 | 0.00 | 0.00 | 0.00 | 0.00 | 0.00 | 0.22 | 0.00 | 0.00 | 0.00 | 0.00 | 0.00 | 0.00 | 0.94 | 0.00 | 0.00 | 0.03 |
| 肾脏 | C64 | 1.18 | 1.52 | 0.35 | 0.00 | 0.00 | 0.00 | 0.00 | 0.31 | 0.51 | 1.31 | 1.04 | 3.65 | 2.39 | 5.45 | 6.50 | 4.60 | 8.48 | 8.57 | 10.70 | 1.34 |
| 肾盂、肾盏 | C65 | 0.00 | 0.00 | 0.00 | 0.00 | 0.00 | 0.00 | 0.00 | 0.00 | 0.00 | 0.00 | 0.21 | 0.28 | 0.96 | 0.99 | 0.54 | 1.31 | 0.00 | 0.00 | 0.00 | 0.13 |

（续上表）

| 部位或病种 | ICD—10 | 0～ | 1～ | 5～ | 10～ | 15～ | 20～ | 25～ | 30～ | 35～ | 40～ | 45～ | 50～ | 55～ | 60～ | 65～ | 70～ | 75～ | 80～ | 85＋ | 合计 |
|---|---|---|---|---|---|---|---|---|---|---|---|---|---|---|---|---|---|---|---|---|---|
| 输尿管 | C66 | 0.00 | 0.00 | 0.00 | 0.00 | 0.00 | 0.00 | 0.00 | 0.00 | 0.00 | 0.00 | 0.00 | 0.28 | 0.48 | 0.99 | 0.54 | 0.66 | 0.94 | 0.00 | 0.00 | 0.10 |
| 膀胱 | C67 | 0.00 | 0.00 | 0.00 | 0.00 | 0.00 | 0.43 | 0.33 | 0.00 | 0.34 | 1.31 | 2.91 | 4.49 | 8.14 | 7.93 | 22.74 | 28.26 | 35.81 | 27.43 | 29.41 | 3.31 |
| 其他和未说明的泌尿器官 | C68 | 0.00 | 0.00 | 0.00 | 0.00 | 0.00 | 0.00 | 0.00 | 0.00 | 0.00 | 0.00 | 0.00 | 0.48 | 0.00 | 0.00 | 0.00 | 0.00 | 0.00 | 0.00 | 0.01 | 0.00 |
| 眼 | C69 | 0.00 | 1.52 | 0.00 | 0.15 | 0.00 | 0.00 | 0.00 | 0.00 | 0.17 | 0.00 | 0.21 | 0.56 | 0.48 | 0.00 | 0.00 | 0.00 | 0.00 | 0.00 | 2.67 | 0.19 |
| 脑、神经系统 | C70—72、D | 2.36 | 2.03 | 2.12 | 2.25 | 1.53 | 1.29 | 2.12 | 4.59 | 4.45 | 4.80 | 3.54 | 6.45 | 9.58 | 9.41 | 10.29 | 14.46 | 5.65 | 5.14 | 5.35 | 4.02 |
| 甲状腺 | C73 | 0.00 | 0.00 | 0.00 | 0.30 | 0.96 | 2.58 | 2.94 | 2.75 | 2.57 | 4.36 | 4.99 | 4.49 | 7.66 | 2.48 | 5.95 | 3.94 | 7.54 | 1.71 | 0.00 | 2.61 |
| 肾上腺 | C74 | 0.00 | 0.00 | 0.00 | 0.00 | 0.00 | 0.00 | 0.33 | 0.15 | 0.51 | 0.22 | 0.21 | 0.28 | 0.00 | 0.00 | 0.00 | 0.00 | 0.94 | 1.71 | 0.00 | 0.16 |
| 其他内分泌腺 | C75 | 0.00 | 0.25 | 0.18 | 0.00 | 0.00 | 0.00 | 0.00 | 0.15 | 0.00 | 0.00 | 0.21 | 0.00 | 0.00 | 0.00 | 0.54 | 0.00 | 0.00 | 1.71 | 0.00 | 0.09 |
| 霍奇金氏病 | C81 | 0.00 | 0.00 | 0.00 | 0.00 | 0.57 | 0.43 | 0.65 | 0.15 | 0.00 | 0.22 | 0.21 | 0.00 | 0.48 | 0.50 | 0.54 | 1.97 | 1.88 | 1.71 | 5.35 | 0.34 |
| 非霍奇金氏病 | C82—85、C96 | 0.00 | 1.02 | 1.06 | 1.05 | 2.49 | 1.72 | 2.29 | 1.53 | 2.74 | 4.15 | 5.20 | 7.30 | 10.54 | 13.38 | 8.66 | 9.86 | 13.19 | 10.29 | 5.35 | 3.68 |
| 多发性骨髓瘤和恶性浆细胞肿瘤 | C90 | 0.00 | 0.00 | 0.00 | 0.15 | 0.00 | 0.00 | 0.00 | 0.00 | 0.34 | 0.44 | 1.25 | 2.24 | 3.35 | 1.49 | 7.58 | 3.94 | 4.71 | 3.43 | 2.67 | 0.84 |
| 淋巴细胞白血病 | C91 | 1.18 | 4.82 | 1.06 | 0.75 | 1.15 | 1.72 | 0.49 | 0.76 | 0.51 | 1.09 | 0.21 | 0.84 | 1.92 | 1.49 | 2.17 | 3.29 | 0.94 | 3.43 | 2.67 | 1.25 |
| 髓细胞性白血病 | C92 | 0.00 | 0.76 | 1.41 | 2.40 | 2.11 | 1.29 | 1.47 | 2.75 | 1.37 | 2.62 | 2.91 | 1.40 | 7.18 | 5.94 | 8.12 | 5.91 | 7.54 | 3.43 | 5.35 | 2.55 |
| 单核细胞性白血病 | C93 | 0.00 | 0.25 | 0.18 | 0.30 | 0.00 | 0.00 | 0.16 | 0.00 | 0.00 | 0.00 | 0.21 | 0.28 | 0.00 | 0.00 | 0.00 | 0.66 | 0.00 | 0.00 | 0.00 | 0.12 |
| 其他指明的白血病 | C94 | 0.00 | 0.00 | 0.00 | 0.00 | 0.00 | 0.00 | 0.16 | 0.00 | 0.00 | 0.44 | 0.00 | 0.56 | 0.48 | 0.00 | 1.62 | 1.31 | 0.94 | 1.71 | 0.00 | 0.19 |
| 未指明细胞类型的白血病 | C95 | 1.18 | 0.76 | 0.00 | 0.15 | 0.57 | 0.00 | 0.16 | 0.15 | 0.34 | 0.44 | 0.42 | 0.00 | 0.00 | 0.50 | 1.08 | 1.97 | 0.94 | 1.71 | 0.00 | 0.35 |
| 独立的多个部位的（原发性）恶性肿瘤 | C97 | 0.00 | 0.00 | 0.00 | 0.00 | 0.00 | 0.00 | 0.16 | 0.00 | 0.00 | 0.00 | 0.00 | 0.00 | 0.48 | 0.00 | 0.00 | 0.00 | 0.00 | 0.00 | 0.00 | 0.03 |
| 其他及不明部位 | C26、39、48、76—80 | 0.00 | 0.00 | 0.35 | 0.15 | 0.57 | 0.86 | 0.16 | 1.22 | 1.88 | 4.15 | 4.58 | 8.98 | 12.45 | 14.37 | 22.74 | 22.34 | 29.22 | 24.00 | 26.74 | 3.59 |
| 除 C44 合计 | | 9.43 | 13.96 | 8.13 | 9.77 | 16.29 | 21.53 | 33.31 | 68.80 | 108.87 | 191.77 | 266.69 | 397.08 | 543.05 | 547.43 | 683.72 | 760.95 | 756.77 | 728.62 | 454.56 | 166.12 |
| 合计 | | 9.43 | 13.96 | 8.13 | 9.77 | 16.29 | 22.39 | 34.12 | 69.56 | 110.06 | 193.52 | 269.39 | 400.17 | 545.44 | 555.85 | 691.30 | 768.84 | 769.97 | 750.91 | 502.69 | 168.27 |

### 3. 发病顺位

2000—2004 年期间中山市男性发病前 10 位恶性肿瘤依次是气管/支气管和肺、肝脏和肝内胆管、鼻咽、食管、胃、直肠和乙状结肠连接处、结肠、膀胱、喉等部位恶性肿瘤和非霍奇金氏恶性淋巴瘤，其发病数占同期中山市男性恶性肿瘤发病总数的 76.96％（表 26，图 9）。

**表 26　中山市 2000—2004 年男性前 10 位恶性肿瘤发病概况（N，$1/10^5$，%）**

| 顺位 | 部位或病种 | ICD—10 | 例数 | 粗率 | 中标率 | 世标率 | 构成比 |
|---|---|---|---|---|---|---|---|
| 1 | 气管、支气管和肺 | C33－34 | 1295 | 37.96 | 29.70 | 39.34 | 19.08 |
| 2 | 肝脏和肝内胆管 | C22 | 959 | 28.11 | 22.18 | 27.89 | 14.13 |
| 3 | 鼻咽 | C11 | 929 | 27.23 | 21.30 | 25.52 | 13.69 |
| 4 | 食管 | C15 | 579 | 16.97 | 13.35 | 17.48 | 8.53 |
| 5 | 胃 | C16 | 353 | 10.35 | 8.19 | 10.71 | 5.20 |
| 6 | 直肠和乙状结肠连接处 | C19－20 | 310 | 9.09 | 6.97 | 9.14 | 4.57 |
| 7 | 结肠 | C18 | 308 | 9.03 | 6.97 | 9.07 | 4.54 |
| 8 | 膀胱 | C67 | 185 | 5.42 | 4.04 | 5.51 | 2.73 |
| 9 | 喉 | C32 | 159 | 4.66 | 3.83 | 5.04 | 2.34 |
| 10 | 非霍奇金氏淋巴瘤 | C82－85、C96 | 146 | 4.28 | 3.74 | 4.42 | 2.15 |
| | 合计 | | 5223 | | | | 76.96 |

注：中标率即中国标化发病率，世标率即世界标化发病率。

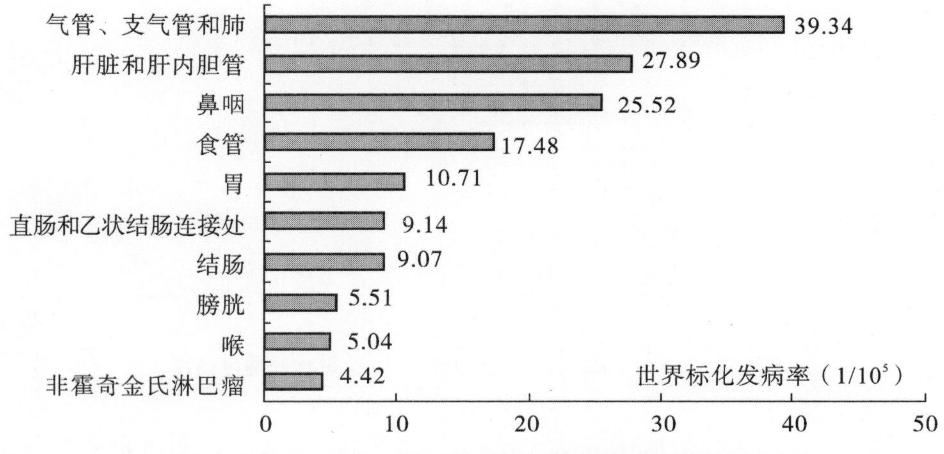


**图 9　中山市 2000—2004 年男性前 10 位恶性肿瘤发病率**

女性发病前 10 位恶性肿瘤依次是乳房、气管/支气管和肺、子宫体、鼻咽、结肠、直肠和乙状结肠连接处、肝脏和肝内胆管、子宫颈、胃、脑/神经系统等部位恶性肿瘤，其发病数占同期中山市女性恶性肿瘤发病总数的 71.50％（表 27，图 10）。

**表 27　中山市 2000—2004 年女性前 10 位恶性肿瘤发病概况（N，1/10⁵，%）**

| 顺位 | 部位或病种 | ICD—10 | 例数 | 粗率 | 中标率 | 世标率 | 构成比 |
|---|---|---|---|---|---|---|---|
| 1 | 乳房 | C50 | 673 | 19.91 | 14.76 | 18.11 | 14.50 |
| 2 | 气管、支气管和肺 | C33－34 | 635 | 18.78 | 13.08 | 17.24 | 13.68 |
| 3 | 子宫体 | C54 | 382 | 11.30 | 9.10 | 11.23 | 8.23 |
| 4 | 鼻咽 | C11 | 392 | 11.60 | 8.91 | 10.57 | 8.44 |
| 5 | 结肠 | C18 | 259 | 7.66 | 5.33 | 7.04 | 5.58 |
| 6 | 直肠和乙状结肠连接处 | C19－20 | 232 | 6.86 | 4.88 | 6.24 | 5.00 |
| 7 | 肝脏和肝内胆管 | C22 | 220 | 6.51 | 4.64 | 6.02 | 4.74 |
| 8 | 子宫颈 | C53 | 203 | 6.00 | 4.53 | 5.37 | 4.37 |
| 9 | 胃 | C16 | 179 | 5.29 | 3.59 | 4.60 | 3.86 |
| 10 | 脑、神经系统 | C70－72、D | 144 | 4.26 | 3.73 | 4.08 | 3.10 |
|  | 合计 |  | 3319 |  |  |  | 71.50 |

注：中标率即中国标化发病率，世标率即世界标化发病率。

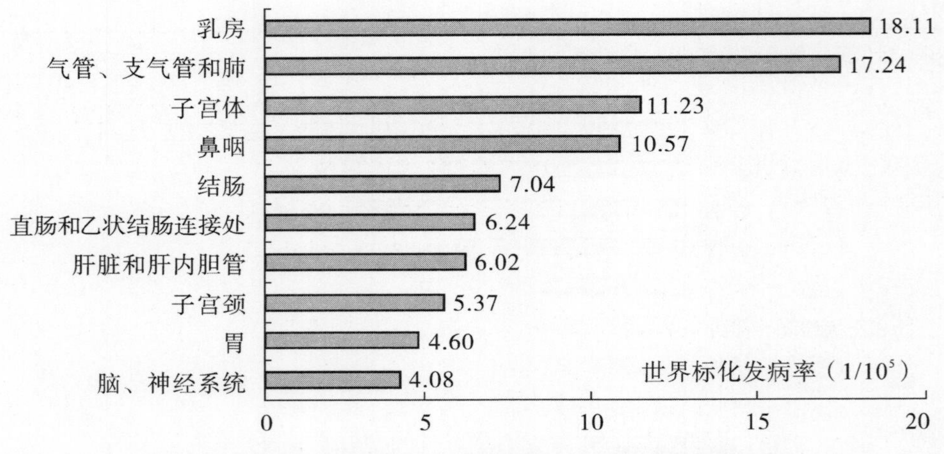


**图 10　中山市 2000—2004 年女性前 10 位恶性肿瘤发病率**

男女合计发病前 10 位恶性肿瘤依次是气管/支气管和肺、鼻咽、肝脏和肝内胆管、食管、乳房、结肠、胃、直肠和乙状结肠连接处、子宫体、脑/神经系统等部位恶性肿瘤，其发病数占同期中山市男女合计恶性肿瘤发病总数的 70.60%（表 28，图 11）。

其中鼻咽癌发病数分别占同期中山市男、女和合计恶性肿瘤发病顺位的第 3、4 位和第 2 位（表 26、表 27、表 28，图 9、图 10、图 11）。

表 28　中山市 2000—2004 年男女合计前 10 位恶性肿瘤发病概况（N，1/10⁵，%）

| 顺位 | 部位或病种 | ICD—10 | 例数 | 粗率 | 中标率 | 世标率 | 构成比 |
|---|---|---|---|---|---|---|---|
| 1 | 气管、支气管和肺 | C33－34 | 1930 | 28.42 | 21.03 | 27.79 | 16.89 |
| 2 | 鼻咽 | C11 | 1321 | 19.45 | 15.04 | 17.97 | 11.56 |
| 3 | 肝脏和肝内胆管 | C22 | 1179 | 17.36 | 13.29 | 16.80 | 10.32 |
| 4 | 食管 | C15 | 653 | 9.61 | 7.40 | 9.67 | 5.71 |
| 5 | 乳房 | C50 | 690 | 10.16 | 7.58 | 9.33 | 6.04 |
| 6 | 结肠 | C18 | 567 | 8.35 | 6.09 | 7.96 | 4.96 |
| 7 | 胃 | C16 | 532 | 7.83 | 5.84 | 7.59 | 4.65 |
| 8 | 直肠和乙状结肠连接处 | C19－20 | 542 | 7.98 | 5.83 | 7.56 | 4.74 |
| 9 | 子宫体 | C54 | 382 | 5.62 | 4.54 | 5.61 | 3.34 |
| 10 | 脑、神经系统 | C70－72、D | 273 | 4.02 | 3.53 | 3.91 | 2.39 |
|  | 合计 |  | 8069 |  |  |  | 70.60 |

注：中标率即中国标化发病率，世标率即世界标化发病率。

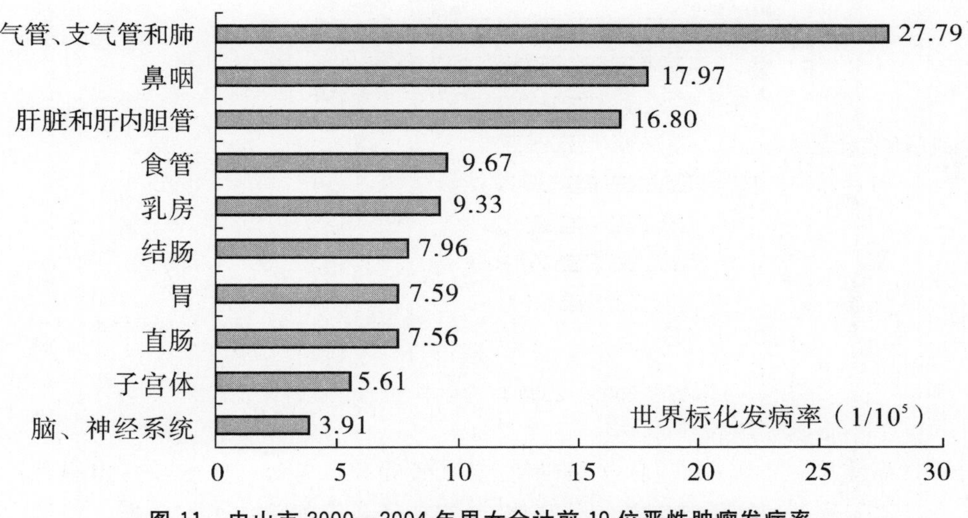


图 11　中山市 2000—2004 年男女合计前 10 位恶性肿瘤发病率

表 29　中山市 2000—2004 年男性恶性肿瘤主要发病指标（N，$1/10^5$，%）

| 部位或病种 | ICD—10 | 粗率 | 0～ | 15～ | 45～ | 55～ | 65＋ | 中标率 | 世标率 | 35～64 岁截缩率 | 0～64 岁累积率 | 0～74 岁累积率 | 例数 | 构成比 |
|---|---|---|---|---|---|---|---|---|---|---|---|---|---|---|
| 唇 | C00 | 0.09 | 0.00 | 0.00 | 0.47 | 0.48 | 0.00 | 0.07 | 0.09 | 0.29 | 0.01 | 0.01 | 3 | 0.04 |
| 舌 | C01—02 | 2.08 | 0.00 | 1.04 | 4.74 | 11.58 | 4.22 | 1.72 | 2.16 | 5.69 | 0.20 | 0.25 | 71 | 1.05 |
| 口 | C03—06 | 1.61 | 0.00 | 0.24 | 4.74 | 5.79 | 8.02 | 1.27 | 1.62 | 3.47 | 0.11 | 0.20 | 55 | 0.81 |
| 唾液腺 | C07—08 | 0.67 | 0.00 | 0.43 | 1.19 | 1.93 | 2.96 | 0.52 | 0.64 | 1.17 | 0.04 | 0.08 | 23 | 0.34 |
| 扁桃腺 | C09 | 0.47 | 0.00 | 0.12 | 2.13 | 1.93 | 0.42 | 0.37 | 0.47 | 1.39 | 0.04 | 0.05 | 16 | 0.24 |
| 其他口咽部 | C10 | 0.15 | 0.00 | 0.00 | 0.71 | 0.00 | 0.84 | 0.11 | 0.14 | 0.27 | 0.01 | 0.02 | 5 | 0.07 |
| 鼻咽部 | C11 | 27.23 | 0.11 | 21.83 | 70.88 | 76.72 | 47.30 | 21.30 | 25.52 | 61.96 | 2.15 | 2.67 | 929 | 13.69 |
| 喉咽部 | C12—13 | 1.14 | 0.00 | 0.43 | 4.27 | 2.89 | 3.38 | 0.88 | 1.11 | 2.69 | 0.09 | 0.13 | 39 | 0.57 |
| 唇，口腔和咽的其他部位和具体部位不明 | C14 | 0.18 | 0.00 | 0.00 | 0.47 | 0.96 | 0.84 | 0.14 | 0.18 | 0.40 | 0.01 | 0.02 | 6 | 0.09 |
| 食管 | C15 | 16.97 | 0.00 | 3.96 | 47.65 | 68.51 | 72.22 | 13.35 | 17.48 | 38.42 | 1.30 | 2.15 | 579 | 8.53 |
| 胃 | C16 | 10.35 | 0.00 | 2.20 | 19.91 | 43.91 | 59.97 | 8.19 | 10.71 | 19.66 | 0.72 | 1.36 | 353 | 5.20 |
| 小肠 | C17 | 0.85 | 0.00 | 0.18 | 1.19 | 3.86 | 5.49 | 0.68 | 0.92 | 1.62 | 0.06 | 0.12 | 29 | 0.43 |
| 结肠 | C18 | 9.03 | 0.00 | 3.23 | 12.09 | 28.95 | 60.82 | 6.97 | 9.07 | 13.99 | 0.51 | 1.07 | 308 | 4.54 |
| 直肠和乙状结肠连接处 | C19—20 | 9.09 | 0.11 | 2.44 | 12.80 | 27.98 | 66.31 | 6.97 | 9.14 | 14.00 | 0.49 | 1.09 | 310 | 4.57 |
| 肛门 | C21 | 0.15 | 0.00 | 0.00 | 0.00 | 0.96 | 1.27 | 0.12 | 0.16 | 0.21 | 0.01 | 0.02 | 5 | 0.07 |
| 肝脏和肝内胆管 | C22 | 28.11 | 0.44 | 14.15 | 60.69 | 105.67 | 104.74 | 22.18 | 27.89 | 60.74 | 2.11 | 3.17 | 959 | 14.13 |
| 胆囊 | C23 | 0.76 | 0.00 | 0.00 | 0.47 | 1.93 | 8.45 | 0.55 | 0.78 | 0.62 | 0.02 | 0.09 | 26 | 0.38 |
| 肝外胆管 | C24 | 3.75 | 0.00 | 0.43 | 2.13 | 9.65 | 38.85 | 2.75 | 3.80 | 3.50 | 0.13 | 0.46 | 128 | 1.89 |
| 胰腺 | C25 | 2.81 | 0.00 | 0.55 | 4.03 | 12.54 | 18.58 | 2.21 | 2.95 | 5.05 | 0.18 | 0.36 | 96 | 1.41 |
| 鼻腔、中耳和副鼻窦 | C30—31 | 0.70 | 0.00 | 0.30 | 1.42 | 1.93 | 3.80 | 0.54 | 0.69 | 1.29 | 0.04 | 0.10 | 24 | 0.35 |
| 喉 | C32 | 4.66 | 0.00 | 0.49 | 9.24 | 26.05 | 24.50 | 3.83 | 5.04 | 10.34 | 0.37 | 0.67 | 159 | 2.34 |
| 气管、支气管和肺 | C33—34 | 37.96 | 0.00 | 5.85 | 49.54 | 158.26 | 279.58 | 29.70 | 39.34 | 61.60 | 2.29 | 5.03 | 1295 | 19.08 |

（续上表）

| 部位或病种 | ICD—10 | 粗率 | 0～ | 15～ | 45～ | 55～ | 65＋ | 中标率 | 世标率 | 35～64岁截缩率 | 0～64岁累积率 | 0～74岁累积率 | 例数 | 构成比 |
|---|---|---|---|---|---|---|---|---|---|---|---|---|---|---|
| 其他呼吸器官 | C37—38 | 0.62 | 0.33 | 0.49 | 0.71 | 2.41 | 0.84 | 0.58 | 0.64 | 1.03 | 0.05 | 0.06 | 21 | 0.31 |
| 骨和关节软骨 | C40—41 | 1.08 | 0.44 | 0.98 | 0.71 | 2.89 | 3.38 | 1.11 | 1.11 | 1.19 | 0.07 | 0.12 | 37 | 0.55 |
| 皮肤恶性黑色素瘤 | C43 | 0.35 | 0.00 | 0.06 | 0.47 | 0.96 | 2.96 | 0.27 | 0.38 | 0.42 | 0.02 | 0.05 | 12 | 0.18 |
| 皮肤其他恶性肿瘤 | C44 | 2.37 | 0.00 | 1.10 | 2.61 | 8.20 | 14.78 | 1.78 | 2.51 | 3.59 | 0.14 | 0.24 | 81 | 1.19 |
| 间皮瘤 | C45 | 0.44 | 0.00 | 0.18 | 0.71 | 0.96 | 2.96 | 0.35 | 0.46 | 0.53 | 0.02 | 0.04 | 15 | 0.22 |
| kaposi 氏肉瘤 | C46 | 0.00 | 0.00 | 0.00 | 0.00 | 0.00 | 0.00 | 0.00 | 0.00 | 0.00 | 0.00 | 0.00 | 0 | 0.00 |
| 结缔组织和其他软组织 | C47、49 | 0.88 | 0.55 | 0.73 | 0.47 | 0.96 | 3.80 | 0.78 | 0.89 | 0.79 | 0.05 | 0.09 | 30 | 0.44 |
| 乳房 | C50 | 0.50 | 0.00 | 0.06 | 1.66 | 1.45 | 2.53 | 0.38 | 0.48 | 0.90 | 0.03 | 0.05 | 17 | 0.25 |
| 外阴 | C51 | 0.00 | 0.00 | 0.00 | 0.00 | 0.00 | 0.00 | 0.00 | 0.00 | 0.00 | 0.00 | 0.00 | 0 | 0.00 |
| 阴道 | C52 | 0.00 | 0.00 | 0.00 | 0.00 | 0.00 | 0.00 | 0.00 | 0.00 | 0.00 | 0.00 | 0.00 | 0 | 0.00 |
| 子宫颈 | C53 | 0.00 | 0.00 | 0.00 | 0.00 | 0.00 | 0.00 | 0.00 | 0.00 | 0.00 | 0.00 | 0.00 | 0 | 0.00 |
| 子宫体 | C54 | 0.00 | 0.00 | 0.00 | 0.00 | 0.00 | 0.00 | 0.00 | 0.00 | 0.00 | 0.00 | 0.00 | 0 | 0.00 |
| 子宫恶性肿瘤、未注明部位 | C55 | 0.00 | 0.00 | 0.00 | 0.00 | 0.00 | 0.00 | 0.00 | 0.00 | 0.00 | 0.00 | 0.00 | 0 | 0.00 |
| 卵巢 | C56 | 0.00 | 0.00 | 0.00 | 0.00 | 0.00 | 0.00 | 0.00 | 0.00 | 0.00 | 0.00 | 0.00 | 0 | 0.00 |
| 其他和未说明的女性生殖器官恶性肿瘤 | C57 | 0.00 | 0.00 | 0.00 | 0.00 | 0.00 | 0.00 | 0.00 | 0.00 | 0.00 | 0.00 | 0.00 | 0 | 0.00 |
| 胎盘 | C58 | 0.00 | 0.00 | 0.00 | 0.00 | 0.00 | 0.00 | 0.00 | 0.00 | 0.00 | 0.00 | 0.00 | 0 | 0.00 |
| 阴茎 | C60 | 0.67 | 0.00 | 0.37 | 0.95 | 3.38 | 2.53 | 0.52 | 0.67 | 1.58 | 0.05 | 0.07 | 23 | 0.34 |
| 前列腺 | C61 | 3.69 | 0.00 | 0.00 | 0.71 | 3.86 | 48.57 | 2.57 | 3.70 | 1.13 | 0.05 | 0.44 | 126 | 1.86 |
| 睾丸 | C62 | 0.53 | 0.22 | 0.79 | 0.47 | 0.00 | 0.42 | 0.49 | 0.47 | 0.38 | 0.03 | 0.04 | 18 | 0.27 |
| 其他和未说明的男性生殖器官恶性肿瘤 | C63 | 0.06 | 0.00 | 0.06 | 0.00 | 0.00 | 0.42 | 0.04 | 0.05 | 0.08 | 0.00 | 0.00 | 2 | 0.03 |
| 肾脏 | C64 | 1.93 | 0.77 | 0.67 | 2.13 | 4.34 | 12.67 | 1.52 | 2.06 | 2.55 | 0.10 | 0.19 | 66 | 0.97 |
| 肾盂、肾盏 | C65 | 0.23 | 0.00 | 0.00 | 0.47 | 1.93 | 0.84 | 0.20 | 0.27 | 0.64 | 0.02 | 0.04 | 8 | 0.12 |

（续上表）

| 部位或病种 | ICD—10 | 粗率 | 0～ | 15～ | 45～ | 55～ | 65＋ | 中标率 | 世标率 | 35～64岁截缩率 | 0～64岁累积率 | 0～74岁累积率 | 例数 | 构成比 |
|---|---|---|---|---|---|---|---|---|---|---|---|---|---|---|
| 输尿管 | C66 | 0.15 | 0.00 | 0.00 | 0.24 | 1.45 | 0.42 | 0.13 | 0.17 | 0.43 | 0.02 | 0.02 | 5 | 0.07 |
| 膀胱 | C67 | 5.42 | 0.00 | 0.55 | 5.69 | 13.51 | 52.37 | 4.04 | 5.51 | 5.83 | 0.21 | 0.68 | 185 | 2.73 |
| 其他和未说明的泌尿器官 | C68 | 0.00 | 0.00 | 0.00 | 0.00 | 0.00 | 0.00 | 0.00 | 0.00 | 0.00 | 0.00 | 0.00 | 0 | 0.00 |
| 眼 | C69 | 0.26 | 0.66 | 0.06 | 0.24 | 0.48 | 0.00 | 0.28 | 0.34 | 0.29 | 0.02 | 0.02 | 9 | 0.13 |
| 脑、神经系统 | C70—72、D | 3.78 | 2.10 | 2.93 | 4.50 | 9.17 | 10.14 | 3.33 | 3.75 | 5.64 | 0.26 | 0.39 | 129 | 1.90 |
| 甲状腺 | C73 | 1.08 | 0.22 | 0.85 | 2.37 | 1.93 | 2.96 | 0.88 | 0.99 | 1.77 | 0.07 | 0.10 | 37 | 0.55 |
| 肾上腺 | C74 | 0.21 | 0.00 | 0.24 | 0.47 | 0.00 | 0.42 | 0.16 | 0.17 | 0.32 | 0.01 | 0.01 | 7 | 0.10 |
| 其他内分泌腺 | C75 | 0.09 | 0.00 | 0.06 | 0.24 | 0.00 | 0.42 | 0.07 | 0.08 | 0.08 | 0.00 | 0.01 | 3 | 0.04 |
| 霍奇金氏病 | C81 | 0.32 | 0.00 | 0.30 | 0.00 | 0.48 | 2.11 | 0.32 | 0.36 | 0.11 | 0.01 | 0.03 | 11 | 0.16 |
| 非霍奇金氏病 | C82—85、C96 | 4.28 | 1.21 | 2.44 | 6.87 | 15.44 | 14.36 | 3.74 | 4.42 | 7.69 | 0.32 | 0.46 | 146 | 2.15 |
| 多发性骨髓瘤和恶性浆细胞肿瘤 | C90 | 0.88 | 0.11 | 0.12 | 1.90 | 2.41 | 5.91 | 0.71 | 0.89 | 1.44 | 0.05 | 0.11 | 30 | 0.44 |
| 淋巴细胞白血病 | C91 | 1.14 | 1.33 | 0.85 | 0.24 | 2.41 | 2.96 | 1.19 | 1.32 | 0.99 | 0.08 | 0.11 | 39 | 0.57 |
| 髓细胞性白血病 | C92 | 2.93 | 2.32 | 1.83 | 2.37 | 7.24 | 10.14 | 2.78 | 2.99 | 3.32 | 0.18 | 0.28 | 100 | 1.47 |
| 单核细胞性白血病 | C93 | 0.18 | 0.33 | 0.06 | 0.24 | 0.00 | 0.42 | 0.18 | 0.19 | 0.09 | 0.01 | 0.02 | 6 | 0.09 |
| 其他指明的白血病 | C94 | 0.23 | 0.00 | 0.18 | 0.00 | 0.00 | 2.11 | 0.18 | 0.22 | 0.16 | 0.01 | 0.02 | 8 | 0.12 |
| 未指明细胞类型的白血病 | C95 | 0.41 | 0.55 | 0.24 | 0.24 | 0.00 | 1.69 | 0.40 | 0.46 | 0.31 | 0.02 | 0.04 | 14 | 0.21 |
| 独立的多个部位的（原发性）恶性肿瘤 | C97 | 0.03 | 0.00 | 0.00 | 0.00 | 0.48 | 0.00 | 0.03 | 0.04 | 0.13 | 0.00 | 0.00 | 1 | 0.01 |
| 其他及不明部位 | C26、39、48、76—80 | 5.36 | 0.22 | 1.59 | 8.53 | 18.82 | 33.79 | 4.18 | 5.54 | 9.10 | 0.33 | 0.66 | 183 | 2.70 |
| 除C44合计 | | 196.58 | 12.04 | 74.57 | 354.39 | 689.48 | 1034.72 | 155.81 | 198.48 | 357.29 | 13.03 | 23.27 | 6706 | 99.60 |
| 合计 | | 198.96 | 12.04 | 75.67 | 357.00 | 697.68 | 1049.50 | 157.59 | 201.00 | 360.88 | 13.17 | 23.51 | 6787 | 100.00 |

注：中标率即中国标化发病率，世标率即世界标化发病率。

表 30　中山市 2000—2004 年女性恶性肿瘤主要发病指标（N，$1/10^5$，%）

| 部位或病种 | ICD—10 | 粗率 | 0～ | 15～ | 45～ | 55～ | 65＋ | 中标率 | 世标率 | 35～64 岁截缩率 | 0～64 岁累积率 | 0～74 岁累积率 | 例数 | 构成比 |
|---|---|---|---|---|---|---|---|---|---|---|---|---|---|---|
| 唇 | C00 | 0.09 | 0.00 | 0.00 | 0.00 | 0.00 | 0.99 | 0.03 | 0.06 | 0.00 | 0.00 | 0.01 | 3 | 0.06 |
| 舌 | C01—02 | 0.92 | 0.00 | 0.30 | 2.17 | 2.46 | 3.98 | 0.67 | 0.85 | 1.65 | 0.06 | 0.10 | 31 | 0.67 |
| 口 | C03—06 | 0.47 | 0.00 | 0.18 | 1.20 | 1.47 | 1.66 | 0.33 | 0.43 | 0.91 | 0.03 | 0.05 | 16 | 0.34 |
| 唾液腺 | C07—08 | 0.30 | 0.00 | 0.18 | 0.00 | 1.47 | 1.33 | 0.23 | 0.26 | 0.39 | 0.02 | 0.03 | 10 | 0.22 |
| 扁桃腺 | C09 | 0.06 | 0.00 | 0.00 | 0.24 | 0.00 | 0.33 | 0.03 | 0.04 | 0.08 | 0.00 | 0.00 | 2 | 0.04 |
| 其他口咽部 | C10 | 0.03 | 0.00 | 0.00 | 0.00 | 0.49 | 0.00 | 0.03 | 0.04 | 0.11 | 0.01 | 0.01 | 1 | 0.02 |
| 鼻咽部 | C11 | 11.60 | 0.00 | 10.63 | 28.18 | 29.99 | 12.59 | 8.91 | 10.57 | 26.45 | 0.91 | 1.07 | 392 | 8.44 |
| 喉咽部 | C12—13 | 0.00 | 0.00 | 0.00 | 0.00 | 0.00 | 0.00 | 0.00 | 0.00 | 0.00 | 0.00 | 0.00 | 0 | 0.00 |
| 唇，口腔和咽的其他部位和具体部位不明 | C14 | 0.03 | 0.00 | 0.00 | 0.24 | 0.00 | 0.00 | 0.02 | 0.03 | 0.09 | 0.00 | 0.00 | 1 | 0.02 |
| 食管 | C15 | 2.19 | 0.00 | 0.42 | 2.65 | 10.32 | 11.60 | 1.57 | 2.09 | 3.97 | 0.14 | 0.26 | 74 | 1.59 |
| 胃 | C16 | 5.29 | 0.00 | 2.48 | 7.23 | 14.75 | 25.85 | 3.59 | 4.60 | 8.63 | 0.30 | 0.51 | 179 | 3.86 |
| 小肠 | C17 | 0.77 | 0.00 | 0.24 | 0.96 | 1.97 | 4.64 | 0.55 | 0.73 | 1.00 | 0.04 | 0.10 | 26 | 0.56 |
| 结肠 | C18 | 7.66 | 0.00 | 1.93 | 11.32 | 23.10 | 44.08 | 5.33 | 7.04 | 11.13 | 0.41 | 0.88 | 259 | 5.58 |
| 直肠和乙状结肠连接处 | C19—20 | 6.86 | 0.00 | 2.96 | 10.36 | 20.65 | 32.48 | 4.88 | 6.24 | 11.30 | 0.41 | 0.74 | 232 | 5.00 |
| 肛门 | C21 | 0.15 | 0.00 | 0.00 | 0.48 | 0.00 | 0.99 | 0.11 | 0.14 | 0.17 | 0.00 | 0.02 | 5 | 0.11 |
| 肝脏和肝内胆管 | C22 | 6.51 | 0.25 | 1.87 | 10.84 | 21.63 | 32.48 | 4.64 | 6.02 | 10.78 | 0.39 | 0.72 | 220 | 4.74 |
| 胆囊 | C23 | 0.95 | 0.00 | 0.24 | 0.72 | 2.46 | 6.63 | 0.54 | 0.74 | 1.17 | 0.04 | 0.07 | 32 | 0.69 |
| 肝外胆管 | C24 | 2.72 | 0.00 | 0.42 | 3.61 | 11.80 | 15.25 | 1.82 | 2.48 | 4.43 | 0.17 | 0.28 | 92 | 1.98 |
| 胰腺 | C25 | 2.16 | 0.00 | 0.36 | 1.45 | 10.81 | 12.93 | 1.53 | 2.01 | 3.62 | 0.14 | 0.25 | 73 | 1.57 |
| 鼻腔、中耳和副鼻窦 | C30—31 | 0.35 | 0.00 | 0.18 | 0.72 | 0.98 | 1.33 | 0.28 | 0.33 | 0.59 | 0.02 | 0.04 | 12 | 0.26 |
| 喉 | C32 | 0.18 | 0.00 | 0.00 | 0.24 | 1.97 | 0.33 | 0.16 | 0.20 | 0.58 | 0.02 | 0.02 | 6 | 0.13 |
| 气管、支气管和肺 | C33—34 | 18.78 | 0.00 | 2.60 | 27.46 | 66.36 | 113.68 | 13.08 | 17.24 | 28.54 | 1.03 | 2.16 | 635 | 13.68 |

（续上表）

| 部位或病种 | ICD—10 | 粗率 | 0～ | 15～ | 45～ | 55～ | 65＋ | 中标率 | 世标率 | 35～64 岁截缩率 | 0～64 岁累积率 | 0～74 岁累积率 | 例数 | 构成比 |
|---|---|---|---|---|---|---|---|---|---|---|---|---|---|---|
| 其他呼吸器官 | C37－38 | 0.38 | 0.00 | 0.24 | 0.96 | 1.47 | 0.66 | 0.30 | 0.36 | 0.97 | 0.03 | 0.03 | 13 | 0.28 |
| 骨和关节软骨 | C40－41 | 0.77 | 0.50 | 0.42 | 0.96 | 0.49 | 3.31 | 0.66 | 0.70 | 0.58 | 0.04 | 0.07 | 26 | 0.56 |
| 皮肤恶性黑色素瘤 | C43 | 0.35 | 0.00 | 0.12 | 0.48 | 0.00 | 2.65 | 0.21 | 0.28 | 0.34 | 0.01 | 0.03 | 12 | 0.26 |
| 皮肤其他恶性肿瘤 | C44 | 1.92 | 0.00 | 0.66 | 3.13 | 2.46 | 11.93 | 1.11 | 1.52 | 2.06 | 0.08 | 0.13 | 65 | 1.40 |
| 间皮瘤 | C45 | 0.12 | 0.00 | 0.06 | 0.24 | 0.98 | 0.00 | 0.10 | 0.13 | 0.42 | 0.01 | 0.01 | 4 | 0.09 |
| kaposi 氏肉瘤 | C46 | 0.00 | 0.00 | 0.00 | 0.00 | 0.00 | 0.00 | 0.00 | 0.00 | 0.00 | 0.00 | 0.00 | 0 | 0.00 |
| 结缔组织和其他软组织 | C47、49 | 0.71 | 0.37 | 0.48 | 0.96 | 0.49 | 2.65 | 0.57 | 0.62 | 0.70 | 0.03 | 0.06 | 24 | 0.52 |
| 乳房 | C50 | 19.91 | 0.00 | 14.80 | 59.49 | 48.18 | 27.51 | 14.76 | 18.11 | 47.27 | 1.54 | 1.82 | 673 | 14.50 |
| 外阴 | C51 | 0.41 | 0.00 | 0.06 | 0.24 | 1.97 | 2.65 | 0.28 | 0.36 | 0.58 | 0.02 | 0.04 | 14 | 0.30 |
| 阴道 | C52 | 0.27 | 0.00 | 0.12 | 0.72 | 0.49 | 0.99 | 0.22 | 0.26 | 0.46 | 0.02 | 0.03 | 9 | 0.19 |
| 子宫颈 | C53 | 6.00 | 0.00 | 5.38 | 17.34 | 12.78 | 5.30 | 4.53 | 5.37 | 14.11 | 0.47 | 0.52 | 203 | 4.37 |
| 子宫体 | C54 | 11.30 | 0.00 | 2.66 | 52.26 | 45.23 | 9.61 | 9.10 | 11.23 | 33.30 | 1.08 | 1.21 | 382 | 8.23 |
| 子宫恶性肿瘤、未注明部位 | C55 | 0.62 | 0.00 | 0.30 | 1.20 | 2.46 | 1.99 | 0.45 | 0.62 | 1.41 | 0.05 | 0.07 | 21 | 0.45 |
| 卵巢 | C56 | 4.02 | 0.00 | 2.60 | 12.52 | 8.85 | 7.62 | 3.25 | 3.80 | 8.06 | 0.30 | 0.40 | 136 | 2.93 |
| 其他和未说明的女性生殖器官恶性肿瘤 | C57 | 0.12 | 0.00 | 0.06 | 0.24 | 0.49 | 0.33 | 0.10 | 0.13 | 0.31 | 0.01 | 0.02 | 4 | 0.09 |
| 胎盘 | C58 | 0.15 | 0.00 | 0.24 | 0.24 | 0.00 | 0.00 | 0.13 | 0.13 | 0.08 | 0.01 | 0.01 | 5 | 0.11 |
| 阴茎 | C60 | 0.00 | 0.00 | 0.00 | 0.00 | 0.00 | 0.00 | 0.00 | 0.00 | 0.00 | 0.00 | 0.00 | 0 | 0.00 |
| 前列腺 | C61 | 0.00 | 0.00 | 0.00 | 0.00 | 0.00 | 0.00 | 0.00 | 0.00 | 0.00 | 0.00 | 0.00 | 0 | 0.00 |
| 睾丸 | C62 | 0.00 | 0.00 | 0.00 | 0.00 | 0.00 | 0.00 | 0.00 | 0.00 | 0.00 | 0.00 | 0.00 | 0 | 0.00 |
| 其他和未说明的男性生殖器官恶性肿瘤 | C63 | 0.00 | 0.00 | 0.00 | 0.00 | 0.00 | 0.00 | 0.00 | 0.00 | 0.00 | 0.00 | 0.00 | 0 | 0.00 |
| 肾脏 | C64 | 0.74 | 0.25 | 0.00 | 2.17 | 3.44 | 2.32 | 0.60 | 0.78 | 1.57 | 0.06 | 0.08 | 25 | 0.54 |
| 肾盂、肾盏 | C65 | 0.03 | 0.00 | 0.00 | 0.00 | 0.00 | 0.33 | 0.02 | 0.02 | 0.00 | 0.00 | 0.01 | 1 | 0.02 |

（续上表）

| 部位或病种 | ICD—10 | 粗率 | 0～ | 15～ | 45～ | 55～ | 65＋ | 中标率 | 世标率 | 35～64岁截缩率 | 0～64岁累积率 | 0～74岁累积率 | 例数 | 构成比 |
|---|---|---|---|---|---|---|---|---|---|---|---|---|---|---|
| 输尿管 | C66 | 0.06 | 0.00 | 0.00 | 0.00 | 0.00 | 0.66 | 0.04 | 0.05 | 0.00 | 0.00 | 0.01 | 2 | 0.04 |
| 膀胱 | C67 | 1.18 | 0.00 | 0.18 | 1.45 | 2.46 | 8.62 | 0.74 | 1.00 | 1.23 | 0.05 | 0.10 | 40 | 0.86 |
| 其他和未说明的泌尿器官 | C68 | 0.03 | 0.00 | 0.00 | 0.00 | 0.49 | 0.00 | 0.03 | 0.04 | 0.13 | 0.00 | 0.00 | 1 | 0.02 |
| 眼 | C69 | 0.12 | 0.12 | 0.00 | 0.48 | 0.00 | 0.33 | 0.09 | 0.13 | 0.17 | 0.01 | 0.01 | 4 | 0.09 |
| 脑、神经系统 | C70—72、D | 4.26 | 2.24 | 3.44 | 5.06 | 9.83 | 9.28 | 3.73 | 4.08 | 6.16 | 0.29 | 0.41 | 144 | 3.10 |
| 甲状腺 | C73 | 4.14 | 0.00 | 4.47 | 7.23 | 8.36 | 6.30 | 3.44 | 3.81 | 6.98 | 0.29 | 0.36 | 140 | 3.02 |
| 肾上腺 | C74 | 0.12 | 0.00 | 0.18 | 0.00 | 0.00 | 0.33 | 0.08 | 0.08 | 0.15 | 0.01 | 0.01 | 4 | 0.09 |
| 其他内分泌腺 | C75 | 0.09 | 0.25 | 0.00 | 0.00 | 0.00 | 0.33 | 0.09 | 0.10 | 0.00 | 0.00 | 0.00 | 3 | 0.06 |
| 霍奇金氏病 | C81 | 0.35 | 0.00 | 0.36 | 0.24 | 0.49 | 1.33 | 0.26 | 0.29 | 0.29 | 0.02 | 0.02 | 12 | 0.26 |
| 非霍奇金氏病 | C82—85、C96 | 3.08 | 0.75 | 2.42 | 5.30 | 8.36 | 6.30 | 2.66 | 2.94 | 5.13 | 0.22 | 0.27 | 104 | 2.24 |
| 多发性骨髓瘤和恶性浆细胞肿瘤 | C90 | 0.80 | 0.00 | 0.12 | 1.45 | 2.46 | 4.64 | 0.57 | 0.76 | 1.30 | 0.04 | 0.10 | 27 | 0.58 |
| 淋巴细胞白血病 | C91 | 1.36 | 2.36 | 0.97 | 0.72 | 0.98 | 1.99 | 1.45 | 1.59 | 0.83 | 0.09 | 0.10 | 46 | 0.99 |
| 髓细胞性白血病 | C92 | 2.16 | 0.75 | 2.05 | 2.17 | 5.90 | 3.98 | 1.93 | 2.02 | 3.05 | 0.15 | 0.19 | 73 | 1.57 |
| 单核细胞性白血病 | C93 | 0.06 | 0.12 | 0.00 | 0.24 | 0.00 | 0.00 | 0.06 | 0.05 | 0.08 | 0.00 | 0.00 | 2 | 0.04 |
| 其他指明的白血病 | C94 | 0.15 | 0.00 | 0.00 | 0.48 | 0.49 | 0.66 | 0.12 | 0.15 | 0.31 | 0.01 | 0.02 | 5 | 0.11 |
| 未指明细胞类型的白血病 | C95 | 0.30 | 0.00 | 0.30 | 0.24 | 0.49 | 0.99 | 0.26 | 0.26 | 0.27 | 0.02 | 0.02 | 10 | 0.22 |
| 独立的多个部位的（原发性）恶性肿瘤 | C97 | 0.03 | 0.00 | 0.06 | 0.00 | 0.00 | 0.00 | 0.03 | 0.03 | 0.00 | 0.00 | 0.00 | 1 | 0.02 |
| 其他及不明部位 | C26、39、48、76—80 | 3.14 | 0.12 | 1.21 | 4.34 | 7.87 | 16.90 | 2.22 | 2.78 | 4.36 | 0.17 | 0.30 | 106 | 2.28 |
| 除C44合计 | | 135.39 | 8.08 | 68.32 | 289.49 | 398.19 | 453.71 | 101.42 | 125.18 | 256.18 | 9.19 | 13.67 | 4577 | 98.60 |
| 合计 | | 137.31 | 8.08 | 68.98 | 292.62 | 400.64 | 465.64 | 102.54 | 126.70 | 258.24 | 9.27 | 13.80 | 4642 | 100.00 |

注：中标率即中国标化发病率，世标率即世界标化发病率。

表 31　中山市 2000—2004 年男女合计恶性肿瘤主要发病指标（N，1/10$^5$，%）

| 部位或病种 | 部位或病种 | 粗率 | 0～ | 15～ | 45～ | 55～ | 65＋ | 中标率 | 世标率 | 35～64 岁截缩率 | 0～64 岁累积率 | 0～74 岁累积率 | 例数 | 构成比 |
|---|---|---|---|---|---|---|---|---|---|---|---|---|---|---|
| 唇 | C00 | 0.09 | 0.00 | 0.00 | 0.24 | 0.24 | 0.56 | 0.06 | 0.08 | 0.14 | 0.01 | 0.01 | 6 | 0.05 |
| 舌 | C01－02 | 1.50 | 0.00 | 0.67 | 3.46 | 7.06 | 4.08 | 1.20 | 1.51 | 3.69 | 0.13 | 0.18 | 102 | 0.89 |
| 口 | C03－06 | 1.05 | 0.00 | 0.21 | 2.99 | 3.65 | 4.45 | 0.79 | 1.01 | 2.20 | 0.07 | 0.12 | 71 | 0.62 |
| 唾液腺 | C07－08 | 0.49 | 0.00 | 0.30 | 0.60 | 1.70 | 2.04 | 0.38 | 0.45 | 0.78 | 0.03 | 0.06 | 33 | 0.29 |
| 扁桃腺 | C09 | 0.27 | 0.00 | 0.06 | 1.19 | 0.97 | 0.37 | 0.20 | 0.26 | 0.74 | 0.02 | 0.03 | 18 | 0.16 |
| 其他口咽部 | C10 | 0.09 | 0.00 | 0.00 | 0.36 | 0.24 | 0.37 | 0.07 | 0.08 | 0.19 | 0.01 | 0.01 | 6 | 0.05 |
| 鼻咽部 | C11 | 19.45 | 0.06 | 16.20 | 49.70 | 53.57 | 27.84 | 15.04 | 17.97 | 44.34 | 1.53 | 1.86 | 1321 | 11.56 |
| 喉咽部 | C12－13 | 0.57 | 0.00 | 0.21 | 2.15 | 1.46 | 1.48 | 0.44 | 0.55 | 1.36 | 0.04 | 0.06 | 39 | 0.34 |
| 唇，口腔和咽的其他部位和具体部位不明 | C14 | 0.10 | 0.00 | 0.00 | 0.36 | 0.49 | 0.37 | 0.08 | 0.10 | 0.25 | 0.01 | 0.01 | 7 | 0.06 |
| 食管 | C15 | 9.61 | 0.00 | 2.18 | 25.33 | 39.69 | 38.24 | 7.40 | 9.67 | 21.35 | 0.73 | 1.19 | 653 | 5.71 |
| 胃 | C16 | 7.83 | 0.00 | 2.34 | 13.62 | 29.46 | 40.84 | 5.84 | 7.59 | 14.19 | 0.51 | 0.92 | 532 | 4.65 |
| 小肠 | C17 | 0.81 | 0.00 | 0.21 | 1.08 | 2.92 | 5.01 | 0.61 | 0.82 | 1.31 | 0.05 | 0.11 | 55 | 0.48 |
| 结肠 | C18 | 8.35 | 0.00 | 2.58 | 11.71 | 26.05 | 51.42 | 6.09 | 7.96 | 12.57 | 0.46 | 0.97 | 567 | 4.96 |
| 直肠和乙状结肠连接处 | C19－20 | 7.98 | 0.06 | 2.70 | 11.59 | 24.35 | 47.33 | 5.83 | 7.56 | 12.67 | 0.45 | 0.91 | 542 | 4.74 |
| 肛门 | C21 | 0.15 | 0.00 | 0.00 | 0.24 | 0.49 | 1.11 | 0.11 | 0.15 | 0.19 | 0.01 | 0.02 | 10 | 0.09 |
| 肝脏和肝内胆管 | C22 | 17.36 | 0.35 | 7.98 | 35.96 | 64.04 | 64.22 | 13.29 | 16.80 | 35.98 | 1.26 | 1.93 | 1179 | 10.32 |
| 胆囊 | C23 | 0.85 | 0.00 | 0.12 | 0.60 | 2.19 | 7.42 | 0.54 | 0.75 | 0.89 | 0.03 | 0.08 | 58 | 0.51 |
| 肝外胆管 | C24 | 3.24 | 0.00 | 0.42 | 2.87 | 10.71 | 25.62 | 2.21 | 3.03 | 3.96 | 0.15 | 0.37 | 220 | 1.92 |
| 胰腺 | C25 | 2.49 | 0.00 | 0.46 | 2.75 | 11.69 | 15.41 | 1.85 | 2.44 | 4.34 | 0.16 | 0.30 | 169 | 1.48 |
| 鼻腔、中耳和副鼻窦 | C30－31 | 0.53 | 0.00 | 0.24 | 1.08 | 1.46 | 2.41 | 0.41 | 0.50 | 0.94 | 0.03 | 0.07 | 36 | 0.31 |
| 喉 | C32 | 2.43 | 0.00 | 0.24 | 4.78 | 14.12 | 10.95 | 1.96 | 2.57 | 5.50 | 0.20 | 0.34 | 165 | 1.44 |
| 气管、支气管和肺 | C33－34 | 28.42 | 0.00 | 4.22 | 38.59 | 112.74 | 186.55 | 21.03 | 27.79 | 45.24 | 1.67 | 3.56 | 1930 | 16.89 |

（续上表）

| 部位或病种 | 部位或病种 | 粗率 | 0～ | 15～ | 45～ | 55～ | 65＋ | 中标率 | 世标率 | 35～64岁截缩率 | 0～64岁累积率 | 0～74岁累积率 | 例数 | 构成比 |
|---|---|---|---|---|---|---|---|---|---|---|---|---|---|---|
| 其他呼吸器官 | C37－38 | 0.50 | 0.18 | 0.36 | 0.84 | 1.95 | 0.74 | 0.44 | 0.51 | 1 | 0.04 | 0.05 | 34 | 0.30 |
| 骨和关节软骨 | C40－41 | 0.93 | 0.47 | 0.70 | 0.84 | 1.70 | 3.34 | 0.89 | 0.91 | 0.89 | 0.05 | 0.10 | 63 | 0.55 |
| 皮肤恶性黑色素瘤 | C43 | 0.35 | 0.00 | 0.09 | 0.48 | 0.49 | 2.78 | 0.24 | 0.32 | 0.38 | 0.01 | 0.04 | 24 | 0.21 |
| 皮肤其他恶性肿瘤 | C44 | 2.15 | 0.00 | 0.88 | 2.87 | 5.36 | 13.18 | 1.43 | 1.98 | 2.84 | 0.11 | 0.19 | 146 | 1.28 |
| 间皮瘤 | C45 | 0.28 | 0.00 | 0.12 | 0.48 | 0.97 | 1.30 | 0.22 | 0.28 | 0.47 | 0.02 | 0.03 | 19 | 0.17 |
| kaposi 氏肉瘤 | C46 | 0.00 | 0.00 | 0.00 | 0.00 | 0.00 | 0.00 | 0.00 | 0.00 | 0.00 | 0.00 | 0.00 | 0 | 0.00 |
| 结缔组织和其他软组织 | C47、49 | 0.80 | 0.47 | 0.61 | 0.72 | 0.73 | 3.16 | 0.67 | 0.75 | 0.75 | 0.04 | 0.08 | 54 | 0.47 |
| 乳房 | C50 | 10.16 | 0.00 | 7.46 | 30.34 | 24.59 | 16.52 | 7.58 | 9.33 | 23.86 | 0.78 | 0.94 | 690 | 6.04 |
| 外阴 | C51 | 0.21 | 0.00 | 0.03 | 0.12 | 0.97 | 1.48 | 0.15 | 0.19 | 0.29 | 0.01 | 0.02 | 14 | 0.12 |
| 阴道 | C52 | 0.13 | 0.00 | 0.06 | 0.36 | 0.24 | 0.56 | 0.11 | 0.13 | 0.23 | 0.01 | 0.02 | 9 | 0.08 |
| 子宫颈 | C53 | 2.99 | 0.00 | 2.70 | 8.60 | 6.33 | 2.97 | 2.27 | 2.69 | 6.99 | 0.23 | 0.26 | 203 | 1.78 |
| 子宫体 | C54 | 5.62 | 0.00 | 1.34 | 25.92 | 22.40 | 5.38 | 4.54 | 5.61 | 16.55 | 0.54 | 0.60 | 382 | 3.34 |
| 子宫恶性肿瘤、未注明部位 | C55 | 0.31 | 0.00 | 0.15 | 0.60 | 1.22 | 1.11 | 0.23 | 0.31 | 0.70 | 0.02 | 0.04 | 21 | 0.18 |
| 卵巢 | C56 | 2.00 | 0.00 | 1.30 | 6.21 | 4.38 | 4.27 | 1.63 | 1.91 | 4.00 | 0.15 | 0.20 | 136 | 1.19 |
| 其他和未说明的女性生殖器官恶性肿瘤 | C57 | 0.06 | 0.00 | 0.03 | 0.12 | 0.24 | 0.19 | 0.05 | 0.06 | 0.15 | 0.00 | 0.01 | 4 | 0.03 |
| 胎盘 | C58 | 0.07 | 0.00 | 0.12 | 0.12 | 0.00 | 0.00 | 0.07 | 0.07 | 0.04 | 0.00 | 0.00 | 5 | 0.04 |
| 阴茎 | C60 | 0.34 | 0.00 | 0.18 | 0.48 | 1.70 | 1.11 | 0.26 | 0.33 | 0.80 | 0.03 | 0.04 | 23 | 0.20 |
| 前列腺 | C61 | 1.86 | 0.00 | 0.00 | 0.36 | 1.95 | 21.35 | 1.15 | 1.62 | 0.57 | 0.02 | 0.21 | 126 | 1.10 |
| 睾丸 | C62 | 0.27 | 0.12 | 0.39 | 0.24 | 0.00 | 0.19 | 0.25 | 0.24 | 0.19 | 0.02 | 0.02 | 18 | 0.16 |
| 其他和未说明的男性生殖器官恶性肿瘤 | C63 | 0.03 | 0.00 | 0.03 | 0.00 | 0.00 | 0.19 | 0.02 | 0.02 | 0.04 | 0.00 | 0.00 | 2 | 0.02 |
| 肾脏 | C64 | 1.34 | 0.53 | 0.33 | 2.15 | 3.90 | 6.87 | 1.04 | 1.36 | 2.06 | 0.08 | 0.14 | 91 | 0.80 |
| 肾盂、肾盏 | C65 | 0.13 | 0.00 | 0.00 | 0.24 | 0.97 | 0.56 | 0.11 | 0.15 | 0.32 | 0.01 | 0.02 | 9 | 0.08 |

（续上表）

| 部位或病种 | ICD—10 | 粗率 | 0～ | 15～ | 45～ | 55～ | 65＋ | 中标率 | 世标率 | 35～64 岁截缩率 | 0～64 岁累积率 | 0～74 岁累积率 | 例数 | 构成比 |
|---|---|---|---|---|---|---|---|---|---|---|---|---|---|---|
| 输尿管 | C66 | 0.10 | 0.00 | 0.00 | 0.12 | 0.73 | 0.56 | 0.08 | 0.11 | 0.22 | 0.01 | 0.01 | 7 | 0.06 |
| 膀胱 | C67 | 3.31 | 0.00 | 0.36 | 3.58 | 8.04 | 27.84 | 2.29 | 3.09 | 3.56 | 0.13 | 0.38 | 225 | 1.97 |
| 其他和未说明的泌尿器官 | C68 | 0.01 | 0.00 | 0.00 | 0.00 | 0.24 | 0.00 | 0.02 | 0.02 | 0.06 | 0.00 | 0.00 | 1 | 0.01 |
| 眼 | C69 | 0.19 | 0.41 | 0.03 | 0.36 | 0.24 | 0.19 | 0.19 | 0.24 | 0.23 | 0.01 | 0.01 | 13 | 0.11 |
| 脑、神经系统 | C70—72、D | 4.02 | 2.16 | 3.19 | 4.78 | 9.50 | 9.65 | 3.53 | 3.91 | 5.90 | 0.27 | 0.39 | 273 | 2.39 |
| 甲状腺 | C73 | 2.61 | 0.12 | 2.67 | 4.78 | 5.11 | 4.83 | 2.17 | 2.41 | 4.35 | 0.18 | 0.23 | 177 | 1.55 |
| 肾上腺 | C74 | 0.16 | 0.00 | 0.21 | 0.24 | 0.00 | 0.37 | 0.12 | 0.12 | 0.24 | 0.01 | 0.01 | 11 | 0.10 |
| 其他内分泌腺 | C75 | 0.09 | 0.12 | 0.03 | 0.12 | 0.00 | 0.37 | 0.08 | 0.09 | 0.04 | 0.00 | 0.01 | 6 | 0.05 |
| 霍奇金氏病 | C81 | 0.34 | 0.00 | 0.33 | 0.12 | 0.49 | 1.67 | 0.29 | 0.32 | 0.20 | 0.02 | 0.03 | 23 | 0.20 |
| 非霍奇金氏病 | C82—85、C96 | 3.68 | 0.99 | 2.43 | 6.09 | 11.93 | 9.84 | 3.18 | 3.65 | 6.41 | 0.27 | 0.36 | 250 | 2.19 |
| 多发性骨髓瘤和恶性浆细胞肿瘤 | C90 | 0.84 | 0.06 | 0.12 | 1.67 | 2.44 | 5.20 | 0.64 | 0.82 | 1.37 | 0.05 | 0.10 | 57 | 0.50 |
| 淋巴细胞白血病 | C91 | 1.25 | 1.81 | 0.91 | 0.48 | 1.70 | 2.41 | 1.31 | 1.45 | 0.91 | 0.08 | 0.11 | 85 | 0.74 |
| 髓细胞性白血病 | C92 | 2.55 | 1.58 | 1.94 | 2.27 | 6.57 | 6.68 | 2.36 | 2.50 | 3.18 | 0.17 | 0.24 | 173 | 1.51 |
| 单核细胞性白血病 | C93 | 0.12 | 0.23 | 0.03 | 0.24 | 0.00 | 0.19 | 0.12 | 0.12 | 0.08 | 0.01 | 0.01 | 8 | 0.07 |
| 其他指明的白血病 | C94 | 0.19 | 0.00 | 0.09 | 0.24 | 0.24 | 1.30 | 0.14 | 0.18 | 0.24 | 0.01 | 0.02 | 13 | 0.11 |
| 未指明细胞类型的白血病 | C95 | 0.35 | 0.29 | 0.27 | 0.24 | 0.24 | 1.30 | 0.34 | 0.37 | 0.29 | 0.02 | 0.03 | 24 | 0.21 |
| 独立的多个部位的（原发性）恶性肿瘤 | C97 | 0.03 | 0.00 | 0.03 | 0.00 | 0.24 | 0.00 | 0.03 | 0.03 | 0.06 | 0.00 | 0.00 | 2 | 0.02 |
| 其他及不明部位 | C26、39、48、76—80 | 4.26 | 0.18 | 1.40 | 6.45 | 13.39 | 24.32 | 3.17 | 4.09 | 6.75 | 0.25 | 0.47 | 289 | 2.53 |
| 除 C44 合计 | | 166.12 | 10.18 | 71.43 | 322.20 | 545.20 | 708.88 | 127.40 | 159.97 | 307.21 | 11.13 | 18.35 | 11283 | 98.72 |
| 合计 | | 168.27 | 10.18 | 72.31 | 325.07 | 550.56 | 722.06 | 128.84 | 161.94 | 310.05 | 11.24 | 18.54 | 11429 | 100.00 |

注：中标率即中国标化发病率，世标率即世界标化发病率。

## 4. 镇区顺位

2000—2004 年期间中山市男性恶性肿瘤发病前 3 位镇区依次是黄圃镇、石岐区和小榄镇，其世界标化发病率依次为 250.26/$10^5$、244.83/$10^5$ 和 237.83/$10^5$，后 3 位镇区依次是横栏镇、古镇镇和民众镇，其世界标化发病率依次为 131.07/$10^5$、132.28/$10^5$ 和 138.16/$10^5$，最高的是最低的 1.91 倍（表 32，图 12）。

**表 32　中山市 2000—2004 年男性恶性肿瘤发病镇区顺位（1/$10^5$）**

| 地区 | 例数 | 粗率 | 中标率 | 世标率 | 顺位 |
|---|---|---|---|---|---|
| 黄圃镇 | 505 | 243.15 | 196.55 | 250.26 | 1 |
| 石岐区 | 993 | 241.92 | 188.18 | 244.83 | 2 |
| 小榄镇 | 905 | 237.95 | 186.69 | 237.83 | 3 |
| 东区 | 355 | 224.77 | 178.03 | 230.42 | 4 |
| 南区 | 127 | 220.03 | 167.57 | 224.91 | 5 |
| 南头镇 | 232 | 218.65 | 171.44 | 216.57 | 6 |
| 阜沙镇 | 189 | 206.69 | 168.19 | 211.30 | 7 |
| 三角镇 | 280 | 205.44 | 167.62 | 211.27 | 8 |
| 火炬开发区 | 242 | 197.50 | 158.36 | 202.61 | 9 |
| 东凤镇 | 360 | 203.91 | 158.64 | 201.97 | 10 |
| 五桂山区 | 41 | 217.21 | 168.47 | 201.60 | 11 |
| 西区 | 153 | 183.54 | 149.53 | 186.72 | 12 |
| 大涌镇 | 124 | 174.23 | 136.77 | 181.07 | 13 |
| 南朗镇 | 167 | 176.60 | 141.47 | 180.36 | 14 |
| 沙溪镇 | 262 | 177.69 | 138.66 | 178.76 | 15 |
| 神湾镇 | 71 | 173.75 | 136.99 | 175.30 | 16 |
| 港口镇 | 240 | 173.98 | 138.55 | 170.99 | 17 |
| 三乡镇 | 138 | 163.86 | 130.83 | 169.46 | 18 |
| 东升镇 | 275 | 163.83 | 133.51 | 167.44 | 19 |
| 板芙镇 | 116 | 150.89 | 119.76 | 152.43 | 20 |
| 坦洲镇 | 212 | 136.40 | 110.61 | 138.84 | 21 |
| 民众镇 | 256 | 139.63 | 110.38 | 138.16 | 22 |
| 古镇镇 | 225 | 134.52 | 104.10 | 132.28 | 23 |
| 横栏镇 | 175 | 129.62 | 106.08 | 131.07 | 24 |
| 不明 | 144 | | | | |
| 全市 | 6787 | 198.96 | 157.59 | 201.00 | |

注：中标率即中国标化发病率，世标率即世界标化发病率。

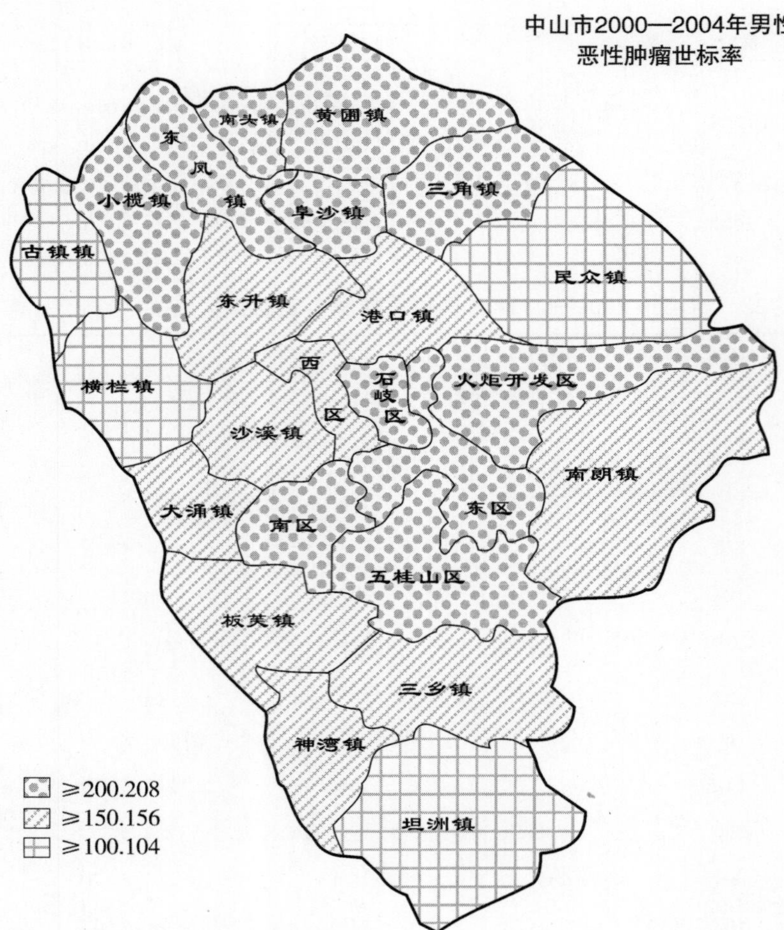


图 12　中山市 2000—2004 年男性恶性肿瘤发病地区分布

女性恶性肿瘤发病前 3 位镇区依次是石岐区、东区和南区，其世界标化发病率依次为 177.79/$10^5$、156.85/$10^5$ 和 147.35/$10^5$，后 3 位镇区依次是坦洲镇、神湾镇和横栏镇，其世界标化发病率依次为 76.67/$10^5$、94.47/$10^5$ 和 96.51/$10^5$，最高的是最低的 2.32 倍（表 33，图 13）。

表 33　中山市 2000—2004 年女性恶性肿瘤发病镇区顺位（1/$10^5$）

| 地区 | 例数 | 粗率 | 中标率 | 世标率 | 顺位 |
|---|---|---|---|---|---|
| 石岐区 | 768 | 193.01 | 141.34 | 177.79 | 1 |
| 东区 | 271 | 171.82 | 129.72 | 156.85 | 2 |
| 南区 | 82 | 153.20 | 118.57 | 147.35 | 3 |
| 西区 | 121 | 149.50 | 119.09 | 144.53 | 4 |
| 五桂山区 | 28 | 156.68 | 117.66 | 141.91 | 5 |
| 大涌镇 | 108 | 151.16 | 109.52 | 137.86 | 6 |
| 小榄镇 | 565 | 145.92 | 108.94 | 135.31 | 7 |
| 黄圃镇 | 293 | 143.23 | 104.21 | 127.92 | 8 |
| 火炬开发区 | 179 | 142.38 | 101.73 | 127.51 | 9 |
| 三角镇 | 169 | 128.91 | 101.25 | 123.76 | 10 |
| 阜沙镇 | 108 | 124.43 | 97.53 | 121.43 | 11 |

（续上表）

| 地区 | 例数 | 粗率 | 中标率 | 世标率 | 顺位 |
|---|---|---|---|---|---|
| 沙溪镇 | 197 | 125.59 | 94.58 | 117.02 | 12 |
| 古镇镇 | 211 | 128.64 | 93.58 | 115.64 | 13 |
| 南朗镇 | 115 | 120.27 | 89.90 | 111.11 | 14 |
| 东升镇 | 191 | 116.43 | 87.58 | 106.89 | 15 |
| 东凤镇 | 203 | 117.80 | 84.55 | 105.61 | 16 |
| 板芙镇 | 91 | 118.34 | 87.10 | 103.35 | 17 |
| 港口镇 | 149 | 109.94 | 83.38 | 101.86 | 18 |
| 南头镇 | 107 | 104.77 | 77.91 | 99.27 | 19 |
| 民众镇 | 189 | 105.75 | 78.96 | 98.36 | 20 |
| 三乡镇 | 100 | 111.79 | 79.52 | 97.10 | 21 |
| 横栏镇 | 132 | 99.95 | 79.22 | 96.51 | 22 |
| 神湾镇 | 42 | 101.38 | 78.90 | 94.47 | 23 |
| 坦洲镇 | 124 | 79.12 | 63.38 | 76.67 | 24 |
| 不明 | 99 | | | | |
| 全市 | 4642 | 137.31 | 102.54 | 126.70 | |

注：中标率为中国标化发病率，世标率为世界标化发病率。

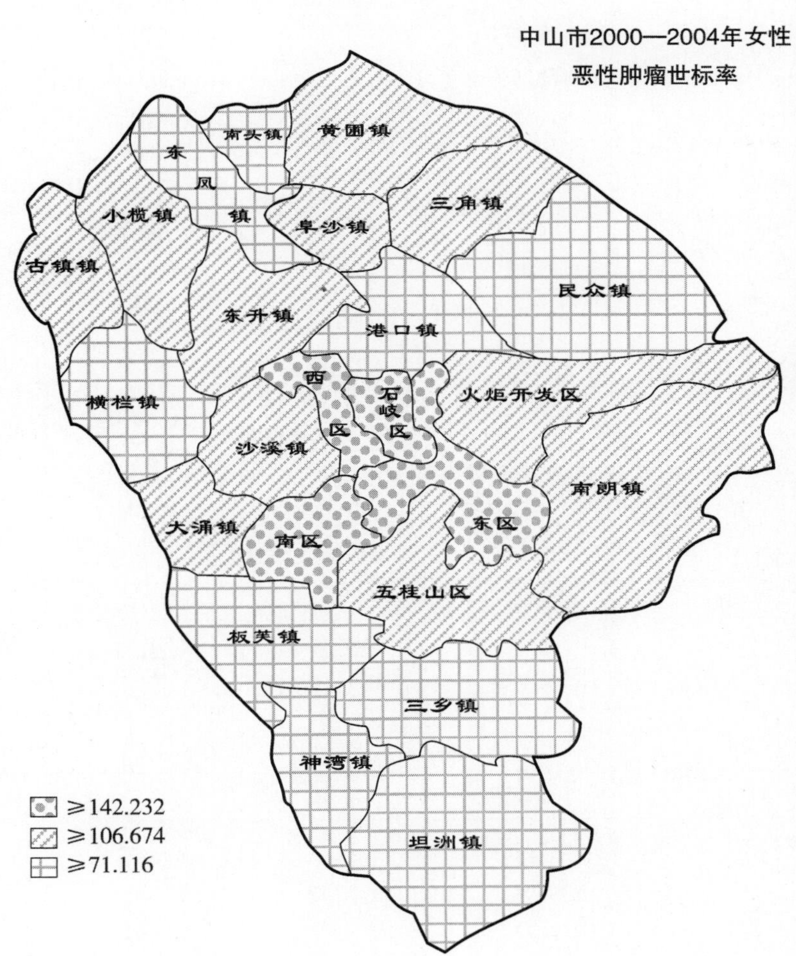


图 13　中山市 2000—2004 年女性恶性肿瘤发病地区分布

男女合计恶性肿瘤发病前 3 位镇区依次是石岐区、东区和黄圃镇，其世界标化发病率依次为 208.24/10$^5$、190.98/10$^5$ 和 188.55/10$^5$，后 3 位镇区依次是坦洲镇、横栏镇和民众镇，其世界标化发病率依次为 107.02/10$^5$、113.29/10$^5$ 和 117.82/10$^5$，最高的是最低的 1.95 倍（表 34）。

**表 34　中山市 2000—2004 年男女合计恶性肿瘤发病镇区顺位（1/10$^5$）**

| 地区 | 例数 | 粗率 | 中标率 | 世标率 | 顺位 |
|---|---|---|---|---|---|
| 石岐区 | 1761 | 217.84 | 162.76 | 208.24 | 1 |
| 东区 | 626 | 198.31 | 152.13 | 190.98 | 2 |
| 黄圃镇 | 798 | 193.57 | 149.85 | 188.55 | 3 |
| 小榄镇 | 1470 | 191.52 | 145.80 | 183.81 | 4 |
| 南区 | 209 | 187.87 | 140.73 | 181.88 | 5 |
| 五桂山区 | 69 | 187.77 | 140.45 | 169.09 | 6 |
| 三角镇 | 449 | 167.92 | 134.34 | 166.87 | 7 |
| 阜沙镇 | 297 | 166.63 | 132.10 | 164.91 | 8 |
| 西区 | 274 | 166.77 | 133.25 | 163.82 | 9 |
| 火炬开发区 | 421 | 169.59 | 127.95 | 162.18 | 10 |
| 南头镇 | 339 | 162.79 | 124.67 | 158.21 | 11 |
| 大涌镇 | 232 | 162.67 | 121.29 | 156.20 | 12 |
| 东凤镇 | 563 | 161.38 | 120.51 | 152.27 | 13 |
| 沙溪镇 | 459 | 150.83 | 114.58 | 144.53 | 14 |
| 南朗镇 | 282 | 148.28 | 114.06 | 142.99 | 15 |
| 东升镇 | 466 | 140.40 | 110.07 | 136.04 | 16 |
| 港口镇 | 389 | 142.24 | 110.45 | 135.64 | 17 |
| 神湾镇 | 113 | 137.32 | 106.94 | 133.03 | 18 |
| 三乡镇 | 238 | 137.04 | 103.28 | 130.00 | 19 |
| 板芙镇 | 207 | 134.61 | 102.78 | 125.97 | 20 |
| 古镇镇 | 436 | 131.61 | 97.75 | 122.55 | 21 |
| 民众镇 | 445 | 122.90 | 94.35 | 117.82 | 22 |
| 横栏镇 | 307 | 114.95 | 92.24 | 113.29 | 23 |
| 坦洲镇 | 336 | 107.64 | 86.46 | 107.02 | 24 |
| 不明 | 243 | | | | |
| 全市 | 11429 | 168.27 | 128.84 | 161.94 | |

注：中标率即中国标化发病率，世标率即世界标化发病率。

## 5. 病种镇区顺位

2000—2004 年中山市男性食管癌发病率最高地区依次为南头镇、黄圃镇和阜沙镇，其世界标化发病率分别为40.79/$10^5$、32.52/$10^5$和32.51/$10^5$，最低地区依次为坦洲镇、横栏镇和古镇镇，其世界标化发病率分别为2.93/$10^5$、3.02/$10^5$和3.58/$10^5$，最高的是最低的13.92倍；女性最高地区依次为五桂山区、阜沙镇和沙溪镇，其世界标化发病率分别为11.06/$10^5$、4.47/$10^5$和4.12/$10^5$，最低地区依次为神湾镇、古镇镇和东凤镇，其世界标化发病率分别为0.00/$10^5$、0.00/$10^5$和0.68/$10^5$（表35，图14、图15）。

**表35　中山市2000—2004年食管癌发病地区顺位（1/$10^5$）**

| 男 | | | 女 | | |
|---|---|---|---|---|---|
| 地区 | 世标率 | 顺位 | 地区 | 世标率 | 顺位 |
| 南头镇 | 40.79 | 1 | 五桂山区 | 11.06 | 1 |
| 黄圃镇 | 32.52 | 2 | 阜沙镇 | 4.47 | 2 |
| 阜沙镇 | 32.51 | 3 | 沙溪镇 | 4.12 | 3 |
| 小榄镇 | 29.06 | 4 | 三角镇 | 4.03 | 4 |
| 三角镇 | 27.29 | 5 | 南朗镇 | 3.64 | 5 |
| 东凤镇 | 26.59 | 6 | 石岐区 | 2.64 | 6 |
| 东升镇 | 17.62 | 7 | 东区 | 2.61 | 7 |
| 港口镇 | 16.64 | 8 | 南区 | 2.55 | 8 |
| 民众镇 | 13.14 | 9 | 板芙镇 | 2.35 | 9 |
| 南朗镇 | 13.07 | 10 | 黄圃镇 | 2.31 | 10 |
| 五桂山区 | 11.99 | 11 | 三乡镇 | 2.23 | 11 |
| 西区 | 11.93 | 12 | 西区 | 1.60 | 12 |
| 石岐区 | 11.70 | 13 | 南头镇 | 1.50 | 13 |
| 三乡镇 | 11.40 | 14 | 民众镇 | 1.49 | 14 |
| 沙溪镇 | 11.01 | 15 | 港口镇 | 1.41 | 15 |
| 东区 | 8.99 | 16 | 东升镇 | 1.40 | 16 |
| 神湾镇 | 8.09 | 17 | 大涌镇 | 1.33 | 17 |
| 火炬开发区 | 7.48 | 18 | 火炬开发区 | 1.08 | 18 |
| 南区 | 7.24 | 19 | 横栏镇 | 0.98 | 19 |
| 大涌镇 | 5.99 | 20 | 小榄镇 | 0.83 | 20 |
| 板芙镇 | 5.74 | 21 | 坦洲镇 | 0.69 | 21 |
| 古镇镇 | 3.58 | 22 | 东凤镇 | 0.68 | 22 |
| 横栏镇 | 3.02 | 23 | 古镇镇 | 0.00 | 23 |
| 坦洲镇 | 2.93 | 24 | 神湾镇 | 0.00 | 24 |
| 全市 | 17.48 | | 全市 | 2.09 | |

注：世标率即世界标化发病率。

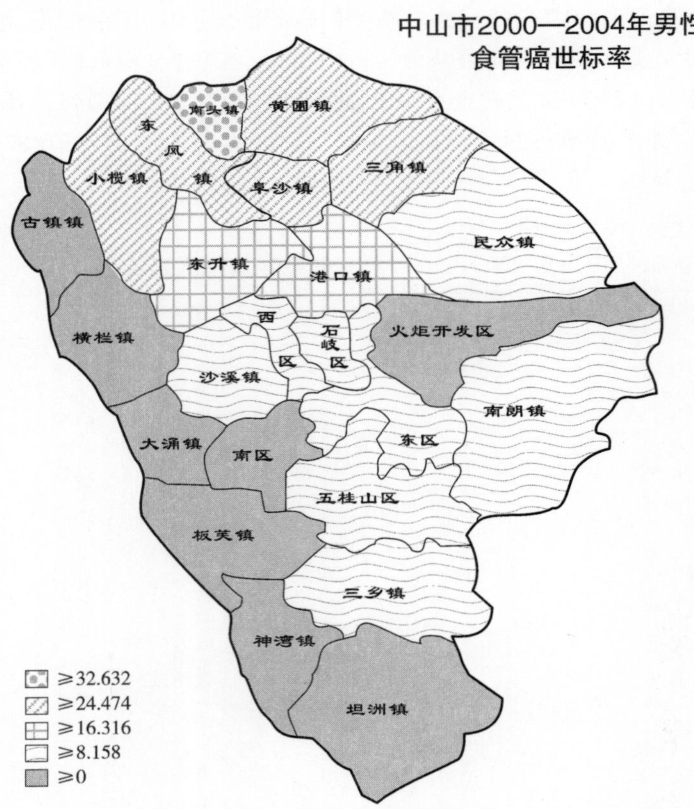


图 14 中山市 2000—2004 年男性食管癌发病地区分布

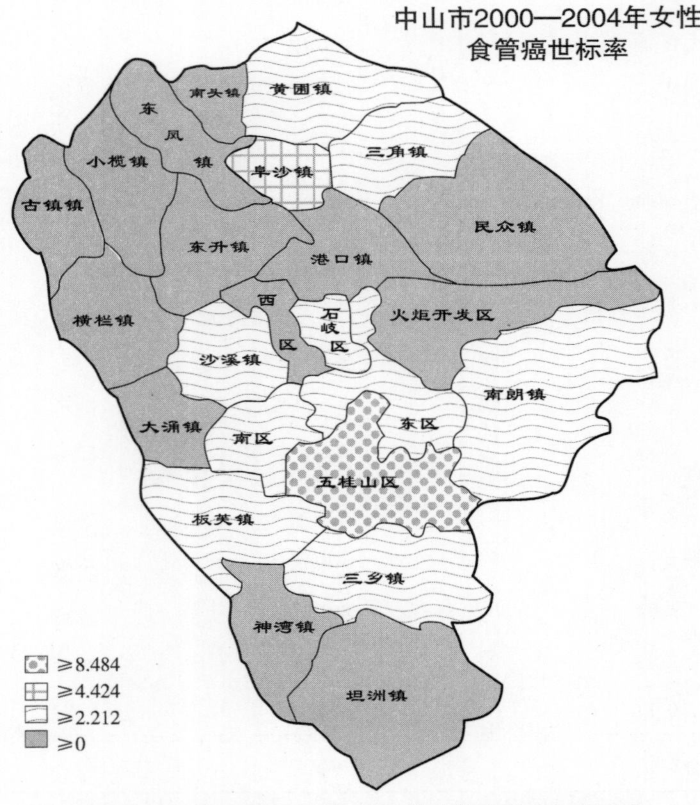


图 15 中山市 2000—2004 年女性食管癌发病地区分布

男性胃癌发病率最高的地区依次为东区、板芙镇和神湾镇，其世界标化发病率分别为 19.09/$10^5$、16.27/$10^5$ 和 15.54/$10^5$，最低地区依次为横栏镇、古镇镇和五桂山区，其世界标化发病率分别为 3.52/$10^5$、4.32/$10^5$ 和 5.08/$10^5$，最高的是最低的 5.42 倍；女性发病率最高地区依次为石岐区、火炬开发区和三角镇，其世界标化发病率分别为 8.52/$10^5$、7.79/$10^5$ 和 7.07/$10^5$，最低地区依次为南头镇、阜沙镇和坦洲镇，其世界标化发病率分别为 1.46/$10^5$、1.49/$10^5$ 和 1.94/$10^5$，最高的是最低的 5.84 倍（表 36，图 16、图 17）。

**表 36　中山市 2000—2004 年胃癌发病地区顺位（1/$10^5$）**

| 男 | | | 女 | | |
|---|---|---|---|---|---|
| 地区 | 世标率 | 顺位 | 地区 | 世标率 | 顺位 |
| 东区 | 19.09 | 1 | 石岐区 | 8.52 | 1 |
| 板芙镇 | 16.27 | 2 | 火炬开发区 | 7.79 | 2 |
| 神湾镇 | 15.54 | 3 | 三角镇 | 7.07 | 3 |
| 三角镇 | 15.49 | 4 | 板芙镇 | 6.20 | 4 |
| 石岐区 | 15.24 | 5 | 东区 | 6.19 | 5 |
| 火炬开发区 | 14.30 | 6 | 沙溪镇 | 5.42 | 6 |
| 沙溪镇 | 12.71 | 7 | 西区 | 5.30 | 7 |
| 三乡镇 | 12.51 | 8 | 三乡镇 | 5.17 | 8 |
| 西区 | 11.78 | 9 | 黄圃镇 | 5.00 | 9 |
| 南头镇 | 10.41 | 10 | 东凤镇 | 4.34 | 10 |
| 黄圃镇 | 10.03 | 11 | 大涌镇 | 4.12 | 11 |
| 民众镇 | 9.98 | 12 | 小榄镇 | 3.72 | 12 |
| 南朗镇 | 9.28 | 13 | 港口镇 | 3.33 | 13 |
| 南区 | 9.20 | 14 | 古镇镇 | 3.33 | 13 |
| 港口镇 | 7.93 | 15 | 南朗镇 | 2.96 | 15 |
| 小榄镇 | 7.13 | 16 | 南区 | 2.86 | 16 |
| 大涌镇 | 6.84 | 17 | 五桂山区 | 2.56 | 17 |
| 东凤镇 | 5.77 | 18 | 民众镇 | 2.41 | 18 |
| 东升镇 | 5.74 | 19 | 横栏镇 | 2.40 | 19 |
| 坦洲镇 | 5.74 | 19 | 神湾镇 | 2.06 | 20 |
| 阜沙镇 | 5.64 | 21 | 东升镇 | 2.03 | 21 |
| 五桂山区 | 5.08 | 22 | 坦洲镇 | 1.94 | 22 |
| 古镇镇 | 4.32 | 23 | 阜沙镇 | 1.49 | 23 |
| 横栏镇 | 3.52 | 24 | 南头镇 | 1.46 | 24 |
| 全市 | 10.71 | | 全市 | 4.60 | |

注：世标率即世界标化发病率。

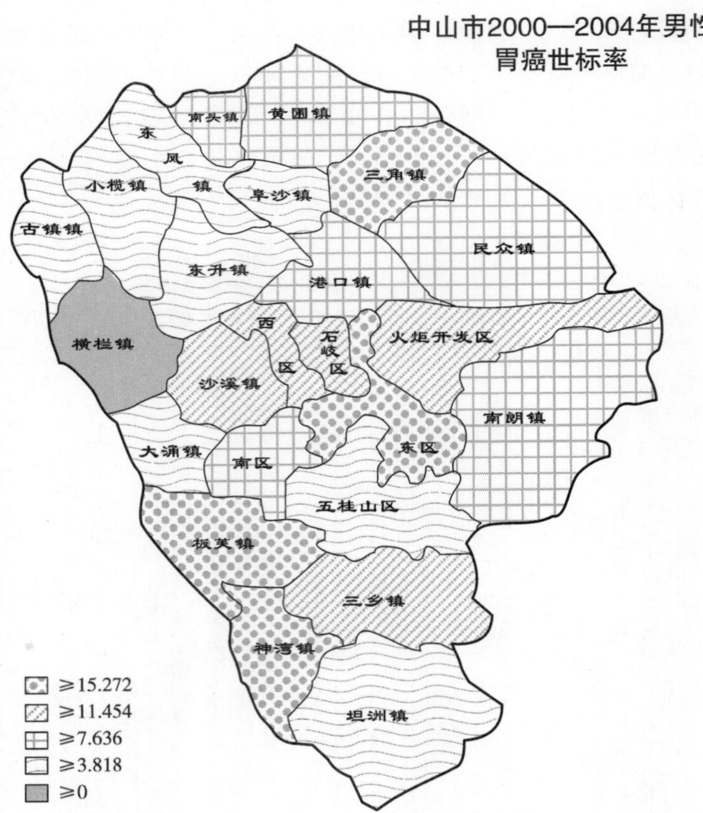


图 16　中山市 2000—2004 年男性胃癌发病地区分布

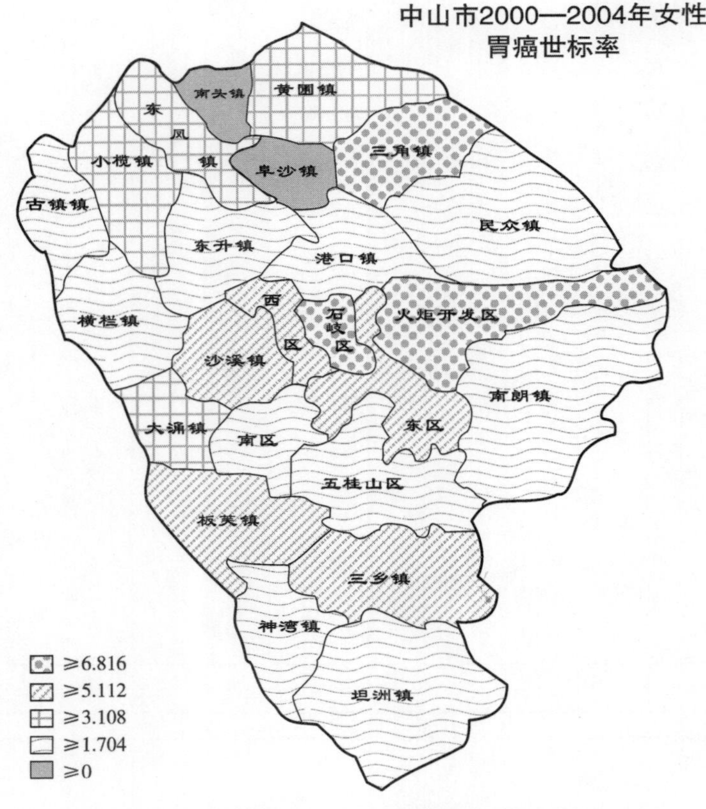


图 17　中山市 2000—2004 年女性胃癌发病地区分布

男性结肠癌发病率最高地区依次为石岐区、小榄镇和东区，其世界标化发病率分别为 17.96/$10^5$、11.02/$10^5$ 和 11.01/$10^5$，最低地区依次为西区、坦洲镇和民众镇，其世界标化发病率分别为 0.84/$10^5$、2.98/$10^5$ 和 3.49/$10^5$，最高的是最低的 21.38 倍；女性最高地区依次为大涌镇、东区和神湾镇，其世界标化发病率分别为 12.75/$10^5$、12.38/$10^5$ 和 12.09/$10^5$，最低地区依次为五桂山区、板芙镇和古镇镇，其世界标化发病率分别为 0.00/$10^5$、2.78/$10^5$ 和 2.83/$10^5$（表 37，图 18、图 19）。

**表 37　中山市 2000—2004 年结肠癌发病地区顺位（1/$10^5$）**

| 男 | | | 女 | | |
|---|---|---|---|---|---|
| 地区 | 世标率 | 顺位 | 地区 | 世标率 | 顺位 |
| 石岐区 | 17.96 | 1 | 大涌镇 | 12.75 | 1 |
| 小榄镇 | 11.02 | 2 | 东区 | 12.38 | 2 |
| 东区 | 11.01 | 3 | 神湾镇 | 12.09 | 3 |
| 神湾镇 | 10.51 | 4 | 石岐区 | 11.43 | 4 |
| 火炬开发区 | 10.35 | 5 | 小榄镇 | 8.95 | 5 |
| 黄圃镇 | 10.14 | 6 | 火炬开发区 | 7.83 | 6 |
| 横栏镇 | 10.00 | 7 | 沙溪镇 | 7.64 | 7 |
| 三乡镇 | 9.73 | 8 | 黄圃镇 | 6.72 | 8 |
| 板芙镇 | 9.56 | 9 | 三乡镇 | 6.34 | 9 |
| 南朗镇 | 8.43 | 10 | 西区 | 6.24 | 10 |
| 东凤镇 | 8.30 | 11 | 南区 | 6.01 | 11 |
| 大涌镇 | 8.12 | 12 | 阜沙镇 | 5.25 | 12 |
| 南区 | 7.94 | 13 | 坦洲镇 | 5.18 | 13 |
| 沙溪镇 | 7.67 | 14 | 东凤镇 | 5.04 | 14 |
| 南头镇 | 7.53 | 15 | 民众镇 | 4.84 | 15 |
| 三角镇 | 6.65 | 16 | 南朗镇 | 4.83 | 16 |
| 港口镇 | 6.38 | 17 | 横栏镇 | 4.74 | 17 |
| 东升镇 | 6.32 | 18 | 南头镇 | 4.58 | 18 |
| 阜沙镇 | 4.61 | 19 | 三角镇 | 3.95 | 19 |
| 古镇镇 | 4.56 | 20 | 东升镇 | 3.32 | 20 |
| 五桂山区 | 4.19 | 21 | 港口镇 | 3.26 | 21 |
| 民众镇 | 3.49 | 22 | 古镇镇 | 2.83 | 22 |
| 坦洲镇 | 2.98 | 23 | 板芙镇 | 2.78 | 23 |
| 西区 | 0.84 | 24 | 五桂山区 | 0.00 | 24 |
| 全市 | 9.07 | | 全市 | 7.04 | |

注：世标率即世界标化发病率。

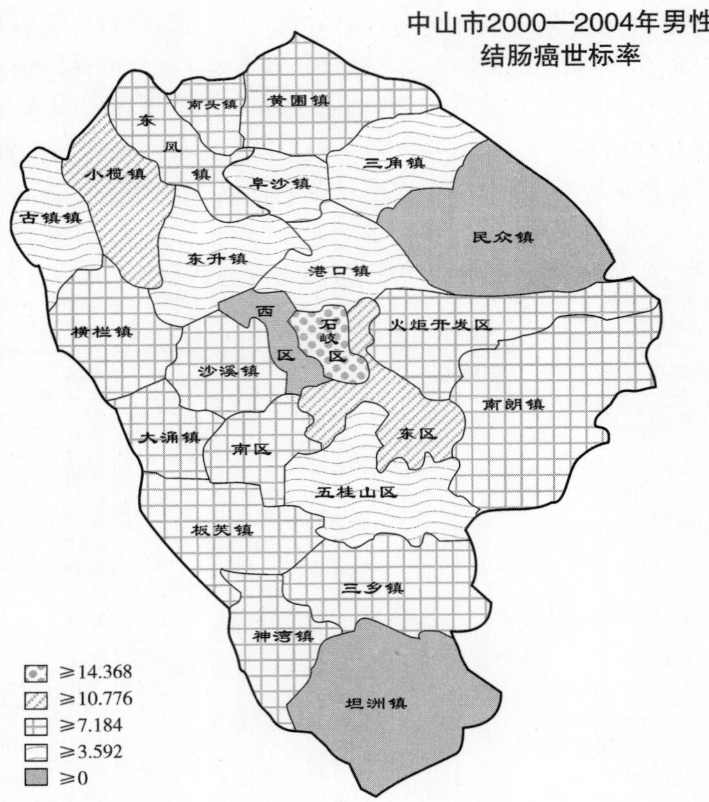


图 18　中山市 2000—2004 年男性结肠癌发病地区分布

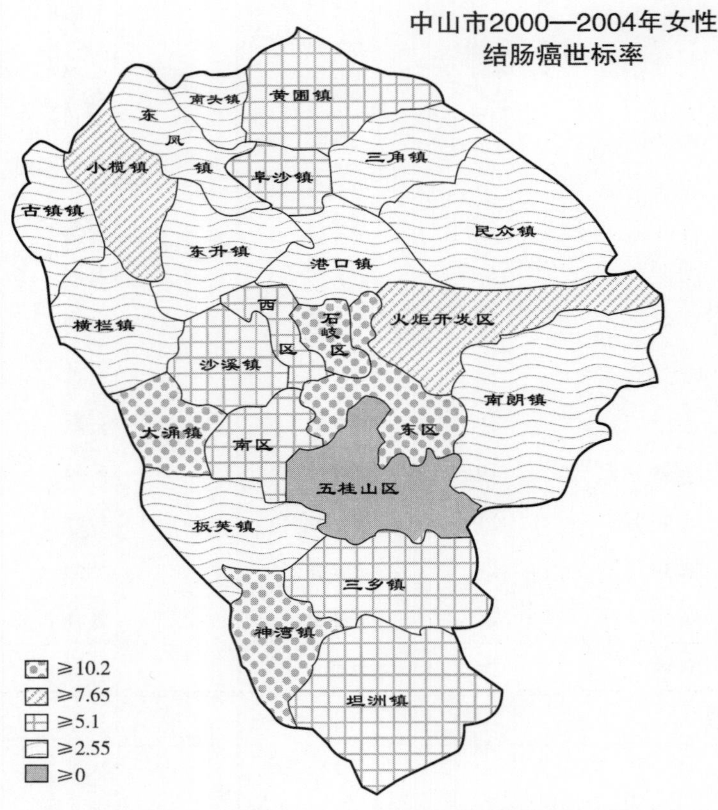


图 19　中山市 2000—2004 年女性结肠癌发病地区分布

男性直肠癌发病率最高地区依次为五桂山区、石岐区和南朗镇，其世界标化发病率分别为 $21.81/10^5$、$13.98/10^5$ 和 $13.79/10^5$，最低地区依次为火炬开发区、三角镇和板芙镇，其世界标化发病率分别为 $0.00/10^5$、$1.59/10^5$ 和 $3.25/10^5$；女性最高地区依次为三角镇、石岐区和大涌镇，其世界标化发病率分别为 $12.52/10^5$、$7.85/10^5$ 和 $7.84/10^5$，最低地区依次为五桂山区、火炬开发区和南头镇，其世界标化发病率分别为 $0.00/10^5$、$0.00/10^5$ 和 $1.27/10^5$（表 38，图 20、图 21）。

**表 38　中山市 2000—2004 年直肠癌发病地区顺位（$1/10^5$）**

| 男 | | | 女 | | |
|---|---|---|---|---|---|
| 地区 | 世标率 | 顺位 | 地区 | 世标率 | 顺位 |
| 五桂山区 | 21.81 | 1 | 三角镇 | 12.52 | 1 |
| 石岐区 | 13.98 | 2 | 石岐区 | 7.85 | 2 |
| 南朗镇 | 13.79 | 3 | 大涌镇 | 7.84 | 3 |
| 东区 | 12.50 | 4 | 东区 | 7.51 | 4 |
| 黄圃镇 | 12.05 | 5 | 小榄镇 | 7.49 | 5 |
| 神湾镇 | 11.39 | 6 | 沙溪镇 | 6.85 | 6 |
| 大涌镇 | 11.28 | 7 | 港口镇 | 6.09 | 7 |
| 南区 | 10.82 | 8 | 南朗镇 | 5.78 | 8 |
| 西区 | 10.51 | 9 | 坦洲镇 | 5.77 | 9 |
| 沙溪镇 | 10.37 | 10 | 神湾镇 | 5.19 | 10 |
| 小榄镇 | 9.84 | 11 | 三乡镇 | 5.02 | 11 |
| 三乡镇 | 9.42 | 12 | 古镇镇 | 4.94 | 12 |
| 港口镇 | 7.65 | 13 | 西区 | 4.84 | 13 |
| 东升镇 | 6.37 | 14 | 黄圃镇 | 4.53 | 14 |
| 东凤镇 | 6.28 | 15 | 板芙镇 | 4.35 | 15 |
| 横栏镇 | 6.08 | 15 | 横栏镇 | 3.39 | 16 |
| 坦洲镇 | 6.01 | 17 | 民众镇 | 3.09 | 17 |
| 南头镇 | 5.77 | 18 | 东升镇 | 2.95 | 18 |
| 阜沙镇 | 5.24 | 19 | 阜沙镇 | 2.84 | 19 |
| 古镇镇 | 4.57 | 20 | 东凤镇 | 2.82 | 20 |
| 民众镇 | 3.26 | 21 | 南区 | 2.72 | 21 |
| 板芙镇 | 3.25 | 22 | 南头镇 | 1.27 | 22 |
| 三角镇 | 1.59 | 23 | 火炬开发区 | 0.00 | 23 |
| 火炬开发区 | 0.00 | 24 | 五桂山区 | 0.00 | 23 |
| 全市 | 9.14 | | 全市 | 6.24 | |

注：世标率即世界标化发病率。

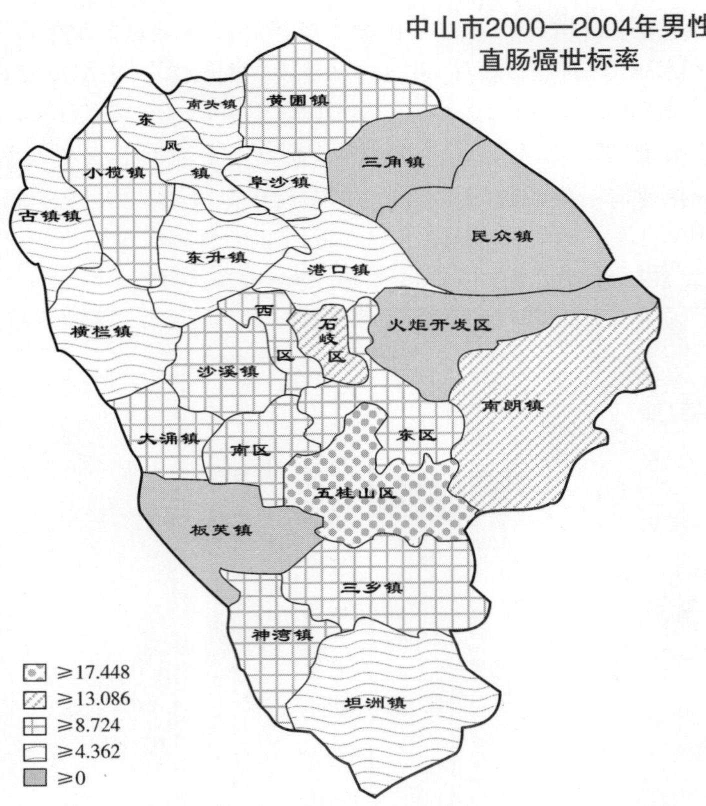


图 20　中山市 2000—2004 年男性直肠癌发病地区分布

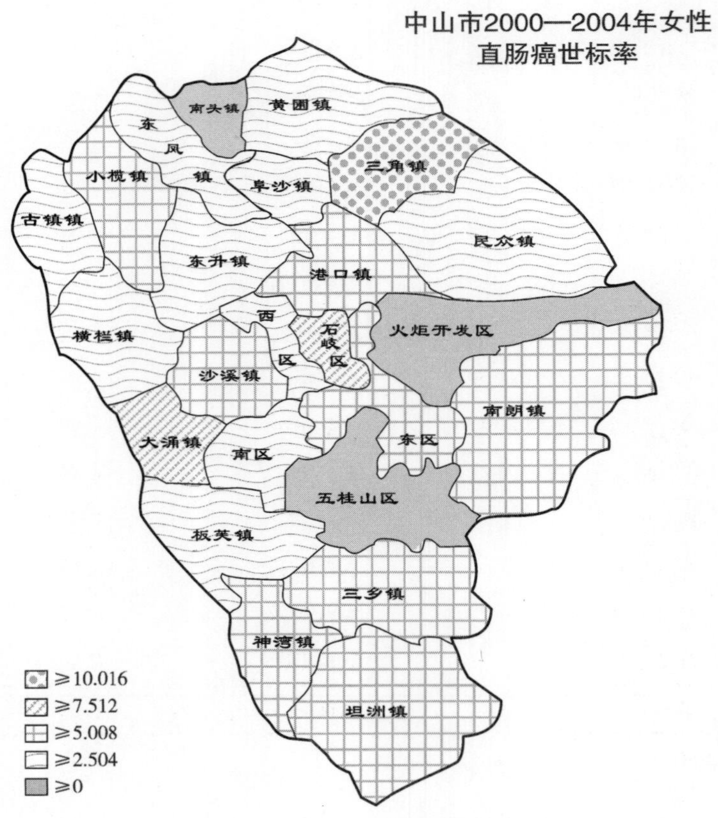


图 21　中山市 2000—2004 年女性结肠癌发病地区分布

男性肝脏和肝内胆管癌发病率最高地区依次为小榄镇、黄圃镇和阜沙镇，其世界标化发病率分别为 $43.26/10^5$、$39.26/10^5$ 和 $39.11/10^5$，最低地区依次为三乡镇、南朗镇和火炬开发区，其世界标化发病率分别为 $10.72/10^5$、$13.98/10^5$ 和 $15.83/10^5$，最高的是最低的 4.04 倍；女性最高地区依次为黄圃镇、三角镇和小榄镇，其世界标化发病率分别为 $9.97/10^5$、$9.13/10^5$ 和 $8.57/10^5$，最低地区依次为五桂山区、坦洲镇和大涌镇，其世界标化发病率分别为 $0.00/10^5$、$0.55/10^5$ 和 $1.50/10^5$（表 39，图 22、图 23）。

**表 39 中山市 2000—2004 年肝脏和肝内胆管癌发病地区顺位（$1/10^5$）**

| 男 | | | 女 | | |
|---|---|---|---|---|---|
| 地区 | 世标率 | 顺位 | 地区 | 世标率 | 顺位 |
| 小榄镇 | 43.26 | 1 | 黄圃镇 | 9.97 | 1 |
| 黄圃镇 | 39.26 | 2 | 三角镇 | 9.13 | 2 |
| 阜沙镇 | 39.11 | 3 | 小榄镇 | 8.57 | 3 |
| 西区 | 36.39 | 4 | 西区 | 7.87 | 4 |
| 南头镇 | 35.05 | 5 | 民众镇 | 7.71 | 5 |
| 横栏镇 | 31.97 | 6 | 东区 | 7.45 | 6 |
| 石岐区 | 29.73 | 7 | 阜沙镇 | 7.25 | 7 |
| 东凤镇 | 28.62 | 8 | 南朗镇 | 7.01 | 8 |
| 东区 | 28.01 | 9 | 石岐区 | 6.12 | 9 |
| 东升镇 | 27.98 | 10 | 沙溪镇 | 6.08 | 10 |
| 三角镇 | 26.84 | 11 | 东升镇 | 5.70 | 11 |
| 神湾镇 | 26.55 | 12 | 横栏镇 | 5.55 | 12 |
| 南区 | 22.88 | 13 | 东凤镇 | 5.44 | 13 |
| 港口镇 | 22.60 | 14 | 古镇镇 | 5.08 | 14 |
| 板芙镇 | 22.54 | 15 | 南区 | 4.68 | 15 |
| 民众镇 | 22.54 | 15 | 火炬开发区 | 4.29 | 16 |
| 沙溪镇 | 20.95 | 17 | 港口镇 | 4.16 | 17 |
| 大涌镇 | 19.58 | 18 | 板芙镇 | 3.89 | 18 |
| 五桂山区 | 18.81 | 19 | 三乡镇 | 3.69 | 19 |
| 古镇镇 | 17.30 | 20 | 南头镇 | 2.10 | 20 |
| 坦洲镇 | 16.00 | 21 | 神湾镇 | 2.06 | 21 |
| 火炬开发区 | 15.83 | 22 | 大涌镇 | 1.50 | 22 |
| 南朗镇 | 13.98 | 23 | 坦洲镇 | 0.55 | 23 |
| 三乡镇 | 10.72 | 23 | 五桂山区 | 0.00 | 24 |
| 全市 | 27.89 | | 全市 | 6.02 | |

注：世标率即世界标化发病率。

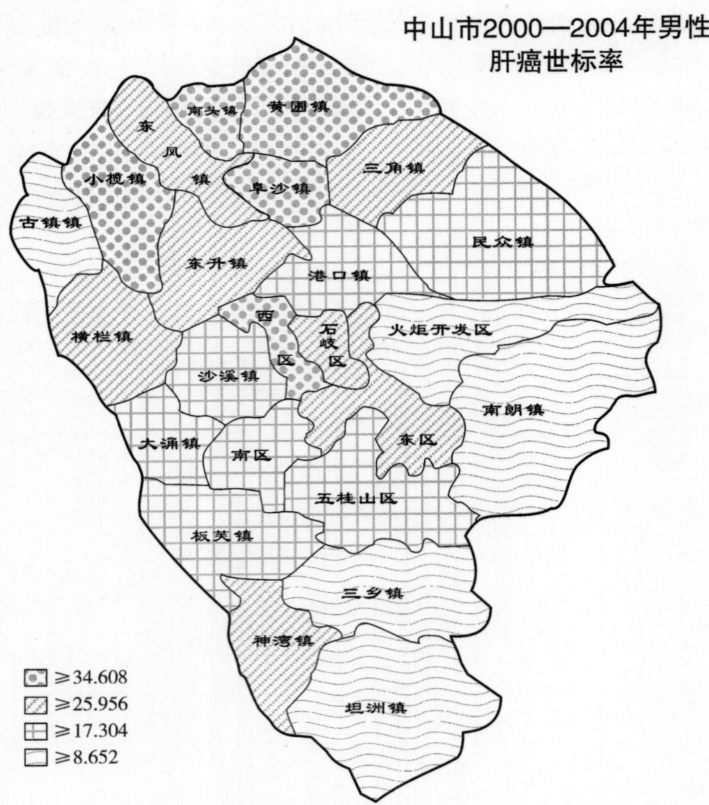


图 22　中山市 2000—2004 年男性肝脏和肝内胆管癌发病地区分布

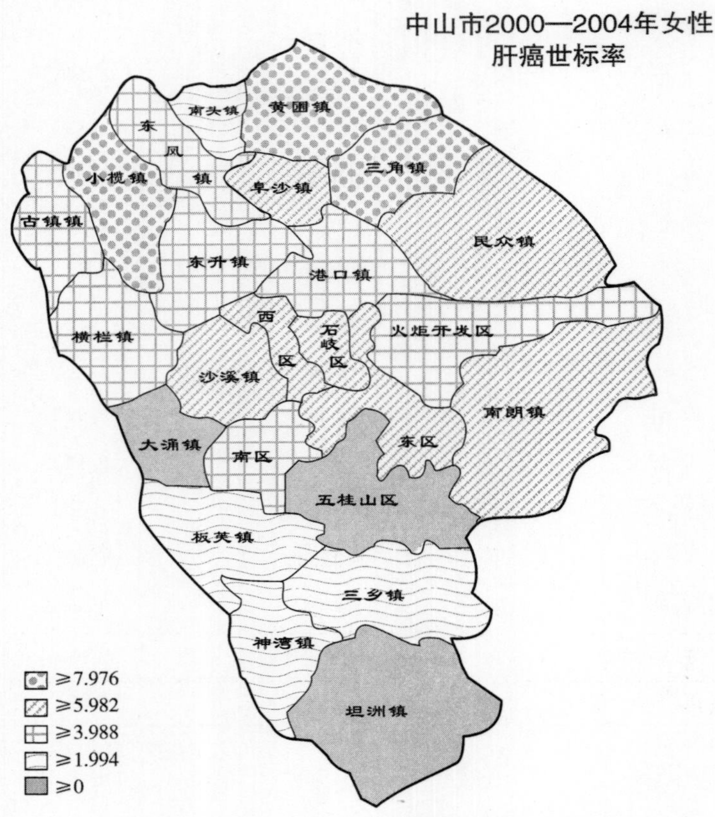


图 23　中山市 2000—2004 年女性肝脏和肝内胆管癌发病地区分布

男性喉癌发病率最高地区依次为三乡镇、黄圃镇和三角镇，其世界标化发病率分别为12.71/$10^5$、10.64/$10^5$和10.59/$10^5$，最低地区依次为五桂山区、横栏镇和古镇镇，其世界标化发病率分别为0.00/$10^5$、0.00/$10^5$和1.14/$10^5$；女性最高地区依次为坦洲镇、东凤镇和石岐区，其世界标化发病率分别为0.83/$10^5$、0.75/$10^5$和0.67/$10^5$，有19个地区世界标化发病率为0.00/$10^5$（表40，图24、图25）。

**表40 中山市2000—2004年喉癌发病地区顺位（1/$10^5$）**

| 男 | | | 女 | | |
|---|---|---|---|---|---|
| 地区 | 世标率 | 顺位 | 地区 | 世标率 | 顺位 |
| 三乡镇 | 12.71 | 1 | 坦洲镇 | 0.83 | 1 |
| 黄圃镇 | 10.64 | 2 | 东凤镇 | 0.75 | 2 |
| 三角镇 | 10.59 | 3 | 石岐区 | 0.67 | 3 |
| 南区 | 10.33 | 4 | 南朗镇 | 0.56 | 4 |
| 阜沙镇 | 8.91 | 5 | 黄圃镇 | 0.42 | 5 |
| 石岐区 | 6.85 | 6 | 东区 | 0.00 | 6 |
| 大涌镇 | 6.19 | 7 | 南区 | 0.00 | 6 |
| 东区 | 5.53 | 8 | 西区 | 0.00 | 6 |
| 小榄镇 | 4.90 | 9 | 板芙镇 | 0.00 | 6 |
| 板芙镇 | 4.64 | 10 | 大涌镇 | 0.00 | 6 |
| 民众镇 | 3.82 | 11 | 东升镇 | 0.00 | 6 |
| 火炬开发区 | 3.69 | 12 | 阜沙镇 | 0.00 | 6 |
| 坦洲镇 | 3.66 | 13 | 港口镇 | 0.00 | 6 |
| 港口镇 | 3.46 | 14 | 古镇镇 | 0.00 | 6 |
| 南头镇 | 3.25 | 15 | 横栏镇 | 0.00 | 6 |
| 沙溪镇 | 2.95 | 16 | 火炬开发区 | 0.00 | 6 |
| 南朗镇 | 2.74 | 17 | 民众镇 | 0.00 | 6 |
| 东升镇 | 2.51 | 18 | 南头镇 | 0.00 | 6 |
| 神湾镇 | 2.33 | 19 | 三角镇 | 0.00 | 6 |
| 东凤镇 | 2.20 | 20 | 三乡镇 | 0.00 | 6 |
| 西区 | 2.16 | 21 | 沙溪镇 | 0.00 | 6 |
| 古镇镇 | 1.14 | 22 | 神湾镇 | 0.00 | 6 |
| 横栏镇 | 0.00 | 23 | 五桂山区 | 0.00 | 6 |
| 五桂山区 | 0.00 | 23 | 小榄镇 | 0.00 | 6 |
| 全市 | 5.04 | | 全市 | 0.20 | |

注：世标率即世界标化发病率。

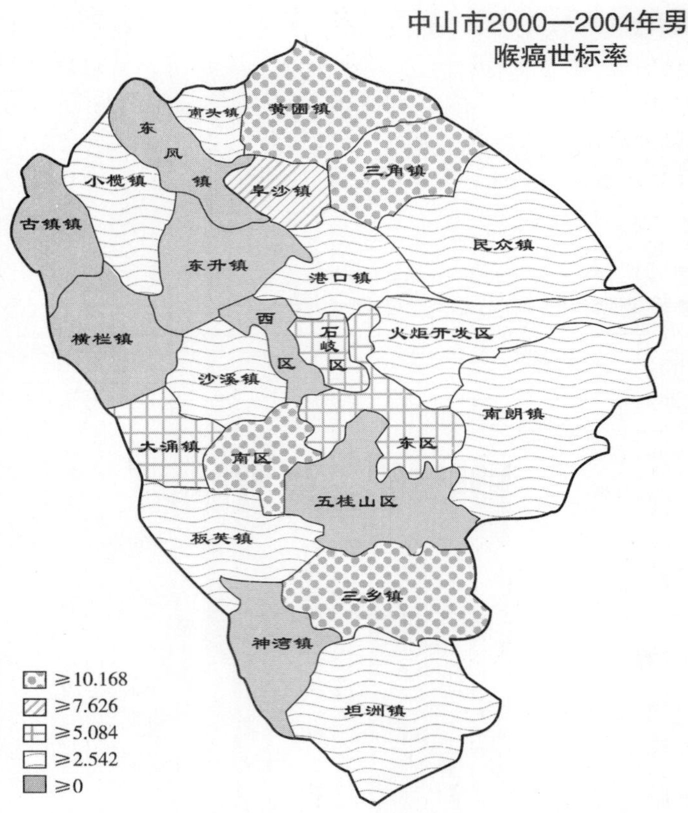


图 24　中山市 2000—2004 年男性喉癌发病地区分布

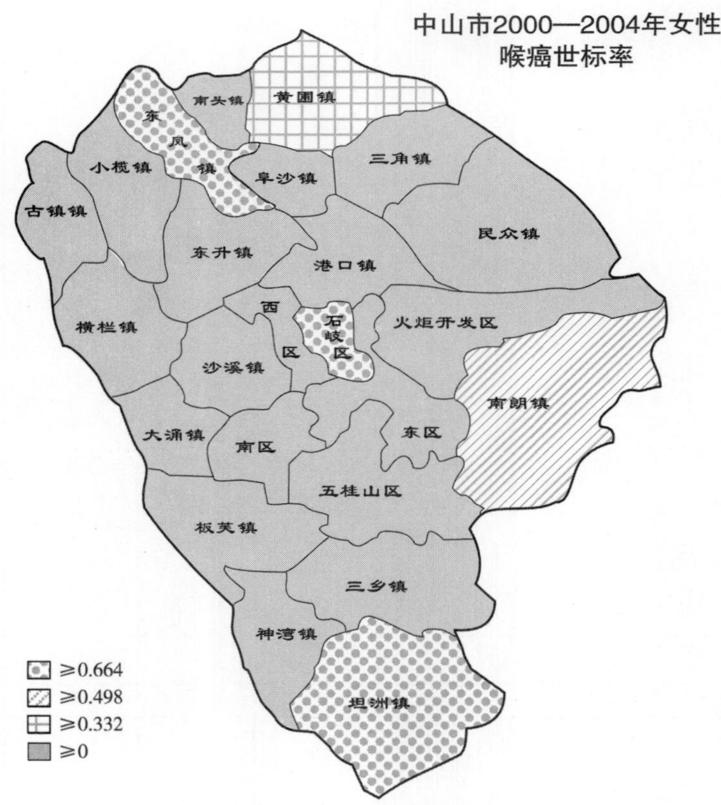


图 25　中山市 2000—2004 年女性喉癌发病地区分布

男性气管、支气管和肺癌发病率最高地区依次为南区、火炬开发区和东区，其世界标化发病率分别为 61.64/$10^5$、57.91/$10^5$ 和 56.02/$10^5$，最低地区依次为五桂山区、横栏镇和板芙镇，其世界标化发病率分别为 8.68/$10^5$、11.66/$10^5$ 和 16.74/$10^5$，最高的是最低的 7.10 倍；女性最高地区依次为小榄镇、五桂山区和大涌镇，其世界标化发病率分别为 27.24/$10^5$、24.71/$10^5$ 和 23.79/$10^5$，最低地区依次为港口镇、三乡镇和坦洲镇，其世界标化发病率分别为 7.56/$10^5$、7.67/$10^5$ 和 9.21/$10^5$，最高的是最低的 3.60 倍（表 41，图 26、图 27）。

**表 41　中山市 2000—2004 年气管、支气管和肺癌发病镇区顺位（1/$10^5$）**

| 男 | | | 女 | | |
|---|---|---|---|---|---|
| 地区 | 世标率 | 顺位 | 地区 | 世标率 | 顺位 |
| 南区 | 61.64 | 1 | 小榄镇 | 27.24 | 1 |
| 火炬开发区 | 57.91 | 2 | 五桂山区 | 24.71 | 2 |
| 东区 | 56.02 | 3 | 大涌镇 | 23.79 | 3 |
| 黄圃镇 | 55.51 | 4 | 古镇镇 | 23.65 | 4 |
| 石岐区 | 49.90 | 5 | 南区 | 21.65 | 5 |
| 小榄镇 | 48.44 | 6 | 石岐区 | 21.42 | 6 |
| 东凤镇 | 45.14 | 7 | 东凤镇 | 20.16 | 7 |
| 南朗镇 | 40.84 | 8 | 黄圃镇 | 19.51 | 8 |
| 南头镇 | 40.63 | 9 | 东区 | 18.27 | 9 |
| 三角镇 | 37.81 | 10 | 火炬开发区 | 17.28 | 10 |
| 大涌镇 | 37.21 | 11 | 西区 | 16.66 | 11 |
| 古镇镇 | 35.39 | 12 | 神湾镇 | 15.10 | 12 |
| 港口镇 | 33.06 | 13 | 三角镇 | 15.05 | 13 |
| 沙溪镇 | 29.75 | 14 | 沙溪镇 | 14.05 | 14 |
| 三乡镇 | 29.39 | 15 | 南头镇 | 13.39 | 15 |
| 西区 | 27.51 | 16 | 横栏镇 | 12.75 | 16 |
| 东升镇 | 25.74 | 17 | 民众镇 | 12.39 | 17 |
| 民众镇 | 25.52 | 18 | 东升镇 | 12.03 | 18 |
| 阜沙镇 | 24.19 | 19 | 阜沙镇 | 11.08 | 19 |
| 坦洲镇 | 23.94 | 20 | 南朗镇 | 9.62 | 20 |
| 神湾镇 | 23.81 | 21 | 板芙镇 | 9.54 | 21 |
| 板芙镇 | 16.74 | 22 | 坦洲镇 | 9.21 | 22 |
| 横栏镇 | 11.66 | 23 | 三乡镇 | 7.67 | 23 |
| 五桂山区 | 8.68 | 24 | 港口镇 | 7.56 | 24 |
| 全市 | 39.34 | | 全市 | 17.24 | |

注：世标率即世界标化发病率。

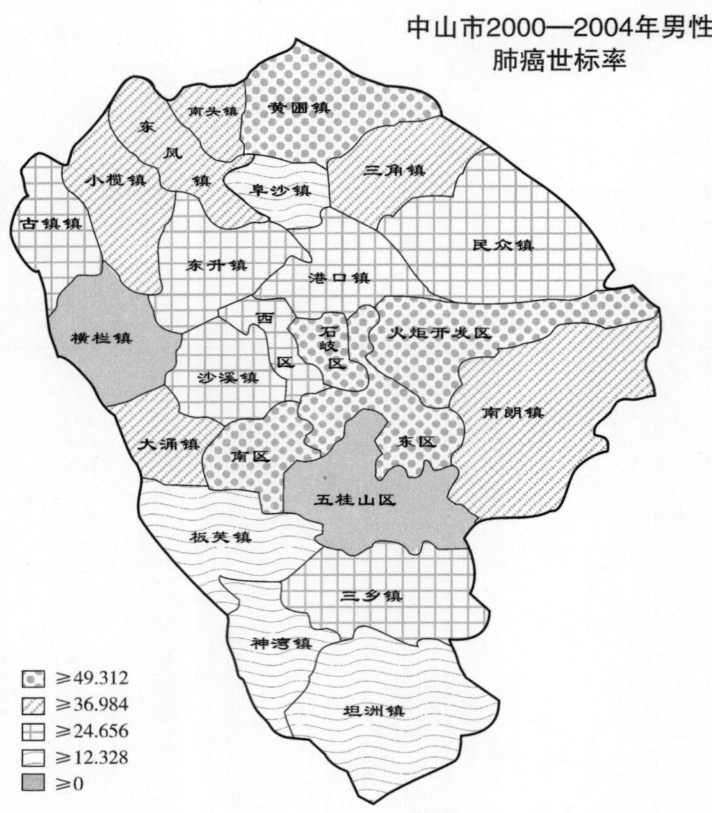


图 26　中山市 2000—2004 年男性气管、支气管和肺癌发病地区分布

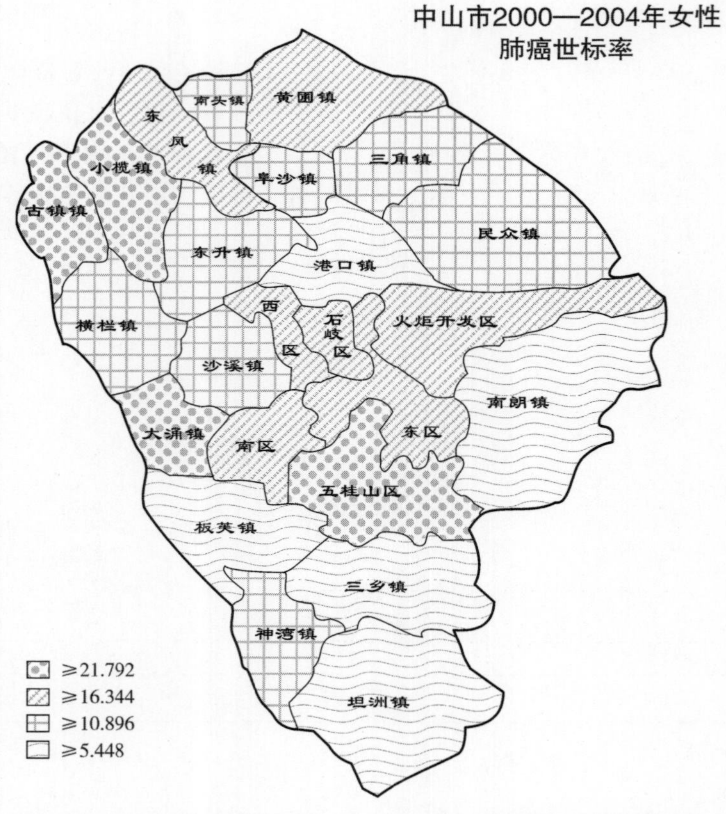


图 27　中山市 2000—2004 年女性气管、支气管和肺癌发病地区分布

女性乳房癌发病率最高地区依次为南区、石岐区和东区，其世界标化发病率分别为 36.32/$10^5$、35.12/$10^5$ 和 30.25/$10^5$，最低地区依次为民众镇、横栏镇和神湾镇，其世界标化发病率分别为 5.91/$10^5$、6.34/$10^5$ 和 7.15/$10^5$，最高的是最低的 6.15 倍（表 42，图 28）。

**表 42　中山市 2000—2004 年女性乳房癌发病地区顺位（1/$10^5$）**

| 地区 | 世标率 | 顺位 |
|---|---|---|
| 南区 | 36.32 | 1 |
| 石岐区 | 35.12 | 2 |
| 东区 | 30.25 | 3 |
| 五桂山区 | 28.70 | 4 |
| 大涌镇 | 24.66 | 5 |
| 小榄镇 | 22.51 | 6 |
| 西区 | 20.04 | 7 |
| 火炬开发区 | 19.88 | 8 |
| 阜沙镇 | 19.14 | 9 |
| 南头镇 | 16.89 | 10 |
| 三乡镇 | 16.68 | 11 |
| 古镇镇 | 15.43 | 12 |
| 沙溪镇 | 14.07 | 13 |
| 黄圃镇 | 13.90 | 14 |
| 东凤镇 | 12.33 | 15 |
| 南朗镇 | 12.31 | 16 |
| 东升镇 | 11.97 | 17 |
| 三角镇 | 11.95 | 18 |
| 港口镇 | 10.42 | 19 |
| 板芙镇 | 8.73 | 20 |
| 坦洲镇 | 8.35 | 21 |
| 神湾镇 | 7.15 | 22 |
| 横栏镇 | 6.34 | 23 |
| 民众镇 | 5.91 | 24 |
| 全市 | 18.11 | |

注：世标率即世界标化发病率。

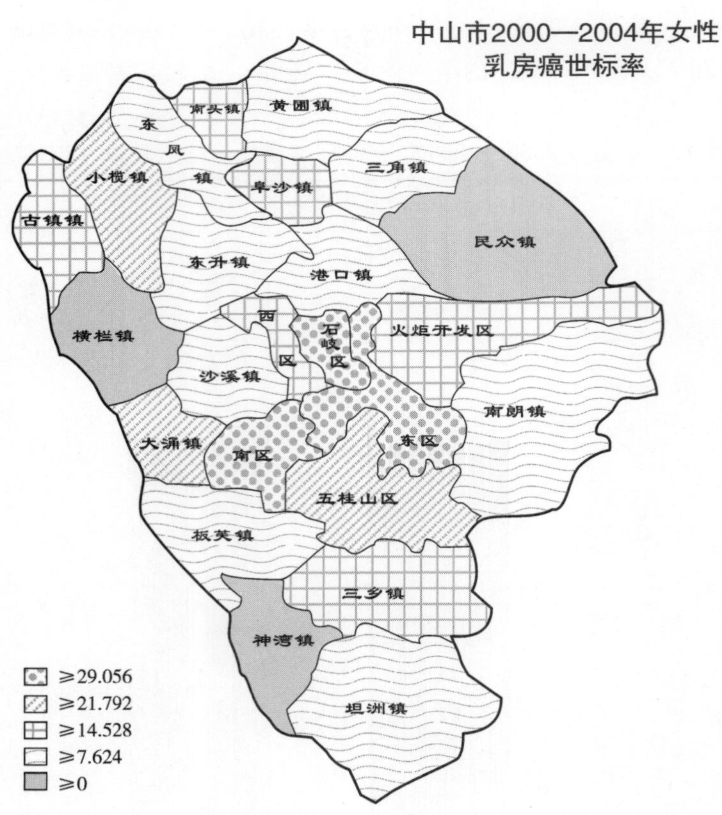


**图 28 中山市 2000—2004 年女性乳房癌发病地区分布**

女性宫体癌发病率最高地区依次为横栏镇、民众镇和板芙镇，其世界标化发病率分别为 $19.22/10^5$、$18.09/10^5$ 和 $16.93/10^5$，最低地区依次为古镇镇、三乡镇和东凤镇，其世界标化发病率分别为 $2.96/10^5$、$6.31/10^5$ 和 $6.36/10^5$，最高的是最低的 6.49 倍（表 43，图 29）。

**表 43 中山市 2000—2004 年女性宫体癌发病地区顺位（$1/10^5$）**

| 地区 | 世标率 | 顺位 |
|---|---|---|
| 横栏镇 | 19.22 | 1 |
| 民众镇 | 18.09 | 2 |
| 板芙镇 | 16.93 | 3 |
| 西区 | 16.53 | 4 |
| 三角镇 | 15.49 | 5 |
| 港口镇 | 15.43 | 6 |
| 东升镇 | 14.07 | 7 |
| 石岐区 | 13.32 | 8 |
| 黄圃镇 | 13.01 | 9 |
| 五桂山区 | 12.59 | 10 |
| 南头镇 | 11.68 | 11 |

（续上表）

| 地区 | 世标率 | 顺位 |
|---|---|---|
| 阜沙镇 | 11.56 | 12 |
| 东区 | 11.16 | 13 |
| 大涌镇 | 9.67 | 14 |
| 南朗镇 | 8.84 | 15 |
| 沙溪镇 | 8.54 | 16 |
| 火炬开发区 | 8.19 | 17 |
| 南区 | 6.93 | 18 |
| 坦洲镇 | 6.55 | 19 |
| 神湾镇 | 6.54 | 20 |
| 小榄镇 | 6.44 | 21 |
| 东凤镇 | 6.36 | 22 |
| 三乡镇 | 6.31 | 23 |
| 古镇镇 | 2.96 | 24 |
| 全市 | 11.23 | |

注：世标率即世界标化发病率。

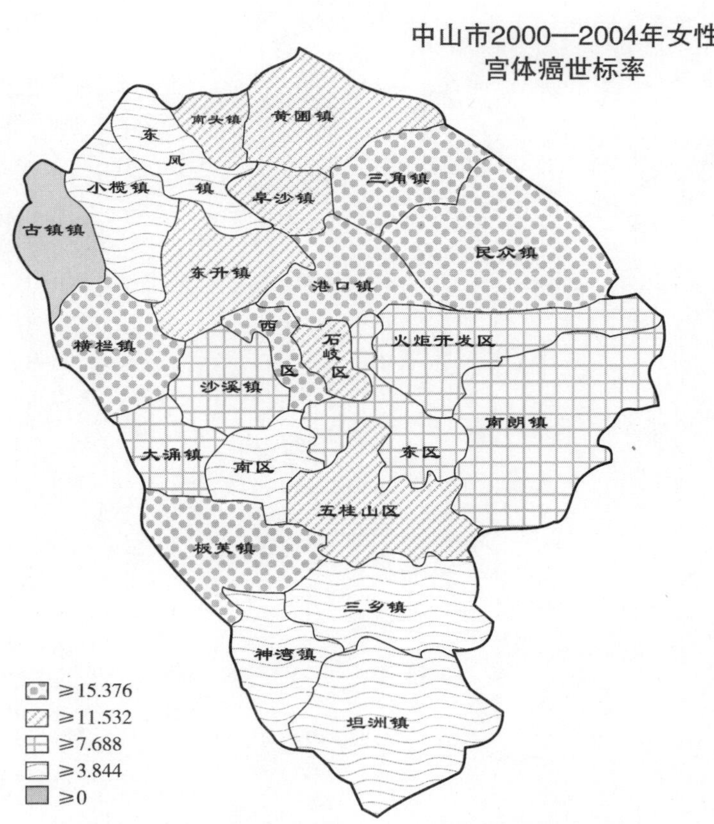


图29　中山市2000—2004年女性宫体癌发病地区分布

男性膀胱癌发病率最高地区依次为大涌镇、东区和石岐区，其世界标化发病率分别为 12.06/$10^5$、9.88/$10^5$ 和 9.17/$10^5$，最低地区依次为阜沙镇、横栏镇和南朗镇，其世界标化发病率分别为 0.87/$10^5$、1.30/$10^5$ 和 2.22/$10^5$，最高的是最低的 13.86 倍；女性最高地区依次为南区、五桂山区和石岐区，其世界标化发病率分别为 3.56/$10^5$、3.56/$10^5$ 和 2.14/$10^5$，有 6 个地区的世界标化发病率为 0.00/$10^5$（表 44，图 30、图 31）。

**表 44　中山市 2000—2004 年膀胱癌发病地区顺位（1/$10^5$）**

| 男 | | | 女 | | |
|---|---|---|---|---|---|
| 地区 | 世标率 | 顺位 | 地区 | 世标率 | 顺位 |
| 大涌镇 | 12.06 | 1 | 南区 | 3.56 | 1 |
| 东区 | 9.88 | 2 | 五桂山区 | 3.56 | 1 |
| 石岐区 | 9.17 | 3 | 石岐区 | 2.14 | 3 |
| 南区 | 8.35 | 4 | 大涌镇 | 1.62 | 4 |
| 沙溪镇 | 7.42 | 5 | 南头镇 | 1.60 | 5 |
| 小榄镇 | 6.22 | 6 | 火炬开发区 | 1.52 | 6 |
| 火炬开发区 | 5.99 | 7 | 港口镇 | 1.50 | 7 |
| 民众镇 | 5.80 | 8 | 西区 | 1.33 | 8 |
| 古镇镇 | 5.01 | 9 | 东凤镇 | 1.18 | 9 |
| 南头镇 | 5.01 | 10 | 小榄镇 | 1.14 | 10 |
| 板芙镇 | 4.78 | 11 | 南朗镇 | 0.89 | 11 |
| 黄圃镇 | 4.44 | 12 | 黄圃镇 | 0.88 | 12 |
| 坦洲镇 | 4.34 | 13 | 横栏镇 | 0.72 | 13 |
| 五桂山区 | 4.19 | 14 | 三角镇 | 0.64 | 14 |
| 港口镇 | 4.12 | 15 | 东区 | 0.63 | 15 |
| 三乡镇 | 3.83 | 16 | 三乡镇 | 0.60 | 16 |
| 三角镇 | 3.69 | 17 | 东升镇 | 0.39 | 17 |
| 东升镇 | 3.63 | 18 | 古镇镇 | 0.33 | 18 |
| 西区 | 2.95 | 19 | 板芙镇 | 0.00 | 19 |
| 神湾镇 | 2.77 | 20 | 阜沙镇 | 0.00 | 19 |
| 东凤镇 | 2.59 | 21 | 民众镇 | 0.00 | 19 |
| 南朗镇 | 2.22 | 22 | 沙溪镇 | 0.00 | 19 |
| 横栏镇 | 1.30 | 23 | 神湾镇 | 0.00 | 19 |
| 阜沙镇 | 0.87 | 24 | 坦洲镇 | 0.00 | 19 |
| 全市 | 5.51 | | 全市 | 1.00 | |

注：世标率即世界标化发病率。

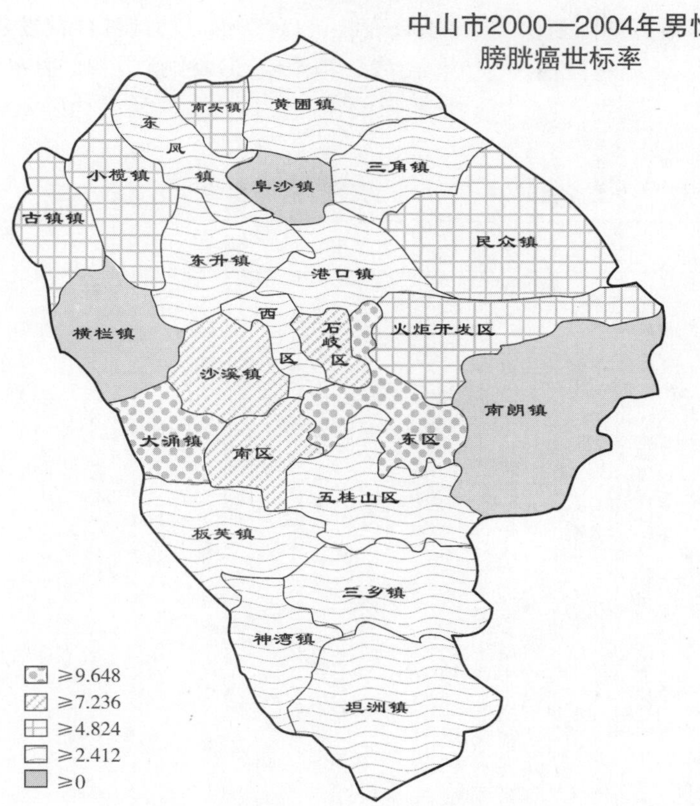


图 30　中山市 2000—2004 年男性膀胱癌发病地区分布

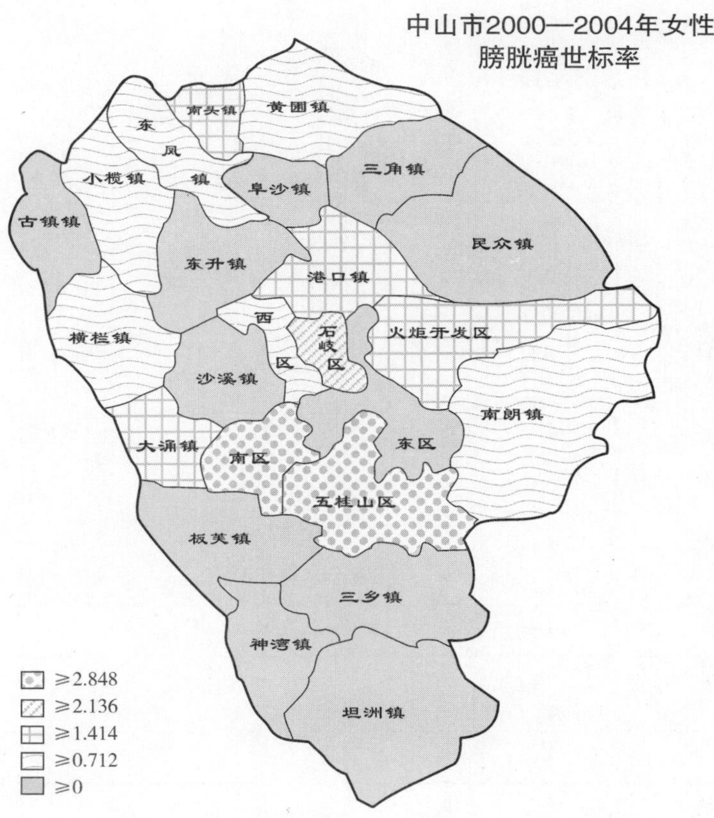


图 31　中山市 2000—2004 年女性膀胱癌发病地区分布

女性卵巢癌发病率最高地区依次为三乡镇、西区和南朗镇，其世界标化发病率分别为 6.16/$10^5$、6.15/$10^5$ 和 5.76/$10^5$，最低地区依次为五桂山区、神湾镇和阜沙镇，其世界标化发病率均为 0.00/$10^5$（表 45，图 32）。

**表 45　中山市 2000—2004 年女性卵巢癌发病地区顺位（1/$10^5$）**

| 地区 | 世标率 | 顺位 |
|---|---|---|
| 三乡镇 | 6.16 | 1 |
| 西区 | 6.15 | 2 |
| 南朗镇 | 5.76 | 3 |
| 石岐区 | 5.07 | 4 |
| 古镇镇 | 4.97 | 5 |
| 坦洲镇 | 4.65 | 6 |
| 南区 | 4.38 | 7 |
| 东凤镇 | 4.22 | 8 |
| 小榄镇 | 4.17 | 9 |
| 黄圃镇 | 3.90 | 10 |
| 沙溪镇 | 3.78 | 11 |
| 东升镇 | 3.63 | 12 |
| 南头镇 | 3.47 | 13 |
| 东区 | 3.43 | 14 |
| 港口镇 | 3.08 | 15 |
| 横栏镇 | 3.07 | 16 |
| 三角镇 | 2.68 | 17 |
| 火炬开发区 | 2.60 | 18 |
| 民众镇 | 2.59 | 19 |
| 板芙镇 | 2.08 | 20 |
| 大涌镇 | 1.33 | 21 |
| 阜沙镇 | 0.00 | 22 |
| 神湾镇 | 0.00 | 22 |
| 五桂山区 | 0.00 | 22 |
| 全市 | 3.80 | |

注：世标率即世界标化发病率。

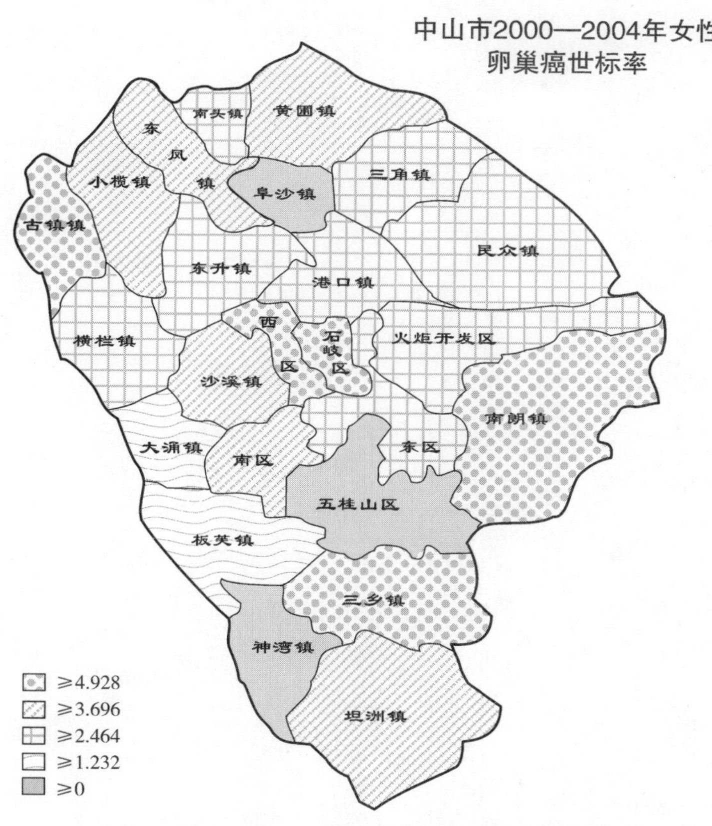


图 32　中山市 2000—2004 年女性卵巢癌发病地区分布

男性非霍奇金氏病发病率最高地区依次为五桂山区、西区和坦洲镇，其世界标化发病率分别为 $9.24/10^5$、$7.29/10^5$ 和 $7.29/10^5$，最低地区依次为神湾镇、阜沙镇和东凤镇，其世界标化发病率分别为 $0.00/10^5$、$1.04/10^5$ 和 $1.10/10^5$；女性最高地区依次为南区、三乡镇和石岐区，其世界标化发病率分别为 $7.45/10^5$、$6.44/10^5$ 和 $5.83/10^5$，最低地区依次为五桂山区、大涌镇和板芙镇，其世界标化发病率均为 $0.00/10^5$（表 46，图 33、图 34）。

表 46　中山市 2000—2004 年非霍奇金氏病发病地区顺位（$1/10^5$）

| 男 | | | 女 | | |
|---|---|---|---|---|---|
| 地区 | 世标率 | 顺位 | 地区 | 世标率 | 顺位 |
| 五桂山区 | 9.24 | 1 | 南区 | 7.45 | 1 |
| 西区 | 7.29 | 2 | 三乡镇 | 6.44 | 2 |
| 坦洲镇 | 7.29 | 2 | 石岐区 | 5.83 | 3 |
| 小榄镇 | 7.24 | 4 | 小榄镇 | 4.16 | 4 |
| 横栏镇 | 6.67 | 5 | 黄圃镇 | 3.71 | 5 |
| 东升镇 | 5.53 | 6 | 东升镇 | 3.49 | 6 |
| 南区 | 5.18 | 7 | 神湾镇 | 3.36 | 7 |
| 石岐区 | 5.14 | 8 | 古镇镇 | 3.11 | 8 |
| 东区 | 5.05 | 9 | 横栏镇 | 2.39 | 9 |
| 板芙镇 | 4.69 | 10 | 西区 | 2.35 | 10 |

（续上表）

| 男 | | | 女 | | |
|---|---|---|---|---|---|
| 地区 | 世标率 | 顺位 | 地区 | 世标率 | 顺位 |
| 黄圃镇 | 4.16 | 11 | 民众镇 | 2.19 | 11 |
| 港口镇 | 4.10 | 12 | 坦洲镇 | 2.02 | 12 |
| 火炬开发区 | 3.81 | 13 | 东凤镇 | 2.00 | 13 |
| 南朗镇 | 3.81 | 13 | 东区 | 1.97 | 14 |
| 三乡镇 | 3.49 | 15 | 三角镇 | 1.69 | 15 |
| 大涌镇 | 3.05 | 16 | 沙溪镇 | 1.55 | 16 |
| 南头镇 | 3.04 | 17 | 南头镇 | 1.41 | 17 |
| 古镇镇 | 2.92 | 18 | 南朗镇 | 1.36 | 18 |
| 三角镇 | 2.82 | 19 | 阜沙镇 | 1.24 | 19 |
| 沙溪镇 | 2.72 | 20 | 港口镇 | 1.18 | 20 |
| 民众镇 | 1.47 | 21 | 火炬开发区 | 0.48 | 21 |
| 东凤镇 | 1.10 | 22 | 板芙镇 | 0.00 | 22 |
| 阜沙镇 | 1.04 | 23 | 大涌镇 | 0.00 | 22 |
| 神湾镇 | 0.00 | 24 | 五桂山区 | 0.00 | 22 |
| 全市 | 4.42 | | 全市 | 2.94 | |

注：世标率即世界标化发病率。

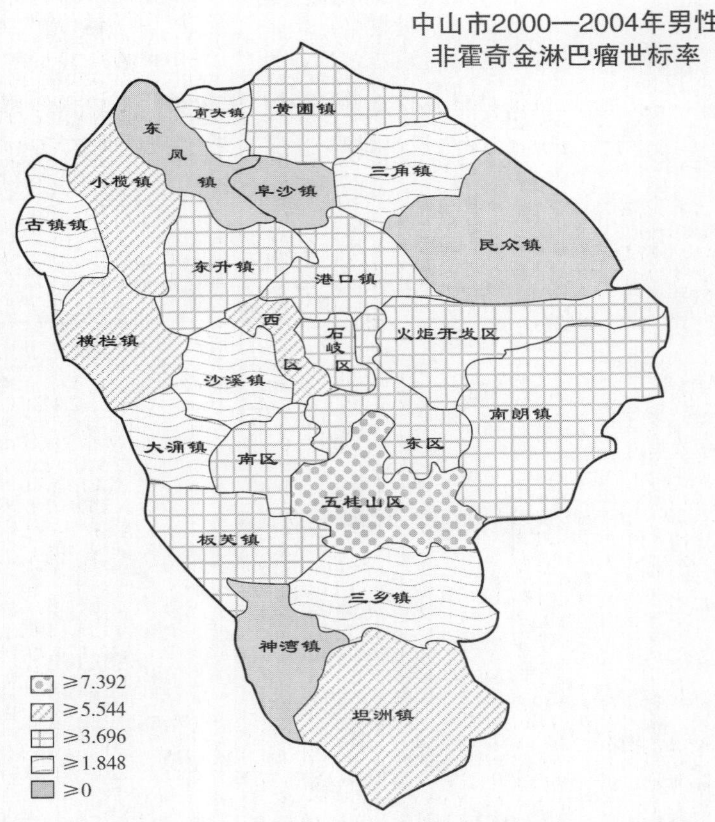


图 33　中山市 2000—2004 年男性非霍奇金淋巴瘤发病地区分布

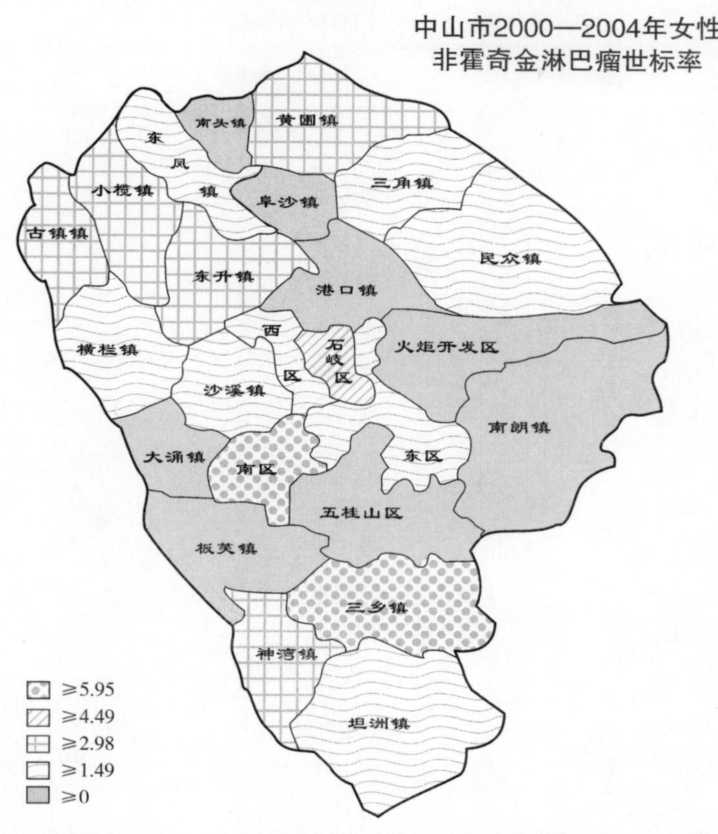


图 34　中山市 2000—2004 年女性非霍奇金淋巴瘤发病地区分布

男性鼻咽癌发病率最高地区依次为五桂山区、阜沙镇和南朗镇，其世界标化发病率分别为 $46.38/10^5$、$40.74/10^5$ 和 $35.12/10^5$，最低地区依次为南区、西区和古镇镇，其世界标化发病率分别为 $11.26/10^5$、$18.64/10^5$ 和 $19.99/10^5$，最高的是最低的 4.12 倍；女性最高地区依次为五桂山区、东升镇和大涌镇，其世界标化发病率分别为 $21.63/10^5$、$16.99/10^5$ 和 $16.58/10^5$，最低地区依次为小榄镇、三乡镇和南区，其世界标化发病率分别为 $5.27/10^5$、$5.70/10^5$ 和 $7.02/10^5$，最高的是最低的 4.10 倍（表 47，图 35、图 36）。

表 47　中山市 2000—2004 年鼻咽癌发病镇区顺位（$1/10^5$）

| 男 | | | 女 | | |
|---|---|---|---|---|---|
| 地区 | 世标率 | 顺位 | 地区 | 世标率 | 顺位 |
| 五桂山区 | 46.38 | 1 | 五桂山区 | 21.63 | 1 |
| 阜沙镇 | 40.74 | 2 | 东升镇 | 16.99 | 2 |
| 南朗镇 | 35.12 | 3 | 大涌镇 | 16.58 | 3 |
| 神湾镇 | 34.01 | 4 | 港口镇 | 14.60 | 4 |
| 黄圃镇 | 29.09 | 5 | 火炬开发区 | 14.59 | 5 |
| 坦洲镇 | 28.17 | 6 | 板芙镇 | 13.99 | 6 |
| 火炬开发区 | 27.87 | 7 | 神湾镇 | 13.25 | 7 |
| 东区 | 27.73 | 8 | 民众镇 | 12.53 | 8 |

（续上表）

| 男 | | | 女 | | |
|---|---|---|---|---|---|
| 地区 | 世标率 | 顺位 | 地区 | 世标率 | 顺位 |
| 三角镇 | 27.49 | 9 | 东区 | 12.27 | 9 |
| 横栏镇 | 25.57 | 10 | 阜沙镇 | 10.84 | 10 |
| 板芙镇 | 24.53 | 11 | 坦洲镇 | 10.71 | 11 |
| 大涌镇 | 24.40 | 12 | 古镇镇 | 10.47 | 12 |
| 东升镇 | 24.39 | 13 | 南朗镇 | 10.32 | 13 |
| 沙溪镇 | 24.37 | 14 | 东凤镇 | 10.24 | 14 |
| 民众镇 | 24.35 | 15 | 沙溪镇 | 9.92 | 15 |
| 石岐区 | 24.22 | 16 | 黄圃镇 | 9.71 | 16 |
| 港口镇 | 23.21 | 17 | 西区 | 9.68 | 17 |
| 东凤镇 | 21.74 | 18 | 横栏镇 | 9.57 | 18 |
| 三乡镇 | 21.50 | 19 | 三角镇 | 9.07 | 19 |
| 南头镇 | 21.41 | 20 | 南头镇 | 8.82 | 20 |
| 小榄镇 | 20.30 | 21 | 石岐区 | 8.19 | 21 |
| 古镇镇 | 19.99 | 22 | 南区 | 7.02 | 22 |
| 西区 | 18.64 | 23 | 三乡镇 | 5.70 | 23 |
| 南区 | 11.26 | 24 | 小榄镇 | 5.27 | 24 |
| 全市 | 25.52 | | 全市 | 10.57 | |

注：世标率即世界标化发病率。

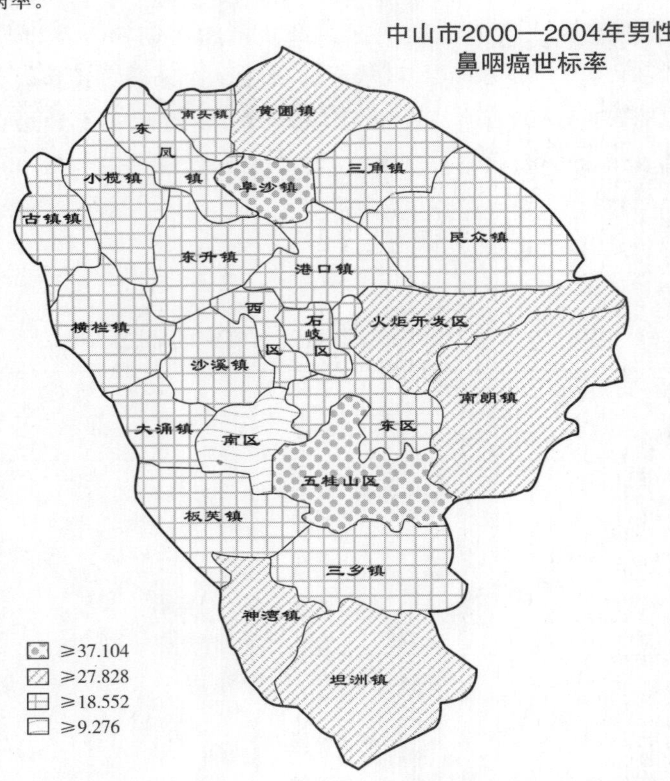


图 35 中山市 2000—2004 年男性鼻咽癌发病地区分布

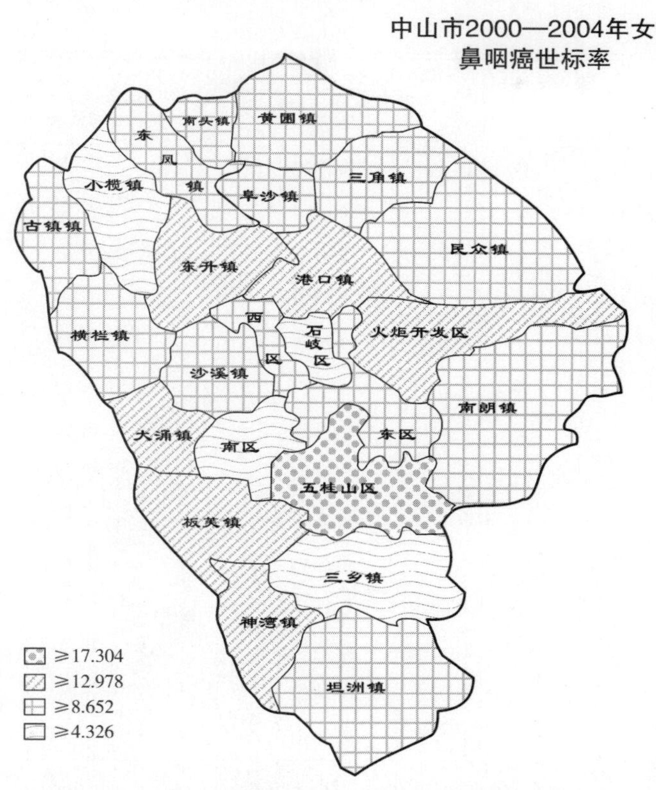


图 36　中山市 2000—2004 年女性鼻咽癌发病地区分布

男性肝外胆管癌发病率最高地区依次为大涌镇、古镇镇和东升镇，其世界标化发病率分别为 $7.22/10^5$、$6.91/10^5$ 和 $6.29/10^5$，最低地区依次为西区、东区和民众镇，其世界标化发病率分别为 $0.00/10^5$、$0.50/10^5$ 和 $0.52/10^5$；女性最高地区依次为板芙镇、南头镇和东凤镇，其世界标化发病率分别为 $6.48/10^5$、$5.48/10^5$ 和 $5.24/10^5$，有 4 个地区世界标化发病率为 $0.00/10^5$（表 48，图37、图 38）。

表 48　中山市 2000—2004 年肝外胆管癌发病镇区顺位（$1/10^5$）

| 男 | | | 女 | | |
|---|---|---|---|---|---|
| 地区 | 世标率 | 顺位 | 地区 | 世标率 | 顺位 |
| 大涌镇 | 7.22 | 1 | 板芙镇 | 6.48 | 1 |
| 古镇镇 | 6.91 | 2 | 南头镇 | 5.48 | 2 |
| 东升镇 | 6.29 | 3 | 东凤镇 | 5.24 | 3 |
| 小榄镇 | 5.87 | 4 | 古镇镇 | 4.39 | 4 |
| 黄圃镇 | 5.82 | 5 | 黄圃镇 | 3.87 | 5 |
| 阜沙镇 | 5.64 | 6 | 火炬开发区 | 3.08 | 6 |
| 东凤镇 | 4.53 | 7 | 小榄镇 | 2.88 | 7 |
| 南区 | 4.40 | 8 | 南区 | 2.55 | 8 |
| 五桂山区 | 4.19 | 9 | 东升镇 | 2.52 | 9 |
| 火炬开发区 | 4.13 | 10 | 港口镇 | 2.52 | 9 |

（续上表）

| 男 | | | 女 | | |
|---|---|---|---|---|---|
| 地区 | 世标率 | 顺位 | 地区 | 世标率 | 顺位 |
| 石岐区 | 4.01 | 11 | 横栏镇 | 2.42 | 11 |
| 板芙镇 | 3.98 | 12 | 东区 | 2.38 | 12 |
| 港口镇 | 3.85 | 13 | 阜沙镇 | 2.26 | 13 |
| 坦洲镇 | 2.80 | 14 | 大涌镇 | 1.91 | 14 |
| 南头镇 | 2.63 | 15 | 沙溪镇 | 1.69 | 15 |
| 南朗镇 | 2.20 | 16 | 石岐区 | 1.48 | 16 |
| 神湾镇 | 1.94 | 17 | 三乡镇 | 1.06 | 17 |
| 三乡镇 | 1.58 | 18 | 三角镇 | 0.82 | 18 |
| 三角镇 | 1.53 | 19 | 民众镇 | 0.81 | 19 |
| 沙溪镇 | 1.44 | 20 | 坦洲镇 | 0.53 | 20 |
| 横栏镇 | 1.43 | 21 | 西区 | 0.00 | 21 |
| 民众镇 | 0.52 | 22 | 南朗镇 | 0.00 | 21 |
| 东区 | 0.50 | 23 | 神湾镇 | 0.00 | 21 |
| 西区 | 0.00 | 24 | 五桂山区 | 0.00 | 21 |
| 全市 | 3.80 | | 全市 | 2.48 | |

注：世标率即世界标化发病率。

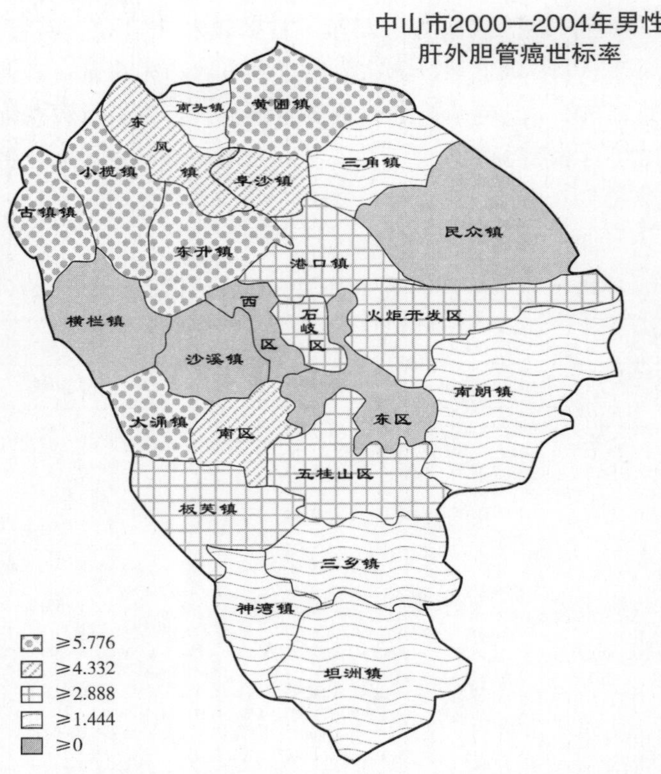


图 37　中山市 2000—2004 年男性肝外胆管癌发病地区分布

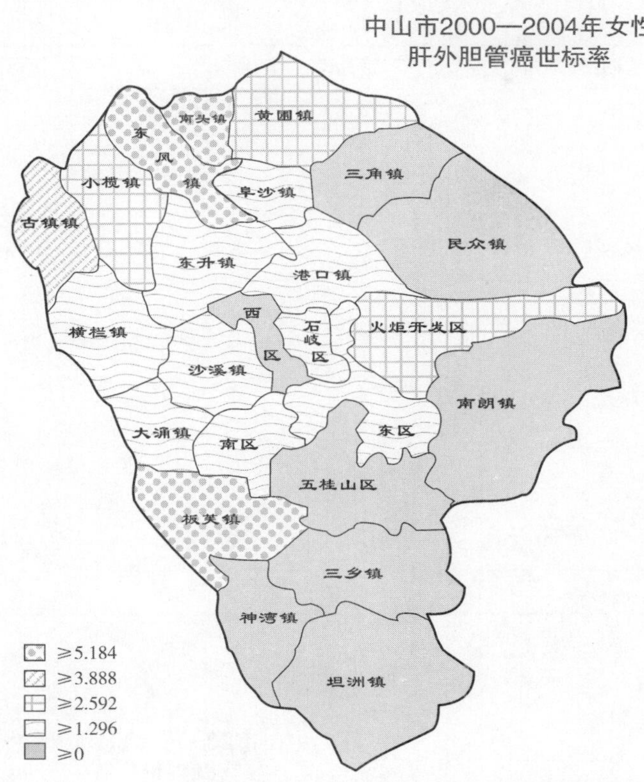


图 38　中山市 2000—2004 年女性肝外胆管癌发病地区分布

女性宫颈癌发病率最高地区依次为五桂山区、大涌镇和西区，其世界标化发病率分别为 $9.83/10^5$、$9.67/10^5$ 和 $8.42/10^5$，最低地区依次为横栏镇、坦洲镇和南头镇，其世界标化发病率分别为 $0.72/10^5$、$2.52/10^5$ 和 $2.56/10^5$，最高的是最低的 13.65 倍（表 49，图 39）。

表 49　中山市 2000—2004 年女性宫颈癌发病地区顺位（$1/10^5$）

| 地区 | 世标率 | 顺位 |
|---|---|---|
| 五桂山区 | 9.83 | 1 |
| 大涌镇 | 9.67 | 2 |
| 西区 | 8.42 | 3 |
| 石岐区 | 8.03 | 4 |
| 南区 | 7.48 | 5 |
| 沙溪镇 | 7.31 | 6 |
| 神湾镇 | 7.27 | 7 |
| 阜沙镇 | 7.09 | 8 |
| 港口镇 | 6.38 | 9 |
| 东区 | 5.63 | 10 |
| 三角镇 | 5.49 | 11 |
| 小榄镇 | 4.67 | 12 |
| 东升镇 | 4.62 | 13 |

（续上表）

| 地区 | 世标率 | 顺位 |
|---|---|---|
| 南朗镇 | 4.60 | 14 |
| 三乡镇 | 4.53 | 15 |
| 板芙镇 | 4.49 | 16 |
| 黄圃镇 | 4.26 | 17 |
| 民众镇 | 4.04 | 18 |
| 火炬开发区 | 3.90 | 19 |
| 东凤镇 | 3.46 | 20 |
| 古镇镇 | 3.23 | 21 |
| 南头镇 | 2.56 | 22 |
| 坦洲镇 | 2.52 | 23 |
| 横栏镇 | 0.72 | 24 |
| 全市 | 5.37 | |

注：世标率即世界标化发病率。

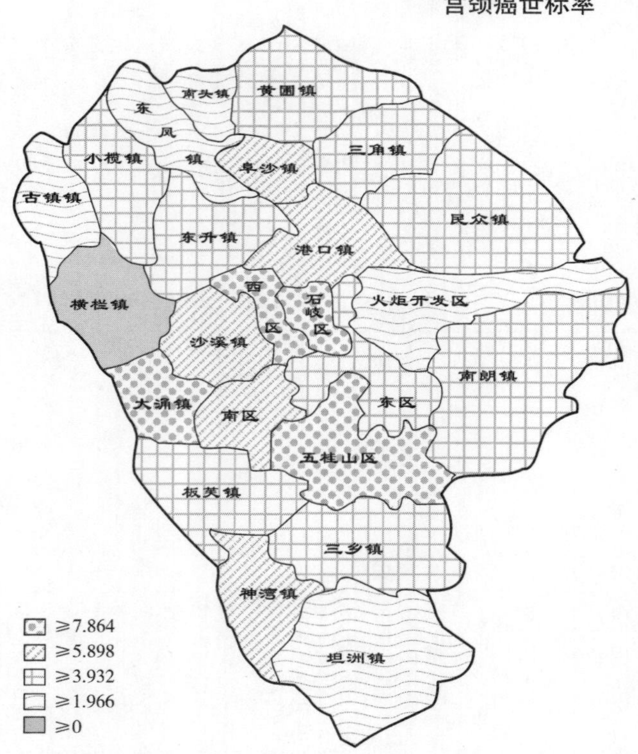


**图 39　中山市 2000—2004 年女性宫颈癌发病地区分布**

男性脑、神经系统肿瘤发病率最高地区依次为西区、三乡镇和东区，其世界标化发病率分别为 $12.45/10^5$、$8.04/10^5$ 和 $6.57/10^5$，最低地区依次为五桂山区、东升镇和大涌镇，其世界标化发病率均为 0.00/$10^5$；女性最高地区依次为西区、东区和古镇镇，其世界标化发病率分别为 16.72/$10^5$、7.18/$10^5$ 和 6.67/$10^5$，最低地区依次为横栏镇、民众镇和小榄镇，其世界标化发病率分别为 0.53/$10^5$、1.35/$10^5$ 和 1.93/$10^5$，最高的是最低的 31.55 倍（表 50，图 40、图 41）。

**表 50　中山市 2000—2004 年脑、神经系统肿瘤发病镇区顺位（1/$10^5$）**

| 男 | | | 女 | | |
|---|---|---|---|---|---|
| 地区 | 世标率 | 顺位 | 地区 | 世标率 | 顺位 |
| 西区 | 12.45 | 1 | 西区 | 16.72 | 1 |
| 三乡镇 | 8.04 | 2 | 东区 | 7.18 | 2 |
| 东区 | 6.57 | 3 | 古镇镇 | 6.67 | 3 |
| 南区 | 6.26 | 4 | 石岐区 | 6.58 | 4 |
| 港口镇 | 5.96 | 5 | 神湾镇 | 5.10 | 5 |
| 神湾镇 | 5.47 | 6 | 火炬开发区 | 5.05 | 6 |
| 阜沙镇 | 5.34 | 7 | 港口镇 | 4.75 | 7 |
| 石岐区 | 4.76 | 8 | 南头镇 | 4.35 | 8 |
| 小榄镇 | 4.22 | 9 | 南朗镇 | 4.24 | 9 |
| 东凤镇 | 4.17 | 10 | 东凤镇 | 3.87 | 10 |
| 沙溪镇 | 3.70 | 11 | 沙溪镇 | 3.73 | 11 |
| 黄圃镇 | 3.69 | 12 | 阜沙镇 | 3.58 | 12 |
| 三角镇 | 3.20 | 13 | 五桂山区 | 3.37 | 13 |
| 南朗镇 | 3.00 | 14 | 三角镇 | 3.27 | 14 |
| 火炬开发区 | 2.85 | 15 | 坦洲镇 | 3.15 | 15 |
| 古镇镇 | 2.54 | 16 | 三乡镇 | 2.64 | 16 |
| 南头镇 | 1.80 | 17 | 黄圃镇 | 2.56 | 17 |
| 横栏镇 | 1.60 | 18 | 大涌镇 | 2.53 | 18 |
| 民众镇 | 1.32 | 19 | 东升镇 | 2.35 | 19 |
| 板芙镇 | 1.10 | 20 | 板芙镇 | 2.14 | 20 |
| 坦洲镇 | 0.99 | 21 | 南区 | 2.01 | 21 |
| 大涌镇 | 0.00 | 22 | 小榄镇 | 1.93 | 22 |
| 东升镇 | 0.00 | 22 | 民众镇 | 1.35 | 23 |
| 五桂山区 | 0.00 | 22 | 横栏镇 | 0.53 | 24 |
| 全市 | 3.75 | | 全市 | 4.08 | |

注：世标率即世界标化发病率。

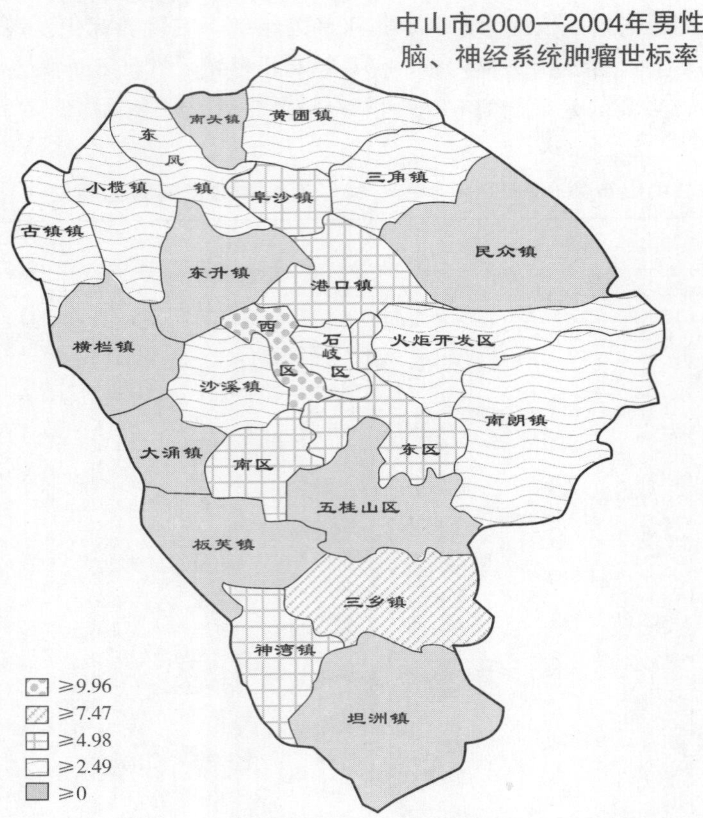


图 40　中山市 2000—2004 年男性脑、神经系统肿瘤发病地区分布

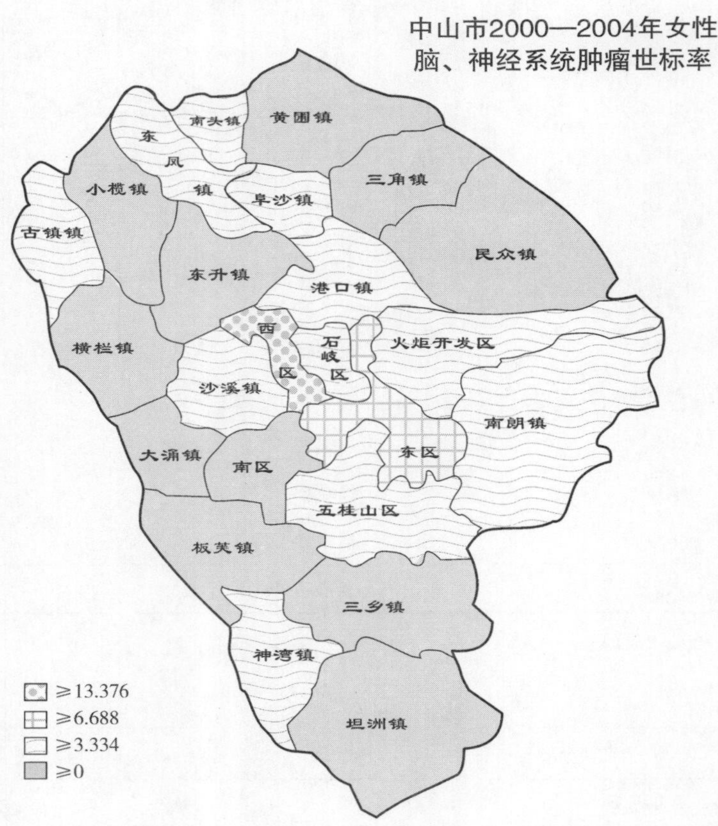


图 41　中山市 2000—2004 年女性脑、神经系统肿瘤发病地区分布

男性甲状腺癌发病率最高地区依次为南区、东升镇和石岐区，其世界标化发病率分别为 6.39/$10^5$、1.97/$10^5$ 和 1.75/$10^5$，有 8 个地区世界标化发病率为 0.00/$10^5$；女性最高地区依次为古镇镇、石岐区和五桂山区，其世界标化发病率分别为 6.22/$10^5$、5.96/$10^5$ 和 5.05/$10^5$，最低地区依次为大涌镇、西区和民众镇，其世界标化发病率分别为 0.00/$10^5$、0.00/$10^5$ 和 1.63/$10^5$（表 51，图 42、图 43）。

**表 51　中山市 2000—2004 年甲状腺癌发病镇区顺位（1/$10^5$）**

| 男 | | | 女 | | |
|---|---|---|---|---|---|
| 地区 | 世标率 | 顺位 | 地区 | 世标率 | 顺位 |
| 南区 | 6.39 | 1 | 古镇镇 | 6.22 | 1 |
| 东升镇 | 1.97 | 2 | 石岐区 | 5.96 | 2 |
| 石岐区 | 1.75 | 3 | 五桂山区 | 5.05 | 3 |
| 板芙镇 | 1.47 | 4 | 东区 | 4.91 | 4 |
| 沙溪镇 | 1.39 | 5 | 南区 | 4.88 | 5 |
| 东区 | 1.14 | 6 | 南朗镇 | 4.77 | 6 |
| 古镇镇 | 1.08 | 7 | 阜沙镇 | 4.54 | 7 |
| 小榄镇 | 1.06 | 8 | 板芙镇 | 4.24 | 8 |
| 南头镇 | 0.90 | 9 | 港口镇 | 4.13 | 9 |
| 黄圃镇 | 0.85 | 10 | 南头镇 | 3.97 | 10 |
| 南朗镇 | 0.84 | 11 | 小榄镇 | 3.73 | 11 |
| 坦洲镇 | 0.84 | 12 | 三角镇 | 3.55 | 12 |
| 横栏镇 | 0.65 | 13 | 东升镇 | 3.24 | 13 |
| 港口镇 | 0.57 | 14 | 火炬开发区 | 2.81 | 14 |
| 东凤镇 | 0.48 | 15 | 黄圃镇 | 2.75 | 15 |
| 民众镇 | 0.48 | 16 | 坦洲镇 | 2.75 | 16 |
| 西区 | 0.00 | 17 | 三乡镇 | 2.74 | 17 |
| 大涌镇 | 0.00 | 17 | 沙溪镇 | 2.39 | 18 |
| 阜沙镇 | 0.00 | 17 | 东凤镇 | 2.35 | 19 |
| 火炬开发区 | 0.00 | 17 | 神湾镇 | 2.06 | 20 |
| 三角镇 | 0.00 | 17 | 横栏镇 | 1.72 | 21 |
| 三乡镇 | 0.00 | 17 | 民众镇 | 1.63 | 22 |
| 神湾镇 | 0.00 | 17 | 西区 | 0.00 | 23 |
| 五桂山区 | 0.00 | 17 | 大涌镇 | 0.00 | 23 |
| 全市 | 0.99 | | 全市 | 3.81 | |

注：世标率即世界标化发病率。

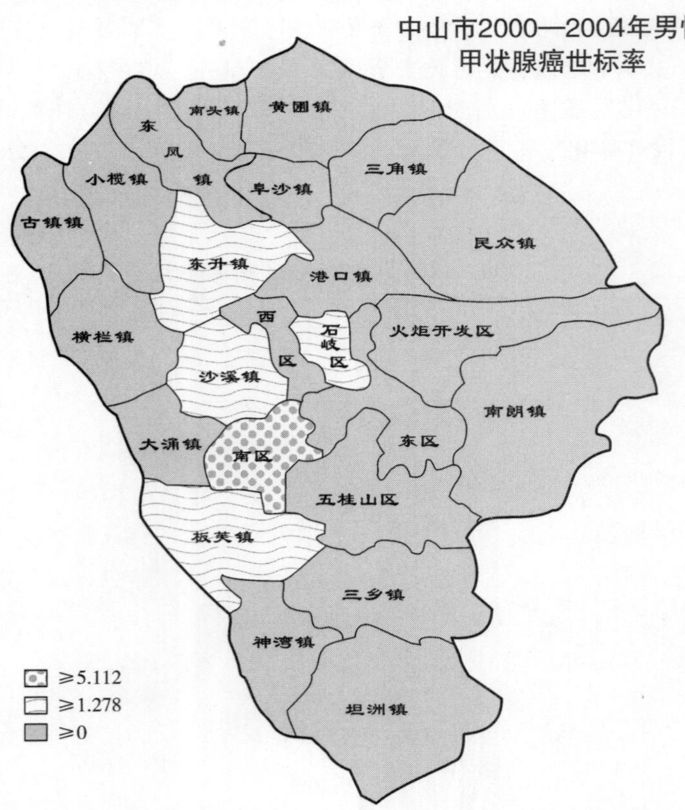


图 42　中山市 2000—2004 年男性甲状腺癌发病地区分布

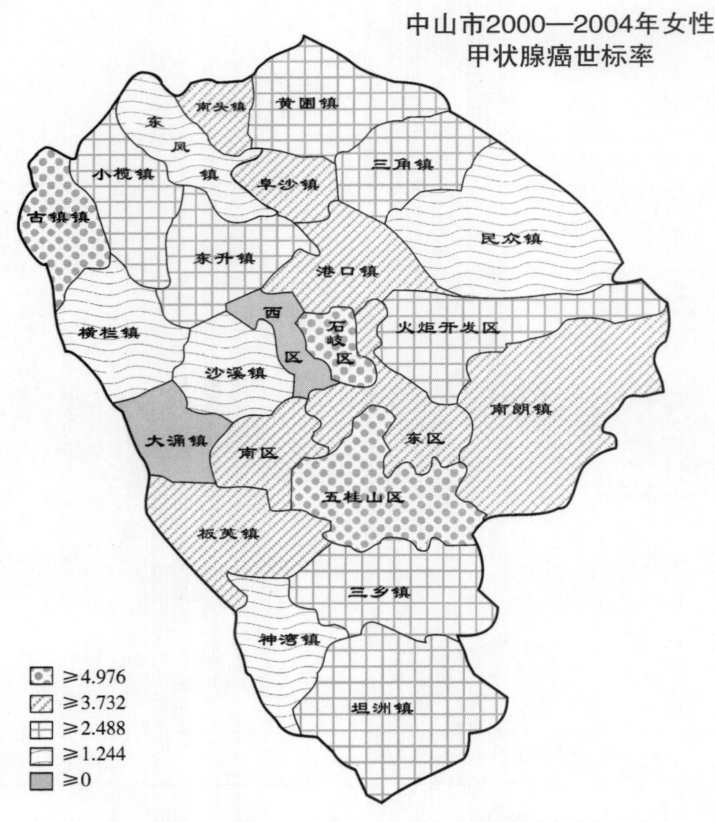


图 43　中山市 2000—2004 年女性甲状腺癌发病地区分布

# 第五章　中山市各镇区恶性肿瘤发病概况（上篇）

## 一、石岐区恶性肿瘤发病概况

### 1. 石岐区简介

石岐区位于中山市中心城区，面积 49.72 平方公里，东至起湾道与东区接壤，南到白石涌与南区毗邻，西临石岐河与西区相望，北至东明北路的横河与港口镇相连。石岐区属于中山市北部冲积平原与中南部丘陵相接地带，地势平缓，地理位置优越，道路网络四通八达，水陆交通方便，是中山市的交通枢纽。石岐山（烟墩山）、西山、月山居于其中，莲峰山、迎阳山、员峰山环立。石岐区下辖 19 个社区居委会，户籍人口 16.94 万人，流动人口 4.09 万人，是中山市的商业、文化、教育中心[9]。

### 2. 人口资料

2000—2004 年期间中山市石岐区共有人口 808384 人，其中男性 410472 人，女性 397913 人，男女比例为 1.03（表 52），人口数增长率为 2.70%，其中男性为 2.87%，女性为 2.53%。

**表 52　中山市石岐区 2000—2004 年年中人口构成（N）**

| 年份 | 男 | 女 | 合计 | 比值 |
|---|---|---|---|---|
| 2000 | 81255 | 78760 | 160015 | 1.03 |
| 2001 | 81546 | 79329 | 160875 | 1.03 |
| 2002 | 81692 | 79206 | 160898 | 1.03 |
| 2003 | 82391 | 79865 | 162256 | 1.03 |
| 2004 | 83589 | 80753 | 164342 | 1.04 |
| 合计 | 410472 | 397913 | 808384 | 1.03 |

期间石岐区不同年龄段男女人口数比值随年龄增长而逐渐下降，24 岁之前大于 1，25～64 岁波动于 0.96～1.06 之间，65 岁之后小于 1 并持续下降。1 岁以下男女比值最高，为 1.23，85 岁以上年龄组比值最低，为 0.42（表 53）。

**表 53　中山市石岐区 2000—2004 年年中人口年龄别构成（N）**

| 年龄组 | 男 | 女 | 合计 | 比值 |
|---|---|---|---|---|
| 0～ | 5578 | 4528 | 10106 | 1.23 |
| 1～ | 25693 | 21255 | 46948 | 1.21 |
| 5～ | 36016 | 31349 | 67365 | 1.15 |
| 10～ | 41659 | 37592 | 79251 | 1.11 |
| 15～ | 32443 | 29703 | 62146 | 1.09 |
| 20～ | 27806 | 27472 | 55278 | 1.01 |
| 25～ | 35621 | 37237 | 72858 | 0.96 |
| 30～ | 38152 | 39663 | 77815 | 0.96 |
| 35～ | 35183 | 34347 | 69530 | 1.02 |
| 40～ | 28132 | 26435 | 54567 | 1.06 |
| 45～ | 29237 | 27982 | 57219 | 1.04 |
| 50～ | 21523 | 20890 | 42413 | 1.03 |
| 55～ | 12582 | 12272 | 24854 | 1.03 |
| 60～ | 12357 | 11672 | 24029 | 1.06 |
| 65～ | 10863 | 11114 | 21977 | 0.98 |
| 70～ | 8566 | 9529 | 18095 | 0.90 |
| 75～ | 5188 | 7407 | 12595 | 0.70 |
| 80～ | 2575 | 4340 | 6915 | 0.59 |
| 85＋ | 1299 | 3126 | 4425 | 0.42 |
| 合计 | 410472 | 397913 | 808384 | 1.03 |

石岐区人口年龄别构成主要以 0～19 岁、20～39 岁和 40～59 岁年龄组为主，其男性人口数分别占同期石岐区男性人口总数的 35％、33％和 22％，女性分别占 31％、35％和 22％（图 44、图 45、图 46 ）。

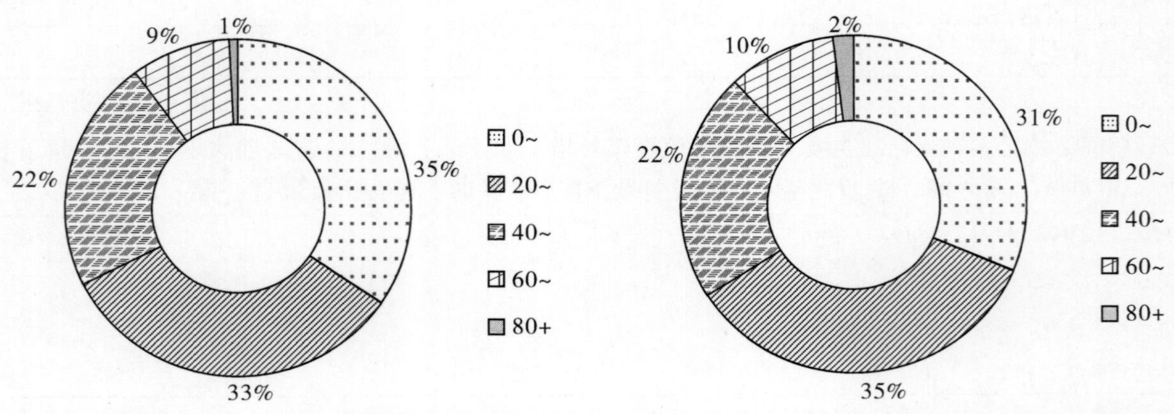


图 44　中山市石岐区 2000—2004 年男性年龄别构成　　图 45　中山市石岐区 2000—2004 年女性年龄别构成

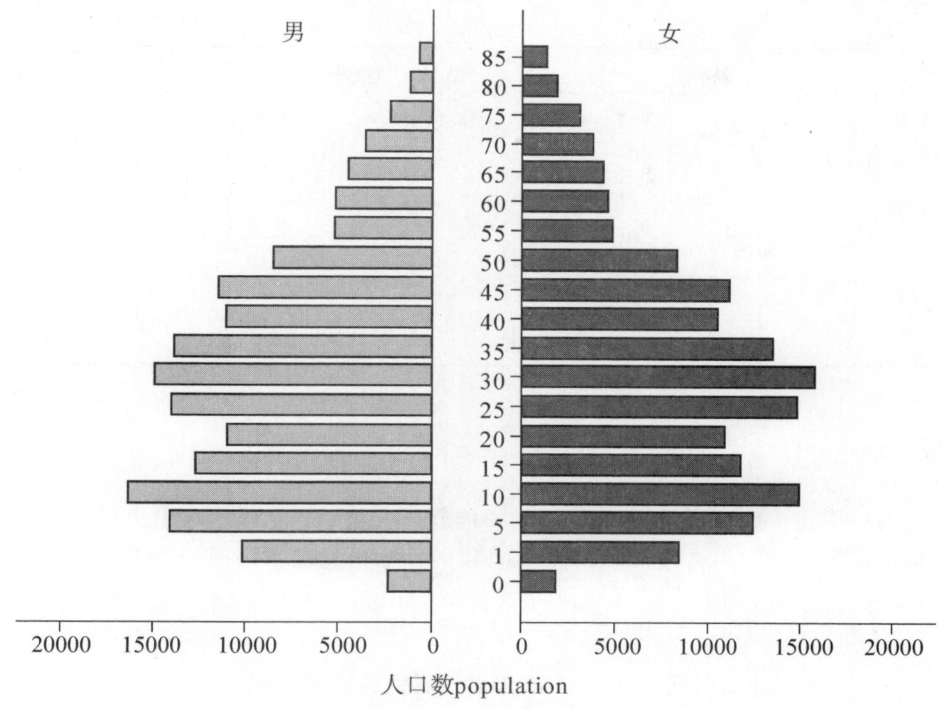


图 46　中山市石岐区 2000—2004 年人口金字塔图

## 3. 资料质量

2000—2004 年期间中山市石岐区恶性肿瘤新发患者病理诊断率为 80.07%，骨髓、细胞学诊断率为 2.39%，影像学诊断率为 17.43%，死亡补发病（DCO）率为 0.11%（表 54），发病部位不明恶性肿瘤数占同期石岐区恶性肿瘤发病总数的 3.01%，其中以呼吸和消化器官、其他部位继发恶性肿瘤为主（表 55）。

表 54　中山市石岐区 2000—2004 年新发恶性肿瘤各类诊断依据所占比例（N,%）

| 诊断依据 | 例数 | 构成比 |
|---|---|---|
| 死亡补发病（DCO） | 2 | 0.11 |
| CT、MR 与 B 超等影像学 | 307 | 17.43 |
| 骨髓、细胞学 | 42 | 2.39 |
| 病理 | 1410 | 80.07 |
| 合计 | 1761 | 100.00 |

表 55　中山市石岐区 2000—2004 年发病部位不明恶性肿瘤构成（N,%）

| 部位 | ICD—10 | 例数 | 构成比 |
|---|---|---|---|
| 其他和不明确的消化器官 | C26 | 0 | 0.00 |
| 其他和不明确的呼吸和胸腔内器官 | C39 | 0 | 0.00 |
| 腹膜后和腹膜 | C48 | 5 | 9.43 |

（续上表）

| 部位 | ICD—10 | 例数 | 构成比 |
|---|---|---|---|
| 其他和不明确部位 | C76 | 3 | 5.66 |
| 淋巴结继发和未指明 | C77 | 10 | 18.87 |
| 呼吸和消化器官继发 | C78 | 15 | 28.30 |
| 其他部位继发 | C79 | 16 | 30.19 |
| 未特别说明（NOS） | C80 | 4 | 7.55 |
| 合计 | | 53 | 100.00 |

## 4. 发病概况

2000—2004 年期间中山市石岐区共有恶性肿瘤新发患者 1761 例，其中男性 993 例，女性 768 例，男女发病比值为 1.29。男性发病粗率、中国和世界标化发病率分别为 241.92/$10^5$、188.18/$10^5$ 和 244.83/$10^5$，女性分别为 193.01/$10^5$、141.34/$10^5$ 和 177.79/$10^5$（表 56、表 57）。

**表 56 中山市石岐区 2000—2004 年男性恶性肿瘤发病概况（N，1/$10^5$，%）**

| 年份 | 例数 | 粗率 | 中标率 | 世标率 | 35～64 岁截缩率 | 0～64 岁累积率 | 0～74 岁累积率 |
|---|---|---|---|---|---|---|---|
| 2000 | 194 | 238.76 | 186.38 | 242.89 | 378.28 | 13.95 | 29.43 |
| 2001 | 176 | 215.83 | 171.06 | 222.95 | 330.22 | 12.97 | 28.73 |
| 2002 | 197 | 241.15 | 188.04 | 244.66 | 354.64 | 13.84 | 30.16 |
| 2003 | 202 | 245.17 | 189.02 | 242.52 | 318.82 | 12.03 | 30.07 |
| 2004 | 224 | 267.98 | 205.91 | 270.50 | 421.29 | 15.29 | 32.45 |
| 合计 | 993 | 241.92 | 188.18 | 244.83 | 360.85 | 13.62 | 30.18 |

注：中标率为中国标化发病率，世标率为世界标化发病率。

**表 57 中山市石岐区 2000—2004 年女性恶性肿瘤发病概况（N，1/$10^5$，%）**

| 年份 | 例数 | 粗率 | 中标率 | 世标率 | 35～64 岁截缩率 | 0～64 岁累积率 | 0～74 岁累积率 |
|---|---|---|---|---|---|---|---|
| 2000 | 147 | 186.64 | 135.16 | 168.22 | 283.41 | 10.64 | 18.78 |
| 2001 | 123 | 155.05 | 110.14 | 141.60 | 244.77 | 8.75 | 16.00 |
| 2002 | 146 | 184.33 | 140.61 | 175.08 | 367.79 | 13.20 | 19.38 |
| 2003 | 148 | 185.31 | 130.71 | 167.68 | 333.53 | 11.54 | 18.75 |
| 2004 | 204 | 252.62 | 189.22 | 235.35 | 444.05 | 15.28 | 27.47 |
| 合计 | 768 | 193.01 | 141.34 | 177.79 | 335.16 | 11.89 | 20.10 |

注：中标率为中国标化发病率，世标率为世界标化发病率。

表 58　中山市石岐区 2000—2004 年男女合计恶性肿瘤发病概况（N，1/10⁵，%）

| 年份 | 例数 | 粗率 | 中标率 | 世标率 | 35～64 岁截缩率 | 0～64 岁累积率 | 0～74 岁累积率 |
|---|---|---|---|---|---|---|---|
| 2000 | 341 | 213.11 | 159.31 | 202.36 | 331.87 | 12.34 | 23.97 |
| 2001 | 299 | 185.86 | 139.59 | 180.73 | 288.14 | 10.89 | 22.23 |
| 2002 | 343 | 213.18 | 162.13 | 206.21 | 361.38 | 13.53 | 24.56 |
| 2003 | 350 | 215.71 | 157.35 | 202.08 | 325.99 | 11.78 | 24.19 |
| 2004 | 428 | 260.43 | 194.77 | 248.95 | 432.83 | 15.31 | 29.82 |
| 合计 | 1761 | 217.84 | 162.76 | 208.24 | 348.38 | 12.78 | 24.97 |

注：中标率为中国标化发病率，世标率为世界标化发病率。

## 5. 年龄别发病率

2000—2004 年期间中山市石岐区恶性肿瘤年龄别发病率从 30 岁左右开始迅速上升，男性 70 岁左右达高峰，其后快速下降，女性 65 岁左右达高峰，其后相对波动（表 59，图 47）。

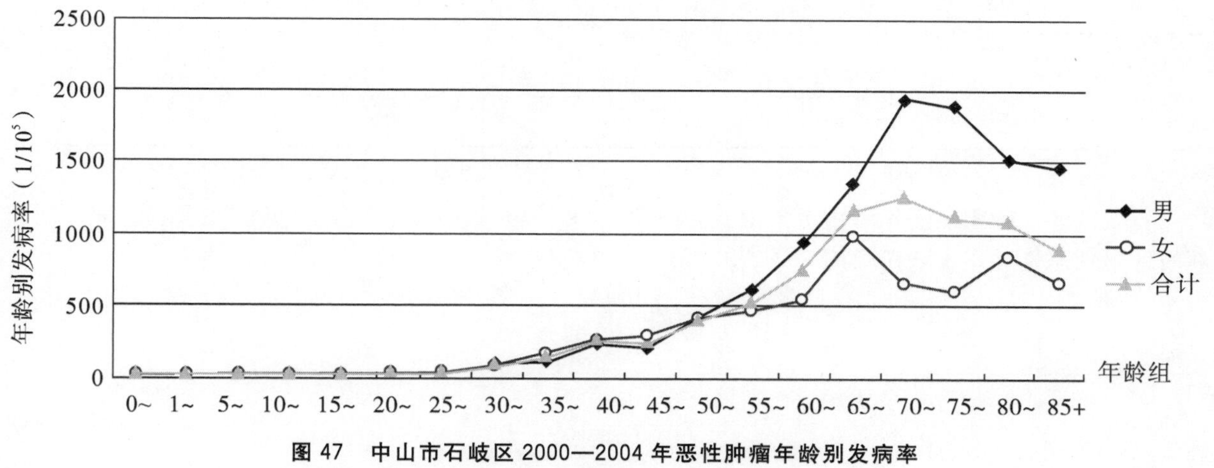


图 47　中山市石岐区 2000—2004 年恶性肿瘤年龄别发病率

除 5～9 岁、15～29 岁、35～54 岁 8 个年龄组女性恶性肿瘤发病多于男性外，石岐区其他年龄组男性发病多于女性，尤以 75～79 岁年龄段最为明显，其比值为 3.11（表 59，图 47）。

表 59　中山市石岐区 2000—2004 年恶性肿瘤年龄别发病率（1/10⁵）

| 年龄组 | 男 | 女 | 合计 | 比值 |
|---|---|---|---|---|
| 0～ | 17.93 | 0.00 | 9.91 | 0.00 |
| 1～ | 15.57 | 14.11 | 14.93 | 1.10 |
| 5～ | 5.55 | 6.38 | 5.94 | 0.87 |
| 10～ | 14.40 | 10.64 | 12.62 | 1.35 |
| 15～ | 12.33 | 20.20 | 16.10 | 0.61 |
| 20～ | 14.39 | 29.12 | 21.71 | 0.49 |

（续上表）

| 年龄组 | 男 | 女 | 合计 | 比值 |
|---|---|---|---|---|
| 25～ | 33.69 | 45.65 | 39.78 | 0.74 |
| 30～ | 102.22 | 78.16 | 89.91 | 1.31 |
| 35～ | 119.38 | 165.95 | 142.38 | 0.72 |
| 40～ | 238.17 | 276.15 | 256.63 | 0.86 |
| 45～ | 205.22 | 293.04 | 248.19 | 0.70 |
| 50～ | 404.22 | 421.25 | 412.61 | 0.96 |
| 55～ | 619.95 | 472.64 | 547.19 | 1.31 |
| 60～ | 938.73 | 548.32 | 749.23 | 1.71 |
| 65～ | 1362.38 | 980.72 | 1168.92 | 1.39 |
| 70～ | 1949.56 | 661.17 | 1269.85 | 2.95 |
| 75～ | 1889.01 | 607.56 | 1132.30 | 3.11 |
| 80～ | 1514.39 | 852.47 | 1094.72 | 1.78 |
| 85＋ | 1463.20 | 671.87 | 898.61 | 2.18 |
| 合计 | 241.92 | 193.01 | 217.84 | 1.25 |

石岐区恶性肿瘤发病年龄主要集中在 40～59 岁和 60～79 岁年龄段，其男性发病数分别占同期石岐区男性恶性肿瘤发病总数的 29%和 53%，女性分别占 38%和 37%（图 48、图 49）。

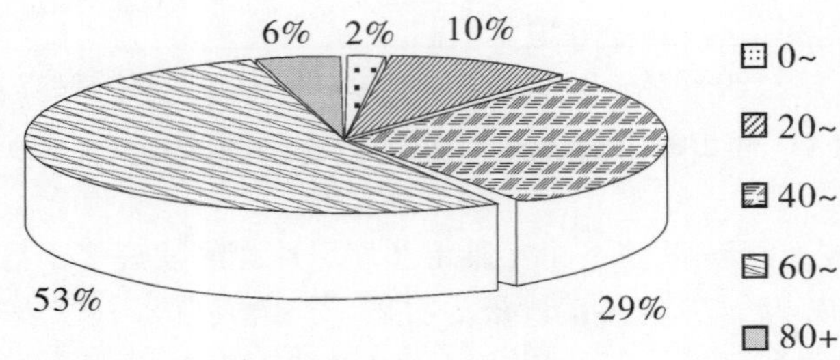


图 48　中山市石岐区 2000—2004 年男性恶性肿瘤发病年龄构成

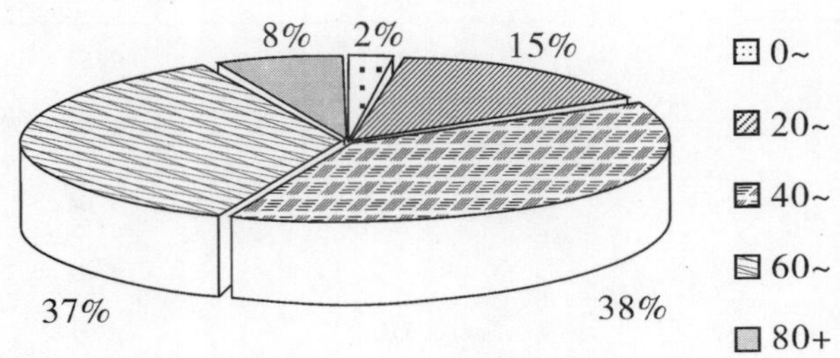


图 49　中山市石岐区 2000—2004 年女性恶性肿瘤发病年龄构成

表 60　中山市石岐区 2000—2004 年男性恶性肿瘤年龄别发病率（$1/10^5$）

| 部位或病种 | ICD—10 | 0～ | 1～ | 5～ | 10～ | 15～ | 20～ | 25～ | 30～ | 35～ | 40～ | 45～ | 50～ | 55～ | 60～ | 65～ | 70～ | 75～ | 80～ | 85＋ | 合计 |
|---|---|---|---|---|---|---|---|---|---|---|---|---|---|---|---|---|---|---|---|---|---|
| 唇 | C00 | 0.00 | 0.00 | 0.00 | 0.00 | 0.00 | 0.00 | 0.00 | 0.00 | 0.00 | 0.00 | 0.00 | 0.00 | 0.00 | 0.00 | 0.00 | 0.00 | 0.00 | 0.00 | 0.00 | 0.00 |
| 舌 | C01—02 | 0.00 | 0.00 | 0.00 | 0.00 | 0.00 | 0.00 | 0.00 | 0.00 | 0.00 | 17.77 | 3.42 | 9.29 | 15.90 | 24.28 | 0.00 | 11.67 | 0.00 | 0.00 | 0.00 | 3.41 |
| 口 | C03—06 | 0.00 | 0.00 | 0.00 | 0.00 | 0.00 | 0.00 | 0.00 | 0.00 | 0.00 | 3.55 | 3.42 | 0.00 | 7.95 | 8.09 | 9.21 | 11.67 | 38.55 | 0.00 | 0.00 | 1.95 |
| 唾液腺 | C07—08 | 0.00 | 0.00 | 0.00 | 0.00 | 0.00 | 0.00 | 0.00 | 0.00 | 0.00 | 0.00 | 0.00 | 0.00 | 0.00 | 0.00 | 0.00 | 35.02 | 0.00 | 0.00 | 0.00 | 0.73 |
| 扁桃腺 | C09 | 0.00 | 0.00 | 0.00 | 0.00 | 0.00 | 0.00 | 0.00 | 0.00 | 0.00 | 0.00 | 3.42 | 0.00 | 0.00 | 0.00 | 0.00 | 0.00 | 0.00 | 0.00 | 0.00 | 0.24 |
| 其他口咽部 | C10 | 0.00 | 0.00 | 0.00 | 0.00 | 0.00 | 0.00 | 0.00 | 0.00 | 0.00 | 0.00 | 0.00 | 0.00 | 0.00 | 0.00 | 0.00 | 0.00 | 0.00 | 0.00 | 0.00 | 0.00 |
| 鼻咽部 | C11 | 0.00 | 0.00 | 0.00 | 0.00 | 0.00 | 0.00 | 11.23 | 31.45 | 54.00 | 56.88 | 44.46 | 51.11 | 71.53 | 72.83 | 46.03 | 81.72 | 57.83 | 38.83 | 0.00 | 26.55 |
| 喉咽部 | C12—13 | 0.00 | 0.00 | 0.00 | 0.00 | 0.00 | 0.00 | 0.00 | 2.62 | 0.00 | 3.55 | 0.00 | 4.65 | 0.00 | 8.09 | 9.21 | 0.00 | 0.00 | 0.00 | 0.00 | 1.22 |
| 唇，口腔和咽的其他部位和具体部位不明 | C14 | 0.00 | 0.00 | 0.00 | 0.00 | 0.00 | 0.00 | 0.00 | 0.00 | 0.00 | 0.00 | 0.00 | 0.00 | 0.00 | 0.00 | 0.00 | 0.00 | 0.00 | 0.00 | 0.00 | 0.00 |
| 食管 | C15 | 0.00 | 0.00 | 0.00 | 0.00 | 0.00 | 0.00 | 0.00 | 0.00 | 2.84 | 10.66 | 10.26 | 32.52 | 39.74 | 40.46 | 92.05 | 105.07 | 38.55 | 38.83 | 0.00 | 11.21 |
| 胃 | C16 | 0.00 | 0.00 | 0.00 | 0.00 | 0.00 | 3.60 | 0.00 | 2.62 | 0.00 | 7.11 | 13.68 | 41.82 | 31.79 | 48.55 | 110.46 | 140.09 | 134.93 | 77.66 | 77.01 | 14.86 |
| 小肠 | C17 | 0.00 | 0.00 | 0.00 | 0.00 | 0.00 | 0.00 | 0.00 | 0.00 | 0.00 | 0.00 | 3.42 | 0.00 | 15.90 | 8.09 | 0.00 | 0.00 | 0.00 | 38.83 | 77.01 | 1.46 |
| 结肠 | C18 | 0.00 | 0.00 | 0.00 | 0.00 | 0.00 | 0.00 | 5.61 | 5.24 | 8.53 | 17.77 | 10.26 | 18.59 | 39.74 | 64.74 | 92.05 | 163.44 | 192.76 | 155.32 | 231.03 | 17.78 |
| 直肠和乙状结肠连接处 | C19—20 | 0.00 | 0.00 | 0.00 | 0.00 | 0.00 | 0.00 | 0.00 | 2.62 | 2.84 | 7.11 | 3.42 | 23.23 | 23.84 | 48.55 | 101.26 | 151.76 | 115.65 | 116.49 | 231.03 | 13.40 |
| 肛门 | C21 | 0.00 | 0.00 | 0.00 | 0.00 | 0.00 | 0.00 | 0.00 | 0.00 | 0.00 | 0.00 | 0.00 | 0.00 | 0.00 | 0.00 | 0.00 | 0.00 | 19.28 | 0.00 | 0.00 | 0.24 |
| 肝脏和肝内胆管 | C22 | 0.00 | 0.00 | 0.00 | 2.40 | 0.00 | 3.60 | 2.81 | 26.21 | 19.90 | 39.10 | 41.04 | 65.05 | 87.43 | 129.48 | 147.28 | 128.41 | 173.48 | 155.32 | 0.00 | 30.21 |
| 胆囊 | C23 | 0.00 | 0.00 | 0.00 | 0.00 | 0.00 | 0.00 | 0.00 | 0.00 | 0.00 | 0.00 | 0.00 | 0.00 | 7.95 | 8.09 | 18.41 | 23.35 | 19.28 | 0.00 | 0.00 | 1.71 |
| 肝外胆管 | C24 | 0.00 | 0.00 | 0.00 | 0.00 | 0.00 | 0.00 | 0.00 | 0.00 | 0.00 | 7.11 | 0.00 | 4.65 | 0.00 | 16.18 | 0.00 | 58.37 | 38.55 | 0.00 | 231.03 | 3.65 |
| 胰腺 | C25 | 0.00 | 0.00 | 0.00 | 0.00 | 0.00 | 0.00 | 0.00 | 0.00 | 0.00 | 0.00 | 0.00 | 4.65 | 15.90 | 8.09 | 18.41 | 23.35 | 57.83 | 0.00 | 0.00 | 2.68 |
| 鼻腔、中耳和副鼻窦 | C30—31 | 0.00 | 0.00 | 0.00 | 0.00 | 0.00 | 0.00 | 0.00 | 0.00 | 0.00 | 0.00 | 0.00 | 0.00 | 0.00 | 0.00 | 9.21 | 11.67 | 0.00 | 0.00 | 0.00 | 0.49 |
| 喉 | C32 | 0.00 | 0.00 | 0.00 | 0.00 | 0.00 | 0.00 | 0.00 | 0.00 | 0.00 | 7.11 | 0.00 | 9.29 | 31.79 | 48.55 | 55.23 | 35.02 | 38.55 | 0.00 | 0.00 | 6.09 |
| 气管、支气管和肺 | C33—34 | 0.00 | 0.00 | 0.00 | 0.00 | 0.00 | 0.00 | 5.61 | 5.24 | 5.68 | 10.66 | 34.20 | 78.99 | 111.27 | 202.31 | 340.59 | 583.70 | 501.17 | 388.31 | 154.02 | 48.72 |

（续上表）

| 部位或病种 | ICD—10 | 0～ | 1～ | 5～ | 10～ | 15～ | 20～ | 25～ | 30～ | 35～ | 40～ | 45～ | 50～ | 55～ | 60～ | 65～ | 70～ | 75～ | 80～ | 85+ | 合计 |
|---|---|---|---|---|---|---|---|---|---|---|---|---|---|---|---|---|---|---|---|---|---|
| 其他呼吸器官 | C37－38 | 0.00 | 0.00 | 0.00 | 0.00 | 0.00 | 0.00 | 0.00 | 0.00 | 0.00 | 0.00 | 0.00 | 0.00 | 0.00 | 16.18 | 0.00 | 0.00 | 0.00 | 0.00 | 0.00 | 0.49 |
| 骨和关节软骨 | C40－41 | 0.00 | 0.00 | 0.00 | 0.00 | 0.00 | 0.00 | 0.00 | 0.00 | 0.00 | 0.00 | 0.00 | 4.65 | 0.00 | 0.00 | 9.21 | 0.00 | 0.00 | 0.00 | 0.00 | 0.49 |
| 皮肤恶性黑色素瘤 | C43 | 0.00 | 0.00 | 0.00 | 0.00 | 0.00 | 0.00 | 0.00 | 0.00 | 0.00 | 0.00 | 0.00 | 0.00 | 0.00 | 0.00 | 0.00 | 0.00 | 0.00 | 0.00 | 0.00 | 0.00 |
| 皮肤其他恶性肿瘤 | C44 | 0.00 | 0.00 | 0.00 | 0.00 | 0.00 | 3.60 | 0.00 | 2.62 | 0.00 | 0.00 | 0.00 | 4.65 | 0.00 | 0.00 | 0.00 | 23.35 | 0.00 | 0.00 | 0.00 | 1.22 |
| 间皮瘤 | C45 | 0.00 | 0.00 | 0.00 | 0.00 | 0.00 | 0.00 | 0.00 | 0.00 | 0.00 | 3.55 | 0.00 | 0.00 | 0.00 | 0.00 | 0.00 | 0.00 | 0.00 | 0.00 | 0.00 | 0.24 |
| kaposi 氏肉瘤 | C46 | 0.00 | 0.00 | 0.00 | 0.00 | 0.00 | 0.00 | 0.00 | 0.00 | 0.00 | 0.00 | 0.00 | 0.00 | 0.00 | 0.00 | 0.00 | 0.00 | 0.00 | 0.00 | 0.00 | 0.00 |
| 结缔组织和其他软组织 | C47－49 | 0.00 | 0.00 | 0.00 | 0.00 | 0.00 | 0.00 | 0.00 | 0.00 | 0.00 | 0.00 | 0.00 | 0.00 | 7.95 | 0.00 | 9.21 | 11.67 | 0.00 | 0.00 | 0.00 | 0.73 |
| 乳房 | C50 | 0.00 | 0.00 | 0.00 | 0.00 | 0.00 | 0.00 | 0.00 | 0.00 | 0.00 | 0.00 | 0.00 | 0.00 | 0.00 | 16.18 | 0.00 | 0.00 | 19.28 | 0.00 | 0.00 | 0.73 |
| 外阴 | C51 | 0.00 | 0.00 | 0.00 | 0.00 | 0.00 | 0.00 | 0.00 | 0.00 | 0.00 | 0.00 | 0.00 | 0.00 | 0.00 | 0.00 | 0.00 | 0.00 | 0.00 | 0.00 | 0.00 | 0.00 |
| 阴道 | C52 | 0.00 | 0.00 | 0.00 | 0.00 | 0.00 | 0.00 | 0.00 | 0.00 | 0.00 | 0.00 | 0.00 | 0.00 | 0.00 | 0.00 | 0.00 | 0.00 | 0.00 | 0.00 | 0.00 | 0.00 |
| 子宫颈 | C53 | 0.00 | 0.00 | 0.00 | 0.00 | 0.00 | 0.00 | 0.00 | 0.00 | 0.00 | 0.00 | 0.00 | 0.00 | 0.00 | 0.00 | 0.00 | 0.00 | 0.00 | 0.00 | 0.00 | 0.00 |
| 子宫体 | C54 | 0.00 | 0.00 | 0.00 | 0.00 | 0.00 | 0.00 | 0.00 | 0.00 | 0.00 | 0.00 | 0.00 | 0.00 | 0.00 | 0.00 | 0.00 | 0.00 | 0.00 | 0.00 | 0.00 | 0.00 |
| 子宫恶性肿瘤、未注明部位 | C55 | 0.00 | 0.00 | 0.00 | 0.00 | 0.00 | 0.00 | 0.00 | 0.00 | 0.00 | 0.00 | 0.00 | 0.00 | 0.00 | 0.00 | 0.00 | 0.00 | 0.00 | 0.00 | 0.00 | 0.00 |
| 卵巢 | C56 | 0.00 | 0.00 | 0.00 | 0.00 | 0.00 | 0.00 | 0.00 | 0.00 | 0.00 | 0.00 | 0.00 | 0.00 | 0.00 | 0.00 | 0.00 | 0.00 | 0.00 | 0.00 | 0.00 | 0.00 |
| 其他和未说明的女性生殖器官恶性肿瘤 | C57 | 0.00 | 0.00 | 0.00 | 0.00 | 0.00 | 0.00 | 0.00 | 0.00 | 0.00 | 0.00 | 0.00 | 0.00 | 0.00 | 0.00 | 0.00 | 0.00 | 0.00 | 0.00 | 0.00 | 0.00 |
| 胎盘 | C58 | 0.00 | 0.00 | 0.00 | 0.00 | 0.00 | 0.00 | 0.00 | 0.00 | 0.00 | 0.00 | 0.00 | 0.00 | 0.00 | 0.00 | 0.00 | 0.00 | 0.00 | 0.00 | 0.00 | 0.00 |
| 阴茎 | C60 | 0.00 | 0.00 | 0.00 | 0.00 | 0.00 | 0.00 | 0.00 | 0.00 | 0.00 | 0.00 | 0.00 | 0.00 | 0.00 | 0.00 | 0.00 | 0.00 | 0.00 | 0.00 | 0.00 | 0.00 |
| 前列腺 | C61 | 0.00 | 0.00 | 0.00 | 0.00 | 0.00 | 0.00 | 0.00 | 0.00 | 0.00 | 0.00 | 0.00 | 0.00 | 0.00 | 16.18 | 64.44 | 81.72 | 154.21 | 232.98 | 0.00 | 7.31 |
| 睾丸 | C62 | 0.00 | 3.89 | 0.00 | 0.00 | 3.08 | 0.00 | 0.00 | 5.24 | 0.00 | 0.00 | 0.00 | 0.00 | 0.00 | 0.00 | 0.00 | 0.00 | 0.00 | 0.00 | 0.00 | 0.97 |
| 其他和未说明的男性生殖器官恶性肿瘤 | C63 | 0.00 | 0.00 | 0.00 | 0.00 | 0.00 | 0.00 | 0.00 | 0.00 | 0.00 | 3.55 | 0.00 | 0.00 | 0.00 | 0.00 | 0.00 | 0.00 | 0.00 | 0.00 | 0.00 | 0.24 |
| 肾脏 | C64 | 17.93 | 7.78 | 0.00 | 0.00 | 0.00 | 0.00 | 0.00 | 0.00 | 2.84 | 0.00 | 0.00 | 4.65 | 0.00 | 8.09 | 27.62 | 0.00 | 57.83 | 77.66 | 77.01 | 3.65 |
| 肾盂、肾盏 | C65 | 0.00 | 0.00 | 0.00 | 0.00 | 0.00 | 0.00 | 0.00 | 0.00 | 0.00 | 0.00 | 0.00 | 0.00 | 0.00 | 0.00 | 0.00 | 0.00 | 0.00 | 0.00 | 0.00 | 0.00 |

（续上表）

| 部位或病种 | ICD—10 | 0～ | 1～ | 5～ | 10～ | 15～ | 20～ | 25～ | 30～ | 35～ | 40～ | 45～ | 50～ | 55～ | 60～ | 65～ | 70～ | 75～ | 80～ | 85＋ | 合计 |
|---|---|---|---|---|---|---|---|---|---|---|---|---|---|---|---|---|---|---|---|---|---|
| 输尿管 | C66 | 0.00 | 0.00 | 0.00 | 0.00 | 0.00 | 0.00 | 0.00 | 0.00 | 0.00 | 0.00 | 0.00 | 0.00 | 0.00 | 8.09 | 0.00 | 0.00 | 0.00 | 0.00 | 0.00 | 0.24 |
| 膀胱 | C67 | 0.00 | 0.00 | 0.00 | 0.00 | 0.00 | 0.00 | 2.81 | 0.00 | 2.84 | 10.66 | 0.00 | 13.94 | 23.84 | 8.09 | 64.44 | 105.07 | 115.65 | 116.49 | 77.01 | 9.26 |
| 其他和未说明的泌尿器官 | C68 | 0.00 | 0.00 | 0.00 | 0.00 | 0.00 | 0.00 | 0.00 | 0.00 | 0.00 | 0.00 | 0.00 | 0.00 | 0.00 | 0.00 | 0.00 | 0.00 | 0.00 | 0.00 | 0.00 | 0.00 |
| 眼 | C69 | 0.00 | 3.89 | 0.00 | 2.40 | 0.00 | 0.00 | 0.00 | 0.00 | 0.00 | 0.00 | 0.00 | 0.00 | 7.95 | 0.00 | 0.00 | 0.00 | 0.00 | 0.00 | 0.00 | 0.73 |
| 脑、神经系统 | C70—72、D | 0.00 | 0.00 | 2.78 | 2.40 | 0.00 | 0.00 | 0.00 | 5.24 | 5.68 | 3.55 | 3.42 | 0.00 | 15.90 | 40.46 | 0.00 | 46.70 | 0.00 | 0.00 | 0.00 | 4.63 |
| 甲状腺 | C73 | 0.00 | 0.00 | 0.00 | 0.00 | 0.00 | 0.00 | 0.00 | 5.24 | 2.84 | 3.55 | 6.84 | 0.00 | 7.95 | 8.09 | 0.00 | 0.00 | 0.00 | 0.00 | 0.00 | 1.95 |
| 肾上腺 | C74 | 0.00 | 0.00 | 0.00 | 0.00 | 0.00 | 0.00 | 0.00 | 2.62 | 0.00 | 0.00 | 3.42 | 0.00 | 0.00 | 0.00 | 0.00 | 0.00 | 0.00 | 0.00 | 0.00 | 0.49 |
| 其他内分泌腺 | C75 | 0.00 | 0.00 | 0.00 | 0.00 | 0.00 | 0.00 | 0.00 | 0.00 | 0.00 | 0.00 | 0.00 | 0.00 | 0.00 | 0.00 | 0.00 | 0.00 | 0.00 | 0.00 | 0.00 | 0.00 |
| 霍奇金氏病 | C81 | 0.00 | 0.00 | 0.00 | 0.00 | 3.08 | 0.00 | 0.00 | 0.00 | 0.00 | 0.00 | 0.00 | 0.00 | 0.00 | 8.09 | 0.00 | 11.67 | 0.00 | 0.00 | 77.01 | 0.97 |
| 非霍奇金氏病 | C82—85、C96 | 0.00 | 0.00 | 0.00 | 0.00 | 0.00 | 0.00 | 0.00 | 0.00 | 5.68 | 3.55 | 0.00 | 4.65 | 23.84 | 32.37 | 36.82 | 11.67 | 38.55 | 0.00 | 77.01 | 4.63 |
| 多发性骨髓瘤和恶性浆细胞肿瘤 | C90 | 0.00 | 0.00 | 0.00 | 0.00 | 0.00 | 0.00 | 0.00 | 0.00 | 0.00 | 0.00 | 0.00 | 0.00 | 7.95 | 8.09 | 18.41 | 0.00 | 0.00 | 0.00 | 0.00 | 0.97 |
| 淋巴细胞白血病 | C91 | 0.00 | 0.00 | 0.00 | 2.40 | 6.16 | 0.00 | 0.00 | 0.00 | 0.00 | 7.11 | 0.00 | 0.00 | 7.95 | 8.09 | 0.00 | 0.00 | 0.00 | 0.00 | 0.00 | 1.71 |
| 髓细胞性白血病 | C92 | 0.00 | 0.00 | 2.78 | 4.80 | 0.00 | 3.60 | 5.61 | 2.62 | 0.00 | 3.55 | 6.84 | 4.65 | 7.95 | 0.00 | 46.03 | 11.67 | 19.28 | 0.00 | 0.00 | 4.63 |
| 单核细胞性白血病 | C93 | 0.00 | 0.00 | 0.00 | 0.00 | 0.00 | 0.00 | 0.00 | 0.00 | 0.00 | 0.00 | 0.00 | 0.00 | 0.00 | 0.00 | 0.00 | 0.00 | 0.00 | 0.00 | 0.00 | 0.00 |
| 其他指明的白血病 | C94 | 0.00 | 0.00 | 0.00 | 0.00 | 0.00 | 0.00 | 0.00 | 0.00 | 0.00 | 3.55 | 0.00 | 0.00 | 0.00 | 0.00 | 9.21 | 0.00 | 19.28 | 0.00 | 0.00 | 0.73 |
| 未指明细胞类型的白血病 | C95 | 0.00 | 0.00 | 0.00 | 0.00 | 0.00 | 0.00 | 0.00 | 0.00 | 0.00 | 0.00 | 0.00 | 0.00 | 0.00 | 0.00 | 0.00 | 0.00 | 0.00 | 0.00 | 0.00 | 0.00 |
| 独立的多个部位的（原发性）恶性肿瘤 | C97 | 0.00 | 0.00 | 0.00 | 0.00 | 0.00 | 0.00 | 0.00 | 0.00 | 0.00 | 0.00 | 0.00 | 0.00 | 0.00 | 0.00 | 0.00 | 0.00 | 0.00 | 0.00 | 0.00 | 0.00 |
| 其他及不明部位 | C26、39、48、76—80 | 0.00 | 0.00 | 0.00 | 0.00 | 0.00 | 0.00 | 0.00 | 2.62 | 5.68 | 7.11 | 13.68 | 23.23 | 7.95 | 24.28 | 27.62 | 81.72 | 38.55 | 77.66 | 154.02 | 8.28 |
| 除 C44 合计 | | 17.93 | 15.57 | 5.55 | 14.40 | 12.33 | 10.79 | 33.69 | 99.60 | 119.38 | 238.17 | 205.22 | 399.58 | 619.95 | 938.73 | 1362.38 | 1926.21 | 1889.01 | 1514.39 | 1463.20 | 240.70 |
| 合计 | | 17.93 | 15.57 | 5.55 | 14.40 | 12.33 | 14.39 | 33.69 | 102.22 | 119.38 | 238.17 | 205.22 | 404.22 | 619.95 | 938.73 | 1362.38 | 1949.56 | 1889.01 | 1514.39 | 1463.20 | 241.92 |

表 61　中山市石岐区 2000—2004 年女性恶性肿瘤年龄别发病率（$1/10^5$）

| 部位或病种 | ICD—10 | 0～ | 1～ | 5～ | 10～ | 15～ | 20～ | 25～ | 30～ | 35～ | 40～ | 45～ | 50～ | 55～ | 60～ | 65～ | 70～ | 75～ | 80～ | 85＋ | 合计 |
|---|---|---|---|---|---|---|---|---|---|---|---|---|---|---|---|---|---|---|---|---|---|
| 唇 | C00 | 0.00 | 0.00 | 0.00 | 0.00 | 0.00 | 0.00 | 0.00 | 0.00 | 0.00 | 0.00 | 0.00 | 0.00 | 0.00 | 0.00 | 0.00 | 10.49 | 0.00 | 23.04 | 0.00 | 0.50 |
| 舌 | C01—02 | 0.00 | 0.00 | 0.00 | 0.00 | 0.00 | 0.00 | 0.00 | 0.00 | 0.00 | 3.78 | 7.15 | 4.79 | 0.00 | 0.00 | 17.99 | 41.98 | 0.00 | 0.00 | 0.00 | 2.51 |
| 口 | C03—06 | 0.00 | 0.00 | 0.00 | 0.00 | 0.00 | 0.00 | 0.00 | 0.00 | 0.00 | 0.00 | 0.00 | 4.79 | 0.00 | 8.57 | 9.00 | 0.00 | 0.00 | 0.00 | 0.00 | 0.75 |
| 唾液腺 | C07—08 | 0.00 | 0.00 | 0.00 | 0.00 | 0.00 | 0.00 | 0.00 | 0.00 | 0.00 | 0.00 | 0.00 | 0.00 | 0.00 | 0.00 | 9.00 | 0.00 | 0.00 | 0.00 | 0.00 | 0.25 |
| 扁桃腺 | C09 | 0.00 | 0.00 | 0.00 | 0.00 | 0.00 | 0.00 | 0.00 | 0.00 | 0.00 | 0.00 | 0.00 | 0.00 | 0.00 | 0.00 | 0.00 | 0.00 | 0.00 | 0.00 | 0.00 | 0.00 |
| 其他口咽部 | C10 | 0.00 | 0.00 | 0.00 | 0.00 | 0.00 | 0.00 | 0.00 | 0.00 | 0.00 | 0.00 | 0.00 | 0.00 | 0.00 | 8.57 | 0.00 | 0.00 | 0.00 | 0.00 | 0.00 | 0.25 |
| 鼻咽部 | C11 | 0.00 | 0.00 | 0.00 | 0.00 | 0.00 | 3.64 | 8.06 | 12.61 | 26.20 | 26.48 | 7.15 | 14.36 | 24.45 | 0.00 | 17.99 | 20.99 | 13.50 | 23.04 | 0.00 | 9.80 |
| 喉咽部 | C12—13 | 0.00 | 0.00 | 0.00 | 0.00 | 0.00 | 0.00 | 0.00 | 0.00 | 0.00 | 0.00 | 0.00 | 0.00 | 0.00 | 0.00 | 0.00 | 0.00 | 0.00 | 0.00 | 0.00 | 0.00 |
| 唇，口腔和咽的其他部位和具体部位不明 | C14 | 0.00 | 0.00 | 0.00 | 0.00 | 0.00 | 0.00 | 0.00 | 0.00 | 0.00 | 0.00 | 0.00 | 0.00 | 0.00 | 0.00 | 0.00 | 0.00 | 0.00 | 0.00 | 0.00 | 0.00 |
| 食管 | C15 | 0.00 | 0.00 | 0.00 | 0.00 | 0.00 | 0.00 | 0.00 | 0.00 | 0.00 | 0.00 | 0.00 | 9.57 | 0.00 | 25.70 | 26.99 | 10.49 | 0.00 | 23.04 | 0.00 | 2.51 |
| 胃 | C16 | 0.00 | 0.00 | 0.00 | 0.00 | 0.00 | 0.00 | 0.00 | 0.00 | 11.65 | 15.13 | 14.29 | 0.00 | 16.30 | 25.70 | 62.98 | 52.47 | 54.01 | 115.20 | 63.99 | 10.05 |
| 小肠 | C17 | 0.00 | 0.00 | 0.00 | 0.00 | 0.00 | 0.00 | 0.00 | 0.00 | 0.00 | 0.00 | 0.00 | 0.00 | 0.00 | 8.57 | 9.00 | 20.99 | 0.00 | 0.00 | 0.00 | 1.01 |
| 结肠 | C18 | 0.00 | 0.00 | 0.00 | 0.00 | 0.00 | 0.00 | 0.00 | 5.04 | 5.82 | 0.00 | 17.87 | 9.57 | 16.30 | 51.40 | 125.96 | 62.97 | 54.01 | 92.16 | 95.98 | 12.57 |
| 直肠和乙状结肠连接处 | C19—20 | 0.00 | 0.00 | 0.00 | 0.00 | 0.00 | 0.00 | 2.69 | 2.52 | 5.82 | 3.78 | 3.57 | 38.30 | 40.74 | 17.13 | 35.99 | 20.99 | 13.50 | 69.12 | 95.98 | 8.54 |
| 肛门 | C21 | 0.00 | 0.00 | 0.00 | 0.00 | 0.00 | 0.00 | 0.00 | 0.00 | 0.00 | 0.00 | 0.00 | 0.00 | 0.00 | 0.00 | 9.00 | 0.00 | 0.00 | 0.00 | 0.00 | 0.25 |
| 肝脏和肝内胆管 | C22 | 0.00 | 0.00 | 0.00 | 0.00 | 0.00 | 0.00 | 0.00 | 0.00 | 2.91 | 3.78 | 10.72 | 14.36 | 32.60 | 25.70 | 26.99 | 20.99 | 40.50 | 46.08 | 31.99 | 6.53 |
| 胆囊 | C23 | 0.00 | 0.00 | 0.00 | 0.00 | 0.00 | 0.00 | 0.00 | 0.00 | 0.00 | 3.78 | 0.00 | 0.00 | 0.00 | 8.57 | 0.00 | 0.00 | 0.00 | 0.00 | 0.00 | 0.50 |
| 肝外胆管 | C24 | 0.00 | 0.00 | 0.00 | 0.00 | 0.00 | 0.00 | 0.00 | 0.00 | 2.91 | 0.00 | 0.00 | 0.00 | 0.00 | 8.57 | 0.00 | 20.99 | 27.00 | 23.04 | 31.99 | 2.01 |
| 胰腺 | C25 | 0.00 | 0.00 | 0.00 | 0.00 | 0.00 | 0.00 | 0.00 | 0.00 | 2.91 | 11.35 | 3.57 | 0.00 | 16.30 | 25.70 | 0.00 | 20.99 | 0.00 | 23.04 | 0.00 | 3.27 |
| 鼻腔、中耳和副鼻窦 | C30—31 | 0.00 | 0.00 | 0.00 | 0.00 | 0.00 | 0.00 | 0.00 | 0.00 | 0.00 | 0.00 | 0.00 | 4.79 | 0.00 | 0.00 | 0.00 | 20.99 | 13.50 | 0.00 | 0.00 | 1.01 |
| 喉 | C32 | 0.00 | 0.00 | 0.00 | 0.00 | 0.00 | 0.00 | 0.00 | 0.00 | 0.00 | 0.00 | 0.00 | 0.00 | 8.15 | 8.57 | 0.00 | 0.00 | 0.00 | 0.00 | 0.00 | 0.50 |
| 气管、支气管和肺 | C33—34 | 0.00 | 0.00 | 0.00 | 0.00 | 0.00 | 0.00 | 0.00 | 2.52 | 5.82 | 18.91 | 28.59 | 62.23 | 32.60 | 42.84 | 251.93 | 94.45 | 148.51 | 138.24 | 63.99 | 23.62 |

（续上表）

| 部位或病种 | ICD—10 | 0～ | 1～ | 5～ | 10～ | 15～ | 20～ | 25～ | 30～ | 35～ | 40～ | 45～ | 50～ | 55～ | 60～ | 65～ | 70～ | 75～ | 80～ | 85＋ | 合计 |
|---|---|---|---|---|---|---|---|---|---|---|---|---|---|---|---|---|---|---|---|---|---|
| 其他呼吸器官 | C37－38 | 0.00 | 0.00 | 0.00 | 0.00 | 0.00 | 0.00 | 0.00 | 0.00 | 0.00 | 3.78 | 0.00 | 0.00 | 8.15 | 0.00 | 0.00 | 0.00 | 0.00 | 0.00 | 0.00 | 0.50 |
| 骨和关节软骨 | C40－41 | 0.00 | 4.70 | 0.00 | 0.00 | 0.00 | 0.00 | 0.00 | 0.00 | 0.00 | 0.00 | 0.00 | 0.00 | 0.00 | 0.00 | 0.00 | 10.49 | 0.00 | 0.00 | 31.99 | 0.75 |
| 皮肤恶性黑色素瘤 | C43 | 0.00 | 0.00 | 0.00 | 0.00 | 0.00 | 0.00 | 0.00 | 0.00 | 2.91 | 0.00 | 0.00 | 0.00 | 0.00 | 0.00 | 9.00 | 0.00 | 0.00 | 0.00 | 0.00 | 0.50 |
| 皮肤其他恶性肿瘤 | C44 | 0.00 | 0.00 | 0.00 | 0.00 | 0.00 | 0.00 | 2.69 | 0.00 | 0.00 | 0.00 | 0.00 | 0.00 | 0.00 | 17.13 | 0.00 | 10.49 | 27.00 | 0.00 | 63.99 | 2.01 |
| 间皮瘤 | C45 | 0.00 | 0.00 | 0.00 | 0.00 | 0.00 | 0.00 | 0.00 | 0.00 | 0.00 | 0.00 | 0.00 | 0.00 | 0.00 | 8.57 | 0.00 | 0.00 | 0.00 | 0.00 | 0.00 | 0.25 |
| kaposi 氏肉瘤 | C46 | 0.00 | 0.00 | 0.00 | 0.00 | 0.00 | 0.00 | 0.00 | 0.00 | 0.00 | 0.00 | 0.00 | 0.00 | 0.00 | 0.00 | 0.00 | 0.00 | 0.00 | 0.00 | 0.00 | 0.00 |
| 结缔组织和其他软组织 | C47、49 | 0.00 | 0.00 | 0.00 | 0.00 | 0.00 | 0.00 | 0.00 | 5.04 | 0.00 | 0.00 | 3.57 | 4.79 | 0.00 | 0.00 | 0.00 | 0.00 | 13.50 | 0.00 | 0.00 | 1.26 |
| 乳房 | C50 | 0.00 | 0.00 | 0.00 | 0.00 | 0.00 | 0.00 | 5.37 | 17.65 | 52.41 | 113.49 | 92.92 | 119.67 | 57.04 | 111.38 | 143.96 | 20.99 | 13.50 | 69.12 | 31.99 | 37.95 |
| 外阴 | C51 | 0.00 | 0.00 | 0.00 | 0.00 | 0.00 | 0.00 | 0.00 | 0.00 | 0.00 | 0.00 | 0.00 | 0.00 | 8.15 | 0.00 | 0.00 | 0.00 | 0.00 | 0.00 | 0.00 | 0.25 |
| 阴道 | C52 | 0.00 | 0.00 | 0.00 | 0.00 | 0.00 | 0.00 | 0.00 | 0.00 | 0.00 | 0.00 | 0.00 | 4.79 | 8.15 | 0.00 | 0.00 | 0.00 | 0.00 | 0.00 | 0.00 | 0.50 |
| 子宫颈 | C53 | 0.00 | 0.00 | 0.00 | 0.00 | 0.00 | 3.64 | 5.37 | 12.61 | 14.56 | 18.91 | 17.87 | 28.72 | 0.00 | 8.57 | 26.99 | 31.48 | 13.50 | 23.04 | 0.00 | 9.55 |
| 子宫体 | C54 | 0.00 | 0.00 | 0.00 | 0.00 | 0.00 | 0.00 | 2.69 | 0.00 | 5.82 | 3.78 | 35.74 | 62.23 | 114.08 | 17.13 | 44.99 | 20.99 | 13.50 | 23.04 | 0.00 | 13.07 |
| 子宫恶性肿瘤、未注明部位 | C55 | 0.00 | 0.00 | 0.00 | 0.00 | 0.00 | 0.00 | 0.00 | 0.00 | 0.00 | 0.00 | 0.00 | 0.00 | 0.00 | 0.00 | 9.00 | 0.00 | 0.00 | 0.00 | 31.99 | 0.50 |
| 卵巢 | C56 | 0.00 | 0.00 | 0.00 | 0.00 | 3.37 | 0.00 | 2.69 | 2.52 | 0.00 | 11.35 | 10.72 | 14.36 | 16.30 | 25.70 | 17.99 | 0.00 | 13.50 | 0.00 | 0.00 | 5.03 |
| 其他和未说明的女性生殖器官恶性肿瘤 | C57 | 0.00 | 0.00 | 0.00 | 0.00 | 0.00 | 0.00 | 0.00 | 0.00 | 0.00 | 0.00 | 0.00 | 0.00 | 0.00 | 0.00 | 9.00 | 0.00 | 0.00 | 0.00 | 0.00 | 0.25 |
| 胎盘 | C58 | 0.00 | 0.00 | 0.00 | 0.00 | 0.00 | 0.00 | 2.69 | 0.00 | 0.00 | 0.00 | 0.00 | 0.00 | 0.00 | 0.00 | 0.00 | 0.00 | 0.00 | 0.00 | 0.00 | 0.25 |
| 阴茎 | C60 | 0.00 | 0.00 | 0.00 | 0.00 | 0.00 | 0.00 | 0.00 | 0.00 | 0.00 | 0.00 | 0.00 | 0.00 | 0.00 | 0.00 | 0.00 | 0.00 | 0.00 | 0.00 | 0.00 | 0.00 |
| 前列腺 | C61 | 0.00 | 0.00 | 0.00 | 0.00 | 0.00 | 0.00 | 0.00 | 0.00 | 0.00 | 0.00 | 0.00 | 0.00 | 0.00 | 0.00 | 0.00 | 0.00 | 0.00 | 0.00 | 0.00 | 0.00 |
| 睾丸 | C62 | 0.00 | 0.00 | 0.00 | 0.00 | 0.00 | 0.00 | 0.00 | 0.00 | 0.00 | 0.00 | 0.00 | 0.00 | 0.00 | 0.00 | 0.00 | 0.00 | 0.00 | 0.00 | 0.00 | 0.00 |
| 其他和未说明的男性生殖器官恶性肿瘤 | C63 | 0.00 | 0.00 | 0.00 | 0.00 | 0.00 | 0.00 | 0.00 | 0.00 | 0.00 | 0.00 | 0.00 | 0.00 | 0.00 | 0.00 | 0.00 | 0.00 | 0.00 | 0.00 | 0.00 | 0.00 |
| 肾脏 | C64 | 0.00 | 0.00 | 0.00 | 0.00 | 0.00 | 0.00 | 0.00 | 0.00 | 0.00 | 0.00 | 7.15 | 9.57 | 0.00 | 0.00 | 9.00 | 0.00 | 0.00 | 0.00 | 0.00 | 1.26 |
| 肾盂、肾盏 | C65 | 0.00 | 0.00 | 0.00 | 0.00 | 0.00 | 0.00 | 0.00 | 0.00 | 0.00 | 0.00 | 0.00 | 0.00 | 0.00 | 0.00 | 0.00 | 0.00 | 0.00 | 0.00 | 0.00 | 0.00 |

（续上表）

| 部位或病种 | ICD—10 | 0～ | 1～ | 5～ | 10～ | 15～ | 20～ | 25～ | 30～ | 35～ | 40～ | 45～ | 50～ | 55～ | 60～ | 65～ | 70～ | 75～ | 80～ | 85＋ | 合计 |
|---|---|---|---|---|---|---|---|---|---|---|---|---|---|---|---|---|---|---|---|---|---|
| 输尿管 | C66 | 0.00 | 0.00 | 0.00 | 0.00 | 0.00 | 0.00 | 0.00 | 0.00 | 0.00 | 0.00 | 0.00 | 0.00 | 0.00 | 0.00 | 0.00 | 0.00 | 0.00 | 0.00 | 0.00 | 0.00 |
| 膀胱 | C67 | 0.00 | 0.00 | 0.00 | 0.00 | 0.00 | 0.00 | 0.00 | 0.00 | 2.91 | 0.00 | 0.00 | 0.00 | 8.15 | 0.00 | 26.99 | 20.99 | 13.50 | 23.04 | 31.99 | 2.51 |
| 其他和未说明的泌尿器官 | C68 | 0.00 | 0.00 | 0.00 | 0.00 | 0.00 | 0.00 | 0.00 | 0.00 | 0.00 | 0.00 | 0.00 | 0.00 | 0.00 | 0.00 | 0.00 | 0.00 | 0.00 | 0.00 | 0.00 | 0.00 |
| 眼 | C69 | 0.00 | 0.00 | 0.00 | 0.00 | 0.00 | 0.00 | 0.00 | 0.00 | 0.00 | 0.00 | 0.00 | 0.00 | 0.00 | 0.00 | 0.00 | 0.00 | 0.00 | 0.00 | 0.00 | 0.00 |
| 脑、神经系统 | C70—72、D | 0.00 | 9.41 | 3.19 | 5.32 | 3.37 | 0.00 | 2.69 | 2.52 | 2.91 | 7.57 | 0.00 | 0.00 | 16.30 | 25.70 | 26.99 | 41.98 | 13.50 | 23.04 | 0.00 | 6.28 |
| 甲状腺 | C73 | 0.00 | 0.00 | 0.00 | 0.00 | 0.00 | 10.92 | 2.69 | 7.56 | 11.65 | 11.35 | 17.87 | 9.57 | 8.15 | 17.13 | 9.00 | 10.49 | 0.00 | 0.00 | 0.00 | 6.53 |
| 肾上腺 | C74 | 0.00 | 0.00 | 0.00 | 0.00 | 0.00 | 0.00 | 0.00 | 0.00 | 2.91 | 0.00 | 0.00 | 0.00 | 0.00 | 0.00 | 0.00 | 0.00 | 0.00 | 0.00 | 0.00 | 0.25 |
| 其他内分泌腺 | C75 | 0.00 | 0.00 | 0.00 | 0.00 | 0.00 | 0.00 | 0.00 | 0.00 | 0.00 | 0.00 | 0.00 | 0.00 | 0.00 | 0.00 | 0.00 | 0.00 | 0.00 | 0.00 | 0.00 | 0.00 |
| 霍奇金氏病 | C81 | 0.00 | 0.00 | 0.00 | 0.00 | 0.00 | 0.00 | 0.00 | 0.00 | 0.00 | 3.78 | 3.57 | 0.00 | 0.00 | 0.00 | 0.00 | 0.00 | 0.00 | 0.00 | 0.00 | 0.50 |
| 非霍奇金氏病 | C82—85、C96 | 0.00 | 0.00 | 3.19 | 2.66 | 10.10 | 3.64 | 5.37 | 2.52 | 2.91 | 11.35 | 7.15 | 0.00 | 16.30 | 17.13 | 9.00 | 10.49 | 27.00 | 23.04 | 0.00 | 6.03 |
| 多发性骨髓瘤和恶性浆细胞肿瘤 | C90 | 0.00 | 0.00 | 0.00 | 0.00 | 0.00 | 0.00 | 0.00 | 0.00 | 0.00 | 0.00 | 3.57 | 0.00 | 0.00 | 8.57 | 17.99 | 20.99 | 0.00 | 0.00 | 0.00 | 1.51 |
| 淋巴细胞白血病 | C91 | 0.00 | 0.00 | 0.00 | 2.66 | 0.00 | 0.00 | 0.00 | 0.00 | 0.00 | 0.00 | 0.00 | 0.00 | 8.15 | 0.00 | 0.00 | 10.49 | 0.00 | 23.04 | 31.99 | 1.26 |
| 髓细胞性白血病 | C92 | 0.00 | 0.00 | 0.00 | 0.00 | 0.00 | 3.64 | 2.69 | 5.04 | 2.91 | 0.00 | 0.00 | 0.00 | 0.00 | 17.13 | 0.00 | 10.49 | 0.00 | 0.00 | 31.99 | 2.26 |
| 单核细胞性白血病 | C93 | 0.00 | 0.00 | 0.00 | 0.00 | 0.00 | 0.00 | 0.00 | 0.00 | 0.00 | 0.00 | 0.00 | 0.00 | 0.00 | 0.00 | 0.00 | 0.00 | 0.00 | 0.00 | 0.00 | 0.00 |
| 其他指明的白血病 | C94 | 0.00 | 0.00 | 0.00 | 0.00 | 0.00 | 0.00 | 0.00 | 0.00 | 0.00 | 0.00 | 0.00 | 0.00 | 0.00 | 0.00 | 9.00 | 10.49 | 0.00 | 0.00 | 0.00 | 0.50 |
| 未指明细胞类型的白血病 | C95 | 0.00 | 0.00 | 0.00 | 0.00 | 3.37 | 0.00 | 0.00 | 0.00 | 0.00 | 0.00 | 0.00 | 0.00 | 0.00 | 0.00 | 0.00 | 0.00 | 0.00 | 0.00 | 0.00 | 0.25 |
| 独立的多个部位的（原发性）恶性肿瘤 | C97 | 0.00 | 0.00 | 0.00 | 0.00 | 0.00 | 0.00 | 0.00 | 0.00 | 0.00 | 0.00 | 0.00 | 0.00 | 0.00 | 0.00 | 0.00 | 0.00 | 0.00 | 0.00 | 0.00 | 0.00 |
| 其他及不明部位 | C26、39、48、76—80 | 0.00 | 0.00 | 0.00 | 0.00 | 0.00 | 3.64 | 0.00 | 0.00 | 0.00 | 3.78 | 0.00 | 4.79 | 16.30 | 8.57 | 9.00 | 10.49 | 94.51 | 69.12 | 31.99 | 4.77 |
| 除 C44 合计 | | 0.00 | 14.11 | 6.38 | 10.64 | 20.20 | 29.12 | 42.97 | 78.16 | 165.95 | 276.15 | 293.04 | 421.25 | 472.64 | 531.18 | 980.72 | 650.68 | 580.56 | 852.47 | 607.88 | 190.95 |
| 合计 | | 0.00 | 14.11 | 6.38 | 10.64 | 20.20 | 29.12 | 45.65 | 78.16 | 165.95 | 276.15 | 293.04 | 421.25 | 472.64 | 548.32 | 980.72 | 661.17 | 607.56 | 852.47 | 671.87 | 193.01 |

表 62　中山市石岐区 2000—2004 年男女合计恶性肿瘤年龄别发病率（1/$10^5$）

| 部位或病种 | ICD—10 | 0～ | 1～ | 5～ | 10～ | 15～ | 20～ | 25～ | 30～ | 35～ | 40～ | 45～ | 50～ | 55～ | 60～ | 65～ | 70～ | 75～ | 80～ | 85+ | 合计 |
|---|---|---|---|---|---|---|---|---|---|---|---|---|---|---|---|---|---|---|---|---|---|
| 唇 | C00 | 0.00 | 0.00 | 0.00 | 0.00 | 0.00 | 0.00 | 0.00 | 0.00 | 0.00 | 0.00 | 0.00 | 0.00 | 0.00 | 0.00 | 0.00 | 5.52 | 0.00 | 14.40 | 0.00 | 0.25 |
| 舌 | C01—02 | 0.00 | 0.00 | 0.00 | 0.00 | 0.00 | 0.00 | 0.00 | 0.00 | 0.00 | 11 | 5.24 | 7.07 | 8.05 | 12.49 | 9.10 | 27.61 | 0.00 | 0.00 | 0.00 | 2.97 |
| 口 | C03—06 | 0.00 | 0.00 | 0.00 | 0.00 | 0.00 | 0.00 | 0.00 | 0.00 | 0.00 | 1.83 | 1.75 | 2.36 | 4.02 | 8.32 | 9.10 | 5.52 | 15.84 | 0.00 | 0.00 | 1.36 |
| 唾液腺 | C07—08 | 0.00 | 0.00 | 0.00 | 0.00 | 0.00 | 0.00 | 0.00 | 0.00 | 0.00 | 0.00 | 0.00 | 0.00 | 0.00 | 0.00 | 4.55 | 16.56 | 0.00 | 0.00 | 0.00 | 0.49 |
| 扁桃腺 | C09 | 0.00 | 0.00 | 0.00 | 0.00 | 0.00 | 0.00 | 0.00 | 0.00 | 0.00 | 0.00 | 1.75 | 0.00 | 0.00 | 0.00 | 0.00 | 0.00 | 0.00 | 0.00 | 0.00 | 0.12 |
| 其他口咽部 | C10 | 0.00 | 0.00 | 0.00 | 0.00 | 0.00 | 0.00 | 0.00 | 0.00 | 0.00 | 0.00 | 0.00 | 0.00 | 0.00 | 4.16 | 0.00 | 0.00 | 0.00 | 0.00 | 0.00 | 0.12 |
| 鼻咽部 | C11 | 0.00 | 0.00 | 0.00 | 0.00 | 0.00 | 1.81 | 9.60 | 21.84 | 40.27 | 42.16 | 26.22 | 33.01 | 48.28 | 37.46 | 31.84 | 49.69 | 31.67 | 28.81 | 0.00 | 18.31 |
| 喉咽部 | C12—13 | 0.00 | 0.00 | 0.00 | 0.00 | 0.00 | 0.00 | 0.00 | 1.28 | 0.00 | 1.83 | 0.00 | 2.36 | 0.00 | 4.16 | 4.55 | 0.00 | 0.00 | 0.00 | 0.00 | 0.62 |
| 唇，口腔和咽的其他部位和具体部位不明 | C14 | 0.00 | 0.00 | 0.00 | 0.00 | 0.00 | 0.00 | 0.00 | 0.00 | 0.00 | 0.00 | 0.00 | 0.00 | 0.00 | 0.00 | 0.00 | 0.00 | 0.00 | 0.00 | 0.00 | 0.00 |
| 食管 | C15 | 0.00 | 0.00 | 0.00 | 0.00 | 0.00 | 0.00 | 0.00 | 0.00 | 1.44 | 5.50 | 5.24 | 21.22 | 20.12 | 33.30 | 59.13 | 55.21 | 15.84 | 28.81 | 0.00 | 6.93 |
| 胃 | C16 | 0.00 | 0.00 | 0.00 | 0.00 | 0.00 | 1.81 | 0.00 | 1.28 | 5.75 | 11 | 13.98 | 21.22 | 24.14 | 37.46 | 86.42 | 93.86 | 87.10 | 100.83 | 67.40 | 12.49 |
| 小肠 | C17 | 0.00 | 0.00 | 0.00 | 0.00 | 0.00 | 0.00 | 0.00 | 0.00 | 0.00 | 0.00 | 1.75 | 0.00 | 8.05 | 8.32 | 4.55 | 11.04 | 0.00 | 14.40 | 22.47 | 1.24 |
| 结肠 | C18 | 0.00 | 0.00 | 0.00 | 0.00 | 0.00 | 0.00 | 2.74 | 5.14 | 7.19 | 9.17 | 13.98 | 14.15 | 28.16 | 58.27 | 109.16 | 110.42 | 110.85 | 115.23 | 134.79 | 15.22 |
| 直肠和乙状结肠连接处 | C19—20 | 0.00 | 0.00 | 0.00 | 0.00 | 0.00 | 0.00 | 1.37 | 2.57 | 4.31 | 5.50 | 3.50 | 30.65 | 32.19 | 33.30 | 68.22 | 82.82 | 55.43 | 86.42 | 134.79 | 11.01 |
| 肛门 | C21 | 0.00 | 0.00 | 0.00 | 0.00 | 0.00 | 0.00 | 0.00 | 0.00 | 0.00 | 0.00 | 0.00 | 0.00 | 0.00 | 0.00 | 4.55 | 0.00 | 7.92 | 0.00 | 0.00 | 0.25 |
| 肝脏和肝内胆管 | C22 | 0.00 | 0.00 | 0.00 | 1.26 | 0.00 | 1.81 | 1.37 | 12.84 | 11.51 | 22 | 26.22 | 40.08 | 60.35 | 79.09 | 86.42 | 71.77 | 95.02 | 86.42 | 22.47 | 18.56 |
| 胆囊 | C23 | 0.00 | 0.00 | 0.00 | 0.00 | 0.00 | 0.00 | 0.00 | 0.00 | 0.00 | 1.83 | 0.00 | 0.00 | 4.02 | 8.32 | 9.10 | 11.04 | 7.92 | 0.00 | 0.00 | 1.11 |
| 肝外胆管 | C24 | 0.00 | 0.00 | 0.00 | 0.00 | 0.00 | 0.00 | 0.00 | 0.00 | 1.44 | 3.67 | 0.00 | 2.36 | 0.00 | 12.49 | 0.00 | 38.65 | 31.67 | 14.40 | 89.86 | 2.85 |
| 胰腺 | C25 | 0.00 | 0.00 | 0.00 | 0.00 | 0.00 | 0.00 | 0.00 | 0.00 | 1.44 | 5.50 | 1.75 | 2.36 | 16.09 | 16.65 | 9.10 | 22.08 | 23.75 | 14.40 | 0.00 | 2.97 |
| 鼻腔、中耳和副鼻窦 | C30—31 | 0.00 | 0.00 | 0.00 | 0.00 | 0.00 | 0.00 | 0.00 | 0.00 | 0.00 | 0.00 | 0.00 | 2.36 | 0.00 | 0.00 | 4.55 | 16.56 | 7.92 | 0.00 | 0.00 | 0.74 |
| 喉 | C32 | 0.00 | 0.00 | 0.00 | 0.00 | 0.00 | 0.00 | 0.00 | 0.00 | 0.00 | 3.67 | 0.00 | 4.72 | 20.12 | 29.14 | 27.29 | 16.56 | 15.84 | 0.00 | 0.00 | 3.34 |
| 气管、支气管和肺 | C33—34 | 0.00 | 0.00 | 0.00 | 0.00 | 0.00 | 0.00 | 2.74 | 3.85 | 5.75 | 14.66 | 31.46 | 70.73 | 72.42 | 124.87 | 295.64 | 325.74 | 292.97 | 230.47 | 89.86 | 36.37 |

（续上表）

| 部位或病种 | ICD—10 | 0～ | 1～ | 5～ | 10～ | 15～ | 20～ | 25～ | 30～ | 35～ | 40～ | 45～ | 50～ | 55～ | 60～ | 65～ | 70～ | 75～ | 80～ | 85＋ | 合计 |
|---|---|---|---|---|---|---|---|---|---|---|---|---|---|---|---|---|---|---|---|---|---|
| 其他呼吸器官 | C37－38 | 0.00 | 0.00 | 0.00 | 0.00 | 0.00 | 0.00 | 0.00 | 0.00 | 0.00 | 1.83 | 0.00 | 0.00 | 4.02 | 8.32 | 0.00 | 0.00 | 0.00 | 0.00 | 0.00 | 0.49 |
| 骨和关节软骨 | C40－41 | 0.00 | 2.13 | 0.00 | 0.00 | 0.00 | 0.00 | 0.00 | 0.00 | 0.00 | 0.00 | 0.00 | 2.36 | 0.00 | 0.00 | 4.55 | 5.52 | 0.00 | 0.00 | 22.47 | 0.62 |
| 皮肤恶性黑色素瘤 | C43 | 0.00 | 0.00 | 0.00 | 0.00 | 0.00 | 0.00 | 0.00 | 0.00 | 1.44 | 0.00 | 0.00 | 0.00 | 0.00 | 0.00 | 4.55 | 0.00 | 0.00 | 0.00 | 0.00 | 0.25 |
| 皮肤其他恶性肿瘤 | C44 | 0.00 | 0.00 | 0.00 | 0.00 | 0.00 | 1.81 | 1.37 | 1.28 | 0.00 | 0.00 | 0.00 | 2.36 | 0.00 | 8.32 | 0.00 | 16.56 | 15.84 | 0.00 | 44.93 | 1.61 |
| 间皮瘤 | C45 | 0.00 | 0.00 | 0.00 | 0.00 | 0.00 | 0.00 | 0.00 | 0.00 | 0.00 | 1.83 | 0.00 | 0.00 | 0.00 | 4.16 | 0.00 | 0.00 | 0.00 | 0.00 | 0.00 | 0.25 |
| kaposi氏肉瘤 | C46 | 0.00 | 0.00 | 0.00 | 0.00 | 0.00 | 0.00 | 0.00 | 0.00 | 0.00 | 0.00 | 0.00 | 0.00 | 0.00 | 0.00 | 0.00 | 0.00 | 0.00 | 0.00 | 0.00 | 0.00 |
| 结缔组织和其他软组织 | C47、49 | 0.00 | 0.00 | 0.00 | 0.00 | 0.00 | 0.00 | 0.00 | 2.57 | 0.00 | 0.00 | 1.75 | 2.36 | 4.02 | 0.00 | 4.55 | 5.52 | 7.92 | 0.00 | 0.00 | 0.99 |
| 乳房 | C50 | 0.00 | 0.00 | 0.00 | 0.00 | 0.00 | 0.00 | 2.74 | 8.99 | 25.89 | 54.99 | 45.44 | 58.94 | 28.16 | 62.44 | 72.77 | 11.04 | 15.84 | 43.21 | 22.47 | 19.05 |
| 外阴 | C51 | 0.00 | 0.00 | 0.00 | 0.00 | 0.00 | 0.00 | 0.00 | 0.00 | 0.00 | 0.00 | 0.00 | 0.00 | 4.02 | 0.00 | 0.00 | 0.00 | 0.00 | 0.00 | 0.00 | 0.12 |
| 阴道 | C52 | 0.00 | 0.00 | 0.00 | 0.00 | 0.00 | 0.00 | 0.00 | 0.00 | 0.00 | 0.00 | 0.00 | 2.36 | 4.02 | 0.00 | 0.00 | 0.00 | 0.00 | 0.00 | 0.00 | 0.25 |
| 子宫颈 | C53 | 0.00 | 0.00 | 0.00 | 0.00 | 0.00 | 1.81 | 2.74 | 6.42 | 7.19 | 9.17 | 8.74 | 14.15 | 0.00 | 4.16 | 13.64 | 16.56 | 7.92 | 14.40 | 0.00 | 4.70 |
| 子宫体 | C54 | 0.00 | 0.00 | 0.00 | 0.00 | 0.00 | 0.00 | 1.37 | 0.00 | 2.88 | 1.83 | 17.48 | 30.65 | 56.33 | 8.32 | 22.74 | 11.04 | 7.92 | 14.40 | 0.00 | 6.43 |
| 子宫恶性肿瘤、未注明部位 | C55 | 0.00 | 0.00 | 0.00 | 0.00 | 0.00 | 0.00 | 0.00 | 0.00 | 0.00 | 0.00 | 0.00 | 0.00 | 0.00 | 0.00 | 4.55 | 0.00 | 0.00 | 0.00 | 22.47 | 0.25 |
| 卵巢 | C56 | 0.00 | 0.00 | 0.00 | 0.00 | 1.61 | 0.00 | 1.37 | 1.28 | 0.00 | 5.50 | 5.24 | 7.07 | 8.05 | 12.49 | 9.10 | 0.00 | 7.92 | 0.00 | 0.00 | 2.47 |
| 其他和未说明的女性生殖器官恶性肿瘤 | C57 | 0.00 | 0.00 | 0.00 | 0.00 | 0.00 | 0.00 | 0.00 | 0.00 | 0.00 | 0.00 | 0.00 | 0.00 | 0.00 | 0.00 | 4.55 | 0.00 | 0.00 | 0.00 | 0.00 | 0.12 |
| 胎盘 | C58 | 0.00 | 0.00 | 0.00 | 0.00 | 0.00 | 0.00 | 1.37 | 0.00 | 0.00 | 0.00 | 0.00 | 0.00 | 0.00 | 0.00 | 0.00 | 0.00 | 0.00 | 0.00 | 0.00 | 0.12 |
| 阴茎 | C60 | 0.00 | 0.00 | 0.00 | 0.00 | 0.00 | 0.00 | 0.00 | 0.00 | 0.00 | 0.00 | 0.00 | 0.00 | 0.00 | 0.00 | 0.00 | 0.00 | 0.00 | 0.00 | 0.00 | 0.00 |
| 前列腺 | C61 | 0.00 | 0.00 | 0.00 | 0.00 | 0.00 | 0.00 | 0.00 | 0.00 | 0.00 | 0.00 | 0.00 | 0.00 | 0.00 | 8.32 | 31.84 | 38.65 | 63.35 | 86.42 | 0.00 | 3.71 |
| 睾丸 | C62 | 0.00 | 2.13 | 0.00 | 0.00 | 1.61 | 0.00 | 0.00 | 2.57 | 0.00 | 0.00 | 0.00 | 0.00 | 0.00 | 0.00 | 0.00 | 0.00 | 0.00 | 0.00 | 0.00 | 0.49 |
| 其他和未说明的男性生殖器官恶性肿瘤 | C63 | 0.00 | 0.00 | 0.00 | 0.00 | 0.00 | 0.00 | 0.00 | 0.00 | 0.00 | 1.83 | 0.00 | 0.00 | 0.00 | 0.00 | 0.00 | 0.00 | 0.00 | 0.00 | 0.00 | 0.12 |
| 肾脏 | C64 | 9.91 | 4.26 | 0.00 | 0.00 | 0.00 | 0.00 | 0.00 | 0.00 | 1.44 | 0.00 | 3.50 | 7.07 | 0.00 | 4.16 | 18.19 | 0.00 | 23.75 | 28.81 | 22.47 | 2.47 |
| 肾盂、肾盏 | C65 | 0.00 | 0.00 | 0.00 | 0.00 | 0.00 | 0.00 | 0.00 | 0.00 | 0.00 | 0.00 | 0.00 | 0.00 | 0.00 | 0.00 | 0.00 | 0.00 | 0.00 | 0.00 | 0.00 | 0.00 |

（续上表）

| 部位或病种 | ICD—10 | 0～ | 1～ | 5～ | 10～ | 15～ | 20～ | 25～ | 30～ | 35～ | 40～ | 45～ | 50～ | 55～ | 60～ | 65～ | 70～ | 75～ | 80～ | 85+ | 合计 |
|---|---|---|---|---|---|---|---|---|---|---|---|---|---|---|---|---|---|---|---|---|---|
| 输尿管 | C66 | 0.00 | 0.00 | 0.00 | 0.00 | 0.00 | 0.00 | 0.00 | 0.00 | 0.00 | 0.00 | 0.00 | 0.00 | 0.00 | 4.16 | 0.00 | 0.00 | 0.00 | 0.00 | 0.00 | 0.12 |
| 膀胱 | C67 | 0.00 | 0.00 | 0.00 | 0.00 | 0.00 | 0.00 | 1.37 | 0.00 | 2.88 | 5.50 | 0.00 | 7.07 | 16.09 | 4.16 | 45.48 | 60.73 | 55.43 | 57.62 | 44.93 | 5.94 |
| 其他和未说明的泌尿器官 | C68 | 0.00 | 0.00 | 0.00 | 0.00 | 0.00 | 0.00 | 0.00 | 0.00 | 0.00 | 0.00 | 0.00 | 0.00 | 0.00 | 0.00 | 0.00 | 0.00 | 0.00 | 0.00 | 0.00 | 0.00 |
| 眼 | C69 | 0.00 | 2.13 | 0.00 | 1.26 | 0.00 | 0.00 | 0.00 | 0.00 | 0.00 | 0.00 | 0.00 | 0.00 | 4.02 | 0.00 | 0.00 | 0.00 | 0.00 | 0.00 | 0.00 | 0.37 |
| 脑、神经系统 | C70—72、D | 0.00 | 4.26 | 2.97 | 3.79 | 1.61 | 0.00 | 1.37 | 3.85 | 4.31 | 5.50 | 1.75 | 0.00 | 16.09 | 33.30 | 13.64 | 44.17 | 7.92 | 14.40 | 0.00 | 5.44 |
| 甲状腺 | C73 | 0.00 | 0.00 | 0.00 | 0.00 | 0.00 | 5.43 | 1.37 | 6.42 | 7.19 | 7.33 | 12.23 | 4.72 | 8.05 | 12.49 | 4.55 | 5.52 | 0.00 | 0.00 | 0.00 | 4.21 |
| 肾上腺 | C74 | 0.00 | 0.00 | 0.00 | 0.00 | 0.00 | 0.00 | 0.00 | 1.28 | 1.44 | 0.00 | 1.75 | 0.00 | 0.00 | 0.00 | 0.00 | 0.00 | 0.00 | 0.00 | 0.00 | 0.37 |
| 其他内分泌腺 | C75 | 0.00 | 0.00 | 0.00 | 0.00 | 0.00 | 0.00 | 0.00 | 0.00 | 0.00 | 0.00 | 0.00 | 0.00 | 0.00 | 0.00 | 0.00 | 0.00 | 0.00 | 0.00 | 0.00 | 0.00 |
| 霍奇金氏病 | C81 | 0.00 | 0.00 | 0.00 | 0.00 | 1.61 | 0.00 | 0.00 | 0.00 | 0.00 | 1.83 | 1.75 | 0.00 | 0.00 | 4.16 | 0.00 | 5.52 | 0.00 | 0.00 | 22.47 | 0.74 |
| 非霍奇金氏病 | C82—85、C96 | 0.00 | 0.00 | 1.49 | 1.26 | 4.83 | 1.81 | 2.74 | 1.28 | 4.31 | 7.33 | 3.50 | 2.36 | 20.12 | 24.97 | 22.74 | 11.04 | 31.67 | 14.40 | 22.47 | 5.32 |
| 多发性骨髓瘤和恶性浆细胞肿瘤 | C90 | 0.00 | 0.00 | 0.00 | 0.00 | 0.00 | 0.00 | 0.00 | 0.00 | 0.00 | 0.00 | 1.75 | 0.00 | 4.02 | 8.32 | 18.19 | 11.04 | 0.00 | 0.00 | 0.00 | 1.24 |
| 淋巴细胞白血病 | C91 | 0.00 | 0.00 | 0.00 | 2.52 | 3.22 | 0.00 | 0.00 | 0.00 | 0.00 | 3.67 | 0.00 | 0.00 | 8.05 | 4.16 | 0.00 | 5.52 | 0.00 | 14.40 | 22.47 | 1.48 |
| 髓细胞性白血病 | C92 | 0.00 | 0.00 | 1.49 | 2.52 | 0.00 | 3.62 | 4.12 | 3.85 | 1.44 | 1.83 | 3.50 | 2.36 | 4.02 | 8.32 | 22.74 | 11.04 | 7.92 | 0.00 | 22.47 | 3.46 |
| 单核细胞性白血病 | C93 | 0.00 | 0.00 | 0.00 | 0.00 | 0.00 | 0.00 | 0.00 | 0.00 | 0.00 | 0.00 | 0.00 | 0.00 | 0.00 | 0.00 | 0.00 | 0.00 | 0.00 | 0.00 | 0.00 | 0.00 |
| 其他指明的白血病 | C94 | 0.00 | 0.00 | 0.00 | 0.00 | 0.00 | 0.00 | 0.00 | 0.00 | 0.00 | 1.83 | 0.00 | 0.00 | 0.00 | 0.00 | 9.10 | 5.52 | 7.92 | 0.00 | 0.00 | 0.62 |
| 未指明细胞类型的白血病 | C95 | 0.00 | 0.00 | 0.00 | 0.00 | 1.61 | 0.00 | 0.00 | 0.00 | 0.00 | 0.00 | 0.00 | 0.00 | 0.00 | 0.00 | 0.00 | 0.00 | 0.00 | 0.00 | 0.00 | 0.12 |
| 独立的多个部位的（原发性）恶性肿瘤 | C97 | 0.00 | 0.00 | 0.00 | 0.00 | 0.00 | 0.00 | 0.00 | 0.00 | 0.00 | 0.00 | 0.00 | 0.00 | 0.00 | 0.00 | 0.00 | 0.00 | 0.00 | 0.00 | 0.00 | 0.00 |
| 其他及不明部位 | C26、39、48、76—80 | 0.00 | 0.00 | 0.00 | 0.00 | 0.00 | 1.81 | 0.00 | 1.28 | 2.88 | 5.50 | 6.99 | 14.15 | 12.07 | 16.65 | 18.19 | 44.17 | 71.26 | 72.02 | 67.40 | 6.56 |
| 除 C44 合计 | | 9.91 | 14.93 | 5.94 | 12.62 | 16.10 | 19.90 | 38.41 | 88.63 | 142.38 | 256.63 | 248.19 | 410.25 | 547.19 | 740.90 | 1168.92 | 1253.29 | 1116.46 | 1094.72 | 853.68 | 216.23 |
| 合计 | | 9.91 | 14.93 | 5.94 | 12.62 | 16.10 | 21.71 | 39.78 | 89.91 | 142.38 | 256.63 | 248.19 | 412.61 | 547.19 | 749.23 | 1168.92 | 1269.85 | 1132.30 | 1094.72 | 898.61 | 217.84 |

## 6. 发病顺位

2000—2004 年中山市石岐区男性发病前 10 位恶性肿瘤依次是气管/支气管和肺、肝脏和肝内胆管、鼻咽、结肠、胃、直肠和乙状结肠连接处、食管、膀胱、前列腺和喉部恶性肿瘤，其发病数占同期石岐区男性恶性肿瘤发病总数的 76.64%（表 63，图 50）。

**表 63　中山市石岐区 2000—2004 年男性前 10 位恶性肿瘤发病概况（N，1/10⁵，%）**

| 顺位 | 部位或病种 | ICD—10 | 例数 | 粗率 | 中标率 | 世标率 | 构成比 |
|---|---|---|---|---|---|---|---|
| 1 | 气管、支气管和肺 | C33－34 | 200 | 48.72 | 37.33 | 49.90 | 20.14 |
| 2 | 肝脏和肝内胆管 | C22 | 124 | 30.21 | 23.81 | 29.73 | 12.49 |
| 3 | 鼻咽 | C11 | 109 | 26.55 | 20.35 | 24.22 | 10.98 |
| 4 | 结肠 | C18 | 73 | 17.78 | 13.37 | 17.96 | 7.35 |
| 5 | 胃 | C16 | 61 | 14.86 | 11.43 | 15.24 | 6.14 |
| 6 | 直肠和乙状结肠连接处 | C19－20 | 55 | 13.40 | 9.94 | 13.98 | 5.54 |
| 7 | 食管 | C15 | 46 | 11.21 | 8.85 | 11.70 | 4.63 |
| 8 | 膀胱 | C67 | 38 | 9.26 | 6.91 | 9.17 | 3.83 |
| 9 | 前列腺 | C61 | 30 | 7.31 | 5.16 | 6.92 | 3.02 |
| 10 | 喉 | C32 | 25 | 6.09 | 5.12 | 6.85 | 2.52 |
| 合计 | | | 761 | | | | 76.64 |

注：中标率即中国标化发病率，世标率即世界标化发病率。

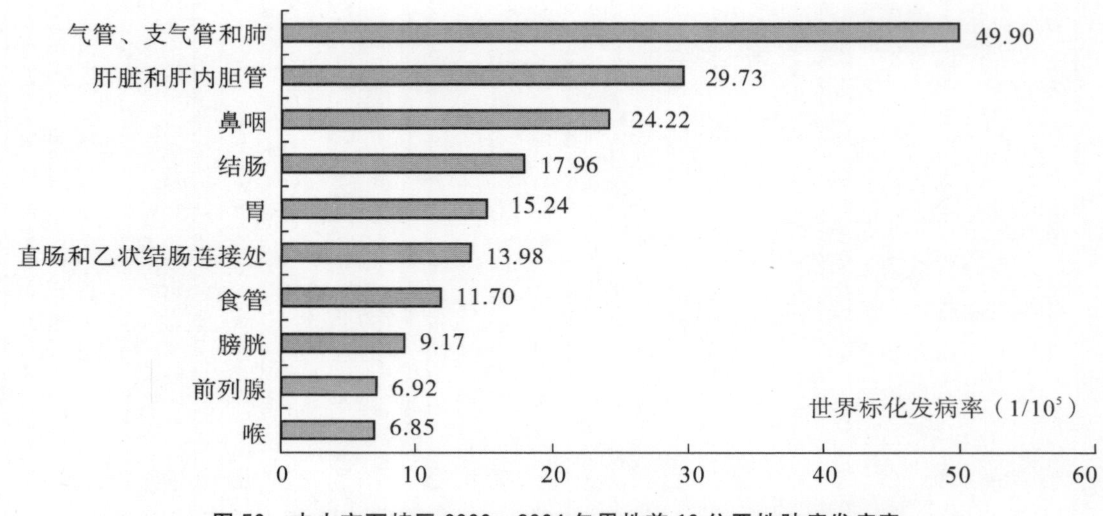


**图 50　中山市石岐区 2000—2004 年男性前 10 位恶性肿瘤发病率**

女性发病前 10 位恶性肿瘤依次是乳房、气管/支气管和肺、子宫体、结肠、胃、鼻咽、子宫颈、直肠和乙状结肠连接处、脑/神经系统、肝脏和肝内胆管恶性肿瘤，其发病数占同期石岐区女性恶性肿瘤发病总数的 71.50%（表 64，图 51）。

表 64　中山市石岐区 2000—2004 年女性前 10 位恶性肿瘤发病概况（N，1/10⁵，%）

| 顺位 | 部位或病种 | ICD—10 | 例数 | 粗率 | 中标率 | 世标率 | 构成比 |
|---|---|---|---|---|---|---|---|
| 1 | 乳房 | C50 | 151 | 37.95 | 28.07 | 35.12 | 19.66 |
| 2 | 气管、支气管和肺 | C33－34 | 94 | 23.62 | 16.12 | 21.42 | 12.24 |
| 3 | 子宫体 | C54 | 52 | 13.07 | 10.74 | 13.32 | 6.77 |
| 4 | 结肠 | C18 | 50 | 12.57 | 8.36 | 11.43 | 6.51 |
| 5 | 胃 | C16 | 40 | 10.05 | 6.34 | 8.52 | 5.21 |
| 6 | 鼻咽 | C11 | 39 | 9.80 | 7.25 | 8.19 | 5.08 |
| 7 | 子宫颈 | C53 | 38 | 9.55 | 6.85 | 8.03 | 4.95 |
| 8 | 直肠和乙状结肠连接处 | C19－20 | 34 | 8.54 | 6.05 | 7.85 | 4.43 |
| 9 | 脑、神经系统 | C70—72、D | 25 | 6.28 | 5.74 | 6.58 | 3.26 |
| 10 | 肝脏和肝内胆管 | C22 | 26 | 6.53 | 4.66 | 6.12 | 3.39 |
| 合计 | | | 549 | | | | 71.50 |

注：中标率即中国标化发病率，世标率即世界标化发病率。

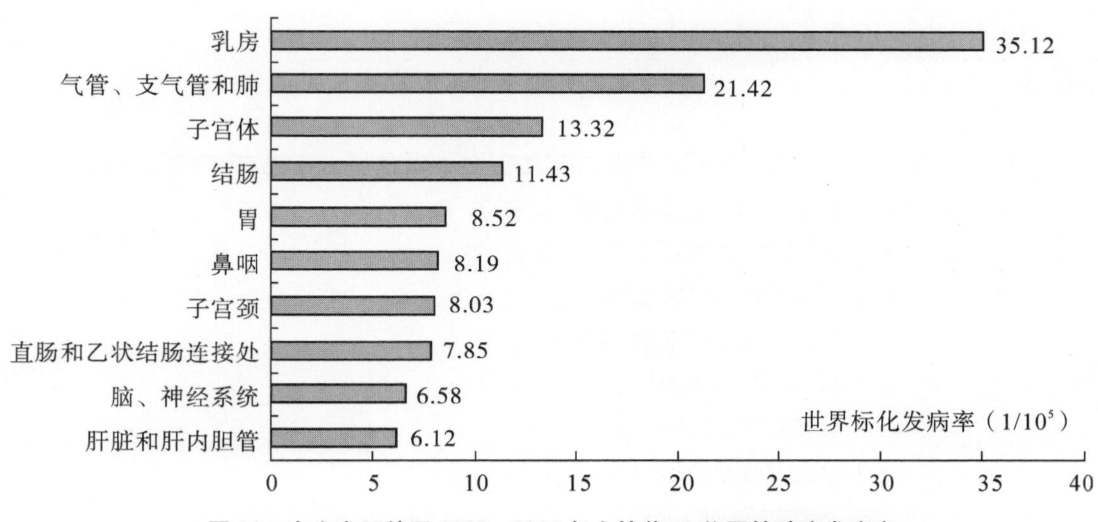


图 51　中山市石岐区 2000—2004 年女性前 10 位恶性肿瘤发病率

男女合计发病前 10 位恶性肿瘤依次是气管/支气管和肺、肝脏和肝内胆管、乳房、鼻咽、结肠、胃、直肠和乙状结肠连接处、食管、子宫体、脑/神经系统恶性肿瘤，其发病数占同期石岐区男女合计恶性肿瘤发病总数的 68.77%（表 65，图 52）。其中鼻咽癌发病率分别占同期石岐区男、女和合计恶性肿瘤发病顺位的第 3、6 位和第 4 位（表 63、表 64、表 65，图 50、图 51、图 52）。

**表 65　中山市石岐区 2000—2004 年男女合计前 10 位恶性肿瘤发病概况（N，1/$10^5$，%）**

| 顺位 | 部位或病种 | ICD—10 | 例数 | 粗率 | 中标率 | 世标率 | 构成比 |
|---|---|---|---|---|---|---|---|
| 1 | 气管、支气管和肺 | C33－34 | 294 | 36.37 | 26.18 | 34.91 | 16.70 |
| 2 | 肝脏和肝内胆管 | C22 | 150 | 18.56 | 14.13 | 17.83 | 8.52 |
| 3 | 乳房 | C50 | 154 | 19.05 | 14.18 | 17.80 | 8.75 |
| 4 | 鼻咽 | C11 | 148 | 18.31 | 13.81 | 16.23 | 8.40 |
| 5 | 结肠 | C18 | 123 | 15.22 | 10.67 | 14.35 | 6.98 |
| 6 | 胃 | C16 | 101 | 12.49 | 8.81 | 11.77 | 5.74 |
| 7 | 直肠和乙状结肠连接处 | C19－20 | 89 | 11.01 | 7.81 | 10.58 | 5.05 |
| 8 | 食管 | C15 | 56 | 6.93 | 5.33 | 7.11 | 3.18 |
| 9 | 子宫体 | C54 | 52 | 6.43 | 5.34 | 6.61 | 2.95 |
| 10 | 脑、神经系统 | C70—72、D | 44 | 5.44 | 4.82 | 5.65 | 2.50 |
| 合计 | | | 1211 | | | | 68.77 |

注：中标率即中国标化发病率，世标率即世界标化发病率。

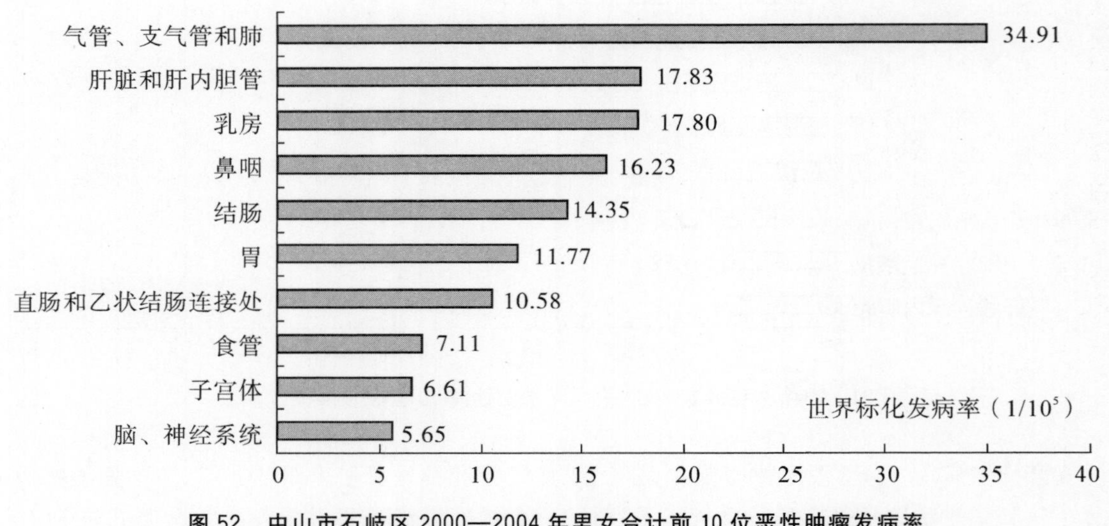


**图 52　中山市石岐区 2000—2004 年男女合计前 10 位恶性肿瘤发病率**

表 66　中山市石岐区 2000—2004 年男性恶性肿瘤主要发病指标（N，1/10$^5$，%）

| 部位或病种 | ICD—10 | 粗率 | 0～ | 15～ | 45～ | 55～ | 65+ | 中标率 | 世标率 | 35～64 岁截缩率 | 0～64 岁累积率 | 0～74 岁累积率 | 例数 | 构成比 |
|---|---|---|---|---|---|---|---|---|---|---|---|---|---|---|
| 唇 | C00 | 0.00 | 0.00 | 0.00 | 0.00 | 0.00 | 0.00 | 0.00 | 0.00 | 0.00 | 0.00 | 0.00 | 0 | 0.00 |
| 舌 | C01—02 | 3.41 | 0.00 | 2.53 | 5.91 | 20.05 | 3.51 | 2.76 | 3.58 | 10.34 | 0.35 | 0.41 | 14 | 1.41 |
| 口 | C03—06 | 1.95 | 0.00 | 0.51 | 1.97 | 8.02 | 14.04 | 1.52 | 1.96 | 3.27 | 0.12 | 0.22 | 8 | 0.81 |
| 唾液腺 | C07—08 | 0.73 | 0.00 | 0.00 | 0.00 | 0.00 | 10.53 | 0.50 | 0.70 | 0.00 | 0.00 | 0.18 | 3 | 0.30 |
| 扁桃腺 | C09 | 0.24 | 0.00 | 0.00 | 1.97 | 0.00 | 0.00 | 0.16 | 0.21 | 0.64 | 0.02 | 0.02 | 1 | 0.10 |
| 其他口咽部 | C10 | 0.00 | 0.00 | 0.00 | 0.00 | 0.00 | 0.00 | 0.00 | 0.00 | 0.00 | 0.00 | 0.00 | 0 | 0.00 |
| 鼻咽部 | C11 | 26.55 | 0.00 | 25.84 | 47.28 | 72.18 | 56.16 | 20.35 | 24.22 | 56.70 | 1.97 | 2.61 | 109 | 10.98 |
| 喉咽部 | C12—13 | 1.22 | 0.00 | 1.01 | 1.97 | 4.01 | 3.51 | 0.97 | 1.20 | 2.31 | 0.09 | 0.14 | 5 | 0.50 |
| 唇，口腔和咽的其他部位和具体部位不明 | C14 | 0.00 | 0.00 | 0.00 | 0.00 | 0.00 | 0.00 | 0.00 | 0.00 | 0.00 | 0.00 | 0.00 | 0 | 0.00 |
| 食管 | C15 | 11.21 | 0.00 | 2.03 | 19.70 | 40.10 | 77.22 | 8.85 | 11.70 | 19.60 | 0.68 | 1.67 | 46 | 4.63 |
| 胃 | C16 | 14.86 | 0.00 | 2.03 | 25.61 | 40.10 | 119.34 | 11.43 | 15.24 | 20.26 | 0.75 | 2.00 | 61 | 6.14 |
| 小肠 | C17 | 1.46 | 0.00 | 0.00 | 1.97 | 12.03 | 7.02 | 1.16 | 1.74 | 3.66 | 0.14 | 0.14 | 6 | 0.60 |
| 结肠 | C18 | 17.78 | 0.00 | 6.08 | 13.79 | 52.13 | 143.90 | 13.37 | 17.96 | 22.57 | 0.85 | 2.13 | 73 | 7.35 |
| 直肠和乙状结肠连接处 | C19—20 | 13.40 | 0.00 | 2.03 | 11.82 | 36.09 | 126.36 | 9.94 | 13.98 | 14.87 | 0.56 | 1.82 | 55 | 5.54 |
| 肛门 | C21 | 0.24 | 0.00 | 0.00 | 0.00 | 0.00 | 3.51 | 0.17 | 0.19 | 0.00 | 0.00 | 0.00 | 1 | 0.10 |
| 肝脏和肝内胆管 | C22 | 30.21 | 0.92 | 15.20 | 51.22 | 108.26 | 140.39 | 23.81 | 29.73 | 55.87 | 2.09 | 3.46 | 124 | 12.49 |
| 胆囊 | C23 | 1.71 | 0.00 | 0.00 | 0.00 | 8.02 | 17.55 | 1.38 | 1.85 | 1.95 | 0.08 | 0.29 | 7 | 0.70 |
| 肝外胆管 | C24 | 3.65 | 0.00 | 1.01 | 1.97 | 8.02 | 35.10 | 2.42 | 4.01 | 3.88 | 0.14 | 0.43 | 15 | 1.51 |
| 胰腺 | C25 | 2.68 | 0.00 | 0.00 | 1.97 | 12.03 | 24.57 | 2.17 | 2.79 | 3.77 | 0.14 | 0.35 | 11 | 1.11 |
| 鼻腔、中耳和副鼻窦 | C30—31 | 0.49 | 0.00 | 0.00 | 0.00 | 0.00 | 7.02 | 0.36 | 0.51 | 0.00 | 0.00 | 0.10 | 2 | 0.20 |
| 喉 | C32 | 6.09 | 0.00 | 1.01 | 3.94 | 40.10 | 38.61 | 5.12 | 6.85 | 12.42 | 0.48 | 0.94 | 25 | 2.52 |
| 气管、支气管和肺 | C33—34 | 48.72 | 0.00 | 4.56 | 53.19 | 156.38 | 438.73 | 37.33 | 49.90 | 59.45 | 2.27 | 6.89 | 200 | 20.14 |

（续上表）

| 部位或病种 | ICD—10 | 粗率 | 0～ | 15～ | 45～ | 55～ | 65＋ | 中标率 | 世标率 | 35～64 岁截缩率 | 0～64 岁累积率 | 0～74 岁累积率 | 例数 | 构成比 |
|---|---|---|---|---|---|---|---|---|---|---|---|---|---|---|
| 其他呼吸器官 | C37—38 | 0.49 | 0.00 | 0.00 | 0.00 | 8.02 | 0.00 | 0.44 | 0.65 | 1.76 | 0.08 | 0.08 | 2 | 0.20 |
| 骨和关节软骨 | C40—41 | 0.49 | 0.00 | 0.00 | 1.97 | 0.00 | 3.51 | 0.38 | 0.51 | 0.75 | 0.02 | 0.07 | 2 | 0.20 |
| 皮肤恶性黑色素瘤 | C43 | 0.00 | 0.00 | 0.00 | 0.00 | 0.00 | 0.00 | 0.00 | 0.00 | 0.00 | 0.00 | 0.00 | 0 | 0.00 |
| 皮肤其他恶性肿瘤 | C44 | 1.22 | 0.00 | 1.01 | 1.97 | 0.00 | 7.02 | 0.98 | 1.14 | 0.75 | 0.05 | 0.17 | 5 | 0.50 |
| 间皮瘤 | C45 | 0.24 | 0.00 | 0.51 | 0.00 | 0.00 | 0.00 | 0.17 | 0.21 | 0.68 | 0.02 | 0.02 | 1 | 0.10 |
| Kaposi 氏肉瘤 | C46 | 0.00 | 0.00 | 0.00 | 0.00 | 0.00 | 0.00 | 0.00 | 0.00 | 0.00 | 0.00 | 0.00 | 0 | 0.00 |
| 结缔组织和其他软组织 | C47、49 | 0.73 | 0.00 | 0.00 | 0.00 | 4.01 | 7.02 | 0.63 | 0.83 | 1.07 | 0.04 | 0.14 | 3 | 0.21 |
| 乳房 | C50 | 0.73 | 0.00 | 0.00 | 0.00 | 8.02 | 3.51 | 0.61 | 0.84 | 1.76 | 0.08 | 0.08 | 3 | 0.30 |
| 外阴 | C51 | 0.00 | 0.00 | 0.00 | 0.00 | 0.00 | 0.00 | 0.00 | 0.00 | 0.00 | 0.00 | 0.00 | 0 | 0.00 |
| 阴道 | C52 | 0.00 | 0.00 | 0.00 | 0.00 | 0.00 | 0.00 | 0.00 | 0.00 | 0.00 | 0.00 | 0.00 | 0 | 0.00 |
| 子宫颈 | C53 | 0.00 | 0.00 | 0.00 | 0.00 | 0.00 | 0.00 | 0.00 | 0.00 | 0.00 | 0.00 | 0.00 | 0 | 0.00 |
| 子宫体 | C54 | 0.00 | 0.00 | 0.00 | 0.00 | 0.00 | 0.00 | 0.00 | 0.00 | 0.00 | 0.00 | 0.00 | 0 | 0.00 |
| 子宫恶性肿瘤、未注明部位 | C55 | 0.00 | 0.00 | 0.00 | 0.00 | 0.00 | 0.00 | 0.00 | 0.00 | 0.00 | 0.00 | 0.00 | 0 | 0.00 |
| 卵巢 | C56 | 0.00 | 0.00 | 0.00 | 0.00 | 0.00 | 0.00 | 0.00 | 0.00 | 0.00 | 0.00 | 0.00 | 0 | 0.00 |
| 其他和未说明的女性生殖器官恶性肿瘤 | C57 | 0.00 | 0.00 | 0.00 | 0.00 | 0.00 | 0.00 | 0.00 | 0.00 | 0.00 | 0.00 | 0.00 | 0 | 0.00 |
| 胎盘 | C58 | 0.00 | 0.00 | 0.00 | 0.00 | 0.00 | 0.00 | 0.00 | 0.00 | 0.00 | 0.00 | 0.00 | 0 | 0.00 |
| 阴茎 | C60 | 0.00 | 0.00 | 0.00 | 0.00 | 0.00 | 0.00 | 0.00 | 0.00 | 0.00 | 0.00 | 0.00 | 0 | 0.00 |
| 前列腺 | C61 | 7.31 | 0.00 | 0.00 | 0.00 | 8.02 | 98.28 | 5.16 | 6.92 | 1.76 | 0.08 | 0.81 | 30 | 3.02 |
| 睾丸 | C62 | 0.97 | 0.92 | 1.52 | 0.00 | 0.00 | 0.00 | 1.05 | 0.97 | 0.00 | 0.06 | 0.06 | 4 | 0.40 |
| 其他和未说明的男性生殖器官恶性肿瘤 | C63 | 0.24 | 0.00 | 0.51 | 0.00 | 0.00 | 0.00 | 0.17 | 0.21 | 0.68 | 0.02 | 0.02 | 1 | 0.10 |
| 肾脏 | C64 | 3.65 | 2.75 | 0.51 | 1.97 | 4.01 | 31.59 | 2.97 | 4.08 | 2.24 | 0.13 | 0.27 | 15 | 1.51 |
| 肾盂、肾盏 | C65 | 0.00 | 0.00 | 0.00 | 0.00 | 0.00 | 0.00 | 0.00 | 0.00 | 0.00 | 0.00 | 0.00 | 0 | 0.00 |

（续上表）

| 部位或病种 | ICD—10 | 粗率 | 0～ | 15～ | 45～ | 55～ | 65＋ | 中标率 | 世标率 | 35～64 岁截缩率 | 0～64 岁累积率 | 0～74 岁累积率 | 例数 | 构成比 |
|---|---|---|---|---|---|---|---|---|---|---|---|---|---|---|
| 输尿管 | C66 | 0.24 | 0.00 | 0.00 | 0.00 | 4.01 | 0.00 | 0.22 | 0.32 | 0.88 | 0.04 | 0.04 | 1 | 0.10 |
| 膀胱 | C67 | 9.26 | 0.00 | 2.53 | 5.91 | 16.04 | 91.26 | 6.91 | 9.17 | 9.00 | 0.31 | 1.16 | 38 | 3.83 |
| 其他和未说明的泌尿器官 | C68 | 0.00 | 0.00 | 0.00 | 0.00 | 0.00 | 0.00 | 0.00 | 0.00 | 0.00 | 0.00 | 0.00 | 0 | 0.00 |
| 眼 | C69 | 0.73 | 1.84 | 0.00 | 0.00 | 4.01 | 0.00 | 0.87 | 0.91 | 1.07 | 0.07 | 0.07 | 3 | 0.30 |
| 脑、神经系统 | C70—72、D | 4.63 | 1.84 | 2.53 | 1.97 | 28.07 | 14.04 | 3.95 | 4.76 | 9.08 | 0.40 | 0.63 | 19 | 1.91 |
| 甲状腺 | C73 | 1.95 | 0.00 | 2.03 | 3.94 | 8.02 | 0.00 | 1.52 | 1.75 | 4.53 | 0.17 | 0.17 | 8 | 0.81 |
| 肾上腺 | C74 | 0.49 | 0.00 | 0.51 | 1.97 | 0.00 | 0.00 | 0.35 | 0.36 | 0.64 | 0.03 | 0.03 | 2 | 0.20 |
| 其他内分泌腺 | C75 | 0.00 | 0.00 | 0.00 | 0.00 | 0.00 | 0.00 | 0.00 | 0.00 | 0.00 | 0.00 | 0.00 | 0 | 0.00 |
| 霍奇金氏病 | C81 | 0.97 | 0.00 | 0.51 | 0.00 | 4.01 | 7.02 | 0.87 | 1.22 | 0.88 | 0.06 | 0.11 | 4 | 0.40 |
| 非霍奇金氏病 | C82—85、C96 | 4.63 | 0.00 | 1.52 | 1.97 | 28.07 | 28.08 | 3.73 | 5.14 | 9.38 | 0.35 | 0.59 | 19 | 1.91 |
| 多发性骨髓瘤和恶性浆细胞肿瘤 | C90 | 0.97 | 0.00 | 0.00 | 0.00 | 8.02 | 7.02 | 0.88 | 1.19 | 1.95 | 0.08 | 0.17 | 4 | 0.40 |
| 淋巴细胞白血病 | C91 | 1.71 | 0.92 | 2.03 | 0.00 | 8.02 | 0.00 | 1.92 | 1.84 | 3.31 | 0.16 | 0.16 | 7 | 0.70 |
| 髓细胞性白血病 | C92 | 4.63 | 2.75 | 2.53 | 5.91 | 4.01 | 24.57 | 4.17 | 4.58 | 3.79 | 0.21 | 0.50 | 19 | 1.91 |
| 单核细胞性白血病 | C93 | 0.00 | 0.00 | 0.00 | 0.00 | 0.00 | 0.00 | 0.00 | 0.00 | 0.00 | 0.00 | 0.00 | 0 | 0.00 |
| 其他指明的白血病 | C94 | 0.73 | 0.00 | 0.51 | 0.00 | 0.00 | 7.02 | 0.53 | 0.68 | 0.68 | 0.02 | 0.06 | 3 | 0.30 |
| 未指明细胞类型的白血病 | C95 | 0.00 | 0.00 | 0.00 | 0.00 | 0.00 | 0.00 | 0.00 | 0.00 | 0.00 | 0.00 | 0.00 | 0 | 0.00 |
| 独立的多个部位的（原发性）恶性肿瘤 | C97 | 0.00 | 0.00 | 0.00 | 0.00 | 0.00 | 0.00 | 0.00 | 0.00 | 0.00 | 0.00 | 0.00 | 0 | 0.00 |
| 其他及不明部位 | C26、39、48、76—80 | 8.28 | 0.00 | 2.53 | 17.73 | 16.04 | 56.16 | 5.92 | 8.20 | 12.63 | 0.42 | 0.97 | 34 | 3.42 |
| 除 C44 合计 | 0.00 | 240.70 | 11.93 | 84.12 | 287.63 | 777.90 | 1646.13 | 187.20 | 243.69 | 360.10 | 13.57 | 30.01 | 988 | 99.50 |
| 合计 | 0.00 | 241.92 | 11.93 | 85.13 | 289.60 | 777.90 | 1653.15 | 188.18 | 244.83 | 360.85 | 13.62 | 30.18 | 993 | 100.00 |

注：中标率即中国标化发病率，世标率即世界标化发病率。

表 67　中山市石岐区 2000—2004 年女性恶性肿瘤主要发病指标（N，$1/10^5$，%）

| 部位或病种 | ICD—10 | 粗率 | 0～ | 15～ | 45～ | 55～ | 65＋ | 中标率 | 世标率 | 35～64 岁截缩率 | 0～64 岁累积率 | 0～74 岁累积率 | 例数 | 构成比 |
|---|---|---|---|---|---|---|---|---|---|---|---|---|---|---|
| 唇 | C00 | 0.50 | 0.00 | 0.00 | 0.00 | 0.00 | 5.63 | 0.24 | 0.33 | 0.00 | 0.00 | 0.05 | 2 | 0.26 |
| 舌 | C01—02 | 2.51 | 0.00 | 0.51 | 6.14 | 0.00 | 16.89 | 1.70 | 2.27 | 2.84 | 0.08 | 0.38 | 10 | 1.30 |
| 口 | C03—06 | 0.75 | 0.00 | 0.00 | 2.05 | 4.18 | 2.82 | 0.62 | 0.85 | 1.71 | 0.07 | 0.11 | 3 | 0.39 |
| 唾液腺 | C07—08 | 0.25 | 0.00 | 0.00 | 0.00 | 0.00 | 2.82 | 0.19 | 0.27 | 0.00 | 0.00 | 0.04 | 1 | 0.13 |
| 扁桃腺 | C09 | 0.00 | 0.00 | 0.00 | 0.00 | 0.00 | 0.00 | 0.00 | 0.00 | 0.00 | 0.00 | 0.00 | 0 | 0.00 |
| 其他口咽部 | C10 | 0.25 | 0.00 | 0.00 | 0.00 | 4.18 | 0.00 | 0.23 | 0.34 | 0.93 | 0.04 | 0.04 | 1 | 0.13 |
| 鼻咽部 | C11 | 9.80 | 0.00 | 12.83 | 10.23 | 12.53 | 16.89 | 7.25 | 8.19 | 17.67 | 0.61 | 0.81 | 39 | 5.08 |
| 喉咽部 | C12—13 | 0.00 | 0.00 | 0.00 | 0.00 | 0.00 | 0.00 | 0.00 | 0.00 | 0.00 | 0.00 | 0.00 | 0 | 0.00 |
| 唇，口腔和咽的其他部位和具体部位不明 | C14 | 0.00 | 0.00 | 0.00 | 0.00 | 0.00 | 0.00 | 0.00 | 0.00 | 0.00 | 0.00 | 0.00 | 0 | 0.00 |
| 食管 | C15 | 2.51 | 0.00 | 0.00 | 4.09 | 12.53 | 14.08 | 1.90 | 2.64 | 4.34 | 0.18 | 0.36 | 10 | 1.30 |
| 胃 | C16 | 10.05 | 0.00 | 4.11 | 8.18 | 20.88 | 64.76 | 6.34 | 8.52 | 13.08 | 0.42 | 0.99 | 40 | 5.21 |
| 小肠 | C17 | 1.01 | 0.00 | 0.00 | 0.00 | 4.18 | 8.45 | 0.72 | 1.03 | 0.93 | 0.04 | 0.19 | 4 | 0.52 |
| 结肠 | C18 | 12.57 | 0.00 | 2.05 | 14.32 | 33.41 | 87.29 | 8.36 | 11.43 | 13.94 | 0.53 | 1.47 | 50 | 6.51 |
| 直肠和乙状结肠连接处 | C19—20 | 8.54 | 0.00 | 2.57 | 18.42 | 29.24 | 36.60 | 6.05 | 7.85 | 16.20 | 0.57 | 0.86 | 34 | 4.43 |
| 肛门 | C21 | 0.25 | 0.00 | 0.00 | 0.00 | 0.00 | 2.82 | 0.19 | 0.27 | 0.00 | 0.00 | 0.04 | 1 | 0.13 |
| 肝脏和肝内胆管 | C22 | 6.53 | 0.00 | 1.03 | 12.28 | 29.24 | 30.97 | 4.66 | 6.12 | 12.87 | 0.45 | 0.69 | 26 | 3.39 |
| 胆囊 | C23 | 0.50 | 0.00 | 0.51 | 0.00 | 4.18 | 0.00 | 0.42 | 0.57 | 1.66 | 0.06 | 0.06 | 2 | 0.26 |
| 肝外胆管 | C24 | 2.01 | 0.00 | 0.51 | 0.00 | 4.18 | 16.89 | 1.05 | 1.48 | 1.56 | 0.06 | 0.16 | 8 | 1.04 |
| 胰腺 | C25 | 3.27 | 0.00 | 2.05 | 2.05 | 20.88 | 8.45 | 2.51 | 3.29 | 8.46 | 0.30 | 0.40 | 13 | 1.69 |
| 鼻腔、中耳和副鼻窦 | C30—31 | 1.01 | 0.00 | 0.00 | 2.05 | 0.00 | 8.45 | 0.61 | 0.79 | 0.78 | 0.02 | 0.13 | 4 | 0.52 |
| 喉 | C32 | 0.50 | 0.00 | 0.00 | 0.00 | 8.35 | 0.00 | 0.51 | 0.67 | 2.03 | 0.08 | 0.08 | 2 | 0.26 |
| 气管、支气管和肺 | C33—34 | 23.62 | 0.00 | 4.11 | 42.97 | 37.59 | 157.68 | 16.12 | 21.42 | 29.38 | 0.97 | 2.70 | 94 | 12.24 |

（续上表）

| 部位或病种 | ICD—10 | 粗率 | 0～ | 15～ | 45～ | 55～ | 65＋ | 中标率 | 世标率 | 35～64岁截缩率 | 0～64岁累积率 | 0～74岁累积率 | 例数 | 构成比 |
|---|---|---|---|---|---|---|---|---|---|---|---|---|---|---|
| 其他呼吸器官 | C37－38 | 0.50 | 0.00 | 0.51 | 0.00 | 4.18 | 0.00 | 0.46 | 0.55 | 1.82 | 0.06 | 0.06 | 2 | 0.26 |
| 骨和关节软骨 | C40－41 | 0.75 | 1.06 | 0.00 | 0.00 | 0.00 | 5.63 | 0.53 | 0.82 | 0.00 | 0.02 | 0.07 | 3 | 0.39 |
| 皮肤恶性黑色素瘤 | C43 | 0.50 | 0.00 | 0.51 | 0.00 | 0.00 | 2.82 | 0.35 | 0.44 | 0.63 | 0.01 | 0.06 | 2 | 0.26 |
| 皮肤其他恶性肿瘤 | C44 | 2.01 | 0.00 | 0.51 | 0.00 | 8.35 | 14.08 | 1.17 | 1.70 | 1.86 | 0.10 | 0.15 | 8 | 1.04 |
| 间皮瘤 | C45 | 0.25 | 0.00 | 0.00 | 0.00 | 4.18 | 0.00 | 0.23 | 0.34 | 0.93 | 0.04 | 0.04 | 1 | 0.13 |
| Kaposi 氏肉瘤 | C46 | 0.00 | 0.00 | 0.00 | 0.00 | 0.00 | 0.00 | 0.00 | 0.00 | 0.00 | 0.00 | 0.00 | 0 | 0.00 |
| 结缔组织和其他软组织 | C47、49 | 1.26 | 0.00 | 1.03 | 4.09 | 0.00 | 2.82 | 0.85 | 0.89 | 1.45 | 0.07 | 0.07 | 5 | 0.65 |
| 乳房 | C50 | 37.95 | 0.00 | 29.25 | 104.35 | 83.53 | 64.76 | 28.07 | 35.12 | 89.67 | 2.85 | 3.67 | 151 | 19.66 |
| 外阴 | C51 | 0.25 | 0.00 | 0.00 | 0.00 | 4.18 | 0.00 | 0.28 | 0.33 | 1.10 | 0.04 | 0.04 | 1 | 0.13 |
| 阴道 | C52 | 0.50 | 0.00 | 0.00 | 2.05 | 4.18 | 0.00 | 0.47 | 0.57 | 1.87 | 0.06 | 0.06 | 2 | 0.26 |
| 子宫颈 | C53 | 9.55 | 0.00 | 9.24 | 22.51 | 4.18 | 22.53 | 6.85 | 8.03 | 15.70 | 0.55 | 0.84 | 38 | 4.95 |
| 子宫体 | C54 | 13.07 | 0.00 | 2.05 | 47.06 | 66.82 | 25.34 | 10.74 | 13.32 | 35.99 | 1.21 | 1.54 | 52 | 6.77 |
| 子宫恶性肿瘤、未注明部位 | C55 | 0.50 | 0.00 | 0.00 | 0.00 | 0.00 | 5.63 | 0.23 | 0.43 | 0.00 | 0.00 | 0.04 | 2 | 0.26 |
| 卵巢 | C56 | 5.03 | 0.00 | 3.08 | 12.28 | 20.88 | 8.45 | 4.24 | 5.07 | 11.51 | 0.44 | 0.52 | 20 | 2.60 |
| 其他和未说明的女性生殖器官恶性肿瘤 | C57 | 0.25 | 0.00 | 0.00 | 0.00 | 0.00 | 2.82 | 0.19 | 0.27 | 0.00 | 0.00 | 0.04 | 1 | 0.13 |
| 胎盘 | C58 | 0.25 | 0.00 | 0.51 | 0.00 | 0.00 | 0.00 | 0.25 | 0.21 | 0.00 | 0.01 | 0.01 | 1 | 0.13 |
| 阴茎 | C60 | 0.00 | 0.00 | 0.00 | 0.00 | 0.00 | 0.00 | 0.00 | 0.00 | 0.00 | 0.00 | 0.00 | 0 | 0.00 |
| 前列腺 | C61 | 0.00 | 0.00 | 0.00 | 0.00 | 0.00 | 0.00 | 0.00 | 0.00 | 0.00 | 0.00 | 0.00 | 0 | 0.00 |
| 睾丸 | C62 | 0.00 | 0.00 | 0.00 | 0.00 | 0.00 | 0.00 | 0.00 | 0.00 | 0.00 | 0.00 | 0.00 | 0 | 0.00 |
| 其他和未说明的男性生殖器官恶性肿瘤 | C63 | 0.00 | 0.00 | 0.00 | 0.00 | 0.00 | 0.00 | 0.00 | 0.00 | 0.00 | 0.00 | 0.00 | 0 | 0.00 |
| 肾脏 | C64 | 1.26 | 0.00 | 0.00 | 8.18 | 0.00 | 2.82 | 0.92 | 1.18 | 2.89 | 0.08 | 0.13 | 5 | 0.65 |
| 肾盂、肾盏 | C65 | 0.00 | 0.00 | 0.00 | 0.00 | 0.00 | 0.00 | 0.00 | 0.00 | 0.00 | 0.00 | 0.00 | 0 | 0.00 |

（续上表）

| 部位或病种 | ICD—10 | 粗率 | 0～ | 15～ | 45～ | 55～ | 65+ | 中标率 | 世标率 | 35～64岁截缩率 | 0～64岁累积率 | 0～74岁累积率 | 例数 | 构成比 |
|---|---|---|---|---|---|---|---|---|---|---|---|---|---|---|
| 输尿管 | C66 | 0.00 | 0.00 | 0.00 | 0.00 | 0.00 | 0.00 | 0.00 | 0.00 | 0.00 | 0.00 | 0.00 | 0 | 0.00 |
| 膀胱 | C67 | 2.51 | 0.00 | 0.51 | 0.00 | 4.18 | 22.53 | 1.54 | 2.14 | 1.72 | 0.06 | 0.30 | 10 | 1.30 |
| 其他和未说明的泌尿器官 | C68 | 0.00 | 0.00 | 0.00 | 0.00 | 0.00 | 0.00 | 0.00 | 0.00 | 0.00 | 0.00 | 0.00 | 0 | 0.00 |
| 眼 | C69 | 0.00 | 0.00 | 0.00 | 0.00 | 0.00 | 0.00 | 0.00 | 0.00 | 0.00 | 0.00 | 0.00 | 0 | 0.00 |
| 脑、神经系统 | C70—72、D | 6.28 | 5.28 | 3.08 | 0.00 | 20.88 | 25.34 | 5.74 | 6.58 | 7.06 | 0.39 | 0.73 | 25 | 3.26 |
| 甲状腺 | C73 | 6.53 | 0.00 | 7.18 | 14.32 | 12.53 | 5.63 | 5.10 | 5.96 | 12.55 | 0.48 | 0.58 | 26 | 3.39 |
| 肾上腺 | C74 | 0.25 | 0.00 | 0.51 | 0.00 | 0.00 | 0.00 | 0.16 | 0.17 | 0.63 | 0.01 | 0.01 | 1 | 0.13 |
| 其他内分泌腺 | C75 | 0.00 | 0.00 | 0.00 | 0.00 | 0.00 | 0.00 | 0.00 | 0.00 | 0.00 | 0.00 | 0.00 | 0 | 0.00 |
| 霍奇金氏病 | C81 | 0.50 | 0.00 | 0.51 | 2.05 | 0.00 | 0.00 | 0.35 | 0.44 | 1.40 | 0.04 | 0.04 | 2 | 0.26 |
| 非霍奇金氏病 | C82—85、C96 | 6.03 | 2.11 | 5.65 | 4.09 | 16.71 | 14.08 | 5.63 | 5.83 | 8.20 | 0.41 | 0.51 | 24 | 3.13 |
| 多发性骨髓瘤和恶性浆细胞肿瘤 | C90 | 1.51 | 0.00 | 0.00 | 2.05 | 4.18 | 11.26 | 1.08 | 1.52 | 1.60 | 0.06 | 0.26 | 6 | 0.78 |
| 淋巴细胞白血病 | C91 | 1.26 | 1.06 | 0.00 | 0.00 | 4.18 | 8.45 | 0.90 | 1.05 | 1.10 | 0.05 | 0.11 | 5 | 0.65 |
| 髓细胞性白血病 | C92 | 2.26 | 0.00 | 2.57 | 0.00 | 8.35 | 5.63 | 1.70 | 2.04 | 2.49 | 0.16 | 0.21 | 9 | 1.17 |
| 单核细胞性白血病 | C93 | 0.00 | 0.00 | 0.00 | 0.00 | 0.00 | 0.00 | 0.00 | 0.00 | 0.00 | 0.00 | 0.00 | 0 | 0.00 |
| 其他指明的白血病 | C94 | 0.50 | 0.00 | 0.00 | 0.00 | 0.00 | 5.63 | 0.34 | 0.48 | 0.00 | 0.00 | 0.10 | 2 | 0.26 |
| 未指明细胞类型的白血病 | C95 | 0.25 | 0.00 | 0.51 | 0.00 | 0.00 | 0.00 | 0.42 | 0.30 | 0.00 | 0.02 | 0.02 | 1 | 0.13 |
| 独立的多个部位的（原发性）恶性肿瘤 | C97 | 0.00 | 0.00 | 0.00 | 0.00 | 0.00 | 0.00 | 0.00 | 0.00 | 0.00 | 0.00 | 0.00 | 0 | 0.00 |
| 其他及不明部位 | C26、39、48、76—80 | 4.52 | 0.00 | 1.03 | 2.05 | 12.53 | 33.79 | 2.73 | 3.47 | 4.63 | 0.19 | 0.23 | 19 | 2.48 |
| 除C44合计 | | 191.00 | 9.50 | 98.02 | 347.84 | 501.18 | 760.23 | 140.16 | 176.09 | 333.30 | 11.79 | 19.95 | 760 | 98.96 |
| 合计 | | 193.01 | 9.50 | 98.53 | 347.84 | 509.53 | 774.31 | 141.34 | 177.79 | 335.16 | 11.89 | 20.10 | 768 | 100.00 |

注：中标率即中国标化发病率，世标率即世界标化发病率。

表 68　中山市石岐区 2000—2004 年男女合计恶性肿瘤主要发病指标（N，$1/10^5$，%）

| 部位或病种 | ICD—10 | 粗率 | 0～ | 15～ | 45～ | 55～ | 65＋ | 中标率 | 世标率 | 35～64 岁截缩率 | 0～64 岁累积率 | 0～74 岁累积率 | 例数 | 构成比 |
|---|---|---|---|---|---|---|---|---|---|---|---|---|---|---|
| 唇 | C00 | 0.25 | 0.00 | 0.00 | 0.00 | 0.00 | 3.12 | 0.13 | 0.18 | 0.00 | 0.00 | 0.03 | 2 | 0.11 |
| 舌 | C01—02 | 2.97 | 0.00 | 1.53 | 6.02 | 10.23 | 10.92 | 2.27 | 2.97 | 6.68 | 0.22 | 0.40 | 24 | 1.36 |
| 口 | C03—06 | 1.36 | 0.00 | 0.25 | 2.01 | 6.14 | 7.80 | 1.04 | 1.37 | 2.51 | 0.09 | 0.16 | 11 | 0.62 |
| 唾液腺 | C07—08 | 0.49 | 0.00 | 0.00 | 0.00 | 0.00 | 6.24 | 0.33 | 0.47 | 0.00 | 0.00 | 0.11 | 4 | 0.23 |
| 扁桃腺 | C09 | 0.12 | 0.00 | 0.00 | 1.00 | 0.00 | 0.00 | 0.08 | 0.10 | 0.33 | 0.01 | 0.01 | 1 | 0.06 |
| 其他口咽部 | C10 | 0.12 | 0.00 | 0.00 | 0.00 | 2.05 | 0.00 | 0.11 | 0.17 | 0.45 | 0.02 | 0.02 | 1 | 0.06 |
| 鼻咽部 | C11 | 18.31 | 0.00 | 19.38 | 29.11 | 42.96 | 34.31 | 13.81 | 16.23 | 37.59 | 1.30 | 1.71 | 148 | 8.40 |
| 喉咽部 | C12—13 | 0.62 | 0.00 | 0.51 | 1.00 | 2.05 | 1.56 | 0.49 | 0.61 | 1.19 | 0.05 | 0.07 | 5 | 0.28 |
| 唇，口腔和咽的其他部位和具体部位不明 | C14 | 0.00 | 0.00 | 0.00 | 0.00 | 0.00 | 0.00 | 0.00 | 0.00 | 0.00 | 0.00 | 0.00 | 0 | 0.00 |
| 食管 | C15 | 6.93 | 0.00 | 1.02 | 12.04 | 26.60 | 42.11 | 5.33 | 7.11 | 12.11 | 0.43 | 1.01 | 56 | 3.18 |
| 胃 | C16 | 12.49 | 0.00 | 3.06 | 17.06 | 30.69 | 88.89 | 8.81 | 11.77 | 16.73 | 0.58 | 1.48 | 101 | 5.74 |
| 小肠 | C17 | 1.24 | 0.00 | 0.00 | 1.00 | 8.18 | 7.80 | 0.92 | 1.30 | 2.32 | 0.09 | 0.17 | 10 | 0.57 |
| 结肠 | C18 | 15.22 | 0.00 | 4.08 | 14.05 | 42.96 | 112.29 | 10.67 | 14.35 | 18.35 | 0.69 | 1.79 | 123 | 6.98 |
| 直肠和乙状结肠连接处 | C19—20 | 11.01 | 0.00 | 2.29 | 15.06 | 32.73 | 76.42 | 7.81 | 10.58 | 15.56 | 0.57 | 1.32 | 89 | 5.05 |
| 肛门 | C21 | 0.25 | 0.00 | 0.00 | 0.00 | 0.00 | 3.12 | 0.16 | 0.22 | 0.00 | 0.00 | 0.02 | 2 | 0.11 |
| 肝脏和肝内胆管 | C22 | 18.56 | 0.49 | 8.16 | 32.12 | 69.56 | 79.54 | 14.13 | 17.83 | 34.83 | 1.28 | 2.07 | 150 | 8.52 |
| 胆囊 | C23 | 1.11 | 0.00 | 0.25 | 0.00 | 6.14 | 7.80 | 0.87 | 1.18 | 1.80 | 0.07 | 0.17 | 9 | 0.51 |
| 肝外胆管 | C24 | 2.85 | 0.00 | 0.76 | 1.00 | 6.14 | 24.95 | 1.68 | 2.53 | 2.75 | 0.10 | 0.29 | 23 | 1.31 |
| 胰腺 | C25 | 2.97 | 0.00 | 1.02 | 2.01 | 16.37 | 15.60 | 2.29 | 2.97 | 6.05 | 0.22 | 0.37 | 24 | 1.36 |
| 鼻腔、中耳和副鼻窦 | C30—31 | 0.74 | 0.00 | 0.00 | 1.00 | 0.00 | 7.80 | 0.50 | 0.66 | 0.38 | 0.01 | 0.12 | 6 | 0.34 |
| 喉 | C32 | 3.34 | 0.00 | 0.51 | 2.01 | 24.55 | 17.15 | 2.80 | 3.73 | 7.34 | 0.29 | 0.51 | 27 | 1.53 |
| 气管、支气管和肺 | C33—34 | 36.37 | 0.00 | 4.33 | 48.18 | 98.20 | 282.28 | 26.18 | 34.91 | 44.74 | 1.63 | 4.74 | 294 | 16.70 |

（续上表）

| 部位或病种 | ICD—10 | 粗率 | 0～ | 15～ | 45～ | 55～ | 65＋ | 中标率 | 世标率 | 35～64 岁截缩率 | 0～64 岁累积率 | 0～74 岁累积率 | 例数 | 构成比 |
|---|---|---|---|---|---|---|---|---|---|---|---|---|---|---|
| 其他呼吸器官 | C37—38 | 0.49 | 0.00 | 0.25 | 0.00 | 6.14 | 0.00 | 0.45 | 0.60 | 1.80 | 0.07 | 0.07 | 4 | 0.23 |
| 骨和关节软骨 | C40—41 | 0.62 | 0.49 | 0.00 | 1.00 | 0.00 | 4.68 | 0.46 | 0.68 | 0.38 | 0.02 | 0.07 | 5 | 0.28 |
| 皮肤恶性黑色素瘤 | C43 | 0.25 | 0.00 | 0.25 | 0.00 | 0.00 | 1.56 | 0.17 | 0.22 | 0.31 | 0.01 | 0.03 | 2 | 0.11 |
| 皮肤其他恶性肿瘤 | C44 | 1.61 | 0.00 | 0.76 | 1.00 | 4.09 | 10.92 | 1.10 | 1.50 | 1.29 | 0.08 | 0.16 | 13 | 0.74 |
| 间皮瘤 | C45 | 0.25 | 0.00 | 0.25 | 0.00 | 2.05 | 0.00 | 0.20 | 0.28 | 0.80 | 0.03 | 0.03 | 2 | 0.11 |
| Kaposi 氏肉瘤 | C46 | 0.00 | 0.00 | 0.00 | 0.00 | 0.00 | 0.00 | 0.00 | 0.00 | 0.00 | 0.00 | 0.00 | 0 | 0.00 |
| 结缔组织和其他软组织 | C47、49 | 0.99 | 0.00 | 0.51 | 2.01 | 2.05 | 4.68 | 0.74 | 0.86 | 1.25 | 0.05 | 0.10 | 8 | 0.34 |
| 乳房 | C50 | 19.05 | 0.00 | 14.53 | 51.19 | 45.01 | 37.43 | 14.18 | 17.80 | 44.78 | 1.44 | 1.86 | 154 | 8.75 |
| 外阴 | C51 | 0.12 | 0.00 | 0.00 | 0.00 | 2.05 | 0.00 | 0.14 | 0.16 | 0.54 | 0.02 | 0.02 | 1 | 0.06 |
| 阴道 | C52 | 0.25 | 0.00 | 0.00 | 1.00 | 2.05 | 0.00 | 0.23 | 0.28 | 0.92 | 0.03 | 0.03 | 2 | 0.11 |
| 子宫颈 | C53 | 4.70 | 0.00 | 4.59 | 11.04 | 2.05 | 12.48 | 3.43 | 4.02 | 7.69 | 0.27 | 0.42 | 38 | 2.16 |
| 子宫体 | C54 | 6.43 | 0.00 | 1.02 | 23.09 | 32.73 | 14.04 | 5.34 | 6.61 | 17.70 | 0.59 | 0.76 | 52 | 2.95 |
| 子宫恶性肿瘤、未注明部位 | C55 | 0.25 | 0.00 | 0.00 | 0.00 | 0.00 | 3.12 | 0.12 | 0.25 | 0.00 | 0.00 | 0.02 | 2 | 0.11 |
| 卵巢 | C56 | 2.47 | 0.00 | 1.53 | 6.02 | 10.23 | 4.68 | 2.10 | 2.50 | 5.63 | 0.21 | 0.26 | 20 | 1.14 |
| 其他和未说明的女性生殖器官恶性肿瘤 | C57 | 0.12 | 0.00 | 0.00 | 0.00 | 0.00 | 1.56 | 0.10 | 0.14 | 0.00 | 0.00 | 0.02 | 1 | 0.06 |
| 胎盘 | C58 | 0.12 | 0.00 | 0.25 | 0.00 | 0.00 | 0.00 | 0.13 | 0.11 | 0.00 | 0.01 | 0.01 | 1 | 0.06 |
| 阴茎 | C60 | 0.00 | 0.00 | 0.00 | 0.00 | 0.00 | 0.00 | 0.00 | 0.00 | 0.00 | 0.00 | 0.00 | 0 | 0.00 |
| 前列腺 | C61 | 3.71 | 0.00 | 0.00 | 0.00 | 4.09 | 43.67 | 2.32 | 3.13 | 0.90 | 0.04 | 0.39 | 30 | 1.70 |
| 睾丸 | C62 | 0.49 | 0.49 | 0.76 | 0.00 | 0.00 | 0.00 | 0.54 | 0.50 | 0.00 | 0.03 | 0.03 | 4 | 0.23 |
| 其他和未说明的男性生殖器官恶性肿瘤 | C63 | 0.12 | 0.00 | 0.25 | 0.00 | 0.00 | 0.00 | 0.09 | 0.11 | 0.35 | 0.01 | 0.01 | 1 | 0.06 |
| 肾脏 | C64 | 2.47 | 1.47 | 0.25 | 5.02 | 2.05 | 15.60 | 1.89 | 2.50 | 2.56 | 0.11 | 0.20 | 20 | 1.14 |
| 肾盂、肾盏 | C65 | 0.00 | 0.00 | 0.00 | 0.00 | 0.00 | 0.00 | 0.00 | 0.00 | 0.00 | 0.00 | 0.00 | 0 | 0.00 |

（续上表）

| 部位或病种 | ICD—10 | 粗率 | 0～ | 15～ | 45～ | 55～ | 65＋ | 中标率 | 世标率 | 35～64岁截缩率 | 0～64岁累积率 | 0～74岁累积率 | 例数 | 构成比 |
|---|---|---|---|---|---|---|---|---|---|---|---|---|---|---|
| 输尿管 | C66 | 0.12 | 0.00 | 0.00 | 0.00 | 2.05 | 0.00 | 0.11 | 0.17 | 0.45 | 0.02 | 0.02 | 1 | 0.06 |
| 膀胱 | C67 | 5.94 | 0.00 | 1.53 | 3.01 | 10.23 | 53.02 | 4.07 | 5.42 | 5.44 | 0.19 | 0.72 | 48 | 2.73 |
| 其他和未说明的泌尿器官 | C68 | 0.00 | 0.00 | 0.00 | 0.00 | 0.00 | 0.00 | 0.00 | 0.00 | 0.00 | 0.00 | 0.00 | 0 | 0.00 |
| 眼 | C69 | 0.37 | 0.98 | 0.00 | 0.00 | 2.05 | 0.00 | 0.46 | 0.48 | 0.54 | 0.03 | 0.03 | 3 | 0.17 |
| 脑、神经系统 | C70—72、D | 5.44 | 3.44 | 2.80 | 1.00 | 24.55 | 20.27 | 4.82 | 5.65 | 8.10 | 0.39 | 0.68 | 44 | 2.50 |
| 甲状腺 | C73 | 4.21 | 0.00 | 4.59 | 9.03 | 10.23 | 3.12 | 3.29 | 3.84 | 8.46 | 0.33 | 0.38 | 34 | 1.93 |
| 肾上腺 | C74 | 0.37 | 0.00 | 0.51 | 1.00 | 0.00 | 0.00 | 0.25 | 0.27 | 0.64 | 0.02 | 0.02 | 3 | 0.17 |
| 其他内分泌腺 | C75 | 0.00 | 0.00 | 0.00 | 0.00 | 0.00 | 0.00 | 0.00 | 0.00 | 0.00 | 0.00 | 0.00 | 0 | 0.00 |
| 霍奇金氏病 | C81 | 0.74 | 0.00 | 0.51 | 1.00 | 2.05 | 3.12 | 0.59 | 0.75 | 1.13 | 0.05 | 0.07 | 6 | 0.34 |
| 非霍奇金氏病 | C82—85、C96 | 5.32 | 0.98 | 3.57 | 3.01 | 22.50 | 20.27 | 4.61 | 5.37 | 8.79 | 0.38 | 0.55 | 43 | 2.44 |
| 多发性骨髓瘤和恶性浆细胞肿瘤 | C90 | 1.24 | 0.00 | 0.00 | 1.00 | 6.14 | 9.36 | 0.99 | 1.37 | 1.77 | 0.07 | 0.22 | 10 | 0.57 |
| 淋巴细胞白血病 | C91 | 1.48 | 0.98 | 1.02 | 0.00 | 6.14 | 4.68 | 1.46 | 1.52 | 2.24 | 0.11 | 0.14 | 12 | 0.68 |
| 髓细胞性白血病 | C92 | 3.46 | 1.47 | 2.55 | 3.01 | 6.14 | 14.04 | 2.95 | 3.34 | 3.15 | 0.19 | 0.35 | 28 | 1.59 |
| 单核细胞性白血病 | C93 | 0.00 | 0.00 | 0.00 | 0.00 | 0.00 | 0.00 | 0.00 | 0.00 | 0.00 | 0.00 | 0.00 | 0 | 0.00 |
| 其他指明的白血病 | C94 | 0.62 | 0.00 | 0.25 | 0.00 | 0.00 | 6.24 | 0.43 | 0.57 | 0.35 | 0.01 | 0.08 | 5 | 0.28 |
| 未指明细胞类型的白血病 | C95 | 0.12 | 0.00 | 0.25 | 0.00 | 0.00 | 0.00 | 0.20 | 0.14 | 0.00 | 0.01 | 0.01 | 1 | 0.06 |
| 独立的多个部位的（原发性）恶性肿瘤 | C97 | 0.00 | 0.00 | 0.00 | 0.00 | 0.00 | 0.00 | 0.00 | 0.00 | 0.00 | 0.00 | 0.00 | 0 | 0.00 |
| 其他及不明部位 | C26、39、48、76—80 | 6.56 | 0.00 | 1.78 | 10.04 | 14.32 | 45.23 | 4.39 | 5.84 | 8.71 | 0.31 | 0.62 | 53 | 3.01 |
| 除 C44 合计 | | 216.23 | 10.81 | 91.01 | 317.18 | 642.40 | 1152.50 | 161.66 | 206.74 | 347.10 | 12.71 | 24.82 | 1748 | 98.39 |
| 合计 | | 217.84 | 10.81 | 91.78 | 318.18 | 646.49 | 1163.42 | 162.76 | 208.24 | 348.38 | 12.78 | 24.97 | 1761 | 100.00 |

注：中标率即中国标化发病率，世标率即世界标化发病率。

## 二、东区恶性肿瘤发病概况

### 1. 东区简介

东区于 1988 年建区，位于中山市中部，与中山市的港口镇、火炬高技术产业开发区、南朗镇、五桂山区、南区、石岐区相邻，是中山市委、市政府驻地，中山市政治、经济、文化中心，面积 79.19 平方公里，辖 10 个社区居委会，全区户籍人口 7.37 万人，常住人口约 11.37 万人，海外华侨和港澳台同胞 2.53 万人。

东区地处低纬度地区，全境均在北回归线以南，属南亚热带季风气候。境内太阳高度角度大，日照辐射能量丰富，光热充足，终年气温较高；境域濒临南海，夏季风带来大量水汽，成为降水的主要来源；区境内的气候特征主要表现为光热充足，雨量充沛，干湿分明，多灾害性天气[10]。

### 2. 人口资料

2000—2004 年期间中山市东区共有人口 315667 人，其中男性 157943 人，女性 157724 人，男女比值为 1.00（表 69），人口数增长率为 11.76％，其中男性增长率为 7.91％，女性为 15.78％。

**表 69　中山市东区 2000—2004 年年中人口构成（N）**

| 年份 | 男 | 女 | 合计 | 比值 |
|---|---|---|---|---|
| 2000 | 30600 | 29266 | 59866 | 1.05 |
| 2001 | 31613 | 30524 | 62136 | 1.04 |
| 2002 | 30807 | 31405 | 62211 | 0.98 |
| 2003 | 31903 | 32645 | 64548 | 0.98 |
| 2004 | 33021 | 33886 | 66907 | 0.97 |
| 合计 | 157943 | 157724 | 315667 | 1.00 |

期间东区不同年龄段男女人口数比值随年龄增长而逐渐下降，19 岁之前大于 1，20～64 岁波动于 0.93～1.03 之间，65 岁之后小于 1 并持续下降。1 岁以下男女人口数比值最高，为 1.20，85 岁以上年龄组比值最低，为 0.40（表 70）。

**表 70　中山市 2000—2004 年东区人口年龄别构成（N）**

| 年龄组 | 男 | 女 | 合计 | 比值 |
|---|---|---|---|---|
| 0～ | 2146 | 1795 | 3941 | 1.20 |
| 1～ | 9886 | 8425 | 18311 | 1.17 |
| 5～ | 13858 | 12426 | 26285 | 1.12 |
| 10～ | 16030 | 14901 | 30930 | 1.08 |

（续上表）

| 年龄组 | 男 | 女 | 合计 | 比值 |
|---|---|---|---|---|
| 15～ | 12484 | 11774 | 24258 | 1.06 |
| 20～ | 10699 | 10889 | 21589 | 0.98 |
| 25～ | 13706 | 14760 | 28466 | 0.93 |
| 30～ | 14680 | 15722 | 30402 | 0.93 |
| 35～ | 13538 | 13615 | 27152 | 0.99 |
| 40～ | 10825 | 10478 | 21303 | 1.03 |
| 45～ | 11250 | 11092 | 22342 | 1.01 |
| 50～ | 8282 | 8280 | 16562 | 1.00 |
| 55～ | 4841 | 4864 | 9705 | 1.00 |
| 60～ | 4755 | 4627 | 9381 | 1.03 |
| 65～ | 4180 | 4405 | 8585 | 0.95 |
| 70～ | 3296 | 3777 | 7073 | 0.87 |
| 75～ | 1996 | 2936 | 4932 | 0.68 |
| 80～ | 991 | 1720 | 2711 | 0.58 |
| 85＋ | 500 | 1239 | 1739 | 0.40 |
| 合计 | 157943 | 157724 | 315667 | 1.00 |

期间东区人口年龄别构成主要以0～19岁、20～39岁和40～59岁年龄组为主，其男性人口数分别占同期东区男性人口总数的35％、33％和22％，女性分别占31％、35％和22％（图53、图54、图55）。

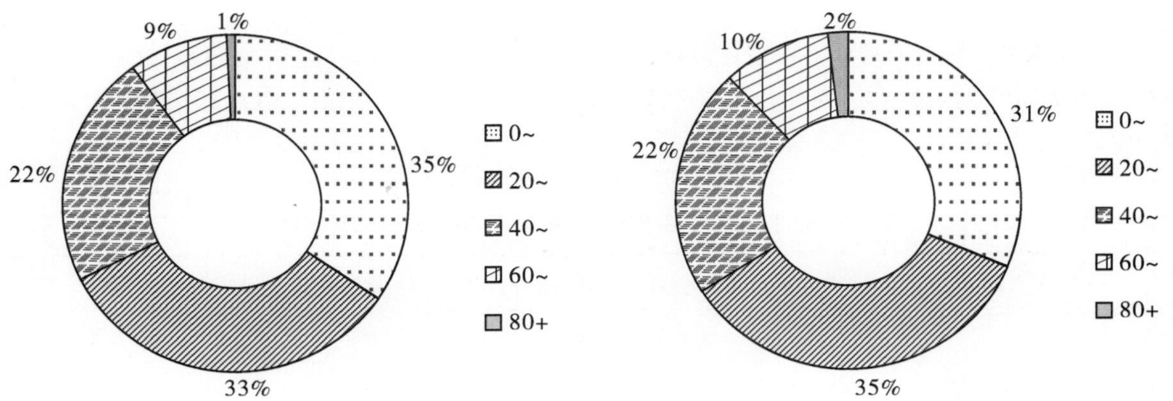


图53 中山市东区2000—2004年男性人口年龄别构成　图54 中山市东区2000—2004年女性人口年龄别构成

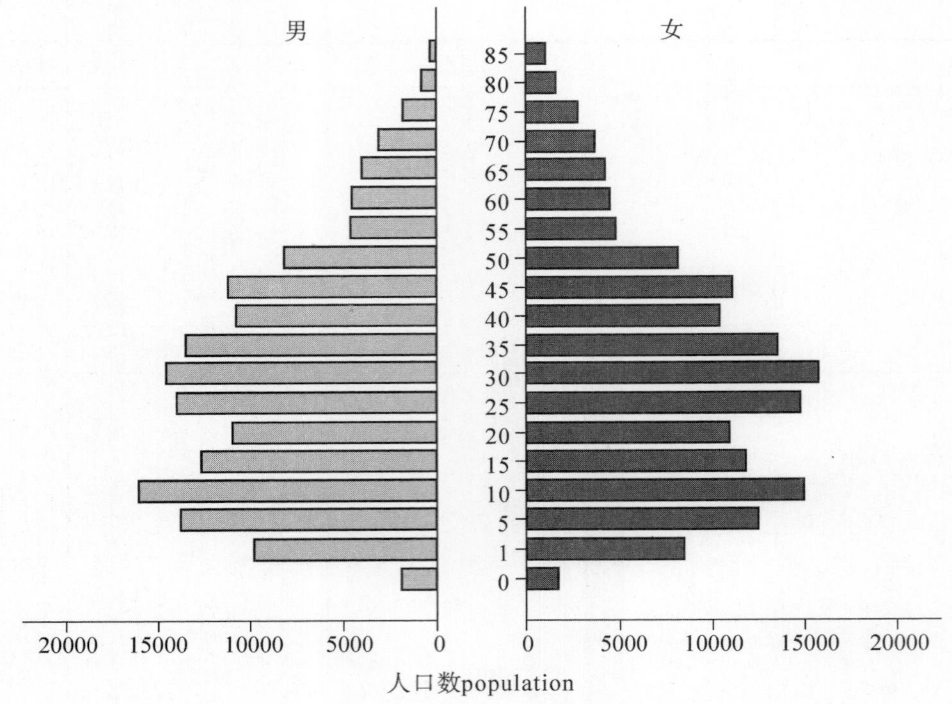


图 55　中山市 2000—2004 年东区人口金字塔图

### 3. 资料质量

2000—2004 年期间中山市东区恶性肿瘤新发患者病理诊断率为 80.83%，骨髓和细胞学诊断率为 1.76%，影像学诊断率为 17.41%，无死亡补发病（表 71），发病部位不明恶性肿瘤数占同期东区恶性肿瘤发病总数的 1.60%，其中以呼吸、消化器官和其他部位继发恶性肿瘤为主（表 72）。

**表 71　中山市东区 2000—2004 年新发恶性肿瘤各类诊断依据所占比例（N,%）**

| 确诊依据 | 例数 | 构成比 |
|---|---|---|
| 死亡补发病（DCO） | 0 | 0.00 |
| CT、MR 与 B 超等影像学 | 109 | 17.41 |
| 骨髓、细胞学 | 11 | 1.76 |
| 病理 | 506 | 80.83 |
| 合计 | 626 | 100.00 |

**表 72　中山市东区 2000—2004 年发病部位不明恶性肿瘤构成（N,%）**

| 部位 | ICD—10 | 例数 | 构成比 |
|---|---|---|---|
| 其他和不明确的消化器官 | C26 | 0 | 0.00 |
| 其他和不明确的呼吸和胸腔内器官 | C39 | 0 | 0.00 |
| 腹膜后和腹膜 | C48 | 0 | 0.00 |

（续上表）

| 部位 | ICD—10 | 例数 | 构成比 |
|---|---|---|---|
| 其他和不明确部位 | C76 | 0 | 0.00 |
| 淋巴结继发和未指明 | C77 | 1 | 10.00 |
| 呼吸和消化器官继发 | C78 | 4 | 40.00 |
| 其他部位继发 | C79 | 4 | 40.00 |
| 未特别说明（NOS） | C80 | 1 | 10.00 |
| 合计 | | 10 | 100.00 |

## 4. 发病概况

2000—2004 年期间中山市东区共有恶性肿瘤新发患者 626 例，其中男性 355 例，女性 271 例，男女发病比值为 1.31。男性发病粗率、中国和世界标化发病率分别为 224.77/$10^5$、178.03/$10^5$ 和 230.42/$10^5$，女性分别为 171.82/$10^5$、129.72/$10^5$ 和 156.85/$10^5$（表 73、表 74）。

**表 73　中山市东区 2000—2004 年男性恶性肿瘤发病概况（N，1/$10^5$，%）**

| 年份 | 例数 | 粗率 | 中标率 | 世标率 | 35～64 岁截缩率 | 0～64 岁累积率 | 0～74 岁累积率 |
|---|---|---|---|---|---|---|---|
| 2000 | 68 | 222.22 | 182.70 | 234.00 | 345.61 | 14.67 | 29.91 |
| 2001 | 57 | 180.31 | 139.20 | 179.53 | 240.20 | 9.28 | 24.19 |
| 2002 | 63 | 204.50 | 162.17 | 203.70 | 329.40 | 12.37 | 26.28 |
| 2003 | 83 | 260.16 | 197.99 | 265.48 | 356.10 | 13.27 | 32.67 |
| 2004 | 84 | 254.39 | 206.37 | 266.88 | 436.24 | 16.60 | 34.09 |
| 合计 | 355 | 224.77 | 178.03 | 230.42 | 342.42 | 13.26 | 29.49 |

注：中标率即中国标化发病率，世标率即世界标化发病率。

**表 74　中山市东区 2000—2004 年女性恶性肿瘤发病概况（N，1/$10^5$，%）**

| 年份 | 例数 | 粗率 | 中标率 | 世标率 | 35～64 岁截缩率 | 0～64 岁累积率 | 0～74 岁累积率 |
|---|---|---|---|---|---|---|---|
| 2000 | 29 | 99.09 | 71.11 | 90.10 | 205.74 | 7.46 | 8.78 |
| 2001 | 56 | 183.47 | 140.42 | 166.56 | 286.78 | 11.31 | 17.56 |
| 2002 | 55 | 175.13 | 133.29 | 158.82 | 285.93 | 11.05 | 19.22 |
| 2003 | 65 | 199.11 | 147.99 | 179.68 | 322.11 | 11.61 | 18.65 |
| 2004 | 66 | 194.77 | 149.77 | 181.92 | 342.46 | 13.16 | 18.09 |
| 合计 | 271 | 171.82 | 129.72 | 156.85 | 290.85 | 11.00 | 16.60 |

注：中标率即中国标化发病率，世标率即世界标化发病率。

表 75 中山市东区 2000—2004 年男女合计恶性肿瘤发病概况（N，1/10⁵，%）

| 年份 | 例数 | 粗率 | 中标率 | 世标率 | 35～64 岁截缩率 | 0～64 岁累积率 | 0～74 岁累积率 |
|---|---|---|---|---|---|---|---|
| 2000 | 97 | 162.03 | 127.07 | 162.35 | 277.69 | 11.17 | 19.26 |
| 2001 | 113 | 181.86 | 138.08 | 171.16 | 263.13 | 10.28 | 20.70 |
| 2002 | 118 | 189.68 | 146.31 | 179.22 | 307.44 | 11.72 | 22.60 |
| 2003 | 148 | 229.29 | 169.58 | 216.19 | 338.81 | 12.43 | 25.27 |
| 2004 | 150 | 224.19 | 176.19 | 221.62 | 388.87 | 14.89 | 25.62 |
| 合计 | 626 | 198.31 | 152.13 | 190.98 | 316.75 | 12.15 | 22.78 |

注：中标率即中国标化发病率，世标率即世界标化发病率。

## 5. 年龄别发病率

2000—2004 年中山市东区恶性肿瘤年龄别发病率从 30 岁左右开始迅速上升，男性 70 岁左右达高峰，女性 80 岁左右达高峰，其后迅速下降（图 56）。

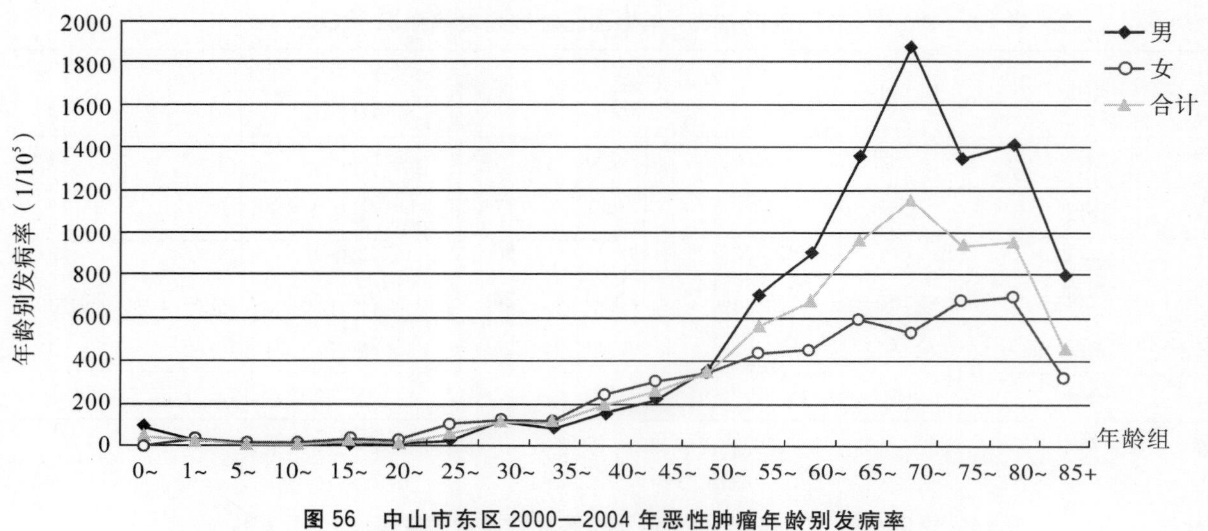


图 56 中山市东区 2000—2004 年恶性肿瘤年龄别发病率

除 1～29 岁、35～49 岁 9 个年龄组女性恶性肿瘤发病率高于男性外，东区其余年龄组男性发病率高于女性，尤以 70～74 岁年龄组最为明显，其发病比值为 3.55（表 76）。

表 76 中山市东区 2000—2004 年恶性肿瘤年龄别发病率（1/10⁵）

| 年龄组 | 男 | 女 | 合计 | 比值 |
|---|---|---|---|---|
| 0～ | 93.18 | 0.00 | 50.74 | 0.00 |
| 1～ | 30.35 | 35.61 | 32.77 | 0.85 |
| 5～ | 7.22 | 8.05 | 7.61 | 0.90 |
| 10～ | 6.24 | 6.71 | 6.47 | 0.93 |

（续上表）

| 年龄组 | 男 | 女 | 合计 | 比值 |
|---|---|---|---|---|
| 15～ | 8.01 | 33.97 | 20.61 | 0.24 |
| 20～ | 0.00 | 27.55 | 13.90 | 0.00 |
| 25～ | 29.18 | 94.85 | 63.23 | 0.31 |
| 30～ | 122.61 | 114.49 | 118.42 | 1.07 |
| 35～ | 88.64 | 117.52 | 103.12 | 0.75 |
| 40～ | 157.05 | 238.59 | 197.16 | 0.66 |
| 45～ | 222.22 | 306.54 | 264.08 | 0.72 |
| 50～ | 362.25 | 338.15 | 350.20 | 1.07 |
| 55～ | 702.30 | 431.73 | 566.70 | 1.63 |
| 60～ | 904.34 | 453.90 | 682.20 | 1.99 |
| 65～ | 1363.63 | 590.18 | 966.76 | 2.31 |
| 70～ | 1881.03 | 529.54 | 1159.38 | 3.55 |
| 75～ | 1352.56 | 681.23 | 953.04 | 1.99 |
| 80～ | 1412.82 | 697.51 | 959.07 | 2.03 |
| 85＋ | 800.56 | 322.86 | 460.25 | 2.48 |
| 合计 | 224.77 | 171.82 | 198.31 | 1.31 |

东区恶性肿瘤发病年龄主要集中在40～59岁和60～79岁年龄段，其男性发病数分别占同期东区男性恶性肿瘤发病总数的30％和53％，女性分别占40％和32％（图57、图58）。

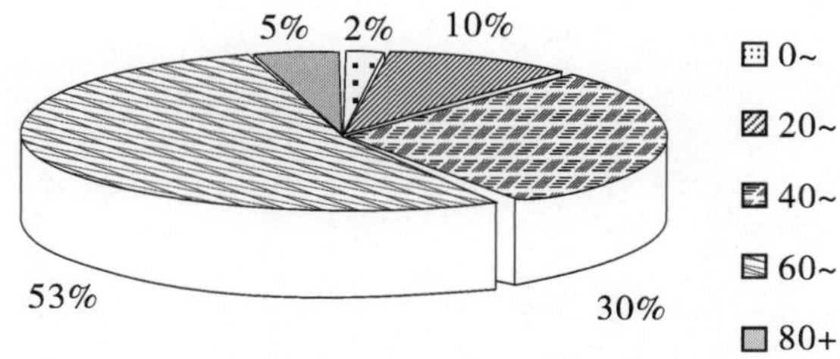


图57　中山市东区2000—2004年男性恶性肿瘤发病年龄构成

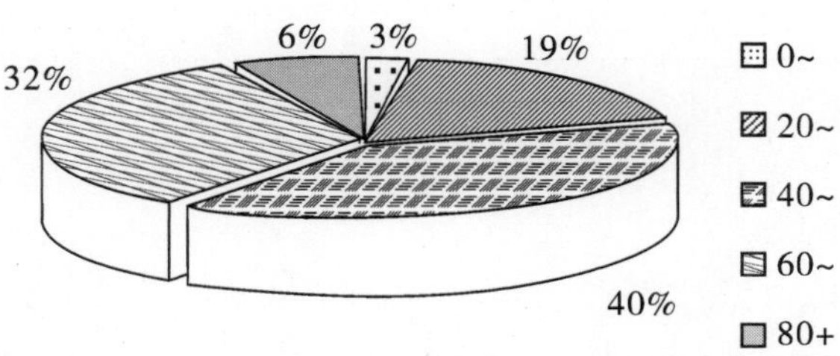


图58　中山市东区2000—2004年女性恶性肿瘤发病年龄构成

表 77　中山市东区 2000—2004 年男性恶性肿瘤年龄别发病率（1/10⁵）

| 部位或病种 | ICD—10 | 0～ | 1～ | 5～ | 10～ | 15～ | 20～ | 25～ | 30～ | 35～ | 40～ | 45～ | 50～ | 55～ | 60～ | 65～ | 70～ | 75～ | 80～ | 85＋ | 合计 |
|---|---|---|---|---|---|---|---|---|---|---|---|---|---|---|---|---|---|---|---|---|---|
| 唇 | C00 | 0.00 | 0.00 | 0.00 | 0.00 | 0.00 | 0.00 | 0.00 | 0.00 | 0.00 | 0.00 | 0.00 | 0.00 | 0.00 | 0.00 | 0.00 | 0.00 | 0.00 | 0.00 | 0.00 | 0.00 |
| 舌 | C01—02 | 0.00 | 0.00 | 0.00 | 0.00 | 0.00 | 0.00 | 0.00 | 6.81 | 0.00 | 9.24 | 8.89 | 0.00 | 0.00 | 0.00 | 0.00 | 0.00 | 0.00 | 0.00 | 0.00 | 1.90 |
| 口 | C03—06 | 0.00 | 0.00 | 0.00 | 0.00 | 0.00 | 0.00 | 0.00 | 0.00 | 0.00 | 0.00 | 0.00 | 0.00 | 0.00 | 0.00 | 0.00 | 0.00 | 0.00 | 0.00 | 0.00 | 0.00 |
| 唾液腺 | C07—08 | 0.00 | 0.00 | 0.00 | 0.00 | 0.00 | 0.00 | 0.00 | 6.81 | 0.00 | 0.00 | 0.00 | 0.00 | 0.00 | 0.00 | 0.00 | 0.00 | 0.00 | 0.00 | 0.00 | 0.63 |
| 扁桃腺 | C09 | 0.00 | 0.00 | 0.00 | 0.00 | 0.00 | 0.00 | 0.00 | 0.00 | 0.00 | 0.00 | 0.00 | 0.00 | 20.66 | 0.00 | 0.00 | 0.00 | 0.00 | 0.00 | 0.00 | 0.63 |
| 其他口咽部 | C10 | 0.00 | 0.00 | 0.00 | 0.00 | 0.00 | 0.00 | 0.00 | 0.00 | 0.00 | 0.00 | 0.00 | 0.00 | 0.00 | 0.00 | 0.00 | 0.00 | 0.00 | 0.00 | 0.00 | 0.00 |
| 鼻咽部 | C11 | 0.00 | 0.00 | 0.00 | 0.00 | 0.00 | 0.00 | 14.59 | 61.31 | 14.77 | 27.71 | 62.22 | 96.60 | 61.97 | 105.16 | 95.69 | 60.68 | 50.09 | 100.92 | 0.00 | 29.76 |
| 喉咽部 | C12—13 | 0.00 | 0.00 | 0.00 | 0.00 | 0.00 | 0.00 | 0.00 | 0.00 | 0.00 | 0.00 | 8.89 | 12.07 | 0.00 | 0.00 | 23.92 | 30.34 | 0.00 | 0.00 | 0.00 | 2.53 |
| 唇，口腔和咽的其他部位和具体部位不明 | C14 | 0.00 | 0.00 | 0.00 | 0.00 | 0.00 | 0.00 | 0.00 | 0.00 | 0.00 | 0.00 | 0.00 | 0.00 | 0.00 | 0.00 | 0.00 | 0.00 | 0.00 | 0.00 | 0.00 | 0.00 |
| 食管 | C15 | 0.00 | 0.00 | 0.00 | 0.00 | 0.00 | 0.00 | 0.00 | 0.00 | 7.39 | 0.00 | 0.00 | 36.22 | 41.31 | 0.00 | 71.77 | 121.36 | 50.09 | 0.00 | 0.00 | 8.86 |
| 胃 | C16 | 0.00 | 0.00 | 0.00 | 0.00 | 0.00 | 0.00 | 0.00 | 6.81 | 7.39 | 27.71 | 26.67 | 48.30 | 61.97 | 105.16 | 71.77 | 60.68 | 250.47 | 0.00 | 0.00 | 18.99 |
| 小肠 | C17 | 0.00 | 0.00 | 0.00 | 0.00 | 0.00 | 0.00 | 0.00 | 0.00 | 0.00 | 0.00 | 0.00 | 0.00 | 0.00 | 0.00 | 47.85 | 0.00 | 0.00 | 0.00 | 0.00 | 1.27 |
| 结肠 | C18 | 0.00 | 0.00 | 0.00 | 0.00 | 0.00 | 0.00 | 0.00 | 6.81 | 14.77 | 18.48 | 8.89 | 24.15 | 0.00 | 21.03 | 143.54 | 60.68 | 50.09 | 0.00 | 0.00 | 11.40 |
| 直肠和乙状结肠连接处 | C19—20 | 0.00 | 0.00 | 0.00 | 0.00 | 0.00 | 0.00 | 0.00 | 0.00 | 0.00 | 9.24 | 26.67 | 12.07 | 41.31 | 42.06 | 95.69 | 151.70 | 50.09 | 0.00 | 0.00 | 12.03 |
| 肛门 | C21 | 0.00 | 0.00 | 0.00 | 0.00 | 0.00 | 0.00 | 0.00 | 0.00 | 0.00 | 0.00 | 0.00 | 0.00 | 0.00 | 0.00 | 0.00 | 0.00 | 0.00 | 0.00 | 0.00 | 0.00 |
| 肝脏和肝内胆管 | C22 | 0.00 | 0.00 | 0.00 | 0.00 | 0.00 | 0.00 | 0.00 | 6.81 | 7.39 | 27.71 | 35.56 | 60.37 | 103.28 | 105.16 | 191.39 | 212.37 | 50.09 | 302.75 | 0.00 | 27.23 |
| 胆囊 | C23 | 0.00 | 0.00 | 0.00 | 0.00 | 0.00 | 0.00 | 0.00 | 0.00 | 0.00 | 0.00 | 0.00 | 0.00 | 0.00 | 0.00 | 0.00 | 0.00 | 50.09 | 0.00 | 0.00 | 0.63 |
| 肝外胆管 | C24 | 0.00 | 0.00 | 0.00 | 0.00 | 0.00 | 0.00 | 0.00 | 0.00 | 0.00 | 0.00 | 0.00 | 0.00 | 0.00 | 0.00 | 0.00 | 0.00 | 50.09 | 0.00 | 0.00 | 0.63 |
| 胰腺 | C25 | 0.00 | 0.00 | 0.00 | 0.00 | 0.00 | 0.00 | 0.00 | 0.00 | 0.00 | 0.00 | 0.00 | 0.00 | 41.31 | 0.00 | 0.00 | 0.00 | 0.00 | 0.00 | 0.00 | 1.27 |
| 鼻腔、中耳和副鼻窦 | C30—31 | 0.00 | 0.00 | 0.00 | 0.00 | 0.00 | 0.00 | 0.00 | 0.00 | 0.00 | 9.24 | 0.00 | 0.00 | 0.00 | 0.00 | 0.00 | 0.00 | 0.00 | 0.00 | 0.00 | 0.63 |
| 喉 | C32 | 0.00 | 0.00 | 0.00 | 0.00 | 0.00 | 0.00 | 0.00 | 0.00 | 0.00 | 0.00 | 0.00 | 0.00 | 0.00 | 105.16 | 23.92 | 30.34 | 0.00 | 0.00 | 0.00 | 4.43 |
| 气管、支气管和肺 | C33—34 | 0.00 | 0.00 | 0.00 | 0.00 | 0.00 | 0.00 | 0.00 | 6.81 | 14.77 | 27.71 | 8.89 | 24.15 | 206.56 | 336.50 | 311.00 | 637.12 | 450.85 | 403.66 | 200.14 | 52.55 |

（续上表）

| 部位或病种 | ICD—10 | 0～ | 1～ | 5～ | 10～ | 15～ | 20～ | 25～ | 30～ | 35～ | 40～ | 45～ | 50～ | 55～ | 60～ | 65～ | 70～ | 75～ | 80～ | 85＋ | 合计 |
|---|---|---|---|---|---|---|---|---|---|---|---|---|---|---|---|---|---|---|---|---|---|
| 其他呼吸器官 | C37－38 | 0.00 | 0.00 | 0.00 | 6.24 | 0.00 | 0.00 | 0.00 | 0.00 | 0.00 | 0.00 | 0.00 | 0.00 | 0.00 | 0.00 | 0.00 | 0.00 | 0.00 | 0.00 | 0.00 | 0.63 |
| 骨和关节软骨 | C40－41 | 0.00 | 0.00 | 0.00 | 0.00 | 8.01 | 0.00 | 0.00 | 0.00 | 0.00 | 0.00 | 0.00 | 0.00 | 0.00 | 0.00 | 0.00 | 0.00 | 0.00 | 0.00 | 0.00 | 0.63 |
| 皮肤恶性黑色素瘤 | C43 | 0.00 | 0.00 | 0.00 | 0.00 | 0.00 | 0.00 | 0.00 | 0.00 | 0.00 | 0.00 | 0.00 | 0.00 | 0.00 | 0.00 | 0.00 | 30.34 | 0.00 | 0.00 | 0.00 | 0.63 |
| 皮肤其他恶性肿瘤 | C44 | 0.00 | 0.00 | 0.00 | 0.00 | 0.00 | 0.00 | 0.00 | 0.00 | 7.39 | 0.00 | 0.00 | 0.00 | 0.00 | 0.00 | 23.92 | 0.00 | 0.00 | 100.92 | 0.00 | 1.90 |
| 间皮瘤 | C45 | 0.00 | 0.00 | 0.00 | 0.00 | 0.00 | 0.00 | 0.00 | 0.00 | 0.00 | 0.00 | 0.00 | 0.00 | 0.00 | 0.00 | 0.00 | 0.00 | 0.00 | 0.00 | 0.00 | 0.00 |
| Kaposi 氏肉瘤 | C46 | 0.00 | 0.00 | 0.00 | 0.00 | 0.00 | 0.00 | 0.00 | 0.00 | 0.00 | 0.00 | 0.00 | 0.00 | 0.00 | 0.00 | 0.00 | 0.00 | 0.00 | 0.00 | 0.00 | 0.00 |
| 结缔组织和其他软组织 | C47、49 | 0.00 | 10.12 | 0.00 | 0.00 | 0.00 | 0.00 | 0.00 | 0.00 | 7.39 | 0.00 | 0.00 | 0.00 | 0.00 | 0.00 | 0.00 | 0.00 | 50.09 | 0.00 | 0.00 | 1.90 |
| 乳房 | C50 | 0.00 | 0.00 | 0.00 | 0.00 | 0.00 | 0.00 | 0.00 | 0.00 | 0.00 | 0.00 | 0.00 | 12.07 | 0.00 | 0.00 | 0.00 | 0.00 | 0.00 | 0.00 | 0.00 | 0.63 |
| 外阴 | C51 | 0.00 | 0.00 | 0.00 | 0.00 | 0.00 | 0.00 | 0.00 | 0.00 | 0.00 | 0.00 | 0.00 | 0.00 | 0.00 | 0.00 | 0.00 | 0.00 | 0.00 | 0.00 | 0.00 | 0.00 |
| 阴道 | C52 | 0.00 | 0.00 | 0.00 | 0.00 | 0.00 | 0.00 | 0.00 | 0.00 | 0.00 | 0.00 | 0.00 | 0.00 | 0.00 | 0.00 | 0.00 | 0.00 | 0.00 | 0.00 | 0.00 | 0.00 |
| 子宫颈 | C53 | 0.00 | 0.00 | 0.00 | 0.00 | 0.00 | 0.00 | 0.00 | 0.00 | 0.00 | 0.00 | 0.00 | 0.00 | 0.00 | 0.00 | 0.00 | 0.00 | 0.00 | 0.00 | 0.00 | 0.00 |
| 子宫体 | C54 | 0.00 | 0.00 | 0.00 | 0.00 | 0.00 | 0.00 | 0.00 | 0.00 | 0.00 | 0.00 | 0.00 | 0.00 | 0.00 | 0.00 | 0.00 | 0.00 | 0.00 | 0.00 | 0.00 | 0.00 |
| 子宫恶性肿瘤、未注明部位 | C55 | 0.00 | 0.00 | 0.00 | 0.00 | 0.00 | 0.00 | 0.00 | 0.00 | 0.00 | 0.00 | 0.00 | 0.00 | 0.00 | 0.00 | 0.00 | 0.00 | 0.00 | 0.00 | 0.00 | 0.00 |
| 卵巢 | C56 | 0.00 | 0.00 | 0.00 | 0.00 | 0.00 | 0.00 | 0.00 | 0.00 | 0.00 | 0.00 | 0.00 | 0.00 | 0.00 | 0.00 | 0.00 | 0.00 | 0.00 | 0.00 | 0.00 | 0.00 |
| 其他和未说明的女性生殖器官恶性肿瘤 | C57 | 0.00 | 0.00 | 0.00 | 0.00 | 0.00 | 0.00 | 0.00 | 0.00 | 0.00 | 0.00 | 0.00 | 0.00 | 0.00 | 0.00 | 0.00 | 0.00 | 0.00 | 0.00 | 0.00 | 0.00 |
| 胎盘 | C58 | 0.00 | 0.00 | 0.00 | 0.00 | 0.00 | 0.00 | 0.00 | 0.00 | 0.00 | 0.00 | 0.00 | 0.00 | 0.00 | 0.00 | 0.00 | 0.00 | 0.00 | 0.00 | 0.00 | 0.00 |
| 阴茎 | C60 | 0.00 | 0.00 | 0.00 | 0.00 | 0.00 | 0.00 | 0.00 | 0.00 | 0.00 | 0.00 | 0.00 | 0.00 | 0.00 | 0.00 | 0.00 | 0.00 | 0.00 | 100.92 | 0.00 | 0.63 |
| 前列腺 | C61 | 0.00 | 0.00 | 0.00 | 0.00 | 0.00 | 0.00 | 0.00 | 0.00 | 0.00 | 0.00 | 0.00 | 0.00 | 0.00 | 0.00 | 47.85 | 60.68 | 50.09 | 0.00 | 400.28 | 4.43 |
| 睾丸 | C62 | 0.00 | 0.00 | 0.00 | 0.00 | 0.00 | 0.00 | 0.00 | 0.00 | 0.00 | 0.00 | 0.00 | 0.00 | 0.00 | 0.00 | 0.00 | 0.00 | 0.00 | 0.00 | 0.00 | 0.00 |
| 其他和未说明的男性生殖器官恶性肿瘤 | C63 | 0.00 | 0.00 | 0.00 | 0.00 | 0.00 | 0.00 | 0.00 | 0.00 | 0.00 | 0.00 | 0.00 | 0.00 | 0.00 | 0.00 | 0.00 | 0.00 | 0.00 | 0.00 | 0.00 | 0.00 |
| 肾脏 | C64 | 0.00 | 0.00 | 0.00 | 0.00 | 0.00 | 0.00 | 0.00 | 0.00 | 0.00 | 0.00 | 0.00 | 12.07 | 41.31 | 21.03 | 0.00 | 30.34 | 0.00 | 100.92 | 0.00 | 3.80 |
| 肾盂、肾盏 | C65 | 0.00 | 0.00 | 0.00 | 0.00 | 0.00 | 0.00 | 0.00 | 0.00 | 0.00 | 0.00 | 0.00 | 0.00 | 0.00 | 0.00 | 0.00 | 0.00 | 0.00 | 0.00 | 0.00 | 0.00 |

（续上表）

| 部位或病种 | ICD—10 | 0～ | 1～ | 5～ | 10～ | 15～ | 20～ | 25～ | 30～ | 35～ | 40～ | 45～ | 50～ | 55～ | 60～ | 65～ | 70～ | 75～ | 80～ | 85＋ | 合计 |
|---|---|---|---|---|---|---|---|---|---|---|---|---|---|---|---|---|---|---|---|---|---|
| 输尿管 | C66 | 0.00 | 0.00 | 0.00 | 0.00 | 0.00 | 0.00 | 0.00 | 0.00 | 0.00 | 0.00 | 0.00 | 0.00 | 0.00 | 0.00 | 0.00 | 0.00 | 0.00 | 0.00 | 0.00 | 0.00 |
| 膀胱 | C67 | 0.00 | 0.00 | 0.00 | 0.00 | 0.00 | 0.00 | 0.00 | 0.00 | 0.00 | 0.00 | 0.00 | 12.07 | 0.00 | 42.06 | 71.77 | 121.36 | 100.19 | 201.83 | 200.14 | 9.50 |
| 其他和未说明的泌尿器官 | C68 | 0.00 | 0.00 | 0.00 | 0.00 | 0.00 | 0.00 | 0.00 | 0.00 | 0.00 | 0.00 | 0.00 | 0.00 | 0.00 | 0.00 | 0.00 | 0.00 | 0.00 | 0.00 | 0.00 | 0.00 |
| 眼 | C69 | 0.00 | 0.00 | 0.00 | 0.00 | 0.00 | 0.00 | 0.00 | 0.00 | 0.00 | 0.00 | 0.00 | 0.00 | 0.00 | 0.00 | 0.00 | 0.00 | 0.00 | 0.00 | 0.00 | 0.00 |
| 脑、神经系统 | C70—72、D | 46.59 | 0.00 | 7.22 | 0.00 | 0.00 | 0.00 | 7.30 | 13.62 | 7.39 | 0.00 | 0.00 | 0.00 | 20.66 | 21.03 | 0.00 | 60.68 | 0.00 | 0.00 | 0.00 | 6.33 |
| 甲状腺 | C73 | 0.00 | 0.00 | 0.00 | 0.00 | 0.00 | 0.00 | 0.00 | 0.00 | 0.00 | 0.00 | 8.89 | 0.00 | 0.00 | 0.00 | 0.00 | 30.34 | 0.00 | 0.00 | 0.00 | 1.27 |
| 肾上腺 | C74 | 0.00 | 0.00 | 0.00 | 0.00 | 0.00 | 0.00 | 0.00 | 0.00 | 0.00 | 0.00 | 0.00 | 0.00 | 0.00 | 0.00 | 0.00 | 0.00 | 0.00 | 0.00 | 0.00 | 0.00 |
| 其他内分泌腺 | C75 | 0.00 | 0.00 | 0.00 | 0.00 | 0.00 | 0.00 | 0.00 | 0.00 | 0.00 | 0.00 | 8.89 | 0.00 | 0.00 | 0.00 | 0.00 | 0.00 | 0.00 | 0.00 | 0.00 | 0.63 |
| 霍奇金氏病 | C81 | 0.00 | 0.00 | 0.00 | 0.00 | 0.00 | 0.00 | 0.00 | 0.00 | 0.00 | 0.00 | 0.00 | 0.00 | 0.00 | 0.00 | 23.92 | 0.00 | 0.00 | 0.00 | 0.00 | 0.63 |
| 非霍奇金氏病 | C82—85、C96 | 0.00 | 0.00 | 0.00 | 0.00 | 0.00 | 0.00 | 0.00 | 0.00 | 0.00 | 0.00 | 17.78 | 0.00 | 41.31 | 0.00 | 23.92 | 30.34 | 100.19 | 0.00 | 0.00 | 5.07 |
| 多发性骨髓瘤和恶性浆细胞肿瘤 | C90 | 0.00 | 0.00 | 0.00 | 0.00 | 0.00 | 0.00 | 0.00 | 0.00 | 0.00 | 0.00 | 0.00 | 0.00 | 0.00 | 0.00 | 23.92 | 0.00 | 0.00 | 0.00 | 0.00 | 0.63 |
| 淋巴细胞白血病 | C91 | 46.59 | 20.23 | 0.00 | 0.00 | 0.00 | 0.00 | 0.00 | 0.00 | 0.00 | 0.00 | 0.00 | 0.00 | 0.00 | 0.00 | 0.00 | 0.00 | 0.00 | 0.00 | 0.00 | 1.90 |
| 髓细胞性白血病 | C92 | 0.00 | 0.00 | 0.00 | 0.00 | 0.00 | 0.00 | 7.30 | 0.00 | 0.00 | 0.00 | 0.00 | 0.00 | 20.66 | 0.00 | 23.92 | 0.00 | 0.00 | 0.00 | 0.00 | 1.90 |
| 单核细胞性白血病 | C93 | 0.00 | 0.00 | 0.00 | 0.00 | 0.00 | 0.00 | 0.00 | 0.00 | 0.00 | 0.00 | 0.00 | 0.00 | 0.00 | 0.00 | 0.00 | 30.34 | 0.00 | 0.00 | 0.00 | 0.63 |
| 其他指明的白血病 | C94 | 0.00 | 0.00 | 0.00 | 0.00 | 0.00 | 0.00 | 0.00 | 0.00 | 0.00 | 0.00 | 0.00 | 0.00 | 0.00 | 0.00 | 23.92 | 0.00 | 0.00 | 100.92 | 0.00 | 1.27 |
| 未指明细胞类型的白血病 | C95 | 0.00 | 0.00 | 0.00 | 0.00 | 0.00 | 0.00 | 0.00 | 0.00 | 0.00 | 0.00 | 0.00 | 0.00 | 0.00 | 0.00 | 0.00 | 0.00 | 0.00 | 0.00 | 0.00 | 0.00 |
| 独立的多个部位的（原发性）恶性肿瘤 | C97 | 0.00 | 0.00 | 0.00 | 0.00 | 0.00 | 0.00 | 0.00 | 0.00 | 0.00 | 0.00 | 0.00 | 0.00 | 0.00 | 0.00 | 0.00 | 0.00 | 0.00 | 0.00 | 0.00 | 0.00 |
| 其他及不明部位 | C26、39、48,76—80 | 0.00 | 0.00 | 0.00 | 0.00 | 0.00 | 0.00 | 0.00 | 6.81 | 0.00 | 0.00 | 0.00 | 12.07 | 0.00 | 0.00 | 23.92 | 121.36 | 0.00 | 0.00 | 0.00 | 4.43 |
| 除 C44 合计 | | 93.18 | 30.35 | 7.22 | 6.24 | 8.01 | 0.00 | 29.18 | 122.61 | 81.25 | 157.05 | 222.22 | 362.25 | 702.30 | 904.34 | 1339.70 | 1881.03 | 1352.56 | 1311.90 | 800.56 | 222.87 |
| 合计 | | 93.18 | 30.35 | 7.22 | 6.24 | 8.01 | 0.00 | 29.18 | 122.61 | 88.64 | 157.05 | 222.22 | 362.25 | 702.30 | 904.34 | 1363.63 | 1881.03 | 1352.56 | 1412.82 | 800.56 | 224.77 |

## 表 78　中山市东区 2000—2004 年女性恶性肿瘤年龄别发病率（1/10⁵）

| 部位或病种 | ICD—10 | 0～ | 1～ | 5～ | 10～ | 15～ | 20～ | 25～ | 30～ | 35～ | 40～ | 45～ | 50～ | 55～ | 60～ | 65～ | 70～ | 75～ | 80～ | 85+ | 合计 |
|---|---|---|---|---|---|---|---|---|---|---|---|---|---|---|---|---|---|---|---|---|---|
| 唇 | C00 | 0.00 | 0.00 | 0.00 | 0.00 | 0.00 | 0.00 | 0.00 | 0.00 | 0.00 | 0.00 | 0.00 | 0.00 | 0.00 | 0.00 | 0.00 | 0.00 | 0.00 | 0.00 | 0.00 | 0.00 |
| 舌 | C01—02 | 0.00 | 0.00 | 0.00 | 0.00 | 0.00 | 0.00 | 6.78 | 0.00 | 0.00 | 0.00 | 9.02 | 12.08 | 0.00 | 21.61 | 0.00 | 0.00 | 0.00 | 0.00 | 0.00 | 2.54 |
| 口 | C03—06 | 0.00 | 0.00 | 0.00 | 0.00 | 0.00 | 0.00 | 0.00 | 0.00 | 0.00 | 0.00 | 9.02 | 0.00 | 0.00 | 0.00 | 0.00 | 0.00 | 34.06 | 0.00 | 0.00 | 1.27 |
| 唾液腺 | C07—08 | 0.00 | 0.00 | 0.00 | 0.00 | 0.00 | 0.00 | 0.00 | 0.00 | 0.00 | 0.00 | 0.00 | 0.00 | 41.12 | 0.00 | 0.00 | 0.00 | 0.00 | 0.00 | 0.00 | 1.27 |
| 扁桃腺 | C09 | 0.00 | 0.00 | 0.00 | 0.00 | 0.00 | 0.00 | 0.00 | 0.00 | 0.00 | 0.00 | 0.00 | 0.00 | 0.00 | 0.00 | 0.00 | 0.00 | 0.00 | 0.00 | 0.00 | 0.00 |
| 其他口咽部 | C10 | 0.00 | 0.00 | 0.00 | 0.00 | 0.00 | 0.00 | 0.00 | 0.00 | 0.00 | 0.00 | 0.00 | 0.00 | 0.00 | 0.00 | 0.00 | 0.00 | 0.00 | 0.00 | 0.00 | 0.00 |
| 鼻咽部 | C11 | 0.00 | 0.00 | 0.00 | 0.00 | 0.00 | 0.00 | 6.78 | 19.08 | 14.69 | 28.63 | 27.05 | 60.38 | 0.00 | 43.23 | 22.70 | 26.48 | 0.00 | 0.00 | 80.72 | 13.95 |
| 喉咽部 | C12—13 | 0.00 | 0.00 | 0.00 | 0.00 | 0.00 | 0.00 | 0.00 | 0.00 | 0.00 | 0.00 | 0.00 | 0.00 | 0.00 | 0.00 | 0.00 | 0.00 | 0.00 | 0.00 | 0.00 | 0.00 |
| 唇，口腔和咽的其他部位和具体部位不明 | C14 | 0.00 | 0.00 | 0.00 | 0.00 | 0.00 | 0.00 | 0.00 | 0.00 | 0.00 | 0.00 | 0.00 | 0.00 | 0.00 | 0.00 | 0.00 | 0.00 | 0.00 | 0.00 | 0.00 | 0.00 |
| 食管 | C15 | 0.00 | 0.00 | 0.00 | 0.00 | 0.00 | 0.00 | 0.00 | 0.00 | 0.00 | 9.54 | 0.00 | 0.00 | 20.56 | 0.00 | 22.70 | 26.48 | 0.00 | 0.00 | 0.00 | 2.54 |
| 胃 | C16 | 0.00 | 0.00 | 0.00 | 0.00 | 0.00 | 0.00 | 0.00 | 0.00 | 7.35 | 9.54 | 9.02 | 12.08 | 20.56 | 21.61 | 22.70 | 0.00 | 68.12 | 116.25 | 80.72 | 7.61 |
| 小肠 | C17 | 0.00 | 0.00 | 0.00 | 0.00 | 0.00 | 0.00 | 0.00 | 0.00 | 0.00 | 0.00 | 0.00 | 0.00 | 0.00 | 21.61 | 0.00 | 0.00 | 0.00 | 0.00 | 0.00 | 0.63 |
| 结肠 | C18 | 0.00 | 0.00 | 0.00 | 0.00 | 0.00 | 0.00 | 0.00 | 0.00 | 0.00 | 0.00 | 18.03 | 60.38 | 20.56 | 43.23 | 136.19 | 52.95 | 0.00 | 116.25 | 0.00 | 12.68 |
| 直肠和乙状结肠连接处 | C19—20 | 0.00 | 0.00 | 0.00 | 0.00 | 0.00 | 0.00 | 0.00 | 6.36 | 0.00 | 19.09 | 27.05 | 24.15 | 61.68 | 0.00 | 22.70 | 0.00 | 0.00 | 0.00 | 0.00 | 7.61 |
| 肛门 | C21 | 0.00 | 0.00 | 0.00 | 0.00 | 0.00 | 0.00 | 0.00 | 0.00 | 0.00 | 0.00 | 0.00 | 0.00 | 0.00 | 0.00 | 0.00 | 0.00 | 0.00 | 0.00 | 0.00 | 0.00 |
| 肝脏和肝内胆管 | C22 | 0.00 | 0.00 | 0.00 | 0.00 | 0.00 | 0.00 | 6.78 | 12.72 | 0.00 | 0.00 | 0.00 | 0.00 | 0.00 | 43.23 | 90.80 | 52.95 | 34.06 | 58.13 | 0.00 | 8.24 |
| 胆囊 | C23 | 0.00 | 0.00 | 0.00 | 0.00 | 0.00 | 0.00 | 0.00 | 0.00 | 0.00 | 0.00 | 0.00 | 0.00 | 0.00 | 21.61 | 0.00 | 26.48 | 0.00 | 0.00 | 0.00 | 1.27 |
| 肝外胆管 | C24 | 0.00 | 0.00 | 0.00 | 0.00 | 0.00 | 0.00 | 0.00 | 0.00 | 0.00 | 0.00 | 0.00 | 0.00 | 20.56 | 21.61 | 0.00 | 0.00 | 0.00 | 58.13 | 80.72 | 2.54 |
| 胰腺 | C25 | 0.00 | 0.00 | 0.00 | 0.00 | 0.00 | 0.00 | 0.00 | 0.00 | 7.35 | 0.00 | 0.00 | 0.00 | 0.00 | 0.00 | 22.70 | 0.00 | 0.00 | 58.13 | 0.00 | 1.90 |
| 鼻腔、中耳和副鼻窦 | C30—31 | 0.00 | 0.00 | 0.00 | 0.00 | 0.00 | 0.00 | 0.00 | 0.00 | 0.00 | 0.00 | 0.00 | 0.00 | 0.00 | 0.00 | 0.00 | 0.00 | 0.00 | 0.00 | 0.00 | 0.00 |
| 喉 | C32 | 0.00 | 0.00 | 0.00 | 0.00 | 0.00 | 0.00 | 0.00 | 0.00 | 0.00 | 0.00 | 0.00 | 0.00 | 0.00 | 0.00 | 0.00 | 0.00 | 0.00 | 0.00 | 0.00 | 0.00 |
| 气管、支气管和肺 | C33—34 | 0.00 | 0.00 | 0.00 | 0.00 | 0.00 | 0.00 | 6.78 | 6.36 | 0.00 | 0.00 | 27.05 | 24.15 | 82.23 | 43.23 | 68.10 | 158.86 | 340.62 | 174.38 | 0.00 | 22.19 |

（续上表）

| 部位或病种 | ICD—10 | 0～ | 1～ | 5～ | 10～ | 15～ | 20～ | 25～ | 30～ | 35～ | 40～ | 45～ | 50～ | 55～ | 60～ | 65～ | 70～ | 75～ | 80～ | 85＋ | 合计 |
|---|---|---|---|---|---|---|---|---|---|---|---|---|---|---|---|---|---|---|---|---|---|
| 其他呼吸器官 | C37－38 | 0.00 | 0.00 | 0.00 | 0.00 | 0.00 | 0.00 | 0.00 | 0.00 | 7.35 | 0.00 | 0.00 | 0.00 | 0.00 | 0.00 | 0.00 | 0.00 | 0.00 | 0.00 | 0.00 | 0.63 |
| 骨和关节软骨 | C40－41 | 0.00 | 0.00 | 0.00 | 6.71 | 0.00 | 9.18 | 0.00 | 0.00 | 0.00 | 0.00 | 0.00 | 0.00 | 0.00 | 0.00 | 0.00 | 0.00 | 0.00 | 58.13 | 0.00 | 1.90 |
| 皮肤恶性黑色素瘤 | C43 | 0.00 | 0.00 | 0.00 | 0.00 | 0.00 | 0.00 | 0.00 | 0.00 | 0.00 | 0.00 | 0.00 | 0.00 | 0.00 | 0.00 | 0.00 | 0.00 | 0.00 | 0.00 | 0.00 | 0.00 |
| 皮肤其他恶性肿瘤 | C44 | 0.00 | 0.00 | 0.00 | 0.00 | 0.00 | 0.00 | 0.00 | 6.36 | 0.00 | 19.09 | 0.00 | 0.00 | 0.00 | 0.00 | 0.00 | 26.48 | 0.00 | 0.00 | 0.00 | 2.54 |
| 间皮瘤 | C45 | 0.00 | 0.00 | 0.00 | 0.00 | 0.00 | 0.00 | 0.00 | 0.00 | 0.00 | 0.00 | 0.00 | 0.00 | 0.00 | 0.00 | 0.00 | 0.00 | 0.00 | 0.00 | 0.00 | 0.00 |
| kaposi 氏肉瘤 | C46 | 0.00 | 0.00 | 0.00 | 0.00 | 0.00 | 0.00 | 0.00 | 0.00 | 0.00 | 0.00 | 0.00 | 0.00 | 0.00 | 0.00 | 0.00 | 0.00 | 0.00 | 0.00 | 0.00 | 0.00 |
| 结缔组织和其他软组织 | C47、49 | 0.00 | 0.00 | 0.00 | 0.00 | 0.00 | 0.00 | 0.00 | 0.00 | 0.00 | 0.00 | 0.00 | 0.00 | 0.00 | 0.00 | 0.00 | 0.00 | 0.00 | 0.00 | 0.00 | 0.00 |
| 乳房 | C50 | 0.00 | 0.00 | 0.00 | 0.00 | 8.49 | 0.00 | 13.55 | 25.44 | 51.42 | 66.81 | 108.19 | 48.31 | 41.12 | 108.07 | 68.10 | 105.91 | 34.06 | 0.00 | 80.72 | 33.60 |
| 外阴 | C51 | 0.00 | 0.00 | 0.00 | 0.00 | 0.00 | 0.00 | 0.00 | 0.00 | 0.00 | 0.00 | 0.00 | 0.00 | 0.00 | 0.00 | 0.00 | 0.00 | 0.00 | 0.00 | 0.00 | 0.00 |
| 阴道 | C52 | 0.00 | 0.00 | 0.00 | 0.00 | 0.00 | 0.00 | 0.00 | 0.00 | 0.00 | 0.00 | 0.00 | 0.00 | 0.00 | 0.00 | 0.00 | 0.00 | 0.00 | 0.00 | 0.00 | 0.00 |
| 子宫颈 | C53 | 0.00 | 0.00 | 0.00 | 0.00 | 0.00 | 0.00 | 0.00 | 0.00 | 7.35 | 28.63 | 9.02 | 12.08 | 41.12 | 0.00 | 22.70 | 0.00 | 0.00 | 0.00 | 0.00 | 5.71 |
| 子宫体 | C54 | 0.00 | 0.00 | 0.00 | 0.00 | 0.00 | 0.00 | 0.00 | 6.36 | 7.35 | 28.63 | 27.05 | 48.31 | 41.12 | 43.23 | 22.70 | 26.48 | 0.00 | 0.00 | 0.00 | 11.41 |
| 子宫恶性肿瘤、未注明部位 | C55 | 0.00 | 0.00 | 0.00 | 0.00 | 0.00 | 0.00 | 0.00 | 0.00 | 7.35 | 9.54 | 0.00 | 0.00 | 0.00 | 0.00 | 0.00 | 0.00 | 0.00 | 0.00 | 0.00 | 1.27 |
| 卵巢 | C56 | 0.00 | 0.00 | 0.00 | 0.00 | 8.49 | 0.00 | 6.78 | 6.36 | 0.00 | 0.00 | 9.02 | 0.00 | 0.00 | 21.61 | 0.00 | 0.00 | 34.06 | 0.00 | 0.00 | 3.80 |
| 其他和未说明的女性生殖器官恶性肿瘤 | C57 | 0.00 | 0.00 | 0.00 | 0.00 | 0.00 | 0.00 | 0.00 | 0.00 | 0.00 | 0.00 | 0.00 | 0.00 | 0.00 | 0.00 | 0.00 | 0.00 | 0.00 | 0.00 | 0.00 | 0.00 |
| 胎盘 | C58 | 0.00 | 0.00 | 0.00 | 0.00 | 0.00 | 9.18 | 0.00 | 0.00 | 0.00 | 0.00 | 0.00 | 0.00 | 0.00 | 0.00 | 0.00 | 0.00 | 0.00 | 0.00 | 0.00 | 0.63 |
| 阴茎 | C60 | 0.00 | 0.00 | 0.00 | 0.00 | 0.00 | 0.00 | 0.00 | 0.00 | 0.00 | 0.00 | 0.00 | 0.00 | 0.00 | 0.00 | 0.00 | 0.00 | 0.00 | 0.00 | 0.00 | 0.00 |
| 前列腺 | C61 | 0.00 | 0.00 | 0.00 | 0.00 | 0.00 | 0.00 | 0.00 | 0.00 | 0.00 | 0.00 | 0.00 | 0.00 | 0.00 | 0.00 | 0.00 | 0.00 | 0.00 | 0.00 | 0.00 | 0.00 |
| 睾丸 | C62 | 0.00 | 0.00 | 0.00 | 0.00 | 0.00 | 0.00 | 0.00 | 0.00 | 0.00 | 0.00 | 0.00 | 0.00 | 0.00 | 0.00 | 0.00 | 0.00 | 0.00 | 0.00 | 0.00 | 0.00 |
| 其他和未说明的男性生殖器官恶性肿瘤 | C63 | 0.00 | 0.00 | 0.00 | 0.00 | 0.00 | 0.00 | 0.00 | 0.00 | 0.00 | 0.00 | 0.00 | 0.00 | 0.00 | 0.00 | 0.00 | 0.00 | 0.00 | 0.00 | 0.00 | 0.00 |
| 肾脏 | C64 | 0.00 | 0.00 | 0.00 | 0.00 | 0.00 | 0.00 | 0.00 | 0.00 | 0.00 | 0.00 | 0.00 | 12.08 | 0.00 | 0.00 | 0.00 | 0.00 | 0.00 | 0.00 | 0.00 | 0.63 |
| 肾盂、肾盏 | C65 | 0.00 | 0.00 | 0.00 | 0.00 | 0.00 | 0.00 | 0.00 | 0.00 | 0.00 | 0.00 | 0.00 | 0.00 | 0.00 | 0.00 | 0.00 | 0.00 | 0.00 | 0.00 | 0.00 | 0.00 |

（续上表）

| 部位或病种 | ICD—10 | 0～ | 1～ | 5～ | 10～ | 15～ | 20～ | 25～ | 30～ | 35～ | 40～ | 45～ | 50～ | 55～ | 60～ | 65～ | 70～ | 75～ | 80～ | 85+ | 合计 |
|---|---|---|---|---|---|---|---|---|---|---|---|---|---|---|---|---|---|---|---|---|---|
| 输尿管 | C66 | 0.00 | 0.00 | 0.00 | 0.00 | 0.00 | 0.00 | 0.00 | 0.00 | 0.00 | 0.00 | 0.00 | 0.00 | 0.00 | 0.00 | 0.00 | 0.00 | 0.00 | 0.00 | 0.00 | 0.00 |
| 膀胱 | C67 | 0.00 | 0.00 | 0.00 | 0.00 | 0.00 | 0.00 | 0.00 | 0.00 | 0.00 | 0.00 | 0.00 | 0.00 | 0.00 | 0.00 | 0.00 | 0.00 | 34.06 | 58.13 | 0.00 | 1.27 |
| 其他和未说明的泌尿器官 | C68 | 0.00 | 0.00 | 0.00 | 0.00 | 0.00 | 0.00 | 0.00 | 0.00 | 0.00 | 0.00 | 0.00 | 0.00 | 0.00 | 0.00 | 0.00 | 0.00 | 0.00 | 0.00 | 0.00 | 0.00 |
| 眼 | C69 | 0.00 | 11.87 | 0.00 | 0.00 | 0.00 | 0.00 | 0.00 | 0.00 | 0.00 | 0.00 | 0.00 | 0.00 | 0.00 | 0.00 | 0.00 | 0.00 | 0.00 | 0.00 | 0.00 | 0.63 |
| 脑、神经系统 | C70－72、D | 0.00 | 11.87 | 0.00 | 0.00 | 16.99 | 0.00 | 6.78 | 12.72 | 0.00 | 9.54 | 0.00 | 12.08 | 20.56 | 0.00 | 22.70 | 26.48 | 0.00 | 0.00 | 0.00 | 6.97 |
| 甲状腺 | C73 | 0.00 | 0.00 | 0.00 | 0.00 | 0.00 | 9.18 | 40.65 | 6.36 | 0.00 | 0.00 | 9.02 | 0.00 | 0.00 | 0.00 | 0.00 | 0.00 | 0.00 | 0.00 | 0.00 | 5.71 |
| 肾上腺 | C74 | 0.00 | 0.00 | 0.00 | 0.00 | 0.00 | 0.00 | 0.00 | 0.00 | 7.35 | 0.00 | 0.00 | 0.00 | 0.00 | 0.00 | 0.00 | 0.00 | 0.00 | 0.00 | 0.00 | 0.63 |
| 其他内分泌腺 | C75 | 0.00 | 0.00 | 0.00 | 0.00 | 0.00 | 0.00 | 0.00 | 0.00 | 0.00 | 0.00 | 0.00 | 0.00 | 0.00 | 0.00 | 0.00 | 0.00 | 0.00 | 0.00 | 0.00 | 0.00 |
| 霍奇金氏病 | C81 | 0.00 | 0.00 | 0.00 | 0.00 | 0.00 | 0.00 | 0.00 | 0.00 | 0.00 | 0.00 | 0.00 | 0.00 | 0.00 | 0.00 | 0.00 | 0.00 | 0.00 | 0.00 | 0.00 | 0.00 |
| 非霍奇金氏病 | C82－85、C96 | 0.00 | 0.00 | 8.05 | 0.00 | 0.00 | 0.00 | 0.00 | 0.00 | 0.00 | 0.00 | 0.00 | 0.00 | 20.56 | 0.00 | 0.00 | 0.00 | 34.06 | 0.00 | 0.00 | 1.90 |
| 多发性骨髓瘤和恶性浆细胞肿瘤 | C90 | 0.00 | 0.00 | 0.00 | 0.00 | 0.00 | 0.00 | 0.00 | 0.00 | 0.00 | 0.00 | 0.00 | 0.00 | 0.00 | 0.00 | 22.70 | 0.00 | 68.12 | 0.00 | 0.00 | 1.90 |
| 淋巴细胞白血病 | C91 | 0.00 | 11.87 | 0.00 | 0.00 | 0.00 | 0.00 | 0.00 | 0.00 | 0.00 | 0.00 | 0.00 | 0.00 | 0.00 | 0.00 | 0.00 | 0.00 | 0.00 | 0.00 | 0.00 | 0.63 |
| 髓细胞性白血病 | C92 | 0.00 | 0.00 | 0.00 | 0.00 | 0.00 | 0.00 | 0.00 | 6.36 | 0.00 | 9.54 | 9.02 | 0.00 | 0.00 | 0.00 | 0.00 | 0.00 | 0.00 | 0.00 | 0.00 | 1.90 |
| 单核细胞性白血病 | C93 | 0.00 | 0.00 | 0.00 | 0.00 | 0.00 | 0.00 | 0.00 | 0.00 | 0.00 | 0.00 | 0.00 | 0.00 | 0.00 | 0.00 | 0.00 | 0.00 | 0.00 | 0.00 | 0.00 | 0.00 |
| 其他指明的白血病 | C94 | 0.00 | 0.00 | 0.00 | 0.00 | 0.00 | 0.00 | 0.00 | 0.00 | 0.00 | 0.00 | 0.00 | 0.00 | 0.00 | 0.00 | 0.00 | 0.00 | 0.00 | 0.00 | 0.00 | 0.00 |
| 未指明细胞类型的白血病 | C95 | 0.00 | 0.00 | 0.00 | 0.00 | 0.00 | 0.00 | 0.00 | 0.00 | 0.00 | 0.00 | 0.00 | 0.00 | 0.00 | 0.00 | 0.00 | 0.00 | 0.00 | 0.00 | 0.00 | 0.00 |
| 独立的多个部位的（原发性）恶性肿瘤 | C97 | 0.00 | 0.00 | 0.00 | 0.00 | 0.00 | 0.00 | 0.00 | 0.00 | 0.00 | 0.00 | 0.00 | 0.00 | 0.00 | 0.00 | 0.00 | 0.00 | 0.00 | 0.00 | 0.00 | 0.00 |
| 其他及不明部位 | C26、39、48、76－80 | 0.00 | 0.00 | 0.00 | 0.00 | 0.00 | 0.00 | 0.00 | 0.00 | 0.00 | 0.00 | 9.02 | 12.08 | 0.00 | 0.00 | 22.70 | 0.00 | 0.00 | 0.00 | 0.00 | 1.90 |
| 除 C44 合计 | | 0.00 | 35.61 | 8.05 | 6.71 | 33.97 | 27.55 | 94.85 | 108.13 | 117.52 | 219.50 | 306.54 | 338.15 | 431.73 | 453.90 | 590.18 | 503.06 | 681.23 | 697.51 | 322.86 | 169.28 |
| 合计 | | 0.00 | 35.61 | 8.05 | 6.71 | 33.97 | 27.55 | 94.85 | 114.49 | 117.52 | 238.59 | 306.54 | 338.15 | 431.73 | 453.90 | 590.18 | 529.54 | 681.23 | 697.51 | 322.86 | 171.82 |

表 79　中山市东区 2000—2004 年男女合计恶性肿瘤年龄别发病率（$1/10^5$）

| 部位或病种 | ICD—10 | 0～ | 1～ | 5～ | 10～ | 15～ | 20～ | 25～ | 30～ | 35～ | 40～ | 45～ | 50～ | 55～ | 60～ | 65～ | 70～ | 75～ | 80～ | 85+ | 合计 |
|---|---|---|---|---|---|---|---|---|---|---|---|---|---|---|---|---|---|---|---|---|---|
| 唇 | C00 | 0.00 | 0.00 | 0.00 | 0.00 | 0.00 | 0.00 | 0.00 | 0.00 | 0.00 | 0.00 | 0.00 | 0.00 | 0.00 | 0.00 | 0.00 | 0.00 | 0.00 | 0.00 | 0.00 | 0.00 |
| 舌 | C01—02 | 0.00 | 0.00 | 0.00 | 0.00 | 0.00 | 0.00 | 3.51 | 3.29 | 0.00 | 4.69 | 8.95 | 6.04 | 0.00 | 10.66 | 0.00 | 0.00 | 0.00 | 0.00 | 0.00 | 2.22 |
| 口 | C03—06 | 0.00 | 0.00 | 0.00 | 0.00 | 0.00 | 0.00 | 0.00 | 0.00 | 0.00 | 0.00 | 4.48 | 0.00 | 0.00 | 0.00 | 0.00 | 0.00 | 20.28 | 0.00 | 0.00 | 0.63 |
| 唾液腺 | C07—08 | 0.00 | 0.00 | 0.00 | 0.00 | 0.00 | 0.00 | 0.00 | 3.29 | 0.00 | 0.00 | 0.00 | 0.00 | 20.61 | 0.00 | 0.00 | 0.00 | 0.00 | 0.00 | 0.00 | 0.95 |
| 扁桃腺 | C09 | 0.00 | 0.00 | 0.00 | 0.00 | 0.00 | 0.00 | 0.00 | 0.00 | 0.00 | 0.00 | 0.00 | 0.00 | 10.30 | 0.00 | 0.00 | 0.00 | 0.00 | 0.00 | 0.00 | 0.32 |
| 其他口咽部 | C10 | 0.00 | 0.00 | 0.00 | 0.00 | 0.00 | 0.00 | 0.00 | 0.00 | 0.00 | 0.00 | 0.00 | 0.00 | 0.00 | 0.00 | 0.00 | 0.00 | 0.00 | 0.00 | 0.00 | 0.00 |
| 鼻咽部 | C11 | 0.00 | 0.00 | 0.00 | 0.00 | 0.00 | 0.00 | 10.54 | 39.47 | 14.73 | 28.17 | 44.76 | 78.49 | 30.91 | 74.62 | 58.24 | 42.42 | 20.28 | 36.89 | 57.53 | 21.86 |
| 喉咽部 | C12—13 | 0.00 | 0.00 | 0.00 | 0.00 | 0.00 | 0.00 | 0.00 | 0.00 | 0.00 | 0.00 | 4.48 | 6.04 | 0.00 | 0.00 | 11.65 | 14.14 | 0.00 | 0.00 | 0.00 | 1.27 |
| 唇，口腔和咽的其他部位和具体部位不明 | C14 | 0.00 | 0.00 | 0.00 | 0.00 | 0.00 | 0.00 | 0.00 | 0.00 | 0.00 | 0.00 | 0.00 | 0.00 | 0.00 | 0.00 | 0.00 | 0.00 | 0.00 | 0.00 | 0.00 | 0.00 |
| 食管 | C15 | 0.00 | 0.00 | 0.00 | 0.00 | 0.00 | 0.00 | 0.00 | 0.00 | 3.68 | 4.69 | 0.00 | 18.11 | 30.91 | 0.00 | 46.59 | 70.69 | 20.28 | 0.00 | 0.00 | 5.70 |
| 胃 | C16 | 0.00 | 0.00 | 0.00 | 0.00 | 0.00 | 0.00 | 0.00 | 3.29 | 7.37 | 18.78 | 17.90 | 30.19 | 41.21 | 63.96 | 46.59 | 28.28 | 141.94 | 73.77 | 57.53 | 13.31 |
| 小肠 | C17 | 0.00 | 0.00 | 0.00 | 0.00 | 0.00 | 0.00 | 0.00 | 0.00 | 0.00 | 0.00 | 0.00 | 0.00 | 0.00 | 10.66 | 23.30 | 0.00 | 0.00 | 0.00 | 0.00 | 0.95 |
| 结肠 | C18 | 0.00 | 0.00 | 0.00 | 0.00 | 0.00 | 0.00 | 0.00 | 3.29 | 7.37 | 9.39 | 13.43 | 42.27 | 10.30 | 31.98 | 139.77 | 56.56 | 20.28 | 73.77 | 0.00 | 12.04 |
| 直肠和乙状结肠连接处 | C19—20 | 0.00 | 0.00 | 0.00 | 0.00 | 0.00 | 0.00 | 0.00 | 3.29 | 0.00 | 14.08 | 26.86 | 18.11 | 51.52 | 21.32 | 58.24 | 70.69 | 20.28 | 0.00 | 0.00 | 9.82 |
| 肛门 | C21 | 0.00 | 0.00 | 0.00 | 0.00 | 0.00 | 0.00 | 0.00 | 0.00 | 0.00 | 0.00 | 0.00 | 0.00 | 0.00 | 0.00 | 0.00 | 0.00 | 0.00 | 0.00 | 0.00 | 0.00 |
| 肝脏和肝内胆管 | C22 | 0.00 | 0.00 | 0.00 | 0.00 | 0.00 | 0.00 | 3.51 | 9.87 | 3.68 | 14.08 | 17.90 | 30.19 | 51.52 | 74.62 | 139.77 | 127.25 | 40.55 | 147.55 | 0.00 | 17.74 |
| 胆囊 | C23 | 0.00 | 0.00 | 0.00 | 0.00 | 0.00 | 0.00 | 0.00 | 0.00 | 0.00 | 0.00 | 0.00 | 0.00 | 0.00 | 10.66 | 0.00 | 14.14 | 20.28 | 0.00 | 0.00 | 0.95 |
| 肝外胆管 | C24 | 0.00 | 0.00 | 0.00 | 0.00 | 0.00 | 0.00 | 0.00 | 0.00 | 0.00 | 0.00 | 0.00 | 0.00 | 10.30 | 10.66 | 0.00 | 0.00 | 20.28 | 36.89 | 57.53 | 1.58 |
| 胰腺 | C25 | 0.00 | 0.00 | 0.00 | 0.00 | 0.00 | 0.00 | 0.00 | 0.00 | 3.68 | 0.00 | 0.00 | 0.00 | 20.61 | 0.00 | 11.65 | 0.00 | 0.00 | 36.89 | 0.00 | 1.58 |
| 鼻腔、中耳和副鼻窦 | C30—31 | 0.00 | 0.00 | 0.00 | 0.00 | 0.00 | 0.00 | 0.00 | 0.00 | 0.00 | 4.69 | 0.00 | 0.00 | 0.00 | 0.00 | 0.00 | 0.00 | 0.00 | 0.00 | 0.00 | 0.32 |
| 喉 | C32 | 0.00 | 0.00 | 0.00 | 0.00 | 0.00 | 0.00 | 0.00 | 0.00 | 0.00 | 0.00 | 0.00 | 0.00 | 0.00 | 53.30 | 11.65 | 14.14 | 0.00 | 0.00 | 0.00 | 2.22 |
| 气管、支气管和肺 | C33—34 | 0.00 | 0.00 | 0.00 | 0.00 | 0.00 | 0.00 | 3.51 | 6.58 | 7.37 | 14.08 | 17.90 | 24.15 | 144.25 | 191.87 | 186.36 | 381.75 | 385.27 | 258.21 | 57.53 | 37.38 |

（续上表）

| 部位或病种 | ICD—10 | 0～ | 1～ | 5～ | 10～ | 15～ | 20～ | 25～ | 30～ | 35～ | 40～ | 45～ | 50～ | 55～ | 60～ | 65～ | 70～ | 75～ | 80～ | 85+ | 合计 |
|---|---|---|---|---|---|---|---|---|---|---|---|---|---|---|---|---|---|---|---|---|---|
| 其他呼吸器官 | C37—38 | 0.00 | 0.00 | 0.00 | 3.23 | 0.00 | 0.00 | 0.00 | 0.00 | 3.68 | 0.00 | 0.00 | 0.00 | 0.00 | 0.00 | 0.00 | 0.00 | 0.00 | 0.00 | 0.00 | 0.63 |
| 骨和关节软骨 | C40—41 | 0.00 | 0.00 | 0.00 | 3.23 | 4.12 | 4.63 | 0.00 | 0.00 | 0.00 | 0.00 | 0.00 | 0.00 | 0.00 | 0.00 | 0.00 | 0.00 | 0.00 | 36.89 | 0.00 | 1.27 |
| 皮肤恶性黑色素瘤 | C43 | 0.00 | 0.00 | 0.00 | 0.00 | 0.00 | 0.00 | 0.00 | 0.00 | 0.00 | 0.00 | 0.00 | 0.00 | 0.00 | 0.00 | 0.00 | 14.14 | 0.00 | 0.00 | 0.00 | 0.32 |
| 皮肤其他恶性肿瘤 | C44 | 0.00 | 0.00 | 0.00 | 0.00 | 0.00 | 0.00 | 0.00 | 3.29 | 3.68 | 9.39 | 0.00 | 0.00 | 0.00 | 0.00 | 11.65 | 14.14 | 0.00 | 36.89 | 0.00 | 2.22 |
| 间皮瘤 | C45 | 0.00 | 0.00 | 0.00 | 0.00 | 0.00 | 0.00 | 0.00 | 0.00 | 0.00 | 0.00 | 0.00 | 0.00 | 0.00 | 0.00 | 0.00 | 0.00 | 0.00 | 0.00 | 0.00 | 0.00 |
| kaposi 氏肉瘤 | C46 | 0.00 | 0.00 | 0.00 | 0.00 | 0.00 | 0.00 | 0.00 | 0.00 | 0.00 | 0.00 | 0.00 | 0.00 | 0.00 | 0.00 | 0.00 | 0.00 | 0.00 | 0.00 | 0.00 | 0.00 |
| 结缔组织和其他软组织 | C47、49 | 0.00 | 5.46 | 0.00 | 0.00 | 0.00 | 0.00 | 0.00 | 0.00 | 3.68 | 0.00 | 0.00 | 0.00 | 0.00 | 0.00 | 0.00 | 0.00 | 20.28 | 0.00 | 0.00 | 0.95 |
| 乳房 | C50 | 0.00 | 0.00 | 0.00 | 0.00 | 4.12 | 0.00 | 7.03 | 13.16 | 25.78 | 32.86 | 53.71 | 30.19 | 20.61 | 53.30 | 34.94 | 56.56 | 20.28 | 0.00 | 57.53 | 17.11 |
| 外阴 | C51 | 0.00 | 0.00 | 0.00 | 0.00 | 0.00 | 0.00 | 0.00 | 0.00 | 0.00 | 0.00 | 0.00 | 0.00 | 0.00 | 0.00 | 0.00 | 0.00 | 0.00 | 0.00 | 0.00 | 0.00 |
| 阴道 | C52 | 0.00 | 0.00 | 0.00 | 0.00 | 0.00 | 0.00 | 0.00 | 0.00 | 0.00 | 0.00 | 0.00 | 0.00 | 0.00 | 0.00 | 0.00 | 0.00 | 0.00 | 0.00 | 0.00 | 0.00 |
| 子宫颈 | C53 | 0.00 | 0.00 | 0.00 | 0.00 | 0.00 | 0.00 | 0.00 | 0.00 | 3.68 | 14.08 | 4.48 | 6.04 | 20.61 | 0.00 | 11.65 | 0.00 | 0.00 | 0.00 | 0.00 | 2.85 |
| 子宫体 | C54 | 0.00 | 0.00 | 0.00 | 0.00 | 0.00 | 0.00 | 0.00 | 3.29 | 3.68 | 14.08 | 13.43 | 24.15 | 20.61 | 21.32 | 11.65 | 14.14 | 0.00 | 0.00 | 0.00 | 5.70 |
| 子宫恶性肿瘤、未注明部位 | C55 | 0.00 | 0.00 | 0.00 | 0.00 | 0.00 | 0.00 | 0.00 | 0.00 | 3.68 | 4.69 | 0.00 | 0.00 | 0.00 | 0.00 | 0.00 | 0.00 | 0.00 | 0.00 | 0.00 | 0.63 |
| 卵巢 | C56 | 0.00 | 0.00 | 0.00 | 0.00 | 4.12 | 0.00 | 3.51 | 3.29 | 0.00 | 0.00 | 4.48 | 0.00 | 0.00 | 10.66 | 0.00 | 0.00 | 20.28 | 0.00 | 0.00 | 1.90 |
| 其他和未说明的女性生殖器官恶性肿瘤 | C57 | 0.00 | 0.00 | 0.00 | 0.00 | 0.00 | 0.00 | 0.00 | 0.00 | 0.00 | 0.00 | 0.00 | 0.00 | 0.00 | 0.00 | 0.00 | 0.00 | 0.00 | 0.00 | 0.00 | 0.00 |
| 胎盘 | C58 | 0.00 | 0.00 | 0.00 | 0.00 | 0.00 | 4.63 | 0.00 | 0.00 | 0.00 | 0.00 | 0.00 | 0.00 | 0.00 | 0.00 | 0.00 | 0.00 | 0.00 | 0.00 | 0.00 | 0.32 |
| 阴茎 | C60 | 0.00 | 0.00 | 0.00 | 0.00 | 0.00 | 0.00 | 0.00 | 0.00 | 0.00 | 0.00 | 0.00 | 0.00 | 0.00 | 0.00 | 0.00 | 0.00 | 0.00 | 36.89 | 0.00 | 0.32 |
| 前列腺 | C61 | 0.00 | 0.00 | 0.00 | 0.00 | 0.00 | 0.00 | 0.00 | 0.00 | 0.00 | 0.00 | 0.00 | 0.00 | 0.00 | 0.00 | 23.30 | 28.28 | 20.28 | 0.00 | 115.06 | 2.22 |
| 睾丸 | C62 | 0.00 | 0.00 | 0.00 | 0.00 | 0.00 | 0.00 | 0.00 | 0.00 | 0.00 | 0.00 | 0.00 | 0.00 | 0.00 | 0.00 | 0.00 | 0.00 | 0.00 | 0.00 | 0.00 | 0.00 |
| 其他和未说明的男性生殖器官恶性肿瘤 | C63 | 0.00 | 0.00 | 0.00 | 0.00 | 0.00 | 0.00 | 0.00 | 0.00 | 0.00 | 0.00 | 0.00 | 0.00 | 0.00 | 0.00 | 0.00 | 0.00 | 0.00 | 0.00 | 0.00 | 0.00 |
| 肾脏 | C64 | 0.00 | 0.00 | 0.00 | 0.00 | 0.00 | 0.00 | 0.00 | 0.00 | 0.00 | 0.00 | 0.00 | 12.08 | 20.61 | 10.66 | 0.00 | 14.14 | 0.00 | 36.89 | 0.00 | 2.22 |
| 肾盂、肾盏 | C65 | 0.00 | 0.00 | 0.00 | 0.00 | 0.00 | 0.00 | 0.00 | 0.00 | 0.00 | 0.00 | 0.00 | 0.00 | 0.00 | 0.00 | 0.00 | 0.00 | 0.00 | 0.00 | 0.00 | 0.00 |

（续上表）

| 部位或病种 | ICD—10 | 0～ | 1～ | 5～ | 10～ | 15～ | 20～ | 25～ | 30～ | 35～ | 40～ | 45～ | 50～ | 55～ | 60～ | 65～ | 70～ | 75～ | 80～ | 85+ | 合计 |
|---|---|---|---|---|---|---|---|---|---|---|---|---|---|---|---|---|---|---|---|---|---|
| 输尿管 | C66 | 0.00 | 0.00 | 0.00 | 0.00 | 0.00 | 0.00 | 0.00 | 0.00 | 0.00 | 0.00 | 0.00 | 0.00 | 0.00 | 0.00 | 0.00 | 0.00 | 0.00 | 0.00 | 0.00 | 0.00 |
| 膀胱 | C67 | 0.00 | 0.00 | 0.00 | 0.00 | 0.00 | 0.00 | 0.00 | 0.00 | 0.00 | 0.00 | 0.00 | 6.04 | 0.00 | 21.32 | 34.94 | 56.56 | 60.83 | 110.66 | 57.53 | 5.39 |
| 其他和未说明的泌尿器官 | C68 | 0.00 | 0.00 | 0.00 | 0.00 | 0.00 | 0.00 | 0.00 | 0.00 | 0.00 | 0.00 | 0.00 | 0.00 | 0.00 | 0.00 | 0.00 | 0.00 | 0.00 | 0.00 | 0.00 | 0.00 |
| 眼 | C69 | 0.00 | 5.46 | 0.00 | 0.00 | 0.00 | 0.00 | 0.00 | 0.00 | 0.00 | 0.00 | 0.00 | 0.00 | 0.00 | 0.00 | 0.00 | 0.00 | 0.00 | 0.00 | 0.00 | 0.32 |
| 脑、神经系统 | C70—72、D | 25.37 | 5.46 | 3.80 | 0.00 | 8.24 | 0.00 | 7.03 | 13.16 | 3.68 | 4.69 | 0.00 | 6.04 | 20.61 | 10.66 | 11.65 | 42.42 | 0.00 | 0.00 | 0.00 | 6.65 |
| 甲状腺 | C73 | 0.00 | 0.00 | 0.00 | 0.00 | 0.00 | 4.63 | 21.08 | 3.29 | 0.00 | 0.00 | 8.95 | 0.00 | 0.00 | 0.00 | 0.00 | 14.14 | 0.00 | 0.00 | 0.00 | 3.48 |
| 肾上腺 | C74 | 0.00 | 0.00 | 0.00 | 0.00 | 0.00 | 0.00 | 0.00 | 0.00 | 3.68 | 0.00 | 0.00 | 0.00 | 0.00 | 0.00 | 0.00 | 0.00 | 0.00 | 0.00 | 0.00 | 0.32 |
| 其他内分泌腺 | C75 | 0.00 | 0.00 | 0.00 | 0.00 | 0.00 | 0.00 | 0.00 | 0.00 | 0.00 | 0.00 | 4.48 | 0.00 | 0.00 | 0.00 | 0.00 | 0.00 | 0.00 | 0.00 | 0.00 | 0.32 |
| 霍奇金氏病 | C81 | 0.00 | 0.00 | 0.00 | 0.00 | 0.00 | 0.00 | 0.00 | 0.00 | 0.00 | 0.00 | 0.00 | 0.00 | 0.00 | 0.00 | 11.65 | 0.00 | 0.00 | 0.00 | 0.00 | 0.32 |
| 非霍奇金氏病 | C82—85、C96 | 0.00 | 0.00 | 3.80 | 0.00 | 0.00 | 0.00 | 0.00 | 0.00 | 0.00 | 0.00 | 8.95 | 0.00 | 30.91 | 0.00 | 11.65 | 14.14 | 60.83 | 0.00 | 0.00 | 3.48 |
| 多发性骨髓瘤和恶性浆细胞肿瘤 | C90 | 0.00 | 0.00 | 0.00 | 0.00 | 0.00 | 0.00 | 0.00 | 0.00 | 0.00 | 0.00 | 0.00 | 0.00 | 0.00 | 0.00 | 23.30 | 0.00 | 40.55 | 0.00 | 0.00 | 1.27 |
| 淋巴细胞白血病 | C91 | 25.37 | 16.38 | 0.00 | 0.00 | 0.00 | 0.00 | 0.00 | 0.00 | 0.00 | 0.00 | 0.00 | 0.00 | 0.00 | 0.00 | 0.00 | 0.00 | 0.00 | 0.00 | 0.00 | 1.27 |
| 髓细胞性白血病 | C92 | 0.00 | 0.00 | 0.00 | 0.00 | 0.00 | 0.00 | 3.51 | 3.29 | 0.00 | 4.69 | 4.48 | 0.00 | 10.30 | 0.00 | 11.65 | 0.00 | 0.00 | 0.00 | 0.00 | 1.90 |
| 单核细胞性白血病 | C93 | 0.00 | 0.00 | 0.00 | 0.00 | 0.00 | 0.00 | 0.00 | 0.00 | 0.00 | 0.00 | 0.00 | 0.00 | 0.00 | 0.00 | 0.00 | 14.14 | 0.00 | 0.00 | 0.00 | 0.32 |
| 其他指明的白血病 | C94 | 0.00 | 0.00 | 0.00 | 0.00 | 0.00 | 0.00 | 0.00 | 0.00 | 0.00 | 0.00 | 0.00 | 0.00 | 0.00 | 0.00 | 11.65 | 0.00 | 0.00 | 36.89 | 0.00 | 0.63 |
| 未指明细胞类型的白血病 | C95 | 0.00 | 0.00 | 0.00 | 0.00 | 0.00 | 0.00 | 0.00 | 0.00 | 0.00 | 0.00 | 0.00 | 0.00 | 0.00 | 0.00 | 0.00 | 0.00 | 0.00 | 0.00 | 0.00 | 0.00 |
| 独立的多个部位的（原发性）恶性肿瘤 | C97 | 0.00 | 0.00 | 0.00 | 0.00 | 0.00 | 0.00 | 0.00 | 0.00 | 0.00 | 0.00 | 0.00 | 0.00 | 0.00 | 0.00 | 0.00 | 0.00 | 0.00 | 0.00 | 0.00 | 0.00 |
| 其他及不明部位 | C26、39、48、76—80 | 0.00 | 0.00 | 0.00 | 0.00 | 0.00 | 0.00 | 0.00 | 3.29 | 0.00 | 0.00 | 4.48 | 12.08 | 0.00 | 0.00 | 23.30 | 56.56 | 0.00 | 0.00 | 0.00 | 3.17 |
| 除C44合计 | | 50.74 | 32.77 | 7.61 | 6.47 | 20.61 | 13.90 | 63.23 | 115.13 | 99.44 | 187.77 | 264.08 | 350.20 | 566.70 | 682.20 | 955.11 | 1145.25 | 953.04 | 922.18 | 460.25 | 196.09 |
| 合计 | | 50.74 | 32.77 | 7.61 | 6.47 | 20.61 | 13.90 | 63.23 | 118.42 | 103.12 | 197.16 | 264.08 | 350.20 | 566.70 | 682.20 | 966.76 | 1159.38 | 953.04 | 959.07 | 460.25 | 198.31 |

## 6. 发病顺位

2000—2004 年中山市东区男性发病前 10 位恶性肿瘤依次是气管/支气管和肺、肝脏和肝内胆管、鼻咽、胃、直肠和乙状结肠连接处、结肠、膀胱、食管、脑/神经系统和喉部恶性肿瘤，其发病数占同期东区男性恶性肿瘤发病总数的 80.56%（表 80，图 59）。

**表 80　中山市东区 2000—2004 年男性前 10 位恶性肿瘤发病概况（N，1/10^5，%）**

| 位次 | 部位或病种 | ICD—10 | 例数 | 粗率 | 中标率 | 世标率 | 构成比 |
|---|---|---|---|---|---|---|---|
| 1 | 气管、支气管和肺 | C33－34 | 83 | 52.55 | 41.51 | 56.02 | 23.38 |
| 2 | 肝脏和肝内胆管 | C22 | 43 | 27.23 | 21.37 | 28.01 | 12.11 |
| 3 | 鼻咽 | C11 | 47 | 29.76 | 23.47 | 27.73 | 13.24 |
| 4 | 胃 | C16 | 30 | 18.99 | 14.96 | 19.09 | 8.45 |
| 5 | 直肠和乙状结肠连接处 | C19－20 | 19 | 12.03 | 9.37 | 12.50 | 5.35 |
| 6 | 结肠 | C18 | 18 | 11.40 | 8.50 | 11.01 | 5.07 |
| 7 | 膀胱 | C67 | 15 | 9.50 | 6.75 | 9.88 | 4.23 |
| 8 | 食管 | C15 | 14 | 8.86 | 6.96 | 8.99 | 3.94 |
| 9 | 脑、神经系统 | C70－72、D | 10 | 6.33 | 5.96 | 6.57 | 2.82 |
| 10 | 喉 | C32 | 7 | 4.43 | 3.81 | 5.53 | 1.97 |
| 合计 | | | 286 | | | | 80.56 |

注：中标率即中国标化发病率，世标率即世界标化发病率。

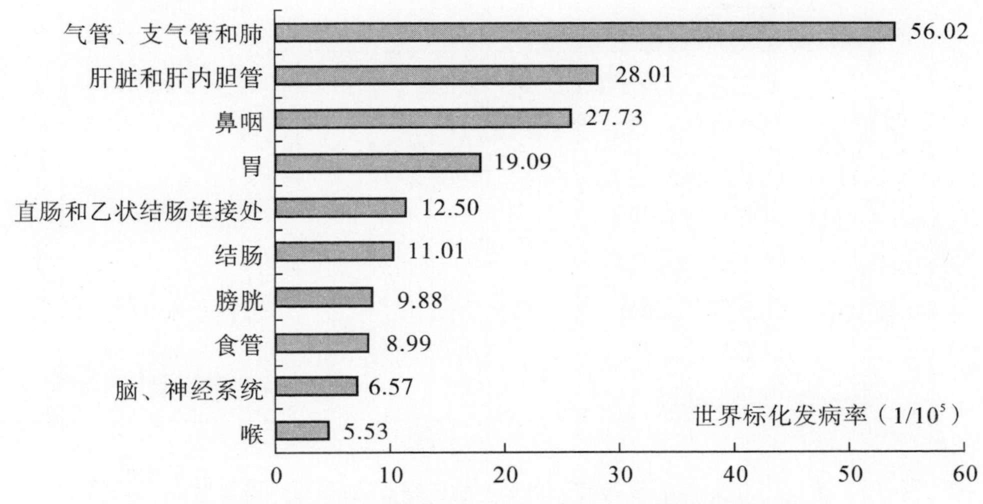


**图 59　中山市东区 2000—2004 年男性前 10 位恶性肿瘤发病率**

女性发病前 10 位恶性肿瘤依次是乳房、气管/支气管和肺、结肠、鼻咽、子宫体、直肠和乙状结肠连接处、肝脏和肝内胆管、脑/神经系统、胃、子宫颈恶性肿瘤，其发病数占同期东区女性恶性肿瘤发病总数的 75.66%（表 81，图 60）。

**表 81　中山市东区 2000—2004 年女性前 10 位恶性肿瘤发病概况（N，$1/10^5$，%）**

| 位次 | 部位或病种 | ICD—10 | 例数 | 粗率 | 中标率 | 世标率 | 构成比 |
|---|---|---|---|---|---|---|---|
| 1 | 乳房 | C50 | 53 | 33.60 | 24.92 | 30.25 | 19.56 |
| 2 | 气管、支气管和肺 | C33－34 | 35 | 22.19 | 14.60 | 18.27 | 12.92 |
| 3 | 结肠 | C18 | 20 | 12.68 | 9.26 | 12.38 | 7.38 |
| 4 | 鼻咽 | C11 | 22 | 13.95 | 10.06 | 12.27 | 8.12 |
| 5 | 子宫体 | C54 | 18 | 11.41 | 8.91 | 11.16 | 6.64 |
| 6 | 直肠和乙状结肠连接处 | C19－20 | 12 | 7.61 | 6.21 | 7.51 | 4.43 |
| 7 | 肝脏和肝内胆管 | C22 | 13 | 8.24 | 5.92 | 7.45 | 4.80 |
| 8 | 脑、神经系统 | C70－72、D | 11 | 6.97 | 7.05 | 7.18 | 4.06 |
| 9 | 胃 | C16 | 12 | 7.61 | 4.65 | 6.19 | 4.43 |
| 10 | 子宫颈 | C53 | 9 | 5.71 | 4.56 | 5.63 | 3.32 |
| 合计 | | | 205 | | | | 75.66 |

注：中标率即中国标化发病率，世标率即世界标化发病率。

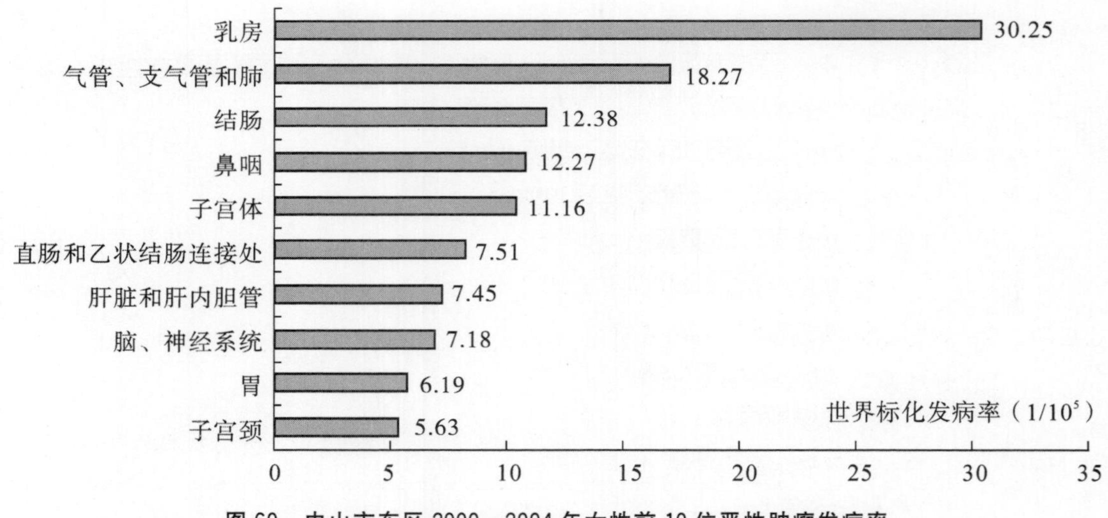


**图 60　中山市东区 2000—2004 年女性前 10 位恶性肿瘤发病率**

男女合计发病前 10 位恶性肿瘤依次是气管/支气管和肺、鼻咽、肝脏和肝内胆管、乳房、胃、结肠、直肠和乙状结肠连接处、脑/神经系统、食管、子宫体恶性肿瘤，占同期中山市男女合计恶性肿瘤发病总数的 74.29%（表 82，图 61），其中鼻咽癌分别占中山市同期男、女和合计恶性肿瘤发病顺位的第 3、4 位和第 2 位（表 80、表 81、表 82，图 59、图 60、图 61）。

**表 82　中山市东区 2000—2004 年男女合计前 10 位恶性肿瘤发病概况（N，$1/10^5$，%）**

| 位次 | 部位或病种 | ICD—10 | 例数 | 粗率 | 中标率 | 世标率 | 构成比 |
|---|---|---|---|---|---|---|---|
| 1 | 气管、支气管和肺 | C33－34 | 118 | 37.38 | 27.57 | 36.35 | 18.85 |
| 2 | 鼻咽 | C11 | 69 | 21.86 | 16.60 | 19.89 | 11.02 |
| 3 | 肝脏和肝内胆管 | C22 | 56 | 17.74 | 13.45 | 17.45 | 8.95 |
| 4 | 乳房 | C50 | 54 | 17.11 | 12.80 | 15.60 | 8.63 |
| 5 | 胃 | C16 | 42 | 13.31 | 9.71 | 12.60 | 6.71 |
| 6 | 结肠 | C18 | 38 | 12.04 | 8.88 | 11.71 | 6.07 |
| 7 | 直肠和乙状结肠连接处 | C19－20 | 31 | 9.82 | 7.67 | 9.84 | 4.95 |
| 8 | 脑、神经系统 | C70－72、D | 21 | 6.65 | 6.49 | 6.86 | 3.35 |
| 9 | 食管 | C15 | 18 | 5.70 | 4.38 | 5.66 | 2.88 |
| 10 | 子宫体 | C54 | 18 | 5.70 | 4.46 | 5.59 | 2.88 |
| 合计 | | | 465 | | | | 74.29 |

注：中标率即中国标化发病率，世标率即世界标化发病率。

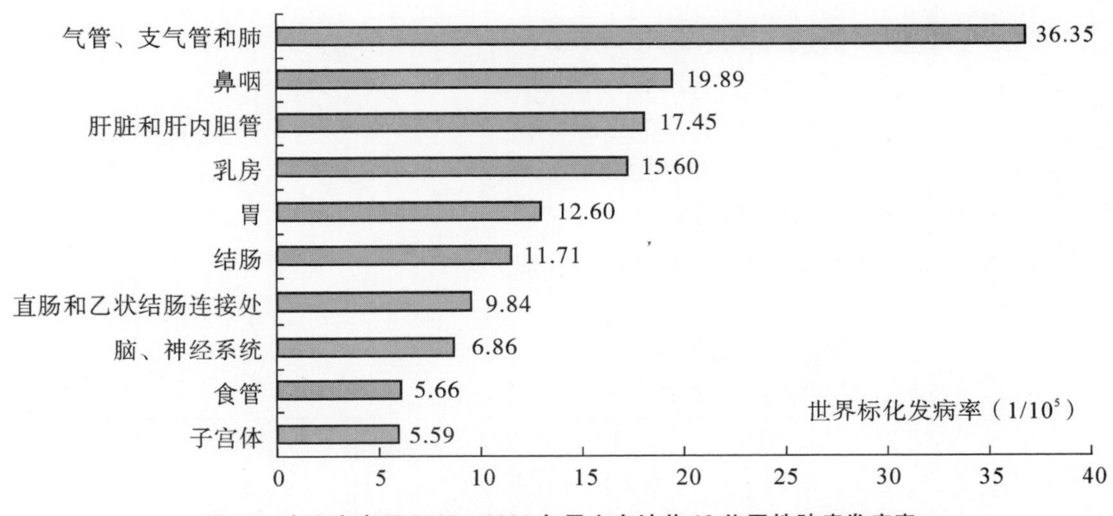


**图 61　中山市东区 2000—2004 年男女合计前 10 位恶性肿瘤发病率**

表83　中山市东区2000—2004年男性恶性肿瘤主要发病指标（N，$1/10^5$，%）

| 部位或病种 | ICD—10 | 粗率 | 0～ | 15～ | 45～ | 55～ | 65＋ | 中标率 | 世标率 | 35～64岁截缩率 | 0～64岁累积率 | 0～74岁累积率 | 例数 | 构成比 |
|---|---|---|---|---|---|---|---|---|---|---|---|---|---|---|
| 唇 | C00 | 0.00 | 0.00 | 0.00 | 0.00 | 0.00 | 0.00 | 0.00 | 0.00 | 0.00 | 0.00 | 0.00 | 0 | 0.00 |
| 舌 | C01—02 | 1.90 | 0.00 | 2.63 | 5.12 | 0.00 | 0.00 | 1.36 | 1.50 | 3.44 | 0.12 | 0.12 | 3 | 0.85 |
| 口 | C03—06 | 0.00 | 0.00 | 0.00 | 0.00 | 0.00 | 0.00 | 0.00 | 0.00 | 0.00 | 0.00 | 0.00 | 0 | 0.00 |
| 唾液腺 | C07—08 | 0.63 | 0.00 | 1.32 | 0.00 | 0.00 | 0.00 | 0.50 | 0.41 | 0.00 | 0.03 | 0.03 | 1 | 0.28 |
| 扁桃腺 | C09 | 0.63 | 0.00 | 0.00 | 0.00 | 10.42 | 0.00 | 0.70 | 0.83 | 2.78 | 0.10 | 0.10 | 1 | 0.28 |
| 其他口咽部 | C10 | 0.00 | 0.00 | 0.00 | 0.00 | 0.00 | 0.00 | 0.00 | 0.00 | 0.00 | 0.00 | 0.00 | 0 | 0.00 |
| 鼻咽部 | C11 | 29.76 | 0.00 | 21.07 | 76.80 | 83.37 | 72.97 | 23.47 | 27.73 | 55.60 | 2.22 | 3.00 | 47 | 13.24 |
| 喉咽部 | C12—13 | 2.53 | 0.00 | 0.00 | 10.24 | 0.00 | 18.24 | 1.85 | 2.46 | 3.63 | 0.10 | 0.38 | 4 | 1.13 |
| 唇，口腔和咽的其他部位和具体部位不明 | C14 | 0.00 | 0.00 | 0.00 | 0.00 | 0.00 | 0.00 | 0.00 | 0.00 | 0.00 | 0.00 | 0.00 | 0 | 0.00 |
| 食管 | C15 | 8.86 | 0.00 | 1.32 | 15.36 | 20.84 | 72.97 | 6.96 | 8.99 | 13.02 | 0.42 | 1.39 | 14 | 3.94 |
| 胃 | C16 | 18.99 | 0.00 | 6.58 | 35.84 | 83.37 | 91.22 | 14.96 | 19.09 | 39.51 | 1.42 | 2.08 | 30 | 8.45 |
| 小肠 | C17 | 1.27 | 0.00 | 0.00 | 0.00 | 0.00 | 18.24 | 1.01 | 1.44 | 0.00 | 0.00 | 0.24 | 2 | 0.56 |
| 结肠 | C18 | 11.40 | 0.00 | 6.58 | 15.36 | 10.42 | 82.10 | 8.50 | 11.01 | 14.59 | 0.47 | 1.49 | 18 | 5.07 |
| 直肠和乙状结肠连接处 | C19—20 | 12.03 | 0.00 | 1.32 | 20.48 | 41.68 | 91.22 | 9.37 | 12.50 | 18.87 | 0.66 | 1.89 | 19 | 5.35 |
| 肛门 | C21 | 0.00 | 0.00 | 0.00 | 0.00 | 0.00 | 0.00 | 0.00 | 0.00 | 0.00 | 0.00 | 0.00 | 0 | 0.00 |
| 肝脏和肝内胆管 | C22 | 27.23 | 0.00 | 6.58 | 46.08 | 104.21 | 173.31 | 21.37 | 28.01 | 48.69 | 1.73 | 3.75 | 43 | 12.11 |
| 胆囊 | C23 | 0.63 | 0.00 | 0.00 | 0.00 | 0.00 | 9.12 | 0.43 | 0.50 | 0.00 | 0.00 | 0.00 | 1 | 0.28 |
| 肝外胆管 | C24 | 0.63 | 0.00 | 0.00 | 0.00 | 0.00 | 9.12 | 0.43 | 0.50 | 0.00 | 0.00 | 0.00 | 1 | 0.28 |
| 胰腺 | C25 | 1.27 | 0.00 | 0.00 | 0.00 | 20.84 | 0.00 | 1.40 | 1.65 | 5.56 | 0.21 | 0.21 | 2 | 0.56 |
| 鼻腔、中耳和副鼻窦 | C30—31 | 0.63 | 0.00 | 1.32 | 0.00 | 0.00 | 0.00 | 0.45 | 0.55 | 1.77 | 0.05 | 0.05 | 1 | 0.28 |
| 喉 | C32 | 4.43 | 0.00 | 0.00 | 0.00 | 52.10 | 18.24 | 3.81 | 5.53 | 11.43 | 0.53 | 0.80 | 7 | 1.97 |
| 气管、支气管和肺 | C33—34 | 52.55 | 0.00 | 7.90 | 15.36 | 270.95 | 437.84 | 41.51 | 56.02 | 78.44 | 3.13 | 7.87 | 83 | 23.38 |

（续上表）

| 部位或病种 | ICD—10 | 粗率 | 0～ | 15～ | 45～ | 55～ | 65＋ | 中标率 | 世标率 | 35～64岁截缩率 | 0～64岁累积率 | 0～74岁累积率 | 例数 | 构成比 |
|---|---|---|---|---|---|---|---|---|---|---|---|---|---|---|
| 其他呼吸器官 | C37－38 | 0.63 | 2.39 | 0.00 | 0.00 | 0.00 | 0.00 | 0.82 | 0.56 | 0.00 | 0.03 | 0.03 | 1 | 0.28 |
| 骨和关节软骨 | C40－41 | 0.63 | 0.00 | 1.32 | 0.00 | 0.00 | 0.00 | 1.00 | 0.72 | 0.00 | 0.04 | 0.04 | 1 | 0.28 |
| 皮肤恶性黑色素瘤 | C43 | 0.63 | 0.00 | 0.00 | 0.00 | 0.00 | 9.12 | 0.43 | 0.61 | 0.00 | 0.00 | 0.15 | 1 | 0.28 |
| 皮肤其他恶性肿瘤 | C44 | 1.90 | 0.00 | 1.32 | 0.00 | 0.00 | 18.24 | 1.28 | 1.67 | 1.59 | 0.04 | 0.16 | 3 | 0.85 |
| 间皮瘤 | C45 | 0.00 | 0.00 | 0.00 | 0.00 | 0.00 | 0.00 | 0.00 | 0.00 | 0.00 | 0.00 | 0.00 | 0 | 0.00 |
| kaposi 氏肉瘤 | C46 | 0.00 | 0.00 | 0.00 | 0.00 | 0.00 | 0.00 | 0.00 | 0.00 | 0.00 | 0.00 | 0.00 | 0 | 0.00 |
| 结缔组织和其他软组织 | C47、49 | 1.90 | 2.39 | 1.32 | 0.00 | 0.00 | 9.12 | 1.57 | 1.92 | 1.59 | 0.08 | 0.08 | 3 | 0.85 |
| 乳房 | C50 | 0.63 | 0.00 | 0.00 | 5.12 | 0.00 | 0.00 | 0.49 | 0.60 | 1.96 | 0.06 | 0.06 | 1 | 0.28 |
| 外阴 | C51 | 0.00 | 0.00 | 0.00 | 0.00 | 0.00 | 0.00 | 0.00 | 0.00 | 0.00 | 0.00 | 0.00 | 0 | 0.00 |
| 阴道 | C52 | 0.00 | 0.00 | 0.00 | 0.00 | 0.00 | 0.00 | 0.00 | 0.00 | 0.00 | 0.00 | 0.00 | 0 | 0.00 |
| 子宫颈 | C53 | 0.00 | 0.00 | 0.00 | 0.00 | 0.00 | 0.00 | 0.00 | 0.00 | 0.00 | 0.00 | 0.00 | 0 | 0.00 |
| 子宫体 | C54 | 0.00 | 0.00 | 0.00 | 0.00 | 0.00 | 0.00 | 0.00 | 0.00 | 0.00 | 0.00 | 0.00 | 0 | 0.00 |
| 子宫恶性肿瘤、未注明部位 | C55 | 0.00 | 0.00 | 0.00 | 0.00 | 0.00 | 0.00 | 0.00 | 0.00 | 0.00 | 0.00 | 0.00 | 0 | 0.00 |
| 卵巢 | C56 | 0.00 | 0.00 | 0.00 | 0.00 | 0.00 | 0.00 | 0.00 | 0.00 | 0.00 | 0.00 | 0.00 | 0 | 0.00 |
| 其他和未说明的女性生殖器官恶性肿瘤 | C57 | 0.00 | 0.00 | 0.00 | 0.00 | 0.00 | 0.00 | 0.00 | 0.00 | 0.00 | 0.00 | 0.00 | 0 | 0.00 |
| 胎盘 | C58 | 0.00 | 0.00 | 0.00 | 0.00 | 0.00 | 0.00 | 0.00 | 0.00 | 0.00 | 0.00 | 0.00 | 0 | 0.00 |
| 阴茎 | C60 | 0.63 | 0.00 | 0.00 | 0.00 | 0.00 | 9.12 | 0.37 | 0.50 | 0.00 | 0.00 | 0.00 | 1 | 0.28 |
| 前列腺 | C61 | 4.43 | 0.00 | 0.00 | 0.00 | 0.00 | 63.85 | 2.79 | 5.15 | 0.00 | 0.00 | 0.54 | 7 | 1.97 |
| 睾丸 | C62 | 0.00 | 0.00 | 0.00 | 0.00 | 0.00 | 0.00 | 0.00 | 0.00 | 0.00 | 0.00 | 0.00 | 0 | 0.00 |
| 其他和未说明的男性生殖器官恶性肿瘤 | C63 | 0.00 | 0.00 | 0.00 | 0.00 | 0.00 | 0.00 | 0.00 | 0.00 | 0.00 | 0.00 | 0.00 | 0 | 0.00 |
| 肾脏 | C64 | 3.80 | 0.00 | 0.00 | 5.12 | 31.26 | 18.24 | 3.27 | 4.21 | 9.80 | 0.37 | 0.52 | 6 | 1.69 |
| 肾盂、肾盏 | C65 | 0.00 | 0.00 | 0.00 | 0.00 | 0.00 | 0.00 | 0.00 | 0.00 | 0.00 | 0.00 | 0.00 | 0 | 0.00 |

（续上表）

| 部位或病种 | ICD—10 | 粗率 | 0～ | 15～ | 45～ | 55～ | 65＋ | 中标率 | 世标率 | 35～64 岁截缩率 | 0～64 岁累积率 | 0～74 岁累积率 | 例数 | 构成比 |
|---|---|---|---|---|---|---|---|---|---|---|---|---|---|---|
| 输尿管 | C66 | 0.00 | 0.00 | 0.00 | 0.00 | 0.00 | 0.00 | 0.00 | 0.00 | 0.00 | 0.00 | 0.00 | 0 | 0.00 |
| 膀胱 | C67 | 9.50 | 0.00 | 0.00 | 5.12 | 20.84 | 109.46 | 6.75 | 9.88 | 6.53 | 0.27 | 1.24 | 15 | 4.23 |
| 其他和未说明的泌尿器官 | C68 | 0.00 | 0.00 | 0.00 | 0.00 | 0.00 | 0.00 | 0.00 | 0.00 | 0.00 | 0.00 | 0.00 | 0 | 0.00 |
| 眼 | C69 | 0.00 | 0.00 | 0.00 | 0.00 | 0.00 | 0.00 | 0.00 | 0.00 | 0.00 | 0.00 | 0.00 | 0 | 0.00 |
| 脑、神经系统 | C70—72、D | 6.33 | 4.77 | 5.27 | 0.00 | 20.84 | 18.24 | 5.96 | 6.57 | 6.65 | 0.43 | 0.74 | 10 | 2.82 |
| 甲状腺 | C73 | 1.27 | 0.00 | 0.00 | 5.12 | 0.00 | 9.12 | 0.85 | 1.14 | 1.67 | 0.04 | 0.20 | 2 | 0.56 |
| 肾上腺 | C74 | 0.00 | 0.00 | 0.00 | 0.00 | 0.00 | 0.00 | 0.00 | 0.00 | 0.00 | 0.00 | 0.00 | 0 | 0.00 |
| 其他内分泌腺 | C75 | 0.63 | 0.00 | 0.00 | 5.12 | 0.00 | 0.00 | 0.42 | 0.53 | 1.67 | 0.04 | 0.04 | 1 | 0.28 |
| 霍奇金氏病 | C81 | 0.63 | 0.00 | 0.00 | 0.00 | 0.00 | 9.12 | 0.51 | 0.72 | 0.00 | 0.00 | 0.12 | 1 | 0.28 |
| 非霍奇金氏病 | C82—85、C96 | 5.07 | 0.00 | 0.00 | 10.24 | 20.84 | 36.49 | 4.04 | 5.05 | 8.90 | 0.30 | 0.57 | 8 | 2.25 |
| 多发性骨髓瘤和恶性浆细胞肿瘤 | C90 | 0.63 | 0.00 | 0.00 | 0.00 | 0.00 | 9.12 | 0.51 | 0.72 | 0.00 | 0.00 | 0.12 | 1 | 0.28 |
| 淋巴细胞白血病 | C91 | 1.90 | 7.16 | 0.00 | 0.00 | 0.00 | 0.00 | 2.45 | 3.06 | 0.00 | 0.13 | 0.13 | 3 | 0.85 |
| 髓细胞性白血病 | C92 | 1.90 | 0.00 | 1.32 | 0.00 | 10.42 | 9.12 | 1.88 | 2.13 | 2.78 | 0.14 | 0.26 | 3 | 0.85 |
| 单核细胞性白血病 | C93 | 0.63 | 0.00 | 0.00 | 0.00 | 0.00 | 9.12 | 0.43 | 0.61 | 0.00 | 0.00 | 0.15 | 1 | 0.28 |
| 其他指明的白血病 | C94 | 1.27 | 0.00 | 0.00 | 0.00 | 0.00 | 18.24 | 0.88 | 1.22 | 0.00 | 0.00 | 0.12 | 2 | 0.56 |
| 未指明细胞类型的白血病 | C95 | 0.00 | 0.00 | 0.00 | 0.00 | 0.00 | 0.00 | 0.00 | 0.00 | 0.00 | 0.00 | 0.00 | 0 | 0.00 |
| 独立的多个部位的（原发性）恶性肿瘤 | C97 | 0.00 | 0.00 | 0.00 | 0.00 | 0.00 | 0.00 | 0.00 | 0.00 | 0.00 | 0.00 | 0.00 | 0 | 0.00 |
| 其他及不明部位 | C26、39、48、76—80 | 4.43 | 0.00 | 1.32 | 5.12 | 0.00 | 45.61 | 3.23 | 4.16 | 1.96 | 0.09 | 0.82 | 7 | 1.97 |
| 除 C44 合计 |  | 222.87 | 16.70 | 67.17 | 281.59 | 802.41 | 1477.71 | 176.75 | 228.75 | 340.83 | 13.23 | 29.33 | 352 | 99.15 |
| 合计 |  | 224.77 | 16.70 | 68.48 | 281.59 | 802.41 | 1495.95 | 178.03 | 230.42 | 342.42 | 13.26 | 29.49 | 355 | 100.00 |

注：中标率即中国标化发病率，世标率即世界标化发病率。

表 84　中山市东区 2000—2004 年女性恶性肿瘤主要发病指标（N，$1/10^5$，%）

| 部位或病种 | ICD—10 | 粗率 | 0～ | 15～ | 45～ | 55～ | 65＋ | 中标率 | 世标率 | 35～64 岁截缩率 | 0～64 岁累积率 | 0～74 岁累积率 | 例数 | 构成比 |
|---|---|---|---|---|---|---|---|---|---|---|---|---|---|---|
| 唇 | C00 | 0.00 | 0.00 | 0.00 | 0.00 | 0.00 | 0.00 | 0.00 | 0.00 | 0.00 | 0.00 | 0.00 | 0 | 0.00 |
| 舌 | C01—02 | 2.54 | 0.00 | 1.29 | 10.32 | 10.54 | 0.00 | 2.13 | 2.55 | 6.00 | 0.25 | 0.25 | 4 | 1.48 |
| 口 | C03—06 | 1.27 | 0.00 | 0.00 | 5.16 | 0.00 | 7.10 | 0.72 | 0.88 | 1.69 | 0.05 | 0.05 | 2 | 0.74 |
| 唾液腺 | C07—08 | 1.27 | 0.00 | 0.00 | 0.00 | 21.07 | 0.00 | 1.39 | 1.64 | 5.53 | 0.21 | 0.21 | 2 | 0.74 |
| 扁桃腺 | C09 | 0.00 | 0.00 | 0.00 | 0.00 | 0.00 | 0.00 | 0.00 | 0.00 | 0.00 | 0.00 | 0.00 | 0 | 0.00 |
| 其他口咽部 | C10 | 0.00 | 0.00 | 0.00 | 0.00 | 0.00 | 0.00 | 0.00 | 0.00 | 0.00 | 0.00 | 0.00 | 0 | 0.00 |
| 鼻咽部 | C11 | 13.95 | 0.00 | 11.65 | 41.30 | 21.07 | 21.31 | 10.06 | 12.27 | 28.22 | 1.00 | 1.25 | 22 | 8.12 |
| 喉咽部 | C12—13 | 0.00 | 0.00 | 0.00 | 0.00 | 0.00 | 0.00 | 0.00 | 0.00 | 0.00 | 0.00 | 0.00 | 0 | 0.00 |
| 唇，口腔和咽的其他部位和具体部位不明 | C14 | 0.00 | 0.00 | 0.00 | 0.00 | 0.00 | 0.00 | 0.00 | 0.00 | 0.00 | 0.00 | 0.00 | 0 | 0.00 |
| 食管 | C15 | 2.54 | 0.00 | 1.29 | 0.00 | 10.54 | 14.21 | 2.01 | 2.61 | 4.60 | 0.15 | 0.40 | 4 | 1.48 |
| 胃 | C16 | 7.61 | 0.00 | 2.59 | 10.32 | 21.07 | 42.62 | 4.65 | 6.19 | 12.18 | 0.40 | 0.51 | 12 | 4.43 |
| 小肠 | C17 | 0.63 | 0.00 | 0.00 | 0.00 | 10.54 | 0.00 | 0.59 | 0.86 | 2.35 | 0.11 | 0.11 | 1 | 0.37 |
| 结肠 | C18 | 12.68 | 0.00 | 0.00 | 36.13 | 31.61 | 71.04 | 9.26 | 12.38 | 20.64 | 0.71 | 1.66 | 20 | 7.38 |
| 直肠和乙状结肠连接处 | C19—20 | 7.61 | 0.00 | 3.88 | 25.81 | 31.61 | 7.10 | 6.21 | 7.51 | 20.96 | 0.69 | 0.81 | 12 | 4.43 |
| 肛门 | C21 | 0.00 | 0.00 | 0.00 | 0.00 | 0.00 | 0.00 | 0.00 | 0.00 | 0.00 | 0.00 | 0.00 | 0 | 0.00 |
| 肝脏和肝内胆管 | C22 | 8.24 | 0.00 | 3.88 | 0.00 | 21.07 | 56.83 | 5.92 | 7.45 | 4.70 | 0.31 | 1.03 | 13 | 4.80 |
| 胆囊 | C23 | 1.27 | 0.00 | 0.00 | 0.00 | 10.54 | 7.10 | 0.97 | 1.39 | 2.35 | 0.11 | 0.24 | 2 | 0.74 |
| 肝外胆管 | C24 | 2.54 | 0.00 | 0.00 | 0.00 | 21.07 | 14.21 | 1.60 | 2.38 | 5.12 | 0.21 | 0.21 | 4 | 1.48 |
| 胰腺 | C25 | 1.90 | 0.00 | 1.29 | 0.00 | 0.00 | 14.21 | 1.09 | 1.41 | 1.58 | 0.04 | 0.15 | 3 | 1.11 |
| 鼻腔、中耳和副鼻窦 | C30—31 | 0.00 | 0.00 | 0.00 | 0.00 | 0.00 | 0.00 | 0.00 | 0.00 | 0.00 | 0.00 | 0.00 | 0 | 0.00 |
| 喉 | C32 | 0.00 | 0.00 | 0.00 | 0.00 | 0.00 | 0.00 | 0.00 | 0.00 | 0.00 | 0.00 | 0.00 | 0 | 0.00 |
| 气管、支气管和肺 | C33—34 | 22.19 | 0.00 | 2.59 | 25.81 | 63.22 | 156.28 | 14.60 | 18.27 | 24.76 | 0.95 | 2.08 | 35 | 12.92 |

（续上表）

| 部位或病种 | ICD—10 | 粗率 | 0～ | 15～ | 45～ | 55～ | 65＋ | 中标率 | 世标率 | 35～64 岁截缩率 | 0～64 岁累积率 | 0～74 岁累积率 | 例数 | 构成比 |
|---|---|---|---|---|---|---|---|---|---|---|---|---|---|---|
| 其他呼吸器官 | C37－38 | 0.63 | 0.00 | 1.29 | 0.00 | 0.00 | 0.00 | 0.40 | 0.44 | 1.58 | 0.04 | 0.04 | 1 | 0.37 |
| 骨和关节软骨 | C40－41 | 1.90 | 2.66 | 1.29 | 0.00 | 0.00 | 7.10 | 1.78 | 1.63 | 0.00 | 0.08 | 0.08 | 3 | 1.11 |
| 皮肤恶性黑色素瘤 | C43 | 0.00 | 0.00 | 0.00 | 0.00 | 0.00 | 0.00 | 0.00 | 0.00 | 0.00 | 0.00 | 0.00 | 0 | 0.00 |
| 皮肤其他恶性肿瘤 | C44 | 2.54 | 0.00 | 3.88 | 0.00 | 0.00 | 7.10 | 1.76 | 2.06 | 3.66 | 0.13 | 0.26 | 4 | 1.48 |
| 间皮瘤 | C45 | 0.00 | 0.00 | 0.00 | 0.00 | 0.00 | 0.00 | 0.00 | 0.00 | 0.00 | 0.00 | 0.00 | 0 | 0.00 |
| kaposi 氏肉瘤 | C46 | 0.00 | 0.00 | 0.00 | 0.00 | 0.00 | 0.00 | 0.00 | 0.00 | 0.00 | 0.00 | 0.00 | 0 | 0.00 |
| 结缔组织和其他软组织 | C47－49 | 0.00 | 0.00 | 0.00 | 0.00 | 0.00 | 0.00 | 0.00 | 0.00 | 0.00 | 0.00 | 0.00 | 0 | 0.00 |
| 乳房 | C50 | 33.60 | 0.00 | 27.19 | 82.59 | 73.76 | 63.93 | 24.92 | 30.25 | 69.30 | 2.36 | 3.23 | 53 | 19.56 |
| 外阴 | C51 | 0.00 | 0.00 | 0.00 | 0.00 | 0.00 | 0.00 | 0.00 | 0.00 | 0.00 | 0.00 | 0.00 | 0 | 0.00 |
| 阴道 | C52 | 0.00 | 0.00 | 0.00 | 0.00 | 0.00 | 0.00 | 0.00 | 0.00 | 0.00 | 0.00 | 0.00 | 0 | 0.00 |
| 子宫颈 | C53 | 5.71 | 0.00 | 5.18 | 10.32 | 21.07 | 7.10 | 4.56 | 5.63 | 16.26 | 0.49 | 0.60 | 9 | 3.32 |
| 子宫体 | C54 | 11.41 | 0.00 | 6.47 | 36.13 | 42.15 | 14.21 | 8.91 | 11.16 | 30.21 | 1.01 | 1.26 | 18 | 6.64 |
| 子宫恶性肿瘤、未注明部位 | C55 | 1.27 | 0.00 | 2.59 | 0.00 | 0.00 | 0.00 | 0.86 | 1.01 | 3.41 | 0.08 | 0.08 | 2 | 0.74 |
| 卵巢 | C56 | 3.80 | 0.00 | 3.88 | 5.16 | 10.54 | 7.10 | 3.46 | 3.43 | 4.04 | 0.26 | 0.26 | 6 | 2.21 |
| 其他和未说明的女性生殖器官恶性肿瘤 | C57 | 0.00 | 0.00 | 0.00 | 0.00 | 0.00 | 0.00 | 0.00 | 0.00 | 0.00 | 0.00 | 0.00 | 0 | 0.00 |
| 胎盘 | C58 | 0.63 | 0.00 | 1.29 | 0.00 | 0.00 | 0.00 | 0.68 | 0.73 | 0.00 | 0.05 | 0.05 | 1 | 0.37 |
| 阴茎 | C60 | 0.00 | 0.00 | 0.00 | 0.00 | 0.00 | 0.00 | 0.00 | 0.00 | 0.00 | 0.00 | 0.00 | 0 | 0.00 |
| 前列腺 | C61 | 0.00 | 0.00 | 0.00 | 0.00 | 0.00 | 0.00 | 0.00 | 0.00 | 0.00 | 0.00 | 0.00 | 0 | 0.00 |
| 睾丸 | C62 | 0.00 | 0.00 | 0.00 | 0.00 | 0.00 | 0.00 | 0.00 | 0.00 | 0.00 | 0.00 | 0.00 | 0 | 0.00 |
| 其他和未说明的男性生殖器官恶性肿瘤 | C63 | 0.00 | 0.00 | 0.00 | 0.00 | 0.00 | 0.00 | 0.00 | 0.00 | 0.00 | 0.00 | 0.00 | 0 | 0.00 |
| 肾脏 | C64 | 0.63 | 0.00 | 0.00 | 5.16 | 0.00 | 0.00 | 0.49 | 0.60 | 1.96 | 0.06 | 0.06 | 1 | 0.37 |
| 肾盂、肾盏 | C65 | 0.00 | 0.00 | 0.00 | 0.00 | 0.00 | 0.00 | 0.00 | 0.00 | 0.00 | 0.00 | 0.00 | 0 | 0.00 |

（续上表）

| 部位或病种 | ICD—10 | 粗率 | 0～ | 15～ | 45～ | 55～ | 65＋ | 中标率 | 世标率 | 35～64岁截缩率 | 0～64岁累积率 | 0～74岁累积率 | 例数 | 构成比 |
|---|---|---|---|---|---|---|---|---|---|---|---|---|---|---|
| 输尿管 | C66 | 0.00 | 0.00 | 0.00 | 0.00 | 0.00 | 0.00 | 0.00 | 0.00 | 0.00 | 0.00 | 0.00 | 0 | 0.00 |
| 膀胱 | C67 | 1.27 | 0.00 | 0.00 | 0.00 | 0.00 | 14.21 | 0.51 | 0.63 | 0.00 | 0.00 | 0.00 | 2 | 0.74 |
| 其他和未说明的泌尿器官 | C68 | 0.00 | 0.00 | 0.00 | 0.00 | 0.00 | 0.00 | 0.00 | 0.00 | 0.00 | 0.00 | 0.00 | 0 | 0.00 |
| 眼 | C69 | 0.63 | 2.66 | 0.00 | 0.00 | 0.00 | 0.00 | 0.87 | 1.14 | 0.00 | 0.05 | 0.05 | 1 | 0.37 |
| 脑、神经系统 | C70—72、D | 6.97 | 2.66 | 7.77 | 5.16 | 10.54 | 14.21 | 7.05 | 7.18 | 6.55 | 0.44 | 0.69 | 11 | 4.06 |
| 甲状腺 | C73 | 5.71 | 0.00 | 10.36 | 5.16 | 0.00 | 0.00 | 5.32 | 4.91 | 1.69 | 0.33 | 0.33 | 9 | 3.32 |
| 肾上腺 | C74 | 0.63 | 0.00 | 1.29 | 0.00 | 0.00 | 0.00 | 0.40 | 0.44 | 1.58 | 0.04 | 0.04 | 1 | 0.37 |
| 其他内分泌腺 | C75 | 0.00 | 0.00 | 0.00 | 0.00 | 0.00 | 0.00 | 0.00 | 0.00 | 0.00 | 0.00 | 0.00 | 0 | 0.00 |
| 霍奇金氏病 | C81 | 0.00 | 0.00 | 0.00 | 0.00 | 0.00 | 0.00 | 0.00 | 0.00 | 0.00 | 0.00 | 0.00 | 0 | 0.00 |
| 非霍奇金氏病 | C82—85、C96 | 1.90 | 2.66 | 0.00 | 0.00 | 10.54 | 7.10 | 1.88 | 1.97 | 2.77 | 0.14 | 0.14 | 3 | 1.11 |
| 多发性骨髓瘤和恶性浆细胞肿瘤 | C90 | 1.90 | 0.00 | 0.00 | 0.00 | 0.00 | 21.31 | 1.07 | 1.36 | 0.00 | 0.00 | 0.11 | 3 | 1.11 |
| 淋巴细胞白血病 | C91 | 0.63 | 2.66 | 0.00 | 0.00 | 0.00 | 0.00 | 0.87 | 1.14 | 0.00 | 0.05 | 0.05 | 1 | 0.37 |
| 髓细胞性白血病 | C92 | 1.90 | 0.00 | 2.59 | 5.16 | 0.00 | 0.00 | 1.35 | 1.50 | 3.53 | 0.12 | 0.12 | 3 | 1.11 |
| 单核细胞性白血病 | C93 | 0.00 | 0.00 | 0.00 | 0.00 | 0.00 | 0.00 | 0.00 | 0.00 | 0.00 | 0.00 | 0.00 | 0 | 0.00 |
| 其他指明的白血病 | C94 | 0.00 | 0.00 | 0.00 | 0.00 | 0.00 | 0.00 | 0.00 | 0.00 | 0.00 | 0.00 | 0.00 | 0 | 0.00 |
| 未指明细胞类型的白血病 | C95 | 0.00 | 0.00 | 0.00 | 0.00 | 0.00 | 0.00 | 0.00 | 0.00 | 0.00 | 0.00 | 0.00 | 0 | 0.00 |
| 独立的多个部位的（原发性）恶性肿瘤 | C97 | 0.00 | 0.00 | 0.00 | 0.00 | 0.00 | 0.00 | 0.00 | 0.00 | 0.00 | 0.00 | 0.00 | 0 | 0.00 |
| 其他及不明部位 | C26、39、48、76—80 | 1.90 | 0.00 | 0.00 | 10.32 | 0.00 | 7.10 | 1.40 | 1.83 | 3.65 | 0.11 | 0.22 | 3 | 1.11 |
| 除C44合计 | | 169.28 | 13.32 | 99.69 | 320.05 | 442.54 | 575.38 | 127.95 | 154.79 | 287.19 | 10.88 | 16.34 | 267 | 98.52 |
| 合计 | | 171.82 | 13.32 | 103.58 | 320.05 | 442.54 | 582.49 | 129.72 | 156.85 | 290.85 | 11.00 | 16.60 | 271 | 100.00 |

注：中标率即中国标化发病率，世标率即世界标化发病率。

表 85　中山市东区 2000—2004 年男女合计恶性肿瘤主要发病指标（N，1/10$^5$，%）

| 部位或病种 | ICD—10 | 粗率 | 0～ | 15～ | 45～ | 55～ | 65+ | 中标率 | 世标率 | 35～64 岁截缩率 | 0～64 岁累积率 | 0～74 岁累积率 | 例数 | 构成比 |
|---|---|---|---|---|---|---|---|---|---|---|---|---|---|---|
| 唇 | C00 | 0.00 | 0.00 | 0.00 | 0.00 | 0.00 | 0.00 | 0.00 | 0.00 | 0.00 | 0.00 | 0.00 | 0 | 0.00 |
| 舌 | C01—02 | 2.22 | 0.00 | 1.96 | 7.71 | 5.24 | 0.00 | 1.75 | 2.03 | 4.72 | 0.19 | 0.19 | 7 | 1.12 |
| 口 | C03—06 | 0.63 | 0.00 | 0.00 | 2.57 | 0.00 | 3.99 | 0.39 | 0.47 | 0.84 | 0.02 | 0.02 | 2 | 0.32 |
| 唾液腺 | C07—08 | 0.95 | 0.00 | 0.65 | 0.00 | 10.48 | 0.00 | 0.94 | 1.02 | 2.77 | 0.12 | 0.12 | 3 | 0.48 |
| 扁桃腺 | C09 | 0.32 | 0.00 | 0.00 | 0.00 | 5.24 | 0.00 | 0.35 | 0.41 | 1.39 | 0.05 | 0.05 | 1 | 0.16 |
| 其他口咽部 | C10 | 0.00 | 0.00 | 0.00 | 0.00 | 0.00 | 0.00 | 0.00 | 0.00 | 0.00 | 0.00 | 0.00 | 0 | 0.00 |
| 鼻咽部 | C11 | 21.86 | 0.00 | 16.32 | 59.12 | 52.39 | 43.93 | 16.60 | 19.89 | 41.97 | 1.61 | 2.11 | 69 | 11.02 |
| 喉咽部 | C12—13 | 1.27 | 0.00 | 0.00 | 5.14 | 0.00 | 7.99 | 0.91 | 1.20 | 1.82 | 0.05 | 0.18 | 4 | 0.64 |
| 唇，口腔和咽的其他部位和具体部位不明 | C14 | 0.00 | 0.00 | 0.00 | 0.00 | 0.00 | 0.00 | 0.00 | 0.00 | 0.00 | 0.00 | 0.00 | 0 | 0.00 |
| 食管 | C15 | 5.70 | 0.00 | 1.31 | 7.71 | 15.72 | 39.94 | 4.38 | 5.66 | 8.79 | 0.29 | 0.87 | 18 | 2.88 |
| 胃 | C16 | 13.31 | 0.00 | 4.57 | 23.13 | 52.39 | 63.90 | 9.71 | 12.60 | 25.94 | 0.91 | 1.29 | 42 | 6.71 |
| 小肠 | C17 | 0.95 | 0.00 | 0.00 | 0.00 | 5.24 | 7.99 | 0.78 | 1.13 | 1.16 | 0.05 | 0.17 | 3 | 0.48 |
| 结肠 | C18 | 12.04 | 0.00 | 3.26 | 25.70 | 20.96 | 75.88 | 8.88 | 11.71 | 17.62 | 0.59 | 1.57 | 38 | 6.07 |
| 直肠和乙状结肠连接处 | C19—20 | 9.82 | 0.00 | 2.61 | 23.13 | 36.67 | 43.93 | 7.67 | 9.84 | 19.93 | 0.68 | 1.32 | 31 | 4.95 |
| 肛门 | C21 | 0.00 | 0.00 | 0.00 | 0.00 | 0.00 | 0.00 | 0.00 | 0.00 | 0.00 | 0.00 | 0.00 | 0 | 0.00 |
| 肝脏和肝内胆管 | C22 | 17.74 | 0.00 | 5.22 | 23.13 | 62.87 | 107.83 | 13.45 | 17.45 | 26.79 | 1.03 | 2.36 | 56 | 8.95 |
| 胆囊 | C23 | 0.95 | 0.00 | 0.00 | 0.00 | 5.24 | 7.99 | 0.67 | 0.91 | 1.16 | 0.05 | 0.12 | 3 | 0.48 |
| 肝外胆管 | C24 | 1.58 | 0.00 | 0.00 | 0.00 | 10.48 | 11.98 | 1.02 | 1.51 | 2.54 | 0.10 | 0.10 | 5 | 0.80 |
| 胰腺 | C25 | 1.58 | 0.00 | 0.65 | 0.00 | 10.48 | 7.99 | 1.28 | 1.58 | 3.56 | 0.12 | 0.18 | 5 | 0.80 |
| 鼻腔、中耳和副鼻窦 | C30—31 | 0.32 | 0.00 | 0.65 | 0.00 | 0.00 | 0.00 | 0.23 | 0.28 | 0.90 | 0.02 | 0.02 | 1 | 0.16 |
| 喉 | C32 | 2.22 | 0.00 | 0.00 | 0.00 | 26.20 | 7.99 | 1.90 | 2.76 | 5.79 | 0.27 | 0.40 | 7 | 1.12 |
| 气管、支气管和肺 | C33—34 | 37.38 | 0.00 | 5.22 | 20.56 | 167.65 | 279.57 | 27.57 | 36.35 | 51.82 | 2.05 | 4.89 | 118 | 18.85 |

（续上表）

| 部位或病种 | ICD—10 | 粗率 | 0～ | 15～ | 45～ | 55～ | 65＋ | 中标率 | 世标率 | 35～64岁截缩率 | 0～64岁累积率 | 0～74岁累积率 | 例数 | 构成比 |
|---|---|---|---|---|---|---|---|---|---|---|---|---|---|---|
| 其他呼吸器官 | C37—38 | 0.63 | 1.26 | 0.65 | 0.00 | 0.00 | 0.00 | 0.62 | 0.51 | 0.79 | 0.03 | 0.03 | 2 | 0.32 |
| 骨和关节软骨 | C40—41 | 1.27 | 1.26 | 1.31 | 0.00 | 0.00 | 3.99 | 1.42 | 1.22 | 0.00 | 0.06 | 0.06 | 4 | 0.64 |
| 皮肤恶性黑色素瘤 | C43 | 0.32 | 0.00 | 0.00 | 0.00 | 0.00 | 3.99 | 0.20 | 0.28 | 0.00 | 0.00 | 0.07 | 1 | 0.16 |
| 皮肤其他恶性肿瘤 | C44 | 2.22 | 0.00 | 2.61 | 0.00 | 0.00 | 11.98 | 1.48 | 1.80 | 2.59 | 0.08 | 0.21 | 7 | 1.12 |
| 间皮瘤 | C45 | 0.00 | 0.00 | 0.00 | 0.00 | 0.00 | 0.00 | 0.00 | 0.00 | 0.00 | 0.00 | 0.00 | 0 | 0.00 |
| kaposi 氏肉瘤 | C46 | 0.00 | 0.00 | 0.00 | 0.00 | 0.00 | 0.00 | 0.00 | 0.00 | 0.00 | 0.00 | 0.00 | 0 | 0.00 |
| 结缔组织和其他软组织 | C47—49 | 0.95 | 1.26 | 0.65 | 0.00 | 0.00 | 3.99 | 0.78 | 0.95 | 0.79 | 0.04 | 0.04 | 3 | 0.48 |
| 乳房 | C50 | 17.11 | 0.00 | 13.71 | 43.70 | 36.67 | 35.94 | 12.80 | 15.60 | 35.40 | 1.20 | 1.66 | 54 | 8.63 |
| 外阴 | C51 | 0.00 | 0.00 | 0.00 | 0.00 | 0.00 | 0.00 | 0.00 | 0.00 | 0.00 | 0.00 | 0.00 | 0 | 0.00 |
| 阴道 | C52 | 0.00 | 0.00 | 0.00 | 0.00 | 0.00 | 0.00 | 0.00 | 0.00 | 0.00 | 0.00 | 0.00 | 0 | 0.00 |
| 子宫颈 | C53 | 2.85 | 0.00 | 2.61 | 5.14 | 10.48 | 3.99 | 2.28 | 2.81 | 8.09 | 0.24 | 0.30 | 9 | 1.44 |
| 子宫体 | C54 | 5.70 | 0.00 | 3.26 | 17.99 | 20.96 | 7.99 | 4.46 | 5.59 | 15.02 | 0.50 | 0.63 | 18 | 2.88 |
| 子宫恶性肿瘤、未注明部位 | C55 | 0.63 | 0.00 | 1.31 | 0.00 | 0.00 | 0.00 | 0.43 | 0.50 | 1.69 | 0.04 | 0.04 | 2 | 0.32 |
| 卵巢 | C56 | 1.90 | 0.00 | 1.96 | 2.57 | 5.24 | 3.99 | 1.75 | 1.75 | 2.00 | 0.13 | 0.13 | 6 | 0.96 |
| 其他和未说明的女性生殖器官恶性肿瘤 | C57 | 0.00 | 0.00 | 0.00 | 0.00 | 0.00 | 0.00 | 0.00 | 0.00 | 0.00 | 0.00 | 0.00 | 0 | 0.00 |
| 胎盘 | C58 | 0.32 | 0.00 | 0.65 | 0.00 | 0.00 | 0.00 | 0.34 | 0.37 | 0.00 | 0.02 | 0.02 | 1 | 0.16 |
| 阴茎 | C60 | 0.32 | 0.00 | 0.00 | 0.00 | 0.00 | 3.99 | 0.14 | 0.18 | 0.00 | 0.00 | 0.00 | 1 | 0.16 |
| 前列腺 | C61 | 2.22 | 0.00 | 0.00 | 0.00 | 0.00 | 27.96 | 1.21 | 2.04 | 0.00 | 0.00 | 0.26 | 7 | 1.12 |
| 睾丸 | C62 | 0.00 | 0.00 | 0.00 | 0.00 | 0.00 | 0.00 | 0.00 | 0.00 | 0.00 | 0.00 | 0.00 | 0 | 0.00 |
| 其他和未说明的男性生殖器官恶性肿瘤 | C63 | 0.00 | 0.00 | 0.00 | 0.00 | 0.00 | 0.00 | 0.00 | 0.00 | 0.00 | 0.00 | 0.00 | 0 | 0.00 |
| 肾脏 | C64 | 2.22 | 0.00 | 0.00 | 5.14 | 15.72 | 7.99 | 1.82 | 2.32 | 5.89 | 0.22 | 0.29 | 7 | 1.12 |
| 肾盂、肾盏 | C65 | 0.00 | 0.00 | 0.00 | 0.00 | 0.00 | 0.00 | 0.00 | 0.00 | 0.00 | 0.00 | 0.00 | 0 | 0.00 |

（续上表）

| 部位或病种 | ICD—10 | 粗率 | 0～ | 15～ | 45～ | 55～ | 65＋ | 中标率 | 世标率 | 35～64 岁截缩率 | 0～64 岁累积率 | 0～74 岁累积率 | 例数 | 构成比 |
|---|---|---|---|---|---|---|---|---|---|---|---|---|---|---|
| 输尿管 | C66 | 0.00 | 0.00 | 0.00 | 0.00 | 0.00 | 0.00 | 0.00 | 0.00 | 0.00 | 0.00 | 0.00 | 0 | 0.00 |
| 膀胱 | C67 | 5.39 | 0.00 | 0.00 | 2.57 | 10.48 | 55.91 | 3.38 | 4.78 | 3.30 | 0.14 | 0.59 | 17 | 2.72 |
| 其他和未说明的泌尿器官 | C68 | 0.00 | 0.00 | 0.00 | 0.00 | 0.00 | 0.00 | 0.00 | 0.00 | 0.00 | 0.00 | 0.00 | 0 | 0.00 |
| 眼 | C69 | 0.32 | 1.26 | 0.00 | 0.00 | 0.00 | 0.00 | 0.40 | 0.52 | 0.00 | 0.02 | 0.02 | 1 | 0.16 |
| 脑、神经系统 | C70—72、D | 6.65 | 3.78 | 6.53 | 2.57 | 15.72 | 15.98 | 6.49 | 6.86 | 6.60 | 0.44 | 0.71 | 21 | 3.35 |
| 甲状腺 | C73 | 3.48 | 0.00 | 5.22 | 5.14 | 0.00 | 3.99 | 3.15 | 3.07 | 1.68 | 0.19 | 0.26 | 11 | 1.76 |
| 肾上腺 | C74 | 0.32 | 0.00 | 0.65 | 0.00 | 0.00 | 0.00 | 0.20 | 0.22 | 0.79 | 0.02 | 0.02 | 1 | 0.16 |
| 其他内分泌腺 | C75 | 0.32 | 0.00 | 0.00 | 2.57 | 0.00 | 0.00 | 0.21 | 0.27 | 0.84 | 0.02 | 0.02 | 1 | 0.16 |
| 霍奇金氏病 | C81 | 0.32 | 0.00 | 0.00 | 0.00 | 0.00 | 3.99 | 0.25 | 0.35 | 0.00 | 0.00 | 0.06 | 1 | 0.16 |
| 非霍奇金氏病 | C82—85、C96 | 3.48 | 1.26 | 0.00 | 5.14 | 15.72 | 19.97 | 2.86 | 3.39 | 5.84 | 0.22 | 0.35 | 11 | 1.76 |
| 多发性骨髓瘤和恶性浆细胞肿瘤 | C90 | 1.27 | 0.00 | 0.00 | 0.00 | 0.00 | 15.98 | 0.84 | 1.10 | 0.00 | 0.00 | 0.12 | 4 | 0.64 |
| 淋巴细胞白血病 | C91 | 1.27 | 5.03 | 0.00 | 0.00 | 0.00 | 0.00 | 1.73 | 2.18 | 0.00 | 0.09 | 0.09 | 4 | 0.64 |
| 髓细胞性白血病 | C92 | 1.90 | 0.00 | 1.96 | 2.57 | 5.24 | 3.99 | 1.60 | 1.79 | 3.13 | 0.13 | 0.19 | 6 | 0.96 |
| 单核细胞性白血病 | C93 | 0.32 | 0.00 | 0.00 | 0.00 | 0.00 | 3.99 | 0.20 | 0.28 | 0.00 | 0.00 | 0.07 | 1 | 0.16 |
| 其他指明的白血病 | C94 | 0.63 | 0.00 | 0.00 | 0.00 | 0.00 | 7.99 | 0.38 | 0.53 | 0.00 | 0.00 | 0.06 | 2 | 0.32 |
| 未指明细胞类型的白血病 | C95 | 0.00 | 0.00 | 0.00 | 0.00 | 0.00 | 0.00 | 0.00 | 0.00 | 0.00 | 0.00 | 0.00 | 0 | 0.00 |
| 独立的多个部位的（原发性）恶性肿瘤 | C97 | 0.00 | 0.00 | 0.00 | 0.00 | 0.00 | 0.00 | 0.00 | 0.00 | 0.00 | 0.00 | 0.00 | 0 | 0.00 |
| 其他及不明部位 | C26、39、48、76—80 | 3.17 | 0.00 | 0.65 | 7.71 | 0.00 | 23.96 | 2.24 | 2.90 | 2.80 | 0.10 | 0.50 | 10 | 1.60 |
| 除 C44 合计 |  | 196.09 | 15.10 | 83.57 | 300.74 | 623.47 | 970.49 | 150.66 | 189.18 | 314.16 | 12.07 | 22.57 | 619 | 98.88 |
| 合计 |  | 198.31 | 15.10 | 86.18 | 300.74 | 623.47 | 982.47 | 152.13 | 190.98 | 316.75 | 12.15 | 22.78 | 626 | 100.00 |

注：中标率即中国标化发病率，世标率即世界标化发病率。

# 三、南区恶性肿瘤发病概况

## 1. 南区简介

南区是中山市下属的一个区，位于中山市中心城区南部，与中山市的东区、石岐区、沙溪镇、大涌镇、板芙镇、五桂山区相邻。面积 48.73 平方公里，户籍人口 2.2 万人，非户籍人口 3.2 万人，海外华侨近 4 万人，下辖 10 个居委会[1]。

## 2. 人口资料

2000—2004 年期间中山市南区共有人口 111245 人，其中男性 57719 人，女性 53526 人，男女比值为 1.08（表 86），人口数增长率为 6.29%，其中男性增长率为 9.13%，女性为 3.31%。

**表 86　中山市南区 2000—2004 年年中人口构成（N）**

| 年份 | 男 | 女 | 合计 | 比值 |
|---|---|---|---|---|
| 2000 | 11068 | 10517 | 21585 | 1.05 |
| 2001 | 11015 | 10623 | 21638 | 1.04 |
| 2002 | 11602 | 10727 | 22329 | 1.08 |
| 2003 | 11957 | 10794 | 22750 | 1.11 |
| 2004 | 12078 | 10865 | 22943 | 1.11 |
| 合计 | 57719 | 53526 | 111245 | 1.08 |

期间南区不同年龄段男女人口数比值随年龄增长而逐渐下降，69 岁之前其比值大于等于 1，70 岁后小于 1 并持续下降，1 岁以下年龄组比值最大，为 1.29，85 岁以上年龄组比值最小，为 0.43（表 87）。

**表 87　中山市南区 2000—2004 年年中人口年龄别构成（N）**

| 年龄组 | 男 | 女 | 合计 | 比值 |
|---|---|---|---|---|
| 0～ | 784 | 609 | 1394 | 1.29 |
| 1～ | 3613 | 2859 | 6472 | 1.26 |
| 5～ | 5064 | 4217 | 9281 | 1.20 |
| 10～ | 5858 | 5057 | 10915 | 1.16 |
| 15～ | 4562 | 3996 | 8558 | 1.14 |
| 20～ | 3910 | 3695 | 7605 | 1.06 |
| 25～ | 5009 | 5009 | 10018 | 1.00 |
| 30～ | 5365 | 5335 | 10700 | 1.01 |
| 35～ | 4947 | 4620 | 9568 | 1.07 |
| 40～ | 3956 | 3556 | 7512 | 1.11 |
| 45～ | 4111 | 3764 | 7875 | 1.09 |
| 50～ | 3026 | 2810 | 5836 | 1.08 |
| 55～ | 1769 | 1651 | 3420 | 1.07 |
| 60～ | 1738 | 1570 | 3308 | 1.11 |

（续上表）

| 年龄组 | 男 | 女 | 合计 | 比值 |
|---|---|---|---|---|
| 65～ | 1528 | 1495 | 3023 | 1.02 |
| 70～ | 1205 | 1282 | 2486 | 0.94 |
| 75～ | 730 | 996 | 1726 | 0.73 |
| 80～ | 362 | 584 | 946 | 0.62 |
| 85＋ | 183 | 420 | 603 | 0.43 |
| 合计 | 57719 | 53526 | 111245 | 1.08 |

期间南区人口年龄别构成主要以 0～19 岁、20～39 岁和 40～59 岁年龄组为主，其男性人口数分别占同期南区男性人口总数的 35％、33％和 22％，女性分别占 31％、35％和 22％（图 62、图 63、图 64）。

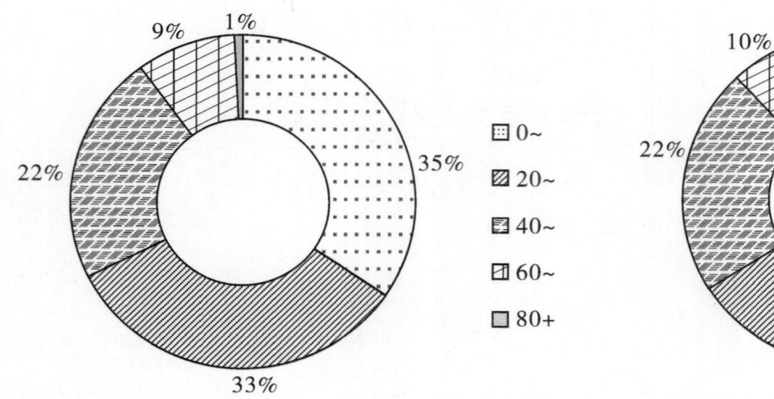


图 62　中山市南区 2000—2004 年男性人口年龄构成

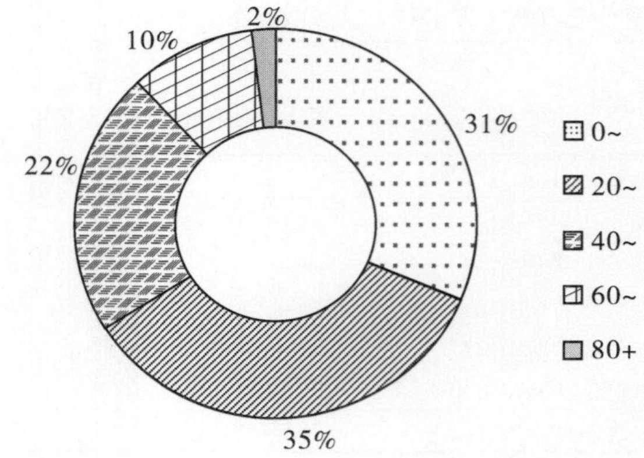


图 63　中山市南区 2000—2004 年女性人口年龄构成

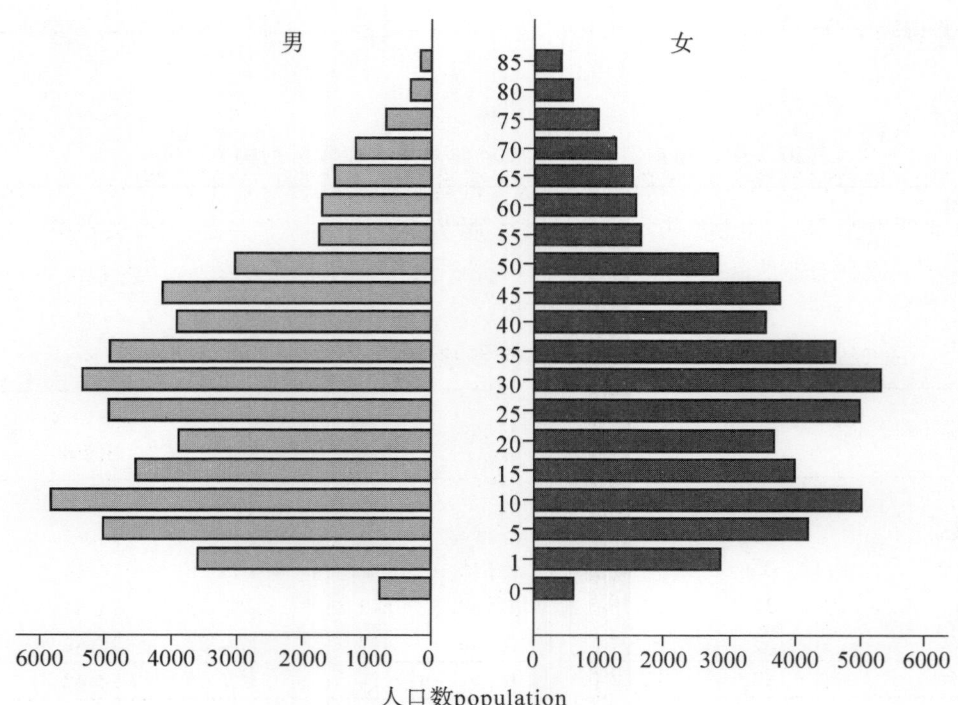


图 64　中山市南区 2000—2004 年人口金字塔图

## 3. 资料质量

2000—2004 年期间中山市南区恶性肿瘤新发患者病理诊断率为 75.60%，骨髓和细胞学诊断率为 0.96%，影像学诊断率为 23.44%，无死亡补发病（表 88），发病部位不明恶性肿瘤数占同期南区恶性肿瘤发病总数的 1.91%（表 89）。

**表 88　中山市南区 2000—2004 年恶性肿瘤发病各类诊断依据所占比例（N，%）**

| 确诊依据 | 例数 | 构成比 |
|---|---|---|
| 死亡补发病（DCO） | 0 | 0.00 |
| CT、MR 与 B 超等影像学 | 49 | 23.44 |
| 骨髓、细胞学 | 2 | 0.96 |
| 病理 | 158 | 75.60 |
| 合计 | 209 | 100.00 |

**表 89　中山市南区 2000—2004 年发病部位不明恶性肿瘤构成（N，%）**

| 部位 | ICD—10 | 例数 | 构成比 |
|---|---|---|---|
| 其他和不明确的消化器官 | C26 | 1 | 25.00 |
| 其他和不明确的呼吸和胸腔内器官 | C39 | 0 | 0.00 |
| 腹膜后和腹膜 | C48 | 0 | 0.00 |
| 其他和不明确部位 | C76 | 1 | 25.00 |
| 淋巴结继发和未指明 | C77 | 0 | 0.00 |
| 呼吸和消化器官继发 | C78 | 1 | 25.00 |
| 其他部位继发 | C79 | 0 | 0.00 |
| 未特别说明（NOS） | C80 | 1 | 25.00 |
| 合计 | | 4 | 100.00 |

## 4. 发病概况

2000—2004 年期间中山市南区共有恶性肿瘤新发患者 209 例，其中男性 127 例，女性 82 例，男女发病数比值为 1.55，男性发病粗率、中国和世界标化发病率分别为 $220.03/10^5$、$167.57/10^5$ 和 $224.91/10^5$，女性分别为 $153.20/10^5$、$118.57/10^5$ 和 $147.35/10^5$（表 90、表 91）。

**表 90　中山市南区 2000—2004 年男性恶性肿瘤发病概况（N，$1/10^5$，%）**

| 年份 | 例数 | 粗率 | 中标率 | 世标率 | 35～64 岁截缩率 | 0～64 岁累积率 | 0～74 岁累积率 |
|---|---|---|---|---|---|---|---|
| 2000 | 23 | 207.81 | 155.41 | 203.07 | 201.64 | 7.93 | 25.58 |
| 2001 | 34 | 308.67 | 227.63 | 301.86 | 509.00 | 16.74 | 32.30 |
| 2002 | 22 | 189.63 | 149.16 | 202.94 | 282.99 | 10.54 | 24.88 |
| 2003 | 23 | 192.36 | 151.59 | 212.81 | 381.69 | 15.34 | 24.51 |
| 2004 | 25 | 206.99 | 157.43 | 207.84 | 321.62 | 11.49 | 25.68 |
| 合计 | 127 | 220.03 | 167.57 | 224.91 | 339.05 | 12.42 | 26.52 |

注：中标率即中国标化发病率，世标率即世界标化发病率。

**表 91 中山市南区 2000—2004 年女性恶性肿瘤发病概况（N，1/10⁵，%）**

| 年份 | 例数 | 粗率 | 中标率 | 世标率 | 35～64 岁截缩率 | 0～64 岁累积率 | 0～74 岁累积率 |
|---|---|---|---|---|---|---|---|
| 2000 | 16 | 152.13 | 107.33 | 142.85 | 334.84 | 12.52 | 14.23 |
| 2001 | 14 | 131.79 | 100.38 | 125.38 | 318.25 | 10.66 | 12.35 |
| 2002 | 9 | 83.90 | 62.89 | 78.91 | 200.02 | 6.04 | 9.66 |
| 2003 | 14 | 129.71 | 110.10 | 130.13 | 310.29 | 12.05 | 12.05 |
| 2004 | 29 | 266.91 | 210.60 | 257.86 | 480.98 | 18.57 | 27.36 |
| 合计 | 82 | 153.20 | 118.57 | 147.35 | 329.24 | 11.99 | 15.16 |

注：中标率即中国标化发病率，世标率即世界标化发病率。

**表 92 中山市南区 2000—2004 年男女合计恶性肿瘤发病概况（N，1/10⁵，%）**

| 年份 | 例数 | 粗率 | 中标率 | 世标率 | 35～64 岁截缩率 | 0～64 岁累积率 | 0～74 岁累积率 |
|---|---|---|---|---|---|---|---|
| 2000 | 39 | 180.68 | 127.70 | 169.12 | 266.23 | 10.15 | 19.58 |
| 2001 | 48 | 221.83 | 160.36 | 205.04 | 415.52 | 13.75 | 22.12 |
| 2002 | 31 | 138.84 | 105.51 | 138.39 | 243.99 | 8.43 | 17.37 |
| 2003 | 37 | 162.64 | 129.71 | 166.74 | 348.57 | 13.82 | 18.37 |
| 2004 | 54 | 235.37 | 179.69 | 229.41 | 397.43 | 14.88 | 26.32 |
| 合计 | 209 | 187.87 | 140.73 | 181.88 | 334.70 | 12.23 | 20.77 |

注：中标率即中国标化发病率，世标率即世界标化发病率。

## 5. 年龄别发病率

2000—2004 年期间中山市南区恶性肿瘤年龄别发病率从 30 岁左右迅速上升，男性 85 岁左右达高峰，女性则 55 岁左右达第一个高峰，其后逐渐下降，75 岁左右又开始迅速上升，并在 85 岁后达发病率最高峰（图 65）。

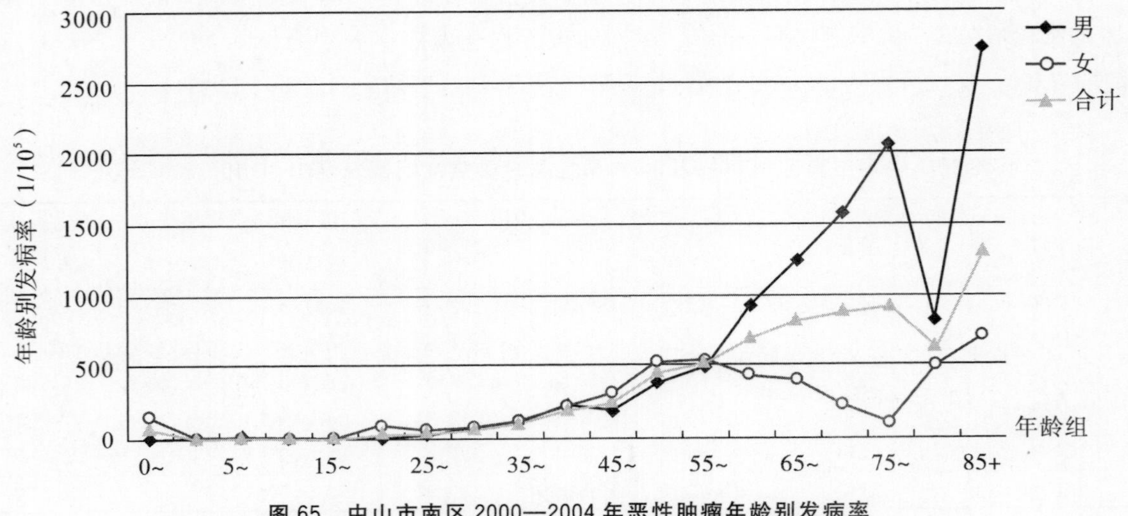


图 65 中山市南区 2000—2004 年恶性肿瘤年龄别发病率

除1岁以下、20～34岁和45～59岁7个年龄组女性发病多于男性外，南区其他年龄组男性恶性肿瘤发病多于女性，尤以75～79岁年龄组最为明显，其发病比值为20.49（表93）。

**表93 中山市南区2000—2004年恶性肿瘤年龄别发病率（$1/10^5$）**

| 年龄组 | 男 | 女 | 合计 | 比值 |
|---|---|---|---|---|
| 0～ | 0.00 | 164.17 | 71.99 | 0.00 |
| 1～ | 0.00 | 0.00 | 0.00 | 0.00 |
| 5～ | 19.75 | 0.00 | 10.80 | 0.00 |
| 10～ | 0.00 | 0.00 | 0.00 | 0.00 |
| 15～ | 0.00 | 0.00 | 0.00 | 0.00 |
| 20～ | 0.00 | 81.18 | 39.43 | 0.00 |
| 25～ | 19.96 | 59.89 | 39.87 | 0.33 |
| 30～ | 74.56 | 74.97 | 74.67 | 0.99 |
| 35～ | 121.28 | 108.22 | 114.96 | 1.12 |
| 40～ | 227.52 | 196.86 | 213.12 | 1.16 |
| 45～ | 194.59 | 318.80 | 254.02 | 0.61 |
| 50～ | 396.50 | 533.80 | 462.60 | 0.74 |
| 55～ | 508.71 | 545.22 | 526.27 | 0.93 |
| 60～ | 920.80 | 445.84 | 695.68 | 2.07 |
| 65～ | 1243.81 | 401.33 | 826.29 | 3.10 |
| 70～ | 1577.38 | 234.06 | 882.65 | 6.74 |
| 75～ | 2056.20 | 100.37 | 920.63 | 20.49 |
| 80～ | 828.44 | 513.84 | 628.03 | 1.61 |
| 85＋ | 2738.31 | 713.53 | 1306.00 | 3.84 |
| 合计 | 220.03 | 153.20 | 187.87 | 1.44 |

南区恶性肿瘤发病年龄主要集中在40～59岁和60～79岁年龄段，其男性发病数分别占同期南区男性恶性肿瘤发病总数的40%和42%，女性分别占53%和21%（图66、图67）。

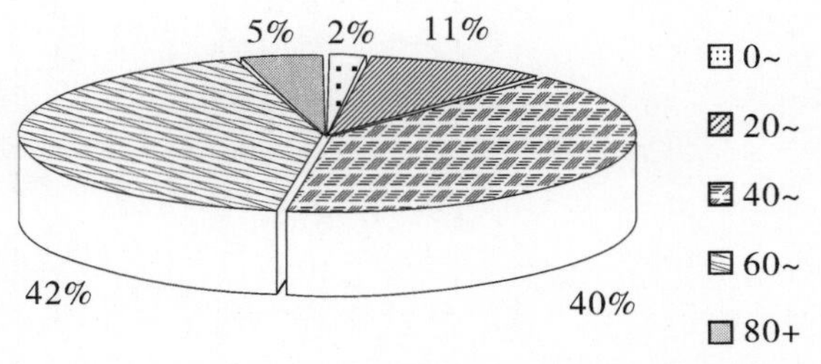


图66 中山市南区2000—2004年男性恶性肿瘤发病年龄构成

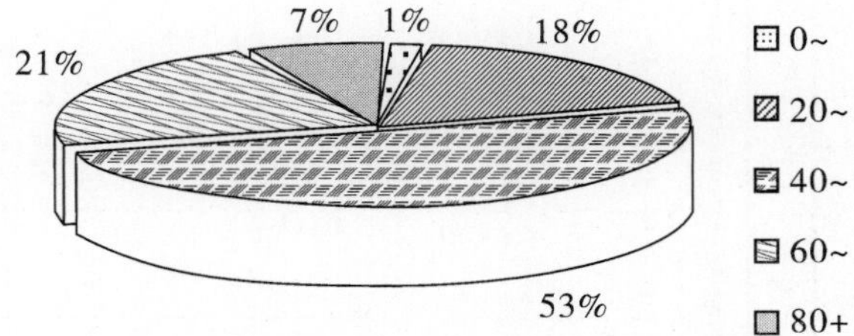


图67 中山市南区2000—2004年女性恶性肿瘤发病年龄构成

表 94 中山市南区 2000—2004 年男性恶性肿瘤年龄别发病率（1/10⁵）

| 部位或病种 | ICD—10 | 0～ | 1～ | 5～ | 10～ | 15～ | 20～ | 25～ | 30～ | 35～ | 40～ | 45～ | 50～ | 55～ | 60～ | 65～ | 70～ | 75～ | 80～ | 85＋ | 合计 |
|---|---|---|---|---|---|---|---|---|---|---|---|---|---|---|---|---|---|---|---|---|---|
| 唇 | C00 | 0.00 | 0.00 | 0.00 | 0.00 | 0.00 | 0.00 | 0.00 | 0.00 | 0.00 | 0.00 | 0.00 | 0.00 | 0.00 | 0.00 | 0.00 | 0.00 | 0.00 | 0.00 | 0.00 | 0.00 |
| 舌 | C01—02 | 0.00 | 0.00 | 0.00 | 0.00 | 0.00 | 0.00 | 0.00 | 0.00 | 20.21 | 0.00 | 0.00 | 33.04 | 0.00 | 0.00 | 0.00 | 0.00 | 0.00 | 0.00 | 0.00 | 3.47 |
| 口 | C03—06 | 0.00 | 0.00 | 0.00 | 0.00 | 0.00 | 0.00 | 0.00 | 0.00 | 0.00 | 0.00 | 0.00 | 0.00 | 0.00 | 0.00 | 0.00 | 0.00 | 0.00 | 0.00 | 0.00 | 0.00 |
| 唾液腺 | C07—08 | 0.00 | 0.00 | 0.00 | 0.00 | 0.00 | 0.00 | 0.00 | 0.00 | 0.00 | 0.00 | 24.32 | 0.00 | 0.00 | 57.55 | 0.00 | 0.00 | 0.00 | 0.00 | 0.00 | 3.47 |
| 扁桃腺 | C09 | 0.00 | 0.00 | 0.00 | 0.00 | 0.00 | 0.00 | 0.00 | 0.00 | 0.00 | 0.00 | 0.00 | 0.00 | 0.00 | 0.00 | 0.00 | 0.00 | 0.00 | 0.00 | 0.00 | 0.00 |
| 其他口咽部 | C10 | 0.00 | 0.00 | 0.00 | 0.00 | 0.00 | 0.00 | 0.00 | 0.00 | 0.00 | 0.00 | 0.00 | 0.00 | 0.00 | 0.00 | 0.00 | 0.00 | 0.00 | 0.00 | 0.00 | 0.00 |
| 鼻咽部 | C11 | 0.00 | 0.00 | 0.00 | 0.00 | 0.00 | 0.00 | 0.00 | 18.64 | 40.43 | 50.56 | 0.00 | 33.04 | 0.00 | 0.00 | 0.00 | 83.02 | 137.08 | 0.00 | 0.00 | 13.86 |
| 喉咽部 | C12—13 | 0.00 | 0.00 | 0.00 | 0.00 | 0.00 | 0.00 | 0.00 | 0.00 | 0.00 | 0.00 | 0.00 | 0.00 | 0.00 | 0.00 | 0.00 | 0.00 | 0.00 | 0.00 | 0.00 | 0.00 |
| 唇，口腔和咽的其他部位和具体部位不明 | C14 | 0.00 | 0.00 | 0.00 | 0.00 | 0.00 | 0.00 | 0.00 | 0.00 | 0.00 | 0.00 | 0.00 | 0.00 | 0.00 | 0.00 | 0.00 | 0.00 | 0.00 | 0.00 | 0.00 | 0.00 |
| 食管 | C15 | 0.00 | 0.00 | 0.00 | 0.00 | 0.00 | 0.00 | 0.00 | 0.00 | 0.00 | 0.00 | 24.32 | 0.00 | 0.00 | 0.00 | 0.00 | 83.02 | 0.00 | 276.15 | 547.66 | 6.93 |
| 胃 | C16 | 0.00 | 0.00 | 0.00 | 0.00 | 0.00 | 0.00 | 0.00 | 0.00 | 0.00 | 0.00 | 0.00 | 66.08 | 0.00 | 0.00 | 196.39 | 0.00 | 0.00 | 0.00 | 0.00 | 8.66 |
| 小肠 | C17 | 0.00 | 0.00 | 0.00 | 0.00 | 0.00 | 0.00 | 0.00 | 0.00 | 0.00 | 0.00 | 0.00 | 0.00 | 0.00 | 0.00 | 0.00 | 0.00 | 0.00 | 0.00 | 0.00 | 0.00 |
| 结肠 | C18 | 0.00 | 0.00 | 0.00 | 0.00 | 0.00 | 0.00 | 0.00 | 0.00 | 0.00 | 0.00 | 0.00 | 0.00 | 0.00 | 115.10 | 65.46 | 0.00 | 137.08 | 0.00 | 0.00 | 6.93 |
| 直肠和乙状结肠连接处 | C19—20 | 0.00 | 0.00 | 0.00 | 0.00 | 0.00 | 0.00 | 0.00 | 0.00 | 0.00 | 0.00 | 48.65 | 0.00 | 56.52 | 57.55 | 65.46 | 0.00 | 137.08 | 0.00 | 0.00 | 10.40 |
| 肛门 | C21 | 0.00 | 0.00 | 0.00 | 0.00 | 0.00 | 0.00 | 0.00 | 0.00 | 0.00 | 0.00 | 0.00 | 0.00 | 0.00 | 0.00 | 0.00 | 0.00 | 0.00 | 0.00 | 0.00 | 0.00 |
| 肝脏和肝内胆管 | C22 | 0.00 | 0.00 | 0.00 | 0.00 | 0.00 | 0.00 | 19.96 | 0.00 | 20.21 | 25.28 | 24.32 | 33.04 | 169.57 | 57.55 | 0.00 | 249.06 | 137.08 | 0.00 | 0.00 | 22.52 |
| 胆囊 | C23 | 0.00 | 0.00 | 0.00 | 0.00 | 0.00 | 0.00 | 0.00 | 0.00 | 0.00 | 0.00 | 0.00 | 0.00 | 0.00 | 0.00 | 0.00 | 83.02 | 0.00 | 0.00 | 0.00 | 1.73 |
| 肝外胆管 | C24 | 0.00 | 0.00 | 0.00 | 0.00 | 0.00 | 0.00 | 0.00 | 0.00 | 0.00 | 0.00 | 0.00 | 0.00 | 0.00 | 0.00 | 0.00 | 83.02 | 0.00 | 0.00 | 547.66 | 3.47 |
| 胰腺 | C25 | 0.00 | 0.00 | 0.00 | 0.00 | 0.00 | 0.00 | 0.00 | 0.00 | 0.00 | 0.00 | 0.00 | 0.00 | 0.00 | 0.00 | 0.00 | 83.02 | 137.08 | 0.00 | 0.00 | 3.47 |
| 鼻腔、中耳和副鼻窦 | C30—31 | 0.00 | 0.00 | 0.00 | 0.00 | 0.00 | 0.00 | 0.00 | 0.00 | 0.00 | 0.00 | 0.00 | 0.00 | 0.00 | 0.00 | 0.00 | 0.00 | 0.00 | 0.00 | 0.00 | 0.00 |
| 喉 | C32 | 0.00 | 0.00 | 0.00 | 0.00 | 0.00 | 0.00 | 0.00 | 0.00 | 0.00 | 0.00 | 0.00 | 0.00 | 0.00 | 57.55 | 65.46 | 166.04 | 274.16 | 0.00 | 0.00 | 10.40 |
| 气管、支气管和肺 | C33—34 | 0.00 | 0.00 | 0.00 | 0.00 | 0.00 | 0.00 | 0.00 | 18.64 | 0.00 | 75.84 | 72.97 | 99.13 | 113.05 | 345.30 | 392.78 | 415.10 | 548.32 | 0.00 | 547.66 | 58.91 |

（续上表）

| 部位或病种 | ICD—10 | 0～ | 1～ | 5～ | 10～ | 15～ | 20～ | 25～ | 30～ | 35～ | 40～ | 45～ | 50～ | 55～ | 60～ | 65～ | 70～ | 75～ | 80～ | 85＋ | 合计 |
|---|---|---|---|---|---|---|---|---|---|---|---|---|---|---|---|---|---|---|---|---|---|
| 其他呼吸器官 | C37－38 | 0.00 | 0.00 | 0.00 | 0.00 | 0.00 | 0.00 | 0.00 | 0.00 | 0.00 | 25.28 | 0.00 | 0.00 | 0.00 | 0.00 | 0.00 | 0.00 | 0.00 | 0.00 | 0.00 | 1.73 |
| 骨和关节软骨 | C40－41 | 0.00 | 0.00 | 0.00 | 0.00 | 0.00 | 0.00 | 0.00 | 0.00 | 0.00 | 0.00 | 0.00 | 0.00 | 0.00 | 0.00 | 0.00 | 0.00 | 0.00 | 0.00 | 0.00 | 0.00 |
| 皮肤恶性黑色素瘤 | C43 | 0.00 | 0.00 | 0.00 | 0.00 | 0.00 | 0.00 | 0.00 | 0.00 | 0.00 | 0.00 | 0.00 | 0.00 | 0.00 | 0.00 | 0.00 | 0.00 | 0.00 | 0.00 | 547.66 | 1.73 |
| 皮肤其他恶性肿瘤 | C44 | 0.00 | 0.00 | 0.00 | 0.00 | 0.00 | 0.00 | 0.00 | 0.00 | 0.00 | 0.00 | 0.00 | 0.00 | 0.00 | 57.55 | 65.46 | 0.00 | 0.00 | 276.15 | 547.66 | 6.93 |
| 间皮瘤 | C45 | 0.00 | 0.00 | 0.00 | 0.00 | 0.00 | 0.00 | 0.00 | 0.00 | 0.00 | 0.00 | 0.00 | 0.00 | 0.00 | 0.00 | 0.00 | 0.00 | 0.00 | 0.00 | 0.00 | 0.00 |
| kaposi 氏肉瘤 | C46 | 0.00 | 0.00 | 0.00 | 0.00 | 0.00 | 0.00 | 0.00 | 0.00 | 0.00 | 0.00 | 0.00 | 0.00 | 0.00 | 0.00 | 0.00 | 0.00 | 0.00 | 0.00 | 0.00 | 0.00 |
| 结缔组织和其他软组织 | C47、49 | 0.00 | 0.00 | 0.00 | 0.00 | 0.00 | 0.00 | 0.00 | 0.00 | 0.00 | 0.00 | 0.00 | 0.00 | 0.00 | 0.00 | 0.00 | 0.00 | 137.08 | 0.00 | 0.00 | 1.73 |
| 乳房 | C50 | 0.00 | 0.00 | 0.00 | 0.00 | 0.00 | 0.00 | 0.00 | 0.00 | 0.00 | 0.00 | 0.00 | 0.00 | 0.00 | 0.00 | 0.00 | 0.00 | 0.00 | 0.00 | 0.00 | 0.00 |
| 外阴 | C51 | 0.00 | 0.00 | 0.00 | 0.00 | 0.00 | 0.00 | 0.00 | 0.00 | 0.00 | 0.00 | 0.00 | 0.00 | 0.00 | 0.00 | 0.00 | 0.00 | 0.00 | 0.00 | 0.00 | 0.00 |
| 阴道 | C52 | 0.00 | 0.00 | 0.00 | 0.00 | 0.00 | 0.00 | 0.00 | 0.00 | 0.00 | 0.00 | 0.00 | 0.00 | 0.00 | 0.00 | 0.00 | 0.00 | 0.00 | 0.00 | 0.00 | 0.00 |
| 子宫颈 | C53 | 0.00 | 0.00 | 0.00 | 0.00 | 0.00 | 0.00 | 0.00 | 0.00 | 0.00 | 0.00 | 0.00 | 0.00 | 0.00 | 0.00 | 0.00 | 0.00 | 0.00 | 0.00 | 0.00 | 0.00 |
| 子宫体 | C54 | 0.00 | 0.00 | 0.00 | 0.00 | 0.00 | 0.00 | 0.00 | 0.00 | 0.00 | 0.00 | 0.00 | 0.00 | 0.00 | 0.00 | 0.00 | 0.00 | 0.00 | 0.00 | 0.00 | 0.00 |
| 子宫恶性肿瘤、未注明部位 | C55 | 0.00 | 0.00 | 0.00 | 0.00 | 0.00 | 0.00 | 0.00 | 0.00 | 0.00 | 0.00 | 0.00 | 0.00 | 0.00 | 0.00 | 0.00 | 0.00 | 0.00 | 0.00 | 0.00 | 0.00 |
| 卵巢 | C56 | 0.00 | 0.00 | 0.00 | 0.00 | 0.00 | 0.00 | 0.00 | 0.00 | 0.00 | 0.00 | 0.00 | 0.00 | 0.00 | 0.00 | 0.00 | 0.00 | 0.00 | 0.00 | 0.00 | 0.00 |
| 其他和未说明的女性生殖器官恶性肿瘤 | C57 | 0.00 | 0.00 | 0.00 | 0.00 | 0.00 | 0.00 | 0.00 | 0.00 | 0.00 | 0.00 | 0.00 | 0.00 | 0.00 | 0.00 | 0.00 | 0.00 | 0.00 | 0.00 | 0.00 | 0.00 |
| 胎盘 | C58 | 0.00 | 0.00 | 0.00 | 0.00 | 0.00 | 0.00 | 0.00 | 0.00 | 0.00 | 0.00 | 0.00 | 0.00 | 0.00 | 0.00 | 0.00 | 0.00 | 0.00 | 0.00 | 0.00 | 0.00 |
| 阴茎 | C60 | 0.00 | 0.00 | 0.00 | 0.00 | 0.00 | 0.00 | 0.00 | 0.00 | 0.00 | 0.00 | 0.00 | 33.04 | 0.00 | 0.00 | 0.00 | 0.00 | 0.00 | 0.00 | 0.00 | 1.73 |
| 前列腺 | C61 | 0.00 | 0.00 | 0.00 | 0.00 | 0.00 | 0.00 | 0.00 | 0.00 | 0.00 | 0.00 | 0.00 | 0.00 | 0.00 | 0.00 | 130.93 | 166.04 | 137.08 | 0.00 | 0.00 | 8.66 |
| 睾丸 | C62 | 0.00 | 0.00 | 0.00 | 0.00 | 0.00 | 0.00 | 0.00 | 0.00 | 0.00 | 0.00 | 0.00 | 0.00 | 0.00 | 0.00 | 0.00 | 0.00 | 0.00 | 0.00 | 0.00 | 0.00 |
| 其他和未说明的男性生殖器官恶性肿瘤 | C63 | 0.00 | 0.00 | 0.00 | 0.00 | 0.00 | 0.00 | 0.00 | 0.00 | 0.00 | 0.00 | 0.00 | 0.00 | 0.00 | 0.00 | 0.00 | 0.00 | 0.00 | 0.00 | 0.00 | 0.00 |
| 肾脏 | C64 | 0.00 | 0.00 | 0.00 | 0.00 | 0.00 | 0.00 | 0.00 | 0.00 | 0.00 | 0.00 | 0.00 | 0.00 | 0.00 | 57.55 | 0.00 | 0.00 | 0.00 | 0.00 | 0.00 | 1.73 |
| 肾盂、肾盏 | C65 | 0.00 | 0.00 | 0.00 | 0.00 | 0.00 | 0.00 | 0.00 | 0.00 | 0.00 | 0.00 | 0.00 | 0.00 | 56.52 | 0.00 | 65.46 | 0.00 | 0.00 | 0.00 | 0.00 | 3.47 |

（续上表）

| 部位或病种 | ICD—10 | 0～ | 1～ | 5～ | 10～ | 15～ | 20～ | 25～ | 30～ | 35～ | 40～ | 45～ | 50～ | 55～ | 60～ | 65～ | 70～ | 75～ | 80～ | 85＋ | 合计 |
|---|---|---|---|---|---|---|---|---|---|---|---|---|---|---|---|---|---|---|---|---|---|
| 输尿管 | C66 | 0.00 | 0.00 | 0.00 | 0.00 | 0.00 | 0.00 | 0.00 | 0.00 | 0.00 | 0.00 | 0.00 | 0.00 | 0.00 | 0.00 | 0.00 | 0.00 | 0.00 | 0.00 | 0.00 | 0.00 |
| 膀胱 | C67 | 0.00 | 0.00 | 0.00 | 0.00 | 0.00 | 0.00 | 0.00 | 0.00 | 0.00 | 0.00 | 0.00 | 0.00 | 56.52 | 0.00 | 65.46 | 0.00 | 274.16 | 276.15 | 0.00 | 8.66 |
| 其他和未说明的泌尿器官 | C68 | 0.00 | 0.00 | 0.00 | 0.00 | 0.00 | 0.00 | 0.00 | 0.00 | 0.00 | 0.00 | 0.00 | 0.00 | 0.00 | 0.00 | 0.00 | 0.00 | 0.00 | 0.00 | 0.00 | 0.00 |
| 眼 | C69 | 0.00 | 0.00 | 0.00 | 0.00 | 0.00 | 0.00 | 0.00 | 0.00 | 0.00 | 0.00 | 0.00 | 0.00 | 0.00 | 0.00 | 0.00 | 0.00 | 0.00 | 0.00 | 0.00 | 0.00 |
| 脑、神经系统 | C70—72、D | 0.00 | 0.00 | 19.75 | 0.00 | 0.00 | 0.00 | 0.00 | 18.64 | 0.00 | 25.28 | 0.00 | 33.04 | 0.00 | 0.00 | 0.00 | 0.00 | 0.00 | 0.00 | 0.00 | 6.93 |
| 甲状腺 | C73 | 0.00 | 0.00 | 0.00 | 0.00 | 0.00 | 0.00 | 0.00 | 18.64 | 0.00 | 0.00 | 0.00 | 66.08 | 0.00 | 0.00 | 65.46 | 0.00 | 0.00 | 0.00 | 0.00 | 6.93 |
| 肾上腺 | C74 | 0.00 | 0.00 | 0.00 | 0.00 | 0.00 | 0.00 | 0.00 | 0.00 | 0.00 | 25.28 | 0.00 | 0.00 | 0.00 | 0.00 | 0.00 | 0.00 | 0.00 | 0.00 | 0.00 | 1.73 |
| 其他内分泌腺 | C75 | 0.00 | 0.00 | 0.00 | 0.00 | 0.00 | 0.00 | 0.00 | 0.00 | 0.00 | 0.00 | 0.00 | 0.00 | 0.00 | 0.00 | 0.00 | 0.00 | 0.00 | 0.00 | 0.00 | 0.00 |
| 霍奇金氏病 | C81 | 0.00 | 0.00 | 0.00 | 0.00 | 0.00 | 0.00 | 0.00 | 0.00 | 0.00 | 0.00 | 0.00 | 0.00 | 0.00 | 0.00 | 0.00 | 0.00 | 0.00 | 0.00 | 0.00 | 0.00 |
| 非霍奇金氏病 | C82—85、C96 | 0.00 | 0.00 | 0.00 | 0.00 | 0.00 | 0.00 | 0.00 | 0.00 | 20.21 | 0.00 | 0.00 | 0.00 | 0.00 | 57.55 | 0.00 | 83.02 | 0.00 | 0.00 | 0.00 | 5.20 |
| 多发性骨髓瘤和恶性浆细胞肿瘤 | C90 | 0.00 | 0.00 | 0.00 | 0.00 | 0.00 | 0.00 | 0.00 | 0.00 | 20.21 | 0.00 | 0.00 | 0.00 | 0.00 | 0.00 | 0.00 | 0.00 | 0.00 | 0.00 | 0.00 | 1.73 |
| 淋巴细胞白血病 | C91 | 0.00 | 0.00 | 0.00 | 0.00 | 0.00 | 0.00 | 0.00 | 0.00 | 0.00 | 0.00 | 0.00 | 0.00 | 0.00 | 0.00 | 0.00 | 83.02 | 0.00 | 0.00 | 0.00 | 1.73 |
| 髓细胞性白血病 | C92 | 0.00 | 0.00 | 0.00 | 0.00 | 0.00 | 0.00 | 0.00 | 0.00 | 0.00 | 0.00 | 0.00 | 0.00 | 0.00 | 0.00 | 0.00 | 0.00 | 0.00 | 0.00 | 0.00 | 0.00 |
| 单核细胞性白血病 | C93 | 0.00 | 0.00 | 0.00 | 0.00 | 0.00 | 0.00 | 0.00 | 0.00 | 0.00 | 0.00 | 0.00 | 0.00 | 0.00 | 0.00 | 0.00 | 0.00 | 0.00 | 0.00 | 0.00 | 0.00 |
| 其他指明的白血病 | C94 | 0.00 | 0.00 | 0.00 | 0.00 | 0.00 | 0.00 | 0.00 | 0.00 | 0.00 | 0.00 | 0.00 | 0.00 | 0.00 | 0.00 | 0.00 | 0.00 | 0.00 | 0.00 | 0.00 | 0.00 |
| 未指明细胞类型的白血病 | C95 | 0.00 | 0.00 | 0.00 | 0.00 | 0.00 | 0.00 | 0.00 | 0.00 | 0.00 | 0.00 | 0.00 | 0.00 | 0.00 | 0.00 | 0.00 | 0.00 | 0.00 | 0.00 | 0.00 | 0.00 |
| 独立的多个部位的（原发性）恶性肿瘤 | C97 | 0.00 | 0.00 | 0.00 | 0.00 | 0.00 | 0.00 | 0.00 | 0.00 | 0.00 | 0.00 | 0.00 | 0.00 | 0.00 | 0.00 | 0.00 | 0.00 | 0.00 | 0.00 | 0.00 | 0.00 |
| 其他及不明部位 | C26、39、48、76—80 | 0.00 | 0.00 | 0.00 | 0.00 | 0.00 | 0.00 | 0.00 | 0.00 | 0.00 | 0.00 | 0.00 | 0.00 | 56.52 | 57.55 | 65.46 | 0.00 | 0.00 | 0.00 | 0.00 | 5.20 |
| 除 C44 合计 | | 0.00 | 0.00 | 19.75 | 0.00 | 0.00 | 0.00 | 19.96 | 74.56 | 121.28 | 227.52 | 194.59 | 396.50 | 508.71 | 863.25 | 1178.35 | 1577.38 | 2056.20 | 552.29 | 2190.65 | 213.10 |
| 合计 | | 0.00 | 0.00 | 19.75 | 0.00 | 0.00 | 0.00 | 19.96 | 74.56 | 121.28 | 227.52 | 194.59 | 396.50 | 508.71 | 920.80 | 1243.81 | 1577.38 | 2056.20 | 828.44 | 2738.31 | 220.03 |

**表 95　中山市南区 2000—2004 年女性恶性肿瘤年龄别发病率（1/10$^5$）**

| 部位或病种 | ICD—10 | 0～ | 1～ | 5～ | 10～ | 15～ | 20～ | 25～ | 30～ | 35～ | 40～ | 45～ | 50～ | 55～ | 60～ | 65～ | 70～ | 75～ | 80～ | 85＋ | 合计 |
|---|---|---|---|---|---|---|---|---|---|---|---|---|---|---|---|---|---|---|---|---|---|
| 唇 | C00 | 0.00 | 0.00 | 0.00 | 0.00 | 0.00 | 0.00 | 0.00 | 0.00 | 0.00 | 0.00 | 0.00 | 0.00 | 0.00 | 0.00 | 0.00 | 0.00 | 0.00 | 0.00 | 0.00 | 0.00 |
| 舌 | C01—02 | 0.00 | 0.00 | 0.00 | 0.00 | 0.00 | 0.00 | 0.00 | 0.00 | 0.00 | 0.00 | 0.00 | 0.00 | 0.00 | 0.00 | 66.89 | 0.00 | 0.00 | 0.00 | 0.00 | 1.87 |
| 口 | C03—06 | 0.00 | 0.00 | 0.00 | 0.00 | 0.00 | 0.00 | 0.00 | 0.00 | 0.00 | 0.00 | 0.00 | 0.00 | 0.00 | 0.00 | 0.00 | 0.00 | 0.00 | 0.00 | 0.00 | 0.00 |
| 唾液腺 | C07—08 | 0.00 | 0.00 | 0.00 | 0.00 | 0.00 | 0.00 | 0.00 | 0.00 | 0.00 | 0.00 | 0.00 | 0.00 | 0.00 | 0.00 | 0.00 | 0.00 | 0.00 | 0.00 | 0.00 | 0.00 |
| 扁桃腺 | C09 | 0.00 | 0.00 | 0.00 | 0.00 | 0.00 | 0.00 | 0.00 | 0.00 | 0.00 | 0.00 | 0.00 | 0.00 | 0.00 | 0.00 | 0.00 | 0.00 | 0.00 | 0.00 | 0.00 | 0.00 |
| 其他口咽部 | C10 | 0.00 | 0.00 | 0.00 | 0.00 | 0.00 | 0.00 | 0.00 | 0.00 | 0.00 | 0.00 | 0.00 | 0.00 | 0.00 | 0.00 | 0.00 | 0.00 | 0.00 | 0.00 | 0.00 | 0.00 |
| 鼻咽部 | C11 | 0.00 | 0.00 | 0.00 | 0.00 | 0.00 | 27.06 | 0.00 | 0.00 | 21.64 | 0.00 | 0.00 | 71.17 | 0.00 | 0.00 | 0.00 | 0.00 | 0.00 | 0.00 | 0.00 | 7.47 |
| 喉咽部 | C12—13 | 0.00 | 0.00 | 0.00 | 0.00 | 0.00 | 0.00 | 0.00 | 0.00 | 0.00 | 0.00 | 0.00 | 0.00 | 0.00 | 0.00 | 0.00 | 0.00 | 0.00 | 0.00 | 0.00 | 0.00 |
| 唇，口腔和咽的其他部位和具体部位不明 | C14 | 0.00 | 0.00 | 0.00 | 0.00 | 0.00 | 0.00 | 0.00 | 0.00 | 0.00 | 0.00 | 0.00 | 0.00 | 0.00 | 0.00 | 0.00 | 0.00 | 0.00 | 0.00 | 0.00 | 0.00 |
| 食管 | C15 | 0.00 | 0.00 | 0.00 | 0.00 | 0.00 | 0.00 | 0.00 | 0.00 | 0.00 | 0.00 | 0.00 | 0.00 | 0.00 | 63.69 | 0.00 | 0.00 | 0.00 | 0.00 | 0.00 | 1.87 |
| 胃 | C16 | 0.00 | 0.00 | 0.00 | 0.00 | 0.00 | 0.00 | 0.00 | 0.00 | 21.64 | 0.00 | 0.00 | 0.00 | 0.00 | 0.00 | 0.00 | 78.02 | 0.00 | 0.00 | 0.00 | 3.74 |
| 小肠 | C17 | 0.00 | 0.00 | 0.00 | 0.00 | 0.00 | 0.00 | 0.00 | 0.00 | 0.00 | 0.00 | 0.00 | 0.00 | 0.00 | 0.00 | 0.00 | 0.00 | 0.00 | 0.00 | 0.00 | 0.00 |
| 结肠 | C18 | 0.00 | 0.00 | 0.00 | 0.00 | 0.00 | 0.00 | 0.00 | 0.00 | 0.00 | 28.12 | 0.00 | 35.59 | 0.00 | 63.69 | 0.00 | 0.00 | 0.00 | 0.00 | 0.00 | 5.60 |
| 直肠和乙状结肠连接处 | C19—20 | 0.00 | 0.00 | 0.00 | 0.00 | 0.00 | 0.00 | 0.00 | 18.74 | 0.00 | 0.00 | 26.57 | 0.00 | 0.00 | 0.00 | 0.00 | 0.00 | 0.00 | 0.00 | 0.00 | 3.74 |
| 肛门 | C21 | 0.00 | 0.00 | 0.00 | 0.00 | 0.00 | 0.00 | 0.00 | 0.00 | 0.00 | 0.00 | 0.00 | 0.00 | 0.00 | 0.00 | 0.00 | 0.00 | 0.00 | 0.00 | 0.00 | 0.00 |
| 肝脏和肝内胆管 | C22 | 0.00 | 0.00 | 0.00 | 0.00 | 0.00 | 0.00 | 0.00 | 0.00 | 0.00 | 0.00 | 0.00 | 35.59 | 0.00 | 0.00 | 0.00 | 0.00 | 0.00 | 342.56 | 237.84 | 7.47 |
| 胆囊 | C23 | 0.00 | 0.00 | 0.00 | 0.00 | 0.00 | 0.00 | 0.00 | 0.00 | 0.00 | 0.00 | 0.00 | 0.00 | 0.00 | 0.00 | 0.00 | 0.00 | 0.00 | 0.00 | 237.84 | 1.87 |
| 肝外胆管 | C24 | 0.00 | 0.00 | 0.00 | 0.00 | 0.00 | 0.00 | 0.00 | 0.00 | 0.00 | 0.00 | 0.00 | 0.00 | 0.00 | 63.69 | 0.00 | 0.00 | 0.00 | 0.00 | 0.00 | 1.87 |
| 胰腺 | C25 | 0.00 | 0.00 | 0.00 | 0.00 | 0.00 | 0.00 | 0.00 | 0.00 | 0.00 | 0.00 | 0.00 | 0.00 | 0.00 | 63.69 | 0.00 | 0.00 | 0.00 | 0.00 | 0.00 | 1.87 |
| 鼻腔、中耳和副鼻窦 | C30—31 | 0.00 | 0.00 | 0.00 | 0.00 | 0.00 | 0.00 | 0.00 | 0.00 | 0.00 | 0.00 | 0.00 | 0.00 | 0.00 | 0.00 | 0.00 | 0.00 | 0.00 | 0.00 | 0.00 | 0.00 |
| 喉 | C32 | 0.00 | 0.00 | 0.00 | 0.00 | 0.00 | 0.00 | 0.00 | 0.00 | 0.00 | 0.00 | 0.00 | 0.00 | 0.00 | 0.00 | 0.00 | 0.00 | 0.00 | 0.00 | 0.00 | 0.00 |
| 气管、支气管和肺 | C33—34 | 0.00 | 0.00 | 0.00 | 0.00 | 0.00 | 0.00 | 0.00 | 0.00 | 0.00 | 0.00 | 26.57 | 35.59 | 242.32 | 0.00 | 200.66 | 78.02 | 100.37 | 0.00 | 0.00 | 20.55 |

（续上表）

| 部位或病种 | ICD—10 | 0～ | 1～ | 5～ | 10～ | 15～ | 20～ | 25～ | 30～ | 35～ | 40～ | 45～ | 50～ | 55～ | 60～ | 65～ | 70～ | 75～ | 80～ | 85+ | 合计 |
|---|---|---|---|---|---|---|---|---|---|---|---|---|---|---|---|---|---|---|---|---|---|
| 其他呼吸器官 | C37—38 | 0.00 | 0.00 | 0.00 | 0.00 | 0.00 | 27.06 | 0.00 | 0.00 | 0.00 | 0.00 | 0.00 | 0.00 | 0.00 | 0.00 | 0.00 | 0.00 | 0.00 | 0.00 | 0.00 | 1.87 |
| 骨和关节软骨 | C40—41 | 0.00 | 0.00 | 0.00 | 0.00 | 0.00 | 0.00 | 0.00 | 0.00 | 0.00 | 0.00 | 0.00 | 35.59 | 0.00 | 0.00 | 0.00 | 0.00 | 0.00 | 0.00 | 0.00 | 1.87 |
| 皮肤恶性黑色素瘤 | C43 | 0.00 | 0.00 | 0.00 | 0.00 | 0.00 | 0.00 | 0.00 | 0.00 | 0.00 | 0.00 | 0.00 | 0.00 | 0.00 | 0.00 | 0.00 | 0.00 | 0.00 | 0.00 | 0.00 | 0.00 |
| 皮肤其他恶性肿瘤 | C44 | 0.00 | 0.00 | 0.00 | 0.00 | 0.00 | 0.00 | 0.00 | 18.74 | 0.00 | 0.00 | 0.00 | 0.00 | 0.00 | 0.00 | 0.00 | 0.00 | 0.00 | 0.00 | 0.00 | 1.87 |
| 间皮瘤 | C45 | 0.00 | 0.00 | 0.00 | 0.00 | 0.00 | 0.00 | 0.00 | 0.00 | 0.00 | 0.00 | 0.00 | 0.00 | 0.00 | 0.00 | 0.00 | 0.00 | 0.00 | 0.00 | 0.00 | 0.00 |
| kaposi 氏肉瘤 | C46 | 0.00 | 0.00 | 0.00 | 0.00 | 0.00 | 0.00 | 0.00 | 0.00 | 0.00 | 0.00 | 0.00 | 0.00 | 0.00 | 0.00 | 0.00 | 0.00 | 0.00 | 0.00 | 0.00 | 0.00 |
| 结缔组织和其他软组织 | C47、49 | 164.17 | 0.00 | 0.00 | 0.00 | 0.00 | 0.00 | 0.00 | 0.00 | 0.00 | 0.00 | 0.00 | 0.00 | 0.00 | 0.00 | 0.00 | 0.00 | 0.00 | 0.00 | 0.00 | 1.87 |
| 乳房 | C50 | 0.00 | 0.00 | 0.00 | 0.00 | 0.00 | 0.00 | 0.00 | 18.74 | 21.64 | 112.49 | 106.27 | 71.17 | 302.90 | 127.38 | 0.00 | 0.00 | 0.00 | 0.00 | 0.00 | 35.50 |
| 外阴 | C51 | 0.00 | 0.00 | 0.00 | 0.00 | 0.00 | 0.00 | 0.00 | 0.00 | 0.00 | 0.00 | 0.00 | 0.00 | 0.00 | 0.00 | 0.00 | 78.02 | 0.00 | 0.00 | 0.00 | 1.87 |
| 阴道 | C52 | 0.00 | 0.00 | 0.00 | 0.00 | 0.00 | 0.00 | 0.00 | 0.00 | 0.00 | 0.00 | 0.00 | 0.00 | 0.00 | 0.00 | 0.00 | 0.00 | 0.00 | 0.00 | 0.00 | 0.00 |
| 子宫颈 | C53 | 0.00 | 0.00 | 0.00 | 0.00 | 0.00 | 0.00 | 0.00 | 18.74 | 21.64 | 28.12 | 26.57 | 35.59 | 0.00 | 0.00 | 0.00 | 0.00 | 0.00 | 0.00 | 0.00 | 9.34 |
| 子宫体 | C54 | 0.00 | 0.00 | 0.00 | 0.00 | 0.00 | 0.00 | 0.00 | 0.00 | 0.00 | 0.00 | 26.57 | 106.76 | 0.00 | 0.00 | 0.00 | 0.00 | 0.00 | 0.00 | 0.00 | 7.47 |
| 子宫恶性肿瘤、未注明部位 | C55 | 0.00 | 0.00 | 0.00 | 0.00 | 0.00 | 0.00 | 0.00 | 0.00 | 0.00 | 0.00 | 0.00 | 0.00 | 0.00 | 0.00 | 0.00 | 0.00 | 0.00 | 0.00 | 0.00 | 0.00 |
| 卵巢 | C56 | 0.00 | 0.00 | 0.00 | 0.00 | 0.00 | 0.00 | 0.00 | 0.00 | 0.00 | 0.00 | 53.13 | 0.00 | 0.00 | 0.00 | 0.00 | 0.00 | 0.00 | 0.00 | 237.84 | 5.60 |
| 其他和未说明的女性生殖器官恶性肿瘤 | C57 | 0.00 | 0.00 | 0.00 | 0.00 | 0.00 | 0.00 | 0.00 | 0.00 | 0.00 | 0.00 | 0.00 | 0.00 | 0.00 | 0.00 | 0.00 | 0.00 | 0.00 | 0.00 | 0.00 | 0.00 |
| 胎盘 | C58 | 0.00 | 0.00 | 0.00 | 0.00 | 0.00 | 0.00 | 0.00 | 0.00 | 0.00 | 0.00 | 0.00 | 0.00 | 0.00 | 0.00 | 0.00 | 0.00 | 0.00 | 0.00 | 0.00 | 0.00 |
| 阴茎 | C60 | 0.00 | 0.00 | 0.00 | 0.00 | 0.00 | 0.00 | 0.00 | 0.00 | 0.00 | 0.00 | 0.00 | 0.00 | 0.00 | 0.00 | 0.00 | 0.00 | 0.00 | 0.00 | 0.00 | 0.00 |
| 前列腺 | C61 | 0.00 | 0.00 | 0.00 | 0.00 | 0.00 | 0.00 | 0.00 | 0.00 | 0.00 | 0.00 | 0.00 | 0.00 | 0.00 | 0.00 | 0.00 | 0.00 | 0.00 | 0.00 | 0.00 | 0.00 |
| 睾丸 | C62 | 0.00 | 0.00 | 0.00 | 0.00 | 0.00 | 0.00 | 0.00 | 0.00 | 0.00 | 0.00 | 0.00 | 0.00 | 0.00 | 0.00 | 0.00 | 0.00 | 0.00 | 0.00 | 0.00 | 0.00 |
| 其他和未说明的男性生殖器官恶性肿瘤 | C63 | 0.00 | 0.00 | 0.00 | 0.00 | 0.00 | 0.00 | 0.00 | 0.00 | 0.00 | 0.00 | 0.00 | 0.00 | 0.00 | 0.00 | 0.00 | 0.00 | 0.00 | 0.00 | 0.00 | 0.00 |
| 肾脏 | C64 | 0.00 | 0.00 | 0.00 | 0.00 | 0.00 | 0.00 | 0.00 | 0.00 | 0.00 | 0.00 | 26.57 | 0.00 | 0.00 | 0.00 | 0.00 | 0.00 | 0.00 | 0.00 | 0.00 | 1.87 |
| 肾盂、肾盏 | C65 | 0.00 | 0.00 | 0.00 | 0.00 | 0.00 | 0.00 | 0.00 | 0.00 | 0.00 | 0.00 | 0.00 | 0.00 | 0.00 | 0.00 | 0.00 | 0.00 | 0.00 | 0.00 | 0.00 | 0.00 |

（续上表）

| 部位或病种 | ICD—10 | 0～ | 1～ | 5～ | 10～ | 15～ | 20～ | 25～ | 30～ | 35～ | 40～ | 45～ | 50～ | 55～ | 60～ | 65～ | 70～ | 75～ | 80～ | 85＋ | 合计 |
|---|---|---|---|---|---|---|---|---|---|---|---|---|---|---|---|---|---|---|---|---|---|
| 输尿管 | C66 | 0.00 | 0.00 | 0.00 | 0.00 | 0.00 | 0.00 | 0.00 | 0.00 | 0.00 | 0.00 | 0.00 | 0.00 | 0.00 | 0.00 | 0.00 | 0.00 | 0.00 | 0.00 | 0.00 | 0.00 |
| 膀胱 | C67 | 0.00 | 0.00 | 0.00 | 0.00 | 0.00 | 0.00 | 0.00 | 0.00 | 0.00 | 0.00 | 0.00 | 71.17 | 0.00 | 0.00 | 0.00 | 0.00 | 0.00 | 0.00 | 0.00 | 3.74 |
| 其他和未说明的泌尿器官 | C68 | 0.00 | 0.00 | 0.00 | 0.00 | 0.00 | 0.00 | 0.00 | 0.00 | 0.00 | 0.00 | 0.00 | 0.00 | 0.00 | 0.00 | 0.00 | 0.00 | 0.00 | 0.00 | 0.00 | 0.00 |
| 眼 | C69 | 0.00 | 0.00 | 0.00 | 0.00 | 0.00 | 0.00 | 0.00 | 0.00 | 0.00 | 0.00 | 0.00 | 0.00 | 0.00 | 0.00 | 0.00 | 0.00 | 0.00 | 0.00 | 0.00 | 0.00 |
| 脑、神经系统 | C70－72、D | 0.00 | 0.00 | 0.00 | 0.00 | 0.00 | 0.00 | 0.00 | 0.00 | 0.00 | 0.00 | 0.00 | 0.00 | 0.00 | 0.00 | 66.89 | 0.00 | 0.00 | 0.00 | 0.00 | 1.87 |
| 甲状腺 | C73 | 0.00 | 0.00 | 0.00 | 0.00 | 0.00 | 0.00 | 19.96 | 0.00 | 0.00 | 28.12 | 26.57 | 0.00 | 0.00 | 0.00 | 0.00 | 0.00 | 0.00 | 0.00 | 0.00 | 5.60 |
| 肾上腺 | C74 | 0.00 | 0.00 | 0.00 | 0.00 | 0.00 | 0.00 | 19.96 | 0.00 | 0.00 | 0.00 | 0.00 | 0.00 | 0.00 | 0.00 | 0.00 | 0.00 | 0.00 | 0.00 | 0.00 | 1.87 |
| 其他内分泌腺 | C75 | 0.00 | 0.00 | 0.00 | 0.00 | 0.00 | 0.00 | 0.00 | 0.00 | 0.00 | 0.00 | 0.00 | 0.00 | 0.00 | 0.00 | 0.00 | 0.00 | 0.00 | 171.28 | 0.00 | 1.87 |
| 霍奇金氏病 | C81 | 0.00 | 0.00 | 0.00 | 0.00 | 0.00 | 27.06 | 0.00 | 0.00 | 0.00 | 0.00 | 0.00 | 0.00 | 0.00 | 0.00 | 0.00 | 0.00 | 0.00 | 0.00 | 0.00 | 1.87 |
| 非霍奇金氏病 | C82—85、C96 | 0.00 | 0.00 | 0.00 | 0.00 | 0.00 | 0.00 | 19.96 | 0.00 | 21.64 | 0.00 | 0.00 | 0.00 | 0.00 | 63.69 | 66.89 | 0.00 | 0.00 | 0.00 | 0.00 | 7.47 |
| 多发性骨髓瘤和恶性浆细胞肿瘤 | C90 | 0.00 | 0.00 | 0.00 | 0.00 | 0.00 | 0.00 | 0.00 | 0.00 | 0.00 | 0.00 | 0.00 | 0.00 | 0.00 | 0.00 | 0.00 | 0.00 | 0.00 | 0.00 | 0.00 | 0.00 |
| 淋巴细胞白血病 | C91 | 0.00 | 0.00 | 0.00 | 0.00 | 0.00 | 0.00 | 0.00 | 0.00 | 0.00 | 0.00 | 0.00 | 0.00 | 0.00 | 0.00 | 0.00 | 0.00 | 0.00 | 0.00 | 0.00 | 0.00 |
| 髓细胞性白血病 | C92 | 0.00 | 0.00 | 0.00 | 0.00 | 0.00 | 0.00 | 0.00 | 0.00 | 0.00 | 0.00 | 0.00 | 0.00 | 0.00 | 0.00 | 0.00 | 0.00 | 0.00 | 0.00 | 0.00 | 0.00 |
| 单核细胞性白血病 | C93 | 0.00 | 0.00 | 0.00 | 0.00 | 0.00 | 0.00 | 0.00 | 0.00 | 0.00 | 0.00 | 0.00 | 0.00 | 0.00 | 0.00 | 0.00 | 0.00 | 0.00 | 0.00 | 0.00 | 0.00 |
| 其他指明的白血病 | C94 | 0.00 | 0.00 | 0.00 | 0.00 | 0.00 | 0.00 | 0.00 | 0.00 | 0.00 | 0.00 | 0.00 | 0.00 | 0.00 | 0.00 | 0.00 | 0.00 | 0.00 | 0.00 | 0.00 | 0.00 |
| 未指明细胞类型的白血病 | C95 | 0.00 | 0.00 | 0.00 | 0.00 | 0.00 | 0.00 | 0.00 | 0.00 | 0.00 | 0.00 | 0.00 | 0.00 | 0.00 | 0.00 | 0.00 | 0.00 | 0.00 | 0.00 | 0.00 | 0.00 |
| 独立的多个部位的（原发性）恶性肿瘤 | C97 | 0.00 | 0.00 | 0.00 | 0.00 | 0.00 | 0.00 | 0.00 | 0.00 | 0.00 | 0.00 | 0.00 | 0.00 | 0.00 | 0.00 | 0.00 | 0.00 | 0.00 | 0.00 | 0.00 | 0.00 |
| 其他及不明部位 | C26、39、48、76—80 | 0.00 | 0.00 | 0.00 | 0.00 | 0.00 | 0.00 | 0.00 | 0.00 | 0.00 | 0.00 | 0.00 | 35.59 | 0.00 | 0.00 | 0.00 | 0.00 | 0.00 | 0.00 | 0.00 | 1.87 |
| 除 C44 合计 |  | 164.17 | 0.00 | 0.00 | 0.00 | 0.00 | 81.18 | 59.89 | 56.23 | 108.22 | 196.86 | 318.80 | 533.80 | 545.22 | 445.84 | 401.33 | 234.06 | 100.37 | 513.84 | 713.53 | 151.33 |
| 合计 |  | 164.17 | 0.00 | 0.00 | 0.00 | 0.00 | 81.18 | 59.89 | 74.97 | 108.22 | 196.86 | 318.80 | 533.80 | 545.22 | 445.84 | 401.33 | 234.06 | 100.37 | 513.84 | 713.53 | 153.20 |

表 96　中山市南区 2000—2004 年男女合计恶性肿瘤年龄别发病率（$1/10^5$）

| 部位或病种 | ICD—10 | 0～ | 1～ | 5～ | 10～ | 15～ | 20～ | 25～ | 30～ | 35～ | 40～ | 45～ | 50～ | 55～ | 60～ | 65～ | 70～ | 75～ | 80～ | 85＋ | 合计 |
|---|---|---|---|---|---|---|---|---|---|---|---|---|---|---|---|---|---|---|---|---|---|
| 唇 | C00 | 0.00 | 0.00 | 0.00 | 0.00 | 0.00 | 0.00 | 0.00 | 0.00 | 0.00 | 0.00 | 0.00 | 0.00 | 0.00 | 0.00 | 0.00 | 0.00 | 0.00 | 0.00 | 0.00 | 0.00 |
| 舌 | C01—02 | 0.00 | 0.00 | 0.00 | 0.00 | 0.00 | 0.00 | 0.00 | 0.00 | 10.45 | 0.00 | 0.00 | 17.13 | 0.00 | 0.00 | 33.05 | 0.00 | 0.00 | 0.00 | 0.00 | 2.70 |
| 口 | C03—06 | 0.00 | 0.00 | 0.00 | 0.00 | 0.00 | 0.00 | 0.00 | 0.00 | 0.00 | 0.00 | 0.00 | 0.00 | 0.00 | 0.00 | 0.00 | 0.00 | 0.00 | 0.00 | 0.00 | 0.00 |
| 唾液腺 | C07—08 | 0.00 | 0.00 | 0.00 | 0.00 | 0.00 | 0.00 | 0.00 | 0.00 | 0.00 | 0.00 | 12.70 | 0.00 | 0.00 | 30.25 | 0.00 | 0.00 | 0.00 | 0.00 | 0.00 | 1.80 |
| 扁桃腺 | C09 | 0.00 | 0.00 | 0.00 | 0.00 | 0.00 | 0.00 | 0.00 | 0.00 | 0.00 | 0.00 | 0.00 | 0.00 | 0.00 | 0.00 | 0.00 | 0.00 | 0.00 | 0.00 | 0.00 | 0.00 |
| 其他口咽部 | C10 | 0.00 | 0.00 | 0.00 | 0.00 | 0.00 | 0.00 | 0.00 | 0.00 | 0.00 | 0.00 | 0.00 | 0.00 | 0.00 | 0.00 | 0.00 | 0.00 | 0.00 | 0.00 | 0.00 | 0.00 |
| 鼻咽部 | C11 | 0.00 | 0.00 | 0.00 | 0.00 | 0.00 | 13.14 | 0.00 | 9.33 | 31.35 | 26.64 | 0.00 | 51.40 | 0.00 | 0.00 | 0.00 | 40.12 | 57.54 | 0.00 | 0.00 | 10.79 |
| 喉咽部 | C12—13 | 0.00 | 0.00 | 0.00 | 0.00 | 0.00 | 0.00 | 0.00 | 0.00 | 0.00 | 0.00 | 0.00 | 0.00 | 0.00 | 0.00 | 0.00 | 0.00 | 0.00 | 0.00 | 0.00 | 0.00 |
| 唇，口腔和咽的其他部位和具体部位不明 | C14 | 0.00 | 0.00 | 0.00 | 0.00 | 0.00 | 0.00 | 0.00 | 0.00 | 0.00 | 0.00 | 0.00 | 0.00 | 0.00 | 0.00 | 0.00 | 0.00 | 0.00 | 0.00 | 0.00 | 0.00 |
| 食管 | C15 | 0.00 | 0.00 | 0.00 | 0.00 | 0.00 | 0.00 | 0.00 | 0.00 | 0.00 | 0.00 | 12.70 | 0.00 | 0.00 | 30.25 | 0.00 | 40.12 | 0.00 | 104.67 | 163.25 | 4.49 |
| 胃 | C16 | 0.00 | 0.00 | 0.00 | 0.00 | 0.00 | 0.00 | 0.00 | 0.00 | 10.45 | 0.00 | 0.00 | 34.27 | 0.00 | 0.00 | 99.15 | 40.12 | 0.00 | 0.00 | 0.00 | 6.29 |
| 小肠 | C17 | 0.00 | 0.00 | 0.00 | 0.00 | 0.00 | 0.00 | 0.00 | 0.00 | 0.00 | 0.00 | 0.00 | 0.00 | 0.00 | 0.00 | 0.00 | 0.00 | 0.00 | 0.00 | 0.00 | 0.00 |
| 结肠 | C18 | 0.00 | 0.00 | 0.00 | 0.00 | 0.00 | 0.00 | 0.00 | 0.00 | 0.00 | 13.32 | 0.00 | 17.13 | 0.00 | 90.74 | 33.05 | 0.00 | 57.54 | 0.00 | 0.00 | 6.29 |
| 直肠和乙状结肠连接处 | C19—20 | 0.00 | 0.00 | 0.00 | 0.00 | 0.00 | 0.00 | 0.00 | 9.33 | 0.00 | 0.00 | 38.10 | 0.00 | 29.24 | 30.25 | 33.05 | 0.00 | 57.54 | 0.00 | 0.00 | 7.19 |
| 肛门 | C21 | 0.00 | 0.00 | 0.00 | 0.00 | 0.00 | 0.00 | 0.00 | 0.00 | 0.00 | 0.00 | 0.00 | 0.00 | 0.00 | 0.00 | 0.00 | 0.00 | 0.00 | 0.00 | 0.00 | 0.00 |
| 肝脏和肝内胆管 | C22 | 0.00 | 0.00 | 0.00 | 0.00 | 0.00 | 0.00 | 9.97 | 0.00 | 10.45 | 13.32 | 12.70 | 34.27 | 87.71 | 30.25 | 0.00 | 120.36 | 57.54 | 209.34 | 163.25 | 15.28 |
| 胆囊 | C23 | 0.00 | 0.00 | 0.00 | 0.00 | 0.00 | 0.00 | 0.00 | 0.00 | 0.00 | 0.00 | 0.00 | 0.00 | 0.00 | 0.00 | 0.00 | 40.12 | 0.00 | 0.00 | 163.25 | 1.80 |
| 肝外胆管 | C24 | 0.00 | 0.00 | 0.00 | 0.00 | 0.00 | 0.00 | 0.00 | 0.00 | 0.00 | 0.00 | 0.00 | 0.00 | 0.00 | 30.25 | 0.00 | 40.12 | 0.00 | 0.00 | 163.25 | 2.70 |
| 胰腺 | C25 | 0.00 | 0.00 | 0.00 | 0.00 | 0.00 | 0.00 | 0.00 | 0.00 | 0.00 | 0.00 | 0.00 | 0.00 | 0.00 | 30.25 | 0.00 | 40.12 | 57.54 | 0.00 | 0.00 | 2.70 |
| 鼻腔、中耳和副鼻窦 | C30—31 | 0.00 | 0.00 | 0.00 | 0.00 | 0.00 | 0.00 | 0.00 | 0.00 | 0.00 | 0.00 | 0.00 | 0.00 | 0.00 | 0.00 | 0.00 | 0.00 | 0.00 | 0.00 | 0.00 | 0.00 |
| 喉 | C32 | 0.00 | 0.00 | 0.00 | 0.00 | 0.00 | 0.00 | 0.00 | 0.00 | 0.00 | 0.00 | 0.00 | 0.00 | 0.00 | 30.25 | 33.05 | 80.24 | 115.08 | 0.00 | 0.00 | 5.39 |
| 气管、支气管和肺 | C33—34 | 0.00 | 0.00 | 0.00 | 0.00 | 0.00 | 0.00 | 0.00 | 9.33 | 0.00 | 39.96 | 50.80 | 68.53 | 175.42 | 181.48 | 297.46 | 240.72 | 287.70 | 0.00 | 163.25 | 40.45 |

（续上表）

| 部位或病种 | ICD—10 | 0～ | 1～ | 5～ | 10～ | 15～ | 20～ | 25～ | 30～ | 35～ | 40～ | 45～ | 50～ | 55～ | 60～ | 65～ | 70～ | 75～ | 80～ | 85＋ | 合计 |
|---|---|---|---|---|---|---|---|---|---|---|---|---|---|---|---|---|---|---|---|---|---|
| 其他呼吸器官 | C37－38 | 0.00 | 0.00 | 0.00 | 0.00 | 0.00 | 13.14 | 0.00 | 0.00 | 0.00 | 13.32 | 0.00 | 0.00 | 0.00 | 0.00 | 0.00 | 0.00 | 0.00 | 0.00 | 0.00 | 1.80 |
| 骨和关节软骨 | C40－41 | 0.00 | 0.00 | 0.00 | 0.00 | 0.00 | 0.00 | 0.00 | 0.00 | 0.00 | 0.00 | 0.00 | 17.13 | 0.00 | 0.00 | 0.00 | 0.00 | 0.00 | 0.00 | 0.00 | 0.90 |
| 皮肤恶性黑色素瘤 | C43 | 0.00 | 0.00 | 0.00 | 0.00 | 0.00 | 0.00 | 0.00 | 0.00 | 0.00 | 0.00 | 0.00 | 0.00 | 0.00 | 0.00 | 0.00 | 0.00 | 0.00 | 0.00 | 163.25 | 0.90 |
| 皮肤其他恶性肿瘤 | C44 | 0.00 | 0.00 | 0.00 | 0.00 | 0.00 | 0.00 | 0.00 | 9.33 | 0.00 | 0.00 | 0.00 | 0.00 | 0.00 | 30.25 | 33.05 | 0.00 | 0.00 | 104.67 | 163.25 | 4.49 |
| 间皮瘤 | C45 | 0.00 | 0.00 | 0.00 | 0.00 | 0.00 | 0.00 | 0.00 | 0.00 | 0.00 | 0.00 | 0.00 | 0.00 | 0.00 | 0.00 | 0.00 | 0.00 | 0.00 | 0.00 | 0.00 | 0.00 |
| kaposi 氏肉瘤 | C46 | 0.00 | 0.00 | 0.00 | 0.00 | 0.00 | 0.00 | 0.00 | 0.00 | 0.00 | 0.00 | 0.00 | 0.00 | 0.00 | 0.00 | 0.00 | 0.00 | 0.00 | 0.00 | 0.00 | 0.00 |
| 结缔组织和其他软组织 | C47、49 | 71.99 | 0.00 | 0.00 | 0.00 | 0.00 | 0.00 | 0.00 | 0.00 | 0.00 | 0.00 | 0.00 | 0.00 | 0.00 | 0.00 | 0.00 | 0.00 | 57.54 | 0.00 | 0.00 | 1.80 |
| 乳房 | C50 | 0.00 | 0.00 | 0.00 | 0.00 | 0.00 | 0.00 | 0.00 | 9.33 | 10.45 | 53.28 | 50.80 | 34.27 | 146.19 | 60.49 | 0.00 | 0.00 | 0.00 | 0.00 | 0.00 | 17.08 |
| 外阴 | C51 | 0.00 | 0.00 | 0.00 | 0.00 | 0.00 | 0.00 | 0.00 | 0.00 | 0.00 | 0.00 | 0.00 | 0.00 | 0.00 | 0.00 | 0.00 | 40.12 | 0.00 | 0.00 | 0.00 | 0.90 |
| 阴道 | C52 | 0.00 | 0.00 | 0.00 | 0.00 | 0.00 | 0.00 | 0.00 | 0.00 | 0.00 | 0.00 | 0.00 | 0.00 | 0.00 | 0.00 | 0.00 | 0.00 | 0.00 | 0.00 | 0.00 | 0.00 |
| 子宫颈 | C53 | 0.00 | 0.00 | 0.00 | 0.00 | 0.00 | 0.00 | 0.00 | 9.33 | 10.45 | 13.32 | 12.70 | 17.13 | 0.00 | 0.00 | 0.00 | 0.00 | 0.00 | 0.00 | 0.00 | 4.49 |
| 子宫体 | C54 | 0.00 | 0.00 | 0.00 | 0.00 | 0.00 | 0.00 | 0.00 | 0.00 | 0.00 | 0.00 | 12.70 | 51.40 | 0.00 | 0.00 | 0.00 | 0.00 | 0.00 | 0.00 | 0.00 | 3.60 |
| 子宫恶性肿瘤、未注明部位 | C55 | 0.00 | 0.00 | 0.00 | 0.00 | 0.00 | 0.00 | 0.00 | 0.00 | 0.00 | 0.00 | 0.00 | 0.00 | 0.00 | 0.00 | 0.00 | 0.00 | 0.00 | 0.00 | 0.00 | 0.00 |
| 卵巢 | C56 | 0.00 | 0.00 | 0.00 | 0.00 | 0.00 | 0.00 | 0.00 | 0.00 | 0.00 | 0.00 | 25.40 | 0.00 | 0.00 | 0.00 | 0.00 | 0.00 | 0.00 | 0.00 | 163.25 | 2.70 |
| 其他和未说明的女性生殖器官恶性肿瘤 | C57 | 0.00 | 0.00 | 0.00 | 0.00 | 0.00 | 0.00 | 0.00 | 0.00 | 0.00 | 0.00 | 0.00 | 0.00 | 0.00 | 0.00 | 0.00 | 0.00 | 0.00 | 0.00 | 0.00 | 0.00 |
| 胎盘 | C58 | 0.00 | 0.00 | 0.00 | 0.00 | 0.00 | 0.00 | 0.00 | 0.00 | 0.00 | 0.00 | 0.00 | 0.00 | 0.00 | 0.00 | 0.00 | 0.00 | 0.00 | 0.00 | 0.00 | 0.00 |
| 阴茎 | C60 | 0.00 | 0.00 | 0.00 | 0.00 | 0.00 | 0.00 | 0.00 | 0.00 | 0.00 | 0.00 | 0.00 | 17.13 | 0.00 | 0.00 | 0.00 | 0.00 | 0.00 | 0.00 | 0.00 | 0.90 |
| 前列腺 | C61 | 0.00 | 0.00 | 0.00 | 0.00 | 0.00 | 0.00 | 0.00 | 0.00 | 0.00 | 0.00 | 0.00 | 0.00 | 0.00 | 0.00 | 66.10 | 80.24 | 57.54 | 0.00 | 0.00 | 4.49 |
| 睾丸 | C62 | 0.00 | 0.00 | 0.00 | 0.00 | 0.00 | 0.00 | 0.00 | 0.00 | 0.00 | 0.00 | 0.00 | 0.00 | 0.00 | 0.00 | 0.00 | 0.00 | 0.00 | 0.00 | 0.00 | 0.00 |
| 其他和未说明的男性生殖器官恶性肿瘤 | C63 | 0.00 | 0.00 | 0.00 | 0.00 | 0.00 | 0.00 | 0.00 | 0.00 | 0.00 | 0.00 | 0.00 | 0.00 | 0.00 | 0.00 | 0.00 | 0.00 | 0.00 | 0.00 | 0.00 | 0.00 |
| 肾脏 | C64 | 0.00 | 0.00 | 0.00 | 0.00 | 0.00 | 0.00 | 0.00 | 0.00 | 0.00 | 0.00 | 12.70 | 0.00 | 0.00 | 30.25 | 0.00 | 0.00 | 0.00 | 0.00 | 0.00 | 1.80 |
| 肾盂、肾盏 | C65 | 0.00 | 0.00 | 0.00 | 0.00 | 0.00 | 0.00 | 0.00 | 0.00 | 0.00 | 0.00 | 0.00 | 0.00 | 29.24 | 0.00 | 33.05 | 0.00 | 0.00 | 0.00 | 0.00 | 1.80 |

（续上表）

| 部位或病种 | ICD—10 | 0～ | 1～ | 5～ | 10～ | 15～ | 20～ | 25～ | 30～ | 35～ | 40～ | 45～ | 50～ | 55～ | 60～ | 65～ | 70～ | 75～ | 80～ | 85＋ | 合计 |
|---|---|---|---|---|---|---|---|---|---|---|---|---|---|---|---|---|---|---|---|---|---|
| 输尿管 | C66 | 0.00 | 0.00 | 0.00 | 0.00 | 0.00 | 0.00 | 0.00 | 0.00 | 0.00 | 0.00 | 0.00 | 0.00 | 0.00 | 0.00 | 0.00 | 0.00 | 0.00 | 0.00 | 0.00 | 0.00 |
| 膀胱 | C67 | 0.00 | 0.00 | 0.00 | 0.00 | 0.00 | 0.00 | 0.00 | 0.00 | 0.00 | 0.00 | 0.00 | 34.27 | 29.24 | 0.00 | 33.05 | 0.00 | 115.08 | 104.67 | 0.00 | 6.29 |
| 其他和未说明的泌尿器官 | C68 | 0.00 | 0.00 | 0.00 | 0.00 | 0.00 | 0.00 | 0.00 | 0.00 | 0.00 | 0.00 | 0.00 | 0.00 | 0.00 | 0.00 | 0.00 | 0.00 | 0.00 | 0.00 | 0.00 | 0.00 |
| 眼 | C69 | 0.00 | 0.00 | 0.00 | 0.00 | 0.00 | 0.00 | 0.00 | 0.00 | 0.00 | 0.00 | 0.00 | 0.00 | 0.00 | 0.00 | 0.00 | 0.00 | 0.00 | 0.00 | 0.00 | 0.00 |
| 脑、神经系统 | C70－72、D | 0.00 | 0.00 | 10.80 | 0.00 | 0.00 | 0.00 | 0.00 | 9.33 | 0.00 | 13.32 | 0.00 | 17.13 | 0.00 | 0.00 | 33.05 | 0.00 | 0.00 | 0.00 | 0.00 | 4.49 |
| 甲状腺 | C73 | 0.00 | 0.00 | 0.00 | 0.00 | 0.00 | 0.00 | 9.97 | 9.33 | 0.00 | 13.32 | 12.70 | 34.27 | 0.00 | 0.00 | 33.05 | 0.00 | 0.00 | 0.00 | 0.00 | 6.29 |
| 肾上腺 | C74 | 0.00 | 0.00 | 0.00 | 0.00 | 0.00 | 0.00 | 9.97 | 0.00 | 0.00 | 13.32 | 0.00 | 0.00 | 0.00 | 0.00 | 0.00 | 0.00 | 0.00 | 0.00 | 0.00 | 1.80 |
| 其他内分泌腺 | C75 | 0.00 | 0.00 | 0.00 | 0.00 | 0.00 | 0.00 | 0.00 | 0.00 | 0.00 | 0.00 | 0.00 | 0.00 | 0.00 | 0.00 | 0.00 | 0.00 | 0.00 | 104.67 | 0.00 | 0.90 |
| 霍奇金氏病 | C81 | 0.00 | 0.00 | 0.00 | 0.00 | 0.00 | 13.14 | 0.00 | 0.00 | 0.00 | 0.00 | 0.00 | 0.00 | 0.00 | 0.00 | 0.00 | 0.00 | 0.00 | 0.00 | 0.00 | 0.90 |
| 非霍奇金氏病 | C82—85、C96 | 0.00 | 0.00 | 0.00 | 0.00 | 0.00 | 0.00 | 9.97 | 0.00 | 20.90 | 0.00 | 0.00 | 0.00 | 0.00 | 60.49 | 33.05 | 40.12 | 0.00 | 0.00 | 0.00 | 6.29 |
| 多发性骨髓瘤和恶性浆细胞肿瘤 | C90 | 0.00 | 0.00 | 0.00 | 0.00 | 0.00 | 0.00 | 0.00 | 0.00 | 10.45 | 0.00 | 0.00 | 0.00 | 0.00 | 0.00 | 0.00 | 0.00 | 0.00 | 0.00 | 0.00 | 0.90 |
| 淋巴细胞白血病 | C91 | 0.00 | 0.00 | 0.00 | 0.00 | 0.00 | 0.00 | 0.00 | 0.00 | 0.00 | 0.00 | 0.00 | 0.00 | 0.00 | 0.00 | 0.00 | 40.12 | 0.00 | 0.00 | 0.00 | 0.90 |
| 髓细胞性白血病 | C92 | 0.00 | 0.00 | 0.00 | 0.00 | 0.00 | 0.00 | 0.00 | 0.00 | 0.00 | 0.00 | 0.00 | 0.00 | 0.00 | 0.00 | 0.00 | 0.00 | 0.00 | 0.00 | 0.00 | 0.00 |
| 单核细胞性白血病 | C93 | 0.00 | 0.00 | 0.00 | 0.00 | 0.00 | 0.00 | 0.00 | 0.00 | 0.00 | 0.00 | 0.00 | 0.00 | 0.00 | 0.00 | 0.00 | 0.00 | 0.00 | 0.00 | 0.00 | 0.00 |
| 其他指明的白血病 | C94 | 0.00 | 0.00 | 0.00 | 0.00 | 0.00 | 0.00 | 0.00 | 0.00 | 0.00 | 0.00 | 0.00 | 0.00 | 0.00 | 0.00 | 0.00 | 0.00 | 0.00 | 0.00 | 0.00 | 0.00 |
| 未指明细胞类型的白血病 | C95 | 0.00 | 0.00 | 0.00 | 0.00 | 0.00 | 0.00 | 0.00 | 0.00 | 0.00 | 0.00 | 0.00 | 0.00 | 0.00 | 0.00 | 0.00 | 0.00 | 0.00 | 0.00 | 0.00 | 0.00 |
| 独立的多个部位的（原发性）恶性肿瘤 | C97 | 0.00 | 0.00 | 0.00 | 0.00 | 0.00 | 0.00 | 0.00 | 0.00 | 0.00 | 0.00 | 0.00 | 0.00 | 0.00 | 0.00 | 0.00 | 0.00 | 0.00 | 0.00 | 0.00 | 0.00 |
| 其他及不明部位 | C26、39、48、76—80 | 0.00 | 0.00 | 0.00 | 0.00 | 0.00 | 0.00 | 0.00 | 0.00 | 0.00 | 0.00 | 0.00 | 17.13 | 29.24 | 30.25 | 33.05 | 0.00 | 0.00 | 0.00 | 0.00 | 3.60 |
| 除 C44 合计 |  | 71.99 | 0.00 | 10.80 | 0.00 | 0.00 | 39.43 | 39.87 | 65.34 | 114.96 | 213.12 | 254.02 | 462.60 | 526.27 | 665.43 | 793.23 | 882.65 | 920.63 | 523.36 | 1142.75 | 183.38 |
| 合计 | 0.00 | 71.99 | 0.00 | 10.80 | 0.00 | 0.00 | 39.43 | 39.87 | 74.67 | 114.96 | 213.12 | 254.02 | 462.60 | 526.27 | 695.68 | 826.29 | 882.65 | 920.63 | 628.03 | 1306.00 | 187.87 |

## 6. 发病顺位

2000—2004 年中山市南区男性发病前 10 位恶性肿瘤依次是气管/支气管和肺、肝脏和肝内胆管、鼻咽、直肠和乙状结肠连接处、喉、胃、前列腺、皮肤其他恶性肿瘤、膀胱、结肠恶性肿瘤，其发病数占同期南区男性恶性肿瘤发病总数的 70.87%（表 97，图 68）。

**表 97　中山市南区 2000—2004 年男性前 10 位恶性肿瘤发病概况（N，1/10⁵，%）**

| 位次 | 部位或病种 | ICD—10 | 例数 | 粗率 | 中标率 | 世标率 | 构成比 |
|---|---|---|---|---|---|---|---|
| 1 | 气管、支气管和肺 | C33－34 | 34 | 58.91 | 45.37 | 61.64 | 26.77 |
| 2 | 肝脏和肝内胆管 | C22 | 13 | 22.52 | 18.69 | 22.88 | 10.24 |
| 3 | 鼻咽 | C11 | 8 | 13.86 | 9.69 | 11.26 | 6.30 |
| 4 | 直肠和乙状结肠连接处 | C19－20 | 6 | 10.40 | 8.34 | 10.82 | 4.72 |
| 5 | 喉 | C32 | 6 | 10.40 | 7.69 | 10.33 | 4.72 |
| 6 | 胃 | C16 | 5 | 8.66 | 6.85 | 9.20 | 3.94 |
| 7 | 前列腺 | C61 | 5 | 8.66 | 6.33 | 8.62 | 3.94 |
| 8 | 皮肤其他恶性肿瘤 | C44 | 4 | 6.93 | 4.64 | 8.38 | 3.15 |
| 9 | 膀胱 | C67 | 5 | 8.66 | 6.68 | 8.35 | 3.94 |
| 10 | 结肠 | C18 | 4 | 6.93 | 5.71 | 7.94 | 3.15 |
| 合计 | | | 90 | | | | 70.87 |

注：中标率即中国标化发病率，世标率即世界标化发病率。

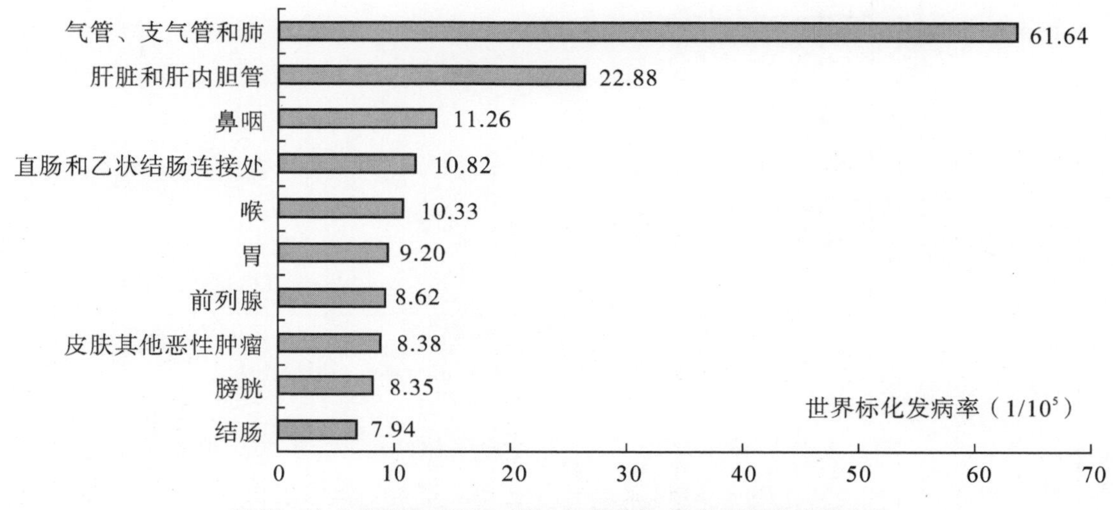


**图 68　中山市南区 2000—2004 年男性前 10 位恶性肿瘤发病率**

女性发病前 10 位恶性肿瘤依次是乳房、气管/支气管和肺、子宫颈、非霍奇金氏病、鼻咽、子宫体、结肠、甲状腺、肝脏和肝内胆管、卵巢恶性肿瘤，其发病数占同期南区女性恶性肿瘤发病总数的 73.18%（表 98，图 69）。

**表 98　中山市南区 2000—2004 年女性前 10 位恶性肿瘤发病概况（N，1/10⁵，%）**

| 位次 | 部位或病种 | ICD—10 | 例数 | 粗率 | 中标率 | 世标率 | 构成比 |
|---|---|---|---|---|---|---|---|
| 1 | 乳房 | C50 | 19 | 35.50 | 29.58 | 36.32 | 23.17 |
| 2 | 气管、支气管和肺 | C33－34 | 11 | 20.55 | 17.13 | 21.65 | 13.41 |
| 3 | 子宫颈 | C53 | 5 | 9.34 | 6.59 | 7.48 | 6.10 |
| 4 | 非霍奇金氏病 | C82－85、C96 | 4 | 7.47 | 6.17 | 7.45 | 4.88 |
| 5 | 鼻咽 | C11 | 4 | 7.47 | 6.07 | 7.02 | 4.88 |
| 6 | 子宫体 | C54 | 4 | 7.47 | 5.60 | 6.93 | 4.88 |
| 7 | 结肠 | C18 | 3 | 5.60 | 4.54 | 6.01 | 3.66 |
| 8 | 甲状腺 | C73 | 3 | 5.60 | 4.45 | 4.88 | 3.66 |
| 9 | 肝脏和肝内胆管 | C22 | 4 | 7.47 | 3.00 | 4.68 | 4.88 |
| 10 | 卵巢 | C56 | 3 | 5.60 | 2.79 | 4.38 | 3.66 |
| 合计 | | | 60 | | | | 73.18 |

注：中标率即中国标化发病率，世标率即世界标化发病率。

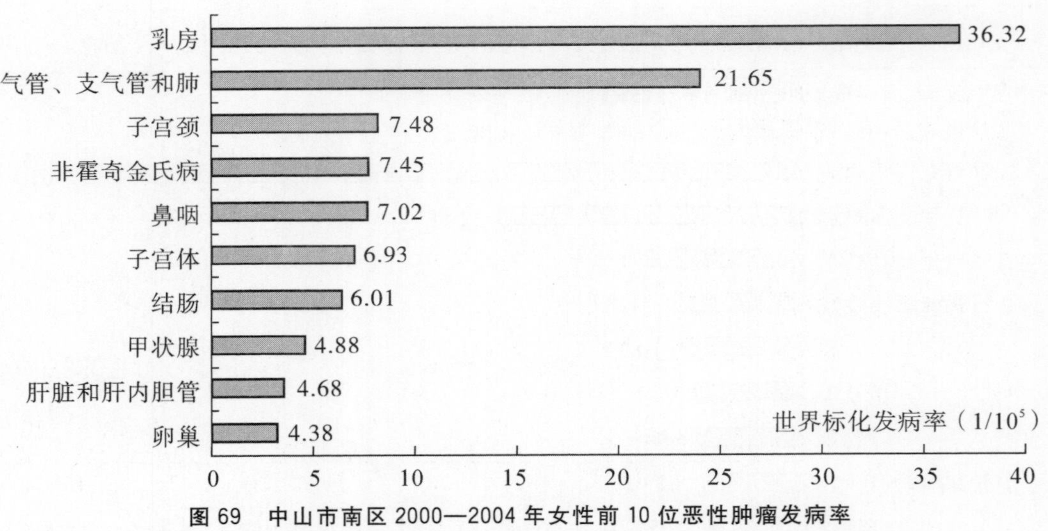


**图 69　中山市南区 2000—2004 年女性前 10 位恶性肿瘤发病率**

男女合计发病前 10 位恶性肿瘤依次是气管/支气管和肺、乳房、肝脏和肝内胆管、鼻咽、结肠、直肠和乙状结肠连接处、非霍奇金氏病、胃、甲状腺、卵巢恶性肿瘤，其发病数占同期南区男女合计恶性肿瘤发病总数的 65.07%（表 99，图 70），其中鼻咽癌发病数分别占同期南区男、女和合计恶性肿瘤发病顺位的第 3、5 位和第 4 位（表 97、表 98、表 99，图 68、图 69、图 70）。

**表 99　中山市南区 2000—2004 年男女合计前 10 位恶性肿瘤发病概况（N，1/10⁵，%）**

| 位次 | 部位或病种 | ICD—10 | 例数 | 粗率 | 中标率 | 世标率 | 构成比 |
|---|---|---|---|---|---|---|---|
| 1 | 气管、支气管和肺 | C33－34 | 45 | 40.45 | 31.09 | 41.14 | 21.53 |
| 2 | 乳房 | C50 | 19 | 17.08 | 14.20 | 17.41 | 9.09 |
| 3 | 肝脏和肝内胆管 | C22 | 17 | 15.28 | 11.10 | 14.26 | 8.13 |
| 4 | 鼻咽 | C11 | 12 | 10.79 | 7.79 | 9.04 | 5.74 |
| 5 | 结肠 | C18 | 7 | 6.29 | 5.01 | 6.85 | 3.35 |
| 6 | 直肠和乙状结肠连接处 | C19－20 | 8 | 7.19 | 5.49 | 6.79 | 3.83 |
| 7 | 非霍奇金氏病 | C82－85、C96 | 7 | 6.29 | 4.97 | 6.27 | 3.35 |
| 8 | 胃 | C16 | 7 | 6.29 | 4.63 | 6.12 | 3.35 |
| 9 | 甲状腺 | C73 | 7 | 6.29 | 4.93 | 5.62 | 3.35 |
| 10 | 卵巢 | C67 | 7 | 6.29 | 4.46 | 5.55 | 3.35 |
| 合计 | | | 136 | | | | 65.07 |

注：中标率即中国标化发病率，世标率即世界标化发病率。

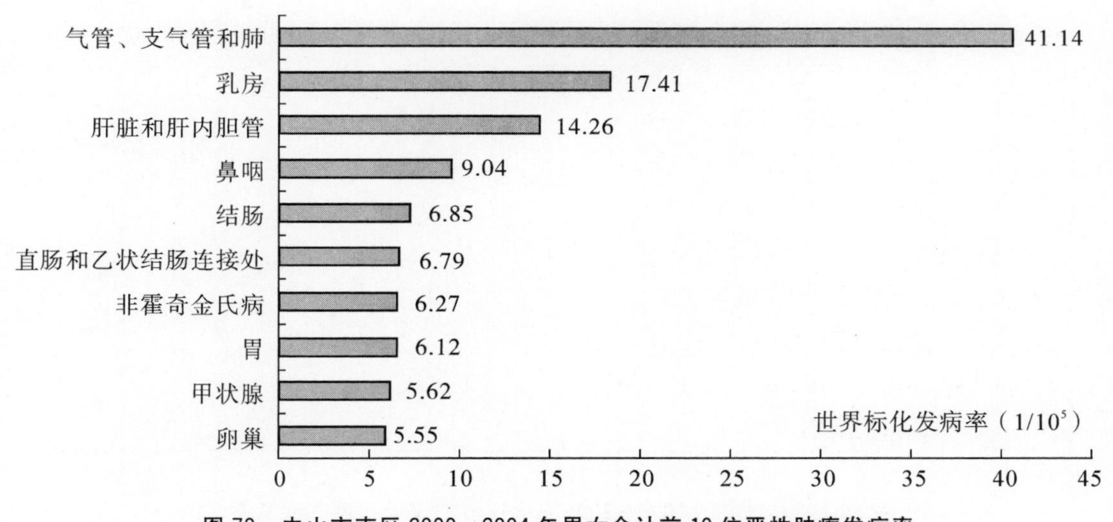


图 70　中山市南区 2000—2004 年男女合计前 10 位恶性肿瘤发病率

**表 100　中山市南区 2000—2004 年男性恶性肿瘤主要发病指标（N，$1/10^5$，%）**

| 部位或病种 | ICD—10 | 粗率 | 0～ | 15～ | 45～ | 55～ | 65+ | 中标率 | 世标率 | 35～64 岁截缩率 | 0～64 岁累积率 | 0～74 岁累积率 | 例数 | 构成比 |
|---|---|---|---|---|---|---|---|---|---|---|---|---|---|---|
| 唇 | C00 | 0.00 | 0.00 | 0.00 | 0.00 | 0.00 | 0.00 | 0.00 | 0.00 | 0.00 | 0.00 | 0.00 | 0 | 0.00 |
| 舌 | C01—02 | 3.47 | 0.00 | 3.60 | 14.01 | 0.00 | 0.00 | 2.44 | 2.86 | 9.70 | 0.27 | 0.27 | 2 | 1.57 |
| 口 | C03—06 | 0.00 | 0.00 | 0.00 | 0.00 | 0.00 | 0.00 | 0.00 | 0.00 | 0.00 | 0.00 | 0.00 | 0 | 0.00 |
| 唾液腺 | C07—08 | 3.47 | 0.00 | 0.00 | 14.01 | 28.52 | 0.00 | 2.72 | 3.76 | 10.82 | 0.41 | 0.41 | 2 | 1.57 |
| 扁桃腺 | C09 | 0.00 | 0.00 | 0.00 | 0.00 | 0.00 | 0.00 | 0.00 | 0.00 | 0.00 | 0.00 | 0.00 | 0 | 0.00 |
| 其他口咽部 | C10 | 0.00 | 0.00 | 0.00 | 0.00 | 0.00 | 0.00 | 0.00 | 0.00 | 0.00 | 0.00 | 0.00 | 0 | 0.00 |
| 鼻咽部 | C11 | 13.86 | 0.00 | 18.02 | 14.01 | 0.00 | 49.92 | 9.69 | 11.26 | 23.75 | 0.71 | 1.13 | 8 | 6.30 |
| 喉咽部 | C12—13 | 0.00 | 0.00 | 0.00 | 0.00 | 0.00 | 0.00 | 0.00 | 0.00 | 0.00 | 0.00 | 0.00 | 0 | 0.00 |
| 唇，口腔和咽的其他部位和具体部位不明 | C14 | 0.00 | 0.00 | 0.00 | 0.00 | 0.00 | 0.00 | 0.00 | 0.00 | 0.00 | 0.00 | 0.00 | 0 | 0.00 |
| 食管 | C15 | 6.93 | 0.00 | 0.00 | 14.01 | 0.00 | 74.88 | 4.01 | 7.24 | 4.57 | 0.12 | 0.54 | 4 | 3.15 |
| 胃 | C16 | 8.66 | 0.00 | 0.00 | 28.02 | 0.00 | 74.88 | 6.85 | 9.20 | 10.71 | 0.33 | 1.31 | 5 | 3.94 |
| 小肠 | C17 | 0.00 | 0.00 | 0.00 | 0.00 | 0.00 | 0.00 | 0.00 | 0.00 | 0.00 | 0.00 | 0.00 | 0 | 0.00 |
| 结肠 | C18 | 6.93 | 0.00 | 0.00 | 0.00 | 57.03 | 49.92 | 5.71 | 7.94 | 12.51 | 0.58 | 0.90 | 4 | 3.15 |
| 直肠和乙状结肠连接处 | C19—20 | 10.40 | 0.00 | 0.00 | 28.02 | 57.03 | 49.92 | 8.34 | 10.82 | 23.00 | 0.81 | 1.14 | 6 | 4.72 |
| 肛门 | C21 | 0.00 | 0.00 | 0.00 | 0.00 | 0.00 | 0.00 | 0.00 | 0.00 | 0.00 | 0.00 | 0.00 | 0 | 0.00 |
| 肝脏和肝内胆管 | C22 | 22.52 | 0.00 | 10.81 | 28.02 | 114.06 | 99.84 | 18.69 | 22.88 | 48.19 | 1.75 | 3.00 | 13 | 10.24 |
| 胆囊 | C23 | 1.73 | 0.00 | 0.00 | 0.00 | 0.00 | 24.96 | 1.19 | 1.66 | 0.00 | 0.00 | 0.42 | 1 | 0.79 |
| 肝外胆管 | C24 | 3.47 | 0.00 | 0.00 | 0.00 | 0.00 | 49.92 | 1.84 | 4.40 | 0.00 | 0.00 | 0.42 | 2 | 1.57 |
| 胰腺 | C25 | 3.47 | 0.00 | 0.00 | 0.00 | 0.00 | 49.92 | 2.37 | 3.03 | 0.00 | 0.00 | 0.42 | 2 | 1.57 |
| 鼻腔、中耳和副鼻窦 | C30—31 | 0.00 | 0.00 | 0.00 | 0.00 | 0.00 | 0.00 | 0.00 | 0.00 | 0.00 | 0.00 | 0.00 | 0 | 0.00 |
| 喉 | C32 | 10.40 | 0.00 | 0.00 | 0.00 | 28.52 | 124.80 | 7.69 | 10.33 | 6.25 | 0.29 | 1.45 | 6 | 4.72 |
| 气管、支气管和肺 | C33—34 | 58.91 | 0.00 | 14.42 | 84.06 | 228.13 | 399.37 | 45.37 | 61.64 | 97.06 | 3.62 | 7.66 | 34 | 26.77 |

（续上表）

| 部位或病种 | ICD—10 | 粗率 | 0～ | 15～ | 45～ | 55～ | 65+ | 中标率 | 世标率 | 35～64岁截缩率 | 0～64岁累积率 | 0～74岁累积率 | 例数 | 构成比 |
|---|---|---|---|---|---|---|---|---|---|---|---|---|---|---|
| 其他呼吸器官 | C37—38 | 1.73 | 0.00 | 3.60 | 0.00 | 0.00 | 0.00 | 1.22 | 1.52 | 4.85 | 0.13 | 0.13 | 1 | 0.79 |
| 骨和关节软骨 | C40—41 | 0.00 | 0.00 | 0.00 | 0.00 | 0.00 | 0.00 | 0.00 | 0.00 | 0.00 | 0.00 | 0.00 | 0 | 0.00 |
| 皮肤恶性黑色素瘤 | C43 | 1.73 | 0.00 | 0.00 | 0.00 | 0.00 | 24.96 | 0.66 | 2.74 | 0.00 | 0.00 | 0.00 | 1 | 0.79 |
| 皮肤其他恶性肿瘤 | C44 | 6.93 | 0.00 | 0.00 | 0.00 | 28.52 | 74.88 | 4.64 | 8.38 | 6.25 | 0.29 | 0.62 | 4 | 3.15 |
| 间皮瘤 | C45 | 0.00 | 0.00 | 0.00 | 0.00 | 0.00 | 0.00 | 0.00 | 0.00 | 0.00 | 0.00 | 0.00 | 0 | 0.00 |
| Kaposi 氏肉瘤 | C46 | 0.00 | 0.00 | 0.00 | 0.00 | 0.00 | 0.00 | 0.00 | 0.00 | 0.00 | 0.00 | 0.00 | 0 | 0.00 |
| 结缔组织和其他软组织 | C47、49 | 1.73 | 0.00 | 0.00 | 0.00 | 0.00 | 24.96 | 1.18 | 1.37 | 0.00 | 0.00 | 0.00 | 1 | 0.79 |
| 乳房 | C50 | 0.00 | 0.00 | 0.00 | 0.00 | 0.00 | 0.00 | 0.00 | 0.00 | 0.00 | 0.00 | 0.00 | 0 | 0.00 |
| 外阴 | C51 | 0.00 | 0.00 | 0.00 | 0.00 | 0.00 | 0.00 | 0.00 | 0.00 | 0.00 | 0.00 | 0.00 | 0 | 0.00 |
| 阴道 | C52 | 0.00 | 0.00 | 0.00 | 0.00 | 0.00 | 0.00 | 0.00 | 0.00 | 0.00 | 0.00 | 0.00 | 0 | 0.00 |
| 子宫颈 | C53 | 0.00 | 0.00 | 0.00 | 0.00 | 0.00 | 0.00 | 0.00 | 0.00 | 0.00 | 0.00 | 0.00 | 0 | 0.00 |
| 子宫体 | C54 | 0.00 | 0.00 | 0.00 | 0.00 | 0.00 | 0.00 | 0.00 | 0.00 | 0.00 | 0.00 | 0.00 | 0 | 0.00 |
| 子宫恶性肿瘤、未注明部位 | C55 | 0.00 | 0.00 | 0.00 | 0.00 | 0.00 | 0.00 | 0.00 | 0.00 | 0.00 | 0.00 | 0.00 | 0 | 0.00 |
| 卵巢 | C56 | 0.00 | 0.00 | 0.00 | 0.00 | 0.00 | 0.00 | 0.00 | 0.00 | 0.00 | 0.00 | 0.00 | 0 | 0.00 |
| 其他和未说明的女性生殖器官恶性肿瘤 | C57 | 0.00 | 0.00 | 0.00 | 0.00 | 0.00 | 0.00 | 0.00 | 0.00 | 0.00 | 0.00 | 0.00 | 0 | 0.00 |
| 胎盘 | C58 | 0.00 | 0.00 | 0.00 | 0.00 | 0.00 | 0.00 | 0.00 | 0.00 | 0.00 | 0.00 | 0.00 | 0 | 0.00 |
| 阴茎 | C60 | 1.73 | 0.00 | 0.00 | 14.01 | 0.00 | 0.00 | 1.34 | 1.65 | 5.35 | 0.17 | 0.17 | 1 | 0.79 |
| 前列腺 | C61 | 8.66 | 0.00 | 0.00 | 0.00 | 0.00 | 124.80 | 6.33 | 8.62 | 0.00 | 0.00 | 1.48 | 5 | 3.94 |
| 睾丸 | C62 | 0.00 | 0.00 | 0.00 | 0.00 | 0.00 | 0.00 | 0.00 | 0.00 | 0.00 | 0.00 | 0.00 | 0 | 0.00 |
| 其他和未说明的男性生殖器官恶性肿瘤 | C63 | 0.00 | 0.00 | 0.00 | 0.00 | 0.00 | 0.00 | 0.00 | 0.00 | 0.00 | 0.00 | 0.00 | 0 | 0.00 |
| 肾脏 | C64 | 1.73 | 0.00 | 0.00 | 0.00 | 28.52 | 0.00 | 1.57 | 2.30 | 6.25 | 0.29 | 0.29 | 1 | 0.79 |
| 肾盂、肾盏 | C65 | 3.47 | 0.00 | 0.00 | 0.00 | 28.52 | 24.96 | 3.30 | 4.22 | 7.61 | 0.28 | 0.61 | 2 | 1.57 |

（续上表）

| 部位或病种 | ICD—10 | 粗率 | 0～ | 15～ | 45～ | 55～ | 65＋ | 中标率 | 世标率 | 35～64 岁截缩率 | 0～64 岁累积率 | 0～74 岁累积率 | 例数 | 构成比 |
|---|---|---|---|---|---|---|---|---|---|---|---|---|---|---|
| 输尿管 | C66 | 0.00 | 0.00 | 0.00 | 0.00 | 0.00 | 0.00 | 0.00 | 0.00 | 0.00 | 0.00 | 0.00 | 0 | 0.00 |
| 膀胱 | C67 | 8.66 | 0.00 | 0.00 | 0.00 | 28.52 | 99.84 | 6.68 | 8.35 | 7.61 | 0.28 | 0.61 | 5 | 3.94 |
| 其他和未说明的泌尿器官 | C68 | 0.00 | 0.00 | 0.00 | 0.00 | 0.00 | 0.00 | 0.00 | 0.00 | 0.00 | 0.00 | 0.00 | 0 | 0.00 |
| 眼 | C69 | 0.00 | 0.00 | 0.00 | 0.00 | 0.00 | 0.00 | 0.00 | 0.00 | 0.00 | 0.00 | 0.00 | 0 | 0.00 |
| 脑、神经系统 | C70—72、D | 6.93 | 6.53 | 7.21 | 14.01 | 0.00 | 0.00 | 6.10 | 6.26 | 10.20 | 0.48 | 0.48 | 4 | 3.15 |
| 甲状腺 | C73 | 6.93 | 0.00 | 3.60 | 28.02 | 0.00 | 24.96 | 5.43 | 6.39 | 10.71 | 0.42 | 0.75 | 4 | 3.15 |
| 肾上腺 | C74 | 1.73 | 0.00 | 3.60 | 0.00 | 0.00 | 0.00 | 1.22 | 1.52 | 4.85 | 0.13 | 0.13 | 1 | 0.79 |
| 其他内分泌腺 | C75 | 0.00 | 0.00 | 0.00 | 0.00 | 0.00 | 0.00 | 0.00 | 0.00 | 0.00 | 0.00 | 0.00 | 0 | 0.00 |
| 霍奇金氏病 | C81 | 0.00 | 0.00 | 0.00 | 0.00 | 0.00 | 0.00 | 0.00 | 0.00 | 0.00 | 0.00 | 0.00 | 0 | 0.00 |
| 非霍奇金氏病 | C82—85、C96 | 5.20 | 0.00 | 3.60 | 0.00 | 28.52 | 24.96 | 3.85 | 5.18 | 10.60 | 0.39 | 0.80 | 3 | 2.36 |
| 多发性骨髓瘤和恶性浆细胞肿瘤 | C90 | 1.73 | 0.00 | 3.60 | 0.00 | 0.00 | 0.00 | 1.09 | 1.21 | 4.35 | 0.10 | 0.10 | 1 | 0.79 |
| 淋巴细胞白血病 | C91 | 1.73 | 0.00 | 0.00 | 0.00 | 0.00 | 24.96 | 1.19 | 1.66 | 0.00 | 0.00 | 0.42 | 1 | 0.79 |
| 髓细胞性白血病 | C92 | 0.00 | 0.00 | 0.00 | 0.00 | 0.00 | 0.00 | 0.00 | 0.00 | 0.00 | 0.00 | 0.00 | 0 | 0.00 |
| 单核细胞性白血病 | C93 | 0.00 | 0.00 | 0.00 | 0.00 | 0.00 | 0.00 | 0.00 | 0.00 | 0.00 | 0.00 | 0.00 | 0 | 0.00 |
| 其他指明的白血病 | C94 | 0.00 | 0.00 | 0.00 | 0.00 | 0.00 | 0.00 | 0.00 | 0.00 | 0.00 | 0.00 | 0.00 | 0 | 0.00 |
| 未指明细胞类型的白血病 | C95 | 0.00 | 0.00 | 0.00 | 0.00 | 0.00 | 0.00 | 0.00 | 0.00 | 0.00 | 0.00 | 0.00 | 0 | 0.00 |
| 独立的多个部位的（原发性）恶性肿瘤 | C97 | 0.00 | 0.00 | 0.00 | 0.00 | 0.00 | 0.00 | 0.00 | 0.00 | 0.00 | 0.00 | 0.00 | 0 | 0.00 |
| 其他及不明部位 | C26、39、48、76—80 | 5.20 | 0.00 | 0.00 | 0.00 | 57.03 | 24.96 | 4.87 | 6.53 | 13.86 | 0.57 | 0.90 | 3 | 2.36 |
| 除 C44 合计 | | 213.10 | 6.53 | 72.08 | 280.20 | 684.38 | 1447.71 | 162.93 | 216.53 | 332.80 | 12.13 | 25.91 | 123 | 96.85 |
| 合计 | | 220.03 | 6.53 | 72.08 | 280.20 | 712.90 | 1522.60 | 167.57 | 224.91 | 339.05 | 12.42 | 26.52 | 127 | 100.00 |

注：中标率即中国标化发病率，世标率即世界标化发病率。

**表 101　中山市南区 2000—2004 年女性恶性肿瘤主要发病指标（N，1/10$^5$，%）**

| 部位或病种 | ICD—10 | 粗率 | 0～ | 15～ | 45～ | 55～ | 65＋ | 中标率 | 世标率 | 35～64 岁截缩率 | 0～64 岁累积率 | 0～74 岁累积率 | 例数 | 构成比 |
|---|---|---|---|---|---|---|---|---|---|---|---|---|---|---|
| 唇 | C00 | 0.00 | 0.00 | 0.00 | 0.00 | 0.00 | 0.00 | 0.00 | 0.00 | 0.00 | 0.00 | 0.00 | 0 | 0.00 |
| 舌 | C01—02 | 1.87 | 0.00 | 0.00 | 0.00 | 0.00 | 20.93 | 1.42 | 2.01 | 0.00 | 0.00 | 0.33 | 1 | 1.22 |
| 口 | C03—06 | 0.00 | 0.00 | 0.00 | 0.00 | 0.00 | 0.00 | 0.00 | 0.00 | 0.00 | 0.00 | 0.00 | 0 | 0.00 |
| 唾液腺 | C07—08 | 0.00 | 0.00 | 0.00 | 0.00 | 0.00 | 0.00 | 0.00 | 0.00 | 0.00 | 0.00 | 0.00 | 0 | 0.00 |
| 扁桃腺 | C09 | 0.00 | 0.00 | 0.00 | 0.00 | 0.00 | 0.00 | 0.00 | 0.00 | 0.00 | 0.00 | 0.00 | 0 | 0.00 |
| 其他口咽部 | C10 | 0.00 | 0.00 | 0.00 | 0.00 | 0.00 | 0.00 | 0.00 | 0.00 | 0.00 | 0.00 | 0.00 | 0 | 0.00 |
| 鼻咽部 | C11 | 7.47 | 0.00 | 7.63 | 30.42 | 0.00 | 0.00 | 6.07 | 7.02 | 16.18 | 0.60 | 0.60 | 4 | 4.88 |
| 喉咽部 | C12—13 | 0.00 | 0.00 | 0.00 | 0.00 | 0.00 | 0.00 | 0.00 | 0.00 | 0.00 | 0.00 | 0.00 | 0 | 0.00 |
| 唇，口腔和咽的其他部位和具体部位不明 | C14 | 0.00 | 0.00 | 0.00 | 0.00 | 0.00 | 0.00 | 0.00 | 0.00 | 0.00 | 0.00 | 0.00 | 0 | 0.00 |
| 食管 | C15 | 1.87 | 0.00 | 0.00 | 0.00 | 31.05 | 0.00 | 1.74 | 2.55 | 6.92 | 0.32 | 0.32 | 1 | 1.22 |
| 胃 | C16 | 3.74 | 0.00 | 3.82 | 0.00 | 0.00 | 20.93 | 2.28 | 2.86 | 4.65 | 0.11 | 0.50 | 2 | 2.44 |
| 小肠 | C17 | 0.00 | 0.00 | 0.00 | 0.00 | 0.00 | 0.00 | 0.00 | 0.00 | 0.00 | 0.00 | 0.00 | 0 | 0.00 |
| 结肠 | C18 | 5.60 | 0.00 | 3.82 | 15.21 | 31.05 | 0.00 | 4.54 | 6.01 | 18.08 | 0.64 | 0.64 | 3 | 3.66 |
| 直肠和乙状结肠连接处 | C19—20 | 3.74 | 0.00 | 3.82 | 15.21 | 0.00 | 0.00 | 2.62 | 2.72 | 4.99 | 0.23 | 0.23 | 2 | 2.44 |
| 肛门 | C21 | 0.00 | 0.00 | 0.00 | 0.00 | 0.00 | 0.00 | 0.00 | 0.00 | 0.00 | 0.00 | 0.00 | 0 | 0.00 |
| 肝脏和肝内胆管 | C22 | 7.47 | 0.00 | 0.00 | 15.21 | 0.00 | 62.80 | 3.00 | 4.68 | 5.77 | 0.18 | 0.18 | 4 | 4.88 |
| 胆囊 | C23 | 1.87 | 0.00 | 0.00 | 0.00 | 0.00 | 20.93 | 0.29 | 1.19 | 0.00 | 0.00 | 0.00 | 1 | 1.22 |
| 肝外胆管 | C24 | 1.87 | 0.00 | 0.00 | 0.00 | 31.05 | 0.00 | 1.74 | 2.55 | 6.92 | 0.32 | 0.32 | 1 | 1.22 |
| 胰腺 | C25 | 1.87 | 0.00 | 0.00 | 0.00 | 31.05 | 0.00 | 1.74 | 2.55 | 6.92 | 0.32 | 0.32 | 1 | 1.22 |
| 鼻腔、中耳和副鼻窦 | C30—31 | 0.00 | 0.00 | 0.00 | 0.00 | 0.00 | 0.00 | 0.00 | 0.00 | 0.00 | 0.00 | 0.00 | 0 | 0.00 |
| 喉 | C32 | 0.00 | 0.00 | 0.00 | 0.00 | 0.00 | 0.00 | 0.00 | 0.00 | 0.00 | 0.00 | 0.00 | 0 | 0.00 |
| 气管、支气管和肺 | C33—34 | 20.55 | 0.00 | 0.00 | 30.42 | 124.19 | 104.66 | 17.13 | 21.65 | 43.36 | 1.52 | 2.92 | 11 | 13.41 |

（续上表）

| 部位或病种 | ICD—10 | 粗率 | 0～ | 15～ | 45～ | 55～ | 65＋ | 中标率 | 世标率 | 35～64岁截缩率 | 0～64岁累积率 | 0～74岁累积率 | 例数 | 构成比 |
|---|---|---|---|---|---|---|---|---|---|---|---|---|---|---|
| 其他呼吸器官 | C37—38 | 1.87 | 0.00 | 3.82 | 0.00 | 0.00 | 0.00 | 2.01 | 2.16 | 0.00 | 0.14 | 0.14 | 1 | 1.22 |
| 骨和关节软骨 | C40—41 | 1.87 | 0.00 | 0.00 | 15.21 | 0.00 | 0.00 | 1.45 | 1.78 | 5.77 | 0.18 | 0.18 | 1 | 1.22 |
| 皮肤恶性黑色素瘤 | C43 | 0.00 | 0.00 | 0.00 | 0.00 | 0.00 | 0.00 | 0.00 | 0.00 | 0.00 | 0.00 | 0.00 | 0 | 0.00 |
| 皮肤其他恶性肿瘤 | C44 | 1.87 | 0.00 | 3.82 | 0.00 | 0.00 | 0.00 | 1.36 | 1.12 | 0.00 | 0.09 | 0.09 | 1 | 1.22 |
| 间皮瘤 | C45 | 0.00 | 0.00 | 0.00 | 0.00 | 0.00 | 0.00 | 0.00 | 0.00 | 0.00 | 0.00 | 0.00 | 0 | 0.00 |
| kaposi氏肉瘤 | C46 | 0.00 | 0.00 | 0.00 | 0.00 | 0.00 | 0.00 | 0.00 | 0.00 | 0.00 | 0.00 | 0.00 | 0 | 0.00 |
| 结缔组织和其他软组织 | C47、49 | 1.87 | 7.85 | 0.00 | 0.00 | 0.00 | 0.00 | 3.40 | 3.94 | 0.00 | 0.16 | 0.16 | 1 | 1.22 |
| 乳房 | C50 | 35.50 | 0.00 | 22.89 | 91.27 | 217.34 | 0.00 | 29.58 | 36.32 | 112.34 | 3.80 | 3.80 | 19 | 23.17 |
| 外阴 | C51 | 1.87 | 0.00 | 0.00 | 0.00 | 0.00 | 20.93 | 1.12 | 1.56 | 0.00 | 0.00 | 0.39 | 1 | 1.22 |
| 阴道 | C52 | 0.00 | 0.00 | 0.00 | 0.00 | 0.00 | 0.00 | 0.00 | 0.00 | 0.00 | 0.00 | 0.00 | 0 | 0.00 |
| 子宫颈 | C53 | 9.34 | 0.00 | 11.45 | 30.42 | 0.00 | 0.00 | 6.59 | 7.48 | 20.81 | 0.65 | 0.65 | 5 | 6.10 |
| 子宫体 | C54 | 7.47 | 0.00 | 0.00 | 60.84 | 0.00 | 0.00 | 5.60 | 6.93 | 22.29 | 0.67 | 0.67 | 4 | 4.88 |
| 子宫恶性肿瘤、未注明部位 | C55 | 0.00 | 0.00 | 0.00 | 0.00 | 0.00 | 0.00 | 0.00 | 0.00 | 0.00 | 0.00 | 0.00 | 0 | 0.00 |
| 卵巢 | C56 | 5.60 | 0.00 | 0.00 | 30.42 | 0.00 | 20.93 | 2.79 | 4.38 | 9.98 | 0.27 | 0.27 | 3 | 3.66 |
| 其他和未说明的女性生殖器官恶性肿瘤 | C57 | 0.00 | 0.00 | 0.00 | 0.00 | 0.00 | 0.00 | 0.00 | 0.00 | 0.00 | 0.00 | 0.00 | 0 | 0.00 |
| 胎盘 | C58 | 0.00 | 0.00 | 0.00 | 0.00 | 0.00 | 0.00 | 0.00 | 0.00 | 0.00 | 0.00 | 0.00 | 0 | 0.00 |
| 阴茎 | C60 | 0.00 | 0.00 | 0.00 | 0.00 | 0.00 | 0.00 | 0.00 | 0.00 | 0.00 | 0.00 | 0.00 | 0 | 0.00 |
| 前列腺 | C61 | 0.00 | 0.00 | 0.00 | 0.00 | 0.00 | 0.00 | 0.00 | 0.00 | 0.00 | 0.00 | 0.00 | 0 | 0.00 |
| 睾丸 | C62 | 0.00 | 0.00 | 0.00 | 0.00 | 0.00 | 0.00 | 0.00 | 0.00 | 0.00 | 0.00 | 0.00 | 0 | 0.00 |
| 其他和未说明的男性生殖器官恶性肿瘤 | C63 | 0.00 | 0.00 | 0.00 | 0.00 | 0.00 | 0.00 | 0.00 | 0.00 | 0.00 | 0.00 | 0.00 | 0 | 0.00 |
| 肾脏 | C64 | 1.87 | 0.00 | 0.00 | 15.21 | 0.00 | 0.00 | 1.25 | 1.59 | 4.99 | 0.13 | 0.13 | 1 | 1.22 |
| 肾盂、肾盏 | C65 | 0.00 | 0.00 | 0.00 | 0.00 | 0.00 | 0.00 | 0.00 | 0.00 | 0.00 | 0.00 | 0.00 | 0 | 0.00 |

（续上表）

| 部位或病种 | ICD—10 | 粗率 | 0～ | 15～ | 45～ | 55～ | 65+ | 中标率 | 世标率 | 35～64岁截缩率 | 0～64岁累积率 | 0～74岁累积率 | 例数 | 构成比 |
|---|---|---|---|---|---|---|---|---|---|---|---|---|---|---|
| 输尿管 | C66 | 0.00 | 0.00 | 0.00 | 0.00 | 0.00 | 0.00 | 0.00 | 0.00 | 0.00 | 0.00 | 0.00 | 0 | 0.00 |
| 膀胱 | C67 | 3.74 | 0.00 | 0.00 | 30.42 | 0.00 | 0.00 | 2.90 | 3.56 | 11.53 | 0.36 | 0.36 | 2 | 2.44 |
| 其他和未说明的泌尿器官 | C68 | 0.00 | 0.00 | 0.00 | 0.00 | 0.00 | 0.00 | 0.00 | 0.00 | 0.00 | 0.00 | 0.00 | 0 | 0.00 |
| 眼 | C69 | 0.00 | 0.00 | 0.00 | 0.00 | 0.00 | 0.00 | 0.00 | 0.00 | 0.00 | 0.00 | 0.00 | 0 | 0.00 |
| 脑、神经系统 | C70—72、D | 1.87 | 0.00 | 0.00 | 0.00 | 0.00 | 20.93 | 1.42 | 2.01 | 0.00 | 0.00 | 0.33 | 1 | 1.22 |
| 甲状腺 | C73 | 5.60 | 0.00 | 7.63 | 15.21 | 0.00 | 0.00 | 4.45 | 4.88 | 10.39 | 0.37 | 0.37 | 3 | 3.66 |
| 肾上腺 | C74 | 1.87 | 0.00 | 3.82 | 0.00 | 0.00 | 0.00 | 1.84 | 1.60 | 0.00 | 0.10 | 0.10 | 1 | 1.22 |
| 其他内分泌腺 | C75 | 1.87 | 0.00 | 0.00 | 0.00 | 0.00 | 20.93 | 0.63 | 0.86 | 0.00 | 0.00 | 0.00 | 1 | 1.22 |
| 霍奇金氏病 | C81 | 1.87 | 0.00 | 3.82 | 0.00 | 0.00 | 0.00 | 2.01 | 2.16 | 0.00 | 0.14 | 0.14 | 1 | 1.22 |
| 非霍奇金氏病 | C82—85、C96 | 7.47 | 0.00 | 7.63 | 0.00 | 31.05 | 20.93 | 6.17 | 7.45 | 11.57 | 0.53 | 0.86 | 4 | 4.88 |
| 多发性骨髓瘤和恶性浆细胞肿瘤 | C90 | 0.00 | 0.00 | 0.00 | 0.00 | 0.00 | 0.00 | 0.00 | 0.00 | 0.00 | 0.00 | 0.00 | 0 | 0.00 |
| 淋巴细胞白血病 | C91 | 0.00 | 0.00 | 0.00 | 0.00 | 0.00 | 0.00 | 0.00 | 0.00 | 0.00 | 0.00 | 0.00 | 0 | 0.00 |
| 髓细胞性白血病 | C92 | 0.00 | 0.00 | 0.00 | 0.00 | 0.00 | 0.00 | 0.00 | 0.00 | 0.00 | 0.00 | 0.00 | 0 | 0.00 |
| 单核细胞性白血病 | C93 | 0.00 | 0.00 | 0.00 | 0.00 | 0.00 | 0.00 | 0.00 | 0.00 | 0.00 | 0.00 | 0.00 | 0 | 0.00 |
| 其他指明的白血病 | C94 | 0.00 | 0.00 | 0.00 | 0.00 | 0.00 | 0.00 | 0.00 | 0.00 | 0.00 | 0.00 | 0.00 | 0 | 0.00 |
| 未指明细胞类型的白血病 | C95 | 0.00 | 0.00 | 0.00 | 0.00 | 0.00 | 0.00 | 0.00 | 0.00 | 0.00 | 0.00 | 0.00 | 0 | 0.00 |
| 独立的多个部位的（原发性）恶性肿瘤 | C97 | 0.00 | 0.00 | 0.00 | 0.00 | 0.00 | 0.00 | 0.00 | 0.00 | 0.00 | 0.00 | 0.00 | 0 | 0.00 |
| 其他及不明部位 | C26、39、48、76—80 | 1.87 | 0.00 | 0.00 | 15.21 | 0.00 | 0.00 | 1.45 | 1.78 | 5.77 | 0.18 | 0.18 | 1 | 1.22 |
| 除C44合计 |  | 151.33 | 7.85 | 80.12 | 410.70 | 496.77 | 334.91 | 117.20 | 146.23 | 329.24 | 11.89 | 15.07 | 81 | 98.78 |
| 合计 | 0.00 | 153.20 | 7.85 | 83.93 | 410.70 | 496.77 | 334.91 | 118.57 | 147.35 | 329.24 | 11.99 | 15.16 | 82 | 100.00 |

注：中标率即中国标化发病率，世标率即世界标化发病率。

表 102　中山市南区 2000—2004 年男女合计恶性肿瘤主要发病指标（N，1/10^5，%）

| 部位或病种 | ICD—10 | 粗率 | 0～ | 15～ | 45～ | 55～ | 65+ | 中标率 | 世标率 | 35～64 岁截缩率 | 0～64 岁累积率 | 0～74 岁累积率 | 例数 | 构成比 |
|---|---|---|---|---|---|---|---|---|---|---|---|---|---|---|
| 唇 | C00 | 0.00 | 0.00 | 0.00 | 0.00 | 0.00 | 0.00 | 0.00 | 0.00 | 0.00 | 0.00 | 0.00 | 0 | 0.00 |
| 舌 | C01—02 | 2.70 | 0.00 | 1.85 | 7.29 | 0.00 | 11.33 | 1.96 | 2.48 | 5.02 | 0.14 | 0.30 | 3 | 1.44 |
| 口 | C03—06 | 0.00 | 0.00 | 0.00 | 0.00 | 0.00 | 0.00 | 0.00 | 0.00 | 0.00 | 0.00 | 0.00 | 0 | 0.00 |
| 唾液腺 | C07—08 | 1.80 | 0.00 | 0.00 | 7.29 | 14.87 | 0.00 | 1.43 | 1.97 | 5.67 | 0.21 | 0.21 | 2 | 0.96 |
| 扁桃腺 | C09 | 0.00 | 0.00 | 0.00 | 0.00 | 0.00 | 0.00 | 0.00 | 0.00 | 0.00 | 0.00 | 0.00 | 0 | 0.00 |
| 其他口咽部 | C10 | 0.00 | 0.00 | 0.00 | 0.00 | 0.00 | 0.00 | 0.00 | 0.00 | 0.00 | 0.00 | 0.00 | 0 | 0.00 |
| 鼻咽部 | C11 | 10.79 | 0.00 | 12.97 | 21.88 | 0.00 | 22.67 | 7.79 | 9.04 | 20.18 | 0.66 | 0.86 | 12 | 5.74 |
| 喉咽部 | C12—13 | 0.00 | 0.00 | 0.00 | 0.00 | 0.00 | 0.00 | 0.00 | 0.00 | 0.00 | 0.00 | 0.00 | 0 | 0.00 |
| 唇，口腔和咽的其他部位和具体部位不明 | C14 | 0.00 | 0.00 | 0.00 | 0.00 | 0.00 | 0.00 | 0.00 | 0.00 | 0.00 | 0.00 | 0.00 | 0 | 0.00 |
| 食管 | C15 | 4.49 | 0.00 | 0.00 | 7.29 | 14.87 | 34.00 | 2.58 | 4.11 | 5.67 | 0.21 | 0.42 | 5 | 2.39 |
| 胃 | C16 | 6.29 | 0.00 | 1.85 | 14.59 | 0.00 | 45.33 | 4.63 | 6.12 | 7.80 | 0.22 | 0.92 | 7 | 3.35 |
| 小肠 | C17 | 0.00 | 0.00 | 0.00 | 0.00 | 0.00 | 0.00 | 0.00 | 0.00 | 0.00 | 0.00 | 0.00 | 0 | 0.00 |
| 结肠 | C18 | 6.29 | 0.00 | 1.85 | 7.29 | 44.60 | 22.67 | 5.01 | 6.85 | 15.19 | 0.61 | 0.77 | 7 | 3.35 |
| 直肠和乙状结肠连接处 | C19—20 | 7.19 | 0.00 | 1.85 | 21.88 | 29.73 | 22.67 | 5.49 | 6.79 | 14.38 | 0.53 | 0.70 | 8 | 3.83 |
| 肛门 | C21 | 0.00 | 0.00 | 0.00 | 0.00 | 0.00 | 0.00 | 0.00 | 0.00 | 0.00 | 0.00 | 0.00 | 0 | 0.00 |
| 肝脏和肝内胆管 | C22 | 15.28 | 0.00 | 5.56 | 21.88 | 59.47 | 79.33 | 11.10 | 14.26 | 27.83 | 0.99 | 1.60 | 17 | 8.13 |
| 胆囊 | C23 | 1.80 | 0.00 | 0.00 | 0.00 | 0.00 | 22.67 | 0.77 | 1.62 | 0.00 | 0.00 | 0.20 | 2 | 0.96 |
| 肝外胆管 | C24 | 2.70 | 0.00 | 0.00 | 0.00 | 14.87 | 22.67 | 1.60 | 2.83 | 3.29 | 0.15 | 0.35 | 3 | 1.44 |
| 胰腺 | C25 | 2.70 | 0.00 | 0.00 | 0.00 | 14.87 | 22.67 | 1.89 | 2.59 | 3.29 | 0.15 | 0.35 | 3 | 1.44 |
| 鼻腔、中耳和副鼻窦 | C30—31 | 0.00 | 0.00 | 0.00 | 0.00 | 0.00 | 0.00 | 0.00 | 0.00 | 0.00 | 0.00 | 0.00 | 0 | 0.00 |
| 喉 | C32 | 5.39 | 0.00 | 0.00 | 0.00 | 14.87 | 56.66 | 3.66 | 4.96 | 3.29 | 0.15 | 0.72 | 6 | 2.87 |
| 气管、支气管和肺 | C33—34 | 40.45 | 0.00 | 7.41 | 58.35 | 178.40 | 237.99 | 31.09 | 41.14 | 71.64 | 2.63 | 5.32 | 45 | 21.53 |

（续上表）

| 部位或病种 | ICD—10 | 粗率 | 0～ | 15～ | 45～ | 55～ | 65+ | 中标率 | 世标率 | 35～64岁截缩率 | 0～64岁累积率 | 0～74岁累积率 | 例数 | 构成比 |
|---|---|---|---|---|---|---|---|---|---|---|---|---|---|---|
| 其他呼吸器官 | C37—38 | 1.80 | 0.00 | 3.71 | 0.00 | 0.00 | 0.00 | 1.62 | 1.85 | 2.56 | 0.13 | 0.13 | 2 | 0.96 |
| 骨和关节软骨 | C40—41 | 0.90 | 0.00 | 0.00 | 7.29 | 0.00 | 0.00 | 0.70 | 0.86 | 2.78 | 0.09 | 0.09 | 1 | 0.48 |
| 皮肤恶性黑色素瘤 | C43 | 0.90 | 0.00 | 0.00 | 0.00 | 0.00 | 11.33 | 0.20 | 0.82 | 0.00 | 0.00 | 0.00 | 1 | 0.48 |
| 皮肤其他恶性肿瘤 | C44 | 4.49 | 0.00 | 1.85 | 0.00 | 14.87 | 34.00 | 2.79 | 4.10 | 3.29 | 0.20 | 0.36 | 5 | 2.39 |
| 间皮瘤 | C45 | 0.00 | 0.00 | 0.00 | 0.00 | 0.00 | 0.00 | 0.00 | 0.00 | 0.00 | 0.00 | 0.00 | 0 | 0.00 |
| kaposi氏肉瘤 | C46 | 0.00 | 0.00 | 0.00 | 0.00 | 0.00 | 0.00 | 0.00 | 0.00 | 0.00 | 0.00 | 0.00 | 0 | 0.00 |
| 结缔组织和其他软组织 | C47、49 | 1.80 | 3.57 | 0.00 | 0.00 | 0.00 | 11.33 | 1.99 | 2.30 | 0.00 | 0.07 | 0.07 | 2 | 0.96 |
| 乳房 | C50 | 17.08 | 0.00 | 11.12 | 43.76 | 104.07 | 0.00 | 14.20 | 17.41 | 53.81 | 1.82 | 1.82 | 19 | 9.09 |
| 外阴 | C51 | 0.90 | 0.00 | 0.00 | 0.00 | 0.00 | 11.33 | 0.57 | 0.80 | 0.00 | 0.00 | 0.20 | 1 | 0.48 |
| 阴道 | C52 | 0.00 | 0.00 | 0.00 | 0.00 | 0.00 | 0.00 | 0.00 | 0.00 | 0.00 | 0.00 | 0.00 | 0 | 0.00 |
| 子宫颈 | C53 | 4.49 | 0.00 | 5.56 | 14.59 | 0.00 | 0.00 | 3.18 | 3.60 | 9.96 | 0.31 | 0.31 | 5 | 2.39 |
| 子宫体 | C54 | 3.60 | 0.00 | 0.00 | 29.18 | 0.00 | 0.00 | 2.69 | 3.33 | 10.71 | 0.32 | 0.32 | 4 | 1.91 |
| 子宫恶性肿瘤、未注明部位 | C55 | 0.00 | 0.00 | 0.00 | 0.00 | 0.00 | 0.00 | 0.00 | 0.00 | 0.00 | 0.00 | 0.00 | 0 | 0.00 |
| 卵巢 | C56 | 2.70 | 0.00 | 0.00 | 14.59 | 0.00 | 11.33 | 1.39 | 2.34 | 4.77 | 0.13 | 0.13 | 3 | 1.44 |
| 其他和未说明的女性生殖器官恶性肿瘤 | C57 | 0.00 | 0.00 | 0.00 | 0.00 | 0.00 | 0.00 | 0.00 | 0.00 | 0.00 | 0.00 | 0.00 | 0 | 0.00 |
| 胎盘 | C58 | 0.00 | 0.00 | 0.00 | 0.00 | 0.00 | 0.00 | 0.00 | 0.00 | 0.00 | 0.00 | 0.00 | 0 | 0.00 |
| 阴茎 | C60 | 0.90 | 0.00 | 0.00 | 7.29 | 0.00 | 0.00 | 0.70 | 0.86 | 2.78 | 0.09 | 0.09 | 1 | 0.48 |
| 前列腺 | C61 | 4.49 | 0.00 | 0.00 | 0.00 | 0.00 | 56.66 | 3.04 | 4.16 | 0.00 | 0.00 | 0.73 | 5 | 2.39 |
| 睾丸 | C62 | 0.00 | 0.00 | 0.00 | 0.00 | 0.00 | 0.00 | 0.00 | 0.00 | 0.00 | 0.00 | 0.00 | 0 | 0.00 |
| 其他和未说明的男性生殖器官恶性肿瘤 | C63 | 0.00 | 0.00 | 0.00 | 0.00 | 0.00 | 0.00 | 0.00 | 0.00 | 0.00 | 0.00 | 0.00 | 0 | 0.00 |
| 肾脏 | C64 | 1.80 | 0.00 | 0.00 | 7.29 | 14.87 | 0.00 | 1.43 | 1.97 | 5.67 | 0.21 | 0.21 | 2 | 0.96 |
| 肾盂、肾盏 | C65 | 1.80 | 0.00 | 0.00 | 0.00 | 14.87 | 11.33 | 1.69 | 2.16 | 3.93 | 0.15 | 0.31 | 2 | 0.96 |

（续上表）

| 部位或病种 | ICD—10 | 粗率 | 0～ | 15～ | 45～ | 55～ | 65＋ | 中标率 | 世标率 | 35～64 岁截缩率 | 0～64 岁累积率 | 0～74 岁累积率 | 例数 | 构成比 |
|---|---|---|---|---|---|---|---|---|---|---|---|---|---|---|
| 输尿管 | C66 | 0.00 | 0.00 | 0.00 | 0.00 | 0.00 | 0.00 | 0.00 | 0.00 | 0.00 | 0.00 | 0.00 | 0 | 0.00 |
| 膀胱 | C67 | 6.29 | 0.00 | 0.00 | 14.59 | 14.87 | 45.33 | 4.46 | 5.55 | 9.49 | 0.32 | 0.48 | 7 | 3.35 |
| 其他和未说明的泌尿器官 | C68 | 0.00 | 0.00 | 0.00 | 0.00 | 0.00 | 0.00 | 0.00 | 0.00 | 0.00 | 0.00 | 0.00 | 0 | 0.00 |
| 眼 | C69 | 0.00 | 0.00 | 0.00 | 0.00 | 0.00 | 0.00 | 0.00 | 0.00 | 0.00 | 0.00 | 0.00 | 0 | 0.00 |
| 脑、神经系统 | C70—72、D | 4.49 | 3.57 | 3.71 | 7.29 | 0.00 | 11.33 | 3.91 | 4.29 | 5.33 | 0.25 | 0.42 | 5 | 2.39 |
| 甲状腺 | C73 | 6.29 | 0.00 | 5.56 | 21.88 | 0.00 | 11.33 | 4.93 | 5.62 | 10.49 | 0.40 | 0.56 | 7 | 3.35 |
| 肾上腺 | C74 | 1.80 | 0.00 | 3.71 | 0.00 | 0.00 | 0.00 | 1.56 | 1.60 | 2.56 | 0.12 | 0.12 | 2 | 0.96 |
| 其他内分泌腺 | C75 | 0.90 | 0.00 | 0.00 | 0.00 | 0.00 | 11.33 | 0.39 | 0.52 | 0.00 | 0.00 | 0.00 | 1 | 0.48 |
| 霍奇金氏病 | C81 | 0.90 | 0.00 | 1.85 | 0.00 | 0.00 | 0.00 | 0.97 | 1.05 | 0.00 | 0.07 | 0.07 | 1 | 0.48 |
| 非霍奇金氏病 | C82—85、C96 | 6.29 | 0.00 | 5.56 | 0.00 | 29.73 | 22.67 | 4.97 | 6.27 | 11.07 | 0.46 | 0.82 | 7 | 3.35 |
| 多发性骨髓瘤和恶性浆细胞肿瘤 | C90 | 0.90 | 0.00 | 1.85 | 0.00 | 0.00 | 0.00 | 0.56 | 0.63 | 2.25 | 0.05 | 0.05 | 1 | 0.48 |
| 淋巴细胞白血病 | C91 | 0.90 | 0.00 | 0.00 | 0.00 | 0.00 | 11.33 | 0.57 | 0.80 | 0.00 | 0.00 | 0.20 | 1 | 0.48 |
| 髓细胞性白血病 | C92 | 0.00 | 0.00 | 0.00 | 0.00 | 0.00 | 0.00 | 0.00 | 0.00 | 0.00 | 0.00 | 0.00 | 0 | 0.00 |
| 单核细胞性白血病 | C93 | 0.00 | 0.00 | 0.00 | 0.00 | 0.00 | 0.00 | 0.00 | 0.00 | 0.00 | 0.00 | 0.00 | 0 | 0.00 |
| 其他指明的白血病 | C94 | 0.00 | 0.00 | 0.00 | 0.00 | 0.00 | 0.00 | 0.00 | 0.00 | 0.00 | 0.00 | 0.00 | 0 | 0.00 |
| 未指明细胞类型的白血病 | C95 | 0.00 | 0.00 | 0.00 | 0.00 | 0.00 | 0.00 | 0.00 | 0.00 | 0.00 | 0.00 | 0.00 | 0 | 0.00 |
| 独立的多个部位的（原发性）恶性肿瘤 | C97 | 0.00 | 0.00 | 0.00 | 0.00 | 0.00 | 0.00 | 0.00 | 0.00 | 0.00 | 0.00 | 0.00 | 0 | 0.00 |
| 其他及不明部位 | C26、39、48、76—80 | 3.60 | 0.00 | 0.00 | 7.29 | 29.73 | 11.33 | 3.21 | 4.23 | 10 | 0.38 | 0.55 | 4 | 1.91 |
| 除 C44 合计 | | 183.38 | 7.14 | 75.96 | 342.81 | 594.67 | 838.62 | 137.94 | 177.78 | 331.42 | 12.03 | 20.41 | 204 | 97.61 |
| 合计 | | 187.87 | 7.14 | 77.81 | 342.81 | 609.54 | 872.62 | 140.73 | 181.88 | 334.70 | 12.23 | 20.77 | 209 | 100.00 |

注：中标率即中国标化发病率，世标率即世界标化发病率。

# 四、西区恶性肿瘤发病概况

## 1. 西区简介

西区于1984年建区，1999年与原沙朗镇合并，是中山市下属的一个区，位于中山市城区西部，是中心城区的西大门，面积25.15平方公里，辖9个社区居民委员会，常住人口6.35万人，户籍人口3.65万人，非户籍人口2.7万人。西区是中山的交通枢纽，中山市汽车总站、长途客运站均位于区内[11]。

## 2. 人口资料

2000—2004年期间中山市西区共有人口164297人，其中男性83359人，女性80938人，男女比例为1.03（表103），人口数增长率为12.51%，其中男性增长率为12.54%，女性为12.48%。

**表103　中山市西区2000—2004年年中人口构成（N）**

| 年份 | 男 | 女 | 合计 | 比值 |
| --- | --- | --- | --- | --- |
| 2000 | 15711 | 15269 | 30980 | 1.03 |
| 2001 | 16231 | 15727 | 31958 | 1.03 |
| 2002 | 16578 | 16105 | 32683 | 1.03 |
| 2003 | 17159 | 16663 | 33822 | 1.03 |
| 2004 | 17681 | 17174 | 34855 | 1.03 |
| 合计 | 83359 | 80938 | 164297 | 1.03 |

期间中山市西区不同年龄段男女人口数比值总体逐渐下降，24岁以前大于1，25～64岁波动于0.96～1.06之间，65岁以后小于1并持续下降。1岁以下男女人口数比值最大，为1.23，85岁以上年龄组最小，为0.41（表104）。

**表104　中山市西区2000—2004年年中人口年龄别构成（N）**

| 年龄组 | 男 | 女 | 合计 | 比值 |
| --- | --- | --- | --- | --- |
| 0～ | 1133 | 921 | 2054 | 1.23 |
| 1～ | 5218 | 4323 | 9541 | 1.21 |
| 5～ | 7314 | 6377 | 13691 | 1.15 |
| 10～ | 8460 | 7646 | 16106 | 1.11 |
| 15～ | 6589 | 6042 | 12630 | 1.09 |
| 20～ | 5647 | 5588 | 11235 | 1.01 |
| 25～ | 7234 | 7574 | 14808 | 0.96 |
| 30～ | 7748 | 8068 | 15816 | 0.96 |
| 35～ | 7145 | 6986 | 14131 | 1.02 |
| 40～ | 5713 | 5377 | 11090 | 1.06 |
| 45～ | 5938 | 5692 | 11629 | 1.04 |
| 50～ | 4371 | 4249 | 8620 | 1.03 |
| 55～ | 2555 | 2496 | 5051 | 1.02 |

（续上表）

| 年龄组 | 男 | 女 | 合计 | 比值 |
|---|---|---|---|---|
| 60～ | 2509 | 2374 | 4884 | 1.06 |
| 65～ | 2206 | 2261 | 4467 | 0.98 |
| 70～ | 1740 | 1938 | 3678 | 0.90 |
| 75～ | 1054 | 1507 | 2560 | 0.70 |
| 80～ | 523 | 883 | 1406 | 0.59 |
| 85＋ | 264 | 636 | 899 | 0.41 |
| 合计 | 83359 | 80938 | 164297 | 1.03 |

西区人口年龄别构成主要以0～19岁、20～39岁和40～59岁年龄组为主，其男性人口数分别占同期西区男性人口总数的35％、33％和22％，女性分别占31％、35％和22％（图71、图72、图73）。

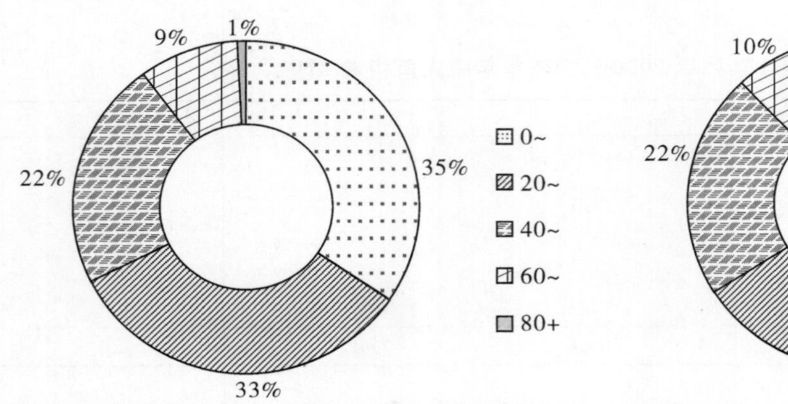


图71　中山市西区2000—2004年男性人口年龄构成

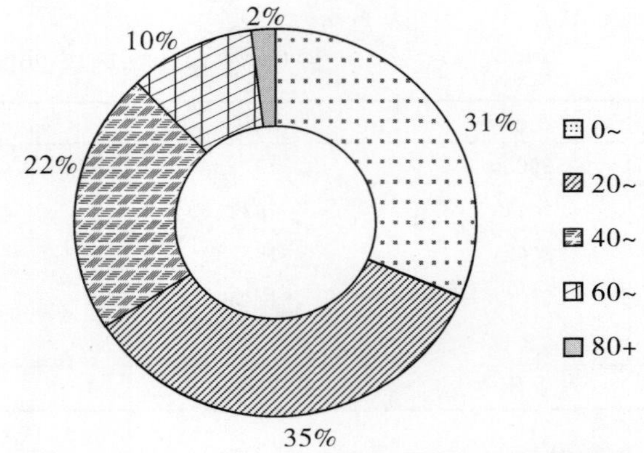


图72　中山市西区2000—2004年女性人口年龄构成

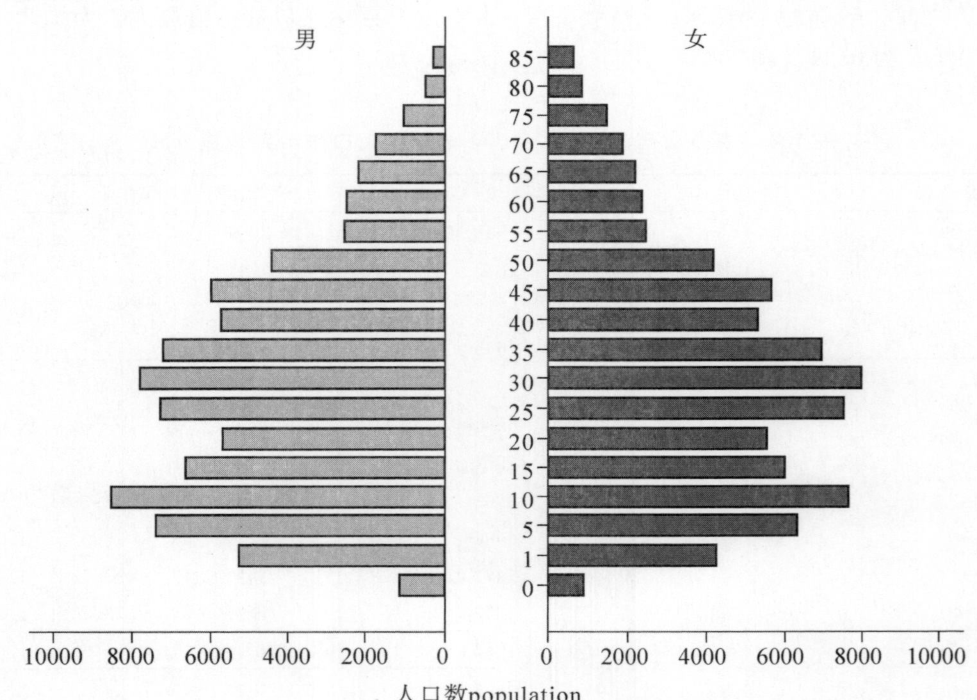


图73　中山市西区2000—2004年人口金字塔图

### 3. 资料质量

2000—2004 年期间中山市西区恶性肿瘤新发患者病理诊断率为 76.28%，骨髓和细胞学诊断率为 4.01%，影像学诊断率为 19.71%，无死亡补发病（表 105），发病部位不明恶性肿瘤数占同期西区恶性肿瘤发病总数的 0.36%（表 106）。

**表 105　中山市西区 2000—2004 年新发恶性肿瘤各类诊断依据所占比例（N,%）**

| 确诊依据 | 例数 | 构成比 |
|---|---|---|
| 死亡补发病（DCO） | 0 | 0.00 |
| CT、MR 与 B 超等影像学 | 54 | 19.71 |
| 骨髓、细胞学 | 11 | 4.01 |
| 病理 | 209 | 76.28 |
| 合计 | 274 | 100.00 |

**表 106　中山市西区 2000—2004 年发病部位不明恶性肿瘤构成（N,%）**

| 部位 | ICD—10 | 例数 | 构成比 |
|---|---|---|---|
| 其他和不明确的消化器官 | C26 | 1 | 100.00 |
| 其他和不明确的呼吸和胸腔内器官 | C39 | 0 | 0.00 |
| 腹膜后和腹膜 | C48 | 0 | 0.00 |
| 其他和不明确部位 | C76 | 0 | 0.00 |
| 淋巴结继发和未指明 | C77 | 0 | 0.00 |
| 呼吸和消化器官继发 | C78 | 0 | 0.00 |
| 其他部位继发 | C79 | 0 | 0.00 |
| 未特别说明（NOS） | C80 | 0 | 0.00 |
| 合计 | | 1 | 100.00 |

### 4. 发病概况

2000—2004 年期间中山市西区共有恶性肿瘤新发患者 274 例，其中男性 153 例，女性 121 例，男女发病数比值为 1.26。男性发病粗率、中国和世界标化发病率分别为 183.55/$10^5$、149.53/$10^5$ 和 186.72/$10^5$，女性分别为 149.50/$10^5$、119.09/$10^5$ 和 144.53/$10^5$（表 107、表 108）。

**表 107　中山市西区 2000—2004 年男性恶性肿瘤发病概况（N，1/$10^5$，%）**

| 年份 | 例数 | 粗率 | 中标率 | 世标率 | 35～64 岁截缩率 | 0～64 岁累积率 | 0～74 岁累积率 |
|---|---|---|---|---|---|---|---|
| 2000 | 32 | 203.68 | 164.08 | 209.38 | 306.48 | 11.63 | 25.83 |
| 2001 | 21 | 129.38 | 104.45 | 130.43 | 261.82 | 9.18 | 14.77 |
| 2002 | 37 | 223.19 | 180.01 | 219.25 | 381.33 | 15.07 | 28.30 |
| 2003 | 35 | 203.98 | 168.82 | 209.25 | 444.42 | 16.55 | 24.04 |
| 2004 | 28 | 158.37 | 130.69 | 165.89 | 262.95 | 10.54 | 18.88 |
| 合计 | 153 | 183.55 | 149.53 | 186.72 | 331.83 | 12.62 | 22.32 |

注：中标率即中国标化发病率，世标率即世界标化发病率。

表 108　中山市西区 2000—2004 年女性恶性肿瘤发病概况（N，1/10⁵，%）

| 年份 | 例数 | 粗率 | 中标率 | 世标率 | 35～64 岁截缩率 | 0～64 岁累积率 | 0～74 岁累积率 |
|---|---|---|---|---|---|---|---|
| 2000 | 27 | 176.83 | 132.27 | 164.89 | 335.19 | 12.50 | 18.55 |
| 2001 | 21 | 133.53 | 101.71 | 122.73 | 274.39 | 9.34 | 14.27 |
| 2002 | 31 | 192.49 | 156.82 | 186.76 | 341.95 | 13.68 | 17.57 |
| 2003 | 21 | 126.03 | 107.94 | 129.36 | 157.92 | 7.29 | 15.53 |
| 2004 | 21 | 122.28 | 98.71 | 121.53 | 322.10 | 10.88 | 13.31 |
| 合计 | 121 | 149.50 | 119.09 | 144.53 | 285.45 | 10.71 | 15.79 |

注：中标率即中国标化发病率，世标率即世界标化发病率。

表 109　中山市西区 2000—2004 年男女合计恶性肿瘤发病概况（N，1/10⁵，%）

| 年份 | 例数 | 粗率 | 中标率 | 世标率 | 35～64 岁截缩率 | 0～64 岁累积率 | 0～74 岁累积率 |
|---|---|---|---|---|---|---|---|
| 2000 | 59 | 190.45 | 147.54 | 186.04 | 320.93 | 12.10 | 22.10 |
| 2001 | 42 | 131.42 | 102.27 | 123.99 | 267.47 | 9.26 | 14.48 |
| 2002 | 68 | 208.06 | 166.20 | 200.36 | 361.38 | 14.30 | 22.70 |
| 2003 | 56 | 165.58 | 138.33 | 169.95 | 303.69 | 12.00 | 19.88 |
| 2004 | 49 | 140.58 | 113.11 | 140.40 | 291.89 | 10.69 | 16.00 |
| 合计 | 274 | 166.77 | 133.25 | 163.82 | 308.87 | 11.66 | 18.98 |

注：中标率即中国标化发病率，世标率即世界标化发病率。

## 5. 年龄别发病率

2000—2004 年期间中山市西区恶性肿瘤年龄别发病率从 30 岁左右迅速上升，70 岁左右达高峰，其后开始下降（图 74）。

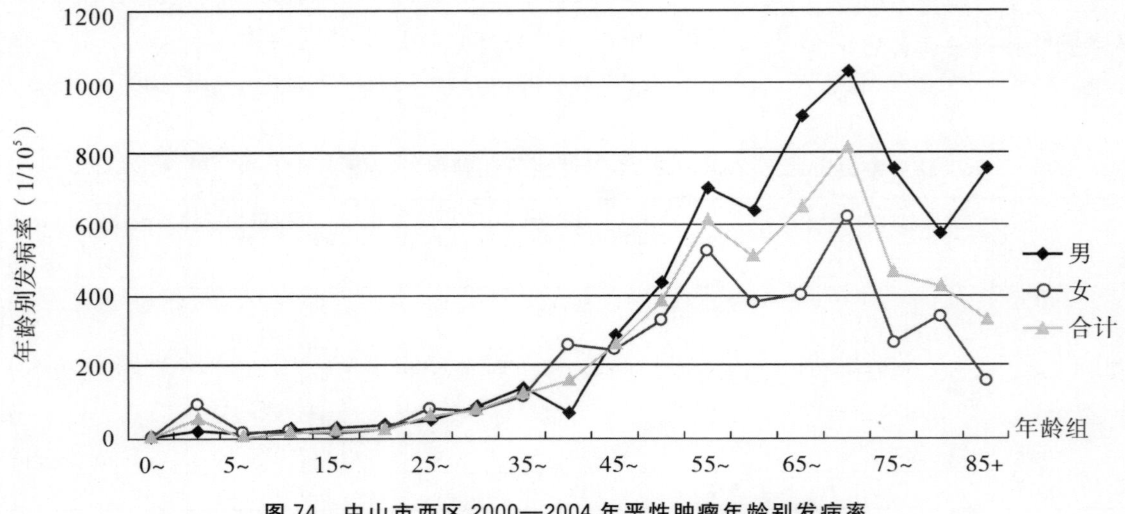


图 74　中山市西区 2000—2004 年恶性肿瘤年龄别发病率

除 1～9 岁、25～29 岁和 40～44 岁 4 个年龄组女性发病多于男性外，西区其他年龄组男性恶性肿瘤发病多于女性，尤以 85 岁以上年龄段最为明显，其发病比值为 4.82（表 110）。

表 110　中山市西区 2000—2004 年恶性肿瘤年龄别发病率（1/10^5）

| 年龄组 | 男 | 女 | 合计 | 比值 |
|---|---|---|---|---|
| 0～ | 0.00 | 0.00 | 0.00 | 0.00 |
| 1～ | 19.17 | 92.52 | 52.46 | 0.21 |
| 5～ | 0.00 | 15.68 | 7.31 | 0.00 |
| 10～ | 23.64 | 13.08 | 18.64 | 1.81 |
| 15～ | 30.36 | 16.55 | 23.76 | 1.83 |
| 20～ | 35.42 | 17.90 | 26.70 | 1.98 |
| 25～ | 55.30 | 79.22 | 67.50 | 0.70 |
| 30～ | 90.35 | 74.37 | 82.16 | 1.21 |
| 35～ | 139.96 | 114.51 | 127.37 | 1.22 |
| 40～ | 70.02 | 260.37 | 162.34 | 0.27 |
| 45～ | 286.31 | 245.97 | 266.59 | 1.16 |
| 50～ | 434.70 | 329.48 | 382.83 | 1.32 |
| 55～ | 704.48 | 520.81 | 613.69 | 1.35 |
| 60～ | 637.58 | 379.08 | 512.00 | 1.68 |
| 65～ | 906.57 | 398.10 | 648.99 | 2.28 |
| 70～ | 1034.72 | 619.14 | 814.96 | 1.67 |
| 75～ | 759.33 | 265.50 | 467.51 | 2.86 |
| 80～ | 573.63 | 339.81 | 425.23 | 1.69 |
| 85＋ | 758.42 | 157.29 | 331.61 | 4.82 |
| 合计 | 183.54 | 149.50 | 166.77 | 1.23 |

西区恶性肿瘤发病年龄主要集中在 40～59 岁和 60～79 岁年龄段，其男性发病数分别占同期西区男性恶性肿瘤发病总数的 38％和 41％，女性分别占 46％和 28％（图 75、图 76）。

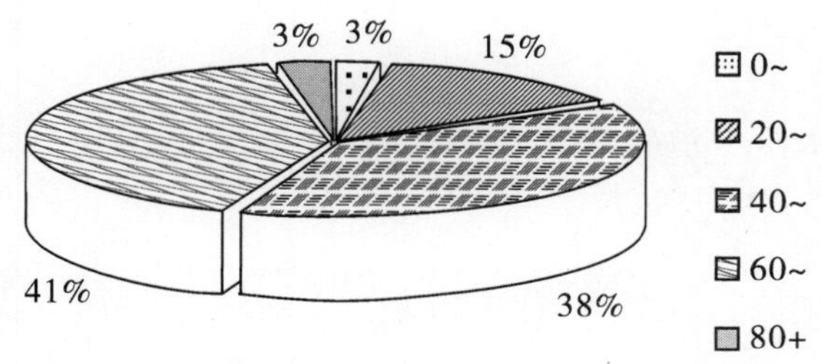


图 75　中山市西区 2000—2004 年男性恶性肿瘤发病年龄构成

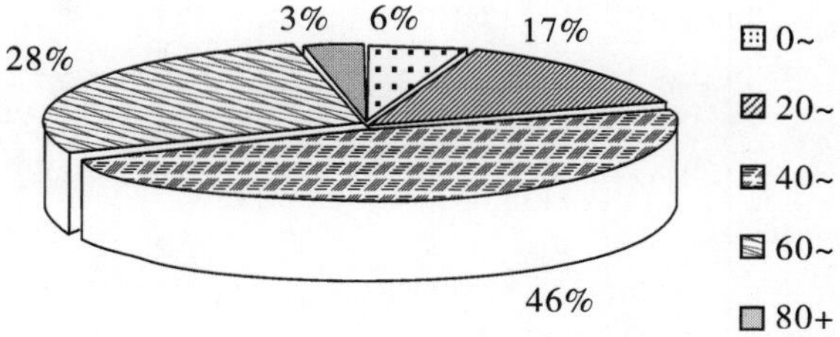


图 76　中山市西区 2000—2004 年女性恶性肿瘤发病年龄构成

表 111　中山市西区 2000—2004 年男性恶性肿瘤年龄别发病率（1/10^5）

| 部位或病种 | ICD—10 | 0～ | 1～ | 5～ | 10～ | 15～ | 20～ | 25～ | 30～ | 35～ | 40～ | 45～ | 50～ | 55～ | 60～ | 65～ | 70～ | 75～ | 80～ | 85+ | 合计 |
|---|---|---|---|---|---|---|---|---|---|---|---|---|---|---|---|---|---|---|---|---|---|
| 唇 | C00 | 0.00 | 0.00 | 0.00 | 0.00 | 0.00 | 0.00 | 0.00 | 0.00 | 0.00 | 0.00 | 0.00 | 0.00 | 0.00 | 0.00 | 0.00 | 0.00 | 0.00 | 0.00 | 0.00 | 0.00 |
| 舌 | C01—02 | 0.00 | 0.00 | 0.00 | 0.00 | 0.00 | 0.00 | 0.00 | 0.00 | 0.00 | 0.00 | 0.00 | 0.00 | 39.14 | 0.00 | 0.00 | 0.00 | 0.00 | 0.00 | 0.00 | 1.20 |
| 口 | C03—06 | 0.00 | 0.00 | 0.00 | 0.00 | 0.00 | 0.00 | 0.00 | 0.00 | 0.00 | 0.00 | 16.84 | 0.00 | 0.00 | 0.00 | 0.00 | 0.00 | 0.00 | 0.00 | 0.00 | 1.20 |
| 唾液腺 | C07—08 | 0.00 | 0.00 | 0.00 | 0.00 | 0.00 | 0.00 | 0.00 | 0.00 | 0.00 | 0.00 | 0.00 | 0.00 | 0.00 | 0.00 | 0.00 | 0.00 | 0.00 | 0.00 | 0.00 | 0.00 |
| 扁桃腺 | C09 | 0.00 | 0.00 | 0.00 | 0.00 | 0.00 | 0.00 | 0.00 | 0.00 | 0.00 | 0.00 | 0.00 | 0.00 | 0.00 | 0.00 | 0.00 | 0.00 | 0.00 | 0.00 | 0.00 | 0.00 |
| 其他口咽部 | C10 | 0.00 | 0.00 | 0.00 | 0.00 | 0.00 | 0.00 | 0.00 | 0.00 | 0.00 | 0.00 | 0.00 | 0.00 | 0.00 | 0.00 | 0.00 | 0.00 | 0.00 | 0.00 | 0.00 | 0.00 |
| 鼻咽部 | C11 | 0.00 | 0.00 | 0.00 | 0.00 | 0.00 | 17.71 | 0.00 | 12.91 | 69.98 | 17.50 | 84.21 | 68.64 | 0.00 | 0.00 | 90.66 | 0.00 | 0.00 | 0.00 | 0.00 | 21.59 |
| 喉咽部 | C12—13 | 0.00 | 0.00 | 0.00 | 0.00 | 0.00 | 0.00 | 0.00 | 0.00 | 0.00 | 0.00 | 0.00 | 0.00 | 0.00 | 39.85 | 0.00 | 0.00 | 0.00 | 0.00 | 0.00 | 1.20 |
| 唇，口腔和咽的其他部位和具体部位不明 | C14 | 0.00 | 0.00 | 0.00 | 0.00 | 0.00 | 0.00 | 0.00 | 0.00 | 0.00 | 0.00 | 0.00 | 0.00 | 0.00 | 0.00 | 0.00 | 0.00 | 0.00 | 0.00 | 0.00 | 0.00 |
| 食管 | C15 | 0.00 | 0.00 | 0.00 | 0.00 | 0.00 | 0.00 | 0.00 | 0.00 | 0.00 | 0.00 | 50.53 | 68.64 | 39.14 | 39.85 | 45.33 | 0.00 | 94.92 | 0.00 | 0.00 | 12.00 |
| 胃 | C16 | 0.00 | 0.00 | 0.00 | 0.00 | 0.00 | 0.00 | 0.00 | 25.81 | 0.00 | 0.00 | 0.00 | 45.76 | 39.14 | 159.39 | 0.00 | 0.00 | 0.00 | 0.00 | 0.00 | 10.80 |
| 小肠 | C17 | 0.00 | 0.00 | 0.00 | 0.00 | 0.00 | 0.00 | 0.00 | 0.00 | 0.00 | 17.50 | 0.00 | 0.00 | 78.28 | 0.00 | 0.00 | 0.00 | 0.00 | 0.00 | 0.00 | 3.60 |
| 结肠 | C18 | 0.00 | 0.00 | 0.00 | 0.00 | 0.00 | 0.00 | 0.00 | 0.00 | 14.00 | 0.00 | 0.00 | 0.00 | 0.00 | 0.00 | 0.00 | 0.00 | 0.00 | 0.00 | 0.00 | 1.20 |
| 直肠和乙状结肠连接处 | C19—20 | 0.00 | 0.00 | 0.00 | 0.00 | 0.00 | 0.00 | 0.00 | 0.00 | 14.00 | 0.00 | 16.84 | 68.64 | 0.00 | 0.00 | 135.98 | 57.48 | 0.00 | 0.00 | 0.00 | 10.80 |
| 肛门 | C21 | 0.00 | 0.00 | 0.00 | 0.00 | 0.00 | 0.00 | 0.00 | 0.00 | 0.00 | 0.00 | 0.00 | 0.00 | 0.00 | 0.00 | 0.00 | 0.00 | 0.00 | 0.00 | 0.00 | 0.00 |
| 肝脏和肝内胆管 | C22 | 0.00 | 0.00 | 0.00 | 0.00 | 0.00 | 0.00 | 27.65 | 25.81 | 41.99 | 17.50 | 67.37 | 68.64 | 195.69 | 79.70 | 90.66 | 344.91 | 94.92 | 0.00 | 0.00 | 37.19 |
| 胆囊 | C23 | 0.00 | 0.00 | 0.00 | 0.00 | 0.00 | 0.00 | 0.00 | 0.00 | 0.00 | 0.00 | 0.00 | 0.00 | 0.00 | 0.00 | 0.00 | 0.00 | 0.00 | 0.00 | 0.00 | 0.00 |
| 肝外胆管 | C24 | 0.00 | 0.00 | 0.00 | 0.00 | 0.00 | 0.00 | 0.00 | 0.00 | 0.00 | 0.00 | 0.00 | 0.00 | 0.00 | 0.00 | 0.00 | 0.00 | 0.00 | 0.00 | 0.00 | 0.00 |
| 胰腺 | C25 | 0.00 | 0.00 | 0.00 | 0.00 | 0.00 | 0.00 | 0.00 | 0.00 | 0.00 | 0.00 | 0.00 | 22.88 | 78.28 | 39.85 | 0.00 | 0.00 | 0.00 | 0.00 | 0.00 | 4.80 |
| 鼻腔、中耳和副鼻窦 | C30—31 | 0.00 | 0.00 | 0.00 | 0.00 | 0.00 | 0.00 | 0.00 | 0.00 | 0.00 | 0.00 | 0.00 | 0.00 | 0.00 | 0.00 | 0.00 | 57.48 | 94.92 | 0.00 | 0.00 | 2.40 |
| 喉 | C32 | 0.00 | 0.00 | 0.00 | 0.00 | 0.00 | 0.00 | 0.00 | 0.00 | 0.00 | 0.00 | 16.84 | 0.00 | 0.00 | 0.00 | 0.00 | 57.48 | 0.00 | 0.00 | 0.00 | 2.40 |
| 气管、支气管和肺 | C33—34 | 0.00 | 0.00 | 0.00 | 0.00 | 0.00 | 0.00 | 0.00 | 12.91 | 0.00 | 17.50 | 16.84 | 22.88 | 156.55 | 119.55 | 181.31 | 114.97 | 379.67 | 191.21 | 0.00 | 26.39 |

（续上表）

| 部位或病种 | ICD—10 | 0～ | 1～ | 5～ | 10～ | 15～ | 20～ | 25～ | 30～ | 35～ | 40～ | 45～ | 50～ | 55～ | 60～ | 65～ | 70～ | 75～ | 80～ | 85+ | 合计 |
|---|---|---|---|---|---|---|---|---|---|---|---|---|---|---|---|---|---|---|---|---|---|
| 其他呼吸器官 | C37—38 | 0.00 | 0.00 | 0.00 | 0.00 | 0.00 | 0.00 | 0.00 | 0.00 | 0.00 | 0.00 | 0.00 | 0.00 | 0.00 | 0.00 | 0.00 | 0.00 | 0.00 | 0.00 | 0.00 | 0.00 |
| 骨和关节软骨 | C40—41 | 0.00 | 0.00 | 0.00 | 0.00 | 15.18 | 0.00 | 0.00 | 0.00 | 0.00 | 0.00 | 0.00 | 0.00 | 0.00 | 0.00 | 0.00 | 0.00 | 0.00 | 0.00 | 0.00 | 1.20 |
| 皮肤恶性黑色素瘤 | C43 | 0.00 | 0.00 | 0.00 | 0.00 | 0.00 | 0.00 | 0.00 | 0.00 | 0.00 | 0.00 | 0.00 | 0.00 | 0.00 | 0.00 | 0.00 | 0.00 | 0.00 | 0.00 | 0.00 | 0.00 |
| 皮肤其他恶性肿瘤 | C44 | 0.00 | 0.00 | 0.00 | 0.00 | 0.00 | 0.00 | 0.00 | 0.00 | 0.00 | 0.00 | 0.00 | 0.00 | 0.00 | 39.85 | 0.00 | 0.00 | 0.00 | 191.21 | 758.42 | 4.80 |
| 间皮瘤 | C45 | 0.00 | 0.00 | 0.00 | 0.00 | 0.00 | 0.00 | 0.00 | 0.00 | 0.00 | 0.00 | 0.00 | 0.00 | 0.00 | 0.00 | 0.00 | 0.00 | 0.00 | 0.00 | 0.00 | 0.00 |
| Kaposi 氏肉瘤 | C46 | 0.00 | 0.00 | 0.00 | 0.00 | 0.00 | 0.00 | 0.00 | 0.00 | 0.00 | 0.00 | 0.00 | 0.00 | 0.00 | 0.00 | 0.00 | 0.00 | 0.00 | 0.00 | 0.00 | 0.00 |
| 结缔组织和其他软组织 | C47、49 | 0.00 | 0.00 | 0.00 | 0.00 | 0.00 | 0.00 | 13.82 | 0.00 | 0.00 | 0.00 | 0.00 | 0.00 | 0.00 | 0.00 | 0.00 | 57.48 | 0.00 | 0.00 | 0.00 | 2.40 |
| 乳房 | C50 | 0.00 | 0.00 | 0.00 | 0.00 | 0.00 | 0.00 | 0.00 | 0.00 | 0.00 | 0.00 | 0.00 | 0.00 | 0.00 | 0.00 | 0.00 | 0.00 | 0.00 | 0.00 | 0.00 | 0.00 |
| 外阴 | C51 | 0.00 | 0.00 | 0.00 | 0.00 | 0.00 | 0.00 | 0.00 | 0.00 | 0.00 | 0.00 | 0.00 | 0.00 | 0.00 | 0.00 | 0.00 | 0.00 | 0.00 | 0.00 | 0.00 | 0.00 |
| 阴道 | C52 | 0.00 | 0.00 | 0.00 | 0.00 | 0.00 | 0.00 | 0.00 | 0.00 | 0.00 | 0.00 | 0.00 | 0.00 | 0.00 | 0.00 | 0.00 | 0.00 | 0.00 | 0.00 | 0.00 | 0.00 |
| 子宫颈 | C53 | 0.00 | 0.00 | 0.00 | 0.00 | 0.00 | 0.00 | 0.00 | 0.00 | 0.00 | 0.00 | 0.00 | 0.00 | 0.00 | 0.00 | 0.00 | 0.00 | 0.00 | 0.00 | 0.00 | 0.00 |
| 子宫体 | C54 | 0.00 | 0.00 | 0.00 | 0.00 | 0.00 | 0.00 | 0.00 | 0.00 | 0.00 | 0.00 | 0.00 | 0.00 | 0.00 | 0.00 | 0.00 | 0.00 | 0.00 | 0.00 | 0.00 | 0.00 |
| 子宫恶性肿瘤、未注明部位 | C55 | 0.00 | 0.00 | 0.00 | 0.00 | 0.00 | 0.00 | 0.00 | 0.00 | 0.00 | 0.00 | 0.00 | 0.00 | 0.00 | 0.00 | 0.00 | 0.00 | 0.00 | 0.00 | 0.00 | 0.00 |
| 卵巢 | C56 | 0.00 | 0.00 | 0.00 | 0.00 | 0.00 | 0.00 | 0.00 | 0.00 | 0.00 | 0.00 | 0.00 | 0.00 | 0.00 | 0.00 | 0.00 | 0.00 | 0.00 | 0.00 | 0.00 | 0.00 |
| 其他和未说明的女性生殖器官恶性肿瘤 | C57 | 0.00 | 0.00 | 0.00 | 0.00 | 0.00 | 0.00 | 0.00 | 0.00 | 0.00 | 0.00 | 0.00 | 0.00 | 0.00 | 0.00 | 0.00 | 0.00 | 0.00 | 0.00 | 0.00 | 0.00 |
| 胎盘 | C58 | 0.00 | 0.00 | 0.00 | 0.00 | 0.00 | 0.00 | 0.00 | 0.00 | 0.00 | 0.00 | 0.00 | 0.00 | 0.00 | 0.00 | 0.00 | 0.00 | 0.00 | 0.00 | 0.00 | 0.00 |
| 阴茎 | C60 | 0.00 | 0.00 | 0.00 | 0.00 | 0.00 | 0.00 | 0.00 | 0.00 | 0.00 | 0.00 | 0.00 | 0.00 | 0.00 | 0.00 | 45.33 | 0.00 | 0.00 | 0.00 | 0.00 | 1.20 |
| 前列腺 | C61 | 0.00 | 0.00 | 0.00 | 0.00 | 0.00 | 0.00 | 0.00 | 0.00 | 0.00 | 0.00 | 0.00 | 0.00 | 0.00 | 0.00 | 135.98 | 172.45 | 0.00 | 191.21 | 0.00 | 8.40 |
| 睾丸 | C62 | 0.00 | 0.00 | 0.00 | 0.00 | 0.00 | 0.00 | 0.00 | 0.00 | 0.00 | 0.00 | 0.00 | 0.00 | 0.00 | 0.00 | 0.00 | 0.00 | 0.00 | 0.00 | 0.00 | 0.00 |
| 其他和未说明的男性生殖器官恶性肿瘤 | C63 | 0.00 | 0.00 | 0.00 | 0.00 | 0.00 | 0.00 | 0.00 | 0.00 | 0.00 | 0.00 | 0.00 | 0.00 | 0.00 | 0.00 | 0.00 | 0.00 | 0.00 | 0.00 | 0.00 | 0.00 |
| 肾脏 | C64 | 0.00 | 0.00 | 0.00 | 0.00 | 0.00 | 0.00 | 0.00 | 0.00 | 0.00 | 0.00 | 0.00 | 0.00 | 0.00 | 0.00 | 0.00 | 0.00 | 0.00 | 0.00 | 0.00 | 0.00 |
| 肾盂、肾盏 | C65 | 0.00 | 0.00 | 0.00 | 0.00 | 0.00 | 0.00 | 0.00 | 0.00 | 0.00 | 0.00 | 0.00 | 0.00 | 0.00 | 0.00 | 0.00 | 0.00 | 0.00 | 0.00 | 0.00 | 0.00 |

（续上表）

| 部位或病种 | ICD—10 | 0～ | 1～ | 5～ | 10～ | 15～ | 20～ | 25～ | 30～ | 35～ | 40～ | 45～ | 50～ | 55～ | 60～ | 65～ | 70～ | 75～ | 80～ | 85+ | 合计 |
|---|---|---|---|---|---|---|---|---|---|---|---|---|---|---|---|---|---|---|---|---|---|
| 输尿管 | C66 | 0.00 | 0.00 | 0.00 | 0.00 | 0.00 | 0.00 | 0.00 | 0.00 | 0.00 | 0.00 | 0.00 | 0.00 | 0.00 | 0.00 | 0.00 | 0.00 | 0.00 | 0.00 | 0.00 | 0.00 |
| 膀胱 | C67 | 0.00 | 0.00 | 0.00 | 0.00 | 0.00 | 0.00 | 0.00 | 0.00 | 0.00 | 0.00 | 0.00 | 0.00 | 0.00 | 39.85 | 45.33 | 0.00 | 0.00 | 0.00 | 0.00 | 2.40 |
| 其他和未说明的泌尿器官 | C68 | 0.00 | 0.00 | 0.00 | 0.00 | 0.00 | 0.00 | 0.00 | 0.00 | 0.00 | 0.00 | 0.00 | 0.00 | 0.00 | 0.00 | 0.00 | 0.00 | 0.00 | 0.00 | 0.00 | 0.00 |
| 眼 | C69 | 0.00 | 0.00 | 0.00 | 0.00 | 0.00 | 0.00 | 0.00 | 0.00 | 0.00 | 0.00 | 0.00 | 0.00 | 0.00 | 0.00 | 0.00 | 0.00 | 0.00 | 0.00 | 0.00 | 0.00 |
| 脑、神经系统 | C70—72、D | 0.00 | 19.17 | 0.00 | 11.82 | 0.00 | 0.00 | 0.00 | 12.91 | 0.00 | 0.00 | 16.84 | 22.88 | 39.14 | 39.85 | 45.33 | 57.48 | 94.92 | 0.00 | 0.00 | 12.00 |
| 甲状腺 | C73 | 0.00 | 0.00 | 0.00 | 0.00 | 0.00 | 0.00 | 0.00 | 0.00 | 0.00 | 0.00 | 0.00 | 0.00 | 0.00 | 0.00 | 0.00 | 0.00 | 0.00 | 0.00 | 0.00 | 0.00 |
| 肾上腺 | C74 | 0.00 | 0.00 | 0.00 | 0.00 | 0.00 | 0.00 | 0.00 | 0.00 | 0.00 | 0.00 | 0.00 | 0.00 | 0.00 | 0.00 | 0.00 | 0.00 | 0.00 | 0.00 | 0.00 | 0.00 |
| 其他内分泌腺 | C75 | 0.00 | 0.00 | 0.00 | 0.00 | 0.00 | 0.00 | 0.00 | 0.00 | 0.00 | 0.00 | 0.00 | 0.00 | 0.00 | 0.00 | 0.00 | 0.00 | 0.00 | 0.00 | 0.00 | 0.00 |
| 霍奇金氏病 | C81 | 0.00 | 0.00 | 0.00 | 0.00 | 15.18 | 0.00 | 0.00 | 0.00 | 0.00 | 0.00 | 0.00 | 0.00 | 0.00 | 0.00 | 0.00 | 0.00 | 0.00 | 0.00 | 0.00 | 1.20 |
| 非霍奇金氏病 | C82—85、C96 | 0.00 | 0.00 | 0.00 | 0.00 | 0.00 | 0.00 | 13.82 | 0.00 | 0.00 | 0.00 | 0.00 | 45.76 | 0.00 | 39.85 | 0.00 | 114.97 | 0.00 | 0.00 | 0.00 | 7.20 |
| 多发性骨髓瘤和恶性浆细胞肿瘤 | C90 | 0.00 | 0.00 | 0.00 | 0.00 | 0.00 | 0.00 | 0.00 | 0.00 | 0.00 | 0.00 | 0.00 | 0.00 | 0.00 | 0.00 | 0.00 | 0.00 | 0.00 | 0.00 | 0.00 | 0.00 |
| 淋巴细胞白血病 | C91 | 0.00 | 0.00 | 0.00 | 0.00 | 0.00 | 17.71 | 0.00 | 0.00 | 0.00 | 0.00 | 0.00 | 0.00 | 0.00 | 0.00 | 0.00 | 0.00 | 0.00 | 0.00 | 0.00 | 1.20 |
| 髓细胞性白血病 | C92 | 0.00 | 0.00 | 0.00 | 11.82 | 0.00 | 0.00 | 0.00 | 0.00 | 0.00 | 0.00 | 0.00 | 0.00 | 39.14 | 0.00 | 45.33 | 0.00 | 0.00 | 0.00 | 0.00 | 3.60 |
| 单核细胞性白血病 | C93 | 0.00 | 0.00 | 0.00 | 0.00 | 0.00 | 0.00 | 0.00 | 0.00 | 0.00 | 0.00 | 0.00 | 0:00 | 0.00 | 0.00 | 0.00 | 0.00 | 0.00 | 0.00 | 0.00 | 0.00 |
| 其他指明的白血病 | C94 | 0.00 | 0.00 | 0.00 | 0.00 | 0.00 | 0.00 | 0.00 | 0.00 | 0.00 | 0.00 | 0.00 | 0.00 | 0.00 | 0.00 | 0.00 | 0.00 | 0.00 | 0.00 | 0.00 | 0.00 |
| 未指明细胞类型的白血病 | C95 | 0.00 | 0.00 | 0.00 | 0.00 | 0.00 | 0.00 | 0.00 | 0.00 | 0.00 | 0.00 | 0.00 | 0.00 | 0.00 | 0.00 | 0.00 | 0.00 | 0.00 | 0.00 | 0.00 | 0.00 |
| 独立的多个部位的（原发性）恶性肿瘤 | C97 | 0.00 | 0.00 | 0.00 | 0.00 | 0.00 | 0.00 | 0.00 | 0.00 | 0.00 | 0.00 | 0.00 | 0.00 | 0.00 | 0.00 | 0.00 | 0.00 | 0.00 | 0.00 | 0.00 | 0.00 |
| 其他及不明部位 | C26、39、48、76—80 | 0.00 | 0.00 | 0.00 | 0.00 | 0.00 | 0.00 | 0.00 | 0.00 | 0.00 | 0.00 | 0.00 | 0.00 | 0.00 | 0.00 | 45.33 | 0.00 | 0.00 | 0.00 | 0.00 | 1.20 |
| 除 C44 合计 | | 0.00 | 19.17 | 0.00 | 23.64 | 30.36 | 35.42 | 55.30 | 90.35 | 139.96 | 70.02 | 286.31 | 434.70 | 704.48 | 597.73 | 906.57 | 1034.72 | 759.33 | 382.42 | 0.00 | 178.75 |
| 合计 | | 0.00 | 19.17 | 0.00 | 23.64 | 30.36 | 35.42 | 55.30 | 90.35 | 139.96 | 70.02 | 286.31 | 434.70 | 704.48 | 637.58 | 906.57 | 1034.72 | 759.33 | 573.63 | 758.42 | 183.54 |

**表 112　中山市西区 2000—2004 年女性恶性肿瘤年龄别发病率（1/10$^5$）**

| 部位或病种 | ICD—10 | 0～ | 1～ | 5～ | 10～ | 15～ | 20～ | 25～ | 30～ | 35～ | 40～ | 45～ | 50～ | 55～ | 60～ | 65～ | 70～ | 75～ | 80～ | 85+ | 合计 |
|---|---|---|---|---|---|---|---|---|---|---|---|---|---|---|---|---|---|---|---|---|---|
| 唇 | C00 | 0.00 | 0.00 | 0.00 | 0.00 | 0.00 | 0.00 | 0.00 | 0.00 | 0.00 | 0.00 | 0.00 | 0.00 | 0.00 | 0.00 | 0.00 | 0.00 | 0.00 | 0.00 | 0.00 | 0.00 |
| 舌 | C01—02 | 0.00 | 0.00 | 0.00 | 0.00 | 0.00 | 0.00 | 0.00 | 0.00 | 0.00 | 0.00 | 0.00 | 0.00 | 0.00 | 0.00 | 0.00 | 0.00 | 0.00 | 0.00 | 0.00 | 0.00 |
| 口 | C03—06 | 0.00 | 0.00 | 0.00 | 0.00 | 0.00 | 0.00 | 0.00 | 0.00 | 0.00 | 0.00 | 0.00 | 0.00 | 0.00 | 0.00 | 0.00 | 0.00 | 0.00 | 0.00 | 0.00 | 0.00 |
| 唾液腺 | C07—08 | 0.00 | 0.00 | 0.00 | 0.00 | 0.00 | 0.00 | 0.00 | 0.00 | 0.00 | 0.00 | 0.00 | 0.00 | 0.00 | 0.00 | 0.00 | 0.00 | 0.00 | 0.00 | 0.00 | 0.00 |
| 扁桃腺 | C09 | 0.00 | 0.00 | 0.00 | 0.00 | 0.00 | 0.00 | 0.00 | 0.00 | 0.00 | 0.00 | 0.00 | 0.00 | 0.00 | 0.00 | 0.00 | 0.00 | 0.00 | 0.00 | 0.00 | 0.00 |
| 其他口咽部 | C10 | 0.00 | 0.00 | 0.00 | 0.00 | 0.00 | 0.00 | 0.00 | 0.00 | 0.00 | 0.00 | 0.00 | 0.00 | 0.00 | 0.00 | 0.00 | 0.00 | 0.00 | 0.00 | 0.00 | 0.00 |
| 鼻咽部 | C11 | 0.00 | 0.00 | 0.00 | 0.00 | 0.00 | 0.00 | 0.00 | 0.00 | 0.00 | 55.79 | 17.57 | 47.07 | 40.06 | 0.00 | 44.23 | 0.00 | 0.00 | 0.00 | 0.00 | 9.88 |
| 喉咽部 | C12—13 | 0.00 | 0.00 | 0.00 | 0.00 | 0.00 | 0.00 | 0.00 | 0.00 | 0.00 | 0.00 | 0.00 | 0.00 | 0.00 | 0.00 | 0.00 | 0.00 | 0.00 | 0.00 | 0.00 | 0.00 |
| 唇，口腔和咽的其他部位和具体部位不明 | C14 | 0.00 | 0.00 | 0.00 | 0.00 | 0.00 | 0.00 | 0.00 | 0.00 | 0.00 | 0.00 | 0.00 | 0.00 | 0.00 | 0.00 | 0.00 | 0.00 | 0.00 | 0.00 | 0.00 | 0.00 |
| 食管 | C15 | 0.00 | 0.00 | 0.00 | 0.00 | 0.00 | 0.00 | 0.00 | 0.00 | 0.00 | 0.00 | 0.00 | 0.00 | 40.06 | 0.00 | 0.00 | 0.00 | 0.00 | 0.00 | 0.00 | 1.24 |
| 胃 | C16 | 0.00 | 0.00 | 0.00 | 0.00 | 0.00 | 0.00 | 0.00 | 0.00 | 0.00 | 0.00 | 17.57 | 0.00 | 0.00 | 42.12 | 44.23 | 0.00 | 66.38 | 113.27 | 0.00 | 6.18 |
| 小肠 | C17 | 0.00 | 0.00 | 0.00 | 0.00 | 0.00 | 0.00 | 0.00 | 0.00 | 0.00 | 0.00 | 0.00 | 0.00 | 0.00 | 0.00 | 44.23 | 0.00 | 0.00 | 0.00 | 0.00 | 1.24 |
| 结肠 | C18 | 0.00 | 0.00 | 0.00 | 0.00 | 0.00 | 0.00 | 0.00 | 0.00 | 0.00 | 0.00 | 0.00 | 0.00 | 0.00 | 0.00 | 132.70 | 51.60 | 66.38 | 113.27 | 0.00 | 7.41 |
| 直肠和乙状结肠连接处 | C19—20 | 0.00 | 0.00 | 0.00 | 0.00 | 0.00 | 0.00 | 0.00 | 0.00 | 0.00 | 0.00 | 0.00 | 23.53 | 40.06 | 0.00 | 0.00 | 103.19 | 0.00 | 0.00 | 0.00 | 4.94 |
| 肛门 | C21 | 0.00 | 0.00 | 0.00 | 0.00 | 0.00 | 0.00 | 0.00 | 0.00 | 0.00 | 0.00 | 0.00 | 0.00 | 0.00 | 0.00 | 0.00 | 0.00 | 0.00 | 0.00 | 0.00 | 0.00 |
| 肝脏和肝内胆管 | C22 | 0.00 | 0.00 | 0.00 | 0.00 | 0.00 | 0.00 | 0.00 | 24.79 | 0.00 | 0.00 | 35.14 | 23.53 | 0.00 | 0.00 | 0.00 | 154.79 | 0.00 | 0.00 | 0.00 | 9.88 |
| 胆囊 | C23 | 0.00 | 0.00 | 0.00 | 0.00 | 0.00 | 0.00 | 0.00 | 0.00 | 0.00 | 0.00 | 0.00 | 0.00 | 0.00 | 0.00 | 0.00 | 0.00 | 66.38 | 113.27 | 0.00 | 2.47 |
| 肝外胆管 | C24 | 0.00 | 0.00 | 0.00 | 0.00 | 0.00 | 0.00 | 0.00 | 0.00 | 0.00 | 0.00 | 0.00 | 0.00 | 0.00 | 0.00 | 0.00 | 0.00 | 0.00 | 0.00 | 0.00 | 0.00 |
| 胰腺 | C25 | 0.00 | 0.00 | 0.00 | 0.00 | 0.00 | 0.00 | 0.00 | 0.00 | 0.00 | 0.00 | 0.00 | 23.53 | 0.00 | 0.00 | 0.00 | 0.00 | 66.38 | 0.00 | 0.00 | 2.47 |
| 鼻腔、中耳和副鼻窦 | C30—31 | 0.00 | 0.00 | 0.00 | 0.00 | 0.00 | 0.00 | 0.00 | 0.00 | 0.00 | 0.00 | 0.00 | 0.00 | 0.00 | 0.00 | 0.00 | 0.00 | 0.00 | 0.00 | 0.00 | 0.00 |
| 喉 | C32 | 0.00 | 0.00 | 0.00 | 0.00 | 0.00 | 0.00 | 0.00 | 0.00 | 0.00 | 0.00 | 0.00 | 0.00 | 0.00 | 0.00 | 0.00 | 0.00 | 0.00 | 0.00 | 0.00 | 0.00 |
| 气管、支气管和肺 | C33—34 | 0.00 | 0.00 | 0.00 | 0.00 | 0.00 | 0.00 | 0.00 | 0.00 | 0.00 | 37.20 | 35.14 | 0.00 | 80.12 | 84.24 | 88.47 | 154.79 | 0.00 | 0.00 | 0.00 | 16.06 |

（续上表）

| 部位或病种 | ICD—10 | 0～ | 1～ | 5～ | 10～ | 15～ | 20～ | 25～ | 30～ | 35～ | 40～ | 45～ | 50～ | 55～ | 60～ | 65～ | 70～ | 75～ | 80～ | 85＋ | 合计 |
|---|---|---|---|---|---|---|---|---|---|---|---|---|---|---|---|---|---|---|---|---|---|
| 其他呼吸器官 | C37－38 | 0.00 | 0.00 | 0.00 | 0.00 | 0.00 | 0.00 | 0.00 | 0.00 | 0.00 | 0.00 | 0.00 | 0.00 | 0.00 | 0.00 | 0.00 | 0.00 | 0.00 | 0.00 | 0.00 | 0.00 |
| 骨和关节软骨 | C40－41 | 0.00 | 0.00 | 0.00 | 13.08 | 0.00 | 0.00 | 0.00 | 0.00 | 0.00 | 0.00 | 0.00 | 0.00 | 0.00 | 0.00 | 0.00 | 0.00 | 0.00 | 0.00 | 0.00 | 1.24 |
| 皮肤恶性黑色素瘤 | C43 | 0.00 | 0.00 | 0.00 | 0.00 | 0.00 | 0.00 | 0.00 | 0.00 | 0.00 | 18.60 | 0.00 | 0.00 | 0.00 | 0.00 | 0.00 | 0.00 | 0.00 | 0.00 | 0.00 | 1.24 |
| 皮肤其他恶性肿瘤 | C44 | 0.00 | 0.00 | 0.00 | 0.00 | 0.00 | 0.00 | 0.00 | 0.00 | 0.00 | 0.00 | 0.00 | 0.00 | 0.00 | 0.00 | 0.00 | 51.60 | 0.00 | 0.00 | 0.00 | 1.24 |
| 间皮瘤 | C45 | 0.00 | 0.00 | 0.00 | 0.00 | 0.00 | 0.00 | 0.00 | 0.00 | 0.00 | 0.00 | 0.00 | 0.00 | 0.00 | 0.00 | 0.00 | 0.00 | 0.00 | 0.00 | 0.00 | 0.00 |
| Kaposi 氏肉瘤 | C46 | 0.00 | 0.00 | 0.00 | 0.00 | 0.00 | 0.00 | 0.00 | 0.00 | 0.00 | 0.00 | 0.00 | 0.00 | 0.00 | 0.00 | 0.00 | 0.00 | 0.00 | 0.00 | 0.00 | 0.00 |
| 结缔组织和其他软组织 | C47、49 | 0.00 | 0.00 | 0.00 | 0.00 | 0.00 | 0.00 | 0.00 | 0.00 | 0.00 | 0.00 | 0.00 | 0.00 | 0.00 | 0.00 | 0.00 | 0.00 | 0.00 | 0.00 | 0.00 | 0.00 |
| 乳房 | C50 | 0.00 | 0.00 | 0.00 | 0.00 | 0.00 | 0.00 | 13.20 | 0.00 | 42.94 | 74.39 | 87.85 | 47.07 | 40.06 | 42.12 | 0.00 | 51.60 | 0.00 | 0.00 | 0.00 | 22.24 |
| 外阴 | C51 | 0.00 | 0.00 | 0.00 | 0.00 | 0.00 | 0.00 | 0.00 | 0.00 | 0.00 | 0.00 | 0.00 | 0.00 | 0.00 | 0.00 | 0.00 | 0.00 | 0.00 | 0.00 | 0.00 | 0.00 |
| 阴道 | C52 | 0.00 | 0.00 | 0.00 | 0.00 | 0.00 | 0.00 | 0.00 | 0.00 | 0.00 | 0.00 | 0.00 | 0.00 | 0.00 | 0.00 | 0.00 | 0.00 | 0.00 | 0.00 | 0.00 | 0.00 |
| 子宫颈 | C53 | 0.00 | 0.00 | 0.00 | 0.00 | 0.00 | 0.00 | 13.20 | 0.00 | 14.31 | 0.00 | 0.00 | 47.07 | 0.00 | 84.24 | 0.00 | 0.00 | 0.00 | 0.00 | 157.29 | 8.65 |
| 子宫体 | C54 | 0.00 | 0.00 | 0.00 | 0.00 | 0.00 | 0.00 | 0.00 | 0.00 | 0.00 | 55.79 | 17.57 | 47.07 | 160.25 | 84.24 | 0.00 | 0.00 | 0.00 | 0.00 | 0.00 | 14.83 |
| 子宫恶性肿瘤、未注明部位 | C55 | 0.00 | 0.00 | 0.00 | 0.00 | 0.00 | 0.00 | 0.00 | 0.00 | 0.00 | 0.00 | 0.00 | 0.00 | 0.00 | 0.00 | 0.00 | 0.00 | 0.00 | 0.00 | 0.00 | 0.00 |
| 卵巢 | C56 | 0.00 | 0.00 | 0.00 | 0.00 | 0.00 | 0.00 | 13.20 | 0.00 | 0.00 | 0.00 | 17.57 | 47.07 | 0.00 | 42.12 | 0.00 | 0.00 | 0.00 | 0.00 | 0.00 | 6.18 |
| 其他和未说明的女性生殖器官恶性肿瘤 | C57 | 0.00 | 0.00 | 0.00 | 0.00 | 0.00 | 0.00 | 0.00 | 0.00 | 0.00 | 0.00 | 0.00 | 0.00 | 0.00 | 0.00 | 0.00 | 0.00 | 0.00 | 0.00 | 0.00 | 0.00 |
| 胎盘 | C58 | 0.00 | 0.00 | 0.00 | 0.00 | 0.00 | 0.00 | 13.20 | 0.00 | 0.00 | 0.00 | 0.00 | 0.00 | 0.00 | 0.00 | 0.00 | 0.00 | 0.00 | 0.00 | 0.00 | 1.24 |
| 阴茎 | C60 | 0.00 | 0.00 | 0.00 | 0.00 | 0.00 | 0.00 | 0.00 | 0.00 | 0.00 | 0.00 | 0.00 | 0.00 | 0.00 | 0.00 | 0.00 | 0.00 | 0.00 | 0.00 | 0.00 | 0.00 |
| 前列腺 | C61 | 0.00 | 0.00 | 0.00 | 0.00 | 0.00 | 0.00 | 0.00 | 0.00 | 0.00 | 0.00 | 0.00 | 0.00 | 0.00 | 0.00 | 0.00 | 0.00 | 0.00 | 0.00 | 0.00 | 0.00 |
| 睾丸 | C62 | 0.00 | 0.00 | 0.00 | 0.00 | 0.00 | 0.00 | 0.00 | 0.00 | 0.00 | 0.00 | 0.00 | 0.00 | 0.00 | 0.00 | 0.00 | 0.00 | 0.00 | 0.00 | 0.00 | 0.00 |
| 其他和未说明的男性生殖器官恶性肿瘤 | C63 | 0.00 | 0.00 | 0.00 | 0.00 | 0.00 | 0.00 | 0.00 | 0.00 | 0.00 | 0.00 | 0.00 | 0.00 | 0.00 | 0.00 | 0.00 | 0.00 | 0.00 | 0.00 | 0.00 | 0.00 |
| 肾脏 | C64 | 0.00 | 0.00 | 0.00 | 0.00 | 0.00 | 0.00 | 0.00 | 0.00 | 0.00 | 0.00 | 0.00 | 0.00 | 0.00 | 0.00 | 0.00 | 0.00 | 0.00 | 0.00 | 0.00 | 0.00 |
| 肾盂、肾盏 | C65 | 0.00 | 0.00 | 0.00 | 0.00 | 0.00 | 0.00 | 0.00 | 0.00 | 0.00 | 0.00 | 0.00 | 0.00 | 0.00 | 0.00 | 0.00 | 0.00 | 0.00 | 0.00 | 0.00 | 0.00 |

（续上表）

| 部位或病种 | ICD—10 | 0～ | 1～ | 5～ | 10～ | 15～ | 20～ | 25～ | 30～ | 35～ | 40～ | 45～ | 50～ | 55～ | 60～ | 65～ | 70～ | 75～ | 80～ | 85+ | 合计 |
|---|---|---|---|---|---|---|---|---|---|---|---|---|---|---|---|---|---|---|---|---|---|
| 输尿管 | C66 | 0.00 | 0.00 | 0.00 | 0.00 | 0.00 | 0.00 | 0.00 | 0.00 | 0.00 | 0.00 | 0.00 | 0.00 | 0.00 | 0.00 | 0.00 | 0.00 | 0.00 | 0.00 | 0.00 | 0.00 |
| 膀胱 | C67 | 0.00 | 0.00 | 0.00 | 0.00 | 0.00 | 0.00 | 0.00 | 0.00 | 0.00 | 0.00 | 0.00 | 0.00 | 0.00 | 0.00 | 44.23 | 0.00 | 0.00 | 0.00 | 0.00 | 1.24 |
| 其他和未说明的泌尿器官 | C68 | 0.00 | 0.00 | 0.00 | 0.00 | 0.00 | 0.00 | 0.00 | 0.00 | 0.00 | 0.00 | 0.00 | 0.00 | 0.00 | 0.00 | 0.00 | 0.00 | 0.00 | 0.00 | 0.00 | 0.00 |
| 眼 | C69 | 0.00 | 0.00 | 0.00 | 0.00 | 0.00 | 0.00 | 0.00 | 0.00 | 0.00 | 0.00 | 0.00 | 0.00 | 0.00 | 0.00 | 0.00 | 0.00 | 0.00 | 0.00 | 0.00 | 0.00 |
| 脑、神经系统 | C70－72、D | 0.00 | 23.13 | 0.00 | 0.00 | 0.00 | 0.00 | 26.41 | 37.19 | 42.94 | 18.60 | 17.57 | 23.53 | 80.12 | 0.00 | 0.00 | 51.60 | 0.00 | 0.00 | 0.00 | 18.53 |
| 甲状腺 | C73 | 0.00 | 0.00 | 0.00 | 0.00 | 0.00 | 0.00 | 0.00 | 0.00 | 0.00 | 0.00 | 0.00 | 0.00 | 0.00 | 0.00 | 0.00 | 0.00 | 0.00 | 0.00 | 0.00 | 0.00 |
| 肾上腺 | C74 | 0.00 | 0.00 | 0.00 | 0.00 | 0.00 | 0.00 | 0.00 | 0.00 | 0.00 | 0.00 | 0.00 | 0.00 | 0.00 | 0.00 | 0.00 | 0.00 | 0.00 | 0.00 | 0.00 | 0.00 |
| 其他内分泌腺 | C75 | 0.00 | 0.00 | 0.00 | 0.00 | 0.00 | 0.00 | 0.00 | 0.00 | 0.00 | 0.00 | 0.00 | 0.00 | 0.00 | 0.00 | 0.00 | 0.00 | 0.00 | 0.00 | 0.00 | 0.00 |
| 霍奇金氏病 | C81 | 0.00 | 0.00 | 0.00 | 0.00 | 0.00 | 0.00 | 0.00 | 0.00 | 0.00 | 0.00 | 0.00 | 0.00 | 0.00 | 0.00 | 0.00 | 0.00 | 0.00 | 0.00 | 0.00 | 0.00 |
| 非霍奇金氏病 | C82－85、C96 | 0.00 | 0.00 | 0.00 | 0.00 | 16.55 | 0.00 | 0.00 | 0.00 | 14.31 | 0.00 | 0.00 | 0.00 | 0.00 | 0.00 | 0.00 | 0.00 | 0.00 | 0.00 | 0.00 | 2.47 |
| 多发性骨髓瘤和恶性浆细胞肿瘤 | C90 | 0.00 | 0.00 | 0.00 | 0.00 | 0.00 | 0.00 | 0.00 | 0.00 | 0.00 | 0.00 | 0.00 | 0.00 | 0.00 | 0.00 | 0.00 | 0.00 | 0.00 | 0.00 | 0.00 | 0.00 |
| 淋巴细胞白血病 | C91 | 0.00 | 69.39 | 15.68 | 0.00 | 0.00 | 17.90 | 0.00 | 0.00 | 0.00 | 0.00 | 0.00 | 0.00 | 0.00 | 0.00 | 0.00 | 0.00 | 0.00 | 0.00 | 0.00 | 6.18 |
| 髓细胞性白血病 | C92 | 0.00 | 0.00 | 0.00 | 0.00 | 0.00 | 0.00 | 0.00 | 12.40 | 0.00 | 0.00 | 0.00 | 0.00 | 40.06 | 0.00 | 0.00 | 0.00 | 0.00 | 0.00 | 0.00 | 2.47 |
| 单核细胞性白血病 | C93 | 0.00 | 0.00 | 0.00 | 0.00 | 0.00 | 0.00 | 0.00 | 0.00 | 0.00 | 0.00 | 0.00 | 0.00 | 0.00 | 0.00 | 0.00 | 0.00 | 0.00 | 0.00 | 0.00 | 0.00 |
| 其他指明的白血病 | C94 | 0.00 | 0.00 | 0.00 | 0.00 | 0.00 | 0.00 | 0.00 | 0.00 | 0.00 | 0.00 | 0.00 | 0.00 | 0.00 | 0.00 | 0.00 | 0.00 | 0.00 | 0.00 | 0.00 | 0.00 |
| 未指明细胞类型的白血病 | C95 | 0.00 | 0.00 | 0.00 | 0.00 | 0.00 | 0.00 | 0.00 | 0.00 | 0.00 | 0.00 | 0.00 | 0.00 | 0.00 | 0.00 | 0.00 | 0.00 | 0.00 | 0.00 | 0.00 | 0.00 |
| 独立的多个部位的（原发性）恶性肿瘤 | C97 | 0.00 | 0.00 | 0.00 | 0.00 | 0.00 | 0.00 | 0.00 | 0.00 | 0.00 | 0.00 | 0.00 | 0.00 | 0.00 | 0.00 | 0.00 | 0.00 | 0.00 | 0.00 | 0.00 | 0.00 |
| 其他及不明部位 | C26、39、48、76－80 | 0.00 | 0.00 | 0.00 | 0.00 | 0.00 | 0.00 | 0.00 | 0.00 | 0.00 | 0.00 | 0.00 | 0.00 | 0.00 | 0.00 | 0.00 | 0.00 | 0.00 | 0.00 | 0.00 | 0.00 |
| 除 C44 合计 | | 0.00 | 92.52 | 15.68 | 13.08 | 16.55 | 17.90 | 79.22 | 74.37 | 114.51 | 260.37 | 245.97 | 329.48 | 520.81 | 379.08 | 398.10 | 567.55 | 265.50 | 339.81 | 157.29 | 148.26 |
| 合计 | | 0.00 | 92.52 | 15.68 | 13.08 | 16.55 | 17.90 | 79.22 | 74.37 | 114.51 | 260.37 | 245.97 | 329.48 | 520.81 | 379.08 | 398.10 | 619.14 | 265.50 | 339.81 | 157.29 | 149.50 |

表 113　中山市西区男女合计 2000—2004 年恶性肿瘤年龄别发病率（1/10$^5$）

| 部位或病种 | ICD—10 | 0～ | 1～ | 5～ | 10～ | 15～ | 20～ | 25～ | 30～ | 35～ | 40～ | 45～ | 50～ | 55～ | 60～ | 65～ | 70～ | 75～ | 80～ | 85＋ | 合计 |
|---|---|---|---|---|---|---|---|---|---|---|---|---|---|---|---|---|---|---|---|---|---|
| 唇 | C00 | 0.00 | 0.00 | 0.00 | 0.00 | 0.00 | 0.00 | 0.00 | 0.00 | 0.00 | 0.00 | 0.00 | 0.00 | 0.00 | 0.00 | 0.00 | 0.00 | 0.00 | 0.00 | 0.00 | 0.00 |
| 舌 | C01－02 | 0.00 | 0.00 | 0.00 | 0.00 | 0.00 | 0.00 | 0.00 | 0.00 | 0.00 | 0.00 | 0.00 | 0.00 | 19.80 | 0.00 | 0.00 | 0.00 | 0.00 | 0.00 | 0.00 | 0.61 |
| 口 | C03－06 | 0.00 | 0.00 | 0.00 | 0.00 | 0.00 | 0.00 | 0.00 | 0.00 | 0.00 | 0.00 | 8.60 | 0.00 | 0.00 | 0.00 | 0.00 | 0.00 | 0.00 | 0.00 | 0.00 | 0.61 |
| 唾液腺 | C07－08 | 0.00 | 0.00 | 0.00 | 0.00 | 0.00 | 0.00 | 0.00 | 0.00 | 0.00 | 0.00 | 0.00 | 0.00 | 0.00 | 0.00 | 0.00 | 0.00 | 0.00 | 0.00 | 0.00 | 0.00 |
| 扁桃腺 | C09 | 0.00 | 0.00 | 0.00 | 0.00 | 0.00 | 0.00 | 0.00 | 0.00 | 0.00 | 0.00 | 0.00 | 0.00 | 0.00 | 0.00 | 0.00 | 0.00 | 0.00 | 0.00 | 0.00 | 0.00 |
| 其他口咽部 | C10 | 0.00 | 0.00 | 0.00 | 0.00 | 0.00 | 0.00 | 0.00 | 0.00 | 0.00 | 0.00 | 0.00 | 0.00 | 0.00 | 0.00 | 0.00 | 0.00 | 0.00 | 0.00 | 0.00 | 0.00 |
| 鼻咽部 | C11 | 0.00 | 0.00 | 0.00 | 0.00 | 0.00 | 8.90 | 0.00 | 6.32 | 35.38 | 36.08 | 51.60 | 58.00 | 19.80 | 0.00 | 67.14 | 0.00 | 0.00 | 0.00 | 0.00 | 15.83 |
| 喉咽部 | C12－13 | 0.00 | 0.00 | 0.00 | 0.00 | 0.00 | 0.00 | 0.00 | 0.00 | 0.00 | 0.00 | 0.00 | 0.00 | 0.00 | 20.48 | 0.00 | 0.00 | 0.00 | 0.00 | 0.00 | 0.61 |
| 唇，口腔和咽的其他部位和具体部位不明 | C14 | 0.00 | 0.00 | 0.00 | 0.00 | 0.00 | 0.00 | 0.00 | 0.00 | 0.00 | 0.00 | 0.00 | 0.00 | 0.00 | 0.00 | 0.00 | 0.00 | 0.00 | 0.00 | 0.00 | 0.00 |
| 食管 | C15 | 0.00 | 0.00 | 0.00 | 0.00 | 0.00 | 0.00 | 0.00 | 0.00 | 0.00 | 0.00 | 25.80 | 34.80 | 39.59 | 20.48 | 22.38 | 0.00 | 38.96 | 0.00 | 0.00 | 6.70 |
| 胃 | C16 | 0.00 | 0.00 | 0.00 | 0.00 | 0.00 | 0.00 | 0.00 | 12.64 | 0.00 | 0.00 | 8.60 | 23.20 | 19.80 | 102.40 | 22.38 | 0.00 | 38.96 | 70.87 | 0.00 | 8.52 |
| 小肠 | C17 | 0.00 | 0.00 | 0.00 | 0.00 | 0.00 | 0.00 | 0.00 | 0.00 | 0.00 | 9.02 | 0.00 | 0.00 | 39.59 | 0.00 | 22.38 | 0.00 | 0.00 | 0.00 | 0.00 | 2.43 |
| 结肠 | C18 | 0.00 | 0.00 | 0.00 | 0.00 | 0.00 | 0.00 | 0.00 | 0.00 | 7.08 | 0.00 | 0.00 | 0.00 | 0.00 | 0.00 | 67.14 | 27.17 | 38.96 | 70.87 | 0.00 | 4.26 |
| 直肠和乙状结肠连接处 | C19－20 | 0.00 | 0.00 | 0.00 | 0.00 | 0.00 | 0.00 | 0.00 | 0.00 | 7.08 | 0.00 | 8.60 | 46.40 | 19.80 | 0.00 | 67.14 | 81.50 | 0.00 | 0.00 | 0.00 | 7.91 |
| 肛门 | C21 | 0.00 | 0.00 | 0.00 | 0.00 | 0.00 | 0.00 | 0.00 | 0.00 | 0.00 | 0.00 | 0.00 | 0.00 | 0.00 | 0.00 | 0.00 | 0.00 | 0.00 | 0.00 | 0.00 | 0.00 |
| 肝脏和肝内胆管 | C22 | 0.00 | 0.00 | 0.00 | 0.00 | 0.00 | 0.00 | 13.50 | 25.28 | 21.23 | 9.02 | 51.60 | 46.40 | 98.98 | 40.96 | 44.76 | 244.49 | 38.96 | 0.00 | 0.00 | 23.74 |
| 胆囊 | C23 | 0.00 | 0.00 | 0.00 | 0.00 | 0.00 | 0.00 | 0.00 | 0.00 | 0.00 | 0.00 | 0.00 | 0.00 | 0.00 | 0.00 | 0.00 | 0.00 | 38.96 | 70.87 | 0.00 | 1.22 |
| 肝外胆管 | C24 | 0.00 | 0.00 | 0.00 | 0.00 | 0.00 | 0.00 | 0.00 | 0.00 | 0.00 | 0.00 | 0.00 | 0.00 | 0.00 | 0.00 | 0.00 | 0.00 | 0.00 | 0.00 | 0.00 | 0.00 |
| 胰腺 | C25 | 0.00 | 0.00 | 0.00 | 0.00 | 0.00 | 0.00 | 0.00 | 0.00 | 0.00 | 0.00 | 0.00 | 23.20 | 39.59 | 20.48 | 0.00 | 0.00 | 38.96 | 0.00 | 0.00 | 3.65 |
| 鼻腔、中耳和副鼻窦 | C30－31 | 0.00 | 0.00 | 0.00 | 0.00 | 0.00 | 0.00 | 0.00 | 0.00 | 0.00 | 0.00 | 0.00 | 0.00 | 0.00 | 0.00 | 0.00 | 27.17 | 38.96 | 0.00 | 0.00 | 1.22 |
| 喉 | C32 | 0.00 | 0.00 | 0.00 | 0.00 | 0.00 | 0.00 | 0.00 | 0.00 | 0.00 | 0.00 | 8.60 | 0.00 | 0.00 | 0.00 | 0.00 | 27.17 | 0.00 | 0.00 | 0.00 | 1.22 |
| 气管、支气管和肺 | C33－34 | 0.00 | 0.00 | 0.00 | 0.00 | 0.00 | 0.00 | 0.00 | 6.32 | 0.00 | 27.06 | 25.80 | 11.60 | 118.78 | 102.40 | 134.27 | 135.83 | 155.84 | 70.87 | 0.00 | 21.30 |

（续上表）

| 部位或病种 | ICD—10 | 0～ | 1～ | 5～ | 10～ | 15～ | 20～ | 25～ | 30～ | 35～ | 40～ | 45～ | 50～ | 55～ | 60～ | 65～ | 70～ | 75～ | 80～ | 85＋ | 合计 |
|---|---|---|---|---|---|---|---|---|---|---|---|---|---|---|---|---|---|---|---|---|---|
| 其他呼吸器官 | C37－38 | 0.00 | 0.00 | 0.00 | 0.00 | 0.00 | 0.00 | 0.00 | 0.00 | 0.00 | 0.00 | 0.00 | 0.00 | 0.00 | 0.00 | 0.00 | 0.00 | 0.00 | 0.00 | 0.00 | 0.00 |
| 骨和关节软骨 | C40－41 | 0.00 | 0.00 | 0.00 | 6.21 | 7.92 | 0.00 | 0.00 | 0.00 | 0.00 | 0.00 | 0.00 | 0.00 | 0.00 | 0.00 | 0.00 | 0.00 | 0.00 | 0.00 | 0.00 | 1.22 |
| 皮肤恶性黑色素瘤 | C43 | 0.00 | 0.00 | 0.00 | 0.00 | 0.00 | 0.00 | 0.00 | 0.00 | 0.00 | 9.02 | 0.00 | 0.00 | 0.00 | 0.00 | 0.00 | 0.00 | 0.00 | 0.00 | 0.00 | 0.61 |
| 皮肤其他恶性肿瘤 | C44 | 0.00 | 0.00 | 0.00 | 0.00 | 0.00 | 0.00 | 0.00 | 0.00 | 0.00 | 0.00 | 0.00 | 0.00 | 0.00 | 20.48 | 0.00 | 27.17 | 0.00 | 70.87 | 221.07 | 3.04 |
| 间皮瘤 | C45 | 0.00 | 0.00 | 0.00 | 0.00 | 0.00 | 0.00 | 0.00 | 0.00 | 0.00 | 0.00 | 0.00 | 0.00 | 0.00 | 0.00 | 0.00 | 0.00 | 0.00 | 0.00 | 0.00 | 0.00 |
| Kaposi 氏肉瘤 | C46 | 0.00 | 0.00 | 0.00 | 0.00 | 0.00 | 0.00 | 0.00 | 0.00 | 0.00 | 0.00 | 0.00 | 0.00 | 0.00 | 0.00 | 0.00 | 0.00 | 0.00 | 0.00 | 0.00 | 0.00 |
| 结缔组织和其他软组织 | C47、49 | 0.00 | 0.00 | 0.00 | 0.00 | 0.00 | 0.00 | 6.75 | 0.00 | 0.00 | 0.00 | 0.00 | 0.00 | 0.00 | 0.00 | 0.00 | 27.17 | 0.00 | 0.00 | 0.00 | 1.22 |
| 乳房 | C50 | 0.00 | 0.00 | 0.00 | 0.00 | 0.00 | 0.00 | 6.75 | 0.00 | 21.23 | 36.08 | 43.00 | 23.20 | 19.80 | 20.48 | 0.00 | 27.17 | 0.00 | 0.00 | 0.00 | 10.96 |
| 外阴 | C51 | 0.00 | 0.00 | 0.00 | 0.00 | 0.00 | 0.00 | 0.00 | 0.00 | 0.00 | 0.00 | 0.00 | 0.00 | 0.00 | 0.00 | 0.00 | 0.00 | 0.00 | 0.00 | 0.00 | 0.00 |
| 阴道 | C52 | 0.00 | 0.00 | 0.00 | 0.00 | 0.00 | 0.00 | 0.00 | 0.00 | 0.00 | 0.00 | 0.00 | 0.00 | 0.00 | 0.00 | 0.00 | 0.00 | 0.00 | 0.00 | 0.00 | 0.00 |
| 子宫颈 | C53 | 0.00 | 0.00 | 0.00 | 0.00 | 0.00 | 0.00 | 6.75 | 0.00 | 7.08 | 0.00 | 0.00 | 23.20 | 0.00 | 40.96 | 0.00 | 0.00 | 0.00 | 0.00 | 110.54 | 4.26 |
| 子宫体 | C54 | 0.00 | 0.00 | 0.00 | 0.00 | 0.00 | 0.00 | 0.00 | 0.00 | 0.00 | 27.06 | 8.60 | 23.20 | 79.19 | 40.96 | 0.00 | 0.00 | 0.00 | 0.00 | 0.00 | 7.30 |
| 子宫恶性肿瘤、未注明部位 | C55 | 0.00 | 0.00 | 0.00 | 0.00 | 0.00 | 0.00 | 0.00 | 0.00 | 0.00 | 0.00 | 0.00 | 0.00 | 0.00 | 0.00 | 0.00 | 0.00 | 0.00 | 0.00 | 0.00 | 0.00 |
| 卵巢 | C56 | 0.00 | 0.00 | 0.00 | 0.00 | 0.00 | 0.00 | 6.75 | 0.00 | 0.00 | 0.00 | 8.60 | 23.20 | 0.00 | 20.48 | 0.00 | 0.00 | 0.00 | 0.00 | 0.00 | 3.04 |
| 其他和未说明的女性生殖器官恶性肿瘤 | C57 | 0.00 | 0.00 | 0.00 | 0.00 | 0.00 | 0.00 | 0.00 | 0.00 | 0.00 | 0.00 | 0.00 | 0.00 | 0.00 | 0.00 | 0.00 | 0.00 | 0.00 | 0.00 | 0.00 | 0.00 |
| 胎盘 | C58 | 0.00 | 0.00 | 0.00 | 0.00 | 0.00 | 0.00 | 6.75 | 0.00 | 0.00 | 0.00 | 0.00 | 0.00 | 0.00 | 0.00 | 0.00 | 0.00 | 0.00 | 0.00 | 0.00 | 0.61 |
| 阴茎 | C60 | 0.00 | 0.00 | 0.00 | 0.00 | 0.00 | 0.00 | 0.00 | 0.00 | 0.00 | 0.00 | 0.00 | 0.00 | 0.00 | 0.00 | 22.38 | 0.00 | 0.00 | 0.00 | 0.00 | 0.61 |
| 前列腺 | C61 | 0.00 | 0.00 | 0.00 | 0.00 | 0.00 | 0.00 | 0.00 | 0.00 | 0.00 | 0.00 | 0.00 | 0.00 | 0.00 | 0.00 | 67.14 | 81.50 | 0.00 | 70.87 | 0.00 | 4.26 |
| 睾丸 | C62 | 0.00 | 0.00 | 0.00 | 0.00 | 0.00 | 0.00 | 0.00 | 0.00 | 0.00 | 0.00 | 0.00 | 0.00 | 0.00 | 0.00 | 0.00 | 0.00 | 0.00 | 0.00 | 0.00 | 0.00 |
| 其他和未说明的男性生殖器官恶性肿瘤 | C63 | 0.00 | 0.00 | 0.00 | 0.00 | 0.00 | 0.00 | 0.00 | 0.00 | 0.00 | 0.00 | 0.00 | 0.00 | 0.00 | 0.00 | 0.00 | 0.00 | 0.00 | 0.00 | 0.00 | 0.00 |
| 肾脏 | C64 | 0.00 | 0.00 | 0.00 | 0.00 | 0.00 | 0.00 | 0.00 | 0.00 | 0.00 | 0.00 | 0.00 | 0.00 | 0.00 | 0.00 | 0.00 | 0.00 | 0.00 | 0.00 | 0.00 | 0.00 |
| 肾盂、肾盏 | C65 | 0.00 | 0.00 | 0.00 | 0.00 | 0.00 | 0.00 | 0.00 | 0.00 | 0.00 | 0.00 | 0.00 | 0.00 | 0.00 | 0.00 | 0.00 | 0.00 | 0.00 | 0.00 | 0.00 | 0.00 |

（续上表）

| 部位或病种 | ICD—10 | 0～ | 1～ | 5～ | 10～ | 15～ | 20～ | 25～ | 30～ | 35～ | 40～ | 45～ | 50～ | 55～ | 60～ | 65～ | 70～ | 75～ | 80～ | 85＋ | 合计 |
|---|---|---|---|---|---|---|---|---|---|---|---|---|---|---|---|---|---|---|---|---|---|
| 输尿管 | C66 | 0.00 | 0.00 | 0.00 | 0.00 | 0.00 | 0.00 | 0.00 | 0.00 | 0.00 | 0.00 | 0.00 | 0.00 | 0.00 | 0.00 | 0.00 | 0.00 | 0.00 | 0.00 | 0.00 | 0.00 |
| 膀胱 | C67 | 0.00 | 0.00 | 0.00 | 0.00 | 0.00 | 0.00 | 0.00 | 0.00 | 0.00 | 0.00 | 0.00 | 0.00 | 0.00 | 20.48 | 44.76 | 0.00 | 0.00 | 0.00 | 0.00 | 1.83 |
| 其他和未说明的泌尿器官 | C68 | 0.00 | 0.00 | 0.00 | 0.00 | 0.00 | 0.00 | 0.00 | 0.00 | 0.00 | 0.00 | 0.00 | 0.00 | 0.00 | 0.00 | 0.00 | 0.00 | 0.00 | 0.00 | 0.00 | 0.00 |
| 眼 | C69 | 0.00 | 0.00 | 0.00 | 0.00 | 0.00 | 0.00 | 0.00 | 0.00 | 0.00 | 0.00 | 0.00 | 0.00 | 0.00 | 0.00 | 0.00 | 0.00 | 0.00 | 0.00 | 0.00 | 0.00 |
| 脑、神经系统 | C70－72、D | 0.00 | 20.98 | 0.00 | 6.21 | 0.00 | 0.00 | 13.50 | 25.28 | 21.23 | 9.02 | 17.20 | 23.20 | 59.39 | 20.48 | 22.38 | 54.33 | 38.96 | 0.00 | 0.00 | 15.22 |
| 甲状腺 | C73 | 0.00 | 0.00 | 0.00 | 0.00 | 0.00 | 0.00 | 0.00 | 0.00 | 0.00 | 0.00 | 0.00 | 0.00 | 0.00 | 0.00 | 0.00 | 0.00 | 0.00 | 0.00 | 0.00 | 0.00 |
| 肾上腺 | C74 | 0.00 | 0.00 | 0.00 | 0.00 | 0.00 | 0.00 | 0.00 | 0.00 | 0.00 | 0.00 | 0.00 | 0.00 | 0.00 | 0.00 | 0.00 | 0.00 | 0.00 | 0.00 | 0.00 | 0.00 |
| 其他内分泌腺 | C75 | 0.00 | 0.00 | 0.00 | 0.00 | 0.00 | 0.00 | 0.00 | 0.00 | 0.00 | 0.00 | 0.00 | 0.00 | 0.00 | 0.00 | 0.00 | 0.00 | 0.00 | 0.00 | 0.00 | 0.00 |
| 霍奇金氏病 | C81 | 0.00 | 0.00 | 0.00 | 0.00 | 7.92 | 0.00 | 0.00 | 0.00 | 0.00 | 0.00 | 0.00 | 0.00 | 0.00 | 0.00 | 0.00 | 0.00 | 0.00 | 0.00 | 0.00 | 0.61 |
| 非霍奇金氏病 | C82－85、C96 | 0.00 | 0.00 | 0.00 | 0.00 | 7.92 | 0.00 | 6.75 | 0.00 | 7.08 | 0.00 | 0.00 | 23.20 | 0.00 | 20.48 | 0.00 | 54.33 | 0.00 | 0.00 | 0.00 | 4.87 |
| 多发性骨髓瘤和恶性浆细胞肿瘤 | C90 | 0.00 | 0.00 | 0.00 | 0.00 | 0.00 | 0.00 | 0.00 | 0.00 | 0.00 | 0.00 | 0.00 | 0.00 | 0.00 | 0.00 | 0.00 | 0.00 | 0.00 | 0.00 | 0.00 | 0.00 |
| 淋巴细胞白血病 | C91 | 0.00 | 31.48 | 7.31 | 0.00 | 0.00 | 17.80 | 0.00 | 0.00 | 0.00 | 0.00 | 0.00 | 0.00 | 0.00 | 0.00 | 0.00 | 0.00 | 0.00 | 0.00 | 0.00 | 3.65 |
| 髓细胞性白血病 | C92 | 0.00 | 0.00 | 0.00 | 6.21 | 0.00 | 0.00 | 0.00 | 6.32 | 0.00 | 0.00 | 0.00 | 0.00 | 39.59 | 0.00 | 22.38 | 0.00 | 0.00 | 0.00 | 0.00 | 3.04 |
| 单核细胞性白血病 | C93 | 0.00 | 0.00 | 0.00 | 0.00 | 0.00 | 0.00 | 0.00 | 0.00 | 0.00 | 0.00 | 0.00 | 0.00 | 0.00 | 0.00 | 0.00 | 0.00 | 0.00 | 0.00 | 0.00 | 0.00 |
| 其他指明的白血病 | C94 | 0.00 | 0.00 | 0.00 | 0.00 | 0.00 | 0.00 | 0.00 | 0.00 | 0.00 | 0.00 | 0.00 | 0.00 | 0.00 | 0.00 | 0.00 | 0.00 | 0.00 | 0.00 | 0.00 | 0.00 |
| 未指明细胞类型的白血病 | C95 | 0.00 | 0.00 | 0.00 | 0.00 | 0.00 | 0.00 | 0.00 | 0.00 | 0.00 | 0.00 | 0.00 | 0.00 | 0.00 | 0.00 | 0.00 | 0.00 | 0.00 | 0.00 | 0.00 | 0.00 |
| 独立的多个部位的（原发性）恶性肿瘤 | C97 | 0.00 | 0.00 | 0.00 | 0.00 | 0.00 | 0.00 | 0.00 | 0.00 | 0.00 | 0.00 | 0.00 | 0.00 | 0.00 | 0.00 | 0.00 | 0.00 | 0.00 | 0.00 | 0.00 | 0.00 |
| 其他及不明部位 | C26、39、48、76－80 | 0.00 | 0.00 | 0.00 | 0.00 | 0.00 | 0.00 | 0.00 | 0.00 | 0.00 | 0.00 | 0.00 | 0.00 | 0.00 | 0.00 | 22.38 | 0.00 | 0.00 | 0.00 | 0.00 | 0.61 |
| 除 C44 合计 | | 0.00 | 52.46 | 7.31 | 18.64 | 23.76 | 26.70 | 67.50 | 82.16 | 127.37 | 162.34 | 266.59 | 382.83 | 613.69 | 491.52 | 648.99 | 787.79 | 467.51 | 354.36 | 110.54 | 163.73 |
| 合计 | | 0.00 | 52.46 | 7.31 | 18.64 | 23.76 | 26.70 | 67.50 | 82.16 | 127.37 | 162.34 | 266.59 | 382.83 | 613.69 | 512.00 | 648.99 | 814.96 | 467.51 | 425.23 | 331.61 | 166.77 |

## 6. 发病顺位

2000—2004 年中山市西区男性发病前 10 位恶性肿瘤依次是肝脏和肝内胆管、气管/支气管和肺、鼻咽、脑/神经系统、食管、胃、直肠和乙状结肠连接处、前列腺、非霍奇金氏病、皮肤其他恶性肿瘤，其发病数占同期西区男性恶性肿瘤发病总数的 82.35％（表 114，图 77）。

**表 114　中山市西区 2000—2004 年男性前 10 位恶性肿瘤发病概况（N，1/10$^5$，%）**

| 位次 | 部位或病种 | ICD—10 | 例数 | 粗率 | 中标率 | 世标率 | 构成比 |
|---|---|---|---|---|---|---|---|
| 1 | 肝脏和肝内胆管 | C22 | 31 | 37.19 | 29.97 | 36.39 | 20.26 |
| 2 | 气管、支气管和肺 | C33－34 | 22 | 26.39 | 21.52 | 27.51 | 14.38 |
| 3 | 鼻咽 | C11 | 18 | 21.59 | 15.56 | 18.64 | 11.76 |
| 4 | 脑、神经系统 | C70－72、D | 10 | 12.00 | 10.64 | 12.45 | 6.54 |
| 5 | 食管 | C15 | 10 | 12.00 | 9.37 | 11.93 | 6.54 |
| 6 | 胃 | C16 | 9 | 10.80 | 9.41 | 11.78 | 5.88 |
| 7 | 直肠和乙状结肠连接处 | C19－20 | 9 | 10.80 | 8.05 | 10.51 | 5.88 |
| 8 | 前列腺 | C61 | 7 | 8.40 | 6.06 | 8.48 | 4.58 |
| 9 | 非霍奇金氏病 | C82－85、C96 | 6 | 7.20 | 5.87 | 7.29 | 3.92 |
| 10 | 皮肤其他恶性肿瘤 | C44 | 4 | 4.80 | 2.71 | 6.34 | 2.61 |
| 合计 | | | 126 | | | | 82.35 |

注：中标率即中国标化发病率，世标率即世界标化发病率。

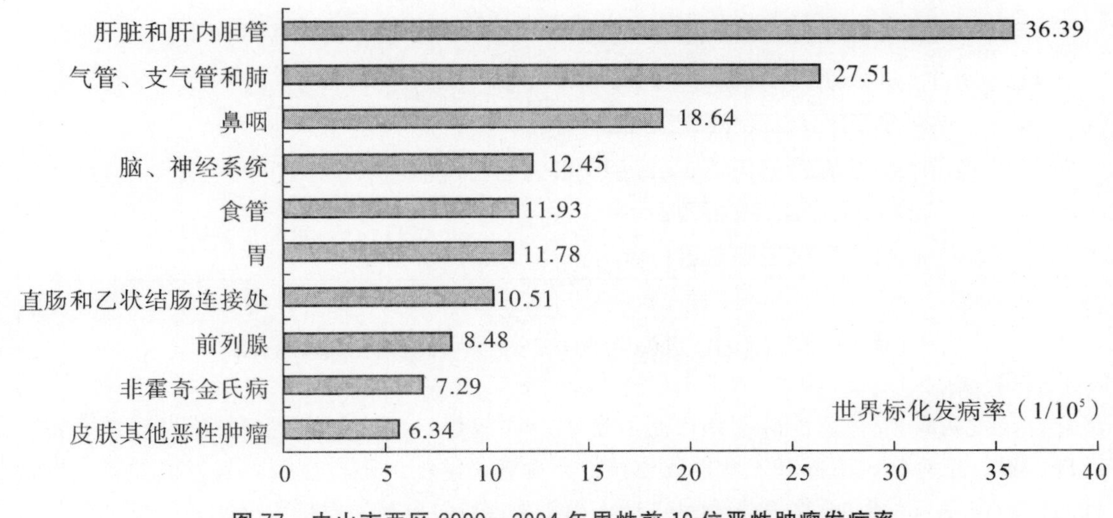


**图 77　中山市西区 2000—2004 年男性前 10 位恶性肿瘤发病率**

女性发病前 10 位恶性肿瘤依次是乳房、脑/神经系统、气管/支气管和肺、子宫体、鼻咽、淋巴细胞白血病、子宫颈、肝脏和肝内胆管、结肠、卵巢恶性肿瘤，其发病数占同期西区女性恶性肿瘤发病总数的 80.17％（表 115，图 78）。

**表 115　中山市西区 2000—2004 年女性前 10 位恶性肿瘤发病概况（N，1/10⁵，%）**

| 位次 | 部位或病种 | ICD—10 | 例数 | 粗率 | 中标率 | 世标率 | 构成比 |
|---|---|---|---|---|---|---|---|
| 1 | 乳房 | C50 | 18 | 22.24 | 16.43 | 20.04 | 14.88 |
| 2 | 脑、神经系统 | C70－72、D | 15 | 18.53 | 15.29 | 16.72 | 12.40 |
| 3 | 气管、支气管和肺 | C33－34 | 13 | 16.06 | 12.55 | 16.66 | 10.74 |
| 4 | 子宫体 | C54 | 12 | 14.83 | 13.15 | 16.53 | 9.92 |
| 5 | 鼻咽 | C11 | 8 | 9.88 | 7.73 | 9.68 | 6.61 |
| 6 | 淋巴细胞白血病 | C91 | 5 | 6.18 | 8.16 | 9.66 | 4.13 |
| 7 | 子宫颈 | C53 | 7 | 8.65 | 6.39 | 8.42 | 5.79 |
| 8 | 肝脏和肝内胆管 | C22 | 8 | 9.88 | 6.63 | 7.87 | 6.61 |
| 9 | 结肠 | C18 | 6 | 7.41 | 4.54 | 6.24 | 4.96 |
| 10 | 卵巢 | C56 | 5 | 6.18 | 5.11 | 6.15 | 4.13 |
| 合计 | | | 97 | | | | 80.17 |

注：中标率即中国标化发病率，世标率即世界标化发病率。

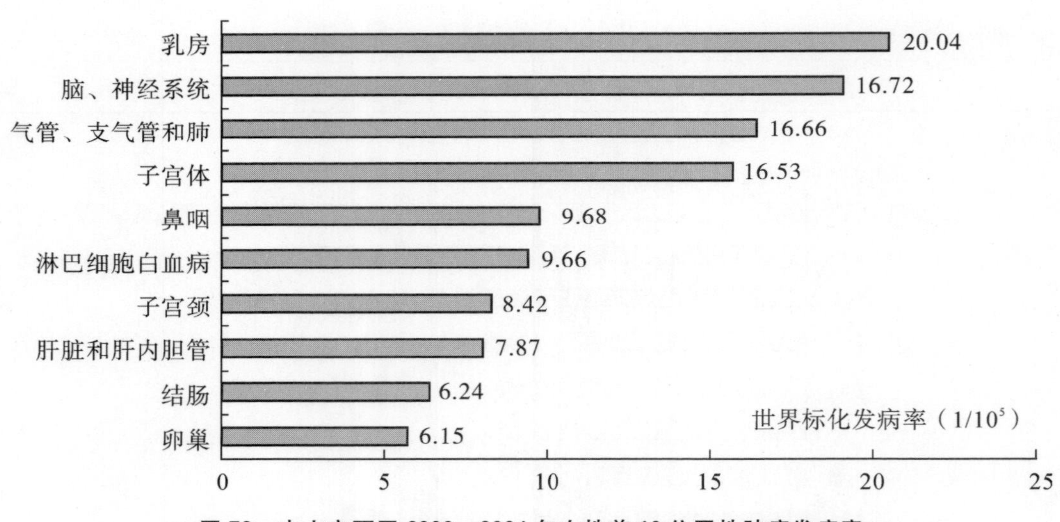


**图 78　中山市西区 2000—2004 年女性前 10 位恶性肿瘤发病率**

男女合计发病前 10 位恶性肿瘤依次是肝脏和肝内胆管、气管/支气管和肺、脑/神经系统、鼻咽、乳房、胃、子宫体、直肠和乙状结肠连接处、食管、淋巴细胞白血病，其发病数占同期西区男女合计恶性肿瘤发病总数的 72.63%（表 116，图 79）。其中鼻咽癌发病数分别占同期西区男、女和合计恶性肿瘤发病顺位的第 3、5 位和第 4 位（表 114、表 115、表 116，图 77、图 78、图 79）。

**表 116　中山市西区 2000—2004 年男女合计前 10 位恶性肿瘤发病概况（N，$1/10^5$，%）**

| 位次 | 部位或病种 | ICD—10 | 例数 | 粗率 | 中标率 | 世标率 | 构成比 |
|---|---|---|---|---|---|---|---|
| 1 | 肝脏和肝内胆管 | C22 | 39 | 23.74 | 18.23 | 22.05 | 14.23 |
| 2 | 气管、支气管和肺 | C33－34 | 35 | 21.30 | 16.66 | 21.64 | 12.77 |
| 3 | 脑、神经系统 | C70－72、D | 25 | 15.22 | 12.93 | 14.52 | 9.12 |
| 4 | 鼻咽 | C11 | 26 | 15.83 | 11.66 | 14.18 | 9.49 |
| 5 | 乳房 | C50 | 18 | 10.96 | 8.10 | 9.87 | 6.57 |
| 6 | 胃 | C16 | 14 | 8.52 | 6.81 | 8.74 | 5.11 |
| 7 | 子宫体 | C54 | 12 | 7.30 | 6.45 | 8.11 | 4.38 |
| 8 | 直肠和乙状结肠连接处 | C19－20 | 13 | 7.91 | 5.93 | 7.70 | 4.74 |
| 9 | 食管 | C15 | 11 | 6.70 | 5.34 | 6.75 | 4.01 |
| 10 | 淋巴细胞白血病 | C91 | 6 | 3.65 | 4.44 | 5.18 | 2.19 |
| 合计 | | | 199 | | | | 72.63 |

注：中标率即中国标化发病率，世标率即世界标化发病率。

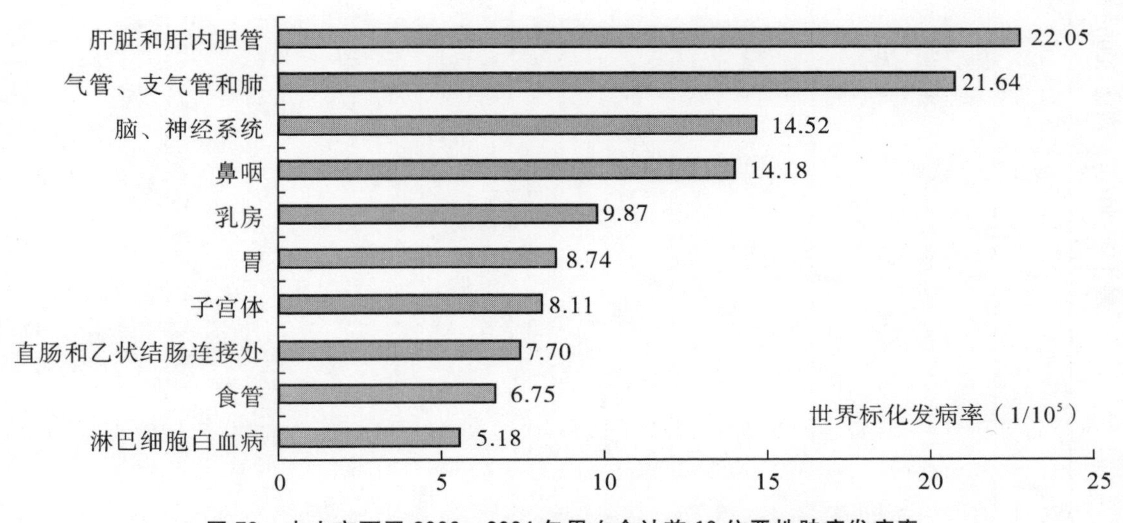


**图 79　中山市西区 2000—2004 年男女合计前 10 位恶性肿瘤发病率**

表 117　中山市西区 2000～2004 年男性恶性肿瘤主要发病指标（N，$1/10^5$，%）

| 部位或病种 | ICD—10 | 粗率 | 0～ | 15～ | 45～ | 55～ | 65＋ | 中标率 | 世标率 | 35～64 岁截缩率 | 0～64 岁累积率 | 0～74 岁累积率 | 例数 | 构成比 |
|---|---|---|---|---|---|---|---|---|---|---|---|---|---|---|
| 唇 | C00 | 0.00 | 0.00 | 0.00 | 0.00 | 0.00 | 0.00 | 0.00 | 0.00 | 0.00 | 0.00 | 0.00 | 0 | 0.00 |
| 舌 | C01—02 | 1.20 | 0.00 | 0.00 | 0.00 | 19.75 | 0.00 | 1.32 | 1.57 | 5.27 | 0.20 | 0.20 | 1 | 0.65 |
| 口 | C03—06 | 1.20 | 0.00 | 0.00 | 9.70 | 0.00 | 0.00 | 0.79 | 1.01 | 3.16 | 0.08 | 0.08 | 1 | 0.65 |
| 唾液腺 | C07—08 | 0.00 | 0.00 | 0.00 | 0.00 | 0.00 | 0.00 | 0.00 | 0.00 | 0.00 | 0.00 | 0.00 | 0 | 0.00 |
| 扁桃腺 | C09 | 0.00 | 0.00 | 0.00 | 0.00 | 0.00 | 0.00 | 0.00 | 0.00 | 0.00 | 0.00 | 0.00 | 0 | 0.00 |
| 其他口咽部 | C10 | 0.00 | 0.00 | 0.00 | 0.00 | 0.00 | 0.00 | 0.00 | 0.00 | 0.00 | 0.00 | 0.00 | 0 | 0.00 |
| 鼻咽部 | C11 | 21.59 | 0.00 | 19.96 | 77.61 | 0.00 | 34.57 | 15.56 | 18.64 | 45.35 | 1.35 | 1.81 | 18 | 11.76 |
| 喉咽部 | C12—13 | 1.20 | 0.00 | 0.00 | 0.00 | 19.75 | 0.00 | 1.09 | 1.59 | 4.33 | 0.20 | 0.20 | 1 | 0.65 |
| 唇，口腔和咽的其他部位和具体部位不明 | C14 | 0.00 | 0.00 | 0.00 | 0.00 | 0.00 | 0.00 | 0.00 | 0.00 | 0.00 | 0.00 | 0.00 | 0 | 0.00 |
| 食管 | C15 | 12.00 | 0.00 | 0.00 | 58.21 | 39.49 | 34.57 | 9.37 | 11.93 | 30.21 | 0.99 | 1.22 | 10 | 6.54 |
| 胃 | C16 | 10.80 | 0.00 | 4.99 | 19.40 | 98.73 | 0.00 | 9.41 | 11.78 | 30.00 | 1.35 | 1.35 | 9 | 5.88 |
| 小肠 | C17 | 3.60 | 0.00 | 2.50 | 0.00 | 39.49 | 0.00 | 3.49 | 4.18 | 13.89 | 0.48 | 0.48 | 3 | 1.96 |
| 结肠 | C18 | 1.20 | 0.00 | 2.50 | 0.00 | 0.00 | 0.00 | 0.76 | 0.84 | 3.01 | 0.07 | 0.07 | 1 | 0.65 |
| 直肠和乙状结肠连接处 | C19—20 | 10.80 | 0.00 | 2.50 | 38.80 | 0.00 | 69.13 | 8.05 | 10.51 | 17.29 | 0.50 | 1.46 | 9 | 5.88 |
| 肛门 | C21 | 0.00 | 0.00 | 0.00 | 0.00 | 0.00 | 0.00 | 0.00 | 0.00 | 0.00 | 0.00 | 0.00 | 0 | 0.00 |
| 肝脏和肝内胆管 | C22 | 37.19 | 0.00 | 19.96 | 67.91 | 138.22 | 155.55 | 29.97 | 36.39 | 71.16 | 2.62 | 4.80 | 31 | 20.26 |
| 胆囊 | C23 | 0.00 | 0.00 | 0.00 | 0.00 | 0.00 | 0.00 | 0.00 | 0.00 | 0.00 | 0.00 | 0.00 | 0 | 0.00 |
| 肝外胆管 | C24 | 0.00 | 0.00 | 0.00 | 0.00 | 0.00 | 0.00 | 0.00 | 0.00 | 0.00 | 0.00 | 0.00 | 0 | 0.00 |
| 胰腺 | C25 | 4.80 | 0.00 | 0.00 | 9.70 | 59.24 | 0.00 | 4.66 | 5.87 | 18.57 | 0.71 | 0.71 | 4 | 2.61 |
| 鼻腔、中耳和副鼻窦 | C30—31 | 2.40 | 0.00 | 0.00 | 0.00 | 0.00 | 34.57 | 1.64 | 2.10 | 0.00 | 0.00 | 0.29 | 2 | 1.31 |
| 喉 | C32 | 2.40 | 0.00 | 0.00 | 9.70 | 0.00 | 17.28 | 1.62 | 2.16 | 3.16 | 0.08 | 0.37 | 2 | 1.31 |
| 气管、支气管和肺 | C33—34 | 26.39 | 0.00 | 4.99 | 19.40 | 138.22 | 190.12 | 21.52 | 27.51 | 44.29 | 1.73 | 3.21 | 22 | 14.38 |

（续上表）

| 部位或病种 | ICD—10 | 粗率 | 0～ | 15～ | 45～ | 55～ | 65＋ | 中标率 | 世标率 | 35～64岁截缩率 | 0～64岁累积率 | 0～74岁累积率 | 例数 | 构成比 |
|---|---|---|---|---|---|---|---|---|---|---|---|---|---|---|
| 其他呼吸器官 | C37－38 | 0.00 | 0.00 | 0.00 | 0.00 | 0.00 | 0.00 | 0.00 | 0.00 | 0.00 | 0.00 | 0.00 | 0 | 0.00 |
| 骨和关节软骨 | C40－41 | 1.20 | 0.00 | 2.50 | 0.00 | 0.00 | 0.00 | 1.90 | 1.37 | 0.00 | 0.08 | 0.08 | 1 | 0.65 |
| 皮肤恶性黑色素瘤 | C43 | 0.00 | 0.00 | 0.00 | 0.00 | 0.00 | 0.00 | 0.00 | 0.00 | 0.00 | 0.00 | 0.00 | 0 | 0.00 |
| 皮肤其他恶性肿瘤 | C44 | 4.80 | 0.00 | 0.00 | 0.00 | 19.75 | 51.85 | 2.71 | 6.34 | 4.33 | 0.20 | 0.20 | 4 | 2.61 |
| 间皮瘤 | C45 | 0.00 | 0.00 | 0.00 | 0.00 | 0.00 | 0.00 | 0.00 | 0.00 | 0.00 | 0.00 | 0.00 | 0 | 0.00 |
| Kaposi 氏肉瘤 | C46 | 0.00 | 0.00 | 0.00 | 0.00 | 0.00 | 0.00 | 0.00 | 0.00 | 0.00 | 0.00 | 0.00 | 0 | 0.00 |
| 结缔组织和其他软组织 | C47－49 | 2.40 | 0.00 | 2.50 | 0.00 | 0.00 | 17.28 | 2.10 | 2.26 | 0.00 | 0.07 | 0.36 | 2 | 1.31 |
| 乳房 | C50 | 0.00 | 0.00 | 0.00 | 0.00 | 0.00 | 0.00 | 0.00 | 0.00 | 0.00 | 0.00 | 0.00 | 0 | 0.00 |
| 外阴 | C51 | 0.00 | 0.00 | 0.00 | 0.00 | 0.00 | 0.00 | 0.00 | 0.00 | 0.00 | 0.00 | 0.00 | 0 | 0.00 |
| 阴道 | C52 | 0.00 | 0.00 | 0.00 | 0.00 | 0.00 | 0.00 | 0.00 | 0.00 | 0.00 | 0.00 | 0.00 | 0 | 0.00 |
| 子宫颈 | C53 | 0.00 | 0.00 | 0.00 | 0.00 | 0.00 | 0.00 | 0.00 | 0.00 | 0.00 | 0.00 | 0.00 | 0 | 0.00 |
| 子宫体 | C54 | 0.00 | 0.00 | 0.00 | 0.00 | 0.00 | 0.00 | 0.00 | 0.00 | 0.00 | 0.00 | 0.00 | 0 | 0.00 |
| 子宫恶性肿瘤、未注明部位 | C55 | 0.00 | 0.00 | 0.00 | 0.00 | 0.00 | 0.00 | 0.00 | 0.00 | 0.00 | 0.00 | 0.00 | 0 | 0.00 |
| 卵巢 | C56 | 0.00 | 0.00 | 0.00 | 0.00 | 0.00 | 0.00 | 0.00 | 0.00 | 0.00 | 0.00 | 0.00 | 0 | 0.00 |
| 其他和未说明的女性生殖器官恶性肿瘤 | C57 | 0.00 | 0.00 | 0.00 | 0.00 | 0.00 | 0.00 | 0.00 | 0.00 | 0.00 | 0.00 | 0.00 | 0 | 0.00 |
| 胎盘 | C58 | 0.00 | 0.00 | 0.00 | 0.00 | 0.00 | 0.00 | 0.00 | 0.00 | 0.00 | 0.00 | 0.00 | 0 | 0.00 |
| 阴茎 | C60 | 1.20 | 0.00 | 0.00 | 0.00 | 0.00 | 17.28 | 0.96 | 1.36 | 0.00 | 0.00 | 0.23 | 1 | 0.65 |
| 前列腺 | C61 | 8.40 | 0.00 | 0.00 | 0.00 | 0.00 | 120.98 | 6.06 | 8.48 | 0.00 | 0.00 | 1.54 | 7 | 4.58 |
| 睾丸 | C62 | 0.00 | 0.00 | 0.00 | 0.00 | 0.00 | 0.00 | 0.00 | 0.00 | 0.00 | 0.00 | 0.00 | 0 | 0.00 |
| 其他和未说明的男性生殖器官恶性肿瘤 | C63 | 0.00 | 0.00 | 0.00 | 0.00 | 0.00 | 0.00 | 0.00 | 0.00 | 0.00 | 0.00 | 0.00 | 0 | 0.00 |
| 肾脏 | C64 | 0.00 | 0.00 | 0.00 | 0.00 | 0.00 | 0.00 | 0.00 | 0.00 | 0.00 | 0.00 | 0.00 | 0 | 0.00 |
| 肾盂、肾盏 | C65 | 0.00 | 0.00 | 0.00 | 0.00 | 0.00 | 0.00 | 0.00 | 0.00 | 0.00 | 0.00 | 0.00 | 0 | 0.00 |

（续上表）

| 部位或病种 | ICD—10 | 粗率 | 0～ | 15～ | 45～ | 55～ | 65＋ | 中标率 | 世标率 | 35～64 岁截缩率 | 0～64 岁累积率 | 0～74 岁累积率 | 例数 | 构成比 |
|---|---|---|---|---|---|---|---|---|---|---|---|---|---|---|
| 输尿管 | C66 | 0.00 | 0.00 | 0.00 | 0.00 | 0.00 | 0.00 | 0.00 | 0.00 | 0.00 | 0.00 | 0.00 | 0 | 0.00 |
| 膀胱 | C67 | 2.40 | 0.00 | 0.00 | 0.00 | 19.75 | 17.28 | 2.05 | 2.95 | 4.33 | 0.20 | 0.43 | 2 | 1.31 |
| 其他和未说明的泌尿器官 | C68 | 0.00 | 0.00 | 0.00 | 0.00 | 0.00 | 0.00 | 0.00 | 0.00 | 0.00 | 0.00 | 0.00 | 0 | 0.00 |
| 眼 | C69 | 0.00 | 0.00 | 0.00 | 0.00 | 0.00 | 0.00 | 0.00 | 0.00 | 0.00 | 0.00 | 0.00 | 0 | 0.00 |
| 脑、神经系统 | C70—72、D | 12.00 | 9.04 | 2.50 | 19.40 | 39.49 | 51.85 | 10.64 | 12.45 | 16.47 | 0.79 | 1.31 | 10 | 6.54 |
| 甲状腺 | C73 | 0.00 | 0.00 | 0.00 | 0.00 | 0.00 | 0.00 | 0.00 | 0.00 | 0.00 | 0.00 | 0.00 | 0 | 0.00 |
| 肾上腺 | C74 | 0.00 | 0.00 | 0.00 | 0.00 | 0.00 | 0.00 | 0.00 | 0.00 | 0.00 | 0.00 | 0.00 | 0 | 0.00 |
| 其他内分泌腺 | C75 | 0.00 | 0.00 | 0.00 | 0.00 | 0.00 | 0.00 | 0.00 | 0.00 | 0.00 | 0.00 | 0.00 | 0 | 0.00 |
| 霍奇金氏病 | C81 | 1.20 | 0.00 | 2.50 | 0.00 | 0.00 | 0.00 | 1.90 | 1.37 | 0.00 | 0.08 | 0.08 | 1 | 0.65 |
| 非霍奇金氏病 | C82—85、C96 | 7.20 | 0.00 | 2.50 | 19.40 | 19.75 | 34.57 | 5.87 | 7.29 | 11.74 | 0.50 | 1.07 | 6 | 3.92 |
| 多发性骨髓瘤和恶性浆细胞肿瘤 | C90 | 0.00 | 0.00 | 0.00 | 0.00 | 0.00 | 0.00 | 0.00 | 0.00 | 0.00 | 0.00 | 0.00 | 0 | 0.00 |
| 淋巴细胞白血病 | C91 | 1.20 | 0.00 | 2.50 | 0.00 | 0.00 | 0.00 | 1.31 | 1.42 | 0.00 | 0.09 | 0.09 | 1 | 0.65 |
| 髓细胞性白血病 | C92 | 3.60 | 4.52 | 0.00 | 0.00 | 19.75 | 17.28 | 3.84 | 3.99 | 5.27 | 0.25 | 0.48 | 3 | 1.96 |
| 单核细胞性白血病 | C93 | 0.00 | 0.00 | 0.00 | 0.00 | 0.00 | 0.00 | 0.00 | 0.00 | 0.00 | 0.00 | 0.00 | 0 | 0.00 |
| 其他指明的白血病 | C94 | 0.00 | 0.00 | 0.00 | 0.00 | 0.00 | 0.00 | 0.00 | 0.00 | 0.00 | 0.00 | 0.00 | 0 | 0.00 |
| 未指明细胞类型的白血病 | C95 | 0.00 | 0.00 | 0.00 | 0.00 | 0.00 | 0.00 | 0.00 | 0.00 | 0.00 | 0.00 | 0.00 | 0 | 0.00 |
| 独立的多个部位的（原发性）恶性肿瘤 | C97 | 0.00 | 0.00 | 0.00 | 0.00 | 0.00 | 0.00 | 0.00 | 0.00 | 0.00 | 0.00 | 0.00 | 0 | 0.00 |
| 其他及不明部位 | C26、39、48、76—80 | 1.20 | 0.00 | 0.00 | 0.00 | 0.00 | 17.28 | 0.96 | 1.36 | 0.00 | 0.00 | 0.23 | 1 | 0.65 |
| 除 C44 合计 |  | 178.75 | 13.56 | 72.36 | 349.23 | 651.59 | 829.59 | 146.83 | 180.38 | 327.50 | 12.42 | 22.12 | 149 | 97.39 |
| 合计 |  | 183.55 | 13.56 | 72.36 | 349.23 | 671.33 | 881.44 | 149.53 | 186.72 | 331.83 | 12.62 | 22.32 | 153 | 100.00 |

**表 118　中山市西区 2000—2004 年女性恶性肿瘤主要发病指标（N，$1/10^5$，%）**

| 部位或病种 | ICD—10 | 粗率 | 0～ | 15～ | 45～ | 55～ | 65＋ | 中标率 | 世标率 | 35～64 岁截缩率 | 0～64 岁累积率 | 0～74 岁累积率 | 例数 | 构成比 |
|---|---|---|---|---|---|---|---|---|---|---|---|---|---|---|
| 唇 | C00 | 0.00 | 0.00 | 0.00 | 0.00 | 0.00 | 0.00 | 0.00 | 0.00 | 0.00 | 0.00 | 0.00 | 0 | 0.00 |
| 舌 | C01—02 | 0.00 | 0.00 | 0.00 | 0.00 | 0.00 | 0.00 | 0.00 | 0.00 | 0.00 | 0.00 | 0.00 | 0 | 0.00 |
| 口 | C03—06 | 0.00 | 0.00 | 0.00 | 0.00 | 0.00 | 0.00 | 0.00 | 0.00 | 0.00 | 0.00 | 0.00 | 0 | 0.00 |
| 唾液腺 | C07—08 | 0.00 | 0.00 | 0.00 | 0.00 | 0.00 | 0.00 | 0.00 | 0.00 | 0.00 | 0.00 | 0.00 | 0 | 0.00 |
| 扁桃腺 | C09 | 0.00 | 0.00 | 0.00 | 0.00 | 0.00 | 0.00 | 0.00 | 0.00 | 0.00 | 0.00 | 0.00 | 0 | 0.00 |
| 其他口咽部 | C10 | 0.00 | 0.00 | 0.00 | 0.00 | 0.00 | 0.00 | 0.00 | 0.00 | 0.00 | 0.00 | 0.00 | 0 | 0.00 |
| 鼻咽部 | C11 | 9.88 | 0.00 | 7.57 | 30.18 | 20.53 | 13.84 | 7.73 | 9.68 | 27.02 | 0.80 | 1.02 | 8 | 6.61 |
| 喉咽部 | C12—13 | 0.00 | 0.00 | 0.00 | 0.00 | 0.00 | 0.00 | 0.00 | 0.00 | 0.00 | 0.00 | 0.00 | 0 | 0.00 |
| 唇，口腔和咽的其他部位和具体部位不明 | C14 | 0.00 | 0.00 | 0.00 | 0.00 | 0.00 | 0.00 | 0.00 | 0.00 | 0.00 | 0.00 | 0.00 | 0 | 0.00 |
| 食管 | C15 | 1.24 | 0.00 | 0.00 | 0.00 | 20.53 | 0.00 | 1.35 | 1.60 | 5.39 | 0.20 | 0.20 | 1 | 0.83 |
| 胃 | C16 | 6.18 | 0.00 | 0.00 | 10.06 | 20.53 | 41.53 | 3.91 | 5.30 | 7.88 | 0.30 | 0.52 | 5 | 4.13 |
| 小肠 | C17 | 1.24 | 0.00 | 0.00 | 0.00 | 0.00 | 13.84 | 0.94 | 1.33 | 0.00 | 0.00 | 0.22 | 1 | 0.83 |
| 结肠 | C18 | 7.41 | 0.00 | 0.00 | 0.00 | 0.00 | 83.06 | 4.54 | 6.24 | 0.00 | 0.00 | 0.92 | 6 | 4.96 |
| 直肠和乙状结肠连接处 | C19—20 | 4.94 | 0.00 | 0.00 | 10.06 | 20.53 | 27.69 | 3.79 | 4.84 | 9.20 | 0.32 | 0.83 | 4 | 3.31 |
| 肛门 | C21 | 0.00 | 0.00 | 0.00 | 0.00 | 0.00 | 0.00 | 0.00 | 0.00 | 0.00 | 0.00 | 0.00 | 0 | 0.00 |
| 肝脏和肝内胆管 | C22 | 9.88 | 0.00 | 5.05 | 30.18 | 0.00 | 41.53 | 6.63 | 7.87 | 10.42 | 0.42 | 1.19 | 8 | 6.61 |
| 胆囊 | C23 | 2.47 | 0.00 | 0.00 | 0.00 | 0.00 | 27.69 | 0.99 | 1.23 | 0.00 | 0.00 | 0.00 | 2 | 1.65 |
| 肝外胆管 | C24 | 0.00 | 0.00 | 0.00 | 0.00 | 0.00 | 0.00 | 0.00 | 0.00 | 0.00 | 0.00 | 0.00 | 0 | 0.00 |
| 胰腺 | C25 | 2.47 | 0.00 | 0.00 | 10.06 | 0.00 | 13.84 | 1.53 | 1.84 | 3.81 | 0.12 | 0.12 | 2 | 1.65 |
| 鼻腔、中耳和副鼻窦 | C30—31 | 0.00 | 0.00 | 0.00 | 0.00 | 0.00 | 0.00 | 0.00 | 0.00 | 0.00 | 0.00 | 0.00 | 0 | 0.00 |
| 喉 | C32 | 0.00 | 0.00 | 0.00 | 0.00 | 0.00 | 0.00 | 0.00 | 0.00 | 0.00 | 0.00 | 0.00 | 0 | 0.00 |
| 气管、支气管和肺 | C33—34 | 16.06 | 0.00 | 5.05 | 20.12 | 82.13 | 69.21 | 12.55 | 16.66 | 33.68 | 1.18 | 2.40 | 13 | 10.74 |

（续上表）

| 部位或病种 | ICD—10 | 粗率 | 0～ | 15～ | 45～ | 55～ | 65＋ | 中标率 | 世标率 | 35～64 岁截缩率 | 0～64 岁累积率 | 0～74 岁累积率 | 例数 | 构成比 |
|---|---|---|---|---|---|---|---|---|---|---|---|---|---|---|
| 其他呼吸器官 | C37－38 | 0.00 | 0.00 | 0.00 | 0.00 | 0.00 | 0.00 | 0.00 | 0.00 | 0.00 | 0.00 | 0.00 | 0 | 0.00 |
| 骨和关节软骨 | C40－41 | 1.24 | 5.19 | 0.00 | 0.00 | 0.00 | 0.00 | 1.72 | 1.18 | 0.00 | 0.07 | 0.07 | 1 | 0.83 |
| 皮肤恶性黑色素瘤 | C43 | 1.24 | 0.00 | 2.52 | 0.00 | 0.00 | 0.00 | 0.90 | 1.12 | 3.57 | 0.09 | 0.09 | 1 | 0.83 |
| 皮肤其他恶性肿瘤 | C44 | 1.24 | 0.00 | 0.00 | 0.00 | 0.00 | 13.84 | 0.74 | 1.03 | 0.00 | 0.00 | 0.26 | 1 | 0.83 |
| 间皮瘤 | C45 | 0.00 | 0.00 | 0.00 | 0.00 | 0.00 | 0.00 | 0.00 | 0.00 | 0.00 | 0.00 | 0.00 | 0 | 0.00 |
| Kaposi 氏肉瘤 | C46 | 0.00 | 0.00 | 0.00 | 0.00 | 0.00 | 0.00 | 0.00 | 0.00 | 0.00 | 0.00 | 0.00 | 0 | 0.00 |
| 结缔组织和其他软组织 | C47、49 | 0.00 | 0.00 | 0.00 | 0.00 | 0.00 | 0.00 | 0.00 | 0.00 | 0.00 | 0.00 | 0.00 | 0 | 0.00 |
| 乳房 | C50 | 22.24 | 0.00 | 20.18 | 70.42 | 41.07 | 13.84 | 16.43 | 20.04 | 57.61 | 1.74 | 2.00 | 18 | 14.88 |
| 外阴 | C51 | 0.00 | 0.00 | 0.00 | 0.00 | 0.00 | 0.00 | 0.00 | 0.00 | 0.00 | 0.00 | 0.00 | 0 | 0.00 |
| 阴道 | C52 | 0.00 | 0.00 | 0.00 | 0.00 | 0.00 | 0.00 | 0.00 | 0.00 | 0.00 | 0.00 | 0.00 | 0 | 0.00 |
| 子宫颈 | C53 | 8.65 | 0.00 | 5.05 | 20.12 | 41.07 | 13.84 | 6.39 | 8.42 | 19.86 | 0.79 | 0.79 | 7 | 5.79 |
| 子宫体 | C54 | 14.83 | 0.00 | 7.57 | 30.18 | 123.20 | 0.00 | 13.15 | 16.53 | 52.35 | 1.82 | 1.82 | 12 | 9.92 |
| 子宫恶性肿瘤、未注明部位 | C55 | 0.00 | 0.00 | 0.00 | 0.00 | 0.00 | 0.00 | 0.00 | 0.00 | 0.00 | 0.00 | 0.00 | 0 | 0.00 |
| 卵巢 | C56 | 6.18 | 0.00 | 2.52 | 30.18 | 20.53 | 0.00 | 5.11 | 6.15 | 15.50 | 0.60 | 0.60 | 5 | 4.13 |
| 其他和未说明的女性生殖器官恶性肿瘤 | C57 | 0.00 | 0.00 | 0.00 | 0.00 | 0.00 | 0.00 | 0.00 | 0.00 | 0.00 | 0.00 | 0.00 | 0 | 0.00 |
| 胎盘 | C58 | 1.24 | 0.00 | 2.52 | 0.00 | 0.00 | 0.00 | 1.22 | 1.06 | 0.00 | 0.07 | 0.07 | 1 | 0.83 |
| 阴茎 | C60 | 0.00 | 0.00 | 0.00 | 0.00 | 0.00 | 0.00 | 0.00 | 0.00 | 0.00 | 0.00 | 0.00 | 0 | 0.00 |
| 前列腺 | C61 | 0.00 | 0.00 | 0.00 | 0.00 | 0.00 | 0.00 | 0.00 | 0.00 | 0.00 | 0.00 | 0.00 | 0 | 0.00 |
| 睾丸 | C62 | 0.00 | 0.00 | 0.00 | 0.00 | 0.00 | 0.00 | 0.00 | 0.00 | 0.00 | 0.00 | 0.00 | 0 | 0.00 |
| 其他和未说明的男性生殖器官恶性肿瘤 | C63 | 0.00 | 0.00 | 0.00 | 0.00 | 0.00 | 0.00 | 0.00 | 0.00 | 0.00 | 0.00 | 0.00 | 0 | 0.00 |
| 肾脏 | C64 | 0.00 | 0.00 | 0.00 | 0.00 | 0.00 | 0.00 | 0.00 | 0.00 | 0.00 | 0.00 | 0.00 | 0 | 0.00 |
| 肾盂、肾盏 | C65 | 0.00 | 0.00 | 0.00 | 0.00 | 0.00 | 0.00 | 0.00 | 0.00 | 0.00 | 0.00 | 0.00 | 0 | 0.00 |

（续上表）

| 部位或病种 | ICD—10 | 粗率 | 0～ | 15～ | 45～ | 55～ | 65+ | 中标率 | 世标率 | 35～64 岁截缩率 | 0～64 岁累积率 | 0～74 岁累积率 | 例数 | 构成比 |
|---|---|---|---|---|---|---|---|---|---|---|---|---|---|---|
| 输尿管 | C66 | 0.00 | 0.00 | 0.00 | 0.00 | 0.00 | 0.00 | 0.00 | 0.00 | 0.00 | 0.00 | 0.00 | 0 | 0.00 |
| 膀胱 | C67 | 1.24 | 0.00 | 0.00 | 0.00 | 0.00 | 13.84 | 0.94 | 1.33 | 0.00 | 0.00 | 0.22 | 1 | 0.83 |
| 其他和未说明的泌尿器官 | C68 | 0.00 | 0.00 | 0.00 | 0.00 | 0.00 | 0.00 | 0.00 | 0.00 | 0.00 | 0.00 | 0.00 | 0 | 0.00 |
| 眼 | C69 | 0.00 | 0.00 | 0.00 | 0.00 | 0.00 | 0.00 | 0.00 | 0.00 | 0.00 | 0.00 | 0.00 | 0 | 0.00 |
| 脑、神经系统 | C70—72、D | 18.53 | 5.19 | 22.71 | 20.12 | 41.07 | 13.84 | 15.29 | 16.72 | 30.69 | 1.32 | 1.58 | 15 | 12.40 |
| 甲状腺 | C73 | 0.00 | 0.00 | 0.00 | 0.00 | 0.00 | 0.00 | 0.00 | 0.00 | 0.00 | 0.00 | 0.00 | 0 | 0.00 |
| 肾上腺 | C74 | 0.00 | 0.00 | 0.00 | 0.00 | 0.00 | 0.00 | 0.00 | 0.00 | 0.00 | 0.00 | 0.00 | 0 | 0.00 |
| 其他内分泌腺 | C75 | 0.00 | 0.00 | 0.00 | 0.00 | 0.00 | 0.00 | 0.00 | 0.00 | 0.00 | 0.00 | 0.00 | 0 | 0.00 |
| 霍奇金氏病 | C81 | 0.00 | 0.00 | 0.00 | 0.00 | 0.00 | 0.00 | 0.00 | 0.00 | 0.00 | 0.00 | 0.00 | 0 | 0.00 |
| 非霍奇金氏病 | C82—85、C96 | 2.47 | 0.00 | 5.05 | 0.00 | 0.00 | 0.00 | 2.84 | 2.35 | 3.08 | 0.15 | 0.15 | 2 | 1.65 |
| 多发性骨髓瘤和恶性浆细胞肿瘤 | C90 | 0.00 | 0.00 | 0.00 | 0.00 | 0.00 | 0.00 | 0.00 | 0.00 | 0.00 | 0.00 | 0.00 | 0 | 0.00 |
| 淋巴细胞白血病 | C91 | 6.18 | 20.76 | 2.52 | 0.00 | 0.00 | 0.00 | 8.16 | 9.66 | 0.00 | 0.45 | 0.45 | 5 | 4.13 |
| 髓细胞性白血病 | C92 | 2.47 | 0.00 | 2.52 | 0.00 | 20.53 | 0.00 | 2.26 | 2.35 | 5.39 | 0.26 | 0.26 | 2 | 1.65 |
| 单核细胞性白血病 | C93 | 0.00 | 0.00 | 0.00 | 0.00 | 0.00 | 0.00 | 0.00 | 0.00 | 0.00 | 0.00 | 0.00 | 0 | 0.00 |
| 其他指明的白血病 | C94 | 0.00 | 0.00 | 0.00 | 0.00 | 0.00 | 0.00 | 0.00 | 0.00 | 0.00 | 0.00 | 0.00 | 0 | 0.00 |
| 未指明细胞类型的白血病 | C95 | 0.00 | 0.00 | 0.00 | 0.00 | 0.00 | 0.00 | 0.00 | 0.00 | 0.00 | 0.00 | 0.00 | 0 | 0.00 |
| 独立的多个部位的（原发性）恶性肿瘤 | C97 | 0.00 | 0.00 | 0.00 | 0.00 | 0.00 | 0.00 | 0.00 | 0.00 | 0.00 | 0.00 | 0.00 | 0 | 0.00 |
| 其他及不明部位 | C26、39、48、76—80 | 0.00 | 0.00 | 0.00 | 0.00 | 0.00 | 0.00 | 0.00 | 0.00 | 0.00 | 0.00 | 0.00 | 0 | 0.00 |
| 除 C44 合计 | | 148.26 | 31.14 | 90.83 | 281.66 | 451.72 | 387.59 | 118.35 | 143.50 | 285.45 | 10.71 | 15.53 | 120 | 99.17 |
| 合计 | | 149.50 | 31.14 | 90.83 | 281.66 | 451.72 | 401.44 | 119.09 | 144.53 | 285.45 | 10.71 | 15.79 | 121 | 100.00 |

注：中标率即中国标化发病率，世标率即世界标化发病率。

**表 119　中山市西区 2000—2004 年男女合计恶性肿瘤主要发病指标（N，1/$10^5$，%）**

| 部位或病种 | ICD—10 | 粗率 | 0～ | 15～ | 45～ | 55～ | 65＋ | 中标率 | 世标率 | 35～64 岁截缩率 | 0～64 岁累积率 | 0～74 岁累积率 | 例数 | 构成比 |
|---|---|---|---|---|---|---|---|---|---|---|---|---|---|---|
| 唇 | C00 | 0.00 | 0.00 | 0.00 | 0.00 | 0.00 | 0.00 | 0.00 | 0.00 | 0.00 | 0.00 | 0.00 | 0 | 0.00 |
| 舌 | C01—02 | 0.61 | 0.00 | 0.00 | 0.00 | 10.07 | 0.00 | 0.67 | 0.79 | 2.66 | 0.10 | 0.10 | 1 | 0.36 |
| 口 | C03—06 | 0.61 | 0.00 | 0.00 | 4.94 | 0.00 | 0.00 | 0.41 | 0.52 | 1.62 | 0.04 | 0.04 | 1 | 0.36 |
| 唾液腺 | C07—08 | 0.00 | 0.00 | 0.00 | 0.00 | 0.00 | 0.00 | 0.00 | 0.00 | 0.00 | 0.00 | 0.00 | 0 | 0.00 |
| 扁桃腺 | C09 | 0.00 | 0.00 | 0.00 | 0.00 | 0.00 | 0.00 | 0.00 | 0.00 | 0.00 | 0.00 | 0.00 | 0 | 0.00 |
| 其他口咽部 | C10 | 0.00 | 0.00 | 0.00 | 0.00 | 0.00 | 0.00 | 0.00 | 0.00 | 0.00 | 0.00 | 0.00 | 0 | 0.00 |
| 鼻咽部 | C11 | 15.83 | 0.00 | 13.80 | 54.33 | 10.07 | 23.02 | 11.66 | 14.18 | 36.28 | 1.08 | 1.42 | 26 | 9.49 |
| 喉咽部 | C12—13 | 0.61 | 0.00 | 0.00 | 0.00 | 10.07 | 0.00 | 0.56 | 0.82 | 2.23 | 0.10 | 0.10 | 1 | 0.36 |
| 唇，口腔和咽的其他部位和具体部位不明 | C14 | 0.00 | 0.00 | 0.00 | 0.00 | 0.00 | 0.00 | 0.00 | 0.00 | 0.00 | 0.00 | 0.00 | 0 | 0.00 |
| 食管 | C15 | 6.70 | 0.00 | 0.00 | 29.63 | 30.20 | 15.35 | 5.34 | 6.75 | 18.04 | 0.60 | 0.72 | 11 | 4.01 |
| 胃 | C16 | 8.52 | 0.00 | 2.51 | 14.82 | 60.40 | 23.02 | 6.81 | 8.74 | 19.17 | 0.83 | 0.95 | 14 | 5.11 |
| 小肠 | C17 | 2.43 | 0.00 | 1.25 | 0.00 | 20.13 | 7.67 | 2.25 | 2.80 | 7.06 | 0.24 | 0.35 | 4 | 1.46 |
| 结肠 | C18 | 4.26 | 0.00 | 1.25 | 0.00 | 0.00 | 46.04 | 2.79 | 3.73 | 1.52 | 0.04 | 0.51 | 7 | 2.55 |
| 直肠和乙状结肠连接处 | C19—20 | 7.91 | 0.00 | 1.25 | 24.69 | 10.07 | 46.04 | 5.93 | 7.70 | 13.32 | 0.41 | 1.15 | 13 | 4.74 |
| 肛门 | C21 | 0.00 | 0.00 | 0.00 | 0.00 | 0.00 | 0.00 | 0.00 | 0.00 | 0.00 | 0.00 | 0.00 | 0 | 0.00 |
| 肝脏和肝内胆管 | C22 | 23.74 | 0.00 | 12.54 | 49.39 | 70.46 | 92.08 | 18.23 | 22.05 | 41.28 | 1.53 | 2.98 | 39 | 14.23 |
| 胆囊 | C23 | 1.22 | 0.00 | 0.00 | 0.00 | 0.00 | 15.35 | 0.60 | 0.74 | 0.00 | 0.00 | 0.00 | 2 | 0.73 |
| 肝外胆管 | C24 | 0.00 | 0.00 | 0.00 | 0.00 | 0.00 | 0.00 | 0.00 | 0.00 | 0.00 | 0.00 | 0.00 | 0 | 0.00 |
| 胰腺 | C25 | 3.65 | 0.00 | 0.00 | 9.88 | 30.20 | 7.67 | 3.18 | 3.95 | 11.31 | 0.42 | 0.42 | 6 | 2.19 |
| 鼻腔、中耳和副鼻窦 | C30—31 | 1.22 | 0.00 | 0.00 | 0.00 | 0.00 | 15.35 | 0.72 | 0.93 | 0.00 | 0.00 | 0.14 | 2 | 0.73 |
| 喉 | C32 | 1.22 | 0.00 | 0.00 | 4.94 | 0.00 | 7.67 | 0.79 | 1.06 | 1.62 | 0.04 | 0.18 | 2 | 0.73 |
| 气管、支气管和肺 | C33—34 | 21.30 | 0.00 | 5.02 | 19.75 | 110.73 | 122.77 | 16.66 | 21.64 | 39.03 | 1.46 | 2.81 | 35 | 12.77 |

（续上表）

| 部位或病种 | ICD—10 | 粗率 | 0～ | 15～ | 45～ | 55～ | 65＋ | 中标率 | 世标率 | 35～64 岁截缩率 | 0～64 岁累积率 | 0～74 岁累积率 | 例数 | 构成比 |
|---|---|---|---|---|---|---|---|---|---|---|---|---|---|---|
| 其他呼吸器官 | C37－38 | 0.00 | 0.00 | 0.00 | 0.00 | 0.00 | 0.00 | 0.00 | 0.00 | 0.00 | 0.00 | 0.00 | 0 | 0.00 |
| 骨和关节软骨 | C40－41 | 1.22 | 2.42 | 1.25 | 0.00 | 0.00 | 0.00 | 1.80 | 1.27 | 0.00 | 0.07 | 0.07 | 2 | 0.73 |
| 皮肤恶性黑色素瘤 | C43 | 0.61 | 0.00 | 1.25 | 0.00 | 0.00 | 0.00 | 0.43 | 0.54 | 1.73 | 0.05 | 0.05 | 1 | 0.36 |
| 皮肤其他恶性肿瘤 | C44 | 3.04 | 0.00 | 0.00 | 0.00 | 10.07 | 30.69 | 1.48 | 2.82 | 2.23 | 0.10 | 0.24 | 5 | 1.82 |
| 间皮瘤 | C45 | 0.00 | 0.00 | 0.00 | 0.00 | 0.00 | 0.00 | 0.00 | 0.00 | 0.00 | 0.00 | 0.00 | 0 | 0.00 |
| Kaposi 氏肉瘤 | C46 | 0.00 | 0.00 | 0.00 | 0.00 | 0.00 | 0.00 | 0.00 | 0.00 | 0.00 | 0.00 | 0.00 | 0 | 0.00 |
| 结缔组织和其他软组织 | C47、49 | 1.22 | 0.00 | 1.25 | 0.00 | 0.00 | 7.67 | 1.01 | 1.08 | 0.00 | 0.03 | 0.17 | 2 | 0.73 |
| 乳房 | C50 | 10.96 | 0.00 | 10.04 | 34.57 | 20.13 | 7.67 | 8.10 | 9.87 | 28.21 | 0.85 | 0.99 | 18 | 6.57 |
| 外阴 | C51 | 0.00 | 0.00 | 0.00 | 0.00 | 0.00 | 0.00 | 0.00 | 0.00 | 0.00 | 0.00 | 0.00 | 0 | 0.00 |
| 阴道 | C52 | 0.00 | 0.00 | 0.00 | 0.00 | 0.00 | 0.00 | 0.00 | 0.00 | 0.00 | 0.00 | 0.00 | 0 | 0.00 |
| 子宫颈 | C53 | 4.26 | 0.00 | 2.51 | 9.88 | 20.13 | 7.67 | 3.20 | 4.32 | 9.73 | 0.39 | 0.39 | 7 | 2.55 |
| 子宫体 | C54 | 7.30 | 0.00 | 3.76 | 14.82 | 60.40 | 0.00 | 6.45 | 8.11 | 25.67 | 0.90 | 0.90 | 12 | 4.38 |
| 子宫恶性肿瘤、未注明部位 | C55 | 0.00 | 0.00 | 0.00 | 0.00 | 0.00 | 0.00 | 0.00 | 0.00 | 0.00 | 0.00 | 0.00 | 0 | 0.00 |
| 卵巢 | C56 | 3.04 | 0.00 | 1.25 | 14.82 | 10.07 | 0.00 | 2.53 | 3.04 | 7.60 | 0.30 | 0.30 | 5 | 1.82 |
| 其他和未说明的女性生殖器官恶性肿瘤 | C57 | 0.00 | 0.00 | 0.00 | 0.00 | 0.00 | 0.00 | 0.00 | 0.00 | 0.00 | 0.00 | 0.00 | 0 | 0.00 |
| 胎盘 | C58 | 0.61 | 0.00 | 1.25 | 0.00 | 0.00 | 0.00 | 0.62 | 0.54 | 0.00 | 0.03 | 0.03 | 1 | 0.36 |
| 阴茎 | C60 | 0.61 | 0.00 | 0.00 | 0.00 | 0.00 | 7.67 | 0.47 | 0.67 | 0.00 | 0.00 | 0.11 | 1 | 0.36 |
| 前列腺 | C61 | 4.26 | 0.00 | 0.00 | 0.00 | 0.00 | 53.71 | 2.85 | 4.00 | 0.00 | 0.00 | 0.74 | 7 | 2.55 |
| 睾丸 | C62 | 0.00 | 0.00 | 0.00 | 0.00 | 0.00 | 0.00 | 0.00 | 0.00 | 0.00 | 0.00 | 0.00 | 0 | 0.00 |
| 其他和未说明的男性生殖器官恶性肿瘤 | C63 | 0.00 | 0.00 | 0.00 | 0.00 | 0.00 | 0.00 | 0.00 | 0.00 | 0.00 | 0.00 | 0.00 | 0 | 0.00 |
| 肾脏 | C64 | 0.00 | 0.00 | 0.00 | 0.00 | 0.00 | 0.00 | 0.00 | 0.00 | 0.00 | 0.00 | 0.00 | 0 | 0.00 |
| 肾盂、肾盏 | C65 | 0.00 | 0.00 | 0.00 | 0.00 | 0.00 | 0.00 | 0.00 | 0.00 | 0.00 | 0.00 | 0.00 | 0 | 0.00 |

（续上表）

| 部位或病种 | ICD—10 | 粗率 | 0～ | 15～ | 45～ | 55～ | 65＋ | 中标率 | 世标率 | 35～64 岁截缩率 | 0～64 岁累积率 | 0～74 岁累积率 | 例数 | 构成比 |
|---|---|---|---|---|---|---|---|---|---|---|---|---|---|---|
| 输尿管 | C66 | 0.00 | 0.00 | 0.00 | 0.00 | 0.00 | 0.00 | 0.00 | 0.00 | 0.00 | 0.00 | 0.00 | 0 | 0.00 |
| 膀胱 | C67 | 1.83 | 0.00 | 0.00 | 0.00 | 10.07 | 15.35 | 1.51 | 2.16 | 2.23 | 0.10 | 0.33 | 3 | 1.09 |
| 其他和未说明的泌尿器官 | C68 | 0.00 | 0.00 | 0.00 | 0.00 | 0.00 | 0.00 | 0.00 | 0.00 | 0.00 | 0.00 | 0.00 | 0 | 0.00 |
| 眼 | C69 | 0.00 | 0.00 | 0.00 | 0.00 | 0.00 | 0.00 | 0.00 | 0.00 | 0.00 | 0.00 | 0.00 | 0 | 0.00 |
| 脑、神经系统 | C70—72、D | 15.22 | 7.25 | 12.54 | 19.75 | 40.26 | 30.69 | 12.93 | 14.52 | 23.50 | 1.06 | 1.45 | 25 | 9.12 |
| 甲状腺 | C73 | 0.00 | 0.00 | 0.00 | 0.00 | 0.00 | 0.00 | 0.00 | 0.00 | 0.00 | 0.00 | 0.00 | 0 | 0.00 |
| 肾上腺 | C74 | 0.00 | 0.00 | 0.00 | 0.00 | 0.00 | 0.00 | 0.00 | 0.00 | 0.00 | 0.00 | 0.00 | 0 | 0.00 |
| 其他内分泌腺 | C75 | 0.00 | 0.00 | 0.00 | 0.00 | 0.00 | 0.00 | 0.00 | 0.00 | 0.00 | 0.00 | 0.00 | 0 | 0.00 |
| 霍奇金氏病 | C81 | 0.61 | 0.00 | 1.25 | 0.00 | 0.00 | 0.00 | 0.99 | 0.71 | 0.00 | 0.04 | 0.04 | 1 | 0.36 |
| 非霍奇金氏病 | C82—85、C96 | 4.87 | 0.00 | 3.76 | 9.88 | 10.07 | 15.35 | 4.27 | 4.74 | 7.51 | 0.33 | 0.60 | 8 | 2.92 |
| 多发性骨髓瘤和恶性浆细胞肿瘤 | C90 | 0.00 | 0.00 | 0.00 | 0.00 | 0.00 | 0.00 | 0.00 | 0.00 | 0.00 | 0.00 | 0.00 | 0 | 0.00 |
| 淋巴细胞白血病 | C91 | 3.65 | 9.67 | 2.51 | 0.00 | 0.00 | 0.00 | 4.44 | 5.18 | 0.00 | 0.25 | 0.25 | 6 | 2.19 |
| 髓细胞性白血病 | C92 | 3.04 | 2.42 | 1.25 | 0.00 | 20.13 | 7.67 | 3.09 | 3.19 | 5.33 | 0.26 | 0.37 | 5 | 1.82 |
| 单核细胞性白血病 | C93 | 0.00 | 0.00 | 0.00 | 0.00 | 0.00 | 0.00 | 0.00 | 0.00 | 0.00 | 0.00 | 0.00 | 0 | 0.00 |
| 其他指明的白血病 | C94 | 0.00 | 0.00 | 0.00 | 0.00 | 0.00 | 0.00 | 0.00 | 0.00 | 0.00 | 0.00 | 0.00 | 0 | 0.00 |
| 未指明细胞类型的白血病 | C95 | 0.00 | 0.00 | 0.00 | 0.00 | 0.00 | 0.00 | 0.00 | 0.00 | 0.00 | 0.00 | 0.00 | 0 | 0.00 |
| 独立的多个部位的（原发性）恶性肿瘤 | C97 | 0.00 | 0.00 | 0.00 | 0.00 | 0.00 | 0.00 | 0.00 | 0.00 | 0.00 | 0.00 | 0.00 | 0 | 0.00 |
| 其他及不明部位 | C26、39、48、76—80 | 0.61 | 0.00 | 0.00 | 0.00 | 0.00 | 7.67 | 0.47 | 0.67 | 0.00 | 0.00 | 0.11 | 1 | 0.36 |
| 除 C44 合计 | | 163.73 | 21.76 | 81.54 | 316.07 | 553.64 | 583.18 | 131.77 | 161.00 | 306.64 | 11.56 | 18.75 | 269 | 98.18 |
| 合计 | | 166.77 | 21.76 | 81.54 | 316.07 | 563.71 | 613.87 | 133.25 | 163.82 | 308.87 | 11.66 | 18.98 | 274 | 100.00 |

注：中标率即中国标化发病率，世标率即世界标化发病率。

# 五、板芙镇恶性肿瘤发病概况

## 1. 板芙镇简介

板芙镇是中山市的一个镇，位于中山市南部，东傍五桂山，西临西江，南连珠海经济特区，北枕石岐中心城区，毗邻港澳，岐江河将全镇分成东西两区，河东区依山傍水，交通方便，105 国道纵贯全区 8.5 公里，该区工业兴旺，商业繁荣，已发展成为板芙镇初具规模的工业区和人口密集的城镇居民区和商贸区；河西区在岐江河和西江之间，河涌交错，土地肥沃，具备发展农业的良好条件，素有“鱼米之乡”的美誉。全镇面积 81.31 平方公里，下辖一个社区和 10 个村，户籍人口 3.33 万人，非户籍人口 6.17 万人，旅居海外华侨 6000 多人，是中山市侨乡之一[12]。

## 2. 人口资料

2000—2004 年期间中山市板芙镇共有人口 153776 人，其中男性 76879 人，女性 76898 人，男女人口数比例为 1.00（表 120），人口数增长率为 3.89%，其中男性增长率为 3.23%，女性为 4.55%。

**表 120　中山市板芙镇 2000—2004 年年中人口构成（N）**

| 年份 | 男 | 女 | 合计 | 比值 |
|---|---|---|---|---|
| 2000 | 15092 | 14977 | 30069 | 1.01 |
| 2001 | 15360 | 15384 | 30744 | 1.00 |
| 2002 | 15388 | 15398 | 30786 | 1.00 |
| 2003 | 15459 | 15482 | 30941 | 1.00 |
| 2004 | 15580 | 15658 | 31238 | 1.00 |
| 合计 | 76879 | 76898 | 153776 | 1.00 |

期间板芙镇不同年龄组男女人口数比值总体逐渐下降，19 岁之前大于 1，20～64 岁波动于 0.93～1.03 之间，65 岁之后小于 1 并持续下降。1 岁以下男女人口数比值最高，为 1.19，85 岁以上年龄组比值最低，为 0.40（表 121）。

**表 121　中山市板芙镇 2000—2004 年年中人口年龄别构成（N）**

| 年龄组 | 男 | 女 | 合计 | 比值 |
|---|---|---|---|---|
| 0～ | 1045 | 875 | 1920 | 1.19 |
| 1～ | 4812 | 4108 | 8920 | 1.17 |
| 5～ | 6746 | 6058 | 12804 | 1.11 |
| 10～ | 7802 | 7265 | 15067 | 1.07 |
| 15～ | 6076 | 5740 | 11816 | 1.06 |
| 20～ | 5208 | 5309 | 10517 | 0.98 |
| 25～ | 6671 | 7196 | 13867 | 0.93 |
| 30～ | 7146 | 7665 | 14811 | 0.93 |

（续上表）

| 年龄组 | 男 | 女 | 合计 | 比值 |
|---|---|---|---|---|
| 35～ | 6589 | 6638 | 13227 | 0.99 |
| 40～ | 5269 | 5109 | 10378 | 1.03 |
| 45～ | 5476 | 5408 | 10884 | 1.01 |
| 50～ | 4031 | 4037 | 8068 | 1.00 |
| 55～ | 2356 | 2372 | 4728 | 0.99 |
| 60～ | 2314 | 2256 | 4570 | 1.03 |
| 65～ | 2035 | 2148 | 4183 | 0.95 |
| 70～ | 1604 | 1841 | 3445 | 0.87 |
| 75～ | 972 | 1431 | 2403 | 0.68 |
| 80～ | 482 | 839 | 1321 | 0.58 |
| 85＋ | 243 | 604 | 847 | 0.40 |
| 合计 | 76879 | 76898 | 153776 | 1.00 |

期间板芙镇年龄别构成主要以 0～19 岁、20～39 岁和 40～59 岁年龄组为主，其男性人口数分别占同期板芙镇男性人口总数的 35%、33%和 22%，女性分别占 31%、35%和 22%（图 80、图 81、图 82）。

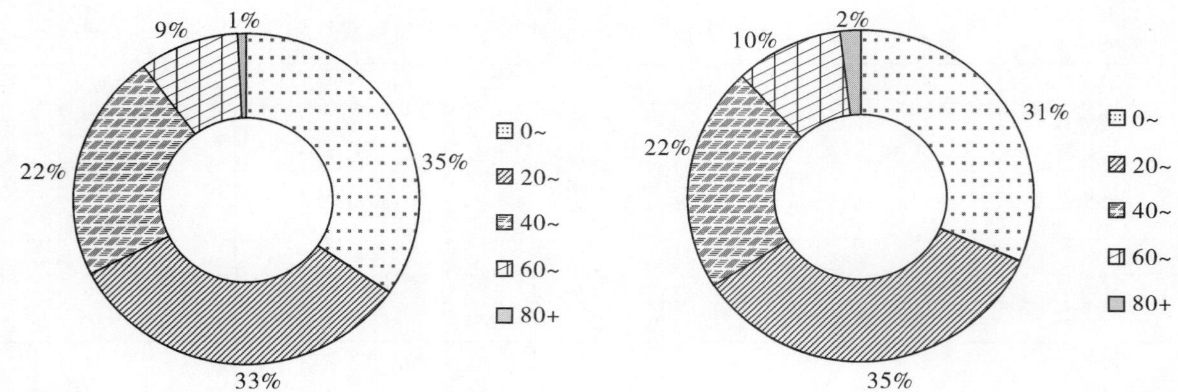


图 80　中山市板芙镇 2000—2004 年男性人口年龄构成　　图 81　中山市板芙镇 2000—2004 年女性人口年龄构成

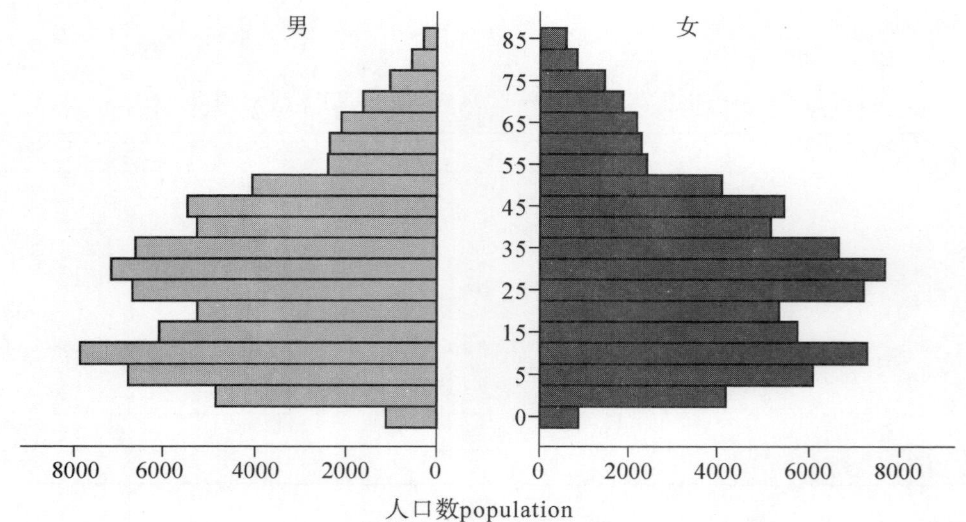


图 82　中山市板芙镇 2000—2004 年人口金字塔图

## 3. 资料质量

2000—2004 年期间中山市板芙镇恶性肿瘤新发患者病理诊断率为 78.74%，骨髓和细胞学诊断率为 3.38%，影像学诊断率为 17.39%，死亡补发病比例为 0.48%（表 122），发病部位不明恶性肿瘤患者数占同期板芙镇恶性肿瘤发病总数的 3.38%，其中以腹膜后和腹膜、淋巴结继发和未指明、其他部位继发恶性肿瘤为主（表 123）。

**表 122　中山市板芙镇 2000—2004 年新发恶性肿瘤各类诊断依据所占比例（N,%）**

| 诊断依据 | 例数 | 构成比 |
|---|---|---|
| 死亡补发病（DCO） | 1 | 0.48 |
| CT、MR 与 B 超等影像学 | 36 | 17.39 |
| 骨髓、细胞学 | 7 | 3.38 |
| 病理 | 163 | 78.74 |
| 合计 | 207 | 100.00 |

**表 123　中山市板芙镇 2000—2004 年发病部位不明恶性肿瘤构成（N,%）**

| 部位 | ICD—10 | 例数 | 构成比 |
|---|---|---|---|
| 其他和不明确的消化器官 | C26 | 0 | 0.00 |
| 其他和不明确的呼吸和胸腔内器官 | C39 | 0 | 0.00 |
| 腹膜后和腹膜 | C48 | 2 | 28.57 |
| 其他和不明确部位 | C76 | 0 | 0.00 |
| 淋巴结继发和未指明 | C77 | 2 | 28.57 |
| 呼吸和消化器官继发 | C78 | 1 | 14.29 |
| 其他部位继发 | C79 | 2 | 28.57 |
| 未特别说明（NOS） | C80 | 0 | 0.00 |
| 合计 | | 7 | 100.00 |

## 4. 发病概况

2000—2004 年期间中山市板芙镇共有恶性肿瘤新发患者 207 例，其中男性 116 例，女性 91 例，男女发病数比值为 1.27，男性发病粗率、中国和世界标化发病率分别为 150.89/$10^5$、119.76/$10^5$ 和 152.43/$10^5$，女性分别为 118.34/$10^5$、87.10/$10^5$ 和 103.35/$10^5$（表 124、表 125）。

**表 124　中山市板芙镇 2000—2004 年男性恶性肿瘤发病概况（N，1/$10^5$,%）**

| 年份 | 例数 | 粗率 | 中标率 | 世标率 | 35～64 岁截缩率 | 0～64 岁累积率 | 0～74 岁累积率 |
|---|---|---|---|---|---|---|---|
| 2000 | 19 | 125.89 | 109.00 | 127.22 | 258.73 | 10.20 | 12.71 |
| 2001 | 12 | 78.13 | 72.41 | 80.66 | 94.45 | 5.41 | 8.20 |
| 2002 | 16 | 103.98 | 85.85 | 110.70 | 254.77 | 10.29 | 13.08 |
| 2003 | 36 | 232.88 | 176.62 | 224.99 | 433.50 | 14.35 | 24.54 |
| 2004 | 33 | 211.81 | 153.96 | 216.85 | 375.99 | 12.43 | 21.24 |
| 合计 | 116 | 150.89 | 119.76 | 152.43 | 284.02 | 10.55 | 15.99 |

注：中标率为中国标化发病率，世标率为世界标化发病率。

**表 125　中山市板芙镇 2000—2004 年女性恶性肿瘤发病概况（N，$1/10^5$，%）**

| 年份 | 例数 | 粗率 | 中标率 | 世标率 | 35～64 岁截缩率 | 0～64 岁累积率 | 0～74 岁累积率 |
|---|---|---|---|---|---|---|---|
| 2000 | 18 | 120.18 | 93.45 | 116.22 | 308.21 | 10.50 | 11.89 |
| 2001 | 15 | 97.51 | 75.32 | 83.76 | 154.50 | 5.82 | 8.34 |
| 2002 | 10 | 64.94 | 46.37 | 54.96 | 134.19 | 4.16 | 5.32 |
| 2003 | 19 | 122.73 | 85.43 | 101.49 | 278.51 | 8.42 | 9.77 |
| 2004 | 29 | 185.21 | 134.28 | 159.73 | 341.41 | 11.97 | 14.26 |
| 合计 | 91 | 118.34 | 87.10 | 103.35 | 243.39 | 8.18 | 9.92 |

**表 126　中山市板芙镇 2000—2004 年男女合计恶性肿瘤发病概况（N，$1/10^5$，%）**

| 年份 | 例数 | 粗率 | 中标率 | 世标率 | 35～64 岁截缩率 | 0～64 岁累积率 | 0～74 岁累积率 |
|---|---|---|---|---|---|---|---|
| 2000 | 37 | 123.05 | 100.93 | 121.27 | 282.48 | 10.34 | 12.30 |
| 2001 | 27 | 87.82 | 74.56 | 83.18 | 124.07 | 5.63 | 8.28 |
| 2002 | 26 | 84.45 | 66.39 | 83.18 | 195.23 | 7.26 | 9.18 |
| 2003 | 55 | 177.76 | 128.97 | 159.21 | 355.86 | 11.39 | 16.91 |
| 2004 | 62 | 198.48 | 142.24 | 181.88 | 358.32 | 12.20 | 17.62 |
| 合计 | 207 | 134.61 | 102.78 | 125.97 | 263.51 | 9.37 | 12.88 |

注：中标率为中国标化发病率，世标率为世界标化发病率。

## 5. 年龄别发病率

2000—2004 年期间中山市板芙镇恶性肿瘤年龄别发病率从 30 岁左右迅速上升，男性 55～79 岁年龄段发病相对稳定，80 岁以后又迅速上升，85 岁达发病最高峰，女性 40～54 岁发病相对稳定，其后有所下降，70 岁左右又开始上升，80 岁左右达高峰，其后快速下降（图 83）。

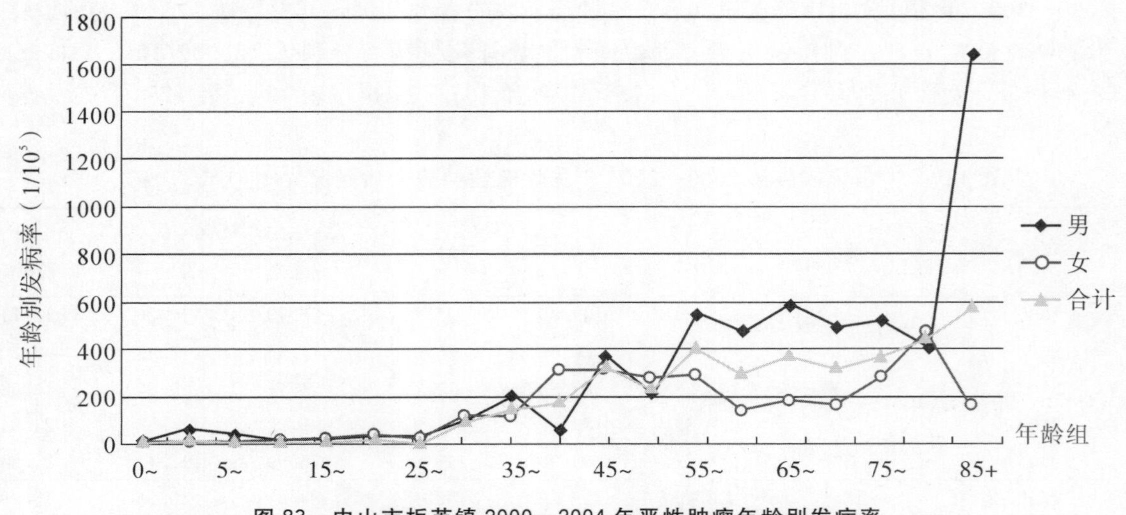


**图 83　中山市板芙镇 2000—2004 年恶性肿瘤年龄别发病率**

除 10～24 岁、30～34 岁、40～44 岁、50～54 岁和 80～84 岁 7 个年龄组女性恶性肿瘤发病多于男性外，板芙镇大部分年龄组男性发病多于女性，尤以 85 岁后年龄组最为明显，其男女发病率比值为 9.93（表 127）。

**表 127　中山市板芙镇 2000—2004 年恶性肿瘤年龄别发病率（$1/10^5$）**

| 年龄组 | 男 | 女 | 合计 | 比值 |
|---|---|---|---|---|
| 0～ | 0.00 | 0.00 | 0.00 | 0.00 |
| 1～ | 62.34 | 0.00 | 33.63 | 0.00 |
| 5～ | 29.65 | 0.00 | 15.62 | 0.00 |
| 10～ | 12.82 | 13.77 | 13.27 | 0.93 |
| 15～ | 0.00 | 17.42 | 8.46 | 0.00 |
| 20～ | 19.20 | 37.67 | 28.53 | 0.51 |
| 25～ | 29.98 | 0.00 | 14.42 | 0.00 |
| 30～ | 97.96 | 117.42 | 108.04 | 0.83 |
| 35～ | 197.28 | 120.52 | 158.76 | 1.64 |
| 40～ | 56.94 | 313.20 | 183.09 | 0.18 |
| 45～ | 365.23 | 314.37 | 339.96 | 1.16 |
| 50～ | 223.27 | 272.48 | 247.89 | 0.82 |
| 55～ | 551.68 | 295.17 | 423.02 | 1.87 |
| 60～ | 475.28 | 133.00 | 306.34 | 3.57 |
| 65～ | 589.79 | 186.23 | 382.56 | 3.17 |
| 70～ | 498.64 | 162.92 | 319.26 | 3.06 |
| 75～ | 514.59 | 279.45 | 374.62 | 1.84 |
| 80～ | 414.65 | 476.89 | 454.33 | 0.87 |
| 85＋ | 1644.70 | 165.55 | 590.49 | 9.93 |
| 合计 | 150.89 | 118.34 | 134.61 | 1.28 |

期间板芙镇恶性肿瘤发病年龄主要集中在 40～59 岁和 60～79 岁年龄段，其男性发病数分别占同期板芙镇男性恶性肿瘤发病总数的 39%和 31%，女性分别占 57%和 15%（图 84、图 85）。

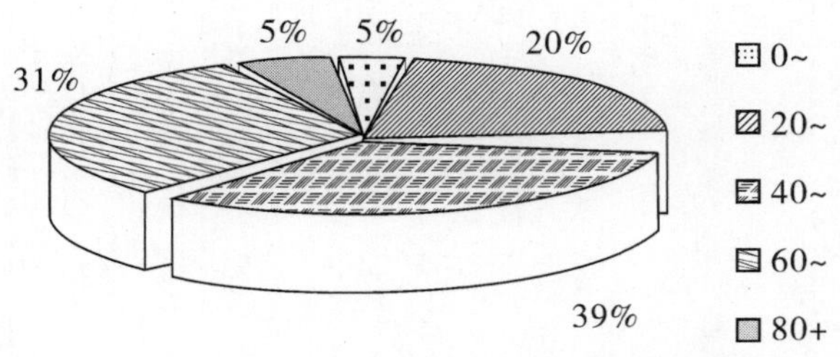


**图 84　中山市板芙镇 2000—2004 年男性恶性肿瘤发病年龄构成**

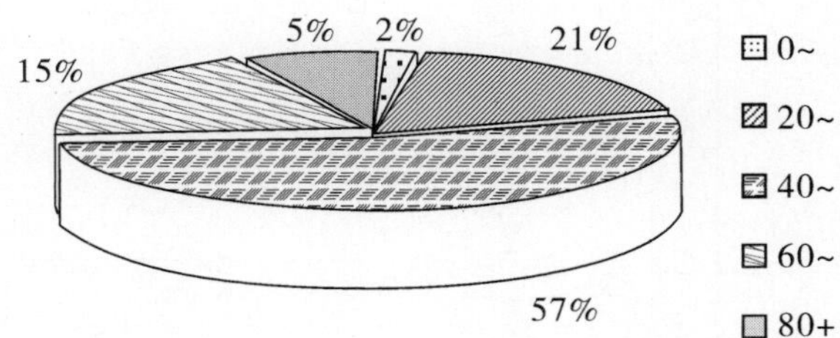


**图 85　中山市板芙镇 2000—2004 年女性恶性肿瘤发病年龄构成**

表 128　中山市板芙镇 2000—2004 年男性恶性肿瘤年龄别发病率（1/10[5]）

| 部位或病种 | ICD—10 | 0～ | 1～ | 5～ | 10～ | 15～ | 20～ | 25～ | 30～ | 35～ | 40～ | 45～ | 50～ | 55～ | 60～ | 65～ | 70～ | 75～ | 80～ | 85＋ | 合计 |
|---|---|---|---|---|---|---|---|---|---|---|---|---|---|---|---|---|---|---|---|---|---|
| 唇 | C00 | 0.00 | 0.00 | 0.00 | 0.00 | 0.00 | 0.00 | 0.00 | 0.00 | 0.00 | 0.00 | 0.00 | 0.00 | 0.00 | 0.00 | 0.00 | 0.00 | 0.00 | 0.00 | 0.00 | 0.00 |
| 舌 | C01—02 | 0.00 | 0.00 | 0.00 | 0.00 | 0.00 | 0.00 | 0.00 | 0.00 | 0.00 | 0.00 | 0.00 | 0.00 | 0.00 | 0.00 | 0.00 | 62.33 | 0.00 | 0.00 | 0.00 | 1.30 |
| 口 | C03—06 | 0.00 | 0.00 | 0.00 | 0.00 | 0.00 | 0.00 | 0.00 | 0.00 | 0.00 | 0.00 | 0.00 | 0.00 | 0.00 | 0.00 | 0.00 | 62.33 | 0.00 | 0.00 | 0.00 | 1.30 |
| 唾液腺 | C07—08 | 0.00 | 0.00 | 0.00 | 0.00 | 0.00 | 0.00 | 0.00 | 0.00 | 0.00 | 0.00 | 0.00 | 0.00 | 0.00 | 0.00 | 0.00 | 0.00 | 0.00 | 0.00 | 0.00 | 0.00 |
| 扁桃腺 | C09 | 0.00 | 0.00 | 0.00 | 0.00 | 0.00 | 0.00 | 0.00 | 0.00 | 0.00 | 0.00 | 0.00 | 0.00 | 0.00 | 0.00 | 0.00 | 0.00 | 0.00 | 0.00 | 0.00 | 0.00 |
| 其他口咽部 | C10 | 0.00 | 0.00 | 0.00 | 0.00 | 0.00 | 0.00 | 0.00 | 0.00 | 0.00 | 0.00 | 0.00 | 0.00 | 0.00 | 0.00 | 0.00 | 0.00 | 0.00 | 0.00 | 0.00 | 0.00 |
| 鼻咽部 | C11 | 0.00 | 0.00 | 0.00 | 0.00 | 0.00 | 0.00 | 14.99 | 55.98 | 60.70 | 18.98 | 109.57 | 74.42 | 42.44 | 43.21 | 49.15 | 0.00 | 0.00 | 0.00 | 0.00 | 28.62 |
| 喉咽部 | C12—13 | 0.00 | 0.00 | 0.00 | 0.00 | 0.00 | 0.00 | 0.00 | 0.00 | 0.00 | 0.00 | 0.00 | 0.00 | 0.00 | 0.00 | 0.00 | 0.00 | 0.00 | 0.00 | 0.00 | 0.00 |
| 唇，口腔和咽的其他部位和具体部位不明 | C14 | 0.00 | 0.00 | 0.00 | 0.00 | 0.00 | 0.00 | 0.00 | 0.00 | 0.00 | 0.00 | 0.00 | 0.00 | 0.00 | 0.00 | 0.00 | 0.00 | 0.00 | 0.00 | 0.00 | 0.00 |
| 食管 | C15 | 0.00 | 0.00 | 0.00 | 0.00 | 0.00 | 0.00 | 0.00 | 0.00 | 0.00 | 0.00 | 18.26 | 0.00 | 42.44 | 0.00 | 98.30 | 0.00 | 0.00 | 0.00 | 0.00 | 5.20 |
| 胃 | C16 | 0.00 | 0.00 | 0.00 | 0.00 | 0.00 | 0.00 | 0.00 | 0.00 | 0.00 | 0.00 | 18.26 | 49.61 | 42.44 | 129.62 | 49.15 | 62.33 | 205.83 | 207.33 | 0.00 | 15.61 |
| 小肠 | C17 | 0.00 | 0.00 | 0.00 | 0.00 | 0.00 | 0.00 | 0.00 | 0.00 | 0.00 | 0.00 | 0.00 | 0.00 | 0.00 | 0.00 | 0.00 | 0.00 | 0.00 | 0.00 | 0.00 | 0.00 |
| 结肠 | C18 | 0.00 | 0.00 | 0.00 | 0.00 | 0.00 | 19.20 | 0.00 | 0.00 | 15.18 | 0.00 | 73.05 | 0.00 | 42.44 | 0.00 | 0.00 | 0.00 | 0.00 | 207.33 | 0.00 | 10.41 |
| 直肠和乙状结肠连接处 | C19—20 | 0.00 | 0.00 | 0.00 | 0.00 | 0.00 | 0.00 | 0.00 | 0.00 | 15.18 | 0.00 | 18.26 | 24.81 | 0.00 | 0.00 | 0.00 | 0.00 | 0.00 | 0.00 | 0.00 | 3.90 |
| 肛门 | C21 | 0.00 | 0.00 | 0.00 | 0.00 | 0.00 | 0.00 | 0.00 | 0.00 | 0.00 | 0.00 | 0.00 | 0.00 | 0.00 | 0.00 | 0.00 | 0.00 | 0.00 | 0.00 | 0.00 | 0.00 |
| 肝脏和肝内胆管 | C22 | 0.00 | 0.00 | 0.00 | 0.00 | 0.00 | 0.00 | 0.00 | 0.00 | 60.70 | 0.00 | 91.31 | 0.00 | 212.18 | 86.42 | 49.15 | 0.00 | 0.00 | 0.00 | 0.00 | 22.11 |
| 胆囊 | C23 | 0.00 | 0.00 | 0.00 | 0.00 | 0.00 | 0.00 | 0.00 | 0.00 | 0.00 | 0.00 | 0.00 | 0.00 | 0.00 | 0.00 | 0.00 | 0.00 | 0.00 | 0.00 | 0.00 | 0.00 |
| 肝外胆管 | C24 | 0.00 | 0.00 | 0.00 | 0.00 | 0.00 | 0.00 | 0.00 | 0.00 | 0.00 | 0.00 | 0.00 | 0.00 | 0.00 | 0.00 | 98.30 | 0.00 | 102.92 | 0.00 | 0.00 | 3.90 |
| 胰腺 | C25 | 0.00 | 0.00 | 0.00 | 0.00 | 0.00 | 0.00 | 0.00 | 0.00 | 0.00 | 0.00 | 0.00 | 0.00 | 0.00 | 43.21 | 0.00 | 0.00 | 0.00 | 0.00 | 0.00 | 1.30 |
| 鼻腔、中耳和副鼻窦 | C30—31 | 0.00 | 0.00 | 0.00 | 0.00 | 0.00 | 0.00 | 0.00 | 0.00 | 0.00 | 0.00 | 0.00 | 0.00 | 0.00 | 0.00 | 0.00 | 0.00 | 0.00 | 0.00 | 0.00 | 0.00 |
| 喉 | C32 | 0.00 | 0.00 | 0.00 | 0.00 | 0.00 | 0.00 | 0.00 | 0.00 | 0.00 | 0.00 | 0.00 | 24.81 | 84.87 | 0.00 | 0.00 | 0.00 | 0.00 | 0.00 | 0.00 | 3.90 |
| 气管、支气管和肺 | C33—34 | 0.00 | 0.00 | 0.00 | 0.00 | 0.00 | 0.00 | 0.00 | 13.99 | 0.00 | 37.96 | 0.00 | 49.61 | 84.87 | 43.21 | 49.15 | 124.66 | 0.00 | 0.00 | 411.18 | 15.61 |

（续上表）

| 部位或病种 | ICD—10 | 0～ | 1～ | 5～ | 10～ | 15～ | 20～ | 25～ | 30～ | 35～ | 40～ | 45～ | 50～ | 55～ | 60～ | 65～ | 70～ | 75～ | 80～ | 85+ | 合计 |
|---|---|---|---|---|---|---|---|---|---|---|---|---|---|---|---|---|---|---|---|---|---|
| 其他呼吸器官 | C37—38 | 0.00 | 0.00 | 0.00 | 0.00 | 0.00 | 0.00 | 0.00 | 0.00 | 0.00 | 0.00 | 0.00 | 0.00 | 0.00 | 0.00 | 49.15 | 0.00 | 0.00 | 0.00 | 0.00 | 1.30 |
| 骨和关节软骨 | C40—41 | 0.00 | 0.00 | 0.00 | 0.00 | 0.00 | 0.00 | 0.00 | 0.00 | 0.00 | 0.00 | 0.00 | 0.00 | 0.00 | 0.00 | 0.00 | 0.00 | 0.00 | 0.00 | 0.00 | 0.00 |
| 皮肤恶性黑色素瘤 | C43 | 0.00 | 0.00 | 0.00 | 0.00 | 0.00 | 0.00 | 0.00 | 0.00 | 0.00 | 0.00 | 0.00 | 0.00 | 0.00 | 0.00 | 0.00 | 0.00 | 0.00 | 0.00 | 0.00 | 0.00 |
| 皮肤其他恶性肿瘤 | C44 | 0.00 | 0.00 | 0.00 | 0.00 | 0.00 | 0.00 | 0.00 | 13.99 | 0.00 | 0.00 | 0.00 | 0.00 | 0.00 | 0.00 | 0.00 | 62.33 | 0.00 | 0.00 | 411.18 | 3.90 |
| 间皮瘤 | C45 | 0.00 | 0.00 | 0.00 | 0.00 | 0.00 | 0.00 | 0.00 | 0.00 | 0.00 | 0.00 | 0.00 | 0.00 | 0.00 | 0.00 | 0.00 | 0.00 | 0.00 | 0.00 | 0.00 | 0.00 |
| kaposi 氏肉瘤 | C46 | 0.00 | 0.00 | 0.00 | 0.00 | 0.00 | 0.00 | 0.00 | 0.00 | 0.00 | 0.00 | 0.00 | 0.00 | 0.00 | 0.00 | 0.00 | 0.00 | 0.00 | 0.00 | 0.00 | 0.00 |
| 结缔组织和其他软组织 | C47、49 | 0.00 | 0.00 | 0.00 | 0.00 | 0.00 | 0.00 | 0.00 | 0.00 | 0.00 | 0.00 | 0.00 | 0.00 | 0.00 | 0.00 | 0.00 | 0.00 | 0.00 | 0.00 | 0.00 | 1.30 |
| 乳房 | C50 | 0.00 | 0.00 | 0.00 | 0.00 | 0.00 | 0.00 | 0.00 | 0.00 | 0.00 | 0.00 | 0.00 | 0.00 | 0.00 | 0.00 | 0.00 | 0.00 | 0.00 | 0.00 | 0.00 | 0.00 |
| 外阴 | C51 | 0.00 | 0.00 | 0.00 | 0.00 | 0.00 | 0.00 | 0.00 | 0.00 | 0.00 | 0.00 | 0.00 | 0.00 | 0.00 | 0.00 | 0.00 | 0.00 | 0.00 | 0.00 | 0.00 | 0.00 |
| 阴道 | C52 | 0.00 | 0.00 | 0.00 | 0.00 | 0.00 | 0.00 | 0.00 | 0.00 | 0.00 | 0.00 | 0.00 | 0.00 | 0.00 | 0.00 | 0.00 | 0.00 | 0.00 | 0.00 | 0.00 | 0.00 |
| 子宫颈 | C53 | 0.00 | 0.00 | 0.00 | 0.00 | 0.00 | 0.00 | 0.00 | 0.00 | 0.00 | 0.00 | 0.00 | 0.00 | 0.00 | 0.00 | 0.00 | 0.00 | 0.00 | 0.00 | 0.00 | 0.00 |
| 子宫体 | C54 | 0.00 | 0.00 | 0.00 | 0.00 | 0.00 | 0.00 | 0.00 | 0.00 | 0.00 | 0.00 | 0.00 | 0.00 | 0.00 | 0.00 | 0.00 | 0.00 | 0.00 | 0.00 | 0.00 | 0.00 |
| 子宫恶性肿瘤、未注明部位 | C55 | 0.00 | 0.00 | 0.00 | 0.00 | 0.00 | 0.00 | 0.00 | 0.00 | 0.00 | 0.00 | 0.00 | 0.00 | 0.00 | 0.00 | 0.00 | 0.00 | 0.00 | 0.00 | 0.00 | 0.00 |
| 卵巢 | C56 | 0.00 | 0.00 | 0.00 | 0.00 | 0.00 | 0.00 | 0.00 | 0.00 | 0.00 | 0.00 | 0.00 | 0.00 | 0.00 | 0.00 | 0.00 | 0.00 | 0.00 | 0.00 | 0.00 | 0.00 |
| 其他和未说明的女性生殖器官恶性肿瘤 | C57 | 0.00 | 0.00 | 0.00 | 0.00 | 0.00 | 0.00 | 0.00 | 0.00 | 0.00 | 0.00 | 0.00 | 0.00 | 0.00 | 0.00 | 0.00 | 0.00 | 0.00 | 0.00 | 0.00 | 0.00 |
| 胎盘 | C58 | 0.00 | 0.00 | 0.00 | 0.00 | 0.00 | 0.00 | 0.00 | 0.00 | 0.00 | 0.00 | 0.00 | 0.00 | 0.00 | 0.00 | 0.00 | 0.00 | 0.00 | 0.00 | 0.00 | 0.00 |
| 阴茎 | C60 | 0.00 | 0.00 | 0.00 | 0.00 | 0.00 | 0.00 | 0.00 | 0.00 | 30.35 | 0.00 | 0.00 | 0.00 | 0.00 | 0.00 | 0.00 | 0.00 | 0.00 | 0.00 | 0.00 | 2.60 |
| 前列腺 | C61 | 0.00 | 0.00 | 0.00 | 0.00 | 0.00 | 0.00 | 0.00 | 0.00 | 0.00 | 0.00 | 0.00 | 0.00 | 0.00 | 0.00 | 0.00 | 0.00 | 0.00 | 0.00 | 0.00 | 0.00 |
| 睾丸 | C62 | 0.00 | 0.00 | 0.00 | 0.00 | 0.00 | 0.00 | 0.00 | 0.00 | 0.00 | 0.00 | 0.00 | 0.00 | 0.00 | 0.00 | 0.00 | 0.00 | 0.00 | 0.00 | 0.00 | 0.00 |
| 其他和未说明的男性生殖器官恶性肿瘤 | C63 | 0.00 | 0.00 | 0.00 | 0.00 | 0.00 | 0.00 | 0.00 | 0.00 | 0.00 | 0.00 | 0.00 | 0.00 | 0.00 | 0.00 | 0.00 | 0.00 | 0.00 | 0.00 | 0.00 | 0.00 |
| 肾脏 | C64 | 0.00 | 0.00 | 0.00 | 0.00 | 0.00 | 0.00 | 0.00 | 0.00 | 0.00 | 0.00 | 18.26 | 0.00 | 0.00 | 0.00 | 0.00 | 0.00 | 0.00 | 0.00 | 0.00 | 1.30 |
| 肾盂、肾盏 | C65 | 0.00 | 0.00 | 0.00 | 0.00 | 0.00 | 0.00 | 0.00 | 0.00 | 0.00 | 0.00 | 0.00 | 0.00 | 0.00 | 0.00 | 0.00 | 0.00 | 0.00 | 0.00 | 0.00 | 0.00 |

（续上表）

| 部位或病种 | ICD—10 | 0～ | 1～ | 5～ | 10～ | 15～ | 20～ | 25～ | 30～ | 35～ | 40～ | 45～ | 50～ | 55～ | 60～ | 65～ | 70～ | 75～ | 80～ | 85+ | 合计 |
|---|---|---|---|---|---|---|---|---|---|---|---|---|---|---|---|---|---|---|---|---|---|
| 输尿管 | C66 | 0.00 | 0.00 | 0.00 | 0.00 | 0.00 | 0.00 | 0.00 | 0.00 | 0.00 | 0.00 | 0.00 | 0.00 | 0.00 | 0.00 | 0.00 | 0.00 | 0.00 | 0.00 | 0.00 | 0.00 |
| 膀胱 | C67 | 0.00 | 0.00 | 0.00 | 0.00 | 0.00 | 0.00 | 0.00 | 0.00 | 0.00 | 0.00 | 0.00 | 0.00 | 0.00 | 0.00 | 49.15 | 62.33 | 205.83 | 0.00 | 0.00 | 5.20 |
| 其他和未说明的泌尿器官 | C68 | 0.00 | 0.00 | 0.00 | 0.00 | 0.00 | 0.00 | 0.00 | 0.00 | 0.00 | 0.00 | 0.00 | 0.00 | 0.00 | 0.00 | 0.00 | 0.00 | 0.00 | 0.00 | 0.00 | 0.00 |
| 眼 | C69 | 0.00 | 20.78 | 0.00 | 0.00 | 0.00 | 0.00 | 0.00 | 0.00 | 0.00 | 0.00 | 0.00 | 0.00 | 0.00 | 0.00 | 0.00 | 0.00 | 0.00 | 0.00 | 0.00 | 1.30 |
| 脑、神经系统 | C70—72、D | 0.00 | 0.00 | 0.00 | 0.00 | 0.00 | 0.00 | 0.00 | 0.00 | 0.00 | 0.00 | 18.26 | 0.00 | 0.00 | 0.00 | 0.00 | 0.00 | 0.00 | 0.00 | 0.00 | 1.30 |
| 甲状腺 | C73 | 0.00 | 0.00 | 0.00 | 0.00 | 0.00 | 0.00 | 0.00 | 0.00 | 0.00 | 0.00 | 0.00 | 0.00 | 0.00 | 0.00 | 49.15 | 0.00 | 0.00 | 0.00 | 0.00 | 1.30 |
| 肾上腺 | C74 | 0.00 | 0.00 | 0.00 | 0.00 | 0.00 | 0.00 | 0.00 | 0.00 | 0.00 | 0.00 | 0.00 | 0.00 | 0.00 | 0.00 | 0.00 | 0.00 | 0.00 | 0.00 | 0.00 | 0.00 |
| 其他内分泌腺 | C75 | 0.00 | 0.00 | 0.00 | 0.00 | 0.00 | 0.00 | 0.00 | 0.00 | 0.00 | 0.00 | 0.00 | 0.00 | 0.00 | 0.00 | 49.15 | 0.00 | 0.00 | 0.00 | 0.00 | 1.30 |
| 霍奇金氏病 | C81 | 0.00 | 0.00 | 0.00 | 0.00 | 0.00 | 0.00 | 0.00 | 0.00 | 0.00 | 0.00 | 0.00 | 0.00 | 0.00 | 0.00 | 0.00 | 0.00 | 0.00 | 0.00 | 0.00 | 0.00 |
| 非霍奇金氏病 | C82—85、C96 | 0.00 | 0.00 | 0.00 | 0.00 | 0.00 | 0.00 | 0.00 | 0.00 | 15.18 | 0.00 | 0.00 | 0.00 | 0.00 | 43.21 | 0.00 | 0.00 | 0.00 | 0.00 | 411.18 | 3.90 |
| 多发性骨髓瘤和恶性浆细胞肿瘤 | C90 | 0.00 | 0.00 | 0.00 | 0.00 | 0.00 | 0.00 | 0.00 | 0.00 | 0.00 | 0.00 | 0.00 | 0.00 | 0.00 | 0.00 | 0.00 | 0.00 | 0.00 | 0.00 | 0.00 | 0.00 |
| 淋巴细胞白血病 | C91 | 0.00 | 41.56 | 0.00 | 0.00 | 0.00 | 0.00 | 0.00 | 0.00 | 0.00 | 0.00 | 0.00 | 0.00 | 0.00 | 0.00 | 0.00 | 0.00 | 0.00 | 0.00 | 0.00 | 2.60 |
| 髓细胞性白血病 | C92 | 0.00 | 0.00 | 29.65 | 0.00 | 0.00 | 0.00 | 0.00 | 13.99 | 0.00 | 0.00 | 0.00 | 0.00 | 0.00 | 0.00 | 0.00 | 0.00 | 0.00 | 0.00 | 411.18 | 5.20 |
| 单核细胞性白血病 | C93 | 0.00 | 0.00 | 0.00 | 0.00 | 0.00 | 0.00 | 0.00 | 0.00 | 0.00 | 0.00 | 0.00 | 0.00 | 0.00 | 0.00 | 0.00 | 0.00 | 0.00 | 0.00 | 0.00 | 0.00 |
| 其他指明的白血病 | C94 | 0.00 | 0.00 | 0.00 | 0.00 | 0.00 | 0.00 | 0.00 | 0.00 | 0.00 | 0.00 | 0.00 | 0.00 | 0.00 | 0.00 | 0.00 | 0.00 | 0.00 | 0.00 | 0.00 | 0.00 |
| 未指明细胞类型的白血病 | C95 | 0.00 | 0.00 | 0.00 | 12.82 | 0.00 | 0.00 | 0.00 | 0.00 | 0.00 | 0.00 | 0.00 | 0.00 | 0.00 | 0.00 | 0.00 | 0.00 | 0.00 | 0.00 | 0.00 | 1.30 |
| 独立的多个部位的（原发性）恶性肿瘤 | C97 | 0.00 | 0.00 | 0.00 | 0.00 | 0.00 | 0.00 | 0.00 | 0.00 | 0.00 | 0.00 | 0.00 | 0.00 | 0.00 | 0.00 | 0.00 | 0.00 | 0.00 | 0.00 | 0.00 | 0.00 |
| 其他及不明部位 | C26、39、48、76—80 | 0.00 | 0.00 | 0.00 | 0.00 | 0.00 | 0.00 | 0.00 | 0.00 | 0.00 | 0.00 | 0.00 | 0.00 | 0.00 | 86.42 | 0.00 | 62.33 | 0.00 | 0.00 | 0.00 | 3.90 |
| 除 C44 合计 |  | 0.00 | 62.34 | 29.65 | 12.82 | 0.00 | 19.20 | 29.98 | 83.97 | 197.28 | 56.94 | 365.23 | 223.27 | 551.68 | 475.28 | 589.79 | 436.31 | 514.59 | 414.65 | 1233.53 | 146.99 |
| 合计 |  | 0.00 | 62.34 | 29.65 | 12.82 | 0.00 | 19.20 | 29.98 | 97.96 | 197.28 | 56.94 | 365.23 | 223.27 | 551.68 | 475.28 | 589.79 | 498.64 | 514.59 | 414.65 | 1644.70 | 150.89 |

表 129　中山市板芙镇 2000—2004 年女性恶性肿瘤年龄别发病率（$1/10^5$）

| 部位或病种 | ICD—10 | 0～ | 1～ | 5～ | 10～ | 15～ | 20～ | 25～ | 30～ | 35～ | 40～ | 45～ | 50～ | 55～ | 60～ | 65～ | 70～ | 75～ | 80～ | 85＋ | 合计 |
|---|---|---|---|---|---|---|---|---|---|---|---|---|---|---|---|---|---|---|---|---|---|
| 唇 | C00 | 0.00 | 0.00 | 0.00 | 0.00 | 0.00 | 0.00 | 0.00 | 0.00 | 0.00 | 0.00 | 0.00 | 0.00 | 0.00 | 0.00 | 0.00 | 0.00 | 0.00 | 0.00 | 0.00 | 0.00 |
| 舌 | C01—02 | 0.00 | 0.00 | 0.00 | 0.00 | 0.00 | 0.00 | 0.00 | 0.00 | 0.00 | 0.00 | 0.00 | 0.00 | 0.00 | 0.00 | 0.00 | 0.00 | 0.00 | 0.00 | 0.00 | 0.00 |
| 口 | C03—06 | 0.00 | 0.00 | 0.00 | 0.00 | 0.00 | 0.00 | 0.00 | 0.00 | 0.00 | 0.00 | 0.00 | 0.00 | 0.00 | 0.00 | 0.00 | 0.00 | 0.00 | 0.00 | 0.00 | 0.00 |
| 唾液腺 | C07—08 | 0.00 | 0.00 | 0.00 | 0.00 | 0.00 | 0.00 | 0.00 | 0.00 | 0.00 | 0.00 | 0.00 | 0.00 | 0.00 | 0.00 | 0.00 | 0.00 | 0.00 | 0.00 | 0.00 | 0.00 |
| 扁桃腺 | C09 | 0.00 | 0.00 | 0.00 | 0.00 | 0.00 | 0.00 | 0.00 | 0.00 | 0.00 | 0.00 | 0.00 | 0.00 | 0.00 | 0.00 | 0.00 | 0.00 | 0.00 | 0.00 | 0.00 | 0.00 |
| 其他口咽部 | C10 | 0.00 | 0.00 | 0.00 | 0.00 | 0.00 | 0.00 | 0.00 | 0.00 | 0.00 | 0.00 | 0.00 | 0.00 | 0.00 | 0.00 | 0.00 | 0.00 | 0.00 | 0.00 | 0.00 | 0.00 |
| 鼻咽部 | C11 | 0.00 | 0.00 | 0.00 | 0.00 | 0.00 | 0.00 | 0.00 | 13.05 | 30.13 | 78.30 | 36.98 | 0.00 | 42.17 | 0.00 | 93.12 | 0.00 | 0.00 | 0.00 | 0.00 | 15.61 |
| 喉咽部 | C12—13 | 0.00 | 0.00 | 0.00 | 0.00 | 0.00 | 0.00 | 0.00 | 0.00 | 0.00 | 0.00 | 0.00 | 0.00 | 0.00 | 0.00 | 0.00 | 0.00 | 0.00 | 0.00 | 0.00 | 0.00 |
| 唇，口腔和咽的其他部位和具体部位不明 | C14 | 0.00 | 0.00 | 0.00 | 0.00 | 0.00 | 0.00 | 0.00 | 0.00 | 0.00 | 0.00 | 0.00 | 0.00 | 0.00 | 0.00 | 0.00 | 0.00 | 0.00 | 0.00 | 0.00 | 0.00 |
| 食管 | C15 | 0.00 | 0.00 | 0.00 | 0.00 | 0.00 | 0.00 | 0.00 | 0.00 | 0.00 | 0.00 | 18.49 | 24.77 | 0.00 | 0.00 | 0.00 | 0.00 | 0.00 | 0.00 | 0.00 | 2.60 |
| 胃 | C16 | 0.00 | 0.00 | 0.00 | 0.00 | 0.00 | 0.00 | 0.00 | 0.00 | 15.07 | 19.57 | 18.49 | 24.77 | 0.00 | 44.33 | 0.00 | 0.00 | 0.00 | 0.00 | 0.00 | 6.50 |
| 小肠 | C17 | 0.00 | 0.00 | 0.00 | 0.00 | 0.00 | 0.00 | 0.00 | 0.00 | 0.00 | 0.00 | 0.00 | 0.00 | 0.00 | 0.00 | 46.56 | 0.00 | 0.00 | 0.00 | 0.00 | 1.30 |
| 结肠 | C18 | 0.00 | 0.00 | 0.00 | 0.00 | 0.00 | 0.00 | 0.00 | 13.05 | 0.00 | 0.00 | 0.00 | 0.00 | 0.00 | 0.00 | 46.56 | 0.00 | 0.00 | 119.22 | 0.00 | 3.90 |
| 直肠和乙状结肠连接处 | C19—20 | 0.00 | 0.00 | 0.00 | 0.00 | 0.00 | 0.00 | 0.00 | 13.05 | 0.00 | 0.00 | 0.00 | 49.54 | 0.00 | 0.00 | 0.00 | 54.31 | 0.00 | 0.00 | 0.00 | 5.20 |
| 肛门 | C21 | 0.00 | 0.00 | 0.00 | 0.00 | 0.00 | 0.00 | 0.00 | 0.00 | 0.00 | 0.00 | 0.00 | 0.00 | 0.00 | 0.00 | 0.00 | 0.00 | 0.00 | 0.00 | 0.00 | 0.00 |
| 肝脏和肝内胆管 | C22 | 0.00 | 0.00 | 0.00 | 0.00 | 0.00 | 0.00 | 0.00 | 0.00 | 15.07 | 0.00 | 0.00 | 0.00 | 42.17 | 0.00 | 0.00 | 0.00 | 69.86 | 119.22 | 0.00 | 5.20 |
| 胆囊 | C23 | 0.00 | 0.00 | 0.00 | 0.00 | 0.00 | 0.00 | 0.00 | 0.00 | 0.00 | 0.00 | 0.00 | 0.00 | 0.00 | 0.00 | 0.00 | 0.00 | 0.00 | 0.00 | 0.00 | 0.00 |
| 肝外胆管 | C24 | 0.00 | 0.00 | 0.00 | 0.00 | 0.00 | 0.00 | 0.00 | 0.00 | 0.00 | 0.00 | 18.49 | 0.00 | 42.17 | 44.33 | 0.00 | 54.31 | 0.00 | 0.00 | 165.55 | 6.50 |
| 胰腺 | C25 | 0.00 | 0.00 | 0.00 | 0.00 | 0.00 | 0.00 | 0.00 | 0.00 | 0.00 | 0.00 | 0.00 | 0.00 | 0.00 | 44.33 | 0.00 | 0.00 | 69.86 | 0.00 | 0.00 | 2.60 |
| 鼻腔、中耳和副鼻窦 | C30—31 | 0.00 | 0.00 | 0.00 | 0.00 | 0.00 | 0.00 | 0.00 | 0.00 | 0.00 | 19.57 | 0.00 | 0.00 | 0.00 | 0.00 | 0.00 | 0.00 | 0.00 | 0.00 | 0.00 | 1.30 |
| 喉 | C32 | 0.00 | 0.00 | 0.00 | 0.00 | 0.00 | 0.00 | 0.00 | 0.00 | 0.00 | 0.00 | 0.00 | 0.00 | 0.00 | 0.00 | 0.00 | 0.00 | 0.00 | 0.00 | 0.00 | 0.00 |
| 气管、支气管和肺 | C33—34 | 0.00 | 0.00 | 0.00 | 0.00 | 0.00 | 0.00 | 0.00 | 13.05 | 0.00 | 19.57 | 36.98 | 0.00 | 42.17 | 0.00 | 0.00 | 54.31 | 139.73 | 238.44 | 0.00 | 13.00 |

（续上表）

| 部位或病种 | ICD—10 | 0～ | 1～ | 5～ | 10～ | 15～ | 20～ | 25～ | 30～ | 35～ | 40～ | 45～ | 50～ | 55～ | 60～ | 65～ | 70～ | 75～ | 80～ | 85＋ | 合计 |
|---|---|---|---|---|---|---|---|---|---|---|---|---|---|---|---|---|---|---|---|---|---|
| 其他呼吸器官 | C37－38 | 0.00 | 0.00 | 0.00 | 0.00 | 0.00 | 0.00 | 0.00 | 0.00 | 0.00 | 0.00 | 0.00 | 0.00 | 0.00 | 0.00 | 0.00 | 0.00 | 0.00 | 0.00 | 0.00 | 0.00 |
| 骨和关节软骨 | C40－41 | 0.00 | 0.00 | 0.00 | 0.00 | 0.00 | 0.00 | 0.00 | 0.00 | 0.00 | 0.00 | 0.00 | 0.00 | 0.00 | 0.00 | 0.00 | 0.00 | 0.00 | 0.00 | 0.00 | 0.00 |
| 皮肤恶性黑色素瘤 | C43 | 0.00 | 0.00 | 0.00 | 0.00 | 0.00 | 0.00 | 0.00 | 0.00 | 0.00 | 0.00 | 0.00 | 0.00 | 0.00 | 0.00 | 0.00 | 0.00 | 0.00 | 0.00 | 0.00 | 0.00 |
| 皮肤其他恶性肿瘤 | C44 | 0.00 | 0.00 | 0.00 | 0.00 | 0.00 | 0.00 | 0.00 | 0.00 | 0.00 | 19.57 | 0.00 | 0.00 | 0.00 | 0.00 | 0.00 | 0.00 | 0.00 | 0.00 | 0.00 | 1.30 |
| 间皮瘤 | C45 | 0.00 | 0.00 | 0.00 | 0.00 | 0.00 | 0.00 | 0.00 | 0.00 | 0.00 | 0.00 | 0.00 | 0.00 | 0.00 | 0.00 | 0.00 | 0.00 | 0.00 | 0.00 | 0.00 | 0.00 |
| kaposi 氏肉瘤 | C46 | 0.00 | 0.00 | 0.00 | 0.00 | 0.00 | 0.00 | 0.00 | 0.00 | 0.00 | 0.00 | 0.00 | 0.00 | 0.00 | 0.00 | 0.00 | 0.00 | 0.00 | 0.00 | 0.00 | 0.00 |
| 结缔组织和其他软组织 | C47、49 | 0.00 | 0.00 | 0.00 | 0.00 | 0.00 | 0.00 | 0.00 | 0.00 | 0.00 | 0.00 | 0.00 | 0.00 | 0.00 | 0.00 | 0.00 | 0.00 | 0.00 | 0.00 | 0.00 | 0.00 |
| 乳房 | C50 | 0.00 | 0.00 | 0.00 | 0.00 | 0.00 | 0.00 | 0.00 | 13.05 | 15.07 | 39.15 | 36.98 | 49.54 | 0.00 | 0.00 | 0.00 | 0.00 | 0.00 | 0.00 | 0.00 | 10.40 |
| 外阴 | C51 | 0.00 | 0.00 | 0.00 | 0.00 | 0.00 | 0.00 | 0.00 | 0.00 | 0.00 | 0.00 | 0.00 | 0.00 | 0.00 | 0.00 | 0.00 | 0.00 | 0.00 | 0.00 | 0.00 | 0.00 |
| 阴道 | C52 | 0.00 | 0.00 | 0.00 | 0.00 | 17.42 | 0.00 | 0.00 | 0.00 | 0.00 | 0.00 | 0.00 | 0.00 | 0.00 | 0.00 | 0.00 | 0.00 | 0.00 | 0.00 | 0.00 | 1.30 |
| 子宫颈 | C53 | 0.00 | 0.00 | 0.00 | 0.00 | 0.00 | 0.00 | 0.00 | 0.00 | 15.07 | 39.15 | 0.00 | 24.77 | 0.00 | 0.00 | 0.00 | 0.00 | 0.00 | 0.00 | 0.00 | 5.20 |
| 子宫体 | C54 | 0.00 | 0.00 | 0.00 | 0.00 | 0.00 | 0.00 | 0.00 | 0.00 | 0.00 | 0.00 | 0.00 | 0.00 | 0.00 | 0.00 | 0.00 | 0.00 | 0.00 | 0.00 | 0.00 | 0.00 |
| 子宫恶性肿瘤、未注明部位 | C55 | 0.00 | 0.00 | 0.00 | 0.00 | 0.00 | 0.00 | 0.00 | 0.00 | 0.00 | 0.00 | 0.00 | 0.00 | 0.00 | 0.00 | 0.00 | 0.00 | 0.00 | 0.00 | 0.00 | 0.00 |
| 卵巢 | C56 | 0.00 | 0.00 | 0.00 | 0.00 | 0.00 | 0.00 | 0.00 | 0.00 | 15.07 | 19.57 | 0.00 | 0.00 | 0.00 | 0.00 | 0.00 | 0.00 | 0.00 | 0.00 | 0.00 | 2.60 |
| 其他和未说明的女性生殖器官恶性肿瘤 | C57 | 0.00 | 0.00 | 0.00 | 0.00 | 0.00 | 0.00 | 0.00 | 0.00 | 0.00 | 0.00 | 0.00 | 0.00 | 0.00 | 0.00 | 0.00 | 0.00 | 0.00 | 0.00 | 0.00 | 0.00 |
| 胎盘 | C58 | 0.00 | 0.00 | 0.00 | 0.00 | 0.00 | 0.00 | 0.00 | 0.00 | 0.00 | 0.00 | 0.00 | 0.00 | 0.00 | 0.00 | 0.00 | 0.00 | 0.00 | 0.00 | 0.00 | 0.00 |
| 阴茎 | C60 | 0.00 | 0.00 | 0.00 | 0.00 | 0.00 | 0.00 | 0.00 | 0.00 | 0.00 | 0.00 | 0.00 | 0.00 | 0.00 | 0.00 | 0.00 | 0.00 | 0.00 | 0.00 | 0.00 | 0.00 |
| 前列腺 | C61 | 0.00 | 0.00 | 0.00 | 0.00 | 0.00 | 0.00 | 0.00 | 0.00 | 0.00 | 0.00 | 0.00 | 0.00 | 0.00 | 0.00 | 0.00 | 0.00 | 0.00 | 0.00 | 0.00 | 0.00 |
| 睾丸 | C62 | 0.00 | 0.00 | 0.00 | 0.00 | 0.00 | 0.00 | 0.00 | 0.00 | 0.00 | 0.00 | 0.00 | 0.00 | 0.00 | 0.00 | 0.00 | 0.00 | 0.00 | 0.00 | 0.00 | 0.00 |
| 其他和未说明的男性生殖器官恶性肿瘤 | C63 | 0.00 | 0.00 | 0.00 | 0.00 | 0.00 | 0.00 | 0.00 | 0.00 | 0.00 | 0.00 | 0.00 | 0.00 | 0.00 | 0.00 | 0.00 | 0.00 | 0.00 | 0.00 | 0.00 | 0.00 |
| 肾脏 | C64 | 0.00 | 0.00 | 0.00 | 0.00 | 0.00 | 0.00 | 0.00 | 0.00 | 0.00 | 0.00 | 0.00 | 0.00 | 0.00 | 0.00 | 0.00 | 0.00 | 0.00 | 0.00 | 0.00 | 0.00 |
| 肾盂、肾盏 | C65 | 0.00 | 0.00 | 0.00 | 0.00 | 0.00 | 0.00 | 0.00 | 0.00 | 0.00 | 0.00 | 0.00 | 0.00 | 0.00 | 0.00 | 0.00 | 0.00 | 0.00 | 0.00 | 0.00 | 0.00 |

（续上表）

| 部位或病种 | ICD—10 | 0～ | 1～ | 5～ | 10～ | 15～ | 20～ | 25～ | 30～ | 35～ | 40～ | 45～ | 50～ | 55～ | 60～ | 65～ | 70～ | 75～ | 80～ | 85＋ | 合计 |
|---|---|---|---|---|---|---|---|---|---|---|---|---|---|---|---|---|---|---|---|---|---|
| 输尿管 | C66 | 0.00 | 0.00 | 0.00 | 0.00 | 0.00 | 0.00 | 0.00 | 0.00 | 0.00 | 0.00 | 0.00 | 0.00 | 0.00 | 0.00 | 0.00 | 0.00 | 0.00 | 0.00 | 0.00 | 0.00 |
| 膀胱 | C67 | 0.00 | 0.00 | 0.00 | 0.00 | 0.00 | 0.00 | 0.00 | 0.00 | 0.00 | 0.00 | 0.00 | 0.00 | 0.00 | 0.00 | 0.00 | 0.00 | 0.00 | 0.00 | 0.00 | 0.00 |
| 其他和未说明的泌尿器官 | C68 | 0.00 | 0.00 | 0.00 | 0.00 | 0.00 | 0.00 | 0.00 | 0.00 | 0.00 | 0.00 | 0.00 | 0.00 | 0.00 | 0.00 | 0.00 | 0.00 | 0.00 | 0.00 | 0.00 | 0.00 |
| 眼 | C69 | 0.00 | 0.00 | 0.00 | 0.00 | 0.00 | 0.00 | 0.00 | 0.00 | 0.00 | 0.00 | 0.00 | 0.00 | 0.00 | 0.00 | 0.00 | 0.00 | 0.00 | 0.00 | 0.00 | 0.00 |
| 脑、神经系统 | C70—72、D | 0.00 | 0.00 | 0.00 | 13.77 | 0.00 | 0.00 | 0.00 | 0.00 | 15.07 | 0.00 | 0.00 | 0.00 | 0.00 | 0.00 | 0.00 | 0.00 | 0.00 | 0.00 | 0.00 | 2.60 |
| 甲状腺 | C73 | 0.00 | 0.00 | 0.00 | 0.00 | 0.00 | 0.00 | 0.00 | 13.05 | 0.00 | 39.15 | 18.49 | 0.00 | 0.00 | 0.00 | 0.00 | 0.00 | 0.00 | 0.00 | 0.00 | 5.20 |
| 肾上腺 | C74 | 0.00 | 0.00 | 0.00 | 0.00 | 0.00 | 0.00 | 0.00 | 0.00 | 0.00 | 0.00 | 0.00 | 0.00 | 0.00 | 0.00 | 0.00 | 0.00 | 0.00 | 0.00 | 0.00 | 0.00 |
| 其他内分泌腺 | C75 | 0.00 | 0.00 | 0.00 | 0.00 | 0.00 | 0.00 | 0.00 | 0.00 | 0.00 | 0.00 | 0.00 | 0.00 | 0.00 | 0.00 | 0.00 | 0.00 | 0.00 | 0.00 | 0.00 | 0.00 |
| 霍奇金氏病 | C81 | 0.00 | 0.00 | 0.00 | 0.00 | 0.00 | 0.00 | 0.00 | 0.00 | 0.00 | 0.00 | 0.00 | 0.00 | 0.00 | 0.00 | 0.00 | 0.00 | 0.00 | 0.00 | 0.00 | 0.00 |
| 非霍奇金氏病 | C82—85、C96 | 0.00 | 0.00 | 0.00 | 0.00 | 0.00 | 0.00 | 0.00 | 0.00 | 0.00 | 0.00 | 0.00 | 0.00 | 0.00 | 0.00 | 0.00 | 0.00 | 0.00 | 0.00 | 0.00 | 0.00 |
| 多发性骨髓瘤和恶性浆细胞肿瘤 | C90 | 0.00 | 0.00 | 0.00 | 0.00 | 0.00 | 0.00 | 0.00 | 0.00 | 0.00 | 0.00 | 0.00 | 0.00 | 0.00 | 0.00 | 0.00 | 0.00 | 0.00 | 0.00 | 0.00 | 0.00 |
| 淋巴细胞白血病 | C91 | 0.00 | 0.00 | 0.00 | 0.00 | 0.00 | 18.84 | 0.00 | 0.00 | 0.00 | 0.00 | 0.00 | 0.00 | 0.00 | 0.00 | 0.00 | 0.00 | 0.00 | 0.00 | 0.00 | 1.30 |
| 髓细胞性白血病 | C92 | 0.00 | 0.00 | 0.00 | 0.00 | 0.00 | 18.84 | 0.00 | 0.00 | 0.00 | 0.00 | 0.00 | 0.00 | 0.00 | 0.00 | 0.00 | 0.00 | 0.00 | 0.00 | 0.00 | 1.30 |
| 单核细胞性白血病 | C93 | 0.00 | 0.00 | 0.00 | 0.00 | 0.00 | 0.00 | 0.00 | 0.00 | 0.00 | 0.00 | 0.00 | 0.00 | 0.00 | 0.00 | 0.00 | 0.00 | 0.00 | 0.00 | 0.00 | 0.00 |
| 其他指明的白血病 | C94 | 0.00 | 0.00 | 0.00 | 0.00 | 0.00 | 0.00 | 0.00 | 0.00 | 0.00 | 0.00 | 0.00 | 0.00 | 0.00 | 0.00 | 0.00 | 0.00 | 0.00 | 0.00 | 0.00 | 0.00 |
| 未指明细胞类型的白血病 | C95 | 0.00 | 0.00 | 0.00 | 0.00 | 0.00 | 0.00 | 0.00 | 0.00 | 0.00 | 0.00 | 0.00 | 0.00 | 0.00 | 0.00 | 0.00 | 0.00 | 0.00 | 0.00 | 0.00 | 0.00 |
| 独立的多个部位的（原发性）恶性肿瘤 | C97 | 0.00 | 0.00 | 0.00 | 0.00 | 0.00 | 0.00 | 0.00 | 0.00 | 0.00 | 0.00 | 0.00 | 0.00 | 0.00 | 0.00 | 0.00 | 0.00 | 0.00 | 0.00 | 0.00 | 0.00 |
| 其他及不明部位 | C26、39、48、76—80 | 0.00 | 0.00 | 0.00 | 0.00 | 0.00 | 0.00 | 0.00 | 13.05 | 0.00 | 0.00 | 18.49 | 49.54 | 0.00 | 0.00 | 0.00 | 0.00 | 0.00 | 0.00 | 0.00 | 5.20 |
| 除 C44 合计 | | 0.00 | 0.00 | 0.00 | 13.77 | 17.42 | 37.67 | 0.00 | 117.42 | 120.52 | 293.62 | 314.37 | 272.48 | 295.17 | 133.00 | 186.23 | 162.92 | 279.45 | 476.89 | 165.55 | 117.04 |
| 合计 | | 0.00 | 0.00 | 0.00 | 13.77 | 17.42 | 37.67 | 0.00 | 117.42 | 120.52 | 313.20 | 314.37 | 272.48 | 295.17 | 133.00 | 186.23 | 162.92 | 279.45 | 476.89 | 165.55 | 118.34 |

表 130　中山市板芙镇 2000—2004 年男女合计恶性肿瘤年龄别发病率（$1/10^5$）

| 部位或病种 | ICD—10 | 0～ | 1～ | 5～ | 10～ | 15～ | 20～ | 25～ | 30～ | 35～ | 40～ | 45～ | 50～ | 55～ | 60～ | 65～ | 70～ | 75～ | 80～ | 85＋ | 合计 |
|---|---|---|---|---|---|---|---|---|---|---|---|---|---|---|---|---|---|---|---|---|---|
| 唇 | C00 | 0.00 | 0.00 | 0.00 | 0.00 | 0.00 | 0.00 | 0.00 | 0.00 | 0.00 | 0.00 | 0.00 | 0.00 | 0.00 | 0.00 | 0.00 | 0.00 | 0.00 | 0.00 | 0.00 | 0.00 |
| 舌 | C01—02 | 0.00 | 0.00 | 0.00 | 0.00 | 0.00 | 0.00 | 0.00 | 0.00 | 0.00 | 0.00 | 0.00 | 0.00 | 0.00 | 0.00 | 0.00 | 29.02 | 0.00 | 0.00 | 0.00 | 0.65 |
| 口 | C03—06 | 0.00 | 0.00 | 0.00 | 0.00 | 0.00 | 0.00 | 0.00 | 0.00 | 0.00 | 0.00 | 0.00 | 0.00 | 0.00 | 0.00 | 0.00 | 29.02 | 0.00 | 0.00 | 0.00 | 0.65 |
| 唾液腺 | C07—08 | 0.00 | 0.00 | 0.00 | 0.00 | 0.00 | 0.00 | 0.00 | 0.00 | 0.00 | 0.00 | 0.00 | 0.00 | 0.00 | 0.00 | 0.00 | 0.00 | 0.00 | 0.00 | 0.00 | 0.00 |
| 扁桃腺 | C09 | 0.00 | 0.00 | 0.00 | 0.00 | 0.00 | 0.00 | 0.00 | 0.00 | 0.00 | 0.00 | 0.00 | 0.00 | 0.00 | 0.00 | 0.00 | 0.00 | 0.00 | 0.00 | 0.00 | 0.00 |
| 其他口咽部 | C10 | 0.00 | 0.00 | 0.00 | 0.00 | 0.00 | 0.00 | 0.00 | 0.00 | 0.00 | 0.00 | 0.00 | 0.00 | 0.00 | 0.00 | 0.00 | 0.00 | 0.00 | 0.00 | 0.00 | 0.00 |
| 鼻咽部 | C11 | 0.00 | 0.00 | 0.00 | 0.00 | 0.00 | 0.00 | 7.21 | 33.76 | 45.36 | 48.18 | 73.50 | 37.18 | 42.30 | 21.88 | 71.73 | 0.00 | 0.00 | 0.00 | 0.00 | 22.11 |
| 喉咽部 | C12—13 | 0.00 | 0.00 | 0.00 | 0.00 | 0.00 | 0.00 | 0.00 | 0.00 | 0.00 | 0.00 | 0.00 | 0.00 | 0.00 | 0.00 | 0.00 | 0.00 | 0.00 | 0.00 | 0.00 | 0.00 |
| 唇，口腔和咽的其他部位和具体部位不明 | C14 | 0.00 | 0.00 | 0.00 | 0.00 | 0.00 | 0.00 | 0.00 | 0.00 | 0.00 | 0.00 | 0.00 | 0.00 | 0.00 | 0.00 | 0.00 | 0.00 | 0.00 | 0.00 | 0.00 | 0.00 |
| 食管 | C15 | 0.00 | 0.00 | 0.00 | 0.00 | 0.00 | 0.00 | 0.00 | 0.00 | 0.00 | 0.00 | 18.38 | 12.39 | 21.15 | 0.00 | 47.82 | 0.00 | 0.00 | 0.00 | 0.00 | 3.90 |
| 胃 | C16 | 0.00 | 0.00 | 0.00 | 0.00 | 0.00 | 0.00 | 0.00 | 0.00 | 7.56 | 9.64 | 18.38 | 37.18 | 21.15 | 87.52 | 23.91 | 29.02 | 83.25 | 75.72 | 0.00 | 11.06 |
| 小肠 | C17 | 0.00 | 0.00 | 0.00 | 0.00 | 0.00 | 0.00 | 0.00 | 0.00 | 0.00 | 0.00 | 0.00 | 0.00 | 0.00 | 0.00 | 23.91 | 0.00 | 0.00 | 0.00 | 0.00 | 0.65 |
| 结肠 | C18 | 0.00 | 0.00 | 0.00 | 0.00 | 0.00 | 9.51 | 0.00 | 6.75 | 7.56 | 0.00 | 36.75 | 0.00 | 21.15 | 0.00 | 23.91 | 0.00 | 0.00 | 151.44 | 0.00 | 7.15 |
| 直肠和乙状结肠连接处 | C19—20 | 0.00 | 0.00 | 0.00 | 0.00 | 0.00 | 0.00 | 0.00 | 6.75 | 7.56 | 0.00 | 9.19 | 37.18 | 0.00 | 0.00 | 0.00 | 29.02 | 0.00 | 0.00 | 0.00 | 4.55 |
| 肛门 | C21 | 0.00 | 0.00 | 0.00 | 0.00 | 0.00 | 0.00 | 0.00 | 0.00 | 0.00 | 0.00 | 0.00 | 0.00 | 0.00 | 0.00 | 0.00 | 0.00 | 0.00 | 0.00 | 0.00 | 0.00 |
| 肝脏和肝内胆管 | C22 | 0.00 | 0.00 | 0.00 | 0.00 | 0.00 | 0.00 | 0.00 | 0.00 | 37.80 | 0.00 | 45.94 | 0.00 | 126.90 | 43.76 | 23.91 | 0.00 | 41.62 | 75.72 | 0.00 | 13.66 |
| 胆囊 | C23 | 0.00 | 0.00 | 0.00 | 0.00 | 0.00 | 0.00 | 0.00 | 0.00 | 0.00 | 0.00 | 0.00 | 0.00 | 0.00 | 0.00 | 0.00 | 0.00 | 0.00 | 0.00 | 0.00 | 0.00 |
| 肝外胆管 | C24 | 0.00 | 0.00 | 0.00 | 0.00 | 0.00 | 0.00 | 0.00 | 0.00 | 0.00 | 0.00 | 9.19 | 0.00 | 21.15 | 21.88 | 47.82 | 29.02 | 41.62 | 0.00 | 118.10 | 5.20 |
| 胰腺 | C25 | 0.00 | 0.00 | 0.00 | 0.00 | 0.00 | 0.00 | 0.00 | 0.00 | 0.00 | 0.00 | 0.00 | 0.00 | 0.00 | 43.76 | 0.00 | 0.00 | 41.62 | 0.00 | 0.00 | 1.95 |
| 鼻腔、中耳和副鼻窦 | C30—31 | 0.00 | 0.00 | 0.00 | 0.00 | 0.00 | 0.00 | 0.00 | 0.00 | 0.00 | 9.64 | 0.00 | 0.00 | 0.00 | 0.00 | 0.00 | 0.00 | 0.00 | 0.00 | 0.00 | 0.65 |
| 喉 | C32 | 0.00 | 0.00 | 0.00 | 0.00 | 0.00 | 0.00 | 0.00 | 0.00 | 0.00 | 0.00 | 0.00 | 12.39 | 42.30 | 0.00 | 0.00 | 0.00 | 0.00 | 0.00 | 0.00 | 1.95 |
| 气管、支气管和肺 | C33—34 | 0.00 | 0.00 | 0.00 | 0.00 | 0.00 | 0.00 | 0.00 | 13.50 | 0.00 | 28.91 | 18.38 | 24.79 | 63.45 | 21.88 | 23.91 | 87.07 | 83.25 | 151.44 | 118.10 | 14.31 |

（续上表）

| 部位或病种 | ICD—10 | 0～ | 1～ | 5～ | 10～ | 15～ | 20～ | 25～ | 30～ | 35～ | 40～ | 45～ | 50～ | 55～ | 60～ | 65～ | 70～ | 75～ | 80～ | 85+ | 合计 |
|---|---|---|---|---|---|---|---|---|---|---|---|---|---|---|---|---|---|---|---|---|---|
| 其他呼吸器官 | C37—38 | 0.00 | 0.00 | 0.00 | 0.00 | 0.00 | 0.00 | 0.00 | 0.00 | 0.00 | 0.00 | 0.00 | 0.00 | 0.00 | 0.00 | 23.91 | 0.00 | 0.00 | 0.00 | 0.00 | 0.65 |
| 骨和关节软骨 | C40—41 | 0.00 | 0.00 | 0.00 | 0.00 | 0.00 | 0.00 | 0.00 | 0.00 | 0.00 | 0.00 | 0.00 | 0.00 | 0.00 | 0.00 | 0.00 | 0.00 | 0.00 | 0.00 | 0.00 | 0.00 |
| 皮肤恶性黑色素瘤 | C43 | 0.00 | 0.00 | 0.00 | 0.00 | 0.00 | 0.00 | 0.00 | 0.00 | 0.00 | 0.00 | 0.00 | 0.00 | 0.00 | 0.00 | 0.00 | 0.00 | 0.00 | 0.00 | 0.00 | 0.00 |
| 皮肤其他恶性肿瘤 | C44 | 0.00 | 0.00 | 0.00 | 0.00 | 0.00 | 0.00 | 0.00 | 6.75 | 0.00 | 9.64 | 0.00 | 0.00 | 0.00 | 0.00 | 0.00 | 29.02 | 0.00 | 0.00 | 118.10 | 2.60 |
| 间皮瘤 | C45 | 0.00 | 0.00 | 0.00 | 0.00 | 0.00 | 0.00 | 0.00 | 0.00 | 0.00 | 0.00 | 0.00 | 0.00 | 0.00 | 0.00 | 0.00 | 0.00 | 0.00 | 0.00 | 0.00 | 0.00 |
| Kaposi 氏肉瘤 | C46 | 0.00 | 0.00 | 0.00 | 0.00 | 0.00 | 0.00 | 0.00 | 0.00 | 0.00 | 0.00 | 0.00 | 0.00 | 0.00 | 0.00 | 0.00 | 0.00 | 0.00 | 0.00 | 0.00 | 0.00 |
| 结缔组织和其他软组织 | C47、49 | 0.00 | 0.00 | 0.00 | 0.00 | 0.00 | 0.00 | 7.21 | 0.00 | 0.00 | 0.00 | 0.00 | 0.00 | 0.00 | 0.00 | 0.00 | 0.00 | 0.00 | 0.00 | 0.00 | 0.65 |
| 乳房 | C50 | 0.00 | 0.00 | 0.00 | 0.00 | 0.00 | 0.00 | 0.00 | 6.75 | 7.56 | 19.27 | 18.38 | 24.79 | 0.00 | 0.00 | 0.00 | 0.00 | 0.00 | 0.00 | 0.00 | 5.20 |
| 外阴 | C51 | 0.00 | 0.00 | 0.00 | 0.00 | 0.00 | 0.00 | 0.00 | 0.00 | 0.00 | 0.00 | 0.00 | 0.00 | 0.00 | 0.00 | 0.00 | 0.00 | 0.00 | 0.00 | 0.00 | 0.00 |
| 阴道 | C52 | 0.00 | 0.00 | 0.00 | 0.00 | 8.46 | 0.00 | 0.00 | 0.00 | 0.00 | 0.00 | 0.00 | 0.00 | 0.00 | 0.00 | 0.00 | 0.00 | 0.00 | 0.00 | 0.00 | 0.65 |
| 子宫颈 | C53 | 0.00 | 0.00 | 0.00 | 0.00 | 0.00 | 0.00 | 0.00 | 0.00 | 7.56 | 19.27 | 0.00 | 12.39 | 0.00 | 0.00 | 0.00 | 0.00 | 0.00 | 0.00 | 0.00 | 2.60 |
| 子宫体 | C54 | 0.00 | 0.00 | 0.00 | 0.00 | 0.00 | 0.00 | 0.00 | 0.00 | 0.00 | 0.00 | 0.00 | 0.00 | 0.00 | 0.00 | 0.00 | 0.00 | 0.00 | 0.00 | 0.00 | 0.00 |
| 子宫恶性肿瘤、未注明部位 | C55 | 0.00 | 0.00 | 0.00 | 0.00 | 0.00 | 0.00 | 0.00 | 0.00 | 0.00 | 0.00 | 0.00 | 0.00 | 0.00 | 0.00 | 0.00 | 0.00 | 0.00 | 0.00 | 0.00 | 0.00 |
| 卵巢 | C56 | 0.00 | 0.00 | 0.00 | 0.00 | 0.00 | 0.00 | 0.00 | 0.00 | 7.56 | 9.64 | 0.00 | 0.00 | 0.00 | 0.00 | 0.00 | 0.00 | 0.00 | 0.00 | 0.00 | 1.30 |
| 其他和未说明的女性生殖器官恶性肿瘤 | C57 | 0.00 | 0.00 | 0.00 | 0.00 | 0.00 | 0.00 | 0.00 | 0.00 | 0.00 | 0.00 | 0.00 | 0.00 | 0.00 | 0.00 | 0.00 | 0.00 | 0.00 | 0.00 | 0.00 | 0.00 |
| 胎盘 | C58 | 0.00 | 0.00 | 0.00 | 0.00 | 0.00 | 0.00 | 0.00 | 0.00 | 0.00 | 0.00 | 0.00 | 0.00 | 0.00 | 0.00 | 0.00 | 0.00 | 0.00 | 0.00 | 0.00 | 0.00 |
| 阴茎 | C60 | 0.00 | 0.00 | 0.00 | 0.00 | 0.00 | 0.00 | 0.00 | 0.00 | 15.12 | 0.00 | 0.00 | 0.00 | 0.00 | 0.00 | 0.00 | 0.00 | 0.00 | 0.00 | 0.00 | 1.30 |
| 前列腺 | C61 | 0.00 | 0.00 | 0.00 | 0.00 | 0.00 | 0.00 | 0.00 | 0.00 | 0.00 | 0.00 | 0.00 | 0.00 | 0.00 | 0.00 | 0.00 | 0.00 | 0.00 | 0.00 | 0.00 | 0.00 |
| 睾丸 | C62 | 0.00 | 0.00 | 0.00 | 0.00 | 0.00 | 0.00 | 0.00 | 0.00 | 0.00 | 0.00 | 0.00 | 0.00 | 0.00 | 0.00 | 0.00 | 0.00 | 0.00 | 0.00 | 0.00 | 0.00 |
| 其他和未说明的男性生殖器官恶性肿瘤 | C63 | 0.00 | 0.00 | 0.00 | 0.00 | 0.00 | 0.00 | 0.00 | 0.00 | 0.00 | 0.00 | 0.00 | 0.00 | 0.00 | 0.00 | 0.00 | 0.00 | 0.00 | 0.00 | 0.00 | 0.00 |
| 肾脏 | C64 | 0.00 | 0.00 | 0.00 | 0.00 | 0.00 | 0.00 | 0.00 | 0.00 | 0.00 | 0.00 | 9.19 | 0.00 | 0.00 | 0.00 | 0.00 | 0.00 | 0.00 | 0.00 | 0.00 | 0.65 |
| 肾盂、肾盏 | C65 | 0.00 | 0.00 | 0.00 | 0.00 | 0.00 | 0.00 | 0.00 | 0.00 | 0.00 | 0.00 | 0.00 | 0.00 | 0.00 | 0.00 | 0.00 | 0.00 | 0.00 | 0.00 | 0.00 | 0.00 |

（续上表）

| 部位或病种 | ICD—10 | 0～ | 1～ | 5～ | 10～ | 15～ | 20～ | 25～ | 30～ | 35～ | 40～ | 45～ | 50～ | 55～ | 60～ | 65～ | 70～ | 75～ | 80～ | 85＋ | 合计 |
|---|---|---|---|---|---|---|---|---|---|---|---|---|---|---|---|---|---|---|---|---|---|
| 输尿管 | C66 | 0.00 | 0.00 | 0.00 | 0.00 | 0.00 | 0.00 | 0.00 | 0.00 | 0.00 | 0.00 | 0.00 | 0.00 | 0.00 | 0.00 | 0.00 | 0.00 | 0.00 | 0.00 | 0.00 | 0.00 |
| 膀胱 | C67 | 0.00 | 0.00 | 0.00 | 0.00 | 0.00 | 0.00 | 0.00 | 0.00 | 0.00 | 0.00 | 0.00 | 0.00 | 0.00 | 0.00 | 23.91 | 29.02 | 83.25 | 0.00 | 0.00 | 2.60 |
| 其他和未说明的泌尿器官 | C68 | 0.00 | 0.00 | 0.00 | 0.00 | 0.00 | 0.00 | 0.00 | 0.00 | 0.00 | 0.00 | 0.00 | 0.00 | 0.00 | 0.00 | 0.00 | 0.00 | 0.00 | 0.00 | 0.00 | 0.00 |
| 眼 | C69 | 0.00 | 11.21 | 0.00 | 0.00 | 0.00 | 0.00 | 0.00 | 0.00 | 0.00 | 0.00 | 0.00 | 0.00 | 0.00 | 0.00 | 0.00 | 0.00 | 0.00 | 0.00 | 0.00 | 0.65 |
| 脑、神经系统 | C70—72、D | 0.00 | 0.00 | 0.00 | 6.64 | 0.00 | 0.00 | 0.00 | 0.00 | 7.56 | 0.00 | 9.19 | 0.00 | 0.00 | 0.00 | 0.00 | 0.00 | 0.00 | 0.00 | 0.00 | 1.95 |
| 甲状腺 | C73 | 0.00 | 0.00 | 0.00 | 0.00 | 0.00 | 0.00 | 0.00 | 6.75 | 0.00 | 19.27 | 9.19 | 0.00 | 0.00 | 0.00 | 23.91 | 0.00 | 0.00 | 0.00 | 0.00 | 3.25 |
| 肾上腺 | C74 | 0.00 | 0.00 | 0.00 | 0.00 | 0.00 | 0.00 | 0.00 | 0.00 | 0.00 | 0.00 | 0.00 | 0.00 | 0.00 | 0.00 | 0.00 | 0.00 | 0.00 | 0.00 | 0.00 | 0.00 |
| 其他内分泌腺 | C75 | 0.00 | 0.00 | 0.00 | 0.00 | 0.00 | 0.00 | 0.00 | 0.00 | 0.00 | 0.00 | 0.00 | 0.00 | 0.00 | 0.00 | 23.91 | 0.00 | 0.00 | 0.00 | 0.00 | 0.65 |
| 霍奇金氏病 | C81 | 0.00 | 0.00 | 0.00 | 0.00 | 0.00 | 0.00 | 0.00 | 0.00 | 0.00 | 0.00 | 0.00 | 0.00 | 0.00 | 0.00 | 0.00 | 0.00 | 0.00 | 0.00 | 0.00 | 0.00 |
| 非霍奇金氏病 | C82—85、C96 | 0.00 | 0.00 | 0.00 | 0.00 | 0.00 | 0.00 | 0.00 | 0.00 | 7.56 | 0.00 | 0.00 | 0.00 | 0.00 | 21.88 | 0.00 | 0.00 | 0.00 | 0.00 | 118.10 | 1.95 |
| 多发性骨髓瘤和恶性浆细胞肿瘤 | C90 | 0.00 | 0.00 | 0.00 | 0.00 | 0.00 | 0.00 | 0.00 | 0.00 | 0.00 | 0.00 | 0.00 | 0.00 | 0.00 | 0.00 | 0.00 | 0.00 | 0.00 | 0.00 | 0.00 | 0.00 |
| 淋巴细胞白血病 | C91 | 0.00 | 22.42 | 0.00 | 0.00 | 0.00 | 9.51 | 0.00 | 0.00 | 0.00 | 0.00 | 0.00 | 0.00 | 0.00 | 0.00 | 0.00 | 0.00 | 0.00 | 0.00 | 0.00 | 1.95 |
| 髓细胞性白血病 | C92 | 0.00 | 0.00 | 15.62 | 0.00 | 0.00 | 9.51 | 0.00 | 6.75 | 0.00 | 0.00 | 0.00 | 0.00 | 0.00 | 0.00 | 0.00 | 0.00 | 0.00 | 0.00 | 118.10 | 3.25 |
| 单核细胞性白血病 | C93 | 0.00 | 0.00 | 0.00 | 0.00 | 0.00 | 0.00 | 0.00 | 0.00 | 0.00 | 0.00 | 0.00 | 0.00 | 0.00 | 0.00 | 0.00 | 0.00 | 0.00 | 0.00 | 0.00 | 0.00 |
| 其他指明的白血病 | C94 | 0.00 | 0.00 | 0.00 | 0.00 | 0.00 | 0.00 | 0.00 | 0.00 | 0.00 | 0.00 | 0.00 | 0.00 | 0.00 | 0.00 | 0.00 | 0.00 | 0.00 | 0.00 | 0.00 | 0.00 |
| 未指明细胞类型的白血病 | C95 | 0.00 | 0.00 | 0.00 | 6.64 | 0.00 | 0.00 | 0.00 | 0.00 | 0.00 | 0.00 | 0.00 | 0.00 | 0.00 | 0.00 | 0.00 | 0.00 | 0.00 | 0.00 | 0.00 | 0.65 |
| 独立的多个部位的（原发性）恶性肿瘤 | C97 | 0.00 | 0.00 | 0.00 | 0.00 | 0.00 | 0.00 | 0.00 | 0.00 | 0.00 | 0.00 | 0.00 | 0.00 | 0.00 | 0.00 | 0.00 | 0.00 | 0.00 | 0.00 | 0.00 | 0.00 |
| 其他及不明部位 | C26、39、48、76—80 | 0.00 | 0.00 | 0.00 | 0.00 | 0.00 | 0.00 | 0.00 | 6.75 | 0.00 | 0.00 | 9.19 | 24.79 | 0.00 | 43.76 | 0.00 | 29.02 | 0.00 | 0.00 | 0.00 | 4.55 |
| 除C44合计 | | 0.00 | 33.63 | 15.62 | 13.27 | 8.46 | 28.53 | 14.42 | 101.28 | 158.76 | 173.45 | 339.96 | 247.89 | 423.02 | 306.34 | 382.56 | 290.24 | 374.62 | 454.33 | 472.39 | 132.01 |
| 合计 | | 0.00 | 33.63 | 15.62 | 13.27 | 8.46 | 28.53 | 14.42 | 108.04 | 158.76 | 183.09 | 339.96 | 247.89 | 423.02 | 306.34 | 382.56 | 319.26 | 374.62 | 454.33 | 590.49 | 134.61 |

## 6. 发病顺位

2000—2004 年期间中山市板芙镇男性发病前 10 位恶性肿瘤依次是鼻咽、肝脏和肝内胆管、气管/支气管和肺、胃、结肠、髓细胞性白血病、食管、膀胱、非霍奇金氏病和喉恶性肿瘤，其发病数占同期板芙镇男性恶性肿瘤发病总数的 76.72%（表 131，图 86）。

**表 131　中山市板芙镇 2000—2004 年男性前 10 位恶性肿瘤发病概况（N，1/10^5，%）**

| 位次 | 部位或病种 | ICD—10 | 例数 | 粗率 | 中标率 | 世标率 | 构成比 |
|---|---|---|---|---|---|---|---|
| 1 | 鼻咽 | C11 | 22 | 28.62 | 21.50 | 24.53 | 18.97 |
| 2 | 肝脏和肝内胆管 | C22 | 17 | 22.11 | 18.16 | 22.54 | 14.66 |
| 3 | 气管、支气管和肺 | C33－34 | 12 | 15.61 | 12.23 | 16.74 | 10.34 |
| 4 | 胃 | C16 | 12 | 15.61 | 12.32 | 16.27 | 10.34 |
| 5 | 结肠 | C18 | 8 | 10.41 | 7.89 | 9.56 | 6.90 |
| 6 | 髓细胞性白血病 | C92 | 4 | 5.20 | 4.78 | 5.86 | 3.45 |
| 7 | 食管 | C15 | 4 | 5.20 | 4.38 | 5.74 | 3.45 |
| 8 | 膀胱 | C67 | 4 | 5.20 | 3.70 | 4.78 | 3.45 |
| 9 | 非霍奇金氏病 | C82－85、96 | 3 | 3.90 | 2.49 | 4.69 | 2.59 |
| 10 | 喉 | C32 | 3 | 3.90 | 3.88 | 4.64 | 2.59 |
| 合计 | | | 89 | | | | 76.72 |

注：中标率即中国标化发病率，世标率即世界标化发病率。

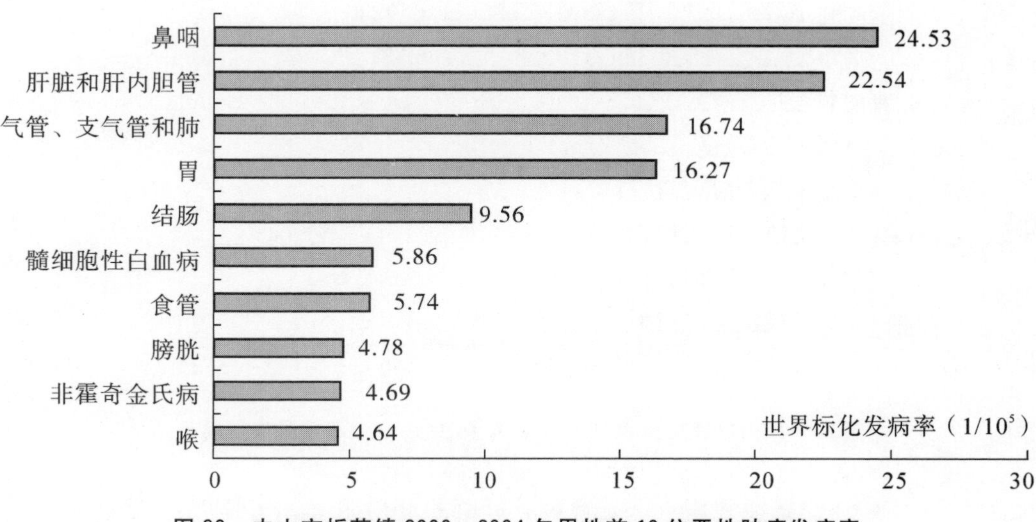


图 86　中山市板芙镇 2000—2004 年男性前 10 位恶性肿瘤发病率

女性发病前 10 位恶性肿瘤依次是子宫体、鼻咽、气管/支气管和肺、乳房、肝外胆管、胃、子宫颈、直肠和乙状结肠连接处、甲状腺、肝脏和肝内胆管恶性肿瘤，其发病数占同期板芙镇女性恶性肿瘤发病总数的 76.92%（表 132，图 87）。

**表 132　中山市板芙镇 2000—2004 年女性前 10 位恶性肿瘤发病概况（N，1/10⁵，%）**

| 位次 | 部位或病种 | ICD—10 | 例数 | 粗率 | 中标率 | 世标率 | 构成比 |
|---|---|---|---|---|---|---|---|
| 1 | 子宫体 | C54 | 14 | 18.21 | 14.37 | 16.93 | 15.38 |
| 2 | 鼻咽 | C11 | 12 | 15.61 | 11.49 | 13.99 | 13.19 |
| 3 | 气管、支气管和肺 | C33－34 | 10 | 13.00 | 7.92 | 9.54 | 10.99 |
| 4 | 乳房 | C50 | 8 | 10.40 | 7.41 | 8.73 | 8.79 |
| 5 | 肝外胆管 | C24 | 5 | 6.50 | 4.48 | 6.48 | 5.49 |
| 6 | 胃 | C16 | 5 | 6.50 | 4.85 | 6.20 | 5.49 |
| 7 | 子宫颈 | C53 | 4 | 5.20 | 3.71 | 4.49 | 4.40 |
| 8 | 直肠和乙状结肠连接处 | C19－20 | 4 | 5.20 | 3.74 | 4.35 | 4.40 |
| 9 | 甲状腺 | C73 | 4 | 5.20 | 3.71 | 4.24 | 4.40 |
| 10 | 肝脏和肝内胆管 | C22 | 4 | 5.20 | 3.28 | 3.89 | 4.40 |
| 合计 | | | 70 | | | | 76.92 |

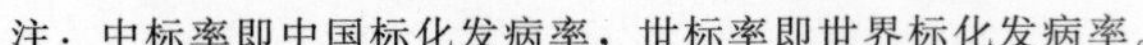
注：中标率即中国标化发病率，世标率即世界标化发病率。

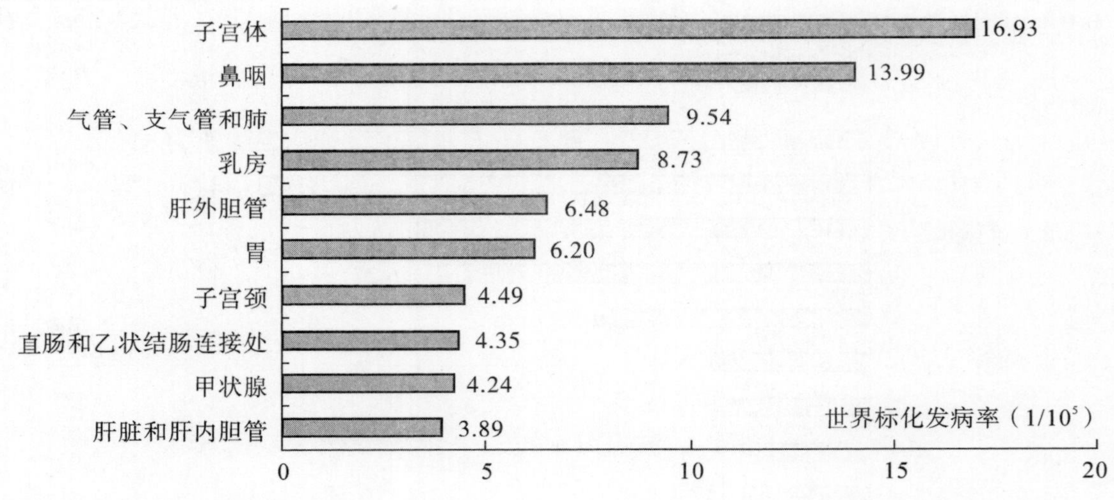


**图 87　中山市板芙镇 2000—2004 年女性前 10 位恶性肿瘤发病率**

男女合计发病前 10 位恶性肿瘤依次是鼻咽、肝脏和肝内胆管、气管/支气管和肺、胃、子宫体、结肠、肝外胆管、乳房、食管、直肠和乙状结肠连接处恶性肿瘤，其发病数占同期板芙镇男女合计恶性肿瘤发病总数的 71.50%（表 133，图 88），其中鼻咽癌发病率分别占同期板芙镇男、女和合计恶性肿瘤发病顺位的第 1、2 位和第 1 位（表 131、表 132、表 133，图 86、图 87、图 88）。

表 133　中山市板芙镇 2000—2004 年男女合计前 10 位恶性肿瘤发病概况（N，$1/10^5$，%）

| 位次 | 部位或病种 | ICD—10 | 例数 | 粗率 | 中标率 | 世标率 | 构成比 |
|---|---|---|---|---|---|---|---|
| 1 | 鼻咽 | C11 | 34 | 22.11 | 16.42 | 19.20 | 16.43 |
| 2 | 肝脏和肝内胆管 | C22 | 21 | 13.66 | 10.84 | 13.36 | 10.14 |
| 3 | 气管、支气管和肺 | C33－34 | 22 | 14.31 | 10.16 | 12.94 | 10.63 |
| 4 | 胃 | C16 | 17 | 11.06 | 8.28 | 10.85 | 8.21 |
| 5 | 子宫体 | C54 | 14 | 9.10 | 7.20 | 8.47 | 6.76 |
| 6 | 结肠 | C18 | 11 | 7.15 | 5.12 | 6.15 | 5.31 |
| 7 | 肝外胆管 | C24 | 8 | 5.20 | 3.67 | 5.29 | 3.86 |
| 8 | 乳房 | C50 | 8 | 5.20 | 3.70 | 4.36 | 3.86 |
| 9 | 食管 | C15 | 6 | 3.90 | 3.10 | 4.00 | 2.90 |
| 10 | 直肠和乙状结肠连接处 | C19－20 | 7 | 4.55 | 3.26 | 3.85 | 3.38 |
| 合计 | | | 148 | | | | 71.50 |

注：中标率即中国标化发病率，世标率即世界标化发病率。

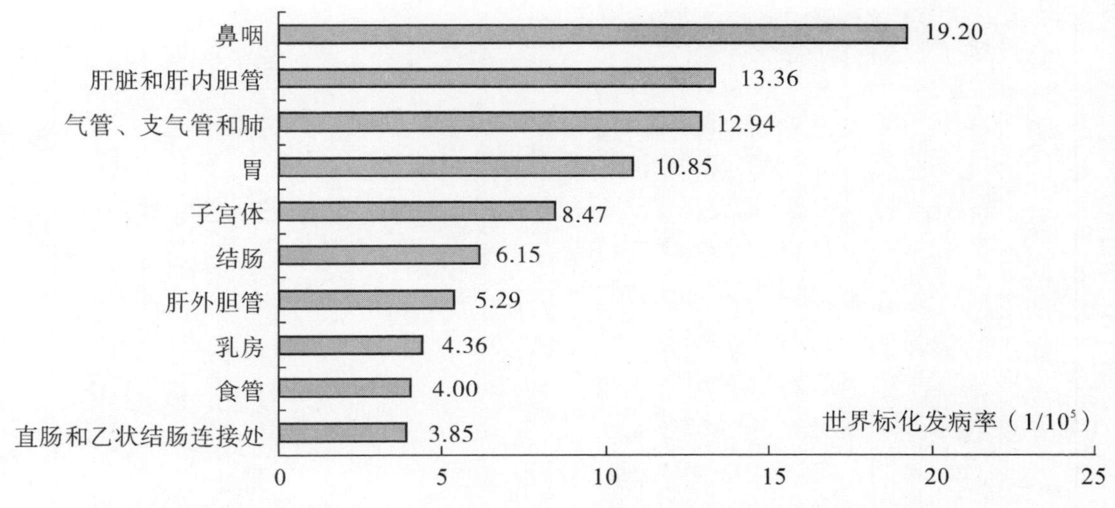


图 88　中山市板芙镇 2000—2004 年男女合计前 10 位恶性肿瘤发病率

表 134　中山市板芙镇 2000—2004 年男性主要恶性肿瘤发病指标（N，$1/10^5$，%）

| 部位或病种 | ICD—10 | 粗率 | 0～ | 15～ | 45～ | 55～ | 65+ | 中标率 | 世标率 | 35～64岁截缩率 | 0～64岁累积率 | 0～74岁累积率 | 例数 | 构成比 |
|---|---|---|---|---|---|---|---|---|---|---|---|---|---|---|
| 唇 | C00 | 0.00 | 0.00 | 0.00 | 0.00 | 0.00 | 0.00 | 0.00 | 0.00 | 0.00 | 0.00 | 0.00 | 0 | 0.00 |
| 舌 | C01—02 | 1.30 | 0.00 | 0.00 | 0.00 | 0.00 | 18.74 | 0.89 | 1.25 | 0.00 | 0.00 | 0.31 | 1 | 0.86 |
| 口 | C03—06 | 1.30 | 0.00 | 0.00 | 0.00 | 0.00 | 18.74 | 0.89 | 1.25 | 0.00 | 0.00 | 0.31 | 1 | 0.86 |
| 唾液腺 | C07—08 | 0.00 | 0.00 | 0.00 | 0.00 | 0.00 | 0.00 | 0.00 | 0.00 | 0.00 | 0.00 | 0.00 | 0 | 0.00 |
| 扁桃腺 | C09 | 0.00 | 0.00 | 0.00 | 0.00 | 0.00 | 0.00 | 0.00 | 0.00 | 0.00 | 0.00 | 0.00 | 0 | 0.00 |
| 其他口咽部 | C10 | 0.00 | 0.00 | 0.00 | 0.00 | 0.00 | 0.00 | 0.00 | 0.00 | 0.00 | 0.00 | 0.00 | 0 | 0.00 |
| 鼻咽部 | C11 | 28.62 | 0.00 | 27.06 | 94.67 | 42.82 | 18.74 | 21.50 | 24.53 | 59.74 | 2.10 | 2.35 | 22 | 18.97 |
| 喉咽部 | C12—13 | 0.00 | 0.00 | 0.00 | 0.00 | 0.00 | 0.00 | 0.00 | 0.00 | 0.00 | 0.00 | 0.00 | 0 | 0.00 |
| 唇，口腔和咽的其他部位和具体部位不明 | C14 | 0.00 | 0.00 | 0.00 | 0.00 | 0.00 | 0.00 | 0.00 | 0.00 | 0.00 | 0.00 | 0.00 | 0 | 0.00 |
| 食管 | C15 | 5.20 | 0.00 | 0.00 | 10.52 | 21.41 | 37.48 | 4.38 | 5.74 | 9.14 | 0.30 | 0.79 | 4 | 3.45 |
| 胃 | C16 | 15.61 | 0.00 | 0.00 | 31.56 | 85.64 | 93.70 | 12.32 | 16.27 | 31.27 | 1.20 | 1.76 | 12 | 10.34 |
| 小肠 | C17 | 0.00 | 0.00 | 0.00 | 0.00 | 0.00 | 0.00 | 0.00 | 0.00 | 0.00 | 0.00 | 0.00 | 0 | 0.00 |
| 结肠 | C18 | 10.41 | 0.00 | 5.41 | 42.07 | 21.41 | 18.74 | 7.89 | 9.56 | 22.70 | 0.75 | 0.75 | 8 | 6.90 |
| 直肠和乙状结肠连接处 | C19—20 | 3.90 | 0.00 | 2.71 | 21.04 | 0.00 | 0.00 | 2.69 | 3.25 | 10.71 | 0.29 | 0.29 | 3 | 2.59 |
| 肛门 | C21 | 0.00 | 0.00 | 0.00 | 0.00 | 0.00 | 0.00 | 0.00 | 0.00 | 0.00 | 0.00 | 0.00 | 0 | 0.00 |
| 肝脏和肝内胆管 | C22 | 22.11 | 0.00 | 10.82 | 52.59 | 149.87 | 18.74 | 18.16 | 22.54 | 68.15 | 2.25 | 2.50 | 17 | 14.66 |
| 胆囊 | C23 | 0.00 | 0.00 | 0.00 | 0.00 | 0.00 | 0.00 | 0.00 | 0.00 | 0.00 | 0.00 | 0.00 | 0 | 0.00 |
| 肝外胆管 | C24 | 3.90 | 0.00 | 0.00 | 0.00 | 0.00 | 56.22 | 2.97 | 3.98 | 0.00 | 0.00 | 0.49 | 3 | 2.59 |
| 胰腺 | C25 | 1.30 | 0.00 | 0.00 | 0.00 | 21.41 | 0.00 | 1.18 | 1.73 | 4.70 | 0.22 | 0.22 | 1 | 0.86 |
| 鼻腔、中耳和副鼻窦 | C30—31 | 0.00 | 0.00 | 0.00 | 0.00 | 0.00 | 0.00 | 0.00 | 0.00 | 0.00 | 0.00 | 0.00 | 0 | 0.00 |
| 喉 | C32 | 3.90 | 0.00 | 0.00 | 10.52 | 42.82 | 0.00 | 3.88 | 4.64 | 15.44 | 0.55 | 0.55 | 3 | 2.59 |
| 气管、支气管和肺 | C33—34 | 15.61 | 0.00 | 8.12 | 21.04 | 64.23 | 74.96 | 12.23 | 16.74 | 31.44 | 1.15 | 2.02 | 12 | 10.34 |

（续上表）

| 部位或病种 | ICD—10 | 粗率 | 0～ | 15～ | 45～ | 55～ | 65＋ | 中标率 | 世标率 | 35～64岁截缩率 | 0～64岁累积率 | 0～74岁累积率 | 例数 | 构成比 |
|---|---|---|---|---|---|---|---|---|---|---|---|---|---|---|
| 其他呼吸器官 | C37－38 | 1.30 | 0.00 | 0.00 | 0.00 | 0.00 | 18.74 | 1.04 | 1.47 | 0.00 | 0.00 | 0.25 | 1 | 0.86 |
| 骨和关节软骨 | C40－41 | 0.00 | 0.00 | 0.00 | 0.00 | 0.00 | 0.00 | 0.00 | 0.00 | 0.00 | 0.00 | 0.00 | 0 | 0.00 |
| 皮肤恶性黑色素瘤 | C43 | 0.00 | 0.00 | 0.00 | 0.00 | 0.00 | 0.00 | 0.00 | 0.00 | 0.00 | 0.00 | 0.00 | 0 | 0.00 |
| 皮肤其他恶性肿瘤 | C44 | 3.90 | 0.00 | 2.71 | 0.00 | 0.00 | 37.48 | 2.40 | 4.14 | 0.00 | 0.07 | 0.38 | 3 | 2.59 |
| 间皮瘤 | C45 | 0.00 | 0.00 | 0.00 | 0.00 | 0.00 | 0.00 | 0.00 | 0.00 | 0.00 | 0.00 | 0.00 | 0 | 0.00 |
| Kaposi 氏肉瘤 | C46 | 0.00 | 0.00 | 0.00 | 0.00 | 0.00 | 0.00 | 0.00 | 0.00 | 0.00 | 0.00 | 0.00 | 0 | 0.00 |
| 结缔组织和其他软组织 | C47、49 | 1.30 | 0.00 | 2.71 | 0.00 | 0.00 | 0.00 | 1.38 | 1.20 | 0.00 | 0.07 | 0.07 | 1 | 0.07 |
| 乳房 | C50 | 0.00 | 0.00 | 0.00 | 0.00 | 0.00 | 0.00 | 0.00 | 0.00 | 0.00 | 0.00 | 0.00 | 0 | 0.00 |
| 外阴 | C51 | 0.00 | 0.00 | 0.00 | 0.00 | 0.00 | 0.00 | 0.00 | 0.00 | 0.00 | 0.00 | 0.00 | 0 | 0.00 |
| 阴道 | C52 | 0.00 | 0.00 | 0.00 | 0.00 | 0.00 | 0.00 | 0.00 | 0.00 | 0.00 | 0.00 | 0.00 | 0 | 0.00 |
| 子宫颈 | C53 | 0.00 | 0.00 | 0.00 | 0.00 | 0.00 | 0.00 | 0.00 | 0.00 | 0.00 | 0.00 | 0.00 | 0 | 0.00 |
| 子宫体 | C54 | 0.00 | 0.00 | 0.00 | 0.00 | 0.00 | 0.00 | 0.00 | 0.00 | 0.00 | 0.00 | 0.00 | 0 | 0.00 |
| 子宫恶性肿瘤、未注明部位 | C55 | 0.00 | 0.00 | 0.00 | 0.00 | 0.00 | 0.00 | 0.00 | 0.00 | 0.00 | 0.00 | 0.00 | 0 | 0.00 |
| 卵巢 | C56 | 0.00 | 0.00 | 0.00 | 0.00 | 0.00 | 0.00 | 0.00 | 0.00 | 0.00 | 0.00 | 0.00 | 0 | 0.00 |
| 其他和未说明的女性生殖器官恶性肿瘤 | C57 | 0.00 | 0.00 | 0.00 | 0.00 | 0.00 | 0.00 | 0.00 | 0.00 | 0.00 | 0.00 | 0.00 | 0 | 0.00 |
| 胎盘 | C58 | 0.00 | 0.00 | 0.00 | 0.00 | 0.00 | 0.00 | 0.00 | 0.00 | 0.00 | 0.00 | 0.00 | 0 | 0.00 |
| 阴茎 | C60 | 2.60 | 0.00 | 5.41 | 0.00 | 0.00 | 0.00 | 1.64 | 1.82 | 6.52 | 0.15 | 0.15 | 2 | 1.72 |
| 前列腺 | C61 | 0.00 | 0.00 | 0.00 | 0.00 | 0.00 | 0.00 | 0.00 | 0.00 | 0.00 | 0.00 | 0.00 | 0 | 0.00 |
| 睾丸 | C62 | 0.00 | 0.00 | 0.00 | 0.00 | 0.00 | 0.00 | 0.00 | 0.00 | 0.00 | 0.00 | 0.00 | 0 | 0.00 |
| 其他和未说明的男性生殖器官恶性肿瘤 | C63 | 0.00 | 0.00 | 0.00 | 0.00 | 0.00 | 0.00 | 0.00 | 0.00 | 0.00 | 0.00 | 0.00 | 0 | 0.00 |
| 肾脏 | C64 | 1.30 | 0.00 | 0.00 | 10.52 | 0.00 | 0.00 | 0.86 | 1.10 | 3.43 | 0.09 | 0.09 | 1 | 0.86 |
| 肾盂、肾盏 | C65 | 0.00 | 0.00 | 0.00 | 0.00 | 0.00 | 0.00 | 0.00 | 0.00 | 0.00 | 0.00 | 0.00 | 0 | 0.00 |

（续上表）

| 部位或病种 | ICD—10 | 粗率 | 0～ | 15～ | 45～ | 55～ | 65+ | 中标率 | 世标率 | 35～64 岁截缩率 | 0～64 岁累积率 | 0～74 岁累积率 | 例数 | 构成比 |
|---|---|---|---|---|---|---|---|---|---|---|---|---|---|---|
| 输尿管 | C66 | 0.00 | 0.00 | 0.00 | 0.00 | 0.00 | 0.00 | 0.00 | 0.00 | 0.00 | 0.00 | 0.00 | 0 | 0.00 |
| 膀胱 | C67 | 5.20 | 0.00 | 0.00 | 0.00 | 0.00 | 74.96 | 3.70 | 4.78 | 0.00 | 0.00 | 0.56 | 4 | 3.45 |
| 其他和未说明的泌尿器官 | C68 | 0.00 | 0.00 | 0.00 | 0.00 | 0.00 | 0.00 | 0.00 | 0.00 | 0.00 | 0.00 | 0.00 | 0 | 0.00 |
| 眼 | C69 | 1.30 | 4.90 | 0.00 | 0.00 | 0.00 | 0.00 | 1.53 | 1.99 | 0.00 | 0.08 | 0.08 | 1 | 0.86 |
| 脑、神经系统 | C70—72、D | 1.30 | 0.00 | 0.00 | 10.52 | 0.00 | 0.00 | 0.86 | 1.10 | 3.43 | 0.09 | 0.09 | 1 | 0.86 |
| 甲状腺 | C73 | 1.30 | 0.00 | 0.00 | 0.00 | 0.00 | 18.74 | 1.04 | 1.47 | 0.00 | 0.00 | 0.25 | 1 | 0.86 |
| 肾上腺 | C74 | 0.00 | 0.00 | 0.00 | 0.00 | 0.00 | 0.00 | 0.00 | 0.00 | 0.00 | 0.00 | 0.00 | 0 | 0.00 |
| 其他内分泌腺 | C75 | 1.30 | 0.00 | 0.00 | 0.00 | 0.00 | 18.74 | 1.04 | 1.47 | 0.00 | 0.00 | 0.25 | 1 | 0.86 |
| 霍奇金氏病 | C81 | 0.00 | 0.00 | 0.00 | 0.00 | 0.00 | 0.00 | 0.00 | 0.00 | 0.00 | 0.00 | 0.00 | 0 | 0.00 |
| 非霍奇金氏病 | C82—85、C96 | 3.90 | 0.00 | 2.71 | 0.00 | 21.41 | 18.74 | 2.49 | 4.69 | 7.96 | 0.29 | 0.29 | 3 | 2.59 |
| 多发性骨髓瘤和恶性浆细胞肿瘤 | C90 | 0.00 | 0.00 | 0.00 | 0.00 | 0.00 | 0.00 | 0.00 | 0.00 | 0.00 | 0.00 | 0.00 | 0 | 0.00 |
| 淋巴细胞白血病 | C91 | 2.60 | 9.80 | 0.00 | 0.00 | 0.00 | 0.00 | 3.06 | 3.99 | 0.00 | 0.17 | 0.17 | 2 | 1.72 |
| 髓细胞性白血病 | C92 | 5.20 | 9.80 | 2.71 | 0.00 | 0.00 | 18.74 | 4.78 | 5.86 | 0.00 | 0.22 | 0.22 | 4 | 3.45 |
| 单核细胞性白血病 | C93 | 0.00 | 0.00 | 0.00 | 0.00 | 0.00 | 0.00 | 0.00 | 0.00 | 0.00 | 0.00 | 0.00 | 0 | 0.00 |
| 其他指明的白血病 | C94 | 0.00 | 0.00 | 0.00 | 0.00 | 0.00 | 0.00 | 0.00 | 0.00 | 0.00 | 0.00 | 0.00 | 0 | 0.00 |
| 未指明细胞类型的白血病 | C95 | 1.30 | 4.90 | 0.00 | 0.00 | 0.00 | 0.00 | 1.68 | 1.15 | 0.00 | 0.06 | 0.06 | 1 | 0.86 |
| 独立的多个部位的（原发性）恶性肿瘤 | C97 | 0.00 | 0.00 | 0.00 | 0.00 | 0.00 | 0.00 | 0.00 | 0.00 | 0.00 | 0.00 | 0.00 | 0 | 0.00 |
| 其他及不明部位 | C26、39、48、76—80 | 3.90 | 0.00 | 0.00 | 0.00 | 42.82 | 18.74 | 3.25 | 4.70 | 9.39 | 0.43 | 0.74 | 3 | 2.59 |
| 除 C44 合计 | | 146.99 | 29.40 | 67.64 | 305.04 | 513.82 | 543.46 | 117.36 | 148.29 | 284.02 | 10.48 | 15.61 | 113 | 97.41 |
| 合计 | | 150.89 | 29.40 | 70.35 | 305.04 | 513.82 | 580.94 | 119.76 | 152.43 | 284.02 | 10.55 | 15.99 | 116 | 100.00 |

注：中标率即中国标化发病率，世标率即世界标化发病率。

表 135　中山市板芙镇 2000—2004 年女性主要恶性肿瘤发病指标（N，$1/10^5$，%）

| 部位或病种 | ICD—10 | 粗率 | 0～ | 15～ | 45～ | 55～ | 65＋ | 中标率 | 世标率 | 35～64 岁截缩率 | 0～64 岁累积率 | 0～74 岁累积率 | 例数 | 构成比 |
|---|---|---|---|---|---|---|---|---|---|---|---|---|---|---|
| 唇 | C00 | 0.00 | 0.00 | 0.00 | 0.00 | 0.00 | 0.00 | 0.00 | 0.00 | 0.00 | 0.00 | 0.00 | 0 | 0.00 |
| 舌 | C01—02 | 0.00 | 0.00 | 0.00 | 0.00 | 0.00 | 0.00 | 0.00 | 0.00 | 0.00 | 0.00 | 0.00 | 0 | 0.00 |
| 口 | C03—06 | 0.00 | 0.00 | 0.00 | 0.00 | 0.00 | 0.00 | 0.00 | 0.00 | 0.00 | 0.00 | 0.00 | 0 | 0.00 |
| 唾液腺 | C07—08 | 0.00 | 0.00 | 0.00 | 0.00 | 0.00 | 0.00 | 0.00 | 0.00 | 0.00 | 0.00 | 0.00 | 0 | 0.00 |
| 扁桃腺 | C09 | 0.00 | 0.00 | 0.00 | 0.00 | 0.00 | 0.00 | 0.00 | 0.00 | 0.00 | 0.00 | 0.00 | 0 | 0.00 |
| 其他口咽部 | C10 | 0.00 | 0.00 | 0.00 | 0.00 | 0.00 | 0.00 | 0.00 | 0.00 | 0.00 | 0.00 | 0.00 | 0 | 0.00 |
| 鼻咽部 | C11 | 15.61 | 0.00 | 18.59 | 21.18 | 21.61 | 29.14 | 11.49 | 13.99 | 34.12 | 1.00 | 1.47 | 12 | 13.19 |
| 喉咽部 | C12—13 | 0.00 | 0.00 | 0.00 | 0.00 | 0.00 | 0.00 | 0.00 | 0.00 | 0.00 | 0.00 | 0.00 | 0 | 0.00 |
| 唇，口腔和咽的其他部位和具体部位不明 | C14 | 0.00 | 0.00 | 0.00 | 0.00 | 0.00 | 0.00 | 0.00 | 0.00 | 0.00 | 0.00 | 0.00 | 0 | 0.00 |
| 食管 | C15 | 2.60 | 0.00 | 0.00 | 21.18 | 0.00 | 0.00 | 1.88 | 2.35 | 7.49 | 0.22 | 0.22 | 2 | 2.20 |
| 胃 | C16 | 6.50 | 0.00 | 5.31 | 21.18 | 21.61 | 0.00 | 4.85 | 6.20 | 19.30 | 0.61 | 0.61 | 5 | 5.49 |
| 小肠 | C17 | 1.30 | 0.00 | 0.00 | 0.00 | 0.00 | 14.57 | 0.99 | 1.40 | 0.00 | 0.00 | 0.23 | 1 | 1.10 |
| 结肠 | C18 | 3.90 | 0.00 | 2.66 | 0.00 | 0.00 | 29.14 | 2.38 | 2.78 | 0.00 | 0.07 | 0.30 | 3 | 3.30 |
| 直肠和乙状结肠连接处 | C19—20 | 5.20 | 0.00 | 2.66 | 21.18 | 0.00 | 14.57 | 3.74 | 4.35 | 8.03 | 0.31 | 0.58 | 4 | 4.40 |
| 肛门 | C21 | 0.00 | 0.00 | 0.00 | 0.00 | 0.00 | 0.00 | 0.00 | 0.00 | 0.00 | 0.00 | 0.00 | 0 | 0.00 |
| 肝脏和肝内胆管 | C22 | 5.20 | 0.00 | 2.66 | 0.00 | 21.61 | 29.14 | 3.28 | 3.89 | 8.91 | 0.29 | 0.29 | 4 | 4.40 |
| 胆囊 | C23 | 0.00 | 0.00 | 0.00 | 0.00 | 0.00 | 0.00 | 0.00 | 0.00 | 0.00 | 0.00 | 0.00 | 0 | 0.00 |
| 肝外胆管 | C24 | 6.50 | 0.00 | 0.00 | 10.59 | 43.22 | 29.14 | 4.48 | 6.48 | 13.97 | 0.52 | 0.80 | 5 | 5.49 |
| 胰腺 | C25 | 2.60 | 0.00 | 0.00 | 0.00 | 21.61 | 14.57 | 1.81 | 2.47 | 4.82 | 0.22 | 0.22 | 2 | 2.20 |
| 鼻腔、中耳和副鼻窦 | C30—31 | 1.30 | 0.00 | 2.66 | 0.00 | 0.00 | 0.00 | 0.94 | 1.17 | 3.76 | 0.10 | 0.10 | 1 | 1.10 |
| 喉 | C32 | 0.00 | 0.00 | 0.00 | 0.00 | 0.00 | 0.00 | 0.00 | 0.00 | 0.00 | 0.00 | 0.00 | 0 | 0.00 |
| 气管、支气管和肺 | C33—34 | 13.00 | 0.00 | 5.31 | 21.18 | 21.61 | 72.85 | 7.92 | 9.54 | 16.38 | 0.56 | 0.83 | 10 | 10.99 |

（续上表）

| 部位或病种 | ICD—10 | 粗率 | 0～ | 15～ | 45～ | 55～ | 65＋ | 中标率 | 世标率 | 35～64 岁截缩率 | 0～64 岁累积率 | 0～74 岁累积率 | 例数 | 构成比 |
|---|---|---|---|---|---|---|---|---|---|---|---|---|---|---|
| 其他呼吸器官 | C37—38 | 0.00 | 0.00 | 0.00 | 0.00 | 0.00 | 0.00 | 0.00 | 0.00 | 0.00 | 0.00 | 0.00 | 0 | 0.00 |
| 骨和关节软骨 | C40—41 | 0.00 | 0.00 | 0.00 | 0.00 | 0.00 | 0.00 | 0.00 | 0.00 | 0.00 | 0.00 | 0.00 | 0 | 0.00 |
| 皮肤恶性黑色素瘤 | C43 | 0.00 | 0.00 | 0.00 | 0.00 | 0.00 | 0.00 | 0.00 | 0.00 | 0.00 | 0.00 | 0.00 | 0 | 0.00 |
| 皮肤其他恶性肿瘤 | C44 | 1.30 | 0.00 | 2.66 | 0.00 | 0.00 | 0.00 | 0.94 | 1.17 | 3.76 | 0.10 | 0.10 | 1 | 1.10 |
| 间皮瘤 | C45 | 0.00 | 0.00 | 0.00 | 0.00 | 0.00 | 0.00 | 0.00 | 0.00 | 0.00 | 0.00 | 0.00 | 0 | 0.00 |
| kaposi 氏肉瘤 | C46 | 0.00 | 0.00 | 0.00 | 0.00 | 0.00 | 0.00 | 0.00 | 0.00 | 0.00 | 0.00 | 0.00 | 0 | 0.00 |
| 结缔组织和其他软组织 | C47、49 | 0.00 | 0.00 | 0.00 | 0.00 | 0.00 | 0.00 | 0.00 | 0.00 | 0.00 | 0.00 | 0.00 | 0 | 0.00 |
| 乳房 | C50 | 10.40 | 0.00 | 10.62 | 42.35 | 0.00 | 0.00 | 7.41 | 8.73 | 25.73 | 0.77 | 0.77 | 8 | 8.79 |
| 外阴 | C51 | 0.00 | 0.00 | 0.00 | 0.00 | 0.00 | 0.00 | 0.00 | 0.00 | 0.00 | 0.00 | 0.00 | 0 | 0.00 |
| 阴道 | C52 | 1.30 | 0.00 | 2.66 | 0.00 | 0.00 | 0.00 | 2.18 | 1.57 | 0.00 | 0.09 | 0.09 | 1 | 1.10 |
| 子宫颈 | C53 | 5.20 | 0.00 | 7.97 | 10.59 | 0.00 | 0.00 | 3.71 | 4.49 | 14.76 | 0.39 | 0.39 | 4 | 4.40 |
| 子宫体 | C54 | 18.21 | 0.00 | 7.97 | 84.70 | 64.83 | 0.00 | 14.37 | 16.93 | 49.65 | 1.66 | 1.66 | 14 | 15.38 |
| 子宫恶性肿瘤、未注明部位 | C55 | 0.00 | 0.00 | 0.00 | 0.00 | 0.00 | 0.00 | 0.00 | 0.00 | 0.00 | 0.00 | 0.00 | 0 | 0.00 |
| 卵巢 | C56 | 2.60 | 0.00 | 5.31 | 0.00 | 0.00 | 0.00 | 1.76 | 2.08 | 6.99 | 0.17 | 0.17 | 2 | 2.20 |
| 其他和未说明的女性生殖器官恶性肿瘤 | C57 | 0.00 | 0.00 | 0.00 | 0.00 | 0.00 | 0.00 | 0.00 | 0.00 | 0.00 | 0.00 | 0.00 | 0 | 0.00 |
| 胎盘 | C58 | 0.00 | 0.00 | 0.00 | 0.00 | 0.00 | 0.00 | 0.00 | 0.00 | 0.00 | 0.00 | 0.00 | 0 | 0.00 |
| 阴茎 | C60 | 0.00 | 0.00 | 0.00 | 0.00 | 0.00 | 0.00 | 0.00 | 0.00 | 0.00 | 0.00 | 0.00 | 0 | 0.00 |
| 前列腺 | C61 | 0.00 | 0.00 | 0.00 | 0.00 | 0.00 | 0.00 | 0.00 | 0.00 | 0.00 | 0.00 | 0.00 | 0 | 0.00 |
| 睾丸 | C62 | 0.00 | 0.00 | 0.00 | 0.00 | 0.00 | 0.00 | 0.00 | 0.00 | 0.00 | 0.00 | 0.00 | 0 | 0.00 |
| 其他和未说明的男性生殖器官恶性肿瘤 | C63 | 0.00 | 0.00 | 0.00 | 0.00 | 0.00 | 0.00 | 0.00 | 0.00 | 0.00 | 0.00 | 0.00 | 0 | 0.00 |
| 肾脏 | C64 | 0.00 | 0.00 | 0.00 | 0.00 | 0.00 | 0.00 | 0.00 | 0.00 | 0.00 | 0.00 | 0.00 | 0 | 0.00 |
| 肾盂、肾盏 | C65 | 0.00 | 0.00 | 0.00 | 0.00 | 0.00 | 0.00 | 0.00 | 0.00 | 0.00 | 0.00 | 0.00 | 0 | 0.00 |

（续上表）

| 部位或病种 | ICD—10 | 粗率 | 0～ | 15～ | 45～ | 55～ | 65＋ | 中标率 | 世标率 | 35～64岁截缩率 | 0～64岁累积率 | 0～74岁累积率 | 例数 | 构成比 |
|---|---|---|---|---|---|---|---|---|---|---|---|---|---|---|
| 输尿管 | C66 | 0.00 | 0.00 | 0.00 | 0.00 | 0.00 | 0.00 | 0.00 | 0.00 | 0.00 | 0.00 | 0.00 | 0 | 0.00 |
| 膀胱 | C67 | 0.00 | 0.00 | 0.00 | 0.00 | 0.00 | 0.00 | 0.00 | 0.00 | 0.00 | 0.00 | 0.00 | 0 | 0.00 |
| 其他和未说明的泌尿器官 | C68 | 0.00 | 0.00 | 0.00 | 0.00 | 0.00 | 0.00 | 0.00 | 0.00 | 0.00 | 0.00 | 0.00 | 0 | 0.00 |
| 眼 | C69 | 0.00 | 0.00 | 0.00 | 0.00 | 0.00 | 0.00 | 0.00 | 0.00 | 0.00 | 0.00 | 0.00 | 0 | 0.00 |
| 脑、神经系统 | C70—72、D | 2.60 | 5.46 | 2.66 | 0.00 | 0.00 | 0.00 | 2.62 | 2.14 | 3.24 | 0.14 | 0.14 | 2 | 2.20 |
| 甲状腺 | C73 | 5.20 | 0.00 | 7.97 | 10.59 | 0.00 | 0.00 | 3.71 | 4.24 | 10.99 | 0.35 | 0.35 | 4 | 4.40 |
| 肾上腺 | C74 | 0.00 | 0.00 | 0.00 | 0.00 | 0.00 | 0.00 | 0.00 | 0.00 | 0.00 | 0.00 | 0.00 | 0 | 0.00 |
| 其他内分泌腺 | C75 | 0.00 | 0.00 | 0.00 | 0.00 | 0.00 | 0.00 | 0.00 | 0.00 | 0.00 | 0.00 | 0.00 | 0 | 0.00 |
| 霍奇金氏病 | C81 | 0.00 | 0.00 | 0.00 | 0.00 | 0.00 | 0.00 | 0.00 | 0.00 | 0.00 | 0.00 | 0.00 | 0 | 0.00 |
| 非霍奇金氏病 | C82—85、C96 | 0.00 | 0.00 | 0.00 | 0.00 | 0.00 | 0.00 | 0.00 | 0.00 | 0.00 | 0.00 | 0.00 | 0 | 0.00 |
| 多发性骨髓瘤和恶性浆细胞肿瘤 | C90 | 0.00 | 0.00 | 0.00 | 0.00 | 0.00 | 0.00 | 0.00 | 0.00 | 0.00 | 0.00 | 0.00 | 0 | 0.00 |
| 淋巴细胞白血病 | C91 | 1.30 | 0.00 | 2.66 | 0.00 | 0.00 | 0.00 | 1.40 | 1.51 | 0.00 | 0.09 | 0.09 | 1 | 1.10 |
| 髓细胞性白血病 | C92 | 1.30 | 0.00 | 2.66 | 0.00 | 0.00 | 0.00 | 1.40 | 1.51 | 0.00 | 0.09 | 0.09 | 1 | 1.10 |
| 单核细胞性白血病 | C93 | 0.00 | 0.00 | 0.00 | 0.00 | 0.00 | 0.00 | 0.00 | 0.00 | 0.00 | 0.00 | 0.00 | 0 | 0.00 |
| 其他指明的白血病 | C94 | 0.00 | 0.00 | 0.00 | 0.00 | 0.00 | 0.00 | 0.00 | 0.00 | 0.00 | 0.00 | 0.00 | 0 | 0.00 |
| 未指明细胞类型的白血病 | C95 | 0.00 | 0.00 | 0.00 | 0.00 | 0.00 | 0.00 | 0.00 | 0.00 | 0.00 | 0.00 | 0.00 | 0 | 0.00 |
| 独立的多个部位的（原发性）恶性肿瘤 | C97 | 0.00 | 0.00 | 0.00 | 0.00 | 0.00 | 0.00 | 0.00 | 0.00 | 0.00 | 0.00 | 0.00 | 0 | 0.00 |
| 其他及不明部位 | C26、39、48、76—80 | 5.20 | 0.00 | 2.66 | 31.76 | 0.00 | 0.00 | 3.84 | 4.37 | 11.50 | 0.41 | 0.41 | 4 | 4.40 |
| 除 C44 合计 | | 117.04 | 5.46 | 92.95 | 296.46 | 216.11 | 233.12 | 86.15 | 102.18 | 239.64 | 8.08 | 9.82 | 90 | 98.90 |
| 合计 | | 118.34 | 5.46 | 95.60 | 296.46 | 216.11 | 233.12 | 87.10 | 103.35 | 243.39 | 8.18 | 9.92 | 91 | 100.00 |

注：中标率即中国标化发病率，世标率即世界标化发病率。

**表 136　中山市板芙镇 2000—2004 年男女合计主要恶性肿瘤发病指标（N，1/10$^5$，%）**

| 部位或病种 | ICD—10 | 粗率 | 0～ | 15～ | 45～ | 55～ | 65+ | 中标率 | 世标率 | 35～64 岁截缩率 | 0～64 岁累积率 | 0～74 岁累积率 | 例数 | 构成比 |
|---|---|---|---|---|---|---|---|---|---|---|---|---|---|---|
| 唇 | C00 | 0.00 | 0.00 | 0.00 | 0.00 | 0.00 | 0.00 | 0.00 | 0.00 | 0.00 | 0.00 | 0.00 | 0 | 0.00 |
| 舌 | C01—02 | 0.65 | 0.00 | 0.00 | 0.00 | 0.00 | 8.20 | 0.42 | 0.58 | 0.00 | 0.00 | 0.15 | 1 | 0.48 |
| 口 | C03—06 | 0.65 | 0.00 | 0.00 | 0.00 | 0.00 | 8.20 | 0.42 | 0.58 | 0.00 | 0.00 | 0.15 | 1 | 0.48 |
| 唾液腺 | C07—08 | 0.00 | 0.00 | 0.00 | 0.00 | 0.00 | 0.00 | 0.00 | 0.00 | 0.00 | 0.00 | 0.00 | 0 | 0.00 |
| 扁桃腺 | C09 | 0.00 | 0.00 | 0.00 | 0.00 | 0.00 | 0.00 | 0.00 | 0.00 | 0.00 | 0.00 | 0.00 | 0 | 0.00 |
| 其他口咽部 | C10 | 0.00 | 0.00 | 0.00 | 0.00 | 0.00 | 0.00 | 0.00 | 0.00 | 0.00 | 0.00 | 0.00 | 0 | 0.00 |
| 鼻咽部 | C11 | 22.11 | 0.00 | 22.78 | 58.04 | 32.26 | 24.60 | 16.42 | 19.20 | 46.90 | 1.55 | 1.91 | 34 | 16.43 |
| 喉咽部 | C12—13 | 0.00 | 0.00 | 0.00 | 0.00 | 0.00 | 0.00 | 0.00 | 0.00 | 0.00 | 0.00 | 0.00 | 0 | 0.00 |
| 唇，口腔和咽的其他部位和具体部位不明 | C14 | 0.00 | 0.00 | 0.00 | 0.00 | 0.00 | 0.00 | 0.00 | 0.00 | 0.00 | 0.00 | 0.00 | 0 | 0.00 |
| 食管 | C15 | 3.90 | 0.00 | 0.00 | 15.83 | 10.75 | 16.40 | 3.10 | 4.00 | 8.31 | 0.26 | 0.50 | 6 | 2.90 |
| 胃 | C16 | 11.06 | 0.00 | 2.68 | 26.38 | 53.77 | 40.99 | 8.28 | 10.85 | 25.31 | 0.91 | 1.17 | 17 | 8.21 |
| 小肠 | C17 | 0.65 | 0.00 | 0.00 | 0.00 | 0.00 | 8.20 | 0.51 | 0.72 | 0.00 | 0.00 | 0.12 | 1 | 0.48 |
| 结肠 | C18 | 7.15 | 0.00 | 4.02 | 21.11 | 10.75 | 24.60 | 5.12 | 6.15 | 11.38 | 0.41 | 0.53 | 11 | 5.31 |
| 直肠和乙状结肠连接处 | C19—20 | 4.55 | 0.00 | 2.68 | 21.11 | 0.00 | 8.20 | 3.26 | 3.85 | 9.38 | 0.30 | 0.45 | 7 | 3.38 |
| 肛门 | C21 | 0.00 | 0.00 | 0.00 | 0.00 | 0.00 | 0.00 | 0.00 | 0.00 | 0.00 | 0.00 | 0.00 | 0 | 0.00 |
| 肝脏和肝内胆管 | C22 | 13.66 | 0.00 | 6.70 | 26.38 | 86.04 | 24.60 | 10.84 | 13.36 | 38.59 | 1.27 | 1.39 | 21 | 10.14 |
| 胆囊 | C23 | 0.00 | 0.00 | 0.00 | 0.00 | 0.00 | 0.00 | 0.00 | 0.00 | 0.00 | 0.00 | 0.00 | 0 | 0.00 |
| 肝外胆管 | C24 | 5.20 | 0.00 | 0.00 | 5.28 | 21.51 | 40.99 | 3.67 | 5.29 | 6.95 | 0.26 | 0.65 | 8 | 3.86 |
| 胰腺 | C25 | 1.95 | 0.00 | 0.00 | 0.00 | 21.51 | 8.20 | 1.55 | 2.17 | 4.76 | 0.22 | 0.22 | 3 | 1.45 |
| 鼻腔、中耳和副鼻窦 | C30—31 | 0.65 | 0.00 | 1.34 | 0.00 | 0.00 | 0.00 | 0.46 | 0.58 | 1.85 | 0.05 | 0.05 | 1 | 0.48 |
| 喉 | C32 | 1.95 | 0.00 | 0.00 | 5.28 | 21.51 | 0.00 | 1.93 | 2.31 | 7.70 | 0.27 | 0.27 | 3 | 1.45 |
| 气管、支气管和肺 | C33—34 | 14.31 | 0.00 | 6.70 | 21.11 | 43.02 | 73.79 | 10.16 | 12.94 | 23.93 | 0.85 | 1.41 | 22 | 10.63 |

（续上表）

| 部位或病种 | ICD—10 | 粗率 | 0～ | 15～ | 45～ | 55～ | 65＋ | 中标率 | 世标率 | 35～64岁截缩率 | 0～64岁累积率 | 0～74岁累积率 | 例数 | 构成比 |
|---|---|---|---|---|---|---|---|---|---|---|---|---|---|---|
| 其他呼吸器官 | C37—38 | 0.65 | 0.00 | 0.00 | 0.00 | 0.00 | 8.20 | 0.51 | 0.72 | 0.00 | 0.00 | 0.12 | 1 | 0.48 |
| 骨和关节软骨 | C40—41 | 0.00 | 0.00 | 0.00 | 0.00 | 0.00 | 0.00 | 0.00 | 0.00 | 0.00 | 0.00 | 0.00 | 0 | 0.00 |
| 皮肤恶性黑色素瘤 | C43 | 0.00 | 0.00 | 0.00 | 0.00 | 0.00 | 0.00 | 0.00 | 0.00 | 0.00 | 0.00 | 0.00 | 0 | 0.00 |
| 皮肤其他恶性肿瘤 | C44 | 2.60 | 0.00 | 2.68 | 0.00 | 0.00 | 16.40 | 1.51 | 2.15 | 1.85 | 0.08 | 0.23 | 4 | 1.93 |
| 间皮瘤 | C45 | 0.00 | 0.00 | 0.00 | 0.00 | 0.00 | 0.00 | 0.00 | 0.00 | 0.00 | 0.00 | 0.00 | 0 | 0.00 |
| kaposi氏肉瘤 | C46 | 0.00 | 0.00 | 0.00 | 0.00 | 0.00 | 0.00 | 0.00 | 0.00 | 0.00 | 0.00 | 0.00 | 0 | 0.00 |
| 结缔组织和其他软组织 | C47、49 | 0.65 | 0.00 | 1.34 | 0.00 | 0.00 | 0.00 | 0.66 | 0.58 | 0.00 | 0.04 | 0.04 | 1 | 0.04 |
| 乳房 | C50 | 5.20 | 0.00 | 5.36 | 21.11 | 0.00 | 0.00 | 3.70 | 4.36 | 12.79 | 0.38 | 0.38 | 8 | 3.86 |
| 外阴 | C51 | 0.00 | 0.00 | 0.00 | 0.00 | 0.00 | 0.00 | 0.00 | 0.00 | 0.00 | 0.00 | 0.00 | 0 | 0.00 |
| 阴道 | C52 | 0.65 | 0.00 | 1.34 | 0.00 | 0.00 | 0.00 | 1.06 | 0.76 | 0.00 | 0.04 | 0.04 | 1 | 0.48 |
| 子宫颈 | C53 | 2.60 | 0.00 | 4.02 | 5.28 | 0.00 | 0.00 | 1.84 | 2.23 | 7.33 | 0.20 | 0.20 | 4 | 1.93 |
| 子宫体 | C54 | 9.10 | 0.00 | 4.02 | 42.21 | 32.26 | 0.00 | 7.20 | 8.47 | 24.76 | 0.83 | 0.83 | 14 | 6.76 |
| 子宫恶性肿瘤、未注明部位 | C55 | 0.00 | 0.00 | 0.00 | 0.00 | 0.00 | 0.00 | 0.00 | 0.00 | 0.00 | 0.00 | 0.00 | 0 | 0.00 |
| 卵巢 | C56 | 1.30 | 0.00 | 2.68 | 0.00 | 0.00 | 0.00 | 0.87 | 1.03 | 3.47 | 0.09 | 0.09 | 2 | 0.97 |
| 其他和未说明的女性生殖器官恶性肿瘤 | C57 | 0.00 | 0.00 | 0.00 | 0.00 | 0.00 | 0.00 | 0.00 | 0.00 | 0.00 | 0.00 | 0.00 | 0 | 0.00 |
| 胎盘 | C58 | 0.00 | 0.00 | 0.00 | 0.00 | 0.00 | 0.00 | 0.00 | 0.00 | 0.00 | 0.00 | 0.00 | 0 | 0.00 |
| 阴茎 | C60 | 1.30 | 0.00 | 2.68 | 0.00 | 0.00 | 0.00 | 0.82 | 0.91 | 3.25 | 0.08 | 0.08 | 2 | 0.97 |
| 前列腺 | C61 | 0.00 | 0.00 | 0.00 | 0.00 | 0.00 | 0.00 | 0.00 | 0.00 | 0.00 | 0.00 | 0.00 | 0 | 0.00 |
| 睾丸 | C62 | 0.00 | 0.00 | 0.00 | 0.00 | 0.00 | 0.00 | 0.00 | 0.00 | 0.00 | 0.00 | 0.00 | 0 | 0.00 |
| 其他和未说明的男性生殖器官恶性肿瘤 | C63 | 0.00 | 0.00 | 0.00 | 0.00 | 0.00 | 0.00 | 0.00 | 0.00 | 0.00 | 0.00 | 0.00 | 0 | 0.00 |
| 肾脏 | C64 | 0.65 | 0.00 | 0.00 | 5.28 | 0.00 | 0.00 | 0.43 | 0.55 | 1.73 | 0.05 | 0.05 | 1 | 0.48 |
| 肾盂、肾盏 | C65 | 0.00 | 0.00 | 0.00 | 0.00 | 0.00 | 0.00 | 0.00 | 0.00 | 0.00 | 0.00 | 0.00 | 0 | 0.00 |

（续上表）

| 部位或病种 | ICD—10 | 粗率 | 0～ | 15～ | 45～ | 55～ | 65＋ | 中标率 | 世标率 | 35～64 岁截缩率 | 0～64 岁累积率 | 0～74 岁累积率 | 例数 | 构成比 |
|---|---|---|---|---|---|---|---|---|---|---|---|---|---|---|
| 输尿管 | C66 | 0.00 | 0.00 | 0.00 | 0.00 | 0.00 | 0.00 | 0.00 | 0.00 | 0.00 | 0.00 | 0.00 | 0 | 0.00 |
| 膀胱 | C67 | 2.60 | 0.00 | 0.00 | 0.00 | 0.00 | 32.79 | 1.64 | 2.13 | 0.00 | 0.00 | 0.26 | 4 | 1.93 |
| 其他和未说明的泌尿器官 | C68 | 0.00 | 0.00 | 0.00 | 0.00 | 0.00 | 0.00 | 0.00 | 0.00 | 0.00 | 0.00 | 0.00 | 0 | 0.00 |
| 眼 | C69 | 0.65 | 2.58 | 0.00 | 0.00 | 0.00 | 0.00 | 0.83 | 1.08 | 0.00 | 0.04 | 0.04 | 1 | 0.48 |
| 脑、神经系统 | C70—72、D | 1.95 | 2.58 | 1.34 | 5.28 | 0.00 | 0.00 | 1.71 | 1.60 | 3.35 | 0.12 | 0.12 | 3 | 1.45 |
| 甲状腺 | C73 | 3.25 | 0.00 | 4.02 | 5.28 | 0.00 | 8.20 | 2.36 | 2.83 | 5.42 | 0.18 | 0.30 | 5 | 2.42 |
| 肾上腺 | C74 | 0.00 | 0.00 | 0.00 | 0.00 | 0.00 | 0.00 | 0.00 | 0.00 | 0.00 | 0.00 | 0.00 | 0 | 0.00 |
| 其他内分泌腺 | C75 | 0.65 | 0.00 | 0.00 | 0.00 | 0.00 | 8.20 | 0.51 | 0.72 | 0.00 | 0.00 | 0.12 | 1 | 0.48 |
| 霍奇金氏病 | C81 | 0.00 | 0.00 | 0.00 | 0.00 | 0.00 | 0.00 | 0.00 | 0.00 | 0.00 | 0.00 | 0.00 | 0 | 0.00 |
| 非霍奇金氏病 | C82—85、C96 | 1.95 | 0.00 | 1.34 | 0.00 | 10.75 | 8.20 | 1.15 | 1.92 | 4.00 | 0.15 | 0.15 | 3 | 1.45 |
| 多发性骨髓瘤和恶性浆细胞肿瘤 | C90 | 0.00 | 0.00 | 0.00 | 0.00 | 0.00 | 0.00 | 0.00 | 0.00 | 0.00 | 0.00 | 0.00 | 0 | 0.00 |
| 淋巴细胞白血病 | C91 | 1.95 | 5.17 | 1.34 | 0.00 | 0.00 | 0.00 | 2.35 | 2.91 | 0.00 | 0.14 | 0.14 | 3 | 1.45 |
| 髓细胞性白血病 | C92 | 3.25 | 5.17 | 2.68 | 0.00 | 0.00 | 8.20 | 3.06 | 3.32 | 0.00 | 0.16 | 0.16 | 5 | 2.42 |
| 单核细胞性白血病 | C93 | 0.00 | 0.00 | 0.00 | 0.00 | 0.00 | 0.00 | 0.00 | 0.00 | 0.00 | 0.00 | 0.00 | 0 | 0.00 |
| 其他指明的白血病 | C94 | 0.00 | 0.00 | 0.00 | 0.00 | 0.00 | 0.00 | 0.00 | 0.00 | 0.00 | 0.00 | 0.00 | 0 | 0.00 |
| 未指明细胞类型的白血病 | C95 | 0.65 | 2.58 | 0.00 | 0.00 | 0.00 | 0.00 | 0.87 | 0.60 | 0.00 | 0.03 | 0.03 | 1 | 0.48 |
| 独立的多个部位的（原发性）恶性肿瘤 | C97 | 0.00 | 0.00 | 0.00 | 0.00 | 0.00 | 0.00 | 0.00 | 0.00 | 0.00 | 0.00 | 0.00 | 0 | 0.00 |
| 其他及不明部位 | C26、39、48、76—80 | 4.55 | 0.00 | 1.34 | 15.83 | 21.51 | 8.20 | 3.54 | 4.53 | 10.50 | 0.42 | 0.57 | 7 | 1.45 |
| 除 C44 合计 | | 132.01 | 18.08 | 80.41 | 300.76 | 365.67 | 368.93 | 101.26 | 123.82 | 261.66 | 9.29 | 12.65 | 203 | 98.07 |
| 合计 | | 134.61 | 18.08 | 83.09 | 300.76 | 365.67 | 385.32 | 102.78 | 125.97 | 263.51 | 9.37 | 12.88 | 207 | 100.00 |

注：中标率即中国标化发病率，世标率即世界标化发病率。

## 六、大涌镇恶性肿瘤发病概况

### 1. 大涌镇简介

大涌镇是中山市下辖的一个镇，俗称隆都，位于中山市的西部，地处北纬 22°0′26″，北部与横栏镇相连，东北与沙溪镇毗邻，东南与中山市的南区接壤，南部与板芙镇交界，西隔西江的分支磨刀门水道，和江门市新会区大鳌镇相望。总面积 39.52 平方公里，下辖 5 个社区居民委员会、3 个村民委员会，户籍人口 2.93 万人，非户籍人口 4.34 万人，旅外乡亲 3 万余人。大涌镇属亚热带季风气候，雨量充沛，常年阳光充足，年平均日照为 1843 小时，占年可照时数的 42%，气候温和，年平均气温为 21.8℃，霜期短甚至基本无霜期。大涌镇地势中高南北低，东西临河，中部为低山丘陵，南部属中山市的西南部平原，北部属中山市的北部平原。

大涌镇是中山市政府指定发展红木傢俬的工业重镇，也是中国最大的红木傢俬生产基地。牛仔服制衣业是大涌镇的第 2 大专门工业，并拥有一些国内外知名度高的品牌。大涌镇居民使用的方言属中山闽南语中的隆都话音系，此外，还有部分人讲粤语和普通话。主要民族为汉族，占全镇人口的 99.77%，少数民族有壮族、瑶族、布依族、土家族、回族、黎族等，分别从工、从教、从商、婚嫁迁入大涌。[13]

### 2. 人口资料

2000—2004 年期间中山市大涌镇共有人口 142619 人，其中男性 71171 人，女性 71448 人，男女人口数比值为 1.00（表 137），人口数增长率为 2.97%，其中男性增长率为 3.24%，女性为 2.72%。

**表 137　中山市大涌镇 2000—2004 年年中人口构成（N）**

| 年份 | 男 | 女 | 合计 | 比值 |
|---|---|---|---|---|
| 2000 | 13970 | 14173 | 28143 | 0.99 |
| 2001 | 14144 | 14222 | 28366 | 0.99 |
| 2002 | 14258 | 14163 | 28421 | 1.01 |
| 2003 | 14376 | 14332 | 28708 | 1.00 |
| 2004 | 14423 | 14558 | 28981 | 0.99 |
| 合计 | 71171 | 71448 | 142619 | 1.00 |

期间大涌镇不同年龄段男女人口数比值随年龄增长而逐渐下降，19 岁以前大于 1，20～64 岁年龄段波动于 0.92～1.03 之间，65 岁以后小于 1 并持续下降。1 岁以下男女人口数比值最大，为 1.19，85 岁以上年龄组最小，为 0.40（表 138）。

**表 138　中山市大涌镇 2000—2004 年年中人口年龄别构成（N）**

| 年龄组 | 男 | 女 | 合计 | 比值 |
|---|---|---|---|---|
| 0～ | 967 | 813 | 1780 | 1.19 |
| 1～ | 4455 | 3816 | 8271 | 1.17 |
| 5～ | 6245 | 5629 | 11874 | 1.11 |
| 10～ | 7223 | 6752 | 13975 | 1.07 |
| 15～ | 5625 | 5333 | 10958 | 1.05 |
| 20～ | 4821 | 4933 | 9754 | 0.98 |
| 25～ | 6176 | 6686 | 12862 | 0.92 |
| 30～ | 6615 | 7122 | 13737 | 0.93 |
| 35～ | 6100 | 6167 | 12267 | 0.99 |
| 40～ | 4878 | 4746 | 9624 | 1.03 |
| 45～ | 5069 | 5024 | 10093 | 1.01 |
| 50～ | 3732 | 3751 | 7483 | 0.99 |
| 55～ | 2181 | 2203 | 4384 | 0.99 |
| 60～ | 2143 | 2096 | 4239 | 1.02 |
| 65～ | 1884 | 1996 | 3880 | 0.94 |
| 70～ | 1485 | 1711 | 3196 | 0.87 |
| 75～ | 900 | 1330 | 2230 | 0.68 |
| 80～ | 447 | 779 | 1226 | 0.57 |
| 85＋ | 225 | 561 | 786 | 0.40 |
| 合计 | 71171 | 71448 | 142619 | 1.00 |

大涌镇人口年龄别构成主要以 0～19 岁、20～39 岁和 40～59 岁年龄组为主，其男性人口数分别占同期大涌镇男性人口总数的 35％、33％和 22％，女性分别占 31％、35％和 22％（图 89、图 90、图 91 ）。

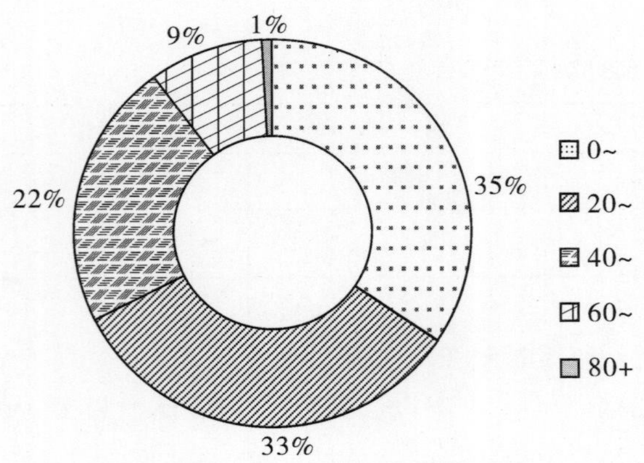


**图 89　中山市大涌镇 2000—2004 年年中男性人口年龄构成**

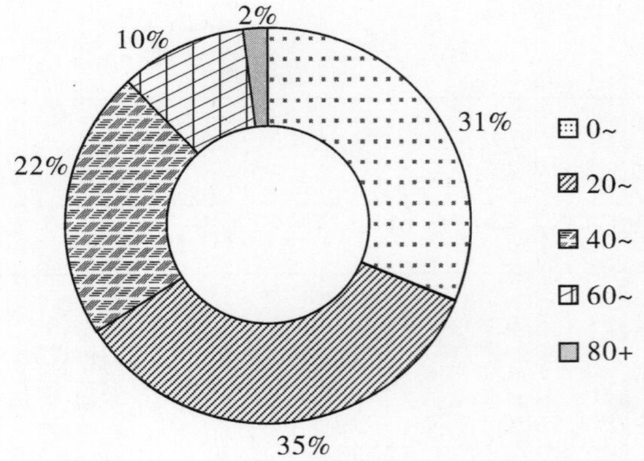


**图 90　中山市大涌镇 2000—2004 年年中女性人口年龄构成**

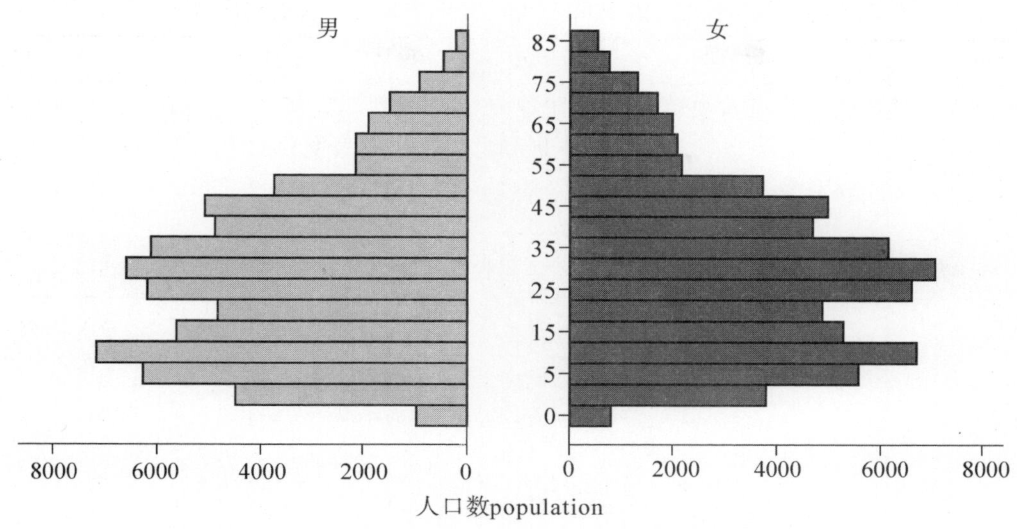


**图 91　中山市大涌镇 2000—2004 年人口金字塔图**

## 3. 资料质量

2000—2004 年期间中山市大涌镇恶性肿瘤新发患者病理诊断率为 83.19%，骨髓和细胞学诊断率为 1.29%，影像学诊断率为 15.52%，死亡补发病比例为 0.00%（表 139），发病部位不明恶性肿瘤数占同期大涌镇恶性肿瘤发病总数的 2.59%，其中以呼吸和消化器官继发肿瘤为主（表 140）。

**表 139　中山市大涌镇 2000—2004 年新发恶性肿瘤各类诊断依据所占比例（N,%）**

| 诊断依据 | 例数 | 构成比 |
|---|---|---|
| 死亡补发病（DCO） | 0 | 0.00 |
| CT、MR 与 B 超等影像学 | 36 | 15.52 |
| 骨髓、细胞学 | 3 | 1.29 |
| 病理 | 193 | 83.19 |
| 合计 | 232 | 100.00 |

**表 140　中山市大涌镇 2000—2004 年发病部位不明恶性肿瘤构成（N,%）**

| 部位 | ICD—10 | 例数 | 构成比 |
|---|---|---|---|
| 其他和不明确的消化器官 | C26 | 0 | 0.00 |
| 其他和不明确的呼吸和胸腔内器官 | C39 | 0 | 0.00 |
| 腹膜后和腹膜 | C48 | 2 | 33.33 |
| 其他和不明确部位 | C76 | 0 | 0.00 |
| 淋巴结继发和未指明 | C77 | 1 | 16.67 |
| 呼吸和消化器官继发 | C78 | 3 | 50.00 |
| 其他部位继发 | C79 | 0 | 0.00 |
| 未特别说明（NOS） | C80 | 0 | 0.00 |
| 合计 | | 6 | 100.00 |

## 4. 发病概况

2000—2004 年期间中山市大涌镇共有恶性肿瘤新发患者 232 例，其中男性 124 例，女性 108 例，男女发病比例为 1.15。男性发病粗率、中国和世界标化发病率分别为 174.23/$10^5$、136.77/$10^5$ 和 181.07/$10^5$，女性分别为 151.16/$10^5$、109.52/$10^5$ 和 137.86/$10^5$（表 141、表 142）。

**表 141 中山市大涌镇 2000—2004 年男性恶性肿瘤发病概况（N，1/$10^5$，%）**

| 年份 | 例数 | 粗率 | 中标率 | 世标率 | 35～64 岁截缩率 | 0～64 岁累积率 | 0～74 岁累积率 |
|---|---|---|---|---|---|---|---|
| 2000 | 24 | 171.80 | 135.32 | 185.00 | 282.23 | 10.61 | 20.08 |
| 2001 | 22 | 155.54 | 131.94 | 162.38 | 263.10 | 9.90 | 17.92 |
| 2002 | 22 | 154.30 | 117.38 | 158.12 | 230.66 | 8.23 | 25.65 |
| 2003 | 23 | 159.99 | 113.41 | 148.24 | 147.84 | 5.35 | 16.32 |
| 2004 | 33 | 228.81 | 185.39 | 251.02 | 414.77 | 15.78 | 27.32 |
| 合计 | 124 | 174.23 | 136.77 | 181.07 | 267.81 | 9.98 | 21.47 |

注：中标率为中国标化发病率，世标率为世界标化发病率。

**表 142 中山市大涌镇 2000—2004 年女性恶性肿瘤发病概况（N，1/$10^5$，%）**

| 年份 | 例数 | 粗率 | 中标率 | 世标率 | 35～64 岁截缩率 | 0～64 岁累积率 | 0～74 岁累积率 |
|---|---|---|---|---|---|---|---|
| 2000 | 20 | 141.12 | 111.70 | 139.68 | 289.35 | 10.03 | 16.77 |
| 2001 | 22 | 154.69 | 101.79 | 128.22 | 240.14 | 7.11 | 14.03 |
| 2002 | 17 | 120.04 | 85.96 | 117.39 | 238.99 | 9.17 | 13.38 |
| 2003 | 20 | 139.55 | 102.63 | 126.88 | 303.87 | 9.81 | 13.76 |
| 2004 | 29 | 199.21 | 144.67 | 176.23 | 359.06 | 11.88 | 18.43 |
| 合计 | 108 | 151.16 | 109.52 | 137.86 | 286.69 | 9.61 | 15.29 |

注：中标率为中国标化发病率，世标率为世界标化发病率。

**表 143 中山市大涌镇 2000—2004 年男女合计恶性肿瘤发病概况（N，1/$10^5$，%）**

| 年份 | 例数 | 粗率 | 中标率 | 世标率 | 35～64 岁截缩率 | 0～64 岁累积率 | 0～74 岁累积率 |
|---|---|---|---|---|---|---|---|
| 2000 | 44 | 156.35 | 121.45 | 158.07 | 286.16 | 10.34 | 18.46 |
| 2001 | 44 | 155.12 | 116.06 | 144.39 | 250.73 | 8.48 | 16.02 |

（续上表）

| 年份 | 例数 | 粗率 | 中标率 | 世标率 | 35～64 岁截缩率 | 0～64 岁累积率 | 0～74 岁累积率 |
|---|---|---|---|---|---|---|---|
| 2002 | 39 | 137.22 | 100.80 | 137.80 | 234.86 | 8.70 | 19.14 |
| 2003 | 43 | 149.79 | 104.46 | 131.51 | 225.67 | 7.57 | 14.79 |
| 2004 | 62 | 213.94 | 163.03 | 208.46 | 387.08 | 13.85 | 22.77 |
| 合计 | 232 | 162.67 | 121.29 | 156.20 | 277.22 | 9.80 | 18.25 |

注：中标率为中国标化发病率，世标率为世界标化发病率。

## 5. 年龄别发病率

2000—2004 年期间中山市大涌镇恶性肿瘤年龄别发病率从 30 岁左右迅速上升，男性 85 岁以上年龄组达高峰，女性则 50 岁左右达高峰，其后下降，65 岁以后发病相对稳定（图 92）。

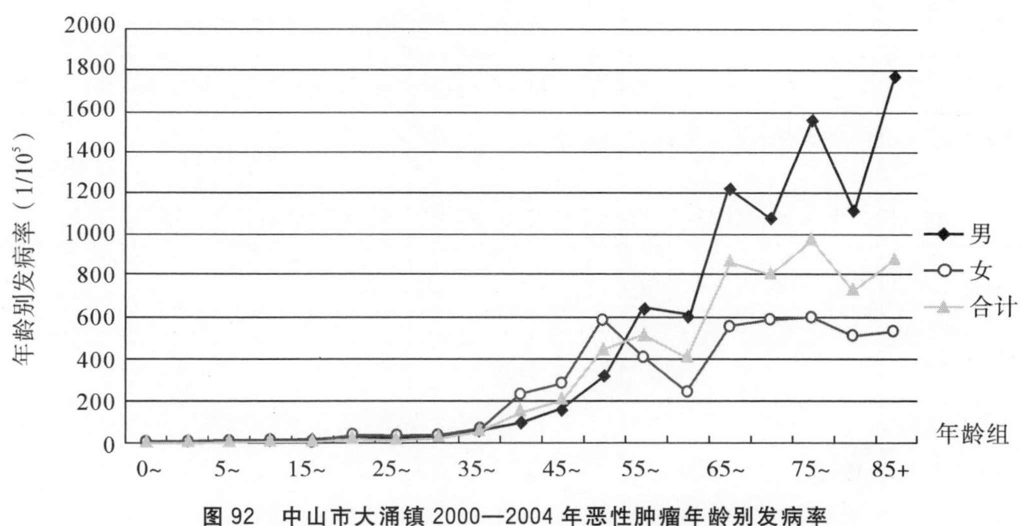


**图 92　中山市大涌镇 2000—2004 年恶性肿瘤年龄别发病率**

除 10～14 岁、20～29 岁和 40～54 岁 6 个年龄组女性发病多于男性外，大涌镇其他年龄组男性恶性肿瘤发病多于女性，尤以 85 岁后年龄组最为明显，其男女发病率比值为 3.32（表 144）。

**表 144　中山市大涌镇 2000—2004 年恶性肿瘤年龄别发病率（$1/10^5$）**

| 年龄组 | 男 | 女 | 合计 | 比值 |
|---|---|---|---|---|
| 0～ | 0.00 | 0.00 | 0.00 | 0.00 |
| 1～ | 0.00 | 0.00 | 0.00 | 0.00 |
| 5～ | 0.00 | 0.00 | 0.00 | 0.00 |
| 10～ | 0.00 | 14.82 | 7.16 | 0.00 |

（续上表）

| 年龄组 | 男 | 女 | 合计 | 比值 |
|---|---|---|---|---|
| 15～ | 17.78 | 0.00 | 9.12 | 0.00 |
| 20～ | 20.74 | 40.55 | 30.76 | 0.51 |
| 25～ | 16.19 | 29.91 | 23.33 | 0.54 |
| 30～ | 45.35 | 28.08 | 36.40 | 1.61 |
| 35～ | 65.57 | 64.86 | 65.21 | 1.01 |
| 40～ | 102.51 | 231.75 | 166.24 | 0.44 |
| 45～ | 157.81 | 278.65 | 217.95 | 0.57 |
| 50～ | 321.57 | 586.54 | 454.39 | 0.55 |
| 55～ | 641.77 | 408.46 | 524.54 | 1.57 |
| 60～ | 606.75 | 238.58 | 424.68 | 2.54 |
| 65～ | 1221.10 | 551.21 | 876.56 | 2.22 |
| 70～ | 1077.27 | 584.50 | 813.67 | 1.84 |
| 75～ | 1556.41 | 601.55 | 987.41 | 2.59 |
| 80～ | 1119.77 | 513.27 | 734.82 | 2.18 |
| 85＋ | 1776.62 | 534.56 | 891.38 | 3.32 |
| 合计 | 174.23 | 151.16 | 162.67 | 1.15 |

大涌镇恶性肿瘤发病年龄主要集中在 40～59 岁和 60～79 岁年龄段，其男性发病数分别占同期大涌镇男性恶性肿瘤发病总数的 31％和 54％，女性分别占 53％和 31％（图 93、图 94 ）。

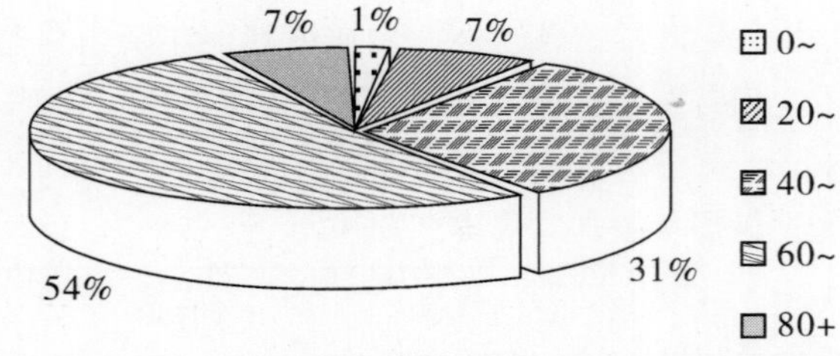


图 93　中山市大涌镇 2000—2004 年男性恶性肿瘤发病年龄构成

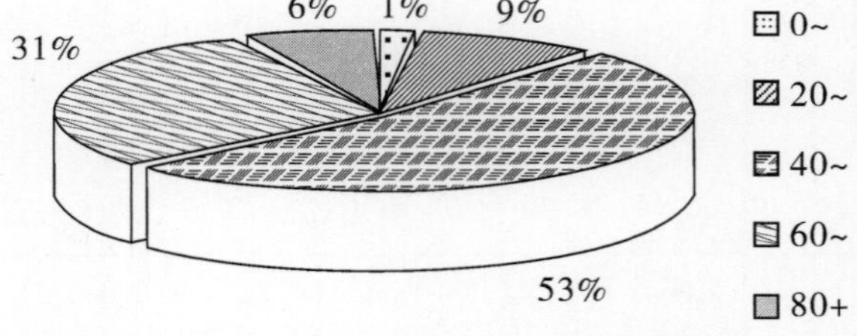


图 94　中山市大涌镇 2000—2004 年女性恶性肿瘤发病年龄构成

表 145　中山市大涌镇 2000—2004 年男性恶性肿瘤年龄别发病率（1/10⁵）

| 部位或病种 | ICD—10 | 0～ | 1～ | 5～ | 10～ | 15～ | 20～ | 25～ | 30～ | 35～ | 40～ | 45～ | 50～ | 55～ | 60～ | 65～ | 70～ | 75～ | 80～ | 85＋ | 合计 |
|---|---|---|---|---|---|---|---|---|---|---|---|---|---|---|---|---|---|---|---|---|---|
| 唇 | C00 | 0.00 | 0.00 | 0.00 | 0.00 | 0.00 | 0.00 | 0.00 | 0.00 | 0.00 | 0.00 | 0.00 | 0.00 | 0.00 | 0.00 | 0.00 | 0.00 | 0.00 | 0.00 | 0.00 | 0.00 |
| 舌 | C01—02 | 0.00 | 0.00 | 0.00 | 0.00 | 0.00 | 0.00 | 0.00 | 0.00 | 0.00 | 0.00 | 19.73 | 0.00 | 0.00 | 0.00 | 0.00 | 67.33 | 0.00 | 0.00 | 0.00 | 2.81 |
| 口 | C03—06 | 0.00 | 0.00 | 0.00 | 0.00 | 0.00 | 0.00 | 0.00 | 0.00 | 0.00 | 0.00 | 0.00 | 0.00 | 0.00 | 0.00 | 53.09 | 0.00 | 111.17 | 0.00 | 0.00 | 2.81 |
| 唾液腺 | C07—08 | 0.00 | 0.00 | 0.00 | 0.00 | 0.00 | 0.00 | 0.00 | 0.00 | 0.00 | 0.00 | 0.00 | 0.00 | 0.00 | 0.00 | 0.00 | 0.00 | 0.00 | 0.00 | 0.00 | 0.00 |
| 扁桃腺 | C09 | 0.00 | 0.00 | 0.00 | 0.00 | 0.00 | 0.00 | 0.00 | 0.00 | 0.00 | 0.00 | 0.00 | 0.00 | 0.00 | 0.00 | 0.00 | 0.00 | 0.00 | 0.00 | 0.00 | 0.00 |
| 其他口咽部 | C10 | 0.00 | 0.00 | 0.00 | 0.00 | 0.00 | 0.00 | 0.00 | 0.00 | 0.00 | 0.00 | 0.00 | 26.80 | 0.00 | 0.00 | 0.00 | 0.00 | 0.00 | 0.00 | 0.00 | 1.41 |
| 鼻咽部 | C11 | 0.00 | 0.00 | 0.00 | 0.00 | 0.00 | 20.74 | 16.19 | 15.12 | 49.18 | 20.50 | 19.73 | 133.99 | 137.52 | 46.67 | 0.00 | 0.00 | 111.17 | 0.00 | 0.00 | 25.29 |
| 喉咽部 | C12—13 | 0.00 | 0.00 | 0.00 | 0.00 | 0.00 | 0.00 | 0.00 | 0.00 | 0.00 | 20.50 | 0.00 | 0.00 | 0.00 | 46.67 | 0.00 | 0.00 | 0.00 | 0.00 | 0.00 | 2.81 |
| 唇，口腔和咽的其他部位和具体部位不明 | C14 | 0.00 | 0.00 | 0.00 | 0.00 | 0.00 | 0.00 | 0.00 | 0.00 | 0.00 | 0.00 | 0.00 | 0.00 | 0.00 | 0.00 | 0.00 | 0.00 | 0.00 | 0.00 | 0.00 | 0.00 |
| 食管 | C15 | 0.00 | 0.00 | 0.00 | 0.00 | 0.00 | 0.00 | 0.00 | 0.00 | 0.00 | 0.00 | 19.73 | 0.00 | 0.00 | 46.67 | 53.09 | 67.33 | 0.00 | 0.00 | 0.00 | 5.62 |
| 胃 | C16 | 0.00 | 0.00 | 0.00 | 0.00 | 0.00 | 0.00 | 0.00 | 15.12 | 0.00 | 0.00 | 0.00 | 0.00 | 45.84 | 46.67 | 0.00 | 0.00 | 111.17 | 223.95 | 0.00 | 7.03 |
| 小肠 | C17 | 0.00 | 0.00 | 0.00 | 0.00 | 0.00 | 0.00 | 0.00 | 0.00 | 0.00 | 0.00 | 0.00 | 0.00 | 0.00 | 46.67 | 0.00 | 0.00 | 0.00 | 0.00 | 0.00 | 1.41 |
| 结肠 | C18 | 0.00 | 0.00 | 0.00 | 0.00 | 0.00 | 0.00 | 0.00 | 0.00 | 0.00 | 0.00 | 0.00 | 0.00 | 0.00 | 0.00 | 159.27 | 0.00 | 222.34 | 223.95 | 0.00 | 8.43 |
| 直肠和乙状结肠连接处 | C19—20 | 0.00 | 0.00 | 0.00 | 0.00 | 0.00 | 0.00 | 0.00 | 0.00 | 0.00 | 41.00 | 0.00 | 26.80 | 45.84 | 0.00 | 106.18 | 67.33 | 111.17 | 0.00 | 0.00 | 11.24 |
| 肛门 | C21 | 0.00 | 0.00 | 0.00 | 0.00 | 0.00 | 0.00 | 0.00 | 0.00 | 0.00 | 0.00 | 0.00 | 0.00 | 0.00 | 0.00 | 0.00 | 0.00 | 0.00 | 0.00 | 0.00 | 0.00 |
| 肝脏和肝内胆管 | C22 | 0.00 | 0.00 | 0.00 | 0.00 | 0.00 | 0.00 | 0.00 | 0.00 | 16.39 | 20.50 | 19.73 | 0.00 | 137.52 | 46.67 | 159.27 | 201.99 | 0.00 | 0.00 | 0.00 | 18.27 |
| 胆囊 | C23 | 0.00 | 0.00 | 0.00 | 0.00 | 0.00 | 0.00 | 0.00 | 0.00 | 0.00 | 0.00 | 0.00 | 0.00 | 45.84 | 0.00 | 0.00 | 0.00 | 0.00 | 0.00 | 0.00 | 1.41 |
| 肝外胆管 | C24 | 0.00 | 0.00 | 0.00 | 0.00 | 0.00 | 0.00 | 0.00 | 0.00 | 0.00 | 0.00 | 0.00 | 0.00 | 45.84 | 0.00 | 0.00 | 269.32 | 0.00 | 0.00 | 0.00 | 7.03 |
| 胰腺 | C25 | 0.00 | 0.00 | 0.00 | 0.00 | 0.00 | 0.00 | 0.00 | 0.00 | 0.00 | 0.00 | 19.73 | 0.00 | 0.00 | 0.00 | 53.09 | 0.00 | 0.00 | 0.00 | 0.00 | 2.81 |
| 鼻腔、中耳和副鼻窦 | C30—31 | 0.00 | 0.00 | 0.00 | 0.00 | 0.00 | 0.00 | 0.00 | 0.00 | 0.00 | 0.00 | 0.00 | 0.00 | 0.00 | 0.00 | 0.00 | 67.33 | 0.00 | 0.00 | 0.00 | 1.41 |
| 喉 | C32 | 0.00 | 0.00 | 0.00 | 0.00 | 0.00 | 0.00 | 0.00 | 0.00 | 0.00 | 0.00 | 0.00 | 0.00 | 0.00 | 93.35 | 0.00 | 67.33 | 111.17 | 0.00 | 0.00 | 5.62 |
| 气管、支气管和肺 | C33—34 | 0.00 | 0.00 | 0.00 | 0.00 | 0.00 | 0.00 | 0.00 | 0.00 | 0.00 | 0.00 | 39.45 | 26.80 | 91.68 | 140.02 | 265.46 | 201.99 | 667.03 | 223.95 | 888.31 | 35.13 |

（续上表）

| 部位或病种 | ICD—10 | 0～ | 1～ | 5～ | 10～ | 15～ | 20～ | 25～ | 30～ | 35～ | 40～ | 45～ | 50～ | 55～ | 60～ | 65～ | 70～ | 75～ | 80～ | 85＋ | 合计 |
|---|---|---|---|---|---|---|---|---|---|---|---|---|---|---|---|---|---|---|---|---|---|
| 其他呼吸器官 | C37－38 | 0.00 | 0.00 | 0.00 | 0.00 | 0.00 | 0.00 | 0.00 | 0.00 | 0.00 | 0.00 | 0.00 | 0.00 | 0.00 | 0.00 | 0.00 | 0.00 | 0.00 | 0.00 | 0.00 | 0.00 |
| 骨和关节软骨 | C40－41 | 0.00 | 0.00 | 0.00 | 0.00 | 17.78 | 0.00 | 0.00 | 0.00 | 0.00 | 0.00 | 0.00 | 0.00 | 0.00 | 0.00 | 0.00 | 0.00 | 0.00 | 0.00 | 0.00 | 1.41 |
| 皮肤恶性黑色素瘤 | C43 | 0.00 | 0.00 | 0.00 | 0.00 | 0.00 | 0.00 | 0.00 | 0.00 | 0.00 | 0.00 | 0.00 | 0.00 | 0.00 | 0.00 | 0.00 | 0.00 | 0.00 | 0.00 | 0.00 | 0.00 |
| 皮肤其他恶性肿瘤 | C44 | 0.00 | 0.00 | 0.00 | 0.00 | 0.00 | 0.00 | 0.00 | 0.00 | 0.00 | 0.00 | 0.00 | 0.00 | 0.00 | 0.00 | 0.00 | 0.00 | 0.00 | 0.00 | 0.00 | 0.00 |
| Kaposi 氏肉瘤 | C46 | 0.00 | 0.00 | 0.00 | 0.00 | 0.00 | 0.00 | 0.00 | 0.00 | 0.00 | 0.00 | 0.00 | 0.00 | 0.00 | 0.00 | 0.00 | 0.00 | 0.00 | 0.00 | 0.00 | 0.00 |
| 乳房 | C50 | 0.00 | 0.00 | 0.00 | 0.00 | 0.00 | 0.00 | 0.00 | 0.00 | 0.00 | 0.00 | 0.00 | 0.00 | 0.00 | 0.00 | 0.00 | 0.00 | 0.00 | 0.00 | 0.00 | 0.00 |
| 外阴 | C51 | 0.00 | 0.00 | 0.00 | 0.00 | 0.00 | 0.00 | 0.00 | 0.00 | 0.00 | 0.00 | 0.00 | 0.00 | 0.00 | 0.00 | 0.00 | 0.00 | 0.00 | 0.00 | 0.00 | 0.00 |
| 阴道 | C52 | 0.00 | 0.00 | 0.00 | 0.00 | 0.00 | 0.00 | 0.00 | 0.00 | 0.00 | 0.00 | 0.00 | 0.00 | 0.00 | 0.00 | 0.00 | 0.00 | 0.00 | 0.00 | 0.00 | 0.00 |
| 子宫颈 | C53 | 0.00 | 0.00 | 0.00 | 0.00 | 0.00 | 0.00 | 0.00 | 0.00 | 0.00 | 0.00 | 0.00 | 0.00 | 0.00 | 0.00 | 0.00 | 0.00 | 0.00 | 0.00 | 0.00 | 0.00 |
| 子宫体 | C54 | 0.00 | 0.00 | 0.00 | 0.00 | 0.00 | 0.00 | 0.00 | 0.00 | 0.00 | 0.00 | 0.00 | 0.00 | 0.00 | 0.00 | 0.00 | 0.00 | 0.00 | 0.00 | 0.00 | 0.00 |
| 子宫恶性肿瘤、未注明部位 | C55 | 0.00 | 0.00 | 0.00 | 0.00 | 0.00 | 0.00 | 0.00 | 0.00 | 0.00 | 0.00 | 0.00 | 0.00 | 0.00 | 0.00 | 0.00 | 0.00 | 0.00 | 0.00 | 0.00 | 0.00 |
| 卵巢 | C56 | 0.00 | 0.00 | 0.00 | 0.00 | 0.00 | 0.00 | 0.00 | 0.00 | 0.00 | 0.00 | 0.00 | 0.00 | 0.00 | 0.00 | 0.00 | 0.00 | 0.00 | 0.00 | 0.00 | 0.00 |
| 其他和未说明的女性生殖器官恶性肿瘤 | C57 | 0.00 | 0.00 | 0.00 | 0.00 | 0.00 | 0.00 | 0.00 | 0.00 | 0.00 | 0.00 | 0.00 | 0.00 | 0.00 | 0.00 | 0.00 | 0.00 | 0.00 | 0.00 | 0.00 | 0.00 |
| 胎盘 | C58 | 0.00 | 0.00 | 0.00 | 0.00 | 0.00 | 0.00 | 0.00 | 0.00 | 0.00 | 0.00 | 0.00 | 0.00 | 0.00 | 0.00 | 0.00 | 0.00 | 0.00 | 0.00 | 0.00 | 0.00 |
| 阴茎 | C60 | 0.00 | 0.00 | 0.00 | 0.00 | 0.00 | 0.00 | 0.00 | 0.00 | 0.00 | 0.00 | 0.00 | 0.00 | 0.00 | 0.00 | 0.00 | 0.00 | 0.00 | 0.00 | 0.00 | 0.00 |
| 前列腺 | C61 | 0.00 | 0.00 | 0.00 | 0.00 | 0.00 | 0.00 | 0.00 | 0.00 | 0.00 | 0.00 | 0.00 | 0.00 | 0.00 | 0.00 | 106.18 | 0.00 | 111.17 | 0.00 | 888.31 | 7.03 |
| 睾丸 | C62 | 0.00 | 0.00 | 0.00 | 0.00 | 0.00 | 0.00 | 0.00 | 0.00 | 0.00 | 0.00 | 0.00 | 0.00 | 0.00 | 0.00 | 0.00 | 0.00 | 0.00 | 0.00 | 0.00 | 0.00 |
| 其他和未说明的男性生殖器官恶性肿瘤 | C63 | 0.00 | 0.00 | 0.00 | 0.00 | 0.00 | 0.00 | 0.00 | 0.00 | 0.00 | 0.00 | 0.00 | 0.00 | 0.00 | 0.00 | 0.00 | 0.00 | 0.00 | 0.00 | 0.00 | 0.00 |
| 肾脏 | C64 | 0.00 | 0.00 | 0.00 | 0.00 | 0.00 | 0.00 | 0.00 | 0.00 | 0.00 | 0.00 | 0.00 | 0.00 | 0.00 | 0.00 | 0.00 | 0.00 | 0.00 | 0.00 | 0.00 | 0.00 |
| 肾盂、肾盏 | C65 | 0.00 | 0.00 | 0.00 | 0.00 | 0.00 | 0.00 | 0.00 | 0.00 | 0.00 | 0.00 | 0.00 | 0.00 | 0.00 | 0.00 | 0.00 | 0.00 | 0.00 | 0.00 | 0.00 | 0.00 |
| 输尿管 | C66 | 0.00 | 0.00 | 0.00 | 0.00 | 0.00 | 0.00 | 0.00 | 0.00 | 0.00 | 0.00 | 0.00 | 0.00 | 0.00 | 0.00 | 0.00 | 0.00 | 0.00 | 0.00 | 0.00 | 0.00 |
| 膀胱 | C67 | 0.00 | 0.00 | 0.00 | 0.00 | 0.00 | 0.00 | 0.00 | 0.00 | 0.00 | 0.00 | 0.00 | 0.00 | 45.84 | 46.67 | 159.27 | 67.33 | 0.00 | 447.91 | 0.00 | 11.24 |

（续上表）

| 部位或病种 | ICD—10 | 0～ | 1～ | 5～ | 10～ | 15～ | 20～ | 25～ | 30～ | 35～ | 40～ | 45～ | 50～ | 55～ | 60～ | 65～ | 70～ | 75～ | 80～ | 85+ | 合计 |
|---|---|---|---|---|---|---|---|---|---|---|---|---|---|---|---|---|---|---|---|---|---|
| 其他和未说明的泌尿器官 | C68 | 0.00 | 0.00 | 0.00 | 0.00 | 0.00 | 0.00 | 0.00 | 0.00 | 0.00 | 0.00 | 0.00 | 0.00 | 0.00 | 0.00 | 0.00 | 0.00 | 0.00 | 0.00 | 0.00 | 0.00 |
| 眼 | C69 | 0.00 | 0.00 | 0.00 | 0.00 | 0.00 | 0.00 | 0.00 | 0.00 | 0.00 | 0.00 | 0.00 | 0.00 | 0.00 | 0.00 | 0.00 | 0.00 | 0.00 | 0.00 | 0.00 | 0.00 |
| 脑、神经系统 | C70—72、D | 0.00 | 0.00 | 0.00 | 0.00 | 0.00 | 0.00 | 0.00 | 15.12 | 0.00 | 0.00 | 0.00 | 26.80 | 0.00 | 0.00 | 53.09 | 0.00 | 0.00 | 0.00 | 0.00 | 4.22 |
| 甲状腺 | C73 | 0.00 | 0.00 | 0.00 | 0.00 | 0.00 | 0.00 | 0.00 | 0.00 | 0.00 | 0.00 | 0.00 | 0.00 | 0.00 | 0.00 | 0.00 | 0.00 | 0.00 | 0.00 | 0.00 | 0.00 |
| 肾上腺 | C74 | 0.00 | 0.00 | 0.00 | 0.00 | 0.00 | 0.00 | 0.00 | 0.00 | 0.00 | 0.00 | 0.00 | 0.00 | 0.00 | 0.00 | 0.00 | 0.00 | 0.00 | 0.00 | 0.00 | 0.00 |
| 其他内分泌腺 | C75 | 0.00 | 0.00 | 0.00 | 0.00 | 0.00 | 0.00 | 0.00 | 0.00 | 0.00 | 0.00 | 0.00 | 0.00 | 0.00 | 0.00 | 0.00 | 0.00 | 0.00 | 0.00 | 0.00 | 0.00 |
| 霍奇金氏病 | C81 | 0.00 | 0.00 | 0.00 | 0.00 | 0.00 | 0.00 | 0.00 | 0.00 | 0.00 | 0.00 | 0.00 | 0.00 | 0.00 | 0.00 | 0.00 | 0.00 | 0.00 | 0.00 | 0.00 | 0.00 |
| 非霍奇金氏病 | C82—85、C96 | 0.00 | 0.00 | 0.00 | 0.00 | 0.00 | 0.00 | 0.00 | 0.00 | 0.00 | 0.00 | 19.73 | 0.00 | 0.00 | 46.67 | 0.00 | 0.00 | 0.00 | 0.00 | 0.00 | 2.81 |
| 多发性骨髓瘤和恶性浆细胞肿瘤 | C90 | 0.00 | 0.00 | 0.00 | 0.00 | 0.00 | 0.00 | 0.00 | 0.00 | 0.00 | 0.00 | 0.00 | 26.80 | 0.00 | 0.00 | 0.00 | 0.00 | 0.00 | 0.00 | 0.00 | 1.41 |
| 淋巴细胞白血病 | C91 | 0.00 | 0.00 | 0.00 | 0.00 | 0.00 | 0.00 | 0.00 | 0.00 | 0.00 | 0.00 | 0.00 | 26.80 | 0.00 | 0.00 | 0.00 | 0.00 | 0.00 | 0.00 | 0.00 | 1.41 |
| 髓细胞性白血病 | C92 | 0.00 | 0.00 | 0.00 | 0.00 | 0.00 | 0.00 | 0.00 | 0.00 | 0.00 | 0.00 | 0.00 | 0.00 | 0.00 | 0.00 | 0.00 | 0.00 | 0.00 | 0.00 | 0.00 | 0.00 |
| 单核细胞性白血病 | C93 | 0.00 | 0.00 | 0.00 | 0.00 | 0.00 | 0.00 | 0.00 | 0.00 | 0.00 | 0.00 | 0.00 | 0.00 | 0.00 | 0.00 | 0.00 | 0.00 | 0.00 | 0.00 | 0.00 | 0.00 |
| 其他指明的白血病 | C94 | 0.00 | 0.00 | 0.00 | 0.00 | 0.00 | 0.00 | 0.00 | 0.00 | 0.00 | 0.00 | 0.00 | 0.00 | 0.00 | 0.00 | 0.00 | 0.00 | 0.00 | 0.00 | 0.00 | 0.00 |
| 未指明细胞类型的白血病 | C95 | 0.00 | 0.00 | 0.00 | 0.00 | 0.00 | 0.00 | 0.00 | 0.00 | 0.00 | 0.00 | 0.00 | 0.00 | 0.00 | 0.00 | 0.00 | 0.00 | 0.00 | 0.00 | 0.00 | 0.00 |
| 独立的多个部位的（原发性）恶性肿瘤 | C97 | 0.00 | 0.00 | 0.00 | 0.00 | 0.00 | 0.00 | 0.00 | 0.00 | 0.00 | 0.00 | 0.00 | 0.00 | 0.00 | 0.00 | 0.00 | 0.00 | 0.00 | 0.00 | 0.00 | 0.00 |
| 其他及不明部位 | C26、39、48、76—80 | 0.00 | 0.00 | 0.00 | 0.00 | 0.00 | 0.00 | 0.00 | 0.00 | 0.00 | 0.00 | 0.00 | 26.80 | 45.84 | 0.00 | 53.09 | 0.00 | 0.00 | 0.00 | 0.00 | 4.22 |
| 除 C44 合计 | | 0.00 | 0.00 | 0.00 | 0.00 | 17.78 | 20.74 | 16.19 | 45.35 | 65.57 | 102.51 | 157.81 | 321.57 | 641.77 | 606.75 | 1221.10 | 1077.27 | 1556.41 | 1119.77 | 1776.62 | 174.23 |
| 合计 | | 0.00 | 0.00 | 0.00 | 0.00 | 17.78 | 20.74 | 16.19 | 45.35 | 65.57 | 102.51 | 157.81 | 321.57 | 641.77 | 606.75 | 1221.10 | 1077.27 | 1556.41 | 1119.77 | 1776.62 | 174.23 |

表 146　中山市大涌镇 2000—2004 年女性恶性肿瘤年龄别发病率（1/10$^5$）

| 部位或病种 | ICD—10 | 0～ | 1～ | 5～ | 10～ | 15～ | 20～ | 25～ | 30～ | 35～ | 40～ | 45～ | 50～ | 55～ | 60～ | 65～ | 70～ | 75～ | 80～ | 85＋ | 合计 |
|---|---|---|---|---|---|---|---|---|---|---|---|---|---|---|---|---|---|---|---|---|---|
| 唇 | C00 | 0.00 | 0.00 | 0.00 | 0.00 | 0.00 | 0.00 | 0.00 | 0.00 | 0.00 | 0.00 | 0.00 | 0.00 | 0.00 | 0.00 | 0.00 | 0.00 | 0.00 | 0.00 | 0.00 | 0.00 |
| 舌 | C01—02 | 0.00 | 0.00 | 0.00 | 0.00 | 0.00 | 0.00 | 0.00 | 0.00 | 0.00 | 21.07 | 0.00 | 26.66 | 45.38 | 0.00 | 0.00 | 0.00 | 0.00 | 0.00 | 0.00 | 4.20 |
| 口 | C03—06 | 0.00 | 0.00 | 0.00 | 0.00 | 0.00 | 0.00 | 0.00 | 0.00 | 0.00 | 0.00 | 0.00 | 0.00 | 0.00 | 0.00 | 0.00 | 0.00 | 75.19 | 0.00 | 0.00 | 1.40 |
| 唾液腺 | C07—08 | 0.00 | 0.00 | 0.00 | 0.00 | 0.00 | 0.00 | 0.00 | 0.00 | 0.00 | 0.00 | 0.00 | 0.00 | 0.00 | 0.00 | 0.00 | 0.00 | 0.00 | 0.00 | 0.00 | 0.00 |
| 扁桃腺 | C09 | 0.00 | 0.00 | 0.00 | 0.00 | 0.00 | 0.00 | 0.00 | 0.00 | 0.00 | 0.00 | 0.00 | 0.00 | 0.00 | 0.00 | 0.00 | 0.00 | 0.00 | 0.00 | 0.00 | 0.00 |
| 其他口咽部 | C10 | 0.00 | 0.00 | 0.00 | 0.00 | 0.00 | 0.00 | 0.00 | 0.00 | 0.00 | 0.00 | 0.00 | 0.00 | 0.00 | 0.00 | 0.00 | 0.00 | 0.00 | 0.00 | 0.00 | 0.00 |
| 鼻咽部 | C11 | 0.00 | 0.00 | 0.00 | 0.00 | 0.00 | 0.00 | 0.00 | 0.00 | 32.43 | 21.07 | 39.81 | 106.64 | 45.38 | 47.72 | 0.00 | 58.45 | 75.19 | 0.00 | 0.00 | 18.20 |
| 喉咽部 | C12—13 | 0.00 | 0.00 | 0.00 | 0.00 | 0.00 | 0.00 | 0.00 | 0.00 | 0.00 | 0.00 | 0.00 | 0.00 | 0.00 | 0.00 | 0.00 | 0.00 | 0.00 | 0.00 | 0.00 | 0.00 |
| 唇，口腔和咽的其他部位和具体部位不明 | C14 | 0.00 | 0.00 | 0.00 | 0.00 | 0.00 | 0.00 | 0.00 | 0.00 | 0.00 | 0.00 | 0.00 | 0.00 | 0.00 | 0.00 | 0.00 | 0.00 | 0.00 | 0.00 | 0.00 | 0.00 |
| 食管 | C15 | 0.00 | 0.00 | 0.00 | 0.00 | 0.00 | 0.00 | 0.00 | 0.00 | 0.00 | 0.00 | 0.00 | 26.66 | 0.00 | 0.00 | 0.00 | 0.00 | 0.00 | 0.00 | 0.00 | 1.40 |
| 胃 | C16 | 0.00 | 0.00 | 0.00 | 0.00 | 0.00 | 0.00 | 0.00 | 0.00 | 16.22 | 0.00 | 0.00 | 26.66 | 45.38 | 0.00 | 0.00 | 0.00 | 0.00 | 0.00 | 0.00 | 4.20 |
| 小肠 | C17 | 0.00 | 0.00 | 0.00 | 0.00 | 0.00 | 0.00 | 0.00 | 0.00 | 0.00 | 0.00 | 0.00 | 0.00 | 0.00 | 0.00 | 0.00 | 0.00 | 0.00 | 0.00 | 0.00 | 0.00 |
| 结肠 | C18 | 0.00 | 0.00 | 0.00 | 0.00 | 0.00 | 0.00 | 0.00 | 0.00 | 0.00 | 0.00 | 0.00 | 0.00 | 0.00 | 0.00 | 150.33 | 292.25 | 150.39 | 0.00 | 178.19 | 15.40 |
| 直肠和乙状结肠连接处 | C19—20 | 0.00 | 0.00 | 0.00 | 0.00 | 0.00 | 0.00 | 0.00 | 0.00 | 0.00 | 21.07 | 19.90 | 26.66 | 0.00 | 47.72 | 50.11 | 0.00 | 0.00 | 128.32 | 0.00 | 8.40 |
| 肛门 | C21 | 0.00 | 0.00 | 0.00 | 0.00 | 0.00 | 0.00 | 0.00 | 0.00 | 0.00 | 0.00 | 0.00 | 0.00 | 0.00 | 0.00 | 0.00 | 0.00 | 0.00 | 0.00 | 0.00 | 0.00 |
| 肝脏和肝内胆管 | C22 | 0.00 | 0.00 | 0.00 | 0.00 | 0.00 | 0.00 | 0.00 | 0.00 | 0.00 | 0.00 | 0.00 | 0.00 | 0.00 | 0.00 | 50.11 | 0.00 | 0.00 | 0.00 | 0.00 | 1.40 |
| 胆囊 | C23 | 0.00 | 0.00 | 0.00 | 0.00 | 0.00 | 0.00 | 0.00 | 0.00 | 0.00 | 21.07 | 0.00 | 0.00 | 0.00 | 0.00 | 0.00 | 0.00 | 75.19 | 0.00 | 0.00 | 2.80 |
| 肝外胆管 | C24 | 0.00 | 0.00 | 0.00 | 0.00 | 0.00 | 0.00 | 0.00 | 0.00 | 0.00 | 0.00 | 0.00 | 0.00 | 0.00 | 47.72 | 0.00 | 0.00 | 0.00 | 0.00 | 0.00 | 1.40 |
| 胰腺 | C25 | 0.00 | 0.00 | 0.00 | 0.00 | 0.00 | 0.00 | 0.00 | 0.00 | 0.00 | 0.00 | 0.00 | 26.66 | 0.00 | 0.00 | 50.11 | 0.00 | 0.00 | 0.00 | 0.00 | 2.80 |
| 鼻腔、中耳和副鼻窦 | C30—31 | 0.00 | 0.00 | 0.00 | 0.00 | 0.00 | 0.00 | 0.00 | 0.00 | 0.00 | 0.00 | 0.00 | 0.00 | 0.00 | 0.00 | 0.00 | 0.00 | 0.00 | 0.00 | 0.00 | 0.00 |
| 喉 | C32 | 0.00 | 0.00 | 0.00 | 0.00 | 0.00 | 0.00 | 0.00 | 0.00 | 0.00 | 0.00 | 0.00 | 0.00 | 0.00 | 0.00 | 0.00 | 0.00 | 0.00 | 0.00 | 0.00 | 0.00 |
| 气管、支气管和肺 | C33—34 | 0.00 | 0.00 | 0.00 | 0.00 | 0.00 | 0.00 | 14.96 | 14.04 | 0.00 | 21.07 | 59.71 | 79.98 | 90.77 | 0.00 | 100.22 | 116.90 | 150.39 | 128.32 | 356.37 | 27.99 |

（续上表）

| 部位或病种 | ICD—10 | 0～ | 1～ | 5～ | 10～ | 15～ | 20～ | 25～ | 30～ | 35～ | 40～ | 45～ | 50～ | 55～ | 60～ | 65～ | 70～ | 75～ | 80～ | 85＋ | 合计 |
|---|---|---|---|---|---|---|---|---|---|---|---|---|---|---|---|---|---|---|---|---|---|
| 其他呼吸器官 | C37－38 | 0.00 | 0.00 | 0.00 | 0.00 | 0.00 | 0.00 | 0.00 | 0.00 | 0.00 | 0.00 | 0.00 | 0.00 | 0.00 | 0.00 | 0.00 | 0.00 | 0.00 | 0.00 | 0.00 | 0.00 |
| 骨和关节软骨 | C40－41 | 0.00 | 0.00 | 0.00 | 0.00 | 0.00 | 0.00 | 0.00 | 0.00 | 0.00 | 0.00 | 0.00 | 0.00 | 0.00 | 0.00 | 0.00 | 0.00 | 0.00 | 0.00 | 0.00 | 0.00 |
| 皮肤恶性黑色素瘤 | C43 | 0.00 | 0.00 | 0.00 | 0.00 | 0.00 | 0.00 | 0.00 | 0.00 | 0.00 | 0.00 | 0.00 | 0.00 | 0.00 | 0.00 | 0.00 | 0.00 | 0.00 | 128.32 | 0.00 | 1.40 |
| 皮肤其他恶性肿瘤 | C44 | 0.00 | 0.00 | 0.00 | 0.00 | 0.00 | 0.00 | 0.00 | 0.00 | 0.00 | 0.00 | 19.90 | 0.00 | 0.00 | 0.00 | 0.00 | 0.00 | 0.00 | 0.00 | 0.00 | 1.40 |
| 间皮瘤 | C45 | 0.00 | 0.00 | 0.00 | 0.00 | 0.00 | 0.00 | 0.00 | 0.00 | 0.00 | 0.00 | 0.00 | 26.66 | 0.00 | 0.00 | 0.00 | 0.00 | 0.00 | 0.00 | 0.00 | 1.40 |
| Kaposi 氏肉瘤 | C46 | 0.00 | 0.00 | 0.00 | 0.00 | 0.00 | 0.00 | 0.00 | 0.00 | 0.00 | 0.00 | 0.00 | 0.00 | 0.00 | 0.00 | 0.00 | 0.00 | 0.00 | 0.00 | 0.00 | 0.00 |
| 乳房 | C50 | 0.00 | 0.00 | 0.00 | 0.00 | 0.00 | 20.27 | 0.00 | 0.00 | 16.22 | 42.14 | 79.61 | 79.98 | 90.77 | 95.43 | 50.11 | 58.45 | 0.00 | 128.32 | 0.00 | 25.19 |
| 外阴 | C51 | 0.00 | 0.00 | 0.00 | 0.00 | 0.00 | 0.00 | 0.00 | 0.00 | 0.00 | 0.00 | 0.00 | 0.00 | 0.00 | 0.00 | 0.00 | 0.00 | 0.00 | 0.00 | 0.00 | 0.00 |
| 阴道 | C52 | 0.00 | 0.00 | 0.00 | 0.00 | 0.00 | 0.00 | 0.00 | 0.00 | 0.00 | 0.00 | 0.00 | 0.00 | 0.00 | 0.00 | 0.00 | 0.00 | 0.00 | 0.00 | 0.00 | 0.00 |
| 子宫颈 | C53 | 0.00 | 0.00 | 0.00 | 0.00 | 0.00 | 0.00 | 14.96 | 0.00 | 0.00 | 21.07 | 19.90 | 26.66 | 0.00 | 0.00 | 0.00 | 58.45 | 0.00 | 0.00 | 0.00 | 7.00 |
| 子宫体 | C54 | 0.00 | 0.00 | 0.00 | 0.00 | 0.00 | 0.00 | 0.00 | 14.04 | 0.00 | 0.00 | 19.90 | 79.98 | 90.77 | 0.00 | 0.00 | 0.00 | 0.00 | 0.00 | 0.00 | 9.80 |
| 子宫恶性肿瘤、未注明部位 | C55 | 0.00 | 0.00 | 0.00 | 0.00 | 0.00 | 0.00 | 0.00 | 0.00 | 0.00 | 21.07 | 0.00 | 0.00 | 0.00 | 0.00 | 0.00 | 0.00 | 0.00 | 0.00 | 0.00 | 1.40 |
| 卵巢 | C56 | 0.00 | 0.00 | 0.00 | 0.00 | 0.00 | 0.00 | 0.00 | 0.00 | 0.00 | 0.00 | 0.00 | 26.66 | 0.00 | 0.00 | 0.00 | 0.00 | 0.00 | 0.00 | 0.00 | 1.40 |
| 其他和未说明的女性生殖器官恶性肿瘤 | C57 | 0.00 | 0.00 | 0.00 | 0.00 | 0.00 | 0.00 | 0.00 | 0.00 | 0.00 | 0.00 | 0.00 | 0.00 | 0.00 | 0.00 | 0.00 | 0.00 | 0.00 | 0.00 | 0.00 | 0.00 |
| 胎盘 | C58 | 0.00 | 0.00 | 0.00 | 0.00 | 0.00 | 0.00 | 0.00 | 0.00 | 0.00 | 0.00 | 0.00 | 0.00 | 0.00 | 0.00 | 0.00 | 0.00 | 0.00 | 0.00 | 0.00 | 0.00 |
| 阴茎 | C60 | 0.00 | 0.00 | 0.00 | 0.00 | 0.00 | 0.00 | 0.00 | 0.00 | 0.00 | 0.00 | 0.00 | 0.00 | 0.00 | 0.00 | 0.00 | 0.00 | 0.00 | 0.00 | 0.00 | 0.00 |
| 前列腺 | C61 | 0.00 | 0.00 | 0.00 | 0.00 | 0.00 | 0.00 | 0.00 | 0.00 | 0.00 | 0.00 | 0.00 | 0.00 | 0.00 | 0.00 | 0.00 | 0.00 | 0.00 | 0.00 | 0.00 | 0.00 |
| 睾丸 | C62 | 0.00 | 0.00 | 0.00 | 0.00 | 0.00 | 0.00 | 0.00 | 0.00 | 0.00 | 0.00 | 0.00 | 0.00 | 0.00 | 0.00 | 0.00 | 0.00 | 0.00 | 0.00 | 0.00 | 0.00 |
| 其他和未说明的男性生殖器官恶性肿瘤 | C63 | 0.00 | 0.00 | 0.00 | 0.00 | 0.00 | 0.00 | 0.00 | 0.00 | 0.00 | 0.00 | 0.00 | 0.00 | 0.00 | 0.00 | 0.00 | 0.00 | 0.00 | 0.00 | 0.00 | 0.00 |
| 肾脏 | C64 | 0.00 | 0.00 | 0.00 | 0.00 | 0.00 | 0.00 | 0.00 | 0.00 | 0.00 | 0.00 | 0.00 | 0.00 | 0.00 | 0.00 | 0.00 | 0.00 | 0.00 | 0.00 | 0.00 | 0.00 |
| 肾盂、肾盏 | C65 | 0.00 | 0.00 | 0.00 | 0.00 | 0.00 | 0.00 | 0.00 | 0.00 | 0.00 | 0.00 | 0.00 | 0.00 | 0.00 | 0.00 | 0.00 | 0.00 | 0.00 | 0.00 | 0.00 | 0.00 |
| 输尿管 | C66 | 0.00 | 0.00 | 0.00 | 0.00 | 0.00 | 0.00 | 0.00 | 0.00 | 0.00 | 0.00 | 0.00 | 0.00 | 0.00 | 0.00 | 0.00 | 0.00 | 0.00 | 0.00 | 0.00 | 0.00 |

（续上表）

| 部位或病种 | ICD—10 | 0～ | 1～ | 5～ | 10～ | 15～ | 20～ | 25～ | 30～ | 35～ | 40～ | 45～ | 50～ | 55～ | 60～ | 65～ | 70～ | 75～ | 80～ | 85＋ | 合计 |
|---|---|---|---|---|---|---|---|---|---|---|---|---|---|---|---|---|---|---|---|---|---|
| 膀胱 | C67 | 0.00 | 0.00 | 0.00 | 0.00 | 0.00 | 20.27 | 0.00 | 0.00 | 0.00 | 0.00 | 0.00 | 0.00 | 0.00 | 0.00 | 0.00 | 0.00 | 0.00 | 0.00 | 0.00 | 1.40 |
| 其他和未说明的泌尿器官 | C68 | 0.00 | 0.00 | 0.00 | 0.00 | 0.00 | 0.00 | 0.00 | 0.00 | 0.00 | 0.00 | 0.00 | 0.00 | 0.00 | 0.00 | 0.00 | 0.00 | 0.00 | 0.00 | 0.00 | 0.00 |
| 眼 | C69 | 0.00 | 0.00 | 0.00 | 0.00 | 0.00 | 0.00 | 0.00 | 0.00 | 0.00 | 0.00 | 0.00 | 0.00 | 0.00 | 0.00 | 0.00 | 0.00 | 0.00 | 0.00 | 0.00 | 0.00 |
| 脑、神经系统 | C70—72、D | 0.00 | 0.00 | 0.00 | 0.00 | 0.00 | 0.00 | 0.00 | 0.00 | 0.00 | 0.00 | 19.90 | 26.66 | 0.00 | 0.00 | 0.00 | 0.00 | 0.00 | 0.00 | 0.00 | 2.80 |
| 甲状腺 | C73 | 0.00 | 0.00 | 0.00 | 0.00 | 0.00 | 0.00 | 0.00 | 0.00 | 0.00 | 42.14 | 0.00 | 0.00 | 0.00 | 0.00 | 0.00 | 0.00 | 0.00 | 0.00 | 0.00 | 2.80 |
| 肾上腺 | C74 | 0.00 | 0.00 | 0.00 | 0.00 | 0.00 | 0.00 | 0.00 | 0.00 | 0.00 | 0.00 | 0.00 | 0.00 | 0.00 | 0.00 | 0.00 | 0.00 | 0.00 | 0.00 | 0.00 | 0.00 |
| 其他内分泌腺 | C75 | 0.00 | 0.00 | 0.00 | 0.00 | 0.00 | 0.00 | 0.00 | 0.00 | 0.00 | 0.00 | 0.00 | 0.00 | 0.00 | 0.00 | 0.00 | 0.00 | 0.00 | 0.00 | 0.00 | 0.00 |
| 霍奇金氏病 | C81 | 0.00 | 0.00 | 0.00 | 0.00 | 0.00 | 0.00 | 0.00 | 0.00 | 0.00 | 0.00 | 0.00 | 0.00 | 0.00 | 0.00 | 0.00 | 0.00 | 0.00 | 0.00 | 0.00 | 0.00 |
| 非霍奇金氏病 | C82—85、C96 | 0.00 | 0.00 | 0.00 | 0.00 | 0.00 | 0.00 | 0.00 | 0.00 | 0.00 | 0.00 | 0.00 | 0.00 | 0.00 | 0.00 | 0.00 | 0.00 | 0.00 | 0.00 | 0.00 | 0.00 |
| 多发性骨髓瘤和恶性浆细胞肿瘤 | C90 | 0.00 | 0.00 | 0.00 | 0.00 | 0.00 | 0.00 | 0.00 | 0.00 | 0.00 | 0.00 | 0.00 | 0.00 | 0.00 | 0.00 | 0.00 | 0.00 | 0.00 | 0.00 | 0.00 | 0.00 |
| 淋巴细胞白血病 | C91 | 0.00 | 0.00 | 0.00 | 0.00 | 0.00 | 0.00 | 0.00 | 0.00 | 0.00 | 0.00 | 0.00 | 0.00 | 0.00 | 0.00 | 0.00 | 0.00 | 0.00 | 0.00 | 0.00 | 0.00 |
| 髓细胞性白血病 | C92 | 0.00 | 0.00 | 0.00 | 14.82 | 0.00 | 0.00 | 0.00 | 0.00 | 0.00 | 0.00 | 0.00 | 0.00 | 0.00 | 0.00 | 0.00 | 0.00 | 0.00 | 0.00 | 0.00 | 1.40 |
| 单核细胞性白血病 | C93 | 0.00 | 0.00 | 0.00 | 0.00 | 0.00 | 0.00 | 0.00 | 0.00 | 0.00 | 0.00 | 0.00 | 0.00 | 0.00 | 0.00 | 0.00 | 0.00 | 0.00 | 0.00 | 0.00 | 0.00 |
| 其他指明的白血病 | C94 | 0.00 | 0.00 | 0.00 | 0.00 | 0.00 | 0.00 | 0.00 | 0.00 | 0.00 | 0.00 | 0.00 | 0.00 | 0.00 | 0.00 | 0.00 | 0.00 | 0.00 | 0.00 | 0.00 | 0.00 |
| 未指明细胞类型的白血病 | C95 | 0.00 | 0.00 | 0.00 | 0.00 | 0.00 | 0.00 | 0.00 | 0.00 | 0.00 | 0.00 | 0.00 | 0.00 | 0.00 | 0.00 | 0.00 | 0.00 | 0.00 | 0.00 | 0.00 | 0.00 |
| 独立的多个部位的（原发性）恶性肿瘤 | C97 | 0.00 | 0.00 | 0.00 | 0.00 | 0.00 | 0.00 | 0.00 | 0.00 | 0.00 | 0.00 | 0.00 | 0.00 | 0.00 | 0.00 | 0.00 | 0.00 | 0.00 | 0.00 | 0.00 | 0.00 |
| 其他及不明部位 | C26、39、48、76—80 | 0.00 | 0.00 | 0.00 | 0.00 | 0.00 | 0.00 | 0.00 | 0.00 | 0.00 | 0.00 | 0.00 | 0.00 | 0.00 | 0.00 | 100.22 | 0.00 | 75.19 | 0.00 | 0.00 | 4.20 |
| 除 C44 合计 | | 0.00 | 0.00 | 0.00 | 14.82 | 0.00 | 40.55 | 29.91 | 28.08 | 64.86 | 231.75 | 258.74 | 586.54 | 408.46 | 238.58 | 551.21 | 584.50 | 601.55 | 513.27 | 534.56 | 149.76 |
| 合计 | | 0.00 | 0.00 | 0.00 | 14.82 | 0.00 | 40.55 | 29.91 | 28.08 | 64.86 | 231.75 | 278.65 | 586.54 | 408.46 | 238.58 | 551.21 | 584.50 | 601.55 | 513.27 | 534.56 | 151.16 |

表 147　中山市大涌镇 2000—2004 年男女合计恶性肿瘤年龄别发病率（1/10^5）

| 部位或病种 | ICD—10 | 0～ | 1～ | 5～ | 10～ | 15～ | 20～ | 25～ | 30～ | 35～ | 40～ | 45～ | 50～ | 55～ | 60～ | 65～ | 70～ | 75～ | 80～ | 85+ | 合计 |
|---|---|---|---|---|---|---|---|---|---|---|---|---|---|---|---|---|---|---|---|---|---|
| 唇 | C00 | 0.00 | 0.00 | 0.00 | 0.00 | 0.00 | 0.00 | 0.00 | 0.00 | 0.00 | 0.00 | 0.00 | 0.00 | 0.00 | 0.00 | 0.00 | 0.00 | 0.00 | 0.00 | 0.00 | 0.00 |
| 舌 | C01—02 | 0.00 | 0.00 | 0.00 | 0.00 | 0.00 | 0.00 | 0.00 | 0.00 | 0.00 | 10.39 | 9.91 | 13.36 | 22.81 | 0.00 | 0.00 | 31.29 | 0.00 | 0.00 | 0.00 | 3.51 |
| 口 | C03—06 | 0.00 | 0.00 | 0.00 | 0.00 | 0.00 | 0.00 | 0.00 | 0.00 | 0.00 | 0.00 | 0.00 | 0.00 | 0.00 | 0.00 | 25.78 | 0.00 | 89.76 | 0.00 | 0.00 | 2.10 |
| 唾液腺 | C07—08 | 0.00 | 0.00 | 0.00 | 0.00 | 0.00 | 0.00 | 0.00 | 0.00 | 0.00 | 0.00 | 0.00 | 0.00 | 0.00 | 0.00 | 0.00 | 0.00 | 0.00 | 0.00 | 0.00 | 0.00 |
| 扁桃腺 | C09 | 0.00 | 0.00 | 0.00 | 0.00 | 0.00 | 0.00 | 0.00 | 0.00 | 0.00 | 0.00 | 0.00 | 0.00 | 0.00 | 0.00 | 0.00 | 0.00 | 0.00 | 0.00 | 0.00 | 0.00 |
| 其他口咽部 | C10 | 0.00 | 0.00 | 0.00 | 0.00 | 0.00 | 0.00 | 0.00 | 0.00 | 0.00 | 0.00 | 0.00 | 13.36 | 0.00 | 0.00 | 0.00 | 0.00 | 0.00 | 0.00 | 0.00 | 0.70 |
| 鼻咽部 | C11 | 0.00 | 0.00 | 0.00 | 0.00 | 0.00 | 10.25 | 7.78 | 7.28 | 40.76 | 20.78 | 29.72 | 120.28 | 91.22 | 47.19 | 0.00 | 31.29 | 89.76 | 0.00 | 0.00 | 21.74 |
| 喉咽部 | C12—13 | 0.00 | 0.00 | 0.00 | 0.00 | 0.00 | 0.00 | 0.00 | 0.00 | 0.00 | 10.39 | 0.00 | 0.00 | 0.00 | 23.59 | 0.00 | 0.00 | 0.00 | 0.00 | 0.00 | 1.40 |
| 唇，口腔和咽的其他部位和具体部位不明 | C14 | 0.00 | 0.00 | 0.00 | 0.00 | 0.00 | 0.00 | 0.00 | 0.00 | 0.00 | 0.00 | 0.00 | 0.00 | 0.00 | 0.00 | 0.00 | 0.00 | 0.00 | 0.00 | 0.00 | 0.00 |
| 食管 | C15 | 0.00 | 0.00 | 0.00 | 0.00 | 0.00 | 0.00 | 0.00 | 0.00 | 0.00 | 0.00 | 9.91 | 13.36 | 0.00 | 23.59 | 25.78 | 31.29 | 0.00 | 0.00 | 0.00 | 3.51 |
| 胃 | C16 | 0.00 | 0.00 | 0.00 | 0.00 | 0.00 | 0.00 | 0.00 | 7.28 | 8.15 | 0.00 | 0.00 | 13.36 | 45.61 | 23.59 | 0.00 | 0.00 | 44.88 | 81.65 | 0.00 | 5.61 |
| 小肠 | C17 | 0.00 | 0.00 | 0.00 | 0.00 | 0.00 | 0.00 | 0.00 | 0.00 | 0.00 | 0.00 | 0.00 | 0.00 | 0.00 | 23.59 | 0.00 | 0.00 | 0.00 | 0.00 | 0.00 | 0.70 |
| 结肠 | C18 | 0.00 | 0.00 | 0.00 | 0.00 | 0.00 | 0.00 | 0.00 | 0.00 | 0.00 | 0.00 | 0.00 | 0.00 | 0.00 | 0.00 | 154.69 | 156.47 | 179.53 | 81.65 | 127.34 | 11.92 |
| 直肠和乙状结肠连接处 | C19—20 | 0.00 | 0.00 | 0.00 | 0.00 | 0.00 | 0.00 | 0.00 | 0.00 | 0.00 | 31.17 | 9.91 | 26.73 | 22.81 | 23.59 | 77.34 | 31.29 | 44.88 | 81.65 | 0.00 | 9.82 |
| 肛门 | C21 | 0.00 | 0.00 | 0.00 | 0.00 | 0.00 | 0.00 | 0.00 | 0.00 | 0.00 | 0.00 | 0.00 | 0.00 | 0.00 | 0.00 | 0.00 | 0.00 | 0.00 | 0.00 | 0.00 | 0.00 |
| 肝脏和肝内胆管 | C22 | 0.00 | 0.00 | 0.00 | 0.00 | 0.00 | 0.00 | 0.00 | 0.00 | 8.15 | 10.39 | 9.91 | 0.00 | 68.42 | 23.59 | 103.12 | 93.88 | 0.00 | 0.00 | 0.00 | 9.82 |
| 胆囊 | C23 | 0.00 | 0.00 | 0.00 | 0.00 | 0.00 | 0.00 | 0.00 | 0.00 | 0.00 | 10.39 | 0.00 | 0.00 | 22.81 | 0.00 | 0.00 | 0.00 | 44.88 | 0.00 | 0.00 | 2.10 |
| 肝外胆管 | C24 | 0.00 | 0.00 | 0.00 | 0.00 | 0.00 | 0.00 | 0.00 | 0.00 | 0.00 | 0.00 | 0.00 | 0.00 | 22.81 | 23.59 | 0.00 | 125.18 | 0.00 | 0.00 | 0.00 | 4.21 |
| 胰腺 | C25 | 0.00 | 0.00 | 0.00 | 0.00 | 0.00 | 0.00 | 0.00 | 0.00 | 0.00 | 0.00 | 9.91 | 13.36 | 0.00 | 0.00 | 51.56 | 0.00 | 0.00 | 0.00 | 0.00 | 2.80 |
| 鼻腔、中耳和副鼻窦 | C30—31 | 0.00 | 0.00 | 0.00 | 0.00 | 0.00 | 0.00 | 0.00 | 0.00 | 0.00 | 0.00 | 0.00 | 0.00 | 0.00 | 0.00 | 0.00 | 31.29 | 0.00 | 0.00 | 0.00 | 0.70 |
| 喉 | C32 | 0.00 | 0.00 | 0.00 | 0.00 | 0.00 | 0.00 | 0.00 | 0.00 | 0.00 | 0.00 | 0.00 | 0.00 | 0.00 | 47.19 | 0.00 | 31.29 | 44.88 | 0.00 | 0.00 | 2.80 |
| 气管、支气管和肺 | C33—34 | 0.00 | 0.00 | 0.00 | 0.00 | 0.00 | 0.00 | 7.78 | 7.28 | 0.00 | 10.39 | 49.54 | 53.46 | 91.22 | 70.78 | 180.47 | 156.47 | 359.06 | 163.29 | 509.36 | 31.55 |

（续上表）

| 部位或病种 | ICD—10 | 0～ | 1～ | 5～ | 10～ | 15～ | 20～ | 25～ | 30～ | 35～ | 40～ | 45～ | 50～ | 55～ | 60～ | 65～ | 70～ | 75～ | 80～ | 85＋ | 合计 |
|---|---|---|---|---|---|---|---|---|---|---|---|---|---|---|---|---|---|---|---|---|---|
| 其他呼吸器官 | C37－38 | 0.00 | 0.00 | 0.00 | 0.00 | 0.00 | 0.00 | 0.00 | 0.00 | 0.00 | 0.00 | 0.00 | 0.00 | 0.00 | 0.00 | 0.00 | 0.00 | 0.00 | 0.00 | 0.00 | 0.00 |
| 骨和关节软骨 | C40－41 | 0.00 | 0.00 | 0.00 | 0.00 | 9.12 | 0.00 | 0.00 | 0.00 | 0.00 | 0.00 | 0.00 | 0.00 | 0.00 | 0.00 | 0.00 | 0.00 | 0.00 | 0.00 | 0.00 | 0.70 |
| 皮肤恶性黑色素瘤 | C43 | 0.00 | 0.00 | 0.00 | 0.00 | 0.00 | 0.00 | 0.00 | 0.00 | 0.00 | 0.00 | 0.00 | 0.00 | 0.00 | 0.00 | 0.00 | 0.00 | 0.00 | 81.65 | 0.00 | 0.70 |
| 皮肤其他恶性肿瘤 | C44 | 0.00 | 0.00 | 0.00 | 0.00 | 0.00 | 0.00 | 0.00 | 0.00 | 0.00 | 0.00 | 9.91 | 0.00 | 0.00 | 0.00 | 0.00 | 0.00 | 0.00 | 0.00 | 0.00 | 0.70 |
| 间皮瘤 | C45 | 0.00 | 0.00 | 0.00 | 0.00 | 0.00 | 0.00 | 0.00 | 0.00 | 0.00 | 0.00 | 0.00 | 13.36 | 0.00 | 0.00 | 0.00 | 0.00 | 0.00 | 0.00 | 0.00 | 0.70 |
| Kaposi 氏肉瘤 | C46 | 0.00 | 0.00 | 0.00 | 0.00 | 0.00 | 0.00 | 0.00 | 0.00 | 0.00 | 0.00 | 0.00 | 0.00 | 0.00 | 0.00 | 0.00 | 0.00 | 0.00 | 0.00 | 0.00 | 0.00 |
| 乳房 | C50 | 0.00 | 0.00 | 0.00 | 0.00 | 0.00 | 10.25 | 0.00 | 0.00 | 8.15 | 20.78 | 39.63 | 40.09 | 45.61 | 47.19 | 25.78 | 31.29 | 0.00 | 81.65 | 0.00 | 12.62 |
| 外阴 | C51 | 0.00 | 0.00 | 0.00 | 0.00 | 0.00 | 0.00 | 0.00 | 0.00 | 0.00 | 0.00 | 0.00 | 0.00 | 0.00 | 0.00 | 0.00 | 0.00 | 0.00 | 0.00 | 0.00 | 0.00 |
| 阴道 | C52 | 0.00 | 0.00 | 0.00 | 0.00 | 0.00 | 0.00 | 0.00 | 0.00 | 0.00 | 0.00 | 0.00 | 0.00 | 0.00 | 0.00 | 0.00 | 0.00 | 0.00 | 0.00 | 0.00 | 0.00 |
| 子宫颈 | C53 | 0.00 | 0.00 | 0.00 | 0.00 | 0.00 | 0.00 | 7.78 | 0.00 | 0.00 | 10.39 | 9.91 | 13.36 | 0.00 | 0.00 | 0.00 | 31.29 | 0.00 | 0.00 | 0.00 | 3.51 |
| 子宫体 | C54 | 0.00 | 0.00 | 0.00 | 0.00 | 0.00 | 0.00 | 0.00 | 7.28 | 0.00 | 0.00 | 9.91 | 40.09 | 45.61 | 0.00 | 0.00 | 0.00 | 0.00 | 0.00 | 0.00 | 4.91 |
| 子宫恶性肿瘤、未注明部位 | C55 | 0.00 | 0.00 | 0.00 | 0.00 | 0.00 | 0.00 | 0.00 | 0.00 | 0.00 | 10.39 | 0.00 | 0.00 | 0.00 | 0.00 | 0.00 | 0.00 | 0.00 | 0.00 | 0.00 | 0.70 |
| 卵巢 | C56 | 0.00 | 0.00 | 0.00 | 0.00 | 0.00 | 0.00 | 0.00 | 0.00 | 0.00 | 0.00 | 0.00 | 13.36 | 0.00 | 0.00 | 0.00 | 0.00 | 0.00 | 0.00 | 0.00 | 0.70 |
| 其他和未说明的女性生殖器官恶性肿瘤 | C57 | 0.00 | 0.00 | 0.00 | 0.00 | 0.00 | 0.00 | 0.00 | 0.00 | 0.00 | 0.00 | 0.00 | 0.00 | 0.00 | 0.00 | 0.00 | 0.00 | 0.00 | 0.00 | 0.00 | 0.00 |
| 胎盘 | C58 | 0.00 | 0.00 | 0.00 | 0.00 | 0.00 | 0.00 | 0.00 | 0.00 | 0.00 | 0.00 | 0.00 | 0.00 | 0.00 | 0.00 | 0.00 | 0.00 | 0.00 | 0.00 | 0.00 | 0.00 |
| 阴茎 | C60 | 0.00 | 0.00 | 0.00 | 0.00 | 0.00 | 0.00 | 0.00 | 0.00 | 0.00 | 0.00 | 0.00 | 0.00 | 0.00 | 0.00 | 0.00 | 0.00 | 0.00 | 0.00 | 0.00 | 0.00 |
| 前列腺 | C61 | 0.00 | 0.00 | 0.00 | 0.00 | 0.00 | 0.00 | 0.00 | 0.00 | 0.00 | 0.00 | 0.00 | 0.00 | 0.00 | 0.00 | 51.56 | 0.00 | 44.88 | 0.00 | 254.68 | 3.51 |
| 睾丸 | C62 | 0.00 | 0.00 | 0.00 | 0.00 | 0.00 | 0.00 | 0.00 | 0.00 | 0.00 | 0.00 | 0.00 | 0.00 | 0.00 | 0.00 | 0.00 | 0.00 | 0.00 | 0.00 | 0.00 | 0.00 |
| 其他和未说明的男性生殖器官恶性肿瘤 | C63 | 0.00 | 0.00 | 0.00 | 0.00 | 0.00 | 0.00 | 0.00 | 0.00 | 0.00 | 0.00 | 0.00 | 0.00 | 0.00 | 0.00 | 0.00 | 0.00 | 0.00 | 0.00 | 0.00 | 0.00 |
| 肾脏 | C64 | 0.00 | 0.00 | 0.00 | 0.00 | 0.00 | 0.00 | 0.00 | 0.00 | 0.00 | 0.00 | 0.00 | 0.00 | 0.00 | 0.00 | 0.00 | 0.00 | 0.00 | 0.00 | 0.00 | 0.00 |
| 肾盂、肾盏 | C65 | 0.00 | 0.00 | 0.00 | 0.00 | 0.00 | 0.00 | 0.00 | 0.00 | 0.00 | 0.00 | 0.00 | 0.00 | 0.00 | 0.00 | 0.00 | 0.00 | 0.00 | 0.00 | 0.00 | 0.00 |
| 输尿管 | C66 | 0.00 | 0.00 | 0.00 | 0.00 | 0.00 | 0.00 | 0.00 | 0.00 | 0.00 | 0.00 | 0.00 | 0.00 | 0.00 | 0.00 | 0.00 | 0.00 | 0.00 | 0.00 | 0.00 | 0.00 |

（续上表）

| 部位或病种 | ICD—10 | 0～ | 1～ | 5～ | 10～ | 15～ | 20～ | 25～ | 30～ | 35～ | 40～ | 45～ | 50～ | 55～ | 60～ | 65～ | 70～ | 75～ | 80～ | 85＋ | 合计 |
|---|---|---|---|---|---|---|---|---|---|---|---|---|---|---|---|---|---|---|---|---|---|
| 膀胱 | C67 | 0.00 | 0.00 | 0.00 | 0.00 | 0.00 | 10.25 | 0.00 | 0.00 | 0.00 | 0.00 | 0.00 | 0.00 | 22.81 | 23.59 | 77.34 | 31.29 | 0.00 | 163.29 | 0.00 | 6.31 |
| 其他和未说明的泌尿器官 | C68 | 0.00 | 0.00 | 0.00 | 0.00 | 0.00 | 0.00 | 0.00 | 0.00 | 0.00 | 0.00 | 0.00 | 0.00 | 0.00 | 0.00 | 0.00 | 0.00 | 0.00 | 0.00 | 0.00 | 0.00 |
| 眼 | C69 | 0.00 | 0.00 | 0.00 | 0.00 | 0.00 | 0.00 | 0.00 | 0.00 | 0.00 | 0.00 | 0.00 | 0.00 | 0.00 | 0.00 | 0.00 | 0.00 | 0.00 | 0.00 | 0.00 | 0.00 |
| 脑、神经系统 | C70—72、D | 0.00 | 0.00 | 0.00 | 0.00 | 0.00 | 0.00 | 0.00 | 7.28 | 0.00 | 0.00 | 9.91 | 26.73 | 0.00 | 0.00 | 25.78 | 0.00 | 0.00 | 0.00 | 0.00 | 3.51 |
| 甲状腺 | C73 | 0.00 | 0.00 | 0.00 | 0.00 | 0.00 | 0.00 | 0.00 | 0.00 | 0.00 | 20.78 | 0.00 | 0.00 | 0.00 | 0.00 | 0.00 | 0.00 | 0.00 | 0.00 | 0.00 | 1.40 |
| 肾上腺 | C74 | 0.00 | 0.00 | 0.00 | 0.00 | 0.00 | 0.00 | 0.00 | 0.00 | 0.00 | 0.00 | 0.00 | 0.00 | 0.00 | 0.00 | 0.00 | 0.00 | 0.00 | 0.00 | 0.00 | 0.00 |
| 其他内分泌腺 | C75 | 0.00 | 0.00 | 0.00 | 0.00 | 0.00 | 0.00 | 0.00 | 0.00 | 0.00 | 0.00 | 0.00 | 0.00 | 0.00 | 0.00 | 0.00 | 0.00 | 0.00 | 0.00 | 0.00 | 0.00 |
| 霍奇金氏病 | C81 | 0.00 | 0.00 | 0.00 | 0.00 | 0.00 | 0.00 | 0.00 | 0.00 | 0.00 | 0.00 | 0.00 | 0.00 | 0.00 | 0.00 | 0.00 | 0.00 | 0.00 | 0.00 | 0.00 | 0.00 |
| 非霍奇金氏病 | C82—85、C96 | 0.00 | 0.00 | 0.00 | 0.00 | 0.00 | 0.00 | 0.00 | 0.00 | 0.00 | 0.00 | 9.91 | 0.00 | 0.00 | 23.59 | 0.00 | 0.00 | 0.00 | 0.00 | 0.00 | 1.40 |
| 多发性骨髓瘤和恶性浆细胞肿瘤 | C90 | 0.00 | 0.00 | 0.00 | 0.00 | 0.00 | 0.00 | 0.00 | 0.00 | 0.00 | 0.00 | 0.00 | 13.36 | 0.00 | 0.00 | 0.00 | 0.00 | 0.00 | 0.00 | 0.00 | 0.70 |
| 淋巴细胞白血病 | C91 | 0.00 | 0.00 | 0.00 | 0.00 | 0.00 | 0.00 | 0.00 | 0.00 | 0.00 | 0.00 | 0.00 | 13.36 | 0.00 | 0.00 | 0.00 | 0.00 | 0.00 | 0.00 | 0.00 | 0.70 |
| 髓细胞性白血病 | C92 | 0.00 | 0.00 | 0.00 | 7.16 | 0.00 | 0.00 | 0.00 | 0.00 | 0.00 | 0.00 | 0.00 | 0.00 | 0.00 | 0.00 | 0.00 | 0.00 | 0.00 | 0.00 | 0.00 | 0.70 |
| 单核细胞性白血病 | C93 | 0.00 | 0.00 | 0.00 | 0.00 | 0.00 | 0.00 | 0.00 | 0.00 | 0.00 | 0.00 | 0.00 | 0.00 | 0.00 | 0.00 | 0.00 | 0.00 | 0.00 | 0.00 | 0.00 | 0.00 |
| 其他指明的白血病 | C94 | 0.00 | 0.00 | 0.00 | 0.00 | 0.00 | 0.00 | 0.00 | 0.00 | 0.00 | 0.00 | 0.00 | 0.00 | 0.00 | 0.00 | 0.00 | 0.00 | 0.00 | 0.00 | 0.00 | 0.00 |
| 未指明细胞类型的白血病 | C95 | 0.00 | 0.00 | 0.00 | 0.00 | 0.00 | 0.00 | 0.00 | 0.00 | 0.00 | 0.00 | 0.00 | 0.00 | 0.00 | 0.00 | 0.00 | 0.00 | 0.00 | 0.00 | 0.00 | 0.00 |
| 独立的多个部位的（原发性）恶性肿瘤 | C97 | 0.00 | 0.00 | 0.00 | 0.00 | 0.00 | 0.00 | 0.00 | 0.00 | 0.00 | 0.00 | 0.00 | 0.00 | 0.00 | 0.00 | 0.00 | 0.00 | 0.00 | 0.00 | 0.00 | 0.00 |
| 其他及不明部位 | C26、39、48、76—80 | 0.00 | 0.00 | 0.00 | 0.00 | 0.00 | 0.00 | 0.00 | 0.00 | 0.00 | 0.00 | 0.00 | 13.36 | 22.81 | 0.00 | 77.34 | 0.00 | 44.88 | 0.00 | 0.00 | 4.21 |
| 除 C44 合计 | | 0.00 | 0.00 | 0.00 | 7.16 | 9.12 | 30.76 | 23.33 | 36.40 | 65.21 | 166.24 | 208.05 | 454.39 | 524.54 | 424.68 | 876.56 | 813.67 | 987.41 | 734.82 | 891.38 | 161.97 |
| 合计 | | 0.00 | 0.00 | 0.00 | 7.16 | 9.12 | 30.76 | 23.33 | 36.40 | 65.21 | 166.24 | 217.95 | 454.39 | 524.54 | 424.68 | 876.56 | 813.67 | 987.41 | 734.82 | 891.38 | 162.67 |

## 6. 发病顺位

2000—2004 年中山市大涌镇男性发病前 10 位恶性肿瘤依次是气管/支气管和肺、鼻咽、肝脏和肝内胆管、膀胱、直肠和乙状结肠连接处、前列腺、结肠、肝外胆管、胃和喉部恶性肿瘤，其发病数占同期大涌镇男性恶性肿瘤发病总数的 78.23%（表 148，图 95）。

**表 148　中山市大涌镇 2000—2004 年男性前 10 位恶性肿瘤发病概况（N，1/10$^5$，%）**

| 位次 | 部位或病种 | ICD—10 | 例数 | 粗率 | 中标率 | 世标率 | 构成比 |
|---|---|---|---|---|---|---|---|
| 1 | 气管、支气管和肺 | C33－34 | 25 | 35.13 | 26.02 | 37.21 | 20.16 |
| 2 | 鼻咽 | C11 | 18 | 25.29 | 21.04 | 24.40 | 14.52 |
| 3 | 肝脏和肝内胆管 | C22 | 13 | 18.27 | 14.99 | 19.58 | 10.48 |
| 4 | 膀胱 | C67 | 8 | 11.24 | 8.82 | 12.06 | 6.45 |
| 5 | 直肠和乙状结肠连接处 | C19－20 | 8 | 11.24 | 8.79 | 11.28 | 6.45 |
| 6 | 前列腺 | C61 | 5 | 7.03 | 4.27 | 8.74 | 4.03 |
| 7 | 结肠 | C18 | 6 | 8.43 | 6.12 | 8.12 | 4.84 |
| 8 | 肝外胆管 | C24 | 5 | 7.03 | 5.40 | 7.22 | 4.03 |
| 9 | 胃 | C16 | 5 | 7.03 | 5.71 | 6.84 | 4.03 |
| 10 | 喉 | C32 | 4 | 5.62 | 4.47 | 6.19 | 3.23 |
| 合计 | | | 97 | | | | 78.23 |

注：中标率为中国标化发病率，世标率为世界标化发病率。

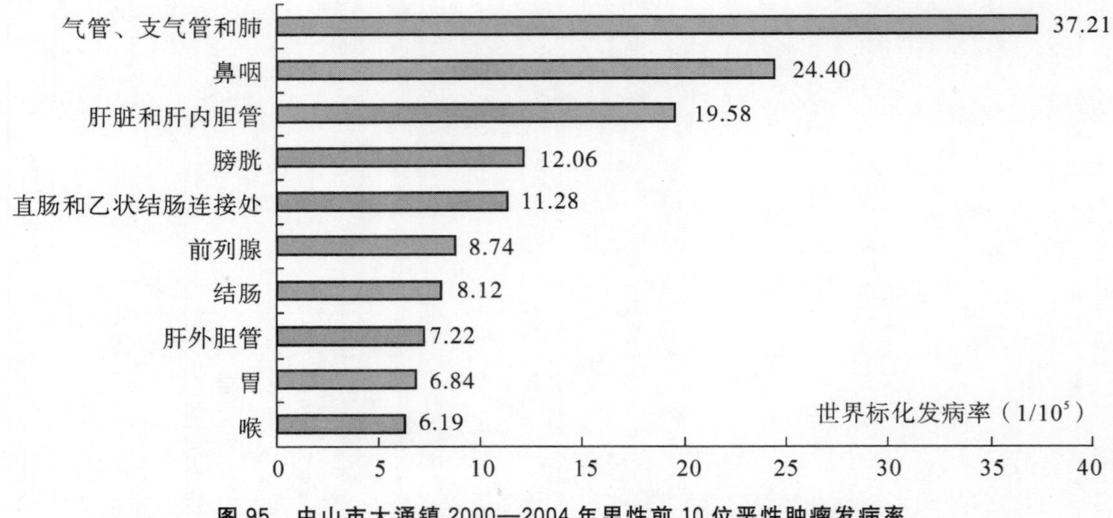


**图 95　中山市大涌镇 2000—2004 年男性前 10 位恶性肿瘤发病率**

女性发病前10位恶性肿瘤依次是乳房、气管/支气管和肺、鼻咽、结肠、子宫体、直肠和乙状结肠连接处、子宫颈、舌、胃、胰腺恶性肿瘤，其发病数占同期大涌镇女性恶性肿瘤发病总数的81.48%（表149，图96）。

**表149　中山市大涌镇2000—2004年女性前10位恶性肿瘤发病概况（N，$1/10^5$，%）**

| 位次 | 部位或病种 | ICD—10 | 例数 | 粗率 | 中标率 | 世标率 | 构成比 |
|---|---|---|---|---|---|---|---|
| 1 | 乳房 | C50 | 18 | 25.19 | 19.47 | 24.66 | 16.67 |
| 2 | 气管、支气管和肺 | C33－34 | 20 | 27.99 | 18.55 | 23.79 | 18.52 |
| 3 | 鼻咽 | C11 | 13 | 18.20 | 13.31 | 16.58 | 12.04 |
| 4 | 结肠 | C18 | 11 | 15.40 | 8.87 | 12.75 | 10.19 |
| 5 | 子宫体 | C54 | 7 | 9.80 | 8.28 | 9.67 | 6.48 |
| 6 | 直肠和乙状结肠连接处 | C19－20 | 6 | 8.40 | 5.88 | 7.84 | 5.56 |
| 7 | 子宫颈 | C53 | 5 | 7.00 | 5.25 | 6.16 | 4.63 |
| 8 | 舌 | C01－02 | 3 | 4.20 | 3.63 | 4.41 | 2.78 |
| 9 | 胃 | C16 | 3 | 4.20 | 3.49 | 4.12 | 2.78 |
| 10 | 胰腺 | C25 | 2 | 2.80 | 2.15 | 2.84 | 1.85 |
| 合计 | | | 88 | | | | 81.48 |

注：中标率为中国标化发病率，世标率为世界标化发病率。

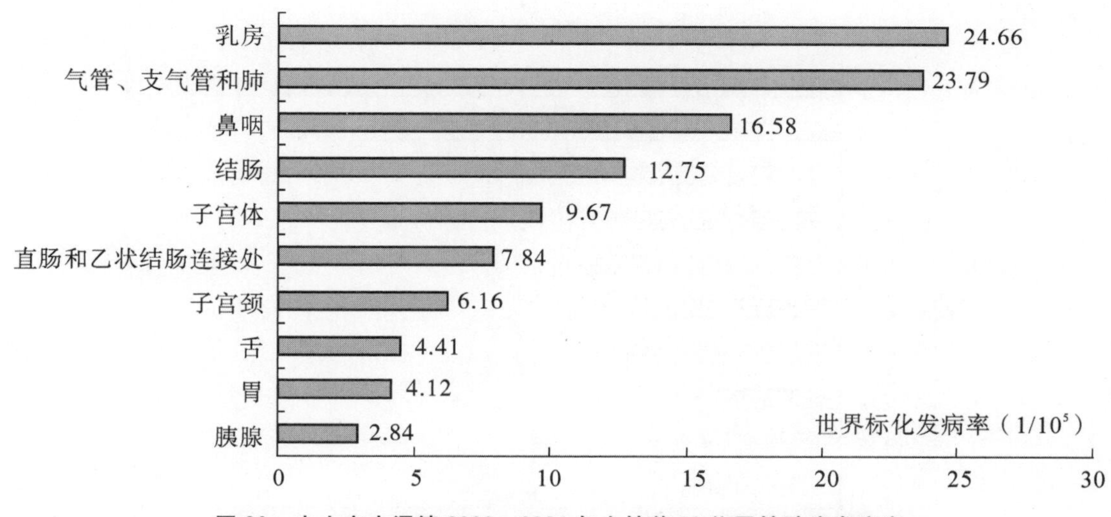


**图96　中山市大涌镇2000—2004年女性前10位恶性肿瘤发病率**

男女合计发病前10位恶性肿瘤依次是气管/支气管和肺、鼻咽、乳房、结肠、肝脏和肝内胆管、直肠和乙状结肠连接处、膀胱、胃、子宫体、肝外胆管恶性肿瘤，其发病数占同期大涌镇男女合计恶性肿瘤发病总数的72.84%（表150，图97）。其中鼻咽癌发病数分别占同期大涌镇男、女和合计发病顺位的第 2、3 位和第 2 位（表 148、表 149、表 150，图 95、图 96、图 97）。

**表 150　中山市大涌镇 2000—2004 年男女合计前 10 位恶性肿瘤发病概况（N，1/10$^5$，%）**

| 位次 | 部位或病种 | ICD—10 | 例数 | 粗率 | 中标率 | 世标率 | 构成比 |
|---|---|---|---|---|---|---|---|
| 1 | 气管、支气管和肺 | C33－34 | 45 | 31.55 | 21.64 | 29.30 | 19.40 |
| 2 | 鼻咽 | C11 | 31 | 21.74 | 17.10 | 20.43 | 13.36 |
| 3 | 乳房 | C50 | 18 | 12.62 | 9.83 | 12.46 | 7.76 |
| 4 | 结肠 | C18 | 17 | 11.92 | 7.52 | 10.61 | 7.33 |
| 5 | 肝脏和肝内胆管 | C22 | 14 | 9.82 | 7.89 | 10.36 | 6.03 |
| 6 | 直肠和乙状结肠连接处 | C19－20 | 14 | 9.82 | 7.25 | 9.46 | 6.03 |
| 7 | 膀胱 | C67 | 9 | 6.31 | 4.87 | 6.44 | 3.88 |
| 8 | 胃 | C16 | 8 | 5.61 | 4.39 | 5.22 | 3.45 |
| 9 | 子宫体 | C54 | 7 | 4.91 | 4.17 | 4.86 | 3.02 |
| 10 | 肝外胆管 | C24 | 6 | 4.21 | 3.21 | 4.36 | 2.59 |
| 合计 | | | 169 | | | | 72.84 |

注：中标率为中国标化发病率，世标率为世界标化发病率。

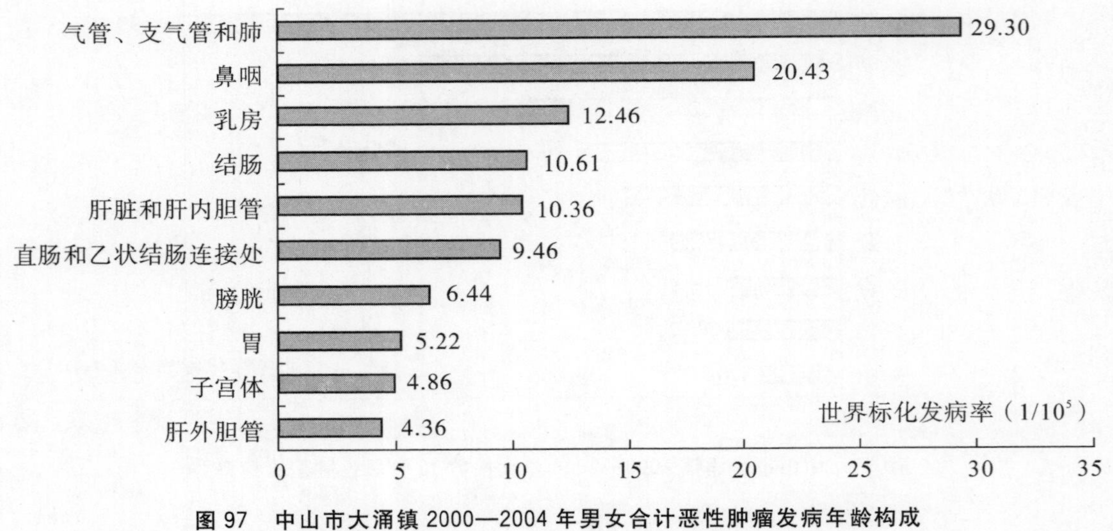


**图 97　中山市大涌镇 2000—2004 年男女合计恶性肿瘤发病年龄构成**

表 151　中山市大涌镇 2000—2004 年男性恶性肿瘤主要发病指标（N，$1/10^5$，%）

| 部位或病种 | ICD—10 | 粗率 | 0～ | 15～ | 45～ | 55～ | 65＋ | 中标率 | 世标率 | 35～64 岁截缩率 | 0～64 岁累积率 | 0～74 岁累积率 | 例数 | 构成比 |
|---|---|---|---|---|---|---|---|---|---|---|---|---|---|---|
| 唇 | C00 | 0.00 | 0.00 | 0.00 | 0.00 | 0.00 | 0.00 | 0.00 | 0.00 | 0.00 | 0.00 | 0.00 | 0 | 0.00 |
| 舌 | C01—02 | 2.81 | 0.00 | 0.00 | 11.36 | 0.00 | 20.24 | 1.89 | 2.53 | 3.71 | 0.10 | 0.44 | 2 | 1.61 |
| 口 | C03—06 | 2.81 | 0.00 | 0.00 | 0.00 | 0.00 | 40.49 | 2.08 | 2.70 | 0.00 | 0.00 | 0.27 | 2 | 1.61 |
| 唾液腺 | C07—08 | 0.00 | 0.00 | 0.00 | 0.00 | 0.00 | 0.00 | 0.00 | 0.00 | 0.00 | 0.00 | 0.00 | 0 | 0.00 |
| 扁桃腺 | C09 | 0.00 | 0.00 | 0.00 | 0.00 | 0.00 | 0.00 | 0.00 | 0.00 | 0.00 | 0.00 | 0.00 | 0 | 0.00 |
| 其他口咽部 | C10 | 1.41 | 0.00 | 0.00 | 11.36 | 0.00 | 0.00 | 1.09 | 1.34 | 4.34 | 0.13 | 0.13 | 1 | 0.81 |
| 鼻咽部 | C11 | 25.29 | 0.00 | 20.46 | 68.17 | 92.51 | 20.24 | 21.04 | 24.40 | 63.50 | 2.30 | 2.30 | 18 | 14.52 |
| 喉咽部 | C12—13 | 2.81 | 0.00 | 2.92 | 0.00 | 23.13 | 0.00 | 2.26 | 3.10 | 9.01 | 0.34 | 0.34 | 2 | 1.61 |
| 唇，口腔和咽的其他部位和具体部位不明 | C14 | 0.00 | 0.00 | 0.00 | 0.00 | 0.00 | 0.00 | 0.00 | 0.00 | 0.00 | 0.00 | 0.00 | 0 | 0.00 |
| 食管 | C15 | 5.62 | 0.00 | 0.00 | 11.36 | 23.13 | 40.49 | 4.29 | 5.99 | 8.78 | 0.33 | 0.93 | 4 | 3.23 |
| 胃 | C16 | 7.03 | 0.00 | 2.92 | 0.00 | 46.25 | 40.49 | 5.71 | 6.84 | 11.24 | 0.54 | 0.54 | 5 | 4.03 |
| 小肠 | C17 | 1.41 | 0.00 | 0.00 | 0.00 | 23.13 | 0.00 | 1.27 | 1.87 | 5.07 | 0.23 | 0.23 | 1 | 0.81 |
| 结肠 | C18 | 8.43 | 0.00 | 0.00 | 0.00 | 0.00 | 121.46 | 6.12 | 8.12 | 0.00 | 0.00 | 0.80 | 6 | 4.84 |
| 直肠和乙状结肠连接处 | C19—20 | 11.24 | 0.00 | 5.85 | 11.36 | 23.13 | 80.97 | 8.79 | 11.28 | 18.38 | 0.57 | 1.44 | 8 | 6.45 |
| 肛门 | C21 | 0.00 | 0.00 | 0.00 | 0.00 | 0.00 | 0.00 | 0.00 | 0.00 | 0.00 | 0.00 | 0.00 | 0 | 0.00 |
| 肝脏和肝内胆管 | C22 | 18.27 | 0.00 | 5.85 | 11.36 | 92.51 | 121.46 | 14.99 | 19.58 | 34.74 | 1.20 | 3.01 | 13 | 10.48 |
| 胆囊 | C23 | 1.41 | 0.00 | 0.00 | 0.00 | 23.13 | 0.00 | 1.55 | 1.83 | 6.17 | 0.23 | 0.23 | 1 | 0.81 |
| 肝外胆管 | C24 | 7.03 | 0.00 | 0.00 | 0.00 | 23.13 | 80.97 | 5.40 | 7.22 | 6.17 | 0.23 | 1.58 | 5 | 4.03 |
| 胰腺 | C25 | 2.81 | 0.00 | 0.00 | 11.36 | 0.00 | 20.24 | 2.06 | 2.78 | 3.71 | 0.10 | 0.36 | 2 | 1.61 |
| 鼻腔、中耳和副鼻窦 | C30—31 | 1.41 | 0.00 | 0.00 | 0.00 | 0.00 | 20.24 | 0.96 | 1.35 | 0.00 | 0.00 | 0.34 | 1 | 0.81 |
| 喉 | C32 | 5.62 | 0.00 | 0.00 | 0.00 | 46.25 | 40.49 | 4.47 | 6.19 | 10.14 | 0.47 | 0.80 | 4 | 3.23 |
| 气管、支气管和肺 | C33—34 | 35.13 | 0.00 | 0.00 | 34.09 | 115.63 | 344.13 | 26.02 | 37.21 | 39.31 | 1.49 | 3.83 | 25 | 20.16 |

（续上表）

| 部位或病种 | ICD—10 | 粗率 | 0～ | 15～ | 45～ | 55～ | 65＋ | 中标率 | 世标率 | 35～64岁截缩率 | 0～64岁累积率 | 0～74岁累积率 | 例数 | 构成比 |
|---|---|---|---|---|---|---|---|---|---|---|---|---|---|---|
| 其他呼吸器官 | C37－38 | 0.00 | 0.00 | 0.00 | 0.00 | 0.00 | 0.00 | 0.00 | 0.00 | 0.00 | 0.00 | 0.00 | 0 | 0.00 |
| 骨和关节软骨 | C40－41 | 1.41 | 0.00 | 2.92 | 0.00 | 0.00 | 0.00 | 2.22 | 1.60 | 0.00 | 0.09 | 0.09 | 1 | 0.81 |
| 皮肤恶性黑色素瘤 | C43 | 0.00 | 0.00 | 0.00 | 0.00 | 0.00 | 0.00 | 0.00 | 0.00 | 0.00 | 0.00 | 0.00 | 0 | 0.00 |
| 皮肤其他恶性肿瘤 | C44 | 0.00 | 0.00 | 0.00 | 0.00 | 0.00 | 0.00 | 0.00 | 0.00 | 0.00 | 0.00 | 0.00 | 0 | 0.00 |
| 间皮瘤 | C45 | 0.00 | 0.00 | 0.00 | 0.00 | 0.00 | 0.00 | 0.00 | 0.00 | 0.00 | 0.00 | 0.00 | 0 | 0.00 |
| kaposi氏肉瘤 | C46 | 0.00 | 0.00 | 0.00 | 0.00 | 0.00 | 0.00 | 0.00 | 0.00 | 0.00 | 0.00 | 0.00 | 0 | 0.00 |
| 乳房 | C50 | 0.00 | 0.00 | 0.00 | 0.00 | 0.00 | 0.00 | 0.00 | 0.00 | 0.00 | 0.00 | 0.00 | 0 | 0.00 |
| 外阴 | C51 | 0.00 | 0.00 | 0.00 | 0.00 | 0.00 | 0.00 | 0.00 | 0.00 | 0.00 | 0.00 | 0.00 | 0 | 0.00 |
| 阴道 | C52 | 0.00 | 0.00 | 0.00 | 0.00 | 0.00 | 0.00 | 0.00 | 0.00 | 0.00 | 0.00 | 0.00 | 0 | 0.00 |
| 子宫颈 | C53 | 0.00 | 0.00 | 0.00 | 0.00 | 0.00 | 0.00 | 0.00 | 0.00 | 0.00 | 0.00 | 0.00 | 0 | 0.00 |
| 子宫体 | C54 | 0.00 | 0.00 | 0.00 | 0.00 | 0.00 | 0.00 | 0.00 | 0.00 | 0.00 | 0.00 | 0.00 | 0 | 0.00 |
| 子宫恶性肿瘤、未注明部位 | C55 | 0.00 | 0.00 | 0.00 | 0.00 | 0.00 | 0.00 | 0.00 | 0.00 | 0.00 | 0.00 | 0.00 | 0 | 0.00 |
| 卵巢 | C56 | 0.00 | 0.00 | 0.00 | 0.00 | 0.00 | 0.00 | 0.00 | 0.00 | 0.00 | 0.00 | 0.00 | 0 | 0.00 |
| 其他和未说明的女性生殖器官恶性肿瘤 | C57 | 0.00 | 0.00 | 0.00 | 0.00 | 0.00 | 0.00 | 0.00 | 0.00 | 0.00 | 0.00 | 0.00 | 0 | 0.00 |
| 胎盘 | C58 | 0.00 | 0.00 | 0.00 | 0.00 | 0.00 | 0.00 | 0.00 | 0.00 | 0.00 | 0.00 | 0.00 | 0 | 0.00 |
| 阴茎 | C60 | 0.00 | 0.00 | 0.00 | 0.00 | 0.00 | 0.00 | 0.00 | 0.00 | 0.00 | 0.00 | 0.00 | 0 | 0.00 |
| 前列腺 | C61 | 7.03 | 0.00 | 0.00 | 0.00 | 0.00 | 101.22 | 4.27 | 8.74 | 0.00 | 0.00 | 0.53 | 5 | 4.03 |
| 睾丸 | C62 | 0.00 | 0.00 | 0.00 | 0.00 | 0.00 | 0.00 | 0.00 | 0.00 | 0.00 | 0.00 | 0.00 | 0 | 0.00 |
| 其他和未说明的男性生殖器官恶性肿瘤 | C63 | 0.00 | 0.00 | 0.00 | 0.00 | 0.00 | 0.00 | 0.00 | 0.00 | 0.00 | 0.00 | 0.00 | 0 | 0.00 |
| 肾脏 | C64 | 0.00 | 0.00 | 0.00 | 0.00 | 0.00 | 0.00 | 0.00 | 0.00 | 0.00 | 0.00 | 0.00 | 0 | 0.00 |
| 肾盂、肾盏 | C65 | 0.00 | 0.00 | 0.00 | 0.00 | 0.00 | 0.00 | 0.00 | 0.00 | 0.00 | 0.00 | 0.00 | 0 | 0.00 |
| 输尿管 | C66 | 0.00 | 0.00 | 0.00 | 0.00 | 0.00 | 0.00 | 0.00 | 0.00 | 0.00 | 0.00 | 0.00 | 0 | 0.00 |

（续上表）

| 部位或病种 | ICD—10 | 粗率 | 0～ | 15～ | 45～ | 55～ | 65＋ | 中标率 | 世标率 | 35～64岁截缩率 | 0～64岁累积率 | 0～74岁累积率 | 例数 | 构成比 |
|---|---|---|---|---|---|---|---|---|---|---|---|---|---|---|
| 膀胱 | C67 | 11.24 | 0.00 | 0.00 | 0.00 | 46.25 | 121.46 | 8.82 | 12.06 | 11.24 | 0.46 | 1.60 | 8 | 6.45 |
| 其他和未说明的泌尿器官 | C68 | 0.00 | 0.00 | 0.00 | 0.00 | 0.00 | 0.00 | 0.00 | 0.00 | 0.00 | 0.00 | 0.00 | 0 | 0.00 |
| 眼 | C69 | 0.00 | 0.00 | 0.00 | 0.00 | 0.00 | 0.00 | 0.00 | 0.00 | 0.00 | 0.00 | 0.00 | 0 | 0.00 |
| 脑、神经系统 | C70—72、D | 4.22 | 0.00 | 2.92 | 11.36 | 0.00 | 20.24 | 3.32 | 3.84 | 4.34 | 0.21 | 0.48 | 3 | 2.42 |
| 甲状腺 | C73 | 0.00 | 0.00 | 0.00 | 0.00 | 0.00 | 0.00 | 0.00 | 0.00 | 0.00 | 0.00 | 0.00 | 0 | 0.00 |
| 肾上腺 | C74 | 0.00 | 0.00 | 0.00 | 0.00 | 0.00 | 0.00 | 0.00 | 0.00 | 0.00 | 0.00 | 0.00 | 0 | 0.00 |
| 其他内分泌腺 | C75 | 0.00 | 0.00 | 0.00 | 0.00 | 0.00 | 0.00 | 0.00 | 0.00 | 0.00 | 0.00 | 0.00 | 0 | 0.00 |
| 霍奇金氏病 | C81 | 0.00 | 0.00 | 0.00 | 0.00 | 0.00 | 0.00 | 0.00 | 0.00 | 0.00 | 0.00 | 0.00 | 0 | 0.00 |
| 非霍奇金氏病 | C82—85、C96 | 2.81 | 0.00 | 0.00 | 11.36 | 23.13 | 0.00 | 2.21 | 3.05 | 8.78 | 0.33 | 0.33 | 2 | 1.61 |
| 多发性骨髓瘤和恶性浆细胞肿瘤 | C90 | 1.41 | 0.00 | 0.00 | 11.36 | 0.00 | 0.00 | 1.09 | 1.34 | 4.34 | 0.13 | 0.13 | 1 | 0.81 |
| 淋巴细胞白血病 | C91 | 1.41 | 0.00 | 0.00 | 11.36 | 0.00 | 0.00 | 1.09 | 1.34 | 4.34 | 0.13 | 0.13 | 1 | 0.81 |
| 髓细胞性白血病 | C92 | 0.00 | 0.00 | 0.00 | 0.00 | 0.00 | 0.00 | 0.00 | 0.00 | 0.00 | 0.00 | 0.00 | 0 | 0.00 |
| 单核细胞性白血病 | C93 | 0.00 | 0.00 | 0.00 | 0.00 | 0.00 | 0.00 | 0.00 | 0.00 | 0.00 | 0.00 | 0.00 | 0 | 0.00 |
| 其他指明的白血病 | C94 | 0.00 | 0.00 | 0.00 | 0.00 | 0.00 | 0.00 | 0.00 | 0.00 | 0.00 | 0.00 | 0.00 | 0 | 0.00 |
| 未指明细胞类型的白血病 | C95 | 0.00 | 0.00 | 0.00 | 0.00 | 0.00 | 0.00 | 0.00 | 0.00 | 0.00 | 0.00 | 0.00 | 0 | 0.00 |
| 独立的多个部位的（原发性）恶性肿瘤 | C97 | 0.00 | 0.00 | 0.00 | 0.00 | 0.00 | 0.00 | 0.00 | 0.00 | 0.00 | 0.00 | 0.00 | 0 | 0.00 |
| 其他及不明部位 | C26、39、48、76—80 | 4.22 | 0.00 | 0.00 | 11.36 | 23.13 | 20.24 | 3.77 | 4.77 | 10.51 | 0.36 | 0.63 | 3 | 2.42 |
| 除 C44 合计 | | 174.23 | 0.00 | 43.84 | 227.24 | 624.42 | 1255.07 | 136.77 | 181.07 | 267.81 | 9.98 | 21.47 | 124 | 100.00 |
| 合计 | | 174.23 | 0.00 | 43.84 | 227.24 | 624.42 | 1255.07 | 136.77 | 181.07 | 267.81 | 9.98 | 21.47 | 124 | 100.00 |

注：中标率为中国标化发病率，世标率为世界标化发病率。

表 152　中山市大涌镇 2000—2004 年女性恶性肿瘤主要发病指标（N，$1/10^5$，%）

| 部位或病种 | ICD—10 | 粗率 | 0～ | 15～ | 45～ | 55～ | 65＋ | 中标率 | 世标率 | 35～64 岁截缩率 | 0～64 岁累积率 | 0～74 岁累积率 | 例数 | 构成比 |
|---|---|---|---|---|---|---|---|---|---|---|---|---|---|---|
| 唇 | C00 | 0.00 | 0.00 | 0.00 | 0.00 | 0.00 | 0.00 | 0.00 | 0.00 | 0.00 | 0.00 | 0.00 | 0 | 0.00 |
| 舌 | C01—02 | 4.20 | 0.00 | 2.86 | 11.40 | 23.26 | 0.00 | 3.63 | 4.41 | 14.47 | 0.47 | 0.47 | 3 | 2.78 |
| 口 | C03—06 | 1.40 | 0.00 | 0.00 | 0.00 | 0.00 | 15.68 | 0.65 | 0.75 | 0.00 | 0.00 | 0.00 | 1 | 0.93 |
| 唾液腺 | C07—08 | 0.00 | 0.00 | 0.00 | 0.00 | 0.00 | 0.00 | 0.00 | 0.00 | 0.00 | 0.00 | 0.00 | 0 | 0.00 |
| 扁桃腺 | C09 | 0.00 | 0.00 | 0.00 | 0.00 | 0.00 | 0.00 | 0.00 | 0.00 | 0.00 | 0.00 | 0.00 | 0 | 0.00 |
| 其他口咽部 | C10 | 0.00 | 0.00 | 0.00 | 0.00 | 0.00 | 0.00 | 0.00 | 0.00 | 0.00 | 0.00 | 0.00 | 0 | 0.00 |
| 鼻咽部 | C11 | 18.20 | 0.00 | 8.57 | 68.38 | 46.52 | 31.36 | 13.31 | 16.58 | 47.06 | 1.47 | 1.76 | 13 | 12.04 |
| 喉咽部 | C12—13 | 0.00 | 0.00 | 0.00 | 0.00 | 0.00 | 0.00 | 0.00 | 0.00 | 0.00 | 0.00 | 0.00 | 0 | 0.00 |
| 唇，口腔和咽的其他部位和具体部位不明 | C14 | 0.00 | 0.00 | 0.00 | 0.00 | 0.00 | 0.00 | 0.00 | 0.00 | 0.00 | 0.00 | 0.00 | 0 | 0.00 |
| 食管 | C15 | 1.40 | 0.00 | 0.00 | 11.40 | 0.00 | 0.00 | 1.09 | 1.33 | 4.32 | 0.13 | 0.13 | 1 | 0.93 |
| 胃 | C16 | 4.20 | 0.00 | 2.86 | 11.40 | 23.26 | 0.00 | 3.49 | 4.12 | 13.91 | 0.44 | 0.44 | 3 | 2.78 |
| 小肠 | C17 | 0.00 | 0.00 | 0.00 | 0.00 | 0.00 | 0.00 | 0.00 | 0.00 | 0.00 | 0.00 | 0.00 | 0 | 0.00 |
| 结肠 | C18 | 15.40 | 0.00 | 0.00 | 0.00 | 0.00 | 172.50 | 8.87 | 12.75 | 0.00 | 0.00 | 2.21 | 11 | 10.19 |
| 直肠和乙状结肠连接处 | C19—20 | 8.40 | 0.00 | 2.86 | 22.79 | 23.26 | 31.36 | 5.88 | 7.84 | 17.29 | 0.58 | 0.83 | 6 | 5.56 |
| 肛门 | C21 | 0.00 | 0.00 | 0.00 | 0.00 | 0.00 | 0.00 | 0.00 | 0.00 | 0.00 | 0.00 | 0.00 | 0 | 0.00 |
| 肝脏和肝内胆管 | C22 | 1.40 | 0.00 | 0.00 | 0.00 | 0.00 | 15.68 | 1.06 | 1.50 | 0.00 | 0.00 | 0.25 | 1 | 0.93 |
| 胆囊 | C23 | 2.80 | 0.00 | 2.86 | 0.00 | 0.00 | 15.68 | 1.66 | 2.02 | 4.04 | 0.11 | 0.11 | 2 | 1.85 |
| 肝外胆管 | C24 | 1.40 | 0.00 | 0.00 | 0.00 | 23.26 | 0.00 | 1.30 | 1.91 | 5.19 | 0.24 | 0.24 | 1 | 0.93 |
| 胰腺 | C25 | 2.80 | 0.00 | 0.00 | 11.40 | 0.00 | 15.68 | 2.15 | 2.84 | 4.32 | 0.13 | 0.38 | 2 | 1.85 |
| 鼻腔、中耳和副鼻窦 | C30—31 | 0.00 | 0.00 | 0.00 | 0.00 | 0.00 | 0.00 | 0.00 | 0.00 | 0.00 | 0.00 | 0.00 | 0 | 0.00 |
| 喉 | C32 | 0.00 | 0.00 | 0.00 | 0.00 | 0.00 | 0.00 | 0.00 | 0.00 | 0.00 | 0.00 | 0.00 | 0 | 0.00 |
| 气管、支气管和肺 | C33—34 | 27.99 | 0.00 | 8.57 | 68.38 | 46.52 | 141.14 | 18.55 | 23.79 | 40.43 | 1.40 | 2.49 | 20 | 18.52 |

（续上表）

| 部位或病种 | ICD—10 | 粗率 | 0～ | 15～ | 45～ | 55～ | 65＋ | 中标率 | 世标率 | 35～64岁截缩率 | 0～64岁累积率 | 0～74岁累积率 | 例数 | 构成比 |
|---|---|---|---|---|---|---|---|---|---|---|---|---|---|---|
| 其他呼吸器官 | C37—38 | 0.00 | 0.00 | 0.00 | 0.00 | 0.00 | 0.00 | 0.00 | 0.00 | 0.00 | 0.00 | 0.00 | 0 | 0.00 |
| 骨和关节软骨 | C40—41 | 0.00 | 0.00 | 0.00 | 0.00 | 0.00 | 0.00 | 0.00 | 0.00 | 0.00 | 0.00 | 0.00 | 0 | 0.00 |
| 皮肤恶性黑色素瘤 | C43 | 1.40 | 0.00 | 0.00 | 0.00 | 0.00 | 15.68 | 0.47 | 0.64 | 0.00 | 0.00 | 0.00 | 1 | 0.93 |
| 皮肤其他恶性肿瘤 | C44 | 1.40 | 0.00 | 0.00 | 11.40 | 0.00 | 0.00 | 0.94 | 1.19 | 3.74 | 0.10 | 0.10 | 1 | 0.93 |
| 间皮瘤 | C45 | 1.40 | 0.00 | 0.00 | 11.40 | 0.00 | 0.00 | 1.09 | 1.33 | 4.32 | 0.13 | 0.13 | 1 | 0.93 |
| kaposi氏肉瘤 | C46 | 0.00 | 0.00 | 0.00 | 0.00 | 0.00 | 0.00 | 0.00 | 0.00 | 0.00 | 0.00 | 0.00 | 0 | 0.00 |
| 乳房 | C50 | 25.19 | 0.00 | 11.43 | 79.77 | 93.04 | 47.05 | 19.47 | 24.66 | 62.07 | 2.12 | 2.66 | 18 | 16.67 |
| 外阴 | C51 | 0.00 | 0.00 | 0.00 | 0.00 | 0.00 | 0.00 | 0.00 | 0.00 | 0.00 | 0.00 | 0.00 | 0 | 0.00 |
| 阴道 | C52 | 0.00 | 0.00 | 0.00 | 0.00 | 0.00 | 0.00 | 0.00 | 0.00 | 0.00 | 0.00 | 0.00 | 0 | 0.00 |
| 子宫颈 | C53 | 7.00 | 0.00 | 5.72 | 22.79 | 0.00 | 15.68 | 5.25 | 6.16 | 12.10 | 0.41 | 0.71 | 5 | 4.63 |
| 子宫体 | C54 | 9.80 | 0.00 | 2.86 | 45.58 | 46.52 | 0.00 | 8.28 | 9.67 | 28.91 | 1.02 | 1.02 | 7 | 6.48 |
| 子宫恶性肿瘤、未注明部位 | C55 | 1.40 | 0.00 | 2.86 | 0.00 | 0.00 | 0.00 | 1.02 | 1.26 | 4.04 | 0.11 | 0.11 | 1 | 0.93 |
| 卵巢 | C56 | 1.40 | 0.00 | 0.00 | 11.40 | 0.00 | 0.00 | 1.09 | 1.33 | 4.32 | 0.13 | 0.13 | 1 | 0.93 |
| 其他和未说明的女性生殖器官恶性肿瘤 | C57 | 0.00 | 0.00 | 0.00 | 0.00 | 0.00 | 0.00 | 0.00 | 0.00 | 0.00 | 0.00 | 0.00 | 0 | 0.00 |
| 胎盘 | C58 | 0.00 | 0.00 | 0.00 | 0.00 | 0.00 | 0.00 | 0.00 | 0.00 | 0.00 | 0.00 | 0.00 | 0 | 0.00 |
| 阴茎 | C60 | 0.00 | 0.00 | 0.00 | 0.00 | 0.00 | 0.00 | 0.00 | 0.00 | 0.00 | 0.00 | 0.00 | 0 | 0.00 |
| 前列腺 | C61 | 0.00 | 0.00 | 0.00 | 0.00 | 0.00 | 0.00 | 0.00 | 0.00 | 0.00 | 0.00 | 0.00 | 0 | 0.00 |
| 睾丸 | C62 | 0.00 | 0.00 | 0.00 | 0.00 | 0.00 | 0.00 | 0.00 | 0.00 | 0.00 | 0.00 | 0.00 | 0 | 0.00 |
| 其他和未说明的男性生殖器官恶性肿瘤 | C63 | 0.00 | 0.00 | 0.00 | 0.00 | 0.00 | 0.00 | 0.00 | 0.00 | 0.00 | 0.00 | 0.00 | 0 | 0.00 |
| 肾脏 | C64 | 0.00 | 0.00 | 0.00 | 0.00 | 0.00 | 0.00 | 0.00 | 0.00 | 0.00 | 0.00 | 0.00 | 0 | 0.00 |
| 肾盂、肾盏 | C65 | 0.00 | 0.00 | 0.00 | 0.00 | 0.00 | 0.00 | 0.00 | 0.00 | 0.00 | 0.00 | 0.00 | 0 | 0.00 |
| 输尿管 | C66 | 0.00 | 0.00 | 0.00 | 0.00 | 0.00 | 0.00 | 0.00 | 0.00 | 0.00 | 0.00 | 0.00 | 0 | 0.00 |

（续上表）

| 部位或病种 | ICD—10 | 粗率 | 0～ | 15～ | 45～ | 55～ | 65＋ | 中标率 | 世标率 | 35～64 岁截缩率 | 0～64 岁累积率 | 0～74 岁累积率 | 例数 | 构成比 |
|---|---|---|---|---|---|---|---|---|---|---|---|---|---|---|
| 膀胱 | C67 | 1.40 | 0.00 | 2.86 | 0.00 | 0.00 | 0.00 | 1.50 | 1.62 | 0.00 | 0.10 | 0.10 | 1 | 0.93 |
| 其他和未说明的泌尿器官 | C68 | 0.00 | 0.00 | 0.00 | 0.00 | 0.00 | 0.00 | 0.00 | 0.00 | 0.00 | 0.00 | 0.00 | 0 | 0.00 |
| 眼 | C69 | 0.00 | 0.00 | 0.00 | 0.00 | 0.00 | 0.00 | 0.00 | 0.00 | 0.00 | 0.00 | 0.00 | 0 | 0.00 |
| 脑、神经系统 | C70—72、D | 2.80 | 0.00 | 0.00 | 22.79 | 0.00 | 0.00 | 2.02 | 2.53 | 8.06 | 0.23 | 0.23 | 2 | 1.85 |
| 甲状腺 | C73 | 2.80 | 0.00 | 5.72 | 0.00 | 0.00 | 0.00 | 2.03 | 2.53 | 8.09 | 0.21 | 0.21 | 2 | 1.85 |
| 肾上腺 | C74 | 0.00 | 0.00 | 0.00 | 0.00 | 0.00 | 0.00 | 0.00 | 0.00 | 0.00 | 0.00 | 0.00 | 0 | 0.00 |
| 其他内分泌腺 | C75 | 0.00 | 0.00 | 0.00 | 0.00 | 0.00 | 0.00 | 0.00 | 0.00 | 0.00 | 0.00 | 0.00 | 0 | 0.00 |
| 霍奇金氏病 | C81 | 0.00 | 0.00 | 0.00 | 0.00 | 0.00 | 0.00 | 0.00 | 0.00 | 0.00 | 0.00 | 0.00 | 0 | 0.00 |
| 非霍奇金氏病 | C82—85、C96 | 0.00 | 0.00 | 0.00 | 0.00 | 0.00 | 0.00 | 0.00 | 0.00 | 0.00 | 0.00 | 0.00 | 0 | 0.00 |
| 多发性骨髓瘤和恶性浆细胞肿瘤 | C90 | 0.00 | 0.00 | 0.00 | 0.00 | 0.00 | 0.00 | 0.00 | 0.00 | 0.00 | 0.00 | 0.00 | 0 | 0.00 |
| 淋巴细胞白血病 | C91 | 0.00 | 0.00 | 0.00 | 0.00 | 0.00 | 0.00 | 0.00 | 0.00 | 0.00 | 0.00 | 0.00 | 0 | 0.00 |
| 髓细胞性白血病 | C92 | 1.40 | 5.88 | 0.00 | 0.00 | 0.00 | 0.00 | 1.95 | 1.33 | 0.00 | 0.07 | 0.07 | 1 | 0.93 |
| 单核细胞性白血病 | C93 | 0.00 | 0.00 | 0.00 | 0.00 | 0.00 | 0.00 | 0.00 | 0.00 | 0.00 | 0.00 | 0.00 | 0 | 0.00 |
| 其他指明的白血病 | C94 | 0.00 | 0.00 | 0.00 | 0.00 | 0.00 | 0.00 | 0.00 | 0.00 | 0.00 | 0.00 | 0.00 | 0 | 0.00 |
| 未指明细胞类型的白血病 | C95 | 0.00 | 0.00 | 0.00 | 0.00 | 0.00 | 0.00 | 0.00 | 0.00 | 0.00 | 0.00 | 0.00 | 0 | 0.00 |
| 独立的多个部位的（原发性）恶性肿瘤 | C97 | 0.00 | 0.00 | 0.00 | 0.00 | 0.00 | 0.00 | 0.00 | 0.00 | 0.00 | 0.00 | 0.00 | 0 | 0.00 |
| 其他及不明部位 | C26、39、48、76—80 | 4.20 | 0.00 | 0.00 | 0.00 | 0.00 | 47.05 | 2.77 | 3.76 | 0.00 | 0.00 | 0.50 | 3 | 2.78 |
| 除 C44 合计 | | 149.76 | 5.88 | 60.02 | 398.85 | 325.65 | 564.54 | 108.58 | 136.67 | 282.95 | 9.51 | 15.19 | 107 | 99.07 |
| 合计 | | 151.16 | 5.88 | 60.02 | 410.25 | 325.65 | 564.54 | 109.52 | 137.86 | 286.69 | 9.61 | 15.29 | 108 | 100.00 |

注：中标率为中国标化发病率，世标率为世界标化发病率。

表 153　中山市大涌镇 2000—2004 年男女合计恶性肿瘤主要发病指标（N，1/10$^5$，%）

| 部位或病种 | ICD—10 | 粗率 | 0～ | 15～ | 45～ | 55～ | 65＋ | 中标率 | 世标率 | 35～64 岁截缩率 | 0～64 岁累积率 | 0～74 岁累积率 | 例数 | 构成比 |
|---|---|---|---|---|---|---|---|---|---|---|---|---|---|---|
| 唇 | C00 | 0.00 | 0.00 | 0.00 | 0.00 | 0.00 | 0.00 | 0.00 | 0.00 | 0.00 | 0.00 | 0.00 | 0 | 0.00 |
| 舌 | C01—02 | 3.51 | 0.00 | 1.45 | 11.38 | 11.60 | 8.84 | 2.73 | 3.42 | 9.09 | 0.28 | 0.44 | 5 | 2.16 |
| 口 | C03—06 | 2.10 | 0.00 | 0.00 | 0.00 | 0.00 | 26.52 | 1.32 | 1.67 | 0.00 | 0.00 | 0.13 | 3 | 1.29 |
| 唾液腺 | C07—08 | 0.00 | 0.00 | 0.00 | 0.00 | 0.00 | 0.00 | 0.00 | 0.00 | 0.00 | 0.00 | 0.00 | 0 | 0.00 |
| 扁桃腺 | C09 | 0.00 | 0.00 | 0.00 | 0.00 | 0.00 | 0.00 | 0.00 | 0.00 | 0.00 | 0.00 | 0.00 | 0 | 0.00 |
| 其他口咽部 | C10 | 0.70 | 0.00 | 0.00 | 5.69 | 0.00 | 0.00 | 0.54 | 0.67 | 2.17 | 0.07 | 0.07 | 1 | 0.43 |
| 鼻咽部 | C11 | 21.74 | 0.00 | 14.45 | 68.27 | 69.58 | 26.52 | 17.10 | 20.43 | 55.22 | 1.88 | 2.03 | 31 | 13.36 |
| 喉咽部 | C12—13 | 1.40 | 0.00 | 1.45 | 0.00 | 11.60 | 0.00 | 1.14 | 1.57 | 4.56 | 0.17 | 0.17 | 2 | 0.86 |
| 唇，口腔和咽的其他部位和具体部位不明 | C14 | 0.00 | 0.00 | 0.00 | 0.00 | 0.00 | 0.00 | 0.00 | 0.00 | 0.00 | 0.00 | 0.00 | 0 | 0.00 |
| 食管 | C15 | 3.51 | 0.00 | 0.00 | 11.38 | 11.60 | 17.68 | 2.65 | 3.61 | 6.59 | 0.23 | 0.52 | 5 | 2.16 |
| 胃 | C16 | 5.61 | 0.00 | 2.89 | 5.69 | 34.79 | 17.68 | 4.39 | 5.22 | 12.62 | 0.49 | 0.49 | 8 | 3.45 |
| 小肠 | C17 | 0.70 | 0.00 | 0.00 | 0.00 | 11.60 | 0.00 | 0.64 | 0.94 | 2.56 | 0.12 | 0.12 | 1 | 0.43 |
| 结肠 | C18 | 11.92 | 0.00 | 0.00 | 0.00 | 0.00 | 150.28 | 7.52 | 10.61 | 0.00 | 0.00 | 1.56 | 17 | 7.33 |
| 直肠和乙状结肠连接处 | C19—20 | 9.82 | 0.00 | 4.34 | 17.07 | 23.19 | 53.04 | 7.25 | 9.46 | 17.81 | 0.57 | 1.11 | 14 | 6.03 |
| 肛门 | C21 | 0.00 | 0.00 | 0.00 | 0.00 | 0.00 | 0.00 | 0.00 | 0.00 | 0.00 | 0.00 | 0.00 | 0 | 0.00 |
| 肝脏和肝内胆管 | C22 | 9.82 | 0.00 | 2.89 | 5.69 | 46.39 | 61.88 | 7.89 | 10.36 | 17.38 | 0.60 | 1.59 | 14 | 6.03 |
| 胆囊 | C23 | 2.10 | 0.00 | 1.45 | 0.00 | 11.60 | 8.84 | 1.66 | 1.98 | 5.06 | 0.17 | 0.17 | 3 | 1.29 |
| 肝外胆管 | C24 | 4.21 | 0.00 | 0.00 | 0.00 | 23.19 | 35.36 | 3.21 | 4.36 | 5.63 | 0.23 | 0.86 | 6 | 2.59 |
| 胰腺 | C25 | 2.80 | 0.00 | 0.00 | 11.38 | 0.00 | 17.68 | 2.10 | 2.81 | 4.03 | 0.12 | 0.37 | 4 | 1.72 |
| 鼻腔、中耳和副鼻窦 | C30—31 | 0.70 | 0.00 | 0.00 | 0.00 | 0.00 | 8.84 | 0.45 | 0.63 | 0.00 | 0.00 | 0.16 | 1 | 0.43 |
| 喉 | C32 | 2.80 | 0.00 | 0.00 | 0.00 | 23.19 | 17.68 | 2.12 | 2.96 | 5.13 | 0.24 | 0.39 | 4 | 1.72 |
| 气管、支气管和肺 | C33—34 | 31.55 | 0.00 | 4.34 | 51.20 | 81.18 | 229.84 | 21.64 | 29.30 | 39.93 | 1.45 | 3.14 | 45 | 19.40 |

（续上表）

| 部位或病种 | ICD—10 | 粗率 | 0～ | 15～ | 45～ | 55～ | 65＋ | 中标率 | 世标率 | 35～64 岁截缩率 | 0～64 岁累积率 | 0～74 岁累积率 | 例数 | 构成比 |
|---|---|---|---|---|---|---|---|---|---|---|---|---|---|---|
| 其他呼吸器官 | C37－38 | 0.00 | 0.00 | 0.00 | 0.00 | 0.00 | 0.00 | 0.00 | 0.00 | 0.00 | 0.00 | 0.00 | 0 | 0.00 |
| 骨和关节软骨 | C40－41 | 0.70 | 0.00 | 1.45 | 0.00 | 0.00 | 0.00 | 1.14 | 0.82 | 0.00 | 0.05 | 0.05 | 1 | 0.43 |
| 皮肤恶性黑色素瘤 | C43 | 0.70 | 0.00 | 0.00 | 0.00 | 0.00 | 8.84 | 0.30 | 0.41 | 0.00 | 0.00 | 0.00 | 1 | 0.43 |
| 皮肤其他恶性肿瘤 | C44 | 0.70 | 0.00 | 0.00 | 5.69 | 0.00 | 0.00 | 0.47 | 0.59 | 1.86 | 0.05 | 0.05 | 1 | 0.43 |
| 间皮瘤 | C45 | 0.70 | 0.00 | 0.00 | 5.69 | 0.00 | 0.00 | 0.54 | 0.67 | 2.17 | 0.07 | 0.07 | 1 | 0.43 |
| kaposi 氏肉瘤 | C46 | 0.00 | 0.00 | 0.00 | 0.00 | 0.00 | 0.00 | 0.00 | 0.00 | 0.00 | 0.00 | 0.00 | 0 | 0.00 |
| 乳房 | C50 | 12.62 | 0.00 | 5.78 | 39.83 | 46.39 | 26.52 | 9.83 | 12.46 | 30.95 | 1.06 | 1.34 | 18 | 7.76 |
| 外阴 | C51 | 0.00 | 0.00 | 0.00 | 0.00 | 0.00 | 0.00 | 0.00 | 0.00 | 0.00 | 0.00 | 0.00 | 0 | 0.00 |
| 阴道 | C52 | 0.00 | 0.00 | 0.00 | 0.00 | 0.00 | 0.00 | 0.00 | 0.00 | 0.00 | 0.00 | 0.00 | 0 | 0.00 |
| 子宫颈 | C53 | 3.51 | 0.00 | 2.89 | 11.38 | 0.00 | 8.84 | 2.68 | 3.13 | 6.02 | 0.21 | 0.36 | 5 | 2.16 |
| 子宫体 | C54 | 4.91 | 0.00 | 1.45 | 22.76 | 23.19 | 0.00 | 4.17 | 4.86 | 14.49 | 0.51 | 0.51 | 7 | 3.02 |
| 子宫恶性肿瘤、未注明部位 | C55 | 0.70 | 0.00 | 1.45 | 0.00 | 0.00 | 0.00 | 0.50 | 0.62 | 1.99 | 0.05 | 0.05 | 1 | 0.43 |
| 卵巢 | C56 | 0.70 | 0.00 | 0.00 | 5.69 | 0.00 | 0.00 | 0.54 | 0.67 | 2.17 | 0.07 | 0.07 | 1 | 0.43 |
| 其他和未说明的女性生殖器官恶性肿瘤 | C57 | 0.00 | 0.00 | 0.00 | 0.00 | 0.00 | 0.00 | 0.00 | 0.00 | 0.00 | 0.00 | 0.00 | 0 | 0.00 |
| 胎盘 | C58 | 0.00 | 0.00 | 0.00 | 0.00 | 0.00 | 0.00 | 0.00 | 0.00 | 0.00 | 0.00 | 0.00 | 0 | 0.00 |
| 阴茎 | C60 | 0.00 | 0.00 | 0.00 | 0.00 | 0.00 | 0.00 | 0.00 | 0.00 | 0.00 | 0.00 | 0.00 | 0 | 0.00 |
| 前列腺 | C61 | 3.51 | 0.00 | 0.00 | 0.00 | 0.00 | 44.20 | 1.78 | 3.27 | 0.00 | 0.00 | 0.26 | 5 | 2.16 |
| 睾丸 | C62 | 0.00 | 0.00 | 0.00 | 0.00 | 0.00 | 0.00 | 0.00 | 0.00 | 0.00 | 0.00 | 0.00 | 0 | 0.00 |
| 其他和未说明的男性生殖器官恶性肿瘤 | C63 | 0.00 | 0.00 | 0.00 | 0.00 | 0.00 | 0.00 | 0.00 | 0.00 | 0.00 | 0.00 | 0.00 | 0 | 0.00 |
| 肾脏 | C64 | 0.00 | 0.00 | 0.00 | 0.00 | 0.00 | 0.00 | 0.00 | 0.00 | 0.00 | 0.00 | 0.00 | 0 | 0.00 |
| 肾盂、肾盏 | C65 | 0.00 | 0.00 | 0.00 | 0.00 | 0.00 | 0.00 | 0.00 | 0.00 | 0.00 | 0.00 | 0.00 | 0 | 0.00 |
| 输尿管 | C66 | 0.00 | 0.00 | 0.00 | 0.00 | 0.00 | 0.00 | 0.00 | 0.00 | 0.00 | 0.00 | 0.00 | 0 | 0.00 |

（续上表）

| 部位或病种 | ICD—10 | 粗率 | 0～ | 15～ | 45～ | 55～ | 65＋ | 中标率 | 世标率 | 35～64岁截缩率 | 0～64岁累积率 | 0～74岁累积率 | 例数 | 构成比 |
|---|---|---|---|---|---|---|---|---|---|---|---|---|---|---|
| 膀胱 | C67 | 6.31 | 0.00 | 1.45 | 0.00 | 23.19 | 53.04 | 4.87 | 6.44 | 5.63 | 0.28 | 0.83 | 9 | 3.88 |
| 其他和未说明的泌尿器官 | C68 | 0.00 | 0.00 | 0.00 | 0.00 | 0.00 | 0.00 | 0.00 | 0.00 | 0.00 | 0.00 | 0.00 | 0 | 0.00 |
| 眼 | C69 | 0.00 | 0.00 | 0.00 | 0.00 | 0.00 | 0.00 | 0.00 | 0.00 | 0.00 | 0.00 | 0.00 | 0 | 0.00 |
| 脑、神经系统 | C70—72、D | 3.51 | 0.00 | 1.45 | 17.07 | 0.00 | 8.84 | 2.63 | 3.14 | 6.19 | 0.22 | 0.35 | 5 | 2.16 |
| 甲状腺 | C73 | 1.40 | 0.00 | 2.89 | 0.00 | 0.00 | 0.00 | 1.00 | 1.25 | 3.99 | 0.10 | 0.10 | 2 | 0.86 |
| 肾上腺 | C74 | 0.00 | 0.00 | 0.00 | 0.00 | 0.00 | 0.00 | 0.00 | 0.00 | 0.00 | 0.00 | 0.00 | 0 | 0.00 |
| 其他内分泌腺 | C75 | 0.00 | 0.00 | 0.00 | 0.00 | 0.00 | 0.00 | 0.00 | 0.00 | 0.00 | 0.00 | 0.00 | 0 | 0.00 |
| 霍奇金氏病 | C81 | 0.00 | 0.00 | 0.00 | 0.00 | 0.00 | 0.00 | 0.00 | 0.00 | 0.00 | 0.00 | 0.00 | 0 | 0.00 |
| 非霍奇金氏病 | C82—85、C96 | 1.40 | 0.00 | 0.00 | 5.69 | 11.60 | 0.00 | 1.11 | 1.54 | 4.43 | 0.17 | 0.17 | 2 | 0.86 |
| 多发性骨髓瘤和恶性浆细胞肿瘤 | C90 | 0.70 | 0.00 | 0.00 | 5.69 | 0.00 | 0.00 | 0.54 | 0.67 | 2.17 | 0.07 | 0.07 | 1 | 0.43 |
| 淋巴细胞白血病 | C91 | 0.70 | 0.00 | 0.00 | 5.69 | 0.00 | 0.00 | 0.54 | 0.67 | 2.17 | 0.07 | 0.07 | 1 | 0.43 |
| 髓细胞性白血病 | C92 | 0.70 | 2.79 | 0.00 | 0.00 | 0.00 | 0.00 | 0.94 | 0.64 | 0.00 | 0.04 | 0.04 | 1 | 0.43 |
| 单核细胞性白血病 | C93 | 0.00 | 0.00 | 0.00 | 0.00 | 0.00 | 0.00 | 0.00 | 0.00 | 0.00 | 0.00 | 0.00 | 0 | 0.00 |
| 其他指明的白血病 | C94 | 0.00 | 0.00 | 0.00 | 0.00 | 0.00 | 0.00 | 0.00 | 0.00 | 0.00 | 0.00 | 0.00 | 0 | 0.00 |
| 未指明细胞类型的白血病 | C95 | 0.00 | 0.00 | 0.00 | 0.00 | 0.00 | 0.00 | 0.00 | 0.00 | 0.00 | 0.00 | 0.00 | 0 | 0.00 |
| 独立的多个部位的（原发性）恶性肿瘤 | C97 | 0.00 | 0.00 | 0.00 | 0.00 | 0.00 | 0.00 | 0.00 | 0.00 | 0.00 | 0.00 | 0.00 | 0 | 0.00 |
| 其他及不明部位 | C26、39、48、76—80 | 4.21 | 0.00 | 0.00 | 5.69 | 11.60 | 35.36 | 3.34 | 4.35 | 5.23 | 0.18 | 0.57 | 6 | 2.59 |
| 除 C44 合计 | | 161.97 | 2.79 | 52.02 | 312.92 | 475.46 | 866.31 | 120.83 | 155.61 | 275.36 | 9.75 | 18.20 | 231 | 99.57 |
| 合计 | | 162.67 | 2.79 | 52.02 | 318.61 | 475.46 | 866.31 | 121.29 | 156.20 | 277.22 | 9.80 | 18.25 | 232 | 100.00 |

注：中标率为中国标化发病率，世标率为世界标化发病率。

## 七、东凤镇恶性肿瘤发病概况

### 1. 东凤镇简介

东凤镇位于中山市北大门，是中山市下属的一个镇，地处珠三角西岸、西江下游支流鸡鸦水道和小榄水道相夹的浅陆上，是中山市仅次于黄圃镇的最北部乡镇，东与黄圃镇、南与东升镇、西与小榄镇、北与佛山市顺德区一河之隔，下辖 2 个社区居民委员会和 12 个村民委员会，面积 54.87 平方公里，户籍人口 7.20 万人，非户籍人口 4.88 万人，是中国小家电专业镇[14]。

### 2. 人口资料

2000—2004 年期间中山市东凤镇共有人口 348876 人，其中男性 176550 人，女性 172326 人，男女比值为 1.02（表 154），人口数增长率为 3.39%，其中男性增长率为 2.86%，女性为 3.93%。

**表 154　中山市东凤镇 2000—2004 年年中人口构成（N）**

| 年份 | 男 | 女 | 合计 | 比值 |
|---|---|---|---|---|
| 2000 | 34847 | 33896 | 68743 | 1.03 |
| 2001 | 35083 | 34148 | 69231 | 1.03 |
| 2002 | 35251 | 34349 | 69600 | 1.03 |
| 2003 | 35526 | 34707 | 70233 | 1.02 |
| 2004 | 35841 | 35228 | 71069 | 1.02 |
| 合计 | 176550 | 172326 | 348876 | 1.02 |

期间东凤镇不同年龄段男女人口数比值随年龄增加而逐渐下降，24 岁之前大于 1，25～64 岁波动于 0.95～1.06 之间，65 岁之后小于 1 并持续下降。1 岁以下男女比值最高，为 1.22，85 岁以上年龄组比值最低，为 0.41（表 155）。

**表 155　中山市东凤镇 2000—2004 年年中人口年龄别构成（N）**

| 年龄组 | 男 | 女 | 合计 | 比值 |
|---|---|---|---|---|
| 0～ | 2399 | 1961 | 4360 | 1.22 |
| 1～ | 11051 | 9205 | 20256 | 1.20 |
| 5～ | 15491 | 13577 | 29068 | 1.14 |
| 10～ | 17918 | 16280 | 34198 | 1.10 |
| 15～ | 13954 | 12864 | 26818 | 1.08 |
| 20～ | 11960 | 11898 | 23858 | 1.01 |
| 25～ | 15321 | 16126 | 31447 | 0.95 |
| 30～ | 16411 | 17177 | 33588 | 0.96 |
| 35～ | 15132 | 14875 | 30007 | 1.02 |
| 40～ | 12100 | 11448 | 23548 | 1.06 |
| 45～ | 12575 | 12118 | 24693 | 1.04 |

（续上表）

| 年龄组 | 男 | 女 | 合计 | 比值 |
|---|---|---|---|---|
| 50～ | 9257 | 9047 | 18304 | 1.02 |
| 55～ | 5412 | 5315 | 10727 | 1.02 |
| 60～ | 5315 | 5055 | 10370 | 1.05 |
| 65～ | 4672 | 4813 | 9485 | 0.97 |
| 70～ | 3684 | 4127 | 7811 | 0.89 |
| 75～ | 2231 | 3208 | 5439 | 0.70 |
| 80～ | 1108 | 1880 | 2988 | 0.59 |
| 85＋ | 559 | 1354 | 1913 | 0.41 |
| 合计 | 176550 | 172326 | 348878 | 1.02 |

期间东凤镇人口年龄别构成主要以0～19岁、20～39岁和40～59岁年龄组为主，其男性人口数分别占同期东凤镇男性人口总数的35%、33%和22%，女性分别占31%、35%和22%（图98、图99、图100）。

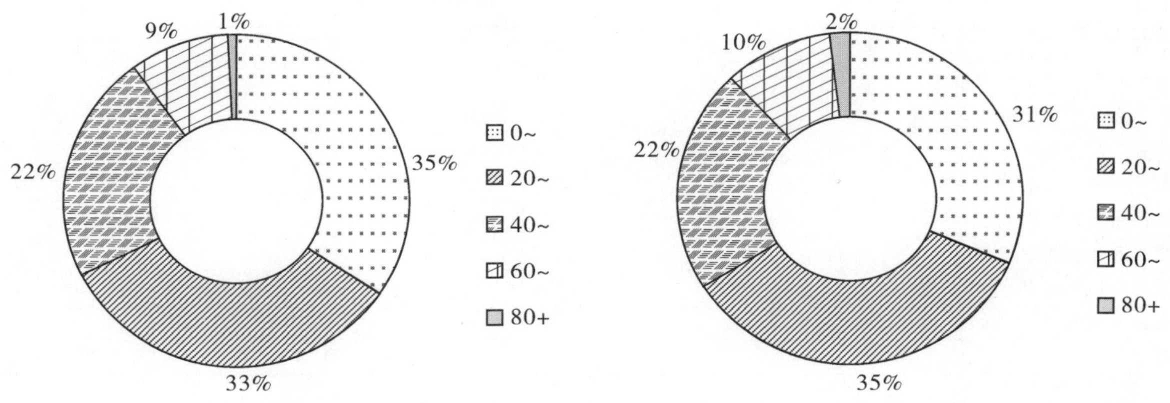


图98　中山市东凤镇2000—2004年男性人口年龄别构成　　图99　中山市东凤镇2000—2004年女性人口年龄别构成

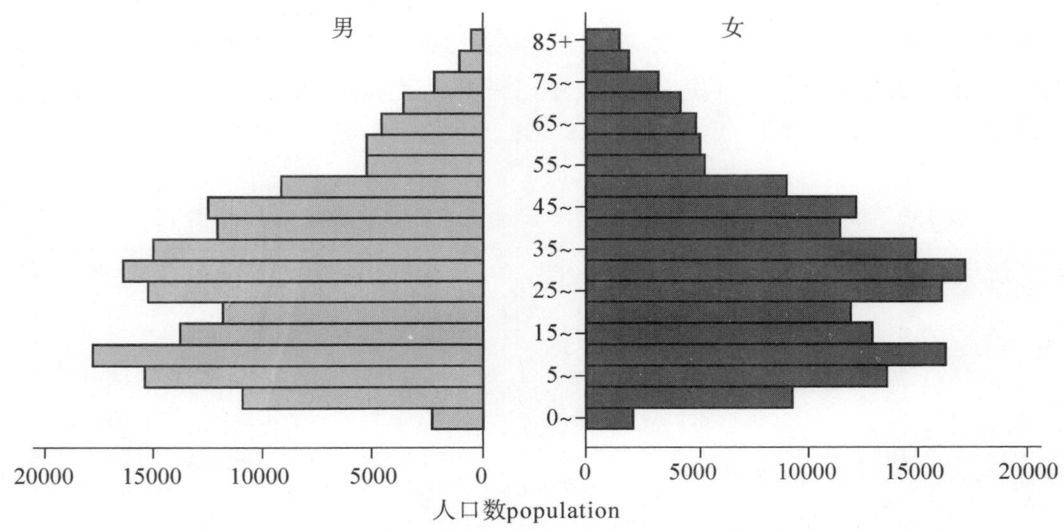


图100　中山市东凤镇2000—2004年人口金字塔图

## 3. 资料质量

2000—2004 年期间中山市东凤镇恶性肿瘤新发患者病理诊断率为 65.36%，骨髓和细胞学诊断率为 2.49%，影像学诊断率为 32.15%，无死亡补发病（表 156），发病部位不明恶性肿瘤患者数占同期东凤镇恶性肿瘤发病总数的 2.66%，其中以淋巴结继发和未指明、呼吸和消化器官继发恶性肿瘤为主（表 157）。

**表 156　中山市东凤镇 2000—2004 年新发恶性肿瘤各类诊断依据所占比例（N,%）**

| 诊断依据 | 例数 | 构成比 |
|---|---|---|
| 死亡补发病（DCO） | 0 | 0.00 |
| CT、MR 与 B 超等影像学 | 181 | 32.15 |
| 骨髓、细胞学 | 14 | 2.49 |
| 病理 | 368 | 65.36 |
| 合计 | 563 | 100.00 |

**表 157　中山市东凤镇 2000—2004 年发病部位不明恶性肿瘤构成（N,%）**

| 部位 | ICD—10 | 例数 | 构成比 |
|---|---|---|---|
| 其他和不明确的消化器官 | C26 | 1 | 6.67 |
| 其他和不明确的呼吸和胸腔内器官 | C39 | 0 | 0.00 |
| 腹膜后和腹膜 | C48 | 0 | 0.00 |
| 其他和不明确部位 | C76 | 0 | 0.00 |
| 淋巴结继发和未指明 | C77 | 5 | 33.33 |
| 呼吸和消化器官继发 | C78 | 4 | 26.67 |
| 其他部位继发 | C79 | 2 | 13.33 |
| 未特别说明（NOS） | C80 | 3 | 20.00 |
| 合计 | | 15 | 100.00 |

## 4. 发病概况

2000—2004 年期间中山市东凤镇共有恶性肿瘤新发患者 563 例，其中男性 360 例，女性 203 例，男女发病数比值为 1.77。男性发病粗率、中国和世界标化发病率分别为 $203.91/10^5$、$158.64/10^5$ 和 $201.97/10^5$，女性分别为 $117.80/10^5$、$84.55/10^5$ 和 $105.61/10^5$（表 158、表 159）。

**表 158　中山市东凤镇 2000—2004 年男性恶性肿瘤发病概况（N，$1/10^5$，%）**

| 年份 | 例数 | 粗率 | 中标率 | 世标率 | 35～64 岁截缩率 | 0～64 岁累积率 | 0～74 岁累积率 |
|---|---|---|---|---|---|---|---|
| 2000 | 55 | 157.83 | 123.74 | 162.84 | 272.61 | 9.91 | 19.45 |
| 2001 | 74 | 210.93 | 163.53 | 209.90 | 409.78 | 14.07 | 25.75 |
| 2002 | 67 | 190.06 | 144.71 | 178.77 | 290.55 | 10.16 | 20.13 |
| 2003 | 67 | 188.60 | 149.01 | 188.78 | 325.23 | 11.69 | 19.18 |
| 2004 | 97 | 270.64 | 211.04 | 268.14 | 456.21 | 16.08 | 28.32 |
| 合计 | 360 | 203.91 | 158.64 | 201.97 | 351.31 | 12.40 | 22.58 |

注：中标率为中国标化发病率，世标率为世界标化发病率。

表 159　中山市东凤镇 2000—2004 年女性恶性肿瘤发病概况（N，1/10⁵，%）

| 年份 | 例数 | 粗率 | 中标率 | 世标率 | 35～64 岁截缩率 | 0～64 岁累积率 | 0～74 岁累积率 |
|---|---|---|---|---|---|---|---|
| 2000 | 30 | 88.51 | 67.71 | 81.58 | 177.69 | 6.68 | 7.74 |
| 2001 | 33 | 96.64 | 74.40 | 92.90 | 168.13 | 6.40 | 9.81 |
| 2002 | 32 | 93.16 | 65.31 | 80.94 | 151.96 | 5.48 | 8.17 |
| 2003 | 55 | 158.47 | 106.96 | 133.84 | 211.24 | 7.97 | 12.96 |
| 2004 | 53 | 150.45 | 107.27 | 137.30 | 302.88 | 10.43 | 14.24 |
| 合计 | 203 | 117.80 | 84.55 | 105.61 | 203.02 | 7.41 | 10.62 |

注：中标率为中国标化发病率，世标率为世界标化发病率。

表 160　中山市东凤镇 2000—2004 年男女合计恶性肿瘤发病概况（N，1/10⁵，%）

| 年份 | 例数 | 粗率 | 中标率 | 世标率 | 35～64 岁截缩率 | 0～64 岁累积率 | 0～74 岁累积率 |
|---|---|---|---|---|---|---|---|
| 2000 | 85 | 123.65 | 94.71 | 119.47 | 225.65 | 8.31 | 13.47 |
| 2001 | 107 | 154.56 | 117.62 | 149.80 | 291.38 | 10.30 | 17.68 |
| 2002 | 99 | 142.24 | 104.05 | 128.58 | 222.29 | 7.85 | 14.05 |
| 2003 | 122 | 173.71 | 127.76 | 161.36 | 268.83 | 9.87 | 16.08 |
| 2004 | 150 | 211.06 | 157.22 | 200.64 | 381.01 | 13.33 | 21.15 |
| 合计 | 563 | 161.38 | 120.51 | 152.27 | 278.36 | 9.95 | 16.51 |

注：中标率为中国标化发病率，世标率为世界标化发病率。

## 5. 年龄别发病率

2000—2004 年期间中山市东凤镇恶性肿瘤年龄别发病率从 30 岁左右迅速上升，男性 80 岁左右达高峰，其后快速下降，女性 75 岁左右达高峰，其后相对稳定（图 101）。

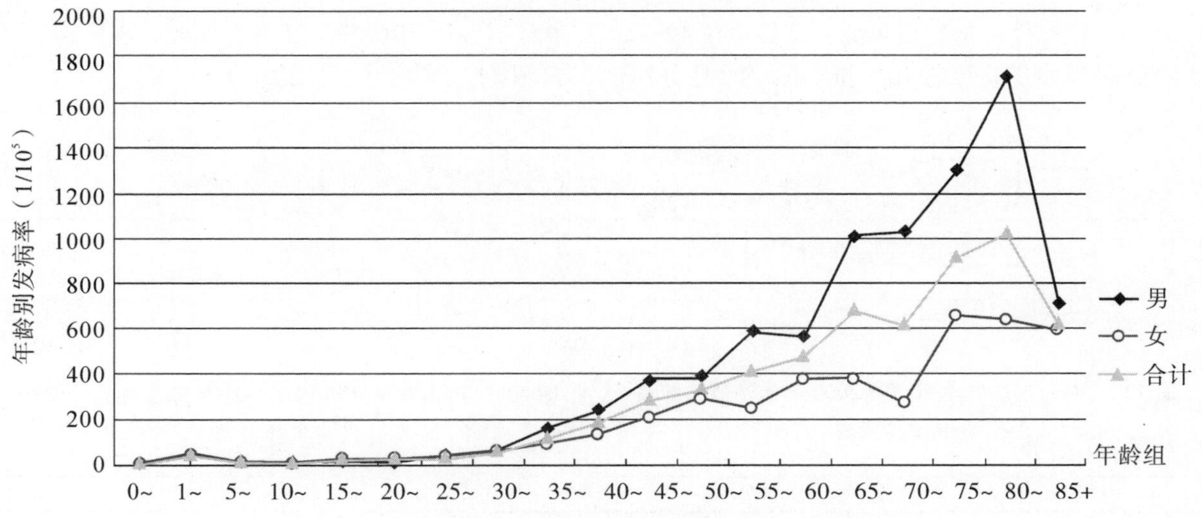


图 101　中山市东凤镇 2000—2004 年恶性肿瘤年龄别发病率

除 15～24 岁 2 个年龄段女性发病多于男性外，东凤镇其他年龄段男性恶性肿瘤发病多于女性，尤以 70～74 岁年龄段最为明显，其男女发病比值为 3.87（表 161）。

**表 161　中山市东凤镇 2000—2004 年恶性肿瘤年龄别发病率（1/10$^5$）**

| 年龄组 | 男 | 女 | 合计 | 比值 |
|---|---|---|---|---|
| 0～ | 0.00 | 0.00 | 0.00 | 0.00 |
| 1～ | 45.25 | 10.86 | 29.65 | 4.17 |
| 5～ | 12.91 | 7.37 | 10.33 | 1.75 |
| 10～ | 5.58 | 0.00 | 2.93 | 0.00 |
| 15～ | 14.33 | 23.32 | 18.65 | 0.61 |
| 20～ | 8.36 | 33.62 | 20.96 | 0.25 |
| 25～ | 39.16 | 24.80 | 31.79 | 1.58 |
| 30～ | 60.94 | 52.39 | 56.55 | 1.16 |
| 35～ | 151.99 | 87.39 | 119.97 | 1.74 |
| 40～ | 239.68 | 131.02 | 186.88 | 1.83 |
| 45～ | 365.80 | 206.29 | 287.54 | 1.77 |
| 50～ | 388.89 | 287.39 | 338.72 | 1.35 |
| 55～ | 591.33 | 244.61 | 419.52 | 2.42 |
| 60～ | 564.45 | 375.87 | 472.59 | 1.50 |
| 65～ | 1005.90 | 373.96 | 685.03 | 2.69 |
| 70～ | 1031.39 | 266.56 | 626.85 | 3.87 |
| 75～ | 1299.65 | 654.68 | 917.36 | 1.99 |
| 80～ | 1715.33 | 638.40 | 1034.66 | 2.69 |
| 85＋ | 716.19 | 591.00 | 624.66 | 1.21 |
| 合计 | 203.91 | 117.80 | 161.38 | 1.73 |

东凤镇恶性肿瘤发病年龄主要集中在 40～59 岁和 60～79 岁年龄段，其男性发病数占同期东凤镇恶性肿瘤发病总数的 40％和 40％，女性分别占 39％和 34％（图 102、图 103）。

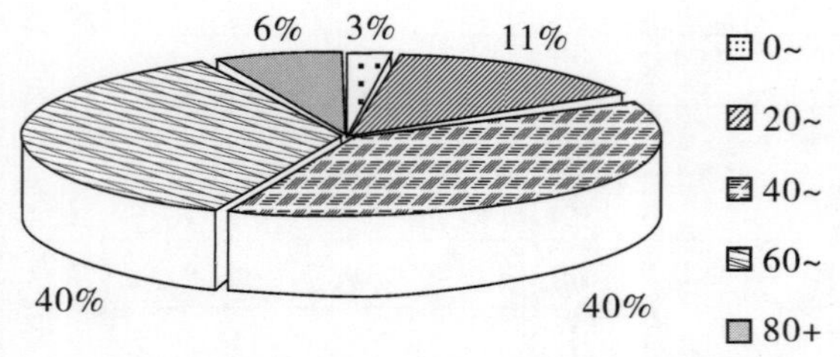


**图 102　中山市东凤镇 2000—2004 年男性恶性肿瘤发病年龄构成**

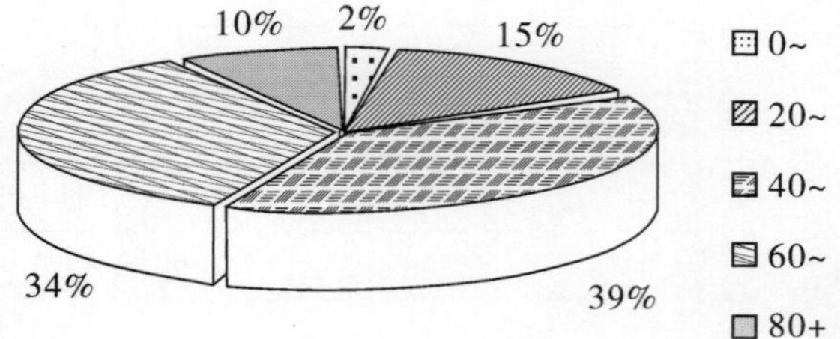


**图 103　中山市东凤镇 2000—2004 年女性恶性肿瘤发病年龄构成**

表 162　中山市东凤镇 2000—2004 年男性恶性肿瘤年龄别发病率（1/10$^5$）

| 部位或病种 | ICD—10 | 0～ | 1～ | 5～ | 10～ | 15～ | 20～ | 25～ | 30～ | 35～ | 40～ | 45～ | 50～ | 55～ | 60～ | 65～ | 70～ | 75～ | 80～ | 85+ | 合计 |
|---|---|---|---|---|---|---|---|---|---|---|---|---|---|---|---|---|---|---|---|---|---|
| 唇 | C00 | 0.00 | 0.00 | 0.00 | 0.00 | 0.00 | 0.00 | 0.00 | 0.00 | 0.00 | 0.00 | 0.00 | 0.00 | 0.00 | 0.00 | 0.00 | 0.00 | 0.00 | 0.00 | 0.00 | 0.00 |
| 舌 | C01—02 | 0.00 | 0.00 | 0.00 | 0.00 | 0.00 | 0.00 | 0.00 | 0.00 | 0.00 | 24.79 | 0.00 | 0.00 | 36.96 | 0.00 | 0.00 | 0.00 | 0.00 | 0.00 | 0.00 | 2.83 |
| 口 | C03—06 | 0.00 | 0.00 | 0.00 | 0.00 | 0.00 | 0.00 | 0.00 | 0.00 | 0.00 | 0.00 | 0.00 | 10.80 | 0.00 | 0.00 | 21.40 | 0.00 | 0.00 | 90.28 | 0.00 | 1.70 |
| 唾液腺 | C07—08 | 0.00 | 0.00 | 0.00 | 0.00 | 0.00 | 0.00 | 0.00 | 0.00 | 6.61 | 0.00 | 0.00 | 0.00 | 0.00 | 0.00 | 0.00 | 0.00 | 0.00 | 0.00 | 0.00 | 0.57 |
| 扁桃腺 | C09 | 0.00 | 0.00 | 0.00 | 0.00 | 0.00 | 0.00 | 0.00 | 0.00 | 0.00 | 0.00 | 0.00 | 0.00 | 0.00 | 0.00 | 0.00 | 27.14 | 0.00 | 0.00 | 0.00 | 0.57 |
| 其他口咽部 | C10 | 0.00 | 0.00 | 0.00 | 0.00 | 0.00 | 0.00 | 0.00 | 0.00 | 0.00 | 0.00 | 0.00 | 0.00 | 0.00 | 0.00 | 0.00 | 0.00 | 44.82 | 0.00 | 0.00 | 0.57 |
| 鼻咽部 | C11 | 0.00 | 0.00 | 0.00 | 0.00 | 0.00 | 8.36 | 13.05 | 6.09 | 39.65 | 33.06 | 55.66 | 43.21 | 92.40 | 18.81 | 42.80 | 135.71 | 44.82 | 180.56 | 0.00 | 23.22 |
| 喉咽部 | C12—13 | 0.00 | 0.00 | 0.00 | 0.00 | 0.00 | 0.00 | 0.00 | 0.00 | 0.00 | 0.00 | 0.00 | 0.00 | 0.00 | 0.00 | 0.00 | 0.00 | 0.00 | 0.00 | 0.00 | 0.00 |
| 唇，口腔和咽的其他部位和具体部位不明 | C14 | 0.00 | 0.00 | 0.00 | 0.00 | 0.00 | 0.00 | 0.00 | 0.00 | 0.00 | 0.00 | 0.00 | 0.00 | 0.00 | 0.00 | 0.00 | 0.00 | 0.00 | 0.00 | 0.00 | 0.00 |
| 食管 | C15 | 0.00 | 0.00 | 0.00 | 0.00 | 0.00 | 0.00 | 0.00 | 6.09 | 6.61 | 49.59 | 103.38 | 64.81 | 110.87 | 112.89 | 64.21 | 81.43 | 44.82 | 90.28 | 0.00 | 26.62 |
| 胃 | C16 | 0.00 | 0.00 | 0.00 | 0.00 | 0.00 | 0.00 | 0.00 | 0.00 | 0.00 | 0.00 | 7.95 | 21.60 | 36.96 | 0.00 | 42.80 | 27.14 | 0.00 | 180.56 | 0.00 | 5.66 |
| 小肠 | C17 | 0.00 | 0.00 | 0.00 | 0.00 | 0.00 | 0.00 | 0.00 | 0.00 | 0.00 | 0.00 | 7.95 | 0.00 | 0.00 | 18.81 | 0.00 | 27.14 | 0.00 | 0.00 | 0.00 | 1.70 |
| 结肠 | C18 | 0.00 | 0.00 | 0.00 | 0.00 | 0.00 | 0.00 | 0.00 | 12.19 | 0.00 | 8.26 | 7.95 | 10.80 | 18.48 | 37.63 | 42.80 | 81.43 | 44.82 | 90.28 | 0.00 | 8.50 |
| 直肠和乙状结肠连接处 | C19—20 | 0.00 | 0.00 | 0.00 | 0.00 | 0.00 | 0.00 | 0.00 | 0.00 | 6.61 | 16.53 | 7.95 | 21.60 | 0.00 | 0.00 | 0.00 | 54.28 | 89.63 | 270.84 | 0.00 | 7.36 |
| 肛门 | C21 | 0.00 | 0.00 | 0.00 | 0.00 | 0.00 | 0.00 | 0.00 | 0.00 | 0.00 | 0.00 | 0.00 | 0.00 | 0.00 | 0.00 | 0.00 | 0.00 | 0.00 | 0.00 | 0.00 | 0.00 |
| 肝脏和肝内胆管 | C22 | 0.00 | 0.00 | 0.00 | 0.00 | 7.17 | 0.00 | 13.05 | 12.19 | 46.26 | 57.85 | 23.86 | 64.81 | 110.87 | 56.44 | 64.21 | 108.57 | 268.89 | 180.56 | 179.05 | 30.02 |
| 胆囊 | C23 | 0.00 | 0.00 | 0.00 | 0.00 | 0.00 | 0.00 | 0.00 | 0.00 | 0.00 | 0.00 | 0.00 | 0.00 | 0.00 | 0.00 | 0.00 | 0.00 | 44.82 | 0.00 | 179.05 | 1.13 |
| 肝外胆管 | C24 | 0.00 | 0.00 | 0.00 | 0.00 | 0.00 | 0.00 | 0.00 | 0.00 | 0.00 | 0.00 | 0.00 | 0.00 | 0.00 | 0.00 | 42.80 | 27.14 | 134.45 | 270.84 | 0.00 | 5.10 |
| 胰腺 | C25 | 0.00 | 0.00 | 0.00 | 0.00 | 0.00 | 0.00 | 0.00 | 0.00 | 0.00 | 0.00 | 7.95 | 10.80 | 0.00 | 0.00 | 0.00 | 54.28 | 89.63 | 0.00 | 179.05 | 3.96 |
| 鼻腔、中耳和副鼻窦 | C30—31 | 0.00 | 0.00 | 0.00 | 0.00 | 0.00 | 0.00 | 0.00 | 0.00 | 0.00 | 0.00 | 0.00 | 0.00 | 0.00 | 0.00 | 0.00 | 27.14 | 0.00 | 0.00 | 0.00 | 0.57 |
| 喉 | C32 | 0.00 | 0.00 | 0.00 | 0.00 | 0.00 | 0.00 | 0.00 | 0.00 | 0.00 | 8.26 | 15.90 | 0.00 | 0.00 | 18.81 | 0.00 | 0.00 | 0.00 | 0.00 | 0.00 | 2.27 |
| 气管、支气管和肺 | C33—34 | 0.00 | 0.00 | 0.00 | 0.00 | 0.00 | 0.00 | 0.00 | 0.00 | 26.43 | 16.53 | 55.66 | 75.62 | 110.87 | 244.59 | 428.04 | 217.13 | 313.71 | 180.56 | 0.00 | 43.05 |

（续上表）

| 部位或病种 | ICD—10 | 0～ | 1～ | 5～ | 10～ | 15～ | 20～ | 25～ | 30～ | 35～ | 40～ | 45～ | 50～ | 55～ | 60～ | 65～ | 70～ | 75～ | 80～ | 85+ | 合计 |
|---|---|---|---|---|---|---|---|---|---|---|---|---|---|---|---|---|---|---|---|---|---|
| 其他呼吸器官 | C37—38 | 0.00 | 0.00 | 0.00 | 0.00 | 0.00 | 0.00 | 0.00 | 0.00 | 0.00 | 8.26 | 0.00 | 10.80 | 0.00 | 0.00 | 0.00 | 0.00 | 0.00 | 0.00 | 0.00 | 1.13 |
| 骨和关节软骨 | C40—41 | 0.00 | 0.00 | 0.00 | 0.00 | 7.17 | 0.00 | 0.00 | 0.00 | 0.00 | 0.00 | 0.00 | 0.00 | 0.00 | 0.00 | 21.40 | 54.28 | 0.00 | 0.00 | 0.00 | 2.27 |
| 皮肤恶性黑色素瘤 | C43 | 0.00 | 0.00 | 0.00 | 0.00 | 0.00 | 0.00 | 0.00 | 0.00 | 0.00 | 0.00 | 0.00 | 0.00 | 0.00 | 0.00 | 0.00 | 0.00 | 0.00 | 90.28 | 0.00 | 0.57 |
| 皮肤其他恶性肿瘤 | C44 | 0.00 | 0.00 | 0.00 | 0.00 | 0.00 | 0.00 | 0.00 | 0.00 | 0.00 | 0.00 | 0.00 | 0.00 | 0.00 | 0.00 | 42.80 | 0.00 | 89.63 | 0.00 | 0.00 | 2.27 |
| 间皮瘤 | C45 | 0.00 | 0.00 | 0.00 | 0.00 | 0.00 | 0.00 | 0.00 | 0.00 | 0.00 | 0.00 | 15.90 | 0.00 | 0.00 | 0.00 | 42.80 | 0.00 | 0.00 | 0.00 | 0.00 | 2.27 |
| Kaposi 氏肉瘤 | C46 | 0.00 | 0.00 | 0.00 | 0.00 | 0.00 | 0.00 | 0.00 | 0.00 | 0.00 | 0.00 | 0.00 | 0.00 | 0.00 | 0.00 | 0.00 | 0.00 | 0.00 | 0.00 | 0.00 | 0.00 |
| 结缔组织和其他软组织 | C47、49 | 0.00 | 0.00 | 0.00 | 0.00 | 0.00 | 0.00 | 0.00 | 0.00 | 0.00 | 0.00 | 0.00 | 0.00 | 0.00 | 0.00 | 0.00 | 0.00 | 0.00 | 0.00 | 0.00 | 0.00 |
| 乳房 | C50 | 0.00 | 0.00 | 0.00 | 0.00 | 0.00 | 0.00 | 0.00 | 0.00 | 0.00 | 0.00 | 0.00 | 0.00 | 0.00 | 0.00 | 0.00 | 0.00 | 0.00 | 0.00 | 0.00 | 0.00 |
| 外阴 | C51 | 0.00 | 0.00 | 0.00 | 0.00 | 0.00 | 0.00 | 0.00 | 0.00 | 0.00 | 0.00 | 0.00 | 0.00 | 0.00 | 0.00 | 0.00 | 0.00 | 0.00 | 0.00 | 0.00 | 0.00 |
| 阴道 | C52 | 0.00 | 0.00 | 0.00 | 0.00 | 0.00 | 0.00 | 0.00 | 0.00 | 0.00 | 0.00 | 0.00 | 0.00 | 0.00 | 0.00 | 0.00 | 0.00 | 0.00 | 0.00 | 0.00 | 0.00 |
| 子宫颈 | C53 | 0.00 | 0.00 | 0.00 | 0.00 | 0.00 | 0.00 | 0.00 | 0.00 | 0.00 | 0.00 | 0.00 | 0.00 | 0.00 | 0.00 | 0.00 | 0.00 | 0.00 | 0.00 | 0.00 | 0.00 |
| 子宫体 | C54 | 0.00 | 0.00 | 0.00 | 0.00 | 0.00 | 0.00 | 0.00 | 0.00 | 0.00 | 0.00 | 0.00 | 0.00 | 0.00 | 0.00 | 0.00 | 0.00 | 0.00 | 0.00 | 0.00 | 0.00 |
| 子宫恶性肿瘤、未注明部位 | C55 | 0.00 | 0.00 | 0.00 | 0.00 | 0.00 | 0.00 | 0.00 | 0.00 | 0.00 | 0.00 | 0.00 | 0.00 | 0.00 | 0.00 | 0.00 | 0.00 | 0.00 | 0.00 | 0.00 | 0.00 |
| 卵巢 | C56 | 0.00 | 0.00 | 0.00 | 0.00 | 0.00 | 0.00 | 0.00 | 0.00 | 0.00 | 0.00 | 0.00 | 0.00 | 0.00 | 0.00 | 0.00 | 0.00 | 0.00 | 0.00 | 0.00 | 0.00 |
| 其他和未说明的女性生殖器官恶性肿瘤 | C57 | 0.00 | 0.00 | 0.00 | 0.00 | 0.00 | 0.00 | 0.00 | 0.00 | 0.00 | 0.00 | 0.00 | 0.00 | 0.00 | 0.00 | 0.00 | 0.00 | 0.00 | 0.00 | 0.00 | 0.00 |
| 胎盘 | C58 | 0.00 | 0.00 | 0.00 | 0.00 | 0.00 | 0.00 | 0.00 | 0.00 | 0.00 | 0.00 | 0.00 | 0.00 | 0.00 | 0.00 | 0.00 | 0.00 | 0.00 | 0.00 | 0.00 | 0.00 |
| 阴茎 | C60 | 0.00 | 0.00 | 0.00 | 0.00 | 0.00 | 0.00 | 0.00 | 0.00 | 0.00 | 0.00 | 7.95 | 0.00 | 0.00 | 0.00 | 0.00 | 0.00 | 0.00 | 0.00 | 0.00 | 0.57 |
| 前列腺 | C61 | 0.00 | 0.00 | 0.00 | 0.00 | 0.00 | 0.00 | 0.00 | 0.00 | 0.00 | 0.00 | 7.95 | 0.00 | 0.00 | 18.81 | 85.61 | 27.14 | 0.00 | 0.00 | 0.00 | 3.96 |
| 睾丸 | C62 | 0.00 | 0.00 | 0.00 | 0.00 | 0.00 | 0.00 | 6.53 | 0.00 | 6.61 | 0.00 | 0.00 | 0.00 | 0.00 | 0.00 | 0.00 | 0.00 | 0.00 | 0.00 | 0.00 | 1.13 |
| 其他和未说明的男性生殖器官恶性肿瘤 | C63 | 0.00 | 0.00 | 0.00 | 0.00 | 0.00 | 0.00 | 0.00 | 0.00 | 0.00 | 0.00 | 0.00 | 0.00 | 0.00 | 0.00 | 0.00 | 0.00 | 0.00 | 0.00 | 0.00 | 0.00 |
| 肾脏 | C64 | 0.00 | 18.10 | 0.00 | 0.00 | 0.00 | 0.00 | 0.00 | 6.09 | 6.61 | 0.00 | 0.00 | 10.80 | 0.00 | 0.00 | 21.40 | 54.28 | 0.00 | 0.00 | 0.00 | 4.53 |
| 肾盂、肾盏 | C65 | 0.00 | 0.00 | 0.00 | 0.00 | 0.00 | 0.00 | 0.00 | 0.00 | 0.00 | 0.00 | 0.00 | 0.00 | 0.00 | 0.00 | 0.00 | 0.00 | 0.00 | 0.00 | 0.00 | 0.00 |

（续上表）

| 部位或病种 | ICD—10 | 0～ | 1～ | 5～ | 10～ | 15～ | 20～ | 25～ | 30～ | 35～ | 40～ | 45～ | 50～ | 55～ | 60～ | 65～ | 70～ | 75～ | 80～ | 85＋ | 合计 |
|---|---|---|---|---|---|---|---|---|---|---|---|---|---|---|---|---|---|---|---|---|---|
| 输尿管 | C66 | 0.00 | 0.00 | 0.00 | 0.00 | 0.00 | 0.00 | 0.00 | 0.00 | 0.00 | 0.00 | 0.00 | 0.00 | 0.00 | 0.00 | 0.00 | 0.00 | 0.00 | 0.00 | 0.00 | 0.00 |
| 膀胱 | C67 | 0.00 | 0.00 | 0.00 | 0.00 | 0.00 | 0.00 | 0.00 | 0.00 | 0.00 | 0.00 | 0.00 | 10.80 | 0.00 | 37.63 | 0.00 | 27.14 | 0.00 | 0.00 | 0.00 | 2.27 |
| 其他和未说明的泌尿器官 | C68 | 0.00 | 0.00 | 0.00 | 0.00 | 0.00 | 0.00 | 0.00 | 0.00 | 0.00 | 0.00 | 0.00 | 0.00 | 0.00 | 0.00 | 0.00 | 0.00 | 0.00 | 0.00 | 0.00 | 0.00 |
| 眼 | C69 | 0.00 | 0.00 | 0.00 | 0.00 | 0.00 | 0.00 | 0.00 | 0.00 | 0.00 | 0.00 | 0.00 | 0.00 | 0.00 | 0.00 | 0.00 | 0.00 | 0.00 | 0.00 | 0.00 | 0.00 |
| 脑、神经系统 | C70—72、D | 0.00 | 0.00 | 6.46 | 0.00 | 0.00 | 0.00 | 6.53 | 12.19 | 0.00 | 16.53 | 0.00 | 10.80 | 18.48 | 0.00 | 0.00 | 0.00 | 0.00 | 0.00 | 0.00 | 4.53 |
| 甲状腺 | C73 | 0.00 | 0.00 | 0.00 | 0.00 | 0.00 | 0.00 | 0.00 | 0.00 | 0.00 | 0.00 | 7.95 | 0.00 | 0.00 | 0.00 | 0.00 | 0.00 | 0.00 | 0.00 | 0.00 | 0.57 |
| 肾上腺 | C74 | 0.00 | 0.00 | 0.00 | 0.00 | 0.00 | 0.00 | 0.00 | 0.00 | 0.00 | 0.00 | 0.00 | 0.00 | 0.00 | 0.00 | 0.00 | 0.00 | 0.00 | 0.00 | 0.00 | 0.00 |
| 其他内分泌腺 | C75 | 0.00 | 0.00 | 0.00 | 0.00 | 0.00 | 0.00 | 0.00 | 0.00 | 0.00 | 0.00 | 0.00 | 0.00 | 0.00 | 0.00 | 0.00 | 0.00 | 0.00 | 0.00 | 0.00 | 0.00 |
| 霍奇金氏病 | C81 | 0.00 | 0.00 | 0.00 | 0.00 | 0.00 | 0.00 | 0.00 | 0.00 | 0.00 | 0.00 | 0.00 | 0.00 | 0.00 | 0.00 | 0.00 | 0.00 | 0.00 | 0.00 | 0.00 | 0.00 |
| 非霍奇金氏病 | C82—85、C96 | 0.00 | 0.00 | 0.00 | 0.00 | 0.00 | 0.00 | 0.00 | 6.09 | 0.00 | 0.00 | 0.00 | 0.00 | 18.48 | 0.00 | 0.00 | 0.00 | 0.00 | 0.00 | 0.00 | 1.13 |
| 多发性骨髓瘤和恶性浆细胞肿瘤 | C90 | 0.00 | 0.00 | 0.00 | 0.00 | 0.00 | 0.00 | 0.00 | 0.00 | 0.00 | 0.00 | 7.95 | 0.00 | 18.48 | 0.00 | 0.00 | 0.00 | 0.00 | 0.00 | 0.00 | 1.13 |
| 淋巴细胞白血病 | C91 | 0.00 | 9.05 | 0.00 | 0.00 | 0.00 | 0.00 | 0.00 | 0.00 | 0.00 | 0.00 | 0.00 | 0.00 | 0.00 | 0.00 | 0.00 | 0.00 | 0.00 | 0.00 | 0.00 | 0.57 |
| 髓细胞性白血病 | C92 | 0.00 | 0.00 | 0.00 | 5.58 | 0.00 | 0.00 | 0.00 | 0.00 | 0.00 | 0.00 | 7.95 | 10.80 | 0.00 | 0.00 | 21.40 | 0.00 | 0.00 | 0.00 | 0.00 | 2.27 |
| 单核细胞性白血病 | C93 | 0.00 | 0.00 | 6.46 | 0.00 | 0.00 | 0.00 | 0.00 | 0.00 | 0.00 | 0.00 | 0.00 | 0.00 | 0.00 | 0.00 | 0.00 | 0.00 | 0.00 | 0.00 | 0.00 | 0.57 |
| 其他指明的白血病 | C94 | 0.00 | 0.00 | 0.00 | 0.00 | 0.00 | 0.00 | 0.00 | 0.00 | 0.00 | 0.00 | 0.00 | 0.00 | 0.00 | 0.00 | 0.00 | 0.00 | 0.00 | 0.00 | 0.00 | 0.00 |
| 未指明细胞类型的白血病 | C95 | 0.00 | 18.10 | 0.00 | 0.00 | 0.00 | 0.00 | 0.00 | 0.00 | 0.00 | 0.00 | 0.00 | 0.00 | 0.00 | 0.00 | 0.00 | 0.00 | 0.00 | 0.00 | 0.00 | 1.13 |
| 独立的多个部位的（原发性）恶性肿瘤 | C97 | 0.00 | 0.00 | 0.00 | 0.00 | 0.00 | 0.00 | 0.00 | 0.00 | 0.00 | 0.00 | 0.00 | 0.00 | 0.00 | 0.00 | 0.00 | 0.00 | 0.00 | 0.00 | 0.00 | 0.00 |
| 其他及不明部位 | C26、39、48、76—80 | 0.00 | 0.00 | 0.00 | 0.00 | 0.00 | 0.00 | 0.00 | 0.00 | 6.61 | 0.00 | 15.90 | 10.80 | 18.48 | 0.00 | 21.40 | 0.00 | 89.63 | 90.28 | 179.05 | 5.66 |
| 除 C44 合计 | | 0.00 | 45.25 | 12.91 | 5.58 | 14.33 | 8.36 | 39.16 | 60.94 | 151.99 | 239.68 | 365.80 | 388.89 | 591.33 | 564.45 | 963.09 | 1031.39 | 1210.02 | 1715.33 | 716.19 | 201.64 |
| 合计 | | 0.00 | 45.25 | 12.91 | 5.58 | 14.33 | 8.36 | 39.16 | 60.94 | 151.99 | 239.68 | 365.80 | 388.89 | 591.33 | 564.45 | 1005.90 | 1031.39 | 1299.65 | 1715.33 | 716.19 | 203.91 |

## 表 163　中山市东凤镇 2000—2004 年女性恶性肿瘤年龄别发病率（$1/10^5$）

| 部位或病种 | ICD—10 | 0～ | 1～ | 5～ | 10～ | 15～ | 20～ | 25～ | 30～ | 35～ | 40～ | 45～ | 50～ | 55～ | 60～ | 65～ | 70～ | 75～ | 80～ | 85＋ | 合计 |
|---|---|---|---|---|---|---|---|---|---|---|---|---|---|---|---|---|---|---|---|---|---|
| 唇 | C00 | 0.00 | 0.00 | 0.00 | 0.00 | 0.00 | 0.00 | 0.00 | 0.00 | 0.00 | 0.00 | 0.00 | 0.00 | 0.00 | 0.00 | 0.00 | 0.00 | 0.00 | 0.00 | 0.00 | 0.00 |
| 舌 | C01－02 | 0.00 | 0.00 | 0.00 | 0.00 | 0.00 | 0.00 | 0.00 | 5.82 | 0.00 | 0.00 | 0.00 | 0.00 | 0.00 | 0.00 | 0.00 | 0.00 | 0.00 | 53.20 | 0.00 | 1.16 |
| 口 | C03－06 | 0.00 | 0.00 | 0.00 | 0.00 | 0.00 | 0.00 | 0.00 | 0.00 | 0.00 | 0.00 | 0.00 | 11.05 | 0.00 | 0.00 | 0.00 | 0.00 | 0.00 | 0.00 | 0.00 | 0.58 |
| 唾液腺 | C07－08 | 0.00 | 0.00 | 0.00 | 0.00 | 0.00 | 0.00 | 0.00 | 0.00 | 0.00 | 0.00 | 0.00 | 0.00 | 0.00 | 0.00 | 0.00 | 0.00 | 0.00 | 0.00 | 0.00 | 0.00 |
| 扁桃腺 | C09 | 0.00 | 0.00 | 0.00 | 0.00 | 0.00 | 0.00 | 0.00 | 0.00 | 0.00 | 0.00 | 0.00 | 0.00 | 0.00 | 0.00 | 0.00 | 0.00 | 0.00 | 0.00 | 0.00 | 0.00 |
| 其他口咽部 | C10 | 0.00 | 0.00 | 0.00 | 0.00 | 0.00 | 0.00 | 0.00 | 0.00 | 0.00 | 0.00 | 0.00 | 0.00 | 0.00 | 0.00 | 0.00 | 0.00 | 0.00 | 0.00 | 0.00 | 0.00 |
| 鼻咽部 | C11 | 0.00 | 0.00 | 0.00 | 0.00 | 0.00 | 0.00 | 6.20 | 17.46 | 13.45 | 17.47 | 24.76 | 66.32 | 0.00 | 19.78 | 41.55 | 0.00 | 0.00 | 0.00 | 0.00 | 11.61 |
| 喉咽部 | C12－13 | 0.00 | 0.00 | 0.00 | 0.00 | 0.00 | 0.00 | 0.00 | 0.00 | 0.00 | 0.00 | 0.00 | 0.00 | 0.00 | 0.00 | 0.00 | 0.00 | 0.00 | 0.00 | 0.00 | 0.00 |
| 唇，口腔和咽的其他部位和具体部位不明 | C14 | 0.00 | 0.00 | 0.00 | 0.00 | 0.00 | 0.00 | 0.00 | 0.00 | 0.00 | 0.00 | 0.00 | 0.00 | 0.00 | 0.00 | 0.00 | 0.00 | 0.00 | 0.00 | 0.00 | 0.00 |
| 食管 | C15 | 0.00 | 0.00 | 0.00 | 0.00 | 0.00 | 0.00 | 0.00 | 0.00 | 0.00 | 0.00 | 0.00 | 0.00 | 0.00 | 0.00 | 0.00 | 0.00 | 31.18 | 0.00 | 73.87 | 1.16 |
| 胃 | C16 | 0.00 | 0.00 | 0.00 | 0.00 | 0.00 | 0.00 | 0.00 | 0.00 | 20.17 | 0.00 | 0.00 | 0.00 | 18.82 | 59.35 | 0.00 | 0.00 | 0.00 | 0.00 | 0.00 | 4.06 |
| 小肠 | C17 | 0.00 | 0.00 | 0.00 | 0.00 | 0.00 | 0.00 | 0.00 | 0.00 | 0.00 | 0.00 | 0.00 | 0.00 | 0.00 | 0.00 | 0.00 | 0.00 | 0.00 | 0.00 | 0.00 | 0.00 |
| 结肠 | C18 | 0.00 | 0.00 | 0.00 | 0.00 | 0.00 | 0.00 | 0.00 | 5.82 | 0.00 | 0.00 | 8.25 | 11.05 | 18.82 | 19.78 | 20.78 | 24.23 | 62.35 | 0.00 | 73.87 | 5.80 |
| 直肠和乙状结肠连接处 | C19－20 | 0.00 | 0.00 | 0.00 | 0.00 | 0.00 | 0.00 | 0.00 | 0.00 | 0.00 | 0.00 | 0.00 | 11.05 | 0.00 | 0.00 | 20.78 | 24.23 | 62.35 | 106.40 | 0.00 | 4.06 |
| 肛门 | C21 | 0.00 | 0.00 | 0.00 | 0.00 | 0.00 | 0.00 | 0.00 | 0.00 | 0.00 | 0.00 | 0.00 | 0.00 | 0.00 | 0.00 | 0.00 | 0.00 | 0.00 | 0.00 | 0.00 | 0.00 |
| 肝脏和肝内胆管 | C22 | 0.00 | 0.00 | 0.00 | 0.00 | 0.00 | 0.00 | 0.00 | 0.00 | 0.00 | 8.73 | 16.50 | 22.11 | 18.82 | 39.57 | 0.00 | 24.23 | 0.00 | 0.00 | 0.00 | 5.22 |
| 胆囊 | C23 | 0.00 | 0.00 | 0.00 | 0.00 | 0.00 | 0.00 | 0.00 | 0.00 | 0.00 | 0.00 | 0.00 | 0.00 | 0.00 | 0.00 | 0.00 | 0.00 | 0.00 | 0.00 | 0.00 | 0.00 |
| 肝外胆管 | C24 | 0.00 | 0.00 | 0.00 | 0.00 | 0.00 | 0.00 | 0.00 | 0.00 | 0.00 | 8.73 | 0.00 | 11.05 | 18.82 | 19.78 | 41.55 | 24.23 | 62.35 | 53.20 | 0.00 | 5.80 |
| 胰腺 | C25 | 0.00 | 0.00 | 0.00 | 0.00 | 0.00 | 0.00 | 0.00 | 0.00 | 0.00 | 0.00 | 0.00 | 11.05 | 0.00 | 19.78 | 0.00 | 0.00 | 0.00 | 0.00 | 0.00 | 1.16 |
| 鼻腔、中耳和副鼻窦 | C30－31 | 0.00 | 0.00 | 0.00 | 0.00 | 0.00 | 0.00 | 0.00 | 0.00 | 0.00 | 0.00 | 0.00 | 0.00 | 0.00 | 0.00 | 0.00 | 0.00 | 0.00 | 0.00 | 0.00 | 0.00 |
| 喉 | C32 | 0.00 | 0.00 | 0.00 | 0.00 | 0.00 | 0.00 | 0.00 | 0.00 | 0.00 | 0.00 | 0.00 | 0.00 | 18.82 | 0.00 | 0.00 | 0.00 | 0.00 | 0.00 | 0.00 | 0.58 |
| 气管、支气管和肺 | C33－34 | 0.00 | 0.00 | 0.00 | 0.00 | 0.00 | 0.00 | 6.20 | 0.00 | 0.00 | 8.73 | 8.25 | 44.21 | 18.82 | 118.70 | 145.43 | 121.16 | 187.05 | 159.60 | 295.50 | 22.63 |

（续上表）

| 部位或病种 | ICD—10 | 0～ | 1～ | 5～ | 10～ | 15～ | 20～ | 25～ | 30～ | 35～ | 40～ | 45～ | 50～ | 55～ | 60～ | 65～ | 70～ | 75～ | 80～ | 85＋ | 合计 |
|---|---|---|---|---|---|---|---|---|---|---|---|---|---|---|---|---|---|---|---|---|---|
| 其他呼吸器官 | C37－38 | 0.00 | 0.00 | 0.00 | 0.00 | 0.00 | 0.00 | 0.00 | 0.00 | 0.00 | 0.00 | 0.00 | 22.11 | 0.00 | 0.00 | 0.00 | 0.00 | 0.00 | 0.00 | 0.00 | 1.16 |
| 骨和关节软骨 | C40－41 | 0.00 | 0.00 | 0.00 | 0.00 | 0.00 | 0.00 | 0.00 | 0.00 | 0.00 | 0.00 | 0.00 | 11.05 | 0.00 | 0.00 | 0.00 | 0.00 | 31.18 | 0.00 | 0.00 | 1.16 |
| 皮肤恶性黑色素瘤 | C43 | 0.00 | 0.00 | 0.00 | 0.00 | 0.00 | 0.00 | 0.00 | 0.00 | 0.00 | 0.00 | 0.00 | 0.00 | 0.00 | 0.00 | 0.00 | 0.00 | 0.00 | 0.00 | 0.00 | 0.00 |
| 皮肤其他恶性肿瘤 | C44 | 0.00 | 0.00 | 0.00 | 0.00 | 0.00 | 8.40 | 6.20 | 0.00 | 0.00 | 0.00 | 0.00 | 0.00 | 0.00 | 0.00 | 0.00 | 0.00 | 0.00 | 53.20 | 0.00 | 1.74 |
| 间皮瘤 | C45 | 0.00 | 0.00 | 0.00 | 0.00 | 0.00 | 0.00 | 0.00 | 0.00 | 0.00 | 0.00 | 0.00 | 0.00 | 0.00 | 0.00 | 0.00 | 0.00 | 0.00 | 0.00 | 0.00 | 0.00 |
| kaposi 氏肉瘤 | C46 | 0.00 | 0.00 | 0.00 | 0.00 | 0.00 | 0.00 | 0.00 | 0.00 | 0.00 | 0.00 | 0.00 | 0.00 | 0.00 | 0.00 | 0.00 | 0.00 | 0.00 | 0.00 | 0.00 | 0.00 |
| 结缔组织和其他软组织 | C47、49 | 0.00 | 0.00 | 0.00 | 0.00 | 0.00 | 8.40 | 0.00 | 0.00 | 0.00 | 0.00 | 0.00 | 0.00 | 0.00 | 0.00 | 0.00 | 0.00 | 0.00 | 0.00 | 0.00 | 0.58 |
| 乳房 | C50 | 0.00 | 0.00 | 0.00 | 0.00 | 0.00 | 0.00 | 0.00 | 11.64 | 20.17 | 52.41 | 49.51 | 22.11 | 18.82 | 0.00 | 62.33 | 0.00 | 31.18 | 53.20 | 0.00 | 14.51 |
| 外阴 | C51 | 0.00 | 0.00 | 0.00 | 0.00 | 0.00 | 0.00 | 0.00 | 0.00 | 0.00 | 0.00 | 0.00 | 0.00 | 18.82 | 0.00 | 0.00 | 0.00 | 0.00 | 0.00 | 0.00 | 0.58 |
| 阴道 | C52 | 0.00 | 0.00 | 0.00 | 0.00 | 0.00 | 0.00 | 0.00 | 0.00 | 0.00 | 0.00 | 0.00 | 0.00 | 0.00 | 0.00 | 0.00 | 0.00 | 0.00 | 0.00 | 0.00 | 0.00 |
| 子宫颈 | C53 | 0.00 | 0.00 | 0.00 | 0.00 | 0.00 | 0.00 | 0.00 | 5.82 | 13.45 | 8.73 | 16.50 | 0.00 | 0.00 | 19.78 | 0.00 | 0.00 | 0.00 | 0.00 | 0.00 | 4.06 |
| 子宫体 | C54 | 0.00 | 0.00 | 0.00 | 0.00 | 0.00 | 0.00 | 0.00 | 0.00 | 0.00 | 8.73 | 24.76 | 11.05 | 75.26 | 19.78 | 0.00 | 0.00 | 0.00 | 0.00 | 0.00 | 5.80 |
| 子宫恶性肿瘤、未注明部位 | C55 | 0.00 | 0.00 | 0.00 | 0.00 | 0.00 | 0.00 | 0.00 | 0.00 | 0.00 | 0.00 | 0.00 | 0.00 | 0.00 | 19.78 | 0.00 | 0.00 | 0.00 | 53.20 | 0.00 | 1.16 |
| 卵巢 | C56 | 0.00 | 0.00 | 0.00 | 0.00 | 7.77 | 0.00 | 6.20 | 0.00 | 6.72 | 8.73 | 16.50 | 22.11 | 0.00 | 0.00 | 0.00 | 0.00 | 0.00 | 0.00 | 0.00 | 4.64 |
| 其他和未说明的女性生殖器官恶性肿瘤 | C57 | 0.00 | 0.00 | 0.00 | 0.00 | 0.00 | 0.00 | 0.00 | 0.00 | 0.00 | 0.00 | 0.00 | 0.00 | 0.00 | 0.00 | 0.00 | 0.00 | 0.00 | 0.00 | 0.00 | 0.00 |
| 胎盘 | C58 | 0.00 | 0.00 | 0.00 | 0.00 | 0.00 | 0.00 | 0.00 | 0.00 | 0.00 | 0.00 | 0.00 | 0.00 | 0.00 | 0.00 | 0.00 | 0.00 | 0.00 | 0.00 | 0.00 | 0.00 |
| 阴茎 | C60 | 0.00 | 0.00 | 0.00 | 0.00 | 0.00 | 0.00 | 0.00 | 0.00 | 0.00 | 0.00 | 0.00 | 0.00 | 0.00 | 0.00 | 0.00 | 0.00 | 0.00 | 0.00 | 0.00 | 0.00 |
| 前列腺 | C61 | 0.00 | 0.00 | 0.00 | 0.00 | 0.00 | 0.00 | 0.00 | 0.00 | 0.00 | 0.00 | 0.00 | 0.00 | 0.00 | 0.00 | 0.00 | 0.00 | 0.00 | 0.00 | 0.00 | 0.00 |
| 睾丸 | C62 | 0.00 | 0.00 | 0.00 | 0.00 | 0.00 | 0.00 | 0.00 | 0.00 | 0.00 | 0.00 | 0.00 | 0.00 | 0.00 | 0.00 | 0.00 | 0.00 | 0.00 | 0.00 | 0.00 | 0.00 |
| 其他和未说明的男性生殖器官恶性肿瘤 | C63 | 0.00 | 0.00 | 0.00 | 0.00 | 0.00 | 0.00 | 0.00 | 0.00 | 0.00 | 0.00 | 0.00 | 0.00 | 0.00 | 0.00 | 0.00 | 0.00 | 0.00 | 0.00 | 0.00 | 0.00 |
| 肾脏 | C64 | 0.00 | 0.00 | 0.00 | 0.00 | 0.00 | 0.00 | 0.00 | 0.00 | 0.00 | 0.00 | 0.00 | 0.00 | 0.00 | 0.00 | 0.00 | 0.00 | 0.00 | 0.00 | 0.00 | 0.00 |
| 肾盂、肾盏 | C65 | 0.00 | 0.00 | 0.00 | 0.00 | 0.00 | 0.00 | 0.00 | 0.00 | 0.00 | 0.00 | 0.00 | 0.00 | 0.00 | 0.00 | 0.00 | 0.00 | 0.00 | 0.00 | 0.00 | 0.00 |

（续上表）

| 部位或病种 | ICD—10 | 0～ | 1～ | 5～ | 10～ | 15～ | 20～ | 25～ | 30～ | 35～ | 40～ | 45～ | 50～ | 55～ | 60～ | 65～ | 70～ | 75～ | 80～ | 85＋ | 合计 |
|---|---|---|---|---|---|---|---|---|---|---|---|---|---|---|---|---|---|---|---|---|---|
| 输尿管 | C66 | 0.00 | 0.00 | 0.00 | 0.00 | 0.00 | 0.00 | 0.00 | 0.00 | 0.00 | 0.00 | 0.00 | 0.00 | 0.00 | 0.00 | 0.00 | 0.00 | 0.00 | 0.00 | 0.00 | 0.00 |
| 膀胱 | C67 | 0.00 | 0.00 | 0.00 | 0.00 | 0.00 | 0.00 | 0.00 | 0.00 | 0.00 | 0.00 | 0.00 | 11.05 | 0.00 | 0.00 | 20.78 | 0.00 | 0.00 | 0.00 | 0.00 | 1.16 |
| 其他和未说明的泌尿器官 | C68 | 0.00 | 0.00 | 0.00 | 0.00 | 0.00 | 0.00 | 0.00 | 0.00 | 0.00 | 0.00 | 0.00 | 0.00 | 0.00 | 0.00 | 0.00 | 0.00 | 0.00 | 0.00 | 0.00 | 0.00 |
| 眼 | C69 | 0.00 | 0.00 | 0.00 | 0.00 | 0.00 | 0.00 | 0.00 | 0.00 | 0.00 | 0.00 | 0.00 | 0.00 | 0.00 | 0.00 | 0.00 | 0.00 | 0.00 | 0.00 | 0.00 | 0.00 |
| 脑、神经系统 | C70—72、D | 0.00 | 0.00 | 0.00 | 0.00 | 0.00 | 8.40 | 0.00 | 0.00 | 0.00 | 8.73 | 16.50 | 0.00 | 0.00 | 19.78 | 0.00 | 0.00 | 62.35 | 53.20 | 0.00 | 4.64 |
| 甲状腺 | C73 | 0.00 | 0.00 | 0.00 | 0.00 | 0.00 | 8.40 | 0.00 | 5.82 | 0.00 | 0.00 | 0.00 | 0.00 | 18.82 | 0.00 | 0.00 | 0.00 | 31.18 | 53.20 | 0.00 | 2.90 |
| 肾上腺 | C74 | 0.00 | 0.00 | 0.00 | 0.00 | 0.00 | 0.00 | 0.00 | 0.00 | 0.00 | 0.00 | 0.00 | 0.00 | 0.00 | 0.00 | 0.00 | 0.00 | 0.00 | 0.00 | 0.00 | 0.00 |
| 其他内分泌腺 | C75 | 0.00 | 0.00 | 0.00 | 0.00 | 0.00 | 0.00 | 0.00 | 0.00 | 0.00 | 0.00 | 0.00 | 0.00 | 0.00 | 0.00 | 0.00 | 0.00 | 0.00 | 0.00 | 0.00 | 0.00 |
| 霍奇金氏病 | C81 | 0.00 | 0.00 | 0.00 | 0.00 | 0.00 | 0.00 | 0.00 | 0.00 | 0.00 | 0.00 | 0.00 | 0.00 | 0.00 | 0.00 | 0.00 | 0.00 | 0.00 | 0.00 | 73.87 | 0.58 |
| 非霍奇金氏病 | C82—85、C96 | 0.00 | 0.00 | 0.00 | 0.00 | 7.77 | 0.00 | 0.00 | 0.00 | 0.00 | 0.00 | 16.50 | 0.00 | 0.00 | 0.00 | 0.00 | 0.00 | 31.18 | 0.00 | 0.00 | 2.32 |
| 多发性骨髓瘤和恶性浆细胞肿瘤 | C90 | 0.00 | 0.00 | 0.00 | 0.00 | 0.00 | 0.00 | 0.00 | 0.00 | 0.00 | 0.00 | 0.00 | 0.00 | 0.00 | 0.00 | 0.00 | 24.23 | 0.00 | 0.00 | 73.87 | 1.16 |
| 淋巴细胞白血病 | C91 | 0.00 | 10.86 | 7.37 | 0.00 | 0.00 | 0.00 | 0.00 | 0.00 | 0.00 | 0.00 | 0.00 | 0.00 | 0.00 | 0.00 | 20.78 | 0.00 | 0.00 | 0.00 | 0.00 | 1.74 |
| 髓细胞性白血病 | C92 | 0.00 | 0.00 | 0.00 | 0.00 | 7.77 | 0.00 | 0.00 | 0.00 | 0.00 | 0.00 | 8.25 | 0.00 | 0.00 | 0.00 | 0.00 | 0.00 | 0.00 | 0.00 | 0.00 | 1.16 |
| 单核细胞性白血病 | C93 | 0.00 | 0.00 | 0.00 | 0.00 | 0.00 | 0.00 | 0.00 | 0.00 | 0.00 | 0.00 | 0.00 | 0.00 | 0.00 | 0.00 | 0.00 | 0.00 | 0.00 | 0.00 | 0.00 | 0.00 |
| 其他指明的白血病 | C94 | 0.00 | 0.00 | 0.00 | 0.00 | 0.00 | 0.00 | 0.00 | 0.00 | 0.00 | 0.00 | 0.00 | 0.00 | 0.00 | 0.00 | 0.00 | 0.00 | 0.00 | 0.00 | 0.00 | 0.00 |
| 未指明细胞类型的白血病 | C95 | 0.00 | 0.00 | 0.00 | 0.00 | 0.00 | 0.00 | 0.00 | 0.00 | 0.00 | 0.00 | 0.00 | 0.00 | 0.00 | 0.00 | 0.00 | 0.00 | 0.00 | 0.00 | 0.00 | 0.00 |
| 独立的多个部位的（原发性）恶性肿瘤 | C97 | 0.00 | 0.00 | 0.00 | 0.00 | 0.00 | 0.00 | 0.00 | 0.00 | 0.00 | 0.00 | 0.00 | 0.00 | 0.00 | 0.00 | 0.00 | 0.00 | 0.00 | 0.00 | 0.00 | 0.00 |
| 其他及不明部位 | C26、39、48、76—80 | 0.00 | 0.00 | 0.00 | 0.00 | 0.00 | 0.00 | 0.00 | 0.00 | 13.45 | 0.00 | 0.00 | 0.00 | 0.00 | 0.00 | 0.00 | 24.23 | 62.35 | 0.00 | 0.00 | 2.90 |
| 除 C44 合计 |  | 0.00 | 10.86 | 7.37 | 0.00 | 23.32 | 25.21 | 18.60 | 52.39 | 87.39 | 131.02 | 206.29 | 287.39 | 244.61 | 375.87 | 373.96 | 266.56 | 654.68 | 585.20 | 591.00 | 116.06 |
| 合计 |  | 0.00 | 10.86 | 7.37 | 0.00 | 23.32 | 33.62 | 24.80 | 52.39 | 87.39 | 131.02 | 206.29 | 287.39 | 244.61 | 375.87 | 373.96 | 266.56 | 654.68 | 638.40 | 591.00 | 117.80 |

表 164　中山市东凤镇 2000—2004 年男女合计恶性肿瘤年龄别发病率（$1/10^5$）

| 部位或病种 | ICD—10 | 0～ | 1～ | 5～ | 10～ | 15～ | 20～ | 25～ | 30～ | 35～ | 40～ | 45～ | 50～ | 55～ | 60～ | 65～ | 70～ | 75～ | 80～ | 85＋ | 合计 |
|---|---|---|---|---|---|---|---|---|---|---|---|---|---|---|---|---|---|---|---|---|---|
| 唇 | C00 | 0.00 | 0.00 | 0.00 | 0.00 | 0.00 | 0.00 | 0.00 | 0.00 | 0.00 | 0.00 | 0.00 | 0.00 | 0.00 | 0.00 | 0.00 | 0.00 | 0.00 | 0.00 | 0.00 | 0.00 |
| 舌 | C01－02 | 0.00 | 0.00 | 0.00 | 0.00 | 0.00 | 0.00 | 0.00 | 2.98 | 0.00 | 12.74 | 0.00 | 0.00 | 18.65 | 0.00 | 0.00 | 0.00 | 0.00 | 33.38 | 0.00 | 2.01 |
| 口 | C03－06 | 0.00 | 0.00 | 0.00 | 0.00 | 0.00 | 0.00 | 0.00 | 0.00 | 0.00 | 0.00 | 0.00 | 10.93 | 0.00 | 0.00 | 10.54 | 0.00 | 0.00 | 33.38 | 0.00 | 1.15 |
| 唾液腺 | C07－08 | 0.00 | 0.00 | 0.00 | 0.00 | 0.00 | 0.00 | 0.00 | 0.00 | 3.33 | 0.00 | 0.00 | 0.00 | 0.00 | 0.00 | 0.00 | 0.00 | 0.00 | 0.00 | 0.00 | 0.29 |
| 扁桃腺 | C09 | 0.00 | 0.00 | 0.00 | 0.00 | 0.00 | 0.00 | 0.00 | 0.00 | 0.00 | 0.00 | 0.00 | 0.00 | 0.00 | 0.00 | 0.00 | 12.79 | 0.00 | 0.00 | 0.00 | 0.29 |
| 其他口咽部 | C10 | 0.00 | 0.00 | 0.00 | 0.00 | 0.00 | 0.00 | 0.00 | 0.00 | 0.00 | 0.00 | 0.00 | 0.00 | 0.00 | 0.00 | 0.00 | 0.00 | 18.35 | 0.00 | 0.00 | 0.29 |
| 鼻咽部 | C11 | 0.00 | 0.00 | 0.00 | 0.00 | 0.00 | 4.19 | 9.54 | 11.90 | 26.66 | 25.48 | 40.50 | 54.63 | 46.61 | 19.29 | 42.16 | 63.96 | 18.35 | 66.75 | 0.00 | 17.48 |
| 喉咽部 | C12－13 | 0.00 | 0.00 | 0.00 | 0.00 | 0.00 | 0.00 | 0.00 | 0.00 | 0.00 | 0.00 | 0.00 | 0.00 | 0.00 | 0.00 | 0.00 | 0.00 | 0.00 | 0.00 | 0.00 | 0.00 |
| 唇，口腔和咽的其他部位和具体部位不明 | C14 | 0.00 | 0.00 | 0.00 | 0.00 | 0.00 | 0.00 | 0.00 | 0.00 | 0.00 | 0.00 | 0.00 | 0.00 | 0.00 | 0.00 | 0.00 | 0.00 | 0.00 | 0.00 | 0.00 | 0.00 |
| 食管 | C15 | 0.00 | 0.00 | 0.00 | 0.00 | 0.00 | 0.00 | 0.00 | 2.98 | 3.33 | 25.48 | 52.65 | 32.78 | 55.94 | 57.87 | 31.62 | 38.38 | 36.69 | 33.38 | 52.05 | 14.05 |
| 胃 | C16 | 0.00 | 0.00 | 0.00 | 0.00 | 0.00 | 0.00 | 0.00 | 0.00 | 10.00 | 0.00 | 4.05 | 10.93 | 27.97 | 28.93 | 21.08 | 12.79 | 0.00 | 66.75 | 0.00 | 4.87 |
| 小肠 | C17 | 0.00 | 0.00 | 0.00 | 0.00 | 0.00 | 0.00 | 0.00 | 0.00 | 0.00 | 0.00 | 4.05 | 0.00 | 0.00 | 9.64 | 0.00 | 12.79 | 0.00 | 0.00 | 0.00 | 0.86 |
| 结肠 | C18 | 0.00 | 0.00 | 0.00 | 0.00 | 0.00 | 0.00 | 0.00 | 8.93 | 0.00 | 4.25 | 8.10 | 10.93 | 18.65 | 28.93 | 31.62 | 51.17 | 55.04 | 33.38 | 52.05 | 7.17 |
| 直肠和乙状结肠连接处 | C19－20 | 0.00 | 0.00 | 0.00 | 0.00 | 0.00 | 0.00 | 0.00 | 0.00 | 3.33 | 8.49 | 4.05 | 16.39 | 0.00 | 0.00 | 10.54 | 38.38 | 73.39 | 166.88 | 0.00 | 5.73 |
| 肛门 | C21 | 0.00 | 0.00 | 0.00 | 0.00 | 0.00 | 0.00 | 0.00 | 0.00 | 0.00 | 0.00 | 0.00 | 0.00 | 0.00 | 0.00 | 0.00 | 0.00 | 0.00 | 0.00 | 0.00 | 0.00 |
| 肝脏和肝内胆管 | C22 | 0.00 | 0.00 | 0.00 | 0.00 | 3.73 | 0.00 | 6.36 | 5.95 | 23.33 | 33.98 | 20.25 | 43.71 | 65.26 | 48.22 | 31.62 | 63.96 | 110.08 | 66.75 | 52.05 | 17.77 |
| 胆囊 | C23 | 0.00 | 0.00 | 0.00 | 0.00 | 0.00 | 0.00 | 0.00 | 0.00 | 0.00 | 0.00 | 0.00 | 0.00 | 0.00 | 0.00 | 0.00 | 0.00 | 18.35 | 0.00 | 52.05 | 0.57 |
| 肝外胆管 | C24 | 0.00 | 0.00 | 0.00 | 0.00 | 0.00 | 0.00 | 0.00 | 0.00 | 0.00 | 4.25 | 0.00 | 5.46 | 9.32 | 9.64 | 42.16 | 25.59 | 91.74 | 133.50 | 0.00 | 5.45 |
| 胰腺 | C25 | 0.00 | 0.00 | 0.00 | 0.00 | 0.00 | 0.00 | 0.00 | 0.00 | 0.00 | 0.00 | 4.05 | 10.93 | 0.00 | 9.64 | 0.00 | 25.59 | 36.69 | 0.00 | 52.05 | 2.58 |
| 鼻腔、中耳和副鼻窦 | C30－31 | 0.00 | 0.00 | 0.00 | 0.00 | 0.00 | 0.00 | 0.00 | 0.00 | 0.00 | 0.00 | 0.00 | 0.00 | 0.00 | 0.00 | 0.00 | 12.79 | 0.00 | 0.00 | 0.00 | 0.29 |
| 喉 | C32 | 0.00 | 0.00 | 0.00 | 0.00 | 0.00 | 0.00 | 0.00 | 0.00 | 0.00 | 4.25 | 8.10 | 0.00 | 9.32 | 9.64 | 0.00 | 0.00 | 0.00 | 0.00 | 0.00 | 1.43 |
| 气管、支气管和肺 | C33－34 | 0.00 | 0.00 | 0.00 | 0.00 | 0.00 | 0.00 | 3.18 | 0.00 | 13.33 | 12.74 | 32.40 | 60.10 | 65.26 | 183.25 | 284.55 | 166.31 | 238.51 | 166.88 | 208.22 | 32.96 |

（续上表）

| 部位或病种 | ICD—10 | 0～ | 1～ | 5～ | 10～ | 15～ | 20～ | 25～ | 30～ | 35～ | 40～ | 45～ | 50～ | 55～ | 60～ | 65～ | 70～ | 75～ | 80～ | 85＋ | 合计 |
|---|---|---|---|---|---|---|---|---|---|---|---|---|---|---|---|---|---|---|---|---|---|
| 其他呼吸器官 | C37—38 | 0.00 | 0.00 | 0.00 | 0.00 | 0.00 | 0.00 | 0.00 | 0.00 | 0.00 | 4.25 | 0.00 | 16.39 | 0.00 | 0.00 | 0.00 | 0.00 | 0.00 | 0.00 | 0.00 | 1.15 |
| 骨和关节软骨 | C40—41 | 0.00 | 0.00 | 0.00 | 0.00 | 3.73 | 0.00 | 0.00 | 0.00 | 0.00 | 0.00 | 0.00 | 5.46 | 0.00 | 0.00 | 10.54 | 25.59 | 18.35 | 0.00 | 0.00 | 1.72 |
| 皮肤恶性黑色素瘤 | C43 | 0.00 | 0.00 | 0.00 | 0.00 | 0.00 | 0.00 | 0.00 | 0.00 | 0.00 | 0.00 | 0.00 | 0.00 | 0.00 | 0.00 | 0.00 | 0.00 | 0.00 | 33.38 | 0.00 | 0.29 |
| 皮肤其他恶性肿瘤 | C44 | 0.00 | 0.00 | 0.00 | 0.00 | 0.00 | 4.19 | 3.18 | 0.00 | 0.00 | 0.00 | 0.00 | 0.00 | 0.00 | 0.00 | 21.08 | 0.00 | 36.69 | 33.38 | 0.00 | 2.01 |
| 间皮瘤 | C45 | 0.00 | 0.00 | 0.00 | 0.00 | 0.00 | 0.00 | 0.00 | 0.00 | 0.00 | 0.00 | 8.10 | 0.00 | 0.00 | 0.00 | 21.08 | 0.00 | 0.00 | 0.00 | 0.00 | 1.15 |
| kaposi 氏肉瘤 | C46 | 0.00 | 0.00 | 0.00 | 0.00 | 0.00 | 0.00 | 0.00 | 0.00 | 0.00 | 0.00 | 0.00 | 0.00 | 0.00 | 0.00 | 0.00 | 0.00 | 0.00 | 0.00 | 0.00 | 0.00 |
| 结缔组织和其他软组织 | C47、C49 | 0.00 | 0.00 | 0.00 | 0.00 | 0.00 | 4.19 | 0.00 | 0.00 | 0.00 | 0.00 | 0.00 | 0.00 | 0.00 | 0.00 | 0.00 | 0.00 | 0.00 | 0.00 | 0.00 | 0.29 |
| 乳房 | C50 | 0.00 | 0.00 | 0.00 | 0.00 | 0.00 | 0.00 | 0.00 | 5.95 | 10.00 | 25.48 | 24.30 | 10.93 | 9.32 | 0.00 | 31.62 | 0.00 | 18.35 | 33.38 | 0.00 | 7.17 |
| 外阴 | C51 | 0.00 | 0.00 | 0.00 | 0.00 | 0.00 | 0.00 | 0.00 | 0.00 | 0.00 | 0.00 | 0.00 | 0.00 | 9.32 | 0.00 | 0.00 | 0.00 | 0.00 | 0.00 | 0.00 | 0.29 |
| 阴道 | C52 | 0.00 | 0.00 | 0.00 | 0.00 | 0.00 | 0.00 | 0.00 | 0.00 | 0.00 | 0.00 | 0.00 | 0.00 | 0.00 | 0.00 | 0.00 | 0.00 | 0.00 | 0.00 | 0.00 | 0.00 |
| 子宫颈 | C53 | 0.00 | 0.00 | 0.00 | 0.00 | 0.00 | 0.00 | 0.00 | 2.98 | 6.66 | 4.25 | 8.10 | 0.00 | 0.00 | 9.64 | 0.00 | 0.00 | 0.00 | 0.00 | 0.00 | 2.01 |
| 子宫体 | C54 | 0.00 | 0.00 | 0.00 | 0.00 | 0.00 | 0.00 | 0.00 | 0.00 | 0.00 | 4.25 | 12.15 | 5.46 | 37.29 | 9.64 | 0.00 | 0.00 | 0.00 | 0.00 | 0.00 | 2.87 |
| 子宫恶性肿瘤、未注明部位 | C55 | 0.00 | 0.00 | 0.00 | 0.00 | 0.00 | 0.00 | 0.00 | 0.00 | 0.00 | 0.00 | 0.00 | 0.00 | 0.00 | 9.64 | 0.00 | 0.00 | 0.00 | 33.38 | 0.00 | 0.57 |
| 卵巢 | C56 | 0.00 | 0.00 | 0.00 | 0.00 | 3.73 | 0.00 | 3.18 | 0.00 | 3.33 | 4.25 | 8.10 | 10.93 | 0.00 | 0.00 | 0.00 | 0.00 | 0.00 | 0.00 | 0.00 | 2.29 |
| 其他和未说明的女性生殖器官恶性肿瘤 | C57 | 0.00 | 0.00 | 0.00 | 0.00 | 0.00 | 0.00 | 0.00 | 0.00 | 0.00 | 0.00 | 0.00 | 0.00 | 0.00 | 0.00 | 0.00 | 0.00 | 0.00 | 0.00 | 0.00 | 0.00 |
| 胎盘 | C58 | 0.00 | 0.00 | 0.00 | 0.00 | 0.00 | 0.00 | 0.00 | 0.00 | 0.00 | 0.00 | 0.00 | 0.00 | 0.00 | 0.00 | 0.00 | 0.00 | 0.00 | 0.00 | 0.00 | 0.00 |
| 阴茎 | C60 | 0.00 | 0.00 | 0.00 | 0.00 | 0.00 | 0.00 | 0.00 | 0.00 | 0.00 | 0.00 | 4.05 | 0.00 | 0.00 | 0.00 | 0.00 | 0.00 | 0.00 | 0.00 | 0.00 | 0.29 |
| 前列腺 | C61 | 0.00 | 0.00 | 0.00 | 0.00 | 0.00 | 0.00 | 0.00 | 0.00 | 0.00 | 0.00 | 4.05 | 0.00 | 0.00 | 9.64 | 42.16 | 12.79 | 0.00 | 0.00 | 0.00 | 2.01 |
| 睾丸 | C62 | 0.00 | 0.00 | 0.00 | 0.00 | 0.00 | 0.00 | 3.18 | 0.00 | 3.33 | 0.00 | 0.00 | 0.00 | 0.00 | 0.00 | 0.00 | 0.00 | 0.00 | 0.00 | 0.00 | 0.57 |
| 其他和未说明的男性生殖器官恶性肿瘤 | C63 | 0.00 | 0.00 | 0.00 | 0.00 | 0.00 | 0.00 | 0.00 | 0.00 | 0.00 | 0.00 | 0.00 | 0.00 | 0.00 | 0.00 | 0.00 | 0.00 | 0.00 | 0.00 | 0.00 | 0.00 |
| 肾脏 | C64 | 0.00 | 9.88 | 0.00 | 0.00 | 0.00 | 0.00 | 0.00 | 2.98 | 3.33 | 0.00 | 0.00 | 5.46 | 0.00 | 0.00 | 10.54 | 25.59 | 0.00 | 0.00 | 0.00 | 2.29 |
| 肾盂、肾盏 | C65 | 0.00 | 0.00 | 0.00 | 0.00 | 0.00 | 0.00 | 0.00 | 0.00 | 0.00 | 0.00 | 0.00 | 0.00 | 0.00 | 0.00 | 0.00 | 0.00 | 0.00 | 0.00 | 0.00 | 0.00 |

（续上表）

| 部位或病种 | ICD—10 | 0～ | 1～ | 5～ | 10～ | 15～ | 20～ | 25～ | 30～ | 35～ | 40～ | 45～ | 50～ | 55～ | 60～ | 65～ | 70～ | 75～ | 80～ | 85+ | 合计 |
|---|---|---|---|---|---|---|---|---|---|---|---|---|---|---|---|---|---|---|---|---|---|
| 输尿管 | C66 | 0.00 | 0.00 | 0.00 | 0.00 | 0.00 | 0.00 | 0.00 | 0.00 | 0.00 | 0.00 | 0.00 | 0.00 | 0.00 | 0.00 | 0.00 | 0.00 | 0.00 | 0.00 | 0.00 | 0.00 |
| 膀胱 | C67 | 0.00 | 0.00 | 0.00 | 0.00 | 0.00 | 0.00 | 0.00 | 0.00 | 0.00 | 0.00 | 0.00 | 10.93 | 0.00 | 19.29 | 10.54 | 12.79 | 0.00 | 0.00 | 0.00 | 1.72 |
| 其他和未说明的泌尿器官 | C68 | 0.00 | 0.00 | 0.00 | 0.00 | 0.00 | 0.00 | 0.00 | 0.00 | 0.00 | 0.00 | 0.00 | 0.00 | 0.00 | 0.00 | 0.00 | 0.00 | 0.00 | 0.00 | 0.00 | 0.00 |
| 眼 | C69 | 0.00 | 0.00 | 0.00 | 0.00 | 0.00 | 0.00 | 0.00 | 0.00 | 0.00 | 0.00 | 0.00 | 0.00 | 0.00 | 0.00 | 0.00 | 0.00 | 0.00 | 0.00 | 0.00 | 0.00 |
| 脑、神经系统 | C70—72、D | 0.00 | 0.00 | 3.44 | 0.00 | 0.00 | 4.19 | 3.18 | 5.95 | 0.00 | 12.74 | 8.10 | 5.46 | 9.32 | 9.64 | 0.00 | 0.00 | 36.69 | 33.38 | 0.00 | 4.59 |
| 甲状腺 | C73 | 0.00 | 0.00 | 0.00 | 0.00 | 0.00 | 4.19 | 0.00 | 2.98 | 0.00 | 0.00 | 4.05 | 0.00 | 9.32 | 0.00 | 0.00 | 0.00 | 18.35 | 33.38 | 0.00 | 1.72 |
| 肾上腺 | C74 | 0.00 | 0.00 | 0.00 | 0.00 | 0.00 | 0.00 | 0.00 | 0.00 | 0.00 | 0.00 | 0.00 | 0.00 | 0.00 | 0.00 | 0.00 | 0.00 | 0.00 | 0.00 | 0.00 | 0.00 |
| 其他内分泌腺 | C75 | 0.00 | 0.00 | 0.00 | 0.00 | 0.00 | 0.00 | 0.00 | 0.00 | 0.00 | 0.00 | 0.00 | 0.00 | 0.00 | 0.00 | 0.00 | 0.00 | 0.00 | 0.00 | 0.00 | 0.00 |
| 霍奇金氏病 | C81 | 0.00 | 0.00 | 0.00 | 0.00 | 0.00 | 0.00 | 0.00 | 0.00 | 0.00 | 0.00 | 0.00 | 0.00 | 0.00 | 0.00 | 0.00 | 0.00 | 0.00 | 0.00 | 52.05 | 0.29 |
| 非霍奇金氏病 | C82—85、C96 | 0.00 | 0.00 | 0.00 | 0.00 | 3.73 | 0.00 | 0.00 | 2.98 | 0.00 | 0.00 | 8.10 | 0.00 | 9.32 | 0.00 | 0.00 | 0.00 | 18.35 | 0.00 | 0.00 | 1.72 |
| 多发性骨髓瘤和恶性浆细胞肿瘤 | C90 | 0.00 | 0.00 | 0.00 | 0.00 | 0.00 | 0.00 | 0.00 | 0.00 | 0.00 | 0.00 | 4.05 | 0.00 | 9.32 | 0.00 | 0.00 | 12.79 | 0.00 | 0.00 | 52.05 | 1.15 |
| 淋巴细胞白血病 | C91 | 0.00 | 9.88 | 3.44 | 0.00 | 0.00 | 0.00 | 0.00 | 0.00 | 0.00 | 0.00 | 0.00 | 0.00 | 0.00 | 0.00 | 10.54 | 0.00 | 0.00 | 0.00 | 0.00 | 1.15 |
| 髓细胞性白血病 | C92 | 0.00 | 0.00 | 0.00 | 2.93 | 3.73 | 0.00 | 0.00 | 0.00 | 0.00 | 0.00 | 8.10 | 5.46 | 0.00 | 0.00 | 10.54 | 0.00 | 0.00 | 0.00 | 0.00 | 1.72 |
| 单核细胞性白血病 | C93 | 0.00 | 0.00 | 3.44 | 0.00 | 0.00 | 0.00 | 0.00 | 0.00 | 0.00 | 0.00 | 0.00 | 0.00 | 0.00 | 0.00 | 0.00 | 0.00 | 0.00 | 0.00 | 0.00 | 0.29 |
| 其他指明的白血病 | C94 | 0.00 | 0.00 | 0.00 | 0.00 | 0.00 | 0.00 | 0.00 | 0.00 | 0.00 | 0.00 | 0.00 | 0.00 | 0.00 | 0.00 | 0.00 | 0.00 | 0.00 | 0.00 | 0.00 | 0.00 |
| 未指明细胞类型的白血病 | C95 | 0.00 | 9.88 | 0.00 | 0.00 | 0.00 | 0.00 | 0.00 | 0.00 | 0.00 | 0.00 | 0.00 | 0.00 | 0.00 | 0.00 | 0.00 | 0.00 | 0.00 | 0.00 | 0.00 | 0.57 |
| 独立的多个部位的（原发性）恶性肿瘤 | C97 | 0.00 | 0.00 | 0.00 | 0.00 | 0.00 | 0.00 | 0.00 | 0.00 | 0.00 | 0.00 | 0.00 | 0.00 | 0.00 | 0.00 | 0.00 | 0.00 | 0.00 | 0.00 | 0.00 | 0.00 |
| 其他及不明部位 | C26、39、48、76—80 | 0.00 | 0.00 | 0.00 | 0.00 | 0.00 | 0.00 | 0.00 | 0.00 | 10.00 | 0.00 | 8.10 | 5.46 | 9.32 | 0.00 | 10.54 | 12.79 | 73.39 | 33.38 | 52.05 | 4.30 |
| 除 C44 合计 | | 0.00 | 29.65 | 10.33 | 2.93 | 18.65 | 16.76 | 28.61 | 56.55 | 119.97 | 186.88 | 287.54 | 338.72 | 419.52 | 472.59 | 663.95 | 626.85 | 880.67 | 1001.28 | 624.66 | 159.37 |
| 合计 | | 0.00 | 29.65 | 10.33 | 2.93 | 18.65 | 20.96 | 31.79 | 56.55 | 119.97 | 186.88 | 287.54 | 338.72 | 419.52 | 472.59 | 685.03 | 626.85 | 917.36 | 1034.66 | 624.66 | 161.38 |

## 6. 发病顺位

2000—2004 年中山市东凤镇男性发病前 10 位恶性肿瘤依次是气管/支气管和肺、肝脏和肝内胆管、食管、鼻咽、结肠、直肠和乙状结肠连接处、胃、肾脏、肝外胆管、前列腺恶性肿瘤，其发病数占同期东凤镇男性恶性肿瘤发病总数的 77.50%（表 165，图 104）。

**表 165　中山市东凤镇 2000—2004 年男性前 10 位恶性肿瘤发病概况（N，$1/10^5$，%）**

| 位次 | 部位或病种 | ICD—10 | 例数 | 粗率 | 中标率 | 世标率 | 构成比 |
|---|---|---|---|---|---|---|---|
| 1 | 气管、支气管和肺 | C33－34 | 76 | 43.05 | 33.90 | 45.14 | 21.11 |
| 2 | 肝脏和肝内胆管 | C22 | 53 | 30.02 | 23.43 | 28.62 | 14.72 |
| 3 | 食管 | C15 | 47 | 26.62 | 20.78 | 26.59 | 13.06 |
| 4 | 鼻咽 | C11 | 41 | 23.22 | 17.92 | 21.74 | 11.39 |
| 5 | 结肠 | C18 | 15 | 8.50 | 6.54 | 8.30 | 4.17 |
| 6 | 直肠和乙状结肠连接处 | C19－20 | 13 | 7.36 | 4.96 | 6.28 | 3.61 |
| 7 | 胃 | C16 | 10 | 5.66 | 4.47 | 5.77 | 2.78 |
| 8 | 肾脏 | C64 | 8 | 4.53 | 3.80 | 4.77 | 2.22 |
| 9 | 肝外胆管 | C24 | 9 | 5.10 | 3.45 | 4.53 | 2.50 |
| 10 | 前列腺 | C61 | 7 | 3.96 | 3.09 | 4.34 | 1.94 |
| 合计 | | | 279 | | | | 77.50 |

注：中标率即中国标化发病率，世标率即世界标化发病率。

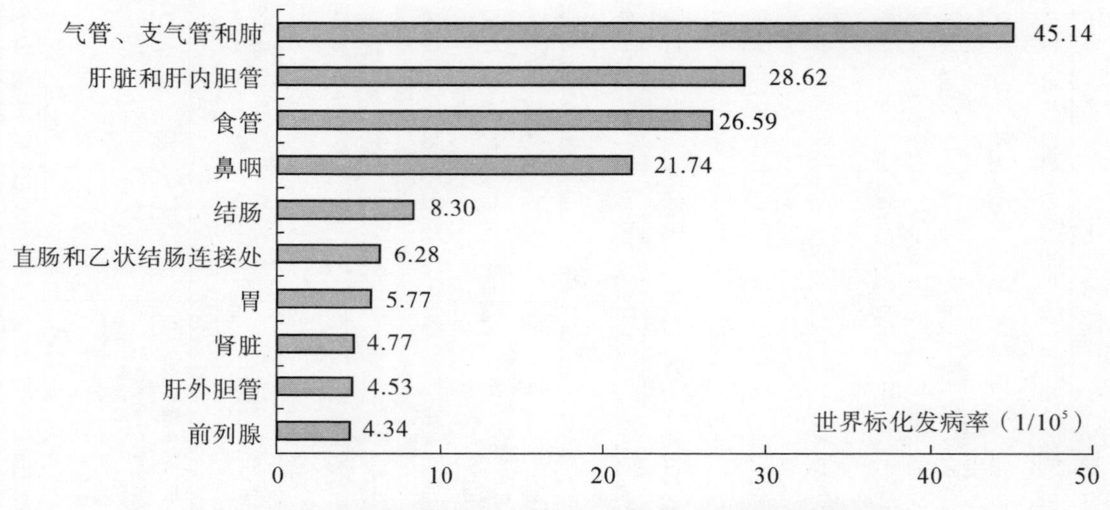


**图 104　中山市东凤镇 2000—2004 年男性前 10 位恶性肿瘤发病率**

女性发病前10位恶性肿瘤依次是气管/支气管和肺、乳房、鼻咽、子宫体、肝脏和肝内胆管、肝外胆管、结肠、胃、卵巢、脑/神经系统恶性肿瘤，其发病数占同期东凤镇女性恶性肿瘤发病总数的71.92%（表166，图105）。

**表166　中山市东凤镇2000—2004年女性前10位恶性肿瘤发病概况（N，1/10⁵，%）**

| 位次 | 部位或病种 | ICD—10 | 例数 | 粗率 | 中标率 | 世标率 | 构成比 |
|---|---|---|---|---|---|---|---|
| 1 | 气管、支气管和肺 | C33－34 | 39 | 22.63 | 14.43 | 20.16 | 19.21 |
| 2 | 乳房 | C50 | 25 | 14.51 | 10.12 | 12.33 | 12.32 |
| 3 | 鼻咽 | C11 | 20 | 11.61 | 8.70 | 10.24 | 9.85 |
| 4 | 子宫体 | C54 | 10 | 5.80 | 5.12 | 6.36 | 4.93 |
| 5 | 肝脏和肝内胆管 | C22 | 9 | 5.22 | 4.16 | 5.44 | 4.43 |
| 6 | 肝外胆管 | C24 | 10 | 5.80 | 4.01 | 5.24 | 4.93 |
| 7 | 结肠 | C18 | 10 | 5.80 | 3.85 | 5.04 | 4.93 |
| 8 | 胃 | C16 | 7 | 4.06 | 3.35 | 4.34 | 3.45 |
| 9 | 卵巢 | C56 | 8 | 4.64 | 4.01 | 4.22 | 3.94 |
| 10 | 脑、神经系统 | C70－72、D | 8 | 4.64 | 3.10 | 3.87 | 3.94 |
| 合计 | | | 146 | | | | 71.92 |

注：中标率即中国标化发病率，世标率即世界标化发病率。

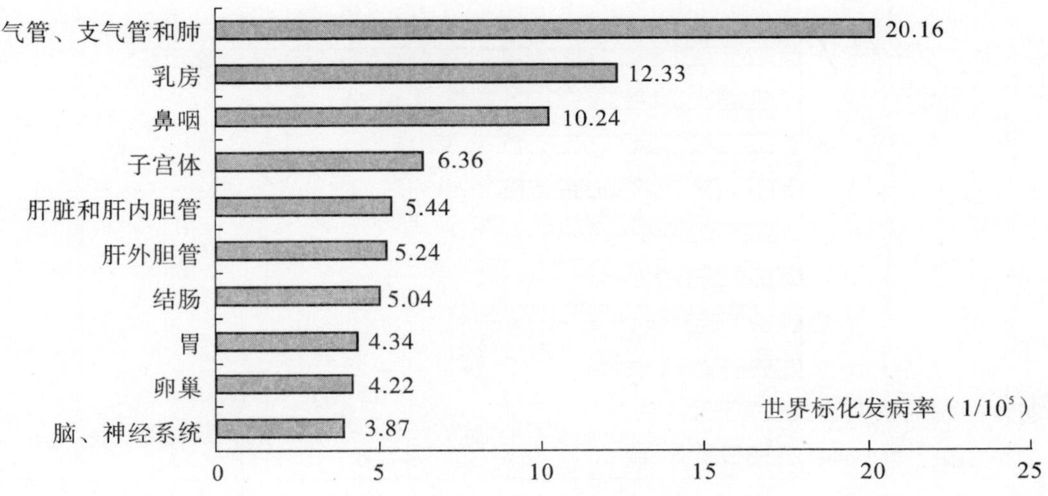


**图105　中山市东凤镇2000—2004年女性前10位恶性肿瘤发病率**

男女合计发病前10位恶性肿瘤依次是气管/支气管和肺、肝脏和肝内胆管、鼻咽、食管、结肠、乳房、胃、肝外胆管、直肠和乙状结肠连接处、脑/神经系统恶性肿瘤，其发病数占同期东凤镇男女合计恶性肿瘤发病总数的72.65%（表167，图106），其中鼻咽癌发病数分别占同期东凤镇男、女和合计恶性肿瘤发病顺位的第 4、3 位和第 3 位（表 165、表 166、表 167，图 104、图 105、图 106）。

**表 167 中山市东凤镇 2000—2004 年男女合计前 10 位恶性肿瘤发病概况（N，1/10⁵，%）**

| 位次 | 部位或病种 | ICD—10 | 例数 | 粗率 | 中标率 | 世标率 | 构成比 |
|---|---|---|---|---|---|---|---|
| 1 | 气管、支气管和肺 | C33－34 | 115 | 32.96 | 24.14 | 32.83 | 20.43 |
| 2 | 肝脏和肝内胆管 | C22 | 62 | 17.77 | 13.48 | 16.50 | 11.01 |
| 3 | 鼻咽 | C11 | 61 | 17.48 | 13.17 | 15.80 | 10.83 |
| 4 | 食管 | C15 | 49 | 14.05 | 10.63 | 13.77 | 8.70 |
| 5 | 结肠 | C18 | 25 | 7.17 | 5.16 | 6.68 | 4.44 |
| 6 | 乳房 | C50 | 25 | 7.17 | 5.06 | 6.16 | 4.44 |
| 7 | 胃 | C16 | 17 | 4.87 | 3.79 | 4.89 | 3.02 |
| 8 | 肝外胆管 | C24 | 19 | 5.45 | 3.55 | 4.65 | 3.37 |
| 9 | 直肠和乙状结肠连接处 | C19－20 | 20 | 5.73 | 3.47 | 4.42 | 3.55 |
| 10 | 脑、神经系统 | C70－72、D | 16 | 4.59 | 3.65 | 4.11 | 2.84 |
| 合计 | | | 409 | | | | 72.65 |

注：中标率即中国标化发病率，世标率即世界标化发病率。

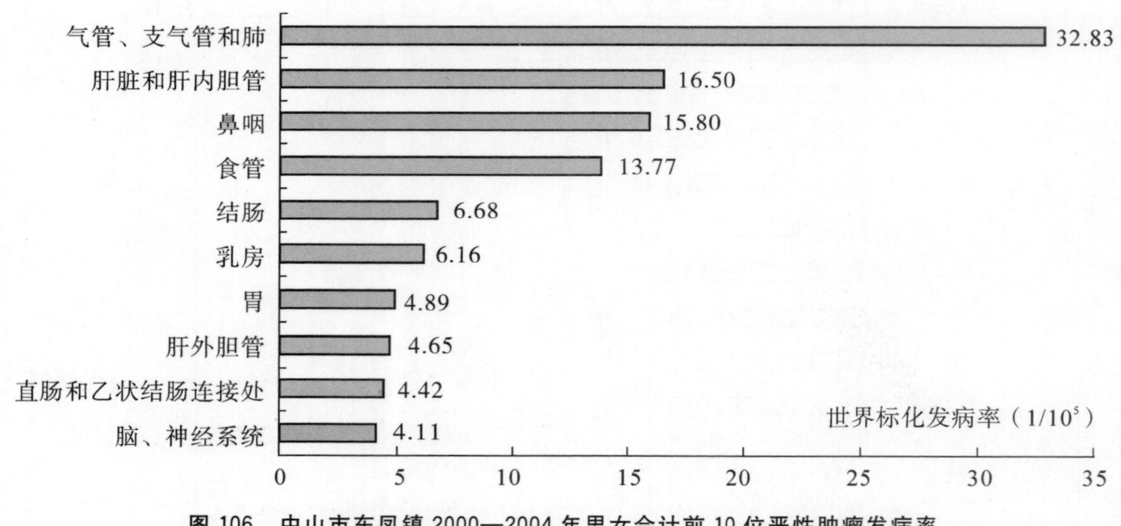


图 106 中山市东凤镇 2000—2004 年男女合计前 10 位恶性肿瘤发病率

## 表 168　中山市东凤镇 2000—2004 年男性恶性肿瘤主要发病指标（N，$1/10^5$，%）

| 部位或病种 | ICD—10 | 粗率 | 0～ | 15～ | 45～ | 55～ | 65＋ | 中标率 | 世标率 | 35～64 岁截缩率 | 0～64 岁累积率 | 0～74 岁累积率 | 例数 | 构成比 |
|---|---|---|---|---|---|---|---|---|---|---|---|---|---|---|
| 唇 | C00 | 0.00 | 0.00 | 0.00 | 0.00 | 0.00 | 0.00 | 0.00 | 0.00 | 0.00 | 0.00 | 0.00 | 0 | 0.00 |
| 舌 | C01—02 | 2.83 | 0.00 | 3.53 | 0.00 | 18.65 | 0.00 | 2.44 | 2.97 | 9.73 | 0.31 | 0.31 | 5 | 1.39 |
| 口 | C03—06 | 1.70 | 0.00 | 0.00 | 4.58 | 0.00 | 16.32 | 1.23 | 1.63 | 1.75 | 0.05 | 0.16 | 3 | 0.83 |
| 唾液腺 | C07—08 | 0.57 | 0.00 | 1.18 | 0.00 | 0.00 | 0.00 | 0.36 | 0.40 | 1.42 | 0.03 | 0.03 | 1 | 0.28 |
| 扁桃腺 | C09 | 0.57 | 0.00 | 0.00 | 0.00 | 0.00 | 8.16 | 0.39 | 0.54 | 0.00 | 0.00 | 0.14 | 1 | 0.28 |
| 其他口咽部 | C10 | 0.57 | 0.00 | 0.00 | 0.00 | 0.00 | 8.16 | 0.39 | 0.45 | 0.00 | 0.00 | 0.00 | 1 | 0.28 |
| 鼻咽部 | C11 | 23.22 | 0.00 | 16.49 | 50.38 | 55.94 | 81.60 | 17.92 | 21.74 | 46.80 | 1.55 | 2.44 | 41 | 11.39 |
| 喉咽部 | C12—13 | 0.00 | 0.00 | 0.00 | 0.00 | 0.00 | 0.00 | 0.00 | 0.00 | 0.00 | 0.00 | 0.00 | 0 | 0.00 |
| 唇，口腔和咽的其他部位和具体部位不明 | C14 | 0.00 | 0.00 | 0.00 | 0.00 | 0.00 | 0.00 | 0.00 | 0.00 | 0.00 | 0.00 | 0.00 | 0 | 0.00 |
| 食管 | C15 | 26.62 | 0.00 | 9.43 | 87.03 | 111.87 | 65.28 | 20.78 | 26.59 | 68.05 | 2.27 | 3.00 | 47 | 13.06 |
| 胃 | C16 | 5.66 | 0.00 | 0.00 | 13.74 | 18.65 | 40.80 | 4.47 | 5.77 | 9.97 | 0.33 | 0.68 | 10 | 2.78 |
| 小肠 | C17 | 1.70 | 0.00 | 0.00 | 4.58 | 9.32 | 8.16 | 1.28 | 1.77 | 3.54 | 0.13 | 0.27 | 3 | 0.83 |
| 结肠 | C18 | 8.50 | 0.00 | 3.53 | 9.16 | 27.97 | 57.12 | 6.54 | 8.30 | 11.41 | 0.48 | 1.10 | 15 | 4.17 |
| 直肠和乙状结肠连接处 | C19—20 | 7.36 | 0.00 | 3.53 | 13.74 | 0.00 | 57.12 | 4.96 | 6.28 | 9.59 | 0.26 | 0.53 | 13 | 3.61 |
| 肛门 | C21 | 0.00 | 0.00 | 0.00 | 0.00 | 0.00 | 0.00 | 0.00 | 0.00 | 0.00 | 0.00 | 0.00 | 0 | 0.00 |
| 肝脏和肝内胆管 | C22 | 30.02 | 0.00 | 22.39 | 41.22 | 83.90 | 130.57 | 23.43 | 28.62 | 57.08 | 1.96 | 2.83 | 53 | 14.72 |
| 胆囊 | C23 | 1.13 | 0.00 | 0.00 | 0.00 | 0.00 | 16.32 | 0.60 | 1.34 | 0.00 | 0.00 | 0.00 | 2 | 0.56 |
| 肝外胆管 | C24 | 5.10 | 0.00 | 0.00 | 0.00 | 0.00 | 73.44 | 3.45 | 4.53 | 0.00 | 0.00 | 0.35 | 9 | 2.50 |
| 胰腺 | C25 | 3.96 | 0.00 | 0.00 | 9.16 | 0.00 | 40.80 | 2.58 | 3.89 | 3.24 | 0.09 | 0.37 | 7 | 1.94 |
| 鼻腔、中耳和副鼻窦 | C30—31 | 0.57 | 0.00 | 0.00 | 0.00 | 0.00 | 8.16 | 0.39 | 0.54 | 0.00 | 0.00 | 0.14 | 1 | 0.28 |
| 喉 | C32 | 2.27 | 0.00 | 1.18 | 9.16 | 9.32 | 0.00 | 1.66 | 2.20 | 6.62 | 0.21 | 0.21 | 4 | 1.11 |
| 气管、支气管和肺 | C33—34 | 43.05 | 0.00 | 7.07 | 64.12 | 177.13 | 301.93 | 33.90 | 45.14 | 73.07 | 2.65 | 5.87 | 76 | 21.11 |

（续上表）

| 部位或病种 | ICD—10 | 粗率 | 0～ | 15～ | 45～ | 55～ | 65＋ | 中标率 | 世标率 | 35～64 岁截缩率 | 0～64 岁累积率 | 0～74 岁累积率 | 例数 | 构成比 |
|---|---|---|---|---|---|---|---|---|---|---|---|---|---|---|
| 其他呼吸器官 | C37－38 | 1.13 | 0.00 | 1.18 | 4.58 | 0.00 | 0.00 | 0.84 | 1.04 | 3.34 | 0.10 | 0.10 | 2 | 0.56 |
| 骨和关节软骨 | C40－41 | 2.27 | 0.00 | 1.18 | 0.00 | 0.00 | 24.48 | 2.13 | 2.37 | 0.00 | 0.04 | 0.41 | 4 | 1.11 |
| 皮肤恶性黑色素瘤 | C43 | 0.57 | 0.00 | 0.00 | 0.00 | 0.00 | 8.16 | 0.33 | 0.45 | 0.00 | 0.00 | 0.00 | 1.00 | 0.28 |
| 皮肤其他恶性肿瘤 | C44 | 2.27 | 0.00 | 0.00 | 0.00 | 0.00 | 32.64 | 1.68 | 2.18 | 0.00 | 0.00 | 0.21 | 4 | 1.11 |
| 间皮瘤 | C45 | 2.27 | 0.00 | 0.00 | 9.16 | 0.00 | 16.32 | 1.66 | 2.24 | 2.99 | 0.08 | 0.29 | 4 | 1.11 |
| kaposi 氏肉瘤 | C46 | 0.00 | 0.00 | 0.00 | 0.00 | 0.00 | 0.00 | 0.00 | 0.00 | 0.00 | 0.00 | 0.00 | 0 | 0.00 |
| 结缔组织和其他软组织 | C47、49 | 0.00 | 0.00 | 0.00 | 0.00 | 0.00 | 0.00 | 0.00 | 0.00 | 0.00 | 0.00 | 0.00 | 0 | 0.00 |
| 乳房 | C50 | 0.00 | 0.00 | 0.00 | 0.00 | 0.00 | 0.00 | 0.00 | 0.00 | 0.00 | 0.00 | 0.00 | 0 | 0.00 |
| 外阴 | C51 | 0.00 | 0.00 | 0.00 | 0.00 | 0.00 | 0.00 | 0.00 | 0.00 | 0.00 | 0.00 | 0.00 | 0 | 0.00 |
| 阴道 | C52 | 0.00 | 0.00 | 0.00 | 0.00 | 0.00 | 0.00 | 0.00 | 0.00 | 0.00 | 0.00 | 0.00 | 0 | 0.00 |
| 子宫颈 | C53 | 0.00 | 0.00 | 0.00 | 0.00 | 0.00 | 0.00 | 0.00 | 0.00 | 0.00 | 0.00 | 0.00 | 0 | 0.00 |
| 子宫体 | C54 | 0.00 | 0.00 | 0.00 | 0.00 | 0.00 | 0.00 | 0.00 | 0.00 | 0.00 | 0.00 | 0.00 | 0 | 0.00 |
| 子宫恶性肿瘤、未注明部位 | C55 | 0.00 | 0.00 | 0.00 | 0.00 | 0.00 | 0.00 | 0.00 | 0.00 | 0.00 | 0.00 | 0.00 | 0 | 0.00 |
| 卵巢 | C56 | 0.00 | 0.00 | 0.00 | 0.00 | 0.00 | 0.00 | 0.00 | 0.00 | 0.00 | 0.00 | 0.00 | 0 | 0.00 |
| 其他和未说明的女性生殖器官恶性肿瘤 | C57 | 0.00 | 0.00 | 0.00 | 0.00 | 0.00 | 0.00 | 0.00 | 0.00 | 0.00 | 0.00 | 0.00 | 0 | 0.00 |
| 胎盘 | C58 | 0.00 | 0.00 | 0.00 | 0.00 | 0.00 | 0.00 | 0.00 | 0.00 | 0.00 | 0.00 | 0.00 | 0 | 0.00 |
| 阴茎 | C60 | 0.57 | 0.00 | 0.00 | 4.58 | 0.00 | 0.00 | 0.38 | 0.48 | 1.49 | 0.04 | 0.04 | 1 | 0.28 |
| 前列腺 | C61 | 3.96 | 0.00 | 0.00 | 4.58 | 9.32 | 40.80 | 3.09 | 4.34 | 3.54 | 0.13 | 0.70 | 7 | 1.94 |
| 睾丸 | C62 | 1.13 | 0.00 | 2.36 | 0.00 | 0.00 | 0.00 | 0.96 | 0.92 | 1.42 | 0.07 | 0.07 | 2 | 0.56 |
| 其他和未说明的男性生殖器官恶性肿瘤 | C63 | 0.00 | 0.00 | 0.00 | 0.00 | 0.00 | 0.00 | 0.00 | 0.00 | 0.00 | 0.00 | 0.00 | 0 | 0.00 |
| 肾脏 | C64 | 4.53 | 4.27 | 2.36 | 4.58 | 0.00 | 24.48 | 3.80 | 4.77 | 3.17 | 0.19 | 0.57 | 8 | 2.22 |
| 肾盂、肾盏 | C65 | 0.00 | 0.00 | 0.00 | 0.00 | 0.00 | 0.00 | 0.00 | 0.00 | 0.00 | 0.00 | 0.00 | 0 | 0.00 |

（续上表）

| 部位或病种 | ICD—10 | 粗率 | 0～ | 15～ | 45～ | 55～ | 65＋ | 中标率 | 世标率 | 35～64岁截缩率 | 0～64岁累积率 | 0～74岁累积率 | 例数 | 构成比 |
|---|---|---|---|---|---|---|---|---|---|---|---|---|---|---|
| 输尿管 | C66 | 0.00 | 0.00 | 0.00 | 0.00 | 0.00 | 0.00 | 0.00 | 0.00 | 0.00 | 0.00 | 0.00 | 0 | 0.00 |
| 膀胱 | C67 | 2.27 | 0.00 | 0.00 | 4.58 | 18.65 | 8.16 | 1.86 | 2.59 | 5.84 | 0.24 | 0.38 | 4 | 1.11 |
| 其他和未说明的泌尿器官 | C68 | 0.00 | 0.00 | 0.00 | 0.00 | 0.00 | 0.00 | 0.00 | 0.00 | 0.00 | 0.00 | 0.00 | 0 | 0.00 |
| 眼 | C69 | 0.00 | 0.00 | 0.00 | 0.00 | 0.00 | 0.00 | 0.00 | 0.00 | 0.00 | 0.00 | 0.00 | 0 | 0.00 |
| 脑、神经系统 | C70—72、D | 4.53 | 2.13 | 5.89 | 4.58 | 9.32 | 0.00 | 4.06 | 4.17 | 7.41 | 0.35 | 0.35 | 8 | 2.22 |
| 甲状腺 | C73 | 0.57 | 0.00 | 0.00 | 4.58 | 0.00 | 0.00 | 0.38 | 0.48 | 1.49 | 0.04 | 0.04 | 1 | 0.28 |
| 肾上腺 | C74 | 0.00 | 0.00 | 0.00 | 0.00 | 0.00 | 0.00 | 0.00 | 0.00 | 0.00 | 0.00 | 0.00 | 0 | 0.00 |
| 其他内分泌腺 | C75 | 0.00 | 0.00 | 0.00 | 0.00 | 0.00 | 0.00 | 0.00 | 0.00 | 0.00 | 0.00 | 0.00 | 0 | 0.00 |
| 霍奇金氏病 | C81 | 0.00 | 0.00 | 0.00 | 0.00 | 0.00 | 0.00 | 0.00 | 0.00 | 0.00 | 0.00 | 0.00 | 0 | 0.00 |
| 非霍奇金氏病 | C82—85、C96 | 1.13 | 0.00 | 1.18 | 0.00 | 9.32 | 0.00 | 1.07 | 1.10 | 2.49 | 0.12 | 0.12 | 2 | 0.56 |
| 多发性骨髓瘤和恶性浆细胞肿瘤 | C90 | 1.13 | 0.00 | 0.00 | 4.58 | 9.32 | 0.00 | 1.00 | 1.22 | 3.98 | 0.13 | 0.13 | 2 | 0.56 |
| 淋巴细胞白血病 | C91 | 0.57 | 2.13 | 0.00 | 0.00 | 0.00 | 0.00 | 0.67 | 0.87 | 0.00 | 0.04 | 0.04 | 1 | 0.28 |
| 髓细胞性白血病 | C92 | 2.27 | 2.13 | 0.00 | 9.16 | 0.00 | 8.16 | 2.00 | 2.16 | 3.24 | 0.12 | 0.23 | 4 | 1.11 |
| 单核细胞性白血病 | C93 | 0.57 | 2.13 | 0.00 | 0.00 | 0.00 | 0.00 | 0.71 | 0.65 | 0.00 | 0.03 | 0.03 | 1 | 0.28 |
| 其他指明的白血病 | C94 | 0.00 | 0.00 | 0.00 | 0.00 | 0.00 | 0.00 | 0.00 | 0.00 | 0.00 | 0.00 | 0.00 | 0 | 0.00 |
| 未指明细胞类型的白血病 | C95 | 1.13 | 4.27 | 0.00 | 0.00 | 0.00 | 0.00 | 1.33 | 1.74 | 0.00 | 0.07 | 0.07 | 2 | 0.56 |
| 独立的多个部位的（原发性）恶性肿瘤 | C97 | 0.00 | 0.00 | 0.00 | 0.00 | 0.00 | 0.00 | 0.00 | 0.00 | 0.00 | 0.00 | 0.00 | 0 | 0.00 |
| 其他及不明部位 | C26、39、48、76—80 | 5.66 | 0.00 | 1.18 | 13.74 | 9.32 | 40.80 | 3.95 | 5.52 | 8.65 | 0.26 | 0.37 | 10 | 72.78 |
| 除 C44 合计 | | 201.64 | 17.07 | 83.65 | 375.59 | 578.01 | 1085.33 | 156.97 | 199.79 | 351.31 | 12.40 | 22.37 | 356 | 98.89 |
| 合计 | | 203.91 | 17.07 | 83.65 | 375.59 | 578.01 | 1117.97 | 158.64 | 201.97 | 351.31 | 12.40 | 22.58 | 360 | 100.00 |

注：中标率即中国标化发病率，世标率即世界标化发病率。

表 169　中山市东凤镇 2000—2004 年女性恶性肿瘤主要发病指标（N，1/$10^5$，%）

| 部位或病种 | ICD—10 | 粗率 | 0～ | 15～ | 45～ | 55～ | 65＋ | 中标率 | 世标率 | 35～64 岁截缩率 | 0～64 岁累积率 | 0～74 岁累积率 | 例数 | 构成比 |
|---|---|---|---|---|---|---|---|---|---|---|---|---|---|---|
| 唇 | C00 | 0.00 | 0.00 | 0.00 | 0.00 | 0.00 | 0.00 | 0.00 | 0.00 | 0.00 | 0.00 | 0.00 | 0 | 0.00 |
| 舌 | C01—02 | 1.16 | 0.00 | 1.18 | 0.00 | 0.00 | 6.50 | 0.62 | 0.62 | 0.00 | 0.03 | 0.03 | 2 | 0.99 |
| 口 | C03—06 | 0.58 | 0.00 | 0.00 | 4.72 | 0.00 | 0.00 | 0.45 | 0.55 | 1.79 | 0.06 | 0.06 | 1 | 0.49 |
| 唾液腺 | C07—08 | 0.00 | 0.00 | 0.00 | 0.00 | 0.00 | 0.00 | 0.00 | 0.00 | 0.00 | 0.00 | 0.00 | 0 | 0.00 |
| 扁桃腺 | C09 | 0.00 | 0.00 | 0.00 | 0.00 | 0.00 | 0.00 | 0.00 | 0.00 | 0.00 | 0.00 | 0.00 | 0 | 0.00 |
| 其他口咽部 | C10 | 0.00 | 0.00 | 0.00 | 0.00 | 0.00 | 0.00 | 0.00 | 0.00 | 0.00 | 0.00 | 0.00 | 0 | 0.00 |
| 鼻咽部 | C11 | 11.61 | 0.00 | 9.48 | 42.52 | 9.64 | 13.00 | 8.70 | 10.24 | 23.79 | 0.83 | 1.03 | 20 | 9.85 |
| 喉咽部 | C12—13 | 0.00 | 0.00 | 0.00 | 0.00 | 0.00 | 0.00 | 0.00 | 0.00 | 0.00 | 0.00 | 0.00 | 0 | 0.00 |
| 唇，口腔和咽的其他部位和具体部位不明 | C14 | 0.00 | 0.00 | 0.00 | 0.00 | 0.00 | 0.00 | 0.00 | 0.00 | 0.00 | 0.00 | 0.00 | 0 | 0.00 |
| 食管 | C15 | 1.16 | 0.00 | 0.00 | 0.00 | 0.00 | 13.00 | 0.36 | 0.68 | 0.00 | 0.00 | 0.00 | 2 | 0.99 |
| 胃 | C16 | 4.06 | 0.00 | 3.55 | 0.00 | 38.57 | 0.00 | 3.35 | 4.34 | 13.32 | 0.49 | 0.49 | 7 | 3.45 |
| 小肠 | C17 | 0.00 | 0.00 | 0.00 | 0.00 | 0.00 | 0.00 | 0.00 | 0.00 | 0.00 | 0.00 | 0.00 | 0 | 0.00 |
| 结肠 | C18 | 5.80 | 0.00 | 1.18 | 9.45 | 19.29 | 32.51 | 3.85 | 5.04 | 8.02 | 0.32 | 0.54 | 10 | 4.93 |
| 直肠和乙状结肠连接处 | C19—20 | 4.06 | 0.00 | 0.00 | 4.72 | 0.00 | 39.01 | 2.17 | 2.82 | 1.79 | 0.06 | 0.28 | 7 | 3.45 |
| 肛门 | C21 | 0.00 | 0.00 | 0.00 | 0.00 | 0.00 | 0.00 | 0.00 | 0.00 | 0.00 | 0.00 | 0.00 | 0 | 0.00 |
| 肝脏和肝内胆管 | C22 | 5.22 | 0.00 | 1.18 | 18.90 | 28.93 | 6.50 | 4.16 | 5.44 | 15.19 | 0.53 | 0.65 | 9 | 4.43 |
| 胆囊 | C23 | 0.00 | 0.00 | 0.00 | 0.00 | 0.00 | 0.00 | 0.00 | 0.00 | 0.00 | 0.00 | 0.00 | 0 | 0.00 |
| 肝外胆管 | C24 | 5.80 | 0.00 | 1.18 | 4.72 | 19.29 | 39.01 | 4.01 | 5.24 | 8.15 | 0.29 | 0.62 | 10 | 4.93 |
| 胰腺 | C25 | 1.16 | 0.00 | 0.00 | 4.72 | 9.64 | 0.00 | 0.99 | 1.34 | 3.94 | 0.15 | 0.15 | 2 | 0.99 |
| 鼻腔、中耳和副鼻窦 | C30—31 | 0.00 | 0.00 | 0.00 | 0.00 | 0.00 | 0.00 | 0.00 | 0.00 | 0.00 | 0.00 | 0.00 | 0 | 0.00 |
| 喉 | C32 | 0.58 | 0.00 | 0.00 | 0.00 | 9.64 | 0.00 | 0.64 | 0.75 | 2.53 | 0.09 | 0.09 | 1 | 0.49 |
| 气管、支气管和肺 | C33—34 | 22.63 | 0.00 | 2.37 | 23.62 | 67.51 | 162.54 | 14.43 | 20.16 | 25.82 | 1.02 | 2.36 | 39 | 19.21 |

（续上表）

| 部位或病种 | ICD—10 | 粗率 | 0～ | 15～ | 45～ | 55～ | 65＋ | 中标率 | 世标率 | 35～64岁截缩率 | 0～64岁累积率 | 0～74岁累积率 | 例数 | 构成比 |
|---|---|---|---|---|---|---|---|---|---|---|---|---|---|---|
| 其他呼吸器官 | C37—38 | 1.16 | 0.00 | 0.00 | 9.45 | 0.00 | 0.00 | 0.90 | 1.11 | 3.58 | 0.11 | 0.11 | 2 | 0.99 |
| 骨和关节软骨 | C40—41 | 1.16 | 0.00 | 0.00 | 4.72 | 0.00 | 6.50 | 0.72 | 0.86 | 1.79 | 0.06 | 0.06 | 2 | 0.99 |
| 皮肤恶性黑色素瘤 | C43 | 0.00 | 0.00 | 0.00 | 0.00 | 0.00 | 0.00 | 0.00 | 0.00 | 0.00 | 0.00 | 0.00 | 0 | 0.00 |
| 皮肤其他恶性肿瘤 | C44 | 1.74 | 0.00 | 2.37 | 0.00 | 0.00 | 6.50 | 1.39 | 1.43 | 0.00 | 0.07 | 0.07 | 3 | 1.48 |
| 间皮瘤 | C45 | 0.00 | 0.00 | 0.00 | 0.00 | 0.00 | 0.00 | 0.00 | 0.00 | 0.00 | 0.00 | 0.00 | 0 | 0.00 |
| kaposi氏肉瘤 | C46 | 0.00 | 0.00 | 0.00 | 0.00 | 0.00 | 0.00 | 0.00 | 0.00 | 0.00 | 0.00 | 0.00 | 0 | 0.00 |
| 结缔组织和其他软组织 | C47、49 | 0.58 | 0.00 | 1.18 | 0.00 | 0.00 | 0.00 | 0.62 | 0.67 | 0.00 | 0.04 | 0.04 | 1 | 0.49 |
| 乳房 | C50 | 14.51 | 0.00 | 13.03 | 37.80 | 9.64 | 32.51 | 10.12 | 12.33 | 29.81 | 0.87 | 1.18 | 25 | 12.32 |
| 外阴 | C51 | 0.58 | 0.00 | 0.00 | 0.00 | 9.64 | 0.00 | 0.64 | 0.75 | 2.53 | 0.09 | 0.09 | 1 | 0.49 |
| 阴道 | C52 | 0.00 | 0.00 | 0.00 | 0.00 | 0.00 | 0.00 | 0.00 | 0.00 | 0.00 | 0.00 | 0.00 | 0 | 0.00 |
| 子宫颈 | C53 | 4.06 | 0.00 | 4.74 | 9.45 | 9.64 | 0.00 | 2.89 | 3.46 | 9.82 | 0.32 | 0.32 | 7 | 3.45 |
| 子宫体 | C54 | 5.80 | 0.00 | 1.18 | 18.90 | 48.22 | 0.00 | 5.12 | 6.36 | 20.40 | 0.70 | 0.70 | 10 | 4.93 |
| 子宫恶性肿瘤、未注明部位 | C55 | 1.16 | 0.00 | 0.00 | 0.00 | 9.64 | 6.50 | 0.74 | 1.06 | 2.15 | 0.10 | 0.10 | 2 | 0.99 |
| 卵巢 | C56 | 4.64 | 0.00 | 4.74 | 18.90 | 0.00 | 0.00 | 4.01 | 4.22 | 9.80 | 0.34 | 0.34 | 8 | 3.94 |
| 其他和未说明的女性生殖器官恶性肿瘤 | C57 | 0.00 | 0.00 | 0.00 | 0.00 | 0.00 | 0.00 | 0.00 | 0.00 | 0.00 | 0.00 | 0.00 | 0 | 0.00 |
| 胎盘 | C58 | 0.00 | 0.00 | 0.00 | 0.00 | 0.00 | 0.00 | 0.00 | 0.00 | 0.00 | 0.00 | 0.00 | 0 | 0.00 |
| 阴茎 | C60 | 0.00 | 0.00 | 0.00 | 0.00 | 0.00 | 0.00 | 0.00 | 0.00 | 0.00 | 0.00 | 0.00 | 0 | 0.00 |
| 前列腺 | C61 | 0.00 | 0.00 | 0.00 | 0.00 | 0.00 | 0.00 | 0.00 | 0.00 | 0.00 | 0.00 | 0.00 | 0 | 0.00 |
| 睾丸 | C62 | 0.00 | 0.00 | 0.00 | 0.00 | 0.00 | 0.00 | 0.00 | 0.00 | 0.00 | 0.00 | 0.00 | 0 | 0.00 |
| 其他和未说明的男性生殖器官恶性肿瘤 | C63 | 0.00 | 0.00 | 0.00 | 0.00 | 0.00 | 0.00 | 0.00 | 0.00 | 0.00 | 0.00 | 0.00 | 0 | 0.00 |
| 肾脏 | C64 | 0.00 | 0.00 | 0.00 | 0.00 | 0.00 | 0.00 | 0.00 | 0.00 | 0.00 | 0.00 | 0.00 | 0 | 0.00 |
| 肾盂、肾盏 | C65 | 0.00 | 0.00 | 0.00 | 0.00 | 0.00 | 0.00 | 0.00 | 0.00 | 0.00 | 0.00 | 0.00 | 0 | 0.00 |

（续上表）

| 部位或病种 | ICD—10 | 粗率 | 0～ | 15～ | 45～ | 55～ | 65＋ | 中标率 | 世标率 | 35～64 岁截缩率 | 0～64 岁累积率 | 0～74 岁累积率 | 例数 | 构成比 |
|---|---|---|---|---|---|---|---|---|---|---|---|---|---|---|
| 输尿管 | C66 | 0.00 | 0.00 | 0.00 | 0.00 | 0.00 | 0.00 | 0.00 | 0.00 | 0.00 | 0.00 | 0.00 | 0 | 0.00 |
| 膀胱 | C67 | 1.16 | 0.00 | 0.00 | 4.72 | 0.00 | 6.50 | 0.89 | 1.18 | 1.79 | 0.06 | 0.16 | 2 | 0.99 |
| 其他和未说明的泌尿器官 | C68 | 0.00 | 0.00 | 0.00 | 0.00 | 0.00 | 0.00 | 0.00 | 0.00 | 0.00 | 0.00 | 0.00 | 0 | 0.00 |
| 眼 | C69 | 0.00 | 0.00 | 0.00 | 0.00 | 0.00 | 0.00 | 0.00 | 0.00 | 0.00 | 0.00 | 0.00 | 0 | 0.00 |
| 脑、神经系统 | C70－72、D | 4.64 | 0.00 | 2.37 | 9.45 | 9.64 | 19.50 | 3.10 | 3.87 | 6.93 | 0.27 | 0.27 | 8 | 3.94 |
| 甲状腺 | C73 | 2.90 | 0.00 | 2.37 | 0.00 | 9.64 | 13.00 | 2.15 | 2.35 | 2.53 | 0.17 | 0.17 | 5 | 2.46 |
| 肾上腺 | C74 | 0.00 | 0.00 | 0.00 | 0.00 | 0.00 | 0.00 | 0.00 | 0.00 | 0.00 | 0.00 | 0.00 | 0 | 0.00 |
| 其他内分泌腺 | C75 | 0.00 | 0.00 | 0.00 | 0.00 | 0.00 | 0.00 | 0.00 | 0.00 | 0.00 | 0.00 | 0.00 | 0 | 0.00 |
| 霍奇金氏病 | C81 | 0.58 | 0.00 | 0.00 | 0.00 | 0.00 | 6.50 | 0.09 | 0.37 | 0.00 | 0.00 | 0.00 | 1 | 0.49 |
| 非霍奇金氏病 | C82－85、C96 | 2.32 | 0.00 | 1.18 | 9.45 | 0.00 | 6.50 | 2.02 | 2.00 | 3.10 | 0.12 | 0.12 | 4 | 1.97 |
| 多发性骨髓瘤和恶性浆细胞肿瘤 | C90 | 1.16 | 0.00 | 0.00 | 0.00 | 0.00 | 13.00 | 0.44 | 0.85 | 0.00 | 0.00 | 0.12 | 2 | 0.99 |
| 淋巴细胞白血病 | C91 | 1.74 | 4.88 | 0.00 | 0.00 | 0.00 | 6.50 | 2.05 | 2.40 | 0.00 | 0.08 | 0.18 | 3 | 1.48 |
| 髓细胞性白血病 | C92 | 1.16 | 0.00 | 1.18 | 4.72 | 0.00 | 0.00 | 1.36 | 1.19 | 1.55 | 0.08 | 0.08 | 2 | 0.99 |
| 单核细胞性白血病 | C93 | 0.00 | 0.00 | 0.00 | 0.00 | 0.00 | 0.00 | 0.00 | 0.00 | 0.00 | 0.00 | 0.00 | 0 | 0.00 |
| 其他指明的白血病 | C94 | 0.00 | 0.00 | 0.00 | 0.00 | 0.00 | 0.00 | 0.00 | 0.00 | 0.00 | 0.00 | 0.00 | 0 | 0.00 |
| 未指明细胞类型的白血病 | C95 | 0.00 | 0.00 | 0.00 | 0.00 | 0.00 | 0.00 | 0.00 | 0.00 | 0.00 | 0.00 | 0.00 | 0 | 0.00 |
| 独立的多个部位的（原发性）恶性肿瘤 | C97 | 0.00 | 0.00 | 0.00 | 0.00 | 0.00 | 0.00 | 0.00 | 0.00 | 0.00 | 0.00 | 0.00 | 0 | 0.00 |
| 其他及不明部位 | C26、39、48、76－80 | 2.90 | 0.00 | 2.37 | 0.00 | 0.00 | 19.50 | 1.61 | 1.91 | 2.89 | 0.07 | 0.19 | 5 | 2.46 |
| 除 C44 合计 | | 116.06 | 4.88 | 54.51 | 240.96 | 308.60 | 448.60 | 83.16 | 104.18 | 203.02 | 7.34 | 10.54 | 200 | 98.52 |
| 合计 | | 117.80 | 4.88 | 56.88 | 240.96 | 308.60 | 455.11 | 84.55 | 105.61 | 203.02 | 7.41 | 10.62 | 203 | 100.00 |

注：中标率即中国标化发病率，世标率即世界标化发病率。

## 表 170　中山市东凤镇 2000—2004 年男女合计恶性肿瘤主要发病指标（N，$1/10^5$，%）

| 部位或病种 | ICD—10 | 粗率 | 0～ | 15～ | 45～ | 55～ | 65＋ | 中标率 | 世标率 | 35～64 岁截缩率 | 0～64 岁累积率 | 0～74 岁累积率 | 例数 | 构成比 |
|---|---|---|---|---|---|---|---|---|---|---|---|---|---|---|
| 唇 | C00 | 0.00 | 0.00 | 0.00 | 0.00 | 0.00 | 0.00 | 0.00 | 0.00 | 0.00 | 0.00 | 0.00 | 0 | 0.00 |
| 舌 | C01—02 | 2.01 | 0.00 | 2.36 | 0.00 | 9.48 | 3.61 | 1.58 | 1.86 | 4.95 | 0.17 | 0.17 | 7 | 1.24 |
| 口 | C03—06 | 1.15 | 0.00 | 0.00 | 4.65 | 0.00 | 7.23 | 0.79 | 1.03 | 1.77 | 0.05 | 0.11 | 4 | 0.71 |
| 唾液腺 | C07—08 | 0.29 | 0.00 | 0.59 | 0.00 | 0.00 | 0.00 | 0.18 | 0.20 | 0.72 | 0.02 | 0.02 | 1 | 0.18 |
| 扁桃腺 | C09 | 0.29 | 0.00 | 0.00 | 0.00 | 0.00 | 3.61 | 0.18 | 0.26 | 0.00 | 0.00 | 0.06 | 1 | 0.18 |
| 其他口咽部 | C10 | 0.29 | 0.00 | 0.00 | 0.00 | 0.00 | 3.61 | 0.16 | 0.18 | 0.00 | 0.00 | 0.00 | 1 | 0.18 |
| 鼻咽部 | C11 | 17.48 | 0.00 | 13 | 46.52 | 33.18 | 43.36 | 13.17 | 15.80 | 35.45 | 1.19 | 1.72 | 61 | 10.83 |
| 喉咽部 | C12—13 | 0.00 | 0.00 | 0.00 | 0.00 | 0.00 | 0.00 | 0.00 | 0.00 | 0.00 | 0.00 | 0.00 | 0 | 0.00 |
| 唇，口腔和咽的其他部位和具体部位不明 | C14 | 0.00 | 0.00 | 0.00 | 0.00 | 0.00 | 0.00 | 0.00 | 0.00 | 0.00 | 0.00 | 0.00 | 0 | 0.00 |
| 食管 | C15 | 14.05 | 0.00 | 4.73 | 44.19 | 56.89 | 36.14 | 10.63 | 13.77 | 34.63 | 1.16 | 1.51 | 49 | 8.70 |
| 胃 | C16 | 4.87 | 0.00 | 1.77 | 6.98 | 28.44 | 18.07 | 3.79 | 4.89 | 11.59 | 0.41 | 0.58 | 17 | 3.02 |
| 小肠 | C17 | 0.86 | 0.00 | 0.00 | 2.33 | 4.74 | 3.61 | 0.64 | 0.88 | 1.81 | 0.07 | 0.13 | 3 | 0.53 |
| 结肠 | C18 | 7.17 | 0.00 | 2.36 | 9.30 | 23.70 | 43.36 | 5.16 | 6.68 | 9.76 | 0.40 | 0.81 | 25 | 4.44 |
| 直肠和乙状结肠连接处 | C19—20 | 5.73 | 0.00 | 1.77 | 9.30 | 0.00 | 46.98 | 3.47 | 4.42 | 5.76 | 0.16 | 0.41 | 20 | 3.55 |
| 肛门 | C21 | 0.00 | 0.00 | 0.00 | 0.00 | 0.00 | 0.00 | 0.00 | 0.00 | 0.00 | 0.00 | 0.00 | 0 | 0.00 |
| 肝脏和肝内胆管 | C22 | 17.77 | 0.00 | 11.81 | 30.24 | 56.89 | 61.43 | 13.48 | 16.50 | 36.44 | 1.25 | 1.73 | 62 | 11.01 |
| 胆囊 | C23 | 0.57 | 0.00 | 0.00 | 0.00 | 0.00 | 7.23 | 0.22 | 0.44 | 0.00 | 0.00 | 0.00 | 2 | 0.36 |
| 肝外胆管 | C24 | 5.45 | 0.00 | 0.59 | 2.33 | 9.48 | 54.20 | 3.55 | 4.65 | 4.00 | 0.14 | 0.48 | 19 | 3.37 |
| 胰腺 | C25 | 2.58 | 0.00 | 0.00 | 6.98 | 4.74 | 18.07 | 1.64 | 2.31 | 3.58 | 0.12 | 0.25 | 9 | 1.60 |
| 鼻腔、中耳和副鼻窦 | C30—31 | 0.29 | 0.00 | 0.00 | 0.00 | 0.00 | 3.61 | 0.18 | 0.26 | 0.00 | 0.00 | 0.06 | 1 | 0.18 |
| 喉 | C32 | 1.43 | 0.00 | 0.59 | 4.65 | 9.48 | 0.00 | 1.17 | 1.50 | 4.64 | 0.16 | 0.16 | 5 | 0.89 |
| 气管、支气管和肺 | C33—34 | 32.96 | 0.00 | 4.73 | 44.19 | 123.25 | 224.04 | 24.14 | 32.83 | 49.83 | 1.85 | 4.11 | 115 | 20.43 |

（续上表）

| 部位或病种 | ICD—10 | 粗率 | 0～ | 15～ | 45～ | 55～ | 65＋ | 中标率 | 世标率 | 35～64岁截缩率 | 0～64岁累积率 | 0～74岁累积率 | 例数 | 构成比 |
|---|---|---|---|---|---|---|---|---|---|---|---|---|---|---|
| 其他呼吸器官 | C37—38 | 1.15 | 0.00 | 0.59 | 6.98 | 0.00 | 0.00 | 0.87 | 1.07 | 3.47 | 0.10 | 0.10 | 4 | 0.71 |
| 骨和关节软骨 | C40—41 | 1.72 | 0.00 | 0.59 | 2.33 | 0.00 | 14.45 | 1.44 | 1.62 | 0.89 | 0.05 | 0.23 | 6 | 1.07 |
| 皮肤恶性黑色素瘤 | C43 | 0.29 | 0.00 | 0.00 | 0.00 | 0.00 | 3.61 | 0.12 | 0.17 | 0.00 | 0.00 | 0.00 | 1 | 0.18 |
| 皮肤其他恶性肿瘤 | C44 | 2.01 | 0.00 | 1.18 | 0.00 | 0.00 | 18.07 | 1.49 | 1.76 | 0.00 | 0.04 | 0.14 | 7 | 1.24 |
| 间皮瘤 | C45 | 1.15 | 0.00 | 0.00 | 4.65 | 0.00 | 7.23 | 0.83 | 1.12 | 1.52 | 0.04 | 0.15 | 4 | 0.71 |
| kaposi氏肉瘤 | C46 | 0.00 | 0.00 | 0.00 | 0.00 | 0.00 | 0.00 | 0.00 | 0.00 | 0.00 | 0.00 | 0.00 | 0 | 0.00 |
| 结缔组织和其他软组织 | C47、49 | 0.29 | 0.00 | 0.59 | 0.00 | 0.00 | 0.00 | 0.31 | 0.34 | 0.00 | 0.02 | 0.02 | 1 | 0.18 |
| 乳房 | C50 | 7.17 | 0.00 | 6.50 | 18.61 | 4.74 | 18.07 | 5.06 | 6.16 | 14.63 | 0.43 | 0.59 | 25 | 4.44 |
| 外阴 | C51 | 0.29 | 0.00 | 0.00 | 0.00 | 4.74 | 0.00 | 0.32 | 0.37 | 1.25 | 0.05 | 0.05 | 1 | 0.18 |
| 阴道 | C52 | 0.00 | 0.00 | 0.00 | 0.00 | 0.00 | 0.00 | 0.00 | 0.00 | 0.00 | 0.00 | 0.00 | 0 | 0.00 |
| 子宫颈 | C53 | 2.01 | 0.00 | 2.36 | 4.65 | 4.74 | 0.00 | 1.43 | 1.71 | 4.82 | 0.16 | 0.16 | 7 | 1.24 |
| 子宫体 | C54 | 2.87 | 0.00 | 0.59 | 9.30 | 23.70 | 0.00 | 2.52 | 3.13 | 10.05 | 0.34 | 0.34 | 10 | 1.78 |
| 子宫恶性肿瘤、未注明部位 | C55 | 0.57 | 0.00 | 0.00 | 0.00 | 4.74 | 3.61 | 0.39 | 0.55 | 1.05 | 0.05 | 0.05 | 2 | 0.36 |
| 卵巢 | C56 | 2.29 | 0.00 | 2.36 | 9.30 | 0.00 | 0.00 | 1.97 | 2.08 | 4.82 | 0.17 | 0.17 | 8 | 1.42 |
| 其他和未说明的女性生殖器官恶性肿瘤 | C57 | 0.00 | 0.00 | 0.00 | 0.00 | 0.00 | 0.00 | 0.00 | 0.00 | 0.00 | 0.00 | 0.00 | 0 | 0.00 |
| 胎盘 | C58 | 0.00 | 0.00 | 0.00 | 0.00 | 0.00 | 0.00 | 0.00 | 0.00 | 0.00 | 0.00 | 0.00 | 0 | 0.00 |
| 阴茎 | C60 | 0.29 | 0.00 | 0.00 | 2.33 | 0.00 | 0.00 | 0.19 | 0.24 | 0.76 | 0.02 | 0.02 | 1 | 0.18 |
| 前列腺 | C61 | 2.01 | 0.00 | 0.00 | 2.33 | 4.74 | 18.07 | 1.53 | 2.15 | 1.81 | 0.07 | 0.34 | 7 | 1.24 |
| 睾丸 | C62 | 0.57 | 0.00 | 1.18 | 0.00 | 0.00 | 0.00 | 0.47 | 0.45 | 0.72 | 0.03 | 0.03 | 2 | 0.36 |
| 其他和未说明的男性生殖器官恶性肿瘤 | C63 | 0.00 | 0.00 | 0.00 | 0.00 | 0.00 | 0.00 | 0.00 | 0.00 | 0.00 | 0.00 | 0.00 | 0 | 0.00 |
| 肾脏 | C64 | 2.29 | 2.28 | 1.18 | 2.33 | 0.00 | 10.84 | 1.94 | 2.43 | 1.60 | 0.10 | 0.28 | 8 | 1.42 |
| 肾盂、肾盏 | C65 | 0.00 | 0.00 | 0.00 | 0.00 | 0.00 | 0.00 | 0.00 | 0.00 | 0.00 | 0.00 | 0.00 | 0 | 0.00 |

（续上表）

| 部位或病种 | ICD—10 | 粗率 | 0～ | 15～ | 45～ | 55～ | 65＋ | 中标率 | 世标率 | 35～64岁截缩率 | 0～64岁累积率 | 0～74岁累积率 | 例数 | 构成比 |
|---|---|---|---|---|---|---|---|---|---|---|---|---|---|---|
| 输尿管 | C66 | 0.00 | 0.00 | 0.00 | 0.00 | 0.00 | 0.00 | 0.00 | 0.00 | 0.00 | 0.00 | 0.00 | 0 | 0.00 |
| 膀胱 | C67 | 1.72 | 0.00 | 0.00 | 4.65 | 9.48 | 7.23 | 1.38 | 1.89 | 3.87 | 0.15 | 0.27 | 6 | 1.07 |
| 其他和未说明的泌尿器官 | C68 | 0.00 | 0.00 | 0.00 | 0.00 | 0.00 | 0.00 | 0.00 | 0.00 | 0.00 | 0.00 | 0.00 | 0 | 0.00 |
| 眼 | C69 | 0.00 | 0.00 | 0.00 | 0.00 | 0.00 | 0.00 | 0.00 | 0.00 | 0.00 | 0.00 | 0.00 | 0 | 0.00 |
| 脑、神经系统 | C70—72、D | 4.59 | 1.14 | 4.14 | 6.98 | 9.48 | 10.84 | 3.65 | 4.11 | 7.15 | 0.31 | 0.31 | 16 | 2.84 |
| 甲状腺 | C73 | 1.72 | 0.00 | 1.18 | 2.33 | 4.74 | 7.23 | 1.31 | 1.48 | 2.02 | 0.10 | 0.10 | 6 | 1.07 |
| 肾上腺 | C74 | 0.00 | 0.00 | 0.00 | 0.00 | 0.00 | 0.00 | 0.00 | 0.00 | 0.00 | 0.00 | 0.00 | 0 | 0.00 |
| 其他内分泌腺 | C75 | 0.00 | 0.00 | 0.00 | 0.00 | 0.00 | 0.00 | 0.00 | 0.00 | 0.00 | 0.00 | 0.00 | 0 | 0.00 |
| 霍奇金氏病 | C81 | 0.29 | 0.00 | 0.00 | 0.00 | 0.00 | 3.61 | 0.06 | 0.26 | 0.00 | 0.00 | 0.00 | 1 | 0.18 |
| 非霍奇金氏病 | C82—85、C96 | 1.72 | 0.00 | 1.18 | 4.65 | 4.74 | 3.61 | 1.54 | 1.56 | 2.78 | 0.12 | 0.12 | 6 | 1.07 |
| 多发性骨髓瘤和恶性浆细胞肿瘤 | C90 | 1.15 | 0.00 | 0.00 | 2.33 | 4.74 | 7.23 | 0.75 | 1.13 | 2.02 | 0.07 | 0.13 | 4 | 0.71 |
| 淋巴细胞白血病 | C91 | 1.15 | 3.42 | 0.00 | 0.00 | 0.00 | 3.61 | 1.33 | 1.61 | 0.00 | 0.06 | 0.11 | 4 | 0.71 |
| 髓细胞性白血病 | C92 | 1.72 | 1.14 | 0.59 | 6.98 | 0.00 | 3.61 | 1.68 | 1.67 | 2.41 | 0.10 | 0.15 | 6 | 1.07 |
| 单核细胞性白血病 | C93 | 0.29 | 1.14 | 0.00 | 0.00 | 0.00 | 0.00 | 0.38 | 0.34 | 0.00 | 0.02 | 0.02 | 1 | 0.18 |
| 其他指明的白血病 | C94 | 0.00 | 0.00 | 0.00 | 0.00 | 0.00 | 0.00 | 0.00 | 0.00 | 0.00 | 0.00 | 0.00 | 0 | 0.00 |
| 未指明细胞类型的白血病 | C95 | 0.57 | 2.28 | 0.00 | 0.00 | 0.00 | 0.00 | 0.73 | 0.95 | 0.00 | 0.04 | 0.04 | 2 | 0.36 |
| 独立的多个部位的（原发性）恶性肿瘤 | C97 | 0.00 | 0.00 | 0.00 | 0.00 | 0.00 | 0.00 | 0.00 | 0.00 | 0.00 | 0.00 | 0.00 | 0 | 0.00 |
| 其他及不明部位 | C26、39、48、76—80 | 4.30 | 0.00 | 1.77 | 6.98 | 4.74 | 28.91 | 2.68 | 3.46 | 5.81 | 0.16 | 0.28 | 15 | 2.66 |
| 除 C44 合计 |  | 159.37 | 11.39 | 69.12 | 309.33 | 445.61 | 729.95 | 119.02 | 150.52 | 278.36 | 9.91 | 16.37 | 556 | 98.76 |
| 合计 |  | 161.38 | 11.39 | 70.30 | 309.33 | 445.61 | 748.02 | 120.51 | 152.27 | 278.36 | 9.95 | 16.51 | 563 | 100.00 |

注：中标率即中国标化发病率，世标率即世界标化发病率。

# 八、东升镇恶性肿瘤发病概况

## 1. 东升镇简介

东升镇是中山市下辖的一个镇，位于中山市西北部，东临珠江支流，北连小榄镇，南接石岐区。面积 75.82 平方公里，人口 13.6 万人，其中户籍人口 68712 人，非户籍人口 67599 人。下辖 8 个社区居民委员会和 6 个村民委员会。全镇有一级甲等医院 2 间，下设分院 5 间、防保所 1 间、卫生所 13 间（其中民营 2 间），有医务人员 410 人，其中高级职称 13 人、中级职称 61 人[1]。

## 2. 人口资料

2000—2004 年期间中山市东升镇共有人口 331910 人，其中男性 167857 人，女性 164053 人，男女比值为 1.02（表 171），人口数增长率为 2.59%，其中男性增长率为 1.98%，女性为 3.22%。

**表 171　中山市东升镇 2000—2004 年年中人口构成（N）**

| 年份 | 男 | 女 | 合计 | 比值 |
|---|---|---|---|---|
| 2000 | 33187 | 32259 | 65445 | 1.03 |
| 2001 | 33311 | 32631 | 65941 | 1.02 |
| 2002 | 33707 | 32827 | 66534 | 1.03 |
| 2003 | 33811 | 33040 | 66850 | 1.02 |
| 2004 | 33843 | 33298 | 67141 | 1.02 |
| 合计 | 167857 | 164053 | 331910 | 1.02 |

期间东升镇不同年龄段男女人口数比值随年龄增加而逐渐下降，24 岁之前大于等于 1，25～64 岁波动于 0.95～1.06 之间，65 岁之后小于 1 并持续下降。1 岁以下男女比值最高，为 1.22，85 岁以上年龄组比值最低，为 0.41（表 172）。

**表 172　中山市东升镇 2000—2004 年年中人口年龄别构成（N）**

| 年龄组 | 男 | 女 | 合计 | 比值 |
|---|---|---|---|---|
| 0～ | 2281 | 1867 | 4148 | 1.22 |
| 1～ | 10507 | 8763 | 19270 | 1.20 |
| 5～ | 14728 | 12925 | 27653 | 1.14 |
| 10～ | 17036 | 15499 | 32534 | 1.10 |
| 15～ | 13267 | 12246 | 25513 | 1.08 |
| 20～ | 11371 | 11326 | 22697 | 1.00 |
| 25～ | 14567 | 15352 | 29919 | 0.95 |
| 30～ | 15602 | 16352 | 31954 | 0.95 |
| 35～ | 14388 | 14161 | 28548 | 1.02 |
| 40～ | 11504 | 10899 | 22403 | 1.06 |

（续上表）

| 年龄组 | 男 | 女 | 合计 | 比值 |
|---|---|---|---|---|
| 45～ | 11956 | 11537 | 23493 | 1.04 |
| 50～ | 8801 | 8613 | 17414 | 1.02 |
| 55～ | 5145 | 5059 | 10204 | 1.02 |
| 60～ | 5053 | 4812 | 9866 | 1.05 |
| 65～ | 4442 | 4582 | 9025 | 0.97 |
| 70～ | 3503 | 3928 | 7431 | 0.89 |
| 75～ | 2122 | 3054 | 5175 | 0.69 |
| 80～ | 1053 | 1789 | 2843 | 0.59 |
| 85＋ | 531 | 1289 | 1820 | 0.41 |
| 合计 | 167857 | 164053 | 331910 | 1.02 |

东升镇人口年龄别构成主要以 0～19 岁、20～39 岁和 40～59 岁年龄组为主，其男性人口数分别占同期东升镇男性人口总数的 35％、33％和 22％，女性分别占 31％、35％和 22％（图 107、图 108、图 109）。

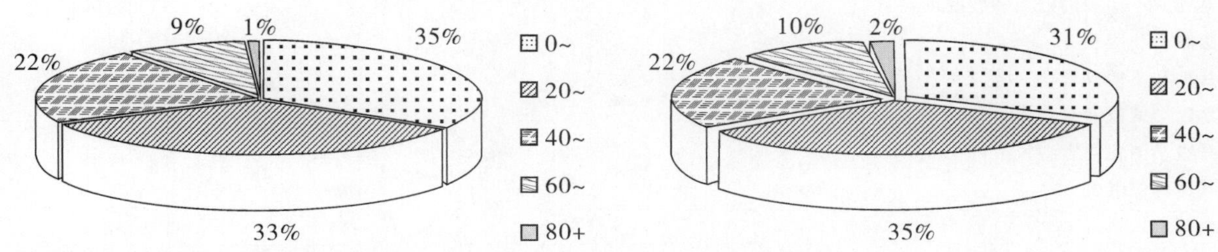


图 107　中山市东升镇 2000—2004 年男性人口年龄构成　图 108　中山市东升镇 2000—2004 年女性人口年龄构成

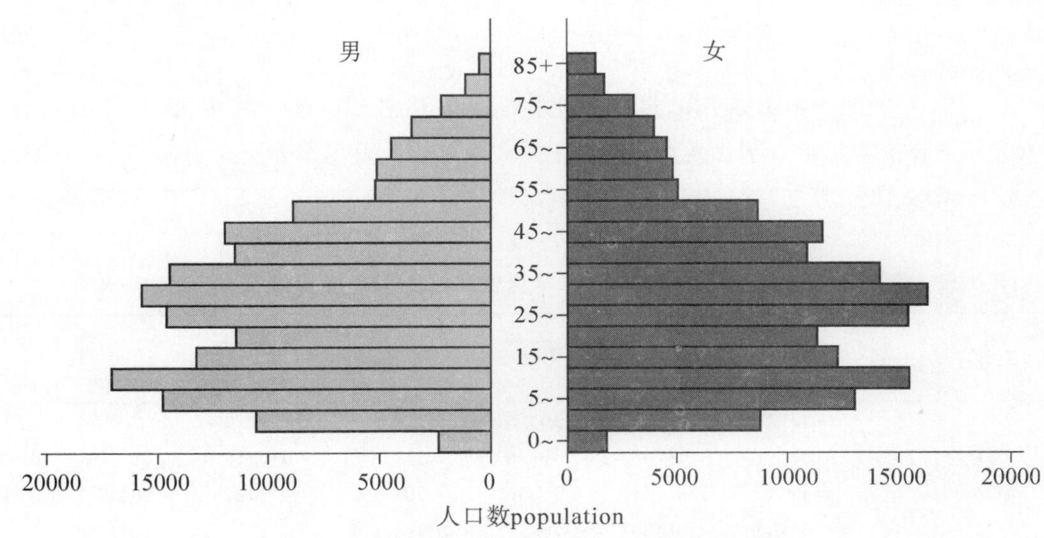


图 109　中山市东升镇 2000—2004 年人口金字塔图

## 3. 资料质量

2000—2004 年期间中山市东升镇恶性肿瘤新发患者病理诊断率为 73.18%，骨髓和细胞学诊断率为 2.36%，影像学诊断率为 24.03%，死亡补发病比例为 0.43%（表 173），发病部位不明恶性肿瘤数占同期东升镇恶性肿瘤发病总数的 4.51%，其中以其他部位继发恶性肿瘤为主（表 174）。

**表 173 中山市东升镇 2000—2004 年新发恶性肿瘤各类诊断依据所占比例（N,%）**

| 诊断依据 | 例数 | 构成比 |
|---|---|---|
| 死亡补发病（DCO） | 2 | 0.43 |
| CT、MR 与 B 超等影像学 | 112 | 24.03 |
| 骨髓、细胞学 | 11 | 2.36 |
| 病理 | 341 | 73.18 |
| 合计 | 466 | 100.00 |

**表 174 中山市东升镇 2000—2004 年发病部位不明恶性肿瘤构成（N,%）**

| 部位 | ICD—10 | 例数 | 构成比 |
|---|---|---|---|
| 其他和不明确的消化器官 | C26 | 1 | 4.76 |
| 其他和不明确的呼吸和胸腔内器官 | C39 | 0 | 0.00 |
| 腹膜后和腹膜 | C48 | 2 | 9.52 |
| 其他和不明确部位 | C76 | 0 | 0.00 |
| 淋巴结继发和未指明 | C77 | 4 | 19.05 |
| 呼吸和消化器官继发 | C78 | 4 | 19.05 |
| 其他部位继发 | C79 | 7 | 33.33 |
| 未特别说明（NOS） | C80 | 3 | 14.29 |
| 合计 | | 21 | 100.00 |

## 4. 发病概况

2000—2004 年期间中山市东升镇共有恶性肿瘤新发患者 466 例，其中男性 275 例，女性 191 例，男女发病数比值为 1.44。男性发病粗率、中国和世界标化发病率分别为 163.83/$10^5$、133.51/$10^5$ 和 167.44/$10^5$，女性分别为 116.43/$10^5$、87.58/$10^5$ 和 106.89/$10^5$（表 175、表 176）。

**表 175 中山市东升镇 2000—2004 年男性恶性肿瘤发病概况（N，1/$10^5$，%）**

| 年份 | 例数 | 粗率 | 中标率 | 世标率 | 35～64 岁截缩率 | 0～64 岁累积率 | 0～74 岁累积率 |
|---|---|---|---|---|---|---|---|
| 2000 | 43 | 129.57 | 103.87 | 128.19 | 216.20 | 8.05 | 14.35 |
| 2001 | 38 | 114.08 | 89.60 | 117.61 | 198.56 | 7.51 | 12.91 |
| 2002 | 44 | 130.54 | 106.68 | 129.57 | 291.22 | 10.96 | 15.08 |
| 2003 | 66 | 195.21 | 156.46 | 193.67 | 410.89 | 14.47 | 21.52 |
| 2004 | 84 | 248.20 | 209.57 | 266.46 | 527.69 | 19.87 | 29.81 |
| 合计 | 275 | 163.83 | 133.51 | 167.44 | 329.78 | 12.20 | 18.77 |

注：中标率即中国标化发病率，世标率即世界标化发病率。

表 176　中山市东升镇 2000—2004 年女性恶性肿瘤发病概况（N，1/10⁵，%）

| 年份 | 例数 | 粗率 | 中标率 | 世标率 | 35～64 岁截缩率 | 0～64 岁累积率 | 0～74 岁累积率 |
|---|---|---|---|---|---|---|---|
| 2000 | 15 | 46.50 | 36.35 | 48.51 | 98.24 | 3.67 | 6.26 |
| 2001 | 29 | 88.87 | 69.84 | 82.98 | 216.58 | 7.44 | 8.54 |
| 2002 | 47 | 143.17 | 107.17 | 128.72 | 285.79 | 9.48 | 13.57 |
| 2003 | 42 | 127.12 | 105.53 | 127.03 | 274.90 | 10.03 | 13.56 |
| 2004 | 58 | 174.19 | 117.49 | 145.39 | 327.85 | 10.41 | 15.07 |
| 合计 | 191 | 116.43 | 87.58 | 106.89 | 241.49 | 8.23 | 11.43 |

注：中标率即中国标化发病率，世标率即世界标化发病率。

表 177　中山市东升镇 2000—2004 年男女合计恶性肿瘤发病概况（N，1/10⁵，%）

| 年份 | 例数 | 粗率 | 中标率 | 世标率 | 35～64 岁截缩率 | 0～64 岁累积率 | 0～74 岁累积率 |
|---|---|---|---|---|---|---|---|
| 2000 | 58 | 88.62 | 69.29 | 86.54 | 158.19 | 5.88 | 10.29 |
| 2001 | 67 | 101.61 | 78.96 | 98.68 | 207.83 | 7.50 | 10.68 |
| 2002 | 91 | 136.77 | 107.01 | 129.14 | 288.58 | 10.24 | 14.31 |
| 2003 | 108 | 161.56 | 130.16 | 158.63 | 343.68 | 12.27 | 17.47 |
| 2004 | 142 | 211.50 | 163.43 | 205.32 | 428.96 | 15.22 | 22.47 |
| 合计 | 466 | 140.40 | 110.07 | 136.04 | 286.32 | 10.25 | 15.09 |

注：中标率即中国标化发病率，世标率即世界标化发病率。

## 5. 年龄别发病率

2000—2004 年期间中山市东升镇恶性肿瘤年龄别发病率从 30 岁左右迅速上升，50 岁后男性发病相对稳定，女性则呈波动状下降（图 110）。

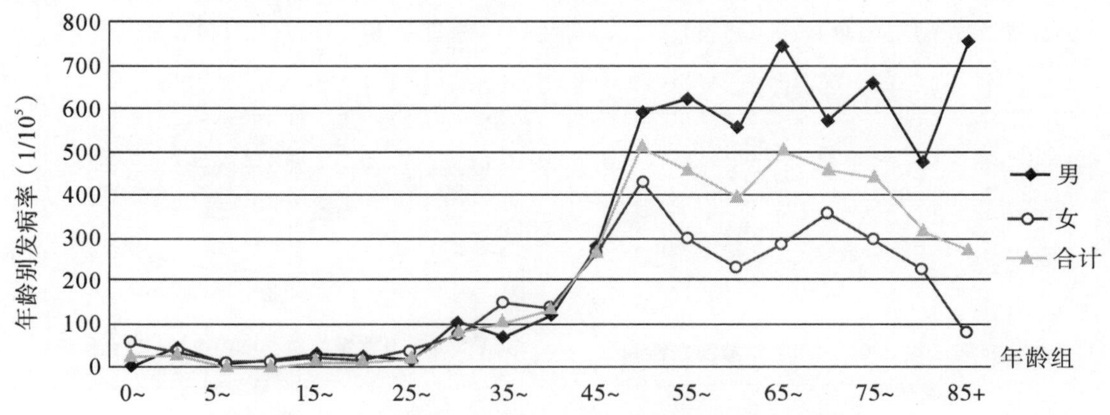


图 110　中山市东升镇 2000—2004 年恶性肿瘤年龄别发病率

除 1 岁以下、25～29 岁和 35～44 岁 4 个年龄段女性发病多于男性外，东升镇其他年龄段男性恶性肿瘤发病多于女性，尤以 85 岁以上年龄段最为明显，其发病比值为 9.71（表 178）。

**表 178　中山市东升镇 2000—2004 年恶性肿瘤年龄别发病率（$1/10^5$）**

| 年龄组 | 男 | 女 | 合计 | 比值 |
|---|---|---|---|---|
| 0～ | 0.00 | 53.56 | 24.13 | 0.00 |
| 1～ | 38.07 | 22.82 | 31.16 | 1.67 |
| 5～ | 6.79 | 0.00 | 3.62 | 0.00 |
| 10～ | 11.74 | 0.00 | 6.15 | 0.00 |
| 15～ | 30.15 | 8.17 | 19.60 | 3.69 |
| 20～ | 17.59 | 8.83 | 13.22 | 1.99 |
| 25～ | 13.73 | 32.57 | 23.39 | 0.42 |
| 30～ | 96.14 | 67.27 | 81.34 | 1.43 |
| 35～ | 69.50 | 148.30 | 108.58 | 0.47 |
| 40～ | 121.70 | 137.63 | 129.47 | 0.88 |
| 45～ | 276.01 | 260.04 | 268.18 | 1.06 |
| 50～ | 590.81 | 429.60 | 511.08 | 1.38 |
| 55～ | 621.95 | 296.48 | 460.57 | 2.10 |
| 60～ | 554.09 | 228.59 | 395.37 | 2.42 |
| 65～ | 742.84 | 283.70 | 509.57 | 2.62 |
| 70～ | 570.94 | 356.37 | 457.19 | 1.60 |
| 75～ | 659.90 | 294.73 | 443.56 | 2.24 |
| 80～ | 474.77 | 223.53 | 315.74 | 2.12 |
| 85＋ | 753.27 | 77.60 | 273.58 | 9.71 |
| 合计 | 163.83 | 116.43 | 140.40 | 1.41 |

东升镇恶性肿瘤发病年龄主要集中在 40～59 岁和 60～79 岁年龄段，其男性发病数分别占同期东升镇男性恶性肿瘤发病总数的 47％和 35％，女性分别占 50％和 25％（图 111、图 112）。

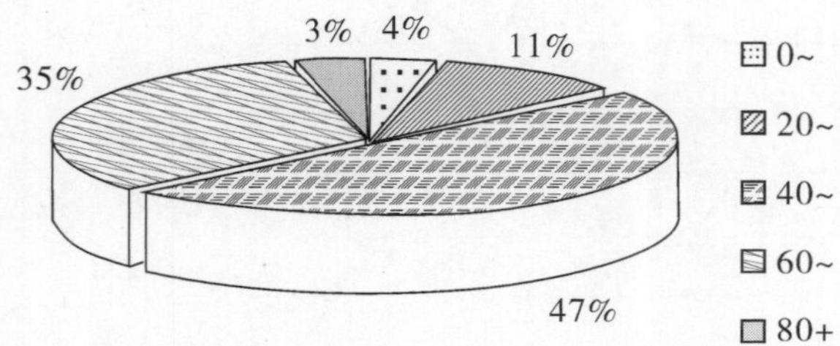


**图 111　中山市东升镇 2000—2004 年男性恶性肿瘤发病年龄构成**

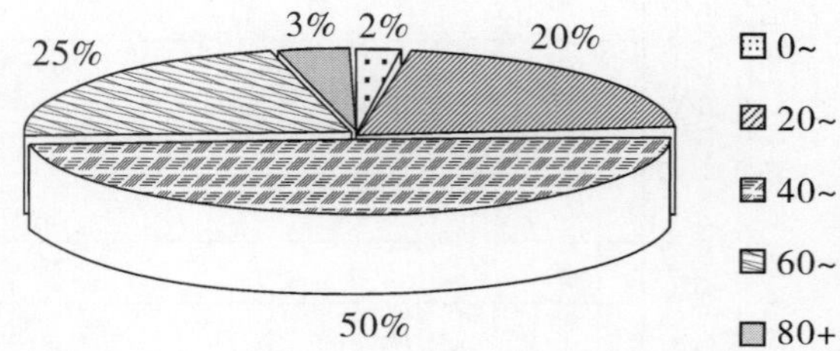


**图 112　中山市东升镇 2000—2004 年女性恶性肿瘤发病年龄构成**

表 179　中山市东升镇 2000—2004 年男性恶性肿瘤年龄别发病率（$1/10^5$）

| 部位或病种 | ICD—10 | 0～ | 1～ | 5～ | 10～ | 15～ | 20～ | 25～ | 30～ | 35～ | 40～ | 45～ | 50～ | 55～ | 60～ | 65～ | 70～ | 75～ | 80～ | 85＋ | 合计 |
|---|---|---|---|---|---|---|---|---|---|---|---|---|---|---|---|---|---|---|---|---|---|
| 唇 | C00 | 0.00 | 0.00 | 0.00 | 0.00 | 0.00 | 0.00 | 0.00 | 0.00 | 0.00 | 0.00 | 0.00 | 0.00 | 0.00 | 0.00 | 0.00 | 0.00 | 0.00 | 0.00 | 0.00 | 0.00 |
| 舌 | C01—02 | 0.00 | 0.00 | 0.00 | 0.00 | 0.00 | 0.00 | 0.00 | 0.00 | 0.00 | 8.69 | 0.00 | 0.00 | 0.00 | 0.00 | 0.00 | 0.00 | 0.00 | 0.00 | 0.00 | 0.60 |
| 口 | C03—06 | 0.00 | 0.00 | 0.00 | 0.00 | 0.00 | 0.00 | 0.00 | 0.00 | 0.00 | 0.00 | 0.00 | 11.36 | 0.00 | 0.00 | 22.51 | 28.55 | 0.00 | 0.00 | 0.00 | 1.79 |
| 唾液腺 | C07—08 | 0.00 | 0.00 | 0.00 | 0.00 | 0.00 | 0.00 | 0.00 | 0.00 | 0.00 | 0.00 | 8.36 | 0.00 | 0.00 | 0.00 | 0.00 | 0.00 | 0.00 | 0.00 | 0.00 | 0.60 |
| 扁桃腺 | C09 | 0.00 | 0.00 | 0.00 | 0.00 | 0.00 | 0.00 | 0.00 | 0.00 | 0.00 | 0.00 | 0.00 | 0.00 | 0.00 | 0.00 | 0.00 | 0.00 | 0.00 | 0.00 | 0.00 | 0.00 |
| 其他口咽部 | C10 | 0.00 | 0.00 | 0.00 | 0.00 | 0.00 | 0.00 | 0.00 | 0.00 | 0.00 | 0.00 | 0.00 | 11.36 | 0.00 | 0.00 | 0.00 | 0.00 | 0.00 | 0.00 | 0.00 | 0.60 |
| 鼻咽部 | C11 | 0.00 | 0.00 | 0.00 | 0.00 | 7.54 | 0.00 | 0.00 | 32.05 | 20.85 | 8.69 | 108.73 | 90.89 | 155.49 | 39.58 | 22.51 | 0.00 | 47.14 | 0.00 | 0.00 | 25.62 |
| 喉咽部 | C12—13 | 0.00 | 0.00 | 0.00 | 0.00 | 0.00 | 0.00 | 0.00 | 0.00 | 0.00 | 0.00 | 0.00 | 22.72 | 0.00 | 0.00 | 0.00 | 0.00 | 0.00 | 0.00 | 0.00 | 1.19 |
| 唇，口腔和咽的其他部位和具体部位不明 | C14 | 0.00 | 0.00 | 0.00 | 0.00 | 0.00 | 0.00 | 0.00 | 0.00 | 0.00 | 0.00 | 0.00 | 0.00 | 0.00 | 0.00 | 0.00 | 0.00 | 0.00 | 0.00 | 0.00 | 0.00 |
| 食管 | C15 | 0.00 | 0.00 | 0.00 | 0.00 | 0.00 | 0.00 | 0.00 | 0.00 | 6.95 | 8.69 | 8.36 | 90.89 | 58.31 | 79.16 | 135.06 | 57.09 | 94.27 | 0.00 | 0.00 | 16.68 |
| 胃 | C16 | 0.00 | 0.00 | 0.00 | 0.00 | 0.00 | 0.00 | 0.00 | 0.00 | 0.00 | 8.69 | 8.36 | 22.72 | 58.31 | 0.00 | 22.51 | 28.55 | 0.00 | 0.00 | 0.00 | 5.36 |
| 小肠 | C17 | 0.00 | 0.00 | 0.00 | 0.00 | 0.00 | 0.00 | 0.00 | 0.00 | 0.00 | 0.00 | 0.00 | 0.00 | 0.00 | 0.00 | 0.00 | 0.00 | 0.00 | 0.00 | 0.00 | 0.00 |
| 结肠 | C18 | 0.00 | 0.00 | 0.00 | 0.00 | 0.00 | 0.00 | 0.00 | 6.41 | 0.00 | 0.00 | 0.00 | 34.09 | 0.00 | 19.79 | 45.02 | 57.09 | 94.27 | 0.00 | 0.00 | 6.55 |
| 直肠和乙状结肠连接处 | C19—20 | 0.00 | 0.00 | 6.79 | 0.00 | 0.00 | 0.00 | 0.00 | 6.41 | 6.95 | 8.69 | 0.00 | 0.00 | 58.31 | 19.79 | 22.51 | 28.55 | 0.00 | 0.00 | 0.00 | 5.96 |
| 肛门 | C21 | 0.00 | 0.00 | 0.00 | 0.00 | 0.00 | 0.00 | 0.00 | 0.00 | 0.00 | 0.00 | 0.00 | 0.00 | 0.00 | 0.00 | 22.51 | 0.00 | 0.00 | 0.00 | 0.00 | 0.60 |
| 肝脏和肝内胆管 | C22 | 0.00 | 0.00 | 0.00 | 0.00 | 0.00 | 0.00 | 6.87 | 6.41 | 13.90 | 34.77 | 66.91 | 102.26 | 136.05 | 59.37 | 157.57 | 28.55 | 0.00 | 0.00 | 376.64 | 26.81 |
| 胆囊 | C23 | 0.00 | 0.00 | 0.00 | 0.00 | 0.00 | 0.00 | 0.00 | 0.00 | 0.00 | 0.00 | 0.00 | 0.00 | 0.00 | 19.79 | 0.00 | 0.00 | 0.00 | 0.00 | 0.00 | 0.60 |
| 肝外胆管 | C24 | 0.00 | 0.00 | 0.00 | 0.00 | 0.00 | 0.00 | 0.00 | 0.00 | 0.00 | 0.00 | 0.00 | 0.00 | 19.44 | 59.37 | 22.51 | 28.55 | 47.14 | 94.95 | 188.32 | 5.36 |
| 胰腺 | C25 | 0.00 | 0.00 | 0.00 | 0.00 | 0.00 | 0.00 | 0.00 | 0.00 | 0.00 | 0.00 | 0.00 | 0.00 | 0.00 | 0.00 | 0.00 | 0.00 | 0.00 | 0.00 | 0.00 | 0.00 |
| 鼻腔、中耳和副鼻窦 | C30—31 | 0.00 | 0.00 | 0.00 | 0.00 | 0.00 | 0.00 | 0.00 | 0.00 | 0.00 | 0.00 | 0.00 | 0.00 | 0.00 | 0.00 | 0.00 | 0.00 | 0.00 | 0.00 | 0.00 | 0.00 |
| 喉 | C32 | 0.00 | 0.00 | 0.00 | 0.00 | 0.00 | 0.00 | 0.00 | 0.00 | 0.00 | 0.00 | 16.73 | 11.36 | 0.00 | 0.00 | 0.00 | 0.00 | 94.27 | 0.00 | 0.00 | 2.98 |
| 气管、支气管和肺 | C33—34 | 0.00 | 0.00 | 0.00 | 0.00 | 0.00 | 0.00 | 0.00 | 12.82 | 0.00 | 8.69 | 25.09 | 90.89 | 77.74 | 138.52 | 135.06 | 142.74 | 94.27 | 379.82 | 0.00 | 25.02 |

（续上表）

| 部位或病种 | ICD—10 | 0～ | 1～ | 5～ | 10～ | 15～ | 20～ | 25～ | 30～ | 35～ | 40～ | 45～ | 50～ | 55～ | 60～ | 65～ | 70～ | 75～ | 80～ | 85＋ | 合计 |
|---|---|---|---|---|---|---|---|---|---|---|---|---|---|---|---|---|---|---|---|---|---|
| 其他呼吸器官 | C37－38 | 0.00 | 0.00 | 0.00 | 0.00 | 0.00 | 0.00 | 0.00 | 0.00 | 0.00 | 0.00 | 0.00 | 0.00 | 0.00 | 0.00 | 0.00 | 0.00 | 0.00 | 0.00 | 0.00 | 0.00 |
| 骨和关节软骨 | C40－41 | 0.00 | 0.00 | 0.00 | 5.87 | 0.00 | 0.00 | 0.00 | 0.00 | 0.00 | 0.00 | 0.00 | 0.00 | 0.00 | 0.00 | 0.00 | 0.00 | 0.00 | 0.00 | 0.00 | 0.60 |
| 皮肤恶性黑色素瘤 | C43 | 0.00 | 0.00 | 0.00 | 0.00 | 0.00 | 0.00 | 0.00 | 0.00 | 0.00 | 0.00 | 0.00 | 0.00 | 0.00 | 19.79 | 0.00 | 0.00 | 0.00 | 0.00 | 0.00 | 0.60 |
| 皮肤其他恶性肿瘤 | C44 | 0.00 | 0.00 | 0.00 | 0.00 | 0.00 | 0.00 | 6.87 | 0.00 | 6.95 | 0.00 | 0.00 | 0.00 | 0.00 | 19.79 | 0.00 | 0.00 | 0.00 | 0.00 | 0.00 | 1.79 |
| 间皮瘤 | C45 | 0.00 | 0.00 | 0.00 | 0.00 | 7.54 | 0.00 | 0.00 | 0.00 | 0.00 | 0.00 | 0.00 | 0.00 | 0.00 | 0.00 | 0.00 | 0.00 | 0.00 | 0.00 | 0.00 | 0.60 |
| Kaposi 氏肉瘤 | C46 | 0.00 | 0.00 | 0.00 | 0.00 | 0.00 | 0.00 | 0.00 | 0.00 | 0.00 | 0.00 | 0.00 | 0.00 | 0.00 | 0.00 | 0.00 | 0.00 | 0.00 | 0.00 | 0.00 | 0.00 |
| 结缔组织和其他软组织 | C47、49 | 0.00 | 0.00 | 0.00 | 0.00 | 0.00 | 0.00 | 0.00 | 0.00 | 0.00 | 0.00 | 0.00 | 0.00 | 0.00 | 0.00 | 22.51 | 0.00 | 0.00 | 0.00 | 0.00 | 0.60 |
| 乳房 | C50 | 0.00 | 0.00 | 0.00 | 0.00 | 0.00 | 0.00 | 0.00 | 0.00 | 0.00 | 0.00 | 0.00 | 11.36 | 0.00 | 0.00 | 0.00 | 0.00 | 0.00 | 0.00 | 0.00 | 0.60 |
| 外阴 | C51 | 0.00 | 0.00 | 0.00 | 0.00 | 0.00 | 0.00 | 0.00 | 0.00 | 0.00 | 0.00 | 0.00 | 0.00 | 0.00 | 0.00 | 0.00 | 0.00 | 0.00 | 0.00 | 0.00 | 0.00 |
| 阴道 | C52 | 0.00 | 0.00 | 0.00 | 0.00 | 0.00 | 0.00 | 0.00 | 0.00 | 0.00 | 0.00 | 0.00 | 0.00 | 0.00 | 0.00 | 0.00 | 0.00 | 0.00 | 0.00 | 0.00 | 0.00 |
| 子宫颈 | C53 | 0.00 | 0.00 | 0.00 | 0.00 | 0.00 | 0.00 | 0.00 | 0.00 | 0.00 | 0.00 | 0.00 | 0.00 | 0.00 | 0.00 | 0.00 | 0.00 | 0.00 | 0.00 | 0.00 | 0.00 |
| 子宫体 | C54 | 0.00 | 0.00 | 0.00 | 0.00 | 0.00 | 0.00 | 0.00 | 0.00 | 0.00 | 0.00 | 0.00 | 0.00 | 0.00 | 0.00 | 0.00 | 0.00 | 0.00 | 0.00 | 0.00 | 0.00 |
| 子宫恶性肿瘤、未注明部位 | C55 | 0.00 | 0.00 | 0.00 | 0.00 | 0.00 | 0.00 | 0.00 | 0.00 | 0.00 | 0.00 | 0.00 | 0.00 | 0.00 | 0.00 | 0.00 | 0.00 | 0.00 | 0.00 | 0.00 | 0.00 |
| 卵巢 | C56 | 0.00 | 0.00 | 0.00 | 0.00 | 0.00 | 0.00 | 0.00 | 0.00 | 0.00 | 0.00 | 0.00 | 0.00 | 0.00 | 0.00 | 0.00 | 0.00 | 0.00 | 0.00 | 0.00 | 0.00 |
| 其他和未说明的女性生殖器官恶性肿瘤 | C57 | 0.00 | 0.00 | 0.00 | 0.00 | 0.00 | 0.00 | 0.00 | 0.00 | 0.00 | 0.00 | 0.00 | 0.00 | 0.00 | 0.00 | 0.00 | 0.00 | 0.00 | 0.00 | 0.00 | 0.00 |
| 胎盘 | C58 | 0.00 | 0.00 | 0.00 | 0.00 | 0.00 | 0.00 | 0.00 | 0.00 | 0.00 | 0.00 | 0.00 | 0.00 | 0.00 | 0.00 | 0.00 | 0.00 | 0.00 | 0.00 | 0.00 | 0.00 |
| 阴茎 | C60 | 0.00 | 0.00 | 0.00 | 0.00 | 0.00 | 0.00 | 0.00 | 0.00 | 0.00 | 0.00 | 0.00 | 0.00 | 0.00 | 0.00 | 0.00 | 0.00 | 0.00 | 0.00 | 0.00 | 0.00 |
| 前列腺 | C61 | 0.00 | 0.00 | 0.00 | 0.00 | 0.00 | 0.00 | 0.00 | 0.00 | 0.00 | 0.00 | 0.00 | 0.00 | 0.00 | 19.79 | 0.00 | 28.55 | 0.00 | 0.00 | 188.32 | 1.79 |
| 睾丸 | C62 | 0.00 | 0.00 | 0.00 | 0.00 | 0.00 | 0.00 | 0.00 | 6.41 | 6.95 | 0.00 | 0.00 | 0.00 | 0.00 | 0.00 | 0.00 | 0.00 | 0.00 | 0.00 | 0.00 | 1.19 |
| 其他和未说明的男性生殖器官恶性肿瘤 | C63 | 0.00 | 0.00 | 0.00 | 0.00 | 0.00 | 0.00 | 0.00 | 0.00 | 0.00 | 0.00 | 0.00 | 0.00 | 0.00 | 0.00 | 0.00 | 0.00 | 0.00 | 0.00 | 0.00 | 0.00 |
| 肾脏 | C64 | 0.00 | 0.00 | 0.00 | 0.00 | 0.00 | 0.00 | 0.00 | 0.00 | 0.00 | 0.00 | 0.00 | 0.00 | 0.00 | 0.00 | 0.00 | 0.00 | 0.00 | 0.00 | 0.00 | 0.00 |
| 肾盂、肾盏 | C65 | 0.00 | 0.00 | 0.00 | 0.00 | 0.00 | 0.00 | 0.00 | 0.00 | 0.00 | 0.00 | 0.00 | 11.36 | 0.00 | 0.00 | 0.00 | 0.00 | 0.00 | 0.00 | 0.00 | 0.60 |

（续上表）

| 部位或病种 | ICD—10 | 0～ | 1～ | 5～ | 10～ | 15～ | 20～ | 25～ | 30～ | 35～ | 40～ | 45～ | 50～ | 55～ | 60～ | 65～ | 70～ | 75～ | 80～ | 85＋ | 合计 |
|---|---|---|---|---|---|---|---|---|---|---|---|---|---|---|---|---|---|---|---|---|---|
| 输尿管 | C66 | 0.00 | 0.00 | 0.00 | 0.00 | 0.00 | 0.00 | 0.00 | 0.00 | 0.00 | 0.00 | 0.00 | 0.00 | 0.00 | 0.00 | 0.00 | 0.00 | 0.00 | 0.00 | 0.00 | 0.00 |
| 膀胱 | C67 | 0.00 | 0.00 | 0.00 | 0.00 | 0.00 | 0.00 | 0.00 | 0.00 | 0.00 | 0.00 | 0.00 | 11.36 | 19.44 | 0.00 | 22.51 | 57.09 | 47.14 | 0.00 | 0.00 | 3.57 |
| 其他和未说明的泌尿器官 | C68 | 0.00 | 0.00 | 0.00 | 0.00 | 0.00 | 0.00 | 0.00 | 0.00 | 0.00 | 0.00 | 0.00 | 0.00 | 0.00 | 0.00 | 0.00 | 0.00 | 0.00 | 0.00 | 0.00 | 0.00 |
| 眼 | C69 | 0.00 | 9.52 | 0.00 | 0.00 | 0.00 | 0.00 | 0.00 | 0.00 | 0.00 | 0.00 | 0.00 | 0.00 | 0.00 | 0.00 | 0.00 | 0.00 | 0.00 | 0.00 | 0.00 | 0.60 |
| 脑、神经系统 | C70－72、D | 0.00 | 0.00 | 0.00 | 0.00 | 7.54 | 0.00 | 0.00 | 12.82 | 0.00 | 8.69 | 0.00 | 0.00 | 0.00 | 0.00 | 0.00 | 0.00 | 0.00 | 0.00 | 0.00 | 2.38 |
| 甲状腺 | C73 | 0.00 | 0.00 | 0.00 | 0.00 | 0.00 | 0.00 | 0.00 | 6.41 | 6.95 | 0.00 | 0.00 | 0.00 | 0.00 | 0.00 | 0.00 | 28.55 | 0.00 | 0.00 | 0.00 | 1.79 |
| 肾上腺 | C74 | 0.00 | 0.00 | 0.00 | 0.00 | 0.00 | 0.00 | 0.00 | 0.00 | 0.00 | 0.00 | 0.00 | 0.00 | 0.00 | 0.00 | 0.00 | 0.00 | 0.00 | 0.00 | 0.00 | 0.00 |
| 其他内分泌腺 | C75 | 0.00 | 0.00 | 0.00 | 0.00 | 0.00 | 0.00 | 0.00 | 0.00 | 0.00 | 0.00 | 0.00 | 0.00 | 0.00 | 0.00 | 0.00 | 0.00 | 0.00 | 0.00 | 0.00 | 0.00 |
| 霍奇金氏病 | C81 | 0.00 | 0.00 | 0.00 | 0.00 | 7.54 | 0.00 | 0.00 | 0.00 | 0.00 | 0.00 | 0.00 | 0.00 | 0.00 | 0.00 | 0.00 | 0.00 | 0.00 | 0.00 | 0.00 | 0.60 |
| 非霍奇金氏病 | C82—85、C96 | 0.00 | 9.52 | 0.00 | 0.00 | 0.00 | 17.59 | 0.00 | 0.00 | 0.00 | 0.00 | 8.36 | 22.72 | 19.44 | 19.79 | 0.00 | 0.00 | 0.00 | 0.00 | 0.00 | 4.77 |
| 多发性骨髓瘤和恶性浆细胞肿瘤 | C90 | 0.00 | 0.00 | 0.00 | 0.00 | 0.00 | 0.00 | 0.00 | 0.00 | 0.00 | 0.00 | 0.00 | 11.36 | 0.00 | 0.00 | 45.02 | 0.00 | 0.00 | 0.00 | 0.00 | 1.79 |
| 淋巴细胞白血病 | C91 | 0.00 | 0.00 | 0.00 | 5.87 | 0.00 | 0.00 | 0.00 | 0.00 | 0.00 | 0.00 | 0.00 | 0.00 | 0.00 | 0.00 | 0.00 | 0.00 | 47.14 | 0.00 | 0.00 | 1.19 |
| 髓细胞性白血病 | C92 | 0.00 | 0.00 | 0.00 | 0.00 | 0.00 | 0.00 | 0.00 | 6.41 | 0.00 | 0.00 | 8.36 | 11.36 | 0.00 | 19.79 | 0.00 | 0.00 | 0.00 | 0.00 | 0.00 | 2.38 |
| 单核细胞性白血病 | C93 | 0.00 | 9.52 | 0.00 | 0.00 | 0.00 | 0.00 | 0.00 | 0.00 | 0.00 | 0.00 | 0.00 | 0.00 | 0.00 | 0.00 | 0.00 | 0.00 | 0.00 | 0.00 | 0.00 | 0.60 |
| 其他指明的白血病 | C94 | 0.00 | 0.00 | 0.00 | 0.00 | 0.00 | 0.00 | 0.00 | 0.00 | 0.00 | 0.00 | 0.00 | 0.00 | 0.00 | 0.00 | 0.00 | 0.00 | 0.00 | 0.00 | 0.00 | 0.00 |
| 未指明细胞类型的白血病 | C95 | 0.00 | 9.52 | 0.00 | 0.00 | 0.00 | 0.00 | 0.00 | 0.00 | 0.00 | 0.00 | 0.00 | 0.00 | 0.00 | 0.00 | 0.00 | 0.00 | 0.00 | 0.00 | 0.00 | 0.60 |
| 独立的多个部位的（原发性）恶性肿瘤 | C97 | 0.00 | 0.00 | 0.00 | 0.00 | 0.00 | 0.00 | 0.00 | 0.00 | 0.00 | 0.00 | 0.00 | 0.00 | 19.44 | 0.00 | 0.00 | 0.00 | 0.00 | 0.00 | 0.00 | 0.60 |
| 其他及不明部位 | C26、39、48、76—80 | 0.00 | 0.00 | 0.00 | 0.00 | 0.00 | 0.00 | 0.00 | 0.00 | 0.00 | 26.08 | 16.73 | 22.72 | 0.00 | 19.79 | 45.02 | 57.09 | 94.27 | 0.00 | 0.00 | 8.34 |
| 除 C44 合计 | | 0.00 | 38.07 | 6.79 | 11.74 | 30.15 | 17.59 | 6.87 | 96.14 | 62.55 | 121.70 | 276.01 | 590.81 | 621.95 | 534.30 | 742.84 | 570.94 | 659.90 | 474.77 | 753.27 | 162.04 |
| 合计 | | 0.00 | 38.07 | 6.79 | 11.74 | 30.15 | 17.59 | 13.73 | 96.14 | 69.50 | 121.70 | 276.01 | 590.81 | 621.95 | 554.09 | 742.84 | 570.94 | 659.90 | 474.77 | 753.27 | 163.83 |

表 180　中山市东升镇 2000—2004 年女性恶性肿瘤年龄别发病率（$1/10^5$）

| 部位或病种 | ICD—10 | 0～ | 1～ | 5～ | 10～ | 15～ | 20～ | 25～ | 30～ | 35～ | 40～ | 45～ | 50～ | 55～ | 60～ | 65～ | 70～ | 75～ | 80～ | 85＋ | 合计 |
|---|---|---|---|---|---|---|---|---|---|---|---|---|---|---|---|---|---|---|---|---|---|
| 唇 | C00 | 0.00 | 0.00 | 0.00 | 0.00 | 0.00 | 0.00 | 0.00 | 0.00 | 0.00 | 0.00 | 0.00 | 0.00 | 0.00 | 0.00 | 0.00 | 0.00 | 0.00 | 0.00 | 0.00 | 0.00 |
| 舌 | C01－02 | 0.00 | 0.00 | 0.00 | 0.00 | 0.00 | 0.00 | 0.00 | 0.00 | 0.00 | 0.00 | 0.00 | 0.00 | 0.00 | 0.00 | 0.00 | 0.00 | 0.00 | 0.00 | 0.00 | 0.00 |
| 口 | C03－06 | 0.00 | 0.00 | 0.00 | 0.00 | 0.00 | 0.00 | 0.00 | 0.00 | 0.00 | 0.00 | 0.00 | 0.00 | 0.00 | 0.00 | 0.00 | 0.00 | 0.00 | 0.00 | 0.00 | 0.00 |
| 唾液腺 | C07－08 | 0.00 | 0.00 | 0.00 | 0.00 | 0.00 | 0.00 | 6.51 | 6.12 | 0.00 | 0.00 | 0.00 | 0.00 | 0.00 | 0.00 | 0.00 | 0.00 | 0.00 | 0.00 | 0.00 | 1.22 |
| 扁桃腺 | C09 | 0.00 | 0.00 | 0.00 | 0.00 | 0.00 | 0.00 | 0.00 | 0.00 | 0.00 | 0.00 | 0.00 | 0.00 | 0.00 | 0.00 | 0.00 | 0.00 | 0.00 | 0.00 | 0.00 | 0.00 |
| 其他口咽部 | C10 | 0.00 | 0.00 | 0.00 | 0.00 | 0.00 | 0.00 | 0.00 | 0.00 | 0.00 | 0.00 | 0.00 | 0.00 | 0.00 | 0.00 | 0.00 | 0.00 | 0.00 | 0.00 | 0.00 | 0.00 |
| 鼻咽部 | C11 | 0.00 | 0.00 | 0.00 | 0.00 | 0.00 | 0.00 | 0.00 | 18.35 | 21.19 | 36.70 | 52.01 | 104.50 | 39.53 | 62.34 | 0.00 | 0.00 | 0.00 | 0.00 | 0.00 | 18.29 |
| 喉咽部 | C12－13 | 0.00 | 0.00 | 0.00 | 0.00 | 0.00 | 0.00 | 0.00 | 0.00 | 0.00 | 0.00 | 0.00 | 0.00 | 0.00 | 0.00 | 0.00 | 0.00 | 0.00 | 0.00 | 0.00 | 0.00 |
| 唇，口腔和咽的其他部位和具体部位不明 | C14 | 0.00 | 0.00 | 0.00 | 0.00 | 0.00 | 0.00 | 0.00 | 0.00 | 0.00 | 0.00 | 0.00 | 11.61 | 0.00 | 0.00 | 0.00 | 0.00 | 0.00 | 0.00 | 0.00 | 0.61 |
| 食管 | C15 | 0.00 | 0.00 | 0.00 | 0.00 | 0.00 | 0.00 | 0.00 | 0.00 | 0.00 | 0.00 | 0.00 | 0.00 | 19.77 | 0.00 | 0.00 | 0.00 | 32.75 | 55.88 | 0.00 | 1.83 |
| 胃 | C16 | 0.00 | 0.00 | 0.00 | 0.00 | 0.00 | 0.00 | 0.00 | 6.12 | 0.00 | 0.00 | 8.67 | 11.61 | 0.00 | 0.00 | 0.00 | 0.00 | 0.00 | 111.77 | 0.00 | 3.05 |
| 小肠 | C17 | 0.00 | 0.00 | 0.00 | 0.00 | 0.00 | 0.00 | 0.00 | 6.12 | 0.00 | 0.00 | 0.00 | 0.00 | 0.00 | 0.00 | 21.82 | 25.46 | 32.75 | 0.00 | 0.00 | 2.44 |
| 结肠 | C18 | 0.00 | 0.00 | 0.00 | 0.00 | 0.00 | 0.00 | 0.00 | 0.00 | 0.00 | 0.00 | 8.67 | 23.22 | 0.00 | 0.00 | 43.65 | 0.00 | 32.75 | 0.00 | 0.00 | 3.66 |
| 直肠和乙状结肠连接处 | C19－20 | 0.00 | 0.00 | 0.00 | 0.00 | 0.00 | 0.00 | 0.00 | 6.12 | 7.06 | 0.00 | 8.67 | 0.00 | 0.00 | 0.00 | 43.65 | 0.00 | 32.75 | 0.00 | 0.00 | 3.66 |
| 肛门 | C21 | 0.00 | 0.00 | 0.00 | 0.00 | 0.00 | 0.00 | 0.00 | 0.00 | 0.00 | 0.00 | 0.00 | 0.00 | 0.00 | 0.00 | 0.00 | 0.00 | 0.00 | 0.00 | 0.00 | 0.00 |
| 肝脏和肝内胆管 | C22 | 53.56 | 0.00 | 0.00 | 0.00 | 0.00 | 0.00 | 0.00 | 0.00 | 7.06 | 0.00 | 8.67 | 0.00 | 0.00 | 20.78 | 0.00 | 101.82 | 32.75 | 55.88 | 0.00 | 6.10 |
| 胆囊 | C23 | 0.00 | 0.00 | 0.00 | 0.00 | 0.00 | 0.00 | 0.00 | 0.00 | 0.00 | 0.00 | 0.00 | 0.00 | 0.00 | 0.00 | 0.00 | 0.00 | 32.75 | 0.00 | 0.00 | 0.61 |
| 肝外胆管 | C24 | 0.00 | 0.00 | 0.00 | 0.00 | 0.00 | 0.00 | 0.00 | 0.00 | 0.00 | 0.00 | 8.67 | 0.00 | 0.00 | 20.78 | 21.82 | 25.46 | 0.00 | 0.00 | 0.00 | 2.44 |
| 胰腺 | C25 | 0.00 | 0.00 | 0.00 | 0.00 | 0.00 | 0.00 | 0.00 | 0.00 | 0.00 | 0.00 | 0.00 | 0.00 | 0.00 | 0.00 | 0.00 | 0.00 | 0.00 | 0.00 | 0.00 | 0.00 |
| 鼻腔、中耳和副鼻窦 | C30－31 | 0.00 | 0.00 | 0.00 | 0.00 | 0.00 | 0.00 | 0.00 | 0.00 | 0.00 | 0.00 | 0.00 | 0.00 | 0.00 | 0.00 | 0.00 | 0.00 | 0.00 | 0.00 | 0.00 | 0.00 |
| 喉 | C32 | 0.00 | 0.00 | 0.00 | 0.00 | 0.00 | 0.00 | 0.00 | 0.00 | 0.00 | 0.00 | 0.00 | 0.00 | 0.00 | 0.00 | 0.00 | 0.00 | 0.00 | 0.00 | 0.00 | 0.00 |
| 气管、支气管和肺 | C33－34 | 0.00 | 0.00 | 0.00 | 0.00 | 0.00 | 0.00 | 0.00 | 0.00 | 0.00 | 0.00 | 26.00 | 34.83 | 39.53 | 62.34 | 65.47 | 101.82 | 65.50 | 0.00 | 0.00 | 12.19 |

（续上表）

| 部位或病种 | ICD—10 | 0～ | 1～ | 5～ | 10～ | 15～ | 20～ | 25～ | 30～ | 35～ | 40～ | 45～ | 50～ | 55～ | 60～ | 65～ | 70～ | 75～ | 80～ | 85＋ | 合计 |
|---|---|---|---|---|---|---|---|---|---|---|---|---|---|---|---|---|---|---|---|---|---|
| 其他呼吸器官 | C37—38 | 0.00 | 0.00 | 0.00 | 0.00 | 0.00 | 0.00 | 0.00 | 0.00 | 0.00 | 0.00 | 0.00 | 11.61 | 0.00 | 0.00 | 0.00 | 0.00 | 0.00 | 0.00 | 0.00 | 0.61 |
| 骨和关节软骨 | C40—41 | 0.00 | 0.00 | 0.00 | 0.00 | 0.00 | 0.00 | 0.00 | 0.00 | 0.00 | 0.00 | 0.00 | 0.00 | 0.00 | 0.00 | 21.82 | 0.00 | 0.00 | 0.00 | 0.00 | 0.61 |
| 皮肤恶性黑色素瘤 | C43 | 0.00 | 0.00 | 0.00 | 0.00 | 0.00 | 0.00 | 0.00 | 0.00 | 0.00 | 0.00 | 0.00 | 0.00 | 0.00 | 0.00 | 0.00 | 0.00 | 0.00 | 0.00 | 0.00 | 0.00 |
| 皮肤其他恶性肿瘤 | C44 | 0.00 | 0.00 | 0.00 | 0.00 | 0.00 | 0.00 | 0.00 | 0.00 | 7.06 | 0.00 | 8.67 | 0.00 | 0.00 | 0.00 | 0.00 | 0.00 | 0.00 | 0.00 | 0.00 | 1.22 |
| 间皮瘤 | C45 | 0.00 | 0.00 | 0.00 | 0.00 | 0.00 | 0.00 | 0.00 | 0.00 | 0.00 | 0.00 | 0.00 | 0.00 | 0.00 | 0.00 | 0.00 | 0.00 | 0.00 | 0.00 | 0.00 | 0.00 |
| kaposi 氏肉瘤 | C46 | 0.00 | 0.00 | 0.00 | 0.00 | 0.00 | 0.00 | 0.00 | 0.00 | 0.00 | 0.00 | 0.00 | 0.00 | 0.00 | 0.00 | 0.00 | 0.00 | 0.00 | 0.00 | 0.00 | 0.00 |
| 结缔组织和其他软组织 | C47、49 | 0.00 | 0.00 | 0.00 | 0.00 | 0.00 | 0.00 | 0.00 | 0.00 | 7.06 | 0.00 | 0.00 | 0.00 | 0.00 | 0.00 | 0.00 | 0.00 | 0.00 | 0.00 | 0.00 | 0.61 |
| 乳房 | C50 | 0.00 | 0.00 | 0.00 | 0.00 | 0.00 | 0.00 | 6.51 | 6.12 | 28.25 | 64.23 | 43.34 | 23.22 | 19.77 | 0.00 | 21.82 | 0.00 | 32.75 | 0.00 | 0.00 | 14.02 |
| 外阴 | C51 | 0.00 | 0.00 | 0.00 | 0.00 | 0.00 | 0.00 | 0.00 | 0.00 | 0.00 | 0.00 | 0.00 | 0.00 | 0.00 | 0.00 | 0.00 | 0.00 | 0.00 | 0.00 | 0.00 | 0.00 |
| 阴道 | C52 | 0.00 | 0.00 | 0.00 | 0.00 | 0.00 | 0.00 | 0.00 | 0.00 | 0.00 | 0.00 | 0.00 | 0.00 | 0.00 | 0.00 | 0.00 | 0.00 | 0.00 | 0.00 | 0.00 | 0.00 |
| 子宫颈 | C53 | 0.00 | 0.00 | 0.00 | 0.00 | 0.00 | 0.00 | 6.51 | 0.00 | 0.00 | 9.18 | 26.00 | 23.22 | 0.00 | 20.78 | 0.00 | 0.00 | 0.00 | 0.00 | 0.00 | 4.88 |
| 子宫体 | C54 | 0.00 | 0.00 | 0.00 | 0.00 | 0.00 | 0.00 | 0.00 | 0.00 | 14.12 | 0.00 | 43.34 | 81.28 | 118.59 | 0.00 | 43.65 | 25.46 | 0.00 | 0.00 | 0.00 | 14.02 |
| 子宫恶性肿瘤、未注明部位 | C55 | 0.00 | 0.00 | 0.00 | 0.00 | 0.00 | 0.00 | 0.00 | 0.00 | 0.00 | 0.00 | 0.00 | 0.00 | 0.00 | 0.00 | 0.00 | 0.00 | 0.00 | 0.00 | 0.00 | 0.00 |
| 卵巢 | C56 | 0.00 | 0.00 | 0.00 | 0.00 | 0.00 | 0.00 | 0.00 | 12.23 | 7.06 | 0.00 | 8.67 | 23.22 | 19.77 | 0.00 | 0.00 | 0.00 | 0.00 | 0.00 | 0.00 | 4.27 |
| 其他和未说明的女性生殖器官恶性肿瘤 | C57 | 0.00 | 0.00 | 0.00 | 0.00 | 0.00 | 0.00 | 0.00 | 0.00 | 0.00 | 0.00 | 0.00 | 0.00 | 0.00 | 0.00 | 0.00 | 0.00 | 0.00 | 0.00 | 0.00 | 0.00 |
| 胎盘 | C58 | 0.00 | 0.00 | 0.00 | 0.00 | 0.00 | 0.00 | 0.00 | 0.00 | 0.00 | 0.00 | 0.00 | 0.00 | 0.00 | 0.00 | 0.00 | 0.00 | 0.00 | 0.00 | 0.00 | 0.00 |
| 阴茎 | C60 | 0.00 | 0.00 | 0.00 | 0.00 | 0.00 | 0.00 | 0.00 | 0.00 | 0.00 | 0.00 | 0.00 | 0.00 | 0.00 | 0.00 | 0.00 | 0.00 | 0.00 | 0.00 | 0.00 | 0.00 |
| 前列腺 | C61 | 0.00 | 0.00 | 0.00 | 0.00 | 0.00 | 0.00 | 0.00 | 0.00 | 0.00 | 0.00 | 0.00 | 0.00 | 0.00 | 0.00 | 0.00 | 0.00 | 0.00 | 0.00 | 0.00 | 0.00 |
| 睾丸 | C62 | 0.00 | 0.00 | 0.00 | 0.00 | 0.00 | 0.00 | 0.00 | 0.00 | 0.00 | 0.00 | 0.00 | 0.00 | 0.00 | 0.00 | 0.00 | 0.00 | 0.00 | 0.00 | 0.00 | 0.00 |
| 其他和未说明的男性生殖器官恶性肿瘤 | C63 | 0.00 | 0.00 | 0.00 | 0.00 | 0.00 | 0.00 | 0.00 | 0.00 | 0.00 | 0.00 | 0.00 | 0.00 | 0.00 | 0.00 | 0.00 | 0.00 | 0.00 | 0.00 | 0.00 | 0.00 |
| 肾脏 | C64 | 0.00 | 0.00 | 0.00 | 0.00 | 0.00 | 0.00 | 0.00 | 0.00 | 0.00 | 0.00 | 0.00 | 0.00 | 0.00 | 0.00 | 0.00 | 0.00 | 0.00 | 0.00 | 0.00 | 0.00 |
| 肾盂、肾盏 | C65 | 0.00 | 0.00 | 0.00 | 0.00 | 0.00 | 0.00 | 0.00 | 0.00 | 0.00 | 0.00 | 0.00 | 0.00 | 0.00 | 0.00 | 0.00 | 0.00 | 0.00 | 0.00 | 0.00 | 0.00 |

（续上表）

| 部位或病种 | ICD—10 | 0～ | 1～ | 5～ | 10～ | 15～ | 20～ | 25～ | 30～ | 35～ | 40～ | 45～ | 50～ | 55～ | 60～ | 65～ | 70～ | 75～ | 80～ | 85＋ | 合计 |
|---|---|---|---|---|---|---|---|---|---|---|---|---|---|---|---|---|---|---|---|---|---|
| 输尿管 | C66 | 0.00 | 0.00 | 0.00 | 0.00 | 0.00 | 0.00 | 0.00 | 0.00 | 0.00 | 0.00 | 0.00 | 0.00 | 0.00 | 0.00 | 0.00 | 0.00 | 0.00 | 0.00 | 0.00 | 0.00 |
| 膀胱 | C67 | 0.00 | 0.00 | 0.00 | 0.00 | 0.00 | 0.00 | 0.00 | 0.00 | 0.00 | 0.00 | 0.00 | 0.00 | 0.00 | 0.00 | 0.00 | 0.00 | 0.00 | 0.00 | 77.60 | 0.61 |
| 其他和未说明的泌尿器官 | C68 | 0.00 | 0.00 | 0.00 | 0.00 | 0.00 | 0.00 | 0.00 | 0.00 | 0.00 | 0.00 | 0.00 | 0.00 | 0.00 | 0.00 | 0.00 | 0.00 | 0.00 | 0.00 | 0.00 | 0.00 |
| 眼 | C69 | 0.00 | 0.00 | 0.00 | 0.00 | 0.00 | 0.00 | 0.00 | 0.00 | 0.00 | 0.00 | 0.00 | 0.00 | 0.00 | 0.00 | 0.00 | 0.00 | 0.00 | 0.00 | 0.00 | 0.00 |
| 脑、神经系统 | C70－72、D | 0.00 | 0.00 | 0.00 | 0.00 | 0.00 | 0.00 | 0.00 | 6.12 | 21.19 | 0.00 | 0.00 | 11.61 | 0.00 | 0.00 | 0.00 | 50.91 | 0.00 | 0.00 | 0.00 | 4.27 |
| 甲状腺 | C73 | 0.00 | 0.00 | 0.00 | 0.00 | 8.17 | 8.83 | 6.51 | 0.00 | 7.06 | 0.00 | 0.00 | 23.22 | 0.00 | 0.00 | 0.00 | 0.00 | 0.00 | 0.00 | 0.00 | 3.66 |
| 肾上腺 | C74 | 0.00 | 0.00 | 0.00 | 0.00 | 0.00 | 0.00 | 0.00 | 0.00 | 0.00 | 0.00 | 0.00 | 0.00 | 0.00 | 0.00 | 0.00 | 0.00 | 0.00 | 0.00 | 0.00 | 0.00 |
| 其他内分泌腺 | C75 | 0.00 | 11.41 | 0.00 | 0.00 | 0.00 | 0.00 | 0.00 | 0.00 | 0.00 | 0.00 | 0.00 | 0.00 | 0.00 | 0.00 | 0.00 | 0.00 | 0.00 | 0.00 | 0.00 | 0.61 |
| 霍奇金氏病 | C81 | 0.00 | 0.00 | 0.00 | 0.00 | 0.00 | 0.00 | 0.00 | 0.00 | 0.00 | 0.00 | 0.00 | 0.00 | 0.00 | 0.00 | 0.00 | 0.00 | 0.00 | 0.00 | 0.00 | 0.00 |
| 非霍奇金氏病 | C82—85、C96 | 0.00 | 0.00 | 0.00 | 0.00 | 0.00 | 0.00 | 0.00 | 0.00 | 7.06 | 9.18 | 8.67 | 23.22 | 0.00 | 20.78 | 0.00 | 0.00 | 0.00 | 0.00 | 0.00 | 3.66 |
| 多发性骨髓瘤和恶性浆细胞肿瘤 | C90 | 0.00 | 0.00 | 0.00 | 0.00 | 0.00 | 0.00 | 0.00 | 0.00 | 0.00 | 0.00 | 0.00 | 11.61 | 0.00 | 0.00 | 0.00 | 0.00 | 0.00 | 0.00 | 0.00 | 0.61 |
| 淋巴细胞白血病 | C91 | 0.00 | 11.41 | 0.00 | 0.00 | 0.00 | 0.00 | 0.00 | 0.00 | 0.00 | 0.00 | 0.00 | 0.00 | 0.00 | 0.00 | 0.00 | 0.00 | 0.00 | 0.00 | 0.00 | 0.61 |
| 髓细胞性白血病 | C92 | 0.00 | 0.00 | 0.00 | 0.00 | 0.00 | 0.00 | 0.00 | 0.00 | 7.06 | 0.00 | 0.00 | 0.00 | 19.77 | 0.00 | 0.00 | 25.46 | 0.00 | 0.00 | 0.00 | 1.83 |
| 单核细胞性白血病 | C93 | 0.00 | 0.00 | 0.00 | 0.00 | 0.00 | 0.00 | 0.00 | 0.00 | 0.00 | 0.00 | 0.00 | 0.00 | 0.00 | 0.00 | 0.00 | 0.00 | 0.00 | 0.00 | 0.00 | 0.00 |
| 其他指明的白血病 | C94 | 0.00 | 0.00 | 0.00 | 0.00 | 0.00 | 0.00 | 0.00 | 0.00 | 0.00 | 0.00 | 0.00 | 0.00 | 0.00 | 0.00 | 0.00 | 0.00 | 0.00 | 0.00 | 0.00 | 0.00 |
| 未指明细胞类型的白血病 | C95 | 0.00 | 0.00 | 0.00 | 0.00 | 0.00 | 0.00 | 0.00 | 0.00 | 0.00 | 0.00 | 0.00 | 0.00 | 0.00 | 0.00 | 0.00 | 0.00 | 0.00 | 0.00 | 0.00 | 0.00 |
| 独立的多个部位的（原发性）恶性肿瘤 | C97 | 0.00 | 0.00 | 0.00 | 0.00 | 0.00 | 0.00 | 0.00 | 0.00 | 0.00 | 0.00 | 0.00 | 0.00 | 0.00 | 0.00 | 0.00 | 0.00 | 0.00 | 0.00 | 0.00 | 0.00 |
| 其他及不明部位 | C26、39、48、76—80 | 0.00 | 0.00 | 0.00 | 0.00 | 0.00 | 0.00 | 6.51 | 0.00 | 7.06 | 18.35 | 0.00 | 11.61 | 19.77 | 20.78 | 0.00 | 0.00 | 0.00 | 0.00 | 0.00 | 4.27 |
| 除C44合计 | | 53.56 | 22.82 | 0.00 | 0.00 | 8.17 | 8.83 | 32.57 | 67.27 | 141.23 | 137.63 | 251.37 | 429.60 | 296.48 | 228.59 | 283.70 | 356.37 | 294.73 | 223.53 | 77.60 | 115.21 |
| 合计 | | 53.56 | 22.82 | 0.00 | 0.00 | 8.17 | 8.83 | 32.57 | 67.27 | 148.30 | 137.63 | 260.04 | 429.60 | 296.48 | 228.59 | 283.70 | 356.37 | 294.73 | 223.53 | 77.60 | 116.43 |

**表 181　中山市东升镇 2000—2004 年男女合计恶性肿瘤年龄别发病率（$1/10^5$）**

| 部位或病种 | ICD—10 | 0～ | 1～ | 5～ | 10～ | 15～ | 20～ | 25～ | 30～ | 35～ | 40～ | 45～ | 50～ | 55～ | 60～ | 65～ | 70～ | 75～ | 80～ | 85＋ | 合计 |
|---|---|---|---|---|---|---|---|---|---|---|---|---|---|---|---|---|---|---|---|---|---|
| 唇 | C00 | 0.00 | 0.00 | 0.00 | 0.00 | 0.00 | 0.00 | 0.00 | 0.00 | 0.00 | 0.00 | 0.00 | 0.00 | 0.00 | 0.00 | 0.00 | 0.00 | 0.00 | 0.00 | 0.00 | 0.00 |
| 舌 | C01—02 | 0.00 | 0.00 | 0.00 | 0.00 | 0.00 | 0.00 | 0.00 | 0.00 | 0.00 | 4.46 | 0.00 | 0.00 | 0.00 | 0.00 | 0.00 | 0.00 | 0.00 | 0.00 | 0.00 | 0.30 |
| 口 | C03—06 | 0.00 | 0.00 | 0.00 | 0.00 | 0.00 | 0.00 | 0.00 | 0.00 | 0.00 | 0.00 | 0.00 | 5.74 | 0.00 | 0.00 | 11.08 | 13.45 | 0.00 | 0.00 | 0.00 | 0.90 |
| 唾液腺 | C07—08 | 0.00 | 0.00 | 0.00 | 0.00 | 0.00 | 0.00 | 3.34 | 3.13 | 0.00 | 0.00 | 4.26 | 0.00 | 0.00 | 0.00 | 0.00 | 0.00 | 0.00 | 0.00 | 0.00 | 0.90 |
| 扁桃腺 | C09 | 0.00 | 0.00 | 0.00 | 0.00 | 0.00 | 0.00 | 0.00 | 0.00 | 0.00 | 0.00 | 0.00 | 0.00 | 0.00 | 0.00 | 0.00 | 0.00 | 0.00 | 0.00 | 0.00 | 0.00 |
| 其他口咽部 | C10 | 0.00 | 0.00 | 0.00 | 0.00 | 0.00 | 0.00 | 0.00 | 0.00 | 0.00 | 0.00 | 0.00 | 5.74 | 0.00 | 0.00 | 0.00 | 0.00 | 0.00 | 0.00 | 0.00 | 0.30 |
| 鼻咽部 | C11 | 0.00 | 0.00 | 0.00 | 0.00 | 3.92 | 0.00 | 0.00 | 25.03 | 21.02 | 22.32 | 80.88 | 97.62 | 97.99 | 50.69 | 11.08 | 0.00 | 19.29 | 0.00 | 0.00 | 21.99 |
| 喉咽部 | C12—13 | 0.00 | 0.00 | 0.00 | 0.00 | 0.00 | 0.00 | 0.00 | 0.00 | 0.00 | 0.00 | 0.00 | 11.48 | 0.00 | 0.00 | 0.00 | 0.00 | 0.00 | 0.00 | 0.00 | 0.60 |
| 唇，口腔和咽的其他部位和具体部位不明 | C14 | 0.00 | 0.00 | 0.00 | 0.00 | 0.00 | 0.00 | 0.00 | 0.00 | 0.00 | 0.00 | 0.00 | 5.74 | 0.00 | 0.00 | 0.00 | 0.00 | 0.00 | 0.00 | 0.00 | 0.30 |
| 食管 | C15 | 0.00 | 0.00 | 0.00 | 0.00 | 0.00 | 0.00 | 0.00 | 0.00 | 3.50 | 4.46 | 4.26 | 45.94 | 39.20 | 40.55 | 66.47 | 26.89 | 57.86 | 35.08 | 0.00 | 9.34 |
| 胃 | C16 | 0.00 | 0.00 | 0.00 | 0.00 | 0.00 | 0.00 | 0.00 | 3.13 | 0.00 | 4.46 | 8.51 | 17.23 | 29.40 | 0.00 | 11.08 | 13.45 | 0.00 | 70.16 | 0.00 | 4.22 |
| 小肠 | C17 | 0.00 | 0.00 | 0.00 | 0.00 | 0.00 | 0.00 | 0.00 | 3.13 | 0.00 | 0.00 | 0.00 | 0.00 | 0.00 | 0.00 | 11.08 | 13.45 | 19.29 | 0.00 | 0.00 | 1.21 |
| 结肠 | C18 | 0.00 | 0.00 | 0.00 | 0.00 | 0.00 | 0.00 | 0.00 | 3.13 | 0.00 | 0.00 | 4.26 | 28.71 | 0.00 | 10.14 | 44.31 | 26.89 | 57.86 | 0.00 | 0.00 | 5.12 |
| 直肠和乙状结肠连接处 | C19—20 | 0.00 | 0.00 | 3.62 | 0.00 | 0.00 | 0.00 | 0.00 | 6.26 | 7.01 | 4.46 | 4.26 | 0.00 | 29.40 | 10.14 | 33.23 | 13.45 | 19.29 | 0.00 | 0.00 | 4.82 |
| 肛门 | C21 | 0.00 | 0.00 | 0.00 | 0.00 | 0.00 | 0.00 | 0.00 | 0.00 | 0.00 | 0.00 | 0.00 | 0.00 | 0.00 | 0.00 | 11.08 | 0.00 | 0.00 | 0.00 | 0.00 | 0.30 |
| 肝脏和肝内胆管 | C22 | 24.13 | 0.00 | 0.00 | 0.00 | 0.00 | 0.00 | 3.34 | 3.13 | 10.51 | 17.86 | 38.31 | 51.68 | 68.60 | 40.55 | 77.54 | 67.23 | 19.29 | 35.08 | 109.43 | 16.57 |
| 胆囊 | C23 | 0.00 | 0.00 | 0.00 | 0.00 | 0.00 | 0.00 | 0.00 | 0.00 | 0.00 | 0.00 | 0.00 | 0.00 | 0.00 | 10.14 | 0.00 | 0.00 | 19.29 | 0.00 | 0.00 | 0.60 |
| 肝外胆管 | C24 | 0.00 | 0.00 | 0.00 | 0.00 | 0.00 | 0.00 | 0.00 | 0.00 | 0.00 | 0.00 | 4.26 | 0.00 | 9.80 | 40.55 | 22.16 | 26.89 | 19.29 | 35.08 | 54.72 | 3.92 |
| 胰腺 | C25 | 0.00 | 0.00 | 0.00 | 0.00 | 0.00 | 0.00 | 0.00 | 0.00 | 0.00 | 0.00 | 0.00 | 0.00 | 0.00 | 0.00 | 0.00 | 0.00 | 0.00 | 0.00 | 0.00 | 0.00 |
| 鼻腔、中耳和副鼻窦 | C30—31 | 0.00 | 0.00 | 0.00 | 0.00 | 0.00 | 0.00 | 0.00 | 0.00 | 0.00 | 0.00 | 0.00 | 0.00 | 0.00 | 0.00 | 0.00 | 0.00 | 0.00 | 0.00 | 0.00 | 0.00 |
| 喉 | C32 | 0.00 | 0.00 | 0.00 | 0.00 | 0.00 | 0.00 | 0.00 | 0.00 | 0.00 | 0.00 | 8.51 | 5.74 | 0.00 | 0.00 | 0.00 | 0.00 | 38.57 | 0.00 | 0.00 | 1.51 |
| 气管、支气管和肺 | C33—34 | 0.00 | 0.00 | 0.00 | 0.00 | 0.00 | 0.00 | 0.00 | 6.26 | 0.00 | 4.46 | 25.54 | 63.17 | 58.80 | 101.38 | 99.70 | 121.02 | 77.14 | 140.33 | 0.00 | 18.68 |

（续上表）

| 部位或病种 | ICD—10 | 0～ | 1～ | 5～ | 10～ | 15～ | 20～ | 25～ | 30～ | 35～ | 40～ | 45～ | 50～ | 55～ | 60～ | 65～ | 70～ | 75～ | 80～ | 85+ | 合计 |
|---|---|---|---|---|---|---|---|---|---|---|---|---|---|---|---|---|---|---|---|---|---|
| 其他呼吸器官 | C37—38 | 0.00 | 0.00 | 0.00 | 0.00 | 0.00 | 0.00 | 0.00 | 0.00 | 0.00 | 0.00 | 0.00 | 5.74 | 0.00 | 0.00 | 0.00 | 0.00 | 0.00 | 0.00 | 0.00 | 0.30 |
| 骨和关节软骨 | C40—41 | 0.00 | 0.00 | 0.00 | 3.07 | 0.00 | 0.00 | 0.00 | 0.00 | 0.00 | 0.00 | 0.00 | 0.00 | 0.00 | 0.00 | 11.08 | 0.00 | 0.00 | 0.00 | 0.00 | 0.60 |
| 皮肤恶性黑色素瘤 | C43 | 0.00 | 0.00 | 0.00 | 0.00 | 0.00 | 0.00 | 0.00 | 0.00 | 0.00 | 0.00 | 0.00 | 0.00 | 0.00 | 10.14 | 0.00 | 0.00 | 0.00 | 0.00 | 0.00 | 0.30 |
| 皮肤其他恶性肿瘤 | C44 | 0.00 | 0.00 | 0.00 | 0.00 | 0.00 | 0.00 | 3.34 | 0.00 | 7.01 | 0.00 | 4.26 | 0.00 | 0.00 | 10.14 | 0.00 | 0.00 | 0.00 | 0.00 | 0.00 | 1.51 |
| 间皮瘤 | C45 | 0.00 | 0.00 | 0.00 | 0.00 | 3.92 | 0.00 | 0.00 | 0.00 | 0.00 | 0.00 | 0.00 | 0.00 | 0.00 | 0.00 | 0.00 | 0.00 | 0.00 | 0.00 | 0.00 | 0.30 |
| Kaposi氏肉瘤 | C46 | 0.00 | 0.00 | 0.00 | 0.00 | 0.00 | 0.00 | 0.00 | 0.00 | 0.00 | 0.00 | 0.00 | 0.00 | 0.00 | 0.00 | 0.00 | 0.00 | 0.00 | 0.00 | 0.00 | 0.00 |
| 结缔组织和其他软组织 | C47、49 | 0.00 | 0.00 | 0.00 | 0.00 | 0.00 | 0.00 | 0.00 | 0.00 | 3.50 | 0.00 | 0.00 | 0.00 | 0.00 | 0.00 | 11.08 | 0.00 | 0.00 | 0.00 | 0.00 | 0.60 |
| 乳房 | C50 | 0.00 | 0.00 | 0.00 | 0.00 | 0.00 | 0.00 | 3.34 | 3.13 | 14.01 | 31.25 | 21.28 | 17.23 | 9.80 | 0.00 | 11.08 | 0.00 | 19.29 | 0.00 | 0.00 | 7.23 |
| 外阴 | C51 | 0.00 | 0.00 | 0.00 | 0.00 | 0.00 | 0.00 | 0.00 | 0.00 | 0.00 | 0.00 | 0.00 | 0.00 | 0.00 | 0.00 | 0.00 | 0.00 | 0.00 | 0.00 | 0.00 | 0.00 |
| 阴道 | C52 | 0.00 | 0.00 | 0.00 | 0.00 | 0.00 | 0.00 | 0.00 | 0.00 | 0.00 | 0.00 | 0.00 | 0.00 | 0.00 | 0.00 | 0.00 | 0.00 | 0.00 | 0.00 | 0.00 | 0.00 |
| 子宫颈 | C53 | 0.00 | 0.00 | 0.00 | 0.00 | 0.00 | 0.00 | 3.34 | 0.00 | 0.00 | 4.46 | 12.77 | 11.48 | 0.00 | 10.14 | 0.00 | 0.00 | 0.00 | 0.00 | 0.00 | 2.41 |
| 子宫体 | C54 | 0.00 | 0.00 | 0.00 | 0.00 | 0.00 | 0.00 | 0.00 | 0.00 | 7.01 | 0.00 | 21.28 | 40.20 | 58.80 | 0.00 | 22.16 | 13.45 | 0.00 | 0.00 | 0.00 | 6.93 |
| 子宫恶性肿瘤、未注明部位 | C55 | 0.00 | 0.00 | 0.00 | 0.00 | 0.00 | 0.00 | 0.00 | 0.00 | 0.00 | 0.00 | 0.00 | 0.00 | 0.00 | 0.00 | 0.00 | 0.00 | 0.00 | 0.00 | 0.00 | 0.00 |
| 卵巢 | C56 | 0.00 | 0.00 | 0.00 | 0.00 | 0.00 | 0.00 | 0.00 | 6.26 | 3.50 | 0.00 | 4.26 | 11.48 | 9.80 | 0.00 | 0.00 | 0.00 | 0.00 | 0.00 | 0.00 | 2.11 |
| 其他和未说明的女性生殖器官恶性肿瘤 | C57 | 0.00 | 0.00 | 0.00 | 0.00 | 0.00 | 0.00 | 0.00 | 0.00 | 0.00 | 0.00 | 0.00 | 0.00 | 0.00 | 0.00 | 0.00 | 0.00 | 0.00 | 0.00 | 0.00 | 0.00 |
| 胎盘 | C58 | 0.00 | 0.00 | 0.00 | 0.00 | 0.00 | 0.00 | 0.00 | 0.00 | 0.00 | 0.00 | 0.00 | 0.00 | 0.00 | 0.00 | 0.00 | 0.00 | 0.00 | 0.00 | 0.00 | 0.00 |
| 阴茎 | C60 | 0.00 | 0.00 | 0.00 | 0.00 | 0.00 | 0.00 | 0.00 | 0.00 | 0.00 | 0.00 | 0.00 | 0.00 | 0.00 | 0.00 | 0.00 | 0.00 | 0.00 | 0.00 | 0.00 | 0.00 |
| 前列腺 | C61 | 0.00 | 0.00 | 0.00 | 0.00 | 0.00 | 0.00 | 0.00 | 0.00 | 0.00 | 0.00 | 0.00 | 0.00 | 0.00 | 10.14 | 0.00 | 13.45 | 0.00 | 0.00 | 54.72 | 0.90 |
| 睾丸 | C62 | 0.00 | 0.00 | 0.00 | 0.00 | 0.00 | 0.00 | 0.00 | 3.13 | 3.50 | 0.00 | 0.00 | 0.00 | 0.00 | 0.00 | 0.00 | 0.00 | 0.00 | 0.00 | 0.00 | 0.60 |
| 其他和未说明的男性生殖器官恶性肿瘤 | C63 | 0.00 | 0.00 | 0.00 | 0.00 | 0.00 | 0.00 | 0.00 | 0.00 | 0.00 | 0.00 | 0.00 | 0.00 | 0.00 | 0.00 | 0.00 | 0.00 | 0.00 | 0.00 | 0.00 | 0.00 |
| 肾脏 | C64 | 0.00 | 0.00 | 0.00 | 0.00 | 0.00 | 0.00 | 0.00 | 0.00 | 0.00 | 0.00 | 0.00 | 0.00 | 0.00 | 0.00 | 0.00 | 0.00 | 0.00 | 0.00 | 0.00 | 0.00 |
| 肾盂、肾盏 | C65 | 0.00 | 0.00 | 0.00 | 0.00 | 0.00 | 0.00 | 0.00 | 0.00 | 0.00 | 0.00 | 0.00 | 5.74 | 0.00 | 0.00 | 0.00 | 0.00 | 0.00 | 0.00 | 0.00 | 0.30 |

（续上表）

| 部位或病种 | ICD—10 | 0～ | 1～ | 5～ | 10～ | 15～ | 20～ | 25～ | 30～ | 35～ | 40～ | 45～ | 50～ | 55～ | 60～ | 65～ | 70～ | 75～ | 80～ | 85＋ | 合计 |
|---|---|---|---|---|---|---|---|---|---|---|---|---|---|---|---|---|---|---|---|---|---|
| 输尿管 | C66 | 0.00 | 0.00 | 0.00 | 0.00 | 0.00 | 0.00 | 0.00 | 0.00 | 0.00 | 0.00 | 0.00 | 0.00 | 0.00 | 0.00 | 0.00 | 0.00 | 0.00 | 0.00 | 0.00 | 0.00 |
| 膀胱 | C67 | 0.00 | 0.00 | 0.00 | 0.00 | 0.00 | 0.00 | 0.00 | 0.00 | 0.00 | 0.00 | 0.00 | 5.74 | 9.80 | 0.00 | 11.08 | 26.89 | 19.29 | 0.00 | 54.72 | 2.11 |
| 其他和未说明的泌尿器官 | C68 | 0.00 | 0.00 | 0.00 | 0.00 | 0.00 | 0.00 | 0.00 | 0.00 | 0.00 | 0.00 | 0.00 | 0.00 | 0.00 | 0.00 | 0.00 | 0.00 | 0.00 | 0.00 | 0.00 | 0.00 |
| 眼 | C69 | 0.00 | 5.19 | 0.00 | 0.00 | 0.00 | 0.00 | 0.00 | 0.00 | 0.00 | 0.00 | 0.00 | 0.00 | 0.00 | 0.00 | 0.00 | 0.00 | 0.00 | 0.00 | 0.00 | 0.30 |
| 脑、神经系统 | C70－72、D | 0.00 | 0.00 | 0.00 | 0.00 | 3.92 | 0.00 | 0.00 | 9.39 | 10.51 | 4.46 | 0.00 | 5.74 | 0.00 | 0.00 | 0.00 | 26.89 | 0.00 | 0.00 | 0.00 | 3.31 |
| 甲状腺 | C73 | 0.00 | 0.00 | 0.00 | 0.00 | 3.92 | 4.41 | 3.34 | 3.13 | 7.01 | 0.00 | 0.00 | 11.48 | 0.00 | 0.00 | 0.00 | 13.45 | 0.00 | 0.00 | 0.00 | 2.71 |
| 肾上腺 | C74 | 0.00 | 0.00 | 0.00 | 0.00 | 0.00 | 0.00 | 0.00 | 0.00 | 0.00 | 0.00 | 0.00 | 0.00 | 0.00 | 0.00 | 0.00 | 0.00 | 0.00 | 0.00 | 0.00 | 0.00 |
| 其他内分泌腺 | C75 | 0.00 | 5.19 | 0.00 | 0.00 | 0.00 | 0.00 | 0.00 | 0.00 | 0.00 | 0.00 | 0.00 | 0.00 | 0.00 | 0.00 | 0.00 | 0.00 | 0.00 | 0.00 | 0.00 | 0.30 |
| 霍奇金氏病 | C81 | 0.00 | 0.00 | 0.00 | 0.00 | 3.92 | 0.00 | 0.00 | 0.00 | 0.00 | 0.00 | 0.00 | 0.00 | 0.00 | 0.00 | 0.00 | 0.00 | 0.00 | 0.00 | 0.00 | 0.30 |
| 非霍奇金氏病 | C82—85、C96 | 0.00 | 5.19 | 0.00 | 0.00 | 0.00 | 8.81 | 0.00 | 0.00 | 3.50 | 4.46 | 8.51 | 22.97 | 9.80 | 20.28 | 0.00 | 0.00 | 0.00 | 0.00 | 0.00 | 4.22 |
| 多发性骨髓瘤和恶性浆细胞肿瘤 | C90 | 0.00 | 0.00 | 0.00 | 0.00 | 0.00 | 0.00 | 0.00 | 0.00 | 0.00 | 0.00 | 0.00 | 11.48 | 0.00 | 0.00 | 22.16 | 0.00 | 0.00 | 0.00 | 0.00 | 1.21 |
| 淋巴细胞白血病 | C91 | 0.00 | 5.19 | 0.00 | 3.07 | 0.00 | 0.00 | 0.00 | 0.00 | 0.00 | 0.00 | 0.00 | 0.00 | 0.00 | 0.00 | 0.00 | 0.00 | 19.29 | 0.00 | 0.00 | 0.90 |
| 髓细胞性白血病 | C92 | 0.00 | 0.00 | 0.00 | 0.00 | 0.00 | 0.00 | 0.00 | 3.13 | 3.50 | 0.00 | 4.26 | 5.74 | 9.80 | 10.14 | 0.00 | 13.45 | 0.00 | 0.00 | 0.00 | 2.11 |
| 单核细胞性白血病 | C93 | 0.00 | 5.19 | 0.00 | 0.00 | 0.00 | 0.00 | 0.00 | 0.00 | 0.00 | 0.00 | 0.00 | 0.00 | 0.00 | 0.00 | 0.00 | 0.00 | 0.00 | 0.00 | 0.00 | 0.30 |
| 其他指明的白血病 | C94 | 0.00 | 0.00 | 0.00 | 0.00 | 0.00 | 0.00 | 0.00 | 0.00 | 0.00 | 0.00 | 0.00 | 0.00 | 0.00 | 0.00 | 0.00 | 0.00 | 0.00 | 0.00 | 0.00 | 0.00 |
| 未指明细胞类型的白血病 | C95 | 0.00 | 5.19 | 0.00 | 0.00 | 0.00 | 0.00 | 0.00 | 0.00 | 0.00 | 0.00 | 0.00 | 0.00 | 0.00 | 0.00 | 0.00 | 0.00 | 0.00 | 0.00 | 0.00 | 0.30 |
| 独立的多个部位的（原发性）恶性肿瘤 | C97 | 0.00 | 0.00 | 0.00 | 0.00 | 0.00 | 0.00 | 0.00 | 0.00 | 0.00 | 0.00 | 0.00 | 0.00 | 9.80 | 0.00 | 0.00 | 0.00 | 0.00 | 0.00 | 0.00 | 0.30 |
| 其他及不明部位 | C26、39、48、76—80 | 0.00 | 0.00 | 0.00 | 0.00 | 0.00 | 0.00 | 3.34 | 0.00 | 3.50 | 22.32 | 8.51 | 17.23 | 9.80 | 20.28 | 22.16 | 26.89 | 38.57 | 0.00 | 0.00 | 6.33 |
| 除 C44 合计 | | 24.13 | 31.16 | 3.62 | 6.15 | 19.60 | 13.22 | 20.05 | 81.34 | 101.58 | 129.47 | 263.93 | 511.08 | 460.57 | 385.23 | 509.57 | 457.19 | 443.56 | 315.74 | 273.58 | 138.89 |
| 合计 | | 24.13 | 31.16 | 3.62 | 6.15 | 19.60 | 13.22 | 23.39 | 81.34 | 108.58 | 129.47 | 268.18 | 511.08 | 460.57 | 395.37 | 509.57 | 457.19 | 443.56 | 315.74 | 273.58 | 140.40 |

## 6. 发病顺位

2000—2004 年中山市东升镇男性发病前 10 位恶性肿瘤依次是肝脏和肝内胆管、气管/支气管和肺、鼻咽、食管、直肠和乙状结肠连接处、结肠、肝外胆管、胃、非霍奇金氏病、膀胱恶性肿瘤，其发病数占同期东升镇男性恶性肿瘤发病总数的 76.72%（表 182，图 113）。

**表 182　中山市东升镇 2000—2004 年男性前 10 位恶性肿瘤发病概况（N，1/10$^5$，%）**

| 位次 | 部位或病种 | ICD—10 | 例数 | 粗率 | 中标率 | 世标率 | 构成比 |
|---|---|---|---|---|---|---|---|
| 1 | 肝脏和肝内胆管 | C22 | 45 | 26.81 | 21.27 | 27.98 | 16.36 |
| 2 | 气管、支气管和肺 | C33－34 | 42 | 25.02 | 19.76 | 25.74 | 15.27 |
| 3 | 鼻咽 | C11 | 43 | 25.62 | 20.87 | 24.39 | 15.64 |
| 4 | 食管 | C15 | 28 | 16.68 | 13.51 | 17.62 | 10.18 |
| 5 | 直肠和乙状结肠连接处 | C19－20 | 10 | 5.96 | 5.41 | 6.37 | 3.64 |
| 6 | 结肠 | C18 | 11 | 6.55 | 4.98 | 6.32 | 4.00 |
| 7 | 肝外胆管 | C24 | 9 | 5.36 | 4.15 | 6.29 | 3.27 |
| 8 | 胃 | C16 | 9 | 5.36 | 4.59 | 5.74 | 3.27 |
| 9 | 非霍奇金氏病 | C82－85、96 | 8 | 4.77 | 4.52 | 5.53 | 2.91 |
| 10 | 膀胱 | C67 | 6 | 3.57 | 2.82 | 3.63 | 2.18 |
| 合计 | | | 211 | | | | 76.72 |

注：中标率即中国标化发病率，世标率即世界标化发病率。

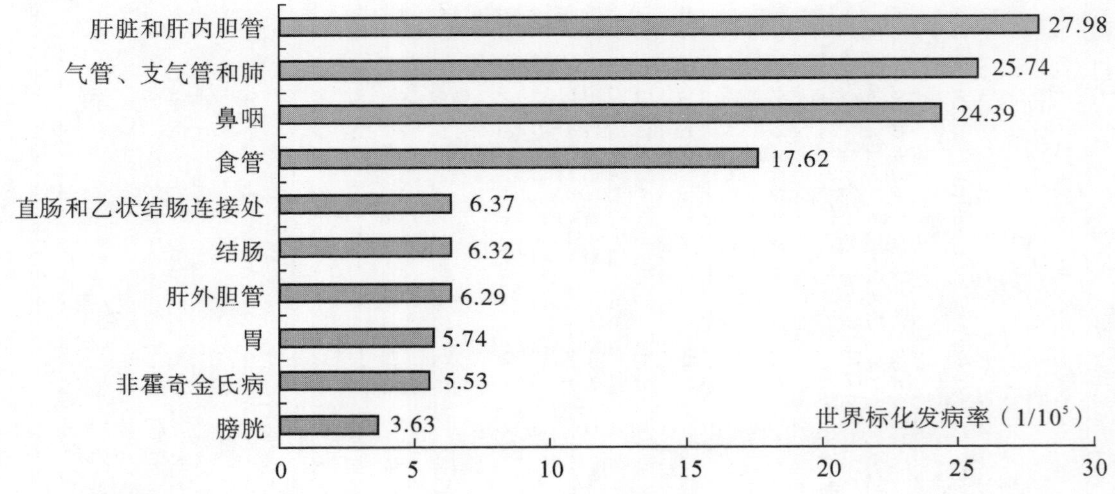


**图 113　中山市东升镇 2000—2004 年男性前 10 位恶性肿瘤发病率**

女性发病前10位恶性肿瘤依次是鼻咽、子宫体、气管/支气管和肺、乳房、肝脏和肝内胆管、子宫颈、卵巢、甲状腺、非霍奇金氏病、结肠恶性肿瘤，其发病数占同期东升镇女性恶性肿瘤发病总数的72.77%（表183，图114）。

**表183　中山市东升镇2000—2004年女性前10位恶性肿瘤发病概况（N，1/10⁵，%）**

| 位次 | 部位或病种 | ICD—10 | 例数 | 粗率 | 中标率 | 世标率 | 构成比 |
|---|---|---|---|---|---|---|---|
| 1 | 鼻咽 | C11 | 30 | 18.29 | 13.99 | 16.99 | 15.71 |
| 2 | 子宫体 | C54 | 23 | 14.02 | 11.41 | 14.07 | 12.04 |
| 3 | 气管、支气管和肺 | C33－34 | 20 | 12.19 | 9.09 | 12.03 | 10.47 |
| 4 | 乳房 | C50 | 23 | 14.02 | 10.07 | 11.97 | 12.04 |
| 5 | 肝脏和肝内胆管 | C22 | 10 | 6.10 | 4.41 | 5.70 | 5.24 |
| 6 | 子宫颈 | C53 | 8 | 4.88 | 3.78 | 4.62 | 4.19 |
| 7 | 卵巢 | C56 | 7 | 4.27 | 3.29 | 3.63 | 3.66 |
| 8 | 甲状腺 | C73 | 6 | 3.66 | 3.60 | 3.55 | 3.14 |
| 9 | 非霍奇金氏病 | C82－85、96 | 6 | 3.66 | 2.75 | 3.49 | 3.14 |
| 10 | 结肠 | C18 | 6 | 3.66 | 2.56 | 3.32 | 3.14 |
| 合计 | | | 139 | | | | 72.77 |

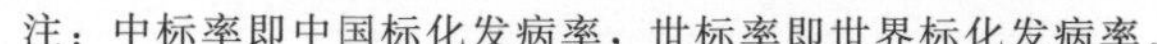
注：中标率即中国标化发病率，世标率即世界标化发病率。

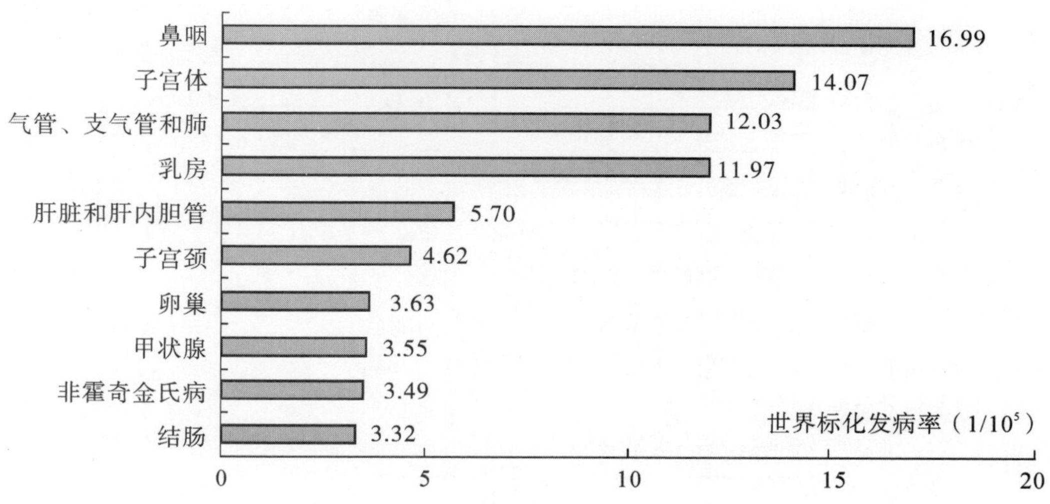


**图114　中山市东升镇2000—2004年女性前10位恶性肿瘤发病率**

男女合计发病前10位恶性肿瘤依次是鼻咽、气管/支气管和肺、肝脏和肝内胆管、食管、子宫体、乳房、结肠、直肠和乙状结肠连接处、非霍奇金氏病、肝外胆管恶性肿瘤，其发病数占同期东升镇男女合计恶性肿瘤发病总数的70.38%（表184，图115），其中鼻咽癌发病数分别占中山市同期男、女和合计发病顺位的第 3、1 位和第 1 位（表 182、表 183、表 184，图 113、图 114、图 115）。

**表 184　中山市东升镇 2000—2004 年男女合计前 10 位恶性肿瘤发病概况（N，1/$10^5$，%）**

| 位次 | 部位或病种 | ICD—10 | 例数 | 粗率 | 中标率 | 世标率 | 构成比 |
|---|---|---|---|---|---|---|---|
| 1 | 鼻咽 | C11 | 73 | 21.99 | 17.41 | 20.66 | 15.67 |
| 2 | 气管、支气管和肺 | C33－34 | 62 | 18.68 | 14.23 | 18.63 | 13.30 |
| 3 | 肝脏和肝内胆管 | C22 | 55 | 16.57 | 12.83 | 16.57 | 11.80 |
| 4 | 食管 | C15 | 31 | 9.34 | 7.33 | 9.51 | 6.65 |
| 5 | 子宫体 | C54 | 23 | 6.93 | 5.67 | 6.99 | 4.94 |
| 6 | 乳房 | C50 | 24 | 7.23 | 5.24 | 6.23 | 5.15 |
| 7 | 结肠 | C18 | 17 | 5.12 | 3.70 | 4.73 | 3.65 |
| 8 | 直肠和乙状结肠连接处 | C19－20 | 16 | 4.82 | 3.98 | 4.72 | 3.43 |
| 9 | 非霍奇金氏病 | C82－85、96 | 14 | 4.22 | 3.66 | 4.54 | 3.00 |
| 10 | 肝外胆管 | C24 | 13 | 3.92 | 2.85 | 4.11 | 2.79 |
| 合计 | | | 328 | | | | 70.38 |

注：中标率即中国标化发病率，世标率即世界标化发病率。

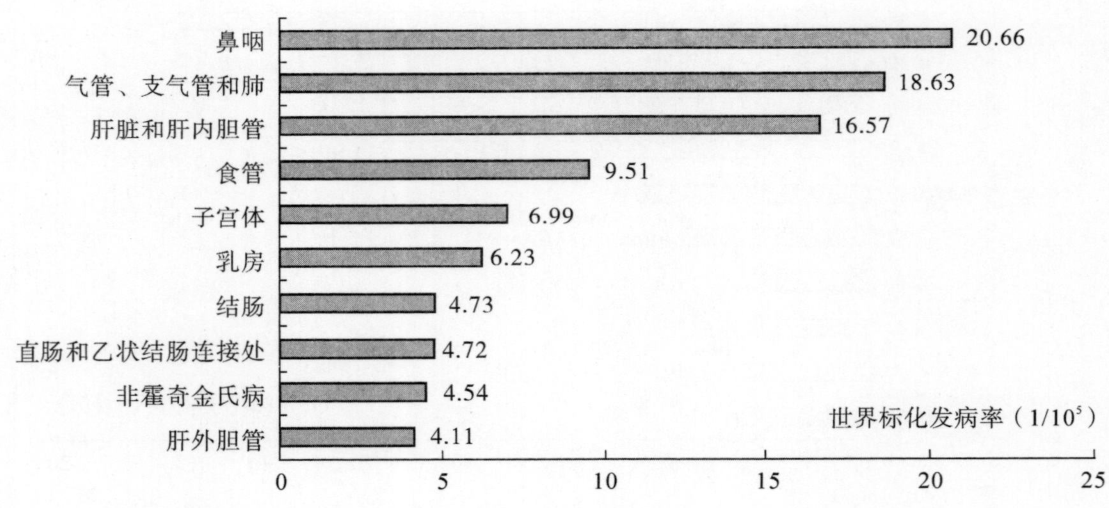


**图 115　中山市东升镇 2000—2004 年男女合计前 10 位恶性肿瘤发病率**

表 185　中山市东升镇 2000—2004 年男性恶性肿瘤主要发病指标（N，$1/10^5$，%）

| 部位或病种 | ICD—10 | 粗率 | 0～ | 15～ | 45～ | 55～ | 65＋ | 中标率 | 世标率 | 35～64 岁截缩率 | 0～64 岁累积率 | 0～74 岁累积率 | 例数 | 构成比 |
|---|---|---|---|---|---|---|---|---|---|---|---|---|---|---|
| 唇 | C00 | 0.00 | 0.00 | 0.00 | 0.00 | 0.00 | 0.00 | 0.00 | 0.00 | 0.00 | 0.00 | 0.00 | 0 | 0.00 |
| 舌 | C01—02 | 0.60 | 0.00 | 1.24 | 0.00 | 0.00 | 0.00 | 0.42 | 0.52 | 1.67 | 0.04 | 0.04 | 1 | 0.36 |
| 口 | C03—06 | 1.79 | 0.00 | 0.00 | 4.82 | 0.00 | 17.17 | 1.35 | 1.81 | 1.84 | 0.06 | 0.31 | 3 | 1.09 |
| 唾液腺 | C07—08 | 0.60 | 0.00 | 0.00 | 4.82 | 0.00 | 0.00 | 0.39 | 0.50 | 1.57 | 0.04 | 0.04 | 1 | 0.36 |
| 扁桃腺 | C09 | 0.00 | 0.00 | 0.00 | 0.00 | 0.00 | 0.00 | 0.00 | 0.00 | 0.00 | 0.00 | 0.00 | 0 | 0.00 |
| 其他口咽部 | C10 | 0.60 | 0.00 | 0.00 | 4.82 | 0.00 | 0.00 | 0.46 | 0.57 | 1.84 | 0.06 | 0.06 | 1 | 0.36 |
| 鼻咽部 | C11 | 25.62 | 0.00 | 12.39 | 101.17 | 98.05 | 17.17 | 20.87 | 24.39 | 66.53 | 2.32 | 2.43 | 43 | 15.64 |
| 喉咽部 | C12—13 | 1.19 | 0.00 | 0.00 | 9.63 | 0.00 | 0.00 | 0.92 | 1.14 | 3.68 | 0.11 | 0.11 | 2 | 0.73 |
| 唇，口腔和咽的其他部位和具体部位不明 | C14 | 0.00 | 0.00 | 0.00 | 0.00 | 0.00 | 0.00 | 0.00 | 0.00 | 0.00 | 0.00 | 0.00 | 0 | 0.00 |
| 食管 | C15 | 16.68 | 0.00 | 2.48 | 43.36 | 68.64 | 85.83 | 13.51 | 17.62 | 35.91 | 1.26 | 2.22 | 28 | 10.18 |
| 胃 | C16 | 5.36 | 0.00 | 1.24 | 14.45 | 29.42 | 17.17 | 4.59 | 5.74 | 14.77 | 0.49 | 0.75 | 9 | 3.27 |
| 小肠 | C17 | 0.00 | 0.00 | 0.00 | 0.00 | 0.00 | 0.00 | 0.00 | 0.00 | 0.00 | 0.00 | 0.00 | 0 | 0.00 |
| 结肠 | C18 | 6.55 | 0.00 | 1.24 | 14.45 | 9.81 | 51.50 | 4.98 | 6.32 | 7.67 | 0.30 | 0.81 | 11 | 4.00 |
| 直肠和乙状结肠连接处 | C19—20 | 5.96 | 2.24 | 3.72 | 0.00 | 39.22 | 17.17 | 5.41 | 6.37 | 13.16 | 0.53 | 0.79 | 10 | 3.64 |
| 肛门 | C21 | 0.60 | 0.00 | 0.00 | 0.00 | 0.00 | 8.58 | 0.48 | 0.68 | 0.00 | 0.00 | 0.11 | 1 | 0.36 |
| 肝脏和肝内胆管 | C22 | 26.81 | 0.00 | 9.91 | 81.90 | 98.05 | 85.83 | 21.27 | 27.98 | 63.56 | 2.13 | 3.06 | 45 | 16.36 |
| 胆囊 | C23 | 0.60 | 0.00 | 0.00 | 0.00 | 9.81 | 0.00 | 0.54 | 0.79 | 2.15 | 0.10 | 0.10 | 1 | 0.36 |
| 肝外胆管 | C24 | 5.36 | 0.00 | 0.00 | 0.00 | 39.22 | 42.91 | 4.15 | 6.29 | 9.07 | 0.39 | 0.65 | 9 | 3.27 |
| 胰腺 | C25 | 0.00 | 0.00 | 0.00 | 0.00 | 0.00 | 0.00 | 0.00 | 0.00 | 0.00 | 0.00 | 0.00 | 0 | 0.00 |
| 鼻腔、中耳和副鼻窦 | C30—31 | 0.00 | 0.00 | 0.00 | 0.00 | 0.00 | 0.00 | 0.00 | 0.00 | 0.00 | 0.00 | 0.00 | 0 | 0.00 |
| 喉 | C32 | 2.98 | 0.00 | 0.00 | 14.45 | 0.00 | 17.17 | 2.06 | 2.51 | 4.98 | 0.14 | 0.14 | 5 | 1.82 |
| 气管、支气管和肺 | C33—34 | 25.02 | 0.00 | 3.72 | 52.99 | 107.86 | 145.91 | 19.76 | 25.74 | 46.62 | 1.77 | 3.16 | 42 | 15.27 |

（续上表）

| 部位或病种 | ICD—10 | 粗率 | 0～ | 15～ | 45～ | 55～ | 65＋ | 中标率 | 世标率 | 35～64岁截缩率 | 0～64岁累积率 | 0～74岁累积率 | 例数 | 构成比 |
|---|---|---|---|---|---|---|---|---|---|---|---|---|---|---|
| 其他呼吸器官 | C37－38 | 0.00 | 0.00 | 0.00 | 0.00 | 0.00 | 0.00 | 0.00 | 0.00 | 0.00 | 0.00 | 0.00 | 0 | 0.00 |
| 骨和关节软骨 | C40－41 | 0.60 | 2.24 | 0.00 | 0.00 | 0.00 | 0.00 | 0.77 | 0.53 | 0.00 | 0.03 | 0.03 | 1 | 0.36 |
| 皮肤恶性黑色素瘤 | C43 | 0.60 | 0.00 | 0.00 | 0.00 | 9.81 | 0.00 | 0.54 | 0.79 | 2.15 | 0.10 | 0.10 | 1 | 0.36 |
| 皮肤其他恶性肿瘤 | C44 | 1.79 | 0.00 | 2.48 | 0.00 | 9.81 | 0.00 | 1.55 | 1.76 | 3.64 | 0.17 | 0.17 | 3 | 1.09 |
| 间皮瘤 | C45 | 0.60 | 0.00 | 1.24 | 0.00 | 0.00 | 0.00 | 0.94 | 0.68 | 0.00 | 0.04 | 0.04 | 1 | 0.36 |
| kaposi氏肉瘤 | C46 | 0.00 | 0.00 | 0.00 | 0.00 | 0.00 | 0.00 | 0.00 | 0.00 | 0.00 | 0.00 | 0.00 | 0 | 0.00 |
| 结缔组织和其他软组织 | C47、49 | 0.60 | 0.00 | 0.00 | 0.00 | 0.00 | 8.58 | 0.48 | 0.68 | 0.00 | 0.00 | 0.11 | 1 | 0.07 |
| 乳房 | C50 | 0.60 | 0.00 | 0.00 | 4.82 | 0.00 | 0.00 | 0.46 | 0.57 | 1.84 | 0.06 | 0.06 | 1 | 0.36 |
| 外阴 | C51 | 0.00 | 0.00 | 0.00 | 0.00 | 0.00 | 0.00 | 0.00 | 0.00 | 0.00 | 0.00 | 0.00 | 0 | 0.00 |
| 阴道 | C52 | 0.00 | 0.00 | 0.00 | 0.00 | 0.00 | 0.00 | 0.00 | 0.00 | 0.00 | 0.00 | 0.00 | 0 | 0.00 |
| 子宫颈 | C53 | 0.00 | 0.00 | 0.00 | 0.00 | 0.00 | 0.00 | 0.00 | 0.00 | 0.00 | 0.00 | 0.00 | 0 | 0.00 |
| 子宫体 | C54 | 0.00 | 0.00 | 0.00 | 0.00 | 0.00 | 0.00 | 0.00 | 0.00 | 0.00 | 0.00 | 0.00 | 0 | 0.00 |
| 子宫恶性肿瘤、未注明部位 | C55 | 0.00 | 0.00 | 0.00 | 0.00 | 0.00 | 0.00 | 0.00 | 0.00 | 0.00 | 0.00 | 0.00 | 0 | 0.00 |
| 卵巢 | C56 | 0.00 | 0.00 | 0.00 | 0.00 | 0.00 | 0.00 | 0.00 | 0.00 | 0.00 | 0.00 | 0.00 | 0 | 0.00 |
| 其他和未说明的女性生殖器官恶性肿瘤 | C57 | 0.00 | 0.00 | 0.00 | 0.00 | 0.00 | 0.00 | 0.00 | 0.00 | 0.00 | 0.00 | 0.00 | 0 | 0.00 |
| 胎盘 | C58 | 0.00 | 0.00 | 0.00 | 0.00 | 0.00 | 0.00 | 0.00 | 0.00 | 0.00 | 0.00 | 0.00 | 0 | 0.00 |
| 阴茎 | C60 | 0.00 | 0.00 | 0.00 | 0.00 | 0.00 | 0.00 | 0.00 | 0.00 | 0.00 | 0.00 | 0.00 | 0 | 0.00 |
| 前列腺 | C61 | 1.79 | 0.00 | 0.00 | 0.00 | 9.81 | 17.17 | 1.17 | 2.30 | 2.15 | 0.10 | 0.24 | 3 | 1.09 |
| 睾丸 | C62 | 1.19 | 0.00 | 2.48 | 0.00 | 0.00 | 0.00 | 0.84 | 0.80 | 1.49 | 0.07 | 0.07 | 2 | 0.73 |
| 其他和未说明的男性生殖器官恶性肿瘤 | C63 | 0.00 | 0.00 | 0.00 | 0.00 | 0.00 | 0.00 | 0.00 | 0.00 | 0.00 | 0.00 | 0.00 | 0 | 0.00 |
| 肾脏 | C64 | 0.00 | 0.00 | 0.00 | 0.00 | 0.00 | 0.00 | 0.00 | 0.00 | 0.00 | 0.00 | 0.00 | 0 | 0.00 |
| 肾盂、肾盏 | C65 | 0.60 | 0.00 | 0.00 | 4.82 | 0.00 | 0.00 | 0.46 | 0.57 | 1.84 | 0.06 | 0.06 | 1 | 0.36 |

（续上表）

| 部位或病种 | ICD—10 | 粗率 | 0～ | 15～ | 45～ | 55～ | 65＋ | 中标率 | 世标率 | 35～64 岁截缩率 | 0～64 岁累积率 | 0～74 岁累积率 | 例数 | 构成比 |
|---|---|---|---|---|---|---|---|---|---|---|---|---|---|---|
| 输尿管 | C66 | 0.00 | 0.00 | 0.00 | 0.00 | 0.00 | 0.00 | 0.00 | 0.00 | 0.00 | 0.00 | 0.00 | 0 | 0.00 |
| 膀胱 | C67 | 3.57 | 0.00 | 0.00 | 4.82 | 9.81 | 34.33 | 2.82 | 3.63 | 4.46 | 0.15 | 0.55 | 6 | 2.18 |
| 其他和未说明的泌尿器官 | C68 | 0.00 | 0.00 | 0.00 | 0.00 | 0.00 | 0.00 | 0.00 | 0.00 | 0.00 | 0.00 | 0.00 | 0 | 0.00 |
| 眼 | C69 | 0.60 | 2.24 | 0.00 | 0.00 | 0.00 | 0.00 | 0.70 | 0.91 | 0.00 | 0.04 | 0.04 | 1 | 0.36 |
| 脑、神经系统 | C70—72、D | 2.38 | 0.00 | 4.96 | 0.00 | 0.00 | 0.00 | 2.29 | 1.97 | 1.67 | 0.15 | 0.15 | 4 | 1.45 |
| 甲状腺 | C73 | 1.79 | 0.00 | 2.48 | 0.00 | 0.00 | 8.58 | 1.25 | 1.37 | 1.49 | 0.07 | 0.21 | 3 | 1.09 |
| 肾上腺 | C74 | 0.00 | 0.00 | 0.00 | 0.00 | 0.00 | 0.00 | 0.00 | 0.00 | 0.00 | 0.00 | 0.00 | 0 | 0.00 |
| 其他内分泌腺 | C75 | 0.00 | 0.00 | 0.00 | 0.00 | 0.00 | 0.00 | 0.00 | 0.00 | 0.00 | 0.00 | 0.00 | 0 | 0.00 |
| 霍奇金氏病 | C81 | 0.60 | 0.00 | 1.24 | 0.00 | 0.00 | 0.00 | 0.94 | 0.68 | 0.00 | 0.04 | 0.04 | 1 | 0.36 |
| 非霍奇金氏病 | C82—85、C96 | 4.77 | 2.24 | 2.48 | 14.45 | 19.61 | 0.00 | 4.52 | 5.53 | 10.02 | 0.48 | 0.48 | 8 | 2.91 |
| 多发性骨髓瘤和恶性浆细胞肿瘤 | C90 | 1.79 | 0.00 | 0.00 | 4.82 | 0.00 | 17.17 | 1.42 | 1.92 | 1.84 | 0.06 | 0.28 | 3 | 1.09 |
| 淋巴细胞白血病 | C91 | 1.19 | 2.24 | 0.00 | 0.00 | 0.00 | 8.58 | 1.18 | 1.00 | 0.00 | 0.03 | 0.03 | 2 | 0.73 |
| 髓细胞性白血病 | C92 | 2.38 | 0.00 | 1.24 | 9.63 | 9.81 | 0.00 | 1.86 | 2.25 | 5.56 | 0.23 | 0.23 | 4 | 1.45 |
| 单核细胞性白血病 | C93 | 0.60 | 2.24 | 0.00 | 0.00 | 0.00 | 0.00 | 0.70 | 0.91 | 0.00 | 0.04 | 0.04 | 1 | 0.36 |
| 其他指明的白血病 | C94 | 0.00 | 0.00 | 0.00 | 0.00 | 0.00 | 0.00 | 0.00 | 0.00 | 0.00 | 0.00 | 0.00 | 0 | 0.00 |
| 未指明细胞类型的白血病 | C95 | 0.60 | 2.24 | 0.00 | 0.00 | 0.00 | 0.00 | 0.70 | 0.91 | 0.00 | 0.04 | 0.04 | 1 | 0.36 |
| 独立的多个部位的（原发性）恶性肿瘤 | C97 | 0.60 | 0.00 | 0.00 | 0.00 | 9.81 | 0.00 | 0.66 | 0.78 | 2.62 | 0.10 | 0.10 | 1 | 0.36 |
| 其他及不明部位 | C26、39、48、76—80 | 8.34 | 0.00 | 3.72 | 19.27 | 9.81 | 51.50 | 6.09 | 7.93 | 13.98 | 0.43 | 0.94 | 14 | 5.09 |
| 除 C44 合计 | | 162.04 | 15.71 | 55.76 | 409.49 | 578.52 | 652.30 | 131.96 | 165.68 | 326.14 | 12.04 | 18.60 | 272 | 98.91 |
| 合计 | | 163.83 | 15.71 | 58.24 | 409.49 | 588.33 | 652.30 | 133.51 | 167.44 | 329.78 | 12.20 | 18.77 | 275 | 100.00 |

注：中标率即中国标化发病率，世标率即世界标化发病率。

表 186　中山市东升镇 2000—2004 年女性恶性肿瘤主要发病指标（N，1/10$^5$，%）

| 部位或病种 | ICD—10 | 粗率 | 0～ | 15～ | 45～ | 55～ | 65＋ | 中标率 | 世标率 | 35～64 岁截缩率 | 0～64 岁累积率 | 0～74 岁累积率 | 例数 | 构成比 |
|---|---|---|---|---|---|---|---|---|---|---|---|---|---|---|
| 唇 | C00 | 0.00 | 0.00 | 0.00 | 0.00 | 0.00 | 0.00 | 0.00 | 0.00 | 0.00 | 0.00 | 0.00 | 0 | 0.00 |
| 舌 | C01—02 | 0.00 | 0.00 | 0.00 | 0.00 | 0.00 | 0.00 | 0.00 | 0.00 | 0.00 | 0.00 | 0.00 | 0 | 0.00 |
| 口 | C03—06 | 0.00 | 0.00 | 0.00 | 0.00 | 0.00 | 0.00 | 0.00 | 0.00 | 0.00 | 0.00 | 0.00 | 0 | 0.00 |
| 唾液腺 | C07—08 | 1.22 | 0.00 | 2.49 | 0.00 | 0.00 | 0.00 | 1.05 | 0.89 | 0.00 | 0.06 | 0.06 | 2 | 1.05 |
| 扁桃腺 | C09 | 0.00 | 0.00 | 0.00 | 0.00 | 0.00 | 0.00 | 0.00 | 0.00 | 0.00 | 0.00 | 0.00 | 0 | 0.00 |
| 其他口咽部 | C10 | 0.00 | 0.00 | 0.00 | 0.00 | 0.00 | 0.00 | 0.00 | 0.00 | 0.00 | 0.00 | 0.00 | 0 | 0.00 |
| 鼻咽部 | C11 | 18.29 | 0.00 | 12.45 | 74.44 | 50.65 | 0.00 | 13.99 | 16.99 | 50.39 | 1.67 | 1.67 | 30 | 15.71 |
| 喉咽部 | C12—13 | 0.00 | 0.00 | 0.00 | 0.00 | 0.00 | 0.00 | 0.00 | 0.00 | 0.00 | 0.00 | 0.00 | 0 | 0.00 |
| 唇，口腔和咽的其他部位和具体部位不明 | C14 | 0.61 | 0.00 | 0.00 | 4.96 | 0.00 | 0.00 | 0.47 | 0.58 | 1.88 | 0.06 | 0.06 | 1 | 0.52 |
| 食管 | C15 | 1.83 | 0.00 | 0.00 | 0.00 | 10.13 | 13.66 | 1.16 | 1.40 | 2.66 | 0.10 | 0.10 | 3 | 1.57 |
| 胃 | C16 | 3.05 | 0.00 | 1.24 | 9.93 | 0.00 | 13.66 | 1.74 | 2.03 | 3.51 | 0.13 | 0.13 | 5 | 2.62 |
| 小肠 | C17 | 2.44 | 0.00 | 1.24 | 0.00 | 0.00 | 20.49 | 1.55 | 1.86 | 0.00 | 0.03 | 0.27 | 4 | 2.09 |
| 结肠 | C18 | 3.66 | 0.00 | 0.00 | 14.89 | 0.00 | 20.49 | 2.56 | 3.32 | 5.39 | 0.16 | 0.38 | 6 | 3.14 |
| 直肠和乙状结肠连接处 | C19—20 | 3.66 | 0.00 | 2.49 | 4.96 | 0.00 | 20.49 | 2.44 | 2.95 | 3.15 | 0.11 | 0.33 | 6 | 3.14 |
| 肛门 | C21 | 0.00 | 0.00 | 0.00 | 0.00 | 0.00 | 0.00 | 0.00 | 0.00 | 0.00 | 0.00 | 0.00 | 0 | 0.00 |
| 肝脏和肝内胆管 | C22 | 6.10 | 2.56 | 1.24 | 4.96 | 10.13 | 40.98 | 4.41 | 5.70 | 5.41 | 0.24 | 0.75 | 10 | 5.24 |
| 胆囊 | C23 | 0.61 | 0.00 | 0.00 | 0.00 | 0.00 | 6.83 | 0.28 | 0.33 | 0.00 | 0.00 | 0.00 | 1 | 0.52 |
| 肝外胆管 | C24 | 2.44 | 0.00 | 0.00 | 4.96 | 10.13 | 13.66 | 1.80 | 2.52 | 3.89 | 0.15 | 0.38 | 4 | 2.09 |
| 胰腺 | C25 | 0.00 | 0.00 | 0.00 | 0.00 | 0.00 | 0.00 | 0.00 | 0.00 | 0.00 | 0.00 | 0.00 | 0 | 0.00 |
| 鼻腔、中耳和副鼻窦 | C30—31 | 0.00 | 0.00 | 0.00 | 0.00 | 0.00 | 0.00 | 0.00 | 0.00 | 0.00 | 0.00 | 0.00 | 0 | 0.00 |
| 喉 | C32 | 0.00 | 0.00 | 0.00 | 0.00 | 0.00 | 0.00 | 0.00 | 0.00 | 0.00 | 0.00 | 0.00 | 0 | 0.00 |
| 气管、支气管和肺 | C33—34 | 12.19 | 0.00 | 0.00 | 29.78 | 50.65 | 61.47 | 9.09 | 12.03 | 22.62 | 0.81 | 1.65 | 20 | 10.47 |

（续上表）

| 部位或病种 | ICD—10 | 粗率 | 0～ | 15～ | 45～ | 55～ | 65＋ | 中标率 | 世标率 | 35～64岁截缩率 | 0～64岁累积率 | 0～74岁累积率 | 例数 | 构成比 |
|---|---|---|---|---|---|---|---|---|---|---|---|---|---|---|
| 其他呼吸器官 | C37—38 | 0.61 | 0.00 | 0.00 | 4.96 | 0.00 | 0.00 | 0.47 | 0.58 | 1.88 | 0.06 | 0.06 | 1 | 0.52 |
| 骨和关节软骨 | C40—41 | 0.61 | 0.00 | 0.00 | 0.00 | 0.00 | 6.83 | 0.46 | 0.65 | 0.00 | 0.00 | 0.11 | 1 | 0.52 |
| 皮肤恶性黑色素瘤 | C43 | 0.00 | 0.00 | 0.00 | 0.00 | 0.00 | 0.00 | 0.00 | 0.00 | 0.00 | 0.00 | 0.00 | 0 | 0.00 |
| 皮肤其他恶性肿瘤 | C44 | 1.22 | 0.00 | 1.24 | 4.96 | 0.00 | 0.00 | 0.79 | 0.94 | 3.15 | 0.08 | 0.08 | 2 | 1.05 |
| 间皮瘤 | C45 | 0.00 | 0.00 | 0.00 | 0.00 | 0.00 | 0.00 | 0.00 | 0.00 | 0.00 | 0.00 | 0.00 | 0 | 0.00 |
| Kaposi 氏肉瘤 | C46 | 0.00 | 0.00 | 0.00 | 0.00 | 0.00 | 0.00 | 0.00 | 0.00 | 0.00 | 0.00 | 0.00 | 0 | 0.00 |
| 结缔组织和其他软组织 | C47、49 | 0.61 | 0.00 | 1.24 | 0.00 | 0.00 | 0.00 | 0.38 | 0.42 | 1.52 | 0.04 | 0.04 | 1 | 0.11 |
| 乳房 | C50 | 14.02 | 0.00 | 16.18 | 34.74 | 10.13 | 13.66 | 10.07 | 11.97 | 32.96 | 0.96 | 1.07 | 23 | 12.04 |
| 外阴 | C51 | 0.00 | 0.00 | 0.00 | 0.00 | 0.00 | 0.00 | 0.00 | 0.00 | 0.00 | 0.00 | 0.00 | 0 | 0.00 |
| 阴道 | C52 | 0.00 | 0.00 | 0.00 | 0.00 | 0.00 | 0.00 | 0.00 | 0.00 | 0.00 | 0.00 | 0.00 | 0 | 0.00 |
| 子宫颈 | C53 | 4.88 | 0.00 | 2.49 | 24.81 | 10.13 | 0.00 | 3.78 | 4.62 | 12.67 | 0.43 | 0.43 | 8 | 4.19 |
| 子宫体 | C54 | 14.02 | 0.00 | 2.49 | 59.56 | 60.78 | 20.49 | 11.41 | 14.07 | 40.31 | 1.29 | 1.63 | 23 | 12.04 |
| 子宫恶性肿瘤、未注明部位 | C55 | 0.00 | 0.00 | 0.00 | 0.00 | 0.00 | 0.00 | 0.00 | 0.00 | 0.00 | 0.00 | 0.00 | 0 | 0.00 |
| 卵巢 | C56 | 4.27 | 0.00 | 3.73 | 14.89 | 10.13 | 0.00 | 3.29 | 3.63 | 9.57 | 0.35 | 0.35 | 7 | 3.66 |
| 其他和未说明的女性生殖器官恶性肿瘤 | C57 | 0.00 | 0.00 | 0.00 | 0.00 | 0.00 | 0.00 | 0.00 | 0.00 | 0.00 | 0.00 | 0.00 | 0 | 0.00 |
| 胎盘 | C58 | 0.00 | 0.00 | 0.00 | 0.00 | 0.00 | 0.00 | 0.00 | 0.00 | 0.00 | 0.00 | 0.00 | 0 | 0.00 |
| 阴茎 | C60 | 0.00 | 0.00 | 0.00 | 0.00 | 0.00 | 0.00 | 0.00 | 0.00 | 0.00 | 0.00 | 0.00 | 0 | 0.00 |
| 前列腺 | C61 | 0.00 | 0.00 | 0.00 | 0.00 | 0.00 | 0.00 | 0.00 | 0.00 | 0.00 | 0.00 | 0.00 | 0 | 0.00 |
| 睾丸 | C62 | 0.00 | 0.00 | 0.00 | 0.00 | 0.00 | 0.00 | 0.00 | 0.00 | 0.00 | 0.00 | 0.00 | 0 | 0.00 |
| 其他和未说明的男性生殖器官恶性肿瘤 | C63 | 0.00 | 0.00 | 0.00 | 0.00 | 0.00 | 0.00 | 0.00 | 0.00 | 0.00 | 0.00 | 0.00 | 0 | 0.00 |
| 肾脏 | C64 | 0.00 | 0.00 | 0.00 | 0.00 | 0.00 | 0.00 | 0.00 | 0.00 | 0.00 | 0.00 | 0.00 | 0 | 0.00 |
| 肾盂、肾盏 | C65 | 0.00 | 0.00 | 0.00 | 0.00 | 0.00 | 0.00 | 0.00 | 0.00 | 0.00 | 0.00 | 0.00 | 0 | 0.00 |

（续上表）

| 部位或病种 | ICD—10 | 粗率 | 0～ | 15～ | 45～ | 55～ | 65＋ | 中标率 | 世标率 | 35～64 岁截缩率 | 0～64 岁累积率 | 0～74 岁累积率 | 例数 | 构成比 |
|---|---|---|---|---|---|---|---|---|---|---|---|---|---|---|
| 输尿管 | C66 | 0.00 | 0.00 | 0.00 | 0.00 | 0.00 | 0.00 | 0.00 | 0.00 | 0.00 | 0.00 | 0.00 | 0 | 0.00 |
| 膀胱 | C67 | 0.61 | 0.00 | 0.00 | 0.00 | 0.00 | 6.83 | 0.09 | 0.39 | 0.00 | 0.00 | 0.00 | 1 | 0.52 |
| 其他和未说明的泌尿器官 | C68 | 0.00 | 0.00 | 0.00 | 0.00 | 0.00 | 0.00 | 0.00 | 0.00 | 0.00 | 0.00 | 0.00 | 0 | 0.00 |
| 眼 | C69 | 0.00 | 0.00 | 0.00 | 0.00 | 0.00 | 0.00 | 0.00 | 0.00 | 0.00 | 0.00 | 0.00 | 0 | 0.00 |
| 脑、神经系统 | C70—72、D | 4.27 | 0.00 | 4.98 | 4.96 | 0.00 | 13.66 | 2.79 | 3.24 | 6.44 | 0.19 | 0.45 | 7 | 3.66 |
| 甲状腺 | C73 | 3.66 | 0.00 | 4.98 | 9.93 | 0.00 | 0.00 | 3.60 | 3.55 | 5.28 | 0.27 | 0.27 | 6 | 3.14 |
| 肾上腺 | C74 | 0.00 | 0.00 | 0.00 | 0.00 | 0.00 | 0.00 | 0.00 | 0.00 | 0.00 | 0.00 | 0.00 | 0 | 0.00 |
| 其他内分泌腺 | C75 | 0.61 | 2.56 | 0.00 | 0.00 | 0.00 | 0.00 | 0.84 | 1.10 | 0.00 | 0.05 | 0.05 | 1 | 0.52 |
| 霍奇金氏病 | C81 | 0.00 | 0.00 | 0.00 | 0.00 | 0.00 | 0.00 | 0.00 | 0.00 | 0.00 | 0.00 | 0.00 | 0 | 0.00 |
| 非霍奇金氏病 | C82—85、C96 | 3.66 | 0.00 | 2.49 | 14.89 | 10.13 | 0.00 | 2.75 | 3.49 | 10.93 | 0.34 | 0.34 | 6 | 3.14 |
| 多发性骨髓瘤和恶性浆细胞肿瘤 | C90 | 0.61 | 0.00 | 0.00 | 4.96 | 0.00 | 0.00 | 0.47 | 0.58 | 1.88 | 0.06 | 0.06 | 1 | 0.52 |
| 淋巴细胞白血病 | C91 | 0.61 | 2.56 | 0.00 | 0.00 | 0.00 | 0.00 | 0.84 | 1.10 | 0.00 | 0.05 | 0.05 | 1 | 0.52 |
| 髓细胞性白血病 | C92 | 1.83 | 0.00 | 1.24 | 0.00 | 10.13 | 6.83 | 1.41 | 1.72 | 4.18 | 0.13 | 0.26 | 3 | 1.57 |
| 单核细胞性白血病 | C93 | 0.00 | 0.00 | 0.00 | 0.00 | 0.00 | 0.00 | 0.00 | 0.00 | 0.00 | 0.00 | 0.00 | 0 | 0.00 |
| 其他指明的白血病 | C94 | 0.00 | 0.00 | 0.00 | 0.00 | 0.00 | 0.00 | 0.00 | 0.00 | 0.00 | 0.00 | 0.00 | 0 | 0.00 |
| 未指明细胞类型的白血病 | C95 | 0.00 | 0.00 | 0.00 | 0.00 | 0.00 | 0.00 | 0.00 | 0.00 | 0.00 | 0.00 | 0.00 | 0 | 0.00 |
| 独立的多个部位的（原发性）恶性肿瘤 | C97 | 0.00 | 0.00 | 0.00 | 0.00 | 0.00 | 0.00 | 0.00 | 0.00 | 0.00 | 0.00 | 0.00 | 0 | 0.00 |
| 其他及不明部位 | C26、39、48,76—80 | 4.27 | 0.00 | 4.98 | 4.96 | 20.26 | 0.00 | 3.57 | 4.25 | 11.84 | 0.42 | 0.42 | 7 | 3.66 |
| 除 C44 合计 |  | 115.21 | 7.68 | 65.97 | 327.55 | 263.38 | 280.01 | 86.79 | 105.95 | 238.34 | 8.15 | 11.35 | 189 | 98.95 |
| 合计 |  | 116.43 | 7.68 | 67.22 | 332.52 | 263.38 | 280.01 | 87.58 | 106.89 | 241.49 | 8.23 | 11.43 | 191 | 100.00 |

注：中标率即中国标化发病率，世标率即世界标化发病率。

表 187　中山市东升镇 2000—2004 年男女合计主要恶性肿瘤发病指标（N，1/10⁵，%）

| 部位或病种 | ICD—10 | 粗率 | 0～ | 15～ | 45～ | 55～ | 65＋ | 中标率 | 世标率 | 35～64 岁截缩率 | 0～64 岁累积率 | 0～74 岁累积率 | 例数 | 构成比 |
|---|---|---|---|---|---|---|---|---|---|---|---|---|---|---|
| 唇 | C00 | 0.00 | 0.00 | 0.00 | 0.00 | 0.00 | 0.00 | 0.00 | 0.00 | 0.00 | 0.00 | 0.00 | 0 | 0.00 |
| 舌 | C01—02 | 0.30 | 0.00 | 0.62 | 0.00 | 0.00 | 0.00 | 0.22 | 0.27 | 0.86 | 0.02 | 0.02 | 1 | 0.21 |
| 口 | C03—06 | 0.90 | 0.00 | 0.00 | 2.44 | 0.00 | 7.60 | 0.66 | 0.89 | 0.93 | 0.03 | 0.15 | 3 | 0.64 |
| 唾液腺 | C07—08 | 0.90 | 0.00 | 1.24 | 2.44 | 0.00 | 0.00 | 0.74 | 0.71 | 0.80 | 0.05 | 0.05 | 3 | 0.64 |
| 扁桃腺 | C09 | 0.00 | 0.00 | 0.00 | 0.00 | 0.00 | 0.00 | 0.00 | 0.00 | 0.00 | 0.00 | 0.00 | 0 | 0.00 |
| 其他口咽部 | C10 | 0.30 | 0.00 | 0.00 | 2.44 | 0.00 | 0.00 | 0.23 | 0.29 | 0.93 | 0.03 | 0.03 | 1 | 0.21 |
| 鼻咽部 | C11 | 21.99 | 0.00 | 12.42 | 88.01 | 74.74 | 7.60 | 17.41 | 20.66 | 58.51 | 2.00 | 2.05 | 73 | 15.67 |
| 喉咽部 | C12—13 | 0.60 | 0.00 | 0.00 | 4.89 | 0.00 | 0.00 | 0.47 | 0.57 | 1.86 | 0.06 | 0.06 | 2 | 0.43 |
| 唇，口腔和咽的其他部位和具体部位不明 | C14 | 0.30 | 0.00 | 0.00 | 2.44 | 0.00 | 0.00 | 0.23 | 0.29 | 0.93 | 0.03 | 0.03 | 1 | 0.21 |
| 食管 | C15 | 9.34 | 0.00 | 1.24 | 22.00 | 39.86 | 45.58 | 7.33 | 9.51 | 19.53 | 0.69 | 1.16 | 31 | 6.65 |
| 胃 | C16 | 4.22 | 0.00 | 1.24 | 12.22 | 14.95 | 15.19 | 3.23 | 3.96 | 9.20 | 0.31 | 0.44 | 14 | 3.00 |
| 小肠 | C17 | 1.21 | 0.00 | 0.62 | 0.00 | 0.00 | 11.40 | 0.82 | 0.98 | 0.00 | 0.02 | 0.14 | 4 | 0.86 |
| 结肠 | C18 | 5.12 | 0.00 | 0.62 | 14.67 | 4.98 | 34.19 | 3.70 | 4.73 | 6.55 | 0.23 | 0.59 | 17 | 3.65 |
| 直肠和乙状结肠连接处 | C19—20 | 4.82 | 1.20 | 3.10 | 2.44 | 19.93 | 18.99 | 3.98 | 4.72 | 8.22 | 0.33 | 0.56 | 16 | 3.43 |
| 肛门 | C21 | 0.30 | 0.00 | 0.00 | 0.00 | 0.00 | 3.80 | 0.23 | 0.33 | 0.00 | 0.00 | 0.06 | 1 | 0.21 |
| 肝脏和肝内胆管 | C22 | 16.57 | 1.20 | 5.59 | 44.00 | 54.81 | 60.77 | 12.83 | 16.57 | 34.89 | 1.19 | 1.92 | 55 | 11.80 |
| 胆囊 | C23 | 0.60 | 0.00 | 0.00 | 0.00 | 4.98 | 3.80 | 0.44 | 0.60 | 1.10 | 0.05 | 0.05 | 2 | 0.43 |
| 肝外胆管 | C24 | 3.92 | 0.00 | 0.00 | 2.44 | 24.91 | 26.59 | 2.85 | 4.11 | 6.53 | 0.27 | 0.52 | 13 | 2.79 |
| 胰腺 | C25 | 0.00 | 0.00 | 0.00 | 0.00 | 0.00 | 0.00 | 0.00 | 0.00 | 0.00 | 0.00 | 0.00 | 0 | 0.00 |
| 鼻腔、中耳和副鼻窦 | C30—31 | 0.00 | 0.00 | 0.00 | 0.00 | 0.00 | 0.00 | 0.00 | 0.00 | 0.00 | 0.00 | 0.00 | 0 | 0.00 |
| 喉 | C32 | 1.51 | 0.00 | 0.00 | 7.33 | 0.00 | 7.60 | 0.97 | 1.18 | 2.53 | 0.07 | 0.07 | 5 | 1.07 |
| 气管、支气管和肺 | C33—34 | 18.68 | 0.00 | 1.86 | 41.56 | 79.72 | 98.76 | 14.23 | 18.63 | 34.82 | 1.30 | 2.40 | 62 | 13.30 |

（续上表）

| 部位或病种 | ICD—10 | 粗率 | 0～ | 15～ | 45～ | 55～ | 65＋ | 中标率 | 世标率 | 35～64岁截缩率 | 0～64岁累积率 | 0～74岁累积率 | 例数 | 构成比 |
|---|---|---|---|---|---|---|---|---|---|---|---|---|---|---|
| 其他呼吸器官 | C37—38 | 0.30 | 0.00 | 0.00 | 2.44 | 0.00 | 0.00 | 0.23 | 0.29 | 0.93 | 0.03 | 0.03 | 1 | 0.21 |
| 骨和关节软骨 | C40—41 | 0.60 | 1.20 | 0.00 | 0.00 | 0.00 | 3.80 | 0.64 | 0.61 | 0.00 | 0.02 | 0.07 | 2 | 0.43 |
| 皮肤恶性黑色素瘤 | C43 | 0.30 | 0.00 | 0.00 | 0.00 | 4.98 | 0.00 | 0.28 | 0.41 | 1.10 | 0.05 | 0.05 | 1 | 0.21 |
| 皮肤其他恶性肿瘤 | C44 | 1.51 | 0.00 | 1.86 | 2.44 | 4.98 | 0.00 | 1.16 | 1.35 | 3.41 | 0.12 | 0.12 | 5 | 1.07 |
| 间皮瘤 | C45 | 0.30 | 0.00 | 0.62 | 0.00 | 0.00 | 0.00 | 0.49 | 0.35 | 0.00 | 0.02 | 0.02 | 1 | 0.21 |
| kaposi氏肉瘤 | C46 | 0.00 | 0.00 | 0.00 | 0.00 | 0.00 | 0.00 | 0.00 | 0.00 | 0.00 | 0.00 | 0.00 | 0 | 0.00 |
| 结缔组织和其他软组织 | C47、49 | 0.60 | 0.00 | 0.62 | 0.00 | 0.00 | 3.80 | 0.42 | 0.54 | 0.75 | 0.02 | 0.07 | 2 | 0.09 |
| 乳房 | C50 | 7.23 | 0.00 | 8.07 | 19.56 | 4.98 | 7.60 | 5.24 | 6.23 | 17.12 | 0.50 | 0.56 | 24 | 5.15 |
| 外阴 | C51 | 0.00 | 0.00 | 0.00 | 0.00 | 0.00 | 0.00 | 0.00 | 0.00 | 0.00 | 0.00 | 0.00 | 0 | 0.00 |
| 阴道 | C52 | 0.00 | 0.00 | 0.00 | 0.00 | 0.00 | 0.00 | 0.00 | 0.00 | 0.00 | 0.00 | 0.00 | 0 | 0.00 |
| 子宫颈 | C53 | 2.41 | 0.00 | 1.24 | 12.22 | 4.98 | 0.00 | 1.87 | 2.28 | 6.22 | 0.21 | 0.21 | 8 | 1.72 |
| 子宫体 | C54 | 6.93 | 0.00 | 1.24 | 29.34 | 29.90 | 11.40 | 5.67 | 6.99 | 19.93 | 0.64 | 0.81 | 23 | 4.94 |
| 子宫恶性肿瘤、未注明部位 | C55 | 0.00 | 0.00 | 0.00 | 0.00 | 0.00 | 0.00 | 0.00 | 0.00 | 0.00 | 0.00 | 0.00 | 0 | 0.00 |
| 卵巢 | C56 | 2.11 | 0.00 | 1.86 | 7.33 | 4.98 | 0.00 | 1.64 | 1.81 | 4.73 | 0.18 | 0.18 | 7 | 1.50 |
| 其他和未说明的女性生殖器官恶性肿瘤 | C57 | 0.00 | 0.00 | 0.00 | 0.00 | 0.00 | 0.00 | 0.00 | 0.00 | 0.00 | 0.00 | 0.00 | 0 | 0.00 |
| 胎盘 | C58 | 0.00 | 0.00 | 0.00 | 0.00 | 0.00 | 0.00 | 0.00 | 0.00 | 0.00 | 0.00 | 0.00 | 0 | 0.00 |
| 阴茎 | C60 | 0.00 | 0.00 | 0.00 | 0.00 | 0.00 | 0.00 | 0.00 | 0.00 | 0.00 | 0.00 | 0.00 | 0 | 0.00 |
| 前列腺 | C61 | 0.90 | 0.00 | 0.00 | 0.00 | 4.98 | 7.60 | 0.53 | 0.95 | 1.10 | 0.05 | 0.12 | 3 | 0.64 |
| 睾丸 | C62 | 0.60 | 0.00 | 1.24 | 0.00 | 0.00 | 0.00 | 0.42 | 0.40 | 0.75 | 0.03 | 0.03 | 2 | 0.43 |
| 其他和未说明的男性生殖器官恶性肿瘤 | C63 | 0.00 | 0.00 | 0.00 | 0.00 | 0.00 | 0.00 | 0.00 | 0.00 | 0.00 | 0.00 | 0.00 | 0 | 0.00 |
| 肾脏 | C64 | 0.00 | 0.00 | 0.00 | 0.00 | 0.00 | 0.00 | 0.00 | 0.00 | 0.00 | 0.00 | 0.00 | 0 | 0.00 |
| 肾盂、肾盏 | C65 | 0.30 | 0.00 | 0.00 | 2.44 | 0.00 | 0.00 | 0.23 | 0.29 | 0.93 | 0.03 | 0.03 | 1 | 0.21 |

（续上表）

| 部位或病种 | ICD—10 | 粗率 | 0～ | 15～ | 45～ | 55～ | 65＋ | 中标率 | 世标率 | 35～64岁截缩率 | 0～64岁累积率 | 0～74岁累积率 | 例数 | 构成比 |
|---|---|---|---|---|---|---|---|---|---|---|---|---|---|---|
| 输尿管 | C66 | 0.00 | 0.00 | 0.00 | 0.00 | 0.00 | 0.00 | 0.00 | 0.00 | 0.00 | 0.00 | 0.00 | 0 | 0.00 |
| 膀胱 | C67 | 2.11 | 0.00 | 0.00 | 2.44 | 4.98 | 18.99 | 1.42 | 2.02 | 2.25 | 0.08 | 0.27 | 7 | 1.50 |
| 其他和未说明的泌尿器官 | C68 | 0.00 | 0.00 | 0.00 | 0.00 | 0.00 | 0.00 | 0.00 | 0.00 | 0.00 | 0.00 | 0.00 | 0 | 0.00 |
| 眼 | C69 | 0.30 | 1.20 | 0.00 | 0.00 | 0.00 | 0.00 | 0.38 | 0.50 | 0.00 | 0.02 | 0.02 | 1 | 0.21 |
| 脑、神经系统 | C70—72、D | 3.31 | 0.00 | 4.97 | 2.44 | 0.00 | 7.60 | 2.57 | 2.64 | 4.05 | 0.17 | 0.30 | 11 | 2.36 |
| 甲状腺 | C73 | 2.71 | 0.00 | 3.73 | 4.89 | 0.00 | 3.80 | 2.39 | 2.42 | 3.37 | 0.17 | 0.23 | 9 | 1.93 |
| 肾上腺 | C74 | 0.00 | 0.00 | 0.00 | 0.00 | 0.00 | 0.00 | 0.00 | 0.00 | 0.00 | 0.00 | 0.00 | 0 | 0.00 |
| 其他内分泌腺 | C75 | 0.30 | 1.20 | 0.00 | 0.00 | 0.00 | 0.00 | 0.38 | 0.50 | 0.00 | 0.02 | 0.02 | 1 | 0.21 |
| 霍奇金氏病 | C81 | 0.30 | 0.00 | 0.62 | 0.00 | 0.00 | 0.00 | 0.49 | 0.35 | 0.00 | 0.02 | 0.02 | 1 | 0.21 |
| 非霍奇金氏病 | C82—85、C96 | 4.22 | 1.20 | 2.48 | 14.67 | 14.95 | 0.00 | 3.66 | 4.54 | 10.45 | 0.41 | 0.41 | 14 | 3.00 |
| 多发性骨髓瘤和恶性浆细胞肿瘤 | C90 | 1.21 | 0.00 | 0.00 | 4.89 | 0.00 | 7.60 | 0.94 | 1.24 | 1.86 | 0.06 | 0.17 | 4 | 0.86 |
| 淋巴细胞白血病 | C91 | 0.90 | 2.39 | 0.00 | 0.00 | 0.00 | 3.80 | 0.95 | 0.97 | 0.00 | 0.04 | 0.04 | 3 | 0.64 |
| 髓细胞性白血病 | C92 | 2.11 | 0.00 | 1.24 | 4.89 | 9.97 | 3.80 | 1.65 | 2.01 | 4.90 | 0.18 | 0.25 | 7 | 1.50 |
| 单核细胞性白血病 | C93 | 0.30 | 1.20 | 0.00 | 0.00 | 0.00 | 0.00 | 0.38 | 0.50 | 0.00 | 0.02 | 0.02 | 1 | 0.21 |
| 其他指明的白血病 | C94 | 0.00 | 0.00 | 0.00 | 0.00 | 0.00 | 0.00 | 0.00 | 0.00 | 0.00 | 0.00 | 0.00 | 0 | 0.00 |
| 未指明细胞类型的白血病 | C95 | 0.30 | 1.20 | 0.00 | 0.00 | 0.00 | 0.00 | 0.38 | 0.50 | 0.00 | 0.02 | 0.02 | 1 | 0.21 |
| 独立的多个部位的（原发性）恶性肿瘤 | C97 | 0.30 | 0.00 | 0.00 | 0.00 | 4.98 | 0.00 | 0.33 | 0.39 | 1.32 | 0.05 | 0.05 | 1 | 0.21 |
| 其他及不明部位 | C26、39、48、76—80 | 6.33 | 0.00 | 4.35 | 12.22 | 14.95 | 22.79 | 4.75 | 5.98 | 12.95 | 0.42 | 0.67 | 21 | 4.51 |
| 除 C44 合计 | | 138.89 | 11.97 | 60.85 | 369.14 | 423.54 | 444.41 | 108.91 | 134.69 | 282.91 | 10.13 | 14.96 | 461 | 98.93 |
| 合计 | | 140.40 | 11.97 | 62.71 | 371.59 | 428.52 | 444.41 | 110.07 | 136.04 | 286.32 | 10.25 | 15.09 | 466 | 100.00 |

注：中标率即中国标化发病率，世标率即世界标化发病率。

# 九、阜沙镇恶性肿瘤发病概况

## 1. 阜沙镇简介

阜沙镇是中山市下辖的一个镇，位于中山市中北部，东临鸡鸦水道，面积 40.36 平方公里，镇域地势平坦，土地肥沃，河涌纵横交织，小榄水道、鸡鸦水道环抱全镇，户籍人口 3.55 万人，非户籍人口 1.77 万人。下辖 1 个社区和 8 个村[15]。

## 2. 人口资料

2000—2004 年期间中山市阜沙镇共有人口 178237 人，其中男性 91444 人，女性 86794 人，男女人口数比值为 1.05，人口数增长率为－2.51%，其中男性增长率为－2.82%，女性为－2.18%（表 188）。

**表 188　中山市阜沙镇 2000—2004 年年中人口构成（N）**

| 年份 | 男 | 女 | 合计 | 比值 |
|---|---|---|---|---|
| 2000 | 18543 | 17473 | 36016 | 1.06 |
| 2001 | 18507 | 17600 | 36107 | 1.05 |
| 2002 | 18514 | 17680 | 36194 | 1.05 |
| 2003 | 17859 | 16949 | 34808 | 1.05 |
| 2004 | 18021 | 17092 | 35113 | 1.05 |
| 合计 | 91444 | 86794 | 178237 | 1.05 |

期间阜沙镇不同年龄段男女人口数比值随年龄增长而逐渐下降，24 岁之前大于 1，25～69 岁波动于 0.98～1.09 之间，70 岁后小于 1 并持续下降。1 岁以下男女比值最高，为 1.26，85 岁以上年龄组比值最低，为 0.42（表 189）。

**表 189　中山市阜沙镇 2000—2004 年年中人口构成（N）**

| 年龄组 | 男 | 女 | 合计 | 比值 |
|---|---|---|---|---|
| 0～ | 1243 | 988 | 2231 | 1.26 |
| 1～ | 5724 | 4636 | 10360 | 1.23 |
| 5～ | 8024 | 6838 | 14862 | 1.17 |
| 10～ | 9281 | 8200 | 17481 | 1.13 |
| 15～ | 7228 | 6479 | 13707 | 1.12 |
| 20～ | 6194 | 5992 | 12186 | 1.03 |
| 25～ | 7935 | 8122 | 16057 | 0.98 |
| 30～ | 8499 | 8651 | 17150 | 0.98 |
| 35～ | 7838 | 7492 | 15330 | 1.05 |
| 40～ | 6267 | 5766 | 12033 | 1.09 |

（续上表）

| 年龄组 | 男 | 女 | 合计 | 比值 |
|---|---|---|---|---|
| 45～ | 6513 | 6104 | 12617 | 1.07 |
| 50～ | 4795 | 4556 | 9351 | 1.05 |
| 55～ | 2803 | 2677 | 5480 | 1.05 |
| 60～ | 2753 | 2546 | 5299 | 1.08 |
| 65～ | 2420 | 2424 | 4844 | 1.00 |
| 70～ | 1908 | 2078 | 3986 | 0.92 |
| 75～ | 1156 | 1616 | 2772 | 0.72 |
| 80～ | 574 | 947 | 1521 | 0.61 |
| 85＋ | 289 | 682 | 971 | 0.42 |
| 合计 | 91444 | 86794 | 178237 | 1.05 |

阜沙镇人口年龄别构成主要以 0～19 岁、20～39 岁和 40～59 岁年龄组为主，其男性人口数分别占同期阜沙镇男性人口总数的 35%、33%和 22%，女性分别占 31%、35%和 22%（图 116、图 117、图 118）。

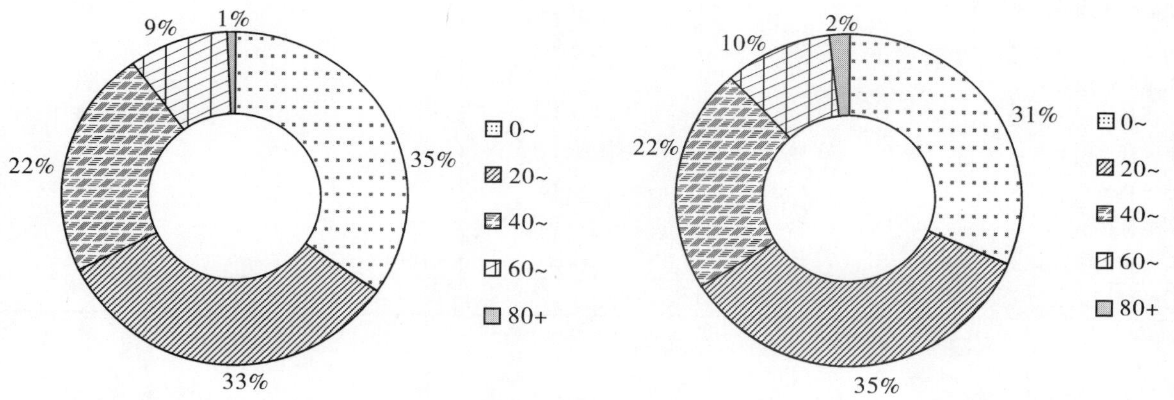


图 116　中山市阜沙镇 2000—2004 年男性人口年龄构成　图 117　中山市阜沙镇 2000—2004 年女性人口年龄构成

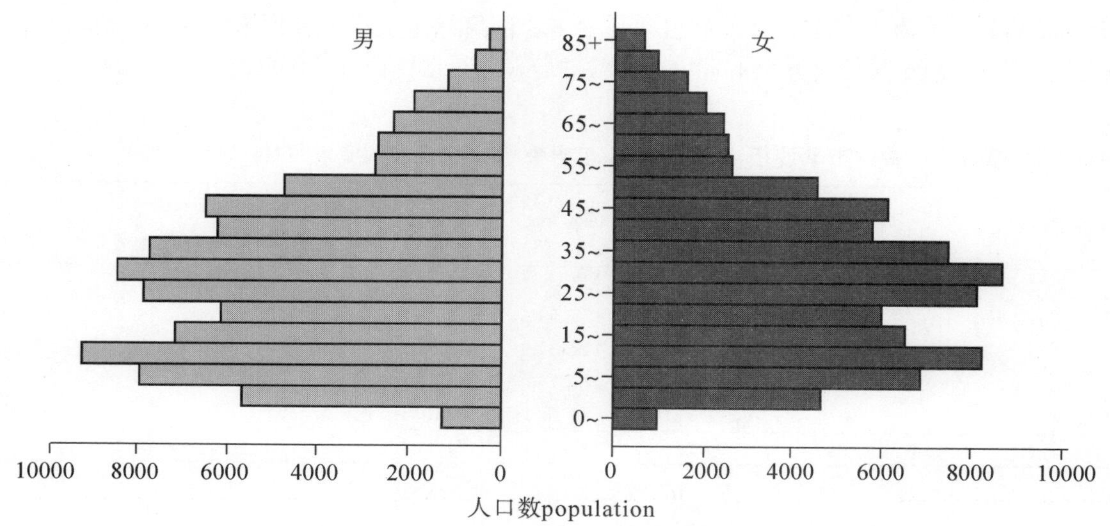


图 118　中山市 2000—2004 年阜沙镇人口金字塔图

## 3. 资料质量

2000—2004 年期间中山市阜沙镇恶性肿瘤新发患者病理诊断率为 73.74%，骨髓和细胞学诊断率为 2.69%，影像学诊断率为 23.23%，死亡补发病比例为 0.34%（表 190），发病部位不明恶性肿瘤数占同期阜沙镇恶性肿瘤发病总数的 2.36%，其中以其他和不明确的消化器官恶性肿瘤、呼吸和消化器官继发恶性肿瘤为主（表 191）。

**表 190　中山市阜沙镇 2000—2004 年新发恶性肿瘤各类诊断依据所占比例（N,%）**

| 诊断依据 | 例数 | 构成比 |
|---|---|---|
| 死亡补发病（DCO） | 1 | 0.34 |
| CT、MR 与 B 超等影像学 | 69 | 23.23 |
| 骨髓、细胞学 | 8 | 2.69 |
| 病理 | 219 | 73.74 |
| 合计 | 297 | 100.00 |

**表 191　中山市阜沙镇 2000—2004 年发病部位不明恶性肿瘤构成（N,%）**

| 部位 | ICD—10 | 例数 | 构成比 |
|---|---|---|---|
| 其他和不明确的消化器官 | C26 | 2 | 28.57 |
| 其他和不明确的呼吸和胸腔内器官 | C39 | 0 | 0.00 |
| 腹膜后和腹膜 | C48 | 1 | 14.29 |
| 其他和不明确部位 | C76 | 0 | 0.00 |
| 淋巴结继发和未指明 | C77 | 0 | 0.00 |
| 呼吸和消化器官继发 | C78 | 2 | 28.57 |
| 其他部位继发 | C79 | 1 | 14.29 |
| 未特别说明（NOS） | C80 | 1 | 14.29 |
| 合计 | | 7 | 100.00 |

## 4. 发病概况

2000—2004 年期间中山市阜沙镇共有恶性肿瘤新发患者 297 例，其中男性 189 例，女性 108 例，男女发病数比值为 1.75。男性发病粗率、中国和世界标化发病率分别为 206.69/$10^5$、168.19/$10^5$ 和 211.30/$10^5$，女性分别为 124.43/$10^5$、97.53/$10^5$ 和 121.43/$10^5$（表 192、表 193）。

**表 192　中山市阜沙镇 2000—2004 年男性恶性肿瘤发病概况（N，1/$10^5$,%）**

| 年份 | 例数 | 粗率 | 中标率 | 世标率 | 35～64 岁截缩率 | 0～64 岁累积率 | 0～74 岁累积率 |
|---|---|---|---|---|---|---|---|
| 2000 | 52 | 280.44 | 222.06 | 291.79 | 561.48 | 20.54 | 31.55 |
| 2001 | 35 | 189.11 | 155.59 | 195.71 | 408.89 | 15.04 | 23.28 |
| 2002 | 26 | 140.43 | 112.31 | 129.53 | 304.96 | 10.72 | 12.01 |
| 2003 | 36 | 201.58 | 164.76 | 203.61 | 423.53 | 15.64 | 21.49 |
| 2004 | 40 | 221.96 | 186.52 | 236.15 | 565.54 | 19.40 | 28.63 |
| 合计 | 189 | 206.69 | 168.19 | 211.30 | 452.52 | 16.26 | 23.38 |

注：中标率为中国标化发病率，世标率为世界标化发病率。

表 193　中山市阜沙镇 2000—2004 年女性恶性肿瘤发病概况（N，1/10⁵，%）

| 年份 | 例数 | 粗率 | 中标率 | 世标率 | 35～64 岁截缩率 | 0～64 岁累积率 | 0～74 岁累积率 |
|---|---|---|---|---|---|---|---|
| 2000 | 28 | 160.25 | 136.73 | 170.80 | 358.12 | 14.02 | 19.31 |
| 2001 | 25 | 142.05 | 111.12 | 144.36 | 356.44 | 12.50 | 16.73 |
| 2002 | 12 | 67.87 | 45.39 | 55.68 | 129.16 | 3.93 | 4.95 |
| 2003 | 17 | 100.30 | 75.27 | 88.12 | 248.24 | 8.37 | 8.37 |
| 2004 | 26 | 152.12 | 119.47 | 148.40 | 398.59 | 13.23 | 16.55 |
| 合计 | 108 | 124.43 | 97.53 | 121.43 | 297.65 | 10.40 | 13.18 |

注：中标率为中国标化发病率，世标率为世界标化发病率。

表 194　中山市阜沙镇 2000—2004 年男女合计恶性肿瘤发病概况（N，1/10⁵，%）

| 年份 | 例数 | 粗率 | 中标率 | 世标率 | 35～64 岁截缩率 | 0～64 岁累积率 | 0～74 岁累积率 |
|---|---|---|---|---|---|---|---|
| 2000 | 80 | 222.13 | 177.74 | 226.83 | 463.43 | 17.38 | 25.47 |
| 2001 | 60 | 166.17 | 133.15 | 169.69 | 383.18 | 13.78 | 19.93 |
| 2002 | 38 | 104.99 | 78.95 | 92.73 | 219.01 | 7.40 | 8.52 |
| 2003 | 53 | 152.27 | 118.43 | 143.97 | 338.13 | 12.10 | 14.97 |
| 2004 | 66 | 187.96 | 152.55 | 191.67 | 484.32 | 16.40 | 22.61 |
| 合计 | 297 | 166.63 | 132.10 | 164.91 | 377.19 | 13.40 | 18.29 |

注：中标率为中国标化发病率，世标率为世界标化发病率。

## 5. 年龄别发病率

2000—2004 年期间中山市阜沙镇恶性肿瘤年龄别发病率从 35 岁左右迅速上升，男性 55 岁后发病波动较大，女性 50～65 岁相对稳定。65 岁后开始下降（图 119）。

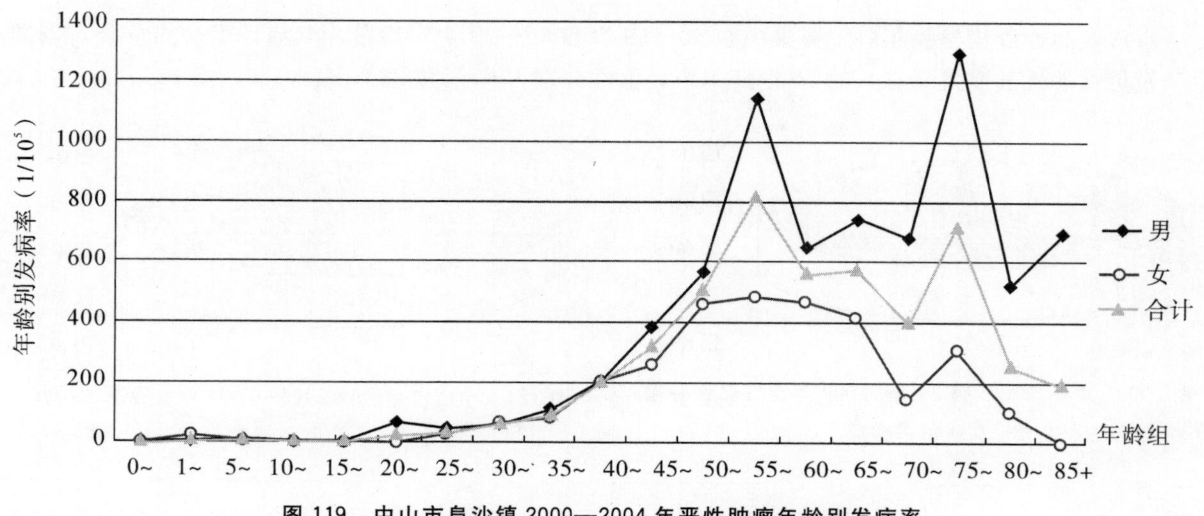


图 119　中山市阜沙镇 2000—2004 年恶性肿瘤年龄别发病率

除 1～4 岁、30～34 岁 2 个年龄段女性发病多于男性外，阜沙镇其他年龄段男性恶性肿瘤发病多于女性，尤以 85 岁以上年龄段最为明显（表 195）。

**表 195　中山市阜沙镇 2000—2004 年恶性肿瘤年龄别发病率（$1/10^5$）**

| 年龄组 | 男 | 女 | 合计 | 比值 |
|---|---|---|---|---|
| 0～ | 0.00 | 0.00 | 0.00 | 0.00 |
| 1～ | 0.00 | 21.57 | 9.67 | 0.00 |
| 5～ | 12.46 | 0.00 | 6.74 | 0.00 |
| 10～ | 0.00 | 0.00 | 0.00 | 0.00 |
| 15～ | 0.00 | 0.00 | 0.00 | 0.00 |
| 20～ | 64.57 | 0.00 | 32.81 | 0.00 |
| 25～ | 50.41 | 24.62 | 37.33 | 2.05 |
| 30～ | 58.83 | 69.35 | 64.08 | 0.85 |
| 35～ | 114.83 | 80.09 | 97.84 | 1.43 |
| 40～ | 207.43 | 208.12 | 207.84 | 1.00 |
| 45～ | 383.82 | 262.14 | 325.01 | 1.46 |
| 50～ | 563.11 | 460.87 | 513.29 | 1.22 |
| 55～ | 1141.67 | 485.67 | 821.16 | 2.35 |
| 60～ | 653.86 | 471.34 | 566.35 | 1.39 |
| 65～ | 743.77 | 412.50 | 577.60 | 1.80 |
| 70～ | 681.23 | 144.34 | 400.65 | 4.72 |
| 75～ | 1297.87 | 309.49 | 718.25 | 4.19 |
| 80～ | 522.91 | 105.63 | 261.32 | 4.95 |
| 85+ | 691.37 | 0.00 | 203.78 | 0.00 |
| 合计 | 206.69 | 124.43 | 166.63 | 1.66 |

阜沙镇恶性肿瘤发病年龄主要集中在 40～59 岁和 60～79 岁年龄段，其男性发病数分别占同期阜沙镇男性恶性肿瘤发病总数的 50％和 34％，女性分别占 57％和 28％（图 120、图 121 ）。

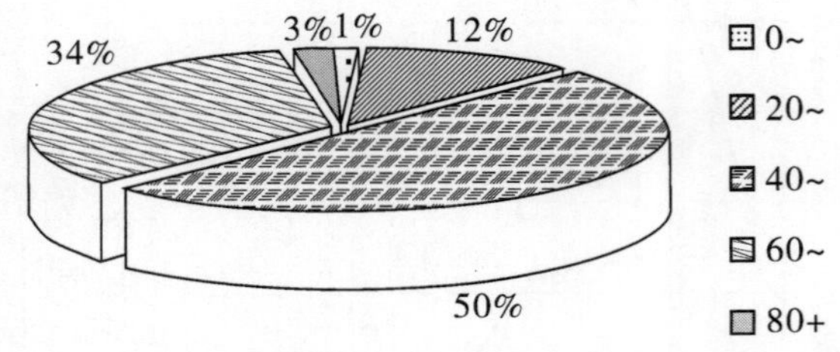


**图 120　中山市阜沙镇 2000—2004 年男性恶性肿瘤发病年龄构成**

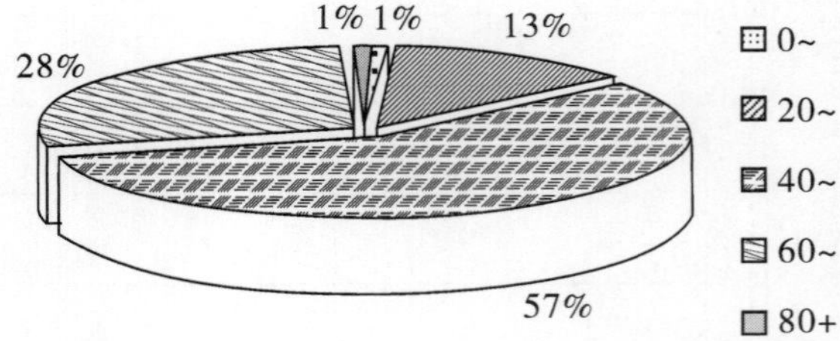


**图 121　中山市阜沙镇 2000—2004 年女性恶性肿瘤发病年龄构成**

**表 196　中山市阜沙镇 2000—2004 年男性恶性肿瘤年龄别发病率（1/10⁵）**

| 部位或病种 | ICD—10 | 0～ | 1～ | 5～ | 10～ | 15～ | 20～ | 25～ | 30～ | 35～ | 40～ | 45～ | 50～ | 55～ | 60～ | 65～ | 70～ | 75～ | 80～ | 85＋ | 合计 |
|---|---|---|---|---|---|---|---|---|---|---|---|---|---|---|---|---|---|---|---|---|---|
| 唇 | C00 | 0.00 | 0.00 | 0.00 | 0.00 | 0.00 | 0.00 | 0.00 | 0.00 | 0.00 | 0.00 | 0.00 | 0.00 | 0.00 | 0.00 | 0.00 | 0.00 | 0.00 | 0.00 | 0.00 | 0.00 |
| 舌 | C01—02 | 0.00 | 0.00 | 0.00 | 0.00 | 0.00 | 0.00 | 25.20 | 0.00 | 0.00 | 0.00 | 0.00 | 0.00 | 71.35 | 0.00 | 0.00 | 0.00 | 0.00 | 0.00 | 0.00 | 4.37 |
| 口 | C03—06 | 0.00 | 0.00 | 0.00 | 0.00 | 0.00 | 0.00 | 0.00 | 0.00 | 0.00 | 0.00 | 15.35 | 20.86 | 0.00 | 0.00 | 0.00 | 0.00 | 0.00 | 0.00 | 0.00 | 2.19 |
| 唾液腺 | C07—08 | 0.00 | 0.00 | 0.00 | 0.00 | 0.00 | 0.00 | 0.00 | 0.00 | 0.00 | 0.00 | 0.00 | 0.00 | 0.00 | 0.00 | 0.00 | 0.00 | 0.00 | 0.00 | 0.00 | 0.00 |
| 扁桃腺 | C09 | 0.00 | 0.00 | 0.00 | 0.00 | 0.00 | 0.00 | 0.00 | 0.00 | 0.00 | 0.00 | 0.00 | 0.00 | 0.00 | 0.00 | 0.00 | 0.00 | 0.00 | 0.00 | 0.00 | 0.00 |
| 其他口咽部 | C10 | 0.00 | 0.00 | 0.00 | 0.00 | 0.00 | 0.00 | 0.00 | 0.00 | 0.00 | 0.00 | 0.00 | 0.00 | 0.00 | 0.00 | 0.00 | 0.00 | 0.00 | 0.00 | 0.00 | 0.00 |
| 鼻咽部 | C11 | 0.00 | 0.00 | 0.00 | 0.00 | 0.00 | 48.43 | 12.60 | 23.53 | 38.28 | 79.78 | 92.12 | 83.42 | 321.10 | 72.65 | 0.00 | 52.40 | 86.52 | 0.00 | 0.00 | 40.46 |
| 喉咽部 | C12—13 | 0.00 | 0.00 | 0.00 | 0.00 | 0.00 | 0.00 | 0.00 | 0.00 | 0.00 | 0.00 | 46.06 | 0.00 | 35.68 | 0.00 | 0.00 | 0.00 | 0.00 | 0.00 | 0.00 | 4.37 |
| 唇，口腔和咽的其他部位和具体部位不明 | C14 | 0.00 | 0.00 | 0.00 | 0.00 | 0.00 | 0.00 | 0.00 | 0.00 | 0.00 | 0.00 | 0.00 | 0.00 | 0.00 | 0.00 | 0.00 | 0.00 | 0.00 | 0.00 | 0.00 | 0.00 |
| 食管 | C15 | 0.00 | 0.00 | 0.00 | 0.00 | 0.00 | 0.00 | 0.00 | 0.00 | 0.00 | 47.87 | 61.41 | 104.28 | 107.03 | 217.95 | 165.28 | 52.40 | 173.05 | 0.00 | 0.00 | 30.62 |
| 胃 | C16 | 0.00 | 0.00 | 0.00 | 0.00 | 0.00 | 0.00 | 0.00 | 11.77 | 0.00 | 0.00 | 15.35 | 20.86 | 0.00 | 0.00 | 41.32 | 0.00 | 173.05 | 0.00 | 0.00 | 6.56 |
| 小肠 | C17 | 0.00 | 0.00 | 0.00 | 0.00 | 0.00 | 0.00 | 0.00 | 0.00 | 0.00 | 0.00 | 0.00 | 0.00 | 0.00 | 0.00 | 0.00 | 0.00 | 0.00 | 0.00 | 0.00 | 0.00 |
| 结肠 | C18 | 0.00 | 0.00 | 0.00 | 0.00 | 0.00 | 0.00 | 0.00 | 0.00 | 12.76 | 15.96 | 30.71 | 0.00 | 0.00 | 0.00 | 0.00 | 52.40 | 0.00 | 0.00 | 0.00 | 5.47 |
| 直肠和乙状结肠连接处 | C19—20 | 0.00 | 0.00 | 0.00 | 0.00 | 0.00 | 0.00 | 0.00 | 0.00 | 0.00 | 0.00 | 0.00 | 41.71 | 35.68 | 0.00 | 0.00 | 0.00 | 173.05 | 0.00 | 0.00 | 5.47 |
| 肛门 | C21 | 0.00 | 0.00 | 0.00 | 0.00 | 0.00 | 0.00 | 0.00 | 0.00 | 0.00 | 0.00 | 0.00 | 0.00 | 0.00 | 0.00 | 0.00 | 0.00 | 0.00 | 0.00 | 0.00 | 0.00 |
| 肝脏和肝内胆管 | C22 | 0.00 | 0.00 | 0.00 | 0.00 | 0.00 | 0.00 | 12.60 | 11.77 | 12.76 | 47.87 | 61.41 | 41.71 | 214.06 | 217.95 | 165.28 | 157.21 | 0.00 | 174.30 | 345.68 | 36.09 |
| 胆囊 | C23 | 0.00 | 0.00 | 0.00 | 0.00 | 0.00 | 0.00 | 0.00 | 0.00 | 0.00 | 0.00 | 0.00 | 0.00 | 0.00 | 0.00 | 0.00 | 0.00 | 0.00 | 0.00 | 0.00 | 0.00 |
| 肝外胆管 | C24 | 0.00 | 0.00 | 0.00 | 0.00 | 0.00 | 0.00 | 0.00 | 0.00 | 0.00 | 0.00 | 0.00 | 0.00 | 35.68 | 0.00 | 82.64 | 0.00 | 86.52 | 174.30 | 0.00 | 5.47 |
| 胰腺 | C25 | 0.00 | 0.00 | 0.00 | 0.00 | 0.00 | 0.00 | 0.00 | 0.00 | 0.00 | 0.00 | 0.00 | 20.86 | 0.00 | 0.00 | 0.00 | 0.00 | 0.00 | 0.00 | 345.68 | 2.19 |
| 鼻腔、中耳和副鼻窦 | C30—31 | 0.00 | 0.00 | 0.00 | 0.00 | 0.00 | 0.00 | 0.00 | 0.00 | 0.00 | 0.00 | 0.00 | 0.00 | 0.00 | 0.00 | 0.00 | 0.00 | 0.00 | 0.00 | 0.00 | 0.00 |
| 喉 | C32 | 0.00 | 0.00 | 0.00 | 0.00 | 0.00 | 0.00 | 0.00 | 0.00 | 0.00 | 0.00 | 15.35 | 20.86 | 142.71 | 0.00 | 41.32 | 0.00 | 0.00 | 0.00 | 0.00 | 7.66 |
| 气管、支气管和肺 | C33—34 | 0.00 | 0.00 | 0.00 | 0.00 | 0.00 | 0.00 | 0.00 | 0.00 | 12.76 | 15.96 | 15.35 | 104.28 | 71.35 | 0.00 | 123.96 | 314.41 | 259.57 | 174.30 | 0.00 | 25.15 |

（续上表）

| 部位或病种 | ICD—10 | 0～ | 1～ | 5～ | 10～ | 15～ | 20～ | 25～ | 30～ | 35～ | 40～ | 45～ | 50～ | 55～ | 60～ | 65～ | 70～ | 75～ | 80～ | 85＋ | 合计 |
|---|---|---|---|---|---|---|---|---|---|---|---|---|---|---|---|---|---|---|---|---|---|
| 其他呼吸器官 | C37－38 | 0.00 | 0.00 | 0.00 | 0.00 | 0.00 | 0.00 | 0.00 | 0.00 | 0.00 | 0.00 | 0.00 | 0.00 | 0.00 | 36.33 | 0.00 | 0.00 | 0.00 | 0.00 | 0.00 | 1.09 |
| 骨和关节软骨 | C40－41 | 0.00 | 0.00 | 0.00 | 0.00 | 0.00 | 0.00 | 0.00 | 0.00 | 0.00 | 0.00 | 0.00 | 0.00 | 0.00 | 72.65 | 0.00 | 0.00 | 0.00 | 0.00 | 0.00 | 2.19 |
| 皮肤恶性黑色素瘤 | C43 | 0.00 | 0.00 | 0.00 | 0.00 | 0.00 | 0.00 | 0.00 | 0.00 | 0.00 | 0.00 | 0.00 | 0.00 | 0.00 | 0.00 | 0.00 | 0.00 | 0.00 | 0.00 | 0.00 | 0.00 |
| 皮肤其他恶性肿瘤 | C44 | 0.00 | 0.00 | 0.00 | 0.00 | 0.00 | 0.00 | 0.00 | 0.00 | 0.00 | 0.00 | 0.00 | 20.86 | 0.00 | 0.00 | 0.00 | 0.00 | 86.52 | 0.00 | 0.00 | 2.19 |
| 间皮瘤 | C45 | 0.00 | 0.00 | 0.00 | 0.00 | 0.00 | 0.00 | 0.00 | 0.00 | 0.00 | 0.00 | 0.00 | 0.00 | 0.00 | 0.00 | 0.00 | 0.00 | 0.00 | 0.00 | 0.00 | 0.00 |
| Kaposi氏肉瘤 | C46 | 0.00 | 0.00 | 0.00 | 0.00 | 0.00 | 0.00 | 0.00 | 0.00 | 0.00 | 0.00 | 0.00 | 0.00 | 0.00 | 0.00 | 0.00 | 0.00 | 0.00 | 0.00 | 0.00 | 0.00 |
| 结缔组织和其他软组织 | C47、49 | 0.00 | 0.00 | 0.00 | 0.00 | 0.00 | 0.00 | 0.00 | 0.00 | 12.76 | 0.00 | 15.35 | 0.00 | 0.00 | 0.00 | 0.00 | 0.00 | 0.00 | 0.00 | 0.00 | 2.19 |
| 乳房 | C50 | 0.00 | 0.00 | 0.00 | 0.00 | 0.00 | 0.00 | 0.00 | 0.00 | 0.00 | 0.00 | 0.00 | 0.00 | 0.00 | 0.00 | 0.00 | 0.00 | 0.00 | 0.00 | 0.00 | 0.00 |
| 外阴 | C51 | 0.00 | 0.00 | 0.00 | 0.00 | 0.00 | 0.00 | 0.00 | 0.00 | 0.00 | 0.00 | 0.00 | 0.00 | 0.00 | 0.00 | 0.00 | 0.00 | 0.00 | 0.00 | 0.00 | 0.00 |
| 阴道 | C52 | 0.00 | 0.00 | 0.00 | 0.00 | 0.00 | 0.00 | 0.00 | 0.00 | 0.00 | 0.00 | 0.00 | 0.00 | 0.00 | 0.00 | 0.00 | 0.00 | 0.00 | 0.00 | 0.00 | 0.00 |
| 子宫颈 | C53 | 0.00 | 0.00 | 0.00 | 0.00 | 0.00 | 0.00 | 0.00 | 0.00 | 0.00 | 0.00 | 0.00 | 0.00 | 0.00 | 0.00 | 0.00 | 0.00 | 0.00 | 0.00 | 0.00 | 0.00 |
| 子宫体 | C54 | 0.00 | 0.00 | 0.00 | 0.00 | 0.00 | 0.00 | 0.00 | 0.00 | 0.00 | 0.00 | 0.00 | 0.00 | 0.00 | 0.00 | 0.00 | 0.00 | 0.00 | 0.00 | 0.00 | 0.00 |
| 子宫恶性肿瘤、未注明部位 | C55 | 0.00 | 0.00 | 0.00 | 0.00 | 0.00 | 0.00 | 0.00 | 0.00 | 0.00 | 0.00 | 0.00 | 0.00 | 0.00 | 0.00 | 0.00 | 0.00 | 0.00 | 0.00 | 0.00 | 0.00 |
| 卵巢 | C56 | 0.00 | 0.00 | 0.00 | 0.00 | 0.00 | 0.00 | 0.00 | 0.00 | 0.00 | 0.00 | 0.00 | 0.00 | 0.00 | 0.00 | 0.00 | 0.00 | 0.00 | 0.00 | 0.00 | 0.00 |
| 其他和未说明的女性生殖器官恶性肿瘤 | C57 | 0.00 | 0.00 | 0.00 | 0.00 | 0.00 | 0.00 | 0.00 | 0.00 | 0.00 | 0.00 | 0.00 | 0.00 | 0.00 | 0.00 | 0.00 | 0.00 | 0.00 | 0.00 | 0.00 | 0.00 |
| 胎盘 | C58 | 0.00 | 0.00 | 0.00 | 0.00 | 0.00 | 0.00 | 0.00 | 0.00 | 0.00 | 0.00 | 0.00 | 0.00 | 0.00 | 0.00 | 0.00 | 0.00 | 0.00 | 0.00 | 0.00 | 0.00 |
| 阴茎 | C60 | 0.00 | 0.00 | 0.00 | 0.00 | 0.00 | 0.00 | 0.00 | 0.00 | 0.00 | 0.00 | 0.00 | 0.00 | 0.00 | 0.00 | 0.00 | 0.00 | 0.00 | 0.00 | 0.00 | 0.00 |
| 前列腺 | C61 | 0.00 | 0.00 | 0.00 | 0.00 | 0.00 | 0.00 | 0.00 | 0.00 | 0.00 | 0.00 | 0.00 | 20.86 | 0.00 | 0.00 | 41.32 | 52.40 | 0.00 | 0.00 | 0.00 | 3.28 |
| 睾丸 | C62 | 0.00 | 0.00 | 0.00 | 0.00 | 0.00 | 0.00 | 0.00 | 0.00 | 0.00 | 0.00 | 0.00 | 0.00 | 0.00 | 0.00 | 0.00 | 0.00 | 0.00 | 0.00 | 0.00 | 0.00 |
| 其他和未说明的男性生殖器官恶性肿瘤 | C63 | 0.00 | 0.00 | 0.00 | 0.00 | 0.00 | 0.00 | 0.00 | 0.00 | 0.00 | 0.00 | 0.00 | 0.00 | 0.00 | 0.00 | 0.00 | 0.00 | 0.00 | 0.00 | 0.00 | 0.00 |
| 肾脏 | C64 | 0.00 | 0.00 | 0.00 | 0.00 | 0.00 | 0.00 | 0.00 | 0.00 | 12.76 | 0.00 | 0.00 | 0.00 | 0.00 | 0.00 | 41.32 | 0.00 | 0.00 | 0.00 | 0.00 | 2.19 |
| 肾盂、肾盏 | C65 | 0.00 | 0.00 | 0.00 | 0.00 | 0.00 | 0.00 | 0.00 | 0.00 | 0.00 | 0.00 | 0.00 | 0.00 | 0.00 | 0.00 | 0.00 | 0.00 | 0.00 | 0.00 | 0.00 | 0.00 |

（续上表）

| 部位或病种 | ICD—10 | 0～ | 1～ | 5～ | 10～ | 15～ | 20～ | 25～ | 30～ | 35～ | 40～ | 45～ | 50～ | 55～ | 60～ | 65～ | 70～ | 75～ | 80～ | 85＋ | 合计 |
|---|---|---|---|---|---|---|---|---|---|---|---|---|---|---|---|---|---|---|---|---|---|
| 输尿管 | C66 | 0.00 | 0.00 | 0.00 | 0.00 | 0.00 | 0.00 | 0.00 | 0.00 | 0.00 | 0.00 | 0.00 | 0.00 | 0.00 | 0.00 | 0.00 | 0.00 | 0.00 | 0.00 | 0.00 | 0.00 |
| 膀胱 | C67 | 0.00 | 0.00 | 0.00 | 0.00 | 0.00 | 0.00 | 0.00 | 0.00 | 0.00 | 0.00 | 0.00 | 0.00 | 0.00 | 0.00 | 0.00 | 0.00 | 86.52 | 0.00 | 0.00 | 1.09 |
| 其他和未说明的泌尿器官 | C68 | 0.00 | 0.00 | 0.00 | 0.00 | 0.00 | 0.00 | 0.00 | 0.00 | 0.00 | 0.00 | 0.00 | 0.00 | 0.00 | 0.00 | 0.00 | 0.00 | 0.00 | 0.00 | 0.00 | 0.00 |
| 眼 | C69 | 0.00 | 0.00 | 0.00 | 0.00 | 0.00 | 0.00 | 0.00 | 0.00 | 0.00 | 0.00 | 0.00 | 0.00 | 0.00 | 0.00 | 0.00 | 0.00 | 0.00 | 0.00 | 0.00 | 0.00 |
| 脑、神经系统 | C70－72、D | 0.00 | 12.46 | 0.00 | 0.00 | 0.00 | 0.00 | 0.00 | 0.00 | 0.00 | 0.00 | 0.00 | 0.00 | 71.35 | 0.00 | 41.32 | 0.00 | 0.00 | 0.00 | 0.00 | 4.37 |
| 甲状腺 | C73 | 0.00 | 0.00 | 0.00 | 0.00 | 0.00 | 0.00 | 0.00 | 0.00 | 0.00 | 0.00 | 0.00 | 0.00 | 0.00 | 0.00 | 0.00 | 0.00 | 0.00 | 0.00 | 0.00 | 0.00 |
| 肾上腺 | C74 | 0.00 | 0.00 | 0.00 | 0.00 | 0.00 | 0.00 | 0.00 | 0.00 | 12.76 | 0.00 | 0.00 | 0.00 | 0.00 | 0.00 | 0.00 | 0.00 | 0.00 | 0.00 | 0.00 | 1.09 |
| 其他内分泌腺 | C75 | 0.00 | 0.00 | 0.00 | 0.00 | 0.00 | 0.00 | 0.00 | 0.00 | 0.00 | 0.00 | 0.00 | 0.00 | 0.00 | 0.00 | 0.00 | 0.00 | 0.00 | 0.00 | 0.00 | 0.00 |
| 霍奇金氏病 | C81 | 0.00 | 0.00 | 0.00 | 0.00 | 0.00 | 0.00 | 0.00 | 0.00 | 0.00 | 0.00 | 0.00 | 0.00 | 0.00 | 0.00 | 0.00 | 0.00 | 0.00 | 0.00 | 0.00 | 0.00 |
| 非霍奇金氏病 | C82—85、C96 | 0.00 | 0.00 | 0.00 | 0.00 | 0.00 | 0.00 | 0.00 | 0.00 | 0.00 | 0.00 | 0.00 | 20.86 | 0.00 | 0.00 | 0.00 | 0.00 | 0.00 | 0.00 | 0.00 | 1.09 |
| 多发性骨髓瘤和恶性浆细胞肿瘤 | C90 | 0.00 | 0.00 | 0.00 | 0.00 | 0.00 | 0.00 | 0.00 | 0.00 | 0.00 | 0.00 | 0.00 | 0.00 | 0.00 | 0.00 | 0.00 | 0.00 | 86.52 | 0.00 | 0.00 | 1.09 |
| 淋巴细胞白血病 | C91 | 0.00 | 0.00 | 0.00 | 0.00 | 0.00 | 0.00 | 0.00 | 0.00 | 0.00 | 0.00 | 0.00 | 0.00 | 0.00 | 0.00 | 0.00 | 0.00 | 0.00 | 0.00 | 0.00 | 0.00 |
| 髓细胞性白血病 | C92 | 0.00 | 0.00 | 0.00 | 0.00 | 0.00 | 0.00 | 0.00 | 11.77 | 0.00 | 0.00 | 0.00 | 0.00 | 0.00 | 0.00 | 0.00 | 0.00 | 0.00 | 0.00 | 0.00 | 1.09 |
| 单核细胞性白血病 | C93 | 0.00 | 0.00 | 0.00 | 0.00 | 0.00 | 0.00 | 0.00 | 0.00 | 0.00 | 0.00 | 0.00 | 0.00 | 0.00 | 0.00 | 0.00 | 0.00 | 0.00 | 0.00 | 0.00 | 0.00 |
| 其他指明的白血病 | C94 | 0.00 | 0.00 | 0.00 | 0.00 | 0.00 | 0.00 | 0.00 | 0.00 | 0.00 | 0.00 | 0.00 | 0.00 | 0.00 | 0.00 | 0.00 | 0.00 | 0.00 | 0.00 | 0.00 | 0.00 |
| 未指明细胞类型的白血病 | C95 | 0.00 | 0.00 | 0.00 | 0.00 | 0.00 | 0.00 | 0.00 | 0.00 | 0.00 | 0.00 | 15.35 | 0.00 | 0.00 | 0.00 | 0.00 | 0.00 | 0.00 | 0.00 | 0.00 | 1.09 |
| 独立的多个部位的（原发性）恶性肿瘤 | C97 | 0.00 | 0.00 | 0.00 | 0.00 | 0.00 | 0.00 | 0.00 | 0.00 | 0.00 | 0.00 | 0.00 | 0.00 | 0.00 | 0.00 | 0.00 | 0.00 | 0.00 | 0.00 | 0.00 | 0.00 |
| 其他及不明部位 | C26、39、48、76—80 | 0.00 | 0.00 | 0.00 | 0.00 | 0.00 | 16.14 | 0.00 | 0.00 | 0.00 | 0.00 | 0.00 | 41.71 | 35.68 | 36.33 | 0.00 | 0.00 | 86.52 | 0.00 | 0.00 | 6.56 |
| 除 C44 合计 | | 0.00 | 0.00 | 12.46 | 0.00 | 0.00 | 64.57 | 50.41 | 58.83 | 114.83 | 207.43 | 383.82 | 542.26 | 1141.67 | 653.86 | 743.77 | 681.23 | 1211.34 | 522.91 | 691.37 | 204.50 |
| 合计 | | 0.00 | 0.00 | 12.46 | 0.00 | 0.00 | 64.57 | 50.41 | 58.83 | 114.83 | 207.43 | 383.82 | 563.11 | 1141.67 | 653.86 | 743.77 | 681.23 | 1297.87 | 522.91 | 691.37 | 206.69 |

表 197　中山市阜沙镇 2000—2004 年女性恶性肿瘤年龄别发病率（$1/10^5$）

| 部位或病种 | ICD—10 | 0～ | 1～ | 5～ | 10～ | 15～ | 20～ | 25～ | 30～ | 35～ | 40～ | 45～ | 50～ | 55～ | 60～ | 65～ | 70～ | 75～ | 80～ | 85＋ | 合计 |
|---|---|---|---|---|---|---|---|---|---|---|---|---|---|---|---|---|---|---|---|---|---|
| 唇 | C00 | 0.00 | 0.00 | 0.00 | 0.00 | 0.00 | 0.00 | 0.00 | 0.00 | 0.00 | 0.00 | 0.00 | 0.00 | 0.00 | 0.00 | 0.00 | 0.00 | 0.00 | 0.00 | 0.00 | 0.00 |
| 舌 | C01－02 | 0.00 | 0.00 | 0.00 | 0.00 | 0.00 | 0.00 | 0.00 | 0.00 | 0.00 | 0.00 | 0.00 | 21.95 | 0.00 | 0.00 | 0.00 | 0.00 | 0.00 | 0.00 | 0.00 | 1.15 |
| 口 | C03－06 | 0.00 | 0.00 | 0.00 | 0.00 | 0.00 | 0.00 | 0.00 | 0.00 | 0.00 | 0.00 | 0.00 | 0.00 | 0.00 | 0.00 | 0.00 | 0.00 | 0.00 | 0.00 | 0.00 | 0.00 |
| 唾液腺 | C07－08 | 0.00 | 0.00 | 0.00 | 0.00 | 0.00 | 0.00 | 0.00 | 0.00 | 0.00 | 0.00 | 0.00 | 0.00 | 0.00 | 0.00 | 0.00 | 0.00 | 0.00 | 0.00 | 0.00 | 0.00 |
| 扁桃腺 | C09 | 0.00 | 0.00 | 0.00 | 0.00 | 0.00 | 0.00 | 0.00 | 0.00 | 0.00 | 0.00 | 0.00 | 0.00 | 0.00 | 0.00 | 0.00 | 0.00 | 0.00 | 0.00 | 0.00 | 0.00 |
| 其他口咽部 | C10 | 0.00 | 0.00 | 0.00 | 0.00 | 0.00 | 0.00 | 0.00 | 0.00 | 0.00 | 0.00 | 0.00 | 0.00 | 0.00 | 0.00 | 0.00 | 0.00 | 0.00 | 0.00 | 0.00 | 0.00 |
| 鼻咽部 | C11 | 0.00 | 0.00 | 0.00 | 0.00 | 0.00 | 0.00 | 0.00 | 11.56 | 13.35 | 34.69 | 16.38 | 65.84 | 74.72 | 0.00 | 0.00 | 0.00 | 0.00 | 0.00 | 0.00 | 11.52 |
| 喉咽部 | C12－13 | 0.00 | 0.00 | 0.00 | 0.00 | 0.00 | 0.00 | 0.00 | 0.00 | 0.00 | 0.00 | 0.00 | 0.00 | 0.00 | 0.00 | 0.00 | 0.00 | 0.00 | 0.00 | 0.00 | 0.00 |
| 唇，口腔和咽的其他部位和具体部位不明 | C14 | 0.00 | 0.00 | 0.00 | 0.00 | 0.00 | 0.00 | 0.00 | 0.00 | 0.00 | 0.00 | 0.00 | 0.00 | 0.00 | 0.00 | 0.00 | 0.00 | 0.00 | 0.00 | 0.00 | 0.00 |
| 食管 | C15 | 0.00 | 0.00 | 0.00 | 0.00 | 0.00 | 0.00 | 0.00 | 0.00 | 0.00 | 17.34 | 0.00 | 0.00 | 0.00 | 39.28 | 41.25 | 0.00 | 61.90 | 0.00 | 0.00 | 4.61 |
| 胃 | C16 | 0.00 | 0.00 | 0.00 | 0.00 | 0.00 | 0.00 | 0.00 | 0.00 | 0.00 | 0.00 | 0.00 | 0.00 | 0.00 | 0.00 | 0.00 | 48.11 | 0.00 | 105.63 | 0.00 | 2.30 |
| 小肠 | C17 | 0.00 | 0.00 | 0.00 | 0.00 | 0.00 | 0.00 | 0.00 | 0.00 | 0.00 | 0.00 | 0.00 | 0.00 | 0.00 | 0.00 | 0.00 | 0.00 | 0.00 | 0.00 | 0.00 | 0.00 |
| 结肠 | C18 | 0.00 | 0.00 | 0.00 | 0.00 | 0.00 | 0.00 | 0.00 | 0.00 | 13.35 | 0.00 | 0.00 | 21.95 | 37.36 | 0.00 | 41.25 | 0.00 | 61.90 | 0.00 | 0.00 | 5.76 |
| 直肠和乙状结肠连接处 | C19－20 | 0.00 | 0.00 | 0.00 | 0.00 | 0.00 | 0.00 | 0.00 | 0.00 | 0.00 | 0.00 | 16.38 | 0.00 | 0.00 | 0.00 | 41.25 | 0.00 | 61.90 | 0.00 | 0.00 | 3.46 |
| 肛门 | C21 | 0.00 | 0.00 | 0.00 | 0.00 | 0.00 | 0.00 | 0.00 | 0.00 | 0.00 | 0.00 | 0.00 | 0.00 | 0.00 | 0.00 | 0.00 | 0.00 | 0.00 | 0.00 | 0.00 | 0.00 |
| 肝脏和肝内胆管 | C22 | 0.00 | 0.00 | 0.00 | 0.00 | 0.00 | 0.00 | 0.00 | 0.00 | 0.00 | 17.34 | 0.00 | 0.00 | 37.36 | 117.83 | 0.00 | 0.00 | 0.00 | 0.00 | 0.00 | 5.76 |
| 胆囊 | C23 | 0.00 | 0.00 | 0.00 | 0.00 | 0.00 | 0.00 | 0.00 | 0.00 | 0.00 | 0.00 | 0.00 | 0.00 | 0.00 | 0.00 | 0.00 | 0.00 | 0.00 | 0.00 | 0.00 | 0.00 |
| 肝外胆管 | C24 | 0.00 | 0.00 | 0.00 | 0.00 | 0.00 | 0.00 | 0.00 | 11.56 | 0.00 | 0.00 | 0.00 | 0.00 | 0.00 | 39.28 | 0.00 | 0.00 | 0.00 | 0.00 | 0.00 | 2.30 |
| 胰腺 | C25 | 0.00 | 0.00 | 0.00 | 0.00 | 0.00 | 0.00 | 0.00 | 0.00 | 0.00 | 0.00 | 0.00 | 0.00 | 0.00 | 0.00 | 0.00 | 0.00 | 0.00 | 0.00 | 0.00 | 0.00 |
| 鼻腔、中耳和副鼻窦 | C30－31 | 0.00 | 0.00 | 0.00 | 0.00 | 0.00 | 0.00 | 0.00 | 0.00 | 0.00 | 0.00 | 0.00 | 0.00 | 0.00 | 0.00 | 0.00 | 0.00 | 0.00 | 0.00 | 0.00 | 0.00 |
| 喉 | C32 | 0.00 | 0.00 | 0.00 | 0.00 | 0.00 | 0.00 | 0.00 | 0.00 | 0.00 | 0.00 | 0.00 | 0.00 | 0.00 | 0.00 | 0.00 | 0.00 | 0.00 | 0.00 | 0.00 | 0.00 |
| 气管、支气管和肺 | C33－34 | 0.00 | 0.00 | 0.00 | 0.00 | 0.00 | 0.00 | 0.00 | 0.00 | 0.00 | 0.00 | 16.38 | 0.00 | 112.08 | 78.56 | 82.50 | 0.00 | 0.00 | 0.00 | 0.00 | 9.22 |

（续上表）

| 部位或病种 | ICD—10 | 0～ | 1～ | 5～ | 10～ | 15～ | 20～ | 25～ | 30～ | 35～ | 40～ | 45～ | 50～ | 55～ | 60～ | 65～ | 70～ | 75～ | 80～ | 85+ | 合计 |
|---|---|---|---|---|---|---|---|---|---|---|---|---|---|---|---|---|---|---|---|---|---|
| 其他呼吸器官 | C37—38 | 0.00 | 0.00 | 0.00 | 0.00 | 0.00 | 0.00 | 0.00 | 0.00 | 0.00 | 0.00 | 0.00 | 0.00 | 0.00 | 0.00 | 0.00 | 0.00 | 0.00 | 0.00 | 0.00 | 0.00 |
| 骨和关节软骨 | C40—41 | 0.00 | 0.00 | 0.00 | 0.00 | 0.00 | 0.00 | 0.00 | 0.00 | 0.00 | 17.34 | 0.00 | 0.00 | 0.00 | 0.00 | 0.00 | 0.00 | 61.90 | 0.00 | 0.00 | 2.30 |
| 皮肤恶性黑色素瘤 | C43 | 0.00 | 0.00 | 0.00 | 0.00 | 0.00 | 0.00 | 0.00 | 0.00 | 0.00 | 0.00 | 0.00 | 0.00 | 0.00 | 0.00 | 41.25 | 0.00 | 0.00 | 0.00 | 0.00 | 1.15 |
| 皮肤其他恶性肿瘤 | C44 | 0.00 | 0.00 | 0.00 | 0.00 | 0.00 | 0.00 | 0.00 | 0.00 | 0.00 | 0.00 | 16.38 | 0.00 | 0.00 | 0.00 | 0.00 | 0.00 | 0.00 | 0.00 | 0.00 | 1.15 |
| 间皮瘤 | C45 | 0.00 | 0.00 | 0.00 | 0.00 | 0.00 | 0.00 | 0.00 | 0.00 | 0.00 | 0.00 | 0.00 | 0.00 | 0.00 | 0.00 | 0.00 | 0.00 | 0.00 | 0.00 | 0.00 | 0.00 |
| kaposi 氏肉瘤 | C46 | 0.00 | 0.00 | 0.00 | 0.00 | 0.00 | 0.00 | 0.00 | 0.00 | 0.00 | 0.00 | 0.00 | 0.00 | 0.00 | 0.00 | 0.00 | 0.00 | 0.00 | 0.00 | 0.00 | 0.00 |
| 结缔组织和其他软组织 | C47、49 | 0.00 | 0.00 | 0.00 | 0.00 | 0.00 | 0.00 | 0.00 | 0.00 | 0.00 | 0.00 | 0.00 | 21.95 | 0.00 | 0.00 | 41.25 | 0.00 | 0.00 | 0.00 | 0.00 | 2.30 |
| 乳房 | C50 | 0.00 | 0.00 | 0.00 | 0.00 | 0.00 | 0.00 | 0.00 | 0.00 | 26.70 | 86.72 | 98.30 | 65.84 | 0.00 | 78.56 | 0.00 | 0.00 | 0.00 | 0.00 | 0.00 | 20.74 |
| 外阴 | C51 | 0.00 | 0.00 | 0.00 | 0.00 | 0.00 | 0.00 | 0.00 | 0.00 | 0.00 | 0.00 | 0.00 | 0.00 | 0.00 | 0.00 | 0.00 | 0.00 | 0.00 | 0.00 | 0.00 | 0.00 |
| 阴道 | C52 | 0.00 | 0.00 | 0.00 | 0.00 | 0.00 | 0.00 | 0.00 | 0.00 | 0.00 | 0.00 | 0.00 | 0.00 | 0.00 | 0.00 | 0.00 | 0.00 | 0.00 | 0.00 | 0.00 | 0.00 |
| 子宫颈 | C53 | 0.00 | 0.00 | 0.00 | 0.00 | 0.00 | 0.00 | 0.00 | 11.56 | 13.35 | 17.34 | 32.77 | 21.95 | 37.36 | 0.00 | 0.00 | 0.00 | 0.00 | 0.00 | 0.00 | 8.07 |
| 子宫体 | C54 | 0.00 | 0.00 | 0.00 | 0.00 | 0.00 | 0.00 | 0.00 | 0.00 | 0.00 | 0.00 | 49.15 | 87.79 | 74.72 | 0.00 | 41.25 | 0.00 | 0.00 | 0.00 | 0.00 | 11.52 |
| 子宫恶性肿瘤、未注明部位 | C55 | 0.00 | 0.00 | 0.00 | 0.00 | 0.00 | 0.00 | 0.00 | 0.00 | 0.00 | 0.00 | 0.00 | 87.79 | 0.00 | 78.56 | 0.00 | 0.00 | 0.00 | 0.00 | 0.00 | 6.91 |
| 卵巢 | C56 | 0.00 | 0.00 | 0.00 | 0.00 | 0.00 | 0.00 | 0.00 | 0.00 | 0.00 | 0.00 | 0.00 | 0.00 | 0.00 | 0.00 | 0.00 | 0.00 | 0.00 | 0.00 | 0.00 | 0.00 |
| 其他和未说明的女性生殖器官恶性肿瘤 | C57 | 0.00 | 0.00 | 0.00 | 0.00 | 0.00 | 0.00 | 0.00 | 0.00 | 0.00 | 0.00 | 0.00 | 0.00 | 0.00 | 0.00 | 0.00 | 0.00 | 0.00 | 0.00 | 0.00 | 0.00 |
| 胎盘 | C58 | 0.00 | 0.00 | 0.00 | 0.00 | 0.00 | 0.00 | 0.00 | 0.00 | 0.00 | 0.00 | 0.00 | 0.00 | 0.00 | 0.00 | 0.00 | 0.00 | 0.00 | 0.00 | 0.00 | 0.00 |
| 阴茎 | C60 | 0.00 | 0.00 | 0.00 | 0.00 | 0.00 | 0.00 | 0.00 | 0.00 | 0.00 | 0.00 | 0.00 | 0.00 | 0.00 | 0.00 | 0.00 | 0.00 | 0.00 | 0.00 | 0.00 | 0.00 |
| 前列腺 | C61 | 0.00 | 0.00 | 0.00 | 0.00 | 0.00 | 0.00 | 0.00 | 0.00 | 0.00 | 0.00 | 0.00 | 0.00 | 0.00 | 0.00 | 0.00 | 0.00 | 0.00 | 0.00 | 0.00 | 0.00 |
| 睾丸 | C62 | 0.00 | 0.00 | 0.00 | 0.00 | 0.00 | 0.00 | 0.00 | 0.00 | 0.00 | 0.00 | 0.00 | 0.00 | 0.00 | 0.00 | 0.00 | 0.00 | 0.00 | 0.00 | 0.00 | 0.00 |
| 其他和未说明的男性生殖器官恶性肿瘤 | C63 | 0.00 | 0.00 | 0.00 | 0.00 | 0.00 | 0.00 | 0.00 | 0.00 | 0.00 | 0.00 | 0.00 | 0.00 | 0.00 | 0.00 | 0.00 | 0.00 | 0.00 | 0.00 | 0.00 | 0.00 |
| 肾脏 | C64 | 0.00 | 0.00 | 0.00 | 0.00 | 0.00 | 0.00 | 0.00 | 0.00 | 0.00 | 0.00 | 0.00 | 0.00 | 37.36 | 0.00 | 41.25 | 0.00 | 61.90 | 0.00 | 0.00 | 3.46 |
| 肾盂、肾盏 | C65 | 0.00 | 0.00 | 0.00 | 0.00 | 0.00 | 0.00 | 0.00 | 0.00 | 0.00 | 0.00 | 0.00 | 0.00 | 0.00 | 0.00 | 0.00 | 0.00 | 0.00 | 0.00 | 0.00 | 0.00 |

（续上表）

| 部位或病种 | ICD—10 | 0～ | 1～ | 5～ | 10～ | 15～ | 20～ | 25～ | 30～ | 35～ | 40～ | 45～ | 50～ | 55～ | 60～ | 65～ | 70～ | 75～ | 80～ | 85+ | 合计 |
|---|---|---|---|---|---|---|---|---|---|---|---|---|---|---|---|---|---|---|---|---|---|
| 输尿管 | C66 | 0.00 | 0.00 | 0.00 | 0.00 | 0.00 | 0.00 | 0.00 | 0.00 | 0.00 | 0.00 | 0.00 | 0.00 | 0.00 | 0.00 | 0.00 | 0.00 | 0.00 | 0.00 | 0.00 | 0.00 |
| 膀胱 | C67 | 0.00 | 0.00 | 0.00 | 0.00 | 0.00 | 0.00 | 0.00 | 0.00 | 0.00 | 0.00 | 0.00 | 0.00 | 0.00 | 0.00 | 0.00 | 0.00 | 0.00 | 0.00 | 0.00 | 0.00 |
| 其他和未说明的泌尿器官 | C68 | 0.00 | 0.00 | 0.00 | 0.00 | 0.00 | 0.00 | 0.00 | 0.00 | 0.00 | 0.00 | 0.00 | 0.00 | 0.00 | 0.00 | 0.00 | 0.00 | 0.00 | 0.00 | 0.00 | 0.00 |
| 眼 | C69 | 0.00 | 0.00 | 0.00 | 0.00 | 0.00 | 0.00 | 0.00 | 0.00 | 0.00 | 0.00 | 0.00 | 0.00 | 0.00 | 0.00 | 0.00 | 0.00 | 0.00 | 0.00 | 0.00 | 0.00 |
| 脑、神经系统 | C70－72、D | 0.00 | 0.00 | 0.00 | 0.00 | 0.00 | 0.00 | 12.31 | 0.00 | 0.00 | 0.00 | 0.00 | 21.95 | 37.36 | 0.00 | 0.00 | 0.00 | 0.00 | 0.00 | 0.00 | 3.46 |
| 甲状腺 | C73 | 0.00 | 0.00 | 0.00 | 0.00 | 0.00 | 0.00 | 0.00 | 11.56 | 13.35 | 0.00 | 16.38 | 21.95 | 0.00 | 0.00 | 0.00 | 48.11 | 0.00 | 0.00 | 0.00 | 5.76 |
| 肾上腺 | C74 | 0.00 | 0.00 | 0.00 | 0.00 | 0.00 | 0.00 | 0.00 | 0.00 | 0.00 | 0.00 | 0.00 | 0.00 | 0.00 | 0.00 | 0.00 | 0.00 | 0.00 | 0.00 | 0.00 | 0.00 |
| 其他内分泌腺 | C75 | 0.00 | 0.00 | 0.00 | 0.00 | 0.00 | 0.00 | 0.00 | 0.00 | 0.00 | 0.00 | 0.00 | 0.00 | 0.00 | 0.00 | 0.00 | 0.00 | 0.00 | 0.00 | 0.00 | 0.00 |
| 霍奇金氏病 | C81 | 0.00 | 0.00 | 0.00 | 0.00 | 0.00 | 0.00 | 0.00 | 0.00 | 0.00 | 0.00 | 0.00 | 0.00 | 0.00 | 0.00 | 0.00 | 0.00 | 0.00 | 0.00 | 0.00 | 0.00 |
| 非霍奇金氏病 | C82—85、C96 | 0.00 | 0.00 | 0.00 | 0.00 | 0.00 | 0.00 | 0.00 | 0.00 | 0.00 | 0.00 | 0.00 | 0.00 | 0.00 | 0.00 | 41.25 | 0.00 | 0.00 | 0.00 | 0.00 | 1.15 |
| 多发性骨髓瘤和恶性浆细胞肿瘤 | C90 | 0.00 | 0.00 | 0.00 | 0.00 | 0.00 | 0.00 | 0.00 | 0.00 | 0.00 | 0.00 | 0.00 | 0.00 | 0.00 | 0.00 | 0.00 | 0.00 | 0.00 | 0.00 | 0.00 | 0.00 |
| 淋巴细胞白血病 | C91 | 0.00 | 21.57 | 0.00 | 0.00 | 0.00 | 0.00 | 0.00 | 0.00 | 0.00 | 0.00 | 0.00 | 0.00 | 0.00 | 0.00 | 0.00 | 0.00 | 0.00 | 0.00 | 0.00 | 1.15 |
| 髓细胞性白血病 | C92 | 0.00 | 0.00 | 0.00 | 0.00 | 0.00 | 0.00 | 12.31 | 11.56 | 0.00 | 17.34 | 0.00 | 0.00 | 37.36 | 0.00 | 0.00 | 48.11 | 0.00 | 0.00 | 0.00 | 5.76 |
| 单核细胞性白血病 | C93 | 0.00 | 0.00 | 0.00 | 0.00 | 0.00 | 0.00 | 0.00 | 0.00 | 0.00 | 0.00 | 0.00 | 0.00 | 0.00 | 0.00 | 0.00 | 0.00 | 0.00 | 0.00 | 0.00 | 0.00 |
| 其他指明的白血病 | C94 | 0.00 | 0.00 | 0.00 | 0.00 | 0.00 | 0.00 | 0.00 | 0.00 | 0.00 | 0.00 | 0.00 | 0.00 | 0.00 | 0.00 | 0.00 | 0.00 | 0.00 | 0.00 | 0.00 | 0.00 |
| 未指明细胞类型的白血病 | C95 | 0.00 | 0.00 | 0.00 | 0.00 | 0.00 | 0.00 | 0.00 | 11.56 | 0.00 | 0.00 | 0.00 | 0.00 | 0.00 | 39.28 | 0.00 | 0.00 | 0.00 | 0.00 | 0.00 | 2.30 |
| 独立的多个部位的（原发性）恶性肿瘤 | C97 | 0.00 | 0.00 | 0.00 | 0.00 | 0.00 | 0.00 | 0.00 | 0.00 | 0.00 | 0.00 | 0.00 | 0.00 | 0.00 | 0.00 | 0.00 | 0.00 | 0.00 | 0.00 | 0.00 | 0.00 |
| 其他及不明部位 | C26、39、48,76—80 | 0.00 | 0.00 | 0.00 | 0.00 | 0.00 | 0.00 | 0.00 | 0.00 | 0.00 | 0.00 | 0.00 | 21.95 | 0.00 | 0.00 | 0.00 | 0.00 | 0.00 | 0.00 | 0.00 | 1.15 |
| 除 C44 合计 | | 0.00 | 21.57 | 0.00 | 0.00 | 0.00 | 0.00 | 24.62 | 69.35 | 80.09 | 208.12 | 245.76 | 460.87 | 485.67 | 471.34 | 412.50 | 144.34 | 309.49 | 105.63 | 0.00 | 123.28 |
| 合计 | | 0.00 | 21.57 | 0.00 | 0.00 | 0.00 | 0.00 | 24.62 | 69.35 | 80.09 | 208.12 | 262.14 | 460.87 | 485.67 | 471.34 | 412.50 | 144.34 | 309.49 | 105.63 | 0.00 | 124.43 |

表 198 中山市阜沙镇 2000—2004 年男女合计恶性肿瘤年龄别发病率（1/10^5）

| 部位或病种 | ICD—10 | 0～ | 1～ | 5～ | 10～ | 15～ | 20～ | 25～ | 30～ | 35～ | 40～ | 45～ | 50～ | 55～ | 60～ | 65～ | 70～ | 75～ | 80～ | 85+ | 合计 |
|---|---|---|---|---|---|---|---|---|---|---|---|---|---|---|---|---|---|---|---|---|---|
| 唇 | C00 | 0.00 | 0.00 | 0.00 | 0.00 | 0.00 | 0.00 | 0.00 | 0.00 | 0.00 | 0.00 | 0.00 | 0.00 | 0.00 | 0.00 | 0.00 | 0.00 | 0.00 | 0.00 | 0.00 | 0.00 |
| 舌 | C01—02 | 0.00 | 0.00 | 0.00 | 0.00 | 0.00 | 0.00 | 12.44 | 0.00 | 0.00 | 0.00 | 0.00 | 10.69 | 36.50 | 0.00 | 0.00 | 0.00 | 0.00 | 0.00 | 0.00 | 2.81 |
| 口 | C03—06 | 0.00 | 0.00 | 0.00 | 0.00 | 0.00 | 0.00 | 0.00 | 0.00 | 0.00 | 0.00 | 7.93 | 10.69 | 0.00 | 0.00 | 0.00 | 0.00 | 0.00 | 0.00 | 0.00 | 1.12 |
| 唾液腺 | C07—08 | 0.00 | 0.00 | 0.00 | 0.00 | 0.00 | 0.00 | 0.00 | 0.00 | 0.00 | 0.00 | 0.00 | 0.00 | 0.00 | 0.00 | 0.00 | 0.00 | 0.00 | 0.00 | 0.00 | 0.00 |
| 扁桃腺 | C09 | 0.00 | 0.00 | 0.00 | 0.00 | 0.00 | 0.00 | 0.00 | 0.00 | 0.00 | 0.00 | 0.00 | 0.00 | 0.00 | 0.00 | 0.00 | 0.00 | 0.00 | 0.00 | 0.00 | 0.00 |
| 其他口咽部 | C10 | 0.00 | 0.00 | 0.00 | 0.00 | 0.00 | 0.00 | 0.00 | 0.00 | 0.00 | 0.00 | 0.00 | 0.00 | 0.00 | 0.00 | 0.00 | 0.00 | 0.00 | 0.00 | 0.00 | 0.00 |
| 鼻咽部 | C11 | 0.00 | 0.00 | 0.00 | 0.00 | 0.00 | 24.61 | 6.22 | 17.48 | 26.09 | 58.20 | 55.49 | 74.85 | 200.73 | 37.76 | 0.00 | 25.04 | 35.91 | 0.00 | 0.00 | 26.37 |
| 喉咽部 | C12—13 | 0.00 | 0.00 | 0.00 | 0.00 | 0.00 | 0.00 | 0.00 | 0.00 | 0.00 | 0.00 | 23.78 | 0.00 | 18.25 | 0.00 | 0.00 | 0.00 | 0.00 | 0.00 | 0.00 | 2.24 |
| 唇，口腔和咽的其他部位和具体部位不明 | C14 | 0.00 | 0.00 | 0.00 | 0.00 | 0.00 | 0.00 | 0.00 | 0.00 | 0.00 | 0.00 | 0.00 | 0.00 | 0.00 | 0.00 | 0.00 | 0.00 | 0.00 | 0.00 | 0.00 | 0.00 |
| 食管 | C15 | 0.00 | 0.00 | 0.00 | 0.00 | 0.00 | 0.00 | 0.00 | 0.00 | 0.00 | 33.25 | 31.71 | 53.47 | 54.74 | 132.15 | 103.14 | 25.04 | 107.74 | 0.00 | 0.00 | 17.95 |
| 胃 | C16 | 0.00 | 0.00 | 0.00 | 0.00 | 0.00 | 0.00 | 0.00 | 5.83 | 0.00 | 0.00 | 7.93 | 10.69 | 0.00 | 0.00 | 20.63 | 25.04 | 71.82 | 65.33 | 0.00 | 4.49 |
| 小肠 | C17 | 0.00 | 0.00 | 0.00 | 0.00 | 0.00 | 0.00 | 0.00 | 0.00 | 0.00 | 0.00 | 0.00 | 0.00 | 0.00 | 0.00 | 0.00 | 0.00 | 0.00 | 0.00 | 0.00 | 0.00 |
| 结肠 | C18 | 0.00 | 0.00 | 0.00 | 0.00 | 0.00 | 0.00 | 0.00 | 0.00 | 13.05 | 8.31 | 15.85 | 10.69 | 18.25 | 0.00 | 20.63 | 25.04 | 35.91 | 0.00 | 0.00 | 5.61 |
| 直肠和乙状结肠连接处 | C19—20 | 0.00 | 0.00 | 0.00 | 0.00 | 0.00 | 0.00 | 0.00 | 0.00 | 0.00 | 0.00 | 7.93 | 21.39 | 18.25 | 0.00 | 20.63 | 0.00 | 107.74 | 0.00 | 0.00 | 4.49 |
| 肛门 | C21 | 0.00 | 0.00 | 0.00 | 0.00 | 0.00 | 0.00 | 0.00 | 0.00 | 0.00 | 0.00 | 0.00 | 0.00 | 0.00 | 0.00 | 0.00 | 0.00 | 0.00 | 0.00 | 0.00 | 0.00 |
| 肝脏和肝内胆管 | C22 | 0.00 | 0.00 | 0.00 | 0.00 | 0.00 | 0.00 | 6.22 | 5.83 | 6.52 | 33.25 | 31.71 | 21.39 | 127.74 | 169.90 | 82.51 | 75.12 | 0.00 | 65.33 | 101.89 | 21.32 |
| 胆囊 | C23 | 0.00 | 0.00 | 0.00 | 0.00 | 0.00 | 0.00 | 0.00 | 0.00 | 0.00 | 0.00 | 0.00 | 0.00 | 0.00 | 0.00 | 0.00 | 0.00 | 0.00 | 0.00 | 0.00 | 0.00 |
| 肝外胆管 | C24 | 0.00 | 0.00 | 0.00 | 0.00 | 0.00 | 0.00 | 0.00 | 5.83 | 0.00 | 0.00 | 0.00 | 0.00 | 18.25 | 18.88 | 41.26 | 0.00 | 35.91 | 65.33 | 0.00 | 3.93 |
| 胰腺 | C25 | 0.00 | 0.00 | 0.00 | 0.00 | 0.00 | 0.00 | 0.00 | 0.00 | 0.00 | 0.00 | 0.00 | 10.69 | 0.00 | 0.00 | 0.00 | 0.00 | 0.00 | 0.00 | 101.89 | 1.12 |
| 鼻腔、中耳和副鼻窦 | C30—31 | 0.00 | 0.00 | 0.00 | 0.00 | 0.00 | 0.00 | 0.00 | 0.00 | 0.00 | 0.00 | 0.00 | 0.00 | 0.00 | 0.00 | 0.00 | 0.00 | 0.00 | 0.00 | 0.00 | 0.00 |
| 喉 | C32 | 0.00 | 0.00 | 0.00 | 0.00 | 0.00 | 0.00 | 0.00 | 0.00 | 0.00 | 0.00 | 7.93 | 10.69 | 72.99 | 0.00 | 20.63 | 0.00 | 0.00 | 0.00 | 0.00 | 3.93 |
| 气管、支气管和肺 | C33—34 | 0.00 | 0.00 | 0.00 | 0.00 | 0.00 | 0.00 | 0.00 | 0.00 | 6.52 | 8.31 | 15.85 | 53.47 | 91.24 | 37.76 | 103.14 | 150.24 | 107.74 | 65.33 | 0.00 | 17.39 |

（续上表）

| 部位或病种 | ICD—10 | 0～ | 1～ | 5～ | 10～ | 15～ | 20～ | 25～ | 30～ | 35～ | 40～ | 45～ | 50～ | 55～ | 60～ | 65～ | 70～ | 75～ | 80～ | 85＋ | 合计 |
|---|---|---|---|---|---|---|---|---|---|---|---|---|---|---|---|---|---|---|---|---|---|
| 其他呼吸器官 | C37－38 | 0.00 | 0.00 | 0.00 | 0.00 | 0.00 | 0.00 | 0.00 | 0.00 | 0.00 | 0.00 | 0.00 | 0.00 | 0.00 | 18.88 | 0.00 | 0.00 | 0.00 | 0.00 | 0.00 | 0.56 |
| 骨和关节软骨 | C40－41 | 0.00 | 0.00 | 0.00 | 0.00 | 0.00 | 0.00 | 0.00 | 0.00 | 0.00 | 8.31 | 0.00 | 0.00 | 0.00 | 37.76 | 0.00 | 0.00 | 35.91 | 0.00 | 0.00 | 2.24 |
| 皮肤恶性黑色素瘤 | C43 | 0.00 | 0.00 | 0.00 | 0.00 | 0.00 | 0.00 | 0.00 | 0.00 | 0.00 | 0.00 | 0.00 | 0.00 | 0.00 | 0.00 | 20.63 | 0.00 | 0.00 | 0.00 | 0.00 | 0.56 |
| 皮肤其他恶性肿瘤 | C44 | 0.00 | 0.00 | 0.00 | 0.00 | 0.00 | 0.00 | 0.00 | 0.00 | 0.00 | 0.00 | 7.93 | 10.69 | 0.00 | 0.00 | 0.00 | 0.00 | 35.91 | 0.00 | 0.00 | 1.68 |
| 间皮瘤 | C45 | 0.00 | 0.00 | 0.00 | 0.00 | 0.00 | 0.00 | 0.00 | 0.00 | 0.00 | 0.00 | 0.00 | 0.00 | 0.00 | 0.00 | 0.00 | 0.00 | 0.00 | 0.00 | 0.00 | 0.00 |
| kaposi 氏肉瘤 | C46 | 0.00 | 0.00 | 0.00 | 0.00 | 0.00 | 0.00 | 0.00 | 0.00 | 0.00 | 0.00 | 0.00 | 0.00 | 0.00 | 0.00 | 0.00 | 0.00 | 0.00 | 0.00 | 0.00 | 0.00 |
| 结缔组织和其他软组织 | C47、49 | 0.00 | 0.00 | 0.00 | 0.00 | 0.00 | 0.00 | 0.00 | 0.00 | 6.52 | 0.00 | 7.93 | 10.69 | 0.00 | 0.00 | 20.63 | 0.00 | 0.00 | 0.00 | 0.00 | 2.24 |
| 乳房 | C50 | 0.00 | 0.00 | 0.00 | 0.00 | 0.00 | 0.00 | 0.00 | 0.00 | 13.05 | 41.57 | 47.56 | 32.08 | 0.00 | 37.76 | 0.00 | 0.00 | 0.00 | 0.00 | 0.00 | 10.10 |
| 外阴 | C51 | 0.00 | 0.00 | 0.00 | 0.00 | 0.00 | 0.00 | 0.00 | 0.00 | 0.00 | 0.00 | 0.00 | 0.00 | 0.00 | 0.00 | 0.00 | 0.00 | 0.00 | 0.00 | 0.00 | 0.00 |
| 阴道 | C52 | 0.00 | 0.00 | 0.00 | 0.00 | 0.00 | 0.00 | 0.00 | 0.00 | 0.00 | 0.00 | 0.00 | 0.00 | 0.00 | 0.00 | 0.00 | 0.00 | 0.00 | 0.00 | 0.00 | 0.00 |
| 子宫颈 | C53 | 0.00 | 0.00 | 0.00 | 0.00 | 0.00 | 0.00 | 0.00 | 5.83 | 6.52 | 8.31 | 15.85 | 10.69 | 18.25 | 0.00 | 0.00 | 0.00 | 0.00 | 0.00 | 0.00 | 3.93 |
| 子宫体 | C54 | 0.00 | 0.00 | 0.00 | 0.00 | 0.00 | 0.00 | 0.00 | 0.00 | 0.00 | 0.00 | 23.78 | 42.77 | 36.50 | 0.00 | 20.63 | 0.00 | 0.00 | 0.00 | 0.00 | 5.61 |
| 子宫恶性肿瘤、未注明部位 | C55 | 0.00 | 0.00 | 0.00 | 0.00 | 0.00 | 0.00 | 0.00 | 0.00 | 0.00 | 0.00 | 0.00 | 42.77 | 0.00 | 37.76 | 0.00 | 0.00 | 0.00 | 0.00 | 0.00 | 3.37 |
| 卵巢 | C56 | 0.00 | 0.00 | 0.00 | 0.00 | 0.00 | 0.00 | 0.00 | 0.00 | 0.00 | 0.00 | 0.00 | 0.00 | 0.00 | 0.00 | 0.00 | 0.00 | 0.00 | 0.00 | 0.00 | 0.00 |
| 其他和未说明的女性生殖器官恶性肿瘤 | C57 | 0.00 | 0.00 | 0.00 | 0.00 | 0.00 | 0.00 | 0.00 | 0.00 | 0.00 | 0.00 | 0.00 | 0.00 | 0.00 | 0.00 | 0.00 | 0.00 | 0.00 | 0.00 | 0.00 | 0.00 |
| 胎盘 | C58 | 0.00 | 0.00 | 0.00 | 0.00 | 0.00 | 0.00 | 0.00 | 0.00 | 0.00 | 0.00 | 0.00 | 0.00 | 0.00 | 0.00 | 0.00 | 0.00 | 0.00 | 0.00 | 0.00 | 0.00 |
| 阴茎 | C60 | 0.00 | 0.00 | 0.00 | 0.00 | 0.00 | 0.00 | 0.00 | 0.00 | 0.00 | 0.00 | 0.00 | 0.00 | 0.00 | 0.00 | 0.00 | 0.00 | 0.00 | 0.00 | 0.00 | 0.00 |
| 前列腺 | C61 | 0.00 | 0.00 | 0.00 | 0.00 | 0.00 | 0.00 | 0.00 | 0.00 | 0.00 | 0.00 | 0.00 | 10.69 | 0.00 | 0.00 | 20.63 | 25.04 | 0.00 | 0.00 | 0.00 | 1.68 |
| 睾丸 | C62 | 0.00 | 0.00 | 0.00 | 0.00 | 0.00 | 0.00 | 0.00 | 0.00 | 0.00 | 0.00 | 0.00 | 0.00 | 0.00 | 0.00 | 0.00 | 0.00 | 0.00 | 0.00 | 0.00 | 0.00 |
| 其他和未说明的男性生殖器官恶性肿瘤 | C63 | 0.00 | 0.00 | 0.00 | 0.00 | 0.00 | 0.00 | 0.00 | 0.00 | 0.00 | 0.00 | 0.00 | 0.00 | 0.00 | 0.00 | 0.00 | 0.00 | 0.00 | 0.00 | 0.00 | 0.00 |
| 肾脏 | C64 | 0.00 | 0.00 | 0.00 | 0.00 | 0.00 | 0.00 | 0.00 | 0.00 | 6.52 | 0.00 | 0.00 | 0.00 | 18.25 | 0.00 | 41.26 | 0.00 | 35.91 | 0.00 | 0.00 | 2.81 |
| 肾盂、肾盏 | C65 | 0.00 | 0.00 | 0.00 | 0.00 | 0.00 | 0.00 | 0.00 | 0.00 | 0.00 | 0.00 | 0.00 | 0.00 | 0.00 | 0.00 | 0.00 | 0.00 | 0.00 | 0.00 | 0.00 | 0.00 |

（续上表）

| 部位或病种 | ICD—10 | 0～ | 1～ | 5～ | 10～ | 15～ | 20～ | 25～ | 30～ | 35～ | 40～ | 45～ | 50～ | 55～ | 60～ | 65～ | 70～ | 75～ | 80～ | 85＋ | 合计 |
|---|---|---|---|---|---|---|---|---|---|---|---|---|---|---|---|---|---|---|---|---|---|
| 输尿管 | C66 | 0.00 | 0.00 | 0.00 | 0.00 | 0.00 | 0.00 | 0.00 | 0.00 | 0.00 | 0.00 | 0.00 | 0.00 | 0.00 | 0.00 | 0.00 | 0.00 | 0.00 | 0.00 | 0.00 | 0.00 |
| 膀胱 | C67 | 0.00 | 0.00 | 0.00 | 0.00 | 0.00 | 0.00 | 0.00 | 0.00 | 0.00 | 0.00 | 0.00 | 0.00 | 0.00 | 0.00 | 0.00 | 0.00 | 35.91 | 0.00 | 0.00 | 0.56 |
| 其他和未说明的泌尿器官 | C68 | 0.00 | 0.00 | 0.00 | 0.00 | 0.00 | 0.00 | 0.00 | 0.00 | 0.00 | 0.00 | 0.00 | 0.00 | 0.00 | 0.00 | 0.00 | 0.00 | 0.00 | 0.00 | 0.00 | 0.00 |
| 眼 | C69 | 0.00 | 0.00 | 0.00 | 0.00 | 0.00 | 0.00 | 0.00 | 0.00 | 0.00 | 0.00 | 0.00 | 0.00 | 0.00 | 0.00 | 0.00 | 0.00 | 0.00 | 0.00 | 0.00 | 0.00 |
| 脑、神经系统 | C70－72、D | 0.00 | 0.00 | 6.74 | 0.00 | 0.00 | 0.00 | 6.22 | 0.00 | 0.00 | 0.00 | 0.00 | 10.69 | 54.74 | 0.00 | 20.63 | 0.00 | 0.00 | 0.00 | 0.00 | 3.93 |
| 甲状腺 | C73 | 0.00 | 0.00 | 0.00 | 0.00 | 0.00 | 0.00 | 0.00 | 5.83 | 6.52 | 0.00 | 7.93 | 10.69 | 0.00 | 0.00 | 0.00 | 25.04 | 0.00 | 0.00 | 0.00 | 2.81 |
| 肾上腺 | C74 | 0.00 | 0.00 | 0.00 | 0.00 | 0.00 | 0.00 | 0.00 | 0.00 | 6.52 | 0.00 | 0.00 | 0.00 | 0.00 | 0.00 | 0.00 | 0.00 | 0.00 | 0.00 | 0.00 | 0.56 |
| 其他内分泌腺 | C75 | 0.00 | 0.00 | 0.00 | 0.00 | 0.00 | 0.00 | 0.00 | 0.00 | 0.00 | 0.00 | 0.00 | 0.00 | 0.00 | 0.00 | 0.00 | 0.00 | 0.00 | 0.00 | 0.00 | 0.00 |
| 霍奇金氏病 | C81 | 0.00 | 0.00 | 0.00 | 0.00 | 0.00 | 0.00 | 0.00 | 0.00 | 0.00 | 0.00 | 0.00 | 0.00 | 0.00 | 0.00 | 0.00 | 0.00 | 0.00 | 0.00 | 0.00 | 0.00 |
| 非霍奇金氏病 | C82－85、C96 | 0.00 | 0.00 | 0.00 | 0.00 | 0.00 | 0.00 | 0.00 | 0.00 | 0.00 | 0.00 | 0.00 | 10.69 | 0.00 | 0.00 | 20.63 | 0.00 | 0.00 | 0.00 | 0.00 | 1.12 |
| 多发性骨髓瘤和恶性浆细胞肿瘤 | C90 | 0.00 | 0.00 | 0.00 | 0.00 | 0.00 | 0.00 | 0.00 | 0.00 | 0.00 | 0.00 | 0.00 | 0.00 | 0.00 | 0.00 | 0.00 | 0.00 | 35.91 | 0.00 | 0.00 | 0.56 |
| 淋巴细胞白血病 | C91 | 0.00 | 9.67 | 0.00 | 0.00 | 0.00 | 0.00 | 0.00 | 0.00 | 0.00 | 0.00 | 0.00 | 0.00 | 0.00 | 0.00 | 0.00 | 0.00 | 0.00 | 0.00 | 0.00 | 0.56 |
| 髓细胞性白血病 | C92 | 0.00 | 0.00 | 0.00 | 0.00 | 0.00 | 0.00 | 6.22 | 11.65 | 0.00 | 8.31 | 0.00 | 0.00 | 18.25 | 0.00 | 0.00 | 25.04 | 0.00 | 0.00 | 0.00 | 3.37 |
| 单核细胞性白血病 | C93 | 0.00 | 0.00 | 0.00 | 0.00 | 0.00 | 0.00 | 0.00 | 0.00 | 0.00 | 0.00 | 0.00 | 0.00 | 0.00 | 0.00 | 0.00 | 0.00 | 0.00 | 0.00 | 0.00 | 0.00 |
| 其他指明的白血病 | C94 | 0.00 | 0.00 | 0.00 | 0.00 | 0.00 | 0.00 | 0.00 | 0.00 | 0.00 | 0.00 | 0.00 | 0.00 | 0.00 | 0.00 | 0.00 | 0.00 | 0.00 | 0.00 | 0.00 | 0.00 |
| 未指明细胞类型的白血病 | C95 | 0.00 | 0.00 | 0.00 | 0.00 | 0.00 | 0.00 | 0.00 | 5.83 | 0.00 | 0.00 | 7.93 | 0.00 | 0.00 | 18.88 | 0.00 | 0.00 | 0.00 | 0.00 | 0.00 | 1.68 |
| 独立的多个部位的（原发性）恶性肿瘤 | C97 | 0.00 | 0.00 | 0.00 | 0.00 | 0.00 | 0.00 | 0.00 | 0.00 | 0.00 | 0.00 | 0.00 | 0.00 | 0.00 | 0.00 | 0.00 | 0.00 | 0.00 | 0.00 | 0.00 | 0.00 |
| 其他及不明部位 | C26、39、48､76—80 | 0.00 | 0.00 | 0.00 | 0.00 | 0.00 | 8.20 | 0.00 | 0.00 | 0.00 | 0.00 | 0.00 | 32.08 | 18.25 | 18.88 | 0.00 | 0.00 | 35.91 | 0.00 | 0.00 | 3.93 |
| 除 C44 合计 | | 0.00 | 9.67 | 6.74 | 0.00 | 0.00 | 32.81 | 37.33 | 64.08 | 97.84 | 207.84 | 317.08 | 502.59 | 821.16 | 566.35 | 577.60 | 400.65 | 682.34 | 261.32 | 203.78 | 164.95 |
| 合计 | | 0.00 | 9.67 | 6.74 | 0.00 | 0.00 | 32.81 | 37.33 | 64.08 | 97.84 | 207.84 | 325.01 | 513.29 | 821.16 | 566.35 | 577.60 | 400.65 | 718.25 | 261.32 | 203.78 | 166.63 |

## 6. 发病顺位

2000—2004 年中山市阜沙镇男性发病前 10 位恶性肿瘤依次是鼻咽、肝脏和肝内胆管、食管、气管/支气管和肺、喉、胃、肝外胆管、脑/神经系统、直肠和乙状结肠连接处、舌部恶性肿瘤，其发病数占同期阜沙镇男性恶性肿瘤发病总数的 80.43％（表 199，图 122）。

**表 199　中山市阜沙镇 2000—2004 年男性前 10 位恶性肿瘤发病概况（N，1/10⁵，%）**

| 位次 | 部位或病种 | ICD—10 | 例数 | 粗率 | 中标率 | 世标率 | 构成比 |
|---|---|---|---|---|---|---|---|
| 1 | 鼻咽 | C11 | 37 | 40.46 | 34.45 | 40.74 | 19.58 |
| 2 | 肝脏和肝内胆管 | C22 | 33 | 36.09 | 29.61 | 39.11 | 17.46 |
| 3 | 食管 | C15 | 28 | 30.62 | 24.76 | 32.51 | 14.81 |
| 4 | 气管、支气管和肺 | C33－34 | 23 | 25.15 | 18.84 | 24.19 | 12.17 |
| 5 | 喉 | C32 | 7 | 7.66 | 7.27 | 8.91 | 3.70 |
| 6 | 胃 | C16 | 6 | 6.56 | 4.79 | 5.64 | 3.17 |
| 7 | 肝外胆管 | C24 | 5 | 5.47 | 4.35 | 5.64 | 2.65 |
| 8 | 脑、神经系统 | C70－72、D | 4 | 4.37 | 4.66 | 5.34 | 2.12 |
| 9 | 直肠和乙状结肠连接处 | C19－20 | 5 | 5.47 | 4.39 | 5.24 | 2.65 |
| 10 | 舌 | C01－02 | 4 | 4.37 | 4.74 | 4.87 | 2.12 |
| 合计 | | | 152 | | | | 80.43 |

注：中标率为中国标化发病率，世标率为世界标化发病率。

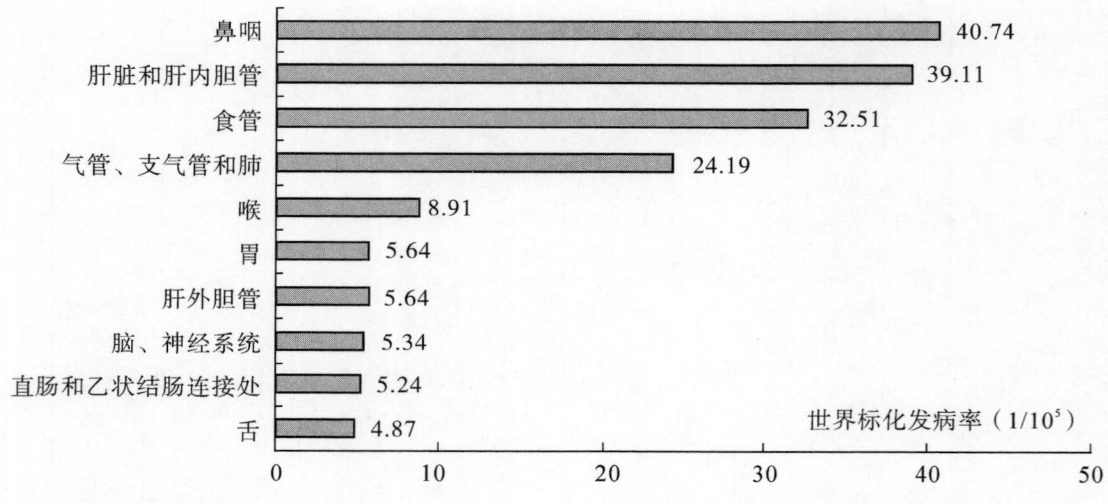


**图 122　中山市阜沙镇 2000—2004 年男性前 10 位恶性肿瘤发病率**

女性发病前10位恶性肿瘤依次是乳房、子宫体、气管/支气管和肺、鼻咽、肝脏和肝内胆管、子宫颈、结肠、髓细胞性白血病、甲状腺、食管恶性肿瘤，其发病数占同期阜沙镇女性恶性肿瘤发病总数的71.36%（表200，图123）。

**表200　中山市阜沙镇2000—2004年女性前10位恶性肿瘤发病概况（N，1/10$^5$，%）**

| 位次 | 部位或病种 | ICD—10 | 例数 | 粗率 | 中标率 | 世标率 | 构成比 |
|---|---|---|---|---|---|---|---|
| 1 | 乳房 | C50 | 18 | 20.74 | 15.09 | 19.14 | 16.67 |
| 2 | 子宫体 | C54 | 10 | 11.52 | 9.29 | 11.56 | 9.26 |
| 3 | 气管、支气管和肺 | C33－34 | 8 | 9.22 | 8.46 | 11.08 | 7.41 |
| 4 | 鼻咽 | C11 | 10 | 11.52 | 9.21 | 10.84 | 9.26 |
| 5 | 肝脏和肝内胆管 | C22 | 5 | 5.76 | 5.32 | 7.25 | 4.63 |
| 6 | 子宫颈 | C53 | 7 | 8.07 | 6.10 | 7.09 | 6.48 |
| 7 | 结肠 | C18 | 5 | 5.76 | 4.28 | 5.25 | 4.63 |
| 8 | 髓细胞性白血病 | C92 | 5 | 5.76 | 4.76 | 5.18 | 4.63 |
| 9 | 甲状腺 | C73 | 5 | 5.76 | 3.92 | 4.54 | 4.63 |
| 10 | 食管 | C15 | 4 | 4.61 | 3.32 | 4.47 | 3.70 |
| 合计 | | | 77 | | | | 71.36 |

注：中标率为中国标化发病率，世标率为世界标化发病率。

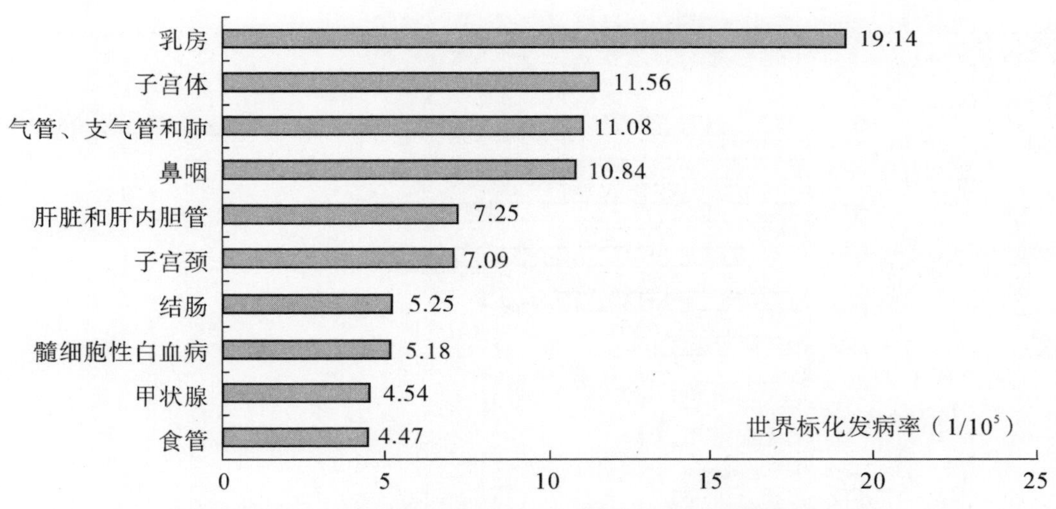


**图123　中山市阜沙镇2000—2004年女性前10位恶性肿瘤发病率**

男女合计发病前10位恶性肿瘤依次是鼻咽、肝脏和肝内胆管、食管、气管/支气管和肺、乳房、子宫体、结肠、喉、脑/神经系统、直肠和乙状结肠连接处恶性肿瘤，其发病数占同期阜沙镇男女合计恶性肿瘤发病总数的70.03%（表201，图124），其中鼻咽癌发病数分别占同期阜沙镇男、女和合计恶性肿瘤发病顺位的第 1、4 位和第 1 位（表 199、表 200、表 201，图 122、图 123、图 124）。

**表 201　中山市阜沙镇 2000—2004 年男女合计前 10 位恶性肿瘤发病概况（N，1/10^5，%）**

| 位次 | 部位或病种 | ICD—10 | 例数 | 粗率 | 中标率 | 世标率 | 构成比 |
|---|---|---|---|---|---|---|---|
| 1 | 鼻咽 | C11 | 47 | 26.37 | 22.03 | 26.04 | 15.82 |
| 2 | 肝脏和肝内胆管 | C22 | 38 | 21.32 | 17.46 | 22.93 | 12.79 |
| 3 | 食管 | C15 | 32 | 17.95 | 14.20 | 18.72 | 10.77 |
| 4 | 气管、支气管和肺 | C33－34 | 31 | 17.39 | 13.30 | 17.18 | 10.44 |
| 5 | 乳房 | C50 | 18 | 10.10 | 7.29 | 9.24 | 6.06 |
| 6 | 子宫体 | C54 | 10 | 5.61 | 4.53 | 5.64 | 3.37 |
| 7 | 结肠 | C18 | 10 | 5.61 | 4.01 | 4.98 | 3.37 |
| 8 | 喉 | C32 | 7 | 3.93 | 3.71 | 4.55 | 2.36 |
| 9 | 脑、神经系统 | C70－72、D | 7 | 3.93 | 4.04 | 4.51 | 2.36 |
| 10 | 直肠和乙状结肠连接处 | C19－20 | 8 | 4.49 | 3.23 | 3.97 | 2.69 |
| 合计 | | | 208 | | | | 70.03 |

注：中标率为中国标化发病率，世标率为世界标化发病率。

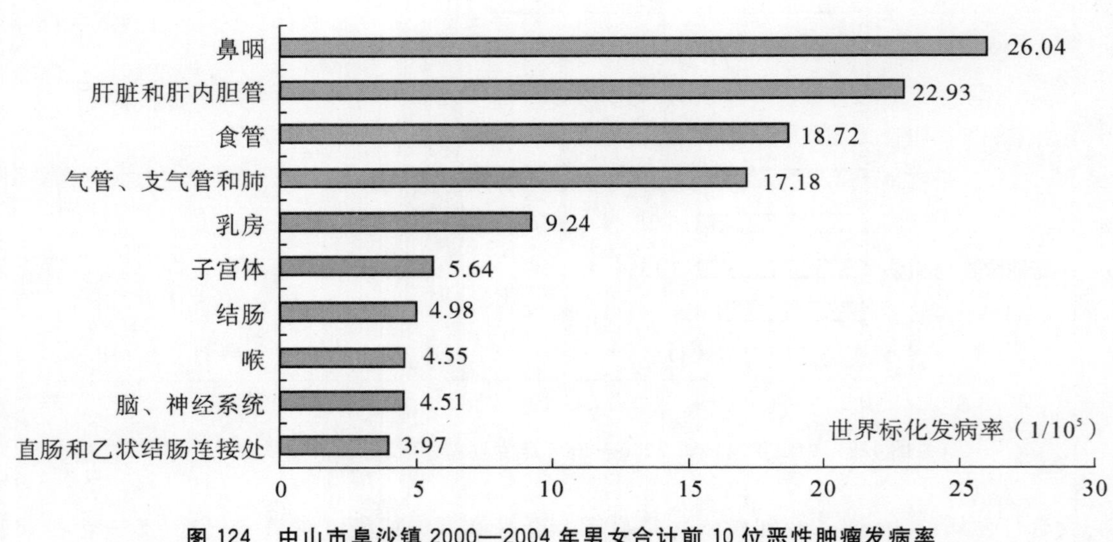


**图 124　中山市阜沙镇 2000—2004 年男女合计前 10 位恶性肿瘤发病率**

表 202　中山市阜沙镇 2000—2004 年男性恶性肿瘤主要发病指标（N，$1/10^5$，%）

| 部位或病种 | ICD—10 | 粗率 | 0～ | 15～ | 45～ | 55～ | 65＋ | 中标率 | 世标率 | 35～64 岁截缩率 | 0～64 岁累积率 | 0～74 岁累积率 | 例数 | 构成比 |
|---|---|---|---|---|---|---|---|---|---|---|---|---|---|---|
| 唇 | C00 | 0.00 | 0.00 | 0.00 | 0.00 | 0.00 | 0.00 | 0.00 | 0.00 | 0.00 | 0.00 | 0.00 | 0 | 0.00 |
| 舌 | C01—02 | 4.37 | 0.00 | 4.55 | 0.00 | 36.00 | 0.00 | 4.74 | 4.87 | 9.60 | 0.48 | 0.48 | 4 | 2.12 |
| 口 | C03—06 | 2.19 | 0.00 | 0.00 | 17.69 | 0.00 | 0.00 | 1.57 | 1.96 | 6.26 | 0.18 | 0.18 | 2 | 1.06 |
| 唾液腺 | C07—08 | 0.00 | 0.00 | 0.00 | 0.00 | 0.00 | 0.00 | 0.00 | 0.00 | 0.00 | 0.00 | 0.00 | 0 | 0.00 |
| 扁桃腺 | C09 | 0.00 | 0.00 | 0.00 | 0.00 | 0.00 | 0.00 | 0.00 | 0.00 | 0.00 | 0.00 | 0.00 | 0 | 0.00 |
| 其他口咽部 | C10 | 0.00 | 0.00 | 0.00 | 0.00 | 0.00 | 0.00 | 0.00 | 0.00 | 0.00 | 0.00 | 0.00 | 0 | 0.00 |
| 鼻咽部 | C11 | 40.46 | 0.00 | 31.85 | 88.43 | 197.99 | 31.51 | 34.45 | 40.74 | 105.46 | 3.86 | 4.12 | 37 | 19.58 |
| 喉咽部 | C12—13 | 4.37 | 0.00 | 0.00 | 26.53 | 18.00 | 0.00 | 3.38 | 4.19 | 13.45 | 0.41 | 0.41 | 4 | 2.12 |
| 唇，口腔和咽的其他部位和具体部位不明 | C14 | 0.00 | 0.00 | 0.00 | 0.00 | 0.00 | 0.00 | 0.00 | 0.00 | 0.00 | 0.00 | 0.00 | 0 | 0.00 |
| 食管 | C15 | 30.62 | 0.00 | 6.82 | 79.59 | 161.99 | 110.29 | 24.76 | 32.51 | 75.71 | 2.69 | 3.78 | 28 | 14.81 |
| 胃 | C16 | 6.56 | 0.00 | 2.27 | 17.69 | 0.00 | 47.27 | 4.79 | 5.64 | 6.26 | 0.24 | 0.45 | 6 | 3.17 |
| 小肠 | C17 | 0.00 | 0.00 | 0.00 | 0.00 | 0.00 | 0.00 | 0.00 | 0.00 | 0.00 | 0.00 | 0.00 | 0 | 0.00 |
| 结肠 | C18 | 5.47 | 0.00 | 4.55 | 17.69 | 0.00 | 15.76 | 3.66 | 4.61 | 11.57 | 0.30 | 0.56 | 5 | 2.65 |
| 直肠和乙状结肠连接处 | C19—20 | 5.47 | 0.00 | 0.00 | 17.69 | 18.00 | 31.51 | 4.39 | 5.24 | 11.56 | 0.39 | 0.39 | 5 | 2.65 |
| 肛门 | C21 | 0.00 | 0.00 | 0.00 | 0.00 | 0.00 | 0.00 | 0.00 | 0.00 | 0.00 | 0.00 | 0.00 | 0 | 0.00 |
| 肝脏和肝内胆管 | C22 | 36.09 | 0.00 | 13.65 | 53.06 | 215.99 | 141.80 | 29.61 | 39.11 | 82.72 | 3.10 | 4.71 | 33 | 17.46 |
| 胆囊 | C23 | 0.00 | 0.00 | 0.00 | 0.00 | 0.00 | 0.00 | 0.00 | 0.00 | 0.00 | 0.00 | 0.00 | 0 | 0.00 |
| 肝外胆管 | C24 | 5.47 | 0.00 | 0.00 | 0.00 | 18.00 | 63.02 | 4.35 | 5.64 | 4.80 | 0.18 | 0.59 | 5 | 2.65 |
| 胰腺 | C25 | 2.19 | 0.00 | 0.00 | 8.84 | 0.00 | 15.76 | 1.26 | 2.77 | 3.38 | 0.10 | 0.10 | 2 | 1.06 |
| 鼻腔、中耳和副鼻窦 | C30—31 | 0.00 | 0.00 | 0.00 | 0.00 | 0.00 | 0.00 | 0.00 | 0.00 | 0.00 | 0.00 | 0.00 | 0 | 0.00 |
| 喉 | C32 | 7.66 | 0.00 | 0.00 | 17.69 | 72.00 | 15.76 | 7.27 | 8.91 | 25.47 | 0.89 | 1.10 | 7 | 3.70 |
| 气管、支气管和肺 | C33—34 | 25.15 | 0.00 | 4.55 | 53.06 | 36.00 | 204.82 | 18.84 | 24.19 | 35.19 | 1.10 | 3.29 | 23 | 12.17 |

（续上表）

| 部位或病种 | ICD—10 | 粗率 | 0～ | 15～ | 45～ | 55～ | 65＋ | 中标率 | 世标率 | 35～64 岁截缩率 | 0～64 岁累积率 | 0～74 岁累积率 | 例数 | 构成比 |
|---|---|---|---|---|---|---|---|---|---|---|---|---|---|---|
| 其他呼吸器官 | C37—38 | 1.09 | 0.00 | 0.00 | 0.00 | 18.00 | 0.00 | 0.99 | 1.45 | 3.95 | 0.18 | 0.18 | 1 | 0.53 |
| 骨和关节软骨 | C40—41 | 2.19 | 0.00 | 0.00 | 0.00 | 36.00 | 0.00 | 1.98 | 2.91 | 7.90 | 0.36 | 0.36 | 2 | 1.06 |
| 皮肤恶性黑色素瘤 | C43 | 0.00 | 0.00 | 0.00 | 0.00 | 0.00 | 0.00 | 0.00 | 0.00 | 0.00 | 0.00 | 0.00 | 0 | 0.00 |
| 皮肤其他恶性肿瘤 | C44 | 2.19 | 0.00 | 0.00 | 8.84 | 0.00 | 15.76 | 1.59 | 1.91 | 3.38 | 0.10 | 0.10 | 2 | 1.06 |
| 间皮瘤 | C45 | 0.00 | 0.00 | 0.00 | 0.00 | 0.00 | 0.00 | 0.00 | 0.00 | 0.00 | 0.00 | 0.00 | 0 | 0.00 |
| kaposi 氏肉瘤 | C46 | 0.00 | 0.00 | 0.00 | 0.00 | 0.00 | 0.00 | 0.00 | 0.00 | 0.00 | 0.00 | 0.00 | 0 | 0.00 |
| 结缔组织和其他软组织 | C47、49 | 2.19 | 0.00 | 2.27 | 8.84 | 0.00 | 0.00 | 1.41 | 1.69 | 5.63 | 0.14 | 0.14 | 2 | 0.14 |
| 乳房 | C50 | 0.00 | 0.00 | 0.00 | 0.00 | 0.00 | 0.00 | 0.00 | 0.00 | 0.00 | 0.00 | 0.00 | 0 | 0.00 |
| 外阴 | C51 | 0.00 | 0.00 | 0.00 | 0.00 | 0.00 | 0.00 | 0.00 | 0.00 | 0.00 | 0.00 | 0.00 | 0 | 0.00 |
| 阴道 | C52 | 0.00 | 0.00 | 0.00 | 0.00 | 0.00 | 0.00 | 0.00 | 0.00 | 0.00 | 0.00 | 0.00 | 0 | 0.00 |
| 子宫颈 | C53 | 0.00 | 0.00 | 0.00 | 0.00 | 0.00 | 0.00 | 0.00 | 0.00 | 0.00 | 0.00 | 0.00 | 0 | 0.00 |
| 子宫体 | C54 | 0.00 | 0.00 | 0.00 | 0.00 | 0.00 | 0.00 | 0.00 | 0.00 | 0.00 | 0.00 | 0.00 | 0 | 0.00 |
| 子宫恶性肿瘤、未注明部位 | C55 | 0.00 | 0.00 | 0.00 | 0.00 | 0.00 | 0.00 | 0.00 | 0.00 | 0.00 | 0.00 | 0.00 | 0 | 0.00 |
| 卵巢 | C56 | 0.00 | 0.00 | 0.00 | 0.00 | 0.00 | 0.00 | 0.00 | 0.00 | 0.00 | 0.00 | 0.00 | 0 | 0.00 |
| 其他和未说明的女性生殖器官恶性肿瘤 | C57 | 0.00 | 0.00 | 0.00 | 0.00 | 0.00 | 0.00 | 0.00 | 0.00 | 0.00 | 0.00 | 0.00 | 0 | 0.00 |
| 胎盘 | C58 | 0.00 | 0.00 | 0.00 | 0.00 | 0.00 | 0.00 | 0.00 | 0.00 | 0.00 | 0.00 | 0.00 | 0 | 0.00 |
| 阴茎 | C60 | 0.00 | 0.00 | 0.00 | 0.00 | 0.00 | 0.00 | 0.00 | 0.00 | 0.00 | 0.00 | 0.00 | 0 | 0.00 |
| 前列腺 | C61 | 3.28 | 0.00 | 0.00 | 8.84 | 0.00 | 31.51 | 2.47 | 3.33 | 3.38 | 0.10 | 0.57 | 3 | 1.59 |
| 睾丸 | C62 | 0.00 | 0.00 | 0.00 | 0.00 | 0.00 | 0.00 | 0.00 | 0.00 | 0.00 | 0.00 | 0.00 | 0 | 0.00 |
| 其他和未说明的男性生殖器官恶性肿瘤 | C63 | 0.00 | 0.00 | 0.00 | 0.00 | 0.00 | 0.00 | 0.00 | 0.00 | 0.00 | 0.00 | 0.00 | 0 | 0.00 |
| 肾脏 | C64 | 2.19 | 0.00 | 2.27 | 0.00 | 0.00 | 15.76 | 1.56 | 2.01 | 2.74 | 0.06 | 0.27 | 2 | 1.06 |
| 肾盂、肾盏 | C65 | 0.00 | 0.00 | 0.00 | 0.00 | 0.00 | 0.00 | 0.00 | 0.00 | 0.00 | 0.00 | 0.00 | 0 | 0.00 |

（续上表）

| 部位或病种 | ICD—10 | 粗率 | 0～ | 15～ | 45～ | 55～ | 65＋ | 中标率 | 世标率 | 35～64岁截缩率 | 0～64岁累积率 | 0～74岁累积率 | 例数 | 构成比 |
|---|---|---|---|---|---|---|---|---|---|---|---|---|---|---|
| 输尿管 | C66 | 0.00 | 0.00 | 0.00 | 0.00 | 0.00 | 0.00 | 0.00 | 0.00 | 0.00 | 0.00 | 0.00 | 0 | 0.00 |
| 膀胱 | C67 | 1.09 | 0.00 | 0.00 | 0.00 | 0.00 | 15.76 | 0.74 | 0.87 | 0.00 | 0.00 | 0.00 | 1 | 0.53 |
| 其他和未说明的泌尿器官 | C68 | 0.00 | 0.00 | 0.00 | 0.00 | 0.00 | 0.00 | 0.00 | 0.00 | 0.00 | 0.00 | 0.00 | 0 | 0.00 |
| 眼 | C69 | 0.00 | 0.00 | 0.00 | 0.00 | 0.00 | 0.00 | 0.00 | 0.00 | 0.00 | 0.00 | 0.00 | 0 | 0.00 |
| 脑、神经系统 | C70—72、D | 4.37 | 4.12 | 0.00 | 0.00 | 36.00 | 15.76 | 4.66 | 5.34 | 9.60 | 0.42 | 0.63 | 4 | 2.12 |
| 甲状腺 | C73 | 0.00 | 0.00 | 0.00 | 0.00 | 0.00 | 0.00 | 0.00 | 0.00 | 0.00 | 0.00 | 0.00 | 0 | 0.00 |
| 肾上腺 | C74 | 1.09 | 0.00 | 2.27 | 0.00 | 0.00 | 0.00 | 0.69 | 0.77 | 2.74 | 0.06 | 0.06 | 1 | 0.53 |
| 其他内分泌腺 | C75 | 0.00 | 0.00 | 0.00 | 0.00 | 0.00 | 0.00 | 0.00 | 0.00 | 0.00 | 0.00 | 0.00 | 0 | 0.00 |
| 霍奇金氏病 | C81 | 0.00 | 0.00 | 0.00 | 0.00 | 0.00 | 0.00 | 0.00 | 0.00 | 0.00 | 0.00 | 0.00 | 0 | 0.00 |
| 非霍奇金氏病 | C82—85、C96 | 1.09 | 0.00 | 0.00 | 8.84 | 0.00 | 0.00 | 0.85 | 1.04 | 3.38 | 0.10 | 0.10 | 1 | 0.53 |
| 多发性骨髓瘤和恶性浆细胞肿瘤 | C90 | 1.09 | 0.00 | 0.00 | 0.00 | 0.00 | 15.76 | 0.74 | 0.87 | 0.00 | 0.00 | 0.00 | 1 | 0.53 |
| 淋巴细胞白血病 | C91 | 0.00 | 0.00 | 0.00 | 0.00 | 0.00 | 0.00 | 0.00 | 0.00 | 0.00 | 0.00 | 0.00 | 0 | 0.00 |
| 髓细胞性白血病 | C92 | 1.09 | 0.00 | 2.27 | 0.00 | 0.00 | 0.00 | 0.86 | 0.71 | 0.00 | 0.06 | 0.06 | 1 | 0.53 |
| 单核细胞性白血病 | C93 | 0.00 | 0.00 | 0.00 | 0.00 | 0.00 | 0.00 | 0.00 | 0.00 | 0.00 | 0.00 | 0.00 | 0 | 0.00 |
| 其他指明的白血病 | C94 | 0.00 | 0.00 | 0.00 | 0.00 | 0.00 | 0.00 | 0.00 | 0.00 | 0.00 | 0.00 | 0.00 | 0 | 0.00 |
| 未指明细胞类型的白血病 | C95 | 1.09 | 0.00 | 0.00 | 8.84 | 0.00 | 0.00 | 0.72 | 0.92 | 2.88 | 0.08 | 0.08 | 1 | 0.53 |
| 独立的多个部位的（原发性）恶性肿瘤 | C97 | 0.00 | 0.00 | 0.00 | 0.00 | 0.00 | 0.00 | 0.00 | 0.00 | 0.00 | 0.00 | 0.00 | 0 | 0.00 |
| 其他及不明部位 | C26、39、48、76—80 | 6.56 | 0.00 | 2.27 | 17.69 | 36.00 | 15.76 | 5.84 | 7.12 | 15.51 | 0.65 | 0.65 | 6 | 3.17 |
| 除 C44 合计 | | 204.50 | 4.12 | 79.61 | 451.00 | 899.96 | 787.75 | 166.60 | 209.40 | 449.14 | 16.15 | 23.28 | 187 | 98.94 |
| 合计 | | 206.69 | 4.12 | 79.61 | 459.84 | 899.96 | 803.51 | 168.19 | 211.30 | 452.52 | 16.26 | 23.38 | 189 | 100.00 |

注：中标率即中国标化发病率，世标率即世界标化发病率。

表 203　中山市阜沙镇 2000—2004 年女性恶性肿瘤主要发病指标（N，1/10^5，%）

| 部位或病种 | ICD—10 | 粗率 | 0～ | 15～ | 45～ | 55～ | 65＋ | 中标率 | 世标率 | 35～64 岁截缩率 | 0～64 岁累积率 | 0～74 岁累积率 | 例数 | 构成比 |
|---|---|---|---|---|---|---|---|---|---|---|---|---|---|---|
| 唇 | C00 | 0.00 | 0.00 | 0.00 | 0.00 | 0.00 | 0.00 | 0.00 | 0.00 | 0.00 | 0.00 | 0.00 | 0 | 0.00 |
| 舌 | C01—02 | 1.15 | 0.00 | 0.00 | 9.38 | 0.00 | 0.00 | 0.89 | 1.10 | 3.56 | 0.11 | 0.11 | 1 | 0.93 |
| 口 | C03—06 | 0.00 | 0.00 | 0.00 | 0.00 | 0.00 | 0.00 | 0.00 | 0.00 | 0.00 | 0.00 | 0.00 | 0 | 0.00 |
| 唾液腺 | C07—08 | 0.00 | 0.00 | 0.00 | 0.00 | 0.00 | 0.00 | 0.00 | 0.00 | 0.00 | 0.00 | 0.00 | 0 | 0.00 |
| 扁桃腺 | C09 | 0.00 | 0.00 | 0.00 | 0.00 | 0.00 | 0.00 | 0.00 | 0.00 | 0.00 | 0.00 | 0.00 | 0 | 0.00 |
| 其他口咽部 | C10 | 0.00 | 0.00 | 0.00 | 0.00 | 0.00 | 0.00 | 0.00 | 0.00 | 0.00 | 0.00 | 0.00 | 0 | 0.00 |
| 鼻咽部 | C11 | 11.52 | 0.00 | 9.41 | 37.52 | 38.29 | 0.00 | 9.21 | 10.84 | 33.32 | 1.08 | 1.08 | 10 | 9.26 |
| 喉咽部 | C12—13 | 0.00 | 0.00 | 0.00 | 0.00 | 0.00 | 0.00 | 0.00 | 0.00 | 0.00 | 0.00 | 0.00 | 0 | 0.00 |
| 唇，口腔和咽的其他部位和具体部位不明 | C14 | 0.00 | 0.00 | 0.00 | 0.00 | 0.00 | 0.00 | 0.00 | 0.00 | 0.00 | 0.00 | 0.00 | 0 | 0.00 |
| 食管 | C15 | 4.61 | 0.00 | 2.35 | 0.00 | 19.15 | 25.82 | 3.32 | 4.47 | 7.60 | 0.28 | 0.49 | 4 | 3.70 |
| 胃 | C16 | 2.30 | 0.00 | 0.00 | 0.00 | 0.00 | 25.82 | 1.08 | 1.49 | 0.00 | 0.00 | 0.24 | 2 | 1.85 |
| 小肠 | C17 | 0.00 | 0.00 | 0.00 | 0.00 | 0.00 | 0.00 | 0.00 | 0.00 | 0.00 | 0.00 | 0.00 | 0 | 0.00 |
| 结肠 | C18 | 5.76 | 0.00 | 2.35 | 9.38 | 19.15 | 25.82 | 4.28 | 5.25 | 11.45 | 0.36 | 0.57 | 5 | 4.63 |
| 直肠和乙状结肠连接处 | C19—20 | 3.46 | 0.00 | 0.00 | 9.38 | 0.00 | 25.82 | 2.18 | 2.84 | 3.08 | 0.08 | 0.29 | 3 | 2.78 |
| 肛门 | C21 | 0.00 | 0.00 | 0.00 | 0.00 | 0.00 | 0.00 | 0.00 | 0.00 | 0.00 | 0.00 | 0.00 | 0 | 0.00 |
| 肝脏和肝内胆管 | C22 | 5.76 | 0.00 | 2.35 | 0.00 | 76.59 | 0.00 | 5.32 | 7.25 | 21.16 | 0.86 | 0.86 | 5 | 4.63 |
| 胆囊 | C23 | 0.00 | 0.00 | 0.00 | 0.00 | 0.00 | 0.00 | 0.00 | 0.00 | 0.00 | 0.00 | 0.00 | 0 | 0.00 |
| 肝外胆管 | C24 | 2.30 | 0.00 | 2.35 | 0.00 | 19.15 | 0.00 | 1.91 | 2.26 | 4.27 | 0.25 | 0.25 | 2 | 1.85 |
| 胰腺 | C25 | 0.00 | 0.00 | 0.00 | 0.00 | 0.00 | 0.00 | 0.00 | 0.00 | 0.00 | 0.00 | 0.00 | 0 | 0.00 |
| 鼻腔、中耳和副鼻窦 | C30—31 | 0.00 | 0.00 | 0.00 | 0.00 | 0.00 | 0.00 | 0.00 | 0.00 | 0.00 | 0.00 | 0.00 | 0 | 0.00 |
| 喉 | C32 | 0.00 | 0.00 | 0.00 | 0.00 | 0.00 | 0.00 | 0.00 | 0.00 | 0.00 | 0.00 | 0.00 | 0 | 0.00 |
| 气管、支气管和肺 | C33—34 | 9.22 | 0.00 | 0.00 | 9.38 | 95.74 | 25.82 | 8.46 | 11.08 | 26.70 | 1.04 | 1.45 | 8 | 7.41 |

（续上表）

| 部位或病种 | ICD—10 | 粗率 | 0～ | 15～ | 45～ | 55～ | 65＋ | 中标率 | 世标率 | 35～64岁截缩率 | 0～64岁累积率 | 0～74岁累积率 | 例数 | 构成比 |
|---|---|---|---|---|---|---|---|---|---|---|---|---|---|---|
| 其他呼吸器官 | C37—38 | 0.00 | 0.00 | 0.00 | 0.00 | 0.00 | 0.00 | 0.00 | 0.00 | 0.00 | 0.00 | 0.00 | 0 | 0.00 |
| 骨和关节软骨 | C40—41 | 2.30 | 0.00 | 2.35 | 0.00 | 0.00 | 12.91 | 1.37 | 1.66 | 3.33 | 0.09 | 0.09 | 2 | 1.85 |
| 皮肤恶性黑色素瘤 | C43 | 1.15 | 0.00 | 0.00 | 0.00 | 0.00 | 12.91 | 0.87 | 1.24 | 0.00 | 0.00 | 0.21 | 1 | 0.93 |
| 皮肤其他恶性肿瘤 | C44 | 1.15 | 0.00 | 0.00 | 9.38 | 0.00 | 0.00 | 0.77 | 0.98 | 3.08 | 0.08 | 0.08 | 1 | 0.93 |
| 间皮瘤 | C45 | 0.00 | 0.00 | 0.00 | 0.00 | 0.00 | 0.00 | 0.00 | 0.00 | 0.00 | 0.00 | 0.00 | 0 | 0.00 |
| kaposi 氏肉瘤 | C46 | 0.00 | 0.00 | 0.00 | 0.00 | 0.00 | 0.00 | 0.00 | 0.00 | 0.00 | 0.00 | 0.00 | 0 | 0.00 |
| 结缔组织和其他软组织 | C47、49 | 2.30 | 0.00 | 0.00 | 9.38 | 0.00 | 12.91 | 1.77 | 2.33 | 3.56 | 0.11 | 0.32 | 2 | 0.21 |
| 乳房 | C50 | 20.74 | 0.00 | 16.47 | 84.43 | 38.29 | 0.00 | 15.09 | 19.14 | 60.05 | 1.78 | 1.78 | 18 | 16.67 |
| 外阴 | C51 | 0.00 | 0.00 | 0.00 | 0.00 | 0.00 | 0.00 | 0.00 | 0.00 | 0.00 | 0.00 | 0.00 | 0 | 0.00 |
| 阴道 | C52 | 0.00 | 0.00 | 0.00 | 0.00 | 0.00 | 0.00 | 0.00 | 0.00 | 0.00 | 0.00 | 0.00 | 0 | 0.00 |
| 子宫颈 | C53 | 8.07 | 0.00 | 7.06 | 28.14 | 19.15 | 0.00 | 6.10 | 7.09 | 20.94 | 0.67 | 0.67 | 7 | 6.48 |
| 子宫体 | C54 | 11.52 | 0.00 | 0.00 | 65.67 | 38.29 | 12.91 | 9.29 | 11.56 | 33.51 | 1.06 | 1.26 | 10 | 9.26 |
| 子宫恶性肿瘤、未注明部位 | C55 | 6.91 | 0.00 | 0.00 | 37.52 | 38.29 | 0.00 | 5.72 | 7.53 | 22.76 | 0.83 | 0.83 | 6 | 5.56 |
| 卵巢 | C56 | 0.00 | 0.00 | 0.00 | 0.00 | 0.00 | 0.00 | 0.00 | 0.00 | 0.00 | 0.00 | 0.00 | 0 | 0.00 |
| 其他和未说明的女性生殖器官恶性肿瘤 | C57 | 0.00 | 0.00 | 0.00 | 0.00 | 0.00 | 0.00 | 0.00 | 0.00 | 0.00 | 0.00 | 0.00 | 0 | 0.00 |
| 胎盘 | C58 | 0.00 | 0.00 | 0.00 | 0.00 | 0.00 | 0.00 | 0.00 | 0.00 | 0.00 | 0.00 | 0.00 | 0 | 0.00 |
| 阴茎 | C60 | 0.00 | 0.00 | 0.00 | 0.00 | 0.00 | 0.00 | 0.00 | 0.00 | 0.00 | 0.00 | 0.00 | 0 | 0.00 |
| 前列腺 | C61 | 0.00 | 0.00 | 0.00 | 0.00 | 0.00 | 0.00 | 0.00 | 0.00 | 0.00 | 0.00 | 0.00 | 0 | 0.00 |
| 睾丸 | C62 | 0.00 | 0.00 | 0.00 | 0.00 | 0.00 | 0.00 | 0.00 | 0.00 | 0.00 | 0.00 | 0.00 | 0 | 0.00 |
| 其他和未说明的男性生殖器官恶性肿瘤 | C63 | 0.00 | 0.00 | 0.00 | 0.00 | 0.00 | 0.00 | 0.00 | 0.00 | 0.00 | 0.00 | 0.00 | 0 | 0.00 |
| 肾脏 | C64 | 3.46 | 0.00 | 0.00 | 0.00 | 19.15 | 25.82 | 2.67 | 3.35 | 5.03 | 0.19 | 0.39 | 3 | 2.78 |
| 肾盂、肾盏 | C65 | 0.00 | 0.00 | 0.00 | 0.00 | 0.00 | 0.00 | 0.00 | 0.00 | 0.00 | 0.00 | 0.00 | 0 | 0.00 |

（续上表）

| 部位或病种 | ICD—10 | 粗率 | 0～ | 15～ | 45～ | 55～ | 65＋ | 中标率 | 世标率 | 35～64 岁截缩率 | 0～64 岁累积率 | 0～74 岁累积率 | 例数 | 构成比 |
|---|---|---|---|---|---|---|---|---|---|---|---|---|---|---|
| 输尿管 | C66 | 0.00 | 0.00 | 0.00 | 0.00 | 0.00 | 0.00 | 0.00 | 0.00 | 0.00 | 0.00 | 0.00 | 0 | 0.00 |
| 膀胱 | C67 | 0.00 | 0.00 | 0.00 | 0.00 | 0.00 | 0.00 | 0.00 | 0.00 | 0.00 | 0.00 | 0.00 | 0 | 0.00 |
| 其他和未说明的泌尿器官 | C68 | 0.00 | 0.00 | 0.00 | 0.00 | 0.00 | 0.00 | 0.00 | 0.00 | 0.00 | 0.00 | 0.00 | 0 | 0.00 |
| 眼 | C69 | 0.00 | 0.00 | 0.00 | 0.00 | 0.00 | 0.00 | 0.00 | 0.00 | 0.00 | 0.00 | 0.00 | 0 | 0.00 |
| 脑、神经系统 | C70—72、D | 3.46 | 0.00 | 2.35 | 9.38 | 19.15 | 0.00 | 3.29 | 3.58 | 8.58 | 0.36 | 0.36 | 3 | 2.78 |
| 甲状腺 | C73 | 5.76 | 0.00 | 4.71 | 18.76 | 0.00 | 12.91 | 3.92 | 4.54 | 9.50 | 0.32 | 0.56 | 5 | 4.63 |
| 肾上腺 | C74 | 0.00 | 0.00 | 0.00 | 0.00 | 0.00 | 0.00 | 0.00 | 0.00 | 0.00 | 0.00 | 0.00 | 0 | 0.00 |
| 其他内分泌腺 | C75 | 0.00 | 0.00 | 0.00 | 0.00 | 0.00 | 0.00 | 0.00 | 0.00 | 0.00 | 0.00 | 0.00 | 0 | 0.00 |
| 霍奇金氏病 | C81 | 0.00 | 0.00 | 0.00 | 0.00 | 0.00 | 0.00 | 0.00 | 0.00 | 0.00 | 0.00 | 0.00 | 0 | 0.00 |
| 非霍奇金氏病 | C82—85、C96 | 1.15 | 0.00 | 0.00 | 0.00 | 0.00 | 12.91 | 0.87 | 1.24 | 0.00 | 0.00 | 0.21 | 1 | 0.93 |
| 多发性骨髓瘤和恶性浆细胞肿瘤 | C90 | 0.00 | 0.00 | 0.00 | 0.00 | 0.00 | 0.00 | 0.00 | 0.00 | 0.00 | 0.00 | 0.00 | 0 | 0.00 |
| 淋巴细胞白血病 | C91 | 1.15 | 4.84 | 0.00 | 0.00 | 0.00 | 0.00 | 1.59 | 2.07 | 0.00 | 0.09 | 0.09 | 1 | 0.93 |
| 髓细胞性白血病 | C92 | 5.76 | 0.00 | 7.06 | 0.00 | 19.15 | 12.91 | 4.76 | 5.18 | 8.35 | 0.39 | 0.63 | 5 | 4.63 |
| 单核细胞性白血病 | C93 | 0.00 | 0.00 | 0.00 | 0.00 | 0.00 | 0.00 | 0.00 | 0.00 | 0.00 | 0.00 | 0.00 | 0 | 0.00 |
| 其他指明的白血病 | C94 | 0.00 | 0.00 | 0.00 | 0.00 | 0.00 | 0.00 | 0.00 | 0.00 | 0.00 | 0.00 | 0.00 | 0 | 0.00 |
| 未指明细胞类型的白血病 | C95 | 2.30 | 0.00 | 2.35 | 0.00 | 19.15 | 0.00 | 1.91 | 2.26 | 4.27 | 0.25 | 0.25 | 2 | 1.85 |
| 独立的多个部位的（原发性）恶性肿瘤 | C97 | 0.00 | 0.00 | 0.00 | 0.00 | 0.00 | 0.00 | 0.00 | 0.00 | 0.00 | 0.00 | 0.00 | 0 | 0.00 |
| 其他及不明部位 | C26、39、48、76—80 | 1.15 | 0.00 | 0.00 | 9.38 | 0.00 | 0.00 | 0.89 | 1.10 | 3.56 | 0.11 | 0.11 | 1 | 0.93 |
| 除 C44 合计 | 0.00 | 123.28 | 4.84 | 61.17 | 337.71 | 478.69 | 245.27 | 96.76 | 120.45 | 294.57 | 10.32 | 13.10 | 107 | 99.07 |
| 合计 | 0.00 | 124.43 | 4.84 | 61.17 | 347.09 | 478.69 | 245.27 | 97.53 | 121.43 | 297.65 | 10.40 | 13.18 | 108 | 100.00 |

注：中标率即中国标化发病率，世标率即世界标化发病率。

表 204　中山市阜沙镇 2000—2004 年男女合计恶性肿瘤主要发病指标（N，1/10$^5$，%）

| 部位或病种 | ICD—10 | 粗率 | 0～ | 15～ | 45～ | 55～ | 65+ | 中标率 | 世标率 | 35～64 岁截缩率 | 0～64 岁累积率 | 0～74 岁累积率 | 例数 | 构成比 |
|---|---|---|---|---|---|---|---|---|---|---|---|---|---|---|
| 唇 | C00 | 0.00 | 0.00 | 0.00 | 0.00 | 0.00 | 0.00 | 0.00 | 0.00 | 0.00 | 0.00 | 0.00 | 0 | 0.00 |
| 舌 | C01—02 | 2.81 | 0.00 | 2.31 | 4.55 | 18.56 | 0.00 | 2.82 | 2.99 | 6.64 | 0.30 | 0.30 | 5 | 1.68 |
| 口 | C03—06 | 1.12 | 0.00 | 0.00 | 9.10 | 0.00 | 0.00 | 0.81 | 1.01 | 3.22 | 0.09 | 0.09 | 2 | 0.67 |
| 唾液腺 | C07—08 | 0.00 | 0.00 | 0.00 | 0.00 | 0.00 | 0.00 | 0.00 | 0.00 | 0.00 | 0.00 | 0.00 | 0 | 0.00 |
| 扁桃腺 | C09 | 0.00 | 0.00 | 0.00 | 0.00 | 0.00 | 0.00 | 0.00 | 0.00 | 0.00 | 0.00 | 0.00 | 0 | 0.00 |
| 其他口咽部 | C10 | 0.00 | 0.00 | 0.00 | 0.00 | 0.00 | 0.00 | 0.00 | 0.00 | 0.00 | 0.00 | 0.00 | 0 | 0.00 |
| 鼻咽部 | C11 | 26.37 | 0.00 | 20.81 | 63.73 | 120.63 | 14.15 | 22.03 | 26.04 | 70.44 | 2.51 | 2.63 | 47 | 15.82 |
| 喉咽部 | C12—13 | 2.24 | 0.00 | 0.00 | 13.66 | 9.28 | 0.00 | 1.74 | 2.16 | 6.92 | 0.21 | 0.21 | 4 | 1.35 |
| 唇，口腔和咽的其他部位和具体部位不明 | C14 | 0.00 | 0.00 | 0.00 | 0.00 | 0.00 | 0.00 | 0.00 | 0.00 | 0.00 | 0.00 | 0.00 | 0 | 0.00 |
| 食管 | C15 | 17.95 | 0.00 | 4.63 | 40.97 | 92.79 | 63.66 | 14.20 | 18.72 | 42.73 | 1.53 | 2.17 | 32 | 10.77 |
| 胃 | C16 | 4.49 | 0.00 | 1.16 | 9.10 | 0.00 | 35.37 | 2.89 | 3.52 | 3.22 | 0.12 | 0.35 | 8 | 2.69 |
| 小肠 | C17 | 0.00 | 0.00 | 0.00 | 0.00 | 0.00 | 0.00 | 0.00 | 0.00 | 0.00 | 0.00 | 0.00 | 0 | 0.00 |
| 结肠 | C18 | 5.61 | 0.00 | 3.47 | 13.66 | 9.28 | 21.22 | 4.01 | 4.98 | 11.57 | 0.33 | 0.56 | 10 | 3.37 |
| 直肠和乙状结肠连接处 | C19—20 | 4.49 | 0.00 | 0.00 | 13.66 | 9.28 | 28.29 | 3.23 | 3.97 | 7.41 | 0.24 | 0.34 | 8 | 2.69 |
| 肛门 | C21 | 0.00 | 0.00 | 0.00 | 0.00 | 0.00 | 0.00 | 0.00 | 0.00 | 0.00 | 0.00 | 0.00 | 0 | 0.00 |
| 肝脏和肝内胆管 | C22 | 21.32 | 0.00 | 8.09 | 27.31 | 148.46 | 63.66 | 17.46 | 22.93 | 52.86 | 2.01 | 2.80 | 38 | 12.79 |
| 胆囊 | C23 | 0.00 | 0.00 | 0.00 | 0.00 | 0.00 | 0.00 | 0.00 | 0.00 | 0.00 | 0.00 | 0.00 | 0 | 0.00 |
| 肝外胆管 | C24 | 3.93 | 0.00 | 1.16 | 0.00 | 18.56 | 28.29 | 2.98 | 3.76 | 4.51 | 0.21 | 0.42 | 7 | 2.36 |
| 胰腺 | C25 | 1.12 | 0.00 | 0.00 | 4.55 | 0.00 | 7.07 | 0.56 | 1.04 | 1.73 | 0.05 | 0.05 | 2 | 0.67 |
| 鼻腔、中耳和副鼻窦 | C30—31 | 0.00 | 0.00 | 0.00 | 0.00 | 0.00 | 0.00 | 0.00 | 0.00 | 0.00 | 0.00 | 0.00 | 0 | 0.00 |
| 喉 | C32 | 3.93 | 0.00 | 0.00 | 9.10 | 37.12 | 7.07 | 3.71 | 4.55 | 13.04 | 0.46 | 0.56 | 7 | 2.36 |
| 气管、支气管和肺 | C33—34 | 17.39 | 0.00 | 2.31 | 31.87 | 64.95 | 106.10 | 13.30 | 17.18 | 31.02 | 1.07 | 2.33 | 31 | 10.44 |

（续上表）

| 部位或病种 | ICD—10 | 粗率 | 0～ | 15～ | 45～ | 55～ | 65＋ | 中标率 | 世标率 | 35～64 岁截缩率 | 0～64 岁累积率 | 0～74 岁累积率 | 例数 | 构成比 |
|---|---|---|---|---|---|---|---|---|---|---|---|---|---|---|
| 其他呼吸器官 | C37－38 | 0.56 | 0.00 | 0.00 | 0.00 | 9.28 | 0.00 | 0.52 | 0.76 | 2.05 | 0.09 | 0.09 | 1 | 0.34 |
| 骨和关节软骨 | C40－41 | 2.24 | 0.00 | 1.16 | 0.00 | 18.56 | 7.07 | 1.74 | 2.37 | 5.70 | 0.23 | 0.23 | 4 | 1.35 |
| 皮肤恶性黑色素瘤 | C43 | 0.56 | 0.00 | 0.00 | 0.00 | 0.00 | 7.07 | 0.44 | 0.62 | 0.00 | 0.00 | 0.10 | 1 | 0.34 |
| 皮肤其他恶性肿瘤 | C44 | 1.68 | 0.00 | 0.00 | 9.10 | 0.00 | 7.07 | 1.12 | 1.37 | 3.22 | 0.09 | 0.09 | 3 | 1.01 |
| 间皮瘤 | C45 | 0.00 | 0.00 | 0.00 | 0.00 | 0.00 | 0.00 | 0.00 | 0.00 | 0.00 | 0.00 | 0.00 | 0 | 0.00 |
| kaposi 氏肉瘤 | C46 | 0.00 | 0.00 | 0.00 | 0.00 | 0.00 | 0.00 | 0.00 | 0.00 | 0.00 | 0.00 | 0.00 | 0 | 0.00 |
| 结缔组织和其他软组织 | C47、49 | 2.24 | 0.00 | 1.16 | 9.10 | 0.00 | 7.07 | 1.60 | 2.02 | 4.62 | 0.13 | 0.23 | 4 | 0.17 |
| 乳房 | C50 | 10.10 | 0.00 | 8.09 | 40.97 | 18.56 | 0.00 | 7.29 | 9.24 | 29.02 | 0.86 | 0.86 | 18 | 6.06 |
| 外阴 | C51 | 0.00 | 0.00 | 0.00 | 0.00 | 0.00 | 0.00 | 0.00 | 0.00 | 0.00 | 0.00 | 0.00 | 0 | 0.00 |
| 阴道 | C52 | 0.00 | 0.00 | 0.00 | 0.00 | 0.00 | 0.00 | 0.00 | 0.00 | 0.00 | 0.00 | 0.00 | 0 | 0.00 |
| 子宫颈 | C53 | 3.93 | 0.00 | 3.47 | 13.66 | 9.28 | 0.00 | 2.98 | 3.46 | 10.16 | 0.33 | 0.33 | 7 | 2.36 |
| 子宫体 | C54 | 5.61 | 0.00 | 0.00 | 31.87 | 18.56 | 7.07 | 4.53 | 5.64 | 16.31 | 0.52 | 0.62 | 10 | 3.37 |
| 子宫恶性肿瘤、未注明部位 | C55 | 3.37 | 0.00 | 0.00 | 18.21 | 18.56 | 0.00 | 2.77 | 3.65 | 11.03 | 0.40 | 0.40 | 6 | 2.02 |
| 卵巢 | C56 | 0.00 | 0.00 | 0.00 | 0.00 | 0.00 | 0.00 | 0.00 | 0.00 | 0.00 | 0.00 | 0.00 | 0 | 0.00 |
| 其他和未说明的女性生殖器官恶性肿瘤 | C57 | 0.00 | 0.00 | 0.00 | 0.00 | 0.00 | 0.00 | 0.00 | 0.00 | 0.00 | 0.00 | 0.00 | 0 | 0.00 |
| 胎盘 | C58 | 0.00 | 0.00 | 0.00 | 0.00 | 0.00 | 0.00 | 0.00 | 0.00 | 0.00 | 0.00 | 0.00 | 0 | 0.00 |
| 阴茎 | C60 | 0.00 | 0.00 | 0.00 | 0.00 | 0.00 | 0.00 | 0.00 | 0.00 | 0.00 | 0.00 | 0.00 | 0 | 0.00 |
| 前列腺 | C61 | 1.68 | 0.00 | 0.00 | 4.55 | 0.00 | 14.15 | 1.23 | 1.65 | 1.73 | 0.05 | 0.28 | 3 | 1.01 |
| 睾丸 | C62 | 0.00 | 0.00 | 0.00 | 0.00 | 0.00 | 0.00 | 0.00 | 0.00 | 0.00 | 0.00 | 0.00 | 0 | 0.00 |
| 其他和未说明的男性生殖器官恶性肿瘤 | C63 | 0.00 | 0.00 | 0.00 | 0.00 | 0.00 | 0.00 | 0.00 | 0.00 | 0.00 | 0.00 | 0.00 | 0 | 0.00 |
| 肾脏 | C64 | 2.81 | 0.00 | 1.16 | 0.00 | 9.28 | 21.22 | 2.15 | 2.72 | 3.86 | 0.12 | 0.33 | 5 | 1.68 |
| 肾盂、肾盏 | C65 | 0.00 | 0.00 | 0.00 | 0.00 | 0.00 | 0.00 | 0.00 | 0.00 | 0.00 | 0.00 | 0.00 | 0 | 0.00 |

（续上表）

| 部位或病种 | ICD—10 | 粗率 | 0～ | 15～ | 45～ | 55～ | 65+ | 中标率 | 世标率 | 35～64 岁截缩率 | 0～64 岁累积率 | 0～74 岁累积率 | 例数 | 构成比 |
|---|---|---|---|---|---|---|---|---|---|---|---|---|---|---|
| 输尿管 | C66 | 0.00 | 0.00 | 0.00 | 0.00 | 0.00 | 0.00 | 0.00 | 0.00 | 0.00 | 0.00 | 0.00 | 0 | 0.00 |
| 膀胱 | C67 | 0.56 | 0.00 | 0.00 | 0.00 | 0.00 | 7.07 | 0.31 | 0.36 | 0.00 | 0.00 | 0.00 | 1 | 0.34 |
| 其他和未说明的泌尿器官 | C68 | 0.00 | 0.00 | 0.00 | 0.00 | 0.00 | 0.00 | 0.00 | 0.00 | 0.00 | 0.00 | 0.00 | 0 | 0.00 |
| 眼 | C69 | 0.00 | 0.00 | 0.00 | 0.00 | 0.00 | 0.00 | 0.00 | 0.00 | 0.00 | 0.00 | 0.00 | 0 | 0.00 |
| 脑、神经系统 | C70—72、D | 3.93 | 2.23 | 1.16 | 4.55 | 27.84 | 7.07 | 4.04 | 4.51 | 9.10 | 0.39 | 0.50 | 7 | 2.36 |
| 甲状腺 | C73 | 2.81 | 0.00 | 2.31 | 9.10 | 0.00 | 7.07 | 1.94 | 2.25 | 4.62 | 0.15 | 0.28 | 5 | 1.68 |
| 肾上腺 | C74 | 0.56 | 0.00 | 1.16 | 0.00 | 0.00 | 0.00 | 0.35 | 0.39 | 1.40 | 0.03 | 0.03 | 1 | 0.34 |
| 其他内分泌腺 | C75 | 0.00 | 0.00 | 0.00 | 0.00 | 0.00 | 0.00 | 0.00 | 0.00 | 0.00 | 0.00 | 0.00 | 0 | 0.00 |
| 霍奇金氏病 | C81 | 0.00 | 0.00 | 0.00 | 0.00 | 0.00 | 0.00 | 0.00 | 0.00 | 0.00 | 0.00 | 0.00 | 0 | 0.00 |
| 非霍奇金氏病 | C82—85、C96 | 1.12 | 0.00 | 0.00 | 4.55 | 0.00 | 7.07 | 0.87 | 1.15 | 1.73 | 0.05 | 0.16 | 2 | 0.67 |
| 多发性骨髓瘤和恶性浆细胞肿瘤 | C90 | 0.56 | 0.00 | 0.00 | 0.00 | 0.00 | 7.07 | 0.31 | 0.36 | 0.00 | 0.00 | 0.00 | 1 | 0.34 |
| 淋巴细胞白血病 | C91 | 0.56 | 2.23 | 0.00 | 0.00 | 0.00 | 0.00 | 0.71 | 0.93 | 0.00 | 0.04 | 0.04 | 1 | 0.34 |
| 髓细胞性白血病 | C92 | 3.37 | 0.00 | 4.63 | 0.00 | 9.28 | 7.07 | 2.80 | 2.93 | 4.05 | 0.22 | 0.35 | 6 | 2.02 |
| 单核细胞性白血病 | C93 | 0.00 | 0.00 | 0.00 | 0.00 | 0.00 | 0.00 | 0.00 | 0.00 | 0.00 | 0.00 | 0.00 | 0 | 0.00 |
| 其他指明的白血病 | C94 | 0.00 | 0.00 | 0.00 | 0.00 | 0.00 | 0.00 | 0.00 | 0.00 | 0.00 | 0.00 | 0.00 | 0 | 0.00 |
| 未指明细胞类型的白血病 | C95 | 1.68 | 0.00 | 1.16 | 4.55 | 9.28 | 0.00 | 1.31 | 1.58 | 3.54 | 0.16 | 0.16 | 3 | 1.01 |
| 独立的多个部位的（原发性）恶性肿瘤 | C97 | 0.00 | 0.00 | 0.00 | 0.00 | 0.00 | 0.00 | 0.00 | 0.00 | 0.00 | 0.00 | 0.00 | 0 | 0.00 |
| 其他及不明部位 | C26、39、48、76—80 | 3.93 | 0.00 | 1.16 | 13.66 | 18.56 | 7.07 | 3.35 | 4.10 | 9.70 | 0.39 | 0.39 | 7 | 2.36 |
| 除 C44 合计 | 0.00 | 164.95 | 4.46 | 70.53 | 396.06 | 695.92 | 488.05 | 130.98 | 163.54 | 373.96 | 13.31 | 18.20 | 294 | 98.99 |
| 合计 | 0.00 | 166.63 | 4.46 | 70.53 | 405.16 | 695.92 | 495.12 | 132.10 | 164.91 | 377.19 | 13.40 | 18.29 | 297 | 100.00 |

注：中标率即中国标化发病率，世标率即世界标化发病率。

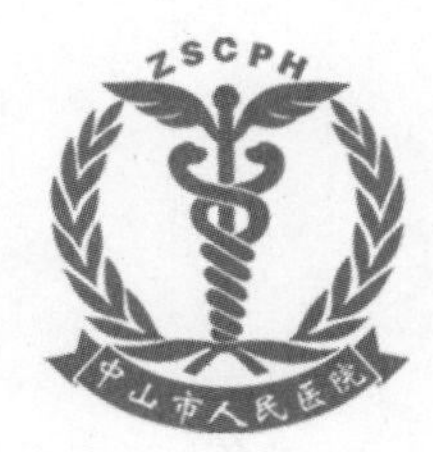


# 中山市恶性肿瘤发病地域分布研究

## 2000–2004年

（下册）

魏矿荣　余元龙　主编

廣東省出版集團
广东人民出版社
·广州·

**图书在版编目(CIP)数据**

中山市恶性肿瘤发病地域分布研究（2000—2004年）/魏矿荣，余元龙主编. —广州：广东人民出版社，2012.5

ISBN 978-7-218-07318-7

Ⅰ. ①中… Ⅱ. ①魏… ②余… Ⅲ. ①癌—发病—地区分布—研究—中山市—2000—2004 Ⅳ. ①R73—31

中国版本图书馆CIP数据核字(2011)第195830号

ZHONGSHANSHI EXINGZHONGLIU FABING DIYU FENBU YANJIU

**中山市恶性肿瘤发病地域分布研究（2000—2004年）**



**出 版 人**：金炳亮

**责任编辑**：谢海宁

**封面设计**：张力平

**责任技编**：周 杰

**出版发行**：广东人民出版社

**地 址**：广州市大沙头四马路10号（邮政编码：510102）

**电 话**：(020) 83798714（总编室）

**传 真**：(020) 83780199

**网 址**：http://www.gdpph.com

**印 刷**：湛江日报印刷厂

**书 号**：ISBN 978-7-218-07318-7

**开 本**：889 mm×1240 mm 1/16

**印 张**：46.75 **字 数**：1320千

**版 次**：2012年5月第1版 2012年5月第1次印刷

**定 价**：120.00元（上下册）

**如发现印装质量问题，影响阅读，请与出版社（020-83795749）联系调换。**

**售书热线**：(020) 83790604 83791487 **邮 购**：(020) 83781421

主　编　魏矿荣　余元龙

副主编　杨有业　季明芳

编　委　（按姓氏拼音排名）

陈　慧　程伟民　方慧云

何洁冰　黄　伟　黄玉玲

李晓玲　梁智恒　林小丹

刘　静　罗燕香　秦锦婷

苏年华　王亚娜　吴标华

肖国伟　易　冰　余炳辉

余　霞

# 目　录

## ［上册］

## [下册]

# 第六章　中山市各镇区恶性肿瘤发病概况（下篇）

## 十、港口镇恶性肿瘤发病概况

### 1. 港口镇简介

港口镇是中山市下属的一个镇，位于珠江三角洲中心地带、珠江口西岸、中山市东部，南接中山市中心城区、火炬开发区，东临中山港，全镇面积 70.87 平方公里，下辖社区居民委员会 7 个，村民委员会 2 个，总人口 11.24 万人，其中户籍人口 5.64 万人、非户籍人口 5.60 万人。全镇有一级甲等医院 1 间，病床 120 张，社区卫生服务站 11 个，卫生站 2 个，卫生技术人员 220 人，社区卫生服务覆盖面 100％[16]。

### 2. 人口资料

2000—2004 年期间中山市港口镇共有人口 273477 人，其中男性 137944 人，女性 135533 人，男女比值为 1.02（表 205），人口数增长率为 1.33％，其中男性增长率为 1.07％，女性为 1.59％。

**表 205　中山市港口镇 2000—2004 年年中人口构成（N）**

| 年份 | 男 | 女 | 合计 | 比值 |
|---|---|---|---|---|
| 2000 | 27488 | 26900 | 54387 | 1.02 |
| 2001 | 27695 | 27272 | 54966 | 1.02 |
| 2002 | 27417 | 26979 | 54396 | 1.02 |
| 2003 | 27564 | 27056 | 54619 | 1.02 |
| 2004 | 27783 | 27328 | 55110 | 1.02 |
| 合计 | 137944 | 135533 | 273477 | 1.02 |

期间港口镇不同年龄段男女人口数比值随年龄增长而逐渐下降，24 岁之前大于 1，25～64 岁波动于 0.94～1.05 之间，65 岁之后小于 1 并持续下降。1 岁以下男女人口数比值最高，为 1.22，85 岁以上年龄组比值最低，为 0.41（表 206）。

**表 206　中山市港口镇 2000—2004 年年中人口年龄别构成（N）**

| 年龄组 | 男 | 女 | 合计 | 比值 |
|---|---|---|---|---|
| 0～ | 1875 | 1542 | 3417 | 1.22 |
| 1～ | 8634 | 7240 | 15874 | 1.19 |
| 5～ | 12104 | 10678 | 22782 | 1.13 |
| 10～ | 14000 | 12804 | 26804 | 1.09 |
| 15～ | 10903 | 10117 | 21020 | 1.08 |

（续上表）

| 年龄组 | 男 | 女 | 合计 | 比值 |
|---|---|---|---|---|
| 20～ | 9345 | 9357 | 18702 | 1.00 |
| 25～ | 11971 | 12683 | 24654 | 0.94 |
| 30～ | 12821 | 13510 | 26331 | 0.95 |
| 35～ | 11824 | 11699 | 23523 | 1.01 |
| 40～ | 9454 | 9004 | 18458 | 1.05 |
| 45～ | 9826 | 9531 | 19357 | 1.03 |
| 50～ | 7233 | 7115 | 14348 | 1.02 |
| 55～ | 4228 | 4180 | 8408 | 1.01 |
| 60～ | 4153 | 3976 | 8128 | 1.04 |
| 65～ | 3651 | 3786 | 7436 | 0.96 |
| 70～ | 2879 | 3246 | 6124 | 0.89 |
| 75～ | 1743 | 2523 | 4266 | 0.69 |
| 80～ | 865 | 1478 | 2344 | 0.59 |
| 85＋ | 436 | 1065 | 1501 | 0.41 |
| 合计 | 137944 | 135533 | 273477 | 1.02 |

港口镇人口年龄别构成主要以0～19岁、20～39岁和40～59岁年龄组为主，其男性人口数分别占同期港口镇男性人口总数的35％、33％和22％，女性分别占31％、35％和22％（图125、图126、图127）。

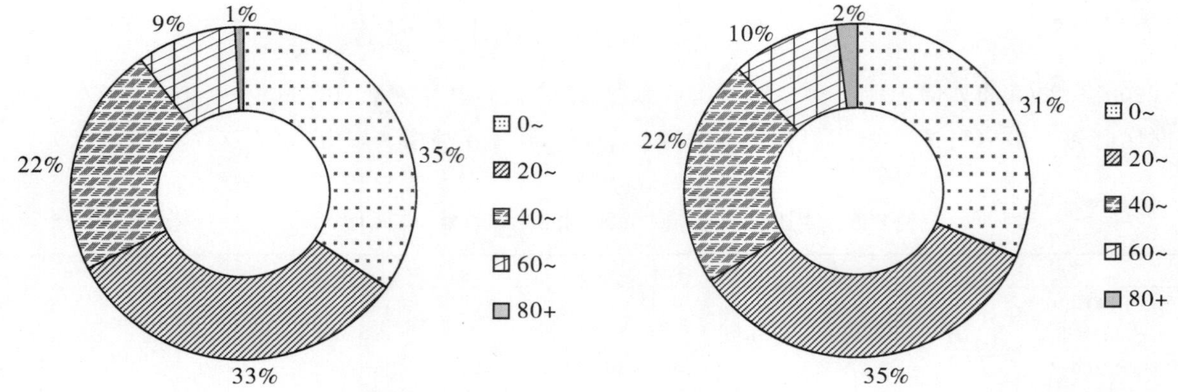


图125　中山市港口镇2000—2004年男性人口年龄构成　图126　中山市港口镇2000—2004年女性人口年龄构成

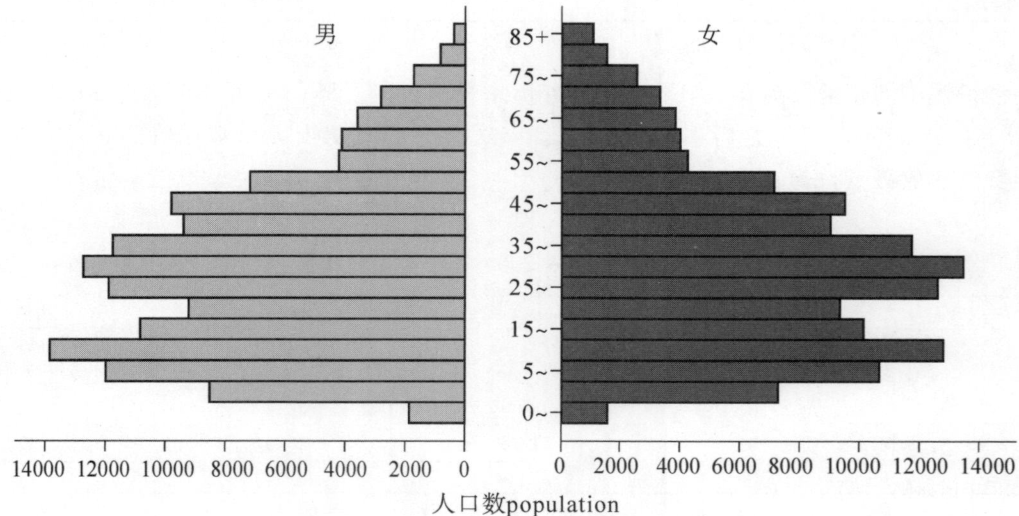


图127　中山市港口镇2000—2004年人口金字塔图

### 3. 资料质量

2000—2004 年期间中山市港口镇恶性肿瘤新发患者病理诊断率为 73.78%，骨髓和细胞学诊断率为 3.34%，影像学诊断率为 22.37%，死亡补发病比例为 0.51%（表 207），发病部位不明恶性肿瘤数占同期港口镇恶性肿瘤发病总数的 3.86%，其中以其他部位继发恶性肿瘤为主（表 208）。

**表 207　中山市港口镇 2000—2004 年新发恶性肿瘤各类诊断依据所占比例（N,%）**

| 诊断依据 | 例数 | 构成比 |
|---|---|---|
| 死亡补发病（DCO） | 2 | 0.51 |
| CT、MR 与 B 超等影像学 | 87 | 22.37 |
| 骨髓、细胞学 | 13 | 3.34 |
| 病理 | 287 | 73.78 |
| 合计 | 389 | 100.00 |

**表 208　中山市港口镇 2000—2004 年发病部位不明恶性肿瘤构成（N,%）**

| 部位 | ICD—10 | 例数 | 构成比 |
|---|---|---|---|
| 其他和不明确的消化器官 | C26 | 0 | 0.00 |
| 其他和不明确的呼吸和胸腔内器官 | C39 | 0 | 0.00 |
| 腹膜后和腹膜 | C48 | 2 | 13.33 |
| 其他和不明确部位 | C76 | 3 | 20.00 |
| 淋巴结继发和未指明 | C77 | 1 | 6.67 |
| 呼吸和消化器官继发 | C78 | 1 | 6.67 |
| 其他部位继发 | C79 | 7 | 46.67 |
| 未特别说明（NOS） | C80 | 1 | 6.67 |
| 合计 | | 15 | 100.01 |

### 4. 发病概况

2000—2004 年期间中山市港口镇共有恶性肿瘤新发患者 389 例，其中男性 240 例，女性 149 例，男女发病数比值为 1.61。男性发病粗率、中国和世界标化发病率分别为 173.98/$10^5$、138.55/$10^5$ 和 170.99/$10^5$，女性分别为 109.94/$10^5$、83.38/$10^5$ 和 101.86/$10^5$（表 209、表 210）。

**表 209　中山市港口镇 2000—2004 年男性恶性肿瘤发病概况（N，1/$10^5$，%）**

| 年份 | 例数 | 粗率 | 中标率 | 世标率 | 35～64 岁截缩率 | 0～64 岁累积率 | 0～74 岁累积率 |
|---|---|---|---|---|---|---|---|
| 2000 | 39 | 141.88 | 111.33 | 132.78 | 239.74 | 8.73 | 15.34 |
| 2001 | 31 | 111.94 | 97.87 | 113.18 | 209.82 | 7.58 | 13.95 |
| 2002 | 48 | 175.08 | 139.63 | 169.25 | 393.57 | 13.33 | 18.02 |
| 2003 | 47 | 170.52 | 129.49 | 162.55 | 302.69 | 9.98 | 17.76 |
| 2004 | 75 | 269.95 | 213.96 | 276.50 | 498.30 | 18.20 | 33.63 |
| 合计 | 240 | 173.98 | 138.55 | 170.99 | 328.96 | 11.57 | 19.76 |

注：中标率即中国标化发病率，世标率即世界标化发病率。

**表 210　中山市港口镇 2000—2004 年女性恶性肿瘤发病概况（N，1/10⁵，%）**

| 年份 | 例数 | 粗率 | 中标率 | 世标率 | 35～64 岁截缩率 | 0～64 岁累积率 | 0～74 岁累积率 |
|---|---|---|---|---|---|---|---|
| 2000 | 25 | 92.94 | 68.49 | 79.98 | 126.44 | 4.63 | 8.74 |
| 2001 | 37 | 135.67 | 108.18 | 130.35 | 313.89 | 10.28 | 13.56 |
| 2002 | 19 | 70.43 | 52.58 | 63.29 | 152.98 | 5.48 | 6.14 |
| 2003 | 27 | 99.79 | 75.79 | 93.74 | 210.01 | 7.23 | 10.65 |
| 2004 | 41 | 150.03 | 111.20 | 141.10 | 230.82 | 8.45 | 18.93 |
| 合计 | 149 | 109.94 | 83.38 | 101.86 | 207.17 | 7.23 | 11.63 |

注：中标率即中国标化发病率，世标率即世界标化发病率。

**表 211　中山市港口镇 2000—2004 年男女合计恶性肿瘤发病概况（N，1/10⁵，%）**

| 年份 | 例数 | 粗率 | 中标率 | 世标率 | 35～64 岁截缩率 | 0～64 岁累积率 | 0～74 岁累积率 |
|---|---|---|---|---|---|---|---|
| 2000 | 64 | 117.68 | 89.79 | 106.22 | 183.72 | 6.71 | 11.95 |
| 2001 | 68 | 123.71 | 102.62 | 121.04 | 260.80 | 8.92 | 13.63 |
| 2002 | 67 | 123.17 | 95.83 | 116.20 | 274.94 | 9.46 | 12.04 |
| 2003 | 74 | 135.48 | 101.25 | 126.39 | 257.21 | 8.64 | 14.12 |
| 2004 | 116 | 210.49 | 162.21 | 207.60 | 366.35 | 13.40 | 26.22 |
| 合计 | 389 | 142.24 | 110.45 | 135.64 | 268.84 | 9.44 | 15.62 |

注：中标率即中国标化发病率，世标率即世界标化发病率。

## 5. 年龄别发病率

2000—2004 年期间中山市港口镇恶性肿瘤年龄别发病率从 30 岁左右迅速上升，男性 70 岁左右达高峰，女性 65 岁左右达高峰，其后快速下降（图 128）。

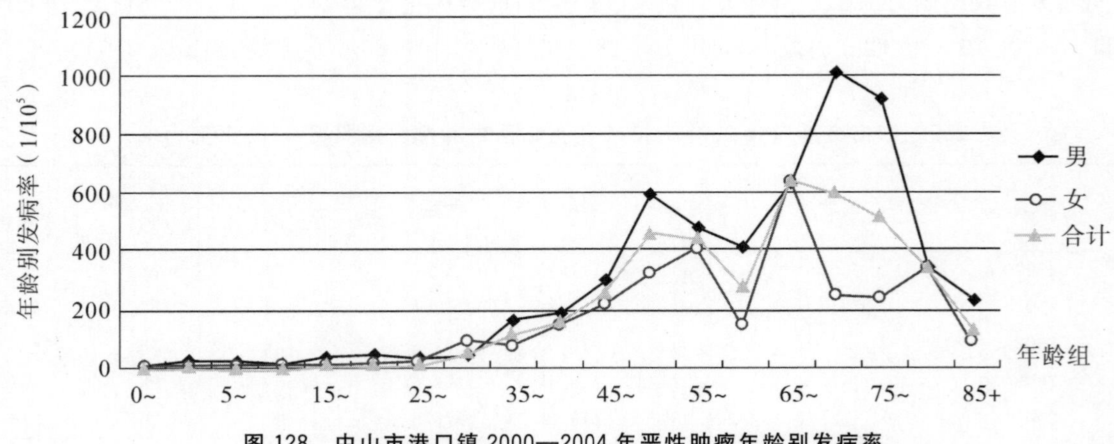


**图 128　中山市港口镇 2000—2004 年恶性肿瘤年龄别发病率**

除 10～14 岁、30～34 岁和 65～69 岁 3 个年龄段女性发病多于男性外，港口镇其他年龄段男性恶性肿瘤发病多于女性，尤以 70～74 岁年龄组最为明显，其比值为 4.09（表 212）。

**表 212　中山市港口镇 2000—2004 年恶性肿瘤年龄别发病率（$1/10^5$）**

| 年龄组 | 男 | 女 | 合计 | 比值 |
|---|---|---|---|---|
| 0～ | 0.00 | 0.00 | 0.00 | 0.00 |
| 1～ | 23.16 | 0.00 | 12.61 | 0.00 |
| 5～ | 16.52 | 0.00 | 8.78 | 0.00 |
| 10～ | 7.14 | 7.81 | 7.46 | 0.91 |
| 15～ | 36.69 | 9.88 | 23.79 | 3.71 |
| 20～ | 42.81 | 10.69 | 26.73 | 4.01 |
| 25～ | 33.41 | 15.77 | 24.33 | 2.12 |
| 30～ | 46.80 | 88.83 | 68.34 | 0.53 |
| 35～ | 160.69 | 76.93 | 119.03 | 2.09 |
| 40～ | 179.82 | 144.38 | 162.55 | 1.25 |
| 45～ | 295.15 | 209.84 | 253.15 | 1.41 |
| 50～ | 594.50 | 323.25 | 459.98 | 1.84 |
| 55～ | 473.01 | 406.72 | 440.04 | 1.16 |
| 60～ | 409.36 | 150.92 | 282.99 | 2.71 |
| 65～ | 630.00 | 633.98 | 631.90 | 0.99 |
| 70～ | 1007.39 | 246.49 | 603.84 | 4.09 |
| 75～ | 917.71 | 237.83 | 514.92 | 3.86 |
| 80～ | 346.64 | 338.21 | 340.62 | 1.02 |
| 85＋ | 229.15 | 93.93 | 132.81 | 2.44 |
| 合计 | 173.98 | 109.94 | 142.24 | 1.58 |

港口镇恶性肿瘤发病年龄主要集中在 40～59 岁和 60～79 岁年龄段，其男性发病数分别占同期港口镇男性恶性肿瘤发病总数的 45％和 35％，女性分别占 49％和 30％（图 129、图 130）。

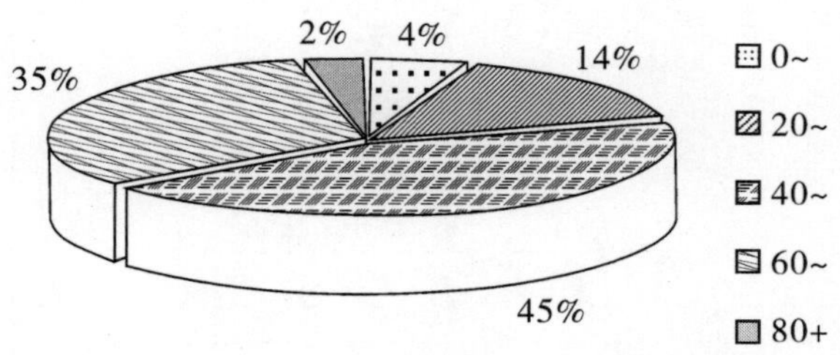


**图 129　中山市港口镇 2000—2004 年男性恶性肿瘤发病年龄构成**

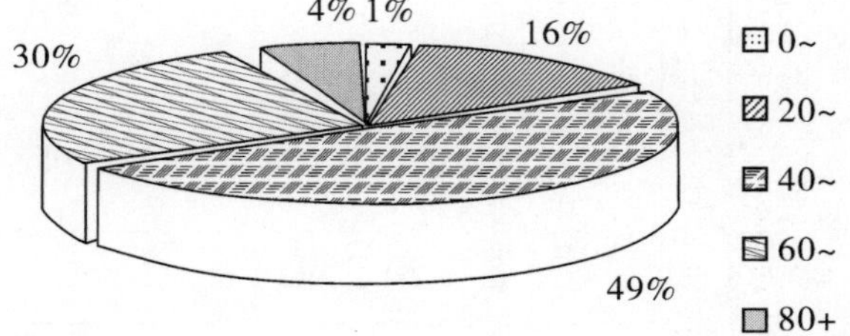


**图 130　中山市港口镇 2000—2004 年女性恶性肿瘤发病年龄构成**

表 213　中山市港口镇 2000—2004 年男性恶性肿瘤年龄别发病率（1/10^5）

| 部位或病种 | ICD—10 | 0～ | 1～ | 5～ | 10～ | 15～ | 20～ | 25～ | 30～ | 35～ | 40～ | 45～ | 50～ | 55～ | 60～ | 65～ | 70～ | 75～ | 80～ | 85＋ | 合计 |
|---|---|---|---|---|---|---|---|---|---|---|---|---|---|---|---|---|---|---|---|---|---|
| 唇 | C00 | 0.00 | 0.00 | 0.00 | 0.00 | 0.00 | 0.00 | 0.00 | 0.00 | 0.00 | 0.00 | 0.00 | 0.00 | 0.00 | 0.00 | 0.00 | 0.00 | 0.00 | 0.00 | 0.00 | 0.00 |
| 舌 | C01—02 | 0.00 | 0.00 | 0.00 | 0.00 | 0.00 | 0.00 | 0.00 | 0.00 | 8.46 | 0.00 | 20.35 | 13.83 | 0.00 | 0.00 | 0.00 | 0.00 | 0.00 | 0.00 | 0.00 | 2.90 |
| 口 | C03—06 | 0.00 | 0.00 | 0.00 | 0.00 | 0.00 | 0.00 | 0.00 | 0.00 | 0.00 | 10.58 | 10.18 | 13.83 | 0.00 | 0.00 | 0.00 | 0.00 | 0.00 | 0.00 | 0.00 | 2.17 |
| 唾液腺 | C07—08 | 0.00 | 0.00 | 0.00 | 0.00 | 0.00 | 0.00 | 0.00 | 0.00 | 0.00 | 0.00 | 0.00 | 0.00 | 0.00 | 0.00 | 0.00 | 0.00 | 0.00 | 0.00 | 0.00 | 0.00 |
| 扁桃腺 | C09 | 0.00 | 0.00 | 0.00 | 0.00 | 0.00 | 0.00 | 0.00 | 0.00 | 0.00 | 0.00 | 0.00 | 0.00 | 0.00 | 0.00 | 0.00 | 0.00 | 0.00 | 0.00 | 0.00 | 0.00 |
| 其他口咽部 | C10 | 0.00 | 0.00 | 0.00 | 0.00 | 0.00 | 0.00 | 0.00 | 0.00 | 0.00 | 0.00 | 0.00 | 0.00 | 0.00 | 0.00 | 0.00 | 0.00 | 0.00 | 0.00 | 0.00 | 0.00 |
| 鼻咽部 | C11 | 0.00 | 0.00 | 0.00 | 0.00 | 0.00 | 10.70 | 8.35 | 23.40 | 50.75 | 31.73 | 61.06 | 110.60 | 70.95 | 24.08 | 54.78 | 34.74 | 0.00 | 0.00 | 0.00 | 25.37 |
| 喉咽部 | C12—13 | 0.00 | 0.00 | 0.00 | 0.00 | 0.00 | 0.00 | 0.00 | 0.00 | 0.00 | 0.00 | 0.00 | 13.83 | 23.65 | 0.00 | 0.00 | 0.00 | 0.00 | 0.00 | 0.00 | 1.45 |
| 唇，口腔和咽的其他部位和具体部位不明 | C14 | 0.00 | 0.00 | 0.00 | 0.00 | 0.00 | 0.00 | 0.00 | 0.00 | 0.00 | 0.00 | 0.00 | 0.00 | 0.00 | 0.00 | 0.00 | 0.00 | 0.00 | 0.00 | 0.00 | 0.00 |
| 食管 | C15 | 0.00 | 0.00 | 0.00 | 0.00 | 0.00 | 0.00 | 0.00 | 0.00 | 16.92 | 21.16 | 20.35 | 110.60 | 0.00 | 24.08 | 136.96 | 69.47 | 114.71 | 0.00 | 0.00 | 17.40 |
| 胃 | C16 | 0.00 | 0.00 | 0.00 | 0.00 | 0.00 | 0.00 | 0.00 | 0.00 | 8.46 | 0.00 | 10.18 | 27.65 | 0.00 | 72.24 | 0.00 | 69.47 | 114.71 | 0.00 | 0.00 | 7.97 |
| 小肠 | C17 | 0.00 | 0.00 | 0.00 | 0.00 | 0.00 | 0.00 | 0.00 | 0.00 | 0.00 | 0.00 | 10.18 | 0.00 | 0.00 | 0.00 | 0.00 | 0.00 | 0.00 | 0.00 | 0.00 | 0.72 |
| 结肠 | C18 | 0.00 | 0.00 | 0.00 | 0.00 | 0.00 | 0.00 | 0.00 | 7.80 | 0.00 | 10.58 | 10.18 | 13.83 | 47.30 | 0.00 | 0.00 | 104.21 | 0.00 | 0.00 | 0.00 | 6.52 |
| 直肠和乙状结肠连接处 | C19—20 | 0.00 | 0.00 | 0.00 | 0.00 | 0.00 | 10.70 | 8.35 | 0.00 | 16.92 | 0.00 | 10.18 | 0.00 | 70.95 | 24.08 | 0.00 | 34.74 | 0.00 | 0.00 | 0.00 | 7.25 |
| 肛门 | C21 | 0.00 | 0.00 | 0.00 | 0.00 | 0.00 | 0.00 | 0.00 | 0.00 | 0.00 | 0.00 | 0.00 | 0.00 | 0.00 | 0.00 | 0.00 | 0.00 | 0.00 | 0.00 | 0.00 | 0.00 |
| 肝脏和肝内胆管 | C22 | 0.00 | 0.00 | 0.00 | 0.00 | 0.00 | 0.00 | 0.00 | 7.80 | 42.29 | 42.31 | 71.24 | 55.30 | 94.60 | 48.16 | 82.17 | 34.74 | 114.71 | 0.00 | 0.00 | 23.92 |
| 胆囊 | C23 | 0.00 | 0.00 | 0.00 | 0.00 | 0.00 | 0.00 | 0.00 | 0.00 | 0.00 | 0.00 | 10.18 | 0.00 | 0.00 | 0.00 | 0.00 | 34.74 | 0.00 | 0.00 | 0.00 | 1.45 |
| 肝外胆管 | C24 | 0.00 | 0.00 | 0.00 | 0.00 | 0.00 | 0.00 | 0.00 | 0.00 | 0.00 | 0.00 | 0.00 | 0.00 | 23.65 | 0.00 | 27.39 | 104.21 | 0.00 | 0.00 | 0.00 | 3.62 |
| 胰腺 | C25 | 0.00 | 0.00 | 0.00 | 0.00 | 0.00 | 0.00 | 0.00 | 0.00 | 0.00 | 0.00 | 0.00 | 0.00 | 0.00 | 0.00 | 0.00 | 0.00 | 0.00 | 0.00 | 0.00 | 0.00 |
| 鼻腔、中耳和副鼻窦 | C30—31 | 0.00 | 0.00 | 0.00 | 0.00 | 0.00 | 0.00 | 0.00 | 0.00 | 0.00 | 0.00 | 0.00 | 0.00 | 0.00 | 24.08 | 0.00 | 34.74 | 0.00 | 0.00 | 0.00 | 1.45 |
| 喉 | C32 | 0.00 | 0.00 | 0.00 | 0.00 | 0.00 | 0.00 | 0.00 | 0.00 | 0.00 | 0.00 | 0.00 | 41.48 | 0.00 | 0.00 | 0.00 | 69.47 | 0.00 | 0.00 | 0.00 | 3.62 |
| 气管、支气管和肺 | C33—34 | 0.00 | 0.00 | 0.00 | 0.00 | 0.00 | 10.70 | 0.00 | 7.80 | 0.00 | 31.73 | 40.71 | 124.43 | 23.65 | 120.40 | 136.96 | 277.90 | 344.14 | 231.09 | 229.15 | 33.35 |

（续上表）

| 部位或病种 | ICD—10 | 0～ | 1～ | 5～ | 10～ | 15～ | 20～ | 25～ | 30～ | 35～ | 40～ | 45～ | 50～ | 55～ | 60～ | 65～ | 70～ | 75～ | 80～ | 85＋ | 合计 |
|---|---|---|---|---|---|---|---|---|---|---|---|---|---|---|---|---|---|---|---|---|---|
| 其他呼吸器官 | C37－38 | 0.00 | 0.00 | 0.00 | 0.00 | 0.00 | 0.00 | 0.00 | 0.00 | 0.00 | 0.00 | 0.00 | 0.00 | 0.00 | 0.00 | 0.00 | 0.00 | 0.00 | 0.00 | 0.00 | 0.00 |
| 骨和关节软骨 | C40－41 | 0.00 | 0.00 | 0.00 | 0.00 | 9.17 | 0.00 | 0.00 | 0.00 | 8.46 | 0.00 | 0.00 | 0.00 | 23.65 | 0.00 | 0.00 | 0.00 | 0.00 | 0.00 | 0.00 | 2.17 |
| 皮肤恶性黑色素瘤 | C43 | 0.00 | 0.00 | 0.00 | 0.00 | 0.00 | 0.00 | 0.00 | 0.00 | 0.00 | 0.00 | 0.00 | 0.00 | 0.00 | 0.00 | 0.00 | 0.00 | 0.00 | 0.00 | 0.00 | 0.00 |
| 皮肤其他恶性肿瘤 | C44 | 0.00 | 0.00 | 0.00 | 0.00 | 0.00 | 0.00 | 0.00 | 0.00 | 0.00 | 0.00 | 0.00 | 0.00 | 0.00 | 0.00 | 27.39 | 0.00 | 0.00 | 0.00 | 0.00 | 0.72 |
| 间皮瘤 | C45 | 0.00 | 0.00 | 0.00 | 0.00 | 0.00 | 0.00 | 0.00 | 0.00 | 0.00 | 0.00 | 0.00 | 0.00 | 0.00 | 0.00 | 27.39 | 0.00 | 0.00 | 0.00 | 0.00 | 0.72 |
| Kaposi 氏肉瘤 | C46 | 0.00 | 0.00 | 0.00 | 0.00 | 0.00 | 0.00 | 0.00 | 0.00 | 0.00 | 0.00 | 0.00 | 0.00 | 0.00 | 0.00 | 0.00 | 0.00 | 0.00 | 0.00 | 0.00 | 0.00 |
| 结缔组织和其他软组织 | C47、49 | 0.00 | 0.00 | 0.00 | 0.00 | 0.00 | 0.00 | 8.35 | 0.00 | 0.00 | 0.00 | 0.00 | 0.00 | 0.00 | 0.00 | 0.00 | 0.00 | 0.00 | 0.00 | 0.00 | 0.72 |
| 乳房 | C50 | 0.00 | 0.00 | 0.00 | 0.00 | 0.00 | 0.00 | 0.00 | 0.00 | 0.00 | 0.00 | 0.00 | 0.00 | 0.00 | 0.00 | 0.00 | 0.00 | 114.71 | 0.00 | 0.00 | 1.45 |
| 外阴 | C51 | 0.00 | 0.00 | 0.00 | 0.00 | 0.00 | 0.00 | 0.00 | 0.00 | 0.00 | 0.00 | 0.00 | 0.00 | 0.00 | 0.00 | 0.00 | 0.00 | 0.00 | 0.00 | 0.00 | 0.00 |
| 阴道 | C52 | 0.00 | 0.00 | 0.00 | 0.00 | 0.00 | 0.00 | 0.00 | 0.00 | 0.00 | 0.00 | 0.00 | 0.00 | 0.00 | 0.00 | 0.00 | 0.00 | 0.00 | 0.00 | 0.00 | 0.00 |
| 子宫颈 | C53 | 0.00 | 0.00 | 0.00 | 0.00 | 0.00 | 0.00 | 0.00 | 0.00 | 0.00 | 0.00 | 0.00 | 0.00 | 0.00 | 0.00 | 0.00 | 0.00 | 0.00 | 0.00 | 0.00 | 0.00 |
| 子宫体 | C54 | 0.00 | 0.00 | 0.00 | 0.00 | 0.00 | 0.00 | 0.00 | 0.00 | 0.00 | 0.00 | 0.00 | 0.00 | 0.00 | 0.00 | 0.00 | 0.00 | 0.00 | 0.00 | 0.00 | 0.00 |
| 子宫恶性肿瘤、未注明部位 | C55 | 0.00 | 0.00 | 0.00 | 0.00 | 0.00 | 0.00 | 0.00 | 0.00 | 0.00 | 0.00 | 0.00 | 0.00 | 0.00 | 0.00 | 0.00 | 0.00 | 0.00 | 0.00 | 0.00 | 0.00 |
| 卵巢 | C56 | 0.00 | 0.00 | 0.00 | 0.00 | 0.00 | 0.00 | 0.00 | 0.00 | 0.00 | 0.00 | 0.00 | 0.00 | 0.00 | 0.00 | 0.00 | 0.00 | 0.00 | 0.00 | 0.00 | 0.00 |
| 其他和未说明的女性生殖器官恶性肿瘤 | C57 | 0.00 | 0.00 | 0.00 | 0.00 | 0.00 | 0.00 | 0.00 | 0.00 | 0.00 | 0.00 | 0.00 | 0.00 | 0.00 | 0.00 | 0.00 | 0.00 | 0.00 | 0.00 | 0.00 | 0.00 |
| 胎盘 | C58 | 0.00 | 0.00 | 0.00 | 0.00 | 0.00 | 0.00 | 0.00 | 0.00 | 0.00 | 0.00 | 0.00 | 0.00 | 0.00 | 0.00 | 0.00 | 0.00 | 0.00 | 0.00 | 0.00 | 0.00 |
| 阴茎 | C60 | 0.00 | 0.00 | 0.00 | 0.00 | 0.00 | 0.00 | 0.00 | 0.00 | 0.00 | 0.00 | 0.00 | 0.00 | 0.00 | 0.00 | 0.00 | 0.00 | 0.00 | 0.00 | 0.00 | 0.00 |
| 前列腺 | C61 | 0.00 | 0.00 | 0.00 | 0.00 | 0.00 | 0.00 | 0.00 | 0.00 | 0.00 | 0.00 | 0.00 | 0.00 | 0.00 | 0.00 | 27.39 | 34.74 | 0.00 | 115.55 | 0.00 | 2.17 |
| 睾丸 | C62 | 0.00 | 0.00 | 0.00 | 0.00 | 0.00 | 0.00 | 0.00 | 0.00 | 0.00 | 0.00 | 0.00 | 0.00 | 0.00 | 0.00 | 0.00 | 0.00 | 0.00 | 0.00 | 0.00 | 0.00 |
| 其他和未说明的男性生殖器官恶性肿瘤 | C63 | 0.00 | 0.00 | 0.00 | 0.00 | 0.00 | 0.00 | 0.00 | 0.00 | 0.00 | 0.00 | 0.00 | 0.00 | 0.00 | 0.00 | 0.00 | 0.00 | 0.00 | 0.00 | 0.00 | 0.00 |
| 肾脏 | C64 | 0.00 | 0.00 | 0.00 | 0.00 | 0.00 | 0.00 | 0.00 | 0.00 | 0.00 | 0.00 | 0.00 | 13.83 | 23.65 | 0.00 | 0.00 | 0.00 | 0.00 | 0.00 | 0.00 | 1.45 |
| 肾盂、肾盏 | C65 | 0.00 | 0.00 | 0.00 | 0.00 | 0.00 | 0.00 | 0.00 | 0.00 | 0.00 | 0.00 | 0.00 | 0.00 | 0.00 | 0.00 | 0.00 | 0.00 | 0.00 | 0.00 | 0.00 | 0.00 |

（续上表）

| 部位或病种 | ICD—10 | 0～ | 1～ | 5～ | 10～ | 15～ | 20～ | 25～ | 30～ | 35～ | 40～ | 45～ | 50～ | 55～ | 60～ | 65～ | 70～ | 75～ | 80～ | 85+ | 合计 |
|---|---|---|---|---|---|---|---|---|---|---|---|---|---|---|---|---|---|---|---|---|---|
| 输尿管 | C66 | 0.00 | 0.00 | 0.00 | 0.00 | 0.00 | 0.00 | 0.00 | 0.00 | 0.00 | 0.00 | 0.00 | 0.00 | 0.00 | 0.00 | 0.00 | 0.00 | 0.00 | 0.00 | 0.00 | 0.00 |
| 膀胱 | C67 | 0.00 | 0.00 | 0.00 | 0.00 | 0.00 | 0.00 | 0.00 | 0.00 | 0.00 | 0.00 | 0.00 | 13.83 | 23.65 | 24.08 | 27.39 | 34.74 | 0.00 | 0.00 | 0.00 | 3.62 |
| 其他和未说明的泌尿器官 | C68 | 0.00 | 0.00 | 0.00 | 0.00 | 0.00 | 0.00 | 0.00 | 0.00 | 0.00 | 0.00 | 0.00 | 0.00 | 0.00 | 0.00 | 0.00 | 0.00 | 0.00 | 0.00 | 0.00 | 0.00 |
| 眼 | C69 | 0.00 | 0.00 | 0.00 | 0.00 | 0.00 | 0.00 | 0.00 | 0.00 | 0.00 | 0.00 | 0.00 | 0.00 | 0.00 | 0.00 | 0.00 | 0.00 | 0.00 | 0.00 | 0.00 | 0.00 |
| 脑、神经系统 | C70－72、D | 0.00 | 0.00 | 8.26 | 0.00 | 18.34 | 10.70 | 8.35 | 0.00 | 0.00 | 0.00 | 0.00 | 13.83 | 0.00 | 0.00 | 0.00 | 34.74 | 57.36 | 0.00 | 0.00 | 5.80 |
| 甲状腺 | C73 | 0.00 | 0.00 | 0.00 | 0.00 | 0.00 | 0.00 | 0.00 | 0.00 | 0.00 | 0.00 | 0.00 | 0.00 | 0.00 | 0.00 | 0.00 | 0.00 | 57.36 | 0.00 | 0.00 | 0.72 |
| 肾上腺 | C74 | 0.00 | 0.00 | 0.00 | 0.00 | 0.00 | 0.00 | 0.00 | 0.00 | 0.00 | 0.00 | 0.00 | 0.00 | 0.00 | 0.00 | 0.00 | 0.00 | 0.00 | 0.00 | 0.00 | 0.00 |
| 其他内分泌腺 | C75 | 0.00 | 0.00 | 0.00 | 0.00 | 0.00 | 0.00 | 0.00 | 0.00 | 0.00 | 0.00 | 0.00 | 0.00 | 0.00 | 0.00 | 0.00 | 0.00 | 0.00 | 0.00 | 0.00 | 0.00 |
| 霍奇金氏病 | C81 | 0.00 | 0.00 | 0.00 | 0.00 | 0.00 | 0.00 | 0.00 | 0.00 | 0.00 | 0.00 | 0.00 | 0.00 | 0.00 | 0.00 | 0.00 | 0.00 | 0.00 | 0.00 | 0.00 | 0.00 |
| 非霍奇金氏病 | C82—85、C96 | 0.00 | 11.58 | 0.00 | 0.00 | 9.17 | 0.00 | 0.00 | 0.00 | 8.46 | 0.00 | 0.00 | 13.83 | 0.00 | 24.08 | 0.00 | 0.00 | 0.00 | 0.00 | 0.00 | 3.62 |
| 多发性骨髓瘤和恶性浆细胞肿瘤 | C90 | 0.00 | 0.00 | 0.00 | 0.00 | 0.00 | 0.00 | 0.00 | 0.00 | 0.00 | 0.00 | 0.00 | 0.00 | 0.00 | 0.00 | 0.00 | 0.00 | 0.00 | 0.00 | 0.00 | 0.00 |
| 淋巴细胞白血病 | C91 | 0.00 | 11.58 | 0.00 | 0.00 | 0.00 | 0.00 | 0.00 | 0.00 | 0.00 | 0.00 | 0.00 | 0.00 | 0.00 | 24.08 | 27.39 | 0.00 | 0.00 | 0.00 | 0.00 | 2.17 |
| 髓细胞性白血病 | C92 | 0.00 | 0.00 | 0.00 | 7.14 | 0.00 | 0.00 | 0.00 | 0.00 | 0.00 | 10.58 | 0.00 | 0.00 | 0.00 | 0.00 | 0.00 | 0.00 | 0.00 | 0.00 | 0.00 | 1.45 |
| 单核细胞性白血病 | C93 | 0.00 | 0.00 | 0.00 | 0.00 | 0.00 | 0.00 | 0.00 | 0.00 | 0.00 | 0.00 | 0.00 | 0.00 | 0.00 | 0.00 | 0.00 | 0.00 | 0.00 | 0.00 | 0.00 | 0.00 |
| 其他指明的白血病 | C94 | 0.00 | 0.00 | 0.00 | 0.00 | 0.00 | 0.00 | 0.00 | 0.00 | 0.00 | 0.00 | 0.00 | 0.00 | 0.00 | 0.00 | 0.00 | 0.00 | 0.00 | 0.00 | 0.00 | 0.00 |
| 未指明细胞类型的白血病 | C95 | 0.00 | 0.00 | 0.00 | 0.00 | 0.00 | 0.00 | 0.00 | 0.00 | 0.00 | 0.00 | 0.00 | 0.00 | 0.00 | 0.00 | 0.00 | 34.74 | 0.00 | 0.00 | 0.00 | 0.72 |
| 独立的多个部位的（原发性）恶性肿瘤 | C97 | 0.00 | 0.00 | 0.00 | 0.00 | 0.00 | 0.00 | 0.00 | 0.00 | 0.00 | 0.00 | 0.00 | 0.00 | 0.00 | 0.00 | 0.00 | 0.00 | 0.00 | 0.00 | 0.00 | 0.00 |
| 其他及不明部位 | C26、39、48、76—80 | 0.00 | 0.00 | 8.26 | 0.00 | 0.00 | 0.00 | 0.00 | 0.00 | 0.00 | 21.16 | 20.35 | 13.83 | 47.30 | 0.00 | 54.78 | 0.00 | 0.00 | 0.00 | 0.00 | 7.25 |
| 除C44合计 | | 0.00 | 23.16 | 16.52 | 7.14 | 36.69 | 42.81 | 33.41 | 46.80 | 160.69 | 179.82 | 295.15 | 594.50 | 473.01 | 409.36 | 602.61 | 1007.39 | 917.71 | 346.64 | 229.15 | 173.26 |
| 合计 | | 0.00 | 23.16 | 16.52 | 7.14 | 36.69 | 42.81 | 33.41 | 46.80 | 160.69 | 179.82 | 295.15 | 594.50 | 473.01 | 409.36 | 630.00 | 1007.39 | 917.71 | 346.64 | 229.15 | 173.98 |

表 214　中山市港口镇 2000—2004 年女性恶性肿瘤年龄别发病率（$1/10^5$）

| 部位或病种 | ICD—10 | 0～ | 1～ | 5～ | 10～ | 15～ | 20～ | 25～ | 30～ | 35～ | 40～ | 45～ | 50～ | 55～ | 60～ | 65～ | 70～ | 75～ | 80～ | 85＋ | 合计 |
|---|---|---|---|---|---|---|---|---|---|---|---|---|---|---|---|---|---|---|---|---|---|
| 唇 | C00 | 0.00 | 0.00 | 0.00 | 0.00 | 0.00 | 0.00 | 0.00 | 0.00 | 0.00 | 0.00 | 0.00 | 0.00 | 0.00 | 0.00 | 0.00 | 0.00 | 0.00 | 0.00 | 0.00 | 0.00 |
| 舌 | C01—02 | 0.00 | 0.00 | 0.00 | 0.00 | 0.00 | 0.00 | 0.00 | 0.00 | 0.00 | 0.00 | 0.00 | 0.00 | 0.00 | 0.00 | 0.00 | 0.00 | 0.00 | 0.00 | 0.00 | 0.00 |
| 口 | C03—06 | 0.00 | 0.00 | 0.00 | 0.00 | 0.00 | 0.00 | 0.00 | 0.00 | 0.00 | 0.00 | 0.00 | 0.00 | 0.00 | 0.00 | 0.00 | 0.00 | 0.00 | 0.00 | 0.00 | 0.00 |
| 唾液腺 | C07—08 | 0.00 | 0.00 | 0.00 | 0.00 | 0.00 | 0.00 | 0.00 | 0.00 | 0.00 | 0.00 | 0.00 | 0.00 | 0.00 | 0.00 | 0.00 | 0.00 | 0.00 | 0.00 | 0.00 | 0.00 |
| 扁桃腺 | C09 | 0.00 | 0.00 | 0.00 | 0.00 | 0.00 | 0.00 | 0.00 | 0.00 | 0.00 | 0.00 | 0.00 | 0.00 | 0.00 | 0.00 | 0.00 | 0.00 | 0.00 | 0.00 | 0.00 | 0.00 |
| 其他口咽部 | C10 | 0.00 | 0.00 | 0.00 | 0.00 | 0.00 | 0.00 | 0.00 | 0.00 | 0.00 | 0.00 | 0.00 | 0.00 | 0.00 | 0.00 | 0.00 | 0.00 | 0.00 | 0.00 | 0.00 | 0.00 |
| 鼻咽部 | C11 | 0.00 | 0.00 | 0.00 | 0.00 | 0.00 | 0.00 | 7.88 | 37.01 | 25.64 | 33.32 | 10.49 | 56.22 | 23.92 | 75.46 | 26.42 | 0.00 | 0.00 | 0.00 | 0.00 | 16.23 |
| 喉咽部 | C12—13 | 0.00 | 0.00 | 0.00 | 0.00 | 0.00 | 0.00 | 0.00 | 0.00 | 0.00 | 0.00 | 0.00 | 0.00 | 0.00 | 0.00 | 0.00 | 0.00 | 0.00 | 0.00 | 0.00 | 0.00 |
| 唇，口腔和咽的其他部位和具体部位不明 | C14 | 0.00 | 0.00 | 0.00 | 0.00 | 0.00 | 0.00 | 0.00 | 0.00 | 0.00 | 0.00 | 0.00 | 0.00 | 0.00 | 0.00 | 0.00 | 0.00 | 0.00 | 0.00 | 0.00 | 0.00 |
| 食管 | C15 | 0.00 | 0.00 | 0.00 | 0.00 | 0.00 | 0.00 | 0.00 | 0.00 | 0.00 | 0.00 | 0.00 | 0.00 | 0.00 | 0.00 | 26.42 | 30.81 | 0.00 | 0.00 | 0.00 | 1.48 |
| 胃 | C16 | 0.00 | 0.00 | 0.00 | 0.00 | 0.00 | 0.00 | 0.00 | 0.00 | 0.00 | 0.00 | 0.00 | 0.00 | 23.92 | 0.00 | 79.25 | 0.00 | 0.00 | 0.00 | 0.00 | 2.95 |
| 小肠 | C17 | 0.00 | 0.00 | 0.00 | 0.00 | 0.00 | 0.00 | 0.00 | 0.00 | 0.00 | 0.00 | 0.00 | 0.00 | 0.00 | 0.00 | 0.00 | 0.00 | 0.00 | 0.00 | 0.00 | 0.00 |
| 结肠 | C18 | 0.00 | 0.00 | 0.00 | 0.00 | 0.00 | 0.00 | 0.00 | 0.00 | 0.00 | 11.11 | 10.49 | 0.00 | 23.92 | 25.15 | 0.00 | 0.00 | 0.00 | 0.00 | 0.00 | 2.95 |
| 直肠和乙状结肠连接处 | C19—20 | 0.00 | 0.00 | 0.00 | 0.00 | 0.00 | 10.69 | 0.00 | 7.40 | 8.55 | 11.11 | 0.00 | 0.00 | 47.85 | 0.00 | 0.00 | 61.62 | 0.00 | 0.00 | 93.93 | 6.64 |
| 肛门 | C21 | 0.00 | 0.00 | 0.00 | 0.00 | 0.00 | 0.00 | 0.00 | 0.00 | 0.00 | 0.00 | 0.00 | 0.00 | 0.00 | 0.00 | 0.00 | 0.00 | 0.00 | 0.00 | 0.00 | 0.00 |
| 肝脏和肝内胆管 | C22 | 0.00 | 0.00 | 0.00 | 0.00 | 0.00 | 0.00 | 0.00 | 0.00 | 0.00 | 0.00 | 0.00 | 0.00 | 23.92 | 25.15 | 52.83 | 30.81 | 0.00 | 0.00 | 0.00 | 3.69 |
| 胆囊 | C23 | 0.00 | 0.00 | 0.00 | 0.00 | 0.00 | 0.00 | 0.00 | 0.00 | 0.00 | 0.00 | 0.00 | 0.00 | 0.00 | 0.00 | 0.00 | 0.00 | 0.00 | 0.00 | 0.00 | 0.00 |
| 肝外胆管 | C24 | 0.00 | 0.00 | 0.00 | 0.00 | 0.00 | 0.00 | 0.00 | 0.00 | 0.00 | 0.00 | 10.49 | 14.05 | 0.00 | 0.00 | 26.42 | 0.00 | 39.64 | 0.00 | 0.00 | 2.95 |
| 胰腺 | C25 | 0.00 | 0.00 | 0.00 | 0.00 | 0.00 | 0.00 | 0.00 | 0.00 | 0.00 | 0.00 | 0.00 | 0.00 | 0.00 | 0.00 | 52.83 | 30.81 | 0.00 | 67.64 | 0.00 | 2.95 |
| 鼻腔、中耳和副鼻窦 | C30—31 | 0.00 | 0.00 | 0.00 | 0.00 | 0.00 | 0.00 | 0.00 | 0.00 | 0.00 | 0.00 | 0.00 | 0.00 | 0.00 | 0.00 | 0.00 | 0.00 | 0.00 | 0.00 | 0.00 | 0.00 |
| 喉 | C32 | 0.00 | 0.00 | 0.00 | 0.00 | 0.00 | 0.00 | 0.00 | 0.00 | 0.00 | 0.00 | 0.00 | 0.00 | 0.00 | 0.00 | 0.00 | 0.00 | 0.00 | 0.00 | 0.00 | 0.00 |
| 气管、支气管和肺 | C33—34 | 0.00 | 0.00 | 0.00 | 0.00 | 0.00 | 0.00 | 0.00 | 0.00 | 0.00 | 22.21 | 10.49 | 14.05 | 23.92 | 25.15 | 26.42 | 30.81 | 118.92 | 67.64 | 0.00 | 8.85 |

（续上表）

| 部位或病种 | ICD—10 | 0～ | 1～ | 5～ | 10～ | 15～ | 20～ | 25～ | 30～ | 35～ | 40～ | 45～ | 50～ | 55～ | 60～ | 65～ | 70～ | 75～ | 80～ | 85＋ | 合计 |
|---|---|---|---|---|---|---|---|---|---|---|---|---|---|---|---|---|---|---|---|---|---|
| 其他呼吸器官 | C37－38 | 0.00 | 0.00 | 0.00 | 0.00 | 0.00 | 0.00 | 0.00 | 0.00 | 0.00 | 0.00 | 0.00 | 0.00 | 0.00 | 0.00 | 0.00 | 0.00 | 0.00 | 0.00 | 0.00 | 0.00 |
| 骨和关节软骨 | C40－41 | 0.00 | 0.00 | 0.00 | 0.00 | 0.00 | 0.00 | 0.00 | 0.00 | 0.00 | 0.00 | 0.00 | 0.00 | 0.00 | 0.00 | 0.00 | 0.00 | 0.00 | 0.00 | 0.00 | 0.00 |
| 皮肤恶性黑色素瘤 | C43 | 0.00 | 0.00 | 0.00 | 0.00 | 0.00 | 0.00 | 0.00 | 0.00 | 0.00 | 0.00 | 0.00 | 0.00 | 0.00 | 0.00 | 0.00 | 0.00 | 0.00 | 0.00 | 0.00 | 0.00 |
| 皮肤其他恶性肿瘤 | C44 | 0.00 | 0.00 | 0.00 | 0.00 | 0.00 | 0.00 | 0.00 | 0.00 | 0.00 | 0.00 | 0.00 | 14.05 | 0.00 | 0.00 | 26.42 | 0.00 | 0.00 | 67.64 | 0.00 | 2.21 |
| 间皮瘤 | C45 | 0.00 | 0.00 | 0.00 | 0.00 | 0.00 | 0.00 | 0.00 | 0.00 | 0.00 | 0.00 | 0.00 | 0.00 | 0.00 | 0.00 | 0.00 | 0.00 | 0.00 | 0.00 | 0.00 | 0.00 |
| kaposi 氏肉瘤 | C46 | 0.00 | 0.00 | 0.00 | 0.00 | 0.00 | 0.00 | 0.00 | 0.00 | 0.00 | 0.00 | 0.00 | 0.00 | 0.00 | 0.00 | 0.00 | 0.00 | 0.00 | 0.00 | 0.00 | 0.00 |
| 结缔组织和其他软组织 | C47、49 | 0.00 | 0.00 | 0.00 | 0.00 | 0.00 | 0.00 | 0.00 | 0.00 | 0.00 | 0.00 | 0.00 | 0.00 | 0.00 | 0.00 | 0.00 | 0.00 | 0.00 | 0.00 | 0.00 | 0.00 |
| 乳房 | C50 | 0.00 | 0.00 | 0.00 | 0.00 | 0.00 | 0.00 | 0.00 | 14.80 | 8.55 | 0.00 | 62.95 | 28.11 | 23.92 | 0.00 | 52.83 | 30.81 | 0.00 | 135.29 | 0.00 | 12.54 |
| 外阴 | C51 | 0.00 | 0.00 | 0.00 | 0.00 | 0.00 | 0.00 | 0.00 | 0.00 | 0.00 | 0.00 | 0.00 | 0.00 | 0.00 | 0.00 | 0.00 | 0.00 | 0.00 | 0.00 | 0.00 | 0.00 |
| 阴道 | C52 | 0.00 | 0.00 | 0.00 | 0.00 | 0.00 | 0.00 | 0.00 | 0.00 | 0.00 | 0.00 | 0.00 | 0.00 | 0.00 | 0.00 | 0.00 | 0.00 | 0.00 | 0.00 | 0.00 | 0.00 |
| 子宫颈 | C53 | 0.00 | 0.00 | 0.00 | 0.00 | 0.00 | 0.00 | 0.00 | 14.80 | 17.10 | 11.11 | 31.48 | 0.00 | 47.85 | 0.00 | 0.00 | 0.00 | 0.00 | 0.00 | 0.00 | 7.38 |
| 子宫体 | C54 | 0.00 | 0.00 | 0.00 | 0.00 | 0.00 | 0.00 | 7.88 | 0.00 | 8.55 | 22.21 | 41.97 | 154.60 | 47.85 | 0.00 | 26.42 | 0.00 | 0.00 | 0.00 | 0.00 | 16.23 |
| 子宫恶性肿瘤、未注明部位 | C55 | 0.00 | 0.00 | 0.00 | 0.00 | 0.00 | 0.00 | 0.00 | 0.00 | 0.00 | 0.00 | 0.00 | 0.00 | 0.00 | 0.00 | 26.42 | 0.00 | 0.00 | 0.00 | 0.00 | 0.74 |
| 卵巢 | C56 | 0.00 | 0.00 | 0.00 | 0.00 | 0.00 | 0.00 | 0.00 | 0.00 | 0.00 | 0.00 | 10.49 | 14.05 | 23.92 | 0.00 | 26.42 | 0.00 | 0.00 | 0.00 | 0.00 | 2.95 |
| 其他和未说明的女性生殖器官恶性肿瘤 | C57 | 0.00 | 0.00 | 0.00 | 0.00 | 0.00 | 0.00 | 0.00 | 0.00 | 0.00 | 0.00 | 0.00 | 0.00 | 0.00 | 0.00 | 0.00 | 0.00 | 0.00 | 0.00 | 0.00 | 0.00 |
| 胎盘 | C58 | 0.00 | 0.00 | 0.00 | 0.00 | 0.00 | 0.00 | 0.00 | 0.00 | 0.00 | 0.00 | 0.00 | 0.00 | 0.00 | 0.00 | 0.00 | 0.00 | 0.00 | 0.00 | 0.00 | 0.00 |
| 阴茎 | C60 | 0.00 | 0.00 | 0.00 | 0.00 | 0.00 | 0.00 | 0.00 | 0.00 | 0.00 | 0.00 | 0.00 | 0.00 | 0.00 | 0.00 | 0.00 | 0.00 | 0.00 | 0.00 | 0.00 | 0.00 |
| 前列腺 | C61 | 0.00 | 0.00 | 0.00 | 0.00 | 0.00 | 0.00 | 0.00 | 0.00 | 0.00 | 0.00 | 0.00 | 0.00 | 0.00 | 0.00 | 0.00 | 0.00 | 0.00 | 0.00 | 0.00 | 0.00 |
| 睾丸 | C62 | 0.00 | 0.00 | 0.00 | 0.00 | 0.00 | 0.00 | 0.00 | 0.00 | 0.00 | 0.00 | 0.00 | 0.00 | 0.00 | 0.00 | 0.00 | 0.00 | 0.00 | 0.00 | 0.00 | 0.00 |
| 其他和未说明的男性生殖器官恶性肿瘤 | C63 | 0.00 | 0.00 | 0.00 | 0.00 | 0.00 | 0.00 | 0.00 | 0.00 | 0.00 | 0.00 | 0.00 | 0.00 | 0.00 | 0.00 | 0.00 | 0.00 | 0.00 | 0.00 | 0.00 | 0.00 |
| 肾脏 | C64 | 0.00 | 0.00 | 0.00 | 0.00 | 0.00 | 0.00 | 0.00 | 0.00 | 0.00 | 0.00 | 0.00 | 0.00 | 0.00 | 0.00 | 0.00 | 0.00 | 0.00 | 0.00 | 0.00 | 0.00 |
| 肾盂、肾盏 | C65 | 0.00 | 0.00 | 0.00 | 0.00 | 0.00 | 0.00 | 0.00 | 0.00 | 0.00 | 0.00 | 0.00 | 0.00 | 0.00 | 0.00 | 0.00 | 0.00 | 0.00 | 0.00 | 0.00 | 0.00 |

（续上表）

| 部位或病种 | ICD—10 | 0～ | 1～ | 5～ | 10～ | 15～ | 20～ | 25～ | 30～ | 35～ | 40～ | 45～ | 50～ | 55～ | 60～ | 65～ | 70～ | 75～ | 80～ | 85＋ | 合计 |
|---|---|---|---|---|---|---|---|---|---|---|---|---|---|---|---|---|---|---|---|---|---|
| 输尿管 | C66 | 0.00 | 0.00 | 0.00 | 0.00 | 0.00 | 0.00 | 0.00 | 0.00 | 0.00 | 0.00 | 0.00 | 0.00 | 0.00 | 0.00 | 0.00 | 0.00 | 0.00 | 0.00 | 0.00 | 0.00 |
| 膀胱 | C67 | 0.00 | 0.00 | 0.00 | 0.00 | 0.00 | 0.00 | 0.00 | 0.00 | 0.00 | 0.00 | 0.00 | 14.05 | 0.00 | 0.00 | 26.42 | 0.00 | 0.00 | 0.00 | 0.00 | 1.48 |
| 其他和未说明的泌尿器官 | C68 | 0.00 | 0.00 | 0.00 | 0.00 | 0.00 | 0.00 | 0.00 | 0.00 | 0.00 | 0.00 | 0.00 | 0.00 | 0.00 | 0.00 | 0.00 | 0.00 | 0.00 | 0.00 | 0.00 | 0.00 |
| 眼 | C69 | 0.00 | 0.00 | 0.00 | 0.00 | 0.00 | 0.00 | 0.00 | 0.00 | 0.00 | 0.00 | 0.00 | 0.00 | 0.00 | 0.00 | 0.00 | 0.00 | 0.00 | 0.00 | 0.00 | 0.00 |
| 脑、神经系统 | C70－72、D | 0.00 | 0.00 | 0.00 | 0.00 | 0.00 | 0.00 | 0.00 | 7.40 | 0.00 | 11.11 | 0.00 | 14.05 | 23.92 | 0.00 | 52.83 | 0.00 | 39.64 | 0.00 | 0.00 | 5.16 |
| 甲状腺 | C73 | 0.00 | 0.00 | 0.00 | 0.00 | 0.00 | 0.00 | 0.00 | 0.00 | 0.00 | 0.00 | 10.49 | 0.00 | 47.85 | 0.00 | 52.83 | 0.00 | 0.00 | 0.00 | 0.00 | 3.69 |
| 肾上腺 | C74 | 0.00 | 0.00 | 0.00 | 0.00 | 0.00 | 0.00 | 0.00 | 0.00 | 0.00 | 0.00 | 0.00 | 0.00 | 0.00 | 0.00 | 0.00 | 0.00 | 0.00 | 0.00 | 0.00 | 0.00 |
| 其他内分泌腺 | C75 | 0.00 | 0.00 | 0.00 | 0.00 | 0.00 | 0.00 | 0.00 | 0.00 | 0.00 | 0.00 | 0.00 | 0.00 | 0.00 | 0.00 | 0.00 | 0.00 | 0.00 | 0.00 | 0.00 | 0.00 |
| 霍奇金氏病 | C81 | 0.00 | 0.00 | 0.00 | 0.00 | 0.00 | 0.00 | 0.00 | 0.00 | 0.00 | 0.00 | 0.00 | 0.00 | 0.00 | 0.00 | 0.00 | 0.00 | 39.64 | 0.00 | 0.00 | 0.74 |
| 非霍奇金氏病 | C82－85、C96 | 0.00 | 0.00 | 0.00 | 0.00 | 0.00 | 0.00 | 0.00 | 0.00 | 8.55 | 11.11 | 0.00 | 0.00 | 0.00 | 0.00 | 0.00 | 0.00 | 0.00 | 0.00 | 0.00 | 1.48 |
| 多发性骨髓瘤和恶性浆细胞肿瘤 | C90 | 0.00 | 0.00 | 0.00 | 0.00 | 0.00 | 0.00 | 0.00 | 0.00 | 0.00 | 0.00 | 10.49 | 0.00 | 0.00 | 0.00 | 0.00 | 0.00 | 0.00 | 0.00 | 0.00 | 0.74 |
| 淋巴细胞白血病 | C91 | 0.00 | 0.00 | 0.00 | 0.00 | 0.00 | 0.00 | 0.00 | 0.00 | 0.00 | 0.00 | 0.00 | 0.00 | 0.00 | 0.00 | 0.00 | 0.00 | 0.00 | 0.00 | 0.00 | 0.00 |
| 髓细胞性白血病 | C92 | 0.00 | 0.00 | 0.00 | 7.81 | 0.00 | 0.00 | 0.00 | 7.40 | 0.00 | 0.00 | 0.00 | 0.00 | 23.92 | 0.00 | 0.00 | 0.00 | 0.00 | 0.00 | 0.00 | 2.21 |
| 单核细胞性白血病 | C93 | 0.00 | 0.00 | 0.00 | 0.00 | 0.00 | 0.00 | 0.00 | 0.00 | 0.00 | 0.00 | 0.00 | 0.00 | 0.00 | 0.00 | 0.00 | 0.00 | 0.00 | 0.00 | 0.00 | 0.00 |
| 其他指明的白血病 | C94 | 0.00 | 0.00 | 0.00 | 0.00 | 0.00 | 0.00 | 0.00 | 0.00 | 0.00 | 0.00 | 0.00 | 0.00 | 0.00 | 0.00 | 0.00 | 0.00 | 0.00 | 0.00 | 0.00 | 0.00 |
| 未指明细胞类型的白血病 | C95 | 0.00 | 0.00 | 0.00 | 0.00 | 0.00 | 0.00 | 0.00 | 0.00 | 0.00 | 0.00 | 0.00 | 0.00 | 0.00 | 0.00 | 0.00 | 0.00 | 0.00 | 0.00 | 0.00 | 0.00 |
| 独立的多个部位的（原发性）恶性肿瘤 | C97 | 0.00 | 0.00 | 0.00 | 0.00 | 0.00 | 0.00 | 0.00 | 0.00 | 0.00 | 0.00 | 0.00 | 0.00 | 0.00 | 0.00 | 0.00 | 0.00 | 0.00 | 0.00 | 0.00 | 0.00 |
| 其他及不明部位 | C26、39、48、76－80 | 0.00 | 0.00 | 0.00 | 0.00 | 9.88 | 0.00 | 0.00 | 0.00 | 0.00 | 11.11 | 0.00 | 0.00 | 0.00 | 0.00 | 52.83 | 30.81 | 0.00 | 0.00 | 0.00 | 3.69 |
| 除 C44 合计 | | 0.00 | 0.00 | 0.00 | 7.81 | 9.88 | 10.69 | 15.77 | 88.83 | 76.93 | 144.38 | 209.84 | 309.19 | 406.72 | 150.92 | 607.56 | 246.49 | 237.83 | 270.57 | 93.93 | 107.72 |
| 合计 | | 0.00 | 0.00 | 0.00 | 7.81 | 9.88 | 10.69 | 15.77 | 88.83 | 76.93 | 144.38 | 209.84 | 323.25 | 406.72 | 150.92 | 633.98 | 246.49 | 237.83 | 338.21 | 93.93 | 109.94 |

表 215　中山市港口镇 2000—2004 年男女合计恶性肿瘤年龄别发病率（1/10^5）

| 部位或病种 | ICD—10 | 0～ | 1～ | 5～ | 10～ | 15～ | 20～ | 25～ | 30～ | 35～ | 40～ | 45～ | 50～ | 55～ | 60～ | 65～ | 70～ | 75～ | 80～ | 85＋ | 合计 |
|---|---|---|---|---|---|---|---|---|---|---|---|---|---|---|---|---|---|---|---|---|---|
| 唇 | C00 | 0.00 | 0.00 | 0.00 | 0.00 | 0.00 | 0.00 | 0.00 | 0.00 | 0.00 | 0.00 | 0.00 | 0.00 | 0.00 | 0.00 | 0.00 | 0.00 | 0.00 | 0.00 | 0.00 | 0.00 |
| 舌 | C01—02 | 0.00 | 0.00 | 0.00 | 0.00 | 0.00 | 0.00 | 0.00 | 0.00 | 4.25 | 0.00 | 10.33 | 6.97 | 0.00 | 0.00 | 0.00 | 0.00 | 0.00 | 0.00 | 0.00 | 1.46 |
| 口 | C03—06 | 0.00 | 0.00 | 0.00 | 0.00 | 0.00 | 0.00 | 0.00 | 0.00 | 0.00 | 5.42 | 5.17 | 6.97 | 0.00 | 0.00 | 0.00 | 0.00 | 0.00 | 0.00 | 0.00 | 1.10 |
| 唾液腺 | C07—08 | 0.00 | 0.00 | 0.00 | 0.00 | 0.00 | 0.00 | 0.00 | 0.00 | 0.00 | 0.00 | 0.00 | 0.00 | 0.00 | 0.00 | 0.00 | 0.00 | 0.00 | 0.00 | 0.00 | 0.00 |
| 扁桃腺 | C09 | 0.00 | 0.00 | 0.00 | 0.00 | 0.00 | 0.00 | 0.00 | 0.00 | 0.00 | 0.00 | 0.00 | 0.00 | 0.00 | 0.00 | 0.00 | 0.00 | 0.00 | 0.00 | 0.00 | 0.00 |
| 其他口咽部 | C10 | 0.00 | 0.00 | 0.00 | 0.00 | 0.00 | 0.00 | 0.00 | 0.00 | 0.00 | 0.00 | 0.00 | 0.00 | 0.00 | 0.00 | 0.00 | 0.00 | 0.00 | 0.00 | 0.00 | 0.00 |
| 鼻咽部 | C11 | 0.00 | 0.00 | 0.00 | 0.00 | 0.00 | 5.35 | 8.11 | 30.37 | 38.26 | 32.51 | 36.16 | 83.63 | 47.57 | 49.21 | 40.33 | 16.32 | 0.00 | 0.00 | 0.00 | 20.84 |
| 喉咽部 | C12—13 | 0.00 | 0.00 | 0.00 | 0.00 | 0.00 | 0.00 | 0.00 | 0.00 | 0.00 | 0.00 | 0.00 | 6.97 | 11.89 | 0.00 | 0.00 | 0.00 | 0.00 | 0.00 | 0.00 | 0.73 |
| 唇，口腔和咽的其他部位和具体部位不明 | C14 | 0.00 | 0.00 | 0.00 | 0.00 | 0.00 | 0.00 | 0.00 | 0.00 | 0.00 | 0.00 | 0.00 | 0.00 | 0.00 | 0.00 | 0.00 | 0.00 | 0.00 | 0.00 | 0.00 | 0.00 |
| 食管 | C15 | 0.00 | 0.00 | 0.00 | 0.00 | 0.00 | 0.00 | 0.00 | 0.00 | 8.50 | 10.84 | 10.33 | 55.76 | 0.00 | 12.30 | 80.67 | 48.96 | 46.81 | 0.00 | 0.00 | 9.51 |
| 胃 | C16 | 0.00 | 0.00 | 0.00 | 0.00 | 0.00 | 0.00 | 0.00 | 0.00 | 4.25 | 0.00 | 5.17 | 13.94 | 11.89 | 36.91 | 40.33 | 32.64 | 46.81 | 0.00 | 0.00 | 5.48 |
| 小肠 | C17 | 0.00 | 0.00 | 0.00 | 0.00 | 0.00 | 0.00 | 0.00 | 0.00 | 0.00 | 0.00 | 5.17 | 0.00 | 0.00 | 0.00 | 0.00 | 0.00 | 0.00 | 0.00 | 0.00 | 0.37 |
| 结肠 | C18 | 0.00 | 0.00 | 0.00 | 0.00 | 0.00 | 0.00 | 0.00 | 3.80 | 0.00 | 10.84 | 10.33 | 6.97 | 35.68 | 12.30 | 0.00 | 48.96 | 0.00 | 0.00 | 0.00 | 4.75 |
| 直肠和乙状结肠连接处 | C19—20 | 0.00 | 0.00 | 0.00 | 0.00 | 0.00 | 10.69 | 4.05 | 3.80 | 12.75 | 5.42 | 5.17 | 0.00 | 59.47 | 12.30 | 0.00 | 48.96 | 0.00 | 0.00 | 66.41 | 6.95 |
| 肛门 | C21 | 0.00 | 0.00 | 0.00 | 0.00 | 0.00 | 0.00 | 0.00 | 0.00 | 0.00 | 0.00 | 0.00 | 0.00 | 0.00 | 0.00 | 0.00 | 0.00 | 0.00 | 0.00 | 0.00 | 0.00 |
| 肝脏和肝内胆管 | C22 | 0.00 | 0.00 | 0.00 | 0.00 | 0.00 | 0.00 | 0.00 | 3.80 | 21.26 | 21.67 | 36.16 | 27.88 | 59.47 | 36.91 | 67.22 | 32.64 | 46.81 | 0.00 | 0.00 | 13.90 |
| 胆囊 | C23 | 0.00 | 0.00 | 0.00 | 0.00 | 0.00 | 0.00 | 0.00 | 0.00 | 0.00 | 0.00 | 5.17 | 0.00 | 0.00 | 0.00 | 0.00 | 16.32 | 0.00 | 0.00 | 0.00 | 0.73 |
| 肝外胆管 | C24 | 0.00 | 0.00 | 0.00 | 0.00 | 0.00 | 0.00 | 0.00 | 0.00 | 0.00 | 0.00 | 5.17 | 6.97 | 11.89 | 0.00 | 26.89 | 48.96 | 23.41 | 0.00 | 0.00 | 3.29 |
| 胰腺 | C25 | 0.00 | 0.00 | 0.00 | 0.00 | 0.00 | 0.00 | 0.00 | 0.00 | 0.00 | 0.00 | 0.00 | 0.00 | 0.00 | 0.00 | 26.89 | 16.32 | 0.00 | 42.58 | 0.00 | 1.46 |
| 鼻腔、中耳和副鼻窦 | C30—31 | 0.00 | 0.00 | 0.00 | 0.00 | 0.00 | 0.00 | 0.00 | 0.00 | 0.00 | 0.00 | 0.00 | 0.00 | 0.00 | 12.30 | 0.00 | 16.32 | 0.00 | 0.00 | 0.00 | 0.73 |
| 喉 | C32 | 0.00 | 0.00 | 0.00 | 0.00 | 0.00 | 0.00 | 0.00 | 0.00 | 0.00 | 0.00 | 0.00 | 20.91 | 0.00 | 0.00 | 0.00 | 32.64 | 0.00 | 0.00 | 0.00 | 1.83 |
| 气管、支气管和肺 | C33—34 | 0.00 | 0.00 | 0.00 | 0.00 | 0.00 | 5.35 | 0.00 | 3.80 | 0.00 | 27.09 | 25.83 | 69.69 | 23.79 | 73.82 | 80.67 | 146.88 | 210.65 | 127.73 | 66.41 | 21.21 |

（续上表）

| 部位或病种 | ICD—10 | 0～ | 1～ | 5～ | 10～ | 15～ | 20～ | 25～ | 30～ | 35～ | 40～ | 45～ | 50～ | 55～ | 60～ | 65～ | 70～ | 75～ | 80～ | 85＋ | 合计 |
|---|---|---|---|---|---|---|---|---|---|---|---|---|---|---|---|---|---|---|---|---|---|
| 其他呼吸器官 | C37—38 | 0.00 | 0.00 | 0.00 | 0.00 | 0.00 | 0.00 | 0.00 | 0.00 | 0.00 | 0.00 | 0.00 | 0.00 | 0.00 | 0.00 | 0.00 | 0.00 | 0.00 | 0.00 | 0.00 | 0.00 |
| 骨和关节软骨 | C40—41 | 0.00 | 0.00 | 0.00 | 0.00 | 4.76 | 0.00 | 0.00 | 0.00 | 4.25 | 0.00 | 0.00 | 0.00 | 11.89 | 0.00 | 0.00 | 0.00 | 0.00 | 0.00 | 0.00 | 1.10 |
| 皮肤恶性黑色素瘤 | C43 | 0.00 | 0.00 | 0.00 | 0.00 | 0.00 | 0.00 | 0.00 | 0.00 | 0.00 | 0.00 | 0.00 | 0.00 | 0.00 | 0.00 | 0.00 | 0.00 | 0.00 | 0.00 | 0.00 | 0.00 |
| 皮肤其他恶性肿瘤 | C44 | 0.00 | 0.00 | 0.00 | 0.00 | 0.00 | 0.00 | 0.00 | 0.00 | 0.00 | 0.00 | 0.00 | 6.97 | 0.00 | 0.00 | 26.89 | 0.00 | 0.00 | 42.58 | 0.00 | 1.46 |
| 间皮瘤 | C45 | 0.00 | 0.00 | 0.00 | 0.00 | 0.00 | 0.00 | 0.00 | 0.00 | 0.00 | 0.00 | 0.00 | 0.00 | 0.00 | 0.00 | 13.44 | 0.00 | 0.00 | 0.00 | 0.00 | 0.37 |
| kaposi 氏肉瘤 | C46 | 0.00 | 0.00 | 0.00 | 0.00 | 0.00 | 0.00 | 0.00 | 0.00 | 0.00 | 0.00 | 0.00 | 0.00 | 0.00 | 0.00 | 0.00 | 0.00 | 0.00 | 0.00 | 0.00 | 0.00 |
| 结缔组织和其他软组织 | C47、49 | 0.00 | 0.00 | 0.00 | 0.00 | 0.00 | 0.00 | 4.05 | 0.00 | 0.00 | 0.00 | 0.00 | 0.00 | 0.00 | 0.00 | 0.00 | 0.00 | 0.00 | 0.00 | 0.00 | 0.37 |
| 乳房 | C50 | 0.00 | 0.00 | 0.00 | 0.00 | 0.00 | 0.00 | 0.00 | 7.59 | 4.25 | 0.00 | 31.00 | 13.94 | 11.89 | 0.00 | 26.89 | 16.32 | 46.81 | 85.16 | 0.00 | 6.95 |
| 外阴 | C51 | 0.00 | 0.00 | 0.00 | 0.00 | 0.00 | 0.00 | 0.00 | 0.00 | 0.00 | 0.00 | 0.00 | 0.00 | 0.00 | 0.00 | 0.00 | 0.00 | 0.00 | 0.00 | 0.00 | 0.00 |
| 阴道 | C52 | 0.00 | 0.00 | 0.00 | 0.00 | 0.00 | 0.00 | 0.00 | 0.00 | 0.00 | 0.00 | 0.00 | 0.00 | 0.00 | 0.00 | 0.00 | 0.00 | 0.00 | 0.00 | 0.00 | 0.00 |
| 子宫颈 | C53 | 0.00 | 0.00 | 0.00 | 0.00 | 0.00 | 0.00 | 0.00 | 7.59 | 8.50 | 5.42 | 15.50 | 0.00 | 23.79 | 0.00 | 0.00 | 0.00 | 0.00 | 0.00 | 0.00 | 3.66 |
| 子宫体 | C54 | 0.00 | 0.00 | 0.00 | 0.00 | 0.00 | 0.00 | 4.05 | 0.00 | 4.25 | 10.84 | 20.67 | 76.66 | 23.79 | 0.00 | 13.44 | 0.00 | 0.00 | 0.00 | 0.00 | 8.04 |
| 子宫恶性肿瘤、未注明部位 | C55 | 0.00 | 0.00 | 0.00 | 0.00 | 0.00 | 0.00 | 0.00 | 0.00 | 0.00 | 0.00 | 0.00 | 0.00 | 0.00 | 0.00 | 13.44 | 0.00 | 0.00 | 0.00 | 0.00 | 0.37 |
| 卵巢 | C56 | 0.00 | 0.00 | 0.00 | 0.00 | 0.00 | 0.00 | 0.00 | 0.00 | 0.00 | 0.00 | 5.17 | 6.97 | 11.89 | 0.00 | 13.44 | 0.00 | 0.00 | 0.00 | 0.00 | 1.46 |
| 其他和未说明的女性生殖器官恶性肿瘤 | C57 | 0.00 | 0.00 | 0.00 | 0.00 | 0.00 | 0.00 | 0.00 | 0.00 | 0.00 | 0.00 | 0.00 | 0.00 | 0.00 | 0.00 | 0.00 | 0.00 | 0.00 | 0.00 | 0.00 | 0.00 |
| 胎盘 | C58 | 0.00 | 0.00 | 0.00 | 0.00 | 0.00 | 0.00 | 0.00 | 0.00 | 0.00 | 0.00 | 0.00 | 0.00 | 0.00 | 0.00 | 0.00 | 0.00 | 0.00 | 0.00 | 0.00 | 0.00 |
| 阴茎 | C60 | 0.00 | 0.00 | 0.00 | 0.00 | 0.00 | 0.00 | 0.00 | 0.00 | 0.00 | 0.00 | 0.00 | 0.00 | 0.00 | 0.00 | 0.00 | 0.00 | 0.00 | 0.00 | 0.00 | 0.00 |
| 前列腺 | C61 | 0.00 | 0.00 | 0.00 | 0.00 | 0.00 | 0.00 | 0.00 | 0.00 | 0.00 | 0.00 | 0.00 | 0.00 | 0.00 | 0.00 | 13.44 | 16.32 | 0.00 | 42.58 | 0.00 | 1.10 |
| 睾丸 | C62 | 0.00 | 0.00 | 0.00 | 0.00 | 0.00 | 0.00 | 0.00 | 0.00 | 0.00 | 0.00 | 0.00 | 0.00 | 0.00 | 0.00 | 0.00 | 0.00 | 0.00 | 0.00 | 0.00 | 0.00 |
| 其他和未说明的男性生殖器官恶性肿瘤 | C63 | 0.00 | 0.00 | 0.00 | 0.00 | 0.00 | 0.00 | 0.00 | 0.00 | 0.00 | 0.00 | 0.00 | 0.00 | 0.00 | 0.00 | 0.00 | 0.00 | 0.00 | 0.00 | 0.00 | 0.00 |
| 肾脏 | C64 | 0.00 | 0.00 | 0.00 | 0.00 | 0.00 | 0.00 | 0.00 | 0.00 | 0.00 | 0.00 | 0.00 | 6.97 | 11.89 | 0.00 | 0.00 | 0.00 | 0.00 | 0.00 | 0.00 | 0.73 |
| 肾盂、肾盏 | C65 | 0.00 | 0.00 | 0.00 | 0.00 | 0.00 | 0.00 | 0.00 | 0.00 | 0.00 | 0.00 | 0.00 | 0.00 | 0.00 | 0.00 | 0.00 | 0.00 | 0.00 | 0.00 | 0.00 | 0.00 |

（续上表）

| 部位或病种 | ICD—10 | 0～ | 1～ | 5～ | 10～ | 15～ | 20～ | 25～ | 30～ | 35～ | 40～ | 45～ | 50～ | 55～ | 60～ | 65～ | 70～ | 75～ | 80～ | 85+ | 合计 |
|---|---|---|---|---|---|---|---|---|---|---|---|---|---|---|---|---|---|---|---|---|---|
| 输尿管 | C66 | 0.00 | 0.00 | 0.00 | 0.00 | 0.00 | 0.00 | 0.00 | 0.00 | 0.00 | 0.00 | 0.00 | 0.00 | 0.00 | 0.00 | 0.00 | 0.00 | 0.00 | 0.00 | 0.00 | 0.00 |
| 膀胱 | C67 | 0.00 | 0.00 | 0.00 | 0.00 | 0.00 | 0.00 | 0.00 | 0.00 | 0.00 | 0.00 | 0.00 | 13.94 | 11.89 | 12.30 | 26.89 | 16.32 | 0.00 | 0.00 | 0.00 | 2.56 |
| 其他和未说明的泌尿器官 | C68 | 0.00 | 0.00 | 0.00 | 0.00 | 0.00 | 0.00 | 0.00 | 0.00 | 0.00 | 0.00 | 0.00 | 0.00 | 0.00 | 0.00 | 0.00 | 0.00 | 0.00 | 0.00 | 0.00 | 0.00 |
| 眼 | C69 | 0.00 | 0.00 | 0.00 | 0.00 | 0.00 | 0.00 | 0.00 | 0.00 | 0.00 | 0.00 | 0.00 | 0.00 | 0.00 | 0.00 | 0.00 | 0.00 | 0.00 | 0.00 | 0.00 | 0.00 |
| 脑、神经系统 | C70－72、D | 0.00 | 0.00 | 4.39 | 0.00 | 9.52 | 5.35 | 4.05 | 3.80 | 0.00 | 5.42 | 0.00 | 13.94 | 11.89 | 0.00 | 26.89 | 16.32 | 46.81 | 0.00 | 0.00 | 5.48 |
| 甲状腺 | C73 | 0.00 | 0.00 | 0.00 | 0.00 | 0.00 | 0.00 | 0.00 | 0.00 | 0.00 | 0.00 | 5.17 | 0.00 | 23.79 | 0.00 | 26.89 | 0.00 | 23.41 | 0.00 | 0.00 | 2.19 |
| 肾上腺 | C74 | 0.00 | 0.00 | 0.00 | 0.00 | 0.00 | 0.00 | 0.00 | 0.00 | 0.00 | 0.00 | 0.00 | 0.00 | 0.00 | 0.00 | 0.00 | 0.00 | 0.00 | 0.00 | 0.00 | 0.00 |
| 其他内分泌腺 | C75 | 0.00 | 0.00 | 0.00 | 0.00 | 0.00 | 0.00 | 0.00 | 0.00 | 0.00 | 0.00 | 0.00 | 0.00 | 0.00 | 0.00 | 0.00 | 0.00 | 0.00 | 0.00 | 0.00 | 0.00 |
| 霍奇金氏病 | C81 | 0.00 | 0.00 | 0.00 | 0.00 | 0.00 | 0.00 | 0.00 | 0.00 | 0.00 | 0.00 | 0.00 | 0.00 | 0.00 | 0.00 | 0.00 | 0.00 | 23.41 | 0.00 | 0.00 | 0.37 |
| 非霍奇金氏病 | C82—85、C96 | 0.00 | 6.30 | 0.00 | 0.00 | 4.76 | 0.00 | 0.00 | 0.00 | 8.50 | 5.42 | 0.00 | 6.97 | 0.00 | 12.30 | 0.00 | 0.00 | 0.00 | 0.00 | 0.00 | 2.56 |
| 多发性骨髓瘤和恶性浆细胞肿瘤 | C90 | 0.00 | 0.00 | 0.00 | 0.00 | 0.00 | 0.00 | 0.00 | 0.00 | 0.00 | 0.00 | 5.17 | 0.00 | 0.00 | 0.00 | 0.00 | 0.00 | 0.00 | 0.00 | 0.00 | 0.37 |
| 淋巴细胞白血病 | C91 | 0.00 | 6.30 | 0.00 | 0.00 | 0.00 | 0.00 | 0.00 | 0.00 | 0.00 | 0.00 | 0.00 | 0.00 | 0.00 | 12.30 | 13.44 | 0.00 | 0.00 | 0.00 | 0.00 | 1.10 |
| 髓细胞性白血病 | C92 | 0.00 | 0.00 | 0.00 | 7.46 | 0.00 | 0.00 | 0.00 | 3.80 | 0.00 | 5.42 | 0.00 | 0.00 | 11.89 | 0.00 | 0.00 | 0.00 | 0.00 | 0.00 | 0.00 | 1.83 |
| 单核细胞性白血病 | C93 | 0.00 | 0.00 | 0.00 | 0.00 | 0.00 | 0.00 | 0.00 | 0.00 | 0.00 | 0.00 | 0.00 | 0.00 | 0.00 | 0.00 | 0.00 | 0.00 | 0.00 | 0.00 | 0.00 | 0.00 |
| 其他指明的白血病 | C94 | 0.00 | 0.00 | 0.00 | 0.00 | 0.00 | 0.00 | 0.00 | 0.00 | 0.00 | 0.00 | 0.00 | 0.00 | 0.00 | 0.00 | 0.00 | 0.00 | 0.00 | 0.00 | 0.00 | 0.00 |
| 未指明细胞类型的白血病 | C95 | 0.00 | 0.00 | 0.00 | 0.00 | 0.00 | 0.00 | 0.00 | 0.00 | 0.00 | 0.00 | 0.00 | 0.00 | 0.00 | 0.00 | 0.00 | 16.32 | 0.00 | 0.00 | 0.00 | 0.37 |
| 独立的多个部位的（原发性）恶性肿瘤 | C97 | 0.00 | 0.00 | 0.00 | 0.00 | 0.00 | 0.00 | 0.00 | 0.00 | 0.00 | 0.00 | 0.00 | 0.00 | 0.00 | 0.00 | 0.00 | 0.00 | 0.00 | 0.00 | 0.00 | 0.00 |
| 其他及不明部位 | C26、39、48、76—80 | 0.00 | 0.00 | 4.39 | 0.00 | 4.76 | 0.00 | 0.00 | 0.00 | 0.00 | 16.26 | 10.33 | 6.97 | 23.79 | 0.00 | 53.78 | 16.32 | 0.00 | 0.00 | 0.00 | 5.48 |
| 除 C44 合计 | | 0.00 | 12.61 | 8.78 | 7.46 | 23.79 | 26.73 | 24.33 | 68.34 | 119.03 | 162.55 | 253.15 | 453.01 | 440.04 | 282.99 | 605.01 | 603.84 | 514.92 | 298.05 | 132.81 | 140.78 |
| 合计 | | 0.00 | 12.61 | 8.78 | 7.46 | 23.79 | 26.73 | 24.33 | 68.34 | 119.03 | 162.55 | 253.15 | 459.98 | 440.04 | 282.99 | 631.90 | 603.84 | 514.92 | 340.62 | 132.81 | 142.24 |

## 6. 发病顺位

2000—2004 年中山市港口镇男性发病前 10 位恶性肿瘤依次是气管/支气管和肺、鼻咽、肝脏和肝内胆管、食管、胃、直肠和乙状结肠连接处、结肠、脑/神经系统、膀胱恶性肿瘤和非霍奇金氏病，其发病数占同期港口镇男性恶性肿瘤发病总数的 77.49%（表 216，图 131）。

**表 216　中山市港口镇 2000—2004 年男性前 10 位恶性肿瘤发病概况（N，1/10⁵，%）**

| 位次 | 部位或病种 | ICD—10 | 例数 | 粗率 | 中标率 | 世标率 | 构成比 |
|---|---|---|---|---|---|---|---|
| 1 | 气管、支气管和肺 | C33－34 | 46 | 33.35 | 24.93 | 33.06 | 19.17 |
| 2 | 鼻咽 | C11 | 35 | 25.37 | 19.63 | 23.21 | 14.58 |
| 3 | 肝脏和肝内胆管 | C22 | 33 | 23.92 | 18.24 | 22.60 | 13.75 |
| 4 | 食管 | C15 | 24 | 17.40 | 12.94 | 16.64 | 10.00 |
| 5 | 胃 | C16 | 11 | 7.97 | 6.01 | 7.93 | 4.58 |
| 6 | 直肠和乙状结肠连接处 | C19－20 | 10 | 7.25 | 6.51 | 7.65 | 4.17 |
| 7 | 结肠 | C18 | 9 | 6.52 | 5.21 | 6.38 | 3.75 |
| 8 | 脑、神经系统 | C70－72、D | 8 | 5.80 | 6.32 | 5.96 | 3.33 |
| 9 | 膀胱 | C67 | 5 | 3.62 | 3.10 | 4.12 | 2.08 |
| 10 | 非霍奇金氏病 | C82—85、C96 | 5 | 3.62 | 3.67 | 4.10 | 2.08 |
| 合计 | | | 186 | | | | 77.49 |

注：中标率即中国标化发病率，世标率即世界标化发病率。

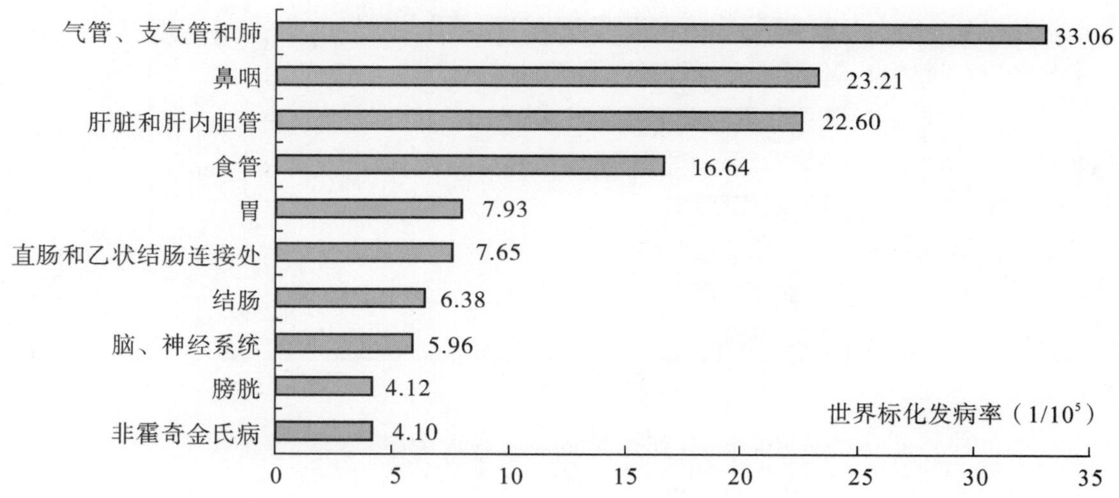


**图 131　中山市港口镇 2000—2004 年男性前 10 位恶性肿瘤发病率**

女性发病前 10 位恶性肿瘤依次是子宫体、鼻咽、乳房、气管/支气管和肺、子宫颈、直肠和乙状结肠连接处、脑/神经系统、肝脏和肝内胆管、甲状腺、胃部恶性肿瘤，其发病数占同期港口镇女性恶性肿瘤发病总数的 75.85％（表 217，图 132）。

**表 217　中山市港口镇 2000—2004 年女性前 10 位恶性肿瘤发病概况（N，1/10$^5$，%）**

| 位次 | 部位或病种 | ICD—10 | 例数 | 粗率 | 中标率 | 世标率 | 构成比 |
|---|---|---|---|---|---|---|---|
| 1 | 子宫体 | C54 | 22 | 16.23 | 12.71 | 15.43 | 14.77 |
| 2 | 鼻咽 | C11 | 22 | 16.23 | 12.62 | 14.60 | 14.77 |
| 3 | 乳房 | C50 | 17 | 12.54 | 8.52 | 10.42 | 11.41 |
| 4 | 气管、支气管和肺 | C33－34 | 12 | 8.85 | 5.91 | 7.56 | 8.05 |
| 5 | 子宫颈 | C53 | 10 | 7.38 | 5.64 | 6.38 | 6.71 |
| 6 | 直肠和乙状结肠连接处 | C19－20 | 9 | 6.64 | 4.94 | 6.09 | 6.04 |
| 7 | 脑、神经系统 | C70－72、D | 7 | 5.16 | 3.92 | 4.75 | 4.70 |
| 8 | 肝脏和肝内胆管 | C22 | 5 | 3.69 | 3.06 | 4.16 | 3.36 |
| 9 | 甲状腺 | C73 | 5 | 3.69 | 3.23 | 4.13 | 3.36 |
| 10 | 胃 | C16 | 4 | 2.95 | 2.49 | 3.33 | 2.68 |
| 合计 | | | 113 | | | | 75.85 |

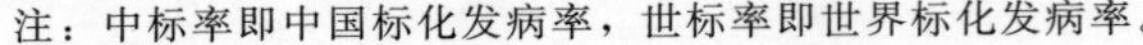
注：中标率即中国标化发病率，世标率即世界标化发病率。

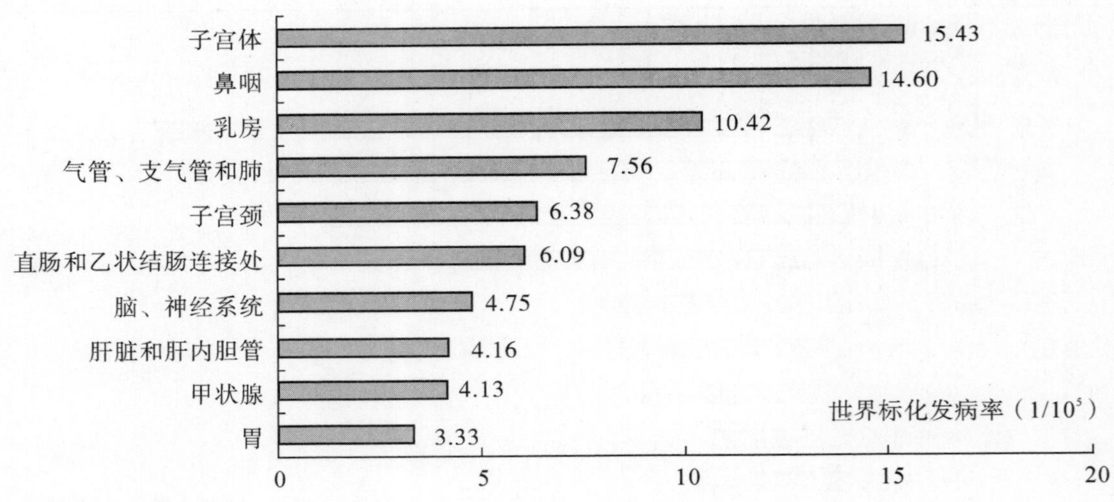


**图 132　中山市港口镇 2000—2004 年女性前 10 位恶性肿瘤发病率**

男女合计发病前 10 位恶性肿瘤依次是气管/支气管和肺、鼻咽、肝脏和肝内胆管、食管、子宫体、直肠和乙状结肠连接处、乳房、胃、脑/神经系统、结肠恶性肿瘤，其发病数占同期港口镇男女合计恶性肿瘤发病总数的 72.49％（表 218，图 133），其中鼻咽癌发病数均占同期港口镇男、女和合计恶性肿瘤发病顺位的第 2 位（表 216、表 217、表 218，图 131、图 132、图 133）。

**表 218　中山市港口镇 2000—2004 年男女合计前 10 位恶性肿瘤发病概况（N，1/10⁵，%）**

| 位次 | 部位或病种 | ICD—10 | 例数 | 粗率 | 中标率 | 世标率 | 构成比 |
|---|---|---|---|---|---|---|---|
| 1 | 气管、支气管和肺 | C33－34 | 58 | 21.21 | 15.03 | 19.65 | 14.91 |
| 2 | 鼻咽 | C11 | 57 | 20.84 | 16.14 | 18.90 | 14.65 |
| 3 | 肝脏和肝内胆管 | C22 | 38 | 13.90 | 10.62 | 13.36 | 9.77 |
| 4 | 食管 | C15 | 26 | 9.51 | 6.89 | 8.93 | 6.68 |
| 5 | 子宫体 | C54 | 22 | 8.04 | 6.31 | 7.66 | 5.66 |
| 6 | 直肠和乙状结肠连接处 | C19－20 | 19 | 6.95 | 5.76 | 6.99 | 4.88 |
| 7 | 乳房 | C50 | 19 | 6.95 | 4.74 | 5.77 | 4.88 |
| 8 | 胃 | C16 | 15 | 5.48 | 4.17 | 5.55 | 3.86 |
| 9 | 脑、神经系统 | C70－72、D | 15 | 5.48 | 5.16 | 5.37 | 3.86 |
| 10 | 结肠 | C18 | 13 | 4.75 | 3.81 | 4.74 | 3.34 |
| 合计 | | | 282 | | | | 72.49 |

注：中标率即中国标化发病率，世标率即世界标化发病率。

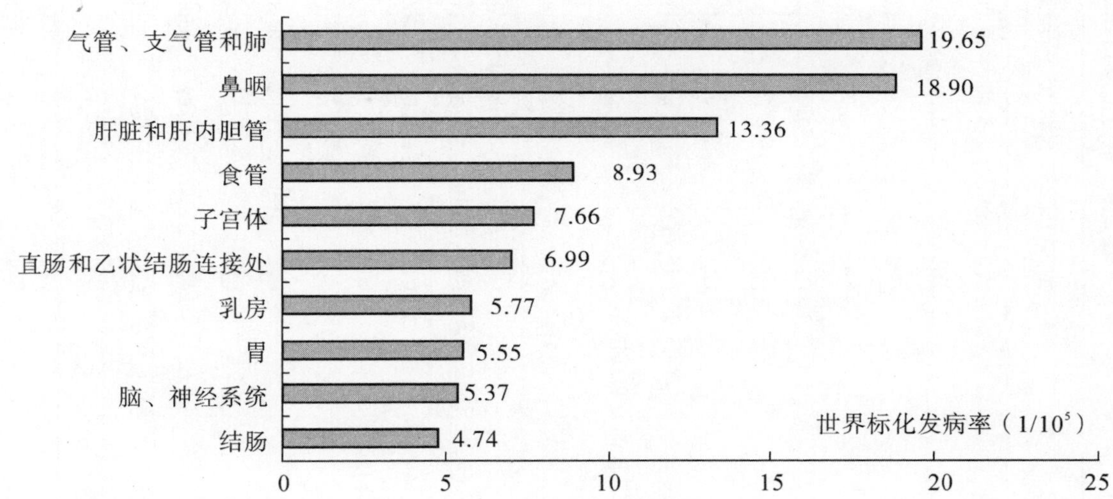


**图 133　中山市港口镇 2000—2004 年男女合计前 10 位恶性肿瘤发病率**

表 219　中山市港口镇 2000—2004 年男性恶性肿瘤主要发病指标（N，1/10$^5$，%）

| 部位或病种 | ICD—10 | 粗率 | 0～ | 15～ | 45～ | 55～ | 65＋ | 中标率 | 世标率 | 35～64 岁截缩率 | 0～64 岁累积率 | 0～74 岁累积率 | 例数 | 构成比 |
|---|---|---|---|---|---|---|---|---|---|---|---|---|---|---|
| 唇 | C00 | 0.00 | 0.00 | 0.00 | 0.00 | 0.00 | 0.00 | 0.00 | 0.00 | 0.00 | 0.00 | 0.00 | 0 | 0.00 |
| 舌 | C01—02 | 2.90 | 0.00 | 1.51 | 17.59 | 0.00 | 0.00 | 1.98 | 2.42 | 7.88 | 0.21 | 0.21 | 4 | 1.67 |
| 口 | C03—06 | 2.17 | 0.00 | 1.51 | 11.72 | 0.00 | 0.00 | 1.55 | 1.94 | 6.18 | 0.17 | 0.17 | 3 | 1.25 |
| 唾液腺 | C07—08 | 0.00 | 0.00 | 0.00 | 0.00 | 0.00 | 0.00 | 0.00 | 0.00 | 0.00 | 0.00 | 0.00 | 0 | 0.00 |
| 扁桃腺 | C09 | 0.00 | 0.00 | 0.00 | 0.00 | 0.00 | 0.00 | 0.00 | 0.00 | 0.00 | 0.00 | 0.00 | 0 | 0.00 |
| 其他口咽部 | C10 | 0.00 | 0.00 | 0.00 | 0.00 | 0.00 | 0.00 | 0.00 | 0.00 | 0.00 | 0.00 | 0.00 | 0 | 0.00 |
| 鼻咽部 | C11 | 25.37 | 0.00 | 21.11 | 82.07 | 47.73 | 31.33 | 19.63 | 23.21 | 58.56 | 1.96 | 2.41 | 35 | 14.58 |
| 喉咽部 | C12—13 | 1.45 | 0.00 | 0.00 | 5.86 | 11.93 | 0.00 | 1.36 | 1.64 | 5.42 | 0.19 | 0.19 | 2 | 0.83 |
| 唇，口腔和咽的其他部位和具体部位不明 | C14 | 0.00 | 0.00 | 0.00 | 0.00 | 0.00 | 0.00 | 0.00 | 0.00 | 0.00 | 0.00 | 0.00 | 0 | 0.00 |
| 食管 | C15 | 17.40 | 0.00 | 6.03 | 58.62 | 11.93 | 94.00 | 12.94 | 16.64 | 32.06 | 0.97 | 2.00 | 24 | 10.00 |
| 胃 | C16 | 7.97 | 0.00 | 1.51 | 17.59 | 35.80 | 41.78 | 6.01 | 7.93 | 16.06 | 0.59 | 0.94 | 11 | 4.58 |
| 小肠 | C17 | 0.72 | 0.00 | 0.00 | 5.86 | 0.00 | 0.00 | 0.48 | 0.61 | 1.91 | 0.05 | 0.05 | 1 | 0.42 |
| 结肠 | C18 | 6.52 | 0.00 | 3.02 | 11.72 | 23.86 | 31.33 | 5.21 | 6.38 | 12.55 | 0.45 | 0.97 | 9 | 3.75 |
| 直肠和乙状结肠连接处 | C19—20 | 7.25 | 0.00 | 6.03 | 5.86 | 47.73 | 10.44 | 6.51 | 7.65 | 17.71 | 0.71 | 0.88 | 10 | 4.17 |
| 肛门 | C21 | 0.00 | 0.00 | 0.00 | 0.00 | 0.00 | 0.00 | 0.00 | 0.00 | 0.00 | 0.00 | 0.00 | 0 | 0.00 |
| 肝脏和肝内胆管 | C22 | 23.92 | 0.00 | 15.08 | 64.48 | 71.59 | 62.66 | 18.24 | 22.60 | 57.52 | 1.81 | 2.39 | 33 | 13.75 |
| 胆囊 | C23 | 1.45 | 0.00 | 0.00 | 5.86 | 0.00 | 10.44 | 0.98 | 1.31 | 1.91 | 0.05 | 0.22 | 2 | 0.83 |
| 肝外胆管 | C24 | 3.62 | 0.00 | 0.00 | 0.00 | 11.93 | 41.78 | 2.87 | 3.85 | 3.18 | 0.12 | 0.78 | 5 | 2.08 |
| 胰腺 | C25 | 0.00 | 0.00 | 0.00 | 0.00 | 0.00 | 0.00 | 0.00 | 0.00 | 0.00 | 0.00 | 0.00 | 0 | 0.00 |
| 鼻腔、中耳和副鼻窦 | C30—31 | 1.45 | 0.00 | 0.00 | 0.00 | 11.93 | 10.44 | 1.15 | 1.66 | 2.62 | 0.12 | 0.29 | 2 | 0.83 |
| 喉 | C32 | 3.62 | 0.00 | 0.00 | 17.59 | 0.00 | 20.89 | 2.68 | 3.46 | 6.72 | 0.21 | 0.55 | 5 | 2.08 |
| 气管、支气管和肺 | C33—34 | 33.35 | 0.00 | 7.54 | 76.21 | 71.59 | 229.77 | 24.93 | 33.06 | 50.17 | 1.80 | 3.87 | 46 | 19.17 |

（续上表）

| 部位或病种 | ICD—10 | 粗率 | 0～ | 15～ | 45～ | 55～ | 65＋ | 中标率 | 世标率 | 35～64岁截缩率 | 0～64岁累积率 | 0～74岁累积率 | 例数 | 构成比 |
|---|---|---|---|---|---|---|---|---|---|---|---|---|---|---|
| 其他呼吸器官 | C37—38 | 0.00 | 0.00 | 0.00 | 0.00 | 0.00 | 0.00 | 0.00 | 0.00 | 0.00 | 0.00 | 0.00 | 0 | 0.00 |
| 骨和关节软骨 | C40—41 | 2.17 | 0.00 | 3.02 | 0.00 | 11.93 | 0.00 | 2.40 | 2.28 | 5.00 | 0.21 | 0.21 | 3 | 1.25 |
| 皮肤恶性黑色素瘤 | C43 | 0.00 | 0.00 | 0.00 | 0.00 | 0.00 | 0.00 | 0.00 | 0.00 | 0.00 | 0.00 | 0.00 | 0 | 0.00 |
| 皮肤其他恶性肿瘤 | C44 | 0.72 | 0.00 | 0.00 | 0.00 | 0.00 | 10.44 | 0.58 | 0.82 | 0.00 | 0.00 | 0.14 | 1 | 0.42 |
| 间皮瘤 | C45 | 0.72 | 0.00 | 0.00 | 0.00 | 0.00 | 10.44 | 0.58 | 0.82 | 0.00 | 0.00 | 0.14 | 1 | 0.42 |
| kaposi氏肉瘤 | C46 | 0.00 | 0.00 | 0.00 | 0.00 | 0.00 | 0.00 | 0.00 | 0.00 | 0.00 | 0.00 | 0.00 | 0 | 0.00 |
| 结缔组织和其他软组织 | C47、49 | 0.72 | 0.00 | 1.51 | 0.00 | 0.00 | 0.00 | 0.77 | 0.67 | 0.00 | 0.04 | 0.04 | 1 | 0.07 |
| 乳房 | C50 | 1.45 | 0.00 | 0.00 | 0.00 | 0.00 | 20.89 | 0.99 | 1.15 | 0.00 | 0.00 | 0.00 | 2 | 0.83 |
| 外阴 | C51 | 0.00 | 0.00 | 0.00 | 0.00 | 0.00 | 0.00 | 0.00 | 0.00 | 0.00 | 0.00 | 0.00 | 0 | 0.00 |
| 阴道 | C52 | 0.00 | 0.00 | 0.00 | 0.00 | 0.00 | 0.00 | 0.00 | 0.00 | 0.00 | 0.00 | 0.00 | 0 | 0.00 |
| 子宫颈 | C53 | 0.00 | 0.00 | 0.00 | 0.00 | 0.00 | 0.00 | 0.00 | 0.00 | 0.00 | 0.00 | 0.00 | 0 | 0.00 |
| 子宫体 | C54 | 0.00 | 0.00 | 0.00 | 0.00 | 0.00 | 0.00 | 0.00 | 0.00 | 0.00 | 0.00 | 0.00 | 0 | 0.00 |
| 子宫恶性肿瘤、未注明部位 | C55 | 0.00 | 0.00 | 0.00 | 0.00 | 0.00 | 0.00 | 0.00 | 0.00 | 0.00 | 0.00 | 0.00 | 0 | 0.00 |
| 卵巢 | C56 | 0.00 | 0.00 | 0.00 | 0.00 | 0.00 | 0.00 | 0.00 | 0.00 | 0.00 | 0.00 | 0.00 | 0 | 0.00 |
| 其他和未说明的女性生殖器官恶性肿瘤 | C57 | 0.00 | 0.00 | 0.00 | 0.00 | 0.00 | 0.00 | 0.00 | 0.00 | 0.00 | 0.00 | 0.00 | 0 | 0.00 |
| 胎盘 | C58 | 0.00 | 0.00 | 0.00 | 0.00 | 0.00 | 0.00 | 0.00 | 0.00 | 0.00 | 0.00 | 0.00 | 0 | 0.00 |
| 阴茎 | C60 | 0.00 | 0.00 | 0.00 | 0.00 | 0.00 | 0.00 | 0.00 | 0.00 | 0.00 | 0.00 | 0.00 | 0 | 0.00 |
| 前列腺 | C61 | 2.17 | 0.00 | 0.00 | 0.00 | 0.00 | 31.33 | 1.50 | 2.09 | 0.00 | 0.00 | 0.31 | 3 | 1.25 |
| 睾丸 | C62 | 0.00 | 0.00 | 0.00 | 0.00 | 0.00 | 0.00 | 0.00 | 0.00 | 0.00 | 0.00 | 0.00 | 0 | 0.00 |
| 其他和未说明的男性生殖器官恶性肿瘤 | C63 | 0.00 | 0.00 | 0.00 | 0.00 | 0.00 | 0.00 | 0.00 | 0.00 | 0.00 | 0.00 | 0.00 | 0 | 0.00 |
| 肾脏 | C64 | 1.45 | 0.00 | 0.00 | 5.86 | 11.93 | 0.00 | 1.36 | 1.64 | 5.42 | 0.19 | 0.19 | 2 | 0.83 |
| 肾盂、肾盏 | C65 | 0.00 | 0.00 | 0.00 | 0.00 | 0.00 | 0.00 | 0.00 | 0.00 | 0.00 | 0.00 | 0.00 | 0 | 0.00 |

（续上表）

| 部位或病种 | ICD—10 | 粗率 | 0～ | 15～ | 45～ | 55～ | 65＋ | 中标率 | 世标率 | 35～64 岁截缩率 | 0～64 岁累积率 | 0～74 岁累积率 | 例数 | 构成比 |
|---|---|---|---|---|---|---|---|---|---|---|---|---|---|---|
| 输尿管 | C66 | 0.00 | 0.00 | 0.00 | 0.00 | 0.00 | 0.00 | 0.00 | 0.00 | 0.00 | 0.00 | 0.00 | 0 | 0.00 |
| 膀胱 | C67 | 3.62 | 0.00 | 0.00 | 5.86 | 23.86 | 20.89 | 3.10 | 4.12 | 8.04 | 0.31 | 0.62 | 5 | 2.08 |
| 其他和未说明的泌尿器官 | C68 | 0.00 | 0.00 | 0.00 | 0.00 | 0.00 | 0.00 | 0.00 | 0.00 | 0.00 | 0.00 | 0.00 | 0 | 0.00 |
| 眼 | C69 | 0.00 | 0.00 | 0.00 | 0.00 | 0.00 | 0.00 | 0.00 | 0.00 | 0.00 | 0.00 | 0.00 | 0 | 0.00 |
| 脑、神经系统 | C70—72、D | 5.80 | 2.73 | 6.03 | 5.86 | 0.00 | 20.89 | 6.32 | 5.96 | 2.24 | 0.30 | 0.47 | 8 | 3.33 |
| 甲状腺 | C73 | 0.72 | 0.00 | 0.00 | 0.00 | 0.00 | 10.44 | 0.49 | 0.57 | 0.00 | 0.00 | 0.00 | 1 | 0.42 |
| 肾上腺 | C74 | 0.00 | 0.00 | 0.00 | 0.00 | 0.00 | 0.00 | 0.00 | 0.00 | 0.00 | 0.00 | 0.00 | 0 | 0.00 |
| 其他内分泌腺 | C75 | 0.00 | 0.00 | 0.00 | 0.00 | 0.00 | 0.00 | 0.00 | 0.00 | 0.00 | 0.00 | 0.00 | 0 | 0.00 |
| 霍奇金氏病 | C81 | 0.00 | 0.00 | 0.00 | 0.00 | 0.00 | 0.00 | 0.00 | 0.00 | 0.00 | 0.00 | 0.00 | 0 | 0.00 |
| 非霍奇金氏病 | C82—85、C96 | 3.62 | 2.73 | 3.02 | 5.86 | 11.93 | 0.00 | 3.67 | 4.10 | 6.68 | 0.32 | 0.32 | 5 | 2.08 |
| 多发性骨髓瘤和恶性浆细胞肿瘤 | C90 | 0.00 | 0.00 | 0.00 | 0.00 | 0.00 | 0.00 | 0.00 | 0.00 | 0.00 | 0.00 | 0.00 | 0 | 0.00 |
| 淋巴细胞白血病 | C91 | 2.17 | 2.73 | 0.00 | 0.00 | 11.93 | 10.44 | 2.09 | 2.90 | 2.62 | 0.17 | 0.30 | 3 | 1.25 |
| 髓细胞性白血病 | C92 | 1.45 | 2.73 | 1.51 | 0.00 | 0.00 | 0.00 | 1.45 | 1.28 | 2.03 | 0.09 | 0.09 | 2 | 0.83 |
| 单核细胞性白血病 | C93 | 0.00 | 0.00 | 0.00 | 0.00 | 0.00 | 0.00 | 0.00 | 0.00 | 0.00 | 0.00 | 0.00 | 0 | 0.00 |
| 其他指明的白血病 | C94 | 0.00 | 0.00 | 0.00 | 0.00 | 0.00 | 0.00 | 0.00 | 0.00 | 0.00 | 0.00 | 0.00 | 0 | 0.00 |
| 未指明细胞类型的白血病 | C95 | 0.72 | 0.00 | 0.00 | 0.00 | 0.00 | 10.44 | 0.50 | 0.69 | 0.00 | 0.00 | 0.17 | 1 | 0.42 |
| 独立的多个部位的（原发性）恶性肿瘤 | C97 | 0.00 | 0.00 | 0.00 | 0.00 | 0.00 | 0.00 | 0.00 | 0.00 | 0.00 | 0.00 | 0.00 | 0 | 0.00 |
| 其他及不明部位 | C26、39、48、76—80 | 7.25 | 2.73 | 3.02 | 17.59 | 23.86 | 20.89 | 6.21 | 7.54 | 16.49 | 0.55 | 0.83 | 10 | 4.17 |
| 除 C44 合计 | | 173.26 | 13.66 | 81.43 | 422.07 | 441.47 | 741.53 | 137.97 | 170.17 | 328.96 | 11.57 | 19.62 | 239 | 99.58 |
| 合计 | | 173.98 | 13.66 | 81.43 | 422.07 | 441.47 | 751.97 | 138.55 | 170.99 | 328.96 | 11.57 | 19.76 | 240 | 100.00 |

注：中标率即中国标化发病率，世标率即世界标化发病率。

表 220　中山市港口镇 2000—2004 年女性恶性肿瘤主要发病指标（N，$1/10^5$，%）

| 部位或病种 | ICD—10 | 粗率 | 0～ | 15～ | 45～ | 55～ | 65＋ | 中标率 | 世标率 | 35～64 岁截缩率 | 0～64 岁累积率 | 0～74 岁累积率 | 例数 | 构成比 |
|---|---|---|---|---|---|---|---|---|---|---|---|---|---|---|
| 唇 | C00 | 0.00 | 0.00 | 0.00 | 0.00 | 0.00 | 0.00 | 0.00 | 0.00 | 0.00 | 0.00 | 0.00 | 0 | 0.00 |
| 舌 | C01—02 | 0.00 | 0.00 | 0.00 | 0.00 | 0.00 | 0.00 | 0.00 | 0.00 | 0.00 | 0.00 | 0.00 | 0 | 0.00 |
| 口 | C03—06 | 0.00 | 0.00 | 0.00 | 0.00 | 0.00 | 0.00 | 0.00 | 0.00 | 0.00 | 0.00 | 0.00 | 0 | 0.00 |
| 唾液腺 | C07—08 | 0.00 | 0.00 | 0.00 | 0.00 | 0.00 | 0.00 | 0.00 | 0.00 | 0.00 | 0.00 | 0.00 | 0 | 0.00 |
| 扁桃腺 | C09 | 0.00 | 0.00 | 0.00 | 0.00 | 0.00 | 0.00 | 0.00 | 0.00 | 0.00 | 0.00 | 0.00 | 0 | 0.00 |
| 其他口咽部 | C10 | 0.00 | 0.00 | 0.00 | 0.00 | 0.00 | 0.00 | 0.00 | 0.00 | 0.00 | 0.00 | 0.00 | 0 | 0.00 |
| 鼻咽部 | C11 | 16.23 | 0.00 | 18.08 | 30.04 | 49.05 | 8.27 | 12.62 | 14.60 | 34.41 | 1.35 | 1.48 | 22 | 14.77 |
| 喉咽部 | C12—13 | 0.00 | 0.00 | 0.00 | 0.00 | 0.00 | 0.00 | 0.00 | 0.00 | 0.00 | 0.00 | 0.00 | 0 | 0.00 |
| 唇，口腔和咽的其他部位和具体部位不明 | C14 | 0.00 | 0.00 | 0.00 | 0.00 | 0.00 | 0.00 | 0.00 | 0.00 | 0.00 | 0.00 | 0.00 | 0 | 0.00 |
| 食管 | C15 | 1.48 | 0.00 | 0.00 | 0.00 | 0.00 | 16.53 | 1.00 | 1.41 | 0.00 | 0.00 | 0.29 | 2 | 1.34 |
| 胃 | C16 | 2.95 | 0.00 | 0.00 | 0.00 | 12.26 | 24.80 | 2.49 | 3.33 | 3.22 | 0.12 | 0.52 | 4 | 2.68 |
| 小肠 | C17 | 0.00 | 0.00 | 0.00 | 0.00 | 0.00 | 0.00 | 0.00 | 0.00 | 0.00 | 0.00 | 0.00 | 0 | 0.00 |
| 结肠 | C18 | 2.95 | 0.00 | 1.51 | 6.01 | 24.52 | 0.00 | 2.53 | 3.26 | 10.06 | 0.35 | 0.35 | 4 | 2.68 |
| 直肠和乙状结肠连接处 | C19—20 | 6.64 | 0.00 | 6.03 | 0.00 | 24.52 | 24.80 | 4.94 | 6.09 | 10.41 | 0.43 | 0.74 | 9 | 6.04 |
| 肛门 | C21 | 0.00 | 0.00 | 0.00 | 0.00 | 0.00 | 0.00 | 0.00 | 0.00 | 0.00 | 0.00 | 0.00 | 0 | 0.00 |
| 肝脏和肝内胆管 | C22 | 3.69 | 0.00 | 0.00 | 0.00 | 24.52 | 24.80 | 3.06 | 4.16 | 5.95 | 0.25 | 0.66 | 5 | 3.36 |
| 胆囊 | C23 | 0.00 | 0.00 | 0.00 | 0.00 | 0.00 | 0.00 | 0.00 | 0.00 | 0.00 | 0.00 | 0.00 | 0 | 0.00 |
| 肝外胆管 | C24 | 2.95 | 0.00 | 0.00 | 12.01 | 0.00 | 16.53 | 1.97 | 2.52 | 4.25 | 0.12 | 0.25 | 4 | 2.68 |
| 胰腺 | C25 | 2.95 | 0.00 | 0.00 | 0.00 | 0.00 | 33.07 | 1.81 | 2.54 | 0.00 | 0.00 | 0.42 | 4 | 2.68 |
| 鼻腔、中耳和副鼻窦 | C30—31 | 0.00 | 0.00 | 0.00 | 0.00 | 0.00 | 0.00 | 0.00 | 0.00 | 0.00 | 0.00 | 0.00 | 0 | 0.00 |
| 喉 | C32 | 0.00 | 0.00 | 0.00 | 0.00 | 0.00 | 0.00 | 0.00 | 0.00 | 0.00 | 0.00 | 0.00 | 0 | 0.00 |
| 气管、支气管和肺 | C33—34 | 8.85 | 0.00 | 3.01 | 12.01 | 24.52 | 49.60 | 5.91 | 7.56 | 14.46 | 0.48 | 0.77 | 12 | 8.05 |

（续上表）

| 部位或病种 | ICD—10 | 粗率 | 0～ | 15～ | 45～ | 55～ | 65＋ | 中标率 | 世标率 | 35～64 岁截缩率 | 0～64 岁累积率 | 0～74 岁累积率 | 例数 | 构成比 |
|---|---|---|---|---|---|---|---|---|---|---|---|---|---|---|
| 其他呼吸器官 | C37－38 | 0.00 | 0.00 | 0.00 | 0.00 | 0.00 | 0.00 | 0.00 | 0.00 | 0.00 | 0.00 | 0.00 | 0 | 0.00 |
| 骨和关节软骨 | C40－41 | 0.00 | 0.00 | 0.00 | 0.00 | 0.00 | 0.00 | 0.00 | 0.00 | 0.00 | 0.00 | 0.00 | 0 | 0.00 |
| 皮肤恶性黑色素瘤 | C43 | 0.00 | 0.00 | 0.00 | 0.00 | 0.00 | 0.00 | 0.00 | 0.00 | 0.00 | 0.00 | 0.00 | 0 | 0.00 |
| 皮肤其他恶性肿瘤 | C44 | 2.21 | 0.00 | 0.00 | 6.01 | 0.00 | 16.53 | 1.38 | 1.83 | 2.28 | 0.07 | 0.20 | 3 | 2.01 |
| 间皮瘤 | C45 | 0.00 | 0.00 | 0.00 | 0.00 | 0.00 | 0.00 | 0.00 | 0.00 | 0.00 | 0.00 | 0.00 | 0 | 0.00 |
| kaposi 氏肉瘤 | C46 | 0.00 | 0.00 | 0.00 | 0.00 | 0.00 | 0.00 | 0.00 | 0.00 | 0.00 | 0.00 | 0.00 | 0 | 0.00 |
| 结缔组织和其他软组织 | C47、49 | 0.00 | 0.00 | 0.00 | 0.00 | 0.00 | 0.00 | 0.00 | 0.00 | 0.00 | 0.00 | 0.00 | 0 | 0.00 |
| 乳房 | C50 | 12.54 | 0.00 | 4.52 | 48.06 | 12.26 | 41.33 | 8.52 | 10.42 | 21.44 | 0.69 | 1.11 | 17 | 11.41 |
| 外阴 | C51 | 0.00 | 0.00 | 0.00 | 0.00 | 0.00 | 0.00 | 0.00 | 0.00 | 0.00 | 0.00 | 0.00 | 0 | 0.00 |
| 阴道 | C52 | 0.00 | 0.00 | 0.00 | 0.00 | 0.00 | 0.00 | 0.00 | 0.00 | 0.00 | 0.00 | 0.00 | 0 | 0.00 |
| 子宫颈 | C53 | 7.38 | 0.00 | 7.53 | 18.02 | 24.52 | 0.00 | 5.64 | 6.38 | 18.16 | 0.61 | 0.61 | 10 | 6.71 |
| 子宫体 | C54 | 16.23 | 0.00 | 6.03 | 90.11 | 24.52 | 8.27 | 12.71 | 15.43 | 45.47 | 1.42 | 1.55 | 22 | 14.77 |
| 子宫恶性肿瘤、未注明部位 | C55 | 0.74 | 0.00 | 0.00 | 0.00 | 0.00 | 8.27 | 0.56 | 0.79 | 0.00 | 0.00 | 0.13 | 1 | 0.67 |
| 卵巢 | C56 | 2.95 | 0.00 | 0.00 | 12.01 | 12.26 | 8.27 | 2.44 | 3.08 | 7.47 | 0.24 | 0.37 | 4 | 2.68 |
| 其他和未说明的女性生殖器官恶性肿瘤 | C57 | 0.00 | 0.00 | 0.00 | 0.00 | 0.00 | 0.00 | 0.00 | 0.00 | 0.00 | 0.00 | 0.00 | 0 | 0.00 |
| 胎盘 | C58 | 0.00 | 0.00 | 0.00 | 0.00 | 0.00 | 0.00 | 0.00 | 0.00 | 0.00 | 0.00 | 0.00 | 0 | 0.00 |
| 阴茎 | C60 | 0.00 | 0.00 | 0.00 | 0.00 | 0.00 | 0.00 | 0.00 | 0.00 | 0.00 | 0.00 | 0.00 | 0 | 0.00 |
| 前列腺 | C61 | 0.00 | 0.00 | 0.00 | 0.00 | 0.00 | 0.00 | 0.00 | 0.00 | 0.00 | 0.00 | 0.00 | 0 | 0.00 |
| 睾丸 | C62 | 0.00 | 0.00 | 0.00 | 0.00 | 0.00 | 0.00 | 0.00 | 0.00 | 0.00 | 0.00 | 0.00 | 0 | 0.00 |
| 其他和未说明的男性生殖器官恶性肿瘤 | C63 | 0.00 | 0.00 | 0.00 | 0.00 | 0.00 | 0.00 | 0.00 | 0.00 | 0.00 | 0.00 | 0.00 | 0 | 0.00 |
| 肾脏 | C64 | 0.00 | 0.00 | 0.00 | 0.00 | 0.00 | 0.00 | 0.00 | 0.00 | 0.00 | 0.00 | 0.00 | 0 | 0.00 |
| 肾盂、肾盏 | C65 | 0.00 | 0.00 | 0.00 | 0.00 | 0.00 | 0.00 | 0.00 | 0.00 | 0.00 | 0.00 | 0.00 | 0 | 0.00 |

（续上表）

| 部位或病种 | ICD—10 | 粗率 | 0～ | 15～ | 45～ | 55～ | 65+ | 中标率 | 世标率 | 35～64岁截缩率 | 0～64岁累积率 | 0～74岁累积率 | 例数 | 构成比 |
|---|---|---|---|---|---|---|---|---|---|---|---|---|---|---|
| 输尿管 | C66 | 0.00 | 0.00 | 0.00 | 0.00 | 0.00 | 0.00 | 0.00 | 0.00 | 0.00 | 0.00 | 0.00 | 0 | 0.00 |
| 膀胱 | C67 | 1.48 | 0.00 | 0.00 | 6.01 | 0.00 | 8.27 | 1.13 | 1.50 | 2.28 | 0.07 | 0.20 | 2 | 1.34 |
| 其他和未说明的泌尿器官 | C68 | 0.00 | 0.00 | 0.00 | 0.00 | 0.00 | 0.00 | 0.00 | 0.00 | 0.00 | 0.00 | 0.00 | 0 | 0.00 |
| 眼 | C69 | 0.00 | 0.00 | 0.00 | 0.00 | 0.00 | 0.00 | 0.00 | 0.00 | 0.00 | 0.00 | 0.00 | 0 | 0.00 |
| 脑、神经系统 | C70—72、D | 5.16 | 0.00 | 3.01 | 6.01 | 12.26 | 24.80 | 3.92 | 4.75 | 7.63 | 0.28 | 0.55 | 7 | 4.70 |
| 甲状腺 | C73 | 3.69 | 0.00 | 0.00 | 6.01 | 24.52 | 16.53 | 3.23 | 4.13 | 8.41 | 0.29 | 0.56 | 5 | 3.36 |
| 肾上腺 | C74 | 0.00 | 0.00 | 0.00 | 0.00 | 0.00 | 0.00 | 0.00 | 0.00 | 0.00 | 0.00 | 0.00 | 0 | 0.00 |
| 其他内分泌腺 | C75 | 0.00 | 0.00 | 0.00 | 0.00 | 0.00 | 0.00 | 0.00 | 0.00 | 0.00 | 0.00 | 0.00 | 0 | 0.00 |
| 霍奇金氏病 | C81 | 0.74 | 0.00 | 0.00 | 0.00 | 0.00 | 8.27 | 0.34 | 0.40 | 0.00 | 0.00 | 0.00 | 1 | 0.67 |
| 非霍奇金氏病 | C82—85、C96 | 1.48 | 0.00 | 3.01 | 0.00 | 0.00 | 0.00 | 1.00 | 1.18 | 3.97 | 0.10 | 0.10 | 2 | 1.34 |
| 多发性骨髓瘤和恶性浆细胞肿瘤 | C90 | 0.74 | 0.00 | 0.00 | 6.01 | 0.00 | 0.00 | 0.50 | 0.63 | 1.97 | 0.05 | 0.05 | 1 | 0.67 |
| 淋巴细胞白血病 | C91 | 0.00 | 0.00 | 0.00 | 0.00 | 0.00 | 0.00 | 0.00 | 0.00 | 0.00 | 0.00 | 0.00 | 0 | 0.00 |
| 髓细胞性白血病 | C92 | 2.21 | 3.10 | 1.51 | 0.00 | 12.26 | 0.00 | 2.37 | 2.10 | 3.22 | 0.20 | 0.20 | 3 | 2.01 |
| 单核细胞性白血病 | C93 | 0.00 | 0.00 | 0.00 | 0.00 | 0.00 | 0.00 | 0.00 | 0.00 | 0.00 | 0.00 | 0.00 | 0 | 0.00 |
| 其他指明的白血病 | C94 | 0.00 | 0.00 | 0.00 | 0.00 | 0.00 | 0.00 | 0.00 | 0.00 | 0.00 | 0.00 | 0.00 | 0 | 0.00 |
| 未指明细胞类型的白血病 | C95 | 0.00 | 0.00 | 0.00 | 0.00 | 0.00 | 0.00 | 0.00 | 0.00 | 0.00 | 0.00 | 0.00 | 0 | 0.00 |
| 独立的多个部位的（原发性）恶性肿瘤 | C97 | 0.00 | 0.00 | 0.00 | 0.00 | 0.00 | 0.00 | 0.00 | 0.00 | 0.00 | 0.00 | 0.00 | 0 | 0.00 |
| 其他及不明部位 | C26、39、48、76—80 | 3.69 | 0.00 | 3.01 | 0.00 | 0.00 | 24.80 | 3.33 | 3.76 | 2.13 | 0.10 | 0.52 | 5 | 3.36 |
| 除 C44 合计 | | 107.72 | 3.10 | 57.25 | 252.31 | 282.02 | 347.20 | 82 | 100.03 | 204.89 | 7.15 | 11.43 | 146 | 97.99 |
| 合计 | | 109.94 | 3.10 | 57.25 | 258.31 | 282.02 | 363.73 | 83.38 | 101.86 | 207.17 | 7.23 | 11.63 | 149 | 100.00 |

注：中标率即中国标化发病率，世标率即世界标化发病率。

表221　中山市港口镇2000—2004年男女合计恶性肿瘤主要发病指标（N，$1/10^5$，%）

| 部位或病种 | ICD—10 | 粗率 | 0～ | 15～ | 45～ | 55～ | 65+ | 中标率 | 世标率 | 35～64岁截缩率 | 0～64岁累积率 | 0～74岁累积率 | 例数 | 构成比 |
|---|---|---|---|---|---|---|---|---|---|---|---|---|---|---|
| 唇 | C00 | 0.00 | 0.00 | 0.00 | 0.00 | 0.00 | 0.00 | 0.00 | 0.00 | 0.00 | 0.00 | 0.00 | 0 | 0.00 |
| 舌 | C01—02 | 1.46 | 0.00 | 0.75 | 8.90 | 0.00 | 0.00 | 1.00 | 1.22 | 3.98 | 0.11 | 0.11 | 4 | 1.03 |
| 口 | C03—06 | 1.10 | 0.00 | 0.75 | 5.93 | 0.00 | 0.00 | 0.79 | 0.98 | 3.14 | 0.09 | 0.09 | 3 | 0.77 |
| 唾液腺 | C07—08 | 0.00 | 0.00 | 0.00 | 0.00 | 0.00 | 0.00 | 0.00 | 0.00 | 0.00 | 0.00 | 0.00 | 0 | 0.00 |
| 扁桃腺 | C09 | 0.00 | 0.00 | 0.00 | 0.00 | 0.00 | 0.00 | 0.00 | 0.00 | 0.00 | 0.00 | 0.00 | 0 | 0.00 |
| 其他口咽部 | C10 | 0.00 | 0.00 | 0.00 | 0.00 | 0.00 | 0.00 | 0.00 | 0.00 | 0.00 | 0.00 | 0.00 | 0 | 0.00 |
| 鼻咽部 | C11 | 20.84 | 0.00 | 19.59 | 56.37 | 48.38 | 18.44 | 16.14 | 18.90 | 46.56 | 1.66 | 1.94 | 57 | 14.65 |
| 喉咽部 | C12—13 | 0.73 | 0.00 | 0.00 | 2.97 | 6.05 | 0.00 | 0.69 | 0.82 | 2.73 | 0.09 | 0.09 | 2 | 0.51 |
| 唇，口腔和咽的其他部位和具体部位不明 | C14 | 0.00 | 0.00 | 0.00 | 0.00 | 0.00 | 0.00 | 0.00 | 0.00 | 0.00 | 0.00 | 0.00 | 0 | 0.00 |
| 食管 | C15 | 9.51 | 0.00 | 3.01 | 29.67 | 6.05 | 50.71 | 6.89 | 8.93 | 16.22 | 0.49 | 1.14 | 26 | 6.68 |
| 胃 | C16 | 5.48 | 0.00 | 0.75 | 8.90 | 24.19 | 32.27 | 4.17 | 5.55 | 9.75 | 0.36 | 0.73 | 15 | 3.86 |
| 小肠 | C17 | 0.37 | 0.00 | 0.00 | 2.97 | 0.00 | 0.00 | 0.24 | 0.31 | 0.97 | 0.03 | 0.03 | 1 | 0.26 |
| 结肠 | C18 | 4.75 | 0.00 | 2.26 | 8.90 | 24.19 | 13.83 | 3.81 | 4.74 | 11.29 | 0.40 | 0.64 | 13 | 3.34 |
| 直肠和乙状结肠连接处 | C19—20 | 6.95 | 0.00 | 6.03 | 2.97 | 36.28 | 18.44 | 5.76 | 6.99 | 14.09 | 0.57 | 0.81 | 19 | 4.88 |
| 肛门 | C21 | 0.00 | 0.00 | 0.00 | 0.00 | 0.00 | 0.00 | 0.00 | 0.00 | 0.00 | 0.00 | 0.00 | 0 | 0.00 |
| 肝脏和肝内胆管 | C22 | 13.90 | 0.00 | 7.54 | 32.64 | 48.38 | 41.49 | 10.62 | 13.36 | 32.05 | 1.04 | 1.54 | 38 | 9.77 |
| 胆囊 | C23 | 0.73 | 0.00 | 0.00 | 2.97 | 0.00 | 4.61 | 0.48 | 0.64 | 0.97 | 0.03 | 0.11 | 2 | 0.51 |
| 肝外胆管 | C24 | 3.29 | 0.00 | 0.00 | 5.93 | 6.05 | 27.66 | 2.40 | 3.15 | 3.70 | 0.12 | 0.50 | 9 | 2.31 |
| 胰腺 | C25 | 1.46 | 0.00 | 0.00 | 0.00 | 0.00 | 18.44 | 0.96 | 1.35 | 0.00 | 0.00 | 0.22 | 4 | 1.03 |
| 鼻腔、中耳和副鼻窦 | C30—31 | 0.73 | 0.00 | 0.00 | 0.00 | 6.05 | 4.61 | 0.57 | 0.82 | 1.34 | 0.06 | 0.14 | 2 | 0.51 |
| 喉 | C32 | 1.83 | 0.00 | 0.00 | 8.90 | 0.00 | 9.22 | 1.32 | 1.70 | 3.39 | 0.10 | 0.27 | 5 | 1.29 |
| 气管、支气管和肺 | C33—34 | 21.21 | 0.00 | 5.28 | 44.50 | 48.38 | 129.08 | 15.03 | 19.65 | 32.57 | 1.15 | 2.28 | 58 | 14.91 |

（续上表）

| 部位或病种 | ICD—10 | 粗率 | 0～ | 15～ | 45～ | 55～ | 65＋ | 中标率 | 世标率 | 35～64岁截缩率 | 0～64岁累积率 | 0～74岁累积率 | 例数 | 构成比 |
|---|---|---|---|---|---|---|---|---|---|---|---|---|---|---|
| 其他呼吸器官 | C37—38 | 0.00 | 0.00 | 0.00 | 0.00 | 0.00 | 0.00 | 0.00 | 0.00 | 0.00 | 0.00 | 0.00 | 0 | 0.00 |
| 骨和关节软骨 | C40—41 | 1.10 | 0.00 | 1.51 | 0.00 | 6.05 | 0.00 | 1.23 | 1.16 | 2.51 | 0.10 | 0.10 | 3 | 0.77 |
| 皮肤恶性黑色素瘤 | C43 | 0.00 | 0.00 | 0.00 | 0.00 | 0.00 | 0.00 | 0.00 | 0.00 | 0.00 | 0.00 | 0.00 | 0 | 0.00 |
| 皮肤其他恶性肿瘤 | C44 | 1.46 | 0.00 | 0.00 | 2.97 | 0.00 | 13.83 | 1.01 | 1.37 | 1.13 | 0.03 | 0.17 | 4 | 1.03 |
| 间皮瘤 | C45 | 0.37 | 0.00 | 0.00 | 0.00 | 0.00 | 4.61 | 0.29 | 0.40 | 0.00 | 0.00 | 0.07 | 1 | 0.26 |
| kaposi 氏肉瘤 | C46 | 0.00 | 0.00 | 0.00 | 0.00 | 0.00 | 0.00 | 0.00 | 0.00 | 0.00 | 0.00 | 0.00 | 0 | 0.00 |
| 结缔组织和其他软组织 | C47、49 | 0.37 | 0.00 | 0.75 | 0.00 | 0.00 | 0.00 | 0.37 | 0.32 | 0.00 | 0.02 | 0.02 | 1 | 0.04 |
| 乳房 | C50 | 6.95 | 0.00 | 2.26 | 23.74 | 6.05 | 32.27 | 4.74 | 5.77 | 10.60 | 0.34 | 0.56 | 19 | 4.88 |
| 外阴 | C51 | 0.00 | 0.00 | 0.00 | 0.00 | 0.00 | 0.00 | 0.00 | 0.00 | 0.00 | 0.00 | 0.00 | 0 | 0.00 |
| 阴道 | C52 | 0.00 | 0.00 | 0.00 | 0.00 | 0.00 | 0.00 | 0.00 | 0.00 | 0.00 | 0.00 | 0.00 | 0 | 0.00 |
| 子宫颈 | C53 | 3.66 | 0.00 | 3.77 | 8.90 | 12.09 | 0.00 | 2.81 | 3.17 | 8.98 | 0.30 | 0.30 | 10 | 2.57 |
| 子宫体 | C54 | 8.04 | 0.00 | 3.01 | 44.50 | 12.09 | 4.61 | 6.31 | 7.66 | 22.50 | 0.70 | 0.77 | 22 | 5.66 |
| 子宫恶性肿瘤、未注明部位 | C55 | 0.37 | 0.00 | 0.00 | 0.00 | 0.00 | 4.61 | 0.29 | 0.40 | 0.00 | 0.00 | 0.07 | 1 | 0.26 |
| 卵巢 | C56 | 1.46 | 0.00 | 0.00 | 5.93 | 6.05 | 4.61 | 1.21 | 1.54 | 3.70 | 0.12 | 0.19 | 4 | 1.03 |
| 其他和未说明的女性生殖器官恶性肿瘤 | C57 | 0.00 | 0.00 | 0.00 | 0.00 | 0.00 | 0.00 | 0.00 | 0.00 | 0.00 | 0.00 | 0.00 | 0 | 0.00 |
| 胎盘 | C58 | 0.00 | 0.00 | 0.00 | 0.00 | 0.00 | 0.00 | 0.00 | 0.00 | 0.00 | 0.00 | 0.00 | 0 | 0.00 |
| 阴茎 | C60 | 0.00 | 0.00 | 0.00 | 0.00 | 0.00 | 0.00 | 0.00 | 0.00 | 0.00 | 0.00 | 0.00 | 0 | 0.00 |
| 前列腺 | C61 | 1.10 | 0.00 | 0.00 | 0.00 | 0.00 | 13.83 | 0.68 | 0.94 | 0.00 | 0.00 | 0.15 | 3 | 0.77 |
| 睾丸 | C62 | 0.00 | 0.00 | 0.00 | 0.00 | 0.00 | 0.00 | 0.00 | 0.00 | 0.00 | 0.00 | 0.00 | 0 | 0.00 |
| 其他和未说明的男性生殖器官恶性肿瘤 | C63 | 0.00 | 0.00 | 0.00 | 0.00 | 0.00 | 0.00 | 0.00 | 0.00 | 0.00 | 0.00 | 0.00 | 0 | 0.00 |
| 肾脏 | C64 | 0.73 | 0.00 | 0.00 | 2.97 | 6.05 | 0.00 | 0.69 | 0.82 | 2.73 | 0.09 | 0.09 | 2 | 0.51 |
| 肾盂、肾盏 | C65 | 0.00 | 0.00 | 0.00 | 0.00 | 0.00 | 0.00 | 0.00 | 0.00 | 0.00 | 0.00 | 0.00 | 0 | 0.00 |

（续上表）

| 部位或病种 | ICD—10 | 粗率 | 0～ | 15～ | 45～ | 55～ | 65＋ | 中标率 | 世标率 | 35～64 岁截缩率 | 0～64 岁累积率 | 0～74 岁累积率 | 例数 | 构成比 |
|---|---|---|---|---|---|---|---|---|---|---|---|---|---|---|
| 输尿管 | C66 | 0.00 | 0.00 | 0.00 | 0.00 | 0.00 | 0.00 | 0.00 | 0.00 | 0.00 | 0.00 | 0.00 | 0 | 0.00 |
| 膀胱 | C67 | 2.56 | 0.00 | 0.00 | 5.93 | 12.09 | 13.83 | 2.11 | 2.80 | 5.20 | 0.19 | 0.41 | 7 | 1.80 |
| 其他和未说明的泌尿器官 | C68 | 0.00 | 0.00 | 0.00 | 0.00 | 0.00 | 0.00 | 0.00 | 0.00 | 0.00 | 0.00 | 0.00 | 0 | 0.00 |
| 眼 | C69 | 0.00 | 0.00 | 0.00 | 0.00 | 0.00 | 0.00 | 0.00 | 0.00 | 0.00 | 0.00 | 0.00 | 0 | 0.00 |
| 脑、神经系统 | C70—72、D | 5.48 | 1.45 | 4.52 | 5.93 | 6.05 | 23.05 | 5.16 | 5.37 | 4.90 | 0.29 | 0.51 | 15 | 3.86 |
| 甲状腺 | C73 | 2.19 | 0.00 | 0.00 | 2.97 | 12.09 | 13.83 | 1.82 | 2.30 | 4.17 | 0.14 | 0.28 | 6 | 1.54 |
| 肾上腺 | C74 | 0.00 | 0.00 | 0.00 | 0.00 | 0.00 | 0.00 | 0.00 | 0.00 | 0.00 | 0.00 | 0.00 | 0 | 0.00 |
| 其他内分泌腺 | C75 | 0.00 | 0.00 | 0.00 | 0.00 | 0.00 | 0.00 | 0.00 | 0.00 | 0.00 | 0.00 | 0.00 | 0 | 0.00 |
| 霍奇金氏病 | C81 | 0.37 | 0.00 | 0.00 | 0.00 | 0.00 | 4.61 | 0.20 | 0.23 | 0.00 | 0.00 | 0.00 | 1 | 0.26 |
| 非霍奇金氏病 | C82—85、C96 | 2.56 | 1.45 | 3.01 | 2.97 | 6.05 | 0.00 | 2.40 | 2.71 | 5.33 | 0.21 | 0.21 | 7 | 1.80 |
| 多发性骨髓瘤和恶性浆细胞肿瘤 | C90 | 0.37 | 0.00 | 0.00 | 2.97 | 0.00 | 0.00 | 0.24 | 0.31 | 0.97 | 0.03 | 0.03 | 1 | 0.26 |
| 淋巴细胞白血病 | C91 | 1.10 | 1.45 | 0.00 | 0.00 | 6.05 | 4.61 | 1.08 | 1.50 | 1.34 | 0.09 | 0.15 | 3 | 0.77 |
| 髓细胞性白血病 | C92 | 1.83 | 2.90 | 1.51 | 0.00 | 6.05 | 0.00 | 1.92 | 1.70 | 2.64 | 0.14 | 0.14 | 5 | 1.29 |
| 单核细胞性白血病 | C93 | 0.00 | 0.00 | 0.00 | 0.00 | 0.00 | 0.00 | 0.00 | 0.00 | 0.00 | 0.00 | 0.00 | 0 | 0.00 |
| 其他指明的白血病 | C94 | 0.00 | 0.00 | 0.00 | 0.00 | 0.00 | 0.00 | 0.00 | 0.00 | 0.00 | 0.00 | 0.00 | 0 | 0.00 |
| 未指明细胞类型的白血病 | C95 | 0.37 | 0.00 | 0.00 | 0.00 | 0.00 | 4.61 | 0.23 | 0.33 | 0.00 | 0.00 | 0.08 | 1 | 0.26 |
| 独立的多个部位的（原发性）恶性肿瘤 | C97 | 0.00 | 0.00 | 0.00 | 0.00 | 0.00 | 0.00 | 0.00 | 0.00 | 0.00 | 0.00 | 0.00 | 0 | 0.00 |
| 其他及不明部位 | C26、39、48、76—80 | 5.48 | 1.45 | 3.01 | 8.90 | 12.09 | 23.05 | 4.81 | 5.70 | 9.39 | 0.33 | 0.68 | 15 | 3.86 |
| 除 C44 合计 |  | 140.78 | 8.71 | 69.33 | 338.24 | 362.85 | 520.92 | 109.44 | 134.27 | 267.71 | 9.40 | 15.45 | 385 | 98.97 |
| 合计 |  | 142.24 | 8.71 | 69.33 | 341.20 | 362.85 | 534.75 | 110.45 | 135.64 | 268.84 | 9.44 | 15.62 | 389 | 100.00 |

注：中标率即中国标化发病率，世标率即世界标化发病率。

# 十一、古镇镇恶性肿瘤发病概况

## 1. 古镇镇简介

古镇镇是闻名国内外的“中国灯饰之都”，位于广东省中山市西北面，是中山、江门、佛山市（顺德区）三市的交汇处，全镇总面积 51.97 平方公里，由古镇、曹步、海洲三大自然村组成，下辖 12 个行政村、1 个居委会，户籍人口 6.86 万人，外来人口 8.24 万人[17]。

## 2. 人口资料

2000—2004 年期间中山市古镇镇共有人口 331285 人，其中男性 167261 人，女性 164024 人，男女人口数比值为 1.02（表 222），人口数逐年增长，增长率为 3.34%，其中男性增长率为 3.75%，女性为 2.93%。

**表 222　中山市古镇镇 2000—2004 年年中人口构成（N）**

| 年份 | 男 | 女 | 合计 | 比值 |
|---|---|---|---|---|
| 2000 | 32832 | 32283 | 67115 | 1.02 |
| 2001 | 33211 | 32603 | 67814 | 1.02 |
| 2002 | 33426 | 32862 | 68288 | 1.02 |
| 2003 | 33729 | 33051 | 68780 | 1.02 |
| 2004 | 34063 | 33226 | 69299 | 1.03 |
| 合计 | 167261 | 164024 | 331285 | 1.02 |

古镇镇不同年龄段男女人口数比值随年龄增长而逐渐下降，19 岁之前大于 1，20 岁～64 岁波动于 0.95～1.05 之间，65 岁之后小于 1 并持续下降。1 岁以下男女比值最高，为 1.22，85 岁以上年龄组比值最低，为 0.41（表 223）。

**表 223　中山市古镇镇 2000—2004 年年中人口构成（N）**

| 年龄组 | 男 | 女 | 合计 | 比值 |
|---|---|---|---|---|
| 0～ | 2273 | 1867 | 4140 | 1.22 |
| 1～ | 10469 | 8762 | 19231 | 1.19 |
| 5～ | 14676 | 12923 | 27599 | 1.14 |
| 10～ | 16976 | 15496 | 32472 | 1.10 |
| 15～ | 13220 | 12244 | 25464 | 1.08 |
| 20～ | 11330 | 11324 | 22654 | 1.00 |
| 25～ | 14515 | 15349 | 29864 | 0.95 |
| 30～ | 15546 | 16350 | 31896 | 0.95 |
| 35～ | 14337 | 14158 | 28495 | 1.01 |
| 40～ | 11463 | 10897 | 22360 | 1.05 |
| 45～ | 11914 | 11535 | 23449 | 1.03 |

（续上表）

| 年龄组 | 男 | 女 | 合计 | 比值 |
|---|---|---|---|---|
| 50～ | 8770 | 8611 | 17381 | 1.02 |
| 55～ | 5127 | 5059 | 10186 | 1.01 |
| 60～ | 5035 | 4811 | 9846 | 1.05 |
| 65～ | 4427 | 4581 | 9008 | 0.97 |
| 70～ | 3491 | 3928 | 7419 | 0.89 |
| 75～ | 2114 | 3053 | 5167 | 0.69 |
| 80～ | 1049 | 1789 | 2838 | 0.59 |
| 85＋ | 529 | 1288 | 1817 | 0.41 |
| 合计 | 167261 | 164024 | 331285 | 1.02 |

古镇镇人口年龄别构成主要以0～19岁、20～39岁和40～59岁年龄组为主，其男性人口数分别占同期古镇镇男性人口总数的35%、33%和22%，女性分别占31%、35%和22%（图134、图135、图136）。

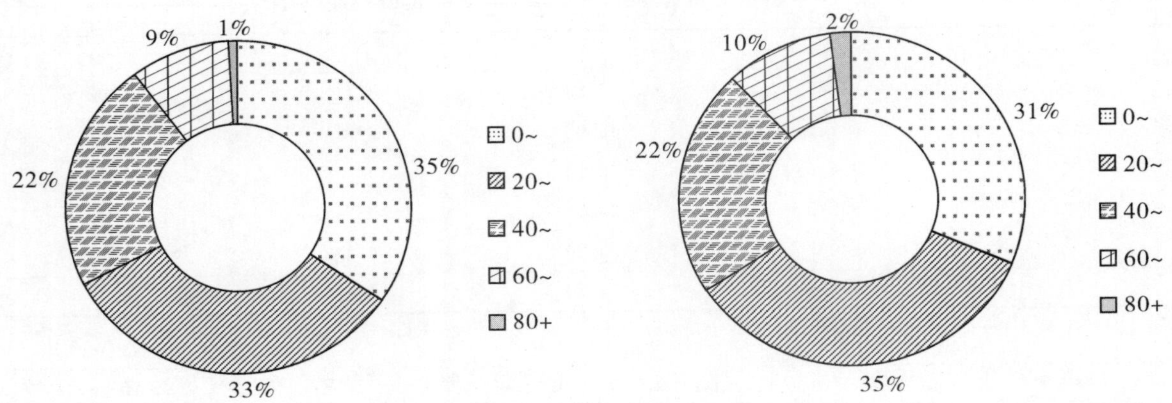


图134 中山市古镇镇2000—2004年男性人口年龄构成 图135 中山市古镇镇2000—2004年女性人口年龄构成

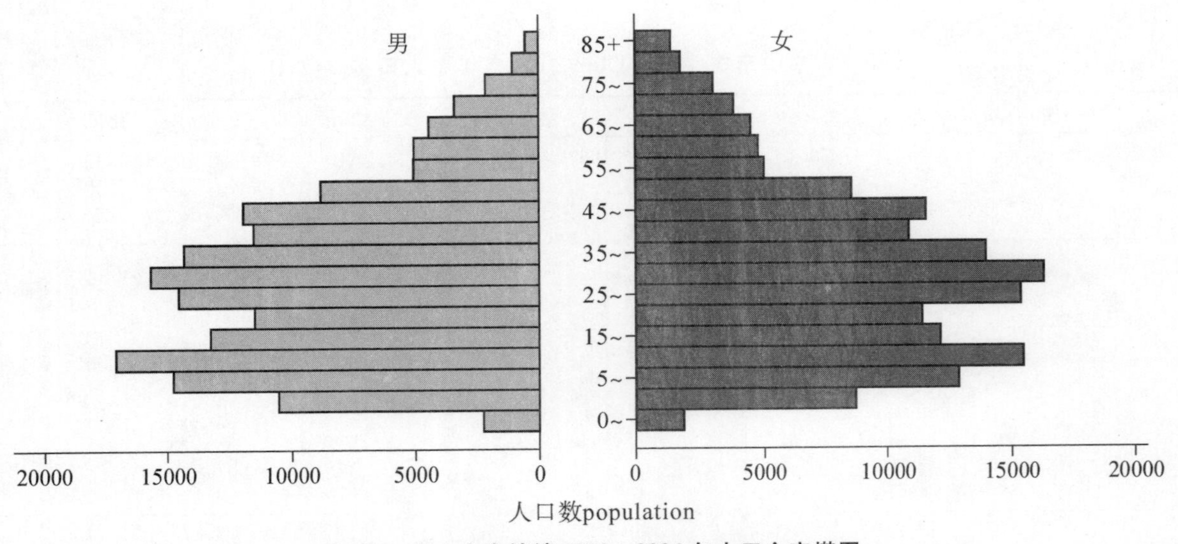


图136 中山市古镇镇2000—2004年人口金字塔图

## 3. 资料质量

2000—2004 年期间中山市古镇镇恶性肿瘤新发患者病理诊断率为 78.67%，骨髓和细胞学诊断率为 2.52%，影像学诊断率为 18.58%，死亡补发病比例为 0.23%（表 224），发病部位不明恶性肿瘤数占同期古镇镇恶性肿瘤发病总数的 2.52%，其中以其他部位继发恶性肿瘤为主（表 225）。

**表 224　中山市 2000—2004 年古镇镇新发恶性肿瘤各类诊断依据所占比例（N,%）**

| 诊断依据 | 例数 | 构成比 |
|---|---|---|
| 死亡补发病（DCO） | 1 | 0.23 |
| CT、MR 与 B 超等影像学 | 81 | 18.58 |
| 骨髓、细胞学 | 11 | 2.52 |
| 病理 | 343 | 78.67 |
| 合计 | 436 | 100.00 |

**表 225　中山市古镇镇 2000—2004 年发病部位不明恶性肿瘤构成（N,%）**

| 部位 | ICD—10 | 例数 | 构成比 |
|---|---|---|---|
| 其他和不明确的消化器官 | C26 | 0 | 0.00 |
| 其他和不明确的呼吸和胸腔内器官 | C39 | 0 | 0.00 |
| 腹膜后和腹膜 | C48 | 2 | 18.18 |
| 其他和不明确部位 | C76 | 0 | 0.00 |
| 淋巴结继发和未指明 | C77 | 2 | 18.18 |
| 呼吸和消化器官继发 | C78 | 1 | 9.09 |
| 其他部位继发 | C79 | 4 | 36.36 |
| 未特别说明（NOS） | C80 | 2 | 18.18 |
| 合计 | | 11 | 100.00 |

## 4. 发病概况

2000—2004 年期间中山市古镇镇共有恶性肿瘤新发患者 436 例，其中男性 225 例，女性 211 例，男女发病数比值为 1.07。男性发病粗率、中国和世界标化发病率分别为 134.52/$10^5$、104.10/$10^5$ 和 132.28/$10^5$，女性分别为 128.64/$10^5$、93.58/$10^5$ 和 115.64/$10^5$（表 226、表 227）。

**表 226　中山市古镇镇 2000—2004 年男性恶性肿瘤发病概况（N，1/$10^5$,%）**

| 年份 | 例数 | 粗率 | 中标率 | 世标率 | 35～64 岁截缩率 | 0～64 岁累积率 | 0～74 岁累积率 |
|---|---|---|---|---|---|---|---|
| 2000 | 40 | 121.83 | 91.36 | 115.73 | 160.26 | 5.65 | 15.98 |
| 2001 | 54 | 162.60 | 126.23 | 161.22 | 214.71 | 8.57 | 19.92 |
| 2002 | 31 | 92.74 | 70.17 | 93.88 | 156.71 | 5.34 | 11.33 |
| 2003 | 46 | 136.38 | 104.33 | 138.16 | 293.62 | 10.71 | 11.42 |
| 2004 | 54 | 158.53 | 127.88 | 151.87 | 240.43 | 9.00 | 17.95 |
| 合计 | 225 | 134.52 | 104.10 | 132.28 | 213.58 | 7.87 | 15.32 |

注：中标率为中国标化发病率，世标率为世界标化发病率。

表 227　中山市古镇镇 2000—2004 年女性恶性肿瘤发病概况（N，1/10⁵，%）

| 年份 | 例数 | 粗率 | 中标率 | 世标率 | 35～64 岁截缩率 | 0～64 岁累积率 | 0～74 岁累积率 |
|---|---|---|---|---|---|---|---|
| 2000 | 33 | 102.22 | 75.32 | 89.85 | 191.23 | 7.09 | 8.94 |
| 2001 | 35 | 107.35 | 82.35 | 100.41 | 213.03 | 8.01 | 10.39 |
| 2002 | 41 | 124.76 | 87.81 | 111.43 | 213.20 | 8.66 | 11.84 |
| 2003 | 48 | 145.23 | 100.74 | 125.28 | 234.77 | 8.33 | 12.30 |
| 2004 | 54 | 162.52 | 120.91 | 150.20 | 308.36 | 11.45 | 16.12 |
| 合计 | 211 | 128.64 | 93.58 | 115.64 | 232.47 | 8.72 | 11.94 |

注：中标率为中国标化发病率，世标率为世界标化发病率。

表 228　中山市古镇镇 2000—2004 年男女合计恶性肿瘤发病概况（N，1/10⁵，%）

| 年份 | 例数 | 粗率 | 中标率 | 世标率 | 35～64 岁截缩率 | 0～64 岁累积率 | 0～74 岁累积率 |
|---|---|---|---|---|---|---|---|
| 2000 | 73 | 112.11 | 82.18 | 101.46 | 175.45 | 6.37 | 12.24 |
| 2001 | 89 | 135.23 | 101.65 | 128.23 | 214.03 | 8.30 | 14.94 |
| 2002 | 72 | 108.62 | 78.73 | 101.96 | 184.21 | 6.97 | 11.51 |
| 2003 | 94 | 140.76 | 102.01 | 129.59 | 265.06 | 9.56 | 11.93 |
| 2004 | 108 | 160.50 | 123.51 | 150.69 | 273.38 | 10.20 | 16.91 |
| 合计 | 436 | 131.61 | 97.75 | 122.55 | 222.82 | 8.29 | 13.52 |

注：中标率为中国标化发病率，世标率为世界标化发病率。

## 5. 年龄别发病率

2000—2004 年期间中山市古镇镇恶性肿瘤年龄别发病率从 30 岁左右迅速上升，男性 80 岁左右达高峰，其后快速下降，女性 55 岁左右达第一高峰，略为下降后，65 岁以后又快速上升，85 岁以上年龄组达发病最高峰（图 137）。

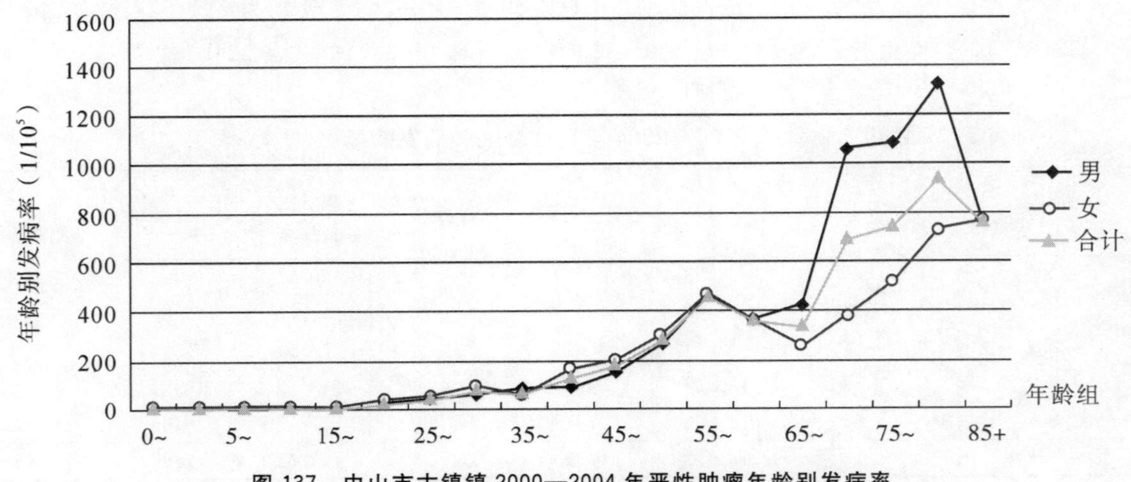


图 137　中山市古镇镇 2000—2004 年恶性肿瘤年龄别发病率

与其他镇区不同，古镇镇有10个年龄组女性恶性肿瘤发病率高于男性，尤以20～24岁年龄段最为明显，其男女发病率比值为0.50，仅7个年龄组男性发病高于女性，最高的为70～74岁年龄组，其男女发病比为2.78（表229）。

**表229　中山市古镇镇2000—2004年恶性肿瘤年龄别发病率（N）**

| 年龄组 | 男 | 女 | 合计 | 比值 |
|---|---|---|---|---|
| 0～ | 0.00 | 0.00 | 0.00 | 0.00 |
| 1～ | 0.00 | 0.00 | 0.00 | 0.00 |
| 5～ | 6.81 | 7.74 | 7.25 | 0.88 |
| 10～ | 11.78 | 12.91 | 12.32 | 0.91 |
| 15～ | 0.00 | 0.00 | 0.00 | 0.00 |
| 20～ | 17.65 | 35.32 | 26.48 | 0.50 |
| 25～ | 34.45 | 45.60 | 40.17 | 0.76 |
| 30～ | 57.89 | 91.75 | 75.22 | 0.63 |
| 35～ | 90.68 | 56.50 | 73.70 | 1.60 |
| 40～ | 95.96 | 165.19 | 129.71 | 0.58 |
| 45～ | 159.48 | 199.40 | 179.13 | 0.80 |
| 50～ | 273.66 | 301.93 | 287.66 | 0.91 |
| 55～ | 448.62 | 474.45 | 461.44 | 0.95 |
| 60～ | 377.34 | 353.33 | 365.65 | 1.07 |
| 65～ | 429.22 | 261.93 | 344.06 | 1.64 |
| 70～ | 1060.02 | 381.89 | 700.56 | 2.78 |
| 75～ | 1088.00 | 524.05 | 753.54 | 2.08 |
| 80～ | 1334.12 | 726.61 | 949.00 | 1.84 |
| 85＋ | 755.96 | 776.15 | 767.46 | 0.97 |
| 合计 | 134.52 | 128.64 | 131.61 | 1.05 |

古镇镇恶性肿瘤发病年龄主要集中在40～59岁和60～79岁年龄段，其男性发病数占同期古镇镇男性恶性肿瘤发病总数的34%和44%，女性分别占44%和28%（图138、图139）。

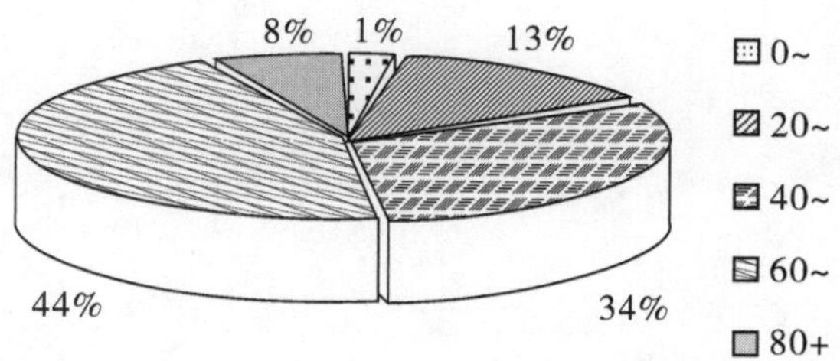


**图138　中山市古镇镇2000—2004年男性恶性肿瘤发病年龄构成**

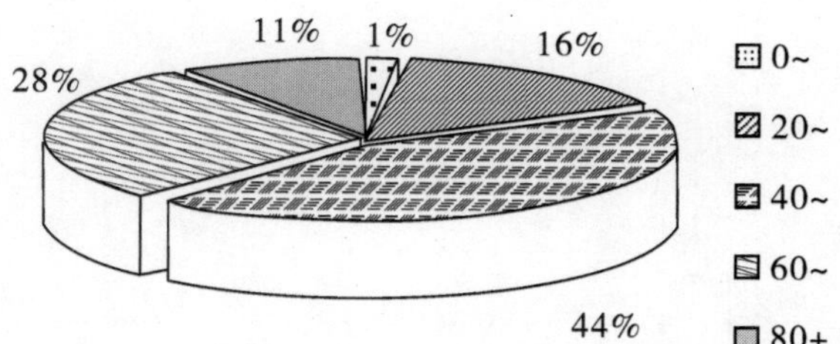


**图139　中山市古镇镇2000—2004年女性恶性肿瘤发病年龄构成**

表 230　中山市古镇镇 2000—2004 年男性恶性肿瘤年龄别发病率（1/10$^5$）

| 部位或病种 | ICD—10 | 0～ | 1～ | 5～ | 10～ | 15～ | 20～ | 25～ | 30～ | 35～ | 40～ | 45～ | 50～ | 55～ | 60～ | 65～ | 70～ | 75～ | 80～ | 85+ | 合计 |
|---|---|---|---|---|---|---|---|---|---|---|---|---|---|---|---|---|---|---|---|---|---|
| 唇 | C00 | 0.00 | 0.00 | 0.00 | 0.00 | 0.00 | 0.00 | 0.00 | 0.00 | 0.00 | 0.00 | 0.00 | 0.00 | 0.00 | 0.00 | 0.00 | 0.00 | 0.00 | 0.00 | 0.00 | 0.00 |
| 舌 | C01—02 | 0.00 | 0.00 | 0.00 | 0.00 | 0.00 | 0.00 | 0.00 | 0.00 | 0.00 | 0.00 | 0.00 | 0.00 | 0.00 | 0.00 | 0.00 | 0.00 | 0.00 | 0.00 | 0.00 | 0.00 |
| 口 | C03—06 | 0.00 | 0.00 | 0.00 | 0.00 | 0.00 | 0.00 | 0.00 | 0.00 | 0.00 | 0.00 | 0.00 | 0.00 | 0.00 | 0.00 | 0.00 | 0.00 | 0.00 | 0.00 | 0.00 | 0.00 |
| 唾液腺 | C07—08 | 0.00 | 0.00 | 0.00 | 0.00 | 0.00 | 0.00 | 0.00 | 6.43 | 0.00 | 0.00 | 8.39 | 0.00 | 0.00 | 0.00 | 22.59 | 0.00 | 0.00 | 0.00 | 0.00 | 1.79 |
| 扁桃腺 | C09 | 0.00 | 0.00 | 0.00 | 0.00 | 0.00 | 0.00 | 0.00 | 0.00 | 0.00 | 0.00 | 0.00 | 0.00 | 0.00 | 0.00 | 0.00 | 0.00 | 0.00 | 0.00 | 0.00 | 0.00 |
| 其他口咽部 | C10 | 0.00 | 0.00 | 0.00 | 0.00 | 0.00 | 0.00 | 0.00 | 0.00 | 0.00 | 0.00 | 0.00 | 0.00 | 0.00 | 0.00 | 0.00 | 0.00 | 0.00 | 0.00 | 0.00 | 0.00 |
| 鼻咽部 | C11 | 0.00 | 0.00 | 0.00 | 0.00 | 0.00 | 8.83 | 13.78 | 25.73 | 48.83 | 26.17 | 50.36 | 79.82 | 19.51 | 19.86 | 45.18 | 85.95 | 0.00 | 95.29 | 0.00 | 22.72 |
| 喉咽部 | C12—13 | 0.00 | 0.00 | 0.00 | 0.00 | 0.00 | 0.00 | 0.00 | 0.00 | 0.00 | 0.00 | 0.00 | 0.00 | 19.51 | 0.00 | 0.00 | 0.00 | 0.00 | 0.00 | 0.00 | 0.60 |
| 唇，口腔和咽的其他部位和具体部位不明 | C14 | 0.00 | 0.00 | 0.00 | 0.00 | 0.00 | 0.00 | 0.00 | 0.00 | 0.00 | 0.00 | 0.00 | 0.00 | 0.00 | 0.00 | 0.00 | 0.00 | 0.00 | 0.00 | 0.00 | 0.00 |
| 食管 | C15 | 0.00 | 0.00 | 0.00 | 0.00 | 0.00 | 0.00 | 0.00 | 6.43 | 0.00 | 0.00 | 0.00 | 22.80 | 19.51 | 19.86 | 0.00 | 0.00 | 0.00 | 95.29 | 0.00 | 3.59 |
| 胃 | C16 | 0.00 | 0.00 | 0.00 | 0.00 | 0.00 | 0.00 | 0.00 | 0.00 | 0.00 | 8.72 | 0.00 | 45.61 | 0.00 | 0.00 | 0.00 | 28.65 | 0.00 | 0.00 | 188.99 | 4.19 |
| 小肠 | C17 | 0.00 | 0.00 | 0.00 | 0.00 | 0.00 | 0.00 | 0.00 | 0.00 | 0.00 | 0.00 | 0.00 | 0.00 | 0.00 | 0.00 | 0.00 | 0.00 | 0.00 | 0.00 | 0.00 | 0.00 |
| 结肠 | C18 | 0.00 | 0.00 | 0.00 | 0.00 | 0.00 | 0.00 | 0.00 | 6.43 | 6.98 | 0.00 | 8.39 | 0.00 | 19.51 | 0.00 | 0.00 | 28.65 | 94.61 | 190.59 | 0.00 | 5.38 |
| 直肠和乙状结肠连接处 | C19—20 | 0.00 | 0.00 | 0.00 | 0.00 | 0.00 | 0.00 | 0.00 | 0.00 | 6.98 | 0.00 | 8.39 | 0.00 | 39.01 | 0.00 | 0.00 | 57.30 | 94.61 | 0.00 | 0.00 | 4.78 |
| 肛门 | C21 | 0.00 | 0.00 | 0.00 | 0.00 | 0.00 | 0.00 | 0.00 | 0.00 | 0.00 | 0.00 | 0.00 | 0.00 | 0.00 | 0.00 | 0.00 | 0.00 | 0.00 | 0.00 | 0.00 | 0.00 |
| 肝脏和肝内胆管 | C22 | 0.00 | 0.00 | 0.00 | 5.89 | 0.00 | 0.00 | 0.00 | 12.86 | 13.95 | 26.17 | 41.97 | 11.40 | 39.01 | 39.72 | 67.77 | 28.65 | 283.83 | 381.18 | 0.00 | 19.13 |
| 胆囊 | C23 | 0.00 | 0.00 | 0.00 | 0.00 | 0.00 | 0.00 | 0.00 | 0.00 | 0.00 | 0.00 | 0.00 | 0.00 | 0.00 | 0.00 | 0.00 | 0.00 | 0.00 | 0.00 | 188.99 | 0.60 |
| 肝外胆管 | C24 | 0.00 | 0.00 | 0.00 | 0.00 | 0.00 | 0.00 | 0.00 | 0.00 | 0.00 | 0.00 | 0.00 | 0.00 | 19.51 | 0.00 | 67.77 | 85.95 | 47.30 | 381.18 | 0.00 | 7.17 |
| 胰腺 | C25 | 0.00 | 0.00 | 0.00 | 0.00 | 0.00 | 0.00 | 0.00 | 0.00 | 0.00 | 0.00 | 8.39 | 22.80 | 0.00 | 39.72 | 0.00 | 28.65 | 0.00 | 0.00 | 0.00 | 3.59 |
| 鼻腔、中耳和副鼻窦 | C30—31 | 0.00 | 0.00 | 0.00 | 0.00 | 0.00 | 0.00 | 0.00 | 0.00 | 0.00 | 0.00 | 0.00 | 0.00 | 0.00 | 0.00 | 0.00 | 0.00 | 0.00 | 0.00 | 0.00 | 0.00 |
| 喉 | C32 | 0.00 | 0.00 | 0.00 | 0.00 | 0.00 | 0.00 | 0.00 | 0.00 | 0.00 | 0.00 | 0.00 | 11.40 | 0.00 | 0.00 | 0.00 | 28.65 | 0.00 | 0.00 | 0.00 | 1.20 |
| 气管、支气管和肺 | C33—34 | 0.00 | 0.00 | 0.00 | 0.00 | 0.00 | 0.00 | 0.00 | 0.00 | 6.98 | 8.72 | 0.00 | 45.61 | 156.04 | 218.46 | 90.36 | 487.04 | 378.44 | 190.59 | 0.00 | 33.48 |

（续上表）

| 部位或病种 | ICD—10 | 0～ | 1～ | 5～ | 10～ | 15～ | 20～ | 25～ | 30～ | 35～ | 40～ | 45～ | 50～ | 55～ | 60～ | 65～ | 70～ | 75～ | 80～ | 85＋ | 合计 |
|---|---|---|---|---|---|---|---|---|---|---|---|---|---|---|---|---|---|---|---|---|---|
| 其他呼吸器官 | C37—38 | 0.00 | 0.00 | 0.00 | 0.00 | 0.00 | 0.00 | 0.00 | 0.00 | 0.00 | 0.00 | 0.00 | 0.00 | 0.00 | 0.00 | 0.00 | 0.00 | 0.00 | 0.00 | 0.00 | 0.00 |
| 骨和关节软骨 | C40—41 | 0.00 | 0.00 | 0.00 | 0.00 | 0.00 | 8.83 | 0.00 | 0.00 | 0.00 | 0.00 | 0.00 | 0.00 | 0.00 | 0.00 | 0.00 | 0.00 | 0.00 | 0.00 | 0.00 | 0.60 |
| 皮肤恶性黑色素瘤 | C43 | 0.00 | 0.00 | 0.00 | 0.00 | 0.00 | 0.00 | 0.00 | 0.00 | 0.00 | 0.00 | 0.00 | 0.00 | 19.51 | 0.00 | 0.00 | 28.65 | 0.00 | 0.00 | 0.00 | 1.20 |
| 皮肤其他恶性肿瘤 | C44 | 0.00 | 0.00 | 0.00 | 0.00 | 0.00 | 0.00 | 0.00 | 0.00 | 0.00 | 0.00 | 0.00 | 0.00 | 19.51 | 19.86 | 0.00 | 0.00 | 0.00 | 0.00 | 0.00 | 1.20 |
| 间皮瘤 | C45 | 0.00 | 0.00 | 0.00 | 0.00 | 0.00 | 0.00 | 0.00 | 0.00 | 0.00 | 0.00 | 0.00 | 0.00 | 0.00 | 0.00 | 0.00 | 0.00 | 0.00 | 0.00 | 0.00 | 0.00 |
| Kaposi 氏肉瘤 | C46 | 0.00 | 0.00 | 0.00 | 0.00 | 0.00 | 0.00 | 0.00 | 0.00 | 0.00 | 0.00 | 0.00 | 0.00 | 0.00 | 0.00 | 0.00 | 0.00 | 0.00 | 0.00 | 0.00 | 0.00 |
| 结缔组织和其他软组织 | C47、49 | 0.00 | 0.00 | 0.00 | 0.00 | 0.00 | 0.00 | 0.00 | 0.00 | 0.00 | 0.00 | 0.00 | 0.00 | 0.00 | 0.00 | 0.00 | 0.00 | 0.00 | 0.00 | 0.00 | 0.00 |
| 乳房 | C50 | 0.00 | 0.00 | 0.00 | 0.00 | 0.00 | 0.00 | 0.00 | 0.00 | 0.00 | 0.00 | 0.00 | 0.00 | 0.00 | 0.00 | 22.59 | 0.00 | 0.00 | 0.00 | 0.00 | 0.60 |
| 外阴 | C51 | 0.00 | 0.00 | 0.00 | 0.00 | 0.00 | 0.00 | 0.00 | 0.00 | 0.00 | 0.00 | 0.00 | 0.00 | 0.00 | 0.00 | 0.00 | 0.00 | 0.00 | 0.00 | 0.00 | 0.00 |
| 阴道 | C52 | 0.00 | 0.00 | 0.00 | 0.00 | 0.00 | 0.00 | 0.00 | 0.00 | 0.00 | 0.00 | 0.00 | 0.00 | 0.00 | 0.00 | 0.00 | 0.00 | 0.00 | 0.00 | 0.00 | 0.00 |
| 子宫颈 | C53 | 0.00 | 0.00 | 0.00 | 0.00 | 0.00 | 0.00 | 0.00 | 0.00 | 0.00 | 0.00 | 0.00 | 0.00 | 0.00 | 0.00 | 0.00 | 0.00 | 0.00 | 0.00 | 0.00 | 0.00 |
| 子宫体 | C54 | 0.00 | 0.00 | 0.00 | 0.00 | 0.00 | 0.00 | 0.00 | 0.00 | 0.00 | 0.00 | 0.00 | 0.00 | 0.00 | 0.00 | 0.00 | 0.00 | 0.00 | 0.00 | 0.00 | 0.00 |
| 子宫恶性肿瘤、未注明部位 | C55 | 0.00 | 0.00 | 0.00 | 0.00 | 0.00 | 0.00 | 0.00 | 0.00 | 0.00 | 0.00 | 0.00 | 0.00 | 0.00 | 0.00 | 0.00 | 0.00 | 0.00 | 0.00 | 0.00 | 0.00 |
| 卵巢 | C56 | 0.00 | 0.00 | 0.00 | 0.00 | 0.00 | 0.00 | 0.00 | 0.00 | 0.00 | 0.00 | 0.00 | 0.00 | 0.00 | 0.00 | 0.00 | 0.00 | 0.00 | 0.00 | 0.00 | 0.00 |
| 其他和未说明的女性生殖器官恶性肿瘤 | C57 | 0.00 | 0.00 | 0.00 | 0.00 | 0.00 | 0.00 | 0.00 | 0.00 | 0.00 | 0.00 | 0.00 | 0.00 | 0.00 | 0.00 | 0.00 | 0.00 | 0.00 | 0.00 | 0.00 | 0.00 |
| 胎盘 | C58 | 0.00 | 0.00 | 0.00 | 0.00 | 0.00 | 0.00 | 0.00 | 0.00 | 0.00 | 0.00 | 0.00 | 0.00 | 0.00 | 0.00 | 0.00 | 0.00 | 0.00 | 0.00 | 0.00 | 0.00 |
| 阴茎 | C60 | 0.00 | 0.00 | 0.00 | 0.00 | 0.00 | 0.00 | 0.00 | 0.00 | 6.98 | 0.00 | 8.39 | 0.00 | 0.00 | 0.00 | 0.00 | 0.00 | 0.00 | 0.00 | 0.00 | 1.20 |
| 前列腺 | C61 | 0.00 | 0.00 | 0.00 | 0.00 | 0.00 | 0.00 | 0.00 | 0.00 | 0.00 | 0.00 | 0.00 | 0.00 | 0.00 | 0.00 | 0.00 | 28.65 | 47.30 | 0.00 | 0.00 | 1.20 |
| 睾丸 | C62 | 0.00 | 0.00 | 0.00 | 0.00 | 0.00 | 0.00 | 0.00 | 0.00 | 0.00 | 0.00 | 0.00 | 0.00 | 0.00 | 0.00 | 0.00 | 0.00 | 0.00 | 0.00 | 0.00 | 0.00 |
| 其他和未说明的男性生殖器官恶性肿瘤 | C63 | 0.00 | 0.00 | 0.00 | 0.00 | 0.00 | 0.00 | 0.00 | 0.00 | 0.00 | 0.00 | 0.00 | 0.00 | 0.00 | 0.00 | 0.00 | 0.00 | 0.00 | 0.00 | 0.00 | 0.00 |
| 肾脏 | C64 | 0.00 | 0.00 | 0.00 | 0.00 | 0.00 | 0.00 | 0.00 | 0.00 | 0.00 | 8.72 | 0.00 | 11.40 | 19.51 | 0.00 | 0.00 | 28.65 | 47.30 | 0.00 | 0.00 | 2.99 |
| 肾盂、肾盏 | C65 | 0.00 | 0.00 | 0.00 | 0.00 | 0.00 | 0.00 | 0.00 | 0.00 | 0.00 | 0.00 | 0.00 | 0.00 | 0.00 | 0.00 | 0.00 | 0.00 | 0.00 | 0.00 | 0.00 | 0.00 |

（续上表）

| 部位或病种 | ICD—10 | 0～ | 1～ | 5～ | 10～ | 15～ | 20～ | 25～ | 30～ | 35～ | 40～ | 45～ | 50～ | 55～ | 60～ | 65～ | 70～ | 75～ | 80～ | 85＋ | 合计 |
|---|---|---|---|---|---|---|---|---|---|---|---|---|---|---|---|---|---|---|---|---|---|
| 输尿管 | C66 | 0.00 | 0.00 | 0.00 | 0.00 | 0.00 | 0.00 | 0.00 | 0.00 | 0.00 | 0.00 | 0.00 | 0.00 | 0.00 | 0.00 | 0.00 | 0.00 | 0.00 | 0.00 | 0.00 | 0.00 |
| 膀胱 | C67 | 0.00 | 0.00 | 0.00 | 0.00 | 0.00 | 0.00 | 0.00 | 0.00 | 0.00 | 0.00 | 8.39 | 0.00 | 19.51 | 19.86 | 0.00 | 28.65 | 47.30 | 0.00 | 377.98 | 4.19 |
| 其他和未说明的泌尿器官 | C68 | 0.00 | 0.00 | 0.00 | 0.00 | 0.00 | 0.00 | 0.00 | 0.00 | 0.00 | 0.00 | 0.00 | 0.00 | 0.00 | 0.00 | 0.00 | 0.00 | 0.00 | 0.00 | 0.00 | 0.00 |
| 眼 | C69 | 0.00 | 0.00 | 0.00 | 0.00 | 0.00 | 0.00 | 0.00 | 0.00 | 0.00 | 0.00 | 0.00 | 0.00 | 0.00 | 0.00 | 0.00 | 0.00 | 0.00 | 0.00 | 0.00 | 0.00 |
| 脑、神经系统 | C70－72、D | 0.00 | 0.00 | 0.00 | 0.00 | 0.00 | 0.00 | 0.00 | 0.00 | 0.00 | 0.00 | 8.39 | 0.00 | 0.00 | 0.00 | 67.77 | 0.00 | 0.00 | 0.00 | 0.00 | 2.39 |
| 甲状腺 | C73 | 0.00 | 0.00 | 0.00 | 5.89 | 0.00 | 0.00 | 6.89 | 0.00 | 0.00 | 0.00 | 0.00 | 0.00 | 0.00 | 0.00 | 0.00 | 0.00 | 0.00 | 0.00 | 0.00 | 1.20 |
| 肾上腺 | C74 | 0.00 | 0.00 | 0.00 | 0.00 | 0.00 | 0.00 | 6.89 | 0.00 | 0.00 | 0.00 | 0.00 | 0.00 | 0.00 | 0.00 | 0.00 | 0.00 | 0.00 | 0.00 | 0.00 | 0.60 |
| 其他内分泌腺 | C75 | 0.00 | 0.00 | 0.00 | 0.00 | 0.00 | 0.00 | 0.00 | 0.00 | 0.00 | 0.00 | 0.00 | 0.00 | 0.00 | 0.00 | 0.00 | 0.00 | 0.00 | 0.00 | 0.00 | 0.00 |
| 霍奇金氏病 | C81 | 0.00 | 0.00 | 0.00 | 0.00 | 0.00 | 0.00 | 0.00 | 0.00 | 0.00 | 0.00 | 0.00 | 0.00 | 0.00 | 0.00 | 0.00 | 28.65 | 0.00 | 0.00 | 0.00 | 0.60 |
| 非霍奇金氏病 | C82—85、C96 | 0.00 | 0.00 | 6.81 | 0.00 | 0.00 | 0.00 | 0.00 | 0.00 | 0.00 | 8.72 | 0.00 | 22.80 | 0.00 | 0.00 | 0.00 | 28.65 | 0.00 | 0.00 | 0.00 | 2.99 |
| 多发性骨髓瘤和恶性浆细胞肿瘤 | C90 | 0.00 | 0.00 | 0.00 | 0.00 | 0.00 | 0.00 | 0.00 | 0.00 | 0.00 | 0.00 | 8.39 | 0.00 | 19.51 | 0.00 | 0.00 | 0.00 | 0.00 | 0.00 | 0.00 | 1.20 |
| 淋巴细胞白血病 | C91 | 0.00 | 0.00 | 0.00 | 0.00 | 0.00 | 0.00 | 0.00 | 0.00 | 0.00 | 0.00 | 0.00 | 0.00 | 0.00 | 0.00 | 0.00 | 0.00 | 0.00 | 0.00 | 0.00 | 0.00 |
| 髓细胞性白血病 | C92 | 0.00 | 0.00 | 0.00 | 0.00 | 0.00 | 0.00 | 6.89 | 0.00 | 0.00 | 0.00 | 0.00 | 0.00 | 0.00 | 0.00 | 22.59 | 0.00 | 47.30 | 0.00 | 0.00 | 1.79 |
| 单核细胞性白血病 | C93 | 0.00 | 0.00 | 0.00 | 0.00 | 0.00 | 0.00 | 0.00 | 0.00 | 0.00 | 0.00 | 0.00 | 0.00 | 0.00 | 0.00 | 0.00 | 0.00 | 0.00 | 0.00 | 0.00 | 0.00 |
| 其他指明的白血病 | C94 | 0.00 | 0.00 | 0.00 | 0.00 | 0.00 | 0.00 | 0.00 | 0.00 | 0.00 | 0.00 | 0.00 | 0.00 | 0.00 | 0.00 | 0.00 | 0.00 | 0.00 | 0.00 | 0.00 | 0.00 |
| 未指明细胞类型的白血病 | C95 | 0.00 | 0.00 | 0.00 | 0.00 | 0.00 | 0.00 | 0.00 | 0.00 | 0.00 | 0.00 | 0.00 | 0.00 | 0.00 | 0.00 | 0.00 | 0.00 | 0.00 | 0.00 | 0.00 | 0.00 |
| 独立的多个部位的（原发性）恶性肿瘤 | C97 | 0.00 | 0.00 | 0.00 | 0.00 | 0.00 | 0.00 | 0.00 | 0.00 | 0.00 | 0.00 | 0.00 | 0.00 | 0.00 | 0.00 | 0.00 | 0.00 | 0.00 | 0.00 | 0.00 | 0.00 |
| 其他及不明部位 | C26、39、48、76—80 | 0.00 | 0.00 | 0.00 | 0.00 | 0.00 | 0.00 | 0.00 | 0.00 | 0.00 | 8.72 | 0.00 | 0.00 | 19.51 | 0.00 | 22.59 | 28.65 | 0.00 | 0.00 | 0.00 | 2.39 |
| 除 C44 合计 | | 0.00 | 0.00 | 6.81 | 11.78 | 0.00 | 17.65 | 34.45 | 57.89 | 90.68 | 95.96 | 159.48 | 273.66 | 429.12 | 357.48 | 429.22 | 1060.02 | 1088 | 1334.12 | 755.96 | 133.33 |
| 合计 | | 0.00 | 0.00 | 6.81 | 11.78 | 0.00 | 17.65 | 34.45 | 57.89 | 90.68 | 95.96 | 159.48 | 273.66 | 448.62 | 377.34 | 429.22 | 1060.02 | 1088 | 1334.12 | 755.96 | 134.52 |

## 表 231　中山市古镇镇 2000—2004 年女性恶性肿瘤年龄别发病率（$1/10^5$）

| 部位或病种 | ICD—10 | 0～ | 1～ | 5～ | 10～ | 15～ | 20～ | 25～ | 30～ | 35～ | 40～ | 45～ | 50～ | 55～ | 60～ | 65～ | 70～ | 75～ | 80～ | 85＋ | 合计 |
|---|---|---|---|---|---|---|---|---|---|---|---|---|---|---|---|---|---|---|---|---|---|
| 唇 | C00 | 0.00 | 0.00 | 0.00 | 0.00 | 0.00 | 0.00 | 0.00 | 0.00 | 0.00 | 0.00 | 0.00 | 0.00 | 0.00 | 0.00 | 0.00 | 0.00 | 0.00 | 0.00 | 0.00 | 0.00 |
| 舌 | C01—02 | 0.00 | 0.00 | 0.00 | 0.00 | 0.00 | 0.00 | 0.00 | 0.00 | 0.00 | 0.00 | 0.00 | 0.00 | 0.00 | 0.00 | 0.00 | 0.00 | 0.00 | 55.89 | 0.00 | 0.61 |
| 口 | C03—06 | 0.00 | 0.00 | 0.00 | 0.00 | 0.00 | 0.00 | 0.00 | 0.00 | 0.00 | 0.00 | 0.00 | 0.00 | 0.00 | 0.00 | 0.00 | 0.00 | 0.00 | 0.00 | 0.00 | 0.00 |
| 唾液腺 | C07—08 | 0.00 | 0.00 | 0.00 | 0.00 | 0.00 | 0.00 | 0.00 | 0.00 | 0.00 | 0.00 | 0.00 | 0.00 | 0.00 | 0.00 | 0.00 | 0.00 | 0.00 | 0.00 | 0.00 | 0.00 |
| 扁桃腺 | C09 | 0.00 | 0.00 | 0.00 | 0.00 | 0.00 | 0.00 | 0.00 | 0.00 | 0.00 | 0.00 | 8.67 | 0.00 | 0.00 | 0.00 | 0.00 | 0.00 | 0.00 | 0.00 | 0.00 | 0.61 |
| 其他口咽部 | C10 | 0.00 | 0.00 | 0.00 | 0.00 | 0.00 | 0.00 | 0.00 | 0.00 | 0.00 | 0.00 | 0.00 | 0.00 | 0.00 | 0.00 | 0.00 | 0.00 | 0.00 | 0.00 | 0.00 | 0.00 |
| 鼻咽部 | C11 | 0.00 | 0.00 | 0.00 | 0.00 | 0.00 | 0.00 | 6.51 | 12.23 | 14.13 | 36.71 | 8.67 | 34.84 | 39.54 | 41.57 | 21.83 | 0.00 | 0.00 | 0.00 | 0.00 | 10.97 |
| 喉咽部 | C12—13 | 0.00 | 0.00 | 0.00 | 0.00 | 0.00 | 0.00 | 0.00 | 0.00 | 0.00 | 0.00 | 0.00 | 0.00 | 0.00 | 0.00 | 0.00 | 0.00 | 0.00 | 0.00 | 0.00 | 0.00 |
| 唇，口腔和咽的其他部位和具体部位不明 | C14 | 0.00 | 0.00 | 0.00 | 0.00 | 0.00 | 0.00 | 0.00 | 0.00 | 0.00 | 0.00 | 0.00 | 0.00 | 0.00 | 0.00 | 0.00 | 0.00 | 0.00 | 0.00 | 0.00 | 0.00 |
| 食管 | C15 | 0.00 | 0.00 | 0.00 | 0.00 | 0.00 | 0.00 | 0.00 | 0.00 | 0.00 | 0.00 | 0.00 | 0.00 | 0.00 | 0.00 | 0.00 | 0.00 | 0.00 | 0.00 | 0.00 | 0.00 |
| 胃 | C16 | 0.00 | 0.00 | 0.00 | 0.00 | 0.00 | 0.00 | 6.51 | 6.12 | 0.00 | 27.53 | 0.00 | 0.00 | 19.77 | 0.00 | 0.00 | 0.00 | 0.00 | 0.00 | 0.00 | 3.66 |
| 小肠 | C17 | 0.00 | 0.00 | 0.00 | 0.00 | 0.00 | 0.00 | 0.00 | 0.00 | 0.00 | 0.00 | 0.00 | 0.00 | 19.77 | 0.00 | 0.00 | 0.00 | 0.00 | 0.00 | 0.00 | 0.61 |
| 结肠 | C18 | 0.00 | 0.00 | 0.00 | 0.00 | 0.00 | 0.00 | 0.00 | 0.00 | 0.00 | 9.18 | 0.00 | 0.00 | 19.77 | 20.78 | 0.00 | 0.00 | 65.51 | 0.00 | 0.00 | 3.05 |
| 直肠和乙状结肠连接处 | C19—20 | 0.00 | 0.00 | 0.00 | 0.00 | 0.00 | 0.00 | 0.00 | 12.23 | 7.06 | 0.00 | 0.00 | 0.00 | 39.54 | 20.78 | 21.83 | 0.00 | 32.75 | 0.00 | 77.61 | 5.49 |
| 肛门 | C21 | 0.00 | 0.00 | 0.00 | 0.00 | 0.00 | 0.00 | 0.00 | 0.00 | 0.00 | 0.00 | 0.00 | 0.00 | 0.00 | 0.00 | 0.00 | 0.00 | 0.00 | 0.00 | 0.00 | 0.00 |
| 肝脏和肝内胆管 | C22 | 0.00 | 0.00 | 0.00 | 0.00 | 0.00 | 0.00 | 0.00 | 0.00 | 0.00 | 9.18 | 17.34 | 11.61 | 19.77 | 0.00 | 0.00 | 50.92 | 32.75 | 0.00 | 155.23 | 6.10 |
| 胆囊 | C23 | 0.00 | 0.00 | 0.00 | 0.00 | 0.00 | 0.00 | 0.00 | 0.00 | 0.00 | 0.00 | 0.00 | 0.00 | 0.00 | 0.00 | 0.00 | 25.46 | 0.00 | 55.89 | 0.00 | 1.22 |
| 肝外胆管 | C24 | 0.00 | 0.00 | 0.00 | 0.00 | 0.00 | 0.00 | 0.00 | 0.00 | 0.00 | 0.00 | 8.67 | 11.61 | 19.77 | 20.78 | 0.00 | 0.00 | 32.75 | 111.79 | 155.23 | 5.49 |
| 胰腺 | C25 | 0.00 | 0.00 | 0.00 | 0.00 | 0.00 | 0.00 | 0.00 | 0.00 | 0.00 | 0.00 | 0.00 | 0.00 | 39.54 | 20.78 | 0.00 | 25.46 | 65.51 | 55.89 | 0.00 | 4.27 |
| 鼻腔、中耳和副鼻窦 | C30—31 | 0.00 | 0.00 | 0.00 | 0.00 | 0.00 | 0.00 | 0.00 | 0.00 | 0.00 | 0.00 | 0.00 | 0.00 | 0.00 | 0.00 | 0.00 | 0.00 | 0.00 | 0.00 | 0.00 | 0.00 |
| 喉 | C32 | 0.00 | 0.00 | 0.00 | 0.00 | 0.00 | 0.00 | 0.00 | 0.00 | 0.00 | 0.00 | 0.00 | 0.00 | 0.00 | 0.00 | 0.00 | 0.00 | 0.00 | 0.00 | 0.00 | 0.00 |
| 气管、支气管和肺 | C33—34 | 0.00 | 0.00 | 0.00 | 0.00 | 0.00 | 0.00 | 13.03 | 6.12 | 0.00 | 0.00 | 34.68 | 0.00 | 118.61 | 145.49 | 87.31 | 152.76 | 163.77 | 223.57 | 232.84 | 25.61 |

（续上表）

| 部位或病种 | ICD—10 | 0～ | 1～ | 5～ | 10～ | 15～ | 20～ | 25～ | 30～ | 35～ | 40～ | 45～ | 50～ | 55～ | 60～ | 65～ | 70～ | 75～ | 80～ | 85＋ | 合计 |
|---|---|---|---|---|---|---|---|---|---|---|---|---|---|---|---|---|---|---|---|---|---|
| 其他呼吸器官 | C37－38 | 0.00 | 0.00 | 0.00 | 0.00 | 0.00 | 0.00 | 0.00 | 0.00 | 0.00 | 0.00 | 0.00 | 0.00 | 0.00 | 20.78 | 0.00 | 0.00 | 0.00 | 0.00 | 0.00 | 0.61 |
| 骨和关节软骨 | C40－41 | 0.00 | 0.00 | 0.00 | 0.00 | 0.00 | 0.00 | 0.00 | 0.00 | 0.00 | 0.00 | 0.00 | 11.61 | 0.00 | 0.00 | 0.00 | 0.00 | 0.00 | 0.00 | 0.00 | 0.61 |
| 皮肤恶性黑色素瘤 | C43 | 0.00 | 0.00 | 0.00 | 0.00 | 0.00 | 0.00 | 0.00 | 0.00 | 0.00 | 0.00 | 0.00 | 0.00 | 0.00 | 0.00 | 0.00 | 0.00 | 0.00 | 0.00 | 0.00 | 0.00 |
| 皮肤其他恶性肿瘤 | C44 | 0.00 | 0.00 | 0.00 | 0.00 | 0.00 | 0.00 | 0.00 | 0.00 | 0.00 | 0.00 | 0.00 | 0.00 | 0.00 | 20.78 | 0.00 | 0.00 | 0.00 | 55.89 | 77.61 | 1.83 |
| 间皮瘤 | C45 | 0.00 | 0.00 | 0.00 | 0.00 | 0.00 | 0.00 | 0.00 | 0.00 | 0.00 | 0.00 | 0.00 | 0.00 | 0.00 | 0.00 | 0.00 | 0.00 | 0.00 | 0.00 | 0.00 | 0.00 |
| Kaposi氏肉瘤 | C46 | 0.00 | 0.00 | 0.00 | 0.00 | 0.00 | 0.00 | 0.00 | 0.00 | 0.00 | 0.00 | 0.00 | 0.00 | 0.00 | 0.00 | 0.00 | 0.00 | 0.00 | 0.00 | 0.00 | 0.00 |
| 结缔组织和其他软组织 | C47、49 | 0.00 | 0.00 | 0.00 | 0.00 | 0.00 | 0.00 | 0.00 | 0.00 | 7.06 | 0.00 | 0.00 | 0.00 | 0.00 | 0.00 | 0.00 | 25.46 | 0.00 | 0.00 | 0.00 | 1.22 |
| 乳房 | C50 | 0.00 | 0.00 | 0.00 | 0.00 | 0.00 | 0.00 | 0.00 | 18.35 | 7.06 | 36.71 | 43.35 | 92.90 | 39.54 | 41.57 | 0.00 | 0.00 | 65.51 | 111.79 | 0.00 | 17.68 |
| 外阴 | C51 | 0.00 | 0.00 | 0.00 | 0.00 | 0.00 | 0.00 | 0.00 | 0.00 | 0.00 | 0.00 | 0.00 | 0.00 | 0.00 | 0.00 | 0.00 | 0.00 | 0.00 | 0.00 | 0.00 | 0.00 |
| 阴道 | C52 | 0.00 | 0.00 | 0.00 | 0.00 | 0.00 | 0.00 | 0.00 | 0.00 | 0.00 | 0.00 | 0.00 | 0.00 | 0.00 | 0.00 | 0.00 | 0.00 | 0.00 | 0.00 | 0.00 | 0.00 |
| 子宫颈 | C53 | 0.00 | 0.00 | 0.00 | 0.00 | 0.00 | 0.00 | 0.00 | 12.23 | 0.00 | 9.18 | 17.34 | 11.61 | 0.00 | 0.00 | 0.00 | 0.00 | 32.75 | 0.00 | 0.00 | 4.27 |
| 子宫体 | C54 | 0.00 | 0.00 | 0.00 | 0.00 | 0.00 | 0.00 | 0.00 | 0.00 | 0.00 | 9.18 | 17.34 | 11.61 | 19.77 | 0.00 | 0.00 | 0.00 | 0.00 | 0.00 | 0.00 | 3.05 |
| 子宫恶性肿瘤、未注明部位 | C55 | 0.00 | 0.00 | 0.00 | 0.00 | 0.00 | 0.00 | 0.00 | 0.00 | 0.00 | 0.00 | 0.00 | 0.00 | 0.00 | 0.00 | 0.00 | 0.00 | 0.00 | 0.00 | 0.00 | 0.00 |
| 卵巢 | C56 | 0.00 | 0.00 | 0.00 | 0.00 | 0.00 | 0.00 | 6.51 | 6.12 | 0.00 | 0.00 | 17.34 | 11.61 | 19.77 | 0.00 | 21.83 | 50.92 | 0.00 | 0.00 | 0.00 | 5.49 |
| 其他和未说明的女性生殖器官恶性肿瘤 | C57 | 0.00 | 0.00 | 0.00 | 0.00 | 0.00 | 0.00 | 0.00 | 0.00 | 0.00 | 0.00 | 0.00 | 0.00 | 0.00 | 0.00 | 0.00 | 0.00 | 0.00 | 0.00 | 0.00 | 0.00 |
| 胎盘 | C58 | 0.00 | 0.00 | 0.00 | 0.00 | 0.00 | 0.00 | 0.00 | 0.00 | 0.00 | 0.00 | 0.00 | 0.00 | 0.00 | 0.00 | 0.00 | 0.00 | 0.00 | 0.00 | 0.00 | 0.00 |
| 阴茎 | C60 | 0.00 | 0.00 | 0.00 | 0.00 | 0.00 | 0.00 | 0.00 | 0.00 | 0.00 | 0.00 | 0.00 | 0.00 | 0.00 | 0.00 | 0.00 | 0.00 | 0.00 | 0.00 | 0.00 | 0.00 |
| 前列腺 | C61 | 0.00 | 0.00 | 0.00 | 0.00 | 0.00 | 0.00 | 0.00 | 0.00 | 0.00 | 0.00 | 0.00 | 0.00 | 0.00 | 0.00 | 0.00 | 0.00 | 0.00 | 0.00 | 0.00 | 0.00 |
| 睾丸 | C62 | 0.00 | 0.00 | 0.00 | 0.00 | 0.00 | 0.00 | 0.00 | 0.00 | 0.00 | 0.00 | 0.00 | 0.00 | 0.00 | 0.00 | 0.00 | 0.00 | 0.00 | 0.00 | 0.00 | 0.00 |
| 其他和未说明的男性生殖器官恶性肿瘤 | C63 | 0.00 | 0.00 | 0.00 | 0.00 | 0.00 | 0.00 | 0.00 | 0.00 | 0.00 | 0.00 | 0.00 | 0.00 | 0.00 | 0.00 | 0.00 | 0.00 | 0.00 | 0.00 | 0.00 | 0.00 |
| 肾脏 | C64 | 0.00 | 0.00 | 0.00 | 0.00 | 0.00 | 0.00 | 0.00 | 0.00 | 0.00 | 0.00 | 0.00 | 0.00 | 0.00 | 0.00 | 0.00 | 0.00 | 0.00 | 0.00 | 0.00 | 0.00 |
| 肾盂、肾盏 | C65 | 0.00 | 0.00 | 0.00 | 0.00 | 0.00 | 0.00 | 0.00 | 0.00 | 0.00 | 0.00 | 0.00 | 0.00 | 0.00 | 0.00 | 0.00 | 0.00 | 0.00 | 0.00 | 0.00 | 0.00 |

（续上表）

| 部位或病种 | ICD—10 | 0～ | 1～ | 5～ | 10～ | 15～ | 20～ | 25～ | 30～ | 35～ | 40～ | 45～ | 50～ | 55～ | 60～ | 65～ | 70～ | 75～ | 80～ | 85＋ | 合计 |
|---|---|---|---|---|---|---|---|---|---|---|---|---|---|---|---|---|---|---|---|---|---|
| 输尿管 | C66 | 0.00 | 0.00 | 0.00 | 0.00 | 0.00 | 0.00 | 0.00 | 0.00 | 0.00 | 0.00 | 0.00 | 0.00 | 0.00 | 0.00 | 0.00 | 0.00 | 0.00 | 0.00 | 0.00 | 0.00 |
| 膀胱 | C67 | 0.00 | 0.00 | 0.00 | 0.00 | 0.00 | 0.00 | 0.00 | 0.00 | 0.00 | 0.00 | 0.00 | 0.00 | 0.00 | 0.00 | 0.00 | 0.00 | 32.75 | 0.00 | 0.00 | 0.61 |
| 其他和未说明的泌尿器官 | C68 | 0.00 | 0.00 | 0.00 | 0.00 | 0.00 | 0.00 | 0.00 | 0.00 | 0.00 | 0.00 | 0.00 | 0.00 | 0.00 | 0.00 | 0.00 | 0.00 | 0.00 | 0.00 | 0.00 | 0.00 |
| 眼 | C69 | 0.00 | 0.00 | 0.00 | 0.00 | 0.00 | 0.00 | 0.00 | 0.00 | 0.00 | 0.00 | 0.00 | 0.00 | 0.00 | 0.00 | 0.00 | 0.00 | 0.00 | 0.00 | 0.00 | 0.00 |
| 脑、神经系统 | C70－72、D | 0.00 | 0.00 | 7.74 | 12.91 | 0.00 | 0.00 | 0.00 | 0.00 | 0.00 | 18.35 | 8.67 | 23.23 | 19.77 | 0.00 | 21.83 | 25.46 | 0.00 | 0.00 | 0.00 | 6.71 |
| 甲状腺 | C73 | 0.00 | 0.00 | 0.00 | 0.00 | 0.00 | 26.49 | 6.51 | 6.12 | 14.13 | 9.18 | 0.00 | 23.23 | 0.00 | 0.00 | 21.83 | 0.00 | 0.00 | 0.00 | 0.00 | 6.71 |
| 肾上腺 | C74 | 0.00 | 0.00 | 0.00 | 0.00 | 0.00 | 0.00 | 0.00 | 0.00 | 0.00 | 0.00 | 0.00 | 0.00 | 0.00 | 0.00 | 0.00 | 0.00 | 0.00 | 0.00 | 0.00 | 0.00 |
| 其他内分泌腺 | C75 | 0.00 | 0.00 | 0.00 | 0.00 | 0.00 | 0.00 | 0.00 | 0.00 | 0.00 | 0.00 | 0.00 | 0.00 | 0.00 | 0.00 | 0.00 | 0.00 | 0.00 | 0.00 | 0.00 | 0.00 |
| 霍奇金氏病 | C81 | 0.00 | 0.00 | 0.00 | 0.00 | 0.00 | 0.00 | 0.00 | 0.00 | 0.00 | 0.00 | 0.00 | 0.00 | 0.00 | 0.00 | 0.00 | 0.00 | 0.00 | 0.00 | 0.00 | 0.00 |
| 非霍奇金氏病 | C82－85、C96 | 0.00 | 0.00 | 0.00 | 0.00 | 0.00 | 8.83 | 0.00 | 6.12 | 0.00 | 0.00 | 8.67 | 11.61 | 0.00 | 0.00 | 21.83 | 0.00 | 0.00 | 55.89 | 0.00 | 3.66 |
| 多发性骨髓瘤和恶性浆细胞肿瘤 | C90 | 0.00 | 0.00 | 0.00 | 0.00 | 0.00 | 0.00 | 0.00 | 0.00 | 0.00 | 0.00 | 0.00 | 11.61 | 0.00 | 0.00 | 0.00 | 0.00 | 0.00 | 0.00 | 0.00 | 0.61 |
| 淋巴细胞白血病 | C91 | 0.00 | 0.00 | 0.00 | 0.00 | 0.00 | 0.00 | 0.00 | 0.00 | 7.06 | 0.00 | 0.00 | 0.00 | 0.00 | 0.00 | 0.00 | 0.00 | 0.00 | 0.00 | 0.00 | 0.61 |
| 髓细胞性白血病 | C92 | 0.00 | 0.00 | 0.00 | 0.00 | 0.00 | 0.00 | 6.51 | 6.12 | 0.00 | 0.00 | 0.00 | 0.00 | 19.77 | 0.00 | 0.00 | 25.46 | 0.00 | 0.00 | 0.00 | 2.44 |
| 单核细胞性白血病 | C93 | 0.00 | 0.00 | 0.00 | 0.00 | 0.00 | 0.00 | 0.00 | 0.00 | 0.00 | 0.00 | 0.00 | 0.00 | 0.00 | 0.00 | 0.00 | 0.00 | 0.00 | 0.00 | 0.00 | 0.00 |
| 其他指明的白血病 | C94 | 0.00 | 0.00 | 0.00 | 0.00 | 0.00 | 0.00 | 0.00 | 0.00 | 0.00 | 0.00 | 0.00 | 0.00 | 19.77 | 0.00 | 0.00 | 0.00 | 0.00 | 0.00 | 0.00 | 0.61 |
| 未指明细胞类型的白血病 | C95 | 0.00 | 0.00 | 0.00 | 0.00 | 0.00 | 0.00 | 0.00 | 0.00 | 0.00 | 0.00 | 0.00 | 0.00 | 0.00 | 0.00 | 0.00 | 0.00 | 0.00 | 0.00 | 0.00 | 0.00 |
| 独立的多个部位的（原发性）恶性肿瘤 | C97 | 0.00 | 0.00 | 0.00 | 0.00 | 0.00 | 0.00 | 0.00 | 0.00 | 0.00 | 0.00 | 0.00 | 0.00 | 0.00 | 0.00 | 0.00 | 0.00 | 0.00 | 0.00 | 0.00 | 0.00 |
| 其他及不明部位 | C26、39、48、76－80 | 0.00 | 0.00 | 0.00 | 0.00 | 0.00 | 0.00 | 0.00 | 0.00 | 0.00 | 0.00 | 8.67 | 34.84 | 0.00 | 0.00 | 43.65 | 0.00 | 0.00 | 0.00 | 77.61 | 4.27 |
| 除 C44 合计 | | 0.00 | 0.00 | 7.74 | 12.91 | 0.00 | 35.32 | 45.60 | 91.75 | 56.50 | 165.19 | 199.40 | 301.93 | 474.45 | 332.54 | 261.93 | 381.89 | 524.05 | 670.71 | 698.53 | 126.81 |
| 合计 | | 0.00 | 0.00 | 7.74 | 12.91 | 0.00 | 35.32 | 45.60 | 91.75 | 56.50 | 165.19 | 199.40 | 301.93 | 474.45 | 353.33 | 261.93 | 381.89 | 524.05 | 726.61 | 776.15 | 128.64 |

表 232　中山市古镇镇 2000—2004 年男女合计恶性肿瘤年龄别发病率（1/10$^5$）

| 部位或病种 | ICD—10 | 0～ | 1～ | 5～ | 10～ | 15～ | 20～ | 25～ | 30～ | 35～ | 40～ | 45～ | 50～ | 55～ | 60～ | 65～ | 70～ | 75～ | 80～ | 85＋ | 合计 |
|---|---|---|---|---|---|---|---|---|---|---|---|---|---|---|---|---|---|---|---|---|---|
| 唇 | C00 | 0.00 | 0.00 | 0.00 | 0.00 | 0.00 | 0.00 | 0.00 | 0.00 | 0.00 | 0.00 | 0.00 | 0.00 | 0.00 | 0.00 | 0.00 | 0.00 | 0.00 | 0.00 | 0.00 | 0.00 |
| 舌 | C01—02 | 0.00 | 0.00 | 0.00 | 0.00 | 0.00 | 0.00 | 0.00 | 0.00 | 0.00 | 0.00 | 0.00 | 0.00 | 0.00 | 0.00 | 0.00 | 0.00 | 0.00 | 35.15 | 0.00 | 0.30 |
| 口 | C03—06 | 0.00 | 0.00 | 0.00 | 0.00 | 0.00 | 0.00 | 0.00 | 0.00 | 0.00 | 0.00 | 0.00 | 0.00 | 0.00 | 0.00 | 0.00 | 0.00 | 0.00 | 0.00 | 0.00 | 0.00 |
| 唾液腺 | C07—08 | 0.00 | 0.00 | 0.00 | 0.00 | 0.00 | 0.00 | 0.00 | 3.13 | 0.00 | 0.00 | 4.26 | 0.00 | 0.00 | 0.00 | 11.10 | 0.00 | 0.00 | 0.00 | 0.00 | 0.91 |
| 扁桃腺 | C09 | 0.00 | 0.00 | 0.00 | 0.00 | 0.00 | 0.00 | 0.00 | 0.00 | 0.00 | 0.00 | 4.26 | 0.00 | 0.00 | 0.00 | 0.00 | 0.00 | 0.00 | 0.00 | 0.00 | 0.30 |
| 其他口咽部 | C10 | 0.00 | 0.00 | 0.00 | 0.00 | 0.00 | 0.00 | 0.00 | 0.00 | 0.00 | 0.00 | 0.00 | 0.00 | 0.00 | 0.00 | 0.00 | 0.00 | 0.00 | 0.00 | 0.00 | 0.00 |
| 鼻咽部 | C11 | 0.00 | 0.00 | 0.00 | 0.00 | 0.00 | 4.41 | 10.04 | 18.81 | 31.58 | 31.31 | 29.85 | 57.53 | 29.45 | 30.47 | 33.30 | 40.42 | 0.00 | 35.15 | 0.00 | 16.90 |
| 喉咽部 | C12—13 | 0.00 | 0.00 | 0.00 | 0.00 | 0.00 | 0.00 | 0.00 | 0.00 | 0.00 | 0.00 | 0.00 | 0.00 | 9.82 | 0.00 | 0.00 | 0.00 | 0.00 | 0.00 | 0.00 | 0.30 |
| 唇，口腔和咽的其他部位和具体部位不明 | C14 | 0.00 | 0.00 | 0.00 | 0.00 | 0.00 | 0.00 | 0.00 | 0.00 | 0.00 | 0.00 | 0.00 | 0.00 | 0.00 | 0.00 | 0.00 | 0.00 | 0.00 | 0.00 | 0.00 | 0.00 |
| 食管 | C15 | 0.00 | 0.00 | 0.00 | 0.00 | 0.00 | 0.00 | 0.00 | 3.13 | 0.00 | 0.00 | 0.00 | 11.51 | 9.82 | 10.16 | 0.00 | 0.00 | 0.00 | 35.15 | 0.00 | 1.81 |
| 胃 | C16 | 0.00 | 0.00 | 0.00 | 0.00 | 0.00 | 0.00 | 3.35 | 3.13 | 0.00 | 17.89 | 0.00 | 23.01 | 9.82 | 0.00 | 0.00 | 13.47 | 0.00 | 0.00 | 54.82 | 3.92 |
| 小肠 | C17 | 0.00 | 0.00 | 0.00 | 0.00 | 0.00 | 0.00 | 0.00 | 0.00 | 0.00 | 0.00 | 0.00 | 0.00 | 9.82 | 0.00 | 0.00 | 0.00 | 0.00 | 0.00 | 0.00 | 0.30 |
| 结肠 | C18 | 0.00 | 0.00 | 0.00 | 0.00 | 0.00 | 0.00 | 0.00 | 3.13 | 3.51 | 4.47 | 4.26 | 0.00 | 19.64 | 10.16 | 0.00 | 13.47 | 77.29 | 70.30 | 0.00 | 4.23 |
| 直肠和乙状结肠连接处 | C19—20 | 0.00 | 0.00 | 0.00 | 0.00 | 0.00 | 0.00 | 0.00 | 6.27 | 7.02 | 0.00 | 4.26 | 0.00 | 39.27 | 10.16 | 11.10 | 26.94 | 57.96 | 0.00 | 54.82 | 5.13 |
| 肛门 | C21 | 0.00 | 0.00 | 0.00 | 0.00 | 0.00 | 0.00 | 0.00 | 0.00 | 0.00 | 0.00 | 0.00 | 0.00 | 0.00 | 0.00 | 0.00 | 0.00 | 0.00 | 0.00 | 0.00 | 0.00 |
| 肝脏和肝内胆管 | C22 | 0.00 | 0.00 | 0.00 | 3.08 | 0.00 | 0.00 | 0.00 | 6.27 | 7.02 | 17.89 | 29.85 | 11.51 | 29.45 | 20.31 | 33.30 | 40.42 | 135.25 | 140.59 | 109.64 | 12.68 |
| 胆囊 | C23 | 0.00 | 0.00 | 0.00 | 0.00 | 0.00 | 0.00 | 0.00 | 0.00 | 0.00 | 0.00 | 0.00 | 0.00 | 0.00 | 0.00 | 0.00 | 13.47 | 0.00 | 35.15 | 54.82 | 0.91 |
| 肝外胆管 | C24 | 0.00 | 0.00 | 0.00 | 0.00 | 0.00 | 0.00 | 0.00 | 0.00 | 0.00 | 0.00 | 4.26 | 5.75 | 19.64 | 10.16 | 33.30 | 40.42 | 38.64 | 210.89 | 109.64 | 6.34 |
| 胰腺 | C25 | 0.00 | 0.00 | 0.00 | 0.00 | 0.00 | 0.00 | 0.00 | 0.00 | 0.00 | 0.00 | 4.26 | 11.51 | 19.64 | 30.47 | 0.00 | 26.94 | 38.64 | 35.15 | 0.00 | 3.92 |
| 鼻腔、中耳和副鼻窦 | C30—31 | 0.00 | 0.00 | 0.00 | 0.00 | 0.00 | 0.00 | 0.00 | 0.00 | 0.00 | 0.00 | 0.00 | 0.00 | 0.00 | 0.00 | 0.00 | 0.00 | 0.00 | 0.00 | 0.00 | 0.00 |
| 喉 | C32 | 0.00 | 0.00 | 0.00 | 0.00 | 0.00 | 0.00 | 0.00 | 0.00 | 0.00 | 0.00 | 0.00 | 5.75 | 0.00 | 0.00 | 0.00 | 13.47 | 0.00 | 0.00 | 0.00 | 0.60 |
| 气管、支气管和肺 | C33—34 | 0.00 | 0.00 | 0.00 | 0.00 | 0.00 | 0.00 | 6.69 | 3.13 | 3.51 | 4.47 | 17.06 | 23.01 | 137.45 | 182.82 | 88.79 | 309.86 | 251.18 | 210.89 | 164.46 | 29.58 |

（续上表）

| 部位或病种 | ICD—10 | 0～ | 1～ | 5～ | 10～ | 15～ | 20～ | 25～ | 30～ | 35～ | 40～ | 45～ | 50～ | 55～ | 60～ | 65～ | 70～ | 75～ | 80～ | 85＋ | 合计 |
|---|---|---|---|---|---|---|---|---|---|---|---|---|---|---|---|---|---|---|---|---|---|
| 其他呼吸器官 | C37—38 | 0.00 | 0.00 | 0.00 | 0.00 | 0.00 | 0.00 | 0.00 | 0.00 | 0.00 | 0.00 | 0.00 | 0.00 | 0.00 | 10.16 | 0.00 | 0.00 | 0.00 | 0.00 | 0.00 | 0.30 |
| 骨和关节软骨 | C40—41 | 0.00 | 0.00 | 0.00 | 0.00 | 0.00 | 4.41 | 0.00 | 0.00 | 0.00 | 0.00 | 0.00 | 5.75 | 0.00 | 0.00 | 0.00 | 0.00 | 0.00 | 0.00 | 0.00 | 0.60 |
| 皮肤恶性黑色素瘤 | C43 | 0.00 | 0.00 | 0.00 | 0.00 | 0.00 | 0.00 | 0.00 | 0.00 | 0.00 | 0.00 | 0.00 | 0.00 | 9.82 | 0.00 | 0.00 | 13.47 | 0.00 | 0.00 | 0.00 | 0.60 |
| 皮肤其他恶性肿瘤 | C44 | 0.00 | 0.00 | 0.00 | 0.00 | 0.00 | 0.00 | 0.00 | 0.00 | 0.00 | 0.00 | 0.00 | 0.00 | 9.82 | 20.31 | 0.00 | 0.00 | 0.00 | 35.15 | 54.82 | 1.51 |
| 间皮瘤 | C45 | 0.00 | 0.00 | 0.00 | 0.00 | 0.00 | 0.00 | 0.00 | 0.00 | 0.00 | 0.00 | 0.00 | 0.00 | 0.00 | 0.00 | 0.00 | 0.00 | 0.00 | 0.00 | 0.00 | 0.00 |
| Kaposi 氏肉瘤 | C46 | 0.00 | 0.00 | 0.00 | 0.00 | 0.00 | 0.00 | 0.00 | 0.00 | 0.00 | 0.00 | 0.00 | 0.00 | 0.00 | 0.00 | 0.00 | 0.00 | 0.00 | 0.00 | 0.00 | 0.00 |
| 结缔组织和其他软组织 | C47、49 | 0.00 | 0.00 | 0.00 | 0.00 | 0.00 | 0.00 | 0.00 | 0.00 | 3.51 | 0.00 | 0.00 | 0.00 | 0.00 | 0.00 | 0.00 | 13.47 | 0.00 | 0.00 | 0.00 | 0.60 |
| 乳房 | C50 | 0.00 | 0.00 | 0.00 | 0.00 | 0.00 | 0.00 | 0.00 | 9.40 | 3.51 | 17.89 | 21.32 | 46.03 | 19.64 | 20.31 | 11.10 | 0.00 | 38.64 | 70.30 | 0.00 | 9.06 |
| 外阴 | C51 | 0.00 | 0.00 | 0.00 | 0.00 | 0.00 | 0.00 | 0.00 | 0.00 | 0.00 | 0.00 | 0.00 | 0.00 | 0.00 | 0.00 | 0.00 | 0.00 | 0.00 | 0.00 | 0.00 | 0.00 |
| 阴道 | C52 | 0.00 | 0.00 | 0.00 | 0.00 | 0.00 | 0.00 | 0.00 | 0.00 | 0.00 | 0.00 | 0.00 | 0.00 | 0.00 | 0.00 | 0.00 | 0.00 | 0.00 | 0.00 | 0.00 | 0.00 |
| 子宫颈 | C53 | 0.00 | 0.00 | 0.00 | 0.00 | 0.00 | 0.00 | 0.00 | 6.27 | 0.00 | 4.47 | 8.53 | 5.75 | 0.00 | 0.00 | 0.00 | 0.00 | 19.32 | 0.00 | 0.00 | 2.11 |
| 子宫体 | C54 | 0.00 | 0.00 | 0.00 | 0.00 | 0.00 | 0.00 | 0.00 | 0.00 | 0.00 | 4.47 | 8.53 | 5.75 | 9.82 | 0.00 | 0.00 | 0.00 | 0.00 | 0.00 | 0.00 | 1.51 |
| 子宫恶性肿瘤、未注明部位 | C55 | 0.00 | 0.00 | 0.00 | 0.00 | 0.00 | 0.00 | 0.00 | 0.00 | 0.00 | 0.00 | 0.00 | 0.00 | 0.00 | 0.00 | 0.00 | 0.00 | 0.00 | 0.00 | 0.00 | 0.00 |
| 卵巢 | C56 | 0.00 | 0.00 | 0.00 | 0.00 | 0.00 | 0.00 | 3.35 | 3.13 | 0.00 | 0.00 | 8.53 | 5.75 | 9.82 | 0.00 | 11.10 | 26.94 | 0.00 | 0.00 | 0.00 | 2.72 |
| 其他和未说明的女性生殖器官恶性肿瘤 | C57 | 0.00 | 0.00 | 0.00 | 0.00 | 0.00 | 0.00 | 0.00 | 0.00 | 0.00 | 0.00 | 0.00 | 0.00 | 0.00 | 0.00 | 0.00 | 0.00 | 0.00 | 0.00 | 0.00 | 0.00 |
| 胎盘 | C58 | 0.00 | 0.00 | 0.00 | 0.00 | 0.00 | 0.00 | 0.00 | 0.00 | 0.00 | 0.00 | 0.00 | 0.00 | 0.00 | 0.00 | 0.00 | 0.00 | 0.00 | 0.00 | 0.00 | 0.00 |
| 阴茎 | C60 | 0.00 | 0.00 | 0.00 | 0.00 | 0.00 | 0.00 | 0.00 | 0.00 | 3.51 | 0.00 | 4.26 | 0.00 | 0.00 | 0.00 | 0.00 | 0.00 | 0.00 | 0.00 | 0.00 | 0.60 |
| 前列腺 | C61 | 0.00 | 0.00 | 0.00 | 0.00 | 0.00 | 0.00 | 0.00 | 0.00 | 0.00 | 0.00 | 0.00 | 0.00 | 0.00 | 0.00 | 0.00 | 13.47 | 19.32 | 0.00 | 0.00 | 0.60 |
| 睾丸 | C62 | 0.00 | 0.00 | 0.00 | 0.00 | 0.00 | 0.00 | 0.00 | 0.00 | 0.00 | 0.00 | 0.00 | 0.00 | 0.00 | 0.00 | 0.00 | 0.00 | 0.00 | 0.00 | 0.00 | 0.00 |
| 其他和未说明的男性生殖器官恶性肿瘤 | C63 | 0.00 | 0.00 | 0.00 | 0.00 | 0.00 | 0.00 | 0.00 | 0.00 | 0.00 | 0.00 | 0.00 | 0.00 | 0.00 | 0.00 | 0.00 | 0.00 | 0.00 | 0.00 | 0.00 | 0.00 |
| 肾脏 | C64 | 0.00 | 0.00 | 0.00 | 0.00 | 0.00 | 0.00 | 0.00 | 0.00 | 0.00 | 4.47 | 0.00 | 5.75 | 9.82 | 0.00 | 0.00 | 13.47 | 19.32 | 0.00 | 0.00 | 1.51 |
| 肾盂、肾盏 | C65 | 0.00 | 0.00 | 0.00 | 0.00 | 0.00 | 0.00 | 0.00 | 0.00 | 0.00 | 0.00 | 0.00 | 0.00 | 0.00 | 0.00 | 0.00 | 0.00 | 0.00 | 0.00 | 0.00 | 0.00 |

（续上表）

| 部位或病种 | ICD—10 | 0～ | 1～ | 5～ | 10～ | 15～ | 20～ | 25～ | 30～ | 35～ | 40～ | 45～ | 50～ | 55～ | 60～ | 65～ | 70～ | 75～ | 80～ | 85＋ | 合计 |
|---|---|---|---|---|---|---|---|---|---|---|---|---|---|---|---|---|---|---|---|---|---|
| 输尿管 | C66 | 0.00 | 0.00 | 0.00 | 0.00 | 0.00 | 0.00 | 0.00 | 0.00 | 0.00 | 0.00 | 0.00 | 0.00 | 0.00 | 0.00 | 0.00 | 0.00 | 0.00 | 0.00 | 0.00 | 0.00 |
| 膀胱 | C67 | 0.00 | 0.00 | 0.00 | 0.00 | 0.00 | 0.00 | 0.00 | 0.00 | 0.00 | 0.00 | 4.26 | 0.00 | 9.82 | 10.16 | 0.00 | 13.47 | 38.64 | 0.00 | 109.64 | 2.41 |
| 其他和未说明的泌尿器官 | C68 | 0.00 | 0.00 | 0.00 | 0.00 | 0.00 | 0.00 | 0.00 | 0.00 | 0.00 | 0.00 | 0.00 | 0.00 | 0.00 | 0.00 | 0.00 | 0.00 | 0.00 | 0.00 | 0.00 | 0.00 |
| 眼 | C69 | 0.00 | 0.00 | 0.00 | 0.00 | 0.00 | 0.00 | 0.00 | 0.00 | 0.00 | 0.00 | 0.00 | 0.00 | 0.00 | 0.00 | 0.00 | 0.00 | 0.00 | 0.00 | 0.00 | 0.00 |
| 脑、神经系统 | C70－72、D | 0.00 | 0.00 | 3.63 | 6.16 | 0.00 | 0.00 | 0.00 | 0.00 | 0.00 | 8.95 | 8.53 | 11.51 | 9.82 | 0.00 | 44.39 | 13.47 | 0.00 | 0.00 | 0.00 | 4.53 |
| 甲状腺 | C73 | 0.00 | 0.00 | 0.00 | 3.08 | 0.00 | 13.24 | 6.69 | 3.13 | 7.02 | 4.47 | 0.00 | 11.51 | 0.00 | 0.00 | 11.10 | 0.00 | 0.00 | 0.00 | 0.00 | 3.92 |
| 肾上腺 | C74 | 0.00 | 0.00 | 0.00 | 0.00 | 0.00 | 0.00 | 3.35 | 0.00 | 0.00 | 0.00 | 0.00 | 0.00 | 0.00 | 0.00 | 0.00 | 0.00 | 0.00 | 0.00 | 0.00 | 0.30 |
| 其他内分泌腺 | C75 | 0.00 | 0.00 | 0.00 | 0.00 | 0.00 | 0.00 | 0.00 | 0.00 | 0.00 | 0.00 | 0.00 | 0.00 | 0.00 | 0.00 | 0.00 | 0.00 | 0.00 | 0.00 | 0.00 | 0.00 |
| 霍奇金氏病 | C81 | 0.00 | 0.00 | 0.00 | 0.00 | 0.00 | 0.00 | 0.00 | 0.00 | 0.00 | 0.00 | 0.00 | 0.00 | 0.00 | 0.00 | 0.00 | 13.47 | 0.00 | 0.00 | 0.00 | 0.30 |
| 非霍奇金氏病 | C82－85、C96 | 0.00 | 0.00 | 3.63 | 0.00 | 0.00 | 4.41 | 0.00 | 3.13 | 0.00 | 4.47 | 4.26 | 17.26 | 0.00 | 0.00 | 11.10 | 13.47 | 0.00 | 35.15 | 0.00 | 3.32 |
| 多发性骨髓瘤和恶性浆细胞肿瘤 | C90 | 0.00 | 0.00 | 0.00 | 0.00 | 0.00 | 0.00 | 0.00 | 0.00 | 0.00 | 0.00 | 4.26 | 5.75 | 9.82 | 0.00 | 0.00 | 0.00 | 0.00 | 0.00 | 0.00 | 0.91 |
| 淋巴细胞白血病 | C91 | 0.00 | 0.00 | 0.00 | 0.00 | 0.00 | 0.00 | 0.00 | 0.00 | 3.51 | 0.00 | 0.00 | 0.00 | 0.00 | 0.00 | 0.00 | 0.00 | 0.00 | 0.00 | 0.00 | 0.30 |
| 髓细胞性白血病 | C92 | 0.00 | 0.00 | 0.00 | 0.00 | 0.00 | 0.00 | 6.69 | 3.13 | 0.00 | 0.00 | 0.00 | 0.00 | 9.82 | 0.00 | 11.10 | 13.47 | 19.32 | 0.00 | 0.00 | 2.11 |
| 单核细胞性白血病 | C93 | 0.00 | 0.00 | 0.00 | 0.00 | 0.00 | 0.00 | 0.00 | 0.00 | 0.00 | 0.00 | 0.00 | 0.00 | 0.00 | 0.00 | 0.00 | 0.00 | 0.00 | 0.00 | 0.00 | 0.00 |
| 其他指明的白血病 | C94 | 0.00 | 0.00 | 0.00 | 0.00 | 0.00 | 0.00 | 0.00 | 0.00 | 0.00 | 0.00 | 0.00 | 0.00 | 9.82 | 0.00 | 0.00 | 0.00 | 0.00 | 0.00 | 0.00 | 0.30 |
| 未指明细胞类型的白血病 | C95 | 0.00 | 0.00 | 0.00 | 0.00 | 0.00 | 0.00 | 0.00 | 0.00 | 0.00 | 0.00 | 0.00 | 0.00 | 0.00 | 0.00 | 0.00 | 0.00 | 0.00 | 0.00 | 0.00 | 0.00 |
| 独立的多个部位的（原发性）恶性肿瘤 | C97 | 0.00 | 0.00 | 0.00 | 0.00 | 0.00 | 0.00 | 0.00 | 0.00 | 0.00 | 0.00 | 0.00 | 0.00 | 0.00 | 0.00 | 0.00 | 0.00 | 0.00 | 0.00 | 0.00 | 0.00 |
| 其他及不明部位 | C26、39、48、76－80 | 0.00 | 0.00 | 0.00 | 0.00 | 0.00 | 0.00 | 0.00 | 0.00 | 0.00 | 4.47 | 4.26 | 17.26 | 9.82 | 0.00 | 33.30 | 13.47 | 0.00 | 0.00 | 54.82 | 3.32 |
| 除C44合计 | | 0.00 | 0.00 | 7.25 | 12.32 | 0.00 | 26.48 | 40.17 | 75.22 | 73.70 | 129.71 | 179.13 | 287.66 | 451.62 | 345.33 | 344.06 | 700.56 | 753.54 | 913.86 | 712.64 | 130.06 |
| 合计 | | 0.00 | 0.00 | 7.25 | 12.32 | 0.00 | 26.48 | 40.17 | 75.22 | 73.70 | 129.71 | 179.13 | 287.66 | 461.44 | 365.65 | 344.06 | 700.56 | 753.54 | 949 | 767.46 | 131.61 |

## 6. 发病顺位

2000—2004 年中山市古镇镇男性发病前 10 位恶性肿瘤依次是气管/支气管和肺、鼻咽、肝脏和肝内胆管、肝外胆管、膀胱、直肠、结肠、胃、胰腺、食管恶性肿瘤，其发病数占同期古镇镇男性恶性肿瘤发病总数的 80.45%（表 233，图 140）。

**表 233　中山市古镇镇 2000—2004 年男性前 10 位恶性肿瘤发病概况（N，$1/10^5$，%）**

| 位次 | 部位或病种 | ICD—10 | 例数 | 粗率 | 中标率 | 世标率 | 构成比 |
|---|---|---|---|---|---|---|---|
| 1 | 气管、支气管和肺 | C33－34 | 56 | 33.48 | 26.73 | 35.39 | 24.89 |
| 2 | 鼻咽 | C11 | 38 | 22.72 | 17.06 | 19.99 | 16.89 |
| 3 | 肝脏和肝内胆管 | C22 | 32 | 19.13 | 14.27 | 17.30 | 14.22 |
| 4 | 肝外胆管 | C24 | 12 | 7.17 | 5.14 | 6.91 | 5.33 |
| 5 | 膀胱 | C67 | 7 | 4.19 | 2.87 | 5.01 | 3.11 |
| 6 | 直肠和乙状结肠连接处 | C19－20 | 8 | 4.78 | 3.72 | 4.57 | 3.56 |
| 7 | 结肠 | C18 | 9 | 5.38 | 3.83 | 4.56 | 4.00 |
| 8 | 胃 | C16 | 7 | 4.19 | 2.91 | 4.32 | 3.11 |
| 9 | 胰腺 | C25 | 6 | 3.59 | 2.82 | 3.81 | 2.67 |
| 10 | 食管 | C15 | 6 | 3.59 | 2.95 | 3.58 | 2.67 |
| 合计 | | | 181 | | | | 80.45 |

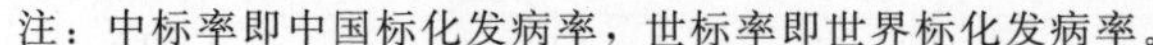

注：中标率即中国标化发病率，世标率即世界标化发病率。

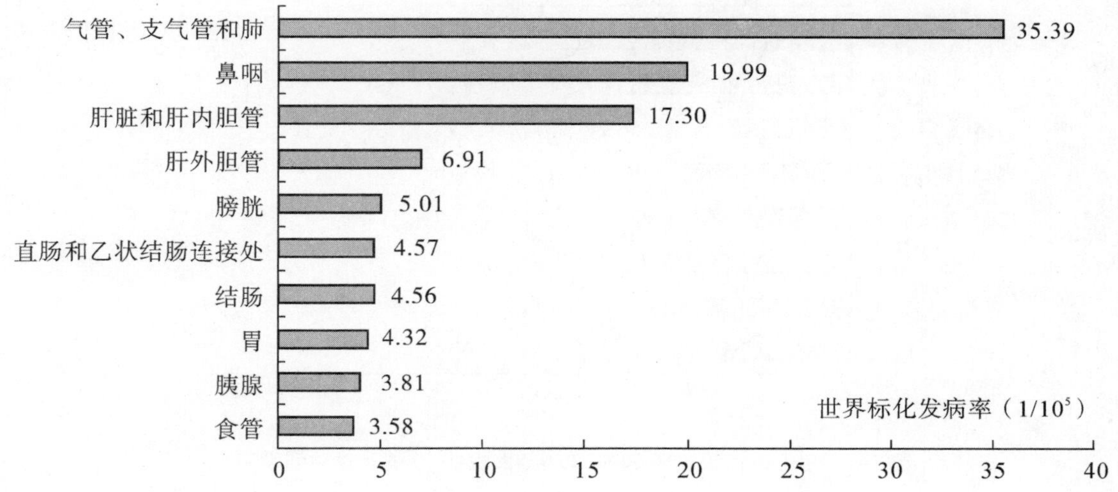


**图 140　中山市古镇镇 2000—2004 年男性前 10 位恶性肿瘤发病率**

女性发病前 10 位恶性肿瘤依次是气管/支气管和肺、乳房、鼻咽、脑/神经系统、甲状腺、肝脏和肝内胆管、卵巢、直肠、肝外胆管、胰腺恶性肿瘤，其发病数占同期古镇镇女性同期恶性肿瘤发病总数的 73.47%（表 234，图 141）。

**表 234 中山市古镇镇 2000—2004 年女性前 10 位恶性肿瘤发病概况（N，$1/10^5$，%）**

| 位次 | 部位或病种 | ICD—10 | 例数 | 粗率 | 中标率 | 世标率 | 构成比 |
|---|---|---|---|---|---|---|---|
| 1 | 气管、支气管和肺 | C33－34 | 42 | 25.61 | 17.81 | 23.65 | 19.91 |
| 2 | 乳房 | C50 | 29 | 17.68 | 12.76 | 15.43 | 13.74 |
| 3 | 鼻咽 | C11 | 18 | 10.97 | 8.78 | 10.47 | 8.53 |
| 4 | 脑、神经系统 | C70－72、D | 11 | 6.71 | 6.28 | 6.67 | 5.21 |
| 5 | 甲状腺 | C73 | 11 | 6.71 | 5.62 | 6.22 | 5.21 |
| 6 | 肝脏和肝内胆管 | C22 | 10 | 6.10 | 3.60 | 5.08 | 4.74 |
| 7 | 卵巢 | C56 | 9 | 5.49 | 4.20 | 4.97 | 4.27 |
| 8 | 直肠和乙状结肠连接处 | C19－20 | 9 | 5.49 | 4.01 | 4.94 | 4.27 |
| 9 | 肝外胆管 | C24 | 9 | 5.49 | 3.00 | 4.39 | 4.27 |
| 10 | 胰腺 | C25 | 7 | 4.27 | 3.04 | 3.86 | 3.32 |
| 合计 | | | 155 | | | | 73.47 |

注：中标率即中国标化发病率，世标率即世界标化发病率。

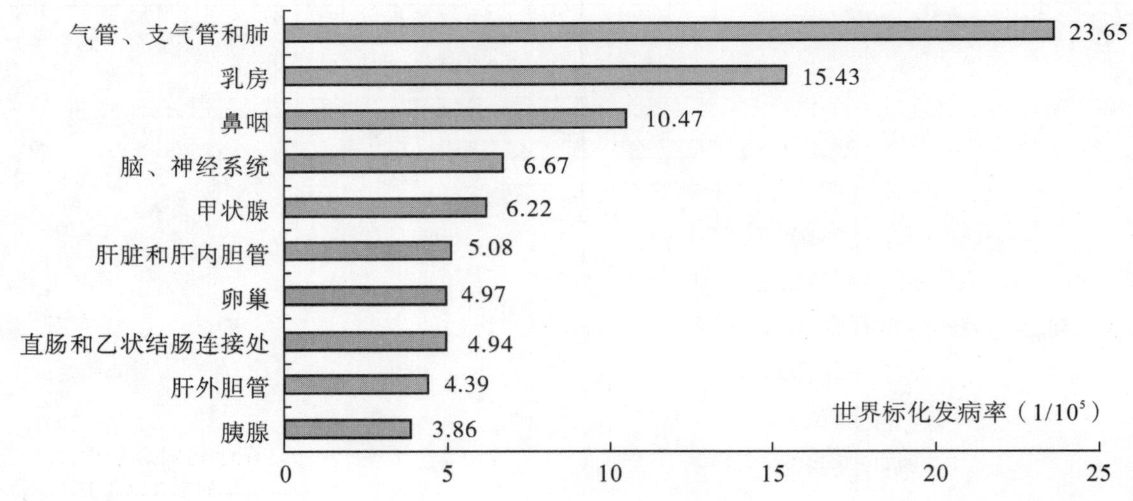


**图 141 中山市古镇镇 2000—2004 年女性前 10 位恶性肿瘤发病率**

男女合计发病前 10 位恶性肿瘤依次是气管/支气管和肺、鼻咽、肝脏和肝内胆管、乳房、肝外胆管、直肠、脑/神经系统、胰腺、甲状腺、胃部恶性肿瘤，其发病数占同期古镇镇男女合计恶性肿瘤发病总数的 72.93%（表 235，图 142），其中鼻咽癌发病数分别占同期古镇镇男、女和合计恶性肿瘤发病顺位的第 2、3 位和第 2 位（表 233、表 234、表 235，图 140、图 141、图 142）。

**表 235　中山市古镇镇 2000—2004 年男女合计前 10 位恶性肿瘤发病概况（N，$1/10^5$，%）**

| 位次 | 部位或病种 | ICD—10 | 例数 | 粗率 | 中标率 | 世标率 | 构成比 |
|---|---|---|---|---|---|---|---|
| 1 | 气管、支气管和肺 | C33－34 | 98 | 29.58 | 22.08 | 29.44 | 22.48 |
| 2 | 鼻咽 | C11 | 56 | 16.90 | 12.83 | 15.11 | 12.84 |
| 3 | 肝脏和肝内胆管 | C22 | 42 | 12.68 | 8.63 | 10.92 | 9.63 |
| 4 | 乳房 | C50 | 30 | 9.06 | 6.66 | 8.10 | 6.88 |
| 5 | 肝外胆管 | C24 | 21 | 6.34 | 3.90 | 5.53 | 4.82 |
| 6 | 直肠和乙状结肠连接处 | C19－20 | 17 | 5.13 | 3.83 | 4.76 | 3.90 |
| 7 | 脑、神经系统 | C70－72、D | 15 | 4.53 | 3.98 | 4.53 | 3.44 |
| 8 | 胰腺 | C25 | 13 | 3.92 | 3.01 | 3.94 | 2.98 |
| 9 | 甲状腺 | C73 | 13 | 3.92 | 3.53 | 3.66 | 2.98 |
| 10 | 胃 | C16 | 13 | 3.92 | 2.93 | 3.62 | 2.98 |
| 合计 | | | 318 | | | | 72.93 |

注：中标率即中国标化发病率，世标率即世界标化发病率。

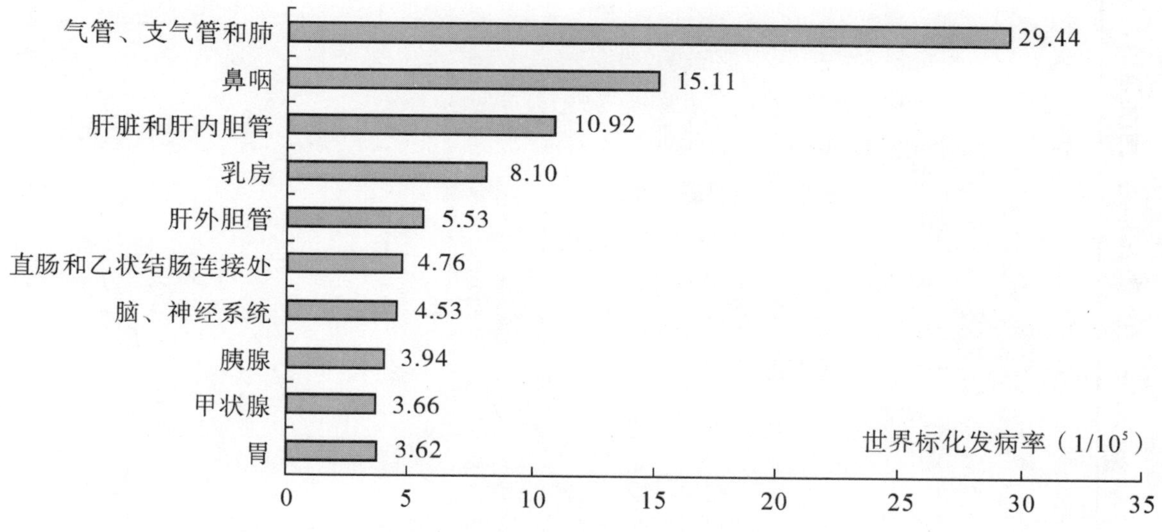


**图 142　中山市古镇镇 2000—2004 年男女合计前 10 位恶性肿瘤发病率**

表 236　中山市古镇镇 2000—2004 年男性恶性肿瘤主要发病指标（N，$1/10^5$，%）

| 部位或病种 | ICD—10 | 粗率 | 0～ | 15～ | 45～ | 55～ | 65＋ | 中标率 | 世标率 | 35～64 岁截缩率 | 0～64 岁累积率 | 0～74 岁累积率 | 例数 | 构成比 |
|---|---|---|---|---|---|---|---|---|---|---|---|---|---|---|
| 唇 | C00 | 0.00 | 0.00 | 0.00 | 0.00 | 0.00 | 0.00 | 0.00 | 0.00 | 0.00 | 0.00 | 0.00 | 0 | 0.00 |
| 舌 | C01—02 | 0.00 | 0.00 | 0.00 | 0.00 | 0.00 | 0.00 | 0.00 | 0.00 | 0.00 | 0.00 | 0.00 | 0 | 0.00 |
| 口 | C03—06 | 0.00 | 0.00 | 0.00 | 0.00 | 0.00 | 0.00 | 0.00 | 0.00 | 0.00 | 0.00 | 0.00 | 0 | 0.00 |
| 唾液腺 | C07—08 | 1.79 | 0.00 | 1.24 | 4.83 | 0.00 | 8.61 | 1.34 | 1.57 | 1.58 | 0.07 | 0.19 | 3 | 1.33 |
| 扁桃腺 | C09 | 0.00 | 0.00 | 0.00 | 0.00 | 0.00 | 0.00 | 0.00 | 0.00 | 0.00 | 0.00 | 0.00 | 0 | 0.00 |
| 其他口咽部 | C10 | 0.00 | 0.00 | 0.00 | 0.00 | 0.00 | 0.00 | 0.00 | 0.00 | 0.00 | 0.00 | 0.00 | 0 | 0.00 |
| 鼻咽部 | C11 | 22.72 | 0.00 | 21.14 | 62.85 | 19.68 | 51.68 | 17.06 | 19.99 | 42.70 | 1.46 | 2.12 | 38 | 16.89 |
| 喉咽部 | C12—13 | 0.60 | 0.00 | 0.00 | 0.00 | 9.84 | 0.00 | 0.66 | 0.78 | 2.62 | 0.10 | 0.10 | 1 | 0.44 |
| 唇，口腔和咽的其他部位和具体部位不明 | C14 | 0.00 | 0.00 | 0.00 | 0.00 | 0.00 | 0.00 | 0.00 | 0.00 | 0.00 | 0.00 | 0.00 | 0 | 0.00 |
| 食管 | C15 | 3.59 | 0.00 | 1.24 | 9.67 | 19.68 | 8.61 | 2.95 | 3.58 | 8.48 | 0.34 | 0.34 | 6 | 2.67 |
| 胃 | C16 | 4.19 | 0.00 | 1.24 | 19.34 | 0.00 | 17.23 | 2.91 | 4.32 | 9.06 | 0.27 | 0.41 | 7 | 3.11 |
| 小肠 | C17 | 0.00 | 0.00 | 0.00 | 0.00 | 0.00 | 0.00 | 0.00 | 0.00 | 0.00 | 0.00 | 0.00 | 0 | 0.00 |
| 结肠 | C18 | 5.38 | 0.00 | 2.49 | 4.83 | 9.84 | 43.07 | 3.83 | 4.56 | 5.70 | 0.21 | 0.35 | 9 | 4.00 |
| 直肠和乙状结肠连接处 | C19—20 | 4.78 | 0.00 | 1.24 | 4.83 | 19.68 | 34.45 | 3.72 | 4.57 | 8.33 | 0.27 | 0.56 | 8 | 3.56 |
| 肛门 | C21 | 0.00 | 0.00 | 0.00 | 0.00 | 0.00 | 0.00 | 0.00 | 0.00 | 0.00 | 0.00 | 0.00 | 0 | 0.00 |
| 肝脏和肝内胆管 | C22 | 19.13 | 2.25 | 8.71 | 29.01 | 39.36 | 120.59 | 14.27 | 17.30 | 27.32 | 0.95 | 1.44 | 32 | 14.22 |
| 胆囊 | C23 | 0.60 | 0.00 | 0.00 | 0.00 | 0.00 | 8.61 | 0.23 | 0.94 | 0.00 | 0.00 | 0.00 | 1 | 0.44 |
| 肝外胆管 | C24 | 7.17 | 0.00 | 0.00 | 0.00 | 9.84 | 94.75 | 5.14 | 6.91 | 2.62 | 0.10 | 0.87 | 12 | 5.33 |
| 胰腺 | C25 | 3.59 | 0.00 | 0.00 | 14.50 | 19.68 | 8.61 | 2.82 | 3.81 | 9.59 | 0.35 | 0.50 | 6 | 2.67 |
| 鼻腔、中耳和副鼻窦 | C30—31 | 0.00 | 0.00 | 0.00 | 0.00 | 0.00 | 0.00 | 0.00 | 0.00 | 0.00 | 0.00 | 0.00 | 0 | 0.00 |
| 喉 | C32 | 1.20 | 0.00 | 0.00 | 4.83 | 0.00 | 8.61 | 0.87 | 1.14 | 1.85 | 0.06 | 0.20 | 2 | 0.89 |
| 气管、支气管和肺 | C33—34 | 33.48 | 0.00 | 2.49 | 19.34 | 186.97 | 267.02 | 26.73 | 35.39 | 55.30 | 2.18 | 5.07 | 56 | 24.89 |

（续上表）

| 部位或病种 | ICD—10 | 粗率 | 0～ | 15～ | 45～ | 55～ | 65＋ | 中标率 | 世标率 | 35～64岁截缩率 | 0～64岁累积率 | 0～74岁累积率 | 例数 | 构成比 |
|---|---|---|---|---|---|---|---|---|---|---|---|---|---|---|
| 其他呼吸器官 | C37—38 | 0.00 | 0.00 | 0.00 | 0.00 | 0.00 | 0.00 | 0.00 | 0.00 | 0.00 | 0.00 | 0.00 | 0 | 0.00 |
| 骨和关节软骨 | C40—41 | 0.60 | 0.00 | 1.24 | 0.00 | 0.00 | 0.00 | 0.65 | 0.71 | 0.00 | 0.04 | 0.04 | 1 | 0.44 |
| 皮肤恶性黑色素瘤 | C43 | 1.20 | 0.00 | 0.00 | 0.00 | 9.84 | 8.61 | 1.07 | 1.35 | 2.62 | 0.10 | 0.24 | 2 | 0.89 |
| 皮肤其他恶性肿瘤 | C44 | 1.20 | 0.00 | 0.00 | 0.00 | 19.68 | 0.00 | 1.20 | 1.57 | 4.78 | 0.20 | 0.20 | 2 | 0.89 |
| 间皮瘤 | C45 | 0.00 | 0.00 | 0.00 | 0.00 | 0.00 | 0.00 | 0.00 | 0.00 | 0.00 | 0.00 | 0.00 | 0 | 0.00 |
| Kaposi氏肉瘤 | C46 | 0.00 | 0.00 | 0.00 | 0.00 | 0.00 | 0.00 | 0.00 | 0.00 | 0.00 | 0.00 | 0.00 | 0 | 0.00 |
| 结缔组织和其他软组织 | C47、49 | 0.00 | 0.00 | 0.00 | 0.00 | 0.00 | 0.00 | 0.00 | 0.00 | 0.00 | 0.00 | 0.00 | 0 | 0.00 |
| 乳房 | C50 | 0.60 | 0.00 | 0.00 | 0.00 | 0.00 | 8.61 | 0.48 | 0.68 | 0.00 | 0.00 | 0.11 | 1 | 0.44 |
| 外阴 | C51 | 0.00 | 0.00 | 0.00 | 0.00 | 0.00 | 0.00 | 0.00 | 0.00 | 0.00 | 0.00 | 0.00 | 0 | 0.00 |
| 阴道 | C52 | 0.00 | 0.00 | 0.00 | 0.00 | 0.00 | 0.00 | 0.00 | 0.00 | 0.00 | 0.00 | 0.00 | 0 | 0.00 |
| 子宫颈 | C53 | 0.00 | 0.00 | 0.00 | 0.00 | 0.00 | 0.00 | 0.00 | 0.00 | 0.00 | 0.00 | 0.00 | 0 | 0.00 |
| 子宫体 | C54 | 0.00 | 0.00 | 0.00 | 0.00 | 0.00 | 0.00 | 0.00 | 0.00 | 0.00 | 0.00 | 0.00 | 0 | 0.00 |
| 子宫恶性肿瘤、未注明部位 | C55 | 0.00 | 0.00 | 0.00 | 0.00 | 0.00 | 0.00 | 0.00 | 0.00 | 0.00 | 0.00 | 0.00 | 0 | 0.00 |
| 卵巢 | C56 | 0.00 | 0.00 | 0.00 | 0.00 | 0.00 | 0.00 | 0.00 | 0.00 | 0.00 | 0.00 | 0.00 | 0 | 0.00 |
| 其他和未说明的女性生殖器官恶性肿瘤 | C57 | 0.00 | 0.00 | 0.00 | 0.00 | 0.00 | 0.00 | 0.00 | 0.00 | 0.00 | 0.00 | 0.00 | 0 | 0.00 |
| 胎盘 | C58 | 0.00 | 0.00 | 0.00 | 0.00 | 0.00 | 0.00 | 0.00 | 0.00 | 0.00 | 0.00 | 0.00 | 0 | 0.00 |
| 阴茎 | C60 | 1.20 | 0.00 | 1.24 | 4.83 | 0.00 | 0.00 | 0.77 | 0.92 | 3.08 | 0.08 | 0.08 | 2 | 0.89 |
| 前列腺 | C61 | 1.20 | 0.00 | 0.00 | 0.00 | 0.00 | 17.23 | 0.82 | 1.05 | 0.00 | 0.00 | 0.14 | 2 | 0.89 |
| 睾丸 | C62 | 0.00 | 0.00 | 0.00 | 0.00 | 0.00 | 0.00 | 0.00 | 0.00 | 0.00 | 0.00 | 0.00 | 0 | 0.00 |
| 其他和未说明的男性生殖器官恶性肿瘤 | C63 | 0.00 | 0.00 | 0.00 | 0.00 | 0.00 | 0.00 | 0.00 | 0.00 | 0.00 | 0.00 | 0.00 | 0 | 0.00 |
| 肾脏 | C64 | 2.99 | 0.00 | 1.24 | 4.83 | 9.84 | 17.23 | 2.36 | 2.92 | 6.15 | 0.20 | 0.34 | 5 | 2.22 |
| 肾盂、肾盏 | C65 | 0.00 | 0.00 | 0.00 | 0.00 | 0.00 | 0.00 | 0.00 | 0.00 | 0.00 | 0.00 | 0.00 | 0 | 0.00 |

（续上表）

| 部位或病种 | ICD—10 | 粗率 | 0～ | 15～ | 45～ | 55～ | 65＋ | 中标率 | 世标率 | 35～64 岁截缩率 | 0～64 岁累积率 | 0～74 岁累积率 | 例数 | 构成比 |
|---|---|---|---|---|---|---|---|---|---|---|---|---|---|---|
| 输尿管 | C66 | 0.00 | 0.00 | 0.00 | 0.00 | 0.00 | 0.00 | 0.00 | 0.00 | 0.00 | 0.00 | 0.00 | 0 | 0.00 |
| 膀胱 | C67 | 4.19 | 0.00 | 0.00 | 4.83 | 19.68 | 34.45 | 2.87 | 5.01 | 6.36 | 0.24 | 0.38 | 7 | 3.11 |
| 其他和未说明的泌尿器官 | C68 | 0.00 | 0.00 | 0.00 | 0.00 | 0.00 | 0.00 | 0.00 | 0.00 | 0.00 | 0.00 | 0.00 | 0 | 0.00 |
| 眼 | C69 | 0.00 | 0.00 | 0.00 | 0.00 | 0.00 | 0.00 | 0.00 | 0.00 | 0.00 | 0.00 | 0.00 | 0 | 0.00 |
| 脑、神经系统 | C70—72、D | 2.39 | 0.00 | 0.00 | 4.83 | 0.00 | 25.84 | 1.83 | 2.54 | 1.58 | 0.04 | 0.38 | 4 | 1.78 |
| 甲状腺 | C73 | 1.20 | 2.25 | 1.24 | 0.00 | 0.00 | 0.00 | 1.41 | 1.08 | 0.00 | 0.06 | 0.06 | 2 | 0.89 |
| 肾上腺 | C74 | 0.60 | 0.00 | 1.24 | 0.00 | 0.00 | 0.00 | 0.64 | 0.55 | 0.00 | 0.03 | 0.03 | 1 | 0.44 |
| 其他内分泌腺 | C75 | 0.00 | 0.00 | 0.00 | 0.00 | 0.00 | 0.00 | 0.00 | 0.00 | 0.00 | 0.00 | 0.00 | 0 | 0.00 |
| 霍奇金氏病 | C81 | 0.60 | 0.00 | 0.00 | 0.00 | 0.00 | 8.61 | 0.41 | 0.57 | 0.00 | 0.00 | 0.14 | 1 | 0.44 |
| 非霍奇金氏病 | C82—85、C96 | 2.99 | 2.25 | 1.24 | 9.67 | 0.00 | 8.61 | 2.51 | 2.92 | 5.37 | 0.19 | 0.33 | 5 | 2.22 |
| 多发性骨髓瘤和恶性浆细胞肿瘤 | C90 | 1.20 | 0.00 | 0.00 | 4.83 | 9.84 | 0.00 | 1.06 | 1.28 | 4.20 | 0.14 | 0.14 | 2 | 0.89 |
| 淋巴细胞白血病 | C91 | 0.00 | 0.00 | 0.00 | 0.00 | 0.00 | 0.00 | 0.00 | 0.00 | 0.00 | 0.00 | 0.00 | 0 | 0.00 |
| 髓细胞性白血病 | C92 | 1.79 | 0.00 | 1.24 | 0.00 | 0.00 | 17.23 | 1.52 | 1.70 | 0.00 | 0.03 | 0.15 | 3 | 1.33 |
| 单核细胞性白血病 | C93 | 0.00 | 0.00 | 0.00 | 0.00 | 0.00 | 0.00 | 0.00 | 0.00 | 0.00 | 0.00 | 0.00 | 0 | 0.00 |
| 其他指明的白血病 | C94 | 0.00 | 0.00 | 0.00 | 0.00 | 0.00 | 0.00 | 0.00 | 0.00 | 0.00 | 0.00 | 0.00 | 0 | 0.00 |
| 未指明细胞类型的白血病 | C95 | 0.00 | 0.00 | 0.00 | 0.00 | 0.00 | 0.00 | 0.00 | 0.00 | 0.00 | 0.00 | 0.00 | 0 | 0.00 |
| 独立的多个部位的（原发性）恶性肿瘤 | C97 | 0.00 | 0.00 | 0.00 | 0.00 | 0.00 | 0.00 | 0.00 | 0.00 | 0.00 | 0.00 | 0.00 | 0 | 0.00 |
| 其他及不明部位 | C26、39、48、76—80 | 2.39 | 0.00 | 1.24 | 0.00 | 9.84 | 17.23 | 1.97 | 2.55 | 4.30 | 0.14 | 0.40 | 4 | 1.78 |
| 除 C44 合计 | 0.00 | 133.33 | 6.76 | 49.74 | 207.89 | 393.62 | 835.52 | 102.90 | 130.70 | 208.80 | 7.67 | 15.12 | 223 | 99.11 |
| 合计 | 0.00 | 134.52 | 6.76 | 49.74 | 207.89 | 413.30 | 835.52 | 104.10 | 132.28 | 213.58 | 7.87 | 15.32 | 225 | 100.00 |

注：中标率即中国标化发病率，世标率即世界标化发病率。

表 237　中山市古镇镇 2000—2004 年女性恶性肿瘤主要发病指标（N，1/10⁵，%）

| 部位或病种 | ICD—10 | 粗率 | 0～ | 15～ | 45～ | 55～ | 65＋ | 中标率 | 世标率 | 35～64 岁截缩率 | 0～64 岁累积率 | 0～74 岁累积率 | 例数 | 构成比 |
|---|---|---|---|---|---|---|---|---|---|---|---|---|---|---|
| 唇 | C00 | 0.00 | 0.00 | 0.00 | 0.00 | 0.00 | 0.00 | 0.00 | 0.00 | 0.00 | 0.00 | 0.00 | 0 | 0.00 |
| 舌 | C01—02 | 0.61 | 0.00 | 0.00 | 0.00 | 0.00 | 6.83 | 0.21 | 0.28 | 0.00 | 0.00 | 0.00 | 1 | 0.47 |
| 口 | C03—06 | 0.00 | 0.00 | 0.00 | 0.00 | 0.00 | 0.00 | 0.00 | 0.00 | 0.00 | 0.00 | 0.00 | 0 | 0.00 |
| 唾液腺 | C07—08 | 0.00 | 0.00 | 0.00 | 0.00 | 0.00 | 0.00 | 0.00 | 0.00 | 0.00 | 0.00 | 0.00 | 0 | 0.00 |
| 扁桃腺 | C09 | 0.61 | 0.00 | 0.00 | 4.96 | 0.00 | 0.00 | 0.41 | 0.52 | 1.63 | 0.04 | 0.04 | 1 | 0.47 |
| 其他口咽部 | C10 | 0.00 | 0.00 | 0.00 | 0.00 | 0.00 | 0.00 | 0.00 | 0.00 | 0.00 | 0.00 | 0.00 | 0 | 0.00 |
| 鼻咽部 | C11 | 10.97 | 0.00 | 11.20 | 19.86 | 40.53 | 6.83 | 8.78 | 10.47 | 27.19 | 0.97 | 1.08 | 18 | 8.53 |
| 喉咽部 | C12—13 | 0.00 | 0.00 | 0.00 | 0.00 | 0.00 | 0.00 | 0.00 | 0.00 | 0.00 | 0.00 | 0.00 | 0 | 0.00 |
| 唇，口腔和咽的其他部位和具体部位不明 | C14 | 0.00 | 0.00 | 0.00 | 0.00 | 0.00 | 0.00 | 0.00 | 0.00 | 0.00 | 0.00 | 0.00 | 0 | 0.00 |
| 食管 | C15 | 0.00 | 0.00 | 0.00 | 0.00 | 0.00 | 0.00 | 0.00 | 0.00 | 0.00 | 0.00 | 0.00 | 0 | 0.00 |
| 胃 | C16 | 3.66 | 0.00 | 6.22 | 0.00 | 10.13 | 0.00 | 3.04 | 3.33 | 7.94 | 0.30 | 0.30 | 6 | 2.84 |
| 小肠 | C17 | 0.61 | 0.00 | 0.00 | 0.00 | 10.13 | 0.00 | 0.67 | 0.79 | 2.66 | 0.10 | 0.10 | 1 | 0.47 |
| 结肠 | C18 | 3.05 | 0.00 | 1.24 | 0.00 | 20.26 | 13.66 | 2.24 | 2.83 | 6.68 | 0.25 | 0.25 | 5 | 2.37 |
| 直肠和乙状结肠连接处 | C19—20 | 5.49 | 0.00 | 3.73 | 0.00 | 30.40 | 20.49 | 4.01 | 4.94 | 9.10 | 0.40 | 0.51 | 9 | 4.27 |
| 肛门 | C21 | 0.00 | 0.00 | 0.00 | 0.00 | 0.00 | 0.00 | 0.00 | 0.00 | 0.00 | 0.00 | 0.00 | 0 | 0.00 |
| 肝脏和肝内胆管 | C22 | 6.10 | 0.00 | 1.24 | 14.89 | 10.13 | 34.15 | 3.60 | 5.08 | 9.56 | 0.29 | 0.54 | 10 | 4.74 |
| 胆囊 | C23 | 1.22 | 0.00 | 0.00 | 0.00 | 0.00 | 13.66 | 0.57 | 0.79 | 0.00 | 0.00 | 0.13 | 2 | 0.95 |
| 肝外胆管 | C24 | 5.49 | 0.00 | 0.00 | 9.93 | 20.26 | 34.15 | 3.00 | 4.39 | 8.43 | 0.30 | 0.30 | 9 | 4.27 |
| 胰腺 | C25 | 4.27 | 0.00 | 0.00 | 0.00 | 30.40 | 27.32 | 3.04 | 3.86 | 7.58 | 0.30 | 0.43 | 7 | 3.32 |
| 鼻腔、中耳和副鼻窦 | C30—31 | 0.00 | 0.00 | 0.00 | 0.00 | 0.00 | 0.00 | 0.00 | 0.00 | 0.00 | 0.00 | 0.00 | 0 | 0.00 |
| 喉 | C32 | 0.00 | 0.00 | 0.00 | 0.00 | 0.00 | 0.00 | 0.00 | 0.00 | 0.00 | 0.00 | 0.00 | 0 | 0.00 |
| 气管、支气管和肺 | C33—34 | 25.61 | 0.00 | 3.73 | 19.86 | 131.71 | 150.27 | 17.81 | 23.65 | 38.29 | 1.59 | 2.79 | 42 | 19.91 |

（续上表）

| 部位或病种 | ICD—10 | 粗率 | 0～ | 15～ | 45～ | 55～ | 65＋ | 中标率 | 世标率 | 35～64 岁截缩率 | 0～64 岁累积率 | 0～74 岁累积率 | 例数 | 构成比 |
|---|---|---|---|---|---|---|---|---|---|---|---|---|---|---|
| 其他呼吸器官 | C37—38 | 0.61 | 0.00 | 0.00 | 0.00 | 10.13 | 0.00 | 0.57 | 0.83 | 2.26 | 0.10 | 0.10 | 1 | 0.47 |
| 骨和关节软骨 | C40—41 | 0.61 | 0.00 | 0.00 | 4.96 | 0.00 | 0.00 | 0.47 | 0.58 | 1.88 | 0.06 | 0.06 | 1 | 0.47 |
| 皮肤恶性黑色素瘤 | C43 | 0.00 | 0.00 | 0.00 | 0.00 | 0.00 | 0.00 | 0.00 | 0.00 | 0.00 | 0.00 | 0.00 | 0 | 0.00 |
| 皮肤其他恶性肿瘤 | C44 | 1.83 | 0.00 | 0.00 | 0.00 | 10.13 | 13.66 | 0.87 | 1.50 | 2.26 | 0.10 | 0.10 | 3 | 1.42 |
| 间皮瘤 | C45 | 0.00 | 0.00 | 0.00 | 0.00 | 0.00 | 0.00 | 0.00 | 0.00 | 0.00 | 0.00 | 0.00 | 0 | 0.00 |
| kaposi 氏肉瘤 | C46 | 0.00 | 0.00 | 0.00 | 0.00 | 0.00 | 0.00 | 0.00 | 0.00 | 0.00 | 0.00 | 0.00 | 0 | 0.00 |
| 结缔组织和其他软组织 | C47、49 | 1.22 | 0.00 | 1.24 | 0.00 | 0.00 | 6.83 | 0.75 | 0.93 | 1.52 | 0.04 | 0.16 | 2 | 0.21 |
| 乳房 | C50 | 17.68 | 0.00 | 9.96 | 64.53 | 40.53 | 27.32 | 12.76 | 15.43 | 41.60 | 1.40 | 1.40 | 29 | 13.74 |
| 外阴 | C51 | 0.00 | 0.00 | 0.00 | 0.00 | 0.00 | 0.00 | 0.00 | 0.00 | 0.00 | 0.00 | 0.00 | 0 | 0.00 |
| 阴道 | C52 | 0.00 | 0.00 | 0.00 | 0.00 | 0.00 | 0.00 | 0.00 | 0.00 | 0.00 | 0.00 | 0.00 | 0 | 0.00 |
| 子宫颈 | C53 | 4.27 | 0.00 | 3.73 | 14.89 | 0.00 | 6.83 | 2.90 | 3.23 | 6.90 | 0.25 | 0.25 | 7 | 3.32 |
| 子宫体 | C54 | 3.05 | 0.00 | 1.24 | 14.89 | 10.13 | 0.00 | 2.40 | 2.96 | 9.56 | 0.29 | 0.29 | 5 | 2.37 |
| 子宫恶性肿瘤、未注明部位 | C55 | 0.00 | 0.00 | 0.00 | 0.00 | 0.00 | 0.00 | 0.00 | 0.00 | 0.00 | 0.00 | 0.00 | 0 | 0.00 |
| 卵巢 | C56 | 5.49 | 0.00 | 2.49 | 14.89 | 10.13 | 20.49 | 4.20 | 4.97 | 7.80 | 0.31 | 0.67 | 9 | 4.27 |
| 其他和未说明的女性生殖器官恶性肿瘤 | C57 | 0.00 | 0.00 | 0.00 | 0.00 | 0.00 | 0.00 | 0.00 | 0.00 | 0.00 | 0.00 | 0.00 | 0 | 0.00 |
| 胎盘 | C58 | 0.00 | 0.00 | 0.00 | 0.00 | 0.00 | 0.00 | 0.00 | 0.00 | 0.00 | 0.00 | 0.00 | 0 | 0.00 |
| 阴茎 | C60 | 0.00 | 0.00 | 0.00 | 0.00 | 0.00 | 0.00 | 0.00 | 0.00 | 0.00 | 0.00 | 0.00 | 0 | 0.00 |
| 前列腺 | C61 | 0.00 | 0.00 | 0.00 | 0.00 | 0.00 | 0.00 | 0.00 | 0.00 | 0.00 | 0.00 | 0.00 | 0 | 0.00 |
| 睾丸 | C62 | 0.00 | 0.00 | 0.00 | 0.00 | 0.00 | 0.00 | 0.00 | 0.00 | 0.00 | 0.00 | 0.00 | 0 | 0.00 |
| 其他和未说明的男性生殖器官恶性肿瘤 | C63 | 0.00 | 0.00 | 0.00 | 0.00 | 0.00 | 0.00 | 0.00 | 0.00 | 0.00 | 0.00 | 0.00 | 0 | 0.00 |
| 肾脏 | C64 | 0.00 | 0.00 | 0.00 | 0.00 | 0.00 | 0.00 | 0.00 | 0.00 | 0.00 | 0.00 | 0.00 | 0 | 0.00 |
| 肾盂、肾盏 | C65 | 0.00 | 0.00 | 0.00 | 0.00 | 0.00 | 0.00 | 0.00 | 0.00 | 0.00 | 0.00 | 0.00 | 0 | 0.00 |

（续上表）

| 部位或病种 | ICD—10 | 粗率 | 0～ | 15～ | 45～ | 55～ | 65+ | 中标率 | 世标率 | 35～64岁截缩率 | 0～64岁累积率 | 0～74岁累积率 | 例数 | 构成比 |
|---|---|---|---|---|---|---|---|---|---|---|---|---|---|---|
| 输尿管 | C66 | 0.00 | 0.00 | 0.00 | 0.00 | 0.00 | 0.00 | 0.00 | 0.00 | 0.00 | 0.00 | 0.00 | 0 | 0.00 |
| 膀胱 | C67 | 0.61 | 0.00 | 0.00 | 0.00 | 0.00 | 6.83 | 0.28 | 0.33 | 0.00 | 0.00 | 0.00 | 1 | 0.47 |
| 其他和未说明的泌尿器官 | C68 | 0.00 | 0.00 | 0.00 | 0.00 | 0.00 | 0.00 | 0.00 | 0.00 | 0.00 | 0.00 | 0.00 | 0 | 0.00 |
| 眼 | C69 | 0.00 | 0.00 | 0.00 | 0.00 | 0.00 | 0.00 | 0.00 | 0.00 | 0.00 | 0.00 | 0.00 | 0 | 0.00 |
| 脑、神经系统 | C70—72、D | 6.71 | 7.68 | 2.49 | 14.89 | 10.13 | 13.66 | 6.28 | 6.67 | 11.57 | 0.45 | 0.69 | 11 | 5.21 |
| 甲状腺 | C73 | 6.71 | 0.00 | 9.96 | 9.93 | 0.00 | 6.83 | 5.62 | 6.22 | 8.56 | 0.43 | 0.54 | 11 | 5.21 |
| 肾上腺 | C74 | 0.00 | 0.00 | 0.00 | 0.00 | 0.00 | 0.00 | 0.00 | 0.00 | 0.00 | 0.00 | 0.00 | 0 | 0.00 |
| 其他内分泌腺 | C75 | 0.00 | 0.00 | 0.00 | 0.00 | 0.00 | 0.00 | 0.00 | 0.00 | 0.00 | 0.00 | 0.00 | 0 | 0.00 |
| 霍奇金氏病 | C81 | 0.00 | 0.00 | 0.00 | 0.00 | 0.00 | 0.00 | 0.00 | 0.00 | 0.00 | 0.00 | 0.00 | 0 | 0.00 |
| 非霍奇金氏病 | C82—85、C96 | 3.66 | 0.00 | 2.49 | 9.93 | 0.00 | 13.66 | 2.65 | 3.11 | 3.51 | 0.18 | 0.29 | 6 | 2.84 |
| 多发性骨髓瘤和恶性浆细胞肿瘤 | C90 | 0.61 | 0.00 | 0.00 | 4.96 | 0.00 | 0.00 | 0.47 | 0.58 | 1.88 | 0.06 | 0.06 | 1 | 0.47 |
| 淋巴细胞白血病 | C91 | 0.61 | 0.00 | 1.24 | 0.00 | 0.00 | 0.00 | 0.38 | 0.42 | 1.52 | 0.04 | 0.04 | 1 | 0.47 |
| 髓细胞性白血病 | C92 | 2.44 | 0.00 | 2.49 | 0.00 | 10.13 | 6.83 | 2.08 | 2.19 | 2.66 | 0.16 | 0.29 | 4 | 1.90 |
| 单核细胞性白血病 | C93 | 0.00 | 0.00 | 0.00 | 0.00 | 0.00 | 0.00 | 0.00 | 0.00 | 0.00 | 0.00 | 0.00 | 0 | 0.00 |
| 其他指明的白血病 | C94 | 0.61 | 0.00 | 0.00 | 0.00 | 10.13 | 0.00 | 0.67 | 0.79 | 2.66 | 0.10 | 0.10 | 1 | 0.47 |
| 未指明细胞类型的白血病 | C95 | 0.00 | 0.00 | 0.00 | 0.00 | 0.00 | 0.00 | 0.00 | 0.00 | 0.00 | 0.00 | 0.00 | 0 | 0.00 |
| 独立的多个部位的（原发性）恶性肿瘤 | C97 | 0.00 | 0.00 | 0.00 | 0.00 | 0.00 | 0.00 | 0.00 | 0.00 | 0.00 | 0.00 | 0.00 | 0 | 0.00 |
| 其他及不明部位 | C26、39、48、76—80 | 4.27 | 0.00 | 0.00 | 19.86 | 0.00 | 20.49 | 2.85 | 3.96 | 7.27 | 0.22 | 0.44 | 7 | 3.32 |
| 除C44合计 | | 126.81 | 7.68 | 64.74 | 243.23 | 405.27 | 437.16 | 92.71 | 114.14 | 230.21 | 8.62 | 11.84 | 208 | 98.58 |
| 合计 | | 128.64 | 7.68 | 64.74 | 243.23 | 415.40 | 450.82 | 93.58 | 115.64 | 232.47 | 8.72 | 11.94 | 211 | 100.00 |

注：中标率即中国标化发病率，世标率即世界标化发病率。

**表 238　中山市古镇镇 2000—2004 年男女合计恶性肿瘤主要发病指标（N，1/10$^5$，%）**

| 部位或病种 | ICD—10 | 粗率 | 0～ | 15～ | 45～ | 55～ | 65＋ | 中标率 | 世标率 | 35～64 岁截缩率 | 0～64 岁累积率 | 0～74 岁累积率 | 例数 | 构成比 |
|---|---|---|---|---|---|---|---|---|---|---|---|---|---|---|
| 唇 | C00 | 0.00 | 0.00 | 0.00 | 0.00 | 0.00 | 0.00 | 0.00 | 0.00 | 0.00 | 0.00 | 0.00 | 0 | 0.00 |
| 舌 | C01—02 | 0.30 | 0.00 | 0.00 | 0.00 | 0.00 | 3.81 | 0.13 | 0.18 | 0.00 | 0.00 | 0.00 | 1 | 0.23 |
| 口 | C03—06 | 0.00 | 0.00 | 0.00 | 0.00 | 0.00 | 0.00 | 0.00 | 0.00 | 0.00 | 0.00 | 0.00 | 0 | 0.00 |
| 唾液腺 | C07—08 | 0.91 | 0.00 | 0.62 | 2.45 | 0.00 | 3.81 | 0.66 | 0.78 | 0.80 | 0.04 | 0.09 | 3 | 0.69 |
| 扁桃腺 | C09 | 0.30 | 0.00 | 0.00 | 2.45 | 0.00 | 0.00 | 0.20 | 0.26 | 0.80 | 0.02 | 0.02 | 1 | 0.23 |
| 其他口咽部 | C10 | 0.00 | 0.00 | 0.00 | 0.00 | 0.00 | 0.00 | 0.00 | 0.00 | 0.00 | 0.00 | 0.00 | 0 | 0.00 |
| 鼻咽部 | C11 | 16.90 | 0.00 | 16.17 | 41.64 | 29.95 | 26.64 | 12.83 | 15.11 | 35.00 | 1.22 | 1.59 | 56 | 12.84 |
| 喉咽部 | C12—13 | 0.30 | 0.00 | 0.00 | 0.00 | 4.99 | 0.00 | 0.33 | 0.39 | 1.32 | 0.05 | 0.05 | 1 | 0.23 |
| 唇，口腔和咽的其他部位和具体部位不明 | C14 | 0.00 | 0.00 | 0.00 | 0.00 | 0.00 | 0.00 | 0.00 | 0.00 | 0.00 | 0.00 | 0.00 | 0 | 0.00 |
| 食管 | C15 | 1.81 | 0.00 | 0.62 | 4.90 | 9.98 | 3.81 | 1.44 | 1.74 | 4.29 | 0.17 | 0.17 | 6 | 1.38 |
| 胃 | C16 | 3.92 | 0.00 | 3.73 | 9.80 | 4.99 | 7.61 | 2.93 | 3.62 | 8.48 | 0.29 | 0.35 | 13 | 2.98 |
| 小肠 | C17 | 0.30 | 0.00 | 0.00 | 0.00 | 4.99 | 0.00 | 0.33 | 0.39 | 1.32 | 0.05 | 0.05 | 1 | 0.23 |
| 结肠 | C18 | 4.23 | 0.00 | 1.87 | 2.45 | 14.98 | 26.64 | 2.89 | 3.51 | 6.16 | 0.23 | 0.29 | 14 | 3.21 |
| 直肠和乙状结肠连接处 | C19—20 | 5.13 | 0.00 | 2.49 | 2.45 | 24.96 | 26.64 | 3.83 | 4.76 | 8.70 | 0.33 | 0.53 | 17 | 3.90 |
| 肛门 | C21 | 0.00 | 0.00 | 0.00 | 0.00 | 0.00 | 0.00 | 0.00 | 0.00 | 0.00 | 0.00 | 0.00 | 0 | 0.00 |
| 肝脏和肝内胆管 | C22 | 12.68 | 1.20 | 4.98 | 22.04 | 24.96 | 72.30 | 8.63 | 10.92 | 18.59 | 0.63 | 1.00 | 42 | 9.63 |
| 胆囊 | C23 | 0.91 | 0.00 | 0.00 | 0.00 | 0.00 | 11.42 | 0.39 | 0.72 | 0.00 | 0.00 | 0.07 | 3 | 0.69 |
| 肝外胆管 | C24 | 6.34 | 0.00 | 0.00 | 4.90 | 14.98 | 60.89 | 3.90 | 5.53 | 5.48 | 0.20 | 0.57 | 21 | 4.82 |
| 胰腺 | C25 | 3.92 | 0.00 | 0.00 | 7.35 | 24.96 | 19.03 | 3.01 | 3.94 | 8.62 | 0.33 | 0.46 | 13 | 2.98 |
| 鼻腔、中耳和副鼻窦 | C30—31 | 0.00 | 0.00 | 0.00 | 0.00 | 0.00 | 0.00 | 0.00 | 0.00 | 0.00 | 0.00 | 0.00 | 0 | 0.00 |
| 喉 | C32 | 0.60 | 0.00 | 0.00 | 2.45 | 0.00 | 3.81 | 0.43 | 0.56 | 0.93 | 0.03 | 0.10 | 2 | 0.46 |
| 气管、支气管和肺 | C33—34 | 29.58 | 0.00 | 3.11 | 19.59 | 159.75 | 201.69 | 22.08 | 29.44 | 46.91 | 1.89 | 3.88 | 98 | 22.48 |

（续上表）

| 部位或病种 | ICD—10 | 粗率 | 0～ | 15～ | 45～ | 55～ | 65＋ | 中标率 | 世标率 | 35～64岁截缩率 | 0～64岁累积率 | 0～74岁累积率 | 例数 | 构成比 |
|---|---|---|---|---|---|---|---|---|---|---|---|---|---|---|
| 其他呼吸器官 | C37—38 | 0.30 | 0.00 | 0.00 | 0.00 | 4.99 | 0.00 | 0.28 | 0.41 | 1.10 | 0.05 | 0.05 | 1 | 0.23 |
| 骨和关节软骨 | C40—41 | 0.60 | 0.00 | 0.62 | 2.45 | 0.00 | 0.00 | 0.56 | 0.64 | 0.93 | 0.05 | 0.05 | 2 | 0.46 |
| 皮肤恶性黑色素瘤 | C43 | 0.60 | 0.00 | 0.00 | 0.00 | 4.99 | 3.81 | 0.52 | 0.66 | 1.32 | 0.05 | 0.12 | 2 | 0.46 |
| 皮肤其他恶性肿瘤 | C44 | 1.51 | 0.00 | 0.00 | 0.00 | 14.98 | 7.61 | 1.08 | 1.66 | 3.53 | 0.15 | 0.15 | 5 | 1.15 |
| 间皮瘤 | C45 | 0.00 | 0.00 | 0.00 | 0.00 | 0.00 | 0.00 | 0.00 | 0.00 | 0.00 | 0.00 | 0.00 | 0 | 0.00 |
| kaposi 氏肉瘤 | C46 | 0.00 | 0.00 | 0.00 | 0.00 | 0.00 | 0.00 | 0.00 | 0.00 | 0.00 | 0.00 | 0.00 | 0 | 0.00 |
| 结缔组织和其他软组织 | C47、49 | 0.60 | 0.00 | 0.62 | 0.00 | 0.00 | 3.81 | 0.38 | 0.48 | 0.75 | 0.02 | 0.08 | 2 | 0.09 |
| 乳房 | C50 | 9.06 | 0.00 | 4.98 | 31.84 | 19.97 | 19.03 | 6.66 | 8.10 | 20.50 | 0.69 | 0.75 | 30 | 6.88 |
| 外阴 | C51 | 0.00 | 0.00 | 0.00 | 0.00 | 0.00 | 0.00 | 0.00 | 0.00 | 0.00 | 0.00 | 0.00 | 0 | 0.00 |
| 阴道 | C52 | 0.00 | 0.00 | 0.00 | 0.00 | 0.00 | 0.00 | 0.00 | 0.00 | 0.00 | 0.00 | 0.00 | 0 | 0.00 |
| 子宫颈 | C53 | 2.11 | 0.00 | 1.87 | 7.35 | 0.00 | 3.81 | 1.47 | 1.64 | 3.39 | 0.13 | 0.13 | 7 | 1.61 |
| 子宫体 | C54 | 1.51 | 0.00 | 0.62 | 7.35 | 4.99 | 0.00 | 1.18 | 1.46 | 4.71 | 0.14 | 0.14 | 5 | 1.15 |
| 子宫恶性肿瘤、未注明部位 | C55 | 0.00 | 0.00 | 0.00 | 0.00 | 0.00 | 0.00 | 0.00 | 0.00 | 0.00 | 0.00 | 0.00 | 0 | 0.00 |
| 卵巢 | C56 | 2.72 | 0.00 | 1.24 | 7.35 | 4.99 | 11.42 | 2.13 | 2.52 | 3.86 | 0.15 | 0.34 | 9 | 2.06 |
| 其他和未说明的女性生殖器官恶性肿瘤 | C57 | 0.00 | 0.00 | 0.00 | 0.00 | 0.00 | 0.00 | 0.00 | 0.00 | 0.00 | 0.00 | 0.00 | 0 | 0.00 |
| 胎盘 | C58 | 0.00 | 0.00 | 0.00 | 0.00 | 0.00 | 0.00 | 0.00 | 0.00 | 0.00 | 0.00 | 0.00 | 0 | 0.00 |
| 阴茎 | C60 | 0.60 | 0.00 | 0.62 | 2.45 | 0.00 | 0.00 | 0.39 | 0.47 | 1.56 | 0.04 | 0.04 | 2 | 0.46 |
| 前列腺 | C61 | 0.60 | 0.00 | 0.00 | 0.00 | 0.00 | 7.61 | 0.36 | 0.46 | 0.00 | 0.00 | 0.07 | 2 | 0.46 |
| 睾丸 | C62 | 0.00 | 0.00 | 0.00 | 0.00 | 0.00 | 0.00 | 0.00 | 0.00 | 0.00 | 0.00 | 0.00 | 0 | 0.00 |
| 其他和未说明的男性生殖器官恶性肿瘤 | C63 | 0.00 | 0.00 | 0.00 | 0.00 | 0.00 | 0.00 | 0.00 | 0.00 | 0.00 | 0.00 | 0.00 | 0 | 0.00 |
| 肾脏 | C64 | 1.51 | 0.00 | 0.62 | 2.45 | 4.99 | 7.61 | 1.14 | 1.41 | 3.11 | 0.10 | 0.17 | 5 | 1.15 |
| 肾盂、肾盏 | C65 | 0.00 | 0.00 | 0.00 | 0.00 | 0.00 | 0.00 | 0.00 | 0.00 | 0.00 | 0.00 | 0.00 | 0 | 0.00 |

（续上表）

| 部位或病种 | ICD—10 | 粗率 | 0～ | 15～ | 45～ | 55～ | 65＋ | 中标率 | 世标率 | 35～64岁截缩率 | 0～64岁累积率 | 0～74岁累积率 | 例数 | 构成比 |
|---|---|---|---|---|---|---|---|---|---|---|---|---|---|---|
| 输尿管 | C66 | 0.00 | 0.00 | 0.00 | 0.00 | 0.00 | 0.00 | 0.00 | 0.00 | 0.00 | 0.00 | 0.00 | 0 | 0.00 |
| 膀胱 | C67 | 2.41 | 0.00 | 0.00 | 2.45 | 9.98 | 19.03 | 1.47 | 2.26 | 3.23 | 0.12 | 0.19 | 8 | 1.83 |
| 其他和未说明的泌尿器官 | C68 | 0.00 | 0.00 | 0.00 | 0.00 | 0.00 | 0.00 | 0.00 | 0.00 | 0.00 | 0.00 | 0.00 | 0 | 0.00 |
| 眼 | C69 | 0.00 | 0.00 | 0.00 | 0.00 | 0.00 | 0.00 | 0.00 | 0.00 | 0.00 | 0.00 | 0.00 | 0 | 0.00 |
| 脑、神经系统 | C70—72、D | 4.53 | 3.60 | 1.24 | 9.80 | 4.99 | 19.03 | 3.98 | 4.53 | 6.50 | 0.24 | 0.53 | 15 | 3.44 |
| 甲状腺 | C73 | 3.92 | 1.20 | 5.60 | 4.90 | 0.00 | 3.81 | 3.53 | 3.66 | 4.23 | 0.25 | 0.30 | 13 | 2.98 |
| 肾上腺 | C74 | 0.30 | 0.00 | 0.62 | 0.00 | 0.00 | 0.00 | 0.31 | 0.27 | 0.00 | 0.02 | 0.02 | 1 | 0.23 |
| 其他内分泌腺 | C75 | 0.00 | 0.00 | 0.00 | 0.00 | 0.00 | 0.00 | 0.00 | 0.00 | 0.00 | 0.00 | 0.00 | 0 | 0.00 |
| 霍奇金氏病 | C81 | 0.30 | 0.00 | 0.00 | 0.00 | 0.00 | 3.81 | 0.19 | 0.27 | 0.00 | 0.00 | 0.07 | 1 | 0.23 |
| 非霍奇金氏病 | C82—85、C96 | 3.32 | 1.20 | 1.87 | 9.80 | 0.00 | 11.42 | 2.63 | 3.07 | 4.46 | 0.19 | 0.31 | 11 | 2.52 |
| 多发性骨髓瘤和恶性浆细胞肿瘤 | C90 | 0.91 | 0.00 | 0.00 | 4.90 | 4.99 | 0.00 | 0.77 | 0.94 | 3.05 | 0.10 | 0.10 | 3 | 0.69 |
| 淋巴细胞白血病 | C91 | 0.30 | 0.00 | 0.62 | 0.00 | 0.00 | 0.00 | 0.19 | 0.21 | 0.75 | 0.02 | 0.02 | 1 | 0.23 |
| 髓细胞性白血病 | C92 | 2.11 | 0.00 | 1.87 | 0.00 | 4.99 | 11.42 | 1.77 | 1.91 | 1.32 | 0.10 | 0.22 | 7 | 1.61 |
| 单核细胞性白血病 | C93 | 0.00 | 0.00 | 0.00 | 0.00 | 0.00 | 0.00 | 0.00 | 0.00 | 0.00 | 0.00 | 0.00 | 0 | 0.00 |
| 其他指明的白血病 | C94 | 0.30 | 0.00 | 0.00 | 0.00 | 4.99 | 0.00 | 0.33 | 0.39 | 1.32 | 0.05 | 0.05 | 1 | 0.23 |
| 未指明细胞类型的白血病 | C95 | 0.00 | 0.00 | 0.00 | 0.00 | 0.00 | 0.00 | 0.00 | 0.00 | 0.00 | 0.00 | 0.00 | 0 | 0.00 |
| 独立的多个部位的（原发性）恶性肿瘤 | C97 | 0.00 | 0.00 | 0.00 | 0.00 | 0.00 | 0.00 | 0.00 | 0.00 | 0.00 | 0.00 | 0.00 | 0 | 0.00 |
| 其他及不明部位 | C26、39、48、76—80 | 3.32 | 0.00 | 0.62 | 9.80 | 4.99 | 19.03 | 2.42 | 3.32 | 5.78 | 0.18 | 0.41 | 11 | 2.52 |
| 除C44合计 | 0.00 | 130.10 | 7.19 | 57.23 | 225.33 | 399.38 | 612.69 | 96.67 | 120.89 | 219.29 | 8.14 | 13.37 | 431 | 98.85 |
| 合计 | | 131.61 | 7.19 | 57.23 | 225.33 | 414.35 | 620.30 | 97.75 | 122.55 | 222.82 | 8.29 | 13.52 | 436 | 97.60 |

注：中标率即中国标化发病率，世标率即世界标化发病率。

# 十二、横栏镇恶性肿瘤发病概况

## 1. 横栏镇简介

横栏镇是中山市下辖的一个镇，位于珠江三角洲南部、西江出海口东岸和中山市西部，与中山市古镇镇、小榄镇、东升镇、沙溪镇、大涌镇和江门市相邻，总面积 76.63 平方公里，下辖 10 个村民委员会和 1 个居民委员会，户籍人口 5.60 万人。横栏镇地势平坦，土地肥沃，水产丰富，素有“鱼米之乡”的美称。全境均在北回归线以南，属亚热带季风气候，光热充足，历年平均日照时数为 1843.4 小时，占年可照时数的 42%，年平均气温为 22.0℃，雨量充沛，年平均降水量为 1665 毫米[18]。

## 2. 人口资料

2000—2004 年期间中山市横栏镇共有人口 267076 人，其中男性 135015 人，女性 132061 人，男女比值为 1.02（表 239），人口数增长率为 5.48%，其中男性增长率为 4.49%，女性为 6.51%。

**表 239　中山市横栏镇 2000—2004 年年中人口构成（N）**

| 年份 | 男 | 女 | 合计 | 比值 |
|---|---|---|---|---|
| 2000 | 26365 | 25481 | 51845 | 1.03 |
| 2001 | 26865 | 26260 | 53125 | 1.02 |
| 2002 | 26980 | 26463 | 53443 | 1.02 |
| 2003 | 27258 | 26719 | 53976 | 1.02 |
| 2004 | 27548 | 27140 | 54688 | 1.02 |
| 合计 | 135015 | 132061 | 267076 | 1.02 |

横栏镇不同年龄段男女人口数比值随年龄增长而逐渐下降，19 岁之前大于 1，20～64 岁波动于 0.95～1.05 之间，65 岁之后小于 1 并持续下降。1 岁以下男女比值最高，为 1.22，85 岁以上年龄组比值最低，为 0.41（表 240）。

**表 240　中山市横栏镇 2000—2004 年年中人口年龄别构成（N）**

| 年龄组 | 男 | 女 | 合计 | 比值 |
|---|---|---|---|---|
| 0～ | 1835 | 1503 | 3338 | 1.22 |
| 1～ | 8451 | 7054 | 15505 | 1.20 |
| 5～ | 11847 | 10404 | 22251 | 1.14 |
| 10～ | 13703 | 12476 | 26179 | 1.10 |
| 15～ | 10671 | 9858 | 20529 | 1.08 |
| 20～ | 9146 | 9118 | 18264 | 1.00 |
| 25～ | 11717 | 12358 | 24075 | 0.95 |
| 30～ | 12549 | 13164 | 25713 | 0.95 |
| 35～ | 11573 | 11399 | 22972 | 1.02 |
| 40～ | 9253 | 8773 | 18027 | 1.05 |

（续上表）

| 年龄组 | 男 | 女 | 合计 | 比值 |
|---|---|---|---|---|
| 45～ | 9617 | 9287 | 18904 | 1.04 |
| 50～ | 7079 | 6933 | 14012 | 1.02 |
| 55～ | 4138 | 4073 | 8211 | 1.02 |
| 60～ | 4065 | 3874 | 7938 | 1.05 |
| 65～ | 3573 | 3689 | 7262 | 0.97 |
| 70～ | 2818 | 3162 | 5980 | 0.89 |
| 75～ | 1706 | 2458 | 4165 | 0.69 |
| 80～ | 847 | 1440 | 2288 | 0.59 |
| 85＋ | 427 | 1037 | 1464 | 0.41 |
| 合计 | 135015 | 132061 | 267076 | 1.02 |

横栏镇人口年龄别构成主要以 0～19 岁、20～39 岁和 40～59 岁年龄组为主，其男性人口数分别占同期横栏镇男性人口总数的 35％、33％和 22％，女性分别占 31％、35％和 22％（图 143、图 144、图 145）。

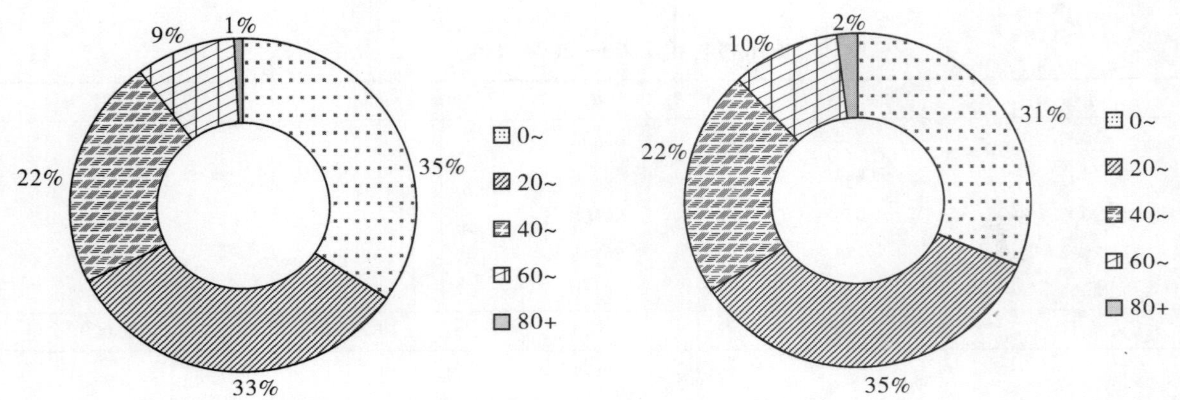


图 143 中山市横栏镇 2000—2004 年男性人口年龄构成　图 144 中山市横栏镇 2000—2004 年女性人口年龄构成

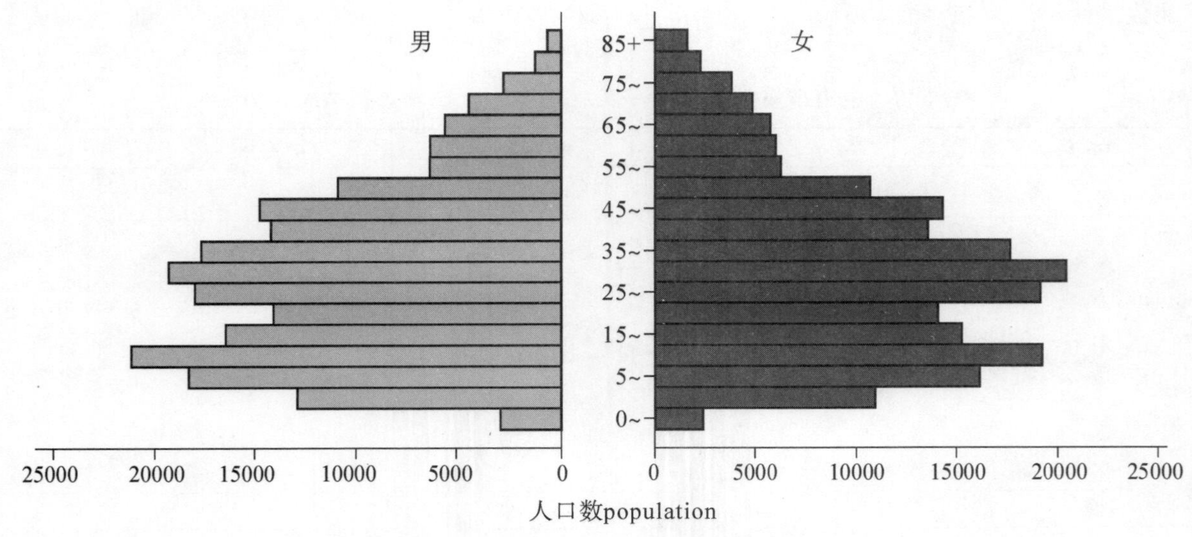


图 145 中山市横栏镇 2000—2004 年人口金字塔图

### 3. 资料质量

2000—2004 年期间中山市横栏镇恶性肿瘤新发患者病理诊断率为 69.38%，骨髓和细胞学诊断率为 3.26%，影像学诊断率为 27.36%，无死亡补发病（表 241），发病部位不明恶性肿瘤数占同期横栏镇恶性肿瘤发病总数的 3.26%，其中以未特别说明的恶性肿瘤为主（表 242）。

**表 241　中山市横栏镇 2000—2004 年新发恶性肿瘤各类诊断依据所占比例（N,%）**

| 诊断依据 | 例数 | 构成比 |
|---|---|---|
| 死亡补发病（DCO） | 0 | 0.00 |
| CT、MR 与 B 超等影像学 | 84 | 27.36 |
| 骨髓、细胞学 | 10 | 3.26 |
| 病理 | 213 | 69.38 |
| 合计 | 307 | 100.00 |

**表 242　中山市横栏镇 2000—2004 年发病部位不明恶性肿瘤构成（N,%）**

| 部位 | ICD—10 | 例数 | 构成比 |
|---|---|---|---|
| 其他和不明确的消化器官 | C26 | 1 | 10.00 |
| 其他和不明确的呼吸和胸腔内器官 | C39 | 0 | 0.00 |
| 腹膜后和腹膜 | C48 | 1 | 10.00 |
| 其他和不明确部位 | C76 | 1 | 10.00 |
| 淋巴结继发和未指明 | C77 | 2 | 20.00 |
| 呼吸和消化器官继发 | C78 | 0 | 0.00 |
| 其他部位继发 | C79 | 0 | 0.00 |
| 未特别说明（NOS） | C80 | 5 | 50.00 |
| 合计 | | 10 | 100.00 |

### 4. 发病概况

2000—2004 年期间中山市横栏镇共有恶性肿瘤新发患者 307 例，其中男性 175 例，女性 132 例，男女发病数比值为 1.33。男性发病粗率、中国和世界标化发病率分别为 $129.62/10^5$、$106.08/10^5$ 和 $131.07/10^5$，女性分别为 $99.95/10^5$、$79.22/10^5$ 和 $96.51/10^5$（表 243、表 244）。

**表 243　中山市横栏镇 2000—2004 年男性恶性肿瘤发病概况（N，$1/10^5$,%）**

| 年份 | 例数 | 粗率 | 中标率 | 世标率 | 35～64 岁截缩率 | 0～64 岁累积率 | 0～74 岁累积率 |
|---|---|---|---|---|---|---|---|
| 2000 | 23 | 87.24 | 75.15 | 95.10 | 224.69 | 8.68 | 11.73 |
| 2001 | 32 | 119.11 | 91.12 | 111.90 | 263.95 | 8.22 | 11.41 |
| 2002 | 30 | 111.19 | 94.08 | 116.81 | 249.50 | 8.92 | 13.31 |
| 2003 | 41 | 150.42 | 124.33 | 152.44 | 338.29 | 11.97 | 17.38 |
| 2004 | 49 | 177.87 | 143.94 | 177.00 | 310.74 | 11.36 | 18.95 |
| 合计 | 175 | 129.62 | 106.08 | 131.07 | 277.95 | 9.85 | 14.60 |

注：中标率为中国标化发病率，世标率为世界标化发病率。

表 244　中山市横栏镇 2000—2004 年女性恶性肿瘤发病概况（N，1/10^5，%）

| 年份 | 例数 | 粗率 | 中标率 | 世标率 | 35～64 岁截缩率 | 0～64 岁累积率 | 0～74 岁累积率 |
|---|---|---|---|---|---|---|---|
| 2000 | 15 | 58.87 | 47.31 | 56.90 | 148.53 | 5.04 | 6.56 |
| 2001 | 16 | 60.93 | 49.74 | 59.89 | 143.03 | 4.74 | 7.01 |
| 2002 | 22 | 83.13 | 61.78 | 74.05 | 201.10 | 6.48 | 7.27 |
| 2003 | 34 | 127.25 | 105.92 | 127.00 | 244.17 | 9.34 | 15.03 |
| 2004 | 45 | 165.81 | 128.43 | 161.04 | 336.32 | 12.15 | 19.40 |
| 合计 | 132 | 99.95 | 79.22 | 96.51 | 215.91 | 7.60 | 11.15 |

注：中标率为中国标化发病率，世标率为世界标化发病率。

表 245　中山市横栏镇 2000—2004 年男女合计恶性肿瘤发病概况（N，1/10^5，%）

| 年份 | 例数 | 粗率 | 中标率 | 世标率 | 35～64 岁截缩率 | 0～64 岁累积率 | 0～74 岁累积率 |
|---|---|---|---|---|---|---|---|
| 2000 | 38 | 73.30 | 61.57 | 76.48 | 187.70 | 6.90 | 9.18 |
| 2001 | 48 | 90.35 | 69.45 | 84.78 | 204.39 | 6.50 | 9.22 |
| 2002 | 52 | 97.30 | 77.99 | 95.33 | 225.44 | 7.73 | 10.29 |
| 2003 | 75 | 138.95 | 114.95 | 139.64 | 291.98 | 10.67 | 16.22 |
| 2004 | 94 | 171.89 | 134.96 | 167.41 | 323.21 | 11.74 | 19.19 |
| 合计 | 307 | 114.95 | 92.24 | 113.29 | 247.40 | 8.74 | 12.88 |

注：中标率为中国标化发病率，世标率为世界标化发病率。

## 5. 年龄别发病率

2000—2004 年期间横栏镇恶性肿瘤年龄别发病率从 30 岁左右迅速上升，55 岁左右后相对稳定，75 岁后快速下降，男性发病最高峰为 75 岁年龄组，女性为 55 岁年龄组（图 146）。

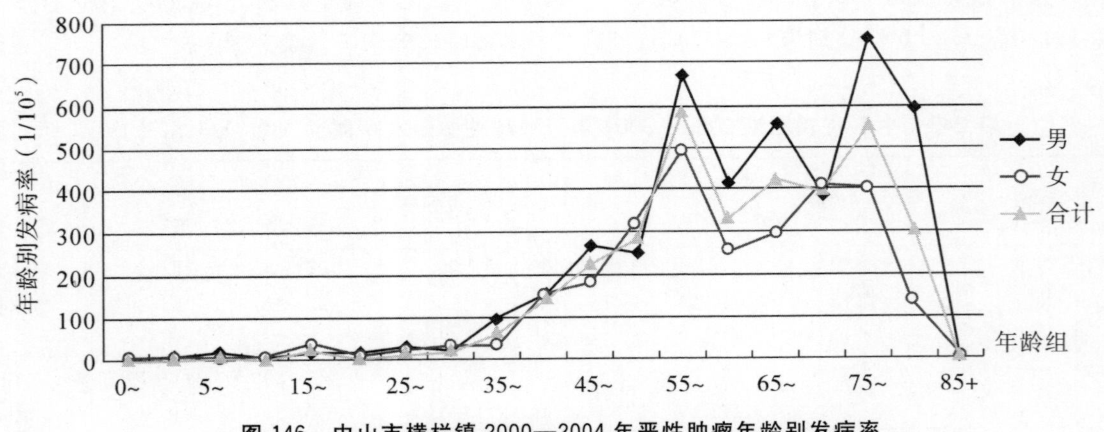


图 146　中山市横栏镇 2000—2004 年恶性肿瘤年龄别发病率

除 15～19 岁、30～34 岁、50～54 岁和 70～74 岁 4 个年龄组女性发病多于男性外，横栏镇其他年龄组男性恶性肿瘤发病多于女性，尤以 80～84 岁年龄组最为明显，其男女比值为 4.25（表 246）。

**表 246　中山市横栏镇 2000—2004 年恶性肿瘤年龄别发病率（1/10$^5$）**

| 年龄组 | 男 | 女 | 合计 | 比值 |
|---|---|---|---|---|
| 0～ | 0.00 | 0.00 | 0.00 | 0.00 |
| 1～ | 0.00 | 0.00 | 0.00 | 0.00 |
| 5～ | 16.88 | 0.00 | 8.99 | 0.00 |
| 10～ | 7.30 | 0.00 | 3.82 | 0.00 |
| 15～ | 18.74 | 40.58 | 29.23 | 0.46 |
| 20～ | 10.93 | 0.00 | 5.47 | 0.00 |
| 25～ | 25.60 | 16.18 | 20.76 | 1.58 |
| 30～ | 23.91 | 30.39 | 27.21 | 0.79 |
| 35～ | 95.05 | 35.09 | 65.30 | 2.71 |
| 40～ | 151.30 | 148.18 | 149.80 | 1.02 |
| 45～ | 270.36 | 183.05 | 227.48 | 1.48 |
| 50～ | 254.26 | 317.32 | 285.46 | 0.80 |
| 55～ | 676.58 | 491.07 | 584.55 | 1.38 |
| 60～ | 418.25 | 258.15 | 340.16 | 1.62 |
| 65～ | 559.72 | 298.21 | 426.77 | 1.88 |
| 70～ | 390.40 | 411.08 | 401.07 | 0.95 |
| 75～ | 761.82 | 406.81 | 551.23 | 1.87 |
| 80～ | 590.26 | 138.84 | 305.19 | 4.25 |
| 85+ | 0.00 | 0.00 | 0.00 | 0.00 |
| 合计 | 129.62 | 99.95 | 114.95 | 1.30 |

横栏镇恶性肿瘤发病年龄主要集中在 40～59 岁和 60～79 岁年龄段，其男性发病数分别占同期男性恶性肿瘤发病总数的 49%和 35%，女性分别占 54%和 33%（图 147、图 148）。

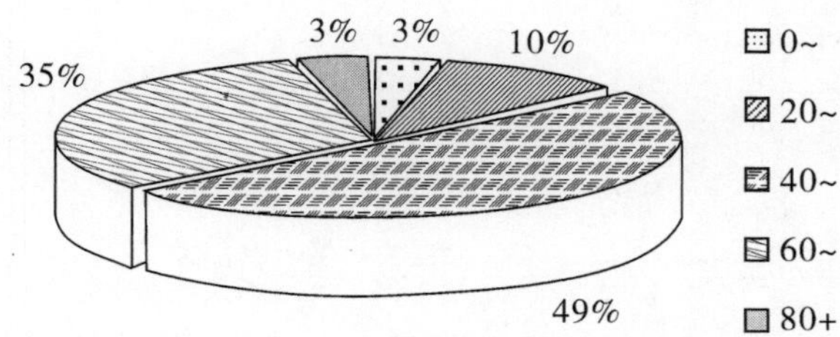


**图 147　中山市横栏镇 2000—2004 年男性恶性肿瘤发病年龄构成**

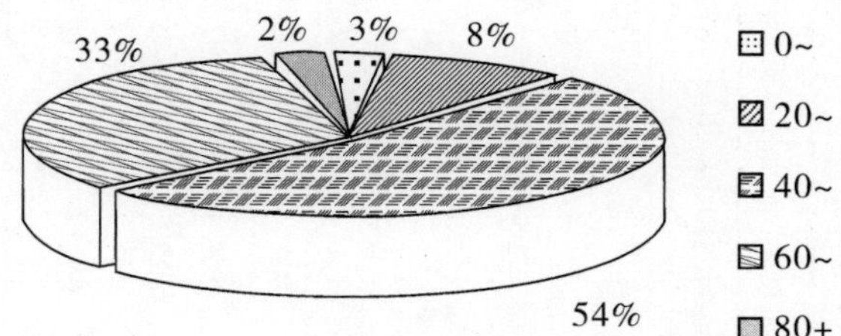


**图 148　中山市横栏镇 2000—2004 年女性恶性肿瘤发病年龄构成**

**表 247　中山市横栏镇 2000—2004 年男性恶性肿瘤年龄别发病率（1/10^5）**

| 部位或病种 | ICD—10 | 0～ | 1～ | 5～ | 10～ | 15～ | 20～ | 25～ | 30～ | 35～ | 40～ | 45～ | 50～ | 55～ | 60～ | 65～ | 70～ | 75～ | 80～ | 85＋ | 合计 |
|---|---|---|---|---|---|---|---|---|---|---|---|---|---|---|---|---|---|---|---|---|---|
| 唇 | C00 | 0.00 | 0.00 | 0.00 | 0.00 | 0.00 | 0.00 | 0.00 | 0.00 | 0.00 | 0.00 | 0.00 | 14.13 | 0.00 | 0.00 | 0.00 | 0.00 | 0.00 | 0.00 | 0.00 | 0.74 |
| 舌 | C01—02 | 0.00 | 0.00 | 0.00 | 0.00 | 0.00 | 0.00 | 0.00 | 0.00 | 0.00 | 0.00 | 0.00 | 0.00 | 0.00 | 0.00 | 0.00 | 0.00 | 0.00 | 0.00 | 0.00 | 0.00 |
| 口 | C03—06 | 0.00 | 0.00 | 0.00 | 0.00 | 0.00 | 0.00 | 0.00 | 0.00 | 0.00 | 0.00 | 0.00 | 0.00 | 0.00 | 0.00 | 27.99 | 0.00 | 0.00 | 0.00 | 0.00 | 0.74 |
| 唾液腺 | C07—08 | 0.00 | 0.00 | 0.00 | 0.00 | 0.00 | 0.00 | 0.00 | 0.00 | 0.00 | 0.00 | 0.00 | 0.00 | 0.00 | 0.00 | 27.99 | 0.00 | 0.00 | 0.00 | 0.00 | 0.74 |
| 扁桃腺 | C09 | 0.00 | 0.00 | 0.00 | 0.00 | 0.00 | 0.00 | 0.00 | 0.00 | 0.00 | 0.00 | 0.00 | 0.00 | 0.00 | 0.00 | 0.00 | 0.00 | 0.00 | 0.00 | 0.00 | 0.00 |
| 其他口咽部 | C10 | 0.00 | 0.00 | 0.00 | 0.00 | 0.00 | 0.00 | 0.00 | 0.00 | 0.00 | 0.00 | 0.00 | 0.00 | 0.00 | 0.00 | 0.00 | 0.00 | 0.00 | 0.00 | 0.00 | 0.00 |
| 鼻咽部 | C11 | 0.00 | 0.00 | 0.00 | 0.00 | 0.00 | 10.93 | 17.07 | 0.00 | 51.85 | 32.42 | 72.79 | 84.75 | 96.65 | 73.81 | 55.97 | 0.00 | 117.20 | 0.00 | 0.00 | 26.66 |
| 喉咽部 | C12—13 | 0.00 | 0.00 | 0.00 | 0.00 | 0.00 | 0.00 | 0.00 | 0.00 | 0.00 | 0.00 | 0.00 | 0.00 | 0.00 | 0.00 | 0.00 | 0.00 | 0.00 | 0.00 | 0.00 | 0.00 |
| 唇，口腔和咽的其他部位和具体部位不明 | C14 | 0.00 | 0.00 | 0.00 | 0.00 | 0.00 | 0.00 | 0.00 | 0.00 | 0.00 | 0.00 | 0.00 | 0.00 | 0.00 | 0.00 | 0.00 | 0.00 | 0.00 | 0.00 | 0.00 | 0.00 |
| 食管 | C15 | 0.00 | 0.00 | 0.00 | 0.00 | 0.00 | 0.00 | 0.00 | 0.00 | 0.00 | 0.00 | 10.40 | 28.25 | 0.00 | 24.60 | 0.00 | 0.00 | 0.00 | 0.00 | 0.00 | 2.96 |
| 胃 | C16 | 0.00 | 0.00 | 0.00 | 0.00 | 0.00 | 0.00 | 0.00 | 0.00 | 0.00 | 0.00 | 0.00 | 0.00 | 0.00 | 49.21 | 27.99 | 35.49 | 0.00 | 0.00 | 0.00 | 2.96 |
| 小肠 | C17 | 0.00 | 0.00 | 0.00 | 0.00 | 0.00 | 0.00 | 0.00 | 0.00 | 0.00 | 10.81 | 0.00 | 0.00 | 24.16 | 0.00 | 0.00 | 0.00 | 0.00 | 0.00 | 0.00 | 1.48 |
| 结肠 | C18 | 0.00 | 0.00 | 0.00 | 0.00 | 0.00 | 0.00 | 0.00 | 0.00 | 8.64 | 0.00 | 20.80 | 14.13 | 72.49 | 73.81 | 55.97 | 0.00 | 0.00 | 0.00 | 0.00 | 8.89 |
| 直肠和乙状结肠连接处 | C19—20 | 0.00 | 0.00 | 0.00 | 0.00 | 0.00 | 0.00 | 0.00 | 0.00 | 0.00 | 10.81 | 10.40 | 0.00 | 48.33 | 24.60 | 0.00 | 35.49 | 58.60 | 118.05 | 0.00 | 5.93 |
| 肛门 | C21 | 0.00 | 0.00 | 0.00 | 0.00 | 0.00 | 0.00 | 0.00 | 0.00 | 0.00 | 0.00 | 0.00 | 0.00 | 0.00 | 0.00 | 0.00 | 0.00 | 0.00 | 0.00 | 0.00 | 0.00 |
| 肝脏和肝内胆管 | C22 | 0.00 | 0.00 | 0.00 | 0.00 | 0.00 | 0.00 | 0.00 | 0.00 | 17.28 | 43.23 | 114.38 | 84.75 | 144.98 | 98.41 | 139.93 | 106.47 | 117.20 | 0.00 | 0.00 | 31.85 |
| 胆囊 | C23 | 0.00 | 0.00 | 0.00 | 0.00 | 0.00 | 0.00 | 0.00 | 0.00 | 0.00 | 0.00 | 0.00 | 0.00 | 0.00 | 0.00 | 0.00 | 0.00 | 0.00 | 0.00 | 0.00 | 0.00 |
| 肝外胆管 | C24 | 0.00 | 0.00 | 0.00 | 0.00 | 0.00 | 0.00 | 0.00 | 0.00 | 0.00 | 0.00 | 0.00 | 0.00 | 0.00 | 0.00 | 27.99 | 0.00 | 58.60 | 0.00 | 0.00 | 1.48 |
| 胰腺 | C25 | 0.00 | 0.00 | 0.00 | 0.00 | 0.00 | 0.00 | 0.00 | 0.00 | 8.64 | 10.81 | 0.00 | 0.00 | 24.16 | 0.00 | 27.99 | 0.00 | 0.00 | 118.05 | 0.00 | 3.70 |
| 鼻腔、中耳和副鼻窦 | C30—31 | 0.00 | 0.00 | 0.00 | 0.00 | 0.00 | 0.00 | 0.00 | 0.00 | 0.00 | 0.00 | 0.00 | 14.13 | 0.00 | 0.00 | 0.00 | 0.00 | 0.00 | 0.00 | 0.00 | 0.74 |
| 喉 | C32 | 0.00 | 0.00 | 0.00 | 0.00 | 0.00 | 0.00 | 0.00 | 0.00 | 0.00 | 0.00 | 0.00 | 0.00 | 0.00 | 0.00 | 0.00 | 0.00 | 0.00 | 0.00 | 0.00 | 0.00 |
| 气管、支气管和肺 | C33—34 | 0.00 | 0.00 | 0.00 | 0.00 | 0.00 | 0.00 | 0.00 | 0.00 | 8.64 | 10.81 | 20.80 | 14.13 | 96.65 | 24.60 | 55.97 | 70.98 | 0.00 | 118.05 | 0.00 | 11.11 |

（续上表）

| 部位或病种 | ICD—10 | 0～ | 1～ | 5～ | 10～ | 15～ | 20～ | 25～ | 30～ | 35～ | 40～ | 45～ | 50～ | 55～ | 60～ | 65～ | 70～ | 75～ | 80～ | 85＋ | 合计 |
|---|---|---|---|---|---|---|---|---|---|---|---|---|---|---|---|---|---|---|---|---|---|
| 其他呼吸器官 | C37－38 | 0.00 | 0.00 | 0.00 | 0.00 | 0.00 | 0.00 | 0.00 | 0.00 | 0.00 | 0.00 | 0.00 | 0.00 | 0.00 | 0.00 | 0.00 | 0.00 | 0.00 | 0.00 | 0.00 | 0.00 |
| 骨和关节软骨 | C40－41 | 0.00 | 0.00 | 0.00 | 0.00 | 9.37 | 0.00 | 0.00 | 0.00 | 0.00 | 0.00 | 0.00 | 0.00 | 0.00 | 0.00 | 0.00 | 0.00 | 0.00 | 0.00 | 0.00 | 0.74 |
| 皮肤恶性黑色素瘤 | C43 | 0.00 | 0.00 | 0.00 | 0.00 | 0.00 | 0.00 | 0.00 | 0.00 | 0.00 | 0.00 | 0.00 | 0.00 | 0.00 | 0.00 | 27.99 | 0.00 | 0.00 | 0.00 | 0.00 | 0.74 |
| 皮肤其他恶性肿瘤 | C44 | 0.00 | 0.00 | 0.00 | 0.00 | 0.00 | 0.00 | 0.00 | 0.00 | 0.00 | 0.00 | 0.00 | 0.00 | 0.00 | 0.00 | 0.00 | 0.00 | 0.00 | 0.00 | 0.00 | 0.00 |
| 间皮瘤 | C45 | 0.00 | 0.00 | 0.00 | 0.00 | 0.00 | 0.00 | 0.00 | 0.00 | 0.00 | 0.00 | 0.00 | 0.00 | 0.00 | 0.00 | 0.00 | 0.00 | 0.00 | 0.00 | 0.00 | 0.00 |
| kaposi 氏肉瘤 | C46 | 0.00 | 0.00 | 0.00 | 0.00 | 0.00 | 0.00 | 0.00 | 0.00 | 0.00 | 0.00 | 0.00 | 0.00 | 0.00 | 0.00 | 0.00 | 0.00 | 0.00 | 0.00 | 0.00 | 0.00 |
| 结缔组织和其他软组织 | C47、49 | 0.00 | 0.00 | 0.00 | 0.00 | 0.00 | 0.00 | 0.00 | 0.00 | 0.00 | 0.00 | 0.00 | 0.00 | 0.00 | 0.00 | 0.00 | 0.00 | 0.00 | 0.00 | 0.00 | 0.00 |
| 乳房 | C50 | 0.00 | 0.00 | 0.00 | 0.00 | 0.00 | 0.00 | 0.00 | 0.00 | 0.00 | 0.00 | 0.00 | 0.00 | 0.00 | 0.00 | 0.00 | 0.00 | 0.00 | 0.00 | 0.00 | 0.00 |
| 外阴 | C51 | 0.00 | 0.00 | 0.00 | 0.00 | 0.00 | 0.00 | 0.00 | 0.00 | 0.00 | 0.00 | 0.00 | 0.00 | 0.00 | 0.00 | 0.00 | 0.00 | 0.00 | 0.00 | 0.00 | 0.00 |
| 阴道 | C52 | 0.00 | 0.00 | 0.00 | 0.00 | 0.00 | 0.00 | 0.00 | 0.00 | 0.00 | 0.00 | 0.00 | 0.00 | 0.00 | 0.00 | 0.00 | 0.00 | 0.00 | 0.00 | 0.00 | 0.00 |
| 子宫颈 | C53 | 0.00 | 0.00 | 0.00 | 0.00 | 0.00 | 0.00 | 0.00 | 0.00 | 0.00 | 0.00 | 0.00 | 0.00 | 0.00 | 0.00 | 0.00 | 0.00 | 0.00 | 0.00 | 0.00 | 0.00 |
| 子宫体 | C54 | 0.00 | 0.00 | 0.00 | 0.00 | 0.00 | 0.00 | 0.00 | 0.00 | 0.00 | 0.00 | 0.00 | 0.00 | 0.00 | 0.00 | 0.00 | 0.00 | 0.00 | 0.00 | 0.00 | 0.00 |
| 子宫恶性肿瘤、未注明部位 | C55 | 0.00 | 0.00 | 0.00 | 0.00 | 0.00 | 0.00 | 0.00 | 0.00 | 0.00 | 0.00 | 0.00 | 0.00 | 0.00 | 0.00 | 0.00 | 0.00 | 0.00 | 0.00 | 0.00 | 0.00 |
| 卵巢 | C56 | 0.00 | 0.00 | 0.00 | 0.00 | 0.00 | 0.00 | 0.00 | 0.00 | 0.00 | 0.00 | 0.00 | 0.00 | 0.00 | 0.00 | 0.00 | 0.00 | 0.00 | 0.00 | 0.00 | 0.00 |
| 其他和未说明的女性生殖器官恶性肿瘤 | C57 | 0.00 | 0.00 | 0.00 | 0.00 | 0.00 | 0.00 | 0.00 | 0.00 | 0.00 | 0.00 | 0.00 | 0.00 | 0.00 | 0.00 | 0.00 | 0.00 | 0.00 | 0.00 | 0.00 | 0.00 |
| 胎盘 | C58 | 0.00 | 0.00 | 0.00 | 0.00 | 0.00 | 0.00 | 0.00 | 0.00 | 0.00 | 0.00 | 0.00 | 0.00 | 0.00 | 0.00 | 0.00 | 0.00 | 0.00 | 0.00 | 0.00 | 0.00 |
| 阴茎 | C60 | 0.00 | 0.00 | 0.00 | 0.00 | 0.00 | 0.00 | 0.00 | 0.00 | 0.00 | 0.00 | 0.00 | 0.00 | 0.00 | 0.00 | 0.00 | 0.00 | 0.00 | 0.00 | 0.00 | 0.00 |
| 前列腺 | C61 | 0.00 | 0.00 | 0.00 | 0.00 | 0.00 | 0.00 | 0.00 | 0.00 | 0.00 | 0.00 | 0.00 | 0.00 | 24.16 | 0.00 | 27.99 | 35.49 | 293.01 | 236.10 | 0.00 | 7.41 |
| 睾丸 | C62 | 0.00 | 0.00 | 0.00 | 0.00 | 0.00 | 0.00 | 0.00 | 0.00 | 0.00 | 0.00 | 0.00 | 0.00 | 0.00 | 0.00 | 0.00 | 0.00 | 0.00 | 0.00 | 0.00 | 0.00 |
| 其他和未说明的男性生殖器官恶性肿瘤 | C63 | 0.00 | 0.00 | 0.00 | 0.00 | 0.00 | 0.00 | 0.00 | 0.00 | 0.00 | 0.00 | 0.00 | 0.00 | 0.00 | 0.00 | 0.00 | 0.00 | 0.00 | 0.00 | 0.00 | 0.00 |
| 肾脏 | C64 | 0.00 | 0.00 | 0.00 | 0.00 | 0.00 | 0.00 | 0.00 | 0.00 | 0.00 | 0.00 | 0.00 | 0.00 | 0.00 | 0.00 | 0.00 | 0.00 | 0.00 | 0.00 | 0.00 | 0.00 |
| 肾盂、肾盏 | C65 | 0.00 | 0.00 | 0.00 | 0.00 | 0.00 | 0.00 | 0.00 | 0.00 | 0.00 | 0.00 | 0.00 | 0.00 | 0.00 | 0.00 | 0.00 | 35.49 | 0.00 | 0.00 | 0.00 | 0.74 |

（续上表）

| 部位或病种 | ICD—10 | 0～ | 1～ | 5～ | 10～ | 15～ | 20～ | 25～ | 30～ | 35～ | 40～ | 45～ | 50～ | 55～ | 60～ | 65～ | 70～ | 75～ | 80～ | 85＋ | 合计 |
|---|---|---|---|---|---|---|---|---|---|---|---|---|---|---|---|---|---|---|---|---|---|
| 输尿管 | C66 | 0.00 | 0.00 | 0.00 | 0.00 | 0.00 | 0.00 | 0.00 | 0.00 | 0.00 | 0.00 | 0.00 | 0.00 | 0.00 | 0.00 | 0.00 | 0.00 | 0.00 | 0.00 | 0.00 | 0.00 |
| 膀胱 | C67 | 0.00 | 0.00 | 0.00 | 0.00 | 0.00 | 0.00 | 0.00 | 0.00 | 0.00 | 0.00 | 0.00 | 0.00 | 0.00 | 0.00 | 0.00 | 35.49 | 58.60 | 0.00 | 0.00 | 1.48 |
| 其他和未说明的泌尿器官 | C68 | 0.00 | 0.00 | 0.00 | 0.00 | 0.00 | 0.00 | 0.00 | 0.00 | 0.00 | 0.00 | 0.00 | 0.00 | 0.00 | 0.00 | 0.00 | 0.00 | 0.00 | 0.00 | 0.00 | 0.00 |
| 眼 | C69 | 0.00 | 0.00 | 0.00 | 0.00 | 0.00 | 0.00 | 0.00 | 0.00 | 0.00 | 0.00 | 0.00 | 0.00 | 0.00 | 0.00 | 0.00 | 0.00 | 0.00 | 0.00 | 0.00 | 0.00 |
| 脑、神经系统 | C70－72、D | 0.00 | 0.00 | 0.00 | 0.00 | 0.00 | 0.00 | 0.00 | 15.94 | 0.00 | 10.81 | 0.00 | 0.00 | 0.00 | 0.00 | 0.00 | 0.00 | 0.00 | 0.00 | 0.00 | 2.22 |
| 甲状腺 | C73 | 0.00 | 0.00 | 0.00 | 0.00 | 0.00 | 0.00 | 0.00 | 0.00 | 0.00 | 10.81 | 0.00 | 0.00 | 0.00 | 0.00 | 0.00 | 0.00 | 0.00 | 0.00 | 0.00 | 0.74 |
| 肾上腺 | C74 | 0.00 | 0.00 | 0.00 | 0.00 | 0.00 | 0.00 | 0.00 | 0.00 | 0.00 | 0.00 | 0.00 | 0.00 | 0.00 | 0.00 | 0.00 | 0.00 | 0.00 | 0.00 | 0.00 | 0.00 |
| 其他内分泌腺 | C75 | 0.00 | 0.00 | 0.00 | 0.00 | 0.00 | 0.00 | 0.00 | 7.97 | 0.00 | 0.00 | 0.00 | 0.00 | 0.00 | 0.00 | 0.00 | 0.00 | 0.00 | 0.00 | 0.00 | 0.74 |
| 霍奇金氏病 | C81 | 0.00 | 0.00 | 0.00 | 0.00 | 0.00 | 0.00 | 0.00 | 0.00 | 0.00 | 0.00 | 0.00 | 0.00 | 0.00 | 0.00 | 0.00 | 0.00 | 58.60 | 0.00 | 0.00 | 0.74 |
| 非霍奇金氏病 | C82—85、C96 | 0.00 | 0.00 | 8.44 | 0.00 | 9.37 | 0.00 | 0.00 | 0.00 | 0.00 | 0.00 | 20.80 | 0.00 | 72.49 | 0.00 | 27.99 | 0.00 | 0.00 | 0.00 | 0.00 | 5.93 |
| 多发性骨髓瘤和恶性浆细胞肿瘤 | C90 | 0.00 | 0.00 | 0.00 | 0.00 | 0.00 | 0.00 | 0.00 | 0.00 | 0.00 | 0.00 | 0.00 | 0.00 | 0.00 | 0.00 | 0.00 | 0.00 | 0.00 | 0.00 | 0.00 | 0.00 |
| 淋巴细胞白血病 | C91 | 0.00 | 0.00 | 0.00 | 0.00 | 0.00 | 0.00 | 0.00 | 0.00 | 0.00 | 0.00 | 0.00 | 0.00 | 24.16 | 0.00 | 0.00 | 0.00 | 0.00 | 0.00 | 0.00 | 0.74 |
| 髓细胞性白血病 | C92 | 0.00 | 0.00 | 0.00 | 7.30 | 0.00 | 0.00 | 0.00 | 0.00 | 0.00 | 0.00 | 0.00 | 0.00 | 0.00 | 0.00 | 0.00 | 0.00 | 0.00 | 0.00 | 0.00 | 0.74 |
| 单核细胞性白血病 | C93 | 0.00 | 0.00 | 0.00 | 0.00 | 0.00 | 0.00 | 8.53 | 0.00 | 0.00 | 0.00 | 0.00 | 0.00 | 0.00 | 0.00 | 0.00 | 0.00 | 0.00 | 0.00 | 0.00 | 0.74 |
| 其他指明的白血病 | C94 | 0.00 | 0.00 | 0.00 | 0.00 | 0.00 | 0.00 | 0.00 | 0.00 | 0.00 | 0.00 | 0.00 | 0.00 | 0.00 | 0.00 | 0.00 | 0.00 | 0.00 | 0.00 | 0.00 | 0.00 |
| 未指明细胞类型的白血病 | C95 | 0.00 | 0.00 | 0.00 | 0.00 | 0.00 | 0.00 | 0.00 | 0.00 | 0.00 | 0.00 | 0.00 | 0.00 | 0.00 | 0.00 | 0.00 | 0.00 | 0.00 | 0.00 | 0.00 | 0.00 |
| 独立的多个部位的（原发性）恶性肿瘤 | C97 | 0.00 | 0.00 | 0.00 | 0.00 | 0.00 | 0.00 | 0.00 | 0.00 | 0.00 | 0.00 | 0.00 | 0.00 | 0.00 | 0.00 | 0.00 | 0.00 | 0.00 | 0.00 | 0.00 | 0.00 |
| 其他及不明部位 | C26、39、48、76—80 | 0.00 | 0.00 | 8.44 | 0.00 | 0.00 | 0.00 | 0.00 | 0.00 | 0.00 | 10.81 | 0.00 | 0.00 | 48.33 | 49.21 | 27.99 | 35.49 | 0.00 | 0.00 | 0.00 | 5.93 |
| 除C44合计 | | 0.00 | 0.00 | 16.88 | 7.30 | 18.74 | 10.93 | 25.60 | 23.91 | 95.05 | 151.30 | 270.36 | 254.26 | 676.58 | 418.25 | 559.72 | 390.40 | 761.82 | 590.26 | 0.00 | 129.62 |
| 合计 | | 0.00 | 0.00 | 16.88 | 7.30 | 18.74 | 10.93 | 25.60 | 23.91 | 95.05 | 151.30 | 270.36 | 254.26 | 676.58 | 418.25 | 559.72 | 390.40 | 761.82 | 590.26 | 0.00 | 129.62 |

表 248 中山市横栏镇 2000—2004 年女性恶性肿瘤年龄别发病率（$1/10^5$）

| 部位或病种 | ICD—10 | 0～ | 1～ | 5～ | 10～ | 15～ | 20～ | 25～ | 30～ | 35～ | 40～ | 45～ | 50～ | 55～ | 60～ | 65～ | 70～ | 75～ | 80～ | 85+ | 合计 |
|---|---|---|---|---|---|---|---|---|---|---|---|---|---|---|---|---|---|---|---|---|---|
| 唇 | C00 | 0.00 | 0.00 | 0.00 | 0.00 | 0.00 | 0.00 | 0.00 | 0.00 | 0.00 | 0.00 | 0.00 | 0.00 | 0.00 | 0.00 | 0.00 | 0.00 | 0.00 | 0.00 | 0.00 | 0.00 |
| 舌 | C01—02 | 0.00 | 0.00 | 0.00 | 0.00 | 0.00 | 0.00 | 0.00 | 0.00 | 0.00 | 0.00 | 0.00 | 0.00 | 0.00 | 0.00 | 0.00 | 0.00 | 0.00 | 0.00 | 0.00 | 0.00 |
| 口 | C03—06 | 0.00 | 0.00 | 0.00 | 0.00 | 0.00 | 0.00 | 0.00 | 0.00 | 0.00 | 0.00 | 0.00 | 0.00 | 0.00 | 0.00 | 0.00 | 0.00 | 0.00 | 0.00 | 0.00 | 0.00 |
| 唾液腺 | C07—08 | 0.00 | 0.00 | 0.00 | 0.00 | 0.00 | 0.00 | 0.00 | 0.00 | 0.00 | 0.00 | 0.00 | 0.00 | 0.00 | 0.00 | 0.00 | 31.62 | 0.00 | 0.00 | 0.00 | 0.76 |
| 扁桃腺 | C09 | 0.00 | 0.00 | 0.00 | 0.00 | 0.00 | 0.00 | 0.00 | 0.00 | 0.00 | 0.00 | 0.00 | 0.00 | 0.00 | 0.00 | 0.00 | 0.00 | 0.00 | 0.00 | 0.00 | 0.00 |
| 其他口咽部 | C10 | 0.00 | 0.00 | 0.00 | 0.00 | 0.00 | 0.00 | 0.00 | 0.00 | 0.00 | 0.00 | 0.00 | 0.00 | 0.00 | 0.00 | 0.00 | 0.00 | 0.00 | 0.00 | 0.00 | 0.00 |
| 鼻咽部 | C11 | 0.00 | 0.00 | 0.00 | 0.00 | 10.14 | 0.00 | 8.09 | 22.79 | 8.77 | 34.19 | 21.54 | 28.85 | 24.55 | 0.00 | 0.00 | 0.00 | 0.00 | 69.42 | 0.00 | 11.36 |
| 喉咽部 | C12—13 | 0.00 | 0.00 | 0.00 | 0.00 | 0.00 | 0.00 | 0.00 | 0.00 | 0.00 | 0.00 | 0.00 | 0.00 | 0.00 | 0.00 | 0.00 | 0.00 | 0.00 | 0.00 | 0.00 | 0.00 |
| 唇，口腔和咽的其他部位和具体部位不明 | C14 | 0.00 | 0.00 | 0.00 | 0.00 | 0.00 | 0.00 | 0.00 | 0.00 | 0.00 | 0.00 | 0.00 | 0.00 | 0.00 | 0.00 | 0.00 | 0.00 | 0.00 | 0.00 | 0.00 | 0.00 |
| 食管 | C15 | 0.00 | 0.00 | 0.00 | 0.00 | 0.00 | 0.00 | 0.00 | 0.00 | 0.00 | 0.00 | 0.00 | 0.00 | 24.55 | 0.00 | 0.00 | 0.00 | 0.00 | 0.00 | 0.00 | 0.76 |
| 胃 | C16 | 0.00 | 0.00 | 0.00 | 0.00 | 0.00 | 0.00 | 0.00 | 0.00 | 0.00 | 22.80 | 0.00 | 0.00 | 0.00 | 25.81 | 0.00 | 0.00 | 0.00 | 0.00 | 0.00 | 2.27 |
| 小肠 | C17 | 0.00 | 0.00 | 0.00 | 0.00 | 0.00 | 0.00 | 0.00 | 0.00 | 0.00 | 0.00 | 0.00 | 0.00 | 24.55 | 0.00 | 27.11 | 0.00 | 0.00 | 0.00 | 0.00 | 1.51 |
| 结肠 | C18 | 0.00 | 0.00 | 0.00 | 0.00 | 0.00 | 0.00 | 0.00 | 0.00 | 0.00 | 0.00 | 10.77 | 0.00 | 24.55 | 25.81 | 27.11 | 63.24 | 0.00 | 0.00 | 0.00 | 4.54 |
| 直肠和乙状结肠连接处 | C19—20 | 0.00 | 0.00 | 0.00 | 0.00 | 0.00 | 0.00 | 0.00 | 0.00 | 0.00 | 11.40 | 0.00 | 0.00 | 0.00 | 0.00 | 0.00 | 94.87 | 81.36 | 0.00 | 0.00 | 4.54 |
| 肛门 | C21 | 0.00 | 0.00 | 0.00 | 0.00 | 0.00 | 0.00 | 0.00 | 0.00 | 0.00 | 0.00 | 0.00 | 0.00 | 0.00 | 0.00 | 0.00 | 0.00 | 0.00 | 0.00 | 0.00 | 0.00 |
| 肝脏和肝内胆管 | C22 | 0.00 | 0.00 | 0.00 | 0.00 | 0.00 | 0.00 | 0.00 | 0.00 | 0.00 | 0.00 | 10.77 | 28.85 | 24.55 | 25.81 | 0.00 | 31.62 | 81.36 | 0.00 | 0.00 | 6.06 |
| 胆囊 | C23 | 0.00 | 0.00 | 0.00 | 0.00 | 0.00 | 0.00 | 0.00 | 0.00 | 0.00 | 0.00 | 0.00 | 0.00 | 0.00 | 0.00 | 0.00 | 0.00 | 0.00 | 0.00 | 0.00 | 0.00 |
| 肝外胆管 | C24 | 0.00 | 0.00 | 0.00 | 0.00 | 0.00 | 0.00 | 0.00 | 0.00 | 0.00 | 0.00 | 0.00 | 0.00 | 24.55 | 25.81 | 0.00 | 0.00 | 40.68 | 0.00 | 0.00 | 2.27 |
| 胰腺 | C25 | 0.00 | 0.00 | 0.00 | 0.00 | 0.00 | 0.00 | 0.00 | 0.00 | 0.00 | 0.00 | 0.00 | 0.00 | 24.55 | 0.00 | 27.11 | 31.62 | 0.00 | 0.00 | 0.00 | 2.27 |
| 鼻腔、中耳和副鼻窦 | C30—31 | 0.00 | 0.00 | 0.00 | 0.00 | 0.00 | 0.00 | 8.09 | 0.00 | 0.00 | 0.00 | 0.00 | 0.00 | 0.00 | 0.00 | 0.00 | 0.00 | 0.00 | 0.00 | 0.00 | 0.76 |
| 喉 | C32 | 0.00 | 0.00 | 0.00 | 0.00 | 0.00 | 0.00 | 0.00 | 0.00 | 0.00 | 0.00 | 0.00 | 0.00 | 0.00 | 0.00 | 0.00 | 0.00 | 0.00 | 0.00 | 0.00 | 0.00 |
| 气管、支气管和肺 | C33—34 | 0.00 | 0.00 | 0.00 | 0.00 | 0.00 | 0.00 | 0.00 | 0.00 | 8.77 | 0.00 | 0.00 | 28.85 | 49.11 | 103.26 | 54.22 | 94.87 | 81.36 | 69.42 | 0.00 | 12.87 |

（续上表）

| 部位或病种 | ICD—10 | 0～ | 1～ | 5～ | 10～ | 15～ | 20～ | 25～ | 30～ | 35～ | 40～ | 45～ | 50～ | 55～ | 60～ | 65～ | 70～ | 75～ | 80～ | 85＋ | 合计 |
|---|---|---|---|---|---|---|---|---|---|---|---|---|---|---|---|---|---|---|---|---|---|
| 其他呼吸器官 | C37－38 | 0.00 | 0.00 | 0.00 | 0.00 | 0.00 | 0.00 | 0.00 | 0.00 | 0.00 | 0.00 | 0.00 | 0.00 | 0.00 | 0.00 | 0.00 | 0.00 | 0.00 | 0.00 | 0.00 | 0.00 |
| 骨和关节软骨 | C40－41 | 0.00 | 0.00 | 0.00 | 0.00 | 20.29 | 0.00 | 0.00 | 7.60 | 0.00 | 0.00 | 0.00 | 0.00 | 0.00 | 0.00 | 0.00 | 0.00 | 0.00 | 0.00 | 0.00 | 2.27 |
| 皮肤恶性黑色素瘤 | C43 | 0.00 | 0.00 | 0.00 | 0.00 | 0.00 | 0.00 | 0.00 | 0.00 | 0.00 | 0.00 | 0.00 | 0.00 | 0.00 | 0.00 | 0.00 | 0.00 | 0.00 | 0.00 | 0.00 | 0.00 |
| 皮肤其他恶性肿瘤 | C44 | 0.00 | 0.00 | 0.00 | 0.00 | 0.00 | 0.00 | 0.00 | 0.00 | 0.00 | 0.00 | 0.00 | 28.85 | 0.00 | 0.00 | 0.00 | 0.00 | 0.00 | 0.00 | 0.00 | 1.51 |
| 间皮瘤 | C45 | 0.00 | 0.00 | 0.00 | 0.00 | 0.00 | 0.00 | 0.00 | 0.00 | 0.00 | 0.00 | 0.00 | 0.00 | 0.00 | 0.00 | 0.00 | 0.00 | 0.00 | 0.00 | 0.00 | 0.00 |
| kaposi 氏肉瘤 | C46 | 0.00 | 0.00 | 0.00 | 0.00 | 0.00 | 0.00 | 0.00 | 0.00 | 0.00 | 0.00 | 0.00 | 0.00 | 0.00 | 0.00 | 0.00 | 0.00 | 0.00 | 0.00 | 0.00 | 0.00 |
| 结缔组织和其他软组织 | C47、49 | 0.00 | 0.00 | 0.00 | 0.00 | 0.00 | 0.00 | 0.00 | 0.00 | 0.00 | 11.40 | 0.00 | 0.00 | 0.00 | 0.00 | 0.00 | 0.00 | 0.00 | 0.00 | 0.00 | 0.76 |
| 乳房 | C50 | 0.00 | 0.00 | 0.00 | 0.00 | 0.00 | 0.00 | 0.00 | 0.00 | 0.00 | 11.40 | 53.84 | 0.00 | 24.55 | 25.81 | 0.00 | 0.00 | 40.68 | 0.00 | 0.00 | 6.82 |
| 外阴 | C51 | 0.00 | 0.00 | 0.00 | 0.00 | 0.00 | 0.00 | 0.00 | 0.00 | 0.00 | 0.00 | 10.77 | 0.00 | 0.00 | 0.00 | 27.11 | 0.00 | 0.00 | 0.00 | 0.00 | 1.51 |
| 阴道 | C52 | 0.00 | 0.00 | 0.00 | 0.00 | 0.00 | 0.00 | 0.00 | 0.00 | 0.00 | 0.00 | 0.00 | 0.00 | 0.00 | 0.00 | 0.00 | 0.00 | 0.00 | 0.00 | 0.00 | 0.00 |
| 子宫颈 | C53 | 0.00 | 0.00 | 0.00 | 0.00 | 0.00 | 0.00 | 0.00 | 0.00 | 0.00 | 0.00 | 0.00 | 14.42 | 0.00 | 0.00 | 0.00 | 0.00 | 0.00 | 0.00 | 0.00 | 0.76 |
| 子宫体 | C54 | 0.00 | 0.00 | 0.00 | 0.00 | 0.00 | 0.00 | 0.00 | 0.00 | 0.00 | 34.19 | 64.61 | 115.39 | 147.32 | 0.00 | 54.22 | 0.00 | 0.00 | 0.00 | 0.00 | 18.93 |
| 子宫恶性肿瘤、未注明部位 | C55 | 0.00 | 0.00 | 0.00 | 0.00 | 0.00 | 0.00 | 0.00 | 0.00 | 0.00 | 0.00 | 0.00 | 0.00 | 0.00 | 0.00 | 0.00 | 0.00 | 0.00 | 0.00 | 0.00 | 0.00 |
| 卵巢 | C56 | 0.00 | 0.00 | 0.00 | 0.00 | 0.00 | 0.00 | 0.00 | 0.00 | 0.00 | 0.00 | 10.77 | 28.85 | 24.55 | 0.00 | 0.00 | 0.00 | 0.00 | 0.00 | 0.00 | 3.03 |
| 其他和未说明的女性生殖器官恶性肿瘤 | C57 | 0.00 | 0.00 | 0.00 | 0.00 | 0.00 | 0.00 | 0.00 | 0.00 | 0.00 | 0.00 | 0.00 | 0.00 | 0.00 | 0.00 | 0.00 | 0.00 | 0.00 | 0.00 | 0.00 | 0.00 |
| 胎盘 | C58 | 0.00 | 0.00 | 0.00 | 0.00 | 0.00 | 0.00 | 0.00 | 0.00 | 0.00 | 0.00 | 0.00 | 0.00 | 0.00 | 0.00 | 0.00 | 0.00 | 0.00 | 0.00 | 0.00 | 0.00 |
| 阴茎 | C60 | 0.00 | 0.00 | 0.00 | 0.00 | 0.00 | 0.00 | 0.00 | 0.00 | 0.00 | 0.00 | 0.00 | 0.00 | 0.00 | 0.00 | 0.00 | 0.00 | 0.00 | 0.00 | 0.00 | 0.00 |
| 前列腺 | C61 | 0.00 | 0.00 | 0.00 | 0.00 | 0.00 | 0.00 | 0.00 | 0.00 | 0.00 | 0.00 | 0.00 | 0.00 | 0.00 | 0.00 | 0.00 | 0.00 | 0.00 | 0.00 | 0.00 | 0.00 |
| 睾丸 | C62 | 0.00 | 0.00 | 0.00 | 0.00 | 0.00 | 0.00 | 0.00 | 0.00 | 0.00 | 0.00 | 0.00 | 0.00 | 0.00 | 0.00 | 0.00 | 0.00 | 0.00 | 0.00 | 0.00 | 0.00 |
| 其他和未说明的男性生殖器官恶性肿瘤 | C63 | 0.00 | 0.00 | 0.00 | 0.00 | 0.00 | 0.00 | 0.00 | 0.00 | 0.00 | 0.00 | 0.00 | 0.00 | 0.00 | 0.00 | 0.00 | 0.00 | 0.00 | 0.00 | 0.00 | 0.00 |
| 肾脏 | C64 | 0.00 | 0.00 | 0.00 | 0.00 | 0.00 | 0.00 | 0.00 | 0.00 | 0.00 | 0.00 | 0.00 | 0.00 | 0.00 | 0.00 | 0.00 | 0.00 | 0.00 | 0.00 | 0.00 | 0.00 |
| 肾盂、肾盏 | C65 | 0.00 | 0.00 | 0.00 | 0.00 | 0.00 | 0.00 | 0.00 | 0.00 | 0.00 | 0.00 | 0.00 | 0.00 | 0.00 | 0.00 | 0.00 | 0.00 | 0.00 | 0.00 | 0.00 | 0.00 |

（续上表）

| 部位或病种 | ICD—10 | 0～ | 1～ | 5～ | 10～ | 15～ | 20～ | 25～ | 30～ | 35～ | 40～ | 45～ | 50～ | 55～ | 60～ | 65～ | 70～ | 75～ | 80～ | 85＋ | 合计 |
|---|---|---|---|---|---|---|---|---|---|---|---|---|---|---|---|---|---|---|---|---|---|
| 输尿管 | C66 | 0.00 | 0.00 | 0.00 | 0.00 | 0.00 | 0.00 | 0.00 | 0.00 | 0.00 | 0.00 | 0.00 | 0.00 | 0.00 | 0.00 | 0.00 | 0.00 | 0.00 | 0.00 | 0.00 | 0.00 |
| 膀胱 | C67 | 0.00 | 0.00 | 0.00 | 0.00 | 0.00 | 0.00 | 0.00 | 0.00 | 0.00 | 0.00 | 0.00 | 14.42 | 0.00 | 0.00 | 0.00 | 0.00 | 0.00 | 0.00 | 0.00 | 0.76 |
| 其他和未说明的泌尿器官 | C68 | 0.00 | 0.00 | 0.00 | 0.00 | 0.00 | 0.00 | 0.00 | 0.00 | 0.00 | 0.00 | 0.00 | 0.00 | 24.55 | 0.00 | 0.00 | 0.00 | 0.00 | 0.00 | 0.00 | 0.76 |
| 眼 | C69 | 0.00 | 0.00 | 0.00 | 0.00 | 0.00 | 0.00 | 0.00 | 0.00 | 0.00 | 0.00 | 0.00 | 0.00 | 0.00 | 0.00 | 0.00 | 0.00 | 0.00 | 0.00 | 0.00 | 0.00 |
| 脑、神经系统 | C70－72、D | 0.00 | 0.00 | 0.00 | 0.00 | 0.00 | 0.00 | 0.00 | 0.00 | 8.77 | 0.00 | 0.00 | 0.00 | 0.00 | 0.00 | 0.00 | 0.00 | 0.00 | 0.00 | 0.00 | 0.76 |
| 甲状腺 | C73 | 0.00 | 0.00 | 0.00 | 0.00 | 0.00 | 0.00 | 0.00 | 0.00 | 0.00 | 11.40 | 0.00 | 0.00 | 0.00 | 0.00 | 0.00 | 31.62 | 40.68 | 0.00 | 0.00 | 2.27 |
| 肾上腺 | C74 | 0.00 | 0.00 | 0.00 | 0.00 | 0.00 | 0.00 | 0.00 | 0.00 | 0.00 | 0.00 | 0.00 | 0.00 | 0.00 | 0.00 | 0.00 | 0.00 | 0.00 | 0.00 | 0.00 | 0.00 |
| 其他内分泌腺 | C75 | 0.00 | 0.00 | 0.00 | 0.00 | 0.00 | 0.00 | 0.00 | 0.00 | 0.00 | 0.00 | 0.00 | 0.00 | 0.00 | 0.00 | 0.00 | 0.00 | 0.00 | 0.00 | 0.00 | 0.00 |
| 霍奇金氏病 | C81 | 0.00 | 0.00 | 0.00 | 0.00 | 0.00 | 0.00 | 0.00 | 0.00 | 0.00 | 0.00 | 0.00 | 0.00 | 0.00 | 0.00 | 0.00 | 0.00 | 0.00 | 0.00 | 0.00 | 0.00 |
| 非霍奇金氏病 | C82—85、C96 | 0.00 | 0.00 | 0.00 | 0.00 | 0.00 | 0.00 | 0.00 | 0.00 | 0.00 | 0.00 | 0.00 | 14.42 | 0.00 | 25.81 | 0.00 | 31.62 | 0.00 | 0.00 | 0.00 | 2.27 |
| 多发性骨髓瘤和恶性浆细胞肿瘤 | C90 | 0.00 | 0.00 | 0.00 | 0.00 | 0.00 | 0.00 | 0.00 | 0.00 | 0.00 | 0.00 | 0.00 | 14.42 | 0.00 | 0.00 | 0.00 | 0.00 | 0.00 | 0.00 | 0.00 | 0.76 |
| 淋巴细胞白血病 | C91 | 0.00 | 0.00 | 0.00 | 0.00 | 0.00 | 0.00 | 0.00 | 0.00 | 8.77 | 0.00 | 0.00 | 0.00 | 0.00 | 0.00 | 0.00 | 0.00 | 0.00 | 0.00 | 0.00 | 0.76 |
| 髓细胞性白血病 | C92 | 0.00 | 0.00 | 0.00 | 0.00 | 10.14 | 0.00 | 0.00 | 0.00 | 0.00 | 11.40 | 0.00 | 0.00 | 49.11 | 0.00 | 27.11 | 0.00 | 0.00 | 0.00 | 0.00 | 3.79 |
| 单核细胞性白血病 | C93 | 0.00 | 0.00 | 0.00 | 0.00 | 0.00 | 0.00 | 0.00 | 0.00 | 0.00 | 0.00 | 0.00 | 0.00 | 0.00 | 0.00 | 0.00 | 0.00 | 0.00 | 0.00 | 0.00 | 0.00 |
| 其他指明的白血病 | C94 | 0.00 | 0.00 | 0.00 | 0.00 | 0.00 | 0.00 | 0.00 | 0.00 | 0.00 | 0.00 | 0.00 | 0.00 | 0.00 | 0.00 | 0.00 | 0.00 | 0.00 | 0.00 | 0.00 | 0.00 |
| 未指明细胞类型的白血病 | C95 | 0.00 | 0.00 | 0.00 | 0.00 | 0.00 | 0.00 | 0.00 | 0.00 | 0.00 | 0.00 | 0.00 | 0.00 | 0.00 | 0.00 | 0.00 | 0.00 | 40.68 | 0.00 | 0.00 | 0.76 |
| 独立的多个部位的（原发性）恶性肿瘤 | C97 | 0.00 | 0.00 | 0.00 | 0.00 | 0.00 | 0.00 | 0.00 | 0.00 | 0.00 | 0.00 | 0.00 | 0.00 | 0.00 | 0.00 | 0.00 | 0.00 | 0.00 | 0.00 | 0.00 | 0.00 |
| 其他及不明部位 | C26、39、48、76—80 | 0.00 | 0.00 | 0.00 | 0.00 | 0.00 | 0.00 | 0.00 | 0.00 | 0.00 | 0.00 | 0.00 | 0.00 | 0.00 | 0.00 | 54.22 | 0.00 | 0.00 | 0.00 | 0.00 | 1.51 |
| 除 C44 合计 | | 0.00 | 0.00 | 0.00 | 0.00 | 40.58 | 0.00 | 16.18 | 30.39 | 35.09 | 148.18 | 183.05 | 288.47 | 491.07 | 258.15 | 298.21 | 411.08 | 406.81 | 138.84 | 0.00 | 98.44 |
| 合计 | | 0.00 | 0.00 | 0.00 | 0.00 | 40.58 | 0.00 | 16.18 | 30.39 | 35.09 | 148.18 | 183.05 | 317.32 | 491.07 | 258.15 | 298.21 | 411.08 | 406.81 | 138.84 | 0.00 | 99.95 |

表 249　中山市横栏镇 2000—2004 年男女合计恶性肿瘤年龄别发病率（1/10⁵）

| 部位或病种 | ICD—10 | 0～ | 1～ | 5～ | 10～ | 15～ | 20～ | 25～ | 30～ | 35～ | 40～ | 45～ | 50～ | 55～ | 60～ | 65～ | 70～ | 75～ | 80～ | 85＋ | 合计 |
|---|---|---|---|---|---|---|---|---|---|---|---|---|---|---|---|---|---|---|---|---|---|
| 唇 | C00 | 0.00 | 0.00 | 0.00 | 0.00 | 0.00 | 0.00 | 0.00 | 0.00 | 0.00 | 0.00 | 0.00 | 7.14 | 0.00 | 0.00 | 0.00 | 0.00 | 0.00 | 0.00 | 0.00 | 0.37 |
| 舌 | C01—02 | 0.00 | 0.00 | 0.00 | 0.00 | 0.00 | 0.00 | 0.00 | 0.00 | 0.00 | 0.00 | 0.00 | 0.00 | 0.00 | 0.00 | 0.00 | 0.00 | 0.00 | 0.00 | 0.00 | 0.00 |
| 口 | C03—06 | 0.00 | 0.00 | 0.00 | 0.00 | 0.00 | 0.00 | 0.00 | 0.00 | 0.00 | 0.00 | 0.00 | 0.00 | 0.00 | 0.00 | 13.77 | 0.00 | 0.00 | 0.00 | 0.00 | 0.37 |
| 唾液腺 | C07—08 | 0.00 | 0.00 | 0.00 | 0.00 | 0.00 | 0.00 | 0.00 | 0.00 | 0.00 | 0.00 | 0.00 | 0.00 | 0.00 | 0.00 | 13.77 | 16.71 | 0.00 | 0.00 | 0.00 | 0.75 |
| 扁桃腺 | C09 | 0.00 | 0.00 | 0.00 | 0.00 | 0.00 | 0.00 | 0.00 | 0.00 | 0.00 | 0.00 | 0.00 | 0.00 | 0.00 | 0.00 | 0.00 | 0.00 | 0.00 | 0.00 | 0.00 | 0.00 |
| 其他口咽部 | C10 | 0.00 | 0.00 | 0.00 | 0.00 | 0.00 | 0.00 | 0.00 | 0.00 | 0.00 | 0.00 | 0.00 | 0.00 | 0.00 | 0.00 | 0.00 | 0.00 | 0.00 | 0.00 | 0.00 | 0.00 |
| 鼻咽部 | C11 | 0.00 | 0.00 | 0.00 | 0.00 | 4.87 | 5.47 | 12.46 | 11.66 | 30.47 | 33.29 | 47.61 | 57.09 | 60.89 | 37.80 | 27.53 | 0.00 | 47.93 | 43.60 | 0.00 | 19.10 |
| 喉咽部 | C12—13 | 0.00 | 0.00 | 0.00 | 0.00 | 0.00 | 0.00 | 0.00 | 0.00 | 0.00 | 0.00 | 0.00 | 0.00 | 0.00 | 0.00 | 0.00 | 0.00 | 0.00 | 0.00 | 0.00 | 0.00 |
| 唇，口腔和咽的其他部位和具体部位不明 | C14 | 0.00 | 0.00 | 0.00 | 0.00 | 0.00 | 0.00 | 0.00 | 0.00 | 0.00 | 0.00 | 0.00 | 0.00 | 0.00 | 0.00 | 0.00 | 0.00 | 0.00 | 0.00 | 0.00 | 0.00 |
| 食管 | C15 | 0.00 | 0.00 | 0.00 | 0.00 | 0.00 | 0.00 | 0.00 | 0.00 | 0.00 | 0.00 | 5.29 | 14.27 | 12.18 | 12.60 | 0.00 | 0.00 | 0.00 | 0.00 | 0.00 | 1.87 |
| 胃 | C16 | 0.00 | 0.00 | 0.00 | 0.00 | 0.00 | 0.00 | 0.00 | 0.00 | 0.00 | 11.10 | 0.00 | 0.00 | 0.00 | 37.80 | 13.77 | 16.71 | 0.00 | 0.00 | 0.00 | 2.62 |
| 小肠 | C17 | 0.00 | 0.00 | 0.00 | 0.00 | 0.00 | 0.00 | 0.00 | 0.00 | 0.00 | 5.55 | 0.00 | 0.00 | 24.36 | 0.00 | 13.77 | 0.00 | 0.00 | 0.00 | 0.00 | 1.50 |
| 结肠 | C18 | 0.00 | 0.00 | 0.00 | 0.00 | 0.00 | 0.00 | 0.00 | 0.00 | 4.35 | 0.00 | 15.87 | 7.14 | 48.71 | 50.39 | 41.30 | 33.42 | 0.00 | 0.00 | 0.00 | 6.74 |
| 直肠和乙状结肠连接处 | C19—20 | 0.00 | 0.00 | 0.00 | 0.00 | 0.00 | 0.00 | 0.00 | 0.00 | 0.00 | 11.10 | 5.29 | 0.00 | 24.36 | 12.60 | 0.00 | 66.84 | 71.90 | 43.60 | 0.00 | 5.24 |
| 肛门 | C21 | 0.00 | 0.00 | 0.00 | 0.00 | 0.00 | 0.00 | 0.00 | 0.00 | 0.00 | 0.00 | 0.00 | 0.00 | 0.00 | 0.00 | 0.00 | 0.00 | 0.00 | 0.00 | 0.00 | 0.00 |
| 肝脏和肝内胆管 | C22 | 0.00 | 0.00 | 0.00 | 0.00 | 0.00 | 0.00 | 0.00 | 0.00 | 8.71 | 22.19 | 63.48 | 57.09 | 85.25 | 62.99 | 68.83 | 66.84 | 95.87 | 0.00 | 0.00 | 19.10 |
| 胆囊 | C23 | 0.00 | 0.00 | 0.00 | 0.00 | 0.00 | 0.00 | 0.00 | 0.00 | 0.00 | 0.00 | 0.00 | 0.00 | 0.00 | 0.00 | 0.00 | 0.00 | 0.00 | 0.00 | 0.00 | 0.00 |
| 肝外胆管 | C24 | 0.00 | 0.00 | 0.00 | 0.00 | 0.00 | 0.00 | 0.00 | 0.00 | 0.00 | 0.00 | 0.00 | 0.00 | 12.18 | 12.60 | 13.77 | 0.00 | 47.93 | 0.00 | 0.00 | 1.87 |
| 胰腺 | C25 | 0.00 | 0.00 | 0.00 | 0.00 | 0.00 | 0.00 | 0.00 | 0.00 | 4.35 | 5.55 | 0.00 | 0.00 | 24.36 | 0.00 | 27.53 | 16.71 | 0.00 | 43.60 | 0.00 | 3.00 |
| 鼻腔、中耳和副鼻窦 | C30—31 | 0.00 | 0.00 | 0.00 | 0.00 | 0.00 | 0.00 | 4.15 | 0.00 | 0.00 | 0.00 | 0.00 | 7.14 | 0.00 | 0.00 | 0.00 | 0.00 | 0.00 | 0.00 | 0.00 | 0.75 |
| 喉 | C32 | 0.00 | 0.00 | 0.00 | 0.00 | 0.00 | 0.00 | 0.00 | 0.00 | 0.00 | 0.00 | 0.00 | 0.00 | 0.00 | 0.00 | 0.00 | 0.00 | 0.00 | 0.00 | 0.00 | 0.00 |
| 气管、支气管和肺 | C33—34 | 0.00 | 0.00 | 0.00 | 0.00 | 0.00 | 0.00 | 0.00 | 0.00 | 8.71 | 5.55 | 10.58 | 21.41 | 73.07 | 62.99 | 55.07 | 83.56 | 47.93 | 87.20 | 0.00 | 11.98 |

（续上表）

| 部位或病种 | ICD—10 | 0～ | 1～ | 5～ | 10～ | 15～ | 20～ | 25～ | 30～ | 35～ | 40～ | 45～ | 50～ | 55～ | 60～ | 65～ | 70～ | 75～ | 80～ | 85＋ | 合计 |
|---|---|---|---|---|---|---|---|---|---|---|---|---|---|---|---|---|---|---|---|---|---|
| 其他呼吸器官 | C37—38 | 0.00 | 0.00 | 0.00 | 0.00 | 0.00 | 0.00 | 0.00 | 0.00 | 0.00 | 0.00 | 0.00 | 0.00 | 0.00 | 0.00 | 0.00 | 0.00 | 0.00 | 0.00 | 0.00 | 0.00 |
| 骨和关节软骨 | C40—41 | 0.00 | 0.00 | 0.00 | 0.00 | 14.62 | 0.00 | 0.00 | 3.89 | 0.00 | 0.00 | 0.00 | 0.00 | 0.00 | 0.00 | 0.00 | 0.00 | 0.00 | 0.00 | 0.00 | 1.50 |
| 皮肤恶性黑色素瘤 | C43 | 0.00 | 0.00 | 0.00 | 0.00 | 0.00 | 0.00 | 0.00 | 0.00 | 0.00 | 0.00 | 0.00 | 0.00 | 0.00 | 0.00 | 13.77 | 0.00 | 0.00 | 0.00 | 0.00 | 0.37 |
| 皮肤其他恶性肿瘤 | C44 | 0.00 | 0.00 | 0.00 | 0.00 | 0.00 | 0.00 | 0.00 | 0.00 | 0.00 | 0.00 | 0.00 | 14.27 | 0.00 | 0.00 | 0.00 | 0.00 | 0.00 | 0.00 | 0.00 | 0.75 |
| 间皮瘤 | C45 | 0.00 | 0.00 | 0.00 | 0.00 | 0.00 | 0.00 | 0.00 | 0.00 | 0.00 | 0.00 | 0.00 | 0.00 | 0.00 | 0.00 | 0.00 | 0.00 | 0.00 | 0.00 | 0.00 | 0.00 |
| kaposi 氏肉瘤 | C46 | 0.00 | 0.00 | 0.00 | 0.00 | 0.00 | 0.00 | 0.00 | 0.00 | 0.00 | 0.00 | 0.00 | 0.00 | 0.00 | 0.00 | 0.00 | 0.00 | 0.00 | 0.00 | 0.00 | 0.00 |
| 结缔组织和其他软组织 | C47、49 | 0.00 | 0.00 | 0.00 | 0.00 | 0.00 | 0.00 | 0.00 | 0.00 | 0.00 | 5.55 | 0.00 | 0.00 | 0.00 | 0.00 | 0.00 | 0.00 | 0.00 | 0.00 | 0.00 | 0.37 |
| 乳房 | C50 | 0.00 | 0.00 | 0.00 | 0.00 | 0.00 | 0.00 | 0.00 | 0.00 | 0.00 | 5.55 | 26.45 | 0.00 | 12.18 | 12.60 | 0.00 | 0.00 | 23.97 | 0.00 | 0.00 | 3.37 |
| 外阴 | C51 | 0.00 | 0.00 | 0.00 | 0.00 | 0.00 | 0.00 | 0.00 | 0.00 | 0.00 | 0.00 | 5.29 | 0.00 | 0.00 | 0.00 | 13.77 | 0.00 | 0.00 | 0.00 | 0.00 | 0.75 |
| 阴道 | C52 | 0.00 | 0.00 | 0.00 | 0.00 | 0.00 | 0.00 | 0.00 | 0.00 | 0.00 | 0.00 | 0.00 | 0.00 | 0.00 | 0.00 | 0.00 | 0.00 | 0.00 | 0.00 | 0.00 | 0.00 |
| 子宫颈 | C53 | 0.00 | 0.00 | 0.00 | 0.00 | 0.00 | 0.00 | 0.00 | 0.00 | 0.00 | 0.00 | 0.00 | 7.14 | 0.00 | 0.00 | 0.00 | 0.00 | 0.00 | 0.00 | 0.00 | 0.37 |
| 子宫体 | C54 | 0.00 | 0.00 | 0.00 | 0.00 | 0.00 | 0.00 | 0.00 | 0.00 | 0.00 | 16.64 | 31.74 | 57.09 | 73.07 | 0.00 | 27.53 | 0.00 | 0.00 | 0.00 | 0.00 | 9.36 |
| 子宫恶性肿瘤、未注明部位 | C55 | 0.00 | 0.00 | 0.00 | 0.00 | 0.00 | 0.00 | 0.00 | 0.00 | 0.00 | 0.00 | 0.00 | 0.00 | 0.00 | 0.00 | 0.00 | 0.00 | 0.00 | 0.00 | 0.00 | 0.00 |
| 卵巢 | C56 | 0.00 | 0.00 | 0.00 | 0.00 | 0.00 | 0.00 | 0.00 | 0.00 | 0.00 | 0.00 | 5.29 | 14.27 | 12.18 | 0.00 | 0.00 | 0.00 | 0.00 | 0.00 | 0.00 | 1.50 |
| 其他和未说明的女性生殖器官恶性肿瘤 | C57 | 0.00 | 0.00 | 0.00 | 0.00 | 0.00 | 0.00 | 0.00 | 0.00 | 0.00 | 0.00 | 0.00 | 0.00 | 0.00 | 0.00 | 0.00 | 0.00 | 0.00 | 0.00 | 0.00 | 0.00 |
| 胎盘 | C58 | 0.00 | 0.00 | 0.00 | 0.00 | 0.00 | 0.00 | 0.00 | 0.00 | 0.00 | 0.00 | 0.00 | 0.00 | 0.00 | 0.00 | 0.00 | 0.00 | 0.00 | 0.00 | 0.00 | 0.00 |
| 阴茎 | C60 | 0.00 | 0.00 | 0.00 | 0.00 | 0.00 | 0.00 | 0.00 | 0.00 | 0.00 | 0.00 | 0.00 | 0.00 | 0.00 | 0.00 | 0.00 | 0.00 | 0.00 | 0.00 | 0.00 | 0.00 |
| 前列腺 | C61 | 0.00 | 0.00 | 0.00 | 0.00 | 0.00 | 0.00 | 0.00 | 0.00 | 0.00 | 0.00 | 0.00 | 0.00 | 12.18 | 0.00 | 13.77 | 16.71 | 119.83 | 87.20 | 0.00 | 3.74 |
| 睾丸 | C62 | 0.00 | 0.00 | 0.00 | 0.00 | 0.00 | 0.00 | 0.00 | 0.00 | 0.00 | 0.00 | 0.00 | 0.00 | 0.00 | 0.00 | 0.00 | 0.00 | 0.00 | 0.00 | 0.00 | 0.00 |
| 其他和未说明的男性生殖器官恶性肿瘤 | C63 | 0.00 | 0.00 | 0.00 | 0.00 | 0.00 | 0.00 | 0.00 | 0.00 | 0.00 | 0.00 | 0.00 | 0.00 | 0.00 | 0.00 | 0.00 | 0.00 | 0.00 | 0.00 | 0.00 | 0.00 |
| 肾脏 | C64 | 0.00 | 0.00 | 0.00 | 0.00 | 0.00 | 0.00 | 0.00 | 0.00 | 0.00 | 0.00 | 0.00 | 0.00 | 0.00 | 0.00 | 0.00 | 0.00 | 0.00 | 0.00 | 0.00 | 0.00 |
| 肾盂、肾盏 | C65 | 0.00 | 0.00 | 0.00 | 0.00 | 0.00 | 0.00 | 0.00 | 0.00 | 0.00 | 0.00 | 0.00 | 0.00 | 0.00 | 0.00 | 0.00 | 16.71 | 0.00 | 0.00 | 0.00 | 0.37 |

（续上表）

| 部位或病种 | ICD—10 | 0～ | 1～ | 5～ | 10～ | 15～ | 20～ | 25～ | 30～ | 35～ | 40～ | 45～ | 50～ | 55～ | 60～ | 65～ | 70～ | 75～ | 80～ | 85+ | 合计 |
|---|---|---|---|---|---|---|---|---|---|---|---|---|---|---|---|---|---|---|---|---|---|
| 输尿管 | C66 | 0.00 | 0.00 | 0.00 | 0.00 | 0.00 | 0.00 | 0.00 | 0.00 | 0.00 | 0.00 | 0.00 | 0.00 | 0.00 | 0.00 | 0.00 | 0.00 | 0.00 | 0.00 | 0.00 | 0.00 |
| 膀胱 | C67 | 0.00 | 0.00 | 0.00 | 0.00 | 0.00 | 0.00 | 0.00 | 0.00 | 0.00 | 0.00 | 0.00 | 7.14 | 0.00 | 0.00 | 0.00 | 16.71 | 23.97 | 0.00 | 0.00 | 1.12 |
| 其他和未说明的泌尿器官 | C68 | 0.00 | 0.00 | 0.00 | 0.00 | 0.00 | 0.00 | 0.00 | 0.00 | 0.00 | 0.00 | 0.00 | 0.00 | 12.18 | 0.00 | 0.00 | 0.00 | 0.00 | 0.00 | 0.00 | 0.37 |
| 眼 | C69 | 0.00 | 0.00 | 0.00 | 0.00 | 0.00 | 0.00 | 0.00 | 0.00 | 0.00 | 0.00 | 0.00 | 0.00 | 0.00 | 0.00 | 0.00 | 0.00 | 0.00 | 0.00 | 0.00 | 0.00 |
| 脑、神经系统 | C70－72、D | 0.00 | 0.00 | 0.00 | 0.00 | 0.00 | 0.00 | 0.00 | 7.78 | 4.35 | 5.55 | 0.00 | 0.00 | 0.00 | 0.00 | 0.00 | 0.00 | 0.00 | 0.00 | 0.00 | 1.50 |
| 甲状腺 | C73 | 0.00 | 0.00 | 0.00 | 0.00 | 0.00 | 0.00 | 0.00 | 0.00 | 0.00 | 11.10 | 0.00 | 0.00 | 0.00 | 0.00 | 0.00 | 16.71 | 23.97 | 0.00 | 0.00 | 1.50 |
| 肾上腺 | C74 | 0.00 | 0.00 | 0.00 | 0.00 | 0.00 | 0.00 | 0.00 | 0.00 | 0.00 | 0.00 | 0.00 | 0.00 | 0.00 | 0.00 | 0.00 | 0.00 | 0.00 | 0.00 | 0.00 | 0.00 |
| 其他内分泌腺 | C75 | 0.00 | 0.00 | 0.00 | 0.00 | 0.00 | 0.00 | 0.00 | 3.89 | 0.00 | 0.00 | 0.00 | 0.00 | 0.00 | 0.00 | 0.00 | 0.00 | 0.00 | 0.00 | 0.00 | 0.37 |
| 霍奇金氏病 | C81 | 0.00 | 0.00 | 0.00 | 0.00 | 0.00 | 0.00 | 0.00 | 0.00 | 0.00 | 0.00 | 0.00 | 0.00 | 0.00 | 0.00 | 0.00 | 0.00 | 23.97 | 0.00 | 0.00 | 0.37 |
| 非霍奇金氏病 | C82—85、C96 | 0.00 | 0.00 | 4.50 | 0.00 | 4.87 | 0.00 | 0.00 | 0.00 | 0.00 | 0.00 | 10.58 | 7.14 | 36.53 | 12.60 | 13.77 | 16.71 | 0.00 | 0.00 | 0.00 | 4.12 |
| 多发性骨髓瘤和恶性浆细胞肿瘤 | C90 | 0.00 | 0.00 | 0.00 | 0.00 | 0.00 | 0.00 | 0.00 | 0.00 | 0.00 | 0.00 | 0.00 | 7.14 | 0.00 | 0.00 | 0.00 | 0.00 | 0.00 | 0.00 | 0.00 | 0.37 |
| 淋巴细胞白血病 | C91 | 0.00 | 0.00 | 0.00 | 0.00 | 0.00 | 0.00 | 0.00 | 0.00 | 4.35 | 0.00 | 0.00 | 0.00 | 12.18 | 0.00 | 0.00 | 0.00 | 0.00 | 0.00 | 0.00 | 0.75 |
| 髓细胞性白血病 | C92 | 0.00 | 0.00 | 0.00 | 3.82 | 4.87 | 0.00 | 0.00 | 0.00 | 0.00 | 5.55 | 0.00 | 0.00 | 24.36 | 0.00 | 13.77 | 0.00 | 0.00 | 0.00 | 0.00 | 2.25 |
| 单核细胞性白血病 | C93 | 0.00 | 0.00 | 0.00 | 0.00 | 0.00 | 0.00 | 4.15 | 0.00 | 0.00 | 0.00 | 0.00 | 0.00 | 0.00 | 0.00 | 0.00 | 0.00 | 0.00 | 0.00 | 0.00 | 0.37 |
| 其他指明的白血病 | C94 | 0.00 | 0.00 | 0.00 | 0.00 | 0.00 | 0.00 | 0.00 | 0.00 | 0.00 | 0.00 | 0.00 | 0.00 | 0.00 | 0.00 | 0.00 | 0.00 | 0.00 | 0.00 | 0.00 | 0.00 |
| 未指明细胞类型的白血病 | C95 | 0.00 | 0.00 | 0.00 | 0.00 | 0.00 | 0.00 | 0.00 | 0.00 | 0.00 | 0.00 | 0.00 | 0.00 | 0.00 | 0.00 | 0.00 | 0.00 | 23.97 | 0.00 | 0.00 | 0.37 |
| 独立的多个部位的（原发性）恶性肿瘤 | C97 | 0.00 | 0.00 | 0.00 | 0.00 | 0.00 | 0.00 | 0.00 | 0.00 | 0.00 | 0.00 | 0.00 | 0.00 | 0.00 | 0.00 | 0.00 | 0.00 | 0.00 | 0.00 | 0.00 | 0.00 |
| 其他及不明部位 | C26、39、48、76—80 | 0.00 | 0.00 | 4.50 | 0.00 | 0.00 | 0.00 | 0.00 | 0.00 | 0.00 | 5.55 | 0.00 | 0.00 | 24.36 | 25.20 | 41.30 | 16.71 | 0.00 | 0.00 | 0.00 | 3.74 |
| 除 C44 合计 | | 0.00 | 0.00 | 8.99 | 3.82 | 29.23 | 5.47 | 20.76 | 27.21 | 65.30 | 149.80 | 227.48 | 271.19 | 584.55 | 340.16 | 426.77 | 401.07 | 551.23 | 305.19 | 0.00 | 114.20 |
| 合计 | | 0.00 | 0.00 | 8.99 | 3.82 | 29.23 | 5.47 | 20.76 | 27.21 | 65.30 | 149.80 | 227.48 | 285.46 | 584.55 | 340.16 | 426.77 | 401.07 | 551.23 | 305.19 | 0.00 | 114.95 |

## 6. 发病顺位

2000—2004 年中山市横栏镇男性发病前 10 位恶性肿瘤依次是肝脏和肝内胆管、鼻咽、气管/支气管和肺、结肠、非霍奇金氏病、前列腺、直肠和乙状结肠连接处、胰腺、胃和食管恶性肿瘤，其发病数占同期横栏镇男性恶性肿瘤发病总数的 82.86％（表 250，图 149）。

表 250　中山市横栏镇 2000—2004 年男性前 10 位恶性肿瘤发病概况（N，$1/10^5$，%）

| 位次 | 部位或病种 | ICD—10 | 例数 | 粗率 | 中标率 | 世标率 | 构成比 |
|---|---|---|---|---|---|---|---|
| 1 | 肝脏和肝内胆管 | C22 | 43 | 31.85 | 24.95 | 31.97 | 24.57 |
| 2 | 鼻咽 | C11 | 36 | 26.66 | 21.11 | 25.57 | 20.57 |
| 3 | 气管、支气管和肺 | C33－34 | 15 | 11.11 | 9.12 | 11.66 | 8.57 |
| 4 | 结肠 | C18 | 12 | 8.89 | 7.67 | 10.00 | 6.86 |
| 5 | 非霍奇金氏病 | C82－85、C96 | 8 | 5.93 | 6.13 | 6.67 | 4.57 |
| 6 | 前列腺 | C61 | 10 | 7.41 | 5.31 | 6.63 | 5.71 |
| 7 | 直肠和乙状结肠连接处 | C19－20 | 8 | 5.93 | 4.77 | 6.08 | 4.57 |
| 8 | 胰腺 | C25 | 5 | 3.70 | 2.83 | 3.56 | 2.86 |
| 9 | 胃 | C16 | 4 | 2.96 | 2.44 | 3.52 | 2.29 |
| 10 | 食管 | C15 | 4 | 2.96 | 2.31 | 3.02 | 2.29 |
| 合计 | | | 145 | | | | 82.86 |

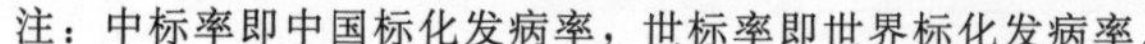
注：中标率即中国标化发病率，世标率即世界标化发病率。

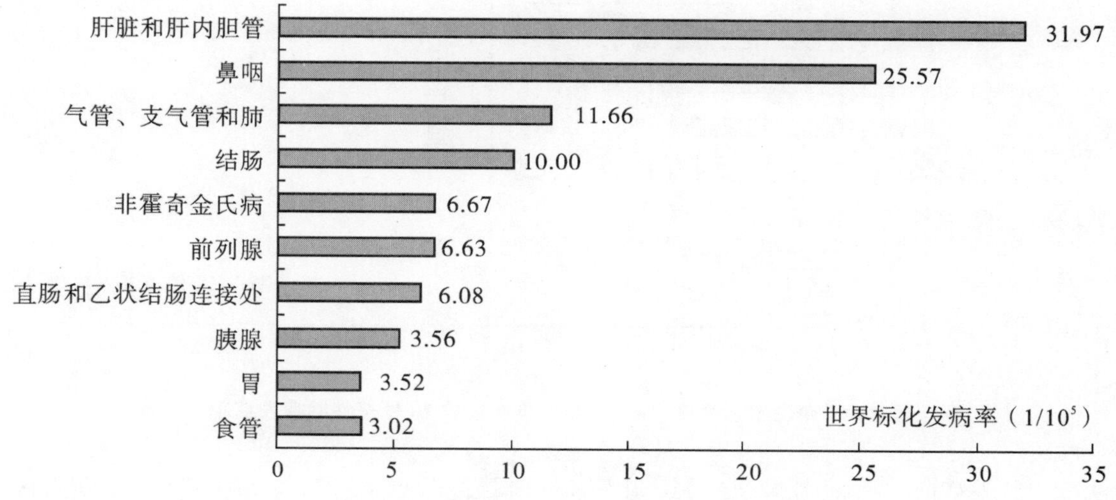


图 149　中山市横栏镇 2000—2004 年男性前 10 位恶性肿瘤发病率

女性发病前 10 位恶性肿瘤依次是子宫体、气管/支气管和肺、鼻咽、乳房、肝脏和肝内胆管、结肠、髓细胞性白血病、直肠和乙状结肠连接处、卵巢、胰腺恶性肿瘤，其发病数占同期横栏镇女性恶性肿瘤发病总数的 74.25%（表 251，图 150）。

**表 251　中山市横栏镇 2000—2004 年女性前 10 位恶性肿瘤发病概况（N，$1/10^5$，%）**

| 位次 | 部位或病种 | ICD—10 | 例数 | 粗率 | 中标率 | 世标率 | 构成比 |
|---|---|---|---|---|---|---|---|
| 1 | 子宫体 | C54 | 25 | 18.93 | 15.52 | 19.22 | 18.94 |
| 2 | 气管、支气管和肺 | C33－34 | 17 | 12.87 | 9.59 | 12.75 | 12.88 |
| 3 | 鼻咽 | C11 | 15 | 11.36 | 9.07 | 9.57 | 11.36 |
| 4 | 乳房 | C50 | 9 | 6.82 | 4.98 | 6.34 | 6.82 |
| 5 | 肝脏和肝内胆管 | C22 | 8 | 6.06 | 4.37 | 5.55 | 6.06 |
| 6 | 结肠 | C18 | 6 | 4.54 | 3.52 | 4.74 | 4.55 |
| 7 | 髓细胞性白血病 | C92 | 5 | 3.79 | 4.05 | 4.37 | 3.79 |
| 8 | 直肠和乙状结肠连接处 | C19－20 | 6 | 4.54 | 2.61 | 3.39 | 4.55 |
| 9 | 卵巢 | C56 | 4 | 3.03 | 2.51 | 3.07 | 3.03 |
| 10 | 胰腺 | C25 | 3 | 2.27 | 1.86 | 2.43 | 2.27 |
| 合计 | | | 98 | | | | 74.25 |

注：中标率即中国标化发病率，世标率即世界标化发病率。

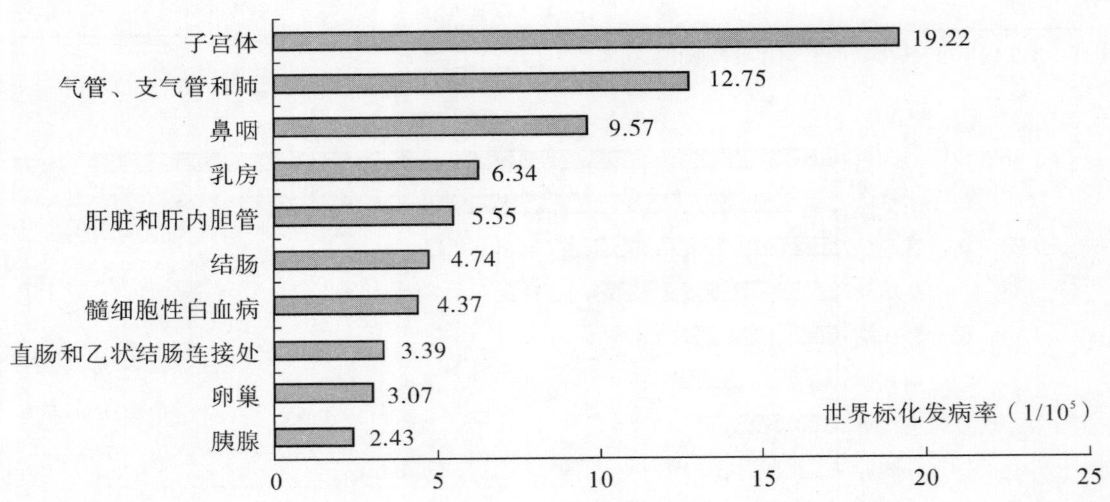


**图 150　中山市横栏镇 2000—2004 年女性前 10 位恶性肿瘤发病率**

男女合计发病前 10 位恶性肿瘤依次是肝脏和肝内胆管、鼻咽、气管/支气管和肺、子宫体、结肠、直肠和乙状结肠连接处、非霍奇金氏病、乳房、胰腺、胃部恶性肿瘤，其发病数占同期横栏镇男女合计恶性肿瘤发病总数的 73.60%（表 252，图 151），其中鼻咽癌发病数分别占同期横栏镇男、女和合计恶性肿瘤发病顺位的第 2、3 位和第 2 位（表 250、表 251、表 252，图 149、图 150、图 151）。

**表 252　中山市横栏镇 2000—2004 年男女合计前 10 位恶性肿瘤发病概况（N，1/10$^5$，%）**

| 位次 | 部位或病种 | ICD—10 | 例数 | 粗率 | 中标率 | 世标率 | 构成比 |
|---|---|---|---|---|---|---|---|
| 1 | 肝脏和肝内胆管 | C22 | 51 | 19.10 | 14.70 | 18.81 | 16.61 |
| 2 | 鼻咽 | C11 | 51 | 19.10 | 15.08 | 17.58 | 16.61 |
| 3 | 气管、支气管和肺 | C33－34 | 32 | 11.98 | 9.39 | 12.24 | 10.42 |
| 4 | 子宫体 | C54 | 25 | 9.36 | 7.68 | 9.51 | 8.14 |
| 5 | 结肠 | C18 | 18 | 6.74 | 5.65 | 7.44 | 5.86 |
| 6 | 直肠和乙状结肠连接处 | C19－20 | 14 | 5.24 | 3.69 | 4.74 | 4.56 |
| 7 | 非霍奇金氏病 | C82－85、96 | 11 | 4.12 | 4.00 | 4.59 | 3.58 |
| 8 | 乳房 | C50 | 9 | 3.37 | 2.48 | 3.15 | 2.93 |
| 9 | 胰腺 | C25 | 8 | 3.00 | 2.31 | 2.95 | 2.61 |
| 10 | 胃 | C16 | 7 | 2.62 | 2.10 | 2.92 | 2.28 |
| 合计 | | | 226 | | | | 73.60 |

注：中标率即中国标化发病率，世标率即世界标化发病率。

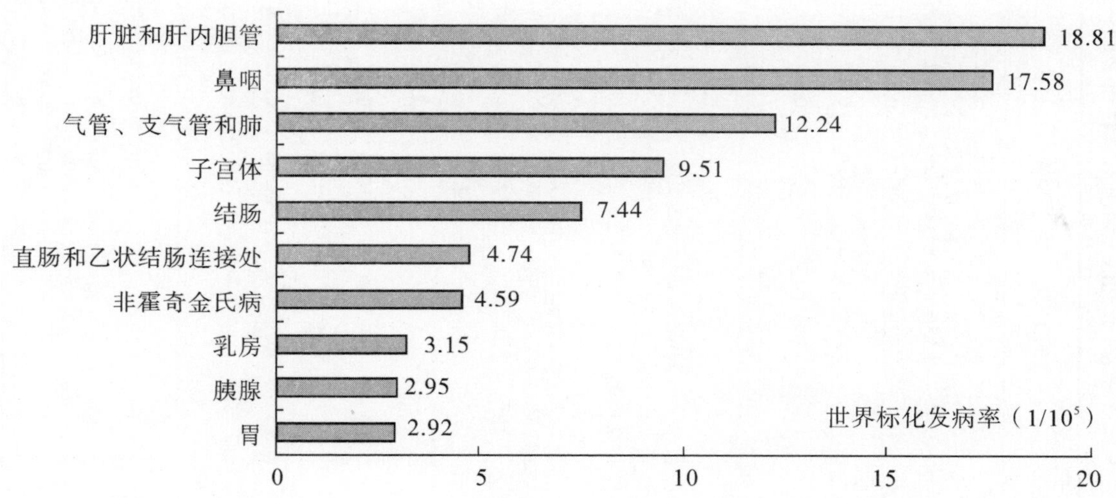


**图 151　中山市横栏镇 2000—2004 年男女合计前 10 位恶性肿瘤发病率**

表 253　中山市横栏镇 2000—2004 年男性恶性肿瘤主要发病指标（N，$1/10^5$，%）

| 部位或病种 | ICD—10 | 粗率 | 0～ | 15～ | 45～ | 55～ | 65+ | 中标率 | 世标率 | 35～64 岁截缩率 | 0～64 岁累积率 | 0～74 岁累积率 | 例数 | 构成比 |
|---|---|---|---|---|---|---|---|---|---|---|---|---|---|---|
| 唇 | C00 | 0.74 | 0.00 | 0.00 | 5.99 | 0.00 | 0.00 | 0.57 | 0.71 | 2.29 | 0.07 | 0.07 | 1 | 0.57 |
| 舌 | C01—02 | 0.00 | 0.00 | 0.00 | 0.00 | 0.00 | 0.00 | 0.00 | 0.00 | 0.00 | 0.00 | 0.00 | 0 | 0.00 |
| 口 | C03—06 | 0.74 | 0.00 | 0.00 | 0.00 | 0.00 | 10.67 | 0.59 | 0.84 | 0.00 | 0.00 | 0.14 | 1 | 0.57 |
| 唾液腺 | C07—08 | 0.74 | 0.00 | 0.00 | 0.00 | 0.00 | 10.67 | 0.59 | 0.84 | 0.00 | 0.00 | 0.14 | 1 | 0.57 |
| 扁桃腺 | C09 | 0.00 | 0.00 | 0.00 | 0.00 | 0.00 | 0.00 | 0.00 | 0.00 | 0.00 | 0.00 | 0.00 | 0 | 0.00 |
| 其他口咽部 | C10 | 0.00 | 0.00 | 0.00 | 0.00 | 0.00 | 0.00 | 0.00 | 0.00 | 0.00 | 0.00 | 0.00 | 0 | 0.00 |
| 鼻咽部 | C11 | 26.66 | 0.00 | 18.49 | 77.86 | 85.33 | 42.68 | 21.11 | 25.57 | 65.80 | 2.20 | 2.48 | 36 | 20.57 |
| 喉咽部 | C12—13 | 0.00 | 0.00 | 0.00 | 0.00 | 0.00 | 0.00 | 0.00 | 0.00 | 0.00 | 0.00 | 0.00 | 0 | 0.00 |
| 唇，口腔和咽的其他部位和具体部位不明 | C14 | 0.00 | 0.00 | 0.00 | 0.00 | 0.00 | 0.00 | 0.00 | 0.00 | 0.00 | 0.00 | 0.00 | 0 | 0.00 |
| 食管 | C15 | 2.96 | 0.00 | 0.00 | 17.97 | 12.19 | 0.00 | 2.31 | 3.02 | 9.20 | 0.32 | 0.32 | 4 | 2.29 |
| 胃 | C16 | 2.96 | 0.00 | 0.00 | 0.00 | 24.38 | 21.34 | 2.44 | 3.52 | 5.35 | 0.25 | 0.56 | 4 | 2.29 |
| 小肠 | C17 | 1.48 | 0.00 | 1.54 | 0.00 | 12.19 | 0.00 | 1.34 | 1.61 | 5.32 | 0.17 | 0.17 | 2 | 1.14 |
| 结肠 | C18 | 8.89 | 0.00 | 1.54 | 17.97 | 73.14 | 21.34 | 7.67 | 10.00 | 25.83 | 0.95 | 1.23 | 12 | 6.86 |
| 直肠和乙状结肠连接处 | C19—20 | 5.93 | 0.00 | 1.54 | 5.99 | 36.57 | 32.01 | 4.77 | 6.08 | 13.20 | 0.47 | 0.65 | 8 | 4.57 |
| 肛门 | C21 | 0.00 | 0.00 | 0.00 | 0.00 | 0.00 | 0.00 | 0.00 | 0.00 | 0.00 | 0.00 | 0.00 | 0 | 0.00 |
| 肝脏和肝内胆管 | C22 | 31.85 | 0.00 | 9.24 | 101.82 | 121.91 | 106.71 | 24.95 | 31.97 | 77.44 | 2.52 | 3.75 | 43 | 24.57 |
| 胆囊 | C23 | 0.00 | 0.00 | 0.00 | 0.00 | 0.00 | 0.00 | 0.00 | 0.00 | 0.00 | 0.00 | 0.00 | 0 | 0.00 |
| 肝外胆管 | C24 | 1.48 | 0.00 | 0.00 | 0.00 | 0.00 | 21.34 | 1.10 | 1.43 | 0.00 | 0.00 | 0.14 | 2 | 1.14 |
| 胰腺 | C25 | 3.70 | 0.00 | 3.08 | 0.00 | 12.19 | 21.34 | 2.83 | 3.56 | 7.18 | 0.22 | 0.36 | 5 | 2.86 |
| 鼻腔、中耳和副鼻窦 | C30—31 | 0.74 | 0.00 | 0.00 | 5.99 | 0.00 | 0.00 | 0.57 | 0.71 | 2.29 | 0.07 | 0.07 | 1 | 0.57 |
| 喉 | C32 | 0.00 | 0.00 | 0.00 | 0.00 | 0.00 | 0.00 | 0.00 | 0.00 | 0.00 | 0.00 | 0.00 | 0 | 0.00 |
| 气管、支气管和肺 | C33—34 | 11.11 | 0.00 | 3.08 | 17.97 | 60.95 | 53.35 | 9.12 | 11.66 | 25.81 | 0.88 | 1.51 | 15 | 8.57 |

（续上表）

| 部位或病种 | ICD—10 | 粗率 | 0～ | 15～ | 45～ | 55～ | 65＋ | 中标率 | 世标率 | 35～64 岁截缩率 | 0～64 岁累积率 | 0～74 岁累积率 | 例数 | 构成比 |
|---|---|---|---|---|---|---|---|---|---|---|---|---|---|---|
| 其他呼吸器官 | C37—38 | 0.00 | 0.00 | 0.00 | 0.00 | 0.00 | 0.00 | 0.00 | 0.00 | 0.00 | 0.00 | 0.00 | 0 | 0.00 |
| 骨和关节软骨 | C40—41 | 0.74 | 0.00 | 1.54 | 0.00 | 0.00 | 0.00 | 1.17 | 0.84 | 0.00 | 0.05 | 0.05 | 1 | 0.57 |
| 皮肤恶性黑色素瘤 | C43 | 0.74 | 0.00 | 0.00 | 0.00 | 0.00 | 10.67 | 0.59 | 0.84 | 0.00 | 0.00 | 0.14 | 1 | 0.57 |
| 皮肤其他恶性肿瘤 | C44 | 0.00 | 0.00 | 0.00 | 0.00 | 0.00 | 0.00 | 0.00 | 0.00 | 0.00 | 0.00 | 0.00 | 0 | 0.00 |
| 间皮瘤 | C45 | 0.00 | 0.00 | 0.00 | 0.00 | 0.00 | 0.00 | 0.00 | 0.00 | 0.00 | 0.00 | 0.00 | 0 | 0.00 |
| kaposi 氏肉瘤 | C46 | 0.00 | 0.00 | 0.00 | 0.00 | 0.00 | 0.00 | 0.00 | 0.00 | 0.00 | 0.00 | 0.00 | 0 | 0.00 |
| 结缔组织和其他软组织 | C47、49 | 0.00 | 0.00 | 0.00 | 0.00 | 0.00 | 0.00 | 0.00 | 0.00 | 0.00 | 0.00 | 0.00 | 0 | 0.00 |
| 乳房 | C50 | 0.00 | 0.00 | 0.00 | 0.00 | 0.00 | 0.00 | 0.00 | 0.00 | 0.00 | 0.00 | 0.00 | 0 | 0.00 |
| 外阴 | C51 | 0.00 | 0.00 | 0.00 | 0.00 | 0.00 | 0.00 | 0.00 | 0.00 | 0.00 | 0.00 | 0.00 | 0 | 0.00 |
| 阴道 | C52 | 0.00 | 0.00 | 0.00 | 0.00 | 0.00 | 0.00 | 0.00 | 0.00 | 0.00 | 0.00 | 0.00 | 0 | 0.00 |
| 子宫颈 | C53 | 0.00 | 0.00 | 0.00 | 0.00 | 0.00 | 0.00 | 0.00 | 0.00 | 0.00 | 0.00 | 0.00 | 0 | 0.00 |
| 子宫体 | C54 | 0.00 | 0.00 | 0.00 | 0.00 | 0.00 | 0.00 | 0.00 | 0.00 | 0.00 | 0.00 | 0.00 | 0 | 0.00 |
| 子宫恶性肿瘤、未注明部位 | C55 | 0.00 | 0.00 | 0.00 | 0.00 | 0.00 | 0.00 | 0.00 | 0.00 | 0.00 | 0.00 | 0.00 | 0 | 0.00 |
| 卵巢 | C56 | 0.00 | 0.00 | 0.00 | 0.00 | 0.00 | 0.00 | 0.00 | 0.00 | 0.00 | 0.00 | 0.00 | 0 | 0.00 |
| 其他和未说明的女性生殖器官恶性肿瘤 | C57 | 0.00 | 0.00 | 0.00 | 0.00 | 0.00 | 0.00 | 0.00 | 0.00 | 0.00 | 0.00 | 0.00 | 0 | 0.00 |
| 胎盘 | C58 | 0.00 | 0.00 | 0.00 | 0.00 | 0.00 | 0.00 | 0.00 | 0.00 | 0.00 | 0.00 | 0.00 | 0 | 0.00 |
| 阴茎 | C60 | 0.00 | 0.00 | 0.00 | 0.00 | 0.00 | 0.00 | 0.00 | 0.00 | 0.00 | 0.00 | 0.00 | 0 | 0.00 |
| 前列腺 | C61 | 7.41 | 0.00 | 0.00 | 0.00 | 12.19 | 96.04 | 5.31 | 6.63 | 3.25 | 0.12 | 0.44 | 10 | 5.71 |
| 睾丸 | C62 | 0.00 | 0.00 | 0.00 | 0.00 | 0.00 | 0.00 | 0.00 | 0.00 | 0.00 | 0.00 | 0.00 | 0 | 0.00 |
| 其他和未说明的男性生殖器官恶性肿瘤 | C63 | 0.00 | 0.00 | 0.00 | 0.00 | 0.00 | 0.00 | 0.00 | 0.00 | 0.00 | 0.00 | 0.00 | 0 | 0.00 |
| 肾脏 | C64 | 0.00 | 0.00 | 0.00 | 0.00 | 0.00 | 0.00 | 0.00 | 0.00 | 0.00 | 0.00 | 0.00 | 0 | 0.00 |
| 肾盂、肾盏 | C65 | 0.74 | 0.00 | 0.00 | 0.00 | 0.00 | 10.67 | 0.51 | 0.71 | 0.00 | 0.00 | 0.18 | 1 | 0.57 |

（续上表）

| 部位或病种 | ICD—10 | 粗率 | 0～ | 15～ | 45～ | 55～ | 65＋ | 中标率 | 世标率 | 35～64 岁截缩率 | 0～64 岁累积率 | 0～74 岁累积率 | 例数 | 构成比 |
|---|---|---|---|---|---|---|---|---|---|---|---|---|---|---|
| 输尿管 | C66 | 0.00 | 0.00 | 0.00 | 0.00 | 0.00 | 0.00 | 0.00 | 0.00 | 0.00 | 0.00 | 0.00 | 0 | 0.00 |
| 膀胱 | C67 | 1.48 | 0.00 | 0.00 | 0.00 | 0.00 | 21.34 | 1.01 | 1.30 | 0.00 | 0.00 | 0.18 | 2 | 1.14 |
| 其他和未说明的泌尿器官 | C68 | 0.00 | 0.00 | 0.00 | 0.00 | 0.00 | 0.00 | 0.00 | 0.00 | 0.00 | 0.00 | 0.00 | 0 | 0.00 |
| 眼 | C69 | 0.00 | 0.00 | 0.00 | 0.00 | 0.00 | 0.00 | 0.00 | 0.00 | 0.00 | 0.00 | 0.00 | 0 | 0.00 |
| 脑、神经系统 | C70—72、D | 2.22 | 0.00 | 4.62 | 0.00 | 0.00 | 0.00 | 1.68 | 1.60 | 2.07 | 0.13 | 0.13 | 3 | 1.71 |
| 甲状腺 | C73 | 0.74 | 0.00 | 1.54 | 0.00 | 0.00 | 0.00 | 0.52 | 0.65 | 2.07 | 0.05 | 0.05 | 1 | 0.57 |
| 肾上腺 | C74 | 0.00 | 0.00 | 0.00 | 0.00 | 0.00 | 0.00 | 0.00 | 0.00 | 0.00 | 0.00 | 0.00 | 0 | 0.00 |
| 其他内分泌腺 | C75 | 0.74 | 0.00 | 1.54 | 0.00 | 0.00 | 0.00 | 0.58 | 0.48 | 0.00 | 0.04 | 0.04 | 1 | 0.57 |
| 霍奇金氏病 | C81 | 0.74 | 0.00 | 0.00 | 0.00 | 0.00 | 10.67 | 0.50 | 0.59 | 0.00 | 0.00 | 0.00 | 1 | 0.57 |
| 非霍奇金氏病 | C82—85、C96 | 5.93 | 2.79 | 1.54 | 11.98 | 36.57 | 10.67 | 6.13 | 6.67 | 13.66 | 0.56 | 0.70 | 8 | 4.57 |
| 多发性骨髓瘤和恶性浆细胞肿瘤 | C90 | 0.00 | 0.00 | 0.00 | 0.00 | 0.00 | 0.00 | 0.00 | 0.00 | 0.00 | 0.00 | 0.00 | 0 | 0.00 |
| 淋巴细胞白血病 | C91 | 0.74 | 0.00 | 0.00 | 0.00 | 12.19 | 0.00 | 0.82 | 0.97 | 3.25 | 0.12 | 0.12 | 1 | 0.57 |
| 髓细胞性白血病 | C92 | 0.74 | 2.79 | 0.00 | 0.00 | 0.00 | 0.00 | 0.96 | 0.66 | 0.00 | 0.04 | 0.04 | 1 | 0.57 |
| 单核细胞性白血病 | C93 | 0.74 | 0.00 | 1.54 | 0.00 | 0.00 | 0.00 | 0.79 | 0.68 | 0.00 | 0.04 | 0.04 | 1 | 0.57 |
| 其他指明的白血病 | C94 | 0.00 | 0.00 | 0.00 | 0.00 | 0.00 | 0.00 | 0.00 | 0.00 | 0.00 | 0.00 | 0.00 | 0 | 0.00 |
| 未指明细胞类型的白血病 | C95 | 0.00 | 0.00 | 0.00 | 0.00 | 0.00 | 0.00 | 0.00 | 0.00 | 0.00 | 0.00 | 0.00 | 0 | 0.00 |
| 独立的多个部位的（原发性）恶性肿瘤 | C97 | 0.00 | 0.00 | 0.00 | 0.00 | 0.00 | 0.00 | 0.00 | 0.00 | 0.00 | 0.00 | 0.00 | 0 | 0.00 |
| 其他及不明部位 | C26、39、48、76—80 | 5.93 | 2.79 | 1.54 | 0.00 | 48.76 | 21.34 | 5.53 | 6.94 | 13.92 | 0.58 | 0.90 | 8 | 4.57 |
| 除 C44 合计 | | 129.62 | 8.37 | 52.38 | 263.53 | 548.58 | 522.86 | 106.08 | 131.07 | 277.95 | 9.85 | 14.60 | 175 | 100.00 |
| 合计 | | 129.62 | 8.37 | 52.38 | 263.53 | 548.58 | 522.86 | 106.08 | 131.07 | 277.95 | 9.85 | 14.60 | 175 | 100.00 |

注：中标率即中国标化发病率，世标率即世界标化发病率。

表 254　中山市横栏镇 2000—2004 年女性恶性肿瘤主要发病指标（N，1/10$^5$，%）

| 部位或病种 | ICD—10 | 粗率 | 0～ | 15～ | 45～ | 55～ | 65＋ | 中标率 | 世标率 | 35～64 岁截缩率 | 0～64 岁累积率 | 0～74 岁累积率 | 例数 | 构成比 |
|---|---|---|---|---|---|---|---|---|---|---|---|---|---|---|
| 唇 | C00 | 0.00 | 0.00 | 0.00 | 0.00 | 0.00 | 0.00 | 0.00 | 0.00 | 0.00 | 0.00 | 0.00 | 0 | 0.00 |
| 舌 | C01—02 | 0.00 | 0.00 | 0.00 | 0.00 | 0.00 | 0.00 | 0.00 | 0.00 | 0.00 | 0.00 | 0.00 | 0 | 0.00 |
| 口 | C03—06 | 0.00 | 0.00 | 0.00 | 0.00 | 0.00 | 0.00 | 0.00 | 0.00 | 0.00 | 0.00 | 0.00 | 0 | 0.00 |
| 唾液腺 | C07—08 | 0.76 | 0.00 | 0.00 | 0.00 | 0.00 | 8.48 | 0.45 | 0.63 | 0.00 | 0.00 | 0.16 | 1 | 0.76 |
| 扁桃腺 | C09 | 0.00 | 0.00 | 0.00 | 0.00 | 0.00 | 0.00 | 0.00 | 0.00 | 0.00 | 0.00 | 0.00 | 0 | 0.00 |
| 其他口咽部 | C10 | 0.00 | 0.00 | 0.00 | 0.00 | 0.00 | 0.00 | 0.00 | 0.00 | 0.00 | 0.00 | 0.00 | 0 | 0.00 |
| 鼻咽部 | C11 | 11.36 | 0.00 | 13.92 | 24.66 | 12.58 | 8.48 | 9.07 | 9.57 | 20.47 | 0.79 | 0.79 | 15 | 11.36 |
| 喉咽部 | C12—13 | 0.00 | 0.00 | 0.00 | 0.00 | 0.00 | 0.00 | 0.00 | 0.00 | 0.00 | 0.00 | 0.00 | 0 | 0.00 |
| 唇，口腔和咽的其他部位和具体部位不明 | C14 | 0.00 | 0.00 | 0.00 | 0.00 | 0.00 | 0.00 | 0.00 | 0.00 | 0.00 | 0.00 | 0.00 | 0 | 0.00 |
| 食管 | C15 | 0.76 | 0.00 | 0.00 | 0.00 | 12.58 | 0.00 | 0.83 | 0.98 | 3.30 | 0.12 | 0.12 | 1 | 0.76 |
| 胃 | C16 | 2.27 | 0.00 | 3.09 | 0.00 | 12.58 | 0.00 | 1.80 | 2.40 | 7.18 | 0.24 | 0.24 | 3 | 2.27 |
| 小肠 | C17 | 1.51 | 0.00 | 0.00 | 0.00 | 12.58 | 8.48 | 1.40 | 1.80 | 3.30 | 0.12 | 0.26 | 2 | 1.52 |
| 结肠 | C18 | 4.54 | 0.00 | 0.00 | 6.17 | 25.17 | 25.45 | 3.52 | 4.74 | 8.13 | 0.31 | 0.76 | 6 | 4.55 |
| 直肠和乙状结肠连接处 | C19—20 | 4.54 | 0.00 | 1.55 | 0.00 | 0.00 | 42.42 | 2.61 | 3.39 | 2.19 | 0.06 | 0.53 | 6 | 4.55 |
| 肛门 | C21 | 0.00 | 0.00 | 0.00 | 0.00 | 0.00 | 0.00 | 0.00 | 0.00 | 0.00 | 0.00 | 0.00 | 0 | 0.00 |
| 肝脏和肝内胆管 | C22 | 6.06 | 0.00 | 0.00 | 18.50 | 25.17 | 25.45 | 4.37 | 5.55 | 12.81 | 0.45 | 0.61 | 8 | 6.06 |
| 胆囊 | C23 | 0.00 | 0.00 | 0.00 | 0.00 | 0.00 | 0.00 | 0.00 | 0.00 | 0.00 | 0.00 | 0.00 | 0 | 0.00 |
| 肝外胆管 | C24 | 2.27 | 0.00 | 0.00 | 0.00 | 25.17 | 8.48 | 1.88 | 2.42 | 6.11 | 0.25 | 0.25 | 3 | 2.27 |
| 胰腺 | C25 | 2.27 | 0.00 | 0.00 | 0.00 | 12.58 | 16.97 | 1.86 | 2.43 | 3.30 | 0.12 | 0.42 | 3 | 2.27 |
| 鼻腔、中耳和副鼻窦 | C30—31 | 0.76 | 0.00 | 1.55 | 0.00 | 0.00 | 0.00 | 0.75 | 0.65 | 0.00 | 0.04 | 0.04 | 1 | 0.76 |
| 喉 | C32 | 0.00 | 0.00 | 0.00 | 0.00 | 0.00 | 0.00 | 0.00 | 0.00 | 0.00 | 0.00 | 0.00 | 0 | 0.00 |
| 气管、支气管和肺 | C33—34 | 12.87 | 0.00 | 1.55 | 12.33 | 75.50 | 67.87 | 9.59 | 12.75 | 24.39 | 0.95 | 1.70 | 17 | 12.88 |

（续上表）

| 部位或病种 | ICD—10 | 粗率 | 0～ | 15～ | 45～ | 55～ | 65＋ | 中标率 | 世标率 | 35～64 岁截缩率 | 0～64 岁累积率 | 0～74 岁累积率 | 例数 | 构成比 |
|---|---|---|---|---|---|---|---|---|---|---|---|---|---|---|
| 其他呼吸器官 | C37—38 | 0.00 | 0.00 | 0.00 | 0.00 | 0.00 | 0.00 | 0.00 | 0.00 | 0.00 | 0.00 | 0.00 | 0 | 0.00 |
| 骨和关节软骨 | C40—41 | 2.27 | 0.00 | 4.64 | 0.00 | 0.00 | 0.00 | 3.09 | 2.28 | 0.00 | 0.14 | 0.14 | 3 | 2.27 |
| 皮肤恶性黑色素瘤 | C43 | 0.00 | 0.00 | 0.00 | 0.00 | 0.00 | 0.00 | 0.00 | 0.00 | 0.00 | 0.00 | 0.00 | 0 | 0.00 |
| 皮肤其他恶性肿瘤 | C44 | 1.51 | 0.00 | 0.00 | 12.33 | 0.00 | 0.00 | 1.17 | 1.44 | 4.67 | 0.14 | 0.14 | 2 | 1.52 |
| 间皮瘤 | C45 | 0.00 | 0.00 | 0.00 | 0.00 | 0.00 | 0.00 | 0.00 | 0.00 | 0.00 | 0.00 | 0.00 | 0 | 0.00 |
| kaposi 氏肉瘤 | C46 | 0.00 | 0.00 | 0.00 | 0.00 | 0.00 | 0.00 | 0.00 | 0.00 | 0.00 | 0.00 | 0.00 | 0 | 0.00 |
| 结缔组织和其他软组织 | C47、49 | 0.76 | 0.00 | 1.55 | 0.00 | 0.00 | 0.00 | 0.55 | 0.68 | 2.19 | 0.06 | 0.06 | 1 | 0.11 |
| 乳房 | C50 | 6.82 | 0.00 | 1.55 | 30.83 | 25.17 | 8.48 | 4.98 | 6.34 | 18.41 | 0.58 | 0.58 | 9 | 6.82 |
| 外阴 | C51 | 1.51 | 0.00 | 0.00 | 6.17 | 0.00 | 8.48 | 1.08 | 1.46 | 2.02 | 0.05 | 0.19 | 2 | 1.52 |
| 阴道 | C52 | 0.00 | 0.00 | 0.00 | 0.00 | 0.00 | 0.00 | 0.00 | 0.00 | 0.00 | 0.00 | 0.00 | 0 | 0.00 |
| 子宫颈 | C53 | 0.76 | 0.00 | 0.00 | 6.17 | 0.00 | 0.00 | 0.59 | 0.72 | 2.34 | 0.07 | 0.07 | 1 | 0.76 |
| 子宫体 | C54 | 18.93 | 0.00 | 4.64 | 86.31 | 75.50 | 16.97 | 15.52 | 19.22 | 57.22 | 1.81 | 2.08 | 25 | 18.94 |
| 子宫恶性肿瘤、未注明部位 | C55 | 0.00 | 0.00 | 0.00 | 0.00 | 0.00 | 0.00 | 0.00 | 0.00 | 0.00 | 0.00 | 0.00 | 0 | 0.00 |
| 卵巢 | C56 | 3.03 | 0.00 | 0.00 | 18.50 | 12.58 | 0.00 | 2.51 | 3.07 | 10.00 | 0.32 | 0.32 | 4 | 3.03 |
| 其他和未说明的女性生殖器官恶性肿瘤 | C57 | 0.00 | 0.00 | 0.00 | 0.00 | 0.00 | 0.00 | 0.00 | 0.00 | 0.00 | 0.00 | 0.00 | 0 | 0.00 |
| 胎盘 | C58 | 0.00 | 0.00 | 0.00 | 0.00 | 0.00 | 0.00 | 0.00 | 0.00 | 0.00 | 0.00 | 0.00 | 0 | 0.00 |
| 阴茎 | C60 | 0.00 | 0.00 | 0.00 | 0.00 | 0.00 | 0.00 | 0.00 | 0.00 | 0.00 | 0.00 | 0.00 | 0 | 0.00 |
| 前列腺 | C61 | 0.00 | 0.00 | 0.00 | 0.00 | 0.00 | 0.00 | 0.00 | 0.00 | 0.00 | 0.00 | 0.00 | 0 | 0.00 |
| 睾丸 | C62 | 0.00 | 0.00 | 0.00 | 0.00 | 0.00 | 0.00 | 0.00 | 0.00 | 0.00 | 0.00 | 0.00 | 0 | 0.00 |
| 其他和未说明的男性生殖器官恶性肿瘤 | C63 | 0.00 | 0.00 | 0.00 | 0.00 | 0.00 | 0.00 | 0.00 | 0.00 | 0.00 | 0.00 | 0.00 | 0 | 0.00 |
| 肾脏 | C64 | 0.00 | 0.00 | 0.00 | 0.00 | 0.00 | 0.00 | 0.00 | 0.00 | 0.00 | 0.00 | 0.00 | 0 | 0.00 |
| 肾盂、肾盏 | C65 | 0.00 | 0.00 | 0.00 | 0.00 | 0.00 | 0.00 | 0.00 | 0.00 | 0.00 | 0.00 | 0.00 | 0 | 0.00 |

（续上表）

| 部位或病种 | ICD—10 | 粗率 | 0～ | 15～ | 45～ | 55～ | 65＋ | 中标率 | 世标率 | 35～64岁截缩率 | 0～64岁累积率 | 0～74岁累积率 | 例数 | 构成比 |
|---|---|---|---|---|---|---|---|---|---|---|---|---|---|---|
| 输尿管 | C66 | 0.00 | 0.00 | 0.00 | 0.00 | 0.00 | 0.00 | 0.00 | 0.00 | 0.00 | 0.00 | 0.00 | 0 | 0.00 |
| 膀胱 | C67 | 0.76 | 0.00 | 0.00 | 6.17 | 0.00 | 0.00 | 0.59 | 0.72 | 2.34 | 0.07 | 0.07 | 1 | 0.76 |
| 其他和未说明的泌尿器官 | C68 | 0.76 | 0.00 | 0.00 | 0.00 | 12.58 | 0.00 | 0.83 | 0.98 | 3.30 | 0.12 | 0.12 | 1 | 0.76 |
| 眼 | C69 | 0.00 | 0.00 | 0.00 | 0.00 | 0.00 | 0.00 | 0.00 | 0.00 | 0.00 | 0.00 | 0.00 | 0 | 0.00 |
| 脑、神经系统 | C70—72、D | 0.76 | 0.00 | 1.55 | 0.00 | 0.00 | 0.00 | 0.47 | 0.53 | 1.89 | 0.04 | 0.04 | 1 | 0.76 |
| 甲状腺 | C73 | 2.27 | 0.00 | 1.55 | 0.00 | 0.00 | 16.97 | 1.35 | 1.72 | 2.19 | 0.06 | 0.22 | 3 | 2.27 |
| 肾上腺 | C74 | 0.00 | 0.00 | 0.00 | 0.00 | 0.00 | 0.00 | 0.00 | 0.00 | 0.00 | 0.00 | 0.00 | 0 | 0.00 |
| 其他内分泌腺 | C75 | 0.00 | 0.00 | 0.00 | 0.00 | 0.00 | 0.00 | 0.00 | 0.00 | 0.00 | 0.00 | 0.00 | 0 | 0.00 |
| 霍奇金氏病 | C81 | 0.00 | 0.00 | 0.00 | 0.00 | 0.00 | 0.00 | 0.00 | 0.00 | 0.00 | 0.00 | 0.00 | 0 | 0.00 |
| 非霍奇金氏病 | C82—85、C96 | 2.27 | 0.00 | 0.00 | 6.17 | 12.58 | 8.48 | 1.74 | 2.39 | 5.14 | 0.20 | 0.36 | 3 | 2.27 |
| 多发性骨髓瘤和恶性浆细胞肿瘤 | C90 | 0.76 | 0.00 | 0.00 | 6.17 | 0.00 | 0.00 | 0.59 | 0.72 | 2.34 | 0.07 | 0.07 | 1 | 0.76 |
| 淋巴细胞白血病 | C91 | 0.76 | 0.00 | 1.55 | 0.00 | 0.00 | 0.00 | 0.47 | 0.53 | 1.89 | 0.04 | 0.04 | 1 | 0.76 |
| 髓细胞性白血病 | C92 | 3.79 | 0.00 | 3.09 | 0.00 | 25.17 | 8.48 | 4.05 | 4.37 | 8.79 | 0.35 | 0.49 | 5 | 3.79 |
| 单核细胞性白血病 | C93 | 0.00 | 0.00 | 0.00 | 0.00 | 0.00 | 0.00 | 0.00 | 0.00 | 0.00 | 0.00 | 0.00 | 0 | 0.00 |
| 其他指明的白血病 | C94 | 0.00 | 0.00 | 0.00 | 0.00 | 0.00 | 0.00 | 0.00 | 0.00 | 0.00 | 0.00 | 0.00 | 0 | 0.00 |
| 未指明细胞类型的白血病 | C95 | 0.76 | 0.00 | 0.00 | 0.00 | 0.00 | 8.48 | 0.35 | 0.41 | 0.00 | 0.00 | 0.00 | 1 | 0.76 |
| 独立的多个部位的（原发性）恶性肿瘤 | C97 | 0.00 | 0.00 | 0.00 | 0.00 | 0.00 | 0.00 | 0.00 | 0.00 | 0.00 | 0.00 | 0.00 | 0 | 0.00 |
| 其他及不明部位 | C26、39、48、76—80 | 1.51 | 0.00 | 0.00 | 0.00 | 0.00 | 16.97 | 1.15 | 1.63 | 0.00 | 0.00 | 0.27 | 2 | 1.52 |
| 除 C44 合计 | | 98.44 | 0.00 | 41.75 | 228.11 | 377.52 | 305.42 | 78.05 | 95.07 | 211.24 | 7.46 | 11.00 | 130 | 98.48 |
| 合计 | | 99.95 | 0.00 | 41.75 | 240.44 | 377.52 | 305.42 | 79.22 | 96.51 | 215.91 | 7.60 | 11.15 | 132 | 100.00 |

注：中标率即中国标化发病率，世标率即世界标化发病率。

表255　中山市横栏镇2000—2004年男女合计恶性肿瘤主要发病指标（N，$1/10^5$，%）

| 部位或病种 | ICD—10 | 粗率 | 0～ | 15～ | 45～ | 55～ | 65＋ | 中标率 | 世标率 | 35～64岁截缩率 | 0～64岁累积率 | 0～74岁累积率 | 例数 | 构成比 |
|---|---|---|---|---|---|---|---|---|---|---|---|---|---|---|
| 唇 | C00 | 0.37 | 0.00 | 0.00 | 3.04 | 0.00 | 0.00 | 0.29 | 0.36 | 1.16 | 0.04 | 0.04 | 1 | 0.33 |
| 舌 | C01—02 | 0.00 | 0.00 | 0.00 | 0.00 | 0.00 | 0.00 | 0.00 | 0.00 | 0.00 | 0.00 | 0.00 | 0 | 0.00 |
| 口 | C03—06 | 0.37 | 0.00 | 0.00 | 0.00 | 0.00 | 4.72 | 0.29 | 0.41 | 0.00 | 0.00 | 0.07 | 1 | 0.33 |
| 唾液腺 | C07—08 | 0.75 | 0.00 | 0.00 | 0.00 | 0.00 | 9.44 | 0.53 | 0.75 | 0.00 | 0.00 | 0.15 | 2 | 0.65 |
| 扁桃腺 | C09 | 0.00 | 0.00 | 0.00 | 0.00 | 0.00 | 0.00 | 0.00 | 0.00 | 0.00 | 0.00 | 0.00 | 0 | 0.00 |
| 其他口咽部 | C10 | 0.00 | 0.00 | 0.00 | 0.00 | 0.00 | 0.00 | 0.00 | 0.00 | 0.00 | 0.00 | 0.00 | 0 | 0.00 |
| 鼻咽部 | C11 | 19.10 | 0.00 | 16.20 | 51.65 | 49.54 | 23.60 | 15.08 | 17.58 | 43.43 | 1.51 | 1.65 | 51 | 16.61 |
| 喉咽部 | C12—13 | 0.00 | 0.00 | 0.00 | 0.00 | 0.00 | 0.00 | 0.00 | 0.00 | 0.00 | 0.00 | 0.00 | 0 | 0.00 |
| 唇，口腔和咽的其他部位和具体部位不明 | C14 | 0.00 | 0.00 | 0.00 | 0.00 | 0.00 | 0.00 | 0.00 | 0.00 | 0.00 | 0.00 | 0.00 | 0 | 0.00 |
| 食管 | C15 | 1.87 | 0.00 | 0.00 | 9.11 | 12.38 | 0.00 | 1.59 | 2.02 | 6.31 | 0.22 | 0.22 | 5 | 1.63 |
| 胃 | C16 | 2.62 | 0.00 | 1.54 | 0.00 | 18.58 | 9.44 | 2.10 | 2.92 | 6.24 | 0.24 | 0.40 | 7 | 2.28 |
| 小肠 | C17 | 1.50 | 0.00 | 0.77 | 0.00 | 12.38 | 4.72 | 1.38 | 1.72 | 4.34 | 0.15 | 0.22 | 4 | 1.30 |
| 结肠 | C18 | 6.74 | 0.00 | 0.77 | 12.15 | 49.54 | 23.60 | 5.65 | 7.44 | 17.11 | 0.63 | 1.01 | 18 | 5.86 |
| 直肠和乙状结肠连接处 | C19—20 | 5.24 | 0.00 | 1.54 | 3.04 | 18.58 | 37.76 | 3.69 | 4.74 | 7.77 | 0.27 | 0.60 | 14 | 4.56 |
| 肛门 | C21 | 0.00 | 0.00 | 0.00 | 0.00 | 0.00 | 0.00 | 0.00 | 0.00 | 0.00 | 0.00 | 0.00 | 0 | 0.00 |
| 肝脏和肝内胆管 | C22 | 19.10 | 0.00 | 4.63 | 60.76 | 74.31 | 61.37 | 14.70 | 18.81 | 45.62 | 1.50 | 2.18 | 51 | 16.61 |
| 胆囊 | C23 | 0.00 | 0.00 | 0.00 | 0.00 | 0.00 | 0.00 | 0.00 | 0.00 | 0.00 | 0.00 | 0.00 | 0 | 0.00 |
| 肝外胆管 | C24 | 1.87 | 0.00 | 0.00 | 0.00 | 12.38 | 14.16 | 1.46 | 1.88 | 3.01 | 0.12 | 0.19 | 5 | 1.63 |
| 胰腺 | C25 | 3.00 | 0.00 | 1.54 | 0.00 | 12.38 | 18.88 | 2.31 | 2.95 | 5.28 | 0.17 | 0.39 | 8 | 2.61 |
| 鼻腔、中耳和副鼻窦 | C30—31 | 0.75 | 0.00 | 0.77 | 3.04 | 0.00 | 0.00 | 0.67 | 0.69 | 1.16 | 0.06 | 0.06 | 2 | 0.65 |
| 喉 | C32 | 0.00 | 0.00 | 0.00 | 0.00 | 0.00 | 0.00 | 0.00 | 0.00 | 0.00 | 0.00 | 0.00 | 0 | 0.00 |
| 气管、支气管和肺 | C33—34 | 11.98 | 0.00 | 2.31 | 15.19 | 68.12 | 61.37 | 9.39 | 12.24 | 25.07 | 0.91 | 1.60 | 32 | 10.42 |

（续上表）

| 部位或病种 | ICD—10 | 粗率 | 0～ | 15～ | 45～ | 55～ | 65＋ | 中标率 | 世标率 | 35～64 岁截缩率 | 0～64 岁累积率 | 0～74 岁累积率 | 例数 | 构成比 |
|---|---|---|---|---|---|---|---|---|---|---|---|---|---|---|
| 其他呼吸器官 | C37－38 | 0.00 | 0.00 | 0.00 | 0.00 | 0.00 | 0.00 | 0.00 | 0.00 | 0.00 | 0.00 | 0.00 | 0 | 0.00 |
| 骨和关节软骨 | C40－41 | 1.50 | 0.00 | 3.09 | 0.00 | 0.00 | 0.00 | 2.11 | 1.55 | 0.00 | 0.09 | 0.09 | 4 | 1.30 |
| 皮肤恶性黑色素瘤 | C43 | 0.37 | 0.00 | 0.00 | 0.00 | 0.00 | 4.72 | 0.29 | 0.41 | 0.00 | 0.00 | 0.07 | 1 | 0.33 |
| 皮肤其他恶性肿瘤 | C44 | 0.75 | 0.00 | 0.00 | 6.08 | 0.00 | 0.00 | 0.58 | 0.71 | 2.31 | 0.07 | 0.07 | 2 | 0.65 |
| 间皮瘤 | C45 | 0.00 | 0.00 | 0.00 | 0.00 | 0.00 | 0.00 | 0.00 | 0.00 | 0.00 | 0.00 | 0.00 | 0 | 0.00 |
| kaposi 氏肉瘤 | C46 | 0.00 | 0.00 | 0.00 | 0.00 | 0.00 | 0.00 | 0.00 | 0.00 | 0.00 | 0.00 | 0.00 | 0 | 0.00 |
| 结缔组织和其他软组织 | C47、49 | 0.37 | 0.00 | 0.77 | 0.00 | 0.00 | 0.00 | 0.27 | 0.33 | 1.06 | 0.03 | 0.03 | 1 | 0.04 |
| 乳房 | C50 | 3.37 | 0.00 | 0.77 | 15.19 | 12.38 | 4.72 | 2.48 | 3.15 | 9.04 | 0.28 | 0.28 | 9 | 2.93 |
| 外阴 | C51 | 0.75 | 0.00 | 0.00 | 3.04 | 0.00 | 4.72 | 0.54 | 0.73 | 0.99 | 0.03 | 0.10 | 2 | 0.65 |
| 阴道 | C52 | 0.00 | 0.00 | 0.00 | 0.00 | 0.00 | 0.00 | 0.00 | 0.00 | 0.00 | 0.00 | 0.00 | 0 | 0.00 |
| 子宫颈 | C53 | 0.37 | 0.00 | 0.00 | 3.04 | 0.00 | 0.00 | 0.29 | 0.36 | 1.16 | 0.04 | 0.04 | 1 | 0.33 |
| 子宫体 | C54 | 9.36 | 0.00 | 2.31 | 42.53 | 37.15 | 9.44 | 7.68 | 9.51 | 28.24 | 0.89 | 1.03 | 25 | 8.14 |
| 子宫恶性肿瘤、未注明部位 | C55 | 0.00 | 0.00 | 0.00 | 0.00 | 0.00 | 0.00 | 0.00 | 0.00 | 0.00 | 0.00 | 0.00 | 0 | 0.00 |
| 卵巢 | C56 | 1.50 | 0.00 | 0.00 | 9.11 | 6.19 | 0.00 | 1.24 | 1.52 | 4.95 | 0.16 | 0.16 | 4 | 1.30 |
| 其他和未说明的女性生殖器官恶性肿瘤 | C57 | 0.00 | 0.00 | 0.00 | 0.00 | 0.00 | 0.00 | 0.00 | 0.00 | 0.00 | 0.00 | 0.00 | 0 | 0.00 |
| 胎盘 | C58 | 0.00 | 0.00 | 0.00 | 0.00 | 0.00 | 0.00 | 0.00 | 0.00 | 0.00 | 0.00 | 0.00 | 0 | 0.00 |
| 阴茎 | C60 | 0.00 | 0.00 | 0.00 | 0.00 | 0.00 | 0.00 | 0.00 | 0.00 | 0.00 | 0.00 | 0.00 | 0 | 0.00 |
| 前列腺 | C61 | 3.74 | 0.00 | 0.00 | 0.00 | 6.19 | 42.48 | 2.30 | 2.87 | 1.64 | 0.06 | 0.21 | 10 | 3.26 |
| 睾丸 | C62 | 0.00 | 0.00 | 0.00 | 0.00 | 0.00 | 0.00 | 0.00 | 0.00 | 0.00 | 0.00 | 0.00 | 0 | 0.00 |
| 其他和未说明的男性生殖器官恶性肿瘤 | C63 | 0.00 | 0.00 | 0.00 | 0.00 | 0.00 | 0.00 | 0.00 | 0.00 | 0.00 | 0.00 | 0.00 | 0 | 0.00 |
| 肾脏 | C64 | 0.00 | 0.00 | 0.00 | 0.00 | 0.00 | 0.00 | 0.00 | 0.00 | 0.00 | 0.00 | 0.00 | 0 | 0.00 |
| 肾盂、肾盏 | C65 | 0.37 | 0.00 | 0.00 | 0.00 | 0.00 | 4.72 | 0.24 | 0.33 | 0.00 | 0.00 | 0.08 | 1 | 0.33 |

（续上表）

| 部位或病种 | ICD—10 | 粗率 | 0～ | 15～ | 45～ | 55～ | 65＋ | 中标率 | 世标率 | 35～64 岁截缩率 | 0～64 岁累积率 | 0～74 岁累积率 | 例数 | 构成比 |
|---|---|---|---|---|---|---|---|---|---|---|---|---|---|---|
| 输尿管 | C66 | 0.00 | 0.00 | 0.00 | 0.00 | 0.00 | 0.00 | 0.00 | 0.00 | 0.00 | 0.00 | 0.00 | 0 | 0.00 |
| 膀胱 | C67 | 1.12 | 0.00 | 0.00 | 3.04 | 0.00 | 9.44 | 0.74 | 0.93 | 1.16 | 0.04 | 0.12 | 3 | 0.98 |
| 其他和未说明的泌尿器官 | C68 | 0.37 | 0.00 | 0.00 | 0.00 | 6.19 | 0.00 | 0.41 | 0.49 | 1.64 | 0.06 | 0.06 | 1 | 0.33 |
| 眼 | C69 | 0.00 | 0.00 | 0.00 | 0.00 | 0.00 | 0.00 | 0.00 | 0.00 | 0.00 | 0.00 | 0.00 | 0 | 0.00 |
| 脑、神经系统 | C70—72、D | 1.50 | 0.00 | 3.09 | 0.00 | 0.00 | 0.00 | 1.07 | 1.06 | 2.00 | 0.09 | 0.09 | 4 | 1.30 |
| 甲状腺 | C73 | 1.50 | 0.00 | 1.54 | 0.00 | 0.00 | 9.44 | 0.98 | 1.24 | 2.13 | 0.06 | 0.14 | 4 | 1.30 |
| 肾上腺 | C74 | 0.00 | 0.00 | 0.00 | 0.00 | 0.00 | 0.00 | 0.00 | 0.00 | 0.00 | 0.00 | 0.00 | 0 | 0.00 |
| 其他内分泌腺 | C75 | 0.37 | 0.00 | 0.77 | 0.00 | 0.00 | 0.00 | 0.28 | 0.23 | 0.00 | 0.02 | 0.02 | 1 | 0.33 |
| 霍奇金氏病 | C81 | 0.37 | 0.00 | 0.00 | 0.00 | 0.00 | 4.72 | 0.21 | 0.24 | 0.00 | 0.00 | 0.00 | 1 | 0.33 |
| 非霍奇金氏病 | C82—85、C96 | 4.12 | 1.49 | 0.77 | 9.11 | 24.77 | 9.44 | 4.00 | 4.59 | 9.43 | 0.38 | 0.53 | 11 | 3.58 |
| 多发性骨髓瘤和恶性浆细胞肿瘤 | C90 | 0.37 | 0.00 | 0.00 | 3.04 | 0.00 | 0.00 | 0.29 | 0.36 | 1.16 | 0.04 | 0.04 | 1 | 0.33 |
| 淋巴细胞白血病 | C91 | 0.75 | 0.00 | 0.77 | 0.00 | 6.19 | 0.00 | 0.65 | 0.75 | 2.57 | 0.08 | 0.08 | 2 | 0.65 |
| 髓细胞性白血病 | C92 | 2.25 | 1.49 | 1.54 | 0.00 | 12.38 | 4.72 | 2.49 | 2.50 | 4.34 | 0.19 | 0.26 | 6 | 1.95 |
| 单核细胞性白血病 | C93 | 0.37 | 0.00 | 0.77 | 0.00 | 0.00 | 0.00 | 0.38 | 0.33 | 0.00 | 0.02 | 0.02 | 1 | 0.33 |
| 其他指明的白血病 | C94 | 0.00 | 0.00 | 0.00 | 0.00 | 0.00 | 0.00 | 0.00 | 0.00 | 0.00 | 0.00 | 0.00 | 0 | 0.00 |
| 未指明细胞类型的白血病 | C95 | 0.37 | 0.00 | 0.00 | 0.00 | 0.00 | 4.72 | 0.21 | 0.24 | 0.00 | 0.00 | 0.00 | 1 | 0.33 |
| 独立的多个部位的（原发性）恶性肿瘤 | C97 | 0.00 | 0.00 | 0.00 | 0.00 | 0.00 | 0.00 | 0.00 | 0.00 | 0.00 | 0.00 | 0.00 | 0 | 0.00 |
| 其他及不明部位 | C26、39、48、76—80 | 3.74 | 1.49 | 0.77 | 0.00 | 24.77 | 18.88 | 3.39 | 4.34 | 7.08 | 0.30 | 0.59 | 10 | 3.26 |
| 除 C44 合计 | | 114.20 | 4.46 | 47.07 | 246.09 | 464.43 | 401.23 | 91.66 | 112.57 | 245.08 | 8.67 | 12.81 | 305 | 99.35 |
| 合计 | | 114.95 | 4.46 | 47.07 | 252.16 | 464.43 | 401.23 | 92.24 | 113.29 | 247.40 | 8.74 | 12.88 | 307 | 100.00 |

注：中标率即中国标化发病率，世标率即世界标化发病率。

## 十三、黄圃镇恶性肿瘤发病概况

### 1. 黄圃镇简介

黄圃镇是中山市下属的一个镇，位于东经113.2°、北纬22.44°，属亚热带气候地区，地处中山市最北端，西北与顺德为邻，东北与番禺隔海相望，南靠鸡鸦水道，北倚洪奇沥水道，东接京珠高速公路和番中公路，西连105国道。面积88平方公里，户籍人口8万多，外来人口5万多，辖12个村民委员会和4个社区居委会，与石岐、小榄齐名，并称“中山三大镇”。黄圃镇是全国首个中国食品工业示范基地、中国腊味食品名镇和广式腊味发源地，飘色、盆景、龙狮并称黄圃艺术殿堂中的“三宝”，镇内有中小学校28间，中专1间，市直属中学1间，国家二级甲等医院1间[19]。

### 2. 人口资料

2000—2004年期间中山市黄圃镇共有人口412252人，其中男性207688人，女性204566人，男女人口数比值为1.02（表256），人口数逐年增长，增长率为1.05%，其中男性增长率为0.74%，女性为1.36%。

表256　中山市黄圃镇2000—2004年年中人口构成（N）

| 年份 | 男 | 女 | 合计 | 比值 |
|---|---|---|---|---|
| 2000 | 41404 | 40706 | 82110 | 1.02 |
| 2001 | 41538 | 40759 | 82297 | 1.02 |
| 2002 | 41540 | 40869 | 82409 | 1.02 |
| 2003 | 41496 | 40971 | 82467 | 1.01 |
| 2004 | 41710 | 41261 | 82971 | 1.01 |
| 合计 | 207688 | 204566 | 412252 | 1.02 |

黄圃镇不同年龄段男女人口数比值随年龄增长而逐渐下降，19岁之前大于1，20～64岁波动于0.94～1.05之间，65岁之后小于1并持续下降。1岁以下男女比值最高，为1.21，85岁以上年龄组比值最低，为0.41（表257）。

表257　中山市黄圃镇2000—2004年年中人口构成（N）

| 年龄组 | 男 | 女 | 合计 | 比值 |
|---|---|---|---|---|
| 0～ | 2823 | 2328 | 5150 | 1.21 |
| 1～ | 13000 | 10927 | 23927 | 1.19 |
| 5～ | 18223 | 16116 | 34340 | 1.13 |

（续上表）

| 年龄组 | 男 | 女 | 合计 | 比值 |
|---|---|---|---|---|
| 10～ | 21078 | 19326 | 40404 | 1.09 |
| 15～ | 16415 | 15270 | 31685 | 1.07 |
| 20～ | 14069 | 14123 | 28192 | 1.00 |
| 25～ | 18023 | 19143 | 37166 | 0.94 |
| 30～ | 19304 | 20391 | 39694 | 0.95 |
| 35～ | 17801 | 17658 | 35459 | 1.01 |
| 40～ | 14234 | 13590 | 27824 | 1.05 |
| 45～ | 14793 | 14386 | 29179 | 1.03 |
| 50～ | 10890 | 10739 | 21629 | 1.01 |
| 55～ | 6366 | 6309 | 12675 | 1.01 |
| 60～ | 6252 | 6001 | 12253 | 1.04 |
| 65～ | 5497 | 5714 | 11210 | 0.96 |
| 70～ | 4334 | 4899 | 9233 | 0.88 |
| 75～ | 2625 | 3808 | 6433 | 0.69 |
| 80～ | 1303 | 2231 | 3534 | 0.58 |
| 85＋ | 657 | 1607 | 2264 | 0.41 |
| 合计 | 207688 | 204566 | 412254 | 1.02 |

黄圃镇人口年龄别构成主要以 0～19 岁、20～39 岁和 40～59 岁年龄组为主，其男性人口数分别占同期黄圃镇男性人口总数的 35%、33%和 22%，女性分别占 31%、35%和 22%（图 152、图 153、图 154）。

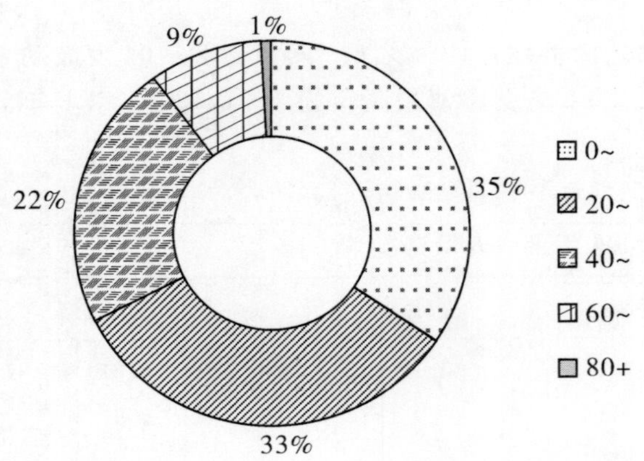


图 152　中山市黄圃镇 2000—2004 年年中男性人口年龄构成

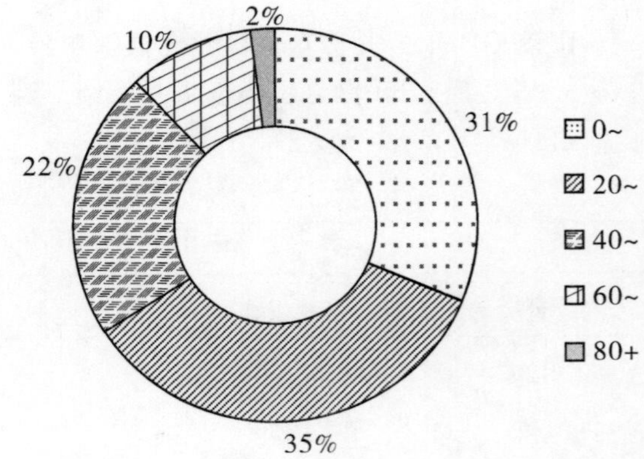


图 153　中山市黄圃镇 2000—2004 年年中女性人口年龄构成

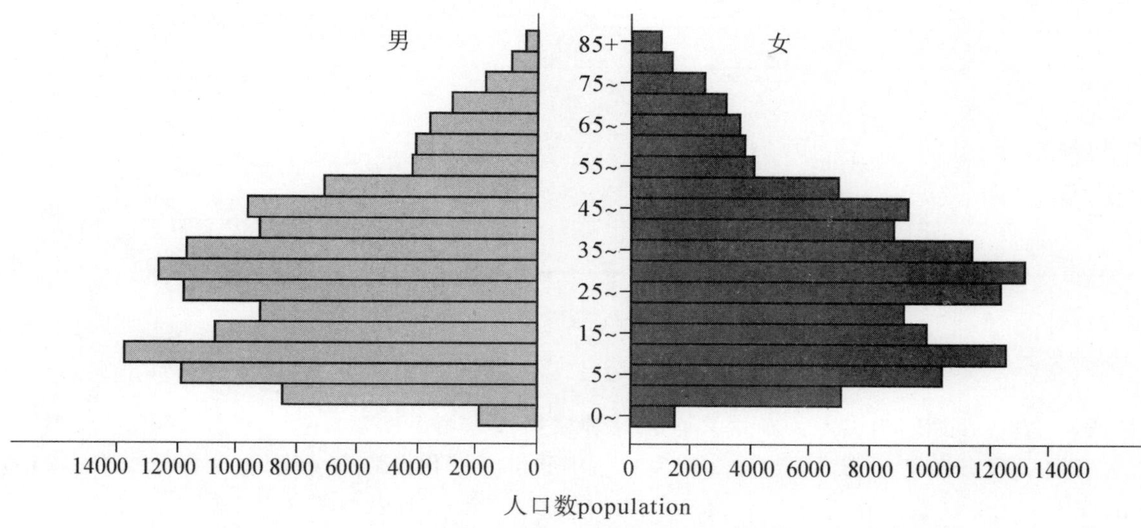


图 154　中山市 2000—2004 年黄圃镇人口金字塔图

## 3. 资料质量

2000—2004 年期间中山市黄圃镇恶性肿瘤新发患者病理诊断率为 64.66%，骨髓和细胞学诊断率为 2.01%，影像学诊断率为 32.58%，死亡补发病比例为 0.75%（表 258），发病部位不明恶性肿瘤数占同期黄圃镇恶性肿瘤发病总数的 2.13%，其中以腹膜后、腹膜恶性肿瘤和其他部位继发肿瘤为主（表 259）。

表 258　中山市黄圃镇 2000—2004 年新发恶性肿瘤各类诊断依据所占比例（N,%）

| 诊断依据 | 例数 | 构成比 |
|---|---|---|
| 死亡补发病（DCO） | 6 | 0.75 |
| CT、MR 与 B 超等影像学 | 260 | 32.58 |
| 骨髓、细胞学 | 16 | 2.01 |
| 病理 | 516 | 64.66 |
| 合计 | 798 | 100.00 |

表 259　中山市黄圃镇 2000—2004 年发病部位不明恶性肿瘤构成（N,%）

| 部位 | ICD—10 | 例数 | 构成比 |
|---|---|---|---|
| 其他和不明确的消化器官 | C26 | 1 | 5.88 |
| 其他和不明确的呼吸和胸腔内器官 | C39 | 0 | 0.00 |
| 腹膜后和腹膜 | C48 | 4 | 23.53 |
| 其他和不明确部位 | C76 | 1 | 5.88 |
| 淋巴结继发和未指明 | C77 | 3 | 17.65 |

（续上表）

| 部位 | ICD—10 | 例数 | 构成比 |
|---|---|---|---|
| 呼吸和消化器官继发 | C78 | 2 | 11.76 |
| 其他部位继发 | C79 | 4 | 23.53 |
| 未特别说明（NOS） | C80 | 2 | 11.76 |
| 合计 | | 17 | 100.00 |

## 4. 发病概况

2000—2004 年期间中山市黄圃镇共有恶性肿瘤新发患者 798 例，其中男性 505 例，女性 293 例，男女发病数比值为 1.72。男性发病粗率、中国和世界标化发病率分别为 243.15/$10^5$、196.55/$10^5$ 和 250.26/$10^5$，女性分别为 143.23/$10^5$、104.21/$10^5$ 和 127.92/$10^5$（表 260、表 261）。

**表 260　中山市黄圃镇 2000—2004 年男性恶性肿瘤发病概况（N，1/$10^5$，%）**

| 年份 | 例数 | 粗率 | 中标率 | 世标率 | 35～64 岁截缩率 | 0～64 岁累积率 | 0～74 岁累积率 |
|---|---|---|---|---|---|---|---|
| 2000 | 95 | 229.45 | 184.02 | 237.43 | 435.87 | 15.81 | 29.26 |
| 2001 | 89 | 214.26 | 168.91 | 217.34 | 398.19 | 13.92 | 25.03 |
| 2002 | 106 | 255.18 | 207.15 | 261.97 | 473.56 | 17.51 | 31.58 |
| 2003 | 98 | 236.17 | 190.58 | 237.70 | 537.49 | 19.00 | 29.57 |
| 2004 | 117 | 280.51 | 231.88 | 296.59 | 660.79 | 24.16 | 34.40 |
| 合计 | 505 | 243.15 | 196.55 | 250.26 | 501.35 | 18.09 | 29.97 |

注：中标率为中国标化发病率，世标率为世界标化发病率。

**表 261　中山市黄圃镇 2000—2004 年女性恶性肿瘤发病概况（N，1/$10^5$，%）**

| 年份 | 例数 | 粗率 | 中标率 | 世标率 | 35～64 岁截缩率 | 0～64 岁累积率 | 0～74 岁累积率 |
|---|---|---|---|---|---|---|---|
| 2000 | 66 | 162.14 | 114.50 | 142.50 | 267.43 | 9.22 | 15.45 |
| 2001 | 64 | 157.02 | 112.04 | 141.55 | 290.44 | 10.26 | 15.09 |
| 2002 | 58 | 141.92 | 107.44 | 129.59 | 225.31 | 8.62 | 13.88 |
| 2003 | 48 | 117.16 | 84.94 | 103.12 | 213.82 | 7.71 | 10.04 |
| 2004 | 57 | 138.14 | 102.25 | 123.06 | 274.20 | 9.20 | 12.82 |
| 合计 | 293 | 143.23 | 104.21 | 127.92 | 254.23 | 9.00 | 13.45 |

注：中标率为中国标化发病率，世标率为世界标化发病率。

表 262　中山市黄圃镇 2000—2004 年男女合计恶性肿瘤发病概况（N，1/10⁵，%）

| 年份 | 例数 | 粗率 | 中标率 | 世标率 | 35～64 岁截缩率 | 0～64 岁累积率 | 0～74 岁累积率 |
|---|---|---|---|---|---|---|---|
| 2000 | 161 | 196.08 | 149.18 | 189.46 | 352.84 | 12.58 | 22.27 |
| 2001 | 153 | 185.91 | 139.12 | 177.85 | 345.00 | 12.12 | 19.99 |
| 2002 | 164 | 199.01 | 155.81 | 194.46 | 350.90 | 13.12 | 22.63 |
| 2003 | 146 | 177.04 | 138.24 | 171.19 | 377.30 | 13.42 | 19.66 |
| 2004 | 174 | 209.71 | 166.77 | 209.65 | 470.14 | 16.79 | 23.60 |
| 合计 | 798 | 193.57 | 149.85 | 188.55 | 379.39 | 13.61 | 21.63 |

注：中标率为中国标化发病率，世标率为世界标化发病率。

## 5. 年龄别发病率

2000—2004 年期间中山市黄圃镇恶性肿瘤年龄别发病率从 35 岁左右迅速上升，80 岁左右达高峰，其后迅速下降（图 155）。

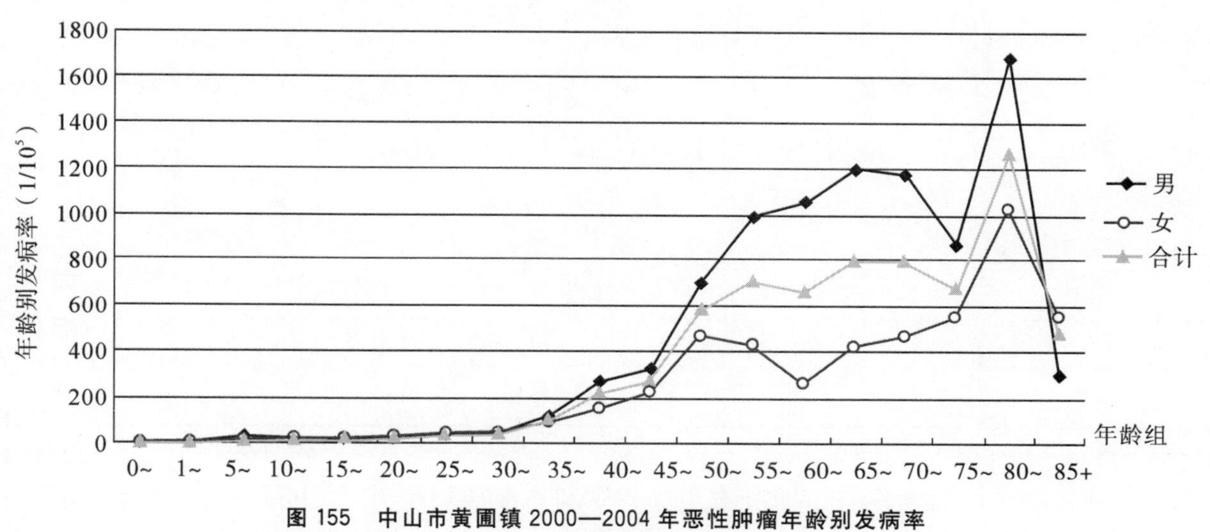


图 155　中山市黄圃镇 2000—2004 年恶性肿瘤年龄别发病率

除 10～29 岁、85 岁后 5 个年龄组女性发病多于男性外，黄圃镇其他年龄段男性恶性肿瘤发病多于女性，尤以 5～10 岁年龄组最为明显，其发病比值为 4.42（表 263）。

表 263　中山市黄圃镇 2000—2004 年恶性肿瘤年龄别发病率（1/10⁵）

| 年龄组 | 男 | 女 | 合计 | 比值 |
|---|---|---|---|---|
| 0～ | 0.00 | 0.00 | 0.00 | 0.00 |
| 1～ | 0.00 | 0.00 | 0.00 | 0.00 |
| 5～ | 27.44 | 6.20 | 17.48 | 4.42 |

（续上表）

| 年龄组 | 男 | 女 | 合计 | 比值 |
|---|---|---|---|---|
| 10～ | 14.23 | 20.70 | 17.33 | 0.69 |
| 15～ | 18.28 | 19.65 | 18.94 | 0.93 |
| 20～ | 14.22 | 28.32 | 21.28 | 0.50 |
| 25～ | 27.74 | 47.01 | 37.66 | 0.59 |
| 30～ | 46.62 | 44.14 | 45.34 | 1.06 |
| 35～ | 117.97 | 90.61 | 104.34 | 1.30 |
| 40～ | 274.00 | 154.53 | 215.66 | 1.77 |
| 45～ | 324.47 | 229.40 | 277.61 | 1.41 |
| 50～ | 707.08 | 465.57 | 587.16 | 1.52 |
| 55～ | 989.64 | 427.98 | 710.06 | 2.31 |
| 60～ | 1055.60 | 266.64 | 669.28 | 3.96 |
| 65～ | 1200.76 | 420.04 | 802.69 | 2.86 |
| 70～ | 1176.70 | 469.53 | 801.15 | 2.51 |
| 75～ | 876.22 | 551.51 | 683.18 | 1.59 |
| 80～ | 1688.39 | 1030.77 | 1271.03 | 1.64 |
| 85＋ | 304.41 | 560.10 | 484.58 | 0.54 |
| 合计 | 243.15 | 143.23 | 193.57 | 1.70 |

黄圃镇恶性肿瘤发病年龄主要集中在 40～59 岁和 60～79 岁年龄段，其男性发病数分别占同期黄圃镇恶性肿瘤发病总数的 45％和 41％，女性分别占 44％和 29％（图 156、图 157）。

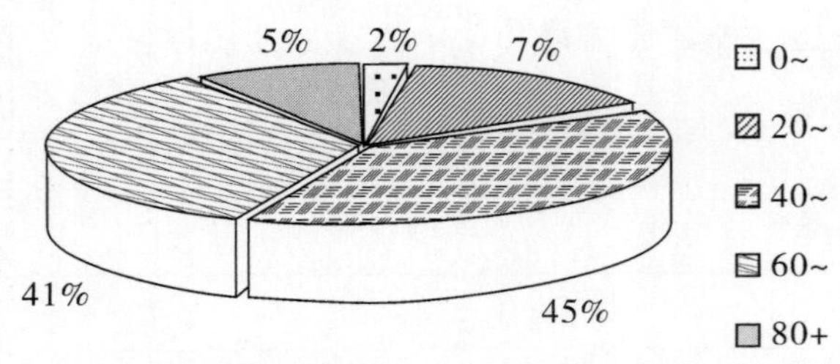


图 156　中山市黄圃镇 2000—2004 年男性恶性肿瘤发病年龄构成

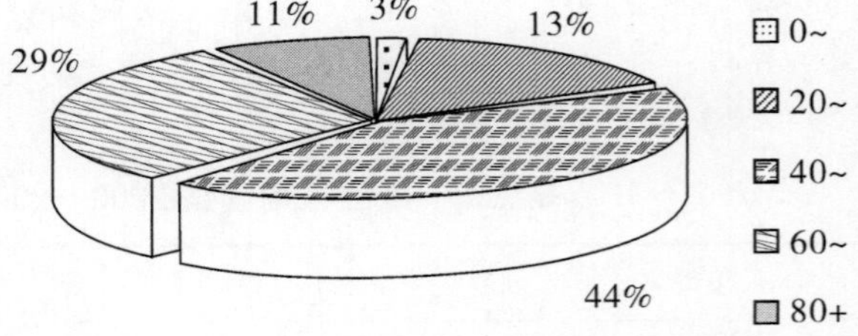


图 157　中山市黄圃镇 2000—2004 年女性恶性肿瘤发病年龄构成

表 264　中山市黄圃镇 2000—2004 年男性恶性肿瘤年龄别发病率（1/10^5）

| 部位或病种 | ICD—10 | 0～ | 1～ | 5～ | 10～ | 15～ | 20～ | 25～ | 30～ | 35～ | 40～ | 45～ | 50～ | 55～ | 60～ | 65～ | 70～ | 75～ | 80～ | 85＋ | 合计 |
|---|---|---|---|---|---|---|---|---|---|---|---|---|---|---|---|---|---|---|---|---|---|
| 唇 | C00 | 0.00 | 0.00 | 0.00 | 0.00 | 0.00 | 0.00 | 0.00 | 0.00 | 0.00 | 0.00 | 0.00 | 9.18 | 0.00 | 0.00 | 0.00 | 0.00 | 0.00 | 0.00 | 0.00 | 0.48 |
| 舌 | C01—02 | 0.00 | 0.00 | 0.00 | 0.00 | 0.00 | 0.00 | 0.00 | 0.00 | 5.62 | 7.03 | 6.76 | 18.37 | 0.00 | 0.00 | 18.19 | 0.00 | 0.00 | 0.00 | 0.00 | 2.89 |
| 口 | C03—06 | 0.00 | 0.00 | 0.00 | 0.00 | 0.00 | 0.00 | 0.00 | 0.00 | 0.00 | 0.00 | 6.76 | 0.00 | 31.42 | 0.00 | 0.00 | 0.00 | 38.10 | 0.00 | 0.00 | 1.93 |
| 唾液腺 | C07—08 | 0.00 | 0.00 | 0.00 | 0.00 | 0.00 | 0.00 | 0.00 | 0.00 | 0.00 | 0.00 | 0.00 | 0.00 | 15.71 | 0.00 | 0.00 | 0.00 | 0.00 | 0.00 | 0.00 | 0.48 |
| 扁桃腺 | C09 | 0.00 | 0.00 | 0.00 | 0.00 | 0.00 | 0.00 | 0.00 | 0.00 | 0.00 | 0.00 | 0.00 | 9.18 | 15.71 | 0.00 | 0.00 | 0.00 | 0.00 | 0.00 | 0.00 | 0.96 |
| 其他口咽部 | C10 | 0.00 | 0.00 | 0.00 | 0.00 | 0.00 | 0.00 | 0.00 | 0.00 | 0.00 | 0.00 | 0.00 | 0.00 | 0.00 | 0.00 | 0.00 | 0.00 | 0.00 | 0.00 | 0.00 | 0.00 |
| 鼻咽部 | C11 | 0.00 | 0.00 | 0.00 | 0.00 | 0.00 | 7.11 | 11.10 | 25.90 | 22.47 | 70.26 | 54.08 | 156.11 | 78.54 | 95.96 | 54.58 | 23.07 | 0.00 | 76.74 | 0.00 | 30.33 |
| 喉咽部 | C12—13 | 0.00 | 0.00 | 0.00 | 0.00 | 0.00 | 0.00 | 0.00 | 0.00 | 0.00 | 7.03 | 6.76 | 0.00 | 0.00 | 0.00 | 0.00 | 0.00 | 0.00 | 0.00 | 0.00 | 0.96 |
| 唇，口腔和咽的其他部位和具体部位不明 | C14 | 0.00 | 0.00 | 0.00 | 0.00 | 0.00 | 0.00 | 0.00 | 0.00 | 0.00 | 0.00 | 0.00 | 0.00 | 0.00 | 0.00 | 0.00 | 0.00 | 0.00 | 76.74 | 0.00 | 0.48 |
| 食管 | C15 | 0.00 | 0.00 | 0.00 | 0.00 | 0.00 | 0.00 | 0.00 | 0.00 | 5.62 | 63.23 | 87.88 | 137.74 | 109.96 | 111.96 | 127.35 | 138.43 | 76.19 | 0.00 | 0.00 | 32.26 |
| 胃 | C16 | 0.00 | 0.00 | 0.00 | 0.00 | 0.00 | 0.00 | 0.00 | 5.18 | 0.00 | 14.05 | 13.52 | 45.91 | 31.42 | 15.99 | 72.77 | 46.14 | 38.10 | 76.74 | 0.00 | 10.11 |
| 小肠 | C17 | 0.00 | 0.00 | 0.00 | 0.00 | 0.00 | 0.00 | 0.00 | 0.00 | 0.00 | 0.00 | 0.00 | 0.00 | 0.00 | 0.00 | 0.00 | 23.07 | 0.00 | 0.00 | 0.00 | 0.48 |
| 结肠 | C18 | 0.00 | 0.00 | 0.00 | 0.00 | 0.00 | 0.00 | 0.00 | 0.00 | 11.24 | 0.00 | 0.00 | 27.55 | 15.71 | 15.99 | 145.55 | 46.14 | 76.19 | 153.49 | 0.00 | 10.11 |
| 直肠和乙状结肠连接处 | C19—20 | 0.00 | 0.00 | 0.00 | 0.00 | 0.00 | 0.00 | 0.00 | 0.00 | 5.62 | 7.03 | 20.28 | 18.37 | 47.13 | 63.98 | 54.58 | 115.36 | 38.10 | 76.74 | 0.00 | 11.56 |
| 肛门 | C21 | 0.00 | 0.00 | 0.00 | 0.00 | 0.00 | 0.00 | 0.00 | 0.00 | 0.00 | 0.00 | 0.00 | 0.00 | 0.00 | 0.00 | 0.00 | 0.00 | 0.00 | 0.00 | 0.00 | 0.00 |
| 肝脏和肝内胆管 | C22 | 0.00 | 0.00 | 0.00 | 0.00 | 0.00 | 0.00 | 0.00 | 5.18 | 28.09 | 63.23 | 47.32 | 101.01 | 188.50 | 191.93 | 163.74 | 138.43 | 114.29 | 306.98 | 0.00 | 38.04 |
| 胆囊 | C23 | 0.00 | 0.00 | 0.00 | 0.00 | 0.00 | 0.00 | 0.00 | 0.00 | 0.00 | 0.00 | 0.00 | 0.00 | 0.00 | 0.00 | 0.00 | 0.00 | 0.00 | 0.00 | 0.00 | 0.00 |
| 肝外胆管 | C24 | 0.00 | 0.00 | 0.00 | 0.00 | 0.00 | 0.00 | 0.00 | 0.00 | 0.00 | 7.03 | 0.00 | 0.00 | 31.42 | 31.99 | 54.58 | 23.07 | 0.00 | 153.49 | 0.00 | 5.30 |
| 胰腺 | C25 | 0.00 | 0.00 | 0.00 | 0.00 | 0.00 | 0.00 | 0.00 | 0.00 | 5.62 | 7.03 | 0.00 | 9.18 | 15.71 | 0.00 | 18.19 | 46.14 | 0.00 | 153.49 | 0.00 | 4.33 |
| 鼻腔、中耳和副鼻窦 | C30—31 | 0.00 | 0.00 | 0.00 | 0.00 | 0.00 | 0.00 | 0.00 | 0.00 | 5.62 | 0.00 | 0.00 | 0.00 | 0.00 | 0.00 | 0.00 | 0.00 | 0.00 | 0.00 | 0.00 | 0.48 |
| 喉 | C32 | 0.00 | 0.00 | 0.00 | 0.00 | 0.00 | 0.00 | 0.00 | 0.00 | 5.62 | 0.00 | 6.76 | 45.91 | 109.96 | 15.99 | 72.77 | 0.00 | 0.00 | 76.74 | 0.00 | 9.63 |
| 气管、支气管和肺 | C33—34 | 0.00 | 0.00 | 0.00 | 0.00 | 0.00 | 0.00 | 5.55 | 5.18 | 0.00 | 14.05 | 47.32 | 91.83 | 219.92 | 351.87 | 291.09 | 438.38 | 304.77 | 460.47 | 152.20 | 51.52 |

（续上表）

| 部位或病种 | ICD—10 | 0～ | 1～ | 5～ | 10～ | 15～ | 20～ | 25～ | 30～ | 35～ | 40～ | 45～ | 50～ | 55～ | 60～ | 65～ | 70～ | 75～ | 80～ | 85+ | 合计 |
|---|---|---|---|---|---|---|---|---|---|---|---|---|---|---|---|---|---|---|---|---|---|
| 其他呼吸器官 | C37－38 | 0.00 | 0.00 | 10.98 | 0.00 | 6.09 | 0.00 | 0.00 | 0.00 | 0.00 | 0.00 | 0.00 | 0.00 | 0.00 | 0.00 | 0.00 | 0.00 | 38.10 | 0.00 | 0.00 | 1.93 |
| 骨和关节软骨 | C40－41 | 0.00 | 0.00 | 0.00 | 4.74 | 0.00 | 7.11 | 0.00 | 0.00 | 0.00 | 0.00 | 0.00 | 0.00 | 0.00 | 0.00 | 0.00 | 0.00 | 0.00 | 0.00 | 0.00 | 0.96 |
| 皮肤恶性黑色素瘤 | C43 | 0.00 | 0.00 | 0.00 | 0.00 | 0.00 | 0.00 | 0.00 | 0.00 | 0.00 | 0.00 | 0.00 | 0.00 | 0.00 | 0.00 | 0.00 | 23.07 | 0.00 | 0.00 | 0.00 | 0.48 |
| 皮肤其他恶性肿瘤 | C44 | 0.00 | 0.00 | 0.00 | 0.00 | 0.00 | 0.00 | 0.00 | 0.00 | 0.00 | 0.00 | 0.00 | 0.00 | 0.00 | 15.99 | 0.00 | 23.07 | 0.00 | 0.00 | 0.00 | 0.96 |
| 间皮瘤 | C45 | 0.00 | 0.00 | 0.00 | 0.00 | 0.00 | 0.00 | 0.00 | 0.00 | 0.00 | 0.00 | 0.00 | 0.00 | 0.00 | 15.99 | 0.00 | 0.00 | 0.00 | 0.00 | 0.00 | 0.48 |
| kaposi 氏肉瘤 | C46 | 0.00 | 0.00 | 0.00 | 0.00 | 0.00 | 0.00 | 0.00 | 0.00 | 0.00 | 0.00 | 0.00 | 0.00 | 0.00 | 0.00 | 0.00 | 0.00 | 0.00 | 0.00 | 0.00 | 0.00 |
| 结缔组织和其他软组织 | C47、49 | 0.00 | 0.00 | 5.49 | 0.00 | 0.00 | 0.00 | 0.00 | 0.00 | 0.00 | 0.00 | 0.00 | 0.00 | 0.00 | 0.00 | 18.19 | 0.00 | 0.00 | 0.00 | 0.00 | 0.96 |
| 乳房 | C50 | 0.00 | 0.00 | 0.00 | 0.00 | 0.00 | 0.00 | 0.00 | 0.00 | 0.00 | 0.00 | 0.00 | 0.00 | 0.00 | 0.00 | 0.00 | 0.00 | 0.00 | 0.00 | 0.00 | 0.00 |
| 外阴 | C51 | 0.00 | 0.00 | 0.00 | 0.00 | 0.00 | 0.00 | 0.00 | 0.00 | 0.00 | 0.00 | 0.00 | 0.00 | 0.00 | 0.00 | 0.00 | 0.00 | 0.00 | 0.00 | 0.00 | 0.00 |
| 阴道 | C52 | 0.00 | 0.00 | 0.00 | 0.00 | 0.00 | 0.00 | 0.00 | 0.00 | 0.00 | 0.00 | 0.00 | 0.00 | 0.00 | 0.00 | 0.00 | 0.00 | 0.00 | 0.00 | 0.00 | 0.00 |
| 子宫颈 | C53 | 0.00 | 0.00 | 0.00 | 0.00 | 0.00 | 0.00 | 0.00 | 0.00 | 0.00 | 0.00 | 0.00 | 0.00 | 0.00 | 0.00 | 0.00 | 0.00 | 0.00 | 0.00 | 0.00 | 0.00 |
| 子宫体 | C54 | 0.00 | 0.00 | 0.00 | 0.00 | 0.00 | 0.00 | 0.00 | 0.00 | 0.00 | 0.00 | 0.00 | 0.00 | 0.00 | 0.00 | 0.00 | 0.00 | 0.00 | 0.00 | 0.00 | 0.00 |
| 子宫恶性肿瘤、未注明部位 | C55 | 0.00 | 0.00 | 0.00 | 0.00 | 0.00 | 0.00 | 0.00 | 0.00 | 0.00 | 0.00 | 0.00 | 0.00 | 0.00 | 0.00 | 0.00 | 0.00 | 0.00 | 0.00 | 0.00 | 0.00 |
| 卵巢 | C56 | 0.00 | 0.00 | 0.00 | 0.00 | 0.00 | 0.00 | 0.00 | 0.00 | 0.00 | 0.00 | 0.00 | 0.00 | 0.00 | 0.00 | 0.00 | 0.00 | 0.00 | 0.00 | 0.00 | 0.00 |
| 其他和未说明的女性生殖器官恶性肿瘤 | C57 | 0.00 | 0.00 | 0.00 | 0.00 | 0.00 | 0.00 | 0.00 | 0.00 | 0.00 | 0.00 | 0.00 | 0.00 | 0.00 | 0.00 | 0.00 | 0.00 | 0.00 | 0.00 | 0.00 | 0.00 |
| 胎盘 | C58 | 0.00 | 0.00 | 0.00 | 0.00 | 0.00 | 0.00 | 0.00 | 0.00 | 0.00 | 0.00 | 0.00 | 0.00 | 0.00 | 0.00 | 0.00 | 0.00 | 0.00 | 0.00 | 0.00 | 0.00 |
| 阴茎 | C60 | 0.00 | 0.00 | 0.00 | 0.00 | 0.00 | 0.00 | 0.00 | 0.00 | 0.00 | 0.00 | 0.00 | 0.00 | 0.00 | 15.99 | 0.00 | 0.00 | 0.00 | 0.00 | 0.00 | 0.48 |
| 前列腺 | C61 | 0.00 | 0.00 | 0.00 | 0.00 | 0.00 | 0.00 | 0.00 | 0.00 | 0.00 | 0.00 | 0.00 | 0.00 | 0.00 | 0.00 | 18.19 | 23.07 | 0.00 | 0.00 | 0.00 | 0.96 |
| 睾丸 | C62 | 0.00 | 0.00 | 0.00 | 0.00 | 0.00 | 0.00 | 0.00 | 0.00 | 0.00 | 0.00 | 6.76 | 0.00 | 0.00 | 0.00 | 0.00 | 0.00 | 0.00 | 0.00 | 0.00 | 0.48 |
| 其他和未说明的男性生殖器官恶性肿瘤 | C63 | 0.00 | 0.00 | 0.00 | 0.00 | 0.00 | 0.00 | 0.00 | 0.00 | 0.00 | 0.00 | 0.00 | 0.00 | 0.00 | 0.00 | 0.00 | 0.00 | 0.00 | 0.00 | 0.00 | 0.00 |
| 肾脏 | C64 | 0.00 | 0.00 | 0.00 | 0.00 | 0.00 | 0.00 | 0.00 | 0.00 | 0.00 | 0.00 | 0.00 | 0.00 | 0.00 | 0.00 | 18.19 | 0.00 | 0.00 | 0.00 | 152.20 | 0.96 |
| 肾盂、肾盏 | C65 | 0.00 | 0.00 | 0.00 | 0.00 | 0.00 | 0.00 | 0.00 | 0.00 | 0.00 | 0.00 | 0.00 | 0.00 | 0.00 | 0.00 | 0.00 | 0.00 | 0.00 | 0.00 | 0.00 | 0.00 |

（续上表）

| 部位或病种 | ICD—10 | 0～ | 1～ | 5～ | 10～ | 15～ | 20～ | 25～ | 30～ | 35～ | 40～ | 45～ | 50～ | 55～ | 60～ | 65～ | 70～ | 75～ | 80～ | 85+ | 合计 |
|---|---|---|---|---|---|---|---|---|---|---|---|---|---|---|---|---|---|---|---|---|---|
| 输尿管 | C66 | 0.00 | 0.00 | 0.00 | 0.00 | 0.00 | 0.00 | 0.00 | 0.00 | 0.00 | 0.00 | 0.00 | 9.18 | 0.00 | 0.00 | 0.00 | 0.00 | 0.00 | 0.00 | 0.00 | 0.48 |
| 膀胱 | C67 | 0.00 | 0.00 | 0.00 | 0.00 | 0.00 | 0.00 | 0.00 | 0.00 | 0.00 | 0.00 | 13.52 | 18.37 | 0.00 | 15.99 | 0.00 | 46.14 | 76.19 | 76.74 | 0.00 | 4.81 |
| 其他和未说明的泌尿器官 | C68 | 0.00 | 0.00 | 0.00 | 0.00 | 0.00 | 0.00 | 0.00 | 0.00 | 0.00 | 0.00 | 0.00 | 0.00 | 0.00 | 0.00 | 0.00 | 0.00 | 0.00 | 0.00 | 0.00 | 0.00 |
| 眼 | C69 | 0.00 | 0.00 | 0.00 | 0.00 | 0.00 | 0.00 | 0.00 | 0.00 | 0.00 | 0.00 | 0.00 | 0.00 | 0.00 | 0.00 | 0.00 | 0.00 | 0.00 | 0.00 | 0.00 | 0.00 |
| 脑、神经系统 | C70－72、D | 0.00 | 0.00 | 5.49 | 0.00 | 0.00 | 0.00 | 5.55 | 0.00 | 0.00 | 7.03 | 0.00 | 9.18 | 15.71 | 15.99 | 18.19 | 0.00 | 0.00 | 0.00 | 0.00 | 3.37 |
| 甲状腺 | C73 | 0.00 | 0.00 | 0.00 | 0.00 | 0.00 | 0.00 | 5.55 | 0.00 | 0.00 | 0.00 | 6.76 | 0.00 | 0.00 | 0.00 | 0.00 | 0.00 | 0.00 | 0.00 | 0.00 | 0.96 |
| 肾上腺 | C74 | 0.00 | 0.00 | 0.00 | 0.00 | 0.00 | 0.00 | 0.00 | 0.00 | 0.00 | 0.00 | 0.00 | 0.00 | 0.00 | 0.00 | 0.00 | 0.00 | 0.00 | 0.00 | 0.00 | 0.00 |
| 其他内分泌腺 | C75 | 0.00 | 0.00 | 0.00 | 0.00 | 0.00 | 0.00 | 0.00 | 0.00 | 0.00 | 0.00 | 0.00 | 0.00 | 0.00 | 0.00 | 0.00 | 0.00 | 0.00 | 0.00 | 0.00 | 0.00 |
| 霍奇金氏病 | C81 | 0.00 | 0.00 | 0.00 | 0.00 | 0.00 | 0.00 | 0.00 | 0.00 | 0.00 | 0.00 | 0.00 | 0.00 | 0.00 | 0.00 | 0.00 | 0.00 | 0.00 | 0.00 | 0.00 | 0.00 |
| 非霍奇金氏病 | C82—85、C96 | 0.00 | 0.00 | 0.00 | 4.74 | 0.00 | 0.00 | 0.00 | 5.18 | 5.62 | 0.00 | 0.00 | 0.00 | 31.42 | 31.99 | 18.19 | 0.00 | 0.00 | 0.00 | 0.00 | 3.85 |
| 多发性骨髓瘤和恶性浆细胞肿瘤 | C90 | 0.00 | 0.00 | 0.00 | 0.00 | 0.00 | 0.00 | 0.00 | 0.00 | 0.00 | 0.00 | 0.00 | 0.00 | 15.71 | 0.00 | 0.00 | 0.00 | 0.00 | 0.00 | 0.00 | 0.48 |
| 淋巴细胞白血病 | C91 | 0.00 | 0.00 | 0.00 | 0.00 | 0.00 | 0.00 | 0.00 | 0.00 | 0.00 | 0.00 | 0.00 | 0.00 | 0.00 | 0.00 | 0.00 | 0.00 | 0.00 | 0.00 | 0.00 | 0.00 |
| 髓细胞性白血病 | C92 | 0.00 | 0.00 | 5.49 | 4.74 | 12.18 | 0.00 | 0.00 | 0.00 | 5.62 | 0.00 | 0.00 | 0.00 | 0.00 | 15.99 | 0.00 | 0.00 | 38.10 | 0.00 | 0.00 | 3.37 |
| 单核细胞性白血病 | C93 | 0.00 | 0.00 | 0.00 | 0.00 | 0.00 | 0.00 | 0.00 | 0.00 | 0.00 | 0.00 | 0.00 | 0.00 | 0.00 | 0.00 | 0.00 | 0.00 | 0.00 | 0.00 | 0.00 | 0.00 |
| 其他指明的白血病 | C94 | 0.00 | 0.00 | 0.00 | 0.00 | 0.00 | 0.00 | 0.00 | 0.00 | 0.00 | 0.00 | 0.00 | 0.00 | 0.00 | 0.00 | 0.00 | 0.00 | 0.00 | 0.00 | 0.00 | 0.00 |
| 未指明细胞类型的白血病 | C95 | 0.00 | 0.00 | 0.00 | 0.00 | 0.00 | 0.00 | 0.00 | 0.00 | 0.00 | 0.00 | 0.00 | 0.00 | 0.00 | 0.00 | 0.00 | 0.00 | 0.00 | 0.00 | 0.00 | 0.00 |
| 独立的多个部位的（原发性）恶性肿瘤 | C97 | 0.00 | 0.00 | 0.00 | 0.00 | 0.00 | 0.00 | 0.00 | 0.00 | 0.00 | 0.00 | 0.00 | 0.00 | 0.00 | 0.00 | 0.00 | 0.00 | 0.00 | 0.00 | 0.00 | 0.00 |
| 其他及不明部位 | C26、39、48、76—80 | 0.00 | 0.00 | 0.00 | 0.00 | 0.00 | 0.00 | 0.00 | 0.00 | 11.24 | 7.03 | 0.00 | 0.00 | 15.71 | 31.99 | 36.39 | 23.07 | 38.10 | 0.00 | 0.00 | 4.81 |
| 除 C44 合计 | | 0.00 | 0.00 | 27.44 | 14.23 | 18.28 | 14.22 | 27.74 | 46.62 | 117.97 | 274.00 | 324.47 | 707.08 | 989.64 | 1039.61 | 1200.76 | 1153.62 | 876.22 | 1688.39 | 304.41 | 242.19 |
| 合计 | | 0.00 | 0.00 | 27.44 | 14.23 | 18.28 | 14.22 | 27.74 | 46.62 | 117.97 | 274.00 | 324.47 | 707.08 | 989.64 | 1055.60 | 1200.76 | 1176.70 | 876.22 | 1688.39 | 304.41 | 243.15 |

表 265　中山市黄圃镇 2000—2004 年女性恶性肿瘤年龄别发病率（1/10^5）

| 部位或病种 | ICD—10 | 0～ | 1～ | 5～ | 10～ | 15～ | 20～ | 25～ | 30～ | 35～ | 40～ | 45～ | 50～ | 55～ | 60～ | 65～ | 70～ | 75～ | 80～ | 85＋ | 合计 |
|---|---|---|---|---|---|---|---|---|---|---|---|---|---|---|---|---|---|---|---|---|---|
| 唇 | C00 | 0.00 | 0.00 | 0.00 | 0.00 | 0.00 | 0.00 | 0.00 | 0.00 | 0.00 | 0.00 | 0.00 | 0.00 | 0.00 | 0.00 | 0.00 | 0.00 | 0.00 | 0.00 | 0.00 | 0.00 |
| 舌 | C01—02 | 0.00 | 0.00 | 0.00 | 0.00 | 0.00 | 0.00 | 0.00 | 0.00 | 0.00 | 0.00 | 0.00 | 9.31 | 0.00 | 0.00 | 0.00 | 0.00 | 0.00 | 0.00 | 0.00 | 0.49 |
| 口 | C03—06 | 0.00 | 0.00 | 0.00 | 0.00 | 0.00 | 0.00 | 0.00 | 0.00 | 0.00 | 0.00 | 0.00 | 9.31 | 0.00 | 0.00 | 0.00 | 0.00 | 0.00 | 0.00 | 0.00 | 0.49 |
| 唾液腺 | C07—08 | 0.00 | 0.00 | 0.00 | 0.00 | 0.00 | 0.00 | 0.00 | 0.00 | 0.00 | 0.00 | 0.00 | 0.00 | 0.00 | 0.00 | 0.00 | 0.00 | 0.00 | 0.00 | 0.00 | 0.00 |
| 扁桃腺 | C09 | 0.00 | 0.00 | 0.00 | 0.00 | 0.00 | 0.00 | 0.00 | 0.00 | 0.00 | 0.00 | 0.00 | 0.00 | 0.00 | 0.00 | 0.00 | 0.00 | 0.00 | 0.00 | 0.00 | 0.00 |
| 其他口咽部 | C10 | 0.00 | 0.00 | 0.00 | 0.00 | 0.00 | 0.00 | 0.00 | 0.00 | 0.00 | 0.00 | 0.00 | 0.00 | 0.00 | 0.00 | 0.00 | 0.00 | 0.00 | 0.00 | 0.00 | 0.00 |
| 鼻咽部 | C11 | 0.00 | 0.00 | 0.00 | 0.00 | 0.00 | 0.00 | 15.67 | 4.90 | 16.99 | 44.15 | 13.90 | 37.25 | 31.70 | 0.00 | 17.50 | 0.00 | 0.00 | 0.00 | 0.00 | 10.75 |
| 喉咽部 | C12—13 | 0.00 | 0.00 | 0.00 | 0.00 | 0.00 | 0.00 | 0.00 | 0.00 | 0.00 | 0.00 | 0.00 | 0.00 | 0.00 | 0.00 | 0.00 | 0.00 | 0.00 | 0.00 | 0.00 | 0.00 |
| 唇，口腔和咽的其他部位和具体部位不明 | C14 | 0.00 | 0.00 | 0.00 | 0.00 | 0.00 | 0.00 | 0.00 | 0.00 | 0.00 | 0.00 | 0.00 | 0.00 | 0.00 | 0.00 | 0.00 | 0.00 | 0.00 | 0.00 | 0.00 | 0.00 |
| 食管 | C15 | 0.00 | 0.00 | 0.00 | 0.00 | 0.00 | 0.00 | 0.00 | 0.00 | 0.00 | 0.00 | 0.00 | 0.00 | 31.70 | 0.00 | 0.00 | 40.83 | 0.00 | 44.82 | 0.00 | 2.44 |
| 胃 | C16 | 0.00 | 0.00 | 0.00 | 0.00 | 0.00 | 0.00 | 0.00 | 4.90 | 0.00 | 7.36 | 0.00 | 18.62 | 31.70 | 0.00 | 35.00 | 0.00 | 78.79 | 44.82 | 0.00 | 5.87 |
| 小肠 | C17 | 0.00 | 0.00 | 0.00 | 0.00 | 0.00 | 0.00 | 0.00 | 0.00 | 0.00 | 0.00 | 0.00 | 9.31 | 0.00 | 0.00 | 0.00 | 0.00 | 0.00 | 0.00 | 62.23 | 0.98 |
| 结肠 | C18 | 0.00 | 0.00 | 0.00 | 0.00 | 0.00 | 0.00 | 0.00 | 0.00 | 5.66 | 14.72 | 0.00 | 9.31 | 15.85 | 33.33 | 0.00 | 102.07 | 26.26 | 89.63 | 62.23 | 7.82 |
| 直肠和乙状结肠连接处 | C19—20 | 0.00 | 0.00 | 0.00 | 0.00 | 0.00 | 0.00 | 0.00 | 0.00 | 5.66 | 7.36 | 0.00 | 27.93 | 15.85 | 16.67 | 17.50 | 0.00 | 52.52 | 0.00 | 0.00 | 4.89 |
| 肛门 | C21 | 0.00 | 0.00 | 0.00 | 0.00 | 0.00 | 0.00 | 0.00 | 0.00 | 0.00 | 0.00 | 0.00 | 0.00 | 0.00 | 0.00 | 0.00 | 0.00 | 0.00 | 0.00 | 0.00 | 0.00 |
| 肝脏和肝内胆管 | C22 | 0.00 | 0.00 | 0.00 | 0.00 | 0.00 | 0.00 | 0.00 | 0.00 | 5.66 | 22.08 | 41.71 | 9.31 | 47.55 | 0.00 | 35.00 | 61.24 | 0.00 | 44.82 | 186.70 | 11.24 |
| 胆囊 | C23 | 0.00 | 0.00 | 0.00 | 0.00 | 0.00 | 0.00 | 0.00 | 0.00 | 0.00 | 13.90 | 0.00 | 15.85 | 0.00 | 0.00 | 0.00 | 26.26 | 0.00 | 0.00 | 1.96 | 0.00 |
| 肝外胆管 | C24 | 0.00 | 0.00 | 0.00 | 0.00 | 0.00 | 0.00 | 0.00 | 0.00 | 0.00 | 0.00 | 6.95 | 0.00 | 15.85 | 16.67 | 35.00 | 0.00 | 78.79 | 0.00 | 62.23 | 4.40 |
| 胰腺 | C25 | 0.00 | 0.00 | 0.00 | 0.00 | 0.00 | 0.00 | 0.00 | 0.00 | 0.00 | 0.00 | 0.00 | 9.31 | 0.00 | 33.33 | 35.00 | 20.41 | 0.00 | 0.00 | 0.00 | 2.93 |
| 鼻腔、中耳和副鼻窦 | C30—31 | 0.00 | 0.00 | 0.00 | 0.00 | 0.00 | 0.00 | 0.00 | 0.00 | 0.00 | 0.00 | 0.00 | 0.00 | 0.00 | 0.00 | 0.00 | 0.00 | 0.00 | 0.00 | 0.00 | 0.00 |
| 喉 | C32 | 0.00 | 0.00 | 0.00 | 0.00 | 0.00 | 0.00 | 0.00 | 0.00 | 0.00 | 0.00 | 6.95 | 0.00 | 0.00 | 0.00 | 0.00 | 0.00 | 0.00 | 0.00 | 0.00 | 0.49 |
| 气管、支气管和肺 | C33—34 | 0.00 | 0.00 | 0.00 | 0.00 | 0.00 | 0.00 | 0.00 | 0.00 | 5.66 | 0.00 | 13.90 | 65.18 | 31.70 | 33.33 | 157.51 | 183.73 | 183.84 | 448.16 | 0.00 | 23.95 |

（续上表）

| 部位或病种 | ICD—10 | 0～ | 1～ | 5～ | 10～ | 15～ | 20～ | 25～ | 30～ | 35～ | 40～ | 45～ | 50～ | 55～ | 60～ | 65～ | 70～ | 75～ | 80～ | 85+ | 合计 |
|---|---|---|---|---|---|---|---|---|---|---|---|---|---|---|---|---|---|---|---|---|---|
| 其他呼吸器官 | C37—38 | 0.00 | 0.00 | 0.00 | 0.00 | 0.00 | 0.00 | 0.00 | 0.00 | 0.00 | 0.00 | 0.00 | 9.31 | 0.00 | 0.00 | 0.00 | 0.00 | 26.26 | 44.82 | 0.00 | 1.47 |
| 骨和关节软骨 | C40—41 | 0.00 | 0.00 | 0.00 | 0.00 | 0.00 | 0.00 | 0.00 | 0.00 | 0.00 | 0.00 | 0.00 | 9.31 | 0.00 | 0.00 | 0.00 | 20.41 | 0.00 | 0.00 | 0.00 | 0.98 |
| 皮肤恶性黑色素瘤 | C43 | 0.00 | 0.00 | 0.00 | 0.00 | 0.00 | 0.00 | 0.00 | 0.00 | 0.00 | 0.00 | 0.00 | 9.31 | 0.00 | 0.00 | 0.00 | 0.00 | 0.00 | 89.63 | 0.00 | 1.47 |
| 皮肤其他恶性肿瘤 | C44 | 0.00 | 0.00 | 0.00 | 0.00 | 0.00 | 0.00 | 0.00 | 0.00 | 0.00 | 0.00 | 0.00 | 0.00 | 0.00 | 0.00 | 17.50 | 0.00 | 0.00 | 44.82 | 62.23 | 1.47 |
| 间皮瘤 | C45 | 0.00 | 0.00 | 0.00 | 0.00 | 0.00 | 0.00 | 0.00 | 0.00 | 0.00 | 0.00 | 0.00 | 0.00 | 0.00 | 0.00 | 0.00 | 0.00 | 0.00 | 0.00 | 0.00 | 0.00 |
| kaposi 氏肉瘤 | C46 | 0.00 | 0.00 | 0.00 | 0.00 | 0.00 | 0.00 | 0.00 | 0.00 | 0.00 | 0.00 | 0.00 | 0.00 | 0.00 | 0.00 | 0.00 | 0.00 | 0.00 | 0.00 | 0.00 | 0.00 |
| 结缔组织和其他软组织 | C47、49 | 0.00 | 0.00 | 0.00 | 5.17 | 0.00 | 0.00 | 0.00 | 0.00 | 0.00 | 0.00 | 0.00 | 0.00 | 0.00 | 0.00 | 0.00 | 0.00 | 0.00 | 0.00 | 0.00 | 0.49 |
| 乳房 | C50 | 0.00 | 0.00 | 0.00 | 0.00 | 0.00 | 0.00 | 15.67 | 0.00 | 28.32 | 22.08 | 34.76 | 46.56 | 31.70 | 66.66 | 35.00 | 0.00 | 0.00 | 44.82 | 0.00 | 14.67 |
| 外阴 | C51 | 0.00 | 0.00 | 0.00 | 0.00 | 0.00 | 0.00 | 0.00 | 0.00 | 0.00 | 0.00 | 0.00 | 0.00 | 0.00 | 0.00 | 0.00 | 0.00 | 0.00 | 0.00 | 0.00 | 0.00 |
| 阴道 | C52 | 0.00 | 0.00 | 0.00 | 0.00 | 0.00 | 0.00 | 0.00 | 0.00 | 0.00 | 0.00 | 6.95 | 0.00 | 0.00 | 0.00 | 0.00 | 0.00 | 0.00 | 0.00 | 0.00 | 0.49 |
| 子宫颈 | C53 | 0.00 | 0.00 | 0.00 | 0.00 | 0.00 | 0.00 | 5.22 | 0.00 | 0.00 | 14.72 | 0.00 | 27.93 | 15.85 | 16.67 | 0.00 | 0.00 | 26.26 | 0.00 | 0.00 | 4.40 |
| 子宫体 | C54 | 0.00 | 0.00 | 0.00 | 0.00 | 0.00 | 0.00 | 0.00 | 0.00 | 11.33 | 14.72 | 34.76 | 102.43 | 79.25 | 16.67 | 0.00 | 20.41 | 0.00 | 0.00 | 0.00 | 13.20 |
| 子宫恶性肿瘤、未注明部位 | C55 | 0.00 | 0.00 | 0.00 | 0.00 | 0.00 | 0.00 | 0.00 | 0.00 | 0.00 | 0.00 | 0.00 | 0.00 | 0.00 | 0.00 | 17.50 | 0.00 | 0.00 | 0.00 | 0.00 | 0.49 |
| 卵巢 | C56 | 0.00 | 0.00 | 0.00 | 0.00 | 0.00 | 7.08 | 5.22 | 9.81 | 5.66 | 0.00 | 13.90 | 18.62 | 0.00 | 0.00 | 0.00 | 0.00 | 0.00 | 44.82 | 0.00 | 4.89 |
| 其他和未说明的女性生殖器官恶性肿瘤 | C57 | 0.00 | 0.00 | 0.00 | 0.00 | 0.00 | 0.00 | 0.00 | 0.00 | 0.00 | 0.00 | 0.00 | 9.31 | 0.00 | 0.00 | 0.00 | 0.00 | 0.00 | 0.00 | 0.00 | 0.49 |
| 胎盘 | C58 | 0.00 | 0.00 | 0.00 | 0.00 | 0.00 | 0.00 | 0.00 | 0.00 | 0.00 | 0.00 | 0.00 | 0.00 | 0.00 | 0.00 | 0.00 | 0.00 | 0.00 | 0.00 | 0.00 | 0.00 |
| 阴茎 | C60 | 0.00 | 0.00 | 0.00 | 0.00 | 0.00 | 0.00 | 0.00 | 0.00 | 0.00 | 0.00 | 0.00 | 0.00 | 0.00 | 0.00 | 0.00 | 0.00 | 0.00 | 0.00 | 0.00 | 0.00 |
| 前列腺 | C61 | 0.00 | 0.00 | 0.00 | 0.00 | 0.00 | 0.00 | 0.00 | 0.00 | 0.00 | 0.00 | 0.00 | 0.00 | 0.00 | 0.00 | 0.00 | 0.00 | 0.00 | 0.00 | 0.00 | 0.00 |
| 睾丸 | C62 | 0.00 | 0.00 | 0.00 | 0.00 | 0.00 | 0.00 | 0.00 | 0.00 | 0.00 | 0.00 | 0.00 | 0.00 | 0.00 | 0.00 | 0.00 | 0.00 | 0.00 | 0.00 | 0.00 | 0.00 |
| 其他和未说明的男性生殖器官恶性肿瘤 | C63 | 0.00 | 0.00 | 0.00 | 0.00 | 0.00 | 0.00 | 0.00 | 0.00 | 0.00 | 0.00 | 0.00 | 0.00 | 0.00 | 0.00 | 0.00 | 0.00 | 0.00 | 0.00 | 0.00 | 0.00 |
| 肾脏 | C64 | 0.00 | 0.00 | 0.00 | 0.00 | 0.00 | 0.00 | 0.00 | 0.00 | 0.00 | 0.00 | 0.00 | 0.00 | 0.00 | 0.00 | 0.00 | 0.00 | 0.00 | 0.00 | 0.00 | 0.00 |
| 肾盂、肾盏 | C65 | 0.00 | 0.00 | 0.00 | 0.00 | 0.00 | 0.00 | 0.00 | 0.00 | 0.00 | 0.00 | 0.00 | 0.00 | 0.00 | 0.00 | 0.00 | 20.41 | 0.00 | 0.00 | 0.00 | 0.49 |

（续上表）

| 部位或病种 | ICD—10 | 0～ | 1～ | 5～ | 10～ | 15～ | 20～ | 25～ | 30～ | 35～ | 40～ | 45～ | 50～ | 55～ | 60～ | 65～ | 70～ | 75～ | 80～ | 85＋ | 合计 |
|---|---|---|---|---|---|---|---|---|---|---|---|---|---|---|---|---|---|---|---|---|---|
| 输尿管 | C66 | 0.00 | 0.00 | 0.00 | 0.00 | 0.00 | 0.00 | 0.00 | 0.00 | 0.00 | 0.00 | 0.00 | 0.00 | 0.00 | 0.00 | 0.00 | 0.00 | 0.00 | 0.00 | 0.00 | 0.00 |
| 膀胱 | C67 | 0.00 | 0.00 | 0.00 | 0.00 | 0.00 | 7.08 | 0.00 | 0.00 | 0.00 | 0.00 | 0.00 | 0.00 | 0.00 | 0.00 | 0.00 | 0.00 | 0.00 | 0.00 | 62.23 | 0.98 |
| 其他和未说明的泌尿器官 | C68 | 0.00 | 0.00 | 0.00 | 0.00 | 0.00 | 0.00 | 0.00 | 0.00 | 0.00 | 0.00 | 0.00 | 0.00 | 0.00 | 0.00 | 0.00 | 0.00 | 0.00 | 0.00 | 0.00 | 0.00 |
| 眼 | C69 | 0.00 | 0.00 | 0.00 | 0.00 | 0.00 | 0.00 | 0.00 | 0.00 | 0.00 | 0.00 | 0.00 | 0.00 | 0.00 | 0.00 | 0.00 | 0.00 | 0.00 | 0.00 | 0.00 | 0.00 |
| 脑、神经系统 | C70－72、D | 0.00 | 0.00 | 6.20 | 5.17 | 6.55 | 0.00 | 0.00 | 0.00 | 0.00 | 0.00 | 6.95 | 9.31 | 0.00 | 0.00 | 0.00 | 0.00 | 0.00 | 0.00 | 0.00 | 2.44 |
| 甲状腺 | C73 | 0.00 | 0.00 | 0.00 | 0.00 | 6.55 | 7.08 | 0.00 | 4.90 | 0.00 | 0.00 | 13.90 | 9.31 | 0.00 | 0.00 | 0.00 | 0.00 | 0.00 | 0.00 | 0.00 | 2.93 |
| 肾上腺 | C74 | 0.00 | 0.00 | 0.00 | 0.00 | 0.00 | 0.00 | 0.00 | 0.00 | 0.00 | 0.00 | 0.00 | 0.00 | 0.00 | 0.00 | 0.00 | 0.00 | 0.00 | 0.00 | 0.00 | 0.00 |
| 其他内分泌腺 | C75 | 0.00 | 0.00 | 0.00 | 0.00 | 0.00 | 0.00 | 0.00 | 0.00 | 0.00 | 0.00 | 0.00 | 0.00 | 0.00 | 0.00 | 0.00 | 0.00 | 0.00 | 0.00 | 0.00 | 0.00 |
| 霍奇金氏病 | C81 | 0.00 | 0.00 | 0.00 | 0.00 | 0.00 | 0.00 | 0.00 | 0.00 | 0.00 | 0.00 | 0.00 | 0.00 | 15.85 | 0.00 | 0.00 | 0.00 | 0.00 | 44.82 | 0.00 | 0.98 |
| 非霍奇金氏病 | C82—85、C96 | 0.00 | 0.00 | 0.00 | 0.00 | 0.00 | 0.00 | 0.00 | 9.81 | 5.66 | 7.36 | 6.95 | 9.31 | 0.00 | 16.67 | 17.50 | 0.00 | 26.26 | 0.00 | 0.00 | 4.40 |
| 多发性骨髓瘤和恶性浆细胞肿瘤 | C90 | 0.00 | 0.00 | 0.00 | 0.00 | 0.00 | 0.00 | 0.00 | 0.00 | 0.00 | 0.00 | 0.00 | 0.00 | 0.00 | 0.00 | 0.00 | 0.00 | 0.00 | 0.00 | 0.00 | 0.00 |
| 淋巴细胞白血病 | C91 | 0.00 | 0.00 | 0.00 | 0.00 | 0.00 | 0.00 | 5.22 | 0.00 | 0.00 | 0.00 | 0.00 | 0.00 | 15.85 | 0.00 | 0.00 | 0.00 | 0.00 | 0.00 | 0.00 | 0.98 |
| 髓细胞性白血病 | C92 | 0.00 | 0.00 | 0.00 | 5.17 | 6.55 | 0.00 | 0.00 | 9.81 | 0.00 | 0.00 | 6.95 | 0.00 | 15.85 | 0.00 | 0.00 | 0.00 | 0.00 | 0.00 | 0.00 | 2.93 |
| 单核细胞性白血病 | C93 | 0.00 | 0.00 | 0.00 | 5.17 | 0.00 | 0.00 | 0.00 | 0.00 | 0.00 | 0.00 | 0.00 | 0.00 | 0.00 | 0.00 | 0.00 | 0.00 | 0.00 | 0.00 | 0.00 | 0.49 |
| 其他指明的白血病 | C94 | 0.00 | 0.00 | 0.00 | 0.00 | 0.00 | 0.00 | 0.00 | 0.00 | 0.00 | 0.00 | 0.00 | 0.00 | 0.00 | 0.00 | 0.00 | 0.00 | 0.00 | 0.00 | 0.00 | 0.00 |
| 未指明细胞类型的白血病 | C95 | 0.00 | 0.00 | 0.00 | 0.00 | 0.00 | 0.00 | 0.00 | 0.00 | 0.00 | 0.00 | 0.00 | 0.00 | 0.00 | 0.00 | 0.00 | 0.00 | 0.00 | 0.00 | 0.00 | 0.00 |
| 独立的多个部位的（原发性）恶性肿瘤 | C97 | 0.00 | 0.00 | 0.00 | 0.00 | 0.00 | 0.00 | 0.00 | 0.00 | 0.00 | 0.00 | 0.00 | 0.00 | 0.00 | 0.00 | 0.00 | 0.00 | 0.00 | 0.00 | 0.00 | 0.00 |
| 其他及不明部位 | C26、39、48、76—80 | 0.00 | 0.00 | 0.00 | 0.00 | 0.00 | 7.08 | 0.00 | 0.00 | 0.00 | 0.00 | 6.95 | 0.00 | 15.85 | 16.67 | 0.00 | 0.00 | 26.26 | 44.82 | 62.23 | 3.42 |
| 除 C44 合计 | | 0.00 | 0.00 | 6.20 | 20.70 | 19.65 | 28.32 | 47.01 | 44.14 | 90.61 | 154.53 | 229.40 | 465.57 | 427.98 | 266.64 | 402.53 | 469.53 | 551.51 | 985.96 | 497.87 | 141.76 |
| 合计 | | 0.00 | 0.00 | 6.20 | 20.70 | 19.65 | 28.32 | 47.01 | 44.14 | 90.61 | 154.53 | 229.40 | 465.57 | 427.98 | 266.64 | 420.04 | 469.53 | 551.51 | 1030.77 | 560.10 | 143.23 |

**表 266　中山市黄圃镇 2000—2004 年男女合计恶性肿瘤年龄别发病率（1/$10^5$）**

| 部位或病种 | ICD—10 | 0～ | 1～ | 5～ | 10～ | 15～ | 20～ | 25～ | 30～ | 35～ | 40～ | 45～ | 50～ | 55～ | 60～ | 65～ | 70～ | 75～ | 80～ | 85＋ | 合计 |
|---|---|---|---|---|---|---|---|---|---|---|---|---|---|---|---|---|---|---|---|---|---|
| 唇 | C00 | 0.00 | 0.00 | 0.00 | 0.00 | 0.00 | 0.00 | 0.00 | 0.00 | 0.00 | 0.00 | 0.00 | 4.62 | 0.00 | 0.00 | 0.00 | 0.00 | 0.00 | 0.00 | 0.00 | 0.24 |
| 舌 | C01—02 | 0.00 | 0.00 | 0.00 | 0.00 | 0.00 | 0.00 | 0.00 | 0.00 | 2.82 | 3.59 | 3.43 | 13.87 | 0.00 | 0.00 | 8.92 | 0.00 | 0.00 | 0.00 | 0.00 | 1.70 |
| 口 | C03—06 | 0.00 | 0.00 | 0.00 | 0.00 | 0.00 | 0.00 | 0.00 | 0.00 | 0.00 | 0.00 | 3.43 | 4.62 | 15.78 | 0.00 | 0.00 | 0.00 | 15.53 | 0.00 | 0.00 | 1.21 |
| 唾液腺 | C07—08 | 0.00 | 0.00 | 0.00 | 0.00 | 0.00 | 0.00 | 0.00 | 0.00 | 0.00 | 0.00 | 0.00 | 0.00 | 7.89 | 0.00 | 0.00 | 0.00 | 0.00 | 0.00 | 0.00 | 0.24 |
| 扁桃腺 | C09 | 0.00 | 0.00 | 0.00 | 0.00 | 0.00 | 0.00 | 0.00 | 0.00 | 0.00 | 0.00 | 0.00 | 4.62 | 7.89 | 0.00 | 0.00 | 0.00 | 0.00 | 0.00 | 0.00 | 0.49 |
| 其他口咽部 | C10 | 0.00 | 0.00 | 0.00 | 0.00 | 0.00 | 0.00 | 0.00 | 0.00 | 0.00 | 0.00 | 0.00 | 0.00 | 0.00 | 0.00 | 0.00 | 0.00 | 0.00 | 0.00 | 0.00 | 0.00 |
| 鼻咽部 | C11 | 0.00 | 0.00 | 0.00 | 0.00 | 0.00 | 3.55 | 13.45 | 15.11 | 19.74 | 57.51 | 34.27 | 97.09 | 55.23 | 48.97 | 35.68 | 10.83 | 0.00 | 28.25 | 0.00 | 20.62 |
| 喉咽部 | C12—13 | 0.00 | 0.00 | 0.00 | 0.00 | 0.00 | 0.00 | 0.00 | 0.00 | 0.00 | 3.59 | 3.43 | 0.00 | 0.00 | 0.00 | 0.00 | 0.00 | 0.00 | 0.00 | 0.00 | 0.49 |
| 唇，口腔和咽的其他部位和具体部位不明 | C14 | 0.00 | 0.00 | 0.00 | 0.00 | 0.00 | 0.00 | 0.00 | 0.00 | 0.00 | 0.00 | 0.00 | 0.00 | 0.00 | 0.00 | 0.00 | 0.00 | 0.00 | 28.25 | 0.00 | 0.24 |
| 食管 | C15 | 0.00 | 0.00 | 0.00 | 0.00 | 0.00 | 0.00 | 0.00 | 0.00 | 2.82 | 32.35 | 44.55 | 69.35 | 71.01 | 57.13 | 62.43 | 86.61 | 31.05 | 28.25 | 0.00 | 17.47 |
| 胃 | C16 | 0.00 | 0.00 | 0.00 | 0.00 | 0.00 | 0.00 | 0.00 | 5.04 | 0.00 | 10.78 | 6.85 | 32.36 | 31.56 | 8.16 | 53.51 | 21.65 | 62.11 | 56.49 | 0.00 | 8.00 |
| 小肠 | C17 | 0.00 | 0.00 | 0.00 | 0.00 | 0.00 | 0.00 | 0.00 | 0.00 | 0.00 | 0.00 | 0.00 | 4.62 | 0.00 | 0.00 | 0.00 | 10.83 | 0.00 | 0.00 | 44.05 | 0.73 |
| 结肠 | C18 | 0.00 | 0.00 | 0.00 | 0.00 | 0.00 | 0.00 | 0.00 | 0.00 | 8.46 | 7.19 | 0.00 | 18.49 | 15.78 | 24.49 | 71.35 | 75.78 | 46.58 | 112.98 | 44.05 | 8.98 |
| 直肠和乙状结肠连接处 | C19—20 | 0.00 | 0.00 | 0.00 | 0.00 | 0.00 | 0.00 | 0.00 | 0.00 | 5.64 | 7.19 | 10.28 | 23.12 | 31.56 | 40.81 | 35.68 | 54.13 | 46.58 | 28.25 | 0.00 | 8.25 |
| 肛门 | C21 | 0.00 | 0.00 | 0.00 | 0.00 | 0.00 | 0.00 | 0.00 | 0.00 | 0.00 | 0.00 | 0.00 | 0.00 | 0.00 | 0.00 | 0.00 | 0.00 | 0.00 | 0.00 | 0.00 | 0.00 |
| 肝脏和肝内胆管 | C22 | 0.00 | 0.00 | 0.00 | 0.00 | 0.00 | 0.00 | 0.00 | 2.52 | 16.92 | 43.13 | 44.55 | 55.48 | 118.34 | 97.94 | 98.11 | 97.44 | 46.58 | 141.23 | 132.16 | 24.74 |
| 胆囊 | C23 | 0.00 | 0.00 | 0.00 | 0.00 | 0.00 | 0.00 | 0.00 | 0.00 | 0.00 | 0.00 | 6.85 | 0.00 | 7.89 | 0.00 | 0.00 | 0.00 | 15.53 | 0.00 | 0.00 | 0.97 |
| 肝外胆管 | C24 | 0.00 | 0.00 | 0.00 | 0.00 | 0.00 | 0.00 | 0.00 | 0.00 | 0.00 | 3.59 | 3.43 | 0.00 | 23.67 | 24.49 | 44.59 | 10.83 | 46.58 | 56.49 | 44.05 | 4.85 |
| 胰腺 | C25 | 0.00 | 0.00 | 0.00 | 0.00 | 0.00 | 0.00 | 0.00 | 0.00 | 2.82 | 3.59 | 0.00 | 9.25 | 7.89 | 16.32 | 26.76 | 32.48 | 0.00 | 56.49 | 0.00 | 3.64 |
| 鼻腔、中耳和副鼻窦 | C30—31 | 0.00 | 0.00 | 0.00 | 0.00 | 0.00 | 0.00 | 0.00 | 0.00 | 2.82 | 0.00 | 0.00 | 0.00 | 0.00 | 0.00 | 0.00 | 0.00 | 0.00 | 0.00 | 0.00 | 0.24 |
| 喉 | C32 | 0.00 | 0.00 | 0.00 | 0.00 | 0.00 | 0.00 | 0.00 | 0.00 | 2.82 | 0.00 | 6.85 | 23.12 | 55.23 | 8.16 | 35.68 | 0.00 | 0.00 | 28.25 | 0.00 | 5.09 |
| 气管、支气管和肺 | C33—34 | 0.00 | 0.00 | 0.00 | 0.00 | 0.00 | 0.00 | 2.69 | 2.52 | 2.82 | 7.19 | 30.85 | 78.60 | 126.23 | 195.89 | 222.97 | 303.14 | 232.90 | 451.92 | 44.05 | 37.84 |

（续上表）

| 部位或病种 | ICD—10 | 0～ | 1～ | 5～ | 10～ | 15～ | 20～ | 25～ | 30～ | 35～ | 40～ | 45～ | 50～ | 55～ | 60～ | 65～ | 70～ | 75～ | 80～ | 85＋ | 合计 |
|---|---|---|---|---|---|---|---|---|---|---|---|---|---|---|---|---|---|---|---|---|---|
| 其他呼吸器官 | C37—38 | 0.00 | 0.00 | 5.83 | 0.00 | 3.16 | 0.00 | 0.00 | 0.00 | 0.00 | 0.00 | 0.00 | 4.62 | 0.00 | 0.00 | 0.00 | 0.00 | 31.05 | 28.25 | 0.00 | 1.70 |
| 骨和关节软骨 | C40—41 | 0.00 | 0.00 | 0.00 | 2.48 | 0.00 | 3.55 | 0.00 | 0.00 | 0.00 | 0.00 | 0.00 | 4.62 | 0.00 | 0.00 | 0.00 | 10.83 | 0.00 | 0.00 | 0.00 | 0.97 |
| 皮肤恶性黑色素瘤 | C43 | 0.00 | 0.00 | 0.00 | 0.00 | 0.00 | 0.00 | 0.00 | 0.00 | 0.00 | 0.00 | 0.00 | 4.62 | 0.00 | 0.00 | 0.00 | 10.83 | 0.00 | 56.49 | 0.00 | 0.97 |
| 皮肤其他恶性肿瘤 | C44 | 0.00 | 0.00 | 0.00 | 0.00 | 0.00 | 0.00 | 0.00 | 0.00 | 0.00 | 0.00 | 0.00 | 0.00 | 0.00 | 8.16 | 8.92 | 10.83 | 0.00 | 28.25 | 44.05 | 1.21 |
| 间皮瘤 | C45 | 0.00 | 0.00 | 0.00 | 0.00 | 0.00 | 0.00 | 0.00 | 0.00 | 0.00 | 0.00 | 0.00 | 0.00 | 0.00 | 8.16 | 0.00 | 0.00 | 0.00 | 0.00 | 0.00 | 0.24 |
| kaposi 氏肉瘤 | C46 | 0.00 | 0.00 | 0.00 | 0.00 | 0.00 | 0.00 | 0.00 | 0.00 | 0.00 | 0.00 | 0.00 | 0.00 | 0.00 | 0.00 | 0.00 | 0.00 | 0.00 | 0.00 | 0.00 | 0.00 |
| 结缔组织和其他软组织 | C47、49 | 0.00 | 0.00 | 2.91 | 2.48 | 0.00 | 0.00 | 0.00 | 0.00 | 0.00 | 0.00 | 0.00 | 0.00 | 0.00 | 0.00 | 8.92 | 0.00 | 0.00 | 0.00 | 0.00 | 0.73 |
| 乳房 | C50 | 0.00 | 0.00 | 0.00 | 0.00 | 0.00 | 0.00 | 8.07 | 0.00 | 14.10 | 10.78 | 17.14 | 23.12 | 15.78 | 32.65 | 17.84 | 0.00 | 0.00 | 28.25 | 0.00 | 7.28 |
| 外阴 | C51 | 0.00 | 0.00 | 0.00 | 0.00 | 0.00 | 0.00 | 0.00 | 0.00 | 0.00 | 0.00 | 0.00 | 0.00 | 0.00 | 0.00 | 0.00 | 0.00 | 0.00 | 0.00 | 0.00 | 0.00 |
| 阴道 | C52 | 0.00 | 0.00 | 0.00 | 0.00 | 0.00 | 0.00 | 0.00 | 0.00 | 0.00 | 0.00 | 3.43 | 0.00 | 0.00 | 0.00 | 0.00 | 0.00 | 0.00 | 0.00 | 0.00 | 0.24 |
| 子宫颈 | C53 | 0.00 | 0.00 | 0.00 | 0.00 | 0.00 | 0.00 | 2.69 | 0.00 | 0.00 | 7.19 | 0.00 | 13.87 | 7.89 | 8.16 | 0.00 | 0.00 | 15.53 | 0.00 | 0.00 | 2.18 |
| 子宫体 | C54 | 0.00 | 0.00 | 0.00 | 0.00 | 0.00 | 0.00 | 0.00 | 0.00 | 5.64 | 7.19 | 17.14 | 50.86 | 39.45 | 8.16 | 0.00 | 10.83 | 0.00 | 0.00 | 0.00 | 6.55 |
| 子宫恶性肿瘤、未注明部位 | C55 | 0.00 | 0.00 | 0.00 | 0.00 | 0.00 | 0.00 | 0.00 | 0.00 | 0.00 | 0.00 | 0.00 | 0.00 | 0.00 | 0.00 | 8.92 | 0.00 | 0.00 | 0.00 | 0.00 | 0.24 |
| 卵巢 | C56 | 0.00 | 0.00 | 0.00 | 0.00 | 0.00 | 3.55 | 2.69 | 5.04 | 2.82 | 0.00 | 6.85 | 9.25 | 0.00 | 0.00 | 0.00 | 0.00 | 0.00 | 28.25 | 0.00 | 2.43 |
| 其他和未说明的女性生殖器官恶性肿瘤 | C57 | 0.00 | 0.00 | 0.00 | 0.00 | 0.00 | 0.00 | 0.00 | 0.00 | 0.00 | 0.00 | 0.00 | 4.62 | 0.00 | 0.00 | 0.00 | 0.00 | 0.00 | 0.00 | 0.00 | 0.24 |
| 胎盘 | C58 | 0.00 | 0.00 | 0.00 | 0.00 | 0.00 | 0.00 | 0.00 | 0.00 | 0.00 | 0.00 | 0.00 | 0.00 | 0.00 | 0.00 | 0.00 | 0.00 | 0.00 | 0.00 | 0.00 | 0.00 |
| 阴茎 | C60 | 0.00 | 0.00 | 0.00 | 0.00 | 0.00 | 0.00 | 0.00 | 0.00 | 0.00 | 0.00 | 0.00 | 0.00 | 0.00 | 8.16 | 0.00 | 0.00 | 0.00 | 0.00 | 0.00 | 0.24 |
| 前列腺 | C61 | 0.00 | 0.00 | 0.00 | 0.00 | 0.00 | 0.00 | 0.00 | 0.00 | 0.00 | 0.00 | 0.00 | 0.00 | 0.00 | 0.00 | 8.92 | 10.83 | 0.00 | 0.00 | 0.00 | 0.49 |
| 睾丸 | C62 | 0.00 | 0.00 | 0.00 | 0.00 | 0.00 | 0.00 | 0.00 | 0.00 | 0.00 | 0.00 | 3.43 | 0.00 | 0.00 | 0.00 | 0.00 | 0.00 | 0.00 | 0.00 | 0.00 | 0.24 |
| 其他和未说明的男性生殖器官恶性肿瘤 | C63 | 0.00 | 0.00 | 0.00 | 0.00 | 0.00 | 0.00 | 0.00 | 0.00 | 0.00 | 0.00 | 0.00 | 0.00 | 0.00 | 0.00 | 0.00 | 0.00 | 0.00 | 0.00 | 0.00 | 0.00 |
| 肾脏 | C64 | 0.00 | 0.00 | 0.00 | 0.00 | 0.00 | 0.00 | 0.00 | 0.00 | 0.00 | 0.00 | 0.00 | 0.00 | 0.00 | 0.00 | 8.92 | 0.00 | 0.00 | 0.00 | 44.05 | 0.49 |
| 肾盂、肾盏 | C65 | 0.00 | 0.00 | 0.00 | 0.00 | 0.00 | 0.00 | 0.00 | 0.00 | 0.00 | 0.00 | 0.00 | 0.00 | 0.00 | 0.00 | 0.00 | 10.83 | 0.00 | 0.00 | 0.00 | 0.24 |

（续上表）

| 部位或病种 | ICD—10 | 0～ | 1～ | 5～ | 10～ | 15～ | 20～ | 25～ | 30～ | 35～ | 40～ | 45～ | 50～ | 55～ | 60～ | 65～ | 70～ | 75～ | 80～ | 85＋ | 合计 |
|---|---|---|---|---|---|---|---|---|---|---|---|---|---|---|---|---|---|---|---|---|---|
| 输尿管 | C66 | 0.00 | 0.00 | 0.00 | 0.00 | 0.00 | 0.00 | 0.00 | 0.00 | 0.00 | 0.00 | 0.00 | 4.62 | 0.00 | 0.00 | 0.00 | 0.00 | 0.00 | 0.00 | 0.00 | 0.24 |
| 膀胱 | C67 | 0.00 | 0.00 | 0.00 | 0.00 | 0.00 | 3.55 | 0.00 | 0.00 | 0.00 | 0.00 | 6.85 | 9.25 | 0.00 | 8.16 | 0.00 | 21.65 | 31.05 | 28.25 | 44.05 | 2.91 |
| 其他和未说明的泌尿器官 | C68 | 0.00 | 0.00 | 0.00 | 0.00 | 0.00 | 0.00 | 0.00 | 0.00 | 0.00 | 0.00 | 0.00 | 0.00 | 0.00 | 0.00 | 0.00 | 0.00 | 0.00 | 0.00 | 0.00 | 0.00 |
| 眼 | C69 | 0.00 | 0.00 | 0.00 | 0.00 | 0.00 | 0.00 | 0.00 | 0.00 | 0.00 | 0.00 | 0.00 | 0.00 | 0.00 | 0.00 | 0.00 | 0.00 | 0.00 | 0.00 | 0.00 | 0.00 |
| 脑、神经系统 | C70－72、D | 0.00 | 0.00 | 5.83 | 2.48 | 3.16 | 0.00 | 2.69 | 0.00 | 0.00 | 3.59 | 3.43 | 9.25 | 7.89 | 8.16 | 8.92 | 0.00 | 0.00 | 0.00 | 0.00 | 2.91 |
| 甲状腺 | C73 | 0.00 | 0.00 | 0.00 | 0.00 | 3.16 | 3.55 | 2.69 | 2.52 | 0.00 | 0.00 | 10.28 | 4.62 | 0.00 | 0.00 | 0.00 | 0.00 | 0.00 | 0.00 | 0.00 | 1.94 |
| 肾上腺 | C74 | 0.00 | 0.00 | 0.00 | 0.00 | 0.00 | 0.00 | 0.00 | 0.00 | 0.00 | 0.00 | 0.00 | 0.00 | 0.00 | 0.00 | 0.00 | 0.00 | 0.00 | 0.00 | 0.00 | 0.00 |
| 其他内分泌腺 | C75 | 0.00 | 0.00 | 0.00 | 0.00 | 0.00 | 0.00 | 0.00 | 0.00 | 0.00 | 0.00 | 0.00 | 0.00 | 0.00 | 0.00 | 0.00 | 0.00 | 0.00 | 0.00 | 0.00 | 0.00 |
| 霍奇金氏病 | C81 | 0.00 | 0.00 | 0.00 | 0.00 | 0.00 | 0.00 | 0.00 | 0.00 | 0.00 | 0.00 | 0.00 | 0.00 | 7.89 | 0.00 | 0.00 | 0.00 | 0.00 | 28.25 | 0.00 | 0.49 |
| 非霍奇金氏病 | C82—85、C96 | 0.00 | 0.00 | 0.00 | 2.48 | 0.00 | 0.00 | 0.00 | 7.56 | 5.64 | 3.59 | 3.43 | 4.62 | 15.78 | 24.49 | 17.84 | 0.00 | 15.53 | 0.00 | 0.00 | 4.12 |
| 多发性骨髓瘤和恶性浆细胞肿瘤 | C90 | 0.00 | 0.00 | 0.00 | 0.00 | 0.00 | 0.00 | 0.00 | 0.00 | 0.00 | 0.00 | 0.00 | 0.00 | 7.89 | 0.00 | 0.00 | 0.00 | 0.00 | 0.00 | 0.00 | 0.24 |
| 淋巴细胞白血病 | C91 | 0.00 | 0.00 | 0.00 | 0.00 | 0.00 | 0.00 | 2.69 | 0.00 | 0.00 | 0.00 | 0.00 | 0.00 | 7.89 | 0.00 | 0.00 | 0.00 | 0.00 | 0.00 | 0.00 | 0.49 |
| 髓细胞性白血病 | C92 | 0.00 | 0.00 | 2.91 | 4.95 | 9.47 | 0.00 | 0.00 | 5.04 | 2.82 | 0.00 | 3.43 | 0.00 | 7.89 | 8.16 | 0.00 | 0.00 | 15.53 | 0.00 | 0.00 | 3.15 |
| 单核细胞性白血病 | C93 | 0.00 | 0.00 | 0.00 | 2.48 | 0.00 | 0.00 | 0.00 | 0.00 | 0.00 | 0.00 | 0.00 | 0.00 | 0.00 | 0.00 | 0.00 | 0.00 | 0.00 | 0.00 | 0.00 | 0.24 |
| 其他指明的白血病 | C94 | 0.00 | 0.00 | 0.00 | 0.00 | 0.00 | 0.00 | 0.00 | 0.00 | 0.00 | 0.00 | 0.00 | 0.00 | 0.00 | 0.00 | 0.00 | 0.00 | 0.00 | 0.00 | 0.00 | 0.00 |
| 未指明细胞类型的白血病 | C95 | 0.00 | 0.00 | 0.00 | 0.00 | 0.00 | 0.00 | 0.00 | 0.00 | 0.00 | 0.00 | 0.00 | 0.00 | 0.00 | 0.00 | 0.00 | 0.00 | 0.00 | 0.00 | 0.00 | 0.00 |
| 独立的多个部位的（原发性）恶性肿瘤 | C97 | 0.00 | 0.00 | 0.00 | 0.00 | 0.00 | 0.00 | 0.00 | 0.00 | 0.00 | 0.00 | 0.00 | 0.00 | 0.00 | 0.00 | 0.00 | 0.00 | 0.00 | 0.00 | 0.00 | 0.00 |
| 其他及不明部位 | C26、39、48、76—80 | 0.00 | 0.00 | 0.00 | 0.00 | 0.00 | 3.55 | 0.00 | 0.00 | 5.64 | 3.59 | 3.43 | 0.00 | 15.78 | 24.49 | 17.84 | 10.83 | 31.05 | 28.25 | 44.05 | 4.12 |
| 除 C44 合计 | | 0.00 | 0.00 | 17.48 | 17.33 | 18.94 | 21.28 | 37.66 | 45.34 | 104.34 | 215.66 | 277.61 | 587.16 | 710.06 | 661.12 | 793.77 | 790.32 | 683.18 | 1242.79 | 440.52 | 192.36 |
| 合计 | | 0.00 | 0.00 | 17.48 | 17.33 | 18.94 | 21.28 | 37.66 | 45.34 | 104.34 | 215.66 | 277.61 | 587.16 | 710.06 | 669.28 | 802.69 | 801.15 | 683.18 | 1271.03 | 484.58 | 193.57 |

## 6. 发病顺位

2000—2004 年中山市黄圃镇男性发病前 10 位恶性肿瘤依次是气管/支气管和肺、肝脏和肝内胆管、食管、鼻咽、直肠和乙状结肠连接处、喉、结肠、胃、肝外胆管、膀胱恶性肿瘤，其发病数占同期黄圃镇男性恶性肿瘤发病总数的 83.77%（表 267，图 158）。

**表 267　中山市黄圃镇 2000—2004 年男性前 10 位恶性肿瘤发病概况（N，1/10$^5$，%）**

| 位次 | 部位或病种 | ICD—10 | 例数 | 粗率 | 中标率 | 世标率 | 构成比 |
|---|---|---|---|---|---|---|---|
| 1 | 气管、支气管和肺 | C33－34 | 107 | 51.52 | 41.52 | 55.51 | 21.19 |
| 2 | 肝脏和肝内胆管 | C22 | 79 | 38.04 | 30.47 | 39.26 | 15.64 |
| 3 | 食管 | C15 | 67 | 32.26 | 25.21 | 32.52 | 13.27 |
| 4 | 鼻咽 | C11 | 63 | 30.33 | 23.98 | 29.09 | 12.48 |
| 5 | 直肠和乙状结肠连接处 | C19－20 | 24 | 11.56 | 9.10 | 12.05 | 4.75 |
| 6 | 喉 | C32 | 20 | 9.63 | 8.47 | 10.64 | 3.96 |
| 7 | 结肠 | C18 | 21 | 10.11 | 7.66 | 10.14 | 4.16 |
| 8 | 胃 | C16 | 21 | 10.11 | 7.87 | 10.03 | 4.16 |
| 9 | 肝外胆管 | C24 | 11 | 5.30 | 4.33 | 5.82 | 2.18 |
| 10 | 膀胱 | C67 | 10 | 4.81 | 3.42 | 4.44 | 1.98 |
| 合计 | | | 423 | | | | 83.77 |

注：中标率即中国标化发病率，世标率即世界标化发病率。

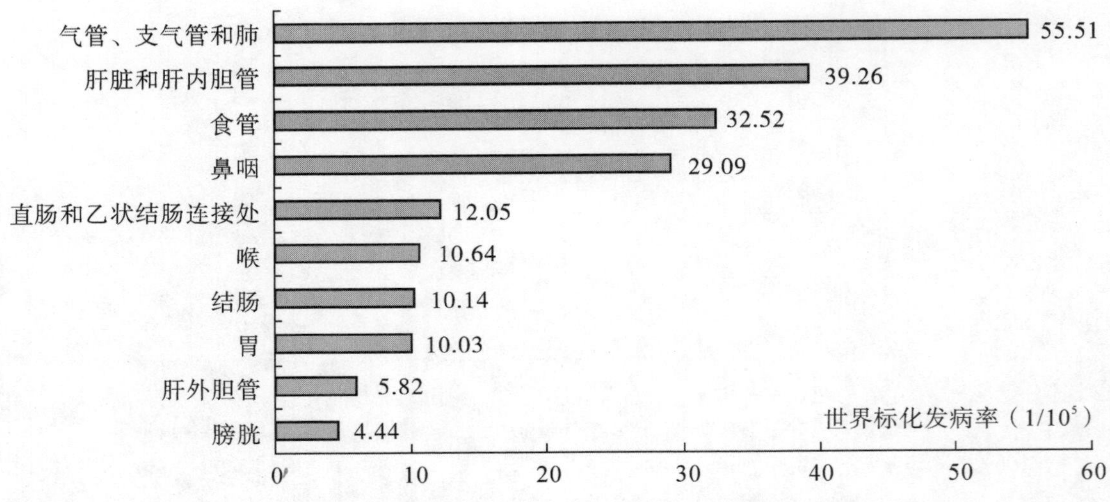


**图 158　中山市黄圃镇 2000—2004 年男性前 10 位恶性肿瘤发病率**

女性发病前 10 位恶性肿瘤依次是气管/支气管和肺、乳房、子宫体、肝脏和肝内胆管、鼻咽、结肠、胃、直肠和乙状结肠连接处、子宫颈、卵巢恶性肿瘤，其发病数占同期黄圃镇女性恶性肿瘤发病总数的 70.99%（表 268，图 159）。

**表 268　中山市黄圃镇 2000—2004 年女性前 10 位恶性肿瘤发病概况（N，1/10⁵，%）**

| 位次 | 部位或病种 | ICD—10 | 例数 | 粗率 | 中标率 | 世标率 | 构成比 |
|---|---|---|---|---|---|---|---|
| 1 | 气管、支气管和肺 | C33－34 | 49 | 23.95 | 14.80 | 19.51 | 16.72 |
| 2 | 乳房 | C50 | 30 | 14.67 | 11.37 | 13.90 | 10.24 |
| 3 | 子宫体 | C54 | 27 | 13.20 | 10.56 | 13.01 | 9.22 |
| 4 | 肝脏和肝内胆管 | C22 | 23 | 11.24 | 7.33 | 9.97 | 7.85 |
| 5 | 鼻咽 | C11 | 22 | 10.75 | 8.46 | 9.71 | 7.51 |
| 6 | 结肠 | C18 | 16 | 7.82 | 4.93 | 6.72 | 5.46 |
| 7 | 胃 | C16 | 12 | 5.87 | 4.13 | 5.00 | 4.10 |
| 8 | 直肠和乙状结肠连接处 | C19－20 | 10 | 4.89 | 3.61 | 4.53 | 3.41 |
| 9 | 子宫颈 | C53 | 9 | 4.40 | 3.54 | 4.26 | 3.07 |
| 10 | 卵巢 | C56 | 10 | 4.89 | 3.61 | 3.90 | 3.41 |
| 合计 | | | 208 | | | | 70.99 |

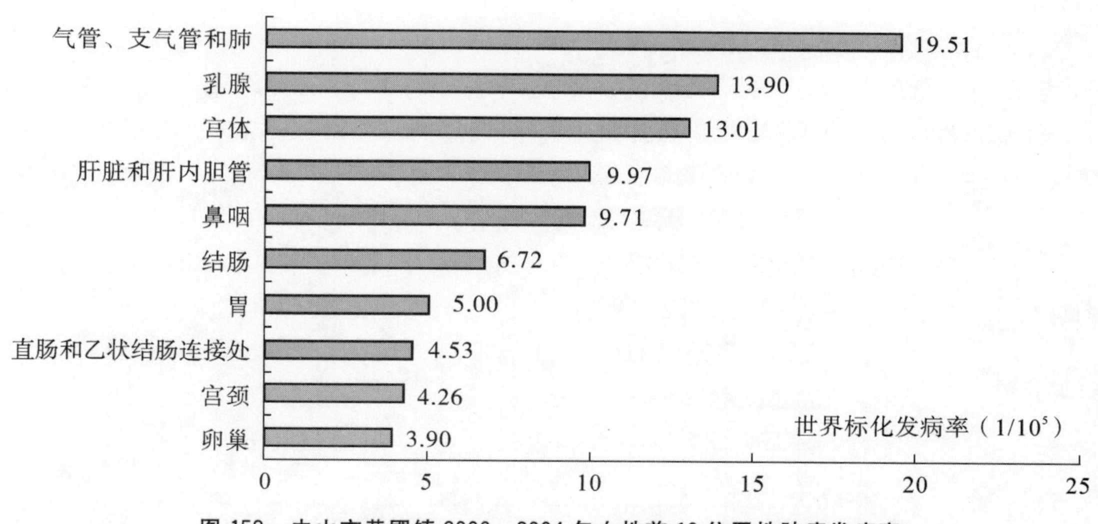


**图 159　中山市黄圃镇 2000—2004 年女性前 10 位恶性肿瘤发病率**

男女合计发病前 10 位恶性肿瘤依次是气管/支气管和肺、肝脏和肝内胆管、鼻咽、食管、结肠、直肠和乙状结肠连接处、胃、乳房、子宫体、喉部恶性肿瘤，其发病数占同期黄圃镇男女合计恶性肿瘤发病总数的 74.81%（表 269，图 160），其中鼻咽癌发病数分别占同期黄圃镇男、女和合计恶性肿瘤发病顺位的第 4、5 位和第 3 位（表 267、表 268、表 269，图 158、图 159、图 160）。

**表 269　中山市黄圃镇 2000—2004 年男女合计前 10 位恶性肿瘤发病概况（N，1/10⁵，%）**

| 位次 | 部位或病种 | ICD—10 | 例数 | 粗率 | 中标率 | 世标率 | 构成比 |
|---|---|---|---|---|---|---|---|
| 1 | 气管、支气管和肺 | C33－34 | 156 | 37.84 | 27.99 | 37.19 | 19.55 |
| 2 | 肝脏和肝内胆管 | C22 | 102 | 24.74 | 18.77 | 24.58 | 12.78 |
| 3 | 鼻咽 | C11 | 85 | 20.62 | 16.23 | 19.41 | 10.65 |
| 4 | 食管 | C15 | 72 | 17.47 | 13.53 | 17.43 | 9.02 |
| 5 | 结肠 | C18 | 37 | 8.98 | 6.23 | 8.38 | 4.64 |
| 6 | 直肠和乙状结肠连接处 | C19－20 | 34 | 8.25 | 6.29 | 8.20 | 4.26 |
| 7 | 胃 | C16 | 33 | 8.00 | 6.00 | 7.51 | 4.14 |
| 8 | 乳房 | C50 | 30 | 7.28 | 5.68 | 6.94 | 3.76 |
| 9 | 子宫体 | C54 | 27 | 6.55 | 5.24 | 6.46 | 3.38 |
| 10 | 喉 | C32 | 21 | 5.09 | 4.37 | 5.48 | 2.63 |
| 合计 | | | 597 | | | | 74.81 |

注：中标率即中国标化发病率，世标率即世界标化发病率。

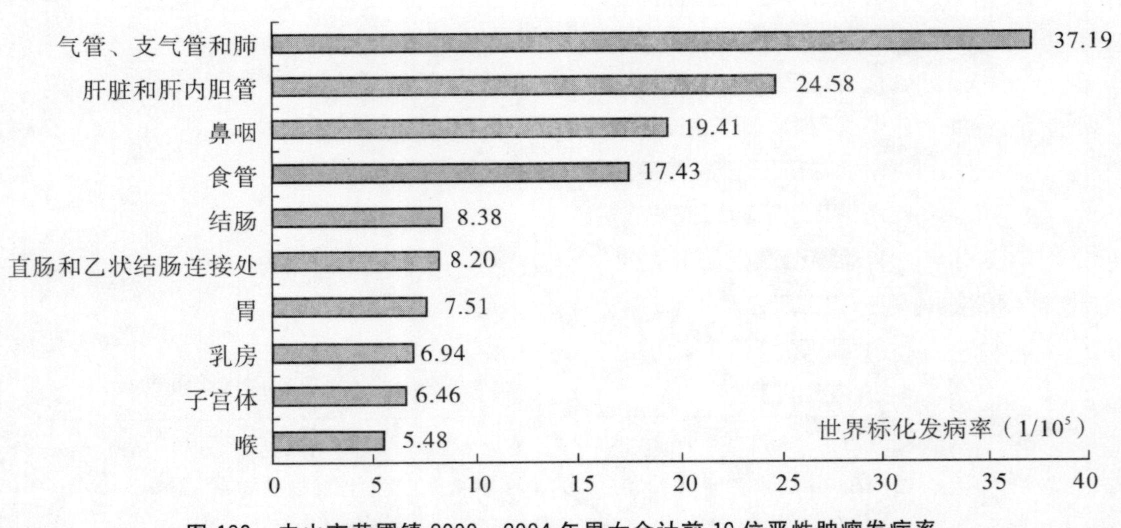


**图 160　中山市黄圃镇 2000—2004 年男女合计前 10 位恶性肿瘤发病率**

表 270　中山市黄圃镇 2000—2004 年男性恶性肿瘤主要发病指标（N，$1/10^5$，%）

| 部位或病种 | ICD—10 | 粗率 | 0～ | 15～ | 45～ | 55～ | 65＋ | 中标率 | 世标率 | 35～64 岁截缩率 | 0～64 岁累积率 | 0～74 岁累积率 | 例数 | 构成比 |
|---|---|---|---|---|---|---|---|---|---|---|---|---|---|---|
| 唇 | C00 | 0.48 | 0.00 | 0.00 | 3.89 | 0.00 | 0.00 | 0.37 | 0.46 | 1.49 | 0.05 | 0.05 | 1 | 0.20 |
| 舌 | C01—02 | 2.89 | 0.00 | 2.00 | 11.68 | 0.00 | 6.94 | 2.09 | 2.63 | 6.80 | 0.19 | 0.28 | 6 | 1.19 |
| 口 | C03—06 | 1.93 | 0.00 | 0.00 | 3.89 | 15.85 | 6.94 | 1.71 | 2.04 | 5.50 | 0.19 | 0.19 | 4 | 0.79 |
| 唾液腺 | C07—08 | 0.48 | 0.00 | 0.00 | 0.00 | 7.92 | 0.00 | 0.53 | 0.63 | 2.11 | 0.08 | 0.08 | 1 | 0.20 |
| 扁桃腺 | C09 | 0.96 | 0.00 | 0.00 | 3.89 | 7.92 | 0.00 | 0.90 | 1.09 | 3.60 | 0.12 | 0.12 | 2 | 0.40 |
| 其他口咽部 | C10 | 0.00 | 0.00 | 0.00 | 0.00 | 0.00 | 0.00 | 0.00 | 0.00 | 0.00 | 0.00 | 0.00 | 0 | 0.00 |
| 鼻咽部 | C11 | 30.33 | 0.00 | 22.03 | 97.34 | 87.17 | 34.68 | 23.98 | 29.09 | 74.76 | 2.61 | 3.00 | 63 | 12.48 |
| 喉咽部 | C12—13 | 0.96 | 0.00 | 1.00 | 3.89 | 0.00 | 0.00 | 0.66 | 0.83 | 2.62 | 0.07 | 0.07 | 2 | 0.40 |
| 唇，口腔和咽的其他部位和具体部位不明 | C14 | 0.48 | 0.00 | 0.00 | 0.00 | 0.00 | 6.94 | 0.28 | 0.38 | 0.00 | 0.00 | 0.00 | 1 | 0.20 |
| 食管 | C15 | 32.26 | 0.00 | 10.02 | 109.02 | 110.95 | 104.05 | 25.21 | 32.52 | 79.13 | 2.58 | 3.91 | 67 | 13.27 |
| 胃 | C16 | 10.11 | 0.00 | 3.00 | 27.26 | 23.77 | 55.50 | 7.87 | 10.03 | 18.64 | 0.63 | 1.22 | 21 | 4.16 |
| 小肠 | C17 | 0.48 | 0.00 | 0.00 | 0.00 | 0.00 | 6.94 | 0.33 | 0.46 | 0.00 | 0.00 | 0.12 | 1 | 0.20 |
| 结肠 | C18 | 10.11 | 0.00 | 2.00 | 11.68 | 15.85 | 97.12 | 7.66 | 10.14 | 10.73 | 0.35 | 1.31 | 21 | 4.16 |
| 直肠和乙状结肠连接处 | C19—20 | 11.56 | 0.00 | 2.00 | 19.47 | 55.47 | 69.37 | 9.10 | 12.05 | 22.64 | 0.81 | 1.66 | 24 | 4.75 |
| 肛门 | C21 | 0.00 | 0.00 | 0.00 | 0.00 | 0.00 | 0.00 | 0.00 | 0.00 | 0.00 | 0.00 | 0.00 | 0 | 0.00 |
| 肝脏和肝内胆管 | C22 | 38.04 | 0.00 | 15.02 | 70.08 | 190.20 | 152.61 | 30.47 | 39.26 | 89.65 | 3.13 | 4.64 | 79 | 15.64 |
| 胆囊 | C23 | 0.00 | 0.00 | 0.00 | 0.00 | 0.00 | 0.00 | 0.00 | 0.00 | 0.00 | 0.00 | 0.00 | 0 | 0.00 |
| 肝外胆管 | C24 | 5.30 | 0.00 | 1.00 | 0.00 | 31.70 | 41.62 | 4.33 | 5.82 | 9.05 | 0.35 | 0.74 | 11 | 2.18 |
| 胰腺 | C25 | 4.33 | 0.00 | 2.00 | 3.89 | 7.92 | 34.68 | 3.16 | 4.08 | 6.16 | 0.19 | 0.51 | 9 | 1.78 |
| 鼻腔、中耳和副鼻窦 | C30—31 | 0.48 | 0.00 | 1.00 | 0.00 | 0.00 | 0.00 | 0.30 | 0.34 | 1.21 | 0.03 | 0.03 | 1 | 0.20 |
| 喉 | C32 | 9.63 | 0.00 | 1.00 | 23.36 | 63.40 | 34.68 | 8.47 | 10.64 | 26.45 | 0.92 | 1.29 | 20 | 3.96 |
| 气管、支气管和肺 | C33—34 | 51.52 | 0.00 | 4.01 | 66.19 | 285.30 | 346.84 | 41.52 | 55.51 | 94.30 | 3.68 | 7.33 | 107 | 21.19 |

（续上表）

| 部位或病种 | ICD—10 | 粗率 | 0～ | 15～ | 45～ | 55～ | 65＋ | 中标率 | 世标率 | 35～64岁截缩率 | 0～64岁累积率 | 0～74岁累积率 | 例数 | 构成比 |
|---|---|---|---|---|---|---|---|---|---|---|---|---|---|---|
| 其他呼吸器官 | C37—38 | 1.93 | 3.63 | 1.00 | 0.00 | 0.00 | 6.94 | 2.30 | 2.03 | 0.00 | 0.09 | 0.09 | 4 | 0.79 |
| 骨和关节软骨 | C40—41 | 0.96 | 1.81 | 1.00 | 0.00 | 0.00 | 0.00 | 1.15 | 1.00 | 0.00 | 0.06 | 0.06 | 2 | 0.40 |
| 皮肤恶性黑色素瘤 | C43 | 0.48 | 0.00 | 0.00 | 0.00 | 0.00 | 6.94 | 0.33 | 0.46 | 0.00 | 0.00 | 0.12 | 1 | 0.20 |
| 皮肤其他恶性肿瘤 | C44 | 0.96 | 0.00 | 0.00 | 0.00 | 7.92 | 6.94 | 0.77 | 1.10 | 1.74 | 0.08 | 0.20 | 2 | 0.40 |
| 间皮瘤 | C45 | 0.48 | 0.00 | 0.00 | 0.00 | 7.92 | 0.00 | 0.44 | 0.64 | 1.74 | 0.08 | 0.08 | 1 | 0.20 |
| kaposi氏肉瘤 | C46 | 0.00 | 0.00 | 0.00 | 0.00 | 0.00 | 0.00 | 0.00 | 0.00 | 0.00 | 0.00 | 0.00 | 0 | 0.00 |
| 结缔组织和其他软组织 | C47、49 | 0.96 | 1.81 | 0.00 | 0.00 | 0.00 | 6.94 | 0.99 | 1.09 | 0.00 | 0.03 | 0.12 | 2 | 0.40 |
| 乳房 | C50 | 0.00 | 0.00 | 0.00 | 0.00 | 0.00 | 0.00 | 0.00 | 0.00 | 0.00 | 0.00 | 0.00 | 0 | 0.00 |
| 外阴 | C51 | 0.00 | 0.00 | 0.00 | 0.00 | 0.00 | 0.00 | 0.00 | 0.00 | 0.00 | 0.00 | 0.00 | 0 | 0.00 |
| 阴道 | C52 | 0.00 | 0.00 | 0.00 | 0.00 | 0.00 | 0.00 | 0.00 | 0.00 | 0.00 | 0.00 | 0.00 | 0 | 0.00 |
| 子宫颈 | C53 | 0.00 | 0.00 | 0.00 | 0.00 | 0.00 | 0.00 | 0.00 | 0.00 | 0.00 | 0.00 | 0.00 | 0 | 0.00 |
| 子宫体 | C54 | 0.00 | 0.00 | 0.00 | 0.00 | 0.00 | 0.00 | 0.00 | 0.00 | 0.00 | 0.00 | 0.00 | 0 | 0.00 |
| 子宫恶性肿瘤、未注明部位 | C55 | 0.00 | 0.00 | 0.00 | 0.00 | 0.00 | 0.00 | 0.00 | 0.00 | 0.00 | 0.00 | 0.00 | 0 | 0.00 |
| 卵巢 | C56 | 0.00 | 0.00 | 0.00 | 0.00 | 0.00 | 0.00 | 0.00 | 0.00 | 0.00 | 0.00 | 0.00 | 0 | 0.00 |
| 其他和未说明的女性生殖器官恶性肿瘤 | C57 | 0.00 | 0.00 | 0.00 | 0.00 | 0.00 | 0.00 | 0.00 | 0.00 | 0.00 | 0.00 | 0.00 | 0 | 0.00 |
| 胎盘 | C58 | 0.00 | 0.00 | 0.00 | 0.00 | 0.00 | 0.00 | 0.00 | 0.00 | 0.00 | 0.00 | 0.00 | 0 | 0.00 |
| 阴茎 | C60 | 0.48 | 0.00 | 0.00 | 0.00 | 7.92 | 0.00 | 0.44 | 0.64 | 1.74 | 0.08 | 0.08 | 1 | 0.20 |
| 前列腺 | C61 | 0.96 | 0.00 | 0.00 | 0.00 | 0.00 | 13.87 | 0.72 | 1.01 | 0.00 | 0.00 | 0.21 | 2 | 0.40 |
| 睾丸 | C62 | 0.48 | 0.00 | 0.00 | 3.89 | 0.00 | 0.00 | 0.32 | 0.41 | 1.27 | 0.03 | 0.03 | 1 | 0.20 |
| 其他和未说明的男性生殖器官恶性肿瘤 | C63 | 0.00 | 0.00 | 0.00 | 0.00 | 0.00 | 0.00 | 0.00 | 0.00 | 0.00 | 0.00 | 0.00 | 0 | 0.00 |
| 肾脏 | C64 | 0.96 | 0.00 | 0.00 | 0.00 | 0.00 | 13.87 | 0.57 | 1.31 | 0.00 | 0.00 | 0.09 | 2 | 0.40 |
| 肾盂、肾盏 | C65 | 0.00 | 0.00 | 0.00 | 0.00 | 0.00 | 0.00 | 0.00 | 0.00 | 0.00 | 0.00 | 0.00 | 0 | 0.00 |

（续上表）

| 部位或病种 | ICD—10 | 粗率 | 0～ | 15～ | 45～ | 55～ | 65+ | 中标率 | 世标率 | 35～64 岁截缩率 | 0～64 岁累积率 | 0～74 岁累积率 | 例数 | 构成比 |
|---|---|---|---|---|---|---|---|---|---|---|---|---|---|---|
| 输尿管 | C66 | 0.48 | 0.00 | 0.00 | 3.89 | 0.00 | 0.00 | 0.37 | 0.46 | 1.49 | 0.05 | 0.05 | 1 | 0.20 |
| 膀胱 | C67 | 4.81 | 0.00 | 0.00 | 15.57 | 7.92 | 34.68 | 3.42 | 4.44 | 7.25 | 0.24 | 0.47 | 10 | 1.98 |
| 其他和未说明的泌尿器官 | C68 | 0.00 | 0.00 | 0.00 | 0.00 | 0.00 | 0.00 | 0.00 | 0.00 | 0.00 | 0.00 | 0.00 | 0 | 0.00 |
| 眼 | C69 | 0.00 | 0.00 | 0.00 | 0.00 | 0.00 | 0.00 | 0.00 | 0.00 | 0.00 | 0.00 | 0.00 | 0 | 0.00 |
| 脑、神经系统 | C70—72、D | 3.37 | 1.81 | 2.00 | 3.89 | 15.85 | 6.94 | 3.18 | 3.69 | 6.69 | 0.29 | 0.39 | 7 | 1.39 |
| 甲状腺 | C73 | 0.96 | 0.00 | 1.00 | 3.89 | 0.00 | 0.00 | 0.83 | 0.85 | 1.27 | 0.06 | 0.06 | 2 | 0.40 |
| 肾上腺 | C74 | 0.00 | 0.00 | 0.00 | 0.00 | 0.00 | 0.00 | 0.00 | 0.00 | 0.00 | 0.00 | 0.00 | 0 | 0.00 |
| 其他内分泌腺 | C75 | 0.00 | 0.00 | 0.00 | 0.00 | 0.00 | 0.00 | 0.00 | 0.00 | 0.00 | 0.00 | 0.00 | 0 | 0.00 |
| 霍奇金氏病 | C81 | 0.00 | 0.00 | 0.00 | 0.00 | 0.00 | 0.00 | 0.00 | 0.00 | 0.00 | 0.00 | 0.00 | 0 | 0.00 |
| 非霍奇金氏病 | C82—85、C96 | 3.85 | 1.81 | 2.00 | 0.00 | 31.70 | 6.94 | 3.62 | 4.16 | 8.91 | 0.39 | 0.49 | 8 | 1.58 |
| 多发性骨髓瘤和恶性浆细胞肿瘤 | C90 | 0.48 | 0.00 | 0.00 | 0.00 | 7.92 | 0.00 | 0.53 | 0.63 | 2.11 | 0.08 | 0.08 | 1 | 0.20 |
| 淋巴细胞白血病 | C91 | 0.00 | 0.00 | 0.00 | 0.00 | 0.00 | 0.00 | 0.00 | 0.00 | 0.00 | 0.00 | 0.00 | 0 | 0.00 |
| 髓细胞性白血病 | C92 | 3.37 | 3.63 | 3.00 | 0.00 | 7.92 | 6.94 | 3.82 | 3.43 | 2.95 | 0.22 | 0.22 | 7 | 1.39 |
| 单核细胞性白血病 | C93 | 0.00 | 0.00 | 0.00 | 0.00 | 0.00 | 0.00 | 0.00 | 0.00 | 0.00 | 0.00 | 0.00 | 0 | 0.00 |
| 其他指明的白血病 | C94 | 0.00 | 0.00 | 0.00 | 0.00 | 0.00 | 0.00 | 0.00 | 0.00 | 0.00 | 0.00 | 0.00 | 0 | 0.00 |
| 未指明细胞类型的白血病 | C95 | 0.00 | 0.00 | 0.00 | 0.00 | 0.00 | 0.00 | 0.00 | 0.00 | 0.00 | 0.00 | 0.00 | 0 | 0.00 |
| 独立的多个部位的（原发性）恶性肿瘤 | C97 | 0.00 | 0.00 | 0.00 | 0.00 | 0.00 | 0.00 | 0.00 | 0.00 | 0.00 | 0.00 | 0.00 | 0 | 0.00 |
| 其他及不明部位 | C26、39、48、76—80 | 4.81 | 0.00 | 3.00 | 0.00 | 23.77 | 27.75 | 3.78 | 4.94 | 9.35 | 0.33 | 0.63 | 10 | 1.98 |
| 除 C44 合计 | | 242.19 | 14.51 | 79.12 | 486.70 | 1014.40 | 1130.71 | 195.78 | 249.15 | 499.61 | 18.01 | 29.78 | 503 | 99.60 |
| 合计 | | 243.15 | 14.51 | 79.12 | 486.70 | 1022.32 | 1137.65 | 196.55 | 250.26 | 501.35 | 18.09 | 29.97 | 505 | 100.00 |

注：中标率为中国标化发病率，世标率为世界标化发病率。

**表 271　中山市黄圃镇 2000－2004 年女性恶性肿瘤主要发病指标（N，1/10^5，%）**

| 部位或病种 | ICD—10 | 粗率 | 0～ | 15～ | 45～ | 55～ | 65＋ | 中标率 | 世标率 | 35～64 岁截缩率 | 0～64 岁累积率 | 0～74 岁累积率 | 例数 | 构成比 |
|---|---|---|---|---|---|---|---|---|---|---|---|---|---|---|
| 唇 | C00 | 0.00 | 0.00 | 0.00 | 0.00 | 0.00 | 0.00 | 0.00 | 0.00 | 0.00 | 0.00 | 0.00 | 0 | 0.00 |
| 舌 | C01—02 | 0.49 | 0.00 | 0.00 | 3.98 | 0.00 | 0.00 | 0.38 | 0.47 | 1.51 | 0.05 | 0.05 | 1 | 0.34 |
| 口 | C03—06 | 0.49 | 0.00 | 0.00 | 3.98 | 0.00 | 0.00 | 0.38 | 0.47 | 1.51 | 0.05 | 0.05 | 1 | 0.34 |
| 唾液腺 | C07—08 | 0.00 | 0.00 | 0.00 | 0.00 | 0.00 | 0.00 | 0.00 | 0.00 | 0.00 | 0.00 | 0.00 | 0 | 0.00 |
| 扁桃腺 | C09 | 0.00 | 0.00 | 0.00 | 0.00 | 0.00 | 0.00 | 0.00 | 0.00 | 0.00 | 0.00 | 0.00 | 0 | 0.00 |
| 其他口咽部 | C10 | 0.00 | 0.00 | 0.00 | 0.00 | 0.00 | 0.00 | 0.00 | 0.00 | 0.00 | 0.00 | 0.00 | 0 | 0.00 |
| 鼻咽部 | C11 | 10.75 | 0.00 | 12.98 | 23.88 | 16.25 | 5.48 | 8.46 | 9.71 | 25.04 | 0.82 | 0.91 | 22 | 7.51 |
| 喉咽部 | C12—13 | 0.00 | 0.00 | 0.00 | 0.00 | 0.00 | 0.00 | 0.00 | 0.00 | 0.00 | 0.00 | 0.00 | 0 | 0.00 |
| 唇，口腔和咽的其他部位和具体部位不明 | C14 | 0.00 | 0.00 | 0.00 | 0.00 | 0.00 | 0.00 | 0.00 | 0.00 | 0.00 | 0.00 | 0.00 | 0 | 0.00 |
| 食管 | C15 | 2.44 | 0.00 | 0.00 | 0.00 | 16.25 | 16.43 | 1.82 | 2.31 | 4.27 | 0.16 | 0.36 | 5 | 1.71 |
| 胃 | C16 | 5.87 | 0.00 | 2.00 | 7.96 | 16.25 | 32.86 | 4.13 | 5.00 | 8.69 | 0.31 | 0.49 | 12 | 4.10 |
| 小肠 | C17 | 0.98 | 0.00 | 0.00 | 3.98 | 0.00 | 5.48 | 0.45 | 0.78 | 1.51 | 0.05 | 0.05 | 2 | 0.68 |
| 结肠 | C18 | 7.82 | 0.00 | 2.99 | 3.98 | 24.37 | 49.29 | 4.93 | 6.72 | 11.31 | 0.39 | 0.90 | 16 | 5.46 |
| 直肠和乙状结肠连接处 | C19—20 | 4.89 | 0.00 | 2.00 | 11.94 | 16.25 | 16.43 | 3.61 | 4.53 | 11.10 | 0.37 | 0.45 | 10 | 3.41 |
| 肛门 | C21 | 0.00 | 0.00 | 0.00 | 0.00 | 0.00 | 0.00 | 0.00 | 0.00 | 0.00 | 0.00 | 0.00 | 0 | 0.00 |
| 肝脏和肝内胆管 | C22 | 11.24 | 0.00 | 3.99 | 27.86 | 24.37 | 49.29 | 7.33 | 9.97 | 21.20 | 0.63 | 1.11 | 23 | 7.85 |
| 胆囊 | C23 | 1.96 | 0.00 | 0.00 | 7.96 | 8.12 | 5.48 | 1.42 | 1.73 | 4.75 | 0.15 | 0.15 | 4 | 1.37 |
| 肝外胆管 | C24 | 4.40 | 0.00 | 0.00 | 3.98 | 16.25 | 32.86 | 2.81 | 3.87 | 5.25 | 0.20 | 0.37 | 9 | 3.07 |
| 胰腺 | C25 | 2.93 | 0.00 | 0.00 | 3.98 | 16.25 | 16.43 | 2.32 | 3.26 | 5.13 | 0.21 | 0.49 | 6 | 2.05 |
| 鼻腔、中耳和副鼻窦 | C30—31 | 0.00 | 0.00 | 0.00 | 0.00 | 0.00 | 0.00 | 0.00 | 0.00 | 0.00 | 0.00 | 0.00 | 0 | 0.00 |
| 喉 | C32 | 0.49 | 0.00 | 0.00 | 3.98 | 0.00 | 0.00 | 0.33 | 0.42 | 1.31 | 0.03 | 0.03 | 1 | 0.34 |
| 气管、支气管和肺 | C33—34 | 23.95 | 0.00 | 1.00 | 35.82 | 32.50 | 191.69 | 14.80 | 19.51 | 22.28 | 0.75 | 2.46 | 49 | 16.72 |

（续上表）

| 部位或病种 | ICD—10 | 粗率 | 0～ | 15～ | 45～ | 55～ | 65+ | 中标率 | 世标率 | 35～64岁截缩率 | 0～64岁累积率 | 0～74岁累积率 | 例数 | 构成比 |
|---|---|---|---|---|---|---|---|---|---|---|---|---|---|---|
| 其他呼吸器官 | C37—38 | 1.47 | 0.00 | 0.00 | 3.98 | 0.00 | 10.95 | 0.77 | 0.95 | 1.51 | 0.05 | 0.05 | 3 | 1.02 |
| 骨和关节软骨 | C40—41 | 0.98 | 0.00 | 0.00 | 3.98 | 0.00 | 5.48 | 0.67 | 0.87 | 1.51 | 0.05 | 0.15 | 2 | 0.68 |
| 皮肤恶性黑色素瘤 | C43 | 1.47 | 0.00 | 0.00 | 3.98 | 0.00 | 10.95 | 0.71 | 0.91 | 1.51 | 0.05 | 0.05 | 3 | 1.02 |
| 皮肤其他恶性肿瘤 | C44 | 1.47 | 0.00 | 0.00 | 0.00 | 0.00 | 16.43 | 0.61 | 1.06 | 0.00 | 0.00 | 0.09 | 3 | 1.02 |
| 间皮瘤 | C45 | 0.00 | 0.00 | 0.00 | 0.00 | 0.00 | 0.00 | 0.00 | 0.00 | 0.00 | 0.00 | 0.00 | 0 | 0.00 |
| kaposi氏肉瘤 | C46 | 0.00 | 0.00 | 0.00 | 0.00 | 0.00 | 0.00 | 0.00 | 0.00 | 0.00 | 0.00 | 0.00 | 0 | 0.00 |
| 结缔组织和其他软组织 | C47、49 | 0.49 | 2.05 | 0.00 | 0.00 | 0.00 | 0.00 | 0.68 | 0.47 | 0.00 | 0.03 | 0.03 | 1 | 0.11 |
| 乳房 | C50 | 14.67 | 0.00 | 10.98 | 39.80 | 48.74 | 16.43 | 11.37 | 13.90 | 35.91 | 1.23 | 1.40 | 30 | 10.24 |
| 外阴 | C51 | 0.00 | 0.00 | 0.00 | 0.00 | 0.00 | 0.00 | 0.00 | 0.00 | 0.00 | 0.00 | 0.00 | 0 | 0.00 |
| 阴道 | C52 | 0.49 | 0.00 | 0.00 | 3.98 | 0.00 | 0.00 | 0.33 | 0.42 | 1.31 | 0.03 | 0.03 | 1 | 0.34 |
| 子宫颈 | C53 | 4.40 | 0.00 | 2.99 | 11.94 | 16.25 | 5.48 | 3.54 | 4.26 | 11.29 | 0.40 | 0.40 | 9 | 3.07 |
| 子宫体 | C54 | 13.20 | 0.00 | 3.99 | 63.68 | 48.74 | 5.48 | 10.56 | 13.01 | 40.86 | 1.30 | 1.40 | 27 | 9.22 |
| 子宫恶性肿瘤、未注明部位 | C55 | 0.49 | 0.00 | 0.00 | 0.00 | 0.00 | 5.48 | 0.37 | 0.53 | 0.00 | 0.00 | 0.09 | 1 | 0.34 |
| 卵巢 | C56 | 4.89 | 0.00 | 4.99 | 15.92 | 0.00 | 5.48 | 3.61 | 3.90 | 6.85 | 0.30 | 0.30 | 10 | 3.41 |
| 其他和未说明的女性生殖器官恶性肿瘤 | C57 | 0.49 | 0.00 | 0.00 | 3.98 | 0.00 | 0.00 | 0.38 | 0.47 | 1.51 | 0.05 | 0.05 | 1 | 0.34 |
| 胎盘 | C58 | 0.00 | 0.00 | 0.00 | 0.00 | 0.00 | 0.00 | 0.00 | 0.00 | 0.00 | 0.00 | 0.00 | 0 | 0.00 |
| 阴茎 | C60 | 0.00 | 0.00 | 0.00 | 0.00 | 0.00 | 0.00 | 0.00 | 0.00 | 0.00 | 0.00 | 0.00 | 0 | 0.00 |
| 前列腺 | C61 | 0.00 | 0.00 | 0.00 | 0.00 | 0.00 | 0.00 | 0.00 | 0.00 | 0.00 | 0.00 | 0.00 | 0 | 0.00 |
| 睾丸 | C62 | 0.00 | 0.00 | 0.00 | 0.00 | 0.00 | 0.00 | 0.00 | 0.00 | 0.00 | 0.00 | 0.00 | 0 | 0.00 |
| 其他和未说明的男性生殖器官恶性肿瘤 | C63 | 0.00 | 0.00 | 0.00 | 0.00 | 0.00 | 0.00 | 0.00 | 0.00 | 0.00 | 0.00 | 0.00 | 0 | 0.00 |
| 肾脏 | C64 | 0.00 | 0.00 | 0.00 | 0.00 | 0.00 | 0.00 | 0.00 | 0.00 | 0.00 | 0.00 | 0.00 | 0 | 0.00 |
| 肾盂、肾盏 | C65 | 0.49 | 0.00 | 0.00 | 0.00 | 0.00 | 5.48 | 0.29 | 0.41 | 0.00 | 0.00 | 0.10 | 1 | 0.34 |

（续上表）

| 部位或病种 | ICD—10 | 粗率 | 0～ | 15～ | 45～ | 55～ | 65＋ | 中标率 | 世标率 | 35～64岁截缩率 | 0～64岁累积率 | 0～74岁累积率 | 例数 | 构成比 |
|---|---|---|---|---|---|---|---|---|---|---|---|---|---|---|
| 输尿管 | C66 | 0.00 | 0.00 | 0.00 | 0.00 | 0.00 | 0.00 | 0.00 | 0.00 | 0.00 | 0.00 | 0.00 | 0 | 0.00 |
| 膀胱 | C67 | 0.98 | 0.00 | 1.00 | 0.00 | 0.00 | 5.48 | 0.60 | 0.88 | 0.00 | 0.04 | 0.04 | 2 | 0.68 |
| 其他和未说明的泌尿器官 | C68 | 0.00 | 0.00 | 0.00 | 0.00 | 0.00 | 0.00 | 0.00 | 0.00 | 0.00 | 0.00 | 0.00 | 0 | 0.00 |
| 眼 | C69 | 0.00 | 0.00 | 0.00 | 0.00 | 0.00 | 0.00 | 0.00 | 0.00 | 0.00 | 0.00 | 0.00 | 0 | 0.00 |
| 脑、神经系统 | C70—72、D | 2.44 | 4.11 | 1.00 | 7.96 | 0.00 | 0.00 | 2.89 | 2.56 | 2.81 | 0.17 | 0.17 | 5 | 1.71 |
| 甲状腺 | C73 | 2.93 | 0.00 | 2.99 | 11.94 | 0.00 | 0.00 | 2.73 | 2.75 | 4.12 | 0.21 | 0.21 | 6 | 2.05 |
| 肾上腺 | C74 | 0.00 | 0.00 | 0.00 | 0.00 | 0.00 | 0.00 | 0.00 | 0.00 | 0.00 | 0.00 | 0.00 | 0 | 0.00 |
| 其他内分泌腺 | C75 | 0.00 | 0.00 | 0.00 | 0.00 | 0.00 | 0.00 | 0.00 | 0.00 | 0.00 | 0.00 | 0.00 | 0 | 0.00 |
| 霍奇金氏病 | C81 | 0.98 | 0.00 | 0.00 | 0.00 | 8.12 | 5.48 | 0.70 | 0.86 | 2.13 | 0.08 | 0.08 | 2 | 0.68 |
| 非霍奇金氏病 | C82—85、C96 | 4.40 | 0.00 | 3.99 | 7.96 | 8.12 | 10.95 | 3.13 | 3.71 | 7.26 | 0.28 | 0.37 | 9 | 3.07 |
| 多发性骨髓瘤和恶性浆细胞肿瘤 | C90 | 0.00 | 0.00 | 0.00 | 0.00 | 0.00 | 0.00 | 0.00 | 0.00 | 0.00 | 0.00 | 0.00 | 0 | 0.00 |
| 淋巴细胞白血病 | C91 | 0.98 | 0.00 | 1.00 | 0.00 | 8.12 | 0.00 | 1.02 | 1.05 | 2.13 | 0.11 | 0.11 | 2 | 0.68 |
| 髓细胞性白血病 | C92 | 2.93 | 2.05 | 2.99 | 3.98 | 8.12 | 0.00 | 3.07 | 2.69 | 3.44 | 0.22 | 0.22 | 6 | 2.05 |
| 单核细胞性白血病 | C93 | 0.49 | 2.05 | 0.00 | 0.00 | 0.00 | 0.00 | 0.68 | 0.47 | 0.00 | 0.03 | 0.03 | 1 | 0.34 |
| 其他指明的白血病 | C94 | 0.00 | 0.00 | 0.00 | 0.00 | 0.00 | 0.00 | 0.00 | 0.00 | 0.00 | 0.00 | 0.00 | 0 | 0.00 |
| 未指明细胞类型的白血病 | C95 | 0.00 | 0.00 | 0.00 | 0.00 | 0.00 | 0.00 | 0.00 | 0.00 | 0.00 | 0.00 | 0.00 | 0 | 0.00 |
| 独立的多个部位的（原发性）恶性肿瘤 | C97 | 0.00 | 0.00 | 0.00 | 0.00 | 0.00 | 0.00 | 0.00 | 0.00 | 0.00 | 0.00 | 0.00 | 0 | 0.00 |
| 其他及不明部位 | C26、39、48、76—80 | 3.42 | 0.00 | 1.00 | 3.98 | 16.25 | 16.43 | 2.31 | 3.08 | 5.25 | 0.23 | 0.23 | 7 | 2.39 |
| 除C44合计 |  | 141.76 | 10.27 | 61.89 | 330.35 | 349.33 | 531.26 | 103.60 | 126.86 | 254.23 | 9.00 | 13.36 | 290 | 98.98 |
| 合计 |  | 143.23 | 10.27 | 61.89 | 330.35 | 349.33 | 547.70 | 104.21 | 127.92 | 254.23 | 9.00 | 13.45 | 293 | 100.00 |

注：中标率为中国标化发病率，世标率为世界标化发病率。

表 272　中山市黄圃镇 2000—2004 年男女合计恶性肿瘤主要发病指标（N，1/$10^5$，%）

| 部位或病种 | ICD—10 | 粗率 | 0～ | 15～ | 45～ | 55～ | 65＋ | 中标率 | 世标率 | 35～64 岁截缩率 | 0～64 岁累积率 | 0～74 岁累积率 | 例数 | 构成比 |
|---|---|---|---|---|---|---|---|---|---|---|---|---|---|---|
| 唇 | C00 | 0.24 | 0.00 | 0.00 | 1.97 | 0.00 | 0.00 | 0.19 | 0.23 | 0.75 | 0.02 | 0.02 | 1 | 0.13 |
| 舌 | C01—02 | 1.70 | 0.00 | 1.00 | 7.87 | 0.00 | 3.06 | 1.24 | 1.55 | 4.19 | 0.12 | 0.16 | 7 | 0.88 |
| 口 | C03—06 | 1.21 | 0.00 | 0.00 | 3.94 | 8.02 | 3.06 | 1.02 | 1.22 | 3.52 | 0.12 | 0.12 | 5 | 0.63 |
| 唾液腺 | C07—08 | 0.24 | 0.00 | 0.00 | 0.00 | 4.01 | 0.00 | 0.27 | 0.32 | 1.06 | 0.04 | 0.04 | 1 | 0.13 |
| 扁桃腺 | C09 | 0.49 | 0.00 | 0.00 | 1.97 | 4.01 | 0.00 | 0.45 | 0.55 | 1.81 | 0.06 | 0.06 | 2 | 0.25 |
| 其他口咽部 | C10 | 0.00 | 0.00 | 0.00 | 0.00 | 0.00 | 0.00 | 0.00 | 0.00 | 0.00 | 0.00 | 0.00 | 0 | 0.00 |
| 鼻咽部 | C11 | 20.62 | 0.00 | 17.50 | 61.02 | 52.15 | 18.35 | 16.23 | 19.41 | 50.20 | 1.72 | 1.96 | 85 | 10.65 |
| 喉咽部 | C12—13 | 0.49 | 0.00 | 0.50 | 1.97 | 0.00 | 0.00 | 0.34 | 0.42 | 1.33 | 0.04 | 0.04 | 2 | 0.25 |
| 唇，口腔和咽的其他部位和具体部位不明 | C14 | 0.24 | 0.00 | 0.00 | 0.00 | 0.00 | 3.06 | 0.10 | 0.14 | 0.00 | 0.00 | 0.00 | 1 | 0.13 |
| 食管 | C15 | 17.47 | 0.00 | 5.00 | 55.11 | 64.19 | 55.05 | 13.53 | 17.43 | 42.18 | 1.39 | 2.13 | 72 | 9.02 |
| 胃 | C16 | 8.00 | 0.00 | 2.50 | 17.71 | 20.06 | 42.81 | 6.00 | 7.51 | 13.73 | 0.47 | 0.85 | 33 | 4.14 |
| 小肠 | C17 | 0.73 | 0.00 | 0.00 | 1.97 | 0.00 | 6.12 | 0.40 | 0.67 | 0.75 | 0.02 | 0.08 | 3 | 0.38 |
| 结肠 | C18 | 8.98 | 0.00 | 2.50 | 7.87 | 20.06 | 70.34 | 6.23 | 8.38 | 10.98 | 0.37 | 1.11 | 37 | 4.64 |
| 直肠和乙状结肠连接处 | C19—20 | 8.25 | 0.00 | 2.00 | 15.75 | 36.11 | 39.76 | 6.29 | 8.20 | 16.95 | 0.59 | 1.04 | 34 | 4.26 |
| 肛门 | C21 | 0.00 | 0.00 | 0.00 | 0.00 | 0.00 | 0.00 | 0.00 | 0.00 | 0.00 | 0.00 | 0.00 | 0 | 0.00 |
| 肝脏和肝内胆管 | C22 | 24.74 | 0.00 | 9.50 | 49.21 | 108.32 | 94.80 | 18.77 | 24.58 | 55.84 | 1.89 | 2.87 | 102 | 12.78 |
| 胆囊 | C23 | 0.97 | 0.00 | 0.00 | 3.94 | 4.01 | 3.06 | 0.72 | 0.88 | 2.35 | 0.07 | 0.07 | 4 | 0.50 |
| 肝外胆管 | C24 | 4.85 | 0.00 | 0.50 | 1.97 | 24.07 | 36.70 | 3.57 | 4.87 | 7.18 | 0.28 | 0.55 | 20 | 2.51 |
| 胰腺 | C25 | 3.64 | 0.00 | 1.00 | 3.94 | 12.04 | 24.46 | 2.65 | 3.55 | 5.63 | 0.20 | 0.50 | 15 | 1.88 |
| 鼻腔、中耳和副鼻窦 | C30—31 | 0.24 | 0.00 | 0.50 | 0.00 | 0.00 | 0.00 | 0.15 | 0.17 | 0.61 | 0.01 | 0.01 | 1 | 0.13 |
| 喉 | C32 | 5.09 | 0.00 | 0.50 | 13.78 | 32.09 | 15.29 | 4.37 | 5.48 | 13.96 | 0.48 | 0.66 | 21 | 2.63 |
| 气管、支气管和肺 | C33—34 | 37.84 | 0.00 | 2.50 | 51.17 | 160.47 | 259.94 | 27.99 | 37.19 | 58.79 | 2.23 | 4.86 | 156 | 19.55 |

（续上表）

| 部位或病种 | ICD—10 | 粗率 | 0～ | 15～ | 45～ | 55～ | 65＋ | 中标率 | 世标率 | 35～64岁截缩率 | 0～64岁累积率 | 0～74岁累积率 | 例数 | 构成比 |
|---|---|---|---|---|---|---|---|---|---|---|---|---|---|---|
| 其他呼吸器官 | C37—38 | 1.70 | 1.93 | 0.50 | 1.97 | 0.00 | 9.17 | 1.60 | 1.55 | 0.75 | 0.07 | 0.07 | 7 | 0.88 |
| 骨和关节软骨 | C40—41 | 0.97 | 0.96 | 0.50 | 1.97 | 0.00 | 3.06 | 0.93 | 0.95 | 0.75 | 0.05 | 0.11 | 4 | 0.50 |
| 皮肤恶性黑色素瘤 | C43 | 0.97 | 0.00 | 0.00 | 1.97 | 0.00 | 9.17 | 0.55 | 0.73 | 0.75 | 0.02 | 0.08 | 4 | 0.50 |
| 皮肤其他恶性肿瘤 | C44 | 1.21 | 0.00 | 0.00 | 0.00 | 4.01 | 12.23 | 0.72 | 1.17 | 0.89 | 0.04 | 0.14 | 5 | 0.63 |
| 间皮瘤 | C45 | 0.24 | 0.00 | 0.00 | 0.00 | 4.01 | 0.00 | 0.22 | 0.33 | 0.89 | 0.04 | 0.04 | 1 | 0.13 |
| kaposi氏肉瘤 | C46 | 0.00 | 0.00 | 0.00 | 0.00 | 0.00 | 0.00 | 0.00 | 0.00 | 0.00 | 0.00 | 0.00 | 0 | 0.00 |
| 结缔组织和其他软组织 | C47、49 | 0.73 | 1.93 | 0.00 | 0.00 | 0.00 | 3.06 | 0.84 | 0.78 | 0.00 | 0.03 | 0.07 | 3 | 0.38 |
| 乳房 | C50 | 7.28 | 0.00 | 5.50 | 19.68 | 24.07 | 9.17 | 5.68 | 6.94 | 17.74 | 0.61 | 0.70 | 30 | 3.76 |
| 外阴 | C51 | 0.00 | 0.00 | 0.00 | 0.00 | 0.00 | 0.00 | 0.00 | 0.00 | 0.00 | 0.00 | 0.00 | 0 | 0.00 |
| 阴道 | C52 | 0.24 | 0.00 | 0.00 | 1.97 | 0.00 | 0.00 | 0.16 | 0.21 | 0.64 | 0.02 | 0.02 | 1 | 0.13 |
| 子宫颈 | C53 | 2.18 | 0.00 | 1.50 | 5.90 | 8.02 | 3.06 | 1.78 | 2.14 | 5.58 | 0.20 | 0.20 | 9 | 1.13 |
| 子宫体 | C54 | 6.55 | 0.00 | 2.00 | 31.49 | 24.07 | 3.06 | 5.24 | 6.46 | 20.25 | 0.64 | 0.70 | 27 | 3.38 |
| 子宫恶性肿瘤、未注明部位 | C55 | 0.24 | 0.00 | 0.00 | 0.00 | 0.00 | 3.06 | 0.19 | 0.27 | 0.00 | 0.00 | 0.04 | 1 | 0.13 |
| 卵巢 | C56 | 2.43 | 0.00 | 2.50 | 7.87 | 0.00 | 3.06 | 1.83 | 1.99 | 3.39 | 0.15 | 0.15 | 10 | 1.25 |
| 其他和未说明的女性生殖器官恶性肿瘤 | C57 | 0.24 | 0.00 | 0.00 | 1.97 | 0.00 | 0.00 | 0.19 | 0.23 | 0.75 | 0.02 | 0.02 | 1 | 0.13 |
| 胎盘 | C58 | 0.00 | 0.00 | 0.00 | 0.00 | 0.00 | 0.00 | 0.00 | 0.00 | 0.00 | 0.00 | 0.00 | 0 | 0.00 |
| 阴茎 | C60 | 0.24 | 0.00 | 0.00 | 0.00 | 4.01 | 0.00 | 0.22 | 0.33 | 0.89 | 0.04 | 0.04 | 1 | 0.13 |
| 前列腺 | C61 | 0.49 | 0.00 | 0.00 | 0.00 | 0.00 | 6.12 | 0.34 | 0.48 | 0.00 | 0.00 | 0.10 | 2 | 0.25 |
| 睾丸 | C62 | 0.24 | 0.00 | 0.00 | 1.97 | 0.00 | 0.00 | 0.16 | 0.21 | 0.64 | 0.02 | 0.02 | 1 | 0.13 |
| 其他和未说明的男性生殖器官恶性肿瘤 | C63 | 0.00 | 0.00 | 0.00 | 0.00 | 0.00 | 0.00 | 0.00 | 0.00 | 0.00 | 0.00 | 0.00 | 0 | 0.00 |
| 肾脏 | C64 | 0.49 | 0.00 | 0.00 | 0.00 | 0.00 | 6.12 | 0.24 | 0.49 | 0.00 | 0.00 | 0.04 | 2 | 0.25 |
| 肾盂、肾盏 | C65 | 0.24 | 0.00 | 0.00 | 0.00 | 0.00 | 3.06 | 0.15 | 0.22 | 0.00 | 0.00 | 0.05 | 1 | 0.13 |

（续上表）

| 部位或病种 | ICD—10 | 粗率 | 0～ | 15～ | 45～ | 55～ | 65+ | 中标率 | 世标率 | 35～64岁截缩率 | 0～64岁累积率 | 0～74岁累积率 | 例数 | 构成比 |
|---|---|---|---|---|---|---|---|---|---|---|---|---|---|---|
| 输尿管 | C66 | 0.24 | 0.00 | 0.00 | 1.97 | 0.00 | 0.00 | 0.19 | 0.23 | 0.75 | 0.02 | 0.02 | 1 | 0.13 |
| 膀胱 | C67 | 2.91 | 0.00 | 0.50 | 7.87 | 4.01 | 18.35 | 1.92 | 2.59 | 3.67 | 0.14 | 0.25 | 12 | 1.50 |
| 其他和未说明的泌尿器官 | C68 | 0.00 | 0.00 | 0.00 | 0.00 | 0.00 | 0.00 | 0.00 | 0.00 | 0.00 | 0.00 | 0.00 | 0 | 0.00 |
| 眼 | C69 | 0.00 | 0.00 | 0.00 | 0.00 | 0.00 | 0.00 | 0.00 | 0.00 | 0.00 | 0.00 | 0.00 | 0 | 0.00 |
| 脑、神经系统 | C70—72、D | 2.91 | 2.89 | 1.50 | 5.90 | 8.02 | 3.06 | 3.00 | 3.10 | 4.78 | 0.23 | 0.28 | 12 | 1.50 |
| 甲状腺 | C73 | 1.94 | 0.00 | 2.00 | 7.87 | 0.00 | 0.00 | 1.76 | 1.78 | 2.68 | 0.13 | 0.13 | 8 | 1.00 |
| 肾上腺 | C74 | 0.00 | 0.00 | 0.00 | 0.00 | 0.00 | 0.00 | 0.00 | 0.00 | 0.00 | 0.00 | 0.00 | 0 | 0.00 |
| 其他内分泌腺 | C75 | 0.00 | 0.00 | 0.00 | 0.00 | 0.00 | 0.00 | 0.00 | 0.00 | 0.00 | 0.00 | 0.00 | 0 | 0.00 |
| 霍奇金氏病 | C81 | 0.49 | 0.00 | 0.00 | 0.00 | 4.01 | 3.06 | 0.37 | 0.46 | 1.06 | 0.04 | 0.04 | 2 | 0.25 |
| 非霍奇金氏病 | C82—85、C96 | 4.12 | 0.96 | 3.00 | 3.94 | 20.06 | 9.17 | 3.42 | 3.97 | 8.08 | 0.34 | 0.43 | 17 | 2.13 |
| 多发性骨髓瘤和恶性浆细胞肿瘤 | C90 | 0.24 | 0.00 | 0.00 | 0.00 | 4.01 | 0.00 | 0.27 | 0.32 | 1.06 | 0.04 | 0.04 | 1 | 0.13 |
| 淋巴细胞白血病 | C91 | 0.49 | 0.00 | 0.50 | 0.00 | 4.01 | 0.00 | 0.51 | 0.53 | 1.06 | 0.05 | 0.05 | 2 | 0.25 |
| 髓细胞性白血病 | C92 | 3.15 | 2.89 | 3.00 | 1.97 | 8.02 | 3.06 | 3.46 | 3.06 | 3.20 | 0.22 | 0.22 | 13 | 1.63 |
| 单核细胞性白血病 | C93 | 0.24 | 0.96 | 0.00 | 0.00 | 0.00 | 0.00 | 0.33 | 0.22 | 0.00 | 0.01 | 0.01 | 1 | 0.13 |
| 其他指明的白血病 | C94 | 0.00 | 0.00 | 0.00 | 0.00 | 0.00 | 0.00 | 0.00 | 0.00 | 0.00 | 0.00 | 0.00 | 0 | 0.00 |
| 未指明细胞类型的白血病 | C95 | 0.00 | 0.00 | 0.00 | 0.00 | 0.00 | 0.00 | 0.00 | 0.00 | 0.00 | 0.00 | 0.00 | 0 | 0.00 |
| 独立的多个部位的（原发性）恶性肿瘤 | C97 | 0.00 | 0.00 | 0.00 | 0.00 | 0.00 | 0.00 | 0.00 | 0.00 | 0.00 | 0.00 | 0.00 | 0 | 0.00 |
| 其他及不明部位 | C26、39、48、76—80 | 4.12 | 0.00 | 2.00 | 1.97 | 20.06 | 21.41 | 3.06 | 4.08 | 7.33 | 0.28 | 0.43 | 17 | 2.13 |
| 除 C44 合计 |  | 192.36 | 12.53 | 70.49 | 409.39 | 686.01 | 795.11 | 149.12 | 187.38 | 378.50 | 13.57 | 21.49 | 793 | 99.37 |
| 合计 |  | 193.57 | 12.53 | 70.49 | 409.39 | 690.02 | 807.34 | 149.85 | 188.55 | 379.39 | 13.61 | 21.63 | 798 | 100.00 |

注：中标率为中国标化发病率，世标率为世界标化发病率。

# 十四、火炬开发区恶性肿瘤发病概况

## 1. 火炬开发区简介

火炬开发区全称是火炬高技术产业开发区，是中山市的一个国家级高新技术产业开发区，位于中山市东部，距市中心 12 公里，北临横门水道，东至横门出海处，南至南朗镇，西至石岐区和东区，北隔横门水道与民众镇相望。火炬开发区地处珠江三角洲中部的冲积平原，地势平坦开阔，河网交织，贯通全区，土壤较为肥沃。火炬开发区在北回归线以南，属南亚热带气候，终年气温较高，历年平均为 21.8℃，光热充足，雨量充沛，干湿分明，灾害较频。区内总面积 92.23 平方公里，下辖 7 个社区居民委员会，2008 年全区总人口约 24.97 万人，其中户籍人口 6.18 万人，外来人口 18.79 万人[1]。

## 2. 人口资料

2000—2004 年期间中山市火炬开发区共有人口 248248 人，其中男性 122529 人，女性 125719 人，男女比值为 0.97（表 273），人口数增长率为 10.02%，其中男性增长率为 9.50%，女性为 10.51%。

**表 273　中山市火炬开发区 2000—2004 年年中人口构成（N）**

| 年份 | 男 | 女 | 合计 | 比值 |
|---|---|---|---|---|
| 2000 | 23495 | 24035 | 47530 | 0.98 |
| 2001 | 23867 | 24410 | 48277 | 0.98 |
| 2002 | 24433 | 24953 | 49386 | 0.98 |
| 2003 | 25005 | 25760 | 50765 | 0.97 |
| 2004 | 25730 | 26561 | 52291 | 0.97 |
| 合计 | 122529 | 125719 | 248248 | 0.97 |

火炬开发区不同年龄段男女人口数比值随年龄增长而逐渐下降，19 岁之前大于 1，20～64 岁波动于 0.90～1.01 之间，65 岁后小于 1 并持续下降。1 岁以下男女比值最高，为 1.16，85 岁以上年龄组比值最低，为 0.39（表 274）。

**表 274　中山市火炬开发区 2000—2004 年年中人口年龄别构成（N）**

| 年龄组 | 男 | 女 | 合计 | 比值 |
|---|---|---|---|---|
| 0～ | 1665 | 1431 | 3096 | 1.16 |
| 1～ | 7669 | 6715 | 14385 | 1.14 |
| 5～ | 10751 | 9905 | 20656 | 1.09 |

（续上表）

| 年龄组 | 男 | 女 | 合计 | 比值 |
|---|---|---|---|---|
| 10～ | 12434 | 11877 | 24312 | 1.05 |
| 15～ | 9685 | 9384 | 19069 | 1.03 |
| 20～ | 8300 | 8680 | 16980 | 0.96 |
| 25～ | 10633 | 11765 | 22398 | 0.90 |
| 30～ | 11388 | 12531 | 23920 | 0.91 |
| 35～ | 10502 | 10852 | 21354 | 0.97 |
| 40～ | 8398 | 8352 | 16749 | 1.01 |
| 45～ | 8728 | 8841 | 17568 | 0.99 |
| 50～ | 6425 | 6600 | 13025 | 0.97 |
| 55～ | 3756 | 3877 | 7633 | 0.97 |
| 60～ | 3689 | 3688 | 7376 | 1.00 |
| 65～ | 3243 | 3512 | 6754 | 0.92 |
| 70～ | 2557 | 3010 | 5568 | 0.85 |
| 75～ | 1549 | 2340 | 3889 | 0.66 |
| 80～ | 769 | 1371 | 2140 | 0.56 |
| 85＋ | 388 | 988 | 1375 | 0.39 |
| 合计 | 122529 | 125719 | 248248 | 0.97 |

火炬开发区人口年龄别构成主要以0～19岁、20～39岁和40～59岁年龄组为主，其男性人口数分别占同期火炬开发区男性人口总数的35％、33％和22％，女性分别占31％、35％和22％（图161、图162、图163）。

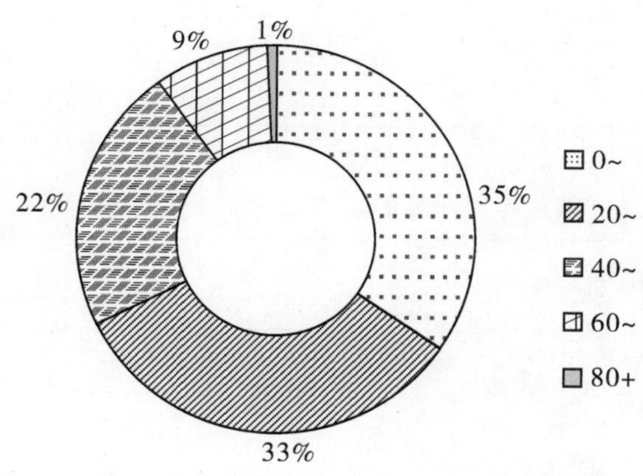


图161　中山市火炬开发区2000—2004年男性人口年龄构成

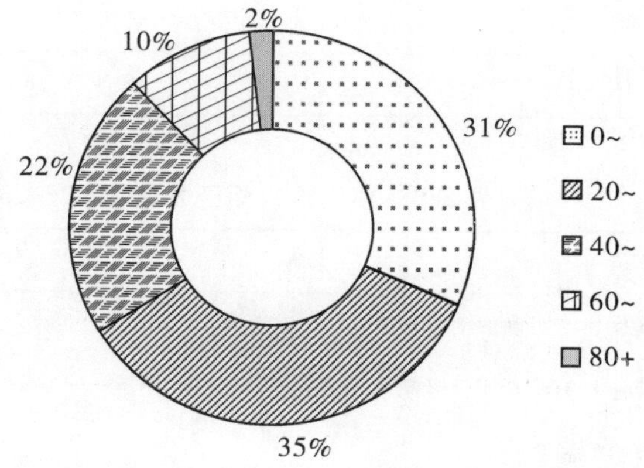


图162　中山市火炬开发区2000—2004年女性人口年龄构成

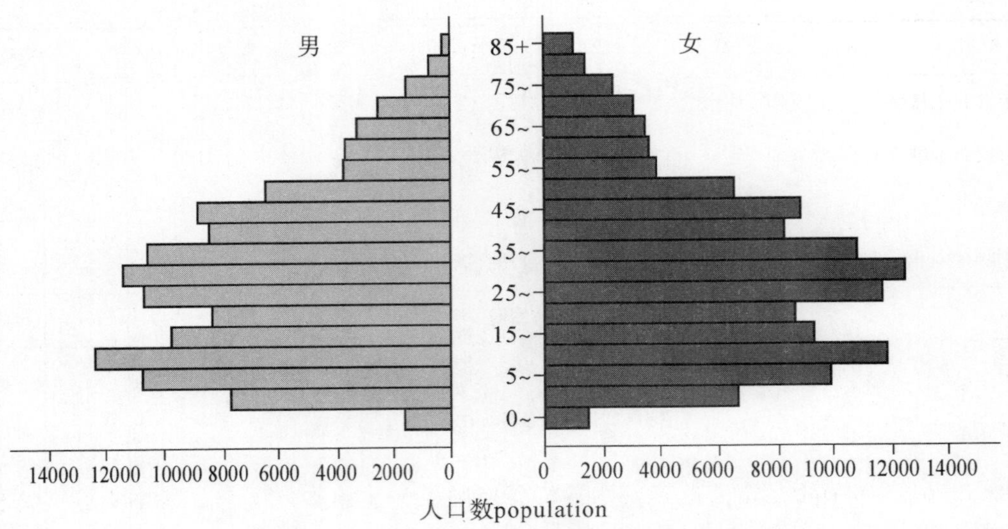


图 163　中山市火炬开发区 2000—2004 年人口金字塔图

## 3. 资料质量

2000—2004 年期间中山市火炬开发区恶性肿瘤新发患者病理诊断率为 75.77%，骨髓和细胞学诊断率为 2.61%，影像学诊断率为 21.62%，无死亡补发病（表 275），发病部位不明恶性肿瘤数占同期火炬开发区恶性肿瘤发病总数的 2.61%，其中以其他部位继发、呼吸和消化器官继发恶性肿瘤为主（表 276）。

表 275　中山市火炬开发区 2000—2004 年新发恶性肿瘤各类诊断依据所占比例（N,%）

| 诊断依据 | 例数 | 构成比 |
|---|---|---|
| 死亡补发病（DCO） | 0 | 0.00 |
| CT、MR 与 B 超等影像学 | 91 | 21.62 |
| 骨髓、细胞学 | 11 | 2.61 |
| 病理 | 319 | 75.77 |
| 合计 | 421 | 100.00 |

表 276　中山市火炬开发区 2000—2004 年发病部位不明恶性肿瘤构成（N,%）

| 部位 | ICD—10 | 例数 | 构成比 |
|---|---|---|---|
| 其他和不明确的消化器官 | C26 | 1 | 9.09 |
| 其他和不明确的呼吸和胸腔内器官 | C39 | 0 | 0.00 |
| 腹膜后和腹膜 | C48 | 0 | 0.00 |
| 其他和不明确部位 | C76 | 1 | 9.09 |

（续上表）

| 部位 | ICD—10 | 例数 | 构成比 |
|---|---|---|---|
| 淋巴结继发和未指明 | C77 | 0 | 0.00 |
| 呼吸和消化器官继发 | C78 | 3 | 27.27 |
| 其他部位继发 | C79 | 4 | 36.36 |
| 未特别说明（NOS） | C80 | 2 | 18.18 |
| 合计 | | 11 | 100.00 |

## 4. 发病概况

2000—2004 年期间中山市火炬开发区共有恶性肿瘤新发患者 421 例，其中男性 242 例，女性 179 例，男女发病数比值为 1.35。男性发病粗率、中国和世界标化发病率分别为 197.50/10$^5$、158.36/10$^5$ 和 202.61/10$^5$，女性分别为 142.38/10$^5$、101.73/10$^5$ 和 127.51/10$^5$（表 277、表 278、表 279）。

**表 277　中山市火炬开发区 2000—2004 年男性恶性肿瘤发病概况（N，1/10$^5$，%）**

| 年份 | 例数 | 粗率 | 中标率 | 世标率 | 35～64 岁截缩率 | 0～64 岁累积率 | 0～74 岁累积率 |
|---|---|---|---|---|---|---|---|
| 2000 | 40 | 170.25 | 134.15 | 172.86 | 296.76 | 11.91 | 20.44 |
| 2001 | 45 | 188.55 | 151.45 | 204.07 | 323.58 | 12.60 | 24.95 |
| 2002 | 53 | 216.92 | 179.45 | 235.23 | 426.82 | 16.42 | 25.40 |
| 2003 | 55 | 219.96 | 177.66 | 214.29 | 396.99 | 15.06 | 23.28 |
| 2004 | 49 | 190.44 | 148.07 | 186.08 | 269.96 | 10.29 | 18.95 |
| 合计 | 242 | 197.50 | 158.36 | 202.61 | 342.74 | 13.25 | 22.57 |

注：中标率为中国标化发病率，世标率为世界标化发病率。

**表 278　中山市火炬开发区 2000—2004 年女性恶性肿瘤发病概况（N，1/10$^5$，%）**

| 年份 | 例数 | 粗率 | 中标率 | 世标率 | 35～64 岁截缩率 | 0～64 岁累积率 | 0～74 岁累积率 |
|---|---|---|---|---|---|---|---|
| 2000 | 29 | 120.66 | 88.51 | 110.01 | 220.63 | 8.21 | 13.18 |
| 2001 | 29 | 118.80 | 86.06 | 111.86 | 269.73 | 9.03 | 12.21 |
| 2002 | 31 | 124.24 | 78.16 | 105.78 | 185.39 | 5.90 | 13.19 |
| 2003 | 40 | 155.28 | 117.70 | 142.61 | 288.58 | 10.57 | 15.90 |
| 2004 | 50 | 188.25 | 134.74 | 163.51 | 308.19 | 11.62 | 17.80 |
| 合计 | 179 | 142.38 | 101.73 | 127.51 | 255.59 | 9.12 | 14.53 |

注：中标率为中国标化发病率，世标率为世界标化发病率。

表 279　中山市火炬开发区 2000—2004 年男女合计恶性肿瘤发病概况（N，1/10⁵，%）

| 年份 | 例数 | 粗率 | 中标率 | 世标率 | 35～64 岁截缩率 | 0～64 岁累积率 | 0～74 岁累积率 |
|---|---|---|---|---|---|---|---|
| 2000 | 69 | 145.17 | 109.62 | 139.32 | 258.91 | 10.07 | 16.70 |
| 2001 | 74 | 153.28 | 116.53 | 154.59 | 296.48 | 10.82 | 18.32 |
| 2002 | 84 | 170.09 | 127.00 | 166.55 | 304.87 | 11.11 | 19.22 |
| 2003 | 95 | 187.14 | 145.17 | 175.68 | 342.30 | 12.80 | 19.45 |
| 2004 | 99 | 189.33 | 139.36 | 172.73 | 288.67 | 10.95 | 18.38 |
| 合计 | 421 | 169.59 | 127.95 | 162.18 | 298.68 | 11.17 | 18.43 |

注：中标率为中国标化发病率，世标率为世界标化发病率。

## 5. 年龄别发病率

2000—2004 年期间中山市火炬开发区恶性肿瘤年龄别发病率从 30 岁左右迅速上升，男性 75 岁左右达高峰，其后快速下降，女性 70 岁左右达高峰，其后相对稳定（图 164）。

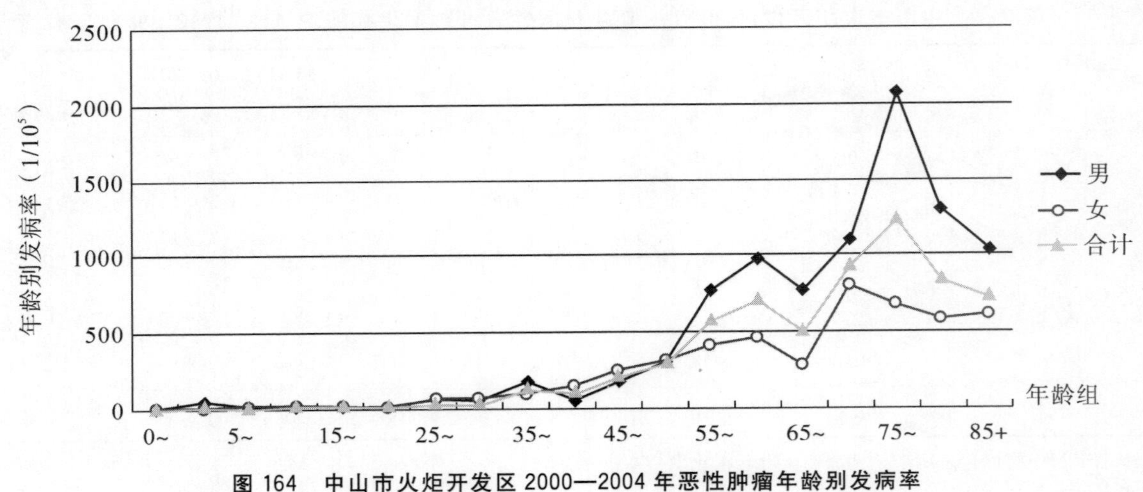


图 164　中山市火炬开发区 2000—2004 年恶性肿瘤年龄别发病率

除 10～19 岁、30～34 岁、40～54 岁 6 个年龄段女性发病多于男性外，火炬开发区其他年龄组男性恶性肿瘤发病多于女性，尤以 75～79 岁年龄组最为明显，其比值为 3.02（表 280）。

表 280　中山市火炬开发区 2000—2004 年恶性肿瘤年龄别发病率（1/10⁵）

| 年龄组 | 男 | 女 | 合计 | 比值 |
|---|---|---|---|---|
| 0～ | 0.00 | 0.00 | 0.00 | 0.00 |
| 1～ | 39.12 | 0.00 | 20.83 | 0.00 |
| 5～ | 0.00 | 0.00 | 0.00 | 0.00 |

（续上表）

| 年龄组 | 男 | 女 | 合计 | 比值 |
|---|---|---|---|---|
| 10～ | 16.08 | 16.84 | 16.44 | 0.95 |
| 15～ | 10.33 | 10.66 | 10.48 | 0.97 |
| 20～ | 12.05 | 0.00 | 5.89 | 0.00 |
| 25～ | 65.83 | 34.00 | 49.14 | 1.94 |
| 30～ | 43.90 | 63.84 | 54.37 | 0.69 |
| 35～ | 171.39 | 101.37 | 135.81 | 1.69 |
| 40～ | 59.54 | 155.65 | 107.44 | 0.38 |
| 45～ | 194.78 | 248.84 | 221.97 | 0.78 |
| 50～ | 295.73 | 318.18 | 307.11 | 0.93 |
| 55～ | 772.15 | 412.67 | 589.58 | 1.87 |
| 60～ | 975.95 | 460.99 | 718.37 | 2.12 |
| 65～ | 770.94 | 284.78 | 518.38 | 2.71 |
| 70～ | 1095.02 | 797.21 | 934.89 | 1.37 |
| 75～ | 2066.35 | 683.73 | 1237.65 | 3.02 |
| 80～ | 1300.82 | 583.39 | 844.29 | 2.23 |
| 85＋ | 1031.94 | 607.58 | 731.55 | 1.70 |
| 合计 | 197.50 | 142.38 | 169.59 | 1.39 |

火炬开发区恶性肿瘤发病年龄主要集中在40～59岁和60～79岁年龄段，其男性发病数分别占同期火炬开发区男性恶性肿瘤发病总数的29%和50%，女性分别占40%和37%（图165、图166）。

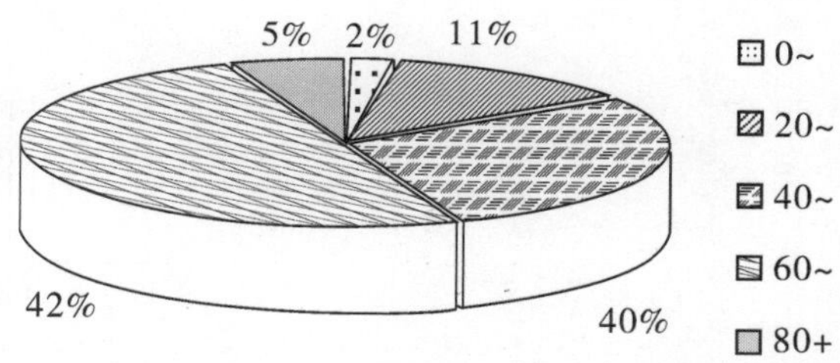


图165 中山市火炬开发区2000—2004年男性恶性肿瘤发病年龄构成

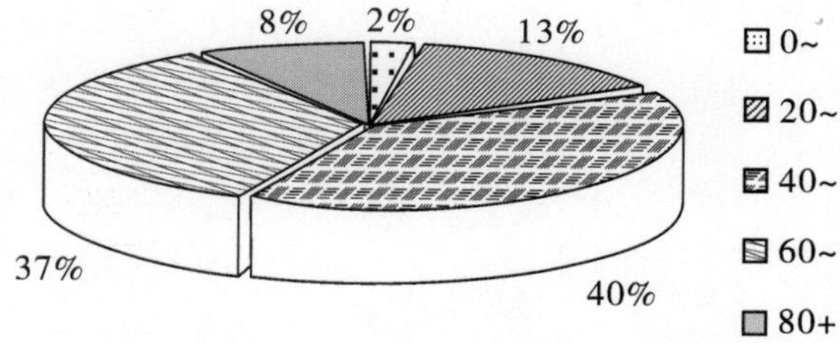


图166 中山市火炬开发区2000—2004年女性恶性肿瘤发病年龄构成

表 281　中山市火炬开发区 2000—2004 年男性恶性肿瘤年龄别发病率（1/10^5）

| 部位或病种 | ICD—10 | 0～ | 1～ | 5～ | 10～ | 15～ | 20～ | 25～ | 30～ | 35～ | 40～ | 45～ | 50～ | 55～ | 60～ | 65～ | 70～ | 75～ | 80～ | 85＋ | 合计 |
|---|---|---|---|---|---|---|---|---|---|---|---|---|---|---|---|---|---|---|---|---|---|
| 唇 | C00 | 0.00 | 0.00 | 0.00 | 0.00 | 0.00 | 0.00 | 0.00 | 0.00 | 0.00 | 0.00 | 0.00 | 0.00 | 0.00 | 0.00 | 0.00 | 0.00 | 0.00 | 0.00 | 0.00 | 0.00 |
| 舌 | C01—02 | 0.00 | 0.00 | 0.00 | 0.00 | 0.00 | 0.00 | 0.00 | 0.00 | 0.00 | 0.00 | 0.00 | 0.00 | 0.00 | 0.00 | 0.00 | 0.00 | 0.00 | 0.00 | 0.00 | 0.00 |
| 口 | C03—06 | 0.00 | 0.00 | 0.00 | 0.00 | 0.00 | 0.00 | 0.00 | 0.00 | 0.00 | 0.00 | 0.00 | 0.00 | 0.00 | 0.00 | 0.00 | 0.00 | 0.00 | 0.00 | 0.00 | 0.00 |
| 唾液腺 | C07—08 | 0.00 | 0.00 | 0.00 | 0.00 | 0.00 | 0.00 | 0.00 | 0.00 | 0.00 | 0.00 | 0.00 | 0.00 | 0.00 | 27.11 | 0.00 | 0.00 | 0.00 | 0.00 | 0.00 | 0.82 |
| 扁桃腺 | C09 | 0.00 | 0.00 | 0.00 | 0.00 | 0.00 | 0.00 | 0.00 | 0.00 | 0.00 | 0.00 | 0.00 | 0.00 | 0.00 | 0.00 | 0.00 | 0.00 | 0.00 | 0.00 | 0.00 | 0.00 |
| 其他口咽部 | C10 | 0.00 | 0.00 | 0.00 | 0.00 | 0.00 | 0.00 | 0.00 | 0.00 | 0.00 | 0.00 | 0.00 | 0.00 | 0.00 | 0.00 | 0.00 | 0.00 | 0.00 | 0.00 | 0.00 | 0.00 |
| 鼻咽部 | C11 | 0.00 | 0.00 | 0.00 | 0.00 | 0.00 | 12.05 | 18.81 | 8.78 | 95.22 | 0.00 | 34.37 | 62.26 | 133.13 | 81.33 | 154.19 | 39.11 | 0.00 | 0.00 | 0.00 | 28.56 |
| 喉咽部 | C12—13 | 0.00 | 0.00 | 0.00 | 0.00 | 0.00 | 0.00 | 0.00 | 0.00 | 0.00 | 0.00 | 0.00 | 0.00 | 0.00 | 0.00 | 0.00 | 0.00 | 0.00 | 0.00 | 0.00 | 0.00 |
| 唇，口腔和咽的其他部位和具体部位不明 | C14 | 0.00 | 0.00 | 0.00 | 0.00 | 0.00 | 0.00 | 0.00 | 0.00 | 0.00 | 0.00 | 0.00 | 0.00 | 26.63 | 0.00 | 0.00 | 0.00 | 0.00 | 0.00 | 0.00 | 0.82 |
| 食管 | C15 | 0.00 | 0.00 | 0.00 | 0.00 | 0.00 | 0.00 | 0.00 | 0.00 | 0.00 | 0.00 | 11.46 | 0.00 | 53.25 | 54.22 | 30.84 | 78.22 | 0.00 | 0.00 | 0.00 | 6.53 |
| 胃 | C16 | 0.00 | 0.00 | 0.00 | 0.00 | 0.00 | 0.00 | 0.00 | 0.00 | 19.04 | 11.91 | 22.92 | 62.26 | 26.63 | 81.33 | 0.00 | 117.32 | 129.15 | 0.00 | 0.00 | 14.69 |
| 小肠 | C17 | 0.00 | 0.00 | 0.00 | 0.00 | 0.00 | 0.00 | 0.00 | 0.00 | 0.00 | 0.00 | 0.00 | 0.00 | 0.00 | 0.00 | 30.84 | 0.00 | 0.00 | 0.00 | 0.00 | 0.82 |
| 结肠 | C18 | 0.00 | 0.00 | 0.00 | 0.00 | 0.00 | 0.00 | 0.00 | 0.00 | 0.00 | 0.00 | 22.92 | 0.00 | 26.63 | 81.33 | 0.00 | 39.11 | 129.15 | 0.00 | 515.97 | 8.98 |
| 直肠和乙状结肠连接处 | C19—20 | 0.00 | 0.00 | 0.00 | 0.00 | 0.00 | 0.00 | 0.00 | 0.00 | 0.00 | 0.00 | 11.46 | 15.56 | 53.25 | 0.00 | 61.68 | 39.11 | 258.29 | 260.16 | 0.00 | 10.61 |
| 肛门 | C21 | 0.00 | 0.00 | 0.00 | 0.00 | 0.00 | 0.00 | 0.00 | 0.00 | 0.00 | 0.00 | 0.00 | 0.00 | 0.00 | 0.00 | 0.00 | 39.11 | 0.00 | 0.00 | 0.00 | 0.82 |
| 肝脏和肝内胆管 | C22 | 0.00 | 0.00 | 0.00 | 0.00 | 0.00 | 0.00 | 9.40 | 0.00 | 9.52 | 0.00 | 34.37 | 15.56 | 79.88 | 81.33 | 30.84 | 117.32 | 129.15 | 130.08 | 0.00 | 15.51 |
| 胆囊 | C23 | 0.00 | 0.00 | 0.00 | 0.00 | 0.00 | 0.00 | 0.00 | 0.00 | 0.00 | 0.00 | 0.00 | 0.00 | 0.00 | 0.00 | 0.00 | 0.00 | 0.00 | 0.00 | 0.00 | 0.00 |
| 肝外胆管 | C24 | 0.00 | 0.00 | 0.00 | 0.00 | 0.00 | 0.00 | 0.00 | 0.00 | 0.00 | 0.00 | 11.46 | 15.56 | 0.00 | 27.11 | 30.84 | 0.00 | 0.00 | 130.08 | 0.00 | 4.08 |
| 胰腺 | C25 | 0.00 | 0.00 | 0.00 | 0.00 | 0.00 | 0.00 | 0.00 | 8.78 | 0.00 | 0.00 | 0.00 | 15.56 | 26.63 | 54.22 | 0.00 | 39.11 | 0.00 | 0.00 | 0.00 | 4.90 |
| 鼻腔、中耳和副鼻窦 | C30—31 | 0.00 | 0.00 | 0.00 | 0.00 | 0.00 | 0.00 | 0.00 | 0.00 | 0.00 | 0.00 | 0.00 | 0.00 | 0.00 | 0.00 | 0.00 | 0.00 | 0.00 | 0.00 | 0.00 | 0.00 |
| 喉 | C32 | 0.00 | 0.00 | 0.00 | 0.00 | 0.00 | 0.00 | 0.00 | 0.00 | 0.00 | 0.00 | 0.00 | 0.00 | 53.25 | 0.00 | 0.00 | 78.22 | 0.00 | 0.00 | 0.00 | 3.26 |
| 气管、支气管和肺 | C33—34 | 0.00 | 0.00 | 0.00 | 0.00 | 0.00 | 0.00 | 0.00 | 8.78 | 38.09 | 11.91 | 0.00 | 46.69 | 213.01 | 325.32 | 277.54 | 430.19 | 1033.17 | 650.41 | 0.00 | 57.13 |

（续上表）

| 部位或病种 | ICD—10 | 0～ | 1～ | 5～ | 10～ | 15～ | 20～ | 25～ | 30～ | 35～ | 40～ | 45～ | 50～ | 55～ | 60～ | 65～ | 70～ | 75～ | 80～ | 85＋ | 合计 |
|---|---|---|---|---|---|---|---|---|---|---|---|---|---|---|---|---|---|---|---|---|---|
| 其他呼吸器官 | C37—38 | 0.00 | 0.00 | 0.00 | 0.00 | 0.00 | 0.00 | 9.40 | 8.78 | 0.00 | 0.00 | 0.00 | 0.00 | 0.00 | 0.00 | 0.00 | 0.00 | 0.00 | 0.00 | 0.00 | 1.63 |
| 骨和关节软骨 | C40—41 | 0.00 | 0.00 | 0.00 | 0.00 | 0.00 | 0.00 | 9.40 | 0.00 | 0.00 | 0.00 | 0.00 | 0.00 | 0.00 | 0.00 | 0.00 | 0.00 | 0.00 | 0.00 | 0.00 | 0.82 |
| 皮肤恶性黑色素瘤 | C43 | 0.00 | 0.00 | 0.00 | 0.00 | 0.00 | 0.00 | 0.00 | 0.00 | 0.00 | 0.00 | 0.00 | 0.00 | 0.00 | 0.00 | 0.00 | 0.00 | 0.00 | 0.00 | 0.00 | 0.00 |
| 皮肤其他恶性肿瘤 | C44 | 0.00 | 0.00 | 0.00 | 0.00 | 0.00 | 0.00 | 0.00 | 0.00 | 0.00 | 11.91 | 0.00 | 0.00 | 0.00 | 27.11 | 0.00 | 0.00 | 0.00 | 0.00 | 257.98 | 2.45 |
| 间皮瘤 | C45 | 0.00 | 0.00 | 0.00 | 0.00 | 0.00 | 0.00 | 0.00 | 0.00 | 0.00 | 0.00 | 0.00 | 0.00 | 0.00 | 0.00 | 0.00 | 0.00 | 64.57 | 0.00 | 257.98 | 1.63 |
| kaposi 氏肉瘤 | C46 | 0.00 | 0.00 | 0.00 | 0.00 | 0.00 | 0.00 | 0.00 | 0.00 | 0.00 | 0.00 | 0.00 | 0.00 | 0.00 | 0.00 | 0.00 | 0.00 | 0.00 | 0.00 | 0.00 | 0.00 |
| 结缔组织和其他软组织 | C47、49 | 0.00 | 0.00 | 0.00 | 0.00 | 0.00 | 0.00 | 0.00 | 0.00 | 0.00 | 0.00 | 0.00 | 0.00 | 0.00 | 0.00 | 0.00 | 0.00 | 0.00 | 0.00 | 0.00 | 0.00 |
| 乳房 | C50 | 0.00 | 0.00 | 0.00 | 0.00 | 0.00 | 0.00 | 0.00 | 0.00 | 0.00 | 0.00 | 0.00 | 0.00 | 0.00 | 0.00 | 0.00 | 0.00 | 0.00 | 0.00 | 0.00 | 0.00 |
| 外阴 | C51 | 0.00 | 0.00 | 0.00 | 0.00 | 0.00 | 0.00 | 0.00 | 0.00 | 0.00 | 0.00 | 0.00 | 0.00 | 0.00 | 0.00 | 0.00 | 0.00 | 0.00 | 0.00 | 0.00 | 0.00 |
| 阴道 | C52 | 0.00 | 0.00 | 0.00 | 0.00 | 0.00 | 0.00 | 0.00 | 0.00 | 0.00 | 0.00 | 0.00 | 0.00 | 0.00 | 0.00 | 0.00 | 0.00 | 0.00 | 0.00 | 0.00 | 0.00 |
| 子宫颈 | C53 | 0.00 | 0.00 | 0.00 | 0.00 | 0.00 | 0.00 | 0.00 | 0.00 | 0.00 | 0.00 | 0.00 | 0.00 | 0.00 | 0.00 | 0.00 | 0.00 | 0.00 | 0.00 | 0.00 | 0.00 |
| 子宫体 | C54 | 0.00 | 0.00 | 0.00 | 0.00 | 0.00 | 0.00 | 0.00 | 0.00 | 0.00 | 0.00 | 0.00 | 0.00 | 0.00 | 0.00 | 0.00 | 0.00 | 0.00 | 0.00 | 0.00 | 0.00 |
| 子宫恶性肿瘤、未注明部位 | C55 | 0.00 | 0.00 | 0.00 | 0.00 | 0.00 | 0.00 | 0.00 | 0.00 | 0.00 | 0.00 | 0.00 | 0.00 | 0.00 | 0.00 | 0.00 | 0.00 | 0.00 | 0.00 | 0.00 | 0.00 |
| 卵巢 | C56 | 0.00 | 0.00 | 0.00 | 0.00 | 0.00 | 0.00 | 0.00 | 0.00 | 0.00 | 0.00 | 0.00 | 0.00 | 0.00 | 0.00 | 0.00 | 0.00 | 0.00 | 0.00 | 0.00 | 0.00 |
| 其他和未说明的女性生殖器官恶性肿瘤 | C57 | 0.00 | 0.00 | 0.00 | 0.00 | 0.00 | 0.00 | 0.00 | 0.00 | 0.00 | 0.00 | 0.00 | 0.00 | 0.00 | 0.00 | 0.00 | 0.00 | 0.00 | 0.00 | 0.00 | 0.00 |
| 胎盘 | C58 | 0.00 | 0.00 | 0.00 | 0.00 | 0.00 | 0.00 | 0.00 | 0.00 | 0.00 | 0.00 | 0.00 | 0.00 | 0.00 | 0.00 | 0.00 | 0.00 | 0.00 | 0.00 | 0.00 | 0.00 |
| 阴茎 | C60 | 0.00 | 0.00 | 0.00 | 0.00 | 0.00 | 0.00 | 0.00 | 0.00 | 0.00 | 0.00 | 0.00 | 0.00 | 0.00 | 27.11 | 0.00 | 0.00 | 0.00 | 0.00 | 0.00 | 0.82 |
| 前列腺 | C61 | 0.00 | 0.00 | 0.00 | 0.00 | 0.00 | 0.00 | 0.00 | 0.00 | 0.00 | 0.00 | 0.00 | 0.00 | 0.00 | 0.00 | 61.68 | 0.00 | 129.15 | 0.00 | 0.00 | 3.26 |
| 睾丸 | C62 | 0.00 | 0.00 | 0.00 | 0.00 | 10.33 | 0.00 | 0.00 | 0.00 | 0.00 | 0.00 | 0.00 | 0.00 | 0.00 | 0.00 | 30.84 | 0.00 | 0.00 | 0.00 | 0.00 | 1.63 |
| 其他和未说明的男性生殖器官恶性肿瘤 | C63 | 0.00 | 0.00 | 0.00 | 0.00 | 0.00 | 0.00 | 0.00 | 0.00 | 0.00 | 0.00 | 0.00 | 0.00 | 0.00 | 0.00 | 0.00 | 0.00 | 0.00 | 0.00 | 0.00 | 0.00 |
| 肾脏 | C64 | 0.00 | 0.00 | 0.00 | 0.00 | 0.00 | 0.00 | 0.00 | 0.00 | 0.00 | 0.00 | 0.00 | 0.00 | 0.00 | 54.22 | 0.00 | 0.00 | 0.00 | 0.00 | 0.00 | 1.63 |
| 肾盂、肾盏 | C65 | 0.00 | 0.00 | 0.00 | 0.00 | 0.00 | 0.00 | 0.00 | 0.00 | 0.00 | 0.00 | 0.00 | 0.00 | 0.00 | 0.00 | 0.00 | 0.00 | 0.00 | 0.00 | 0.00 | 0.00 |

（续上表）

| 部位或病种 | ICD—10 | 0～ | 1～ | 5～ | 10～ | 15～ | 20～ | 25～ | 30～ | 35～ | 40～ | 45～ | 50～ | 55～ | 60～ | 65～ | 70～ | 75～ | 80～ | 85＋ | 合计 |
|---|---|---|---|---|---|---|---|---|---|---|---|---|---|---|---|---|---|---|---|---|---|
| 输尿管 | C66 | 0.00 | 0.00 | 0.00 | 0.00 | 0.00 | 0.00 | 0.00 | 0.00 | 0.00 | 0.00 | 0.00 | 0.00 | 0.00 | 27.11 | 0.00 | 0.00 | 0.00 | 0.00 | 0.00 | 0.82 |
| 膀胱 | C67 | 0.00 | 0.00 | 0.00 | 0.00 | 0.00 | 0.00 | 9.40 | 0.00 | 0.00 | 0.00 | 22.92 | 0.00 | 53.25 | 27.11 | 0.00 | 0.00 | 64.57 | 0.00 | 0.00 | 5.71 |
| 其他和未说明的泌尿器官 | C68 | 0.00 | 0.00 | 0.00 | 0.00 | 0.00 | 0.00 | 0.00 | 0.00 | 0.00 | 0.00 | 0.00 | 0.00 | 0.00 | 0.00 | 0.00 | 0.00 | 0.00 | 0.00 | 0.00 | 0.00 |
| 眼 | C69 | 0.00 | 0.00 | 0.00 | 0.00 | 0.00 | 0.00 | 0.00 | 0.00 | 0.00 | 0.00 | 0.00 | 0.00 | 0.00 | 0.00 | 0.00 | 0.00 | 0.00 | 0.00 | 0.00 | 0.00 |
| 脑、神经系统 | C70－72、D | 0.00 | 0.00 | 0.00 | 8.04 | 0.00 | 0.00 | 0.00 | 0.00 | 9.52 | 0.00 | 0.00 | 31.13 | 0.00 | 0.00 | 0.00 | 0.00 | 0.00 | 0.00 | 0.00 | 3.26 |
| 甲状腺 | C73 | 0.00 | 0.00 | 0.00 | 0.00 | 0.00 | 0.00 | 0.00 | 0.00 | 0.00 | 0.00 | 0.00 | 0.00 | 0.00 | 0.00 | 0.00 | 0.00 | 0.00 | 0.00 | 0.00 | 0.00 |
| 肾上腺 | C74 | 0.00 | 0.00 | 0.00 | 0.00 | 0.00 | 0.00 | 0.00 | 0.00 | 0.00 | 0.00 | 0.00 | 0.00 | 0.00 | 0.00 | 0.00 | 0.00 | 0.00 | 0.00 | 0.00 | 0.00 |
| 其他内分泌腺 | C75 | 0.00 | 0.00 | 0.00 | 0.00 | 0.00 | 0.00 | 0.00 | 0.00 | 0.00 | 0.00 | 0.00 | 0.00 | 0.00 | 0.00 | 0.00 | 0.00 | 0.00 | 0.00 | 0.00 | 0.00 |
| 霍奇金氏病 | C81 | 0.00 | 0.00 | 0.00 | 0.00 | 0.00 | 0.00 | 0.00 | 0.00 | 0.00 | 0.00 | 0.00 | 0.00 | 0.00 | 0.00 | 0.00 | 0.00 | 0.00 | 0.00 | 0.00 | 0.00 |
| 非霍奇金氏病 | C82—85、C96 | 0.00 | 0.00 | 0.00 | 0.00 | 0.00 | 0.00 | 9.40 | 0.00 | 0.00 | 11.91 | 0.00 | 31.13 | 0.00 | 0.00 | 0.00 | 39.11 | 0.00 | 0.00 | 0.00 | 4.08 |
| 多发性骨髓瘤和恶性浆细胞肿瘤 | C90 | 0.00 | 0.00 | 0.00 | 0.00 | 0.00 | 0.00 | 0.00 | 0.00 | 0.00 | 0.00 | 0.00 | 0.00 | 0.00 | 0.00 | 0.00 | 0.00 | 0.00 | 130.08 | 0.00 | 0.82 |
| 淋巴细胞白血病 | C91 | 0.00 | 13.04 | 0.00 | 0.00 | 0.00 | 0.00 | 0.00 | 0.00 | 0.00 | 0.00 | 0.00 | 0.00 | 0.00 | 0.00 | 0.00 | 0.00 | 0.00 | 0.00 | 0.00 | 0.82 |
| 髓细胞性白血病 | C92 | 0.00 | 26.08 | 0.00 | 8.04 | 0.00 | 0.00 | 0.00 | 8.78 | 0.00 | 0.00 | 0.00 | 0.00 | 0.00 | 0.00 | 0.00 | 0.00 | 64.57 | 0.00 | 0.00 | 4.08 |
| 单核细胞性白血病 | C93 | 0.00 | 0.00 | 0.00 | 0.00 | 0.00 | 0.00 | 0.00 | 0.00 | 0.00 | 0.00 | 0.00 | 0.00 | 0.00 | 0.00 | 0.00 | 0.00 | 0.00 | 0.00 | 0.00 | 0.00 |
| 其他指明的白血病 | C94 | 0.00 | 0.00 | 0.00 | 0.00 | 0.00 | 0.00 | 0.00 | 0.00 | 0.00 | 0.00 | 0.00 | 0.00 | 0.00 | 0.00 | 0.00 | 0.00 | 0.00 | 0.00 | 0.00 | 0.00 |
| 未指明细胞类型的白血病 | C95 | 0.00 | 0.00 | 0.00 | 0.00 | 0.00 | 0.00 | 0.00 | 0.00 | 0.00 | 0.00 | 0.00 | 0.00 | 0.00 | 0.00 | 0.00 | 0.00 | 0.00 | 0.00 | 0.00 | 0.00 |
| 独立的多个部位的（原发性）恶性肿瘤 | C97 | 0.00 | 0.00 | 0.00 | 0.00 | 0.00 | 0.00 | 0.00 | 0.00 | 0.00 | 0.00 | 0.00 | 0.00 | 0.00 | 0.00 | 0.00 | 0.00 | 0.00 | 0.00 | 0.00 | 0.00 |
| 其他及不明部位 | C26、39、48、76—80 | 0.00 | 0.00 | 0.00 | 0.00 | 0.00 | 0.00 | 0.00 | 0.00 | 0.00 | 11.91 | 22.92 | 0.00 | 26.63 | 0.00 | 61.68 | 39.11 | 64.57 | 0.00 | 0.00 | 6.53 |
| 除 C44 合计 | | 0.00 | 39.12 | 0.00 | 16.08 | 10.33 | 12.05 | 65.83 | 43.90 | 171.39 | 47.63 | 194.78 | 295.73 | 772.15 | 948.84 | 770.94 | 1095.02 | 2066.35 | 1300.82 | 773.95 | 195.06 |
| 合计 | | 0.00 | 39.12 | 0.00 | 16.08 | 10.33 | 12.05 | 65.83 | 43.90 | 171.39 | 59.54 | 194.78 | 295.73 | 772.15 | 975.95 | 770.94 | 1095.02 | 2066.35 | 1300.82 | 1031.94 | 197.50 |

### 表 282　中山市火炬开发区 2000—2004 年女性恶性肿瘤年龄别发病率（1/10^5）

| 部位或病种 | ICD—10 | 0～ | 1～ | 5～ | 10～ | 15～ | 20～ | 25～ | 30～ | 35～ | 40～ | 45～ | 50～ | 55～ | 60～ | 65～ | 70～ | 75～ | 80～ | 85＋ | 合计 |
|---|---|---|---|---|---|---|---|---|---|---|---|---|---|---|---|---|---|---|---|---|---|
| 唇 | C00 | 0.00 | 0.00 | 0.00 | 0.00 | 0.00 | 0.00 | 0.00 | 0.00 | 0.00 | 0.00 | 0.00 | 0.00 | 0.00 | 0.00 | 0.00 | 0.00 | 0.00 | 0.00 | 0.00 | 0.00 |
| 舌 | C01—02 | 0.00 | 0.00 | 0.00 | 0.00 | 0.00 | 0.00 | 0.00 | 0.00 | 0.00 | 0.00 | 0.00 | 0.00 | 0.00 | 0.00 | 0.00 | 0.00 | 0.00 | 0.00 | 0.00 | 0.00 |
| 口 | C03—06 | 0.00 | 0.00 | 0.00 | 0.00 | 0.00 | 0.00 | 0.00 | 0.00 | 0.00 | 0.00 | 0.00 | 0.00 | 0.00 | 0.00 | 0.00 | 0.00 | 0.00 | 0.00 | 0.00 | 0.00 |
| 唾液腺 | C07—08 | 0.00 | 0.00 | 0.00 | 0.00 | 0.00 | 0.00 | 0.00 | 0.00 | 0.00 | 0.00 | 0.00 | 0.00 | 0.00 | 0.00 | 0.00 | 0.00 | 0.00 | 0.00 | 0.00 | 0.00 |
| 扁桃腺 | C09 | 0.00 | 0.00 | 0.00 | 0.00 | 0.00 | 0.00 | 0.00 | 0.00 | 0.00 | 0.00 | 0.00 | 0.00 | 0.00 | 0.00 | 0.00 | 0.00 | 0.00 | 0.00 | 0.00 | 0.00 |
| 其他口咽部 | C10 | 0.00 | 0.00 | 0.00 | 0.00 | 0.00 | 0.00 | 0.00 | 0.00 | 0.00 | 0.00 | 0.00 | 0.00 | 0.00 | 0.00 | 0.00 | 0.00 | 0.00 | 0.00 | 0.00 | 0.00 |
| 鼻咽部 | C11 | 0.00 | 0.00 | 0.00 | 0.00 | 0.00 | 0.00 | 8.50 | 7.98 | 18.43 | 59.87 | 45.24 | 15.15 | 77.38 | 54.23 | 0.00 | 0.00 | 0.00 | 0.00 | 0.00 | 15.11 |
| 喉咽部 | C12—13 | 0.00 | 0.00 | 0.00 | 0.00 | 0.00 | 0.00 | 0.00 | 0.00 | 0.00 | 0.00 | 0.00 | 0.00 | 0.00 | 0.00 | 0.00 | 0.00 | 0.00 | 0.00 | 0.00 | 0.00 |
| 唇，口腔和咽的其他部位和具体部位不明 | C14 | 0.00 | 0.00 | 0.00 | 0.00 | 0.00 | 0.00 | 0.00 | 0.00 | 0.00 | 0.00 | 0.00 | 0.00 | 0.00 | 0.00 | 0.00 | 0.00 | 0.00 | 0.00 | 0.00 | 0.00 |
| 食管 | C15 | 0.00 | 0.00 | 0.00 | 0.00 | 0.00 | 0.00 | 0.00 | 0.00 | 0.00 | 0.00 | 0.00 | 0.00 | 0.00 | 27.12 | 0.00 | 0.00 | 0.00 | 0.00 | 0.00 | 0.80 |
| 胃 | C16 | 0.00 | 0.00 | 0.00 | 0.00 | 0.00 | 0.00 | 0.00 | 0.00 | 0.00 | 0.00 | 11.31 | 0.00 | 25.79 | 54.23 | 28.48 | 66.43 | 85.47 | 72.92 | 101.26 | 8.75 |
| 小肠 | C17 | 0.00 | 0.00 | 0.00 | 0.00 | 0.00 | 0.00 | 0.00 | 0.00 | 0.00 | 0.00 | 0.00 | 0.00 | 0.00 | 0.00 | 0.00 | 0.00 | 0.00 | 0.00 | 0.00 | 0.00 |
| 结肠 | C18 | 0.00 | 0.00 | 0.00 | 0.00 | 10.66 | 0.00 | 0.00 | 0.00 | 9.22 | 0.00 | 22.62 | 0.00 | 25.79 | 27.12 | 28.48 | 99.65 | 0.00 | 0.00 | 0.00 | 7.95 |
| 直肠和乙状结肠连接处 | C19—20 | 0.00 | 0.00 | 0.00 | 0.00 | 0.00 | 0.00 | 0.00 | 7.98 | 0.00 | 0.00 | 11.31 | 30.30 | 25.79 | 54.23 | 0.00 | 33.22 | 85.47 | 72.92 | 101.26 | 9.55 |
| 肛门 | C21 | 0.00 | 0.00 | 0.00 | 0.00 | 0.00 | 0.00 | 0.00 | 0.00 | 0.00 | 0.00 | 11.31 | 0.00 | 0.00 | 0.00 | 0.00 | 0.00 | 0.00 | 0.00 | 0.00 | 0.80 |
| 肝脏和肝内胆管 | C22 | 0.00 | 0.00 | 0.00 | 0.00 | 0.00 | 0.00 | 0.00 | 0.00 | 0.00 | 0.00 | 0.00 | 15.15 | 25.79 | 0.00 | 28.48 | 0.00 | 128.20 | 72.92 | 0.00 | 5.57 |
| 胆囊 | C23 | 0.00 | 0.00 | 0.00 | 0.00 | 0.00 | 0.00 | 0.00 | 0.00 | 0.00 | 11.97 | 0.00 | 0.00 | 0.00 | 0.00 | 0.00 | 33.22 | 0.00 | 0.00 | 101.26 | 2.39 |
| 肝外胆管 | C24 | 0.00 | 0.00 | 0.00 | 0.00 | 0.00 | 0.00 | 0.00 | 0.00 | 0.00 | 0.00 | 0.00 | 0.00 | 0.00 | 27.12 | 0.00 | 99.65 | 0.00 | 0.00 | 0.00 | 3.18 |
| 胰腺 | C25 | 0.00 | 0.00 | 0.00 | 0.00 | 0.00 | 0.00 | 0.00 | 0.00 | 0.00 | 0.00 | 0.00 | 0.00 | 0.00 | 0.00 | 0.00 | 33.22 | 0.00 | 0.00 | 0.00 | 0.80 |
| 鼻腔、中耳和副鼻窦 | C30—31 | 0.00 | 0.00 | 0.00 | 0.00 | 0.00 | 0.00 | 0.00 | 0.00 | 0.00 | 0.00 | 0.00 | 0.00 | 0.00 | 0.00 | 0.00 | 0.00 | 0.00 | 0.00 | 0.00 | 0.00 |
| 喉 | C32 | 0.00 | 0.00 | 0.00 | 0.00 | 0.00 | 0.00 | 0.00 | 0.00 | 0.00 | 0.00 | 0.00 | 0.00 | 0.00 | 0.00 | 0.00 | 0.00 | 0.00 | 0.00 | 0.00 | 0.00 |
| 气管、支气管和肺 | C33—34 | 0.00 | 0.00 | 0.00 | 0.00 | 0.00 | 0.00 | 0.00 | 0.00 | 0.00 | 11.97 | 33.93 | 30.30 | 51.58 | 54.23 | 85.43 | 199.30 | 85.47 | 72.92 | 202.53 | 19.09 |

（续上表）

| 部位或病种 | ICD—10 | 0～ | 1～ | 5～ | 10～ | 15～ | 20～ | 25～ | 30～ | 35～ | 40～ | 45～ | 50～ | 55～ | 60～ | 65～ | 70～ | 75～ | 80～ | 85＋ | 合计 |
|---|---|---|---|---|---|---|---|---|---|---|---|---|---|---|---|---|---|---|---|---|---|
| 其他呼吸器官 | C37－38 | 0.00 | 0.00 | 0.00 | 0.00 | 0.00 | 0.00 | 0.00 | 0.00 | 9.22 | 0.00 | 0.00 | 0.00 | 0.00 | 0.00 | 0.00 | 0.00 | 0.00 | 0.00 | 0.00 | 0.80 |
| 骨和关节软骨 | C40－41 | 0.00 | 0.00 | 0.00 | 0.00 | 0.00 | 0.00 | 0.00 | 0.00 | 0.00 | 0.00 | 0.00 | 0.00 | 0.00 | 0.00 | 0.00 | 33.22 | 0.00 | 72.92 | 0.00 | 1.59 |
| 皮肤恶性黑色素瘤 | C43 | 0.00 | 0.00 | 0.00 | 0.00 | 0.00 | 0.00 | 0.00 | 0.00 | 0.00 | 0.00 | 0.00 | 0.00 | 0.00 | 0.00 | 0.00 | 0.00 | 0.00 | 0.00 | 0.00 | 0.00 |
| 皮肤其他恶性肿瘤 | C44 | 0.00 | 0.00 | 0.00 | 0.00 | 0.00 | 0.00 | 0.00 | 0.00 | 0.00 | 0.00 | 0.00 | 0.00 | 0.00 | 0.00 | 0.00 | 33.22 | 85.47 | 0.00 | 101.26 | 3.18 |
| 间皮瘤 | C45 | 0.00 | 0.00 | 0.00 | 0.00 | 0.00 | 0.00 | 0.00 | 0.00 | 0.00 | 0.00 | 0.00 | 0.00 | 0.00 | 0.00 | 0.00 | 0.00 | 0.00 | 0.00 | 0.00 | 0.00 |
| kaposi 氏肉瘤 | C46 | 0.00 | 0.00 | 0.00 | 0.00 | 0.00 | 0.00 | 0.00 | 0.00 | 0.00 | 0.00 | 0.00 | 0.00 | 0.00 | 0.00 | 0.00 | 0.00 | 0.00 | 0.00 | 0.00 | 0.00 |
| 结缔组织和其他软组织 | C47、49 | 0.00 | 0.00 | 0.00 | 8.42 | 0.00 | 0.00 | 0.00 | 0.00 | 0.00 | 0.00 | 0.00 | 0.00 | 0.00 | 0.00 | 0.00 | 33.22 | 0.00 | 0.00 | 0.00 | 1.59 |
| 乳房 | C50 | 0.00 | 0.00 | 0.00 | 0.00 | 0.00 | 0.00 | 8.50 | 39.90 | 36.86 | 23.95 | 67.87 | 90.91 | 77.38 | 27.12 | 0.00 | 0.00 | 0.00 | 72.92 | 0.00 | 23.07 |
| 外阴 | C51 | 0.00 | 0.00 | 0.00 | 0.00 | 0.00 | 0.00 | 0.00 | 0.00 | 0.00 | 0.00 | 0.00 | 0.00 | 0.00 | 27.12 | 0.00 | 0.00 | 42.73 | 0.00 | 0.00 | 1.59 |
| 阴道 | C52 | 0.00 | 0.00 | 0.00 | 0.00 | 0.00 | 0.00 | 0.00 | 0.00 | 0.00 | 0.00 | 0.00 | 0.00 | 0.00 | 0.00 | 0.00 | 0.00 | 0.00 | 0.00 | 0.00 | 0.00 |
| 子宫颈 | C53 | 0.00 | 0.00 | 0.00 | 0.00 | 0.00 | 0.00 | 0.00 | 0.00 | 0.00 | 23.95 | 11.31 | 15.15 | 25.79 | 0.00 | 0.00 | 0.00 | 0.00 | 0.00 | 0.00 | 3.98 |
| 子宫体 | C54 | 0.00 | 0.00 | 0.00 | 0.00 | 0.00 | 0.00 | 0.00 | 0.00 | 9.22 | 0.00 | 22.62 | 75.76 | 51.58 | 0.00 | 0.00 | 0.00 | 42.73 | 0.00 | 0.00 | 8.75 |
| 子宫恶性肿瘤、未注明部位 | C55 | 0.00 | 0.00 | 0.00 | 0.00 | 0.00 | 0.00 | 0.00 | 0.00 | 0.00 | 0.00 | 0.00 | 0.00 | 0.00 | 0.00 | 0.00 | 0.00 | 0.00 | 0.00 | 0.00 | 0.00 |
| 卵巢 | C56 | 0.00 | 0.00 | 0.00 | 0.00 | 0.00 | 0.00 | 0.00 | 0.00 | 0.00 | 0.00 | 0.00 | 0.00 | 0.00 | 27.12 | 28.48 | 33.22 | 0.00 | 0.00 | 0.00 | 2.39 |
| 其他和未说明的女性生殖器官恶性肿瘤 | C57 | 0.00 | 0.00 | 0.00 | 0.00 | 0.00 | 0.00 | 0.00 | 0.00 | 0.00 | 0.00 | 0.00 | 0.00 | 0.00 | 0.00 | 0.00 | 0.00 | 0.00 | 0.00 | 0.00 | 0.00 |
| 胎盘 | C58 | 0.00 | 0.00 | 0.00 | 0.00 | 0.00 | 0.00 | 0.00 | 0.00 | 0.00 | 0.00 | 0.00 | 0.00 | 0.00 | 0.00 | 0.00 | 0.00 | 0.00 | 0.00 | 0.00 | 0.00 |
| 阴茎 | C60 | 0.00 | 0.00 | 0.00 | 0.00 | 0.00 | 0.00 | 0.00 | 0.00 | 0.00 | 0.00 | 0.00 | 0.00 | 0.00 | 0.00 | 0.00 | 0.00 | 0.00 | 0.00 | 0.00 | 0.00 |
| 前列腺 | C61 | 0.00 | 0.00 | 0.00 | 0.00 | 0.00 | 0.00 | 0.00 | 0.00 | 0.00 | 0.00 | 0.00 | 0.00 | 0.00 | 0.00 | 0.00 | 0.00 | 0.00 | 0.00 | 0.00 | 0.00 |
| 睾丸 | C62 | 0.00 | 0.00 | 0.00 | 0.00 | 0.00 | 0.00 | 0.00 | 0.00 | 0.00 | 0.00 | 0.00 | 0.00 | 0.00 | 0.00 | 0.00 | 0.00 | 0.00 | 0.00 | 0.00 | 0.00 |
| 其他和未说明的男性生殖器官恶性肿瘤 | C63 | 0.00 | 0.00 | 0.00 | 0.00 | 0.00 | 0.00 | 0.00 | 0.00 | 0.00 | 0.00 | 0.00 | 0.00 | 0.00 | 0.00 | 0.00 | 0.00 | 0.00 | 0.00 | 0.00 | 0.00 |
| 肾脏 | C64 | 0.00 | 0.00 | 0.00 | 0.00 | 0.00 | 0.00 | 0.00 | 0.00 | 0.00 | 0.00 | 0.00 | 0.00 | 0.00 | 0.00 | 0.00 | 33.22 | 0.00 | 0.00 | 0.00 | 0.80 |
| 肾盂、肾盏 | C65 | 0.00 | 0.00 | 0.00 | 0.00 | 0.00 | 0.00 | 0.00 | 0.00 | 0.00 | 0.00 | 0.00 | 0.00 | 0.00 | 0.00 | 0.00 | 0.00 | 0.00 | 0.00 | 0.00 | 0.00 |

（续上表）

| 部位或病种 | ICD—10 | 0～ | 1～ | 5～ | 10～ | 15～ | 20～ | 25～ | 30～ | 35～ | 40～ | 45～ | 50～ | 55～ | 60～ | 65～ | 70～ | 75～ | 80～ | 85+ | 合计 |
|---|---|---|---|---|---|---|---|---|---|---|---|---|---|---|---|---|---|---|---|---|---|
| 输尿管 | C66 | 0.00 | 0.00 | 0.00 | 0.00 | 0.00 | 0.00 | 0.00 | 0.00 | 0.00 | 0.00 | 0.00 | 0.00 | 0.00 | 0.00 | 0.00 | 0.00 | 0.00 | 0.00 | 0.00 | 0.00 |
| 膀胱 | C67 | 0.00 | 0.00 | 0.00 | 0.00 | 0.00 | 0.00 | 0.00 | 0.00 | 0.00 | 0.00 | 0.00 | 0.00 | 0.00 | 0.00 | 0.00 | 33.22 | 85.47 | 0.00 | 0.00 | 2.39 |
| 其他和未说明的泌尿器官 | C68 | 0.00 | 0.00 | 0.00 | 0.00 | 0.00 | 0.00 | 0.00 | 0.00 | 0.00 | 0.00 | 0.00 | 0.00 | 0.00 | 0.00 | 0.00 | 0.00 | 0.00 | 0.00 | 0.00 | 0.00 |
| 眼 | C69 | 0.00 | 0.00 | 0.00 | 0.00 | 0.00 | 0.00 | 0.00 | 0.00 | 0.00 | 0.00 | 0.00 | 0.00 | 0.00 | 0.00 | 0.00 | 0.00 | 0.00 | 0.00 | 0.00 | 0.00 |
| 脑、神经系统 | C70－72、D | 0.00 | 0.00 | 0.00 | 8.42 | 0.00 | 0.00 | 8.50 | 0.00 | 18.43 | 11.97 | 0.00 | 15.15 | 25.79 | 0.00 | 0.00 | 0.00 | 0.00 | 0.00 | 0.00 | 5.57 |
| 甲状腺 | C73 | 0.00 | 0.00 | 0.00 | 0.00 | 0.00 | 0.00 | 0.00 | 0.00 | 0.00 | 0.00 | 11.31 | 0.00 | 0.00 | 0.00 | 56.96 | 0.00 | 42.73 | 0.00 | 0.00 | 3.18 |
| 肾上腺 | C74 | 0.00 | 0.00 | 0.00 | 0.00 | 0.00 | 0.00 | 0.00 | 0.00 | 0.00 | 0.00 | 0.00 | 0.00 | 0.00 | 0.00 | 0.00 | 0.00 | 0.00 | 0.00 | 0.00 | 0.00 |
| 其他内分泌腺 | C75 | 0.00 | 0.00 | 0.00 | 0.00 | 0.00 | 0.00 | 0.00 | 0.00 | 0.00 | 0.00 | 0.00 | 0.00 | 0.00 | 0.00 | 0.00 | 0.00 | 0.00 | 0.00 | 0.00 | 0.00 |
| 霍奇金氏病 | C81 | 0.00 | 0.00 | 0.00 | 0.00 | 0.00 | 0.00 | 8.50 | 0.00 | 0.00 | 0.00 | 0.00 | 0.00 | 0.00 | 0.00 | 0.00 | 0.00 | 0.00 | 0.00 | 0.00 | 0.80 |
| 非霍奇金氏病 | C82—85、C96 | 0.00 | 0.00 | 0.00 | 0.00 | 0.00 | 0.00 | 0.00 | 7.98 | 0.00 | 0.00 | 0.00 | 0.00 | 0.00 | 0.00 | 0.00 | 0.00 | 0.00 | 0.00 | 0.00 | 0.80 |
| 多发性骨髓瘤和恶性浆细胞肿瘤 | C90 | 0.00 | 0.00 | 0.00 | 0.00 | 0.00 | 0.00 | 0.00 | 0.00 | 0.00 | 11.97 | 0.00 | 15.15 | 0.00 | 0.00 | 28.48 | 0.00 | 0.00 | 72.92 | 0.00 | 3.18 |
| 淋巴细胞白血病 | C91 | 0.00 | 0.00 | 0.00 | 0.00 | 0.00 | 0.00 | 0.00 | 0.00 | 0.00 | 0.00 | 0.00 | 15.15 | 0.00 | 0.00 | 0.00 | 0.00 | 0.00 | 0.00 | 0.00 | 0.80 |
| 髓细胞性白血病 | C92 | 0.00 | 0.00 | 0.00 | 0.00 | 0.00 | 0.00 | 0.00 | 0.00 | 0.00 | 0.00 | 0.00 | 0.00 | 0.00 | 0.00 | 0.00 | 0.00 | 0.00 | 0.00 | 0.00 | 0.00 |
| 单核细胞性白血病 | C93 | 0.00 | 0.00 | 0.00 | 0.00 | 0.00 | 0.00 | 0.00 | 0.00 | 0.00 | 0.00 | 0.00 | 0.00 | 0.00 | 0.00 | 0.00 | 0.00 | 0.00 | 0.00 | 0.00 | 0.00 |
| 其他指明的白血病 | C94 | 0.00 | 0.00 | 0.00 | 0.00 | 0.00 | 0.00 | 0.00 | 0.00 | 0.00 | 0.00 | 0.00 | 0.00 | 0.00 | 0.00 | 0.00 | 0.00 | 0.00 | 0.00 | 0.00 | 0.00 |
| 未指明细胞类型的白血病 | C95 | 0.00 | 0.00 | 0.00 | 0.00 | 0.00 | 0.00 | 0.00 | 0.00 | 0.00 | 0.00 | 0.00 | 0.00 | 0.00 | 0.00 | 0.00 | 33.22 | 0.00 | 72.92 | 0.00 | 1.59 |
| 独立的多个部位的（原发性）恶性肿瘤 | C97 | 0.00 | 0.00 | 0.00 | 0.00 | 0.00 | 0.00 | 0.00 | 0.00 | 0.00 | 0.00 | 0.00 | 0.00 | 0.00 | 0.00 | 0.00 | 0.00 | 0.00 | 0.00 | 0.00 | 0.00 |
| 其他及不明部位 | C26、39、48、76—80 | 0.00 | 0.00 | 0.00 | 0.00 | 0.00 | 0.00 | 0.00 | 0.00 | 0.00 | 0.00 | 0.00 | 0.00 | 0.00 | 81.35 | 0.00 | 0.00 | 0.00 | 0.00 | 0.00 | 2.39 |
| 除 C44 合计 | | 0.00 | 0.00 | 0.00 | 16.84 | 10.66 | 0.00 | 34.00 | 63.84 | 101.37 | 155.65 | 248.84 | 318.18 | 412.67 | 460.99 | 284.78 | 764.00 | 598.26 | 583.39 | 506.32 | 139.20 |
| 合计 | | 0.00 | 0.00 | 0.00 | 16.84 | 10.66 | 0.00 | 34.00 | 63.84 | 101.37 | 155.65 | 248.84 | 318.18 | 412.67 | 460.99 | 284.78 | 797.21 | 683.73 | 583.39 | 607.58 | 142.38 |

**表 283　中山市火炬开发区 2000—2004 年男女合计恶性肿瘤年龄别发病率（1/10⁵）**

| 部位或病种 | ICD—10 | 0～ | 1～ | 5～ | 10～ | 15～ | 20～ | 25～ | 30～ | 35～ | 40～ | 45～ | 50～ | 55～ | 60～ | 65～ | 70～ | 75～ | 80～ | 85+ | 合计 |
|---|---|---|---|---|---|---|---|---|---|---|---|---|---|---|---|---|---|---|---|---|---|
| 唇 | C00 | 0.00 | 0.00 | 0.00 | 0.00 | 0.00 | 0.00 | 0.00 | 0.00 | 0.00 | 0.00 | 0.00 | 0.00 | 0.00 | 0.00 | 0.00 | 0.00 | 0.00 | 0.00 | 0.00 | 0.00 |
| 舌 | C01—02 | 0.00 | 0.00 | 0.00 | 0.00 | 0.00 | 0.00 | 0.00 | 0.00 | 0.00 | 0.00 | 0.00 | 0.00 | 0.00 | 0.00 | 0.00 | 0.00 | 0.00 | 0.00 | 0.00 | 0.00 |
| 口 | C03—06 | 0.00 | 0.00 | 0.00 | 0.00 | 0.00 | 0.00 | 0.00 | 0.00 | 0.00 | 0.00 | 0.00 | 0.00 | 0.00 | 0.00 | 0.00 | 0.00 | 0.00 | 0.00 | 0.00 | 0.00 |
| 唾液腺 | C07—08 | 0.00 | 0.00 | 0.00 | 0.00 | 0.00 | 0.00 | 0.00 | 0.00 | 0.00 | 0.00 | 0.00 | 0.00 | 0.00 | 13.55 | 0.00 | 0.00 | 0.00 | 0.00 | 0.00 | 0.40 |
| 扁桃腺 | C09 | 0.00 | 0.00 | 0.00 | 0.00 | 0.00 | 0.00 | 0.00 | 0.00 | 0.00 | 0.00 | 0.00 | 0.00 | 0.00 | 0.00 | 0.00 | 0.00 | 0.00 | 0.00 | 0.00 | 0.00 |
| 其他口咽部 | C10 | 0.00 | 0.00 | 0.00 | 0.00 | 0.00 | 0.00 | 0.00 | 0.00 | 0.00 | 0.00 | 0.00 | 0.00 | 0.00 | 0.00 | 0.00 | 0.00 | 0.00 | 0.00 | 0.00 | 0.00 |
| 鼻咽部 | C11 | 0.00 | 0.00 | 0.00 | 0.00 | 0.00 | 5.89 | 13.40 | 8.37 | 56.20 | 29.85 | 39.84 | 38.39 | 104.81 | 67.77 | 74.05 | 17.98 | 0.00 | 0.00 | 0.00 | 21.75 |
| 喉咽部 | C12—13 | 0.00 | 0.00 | 0.00 | 0.00 | 0.00 | 0.00 | 0.00 | 0.00 | 0.00 | 0.00 | 0.00 | 0.00 | 0.00 | 0.00 | 0.00 | 0.00 | 0.00 | 0.00 | 0.00 | 0.00 |
| 唇，口腔和咽的其他部位和具体部位不明 | C14 | 0.00 | 0.00 | 0.00 | 0.00 | 0.00 | 0.00 | 0.00 | 0.00 | 0.00 | 0.00 | 0.00 | 0.00 | 13.10 | 0.00 | 0.00 | 0.00 | 0.00 | 0.00 | 0.00 | 0.40 |
| 食管 | C15 | 0.00 | 0.00 | 0.00 | 0.00 | 0.00 | 0.00 | 0.00 | 0.00 | 0.00 | 0.00 | 5.69 | 0.00 | 26.20 | 40.66 | 14.81 | 35.96 | 0.00 | 0.00 | 0.00 | 3.63 |
| 胃 | C16 | 0.00 | 0.00 | 0.00 | 0.00 | 0.00 | 0.00 | 0.00 | 0.00 | 9.37 | 5.97 | 17.07 | 30.71 | 26.20 | 67.77 | 14.81 | 89.89 | 103.14 | 46.91 | 73.16 | 11.68 |
| 小肠 | C17 | 0.00 | 0.00 | 0.00 | 0.00 | 0.00 | 0.00 | 0.00 | 0.00 | 0.00 | 0.00 | 0.00 | 0.00 | 0.00 | 0.00 | 14.81 | 0.00 | 0.00 | 0.00 | 0.00 | 0.40 |
| 结肠 | C18 | 0.00 | 0.00 | 0.00 | 0.00 | 5.24 | 0.00 | 0.00 | 0.00 | 4.68 | 0.00 | 22.77 | 0.00 | 26.20 | 54.22 | 14.81 | 71.91 | 51.57 | 0.00 | 146.31 | 8.46 |
| 直肠和乙状结肠连接处 | C19—20 | 0.00 | 0.00 | 0.00 | 0.00 | 0.00 | 0.00 | 0.00 | 4.18 | 0.00 | 0.00 | 11.38 | 23.03 | 39.31 | 27.11 | 29.62 | 35.96 | 154.71 | 140.72 | 73.16 | 10.07 |
| 肛门 | C21 | 0.00 | 0.00 | 0.00 | 0.00 | 0.00 | 0.00 | 0.00 | 0.00 | 0.00 | 0.00 | 5.69 | 0.00 | 0.00 | 0.00 | 0.00 | 17.98 | 0.00 | 0.00 | 0.00 | 0.81 |
| 肝脏和肝内胆管 | C22 | 0.00 | 0.00 | 0.00 | 0.00 | 0.00 | 0.00 | 4.47 | 0.00 | 4.68 | 0.00 | 17.07 | 15.36 | 52.41 | 40.66 | 29.62 | 53.94 | 128.92 | 93.81 | 0.00 | 10.47 |
| 胆囊 | C23 | 0.00 | 0.00 | 0.00 | 0.00 | 0.00 | 0.00 | 0.00 | 0.00 | 0.00 | 5.97 | 0.00 | 0.00 | 0.00 | 0.00 | 0.00 | 17.98 | 0.00 | 0.00 | 73.16 | 1.21 |
| 肝外胆管 | C24 | 0.00 | 0.00 | 0.00 | 0.00 | 0.00 | 0.00 | 0.00 | 0.00 | 0.00 | 0.00 | 5.69 | 7.68 | 0.00 | 27.11 | 14.81 | 53.94 | 0.00 | 46.91 | 0.00 | 3.63 |
| 胰腺 | C25 | 0.00 | 0.00 | 0.00 | 0.00 | 0.00 | 0.00 | 0.00 | 4.18 | 0.00 | 0.00 | 0.00 | 7.68 | 13.10 | 27.11 | 0.00 | 35.96 | 0.00 | 0.00 | 0.00 | 2.82 |
| 鼻腔、中耳和副鼻窦 | C30—31 | 0.00 | 0.00 | 0.00 | 0.00 | 0.00 | 0.00 | 0.00 | 0.00 | 0.00 | 0.00 | 0.00 | 0.00 | 0.00 | 0.00 | 0.00 | 0.00 | 0.00 | 0.00 | 0.00 | 0.00 |
| 喉 | C32 | 0.00 | 0.00 | 0.00 | 0.00 | 0.00 | 0.00 | 0.00 | 0.00 | 0.00 | 0.00 | 0.00 | 0.00 | 26.20 | 0.00 | 0.00 | 35.96 | 0.00 | 0.00 | 0.00 | 1.61 |
| 气管、支气管和肺 | C33—34 | 0.00 | 0.00 | 0.00 | 0.00 | 0.00 | 0.00 | 0.00 | 4.18 | 18.73 | 11.94 | 17.07 | 38.39 | 131.02 | 189.76 | 177.73 | 305.64 | 464.12 | 281.43 | 146.31 | 37.87 |

（续上表）

| 部位或病种 | ICD—10 | 0～ | 1～ | 5～ | 10～ | 15～ | 20～ | 25～ | 30～ | 35～ | 40～ | 45～ | 50～ | 55～ | 60～ | 65～ | 70～ | 75～ | 80～ | 85＋ | 合计 |
|---|---|---|---|---|---|---|---|---|---|---|---|---|---|---|---|---|---|---|---|---|---|
| 其他呼吸器官 | C37－38 | 0.00 | 0.00 | 0.00 | 0.00 | 0.00 | 0.00 | 4.47 | 4.18 | 4.68 | 0.00 | 0.00 | 0.00 | 0.00 | 0.00 | 0.00 | 0.00 | 0.00 | 0.00 | 0.00 | 1.21 |
| 骨和关节软骨 | C40－41 | 0.00 | 0.00 | 0.00 | 0.00 | 0.00 | 0.00 | 4.47 | 0.00 | 0.00 | 0.00 | 0.00 | 0.00 | 0.00 | 0.00 | 0.00 | 17.98 | 0.00 | 46.91 | 0.00 | 1.21 |
| 皮肤恶性黑色素瘤 | C43 | 0.00 | 0.00 | 0.00 | 0.00 | 0.00 | 0.00 | 0.00 | 0.00 | 0.00 | 0.00 | 0.00 | 0.00 | 0.00 | 0.00 | 0.00 | 0.00 | 0.00 | 0.00 | 0.00 | 0.00 |
| 皮肤其他恶性肿瘤 | C44 | 0.00 | 0.00 | 0.00 | 0.00 | 0.00 | 0.00 | 0.00 | 0.00 | 0.00 | 5.97 | 0.00 | 0.00 | 0.00 | 13.55 | 0.00 | 17.98 | 51.57 | 0.00 | 146.31 | 2.82 |
| 间皮瘤 | C45 | 0.00 | 0.00 | 0.00 | 0.00 | 0.00 | 0.00 | 0.00 | 0.00 | 0.00 | 0.00 | 0.00 | 0.00 | 0.00 | 0.00 | 0.00 | 0.00 | 25.78 | 0.00 | 73.16 | 0.81 |
| kaposi 氏肉瘤 | C46 | 0.00 | 0.00 | 0.00 | 0.00 | 0.00 | 0.00 | 0.00 | 0.00 | 0.00 | 0.00 | 0.00 | 0.00 | 0.00 | 0.00 | 0.00 | 0.00 | 0.00 | 0.00 | 0.00 | 0.00 |
| 结缔组织和其他软组织 | C47、49 | 0.00 | 0.00 | 0.00 | 4.11 | 0.00 | 0.00 | 0.00 | 0.00 | 0.00 | 0.00 | 0.00 | 0.00 | 0.00 | 0.00 | 0.00 | 17.98 | 0.00 | 0.00 | 0.00 | 0.81 |
| 乳房 | C50 | 0.00 | 0.00 | 0.00 | 0.00 | 0.00 | 0.00 | 4.47 | 20.91 | 18.73 | 11.94 | 34.15 | 46.07 | 39.31 | 13.55 | 0.00 | 0.00 | 0.00 | 46.91 | 0.00 | 11.68 |
| 外阴 | C51 | 0.00 | 0.00 | 0.00 | 0.00 | 0.00 | 0.00 | 0.00 | 0.00 | 0.00 | 0.00 | 0.00 | 0.00 | 0.00 | 13.55 | 0.00 | 0.00 | 25.78 | 0.00 | 0.00 | 0.81 |
| 阴道 | C52 | 0.00 | 0.00 | 0.00 | 0.00 | 0.00 | 0.00 | 0.00 | 0.00 | 0.00 | 0.00 | 0.00 | 0.00 | 0.00 | 0.00 | 0.00 | 0.00 | 0.00 | 0.00 | 0.00 | 0.00 |
| 子宫颈 | C53 | 0.00 | 0.00 | 0.00 | 0.00 | 0.00 | 0.00 | 0.00 | 0.00 | 0.00 | 11.94 | 5.69 | 7.68 | 13.10 | 0.00 | 0.00 | 0.00 | 0.00 | 0.00 | 0.00 | 2.01 |
| 子宫体 | C54 | 0.00 | 0.00 | 0.00 | 0.00 | 0.00 | 0.00 | 0.00 | 0.00 | 4.68 | 0.00 | 11.38 | 38.39 | 26.20 | 0.00 | 0.00 | 0.00 | 25.78 | 0.00 | 0.00 | 4.43 |
| 子宫恶性肿瘤、未注明部位 | C55 | 0.00 | 0.00 | 0.00 | 0.00 | 0.00 | 0.00 | 0.00 | 0.00 | 0.00 | 0.00 | 0.00 | 0.00 | 0.00 | 0.00 | 0.00 | 0.00 | 0.00 | 0.00 | 0.00 | 0.00 |
| 卵巢 | C56 | 0.00 | 0.00 | 0.00 | 0.00 | 0.00 | 0.00 | 0.00 | 0.00 | 0.00 | 0.00 | 0.00 | 0.00 | 0.00 | 13.55 | 14.81 | 17.98 | 0.00 | 0.00 | 0.00 | 1.21 |
| 其他和未说明的女性生殖器官恶性肿瘤 | C57 | 0.00 | 0.00 | 0.00 | 0.00 | 0.00 | 0.00 | 0.00 | 0.00 | 0.00 | 0.00 | 0.00 | 0.00 | 0.00 | 0.00 | 0.00 | 0.00 | 0.00 | 0.00 | 0.00 | 0.00 |
| 胎盘 | C58 | 0.00 | 0.00 | 0.00 | 0.00 | 0.00 | 0.00 | 0.00 | 0.00 | 0.00 | 0.00 | 0.00 | 0.00 | 0.00 | 0.00 | 0.00 | 0.00 | 0.00 | 0.00 | 0.00 | 0.00 |
| 阴茎 | C60 | 0.00 | 0.00 | 0.00 | 0.00 | 0.00 | 0.00 | 0.00 | 0.00 | 0.00 | 0.00 | 0.00 | 0.00 | 0.00 | 13.55 | 0.00 | 0.00 | 0.00 | 0.00 | 0.00 | 0.40 |
| 前列腺 | C61 | 0.00 | 0.00 | 0.00 | 0.00 | 0.00 | 0.00 | 0.00 | 0.00 | 0.00 | 0.00 | 0.00 | 0.00 | 0.00 | 0.00 | 29.62 | 0.00 | 51.57 | 0.00 | 0.00 | 1.61 |
| 睾丸 | C62 | 0.00 | 0.00 | 0.00 | 0.00 | 5.24 | 0.00 | 0.00 | 0.00 | 0.00 | 0.00 | 0.00 | 0.00 | 0.00 | 0.00 | 14.81 | 0.00 | 0.00 | 0.00 | 0.00 | 0.81 |
| 其他和未说明的男性生殖器官恶性肿瘤 | C63 | 0.00 | 0.00 | 0.00 | 0.00 | 0.00 | 0.00 | 0.00 | 0.00 | 0.00 | 0.00 | 0.00 | 0.00 | 0.00 | 0.00 | 0.00 | 0.00 | 0.00 | 0.00 | 0.00 | 0.00 |
| 肾脏 | C64 | 0.00 | 0.00 | 0.00 | 0.00 | 0.00 | 0.00 | 0.00 | 0.00 | 0.00 | 0.00 | 0.00 | 0.00 | 0.00 | 27.11 | 0.00 | 17.98 | 0.00 | 0.00 | 0.00 | 1.21 |
| 肾盂、肾盏 | C65 | 0.00 | 0.00 | 0.00 | 0.00 | 0.00 | 0.00 | 0.00 | 0.00 | 0.00 | 0.00 | 0.00 | 0.00 | 0.00 | 0.00 | 0.00 | 0.00 | 0.00 | 0.00 | 0.00 | 0.00 |

（续上表）

| 部位或病种 | ICD—10 | 0～ | 1～ | 5～ | 10～ | 15～ | 20～ | 25～ | 30～ | 35～ | 40～ | 45～ | 50～ | 55～ | 60～ | 65～ | 70～ | 75～ | 80～ | 85＋ | 合计 |
|---|---|---|---|---|---|---|---|---|---|---|---|---|---|---|---|---|---|---|---|---|---|
| 输尿管 | C66 | 0.00 | 0.00 | 0.00 | 0.00 | 0.00 | 0.00 | 0.00 | 0.00 | 0.00 | 0.00 | 0.00 | 0.00 | 0.00 | 13.55 | 0.00 | 0.00 | 0.00 | 0.00 | 0.00 | 0.40 |
| 膀胱 | C67 | 0.00 | 0.00 | 0.00 | 0.00 | 0.00 | 0.00 | 4.47 | 0.00 | 0.00 | 0.00 | 11.38 | 0.00 | 26.20 | 13.55 | 0.00 | 17.98 | 77.35 | 0.00 | 0.00 | 4.03 |
| 其他和未说明的泌尿器官 | C68 | 0.00 | 0.00 | 0.00 | 0.00 | 0.00 | 0.00 | 0.00 | 0.00 | 0.00 | 0.00 | 0.00 | 0.00 | 0.00 | 0.00 | 0.00 | 0.00 | 0.00 | 0.00 | 0.00 | 0.00 |
| 眼 | C69 | 0.00 | 0.00 | 0.00 | 0.00 | 0.00 | 0.00 | 0.00 | 0.00 | 0.00 | 0.00 | 0.00 | 0.00 | 0.00 | 0.00 | 0.00 | 0.00 | 0.00 | 0.00 | 0.00 | 0.00 |
| 脑、神经系统 | C70－72、D | 0.00 | 0.00 | 0.00 | 8.22 | 0.00 | 0.00 | 4.47 | 0.00 | 14.05 | 5.97 | 0.00 | 23.03 | 13.10 | 0.00 | 0.00 | 0.00 | 0.00 | 0.00 | 0.00 | 4.43 |
| 甲状腺 | C73 | 0.00 | 0.00 | 0.00 | 0.00 | 0.00 | 0.00 | 0.00 | 0.00 | 0.00 | 0.00 | 5.69 | 0.00 | 0.00 | 0.00 | 29.62 | 0.00 | 25.78 | 0.00 | 0.00 | 1.61 |
| 肾上腺 | C74 | 0.00 | 0.00 | 0.00 | 0.00 | 0.00 | 0.00 | 0.00 | 0.00 | 0.00 | 0.00 | 0.00 | 0.00 | 0.00 | 0.00 | 0.00 | 0.00 | 0.00 | 0.00 | 0.00 | 0.00 |
| 其他内分泌腺 | C75 | 0.00 | 0.00 | 0.00 | 0.00 | 0.00 | 0.00 | 0.00 | 0.00 | 0.00 | 0.00 | 0.00 | 0.00 | 0.00 | 0.00 | 0.00 | 0.00 | 0.00 | 0.00 | 0.00 | 0.00 |
| 霍奇金氏病 | C81 | 0.00 | 0.00 | 0.00 | 0.00 | 0.00 | 0.00 | 4.47 | 0.00 | 0.00 | 0.00 | 0.00 | 0.00 | 0.00 | 0.00 | 0.00 | 0.00 | 0.00 | 0.00 | 0.00 | 0.40 |
| 非霍奇金氏病 | C82—85、C96 | 0.00 | 0.00 | 0.00 | 0.00 | 0.00 | 0.00 | 4.47 | 4.18 | 0.00 | 5.97 | 0.00 | 15.36 | 0.00 | 0.00 | 0.00 | 17.98 | 0.00 | 0.00 | 0.00 | 2.42 |
| 多发性骨髓瘤和恶性浆细胞肿瘤 | C90 | 0.00 | 0.00 | 0.00 | 0.00 | 0.00 | 0.00 | 0.00 | 0.00 | 0.00 | 5.97 | 0.00 | 7.68 | 0.00 | 0.00 | 14.81 | 0.00 | 0.00 | 93.81 | 0.00 | 2.01 |
| 淋巴细胞白血病 | C91 | 0.00 | 6.94 | 0.00 | 0.00 | 0.00 | 0.00 | 0.00 | 0.00 | 0.00 | 0.00 | 0.00 | 7.68 | 0.00 | 0.00 | 0.00 | 0.00 | 0.00 | 0.00 | 0.00 | 0.81 |
| 髓细胞性白血病 | C92 | 0.00 | 13.89 | 0.00 | 4.11 | 0.00 | 0.00 | 0.00 | 4.18 | 0.00 | 0.00 | 0.00 | 0.00 | 0.00 | 0.00 | 0.00 | 0.00 | 25.78 | 0.00 | 0.00 | 2.01 |
| 单核细胞性白血病 | C93 | 0.00 | 0.00 | 0.00 | 0.00 | 0.00 | 0.00 | 0.00 | 0.00 | 0.00 | 0.00 | 0.00 | 0.00 | 0.00 | 0.00 | 0.00 | 0.00 | 0.00 | 0.00 | 0.00 | 0.00 |
| 其他指明的白血病 | C94 | 0.00 | 0.00 | 0.00 | 0.00 | 0.00 | 0.00 | 0.00 | 0.00 | 0.00 | 0.00 | 0.00 | 0.00 | 0.00 | 0.00 | 0.00 | 0.00 | 0.00 | 0.00 | 0.00 | 0.00 |
| 未指明细胞类型的白血病 | C95 | 0.00 | 0.00 | 0.00 | 0.00 | 0.00 | 0.00 | 0.00 | 0.00 | 0.00 | 0.00 | 0.00 | 0.00 | 0.00 | 0.00 | 0.00 | 17.98 | 0.00 | 46.91 | 0.00 | 0.81 |
| 独立的多个部位的（原发性）恶性肿瘤 | C97 | 0.00 | 0.00 | 0.00 | 0.00 | 0.00 | 0.00 | 0.00 | 0.00 | 0.00 | 0.00 | 0.00 | 0.00 | 0.00 | 0.00 | 0.00 | 0.00 | 0.00 | 0.00 | 0.00 | 0.00 |
| 其他及不明部位 | C26、39、48、76—80 | 0.00 | 0.00 | 0.00 | 0.00 | 0.00 | 0.00 | 0.00 | 0.00 | 0.00 | 5.97 | 11.38 | 0.00 | 13.10 | 40.66 | 29.62 | 17.98 | 25.78 | 0.00 | 0.00 | 4.43 |
| 除 C44 合计 | | 0.00 | 20.83 | 0.00 | 16.44 | 10.48 | 5.89 | 49.14 | 54.37 | 135.81 | 101.47 | 221.97 | 307.11 | 589.58 | 704.82 | 518.38 | 916.91 | 1186.08 | 844.29 | 585.24 | 166.77 |
| 合计 | | 0.00 | 20.83 | 0.00 | 16.44 | 10.48 | 5.89 | 49.14 | 54.37 | 135.81 | 107.44 | 221.97 | 307.11 | 589.58 | 718.37 | 518.38 | 934.89 | 1237.65 | 844.29 | 731.55 | 169.59 |

## 6. 发病顺位

2000—2004 年中山市火炬开发区男性发病前 10 位恶性肿瘤依次是气管/支气管和肺、鼻咽、肝脏和肝内胆管、胃、结肠、食管、膀胱、胰腺、髓细胞性白血病、肝外胆管恶性肿瘤，其发病数占同期火炬开发区男性恶性肿瘤发病总数的 76.05%（表 284，图 167）。

**表 284　中山市火炬开发区 2000—2004 年男性前 10 位恶性肿瘤发病概况（N，1/10⁵，%）**

| 位次 | 部位或病种 | ICD—10 | 例数 | 粗率 | 中标率 | 世标率 | 构成比 |
|---|---|---|---|---|---|---|---|
| 1 | 气管、支气管和肺 | C33－34 | 70 | 57.13 | 44.58 | 57.91 | 28.93 |
| 2 | 鼻咽 | C11 | 35 | 28.56 | 23.11 | 27.87 | 14.46 |
| 3 | 肝脏和肝内胆管 | C22 | 19 | 15.51 | 12.48 | 15.83 | 7.85 |
| 4 | 胃 | C16 | 18 | 14.69 | 11.13 | 14.30 | 7.44 |
| 5 | 结肠 | C18 | 11 | 8.98 | 6.49 | 10.35 | 4.55 |
| 6 | 食管 | C15 | 8 | 6.53 | 5.59 | 7.48 | 3.31 |
| 7 | 膀胱 | C67 | 7 | 5.71 | 5.04 | 5.99 | 2.89 |
| 8 | 胰腺 | C25 | 6 | 4.90 | 4.21 | 5.32 | 2.48 |
| 9 | 髓细胞性白血病 | C92 | 5 | 4.08 | 4.17 | 4.40 | 2.07 |
| 10 | 肝外胆管 | C24 | 5 | 4.08 | 3.05 | 4.13 | 2.07 |
| 合计 | | | 184 | | | | 76.05 |

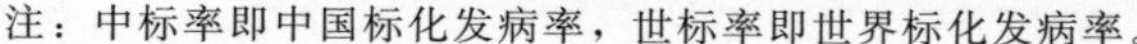
注：中标率即中国标化发病率，世标率即世界标化发病率。

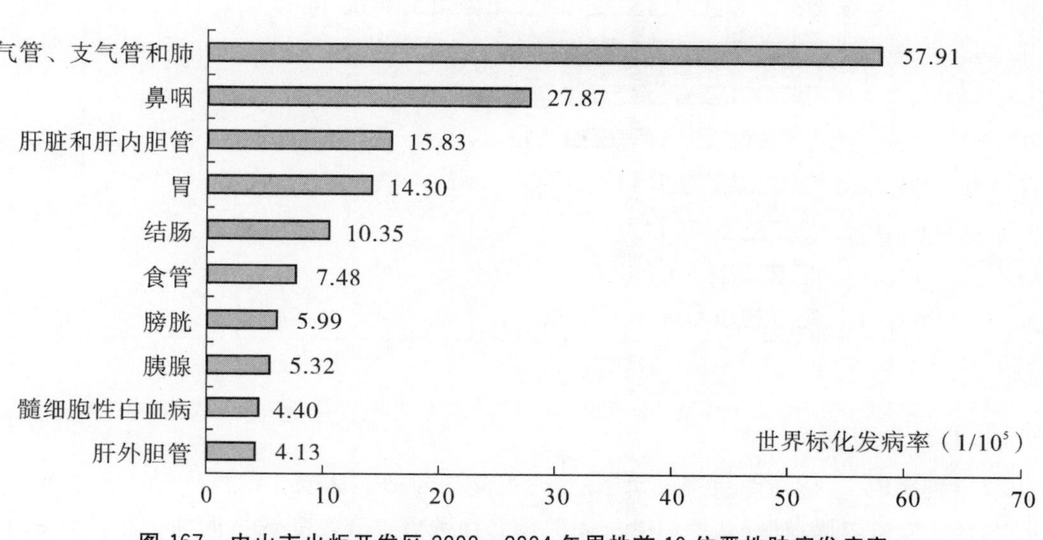


**图 167　中山市火炬开发区 2000—2004 年男性前 10 位恶性肿瘤发病率**

女性发病前 10 位恶性肿瘤依次是乳房、气管/支气管和肺、鼻咽、子宫体、结肠、胃、脑/神经系统、肝脏和肝内胆管、子宫颈、肝外胆管恶性肿瘤，其发病数占同期火炬开发区女性恶性肿瘤发病总数的 70.95％（表 285，图 168）。

**表 285　中山市火炬开发区 2000—2004 年女性前 10 位恶性肿瘤发病概况（N，$1/10^5$，%）**

| 位次 | 部位或病种 | ICD—10 | 例数 | 粗率 | 中标率 | 世标率 | 构成比 |
|---|---|---|---|---|---|---|---|
| 1 | 乳房 | C50 | 29 | 23.07 | 17.36 | 19.88 | 16.20 |
| 2 | 气管、支气管和肺 | C33－34 | 24 | 19.09 | 12.55 | 17.28 | 13.41 |
| 3 | 鼻咽 | C11 | 19 | 15.11 | 12.09 | 14.59 | 10.61 |
| 4 | 子宫体 | C54 | 11 | 8.75 | 6.76 | 8.19 | 6.15 |
| 5 | 结肠 | C18 | 10 | 7.95 | 6.54 | 7.83 | 5.59 |
| 6 | 胃 | C16 | 11 | 8.75 | 5.57 | 7.79 | 6.15 |
| 7 | 脑、神经系统 | C70－72、D | 7 | 5.57 | 4.95 | 5.05 | 3.91 |
| 8 | 肝脏和肝内胆管 | C22 | 7 | 5.57 | 3.46 | 4.29 | 3.91 |
| 9 | 子宫颈 | C53 | 5 | 3.98 | 3.18 | 3.90 | 2.79 |
| 10 | 肝外胆管 | C24 | 4 | 3.18 | 2.17 | 3.08 | 2.23 |
| 合计 | | | 127 | | | | 70.95 |

注：中标率即中国标化发病率，世标率即世界标化发病率。

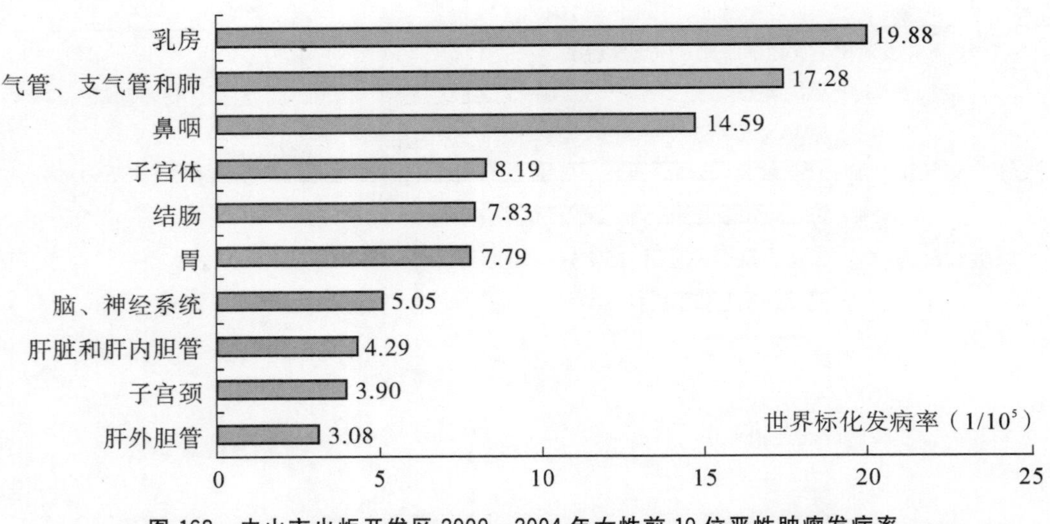


**图 168　中山市火炬开发区 2000—2004 年女性前 10 位恶性肿瘤发病率**

男女合计发病前 10 位恶性肿瘤依次是气管/支气管和肺、鼻咽、胃、乳房、肝脏和肝内胆管、结肠、子宫体、食管、脑/神经系统、膀胱等部位恶性肿瘤，其发病数占同期火炬开发区男女合计恶性肿瘤发病总数的 69.85％（表 286，图 169），其中鼻咽癌发病数分别占同期火炬开发区男、女和合计恶性肿瘤发病顺位的第 2、3 位和第 2 位（表 284、表 285、表 286，图 167、图 168、图 169）。

表 286　中山市火炬开发区 2000—2004 年男女合计前 10 位恶性肿瘤发病概况（N，$1/10^5$，%）

| 位次 | 部位或病种 | ICD—10 | 例数 | 粗率 | 中标率 | 世标率 | 构成比 |
|---|---|---|---|---|---|---|---|
| 1 | 气管、支气管和肺 | C33－34 | 94 | 37.87 | 27.22 | 36.09 | 22.33 |
| 2 | 鼻咽 | C11 | 54 | 21.75 | 17.42 | 21.00 | 12.83 |
| 3 | 胃 | C16 | 29 | 11.68 | 8.33 | 11.11 | 6.89 |
| 4 | 乳房 | C50 | 29 | 11.68 | 8.88 | 10.15 | 6.89 |
| 5 | 肝脏和肝内胆管 | C22 | 26 | 10.47 | 7.83 | 9.88 | 6.18 |
| 6 | 结肠 | C18 | 21 | 8.46 | 6.31 | 8.47 | 4.99 |
| 7 | 子宫体 | C54 | 11 | 4.43 | 3.46 | 4.19 | 2.61 |
| 8 | 食管 | C15 | 9 | 3.63 | 3.09 | 4.18 | 2.14 |
| 9 | 脑、神经系统 | C70－72、D | 11 | 4.43 | 3.92 | 3.97 | 2.61 |
| 10 | 膀胱 | C67 | 10 | 4.03 | 3.13 | 3.76 | 2.38 |
| 合计 | | | 294 | | | | 69.85 |

注：中标率即中国标化发病率，世标率即世界标化发病率。

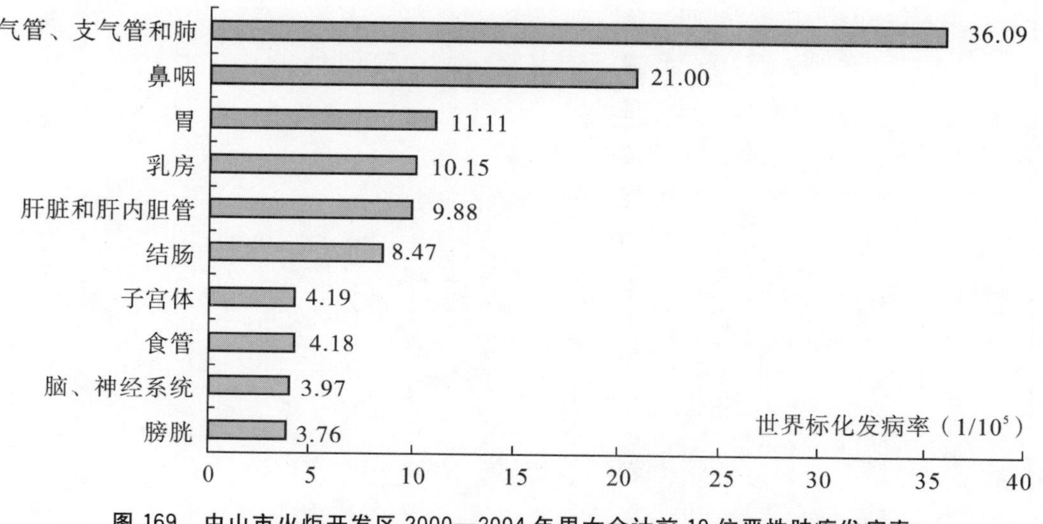


图 169　中山市火炬开发区 2000—2004 年男女合计前 10 位恶性肿瘤发病率

表 287　中山市火炬开发区 2000—2004 年男性恶性肿瘤主要发病指标（N，1/10$^5$，%）

| 部位或病种 | ICD—10 | 粗率 | 0～ | 15～ | 45～ | 55～ | 65＋ | 中标率 | 世标率 | 35～64 岁截缩率 | 0～64 岁累积率 | 0～74 岁累积率 | 例数 | 构成比 |
|---|---|---|---|---|---|---|---|---|---|---|---|---|---|---|
| 唇 | C00 | 0.00 | 0.00 | 0.00 | 0.00 | 0.00 | 0.00 | 0.00 | 0.00 | 0.00 | 0.00 | 0.00 | 0 | 0.00 |
| 舌 | C01—02 | 0.00 | 0.00 | 0.00 | 0.00 | 0.00 | 0.00 | 0.00 | 0.00 | 0.00 | 0.00 | 0.00 | 0 | 0.00 |
| 口 | C03—06 | 0.00 | 0.00 | 0.00 | 0.00 | 0.00 | 0.00 | 0.00 | 0.00 | 0.00 | 0.00 | 0.00 | 0 | 0.00 |
| 唾液腺 | C07—08 | 0.82 | 0.00 | 0.00 | 0.00 | 13.43 | 0.00 | 0.74 | 1.08 | 2.95 | 0.14 | 0.14 | 1 | 0.41 |
| 扁桃腺 | C09 | 0.00 | 0.00 | 0.00 | 0.00 | 0.00 | 0.00 | 0.00 | 0.00 | 0.00 | 0.00 | 0.00 | 0 | 0.00 |
| 其他口咽部 | C10 | 0.00 | 0.00 | 0.00 | 0.00 | 0.00 | 0.00 | 0.00 | 0.00 | 0.00 | 0.00 | 0.00 | 0 | 0.00 |
| 鼻咽部 | C11 | 28.56 | 0.00 | 23.77 | 46.20 | 107.46 | 70.55 | 23.11 | 27.87 | 63.77 | 2.23 | 3.20 | 35 | 14.46 |
| 喉咽部 | C12—13 | 0.00 | 0.00 | 0.00 | 0.00 | 0.00 | 0.00 | 0.00 | 0.00 | 0.00 | 0.00 | 0.00 | 0 | 0.00 |
| 唇，口腔和咽的其他部位和具体部位不明 | C14 | 0.82 | 0.00 | 0.00 | 0.00 | 13.43 | 0.00 | 0.90 | 1.07 | 3.58 | 0.13 | 0.13 | 1 | 0.41 |
| 食管 | C15 | 6.53 | 0.00 | 0.00 | 6.60 | 53.73 | 35.27 | 5.59 | 7.48 | 15.21 | 0.59 | 1.14 | 8 | 3.31 |
| 胃 | C16 | 14.69 | 0.00 | 5.09 | 39.60 | 53.73 | 58.79 | 11.13 | 14.30 | 33.19 | 1.12 | 1.71 | 18 | 7.44 |
| 小肠 | C17 | 0.82 | 0.00 | 0.00 | 0.00 | 0.00 | 11.76 | 0.65 | 0.93 | 0.00 | 0.00 | 0.15 | 1 | 0.41 |
| 结肠 | C18 | 8.98 | 0.00 | 0.00 | 13.20 | 53.73 | 58.79 | 6.49 | 10.35 | 16.73 | 0.65 | 0.85 | 11 | 4.55 |
| 直肠和乙状结肠连接处 | C19—20 | 10.61 | 0.00 | 0.00 | 13.20 | 26.87 | 105.82 | 8.03 | 10.11 | 11.84 | 0.40 | 0.91 | 13 | 5.37 |
| 肛门 | C21 | 0.82 | 0.00 | 0.00 | 0.00 | 0.00 | 11.76 | 0.56 | 0.78 | 0.00 | 0.00 | 0.20 | 1 | 0.41 |
| 肝脏和肝内胆管 | C22 | 15.51 | 0.00 | 3.40 | 26.40 | 80.60 | 82.31 | 12.48 | 15.83 | 30.61 | 1.15 | 1.89 | 19 | 7.85 |
| 胆囊 | C23 | 0.00 | 0.00 | 0.00 | 0.00 | 0.00 | 0.00 | 0.00 | 0.00 | 0.00 | 0.00 | 0.00 | 0 | 0.00 |
| 肝外胆管 | C24 | 4.08 | 0.00 | 0.00 | 13.20 | 13.43 | 23.52 | 3.05 | 4.13 | 7.62 | 0.27 | 0.42 | 5 | 2.07 |
| 胰腺 | C25 | 4.90 | 0.00 | 1.70 | 6.60 | 40.30 | 11.76 | 4.21 | 5.32 | 12.00 | 0.53 | 0.72 | 6 | 2.48 |
| 鼻腔、中耳和副鼻窦 | C30—31 | 0.00 | 0.00 | 0.00 | 0.00 | 0.00 | 0.00 | 0.00 | 0.00 | 0.00 | 0.00 | 0.00 | 0 | 0.00 |
| 喉 | C32 | 3.26 | 0.00 | 0.00 | 0.00 | 26.87 | 23.52 | 2.92 | 3.69 | 7.17 | 0.27 | 0.66 | 4 | 1.65 |
| 气管、支气管和肺 | C33—34 | 57.13 | 0.00 | 10.19 | 19.80 | 268.66 | 482.08 | 44.58 | 57.91 | 82.05 | 3.22 | 6.76 | 70 | 28.93 |

（续上表）

| 部位或病种 | ICD—10 | 粗率 | 0～ | 15～ | 45～ | 55～ | 65＋ | 中标率 | 世标率 | 35～64岁截缩率 | 0～64岁累积率 | 0～74岁累积率 | 例数 | 构成比 |
|---|---|---|---|---|---|---|---|---|---|---|---|---|---|---|
| 其他呼吸器官 | C37－38 | 1.63 | 0.00 | 3.40 | 0.00 | 0.00 | 0.00 | 1.51 | 1.28 | 0.00 | 0.09 | 0.09 | 2 | 0.83 |
| 骨和关节软骨 | C40－41 | 0.82 | 0.00 | 1.70 | 0.00 | 0.00 | 0.00 | 0.87 | 0.75 | 0.00 | 0.05 | 0.05 | 1 | 0.41 |
| 皮肤恶性黑色素瘤 | C43 | 0.00 | 0.00 | 0.00 | 0.00 | 0.00 | 0.00 | 0.00 | 0.00 | 0.00 | 0.00 | 0.00 | 0 | 0.00 |
| 皮肤其他恶性肿瘤 | C44 | 2.45 | 0.00 | 1.70 | 0.00 | 13.43 | 11.76 | 1.62 | 3.09 | 5.23 | 0.20 | 0.20 | 3 | 1.24 |
| 间皮瘤 | C45 | 1.63 | 0.00 | 0.00 | 0.00 | 0.00 | 23.52 | 0.86 | 1.94 | 0.00 | 0.00 | 0.00 | 2 | 0.83 |
| kaposi 氏肉瘤 | C46 | 0.00 | 0.00 | 0.00 | 0.00 | 0.00 | 0.00 | 0.00 | 0.00 | 0.00 | 0.00 | 0.00 | 0 | 0.00 |
| 结缔组织和其他软组织 | C47、49 | 0.00 | 0.00 | 0.00 | 0.00 | 0.00 | 0.00 | 0.00 | 0.00 | 0.00 | 0.00 | 0.00 | 0 | 0.00 |
| 乳房 | C50 | 0.00 | 0.00 | 0.00 | 0.00 | 0.00 | 0.00 | 0.00 | 0.00 | 0.00 | 0.00 | 0.00 | 0 | 0.00 |
| 外阴 | C51 | 0.00 | 0.00 | 0.00 | 0.00 | 0.00 | 0.00 | 0.00 | 0.00 | 0.00 | 0.00 | 0.00 | 0 | 0.00 |
| 阴道 | C52 | 0.00 | 0.00 | 0.00 | 0.00 | 0.00 | 0.00 | 0.00 | 0.00 | 0.00 | 0.00 | 0.00 | 0 | 0.00 |
| 子宫颈 | C53 | 0.00 | 0.00 | 0.00 | 0.00 | 0.00 | 0.00 | 0.00 | 0.00 | 0.00 | 0.00 | 0.00 | 0 | 0.00 |
| 子宫体 | C54 | 0.00 | 0.00 | 0.00 | 0.00 | 0.00 | 0.00 | 0.00 | 0.00 | 0.00 | 0.00 | 0.00 | 0 | 0.00 |
| 子宫恶性肿瘤、未注明部位 | C55 | 0.00 | 0.00 | 0.00 | 0.00 | 0.00 | 0.00 | 0.00 | 0.00 | 0.00 | 0.00 | 0.00 | 0 | 0.00 |
| 卵巢 | C56 | 0.00 | 0.00 | 0.00 | 0.00 | 0.00 | 0.00 | 0.00 | 0.00 | 0.00 | 0.00 | 0.00 | 0 | 0.00 |
| 其他和未说明的女性生殖器官恶性肿瘤 | C57 | 0.00 | 0.00 | 0.00 | 0.00 | 0.00 | 0.00 | 0.00 | 0.00 | 0.00 | 0.00 | 0.00 | 0 | 0.00 |
| 胎盘 | C58 | 0.00 | 0.00 | 0.00 | 0.00 | 0.00 | 0.00 | 0.00 | 0.00 | 0.00 | 0.00 | 0.00 | 0 | 0.00 |
| 阴茎 | C60 | 0.82 | 0.00 | 0.00 | 0.00 | 13.43 | 0.00 | 0.74 | 1.08 | 2.95 | 0.14 | 0.14 | 1 | 0.41 |
| 前列腺 | C61 | 3.26 | 0.00 | 0.00 | 0.00 | 0.00 | 47.03 | 2.42 | 3.14 | 0.00 | 0.00 | 0.31 | 4 | 1.65 |
| 睾丸 | C62 | 1.63 | 0.00 | 1.70 | 0.00 | 0.00 | 11.76 | 1.94 | 1.85 | 0.00 | 0.05 | 0.21 | 2 | 0.83 |
| 其他和未说明的男性生殖器官恶性肿瘤 | C63 | 0.00 | 0.00 | 0.00 | 0.00 | 0.00 | 0.00 | 0.00 | 0.00 | 0.00 | 0.00 | 0.00 | 0 | 0.00 |
| 肾脏 | C64 | 1.63 | 0.00 | 0.00 | 0.00 | 26.87 | 0.00 | 1.48 | 2.17 | 5.89 | 0.27 | 0.27 | 2 | 0.83 |
| 肾盂、肾盏 | C65 | 0.00 | 0.00 | 0.00 | 0.00 | 0.00 | 0.00 | 0.00 | 0.00 | 0.00 | 0.00 | 0.00 | 0 | 0.00 |

（续上表）

| 部位或病种 | ICD—10 | 粗率 | 0～ | 15～ | 45～ | 55～ | 65＋ | 中标率 | 世标率 | 35～64 岁截缩率 | 0～64 岁累积率 | 0～74 岁累积率 | 例数 | 构成比 |
|---|---|---|---|---|---|---|---|---|---|---|---|---|---|---|
| 输尿管 | C66 | 0.82 | 0.00 | 0.00 | 0.00 | 13.43 | 0.00 | 0.74 | 1.08 | 2.95 | 0.14 | 0.14 | 1 | 0.41 |
| 膀胱 | C67 | 5.71 | 0.00 | 1.70 | 13.20 | 40.30 | 11.76 | 5.04 | 5.99 | 14.42 | 0.56 | 0.56 | 7 | 2.89 |
| 其他和未说明的泌尿器官 | C68 | 0.00 | 0.00 | 0.00 | 0.00 | 0.00 | 0.00 | 0.00 | 0.00 | 0.00 | 0.00 | 0.00 | 0 | 0.00 |
| 眼 | C69 | 0.00 | 0.00 | 0.00 | 0.00 | 0.00 | 0.00 | 0.00 | 0.00 | 0.00 | 0.00 | 0.00 | 0 | 0.00 |
| 脑、神经系统 | C70—72、D | 3.26 | 3.07 | 1.70 | 13.20 | 0.00 | 0.00 | 2.84 | 2.85 | 7.09 | 0.24 | 0.24 | 4 | 1.65 |
| 甲状腺 | C73 | 0.00 | 0.00 | 0.00 | 0.00 | 0.00 | 0.00 | 0.00 | 0.00 | 0.00 | 0.00 | 0.00 | 0 | 0.00 |
| 肾上腺 | C74 | 0.00 | 0.00 | 0.00 | 0.00 | 0.00 | 0.00 | 0.00 | 0.00 | 0.00 | 0.00 | 0.00 | 0 | 0.00 |
| 其他内分泌腺 | C75 | 0.00 | 0.00 | 0.00 | 0.00 | 0.00 | 0.00 | 0.00 | 0.00 | 0.00 | 0.00 | 0.00 | 0 | 0.00 |
| 霍奇金氏病 | C81 | 0.00 | 0.00 | 0.00 | 0.00 | 0.00 | 0.00 | 0.00 | 0.00 | 0.00 | 0.00 | 0.00 | 0 | 0.00 |
| 非霍奇金氏病 | C82—85、C96 | 4.08 | 0.00 | 3.40 | 13.20 | 0.00 | 11.76 | 3.27 | 3.81 | 7.33 | 0.26 | 0.46 | 5 | 2.07 |
| 多发性骨髓瘤和恶性浆细胞肿瘤 | C90 | 0.82 | 0.00 | 0.00 | 0.00 | 0.00 | 11.76 | 0.48 | 0.65 | 0.00 | 0.00 | 0.00 | 1 | 0.41 |
| 淋巴细胞白血病 | C91 | 0.82 | 3.07 | 0.00 | 0.00 | 0.00 | 0.00 | 0.96 | 1.25 | 0.00 | 0.05 | 0.05 | 1 | 0.41 |
| 髓细胞性白血病 | C92 | 4.08 | 9.22 | 1.70 | 0.00 | 0.00 | 11.76 | 4.17 | 4.40 | 0.00 | 0.19 | 0.19 | 5 | 2.07 |
| 单核细胞性白血病 | C93 | 0.00 | 0.00 | 0.00 | 0.00 | 0.00 | 0.00 | 0.00 | 0.00 | 0.00 | 0.00 | 0.00 | 0 | 0.00 |
| 其他指明的白血病 | C94 | 0.00 | 0.00 | 0.00 | 0.00 | 0.00 | 0.00 | 0.00 | 0.00 | 0.00 | 0.00 | 0.00 | 0 | 0.00 |
| 未指明细胞类型的白血病 | C95 | 0.00 | 0.00 | 0.00 | 0.00 | 0.00 | 0.00 | 0.00 | 0.00 | 0.00 | 0.00 | 0.00 | 0 | 0.00 |
| 独立的多个部位的（原发性）恶性肿瘤 | C97 | 0.00 | 0.00 | 0.00 | 0.00 | 0.00 | 0.00 | 0.00 | 0.00 | 0.00 | 0.00 | 0.00 | 0 | 0.00 |
| 其他及不明部位 | C26、39、48,76—80 | 6.53 | 0.00 | 1.70 | 13.20 | 13.43 | 47.03 | 4.98 | 6.43 | 10.17 | 0.31 | 0.81 | 8 | 3.31 |
| 除 C44 合计 | | 195.06 | 15.37 | 61.11 | 237.59 | 859.70 | 1152.29 | 156.73 | 199.52 | 337.51 | 13.05 | 22.38 | 239 | 98.76 |
| 合计 | | 197.50 | 15.37 | 62.81 | 237.59 | 873.14 | 1164.05 | 158.36 | 202.61 | 342.74 | 13.25 | 22.57 | 242 | 100.00 |

注：中标率即中国标化发病率，世标率即世界标化发病率。

表 288　中山市火炬开发区 2000—2004 年女性恶性肿瘤主要发病指标（N，1/10$^5$，%）

| 部位或病种 | ICD—10 | 粗率 | 0～ | 15～ | 45～ | 55～ | 65＋ | 中标率 | 世标率 | 35～64 岁截缩率 | 0～64 岁累积率 | 0～74 岁累积率 | 例数 | 构成比 |
|---|---|---|---|---|---|---|---|---|---|---|---|---|---|---|
| 唇 | C00 | 0.00 | 0.00 | 0.00 | 0.00 | 0.00 | 0.00 | 0.00 | 0.00 | 0.00 | 0.00 | 0.00 | 0 | 0.00 |
| 舌 | C01—02 | 0.00 | 0.00 | 0.00 | 0.00 | 0.00 | 0.00 | 0.00 | 0.00 | 0.00 | 0.00 | 0.00 | 0 | 0.00 |
| 口 | C03—06 | 0.00 | 0.00 | 0.00 | 0.00 | 0.00 | 0.00 | 0.00 | 0.00 | 0.00 | 0.00 | 0.00 | 0 | 0.00 |
| 唾液腺 | C07—08 | 0.00 | 0.00 | 0.00 | 0.00 | 0.00 | 0.00 | 0.00 | 0.00 | 0.00 | 0.00 | 0.00 | 0 | 0.00 |
| 扁桃腺 | C09 | 0.00 | 0.00 | 0.00 | 0.00 | 0.00 | 0.00 | 0.00 | 0.00 | 0.00 | 0.00 | 0.00 | 0 | 0.00 |
| 其他口咽部 | C10 | 0.00 | 0.00 | 0.00 | 0.00 | 0.00 | 0.00 | 0.00 | 0.00 | 0.00 | 0.00 | 0.00 | 0 | 0.00 |
| 鼻咽部 | C11 | 15.11 | 0.00 | 14.62 | 32.38 | 66.09 | 0.00 | 12.09 | 14.59 | 42.71 | 1.43 | 1.43 | 19 | 10.61 |
| 喉咽部 | C12—13 | 0.00 | 0.00 | 0.00 | 0.00 | 0.00 | 0.00 | 0.00 | 0.00 | 0.00 | 0.00 | 0.00 | 0 | 0.00 |
| 唇，口腔和咽的其他部位和具体部位不明 | C14 | 0.00 | 0.00 | 0.00 | 0.00 | 0.00 | 0.00 | 0.00 | 0.00 | 0.00 | 0.00 | 0.00 | 0 | 0.00 |
| 食管 | C15 | 0.80 | 0.00 | 0.00 | 0.00 | 13.22 | 0.00 | 0.74 | 1.08 | 2.95 | 0.14 | 0.14 | 1 | 0.56 |
| 胃 | C16 | 8.75 | 0.00 | 0.00 | 6.48 | 39.66 | 62.38 | 5.57 | 7.79 | 11.49 | 0.46 | 0.93 | 11 | 6.15 |
| 小肠 | C17 | 0.00 | 0.00 | 0.00 | 0.00 | 0.00 | 0.00 | 0.00 | 0.00 | 0.00 | 0.00 | 0.00 | 0 | 0.00 |
| 结肠 | C18 | 7.95 | 0.00 | 3.25 | 12.95 | 26.44 | 35.65 | 6.54 | 7.83 | 12.65 | 0.48 | 1.12 | 10 | 5.59 |
| 直肠和乙状结肠连接处 | C19—20 | 9.55 | 0.00 | 1.63 | 19.43 | 39.66 | 44.56 | 6.30 | 8.26 | 16.40 | 0.65 | 0.82 | 12 | 6.70 |
| 肛门 | C21 | 0.80 | 0.00 | 0.00 | 6.48 | 0.00 | 0.00 | 0.53 | 0.68 | 2.13 | 0.06 | 0.06 | 1 | 0.56 |
| 肝脏和肝内胆管 | C22 | 5.57 | 0.00 | 0.00 | 6.48 | 13.22 | 44.56 | 3.46 | 4.29 | 5.93 | 0.20 | 0.35 | 7 | 3.91 |
| 胆囊 | C23 | 2.39 | 0.00 | 1.62 | 0.00 | 0.00 | 17.82 | 1.17 | 1.89 | 2.30 | 0.06 | 0.23 | 3 | 1.68 |
| 肝外胆管 | C24 | 3.18 | 0.00 | 0.00 | 0.00 | 13.22 | 26.74 | 2.17 | 3.08 | 2.95 | 0.14 | 0.63 | 4 | 2.23 |
| 胰腺 | C25 | 0.80 | 0.00 | 0.00 | 0.00 | 0.00 | 8.91 | 0.48 | 0.66 | 0.00 | 0.00 | 0.17 | 1 | 0.56 |
| 鼻腔、中耳和副鼻窦 | C30—31 | 0.00 | 0.00 | 0.00 | 0.00 | 0.00 | 0.00 | 0.00 | 0.00 | 0.00 | 0.00 | 0.00 | 0 | 0.00 |
| 喉 | C32 | 0.00 | 0.00 | 0.00 | 0.00 | 0.00 | 0.00 | 0.00 | 0.00 | 0.00 | 0.00 | 0.00 | 0 | 0.00 |
| 气管、支气管和肺 | C33—34 | 19.09 | 0.00 | 1.62 | 32.38 | 52.88 | 124.77 | 12.55 | 17.28 | 26.42 | 0.91 | 2.33 | 24 | 13.41 |

（续上表）

| 部位或病种 | ICD—10 | 粗率 | 0～ | 15～ | 45～ | 55～ | 65＋ | 中标率 | 世标率 | 35～64 岁截缩率 | 0～64 岁累积率 | 0～74 岁累积率 | 例数 | 构成比 |
|---|---|---|---|---|---|---|---|---|---|---|---|---|---|---|
| 其他呼吸器官 | C37－38 | 0.80 | 0.00 | 1.62 | 0.00 | 0.00 | 0.00 | 0.50 | 0.55 | 1.98 | 0.05 | 0.05 | 1 | 0.56 |
| 骨和关节软骨 | C40－41 | 1.59 | 0.00 | 0.00 | 0.00 | 0.00 | 17.82 | 0.74 | 1.03 | 0.00 | 0.00 | 0.17 | 2 | 1.12 |
| 皮肤恶性黑色素瘤 | C43 | 0.00 | 0.00 | 0.00 | 0.00 | 0.00 | 0.00 | 0.00 | 0.00 | 0.00 | 0.00 | 0.00 | 0 | 0.00 |
| 皮肤其他恶性肿瘤 | C44 | 3.18 | 0.00 | 0.00 | 0.00 | 0.00 | 35.65 | 1.33 | 2.03 | 0.00 | 0.00 | 0.17 | 4 | 2.23 |
| 间皮瘤 | C45 | 0.00 | 0.00 | 0.00 | 0.00 | 0.00 | 0.00 | 0.00 | 0.00 | 0.00 | 0.00 | 0.00 | 0 | 0.00 |
| kaposi 氏肉瘤 | C46 | 0.00 | 0.00 | 0.00 | 0.00 | 0.00 | 0.00 | 0.00 | 0.00 | 0.00 | 0.00 | 0.00 | 0 | 0.00 |
| 结缔组织和其他软组织 | C47、49 | 1.59 | 3.34 | 0.00 | 0.00 | 0.00 | 8.91 | 1.58 | 1.42 | 0.00 | 0.04 | 0.21 | 2 | 1.12 |
| 乳房 | C50 | 23.07 | 0.00 | 19.49 | 77.72 | 52.88 | 8.91 | 17.36 | 19.88 | 53.36 | 1.86 | 1.86 | 29 | 16.20 |
| 外阴 | C51 | 1.59 | 0.00 | 0.00 | 0.00 | 13.22 | 8.91 | 1.11 | 1.51 | 2.95 | 0.14 | 0.14 | 2 | 1.12 |
| 阴道 | C52 | 0.00 | 0.00 | 0.00 | 0.00 | 0.00 | 0.00 | 0.00 | 0.00 | 0.00 | 0.00 | 0.00 | 0 | 0.00 |
| 子宫颈 | C53 | 3.98 | 0.00 | 3.25 | 12.95 | 13.22 | 0.00 | 3.18 | 3.90 | 12.65 | 0.38 | 0.38 | 5 | 2.79 |
| 子宫体 | C54 | 8.75 | 0.00 | 1.62 | 45.33 | 26.44 | 8.91 | 6.76 | 8.19 | 25.45 | 0.80 | 0.80 | 11 | 6.15 |
| 子宫恶性肿瘤、未注明部位 | C55 | 0.00 | 0.00 | 0.00 | 0.00 | 0.00 | 0.00 | 0.00 | 0.00 | 0.00 | 0.00 | 0.00 | 0 | 0.00 |
| 卵巢 | C56 | 2.39 | 0.00 | 0.00 | 0.00 | 13.22 | 17.82 | 1.82 | 2.60 | 2.95 | 0.14 | 0.44 | 3 | 1.68 |
| 其他和未说明的女性生殖器官恶性肿瘤 | C57 | 0.00 | 0.00 | 0.00 | 0.00 | 0.00 | 0.00 | 0.00 | 0.00 | 0.00 | 0.00 | 0.00 | 0 | 0.00 |
| 胎盘 | C58 | 0.00 | 0.00 | 0.00 | 0.00 | 0.00 | 0.00 | 0.00 | 0.00 | 0.00 | 0.00 | 0.00 | 0 | 0.00 |
| 阴茎 | C60 | 0.00 | 0.00 | 0.00 | 0.00 | 0.00 | 0.00 | 0.00 | 0.00 | 0.00 | 0.00 | 0.00 | 0 | 0.00 |
| 前列腺 | C61 | 0.00 | 0.00 | 0.00 | 0.00 | 0.00 | 0.00 | 0.00 | 0.00 | 0.00 | 0.00 | 0.00 | 0 | 0.00 |
| 睾丸 | C62 | 0.00 | 0.00 | 0.00 | 0.00 | 0.00 | 0.00 | 0.00 | 0.00 | 0.00 | 0.00 | 0.00 | 0 | 0.00 |
| 其他和未说明的男性生殖器官恶性肿瘤 | C63 | 0.00 | 0.00 | 0.00 | 0.00 | 0.00 | 0.00 | 0.00 | 0.00 | 0.00 | 0.00 | 0.00 | 0 | 0.00 |
| 肾脏 | C64 | 0.80 | 0.00 | 0.00 | 0.00 | 0.00 | 8.91 | 0.48 | 0.66 | 0.00 | 0.00 | 0.17 | 1 | 0.56 |
| 肾盂、肾盏 | C65 | 0.00 | 0.00 | 0.00 | 0.00 | 0.00 | 0.00 | 0.00 | 0.00 | 0.00 | 0.00 | 0.00 | 0 | 0.00 |

（续上表）

| 部位或病种 | ICD—10 | 粗率 | 0～ | 15～ | 45～ | 55～ | 65＋ | 中标率 | 世标率 | 35～64岁截缩率 | 0～64岁累积率 | 0～74岁累积率 | 例数 | 构成比 |
|---|---|---|---|---|---|---|---|---|---|---|---|---|---|---|
| 输尿管 | C66 | 0.00 | 0.00 | 0.00 | 0.00 | 0.00 | 0.00 | 0.00 | 0.00 | 0.00 | 0.00 | 0.00 | 0 | 0.00 |
| 膀胱 | C67 | 2.39 | 0.00 | 0.00 | 0.00 | 0.00 | 26.74 | 1.21 | 1.52 | 0.00 | 0.00 | 0.17 | 3 | 1.68 |
| 其他和未说明的泌尿器官 | C68 | 0.00 | 0.00 | 0.00 | 0.00 | 0.00 | 0.00 | 0.00 | 0.00 | 0.00 | 0.00 | 0.00 | 0 | 0.00 |
| 眼 | C69 | 0.00 | 0.00 | 0.00 | 0.00 | 0.00 | 0.00 | 0.00 | 0.00 | 0.00 | 0.00 | 0.00 | 0 | 0.00 |
| 脑、神经系统 | C70—72、D | 5.57 | 3.34 | 6.50 | 6.48 | 13.22 | 0.00 | 4.95 | 5.05 | 12.18 | 0.44 | 0.44 | 7 | 3.91 |
| 甲状腺 | C73 | 3.18 | 0.00 | 0.00 | 6.48 | 0.00 | 26.74 | 2.11 | 2.81 | 2.13 | 0.06 | 0.34 | 4 | 2.23 |
| 肾上腺 | C74 | 0.00 | 0.00 | 0.00 | 0.00 | 0.00 | 0.00 | 0.00 | 0.00 | 0.00 | 0.00 | 0.00 | 0 | 0.00 |
| 其他内分泌腺 | C75 | 0.00 | 0.00 | 0.00 | 0.00 | 0.00 | 0.00 | 0.00 | 0.00 | 0.00 | 0.00 | 0.00 | 0 | 0.00 |
| 霍奇金氏病 | C81 | 0.80 | 0.00 | 1.62 | 0.00 | 0.00 | 0.00 | 0.78 | 0.68 | 0.00 | 0.04 | 0.04 | 1 | 0.56 |
| 非霍奇金氏病 | C82—85、C96 | 0.80 | 0.00 | 1.62 | 0.00 | 0.00 | 0.00 | 0.58 | 0.48 | 0.00 | 0.04 | 0.04 | 1 | 0.56 |
| 多发性骨髓瘤和恶性浆细胞肿瘤 | C90 | 3.18 | 0.00 | 1.62 | 6.48 | 0.00 | 17.82 | 2.07 | 2.69 | 4.75 | 0.14 | 0.28 | 4 | 2.23 |
| 淋巴细胞白血病 | C91 | 0.80 | 0.00 | 0.00 | 6.48 | 0.00 | 0.00 | 0.62 | 0.76 | 2.45 | 0.08 | 0.08 | 1 | 0.56 |
| 髓细胞性白血病 | C92 | 0.00 | 0.00 | 0.00 | 0.00 | 0.00 | 0.00 | 0.00 | 0.00 | 0.00 | 0.00 | 0.00 | 0 | 0.00 |
| 单核细胞性白血病 | C93 | 0.00 | 0.00 | 0.00 | 0.00 | 0.00 | 0.00 | 0.00 | 0.00 | 0.00 | 0.00 | 0.00 | 0 | 0.00 |
| 其他指明的白血病 | C94 | 0.00 | 0.00 | 0.00 | 0.00 | 0.00 | 0.00 | 0.00 | 0.00 | 0.00 | 0.00 | 0.00 | 0 | 0.00 |
| 未指明细胞类型的白血病 | C95 | 1.59 | 0.00 | 0.00 | 0.00 | 0.00 | 17.82 | 0.74 | 1.03 | 0.00 | 0.00 | 0.17 | 2 | 1.12 |
| 独立的多个部位的（原发性）恶性肿瘤 | C97 | 0.00 | 0.00 | 0.00 | 0.00 | 0.00 | 0.00 | 0.00 | 0.00 | 0.00 | 0.00 | 0.00 | 0 | 0.00 |
| 其他及不明部位 | C26、39、48、76—80 | 2.39 | 0.00 | 0.00 | 0.00 | 39.66 | 0.00 | 2.22 | 3.25 | 8.84 | 0.41 | 0.41 | 3 | 1.68 |
| 除C44合计 | | 139.20 | 6.68 | 60.10 | 278.48 | 436.23 | 534.72 | 100.40 | 125.49 | 255.59 | 9.12 | 14.36 | 175 | 97.77 |
| 合计 | | 142.38 | 6.68 | 60.10 | 278.48 | 436.23 | 570.36 | 101.73 | 127.51 | 255.59 | 9.12 | 14.53 | 179 | 100.00 |

注：中标率即中国标化发病率，世标率即世界标化发病率。

表289 中山市火炬开发区2000—2004年男女合计恶性肿瘤主要发病指标（N，$1/10^5$，%）

| 部位或病种 | ICD—10 | 粗率 | 0～ | 15～ | 45～ | 55～ | 65＋ | 中标率 | 世标率 | 35～64岁截缩率 | 0～64岁累积率 | 0～74岁累积率 | 例数 | 构成比 |
|---|---|---|---|---|---|---|---|---|---|---|---|---|---|---|
| 唇 | C00 | 0.00 | 0.00 | 0.00 | 0.00 | 0.00 | 0.00 | 0.00 | 0.00 | 0.00 | 0.00 | 0.00 | 0 | 0.00 |
| 舌 | C01—02 | 0.00 | 0.00 | 0.00 | 0.00 | 0.00 | 0.00 | 0.00 | 0.00 | 0.00 | 0.00 | 0.00 | 0 | 0.00 |
| 口 | C03—06 | 0.00 | 0.00 | 0.00 | 0.00 | 0.00 | 0.00 | 0.00 | 0.00 | 0.00 | 0.00 | 0.00 | 0 | 0.00 |
| 唾液腺 | C07—08 | 0.40 | 0.00 | 0.00 | 0.00 | 6.66 | 0.00 | 0.37 | 0.54 | 1.47 | 0.07 | 0.07 | 1 | 0.24 |
| 扁桃腺 | C09 | 0.00 | 0.00 | 0.00 | 0.00 | 0.00 | 0.00 | 0.00 | 0.00 | 0.00 | 0.00 | 0.00 | 0 | 0.00 |
| 其他口咽部 | C10 | 0.00 | 0.00 | 0.00 | 0.00 | 0.00 | 0.00 | 0.00 | 0.00 | 0.00 | 0.00 | 0.00 | 0 | 0.00 |
| 鼻咽部 | C11 | 21.75 | 0.00 | 19.09 | 39.22 | 86.61 | 30.47 | 17.42 | 21.00 | 52.98 | 1.82 | 2.28 | 54 | 12.83 |
| 喉咽部 | C12—13 | 0.00 | 0.00 | 0.00 | 0.00 | 0.00 | 0.00 | 0.00 | 0.00 | 0.00 | 0.00 | 0.00 | 0 | 0.00 |
| 唇，口腔和咽的其他部位和具体部位不明 | C14 | 0.40 | 0.00 | 0.00 | 0.00 | 6.66 | 0.00 | 0.44 | 0.52 | 1.76 | 0.07 | 0.07 | 1 | 0.24 |
| 食管 | C15 | 3.63 | 0.00 | 0.00 | 3.27 | 33.31 | 15.24 | 3.09 | 4.18 | 9.01 | 0.36 | 0.62 | 9 | 2.14 |
| 胃 | C16 | 11.68 | 0.00 | 2.49 | 22.88 | 46.63 | 60.94 | 8.33 | 11.11 | 22.23 | 0.79 | 1.31 | 29 | 6.89 |
| 小肠 | C17 | 0.40 | 0.00 | 0.00 | 0.00 | 0.00 | 5.08 | 0.31 | 0.44 | 0.00 | 0.00 | 0.07 | 1 | 0.24 |
| 结肠 | C18 | 8.46 | 0.00 | 1.66 | 13.07 | 39.97 | 45.71 | 6.31 | 8.47 | 14.70 | 0.57 | 1.00 | 21 | 4.99 |
| 直肠和乙状结肠连接处 | C19—20 | 10.07 | 0.00 | 0.83 | 16.34 | 33.31 | 71.10 | 6.93 | 8.97 | 14.11 | 0.53 | 0.85 | 25 | 5.94 |
| 肛门 | C21 | 0.81 | 0.00 | 0.00 | 3.27 | 0.00 | 5.08 | 0.53 | 0.70 | 1.07 | 0.03 | 0.12 | 2 | 0.48 |
| 肝脏和肝内胆管 | C22 | 10.47 | 0.00 | 1.66 | 16.34 | 46.63 | 60.94 | 7.83 | 9.88 | 18.17 | 0.67 | 1.09 | 26 | 6.18 |
| 胆囊 | C23 | 1.21 | 0.00 | 0.83 | 0.00 | 0.00 | 10.16 | 0.63 | 1.08 | 1.15 | 0.03 | 0.12 | 3 | 0.71 |
| 肝外胆管 | C24 | 3.63 | 0.00 | 0.00 | 6.54 | 13.32 | 25.39 | 2.58 | 3.57 | 5.26 | 0.20 | 0.55 | 9 | 2.14 |
| 胰腺 | C25 | 2.82 | 0.00 | 0.83 | 3.27 | 19.99 | 10.16 | 2.31 | 2.96 | 5.95 | 0.26 | 0.44 | 7 | 1.66 |
| 鼻腔、中耳和副鼻窦 | C30—31 | 0.00 | 0.00 | 0.00 | 0.00 | 0.00 | 0.00 | 0.00 | 0.00 | 0.00 | 0.00 | 0.00 | 0 | 0.00 |
| 喉 | C32 | 1.61 | 0.00 | 0.00 | 0.00 | 13.32 | 10.16 | 1.40 | 1.77 | 3.53 | 0.13 | 0.31 | 4 | 0.95 |
| 气管、支气管和肺 | C33—34 | 37.87 | 0.00 | 5.81 | 26.15 | 159.89 | 279.31 | 27.22 | 36.09 | 54.00 | 2.06 | 4.47 | 94 | 22.33 |

（续上表）

| 部位或病种 | ICD—10 | 粗率 | 0～ | 15～ | 45～ | 55～ | 65＋ | 中标率 | 世标率 | 35～64岁截缩率 | 0～64岁累积率 | 0～74岁累积率 | 例数 | 构成比 |
|---|---|---|---|---|---|---|---|---|---|---|---|---|---|---|
| 其他呼吸器官 | C37—38 | 1.21 | 0.00 | 2.49 | 0.00 | 0.00 | 0.00 | 0.97 | 0.89 | 1.01 | 0.07 | 0.07 | 3 | 0.71 |
| 骨和关节软骨 | C40—41 | 1.21 | 0.00 | 0.83 | 0.00 | 0.00 | 10.16 | 0.84 | 0.95 | 0.00 | 0.02 | 0.11 | 3 | 0.71 |
| 皮肤恶性黑色素瘤 | C43 | 0.00 | 0.00 | 0.00 | 0.00 | 0.00 | 0.00 | 0.00 | 0.00 | 0.00 | 0.00 | 0.00 | 0 | 0.00 |
| 皮肤其他恶性肿瘤 | C44 | 2.82 | 0.00 | 0.83 | 0.00 | 6.66 | 25.39 | 1.53 | 2.51 | 2.62 | 0.10 | 0.19 | 7 | 1.66 |
| 间皮瘤 | C45 | 0.81 | 0.00 | 0.00 | 0.00 | 0.00 | 10.16 | 0.31 | 0.62 | 0.00 | 0.00 | 0.00 | 2 | 0.48 |
| kaposi 氏肉瘤 | C46 | 0.00 | 0.00 | 0.00 | 0.00 | 0.00 | 0.00 | 0.00 | 0.00 | 0.00 | 0.00 | 0.00 | 0 | 0.00 |
| 结缔组织和其他软组织 | C47、49 | 0.81 | 1.60 | 0.00 | 0.00 | 0.00 | 5.08 | 0.80 | 0.73 | 0.00 | 0.02 | 0.11 | 2 | 0.48 |
| 乳房 | C50 | 11.68 | 0.00 | 9.96 | 39.22 | 26.65 | 5.08 | 8.88 | 10.15 | 26.96 | 0.95 | 0.95 | 29 | 6.89 |
| 外阴 | C51 | 0.81 | 0.00 | 0.00 | 0.00 | 6.66 | 5.08 | 0.59 | 0.80 | 1.47 | 0.07 | 0.07 | 2 | 0.48 |
| 阴道 | C52 | 0.00 | 0.00 | 0.00 | 0.00 | 0.00 | 0.00 | 0.00 | 0.00 | 0.00 | 0.00 | 0.00 | 0 | 0.00 |
| 子宫颈 | C53 | 2.01 | 0.00 | 1.66 | 6.54 | 6.66 | 0.00 | 1.60 | 1.97 | 6.37 | 0.19 | 0.19 | 5 | 1.19 |
| 子宫体 | C54 | 4.43 | 0.00 | 0.83 | 22.88 | 13.32 | 5.08 | 3.46 | 4.19 | 12.89 | 0.40 | 0.40 | 11 | 2.61 |
| 子宫恶性肿瘤、未注明部位 | C55 | 0.00 | 0.00 | 0.00 | 0.00 | 0.00 | 0.00 | 0.00 | 0.00 | 0.00 | 0.00 | 0.00 | 0 | 0.00 |
| 卵巢 | C56 | 1.21 | 0.00 | 0.00 | 0.00 | 6.66 | 10.16 | 0.94 | 1.35 | 1.47 | 0.07 | 0.23 | 3 | 0.71 |
| 其他和未说明的女性生殖器官恶性肿瘤 | C57 | 0.00 | 0.00 | 0.00 | 0.00 | 0.00 | 0.00 | 0.00 | 0.00 | 0.00 | 0.00 | 0.00 | 0 | 0.00 |
| 胎盘 | C58 | 0.00 | 0.00 | 0.00 | 0.00 | 0.00 | 0.00 | 0.00 | 0.00 | 0.00 | 0.00 | 0.00 | 0 | 0.00 |
| 阴茎 | C60 | 0.40 | 0.00 | 0.00 | 0.00 | 6.66 | 0.00 | 0.37 | 0.54 | 1.47 | 0.07 | 0.07 | 1 | 0.24 |
| 前列腺 | C61 | 1.61 | 0.00 | 0.00 | 0.00 | 0.00 | 20.31 | 1.07 | 1.40 | 0.00 | 0.00 | 0.15 | 4 | 0.95 |
| 睾丸 | C62 | 0.81 | 0.00 | 0.83 | 0.00 | 0.00 | 5.08 | 0.97 | 0.92 | 0.00 | 0.03 | 0.10 | 2 | 0.48 |
| 其他和未说明的男性生殖器官恶性肿瘤 | C63 | 0.00 | 0.00 | 0.00 | 0.00 | 0.00 | 0.00 | 0.00 | 0.00 | 0.00 | 0.00 | 0.00 | 0 | 0.00 |
| 肾脏 | C64 | 1.21 | 0.00 | 0.00 | 0.00 | 13.32 | 5.08 | 1.00 | 1.44 | 2.95 | 0.14 | 0.23 | 3 | 0.71 |
| 肾盂、肾盏 | C65 | 0.00 | 0.00 | 0.00 | 0.00 | 0.00 | 0.00 | 0.00 | 0.00 | 0.00 | 0.00 | 0.00 | 0 | 0.00 |

（续上表）

| 部位或病种 | ICD—10 | 粗率 | 0～ | 15～ | 45～ | 55～ | 65+ | 中标率 | 世标率 | 35～64岁截缩率 | 0～64岁累积率 | 0～74岁累积率 | 例数 | 构成比 |
|---|---|---|---|---|---|---|---|---|---|---|---|---|---|---|
| 输尿管 | C66 | 0.40 | 0.00 | 0.00 | 0.00 | 6.66 | 0.00 | 0.37 | 0.54 | 1.47 | 0.07 | 0.07 | 1 | 0.24 |
| 膀胱 | C67 | 4.03 | 0.00 | 0.83 | 6.54 | 19.99 | 20.31 | 3.13 | 3.76 | 7.14 | 0.28 | 0.37 | 10 | 2.38 |
| 其他和未说明的泌尿器官 | C68 | 0.00 | 0.00 | 0.00 | 0.00 | 0.00 | 0.00 | 0.00 | 0.00 | 0.00 | 0.00 | 0.00 | 0 | 0.00 |
| 眼 | C69 | 0.00 | 0.00 | 0.00 | 0.00 | 0.00 | 0.00 | 0.00 | 0.00 | 0.00 | 0.00 | 0.00 | 0 | 0.00 |
| 脑、神经系统 | C70—72、D | 4.43 | 3.20 | 4.15 | 9.81 | 6.66 | 0.00 | 3.92 | 3.97 | 9.66 | 0.34 | 0.34 | 11 | 2.61 |
| 甲状腺 | C73 | 1.61 | 0.00 | 0.00 | 3.27 | 0.00 | 15.24 | 1.12 | 1.49 | 1.07 | 0.03 | 0.18 | 4 | 0.95 |
| 肾上腺 | C74 | 0.00 | 0.00 | 0.00 | 0.00 | 0.00 | 0.00 | 0.00 | 0.00 | 0.00 | 0.00 | 0.00 | 0 | 0.00 |
| 其他内分泌腺 | C75 | 0.00 | 0.00 | 0.00 | 0.00 | 0.00 | 0.00 | 0.00 | 0.00 | 0.00 | 0.00 | 0.00 | 0 | 0.00 |
| 霍奇金氏病 | C81 | 0.40 | 0.00 | 0.83 | 0.00 | 0.00 | 0.00 | 0.41 | 0.36 | 0.00 | 0.02 | 0.02 | 1 | 0.24 |
| 非霍奇金氏病 | C82—85、C96 | 2.42 | 0.00 | 2.49 | 6.54 | 0.00 | 5.08 | 1.89 | 2.09 | 3.63 | 0.15 | 0.24 | 6 | 1.43 |
| 多发性骨髓瘤和恶性浆细胞肿瘤 | C90 | 2.01 | 0.00 | 0.83 | 3.27 | 0.00 | 15.24 | 1.26 | 1.66 | 2.39 | 0.07 | 0.14 | 5 | 1.19 |
| 淋巴细胞白血病 | C91 | 0.81 | 1.60 | 0.00 | 3.27 | 0.00 | 0.00 | 0.82 | 1.05 | 1.24 | 0.07 | 0.07 | 2 | 0.48 |
| 髓细胞性白血病 | C92 | 2.01 | 4.80 | 0.83 | 0.00 | 0.00 | 5.08 | 2.09 | 2.21 | 0.00 | 0.10 | 0.10 | 5 | 1.19 |
| 单核细胞性白血病 | C93 | 0.00 | 0.00 | 0.00 | 0.00 | 0.00 | 0.00 | 0.00 | 0.00 | 0.00 | 0.00 | 0.00 | 0 | 0.00 |
| 其他指明的白血病 | C94 | 0.00 | 0.00 | 0.00 | 0.00 | 0.00 | 0.00 | 0.00 | 0.00 | 0.00 | 0.00 | 0.00 | 0 | 0.00 |
| 未指明细胞类型的白血病 | C95 | 0.81 | 0.00 | 0.00 | 0.00 | 0.00 | 10.16 | 0.43 | 0.59 | 0.00 | 0.00 | 0.09 | 2 | 0.48 |
| 独立的多个部位的（原发性）恶性肿瘤 | C97 | 0.00 | 0.00 | 0.00 | 0.00 | 0.00 | 0.00 | 0.00 | 0.00 | 0.00 | 0.00 | 0.00 | 0 | 0.00 |
| 其他及不明部位 | C26、39、48、76—80 | 4.43 | 0.00 | 0.83 | 6.54 | 26.65 | 20.31 | 3.48 | 4.70 | 9.47 | 0.36 | 0.59 | 11 | 2.61 |
| 除C44合计 | | 166.77 | 11.20 | 60.60 | 258.21 | 646.22 | 802.39 | 126.42 | 159.67 | 296.06 | 11.07 | 18.25 | 414 | 98.34 |
| 合计 | | 169.59 | 11.20 | 61.43 | 258.21 | 652.88 | 827.78 | 127.95 | 162.18 | 298.68 | 11.17 | 18.43 | 421 | 100.00 |

注：中标率即中国标化发病率，世标率即世界标化发病率。

## 十五、民众镇恶性肿瘤发病概况

### 1. 民众镇简介

民众镇是中山市下辖的一个镇，位于中山市东北部，东经 113°26′48″，北纬 22°25′03″，地处珠江口平原地带区域，东至珠江口，南临横门水道，对岸中山火炬开发区，西南与港口镇以鸡鸦水道为界，北隔洪奇沥与广州市番禺区相望，西北接三角镇，境内由平原、滩涂、水域组成，属大沙田区和南亚热带季风气候，面积 120.75 平方公里，户籍人口 7.52 万人，非户籍人口 2.88 万人。下辖 16 个村民委员会和 3 个居民委员会[20]。

### 2. 人口资料

2000—2004 年期间中山市民众镇共有人口 362070 人，其中男性 183344 人，女性 178726 人，男女比值为 1.03，人口数增长率为 3.34%，其中男性增长率为 2.93%，女性为 3.75%（表 290）。

表 290　中山市民众镇 2000—2004 年年中人口构成（N）

| 年份 | 男 | 女 | 合计 | 比值 |
|---|---|---|---|---|
| 2000 | 35797 | 34794 | 70591 | 1.03 |
| 2001 | 36219 | 35190 | 71409 | 1.03 |
| 2002 | 36407 | 35530 | 71937 | 1.02 |
| 2003 | 37266 | 36568 | 73834 | 1.02 |
| 2004 | 37655 | 36645 | 74300 | 1.03 |
| 合计 | 183344 | 178726 | 362070 | 1.03 |

期间民众镇不同年龄段男女人口数比值逐渐下降，24 岁之前大于 1，25～64 岁年龄段波动于 0.95～1.06 之间，65 岁之后小于 1 并持续下降。1 岁以下男女比值最高，为 1.23，而 85 岁以上年龄组比值最低，为 0.41（表 291）。

表 291　中山市民众镇 2000—2004 年年中人口年龄别构成（N）

| 年龄组 | 男 | 女 | 合计 | 比值 |
|---|---|---|---|---|
| 0～ | 2492 | 2034 | 4526 | 1.23 |
| 1～ | 11476 | 9547 | 21023 | 1.20 |
| 5～ | 16087 | 14081 | 30168 | 1.14 |
| 10～ | 18607 | 16885 | 35492 | 1.10 |
| 15～ | 14491 | 13341 | 27833 | 1.09 |
| 20～ | 12420 | 12339 | 24759 | 1.01 |
| 25～ | 15910 | 16725 | 32636 | 0.95 |
| 30～ | 17041 | 17815 | 34856 | 0.96 |
| 35～ | 15715 | 15427 | 31142 | 1.02 |
| 40～ | 12565 | 11873 | 24439 | 1.06 |

（续上表）

| 年龄组 | 男 | 女 | 合计 | 比值 |
|---|---|---|---|---|
| 45～ | 13059 | 12569 | 25628 | 1.04 |
| 50～ | 9613 | 9383 | 18996 | 1.02 |
| 55～ | 5620 | 5512 | 11132 | 1.02 |
| 60～ | 5520 | 5243 | 10762 | 1.05 |
| 65～ | 4852 | 4992 | 9844 | 0.97 |
| 70～ | 3826 | 4280 | 8106 | 0.89 |
| 75～ | 2317 | 3327 | 5644 | 0.70 |
| 80～ | 1150 | 1949 | 3100 | 0.59 |
| 85＋ | 580 | 1404 | 1984 | 0.41 |
| 合计 | 183344 | 178726 | 362070 | 1.03 |

民众镇人口主要以 0～19 岁、20～39 岁和 40～59 岁年龄组为主，其男性人口数分别占同期民众镇男性人口总数的 35%、33%和 22%，女性分别占 31%、35%和 22%（图 170、图 171、图 172）。

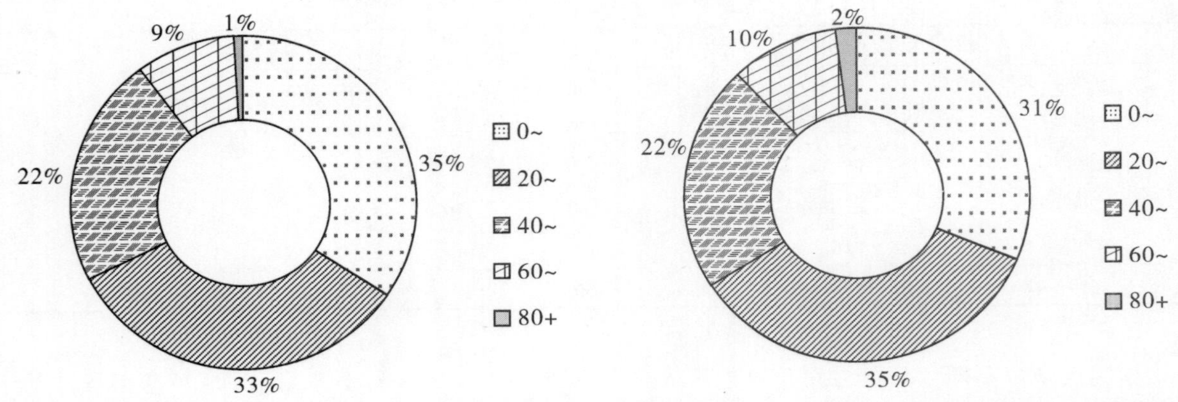


图 170　中山市民众镇 2000—2004 年男性人口年龄构成　图 171　中山市民众镇 2000—2004 年女性人口年龄构成

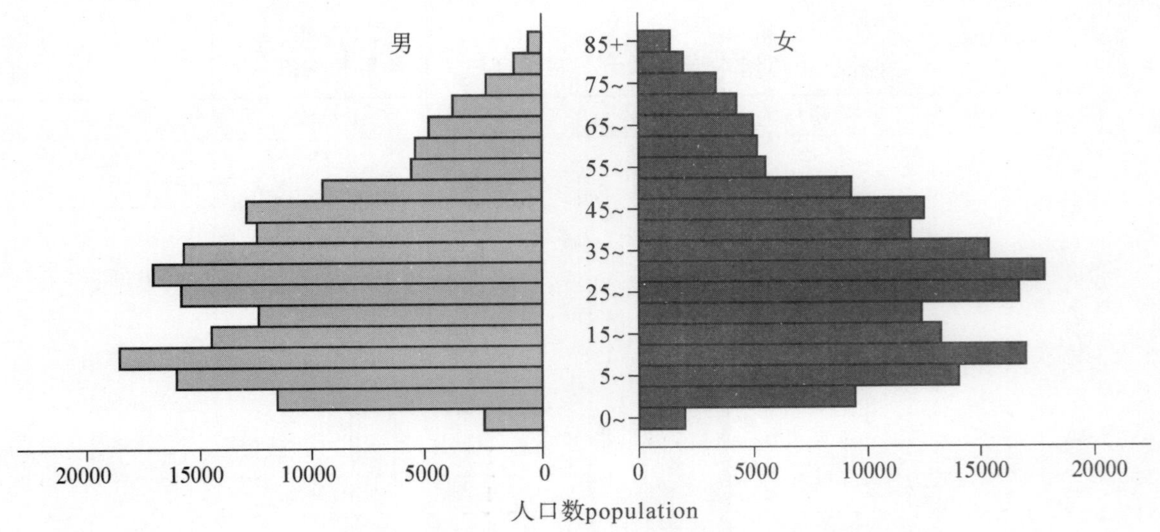


图 172　中山市民众镇 2000—2004 年人口金字塔图

## 3. 资料质量

2000—2004 年期间中山市民众镇恶性肿瘤新发患者病理诊断率为 72.36%，骨髓和细胞学诊断率为 2.02%，影像学诊断率为 24.94%，死亡补发病比例为 0.67%（表 292 ），发病部位不明恶性肿瘤数占同期民众镇恶性肿瘤发病总数的 1.80%，其中以其他部位继发恶性肿瘤为主（表 293）。

**表 292　中山市民众镇 2000—2004 年新发恶性肿瘤各类诊断依据所占比例（N,%）**

| 诊断依据 | 例数 | 构成比 |
|---|---|---|
| 死亡补发病（DCO） | 3 | 0.67 |
| CT、MR 与 B 超等影像学 | 111 | 24.94 |
| 骨髓、细胞学 | 9 | 2.02 |
| 病理 | 322 | 72.36 |
| 合计 | 445 | 100.00 |

**表 293　中山市民众镇 2000—2004 年发病部位不明恶性肿瘤构成（N,%）**

| 部位 | ICD—10 | 例数 | 构成比 |
|---|---|---|---|
| 其他和不明确的消化器官 | C26 | 1 | 12.50 |
| 其他和不明确的呼吸和胸腔内器官 | C39 | 0 | 0.00 |
| 腹膜后和腹膜 | C48 | 1 | 12.50 |
| 其他和不明确部位 | C76 | 1 | 12.50 |
| 淋巴结继发和未指明 | C77 | 1 | 12.50 |
| 呼吸和消化器官继发 | C78 | 0 | 0.00 |
| 其他部位继发 | C79 | 3 | 37.50 |
| 未特别说明（NOS） | C80 | 1 | 12.50 |
| 合计 | | 8 | 100.00 |

## 4. 发病概况

2000—2004 年期间中山市民众镇共有恶性肿瘤新发患者 445 例，其中男性 256 例，女性 189 例，男女发病数比值为 1.36。男性发病粗率、中国和世界标化发病率分别为 139.63/$10^5$、110.38/$10^5$ 和 138.16/$10^5$，女性分别为 105.75/$10^5$、78.96/$10^5$ 和 98.36/$10^5$（表 294、表 295 ）。

**表 294　中山市民众镇 2000—2004 年男性恶性肿瘤发病概况（N，1/$10^5$，%）**

| 年份 | 例数 | 粗率 | 中标率 | 世标率 | 35～64 岁截缩率 | 0～64 岁累积率 | 0～74 岁累积率 |
|---|---|---|---|---|---|---|---|
| 2000 | 43 | 120.12 | 94.63 | 120.68 | 232.24 | 8.53 | 13.71 |
| 2001 | 55 | 151.85 | 120.95 | 152.56 | 319.75 | 11.70 | 18.52 |
| 2002 | 41 | 112.62 | 85.09 | 106.09 | 226.32 | 7.51 | 10.66 |
| 2003 | 47 | 126.12 | 100.35 | 121.28 | 243.03 | 8.30 | 13.18 |
| 2004 | 70 | 185.90 | 149.59 | 188.65 | 380.70 | 12.88 | 23.62 |
| 合计 | 256 | 139.63 | 110.38 | 138.16 | 281.03 | 9.80 | 15.98 |

注：中标率为中国标化发病率，世标率为世界标化发病率。

**表 295 中山市民众镇 2000—2004 年女性恶性肿瘤发病概况（N，1/10$^5$，%）**

| 年份 | 例数 | 粗率 | 中标率 | 世标率 | 35～64 岁截缩率 | 0～64 岁累积率 | 0～74 岁累积率 |
|---|---|---|---|---|---|---|---|
| 2000 | 38 | 109.21 | 83.43 | 102.91 | 237.13 | 8.04 | 11.39 |
| 2001 | 36 | 102.30 | 72.39 | 89.79 | 217.54 | 7.12 | 9.32 |
| 2002 | 23 | 64.73 | 50.70 | 64.59 | 179.98 | 6.24 | 6.75 |
| 2003 | 35 | 95.71 | 71.74 | 88.59 | 165.12 | 5.96 | 10.04 |
| 2004 | 57 | 155.55 | 115.60 | 144.73 | 299.88 | 10.74 | 17.25 |
| 合计 | 189 | 105.75 | 78.96 | 98.36 | 220.04 | 7.63 | 10.98 |

注：中标率为中国标化发病率，世标率为世界标化发病率。

**表 296 中山市民众镇 2000—2004 年男女合计恶性肿瘤发病概况（N，1/10$^5$，%）**

| 年份 | 例数 | 粗率 | 中标率 | 世标率 | 35～64 岁截缩率 | 0～64 岁累积率 | 0～74 岁累积率 |
|---|---|---|---|---|---|---|---|
| 2000 | 81 | 114.75 | 88.13 | 110.68 | 234.71 | 8.30 | 12.54 |
| 2001 | 91 | 127.43 | 97.30 | 122.04 | 269.87 | 9.45 | 13.90 |
| 2002 | 64 | 88.97 | 66.61 | 83.75 | 203.39 | 6.89 | 8.64 |
| 2003 | 82 | 111.06 | 85.89 | 104.57 | 204.97 | 7.16 | 11.57 |
| 2004 | 127 | 170.93 | 132.67 | 166.72 | 340.77 | 11.83 | 20.40 |
| 合计 | 445 | 122.90 | 94.35 | 117.82 | 251.12 | 8.74 | 13.45 |

注：中标率为中国标化发病率，世标率为世界标化发病率。

## 5. 年龄别发病率

2000—2004 年期间中山市民众镇恶性肿瘤年龄别发病率从 35 岁左右迅速上升，男性 70 岁左右达高峰，女性 80 岁左右达高峰，其后快速下降（图 173）。

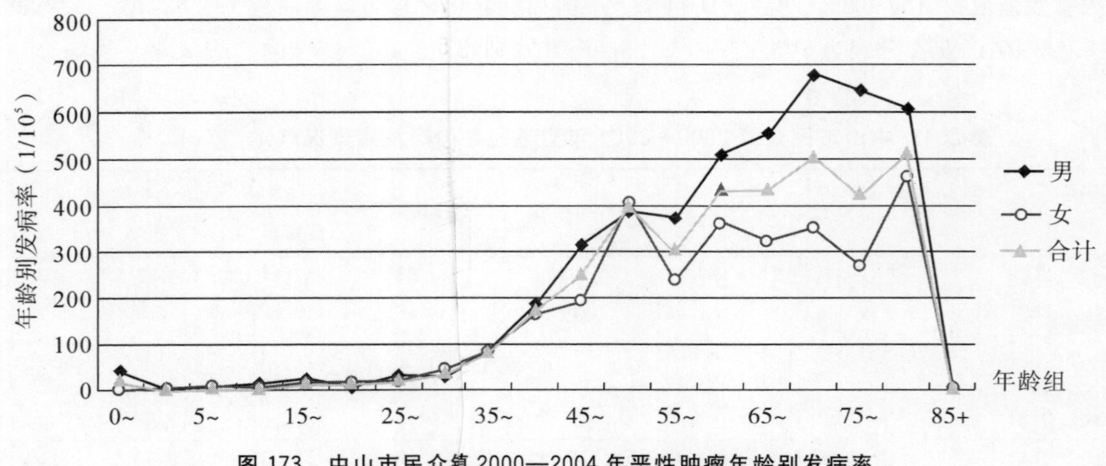


**图 173 中山市民众镇 2000—2004 年恶性肿瘤年龄别发病率**

除20～24岁、30～34岁和50～54岁3个年龄段女性恶性肿瘤发病多于男性外，民众镇其他年龄段男性恶性肿瘤发病多于女性，尤以15～19岁和75～79岁年龄段最为明显，其比值分别为2.76和2.39（表297）。

表297 中山市民众镇2000—2004年恶性肿瘤年龄别发病率（1/10$^5$）

| 年龄组 | 男 | 女 | 合计 | 比值 |
|---|---|---|---|---|
| 0～ | 40.13 | 0.00 | 22.12 | 0.00 |
| 1～ | 0.00 | 0.00 | 0.00 | 0.00 |
| 5～ | 0.00 | 7.10 | 3.32 | 0.00 |
| 10～ | 10.75 | 0.00 | 5.64 | 0.00 |
| 15～ | 20.70 | 7.50 | 14.38 | 2.76 |
| 20～ | 8.05 | 16.21 | 12.12 | 0.50 |
| 25～ | 31.43 | 17.94 | 24.50 | 1.75 |
| 30～ | 29.34 | 44.91 | 37.28 | 0.65 |
| 35～ | 89.09 | 77.78 | 83.48 | 1.15 |
| 40～ | 183.04 | 160.02 | 171.89 | 1.14 |
| 45～ | 313.95 | 190.95 | 253.65 | 1.64 |
| 50～ | 384.88 | 404.99 | 394.81 | 0.95 |
| 55～ | 373.68 | 235.85 | 305.42 | 1.58 |
| 60～ | 507.29 | 362.41 | 436.78 | 1.40 |
| 65～ | 556.44 | 320.51 | 436.66 | 1.74 |
| 70～ | 679.53 | 350.48 | 505.40 | 1.94 |
| 75～ | 647.32 | 270.53 | 424.29 | 2.39 |
| 80～ | 608.54 | 461.66 | 514.56 | 1.32 |
| 85+ | 0.00 | 0.00 | 0.00 | 0.00 |
| 合计 | 139.63 | 105.75 | 122.90 | 1.32 |

民众镇恶性肿瘤发病年龄主要集中在40～59岁和60～79岁年龄段，其男性发病数分别占同期民众镇男性恶性肿瘤发病总数的47%和38%，女性分别占50%和31%（图174、图175）。

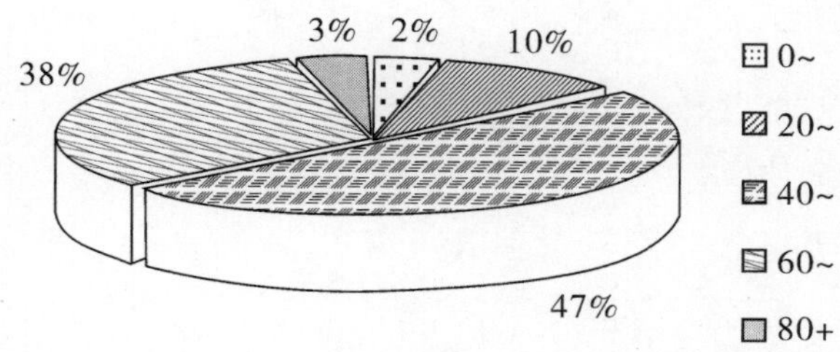


图174 中山市民众镇2000—2004年男性恶性肿瘤发病年龄构成

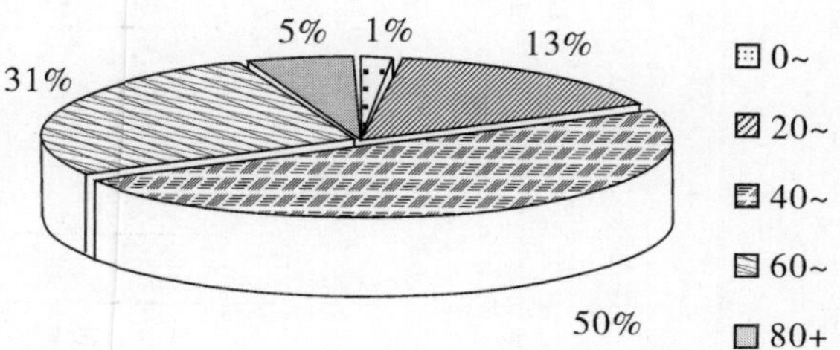


图175 中山市民众镇2000—2004年女性恶性肿瘤发病年龄构成

表 298　中山市民众镇 2000—2004 年男性恶性肿瘤年龄别发病率（1/10^5）

| 部位或病种 | ICD—10 | 0～ | 1～ | 5～ | 10～ | 15～ | 20～ | 25～ | 30～ | 35～ | 40～ | 45～ | 50～ | 55～ | 60～ | 65～ | 70～ | 75～ | 80～ | 85＋ | 合计 |
|---|---|---|---|---|---|---|---|---|---|---|---|---|---|---|---|---|---|---|---|---|---|
| 唇 | C00 | 0.00 | 0.00 | 0.00 | 0.00 | 0.00 | 0.00 | 0.00 | 0.00 | 0.00 | 0.00 | 0.00 | 0.00 | 0.00 | 0.00 | 0.00 | 0.00 | 0.00 | 0.00 | 0.00 | 0.00 |
| 舌 | C01—02 | 0.00 | 0.00 | 0.00 | 0.00 | 0.00 | 0.00 | 0.00 | 0.00 | 0.00 | 0.00 | 0.00 | 10.40 | 17.79 | 18.12 | 0.00 | 0.00 | 0.00 | 0.00 | 0.00 | 1.64 |
| 口 | C03—06 | 0.00 | 0.00 | 0.00 | 0.00 | 0.00 | 0.00 | 0.00 | 0.00 | 0.00 | 0.00 | 0.00 | 10.40 | 0.00 | 0.00 | 0.00 | 0.00 | 0.00 | 0.00 | 0.00 | 0.55 |
| 唾液腺 | C07—08 | 0.00 | 0.00 | 0.00 | 0.00 | 0.00 | 0.00 | 0.00 | 0.00 | 6.36 | 7.96 | 0.00 | 0.00 | 0.00 | 0.00 | 0.00 | 0.00 | 0.00 | 0.00 | 0.00 | 1.09 |
| 扁桃腺 | C09 | 0.00 | 0.00 | 0.00 | 0.00 | 0.00 | 0.00 | 0.00 | 0.00 | 0.00 | 0.00 | 7.66 | 0.00 | 0.00 | 0.00 | 0.00 | 0.00 | 0.00 | 0.00 | 0.00 | 0.55 |
| 其他口咽部 | C10 | 0.00 | 0.00 | 0.00 | 0.00 | 0.00 | 0.00 | 0.00 | 0.00 | 0.00 | 0.00 | 0.00 | 0.00 | 0.00 | 0.00 | 0.00 | 0.00 | 0.00 | 0.00 | 0.00 | 0.00 |
| 鼻咽部 | C11 | 0.00 | 0.00 | 0.00 | 0.00 | 0.00 | 0.00 | 0.00 | 23.47 | 31.82 | 39.79 | 61.26 | 72.81 | 106.77 | 90.59 | 82.44 | 26.14 | 0.00 | 86.93 | 0.00 | 25.09 |
| 喉咽部 | C12—13 | 0.00 | 0.00 | 0.00 | 0.00 | 0.00 | 0.00 | 0.00 | 0.00 | 0.00 | 0.00 | 7.66 | 0.00 | 0.00 | 0.00 | 0.00 | 0.00 | 0.00 | 0.00 | 0.00 | 0.55 |
| 唇，口腔和咽的其他部位和具体部位不明 | C14 | 0.00 | 0.00 | 0.00 | 0.00 | 0.00 | 0.00 | 0.00 | 0.00 | 0.00 | 0.00 | 7.66 | 0.00 | 0.00 | 0.00 | 0.00 | 0.00 | 0.00 | 0.00 | 0.00 | 0.55 |
| 食管 | C15 | 0.00 | 0.00 | 0.00 | 0.00 | 0.00 | 0.00 | 0.00 | 0.00 | 6.36 | 7.96 | 45.94 | 62.41 | 35.59 | 54.35 | 61.83 | 26.14 | 43.15 | 0.00 | 0.00 | 13.09 |
| 胃 | C16 | 0.00 | 0.00 | 0.00 | 0.00 | 0.00 | 0.00 | 0.00 | 0.00 | 0.00 | 0.00 | 22.97 | 20.80 | 35.59 | 72.47 | 41.22 | 78.41 | 43.15 | 0.00 | 0.00 | 9.27 |
| 小肠 | C17 | 0.00 | 0.00 | 0.00 | 0.00 | 0.00 | 0.00 | 0.00 | 0.00 | 0.00 | 7.96 | 0.00 | 0.00 | 0.00 | 0.00 | 0.00 | 0.00 | 0.00 | 0.00 | 0.00 | 0.55 |
| 结肠 | C18 | 0.00 | 0.00 | 0.00 | 0.00 | 6.90 | 0.00 | 6.29 | 0.00 | 0.00 | 0.00 | 7.66 | 0.00 | 0.00 | 0.00 | 0.00 | 52.27 | 43.15 | 86.93 | 0.00 | 3.82 |
| 直肠和乙状结肠连接处 | C19—20 | 0.00 | 0.00 | 0.00 | 0.00 | 0.00 | 0.00 | 6.29 | 0.00 | 0.00 | 0.00 | 7.66 | 0.00 | 0.00 | 18.12 | 20.61 | 26.14 | 43.15 | 0.00 | 0.00 | 3.27 |
| 肛门 | C21 | 0.00 | 0.00 | 0.00 | 0.00 | 0.00 | 0.00 | 0.00 | 0.00 | 0.00 | 0.00 | 0.00 | 0.00 | 0.00 | 0.00 | 0.00 | 0.00 | 0.00 | 0.00 | 0.00 | 0.00 |
| 肝脏和肝内胆管 | C22 | 0.00 | 0.00 | 0.00 | 0.00 | 0.00 | 0.00 | 6.29 | 5.87 | 12.73 | 63.67 | 53.60 | 93.62 | 53.38 | 108.71 | 41.22 | 52.27 | 0.00 | 86.93 | 0.00 | 22.91 |
| 胆囊 | C23 | 0.00 | 0.00 | 0.00 | 0.00 | 0.00 | 0.00 | 0.00 | 0.00 | 0.00 | 0.00 | 7.66 | 0.00 | 0.00 | 0.00 | 0.00 | 26.14 | 0.00 | 0.00 | 0.00 | 1.09 |
| 肝外胆管 | C24 | 0.00 | 0.00 | 0.00 | 0.00 | 0.00 | 0.00 | 0.00 | 0.00 | 0.00 | 0.00 | 0.00 | 10.40 | 0.00 | 0.00 | 0.00 | 0.00 | 0.00 | 0.00 | 0.00 | 0.55 |
| 胰腺 | C25 | 0.00 | 0.00 | 0.00 | 0.00 | 0.00 | 0.00 | 0.00 | 0.00 | 6.36 | 0.00 | 0.00 | 0.00 | 17.79 | 0.00 | 20.61 | 26.14 | 0.00 | 0.00 | 0.00 | 2.18 |
| 鼻腔、中耳和副鼻窦 | C30—31 | 0.00 | 0.00 | 0.00 | 0.00 | 0.00 | 0.00 | 0.00 | 0.00 | 0.00 | 0.00 | 0.00 | 0.00 | 0.00 | 0.00 | 0.00 | 0.00 | 0.00 | 0.00 | 0.00 | 0.00 |
| 喉 | C32 | 0.00 | 0.00 | 0.00 | 0.00 | 0.00 | 0.00 | 0.00 | 0.00 | 0.00 | 15.92 | 15.31 | 0.00 | 35.59 | 0.00 | 0.00 | 26.14 | 0.00 | 0.00 | 0.00 | 3.82 |
| 气管、支气管和肺 | C33—34 | 0.00 | 0.00 | 0.00 | 0.00 | 0.00 | 0.00 | 0.00 | 0.00 | 6.36 | 23.88 | 22.97 | 83.22 | 53.38 | 108.71 | 103.04 | 235.22 | 345.24 | 86.93 | 0.00 | 25.63 |

（续上表）

| 部位或病种 | ICD—10 | 0～ | 1～ | 5～ | 10～ | 15～ | 20～ | 25～ | 30～ | 35～ | 40～ | 45～ | 50～ | 55～ | 60～ | 65～ | 70～ | 75～ | 80～ | 85＋ | 合计 |
|---|---|---|---|---|---|---|---|---|---|---|---|---|---|---|---|---|---|---|---|---|---|
| 其他呼吸器官 | C37—38 | 0.00 | 0.00 | 0.00 | 0.00 | 0.00 | 0.00 | 0.00 | 0.00 | 0.00 | 0.00 | 0.00 | 0.00 | 0.00 | 18.12 | 0.00 | 0.00 | 0.00 | 0.00 | 0.00 | 0.55 |
| 骨和关节软骨 | C40—41 | 0.00 | 0.00 | 0.00 | 0.00 | 0.00 | 0.00 | 6.29 | 0.00 | 6.36 | 0.00 | 0.00 | 0.00 | 0.00 | 0.00 | 0.00 | 0.00 | 0.00 | 0.00 | 0.00 | 1.09 |
| 皮肤恶性黑色素瘤 | C43 | 0.00 | 0.00 | 0.00 | 0.00 | 0.00 | 0.00 | 6.29 | 0.00 | 0.00 | 0.00 | 0.00 | 0.00 | 0.00 | 0.00 | 0.00 | 0.00 | 0.00 | 0.00 | 0.00 | 0.55 |
| 皮肤其他恶性肿瘤 | C44 | 0.00 | 0.00 | 0.00 | 0.00 | 0.00 | 0.00 | 0.00 | 0.00 | 0.00 | 7.96 | 15.31 | 0.00 | 0.00 | 0.00 | 20.61 | 0.00 | 0.00 | 86.93 | 0.00 | 2.73 |
| 间皮瘤 | C45 | 0.00 | 0.00 | 0.00 | 0.00 | 0.00 | 0.00 | 0.00 | 0.00 | 0.00 | 0.00 | 0.00 | 0.00 | 0.00 | 0.00 | 0.00 | 0.00 | 0.00 | 0.00 | 0.00 | 0.00 |
| kaposi 氏肉瘤 | C46 | 0.00 | 0.00 | 0.00 | 0.00 | 0.00 | 0.00 | 0.00 | 0.00 | 0.00 | 0.00 | 0.00 | 0.00 | 0.00 | 0.00 | 0.00 | 0.00 | 0.00 | 0.00 | 0.00 | 0.00 |
| 结缔组织和其他软组织 | C47、49 | 0.00 | 0.00 | 0.00 | 0.00 | 0.00 | 0.00 | 0.00 | 0.00 | 6.36 | 0.00 | 0.00 | 0.00 | 0.00 | 0.00 | 0.00 | 0.00 | 0.00 | 0.00 | 0.00 | 0.55 |
| 乳房 | C50 | 0.00 | 0.00 | 0.00 | 0.00 | 0.00 | 0.00 | 0.00 | 0.00 | 0.00 | 0.00 | 0.00 | 0.00 | 0.00 | 0.00 | 0.00 | 0.00 | 0.00 | 0.00 | 0.00 | 0.00 |
| 外阴 | C51 | 0.00 | 0.00 | 0.00 | 0.00 | 0.00 | 0.00 | 0.00 | 0.00 | 0.00 | 0.00 | 0.00 | 0.00 | 0.00 | 0.00 | 0.00 | 0.00 | 0.00 | 0.00 | 0.00 | 0.00 |
| 阴道 | C52 | 0.00 | 0.00 | 0.00 | 0.00 | 0.00 | 0.00 | 0.00 | 0.00 | 0.00 | 0.00 | 0.00 | 0.00 | 0.00 | 0.00 | 0.00 | 0.00 | 0.00 | 0.00 | 0.00 | 0.00 |
| 子宫颈 | C53 | 0.00 | 0.00 | 0.00 | 0.00 | 0.00 | 0.00 | 0.00 | 0.00 | 0.00 | 0.00 | 0.00 | 0.00 | 0.00 | 0.00 | 0.00 | 0.00 | 0.00 | 0.00 | 0.00 | 0.00 |
| 子宫体 | C54 | 0.00 | 0.00 | 0.00 | 0.00 | 0.00 | 0.00 | 0.00 | 0.00 | 0.00 | 0.00 | 0.00 | 0.00 | 0.00 | 0.00 | 0.00 | 0.00 | 0.00 | 0.00 | 0.00 | 0.00 |
| 子宫恶性肿瘤、未注明部位 | C55 | 0.00 | 0.00 | 0.00 | 0.00 | 0.00 | 0.00 | 0.00 | 0.00 | 0.00 | 0.00 | 0.00 | 0.00 | 0.00 | 0.00 | 0.00 | 0.00 | 0.00 | 0.00 | 0.00 | 0.00 |
| 卵巢 | C56 | 0.00 | 0.00 | 0.00 | 0.00 | 0.00 | 0.00 | 0.00 | 0.00 | 0.00 | 0.00 | 0.00 | 0.00 | 0.00 | 0.00 | 0.00 | 0.00 | 0.00 | 0.00 | 0.00 | 0.00 |
| 其他和未说明的女性生殖器官恶性肿瘤 | C57 | 0.00 | 0.00 | 0.00 | 0.00 | 0.00 | 0.00 | 0.00 | 0.00 | 0.00 | 0.00 | 0.00 | 0.00 | 0.00 | 0.00 | 0.00 | 0.00 | 0.00 | 0.00 | 0.00 | 0.00 |
| 胎盘 | C58 | 0.00 | 0.00 | 0.00 | 0.00 | 0.00 | 0.00 | 0.00 | 0.00 | 0.00 | 0.00 | 0.00 | 0.00 | 0.00 | 0.00 | 0.00 | 0.00 | 0.00 | 0.00 | 0.00 | 0.00 |
| 阴茎 | C60 | 0.00 | 0.00 | 0.00 | 0.00 | 0.00 | 0.00 | 0.00 | 0.00 | 0.00 | 0.00 | 0.00 | 10.40 | 0.00 | 0.00 | 0.00 | 0.00 | 0.00 | 0.00 | 0.00 | 0.55 |
| 前列腺 | C61 | 0.00 | 0.00 | 0.00 | 0.00 | 0.00 | 0.00 | 0.00 | 0.00 | 0.00 | 0.00 | 0.00 | 0.00 | 0.00 | 0.00 | 0.00 | 0.00 | 43.15 | 86.93 | 0.00 | 1.09 |
| 睾丸 | C62 | 0.00 | 0.00 | 0.00 | 0.00 | 0.00 | 0.00 | 0.00 | 0.00 | 0.00 | 0.00 | 0.00 | 0.00 | 0.00 | 0.00 | 0.00 | 0.00 | 0.00 | 0.00 | 0.00 | 0.00 |
| 其他和未说明的男性生殖器官恶性肿瘤 | C63 | 0.00 | 0.00 | 0.00 | 0.00 | 0.00 | 0.00 | 0.00 | 0.00 | 0.00 | 0.00 | 0.00 | 0.00 | 0.00 | 0.00 | 0.00 | 0.00 | 0.00 | 0.00 | 0.00 | 0.00 |
| 肾脏 | C64 | 0.00 | 0.00 | 0.00 | 0.00 | 0.00 | 0.00 | 0.00 | 0.00 | 0.00 | 0.00 | 0.00 | 0.00 | 0.00 | 0.00 | 41.22 | 0.00 | 0.00 | 0.00 | 0.00 | 1.09 |
| 肾盂、肾盏 | C65 | 0.00 | 0.00 | 0.00 | 0.00 | 0.00 | 0.00 | 0.00 | 0.00 | 0.00 | 0.00 | 0.00 | 0.00 | 0.00 | 0.00 | 0.00 | 0.00 | 0.00 | 0.00 | 0.00 | 0.00 |

（续上表）

| 部位或病种 | ICD—10 | 0～ | 1～ | 5～ | 10～ | 15～ | 20～ | 25～ | 30～ | 35～ | 40～ | 45～ | 50～ | 55～ | 60～ | 65～ | 70～ | 75～ | 80～ | 85+ | 合计 |
|---|---|---|---|---|---|---|---|---|---|---|---|---|---|---|---|---|---|---|---|---|---|
| 输尿管 | C66 | 0.00 | 0.00 | 0.00 | 0.00 | 0.00 | 0.00 | 0.00 | 0.00 | 0.00 | 0.00 | 0.00 | 0.00 | 0.00 | 0.00 | 0.00 | 0.00 | 0.00 | 0.00 | 0.00 | 0.00 |
| 膀胱 | C67 | 0.00 | 0.00 | 0.00 | 0.00 | 0.00 | 0.00 | 0.00 | 0.00 | 0.00 | 0.00 | 7.66 | 0.00 | 0.00 | 0.00 | 82.44 | 78.41 | 86.31 | 86.93 | 0.00 | 6.00 |
| 其他和未说明的泌尿器官 | C68 | 0.00 | 0.00 | 0.00 | 0.00 | 0.00 | 0.00 | 0.00 | 0.00 | 0.00 | 0.00 | 0.00 | 0.00 | 0.00 | 0.00 | 0.00 | 0.00 | 0.00 | 0.00 | 0.00 | 0.00 |
| 眼 | C69 | 0.00 | 0.00 | 0.00 | 0.00 | 0.00 | 0.00 | 0.00 | 0.00 | 0.00 | 0.00 | 0.00 | 0.00 | 0.00 | 0.00 | 0.00 | 0.00 | 0.00 | 0.00 | 0.00 | 0.00 |
| 脑、神经系统 | C70－72、D | 0.00 | 0.00 | 0.00 | 5.37 | 0.00 | 0.00 | 0.00 | 0.00 | 6.36 | 0.00 | 7.66 | 0.00 | 0.00 | 0.00 | 0.00 | 0.00 | 0.00 | 0.00 | 0.00 | 1.64 |
| 甲状腺 | C73 | 0.00 | 0.00 | 0.00 | 0.00 | 0.00 | 0.00 | 0.00 | 0.00 | 0.00 | 7.96 | 0.00 | 0.00 | 0.00 | 0.00 | 0.00 | 0.00 | 0.00 | 0.00 | 0.00 | 0.55 |
| 肾上腺 | C74 | 0.00 | 0.00 | 0.00 | 0.00 | 0.00 | 0.00 | 0.00 | 0.00 | 0.00 | 0.00 | 0.00 | 0.00 | 0.00 | 0.00 | 0.00 | 0.00 | 0.00 | 0.00 | 0.00 | 0.00 |
| 其他内分泌腺 | C75 | 0.00 | 0.00 | 0.00 | 0.00 | 0.00 | 0.00 | 0.00 | 0.00 | 0.00 | 0.00 | 0.00 | 0.00 | 0.00 | 0.00 | 0.00 | 0.00 | 0.00 | 0.00 | 0.00 | 0.00 |
| 霍奇金氏病 | C81 | 0.00 | 0.00 | 0.00 | 0.00 | 0.00 | 0.00 | 0.00 | 0.00 | 0.00 | 0.00 | 0.00 | 0.00 | 0.00 | 0.00 | 0.00 | 0.00 | 0.00 | 0.00 | 0.00 | 0.00 |
| 非霍奇金氏病 | C82—85、C96 | 0.00 | 0.00 | 0.00 | 5.37 | 0.00 | 0.00 | 0.00 | 0.00 | 0.00 | 0.00 | 7.66 | 0.00 | 0.00 | 0.00 | 0.00 | 26.14 | 0.00 | 0.00 | 0.00 | 1.64 |
| 多发性骨髓瘤和恶性浆细胞肿瘤 | C90 | 0.00 | 0.00 | 0.00 | 0.00 | 0.00 | 0.00 | 0.00 | 0.00 | 0.00 | 0.00 | 0.00 | 10.40 | 0.00 | 0.00 | 0.00 | 0.00 | 0.00 | 0.00 | 0.00 | 0.55 |
| 淋巴细胞白血病 | C91 | 0.00 | 0.00 | 0.00 | 0.00 | 0.00 | 0.00 | 0.00 | 0.00 | 0.00 | 0.00 | 0.00 | 0.00 | 0.00 | 0.00 | 0.00 | 0.00 | 0.00 | 0.00 | 0.00 | 0.00 |
| 髓细胞性白血病 | C92 | 0.00 | 0.00 | 0.00 | 0.00 | 6.90 | 8.05 | 0.00 | 0.00 | 0.00 | 0.00 | 0.00 | 0.00 | 17.79 | 18.12 | 20.61 | 0.00 | 0.00 | 0.00 | 0.00 | 2.73 |
| 单核细胞性白血病 | C93 | 0.00 | 0.00 | 0.00 | 0.00 | 0.00 | 0.00 | 0.00 | 0.00 | 0.00 | 0.00 | 0.00 | 0.00 | 0.00 | 0.00 | 0.00 | 0.00 | 0.00 | 0.00 | 0.00 | 0.00 |
| 其他指明的白血病 | C94 | 0.00 | 0.00 | 0.00 | 0.00 | 0.00 | 0.00 | 0.00 | 0.00 | 0.00 | 0.00 | 0.00 | 0.00 | 0.00 | 0.00 | 0.00 | 0.00 | 0.00 | 0.00 | 0.00 | 0.00 |
| 未指明细胞类型的白血病 | C95 | 40.13 | 0.00 | 0.00 | 0.00 | 0.00 | 0.00 | 0.00 | 0.00 | 0.00 | 0.00 | 0.00 | 0.00 | 0.00 | 0.00 | 20.61 | 0.00 | 0.00 | 0.00 | 0.00 | 1.09 |
| 独立的多个部位的（原发性）恶性肿瘤 | C97 | 0.00 | 0.00 | 0.00 | 0.00 | 0.00 | 0.00 | 0.00 | 0.00 | 0.00 | 0.00 | 0.00 | 0.00 | 0.00 | 0.00 | 0.00 | 0.00 | 0.00 | 0.00 | 0.00 | 0.00 |
| 其他及不明部位 | C26、39、48,76—80 | 0.00 | 0.00 | 0.00 | 0.00 | 0.00 | 0.00 | 0.00 | 0.00 | 0.00 | 0.00 | 7.66 | 0.00 | 0.00 | 0.00 | 0.00 | 0.00 | 0.00 | 0.00 | 0.00 | 1.09 |
| 除 C44 合计 | | 40.13 | 0.00 | 0.00 | 10.75 | 20.70 | 8.05 | 31.43 | 29.34 | 89.09 | 175.08 | 298.64 | 384.88 | 373.68 | 507.29 | 535.83 | 679.53 | 647.32 | 521.61 | 0.00 | 136.90 |
| 合计 | | 40.13 | 0.00 | 0.00 | 10.75 | 20.70 | 8.05 | 31.43 | 29.34 | 89.09 | 183.04 | 313.95 | 384.88 | 373.68 | 507.29 | 556.44 | 679.53 | 647.32 | 608.54 | 0.00 | 139.63 |

### 表 299　中山市民众镇 2000—2004 年女性恶性肿瘤年龄别发病率（1/10^5）

| 部位或病种 | ICD—10 | 0～ | 1～ | 5～ | 10～ | 15～ | 20～ | 25～ | 30～ | 35～ | 40～ | 45～ | 50～ | 55～ | 60～ | 65～ | 70～ | 75～ | 80～ | 85＋ | 合计 |
|---|---|---|---|---|---|---|---|---|---|---|---|---|---|---|---|---|---|---|---|---|---|
| 唇 | C00 | 0.00 | 0.00 | 0.00 | 0.00 | 0.00 | 0.00 | 0.00 | 0.00 | 0.00 | 0.00 | 0.00 | 0.00 | 0.00 | 0.00 | 0.00 | 0.00 | 0.00 | 0.00 | 0.00 | 0.00 |
| 舌 | C01—02 | 0.00 | 0.00 | 0.00 | 0.00 | 0.00 | 0.00 | 0.00 | 0.00 | 0.00 | 0.00 | 0.00 | 10.66 | 0.00 | 19.07 | 0.00 | 0.00 | 0.00 | 0.00 | 0.00 | 1.12 |
| 口 | C03—06 | 0.00 | 0.00 | 0.00 | 0.00 | 0.00 | 0.00 | 0.00 | 0.00 | 0.00 | 0.00 | 0.00 | 0.00 | 0.00 | 0.00 | 0.00 | 23.37 | 0.00 | 0.00 | 0.00 | 0.56 |
| 唾液腺 | C07—08 | 0.00 | 0.00 | 0.00 | 0.00 | 0.00 | 0.00 | 0.00 | 0.00 | 0.00 | 0.00 | 0.00 | 0.00 | 0.00 | 0.00 | 0.00 | 0.00 | 0.00 | 0.00 | 0.00 | 0.00 |
| 扁桃腺 | C09 | 0.00 | 0.00 | 0.00 | 0.00 | 0.00 | 0.00 | 0.00 | 0.00 | 0.00 | 0.00 | 0.00 | 0.00 | 0.00 | 0.00 | 0.00 | 0.00 | 0.00 | 0.00 | 0.00 | 0.00 |
| 其他口咽部 | C10 | 0.00 | 0.00 | 0.00 | 0.00 | 0.00 | 0.00 | 0.00 | 0.00 | 0.00 | 0.00 | 0.00 | 0.00 | 0.00 | 0.00 | 0.00 | 0.00 | 0.00 | 0.00 | 0.00 | 0.00 |
| 鼻咽部 | C11 | 0.00 | 0.00 | 0.00 | 0.00 | 0.00 | 0.00 | 0.00 | 11.23 | 25.93 | 33.69 | 31.83 | 10.66 | 18.14 | 57.22 | 60.10 | 23.37 | 30.06 | 51.30 | 0.00 | 13.99 |
| 喉咽部 | C12—13 | 0.00 | 0.00 | 0.00 | 0.00 | 0.00 | 0.00 | 0.00 | 0.00 | 0.00 | 0.00 | 0.00 | 0.00 | 0.00 | 0.00 | 0.00 | 0.00 | 0.00 | 0.00 | 0.00 | 0.00 |
| 唇，口腔和咽的其他部位和具体部位不明 | C14 | 0.00 | 0.00 | 0.00 | 0.00 | 0.00 | 0.00 | 0.00 | 0.00 | 0.00 | 0.00 | 0.00 | 0.00 | 0.00 | 0.00 | 0.00 | 0.00 | 0.00 | 0.00 | 0.00 | 0.00 |
| 食管 | C15 | 0.00 | 0.00 | 0.00 | 0.00 | 0.00 | 0.00 | 0.00 | 0.00 | 0.00 | 0.00 | 0.00 | 0.00 | 18.14 | 19.07 | 0.00 | 0.00 | 0.00 | 0.00 | 0.00 | 1.12 |
| 胃 | C16 | 0.00 | 0.00 | 0.00 | 0.00 | 0.00 | 0.00 | 0.00 | 0.00 | 6.48 | 0.00 | 15.91 | 0.00 | 0.00 | 0.00 | 0.00 | 23.37 | 60.12 | 0.00 | 0.00 | 3.36 |
| 小肠 | C17 | 0.00 | 0.00 | 0.00 | 0.00 | 0.00 | 0.00 | 0.00 | 0.00 | 0.00 | 8.42 | 0.00 | 0.00 | 0.00 | 0.00 | 0.00 | 0.00 | 0.00 | 0.00 | 0.00 | 0.56 |
| 结肠 | C18 | 0.00 | 0.00 | 0.00 | 0.00 | 0.00 | 0.00 | 0.00 | 0.00 | 6.48 | 25.27 | 7.96 | 10.66 | 0.00 | 0.00 | 40.06 | 23.37 | 0.00 | 51.30 | 0.00 | 5.60 |
| 直肠和乙状结肠连接处 | C19—20 | 0.00 | 0.00 | 0.00 | 0.00 | 0.00 | 0.00 | 0.00 | 0.00 | 0.00 | 0.00 | 0.00 | 10.66 | 0.00 | 19.07 | 20.03 | 46.73 | 0.00 | 51.30 | 0.00 | 3.36 |
| 肛门 | C21 | 0.00 | 0.00 | 0.00 | 0.00 | 0.00 | 0.00 | 0.00 | 0.00 | 0.00 | 0.00 | 0.00 | 0.00 | 0.00 | 0.00 | 0.00 | 0.00 | 0.00 | 0.00 | 0.00 | 0.00 |
| 肝脏和肝内胆管 | C22 | 0.00 | 0.00 | 0.00 | 0.00 | 0.00 | 0.00 | 0.00 | 5.61 | 6.48 | 0.00 | 7.96 | 10.66 | 54.43 | 19.07 | 60.10 | 46.73 | 30.06 | 0.00 | 0.00 | 7.83 |
| 胆囊 | C23 | 0.00 | 0.00 | 0.00 | 0.00 | 0.00 | 0.00 | 0.00 | 0.00 | 0.00 | 0.00 | 0.00 | 0.00 | 0.00 | 0.00 | 0.00 | 0.00 | 0.00 | 0.00 | 0.00 | 0.00 |
| 肝外胆管 | C24 | 0.00 | 0.00 | 0.00 | 0.00 | 0.00 | 0.00 | 0.00 | 0.00 | 0.00 | 8.42 | 0.00 | 0.00 | 0.00 | 0.00 | 0.00 | 0.00 | 30.06 | 0.00 | 0.00 | 1.12 |
| 胰腺 | C25 | 0.00 | 0.00 | 0.00 | 0.00 | 0.00 | 0.00 | 0.00 | 0.00 | 0.00 | 0.00 | 0.00 | 0.00 | 36.29 | 19.07 | 0.00 | 23.37 | 30.06 | 0.00 | 0.00 | 2.80 |
| 鼻腔、中耳和副鼻窦 | C30—31 | 0.00 | 0.00 | 0.00 | 0.00 | 0.00 | 0.00 | 0.00 | 0.00 | 0.00 | 0.00 | 0.00 | 0.00 | 0.00 | 0.00 | 0.00 | 0.00 | 0.00 | 0.00 | 0.00 | 0.00 |
| 喉 | C32 | 0.00 | 0.00 | 0.00 | 0.00 | 0.00 | 0.00 | 0.00 | 0.00 | 0.00 | 0.00 | 0.00 | 0.00 | 0.00 | 0.00 | 0.00 | 0.00 | 0.00 | 0.00 | 0.00 | 0.00 |
| 气管、支气管和肺 | C33—34 | 0.00 | 0.00 | 0.00 | 0.00 | 0.00 | 0.00 | 0.00 | 5.61 | 0.00 | 0.00 | 15.91 | 31.97 | 36.29 | 76.30 | 60.10 | 93.46 | 30.06 | 205.18 | 0.00 | 13.43 |

（续上表）

| 部位或病种 | ICD—10 | 0～ | 1～ | 5～ | 10～ | 15～ | 20～ | 25～ | 30～ | 35～ | 40～ | 45～ | 50～ | 55～ | 60～ | 65～ | 70～ | 75～ | 80～ | 85＋ | 合计 |
|---|---|---|---|---|---|---|---|---|---|---|---|---|---|---|---|---|---|---|---|---|---|
| 其他呼吸器官 | C37—38 | 0.00 | 0.00 | 0.00 | 0.00 | 0.00 | 0.00 | 0.00 | 0.00 | 0.00 | 0.00 | 0.00 | 0.00 | 0.00 | 0.00 | 0.00 | 0.00 | 0.00 | 0.00 | 0.00 | 0.00 |
| 骨和关节软骨 | C40—41 | 0.00 | 0.00 | 0.00 | 0.00 | 0.00 | 0.00 | 0.00 | 0.00 | 0.00 | 0.00 | 0.00 | 0.00 | 0.00 | 0.00 | 0.00 | 0.00 | 0.00 | 0.00 | 0.00 | 0.00 |
| 皮肤恶性黑色素瘤 | C43 | 0.00 | 0.00 | 0.00 | 0.00 | 0.00 | 0.00 | 0.00 | 0.00 | 0.00 | 0.00 | 0.00 | 0.00 | 0.00 | 0.00 | 0.00 | 0.00 | 0.00 | 0.00 | 0.00 | 0.00 |
| 皮肤其他恶性肿瘤 | C44 | 0.00 | 0.00 | 0.00 | 0.00 | 0.00 | 0.00 | 0.00 | 0.00 | 0.00 | 0.00 | 0.00 | 0.00 | 0.00 | 0.00 | 20.03 | 0.00 | 0.00 | 51.30 | 0.00 | 1.12 |
| 间皮瘤 | C45 | 0.00 | 0.00 | 0.00 | 0.00 | 0.00 | 0.00 | 0.00 | 0.00 | 0.00 | 0.00 | 0.00 | 0.00 | 18.14 | 0.00 | 0.00 | 0.00 | 0.00 | 0.00 | 0.00 | 0.56 |
| Kaposi 氏肉瘤 | C46 | 0.00 | 0.00 | 0.00 | 0.00 | 0.00 | 0.00 | 0.00 | 0.00 | 0.00 | 0.00 | 0.00 | 0.00 | 0.00 | 0.00 | 0.00 | 0.00 | 0.00 | 0.00 | 0.00 | 0.00 |
| 结缔组织和其他软组织 | C47、49 | 0.00 | 0.00 | 0.00 | 0.00 | 0.00 | 0.00 | 0.00 | 0.00 | 0.00 | 0.00 | 0.00 | 0.00 | 0.00 | 0.00 | 0.00 | 0.00 | 0.00 | 0.00 | 0.00 | 0.00 |
| 乳房 | C50 | 0.00 | 0.00 | 0.00 | 0.00 | 0.00 | 0.00 | 5.98 | 5.61 | 19.45 | 16.84 | 39.78 | 10.66 | 0.00 | 0.00 | 0.00 | 0.00 | 0.00 | 0.00 | 0.00 | 7.27 |
| 外阴 | C51 | 0.00 | 0.00 | 0.00 | 0.00 | 0.00 | 0.00 | 0.00 | 0.00 | 0.00 | 0.00 | 0.00 | 0.00 | 0.00 | 0.00 | 0.00 | 0.00 | 0.00 | 0.00 | 0.00 | 0.00 |
| 阴道 | C52 | 0.00 | 0.00 | 0.00 | 0.00 | 0.00 | 0.00 | 0.00 | 0.00 | 0.00 | 0.00 | 0.00 | 0.00 | 0.00 | 0.00 | 0.00 | 0.00 | 0.00 | 0.00 | 0.00 | 0.00 |
| 子宫颈 | C53 | 0.00 | 0.00 | 0.00 | 0.00 | 0.00 | 0.00 | 0.00 | 0.00 | 0.00 | 16.84 | 23.87 | 31.97 | 0.00 | 0.00 | 0.00 | 0.00 | 0.00 | 0.00 | 0.00 | 4.48 |
| 子宫体 | C54 | 0.00 | 0.00 | 0.00 | 0.00 | 0.00 | 0.00 | 0.00 | 0.00 | 6.48 | 16.84 | 47.74 | 181.18 | 54.43 | 57.22 | 0.00 | 0.00 | 30.06 | 0.00 | 0.00 | 18.46 |
| 子宫恶性肿瘤、未注明部位 | C55 | 0.00 | 0.00 | 0.00 | 0.00 | 0.00 | 0.00 | 0.00 | 0.00 | 0.00 | 8.42 | 0.00 | 0.00 | 0.00 | 0.00 | 0.00 | 0.00 | 0.00 | 0.00 | 0.00 | 0.56 |
| 卵巢 | C56 | 0.00 | 0.00 | 0.00 | 0.00 | 0.00 | 0.00 | 0.00 | 0.00 | 6.48 | 0.00 | 0.00 | 31.97 | 0.00 | 0.00 | 20.03 | 0.00 | 0.00 | 0.00 | 0.00 | 2.80 |
| 其他和未说明的女性生殖器官恶性肿瘤 | C57 | 0.00 | 0.00 | 0.00 | 0.00 | 0.00 | 0.00 | 0.00 | 0.00 | 0.00 | 0.00 | 0.00 | 0.00 | 0.00 | 0.00 | 0.00 | 0.00 | 0.00 | 0.00 | 0.00 | 0.00 |
| 胎盘 | C58 | 0.00 | 0.00 | 0.00 | 0.00 | 0.00 | 0.00 | 0.00 | 0.00 | 0.00 | 0.00 | 0.00 | 0.00 | 0.00 | 0.00 | 0.00 | 0.00 | 0.00 | 0.00 | 0.00 | 0.00 |
| 阴茎 | C60 | 0.00 | 0.00 | 0.00 | 0.00 | 0.00 | 0.00 | 0.00 | 0.00 | 0.00 | 0.00 | 0.00 | 0.00 | 0.00 | 0.00 | 0.00 | 0.00 | 0.00 | 0.00 | 0.00 | 0.00 |
| 前列腺 | C61 | 0.00 | 0.00 | 0.00 | 0.00 | 0.00 | 0.00 | 0.00 | 0.00 | 0.00 | 0.00 | 0.00 | 0.00 | 0.00 | 0.00 | 0.00 | 0.00 | 0.00 | 0.00 | 0.00 | 0.00 |
| 睾丸 | C62 | 0.00 | 0.00 | 0.00 | 0.00 | 0.00 | 0.00 | 0.00 | 0.00 | 0.00 | 0.00 | 0.00 | 0.00 | 0.00 | 0.00 | 0.00 | 0.00 | 0.00 | 0.00 | 0.00 | 0.00 |
| 其他和未说明的男性生殖器官恶性肿瘤 | C63 | 0.00 | 0.00 | 0.00 | 0.00 | 0.00 | 0.00 | 0.00 | 0.00 | 0.00 | 0.00 | 0.00 | 0.00 | 0.00 | 0.00 | 0.00 | 0.00 | 0.00 | 0.00 | 0.00 | 0.00 |
| 肾脏 | C64 | 0.00 | 0.00 | 7.10 | 0.00 | 0.00 | 0.00 | 0.00 | 0.00 | 0.00 | 0.00 | 0.00 | 10.66 | 0.00 | 38.15 | 0.00 | 0.00 | 0.00 | 0.00 | 0.00 | 2.24 |
| 肾盂、肾盏 | C65 | 0.00 | 0.00 | 0.00 | 0.00 | 0.00 | 0.00 | 0.00 | 0.00 | 0.00 | 0.00 | 0.00 | 0.00 | 0.00 | 0.00 | 0.00 | 0.00 | 0.00 | 0.00 | 0.00 | 0.00 |

（续上表）

| 部位或病种 | ICD—10 | 0～ | 1～ | 5～ | 10～ | 15～ | 20～ | 25～ | 30～ | 35～ | 40～ | 45～ | 50～ | 55～ | 60～ | 65～ | 70～ | 75～ | 80～ | 85＋ | 合计 |
|---|---|---|---|---|---|---|---|---|---|---|---|---|---|---|---|---|---|---|---|---|---|
| 输尿管 | C66 | 0.00 | 0.00 | 0.00 | 0.00 | 0.00 | 0.00 | 0.00 | 0.00 | 0.00 | 0.00 | 0.00 | 0.00 | 0.00 | 0.00 | 0.00 | 0.00 | 0.00 | 0.00 | 0.00 | 0.00 |
| 膀胱 | C67 | 0.00 | 0.00 | 0.00 | 0.00 | 0.00 | 0.00 | 0.00 | 0.00 | 0.00 | 0.00 | 0.00 | 0.00 | 0.00 | 0.00 | 0.00 | 0.00 | 0.00 | 0.00 | 0.00 | 0.00 |
| 其他和未说明的泌尿器官 | C68 | 0.00 | 0.00 | 0.00 | 0.00 | 0.00 | 0.00 | 0.00 | 0.00 | 0.00 | 0.00 | 0.00 | 0.00 | 0.00 | 0.00 | 0.00 | 0.00 | 0.00 | 0.00 | 0.00 | 0.00 |
| 眼 | C69 | 0.00 | 0.00 | 0.00 | 0.00 | 0.00 | 0.00 | 0.00 | 0.00 | 0.00 | 0.00 | 0.00 | 0.00 | 0.00 | 0.00 | 0.00 | 0.00 | 0.00 | 0.00 | 0.00 | 0.00 |
| 脑、神经系统 | C70－72、D | 0.00 | 0.00 | 0.00 | 0.00 | 0.00 | 0.00 | 5.98 | 5.61 | 0.00 | 0.00 | 0.00 | 10.66 | 0.00 | 0.00 | 0.00 | 0.00 | 0.00 | 0.00 | 0.00 | 1.68 |
| 甲状腺 | C73 | 0.00 | 0.00 | 0.00 | 0.00 | 0.00 | 0.00 | 0.00 | 5.61 | 0.00 | 0.00 | 0.00 | 10.66 | 0.00 | 19.07 | 0.00 | 0.00 | 0.00 | 0.00 | 0.00 | 1.68 |
| 肾上腺 | C74 | 0.00 | 0.00 | 0.00 | 0.00 | 0.00 | 0.00 | 0.00 | 0.00 | 0.00 | 0.00 | 0.00 | 0.00 | 0.00 | 0.00 | 0.00 | 0.00 | 0.00 | 0.00 | 0.00 | 0.00 |
| 其他内分泌腺 | C75 | 0.00 | 0.00 | 0.00 | 0.00 | 0.00 | 0.00 | 0.00 | 0.00 | 0.00 | 0.00 | 0.00 | 0.00 | 0.00 | 0.00 | 0.00 | 0.00 | 0.00 | 0.00 | 0.00 | 0.00 |
| 霍奇金氏病 | C81 | 0.00 | 0.00 | 0.00 | 0.00 | 0.00 | 0.00 | 0.00 | 5.61 | 0.00 | 0.00 | 0.00 | 0.00 | 0.00 | 0.00 | 0.00 | 0.00 | 0.00 | 0.00 | 0.00 | 0.56 |
| 非霍奇金氏病 | C82—85、C96 | 0.00 | 0.00 | 0.00 | 0.00 | 0.00 | 8.10 | 0.00 | 0.00 | 0.00 | 16.84 | 0.00 | 10.66 | 0.00 | 0.00 | 0.00 | 0.00 | 0.00 | 0.00 | 0.00 | 2.24 |
| 多发性骨髓瘤和恶性浆细胞肿瘤 | C90 | 0.00 | 0.00 | 0.00 | 0.00 | 0.00 | 0.00 | 0.00 | 0.00 | 0.00 | 0.00 | 0.00 | 0.00 | 0.00 | 0.00 | 20.03 | 23.37 | 0.00 | 0.00 | 0.00 | 1.12 |
| 淋巴细胞白血病 | C91 | 0.00 | 0.00 | 0.00 | 0.00 | 0.00 | 0.00 | 0.00 | 0.00 | 0.00 | 0.00 | 0.00 | 0.00 | 0.00 | 0.00 | 0.00 | 0.00 | 0.00 | 0.00 | 0.00 | 0.00 |
| 髓细胞性白血病 | C92 | 0.00 | 0.00 | 0.00 | 0.00 | 7.50 | 0.00 | 0.00 | 0.00 | 0.00 | 8.42 | 0.00 | 10.66 | 0.00 | 0.00 | 0.00 | 0.00 | 0.00 | 0.00 | 0.00 | 1.68 |
| 单核细胞性白血病 | C93 | 0.00 | 0.00 | 0.00 | 0.00 | 0.00 | 0.00 | 0.00 | 0.00 | 0.00 | 0.00 | 0.00 | 0.00 | 0.00 | 0.00 | 0.00 | 0.00 | 0.00 | 0.00 | 0.00 | 0.00 |
| 其他指明的白血病 | C94 | 0.00 | 0.00 | 0.00 | 0.00 | 0.00 | 0.00 | 0.00 | 0.00 | 0.00 | 0.00 | 0.00 | 10.66 | 0.00 | 0.00 | 0.00 | 0.00 | 0.00 | 0.00 | 0.00 | 0.56 |
| 未指明细胞类型的白血病 | C95 | 0.00 | 0.00 | 0.00 | 0.00 | 0.00 | 0.00 | 0.00 | 0.00 | 0.00 | 0.00 | 0.00 | 0.00 | 0.00 | 0.00 | 0.00 | 0.00 | 0.00 | 0.00 | 0.00 | 0.00 |
| 独立的多个部位的（原发性）恶性肿瘤 | C97 | 0.00 | 0.00 | 0.00 | 0.00 | 0.00 | 0.00 | 5.98 | 0.00 | 0.00 | 0.00 | 0.00 | 0.00 | 0.00 | 0.00 | 0.00 | 0.00 | 0.00 | 0.00 | 0.00 | 0.56 |
| 其他及不明部位 | C26、39、48、76—80 | 0.00 | 0.00 | 0.00 | 0.00 | 0.00 | 8.10 | 0.00 | 0.00 | 0.00 | 0.00 | 0.00 | 0.00 | 0.00 | 19.07 | 20.03 | 23.37 | 30.06 | 51.30 | 0.00 | 3.36 |
| 除 C44 合计 | | 0.00 | 0.00 | 7.10 | 0.00 | 7.50 | 16.21 | 17.94 | 44.91 | 77.78 | 160.02 | 190.95 | 404.99 | 235.85 | 362.41 | 300.48 | 350.48 | 270.53 | 410.36 | 0.00 | 104.63 |
| 合计 | | 0.00 | 0.00 | 7.10 | 0.00 | 7.50 | 16.21 | 17.94 | 44.91 | 77.78 | 160.02 | 190.95 | 404.99 | 235.85 | 362.41 | 320.51 | 350.48 | 270.53 | 461.66 | 0.00 | 105.75 |

表 300　中山市民众镇 2000—2004 年男女合计恶性肿瘤年龄别发病率（$1/10^5$）

| 部位或病种 | ICD—10 | 0～ | 1～ | 5～ | 10～ | 15～ | 20～ | 25～ | 30～ | 35～ | 40～ | 45～ | 50～ | 55～ | 60～ | 65～ | 70～ | 75～ | 80～ | 85＋ | 合计 |
|---|---|---|---|---|---|---|---|---|---|---|---|---|---|---|---|---|---|---|---|---|---|
| 唇 | C00 | 0.00 | 0.00 | 0.00 | 0.00 | 0.00 | 0.00 | 0.00 | 0.00 | 0.00 | 0.00 | 0.00 | 0.00 | 0.00 | 0.00 | 0.00 | 0.00 | 0.00 | 0.00 | 0.00 | 0.00 |
| 舌 | C01—02 | 0.00 | 0.00 | 0.00 | 0.00 | 0.00 | 0.00 | 0.00 | 0.00 | 0.00 | 0.00 | 0.00 | 10.53 | 8.98 | 18.59 | 0.00 | 0.00 | 0.00 | 0.00 | 0.00 | 1.38 |
| 口 | C03—06 | 0.00 | 0.00 | 0.00 | 0.00 | 0.00 | 0.00 | 0.00 | 0.00 | 0.00 | 0.00 | 0.00 | 5.26 | 0.00 | 0.00 | 0.00 | 12.33 | 0.00 | 0.00 | 0.00 | 0.55 |
| 唾液腺 | C07—08 | 0.00 | 0.00 | 0.00 | 0.00 | 0.00 | 0.00 | 0.00 | 0.00 | 3.21 | 4.09 | 0.00 | 0.00 | 0.00 | 0.00 | 0.00 | 0.00 | 0.00 | 0.00 | 0.00 | 0.55 |
| 扁桃腺 | C09 | 0.00 | 0.00 | 0.00 | 0.00 | 0.00 | 0.00 | 0.00 | 0.00 | 0.00 | 0.00 | 3.90 | 0.00 | 0.00 | 0.00 | 0.00 | 0.00 | 0.00 | 0.00 | 0.00 | 0.28 |
| 其他口咽部 | C10 | 0.00 | 0.00 | 0.00 | 0.00 | 0.00 | 0.00 | 0.00 | 0.00 | 0.00 | 0.00 | 0.00 | 0.00 | 0.00 | 0.00 | 0.00 | 0.00 | 0.00 | 0.00 | 0.00 | 0.00 |
| 鼻咽部 | C11 | 0.00 | 0.00 | 0.00 | 0.00 | 0.00 | 0.00 | 0.00 | 17.21 | 28.90 | 36.83 | 46.83 | 42.11 | 62.88 | 74.35 | 71.08 | 24.65 | 17.68 | 64.32 | 0.00 | 19.61 |
| 喉咽部 | C12—13 | 0.00 | 0.00 | 0.00 | 0.00 | 0.00 | 0.00 | 0.00 | 0.00 | 0.00 | 0.00 | 3.90 | 0.00 | 0.00 | 0.00 | 0.00 | 0.00 | 0.00 | 0.00 | 0.00 | 0.28 |
| 唇，口腔和咽的其他部位和具体部位不明 | C14 | 0.00 | 0.00 | 0.00 | 0.00 | 0.00 | 0.00 | 0.00 | 0.00 | 0.00 | 0.00 | 3.90 | 0.00 | 0.00 | 0.00 | 0.00 | 0.00 | 0.00 | 0.00 | 0.00 | 0.28 |
| 食管 | C15 | 0.00 | 0.00 | 0.00 | 0.00 | 0.00 | 0.00 | 0.00 | 0.00 | 3.21 | 4.09 | 23.41 | 31.58 | 26.95 | 37.17 | 30.46 | 12.33 | 17.68 | 0.00 | 0.00 | 7.18 |
| 胃 | C16 | 0.00 | 0.00 | 0.00 | 0.00 | 0.00 | 0.00 | 0.00 | 0.00 | 3.21 | 0.00 | 19.51 | 10.53 | 17.97 | 37.17 | 20.31 | 49.31 | 53.04 | 0.00 | 0.00 | 6.35 |
| 小肠 | C17 | 0.00 | 0.00 | 0.00 | 0.00 | 0.00 | 0.00 | 0.00 | 0.00 | 0.00 | 8.19 | 0.00 | 0.00 | 0.00 | 0.00 | 0.00 | 0.00 | 0.00 | 0.00 | 0.00 | 0.55 |
| 结肠 | C18 | 0.00 | 0.00 | 0.00 | 0.00 | 3.59 | 0.00 | 3.06 | 0.00 | 3.21 | 12.28 | 7.80 | 5.26 | 0.00 | 0.00 | 20.31 | 36.98 | 17.68 | 64.32 | 0.00 | 4.70 |
| 直肠和乙状结肠连接处 | C19—20 | 0.00 | 0.00 | 0.00 | 0.00 | 0.00 | 0.00 | 3.06 | 0.00 | 0.00 | 0.00 | 3.90 | 5.26 | 0.00 | 18.59 | 20.31 | 36.98 | 17.68 | 32.16 | 0.00 | 3.31 |
| 肛门 | C21 | 0.00 | 0.00 | 0.00 | 0.00 | 0.00 | 0.00 | 0.00 | 0.00 | 0.00 | 0.00 | 0.00 | 0.00 | 0.00 | 0.00 | 0.00 | 0.00 | 0.00 | 0.00 | 0.00 | 0.00 |
| 肝脏和肝内胆管 | C22 | 0.00 | 0.00 | 0.00 | 0.00 | 0.00 | 0.00 | 3.06 | 5.74 | 9.63 | 32.74 | 31.22 | 52.64 | 53.90 | 65.05 | 50.77 | 49.31 | 17.68 | 32.16 | 0.00 | 15.47 |
| 胆囊 | C23 | 0.00 | 0.00 | 0.00 | 0.00 | 0.00 | 0.00 | 0.00 | 0.00 | 0.00 | 0.00 | 3.90 | 0.00 | 0.00 | 0.00 | 0.00 | 12.33 | 0.00 | 0.00 | 0.00 | 0.55 |
| 肝外胆管 | C24 | 0.00 | 0.00 | 0.00 | 0.00 | 0.00 | 0.00 | 0.00 | 0.00 | 0.00 | 4.09 | 0.00 | 5.26 | 0.00 | 0.00 | 0.00 | 0.00 | 17.68 | 0.00 | 0.00 | 0.83 |
| 胰腺 | C25 | 0.00 | 0.00 | 0.00 | 0.00 | 0.00 | 0.00 | 0.00 | 0.00 | 3.21 | 0.00 | 0.00 | 0.00 | 26.95 | 9.29 | 10.15 | 24.65 | 17.68 | 0.00 | 0.00 | 2.49 |
| 鼻腔、中耳和副鼻窦 | C30—31 | 0.00 | 0.00 | 0.00 | 0.00 | 0.00 | 0.00 | 0.00 | 0.00 | 0.00 | 0.00 | 0.00 | 0.00 | 0.00 | 0.00 | 0.00 | 0.00 | 0.00 | 0.00 | 0.00 | 0.00 |
| 喉 | C32 | 0.00 | 0.00 | 0.00 | 0.00 | 0.00 | 0.00 | 0.00 | 0.00 | 0.00 | 8.19 | 7.80 | 0.00 | 17.97 | 0.00 | 0.00 | 12.33 | 0.00 | 0.00 | 0.00 | 1.93 |
| 气管、支气管和肺 | C33—34 | 0.00 | 0.00 | 0.00 | 0.00 | 0.00 | 0.00 | 0.00 | 2.87 | 3.21 | 12.28 | 19.51 | 57.91 | 44.92 | 92.93 | 81.24 | 160.25 | 159.11 | 160.80 | 0.00 | 19.61 |

（续上表）

| 部位或病种 | ICD—10 | 0～ | 1～ | 5～ | 10～ | 15～ | 20～ | 25～ | 30～ | 35～ | 40～ | 45～ | 50～ | 55～ | 60～ | 65～ | 70～ | 75～ | 80～ | 85＋ | 合计 |
|---|---|---|---|---|---|---|---|---|---|---|---|---|---|---|---|---|---|---|---|---|---|
| 其他呼吸器官 | C37－38 | 0.00 | 0.00 | 0.00 | 0.00 | 0.00 | 0.00 | 0.00 | 0.00 | 0.00 | 0.00 | 0.00 | 0.00 | 0.00 | 9.29 | 0.00 | 0.00 | 0.00 | 0.00 | 0.00 | 0.28 |
| 骨和关节软骨 | C40－41 | 0.00 | 0.00 | 0.00 | 0.00 | 0.00 | 0.00 | 3.06 | 0.00 | 3.21 | 0.00 | 0.00 | 0.00 | 0.00 | 0.00 | 0.00 | 0.00 | 0.00 | 0.00 | 0.00 | 0.55 |
| 皮肤恶性黑色素瘤 | C43 | 0.00 | 0.00 | 0.00 | 0.00 | 0.00 | 0.00 | 3.06 | 0.00 | 0.00 | 0.00 | 0.00 | 0.00 | 0.00 | 0.00 | 0.00 | 0.00 | 0.00 | 0.00 | 0.00 | 0.28 |
| 皮肤其他恶性肿瘤 | C44 | 0.00 | 0.00 | 0.00 | 0.00 | 0.00 | 0.00 | 0.00 | 0.00 | 0.00 | 4.09 | 7.80 | 0.00 | 0.00 | 0.00 | 20.31 | 0.00 | 0.00 | 64.32 | 0.00 | 1.93 |
| 间皮瘤 | C45 | 0.00 | 0.00 | 0.00 | 0.00 | 0.00 | 0.00 | 0.00 | 0.00 | 0.00 | 0.00 | 0.00 | 0.00 | 8.98 | 0.00 | 0.00 | 0.00 | 0.00 | 0.00 | 0.00 | 0.28 |
| Kaposi 氏肉瘤 | C46 | 0.00 | 0.00 | 0.00 | 0.00 | 0.00 | 0.00 | 0.00 | 0.00 | 0.00 | 0.00 | 0.00 | 0.00 | 0.00 | 0.00 | 0.00 | 0.00 | 0.00 | 0.00 | 0.00 | 0.00 |
| 结缔组织和其他软组织 | C47、49 | 0.00 | 0.00 | 0.00 | 0.00 | 0.00 | 0.00 | 0.00 | 0.00 | 3.21 | 0.00 | 0.00 | 0.00 | 0.00 | 0.00 | 0.00 | 0.00 | 0.00 | 0.00 | 0.00 | 0.28 |
| 乳房 | C50 | 0.00 | 0.00 | 0.00 | 0.00 | 0.00 | 0.00 | 3.06 | 2.87 | 9.63 | 8.19 | 19.51 | 5.26 | 0.00 | 0.00 | 0.00 | 0.00 | 0.00 | 0.00 | 0.00 | 3.59 |
| 外阴 | C51 | 0.00 | 0.00 | 0.00 | 0.00 | 0.00 | 0.00 | 0.00 | 0.00 | 0.00 | 0.00 | 0.00 | 0.00 | 0.00 | 0.00 | 0.00 | 0.00 | 0.00 | 0.00 | 0.00 | 0.00 |
| 阴道 | C52 | 0.00 | 0.00 | 0.00 | 0.00 | 0.00 | 0.00 | 0.00 | 0.00 | 0.00 | 0.00 | 0.00 | 0.00 | 0.00 | 0.00 | 0.00 | 0.00 | 0.00 | 0.00 | 0.00 | 0.00 |
| 子宫颈 | C53 | 0.00 | 0.00 | 0.00 | 0.00 | 0.00 | 0.00 | 0.00 | 0.00 | 0.00 | 8.19 | 11.71 | 15.79 | 0.00 | 0.00 | 0.00 | 0.00 | 0.00 | 0.00 | 0.00 | 2.21 |
| 子宫体 | C54 | 0.00 | 0.00 | 0.00 | 0.00 | 0.00 | 0.00 | 0.00 | 0.00 | 3.21 | 8.19 | 23.41 | 89.49 | 26.95 | 27.88 | 0.00 | 0.00 | 17.68 | 0.00 | 0.00 | 9.11 |
| 子宫恶性肿瘤、未注明部位 | C55 | 0.00 | 0.00 | 0.00 | 0.00 | 0.00 | 0.00 | 0.00 | 0.00 | 0.00 | 4.09 | 0.00 | 0.00 | 0.00 | 0.00 | 0.00 | 0.00 | 0.00 | 0.00 | 0.00 | 0.28 |
| 卵巢 | C56 | 0.00 | 0.00 | 0.00 | 0.00 | 0.00 | 0.00 | 0.00 | 0.00 | 3.21 | 0.00 | 0.00 | 15.79 | 0.00 | 0.00 | 10.15 | 0.00 | 0.00 | 0.00 | 0.00 | 1.38 |
| 其他和未说明的女性生殖器官恶性肿瘤 | C57 | 0.00 | 0.00 | 0.00 | 0.00 | 0.00 | 0.00 | 0.00 | 0.00 | 0.00 | 0.00 | 0.00 | 0.00 | 0.00 | 0.00 | 0.00 | 0.00 | 0.00 | 0.00 | 0.00 | 0.00 |
| 胎盘 | C58 | 0.00 | 0.00 | 0.00 | 0.00 | 0.00 | 0.00 | 0.00 | 0.00 | 0.00 | 0.00 | 0.00 | 0.00 | 0.00 | 0.00 | 0.00 | 0.00 | 0.00 | 0.00 | 0.00 | 0.00 |
| 阴茎 | C60 | 0.00 | 0.00 | 0.00 | 0.00 | 0.00 | 0.00 | 0.00 | 0.00 | 0.00 | 0.00 | 0.00 | 5.26 | 0.00 | 0.00 | 0.00 | 0.00 | 0.00 | 0.00 | 0.00 | 0.28 |
| 前列腺 | C61 | 0.00 | 0.00 | 0.00 | 0.00 | 0.00 | 0.00 | 0.00 | 0.00 | 0.00 | 0.00 | 0.00 | 0.00 | 0.00 | 0.00 | 0.00 | 0.00 | 17.68 | 32.16 | 0.00 | 0.55 |
| 睾丸 | C62 | 0.00 | 0.00 | 0.00 | 0.00 | 0.00 | 0.00 | 0.00 | 0.00 | 0.00 | 0.00 | 0.00 | 0.00 | 0.00 | 0.00 | 0.00 | 0.00 | 0.00 | 0.00 | 0.00 | 0.00 |
| 其他和未说明的男性生殖器官恶性肿瘤 | C63 | 0.00 | 0.00 | 0.00 | 0.00 | 0.00 | 0.00 | 0.00 | 0.00 | 0.00 | 0.00 | 0.00 | 0.00 | 0.00 | 0.00 | 0.00 | 0.00 | 0.00 | 0.00 | 0.00 | 0.00 |
| 肾脏 | C64 | 0.00 | 0.00 | 3.32 | 0.00 | 0.00 | 0.00 | 0.00 | 0.00 | 0.00 | 0.00 | 0.00 | 5.26 | 0.00 | 18.59 | 20.31 | 0.00 | 0.00 | 0.00 | 0.00 | 1.66 |
| 肾盂、肾盏 | C65 | 0.00 | 0.00 | 0.00 | 0.00 | 0.00 | 0.00 | 0.00 | 0.00 | 0.00 | 0.00 | 0.00 | 0.00 | 0.00 | 0.00 | 0.00 | 0.00 | 0.00 | 0.00 | 0.00 | 0.00 |

（续上表）

| 部位或病种 | ICD—10 | 0～ | 1～ | 5～ | 10～ | 15～ | 20～ | 25～ | 30～ | 35～ | 40～ | 45～ | 50～ | 55～ | 60～ | 65～ | 70～ | 75～ | 80～ | 85＋ | 合计 |
|---|---|---|---|---|---|---|---|---|---|---|---|---|---|---|---|---|---|---|---|---|---|
| 输尿管 | C66 | 0.00 | 0.00 | 0.00 | 0.00 | 0.00 | 0.00 | 0.00 | 0.00 | 0.00 | 0.00 | 0.00 | 0.00 | 0.00 | 0.00 | 0.00 | 0.00 | 0.00 | 0.00 | 0.00 | 0.00 |
| 膀胱 | C67 | 0.00 | 0.00 | 0.00 | 0.00 | 0.00 | 0.00 | 0.00 | 0.00 | 0.00 | 0.00 | 3.90 | 0.00 | 0.00 | 0.00 | 40.62 | 36.98 | 35.36 | 32.16 | 0.00 | 3.04 |
| 其他和未说明的泌尿器官 | C68 | 0.00 | 0.00 | 0.00 | 0.00 | 0.00 | 0.00 | 0.00 | 0.00 | 0.00 | 0.00 | 0.00 | 0.00 | 0.00 | 0.00 | 0.00 | 0.00 | 0.00 | 0.00 | 0.00 | 0.00 |
| 眼 | C69 | 0.00 | 0.00 | 0.00 | 0.00 | 0.00 | 0.00 | 0.00 | 0.00 | 0.00 | 0.00 | 0.00 | 0.00 | 0.00 | 0.00 | 0.00 | 0.00 | 0.00 | 0.00 | 0.00 | 0.00 |
| 脑、神经系统 | C70－72、D | 0.00 | 0.00 | 0.00 | 2.82 | 0.00 | 0.00 | 3.06 | 2.87 | 3.21 | 0.00 | 3.90 | 5.26 | 0.00 | 0.00 | 0.00 | 0.00 | 0.00 | 0.00 | 0.00 | 1.66 |
| 甲状腺 | C73 | 0.00 | 0.00 | 0.00 | 0.00 | 0.00 | 0.00 | 0.00 | 2.87 | 0.00 | 4.09 | 0.00 | 5.26 | 0.00 | 9.29 | 0.00 | 0.00 | 0.00 | 0.00 | 0.00 | 1.10 |
| 肾上腺 | C74 | 0.00 | 0.00 | 0.00 | 0.00 | 0.00 | 0.00 | 0.00 | 0.00 | 0.00 | 0.00 | 0.00 | 0.00 | 0.00 | 0.00 | 0.00 | 0.00 | 0.00 | 0.00 | 0.00 | 0.00 |
| 其他内分泌腺 | C75 | 0.00 | 0.00 | 0.00 | 0.00 | 0.00 | 0.00 | 0.00 | 0.00 | 0.00 | 0.00 | 0.00 | 0.00 | 0.00 | 0.00 | 0.00 | 0.00 | 0.00 | 0.00 | 0.00 | 0.00 |
| 霍奇金氏病 | C81 | 0.00 | 0.00 | 0.00 | 0.00 | 0.00 | 0.00 | 0.00 | 2.87 | 0.00 | 0.00 | 0.00 | 0.00 | 0.00 | 0.00 | 0.00 | 0.00 | 0.00 | 0.00 | 0.00 | 0.28 |
| 非霍奇金氏病 | C82—85、C96 | 0.00 | 0.00 | 0.00 | 2.82 | 0.00 | 4.04 | 0.00 | 0.00 | 0.00 | 8.19 | 3.90 | 5.26 | 0.00 | 0.00 | 0.00 | 12.33 | 0.00 | 0.00 | 0.00 | 1.93 |
| 多发性骨髓瘤和恶性浆细胞肿瘤 | C90 | 0.00 | 0.00 | 0.00 | 0.00 | 0.00 | 0.00 | 0.00 | 0.00 | 0.00 | 0.00 | 0.00 | 5.26 | 0.00 | 0.00 | 10.15 | 12.33 | 0.00 | 0.00 | 0.00 | 0.83 |
| 淋巴细胞白血病 | C91 | 0.00 | 0.00 | 0.00 | 0.00 | 0.00 | 0.00 | 0.00 | 0.00 | 0.00 | 0.00 | 0.00 | 0.00 | 0.00 | 0.00 | 0.00 | 0.00 | 0.00 | 0.00 | 0.00 | 0.00 |
| 髓细胞性白血病 | C92 | 0.00 | 0.00 | 0.00 | 0.00 | 7.19 | 4.04 | 0.00 | 0.00 | 0.00 | 4.09 | 0.00 | 5.26 | 8.98 | 9.29 | 10.15 | 0.00 | 0.00 | 0.00 | 0.00 | 2.21 |
| 单核细胞性白血病 | C93 | 0.00 | 0.00 | 0.00 | 0.00 | 0.00 | 0.00 | 0.00 | 0.00 | 0.00 | 0.00 | 0.00 | 0.00 | 0.00 | 0.00 | 0.00 | 0.00 | 0.00 | 0.00 | 0.00 | 0.00 |
| 其他指明的白血病 | C94 | 0.00 | 0.00 | 0.00 | 0.00 | 0.00 | 0.00 | 0.00 | 0.00 | 0.00 | 0.00 | 0.00 | 5.26 | 0.00 | 0.00 | 0.00 | 0.00 | 0.00 | 0.00 | 0.00 | 0.28 |
| 未指明细胞类型的白血病 | C95 | 22.12 | 0.00 | 0.00 | 0.00 | 0.00 | 0.00 | 0.00 | 0.00 | 0.00 | 0.00 | 0.00 | 0.00 | 0.00 | 0.00 | 10.15 | 0.00 | 0.00 | 0.00 | 0.00 | 0.55 |
| 独立的多个部位的（原发性）恶性肿瘤 | C97 | 0.00 | 0.00 | 0.00 | 0.00 | 0.00 | 0.00 | 3.06 | 0.00 | 0.00 | 0.00 | 0.00 | 0.00 | 0.00 | 0.00 | 0.00 | 0.00 | 0.00 | 0.00 | 0.00 | 0.28 |
| 其他及不明部位 | C26、39、48、76—80 | 0.00 | 0.00 | 0.00 | 0.00 | 3.59 | 4.04 | 0.00 | 0.00 | 0.00 | 0.00 | 3.90 | 0.00 | 0.00 | 9.29 | 10.15 | 12.33 | 17.68 | 32.16 | 0.00 | 2.21 |
| 除 C44 合计 | | 22.12 | 0.00 | 3.32 | 5.64 | 14.38 | 12.12 | 24.50 | 37.28 | 83.48 | 167.80 | 245.84 | 394.81 | 305.42 | 436.78 | 416.35 | 505.40 | 424.29 | 450.24 | 0.00 | 120.97 |
| 合计 | | 22.12 | 0.00 | 3.32 | 5.64 | 14.38 | 12.12 | 24.50 | 37.28 | 83.48 | 171.89 | 253.65 | 394.81 | 305.42 | 436.78 | 436.66 | 505.40 | 424.29 | 514.56 | 0.00 | 122.90 |

## 6. 发病顺位

2000—2004 年期间民众镇男性发病前 10 位恶性肿瘤依次是气管/支气管和肺、鼻咽、肝脏和肝内胆管、食管、胃、膀胱、喉、结肠、髓细胞性白血病、直肠和乙状结肠连接处恶性肿瘤，其发病数占同期民众镇男性恶性肿瘤发病总数的 82.81%（表 301，图 176）。

**表 301　中山市民众镇 2000—2004 年男性前 10 位恶性肿瘤发病概况（N，$1/10^5$，%）**

| 位次 | 部位或病种 | ICD—10 | 例数 | 粗率 | 中标率 | 世标率 | 构成比 |
|---|---|---|---|---|---|---|---|
| 1 | 气管、支气管和肺 | C33－34 | 47 | 25.63 | 19.58 | 25.52 | 18.36 |
| 2 | 鼻咽 | C11 | 46 | 25.09 | 19.72 | 24.35 | 17.97 |
| 3 | 肝脏和肝内胆管 | C22 | 42 | 22.91 | 17.82 | 22.54 | 16.41 |
| 4 | 食管 | C15 | 24 | 13.09 | 10.18 | 13.14 | 9.38 |
| 5 | 胃 | C16 | 17 | 9.27 | 7.48 | 9.98 | 6.64 |
| 6 | 膀胱 | C67 | 11 | 6.00 | 4.29 | 5.80 | 4.30 |
| 7 | 喉 | C32 | 7 | 3.82 | 3.07 | 3.82 | 2.73 |
| 8 | 结肠 | C18 | 7 | 3.82 | 3.24 | 3.49 | 2.73 |
| 9 | 髓细胞性白血病 | C92 | 5 | 2.73 | 2.99 | 3.32 | 1.95 |
| 10 | 直肠和乙状结肠连接处 | C19－20 | 6 | 3.27 | 2.62 | 3.26 | 2.34 |
| 合计 | | | 212 | | | | 82.81 |

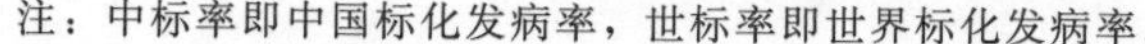

注：中标率即中国标化发病率，世标率即世界标化发病率。

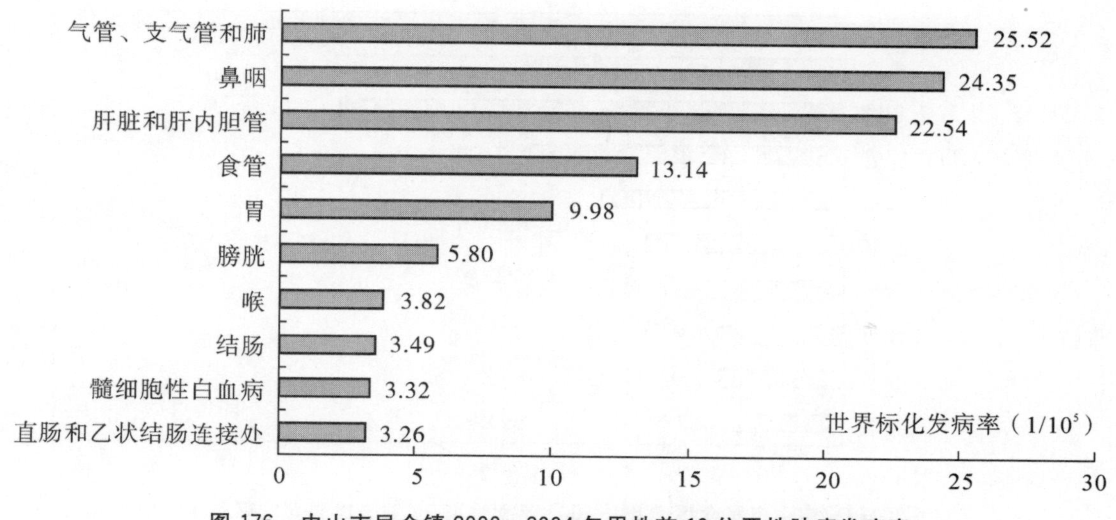


**图 176　中山市民众镇 2000—2004 年男性前 10 位恶性肿瘤发病率**

女性发病前 10 位恶性肿瘤依次是子宫体、鼻咽、气管/支气管和肺、肝脏和肝内胆管、乳房、结肠、子宫颈、直肠和乙状结肠连接处、胰腺和肾脏部恶性肿瘤，其发病数占同期民众镇女性恶性肿瘤发病总数的 75.14%（表 302，图 177）。

**表 302　中山市民众镇 2000—2004 年女性前 10 位恶性肿瘤发病概况（N，1/10$^5$，%）**

| 位次 | 部位或病种 | ICD—10 | 例数 | 粗率 | 中标率 | 世标率 | 构成比 |
|---|---|---|---|---|---|---|---|
| 1 | 子宫体 | C54 | 33 | 18.46 | 14.45 | 18.09 | 17.46 |
| 2 | 鼻咽 | C11 | 25 | 13.99 | 10.01 | 12.53 | 13.23 |
| 3 | 气管、支气管和肺 | C33－34 | 24 | 13.43 | 9.40 | 12.39 | 12.70 |
| 4 | 肝脏和肝内胆管 | C22 | 14 | 7.83 | 6.13 | 7.71 | 7.41 |
| 5 | 乳房 | C50 | 13 | 7.27 | 5.13 | 5.91 | 6.88 |
| 6 | 结肠 | C18 | 10 | 5.60 | 3.75 | 4.84 | 5.29 |
| 7 | 子宫颈 | C53 | 8 | 4.48 | 3.24 | 4.04 | 4.23 |
| 8 | 直肠和乙状结肠连接处 | C19－20 | 6 | 3.36 | 2.24 | 3.09 | 3.17 |
| 9 | 胰腺 | C25 | 5 | 2.80 | 2.34 | 2.98 | 2.65 |
| 10 | 肾脏 | C64 | 4 | 2.24 | 2.26 | 2.77 | 2.12 |
| 合计 | | | 142 | | | | 75.14 |

注：中标率为中国标化发病率，世标率为世界标化发病率。

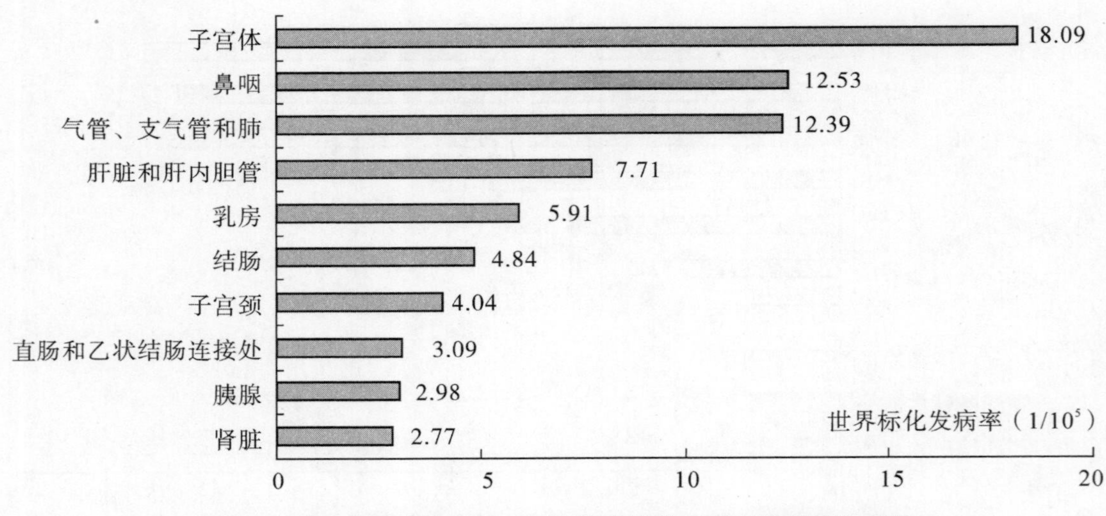


**图 177　中山市民众镇 2000—2004 年女性前 10 位恶性肿瘤发病率**

男女合计发病前 10 位恶性肿瘤依次是气管/支气管和肺、鼻咽、肝脏和肝内胆管、子宫体、食管、胃、结肠、直肠和乙状结肠连接处、乳房、膀胱恶性肿瘤，其发病数占同期民众镇男女合计恶性肿瘤发病总数的 74.84%（表 303，图 178），其中鼻咽癌发病占同期民众镇男、女和合计恶性肿瘤发病顺位的第 2 位（表 301、表 302、表 303，图 176、图 177、图 178）。

**表 303　中山市民众镇 2000—2004 年男女合计前 10 位恶性肿瘤发病概况（N，1/10$^5$，%）**

| 位次 | 部位或病种 | ICD—10 | 例数 | 粗率 | 中标率 | 世标率 | 构成比 |
|---|---|---|---|---|---|---|---|
| 1 | 气管、支气管和肺 | C33－34 | 71 | 19.61 | 14.28 | 18.72 | 15.96 |
| 2 | 鼻咽 | C11 | 71 | 19.61 | 14.92 | 18.50 | 15.96 |
| 3 | 肝脏和肝内胆管 | C22 | 56 | 15.47 | 12.06 | 15.24 | 12.58 |
| 4 | 子宫体 | C54 | 33 | 9.11 | 7.14 | 8.93 | 7.42 |
| 5 | 食管 | C15 | 26 | 7.18 | 5.66 | 7.32 | 5.84 |
| 6 | 胃 | C16 | 23 | 6.35 | 4.74 | 6.22 | 5.17 |
| 7 | 结肠 | C18 | 17 | 4.70 | 3.43 | 4.08 | 3.82 |
| 8 | 直肠和乙状结肠连接处 | C19－20 | 12 | 3.31 | 2.42 | 3.17 | 2.70 |
| 9 | 乳房 | C50 | 13 | 3.59 | 2.54 | 2.92 | 2.92 |
| 10 | 膀胱 | C67 | 11 | 3.04 | 2.00 | 2.71 | 2.47 |
| 合计 | | | 333 | | | | 74.84 |

注：中标率即中国标化发病率，世标率即世界标化发病率。

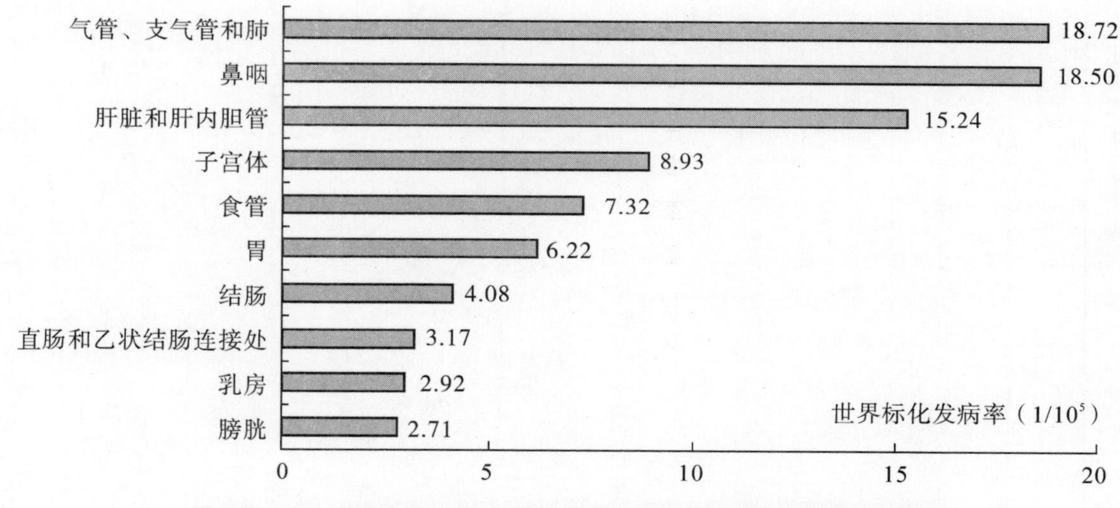


**图 178　中山市民众镇 2000—2004 年男女合计前 10 位恶性肿瘤发病率**

表 304 中山市民众镇 2000—2004 年男性恶性肿瘤主要发病指标（N，1/10$^5$，%）

| 部位或病种 | ICD—10 | 粗率 | 0～ | 15～ | 45～ | 55～ | 65＋ | 中标率 | 世标率 | 35～64 岁截缩率 | 0～64 岁累积率 | 0～74 岁累积率 | 例数 | 构成比 |
|---|---|---|---|---|---|---|---|---|---|---|---|---|---|---|
| 唇 | C00 | 0.00 | 0.00 | 0.00 | 0.00 | 0.00 | 0.00 | 0.00 | 0.00 | 0.00 | 0.00 | 0.00 | 0 | 0.00 |
| 舌 | C01—02 | 1.64 | 0.00 | 0.00 | 4.41 | 17.95 | 0.00 | 1.52 | 1.96 | 6.05 | 0.23 | 0.23 | 3 | 1.17 |
| 口 | C03—06 | 0.55 | 0.00 | 0.00 | 4.41 | 0.00 | 0.00 | 0.42 | 0.52 | 1.69 | 0.05 | 0.05 | 1 | 0.39 |
| 唾液腺 | C07—08 | 1.09 | 0.00 | 2.27 | 0.00 | 0.00 | 0.00 | 0.73 | 0.86 | 2.89 | 0.07 | 0.07 | 2 | 0.78 |
| 扁桃腺 | C09 | 0.55 | 0.00 | 0.00 | 4.41 | 0.00 | 0.00 | 0.36 | 0.46 | 1.44 | 0.04 | 0.04 | 1 | 0.39 |
| 其他口咽部 | C10 | 0.00 | 0.00 | 0.00 | 0.00 | 0.00 | 0.00 | 0.00 | 0.00 | 0.00 | 0.00 | 0.00 | 0 | 0.00 |
| 鼻咽部 | C11 | 25.09 | 0.00 | 15.88 | 66.16 | 98.75 | 47.15 | 19.72 | 24.35 | 61.99 | 2.13 | 2.68 | 46 | 17.97 |
| 喉咽部 | C12—13 | 0.55 | 0.00 | 0.00 | 4.41 | 0.00 | 0.00 | 0.36 | 0.46 | 1.44 | 0.04 | 0.04 | 1 | 0.39 |
| 唇，口腔和咽的其他部位和具体部位不明 | C14 | 0.55 | 0.00 | 0.00 | 4.41 | 0.00 | 0.00 | 0.36 | 0.46 | 1.44 | 0.04 | 0.04 | 1 | 0.39 |
| 食管 | C15 | 13.09 | 0.00 | 2.27 | 52.93 | 44.89 | 39.29 | 10.18 | 13.14 | 32.34 | 1.06 | 1.50 | 24 | 9.38 |
| 胃 | C16 | 9.27 | 0.00 | 0.00 | 22.05 | 53.86 | 47.15 | 7.48 | 9.98 | 20.35 | 0.76 | 1.36 | 17 | 6.64 |
| 小肠 | C17 | 0.55 | 0.00 | 1.13 | 0.00 | 0.00 | 0.00 | 0.38 | 0.48 | 1.53 | 0.04 | 0.04 | 1 | 0.39 |
| 结肠 | C18 | 3.82 | 0.00 | 2.27 | 4.41 | 0.00 | 31.43 | 3.24 | 3.49 | 1.44 | 0.10 | 0.37 | 7 | 2.73 |
| 直肠和乙状结肠连接处 | C19—20 | 3.27 | 0.00 | 1.13 | 4.41 | 8.98 | 23.57 | 2.62 | 3.26 | 3.41 | 0.16 | 0.39 | 6 | 2.34 |
| 肛门 | C21 | 0.00 | 0.00 | 0.00 | 0.00 | 0.00 | 0.00 | 0.00 | 0.00 | 0.00 | 0.00 | 0.00 | 0 | 0.00 |
| 肝脏和肝内胆管 | C22 | 22.91 | 0.00 | 13.61 | 70.57 | 80.79 | 39.29 | 17.82 | 22.54 | 59.19 | 1.99 | 2.46 | 42 | 16.41 |
| 胆囊 | C23 | 1.09 | 0.00 | 0.00 | 4.41 | 0.00 | 7.86 | 0.74 | 0.98 | 1.44 | 0.04 | 0.17 | 2 | 0.78 |
| 肝外胆管 | C24 | 0.55 | 0.00 | 0.00 | 4.41 | 0.00 | 0.00 | 0.42 | 0.52 | 1.69 | 0.05 | 0.05 | 1 | 0.39 |
| 胰腺 | C25 | 2.18 | 0.00 | 1.13 | 0.00 | 8.98 | 15.72 | 1.76 | 2.23 | 3.76 | 0.12 | 0.35 | 4 | 1.56 |
| 鼻腔、中耳和副鼻窦 | C30—31 | 0.00 | 0.00 | 0.00 | 0.00 | 0.00 | 0.00 | 0.00 | 0.00 | 0.00 | 0.00 | 0.00 | 0 | 0.00 |
| 喉 | C32 | 3.82 | 0.00 | 2.27 | 8.82 | 17.95 | 7.86 | 3.07 | 3.82 | 10.72 | 0.33 | 0.46 | 7 | 2.73 |
| 气管、支气管和肺 | C33—34 | 25.63 | 0.00 | 4.54 | 48.52 | 80.79 | 180.73 | 19.58 | 25.52 | 42.75 | 1.49 | 3.18 | 47 | 18.36 |

（续上表）

| 部位或病种 | ICD—10 | 粗率 | 0～ | 15～ | 45～ | 55～ | 65＋ | 中标率 | 世标率 | 35～64岁截缩率 | 0～64岁累积率 | 0～74岁累积率 | 例数 | 构成比 |
|---|---|---|---|---|---|---|---|---|---|---|---|---|---|---|
| 其他呼吸器官 | C37－38 | 0.55 | 0.00 | 0.00 | 0.00 | 8.98 | 0.00 | 0.49 | 0.72 | 1.97 | 0.09 | 0.09 | 1 | 0.39 |
| 骨和关节软骨 | C40－41 | 1.09 | 0.00 | 2.27 | 0.00 | 0.00 | 0.00 | 0.92 | 0.88 | 1.37 | 0.06 | 0.06 | 2 | 0.78 |
| 皮肤恶性黑色素瘤 | C43 | 0.55 | 0.00 | 1.13 | 0.00 | 0.00 | 0.00 | 0.58 | 0.50 | 0.00 | 0.03 | 0.03 | 1 | 0.39 |
| 皮肤其他恶性肿瘤 | C44 | 2.73 | 0.00 | 1.13 | 8.82 | 0.00 | 15.72 | 1.87 | 2.45 | 4.40 | 0.12 | 0.22 | 5 | 1.95 |
| 间皮瘤 | C45 | 0.00 | 0.00 | 0.00 | 0.00 | 0.00 | 0.00 | 0.00 | 0.00 | 0.00 | 0.00 | 0.00 | 0 | 0.00 |
| kaposi 氏肉瘤 | C46 | 0.00 | 0.00 | 0.00 | 0.00 | 0.00 | 0.00 | 0.00 | 0.00 | 0.00 | 0.00 | 0.00 | 0 | 0.00 |
| 结缔组织和其他软组织 | C47、49 | 0.55 | 0.00 | 1.13 | 0.00 | 0.00 | 0.00 | 0.34 | 0.38 | 1.37 | 0.03 | 0.03 | 1 | 0.39 |
| 乳房 | C50 | 0.00 | 0.00 | 0.00 | 0.00 | 0.00 | 0.00 | 0.00 | 0.00 | 0.00 | 0.00 | 0.00 | 0 | 0.00 |
| 外阴 | C51 | 0.00 | 0.00 | 0.00 | 0.00 | 0.00 | 0.00 | 0.00 | 0.00 | 0.00 | 0.00 | 0.00 | 0 | 0.00 |
| 阴道 | C52 | 0.00 | 0.00 | 0.00 | 0.00 | 0.00 | 0.00 | 0.00 | 0.00 | 0.00 | 0.00 | 0.00 | 0 | 0.00 |
| 子宫颈 | C53 | 0.00 | 0.00 | 0.00 | 0.00 | 0.00 | 0.00 | 0.00 | 0.00 | 0.00 | 0.00 | 0.00 | 0 | 0.00 |
| 子宫体 | C54 | 0.00 | 0.00 | 0.00 | 0.00 | 0.00 | 0.00 | 0.00 | 0.00 | 0.00 | 0.00 | 0.00 | 0 | 0.00 |
| 子宫恶性肿瘤、未注明部位 | C55 | 0.00 | 0.00 | 0.00 | 0.00 | 0.00 | 0.00 | 0.00 | 0.00 | 0.00 | 0.00 | 0.00 | 0 | 0.00 |
| 卵巢 | C56 | 0.00 | 0.00 | 0.00 | 0.00 | 0.00 | 0.00 | 0.00 | 0.00 | 0.00 | 0.00 | 0.00 | 0 | 0.00 |
| 其他和未说明的女性生殖器官恶性肿瘤 | C57 | 0.00 | 0.00 | 0.00 | 0.00 | 0.00 | 0.00 | 0.00 | 0.00 | 0.00 | 0.00 | 0.00 | 0 | 0.00 |
| 胎盘 | C58 | 0.00 | 0.00 | 0.00 | 0.00 | 0.00 | 0.00 | 0.00 | 0.00 | 0.00 | 0.00 | 0.00 | 0 | 0.00 |
| 阴茎 | C60 | 0.55 | 0.00 | 0.00 | 4.41 | 0.00 | 0.00 | 0.42 | 0.52 | 1.69 | 0.05 | 0.05 | 1 | 0.39 |
| 前列腺 | C61 | 1.09 | 0.00 | 0.00 | 0.00 | 0.00 | 15.72 | 0.69 | 0.87 | 0.00 | 0.00 | 0.00 | 2 | 0.78 |
| 睾丸 | C62 | 0.00 | 0.00 | 0.00 | 0.00 | 0.00 | 0.00 | 0.00 | 0.00 | 0.00 | 0.00 | 0.00 | 0 | 0.00 |
| 其他和未说明的男性生殖器官恶性肿瘤 | C63 | 0.00 | 0.00 | 0.00 | 0.00 | 0.00 | 0.00 | 0.00 | 0.00 | 0.00 | 0.00 | 0.00 | 0 | 0.00 |
| 肾脏 | C64 | 1.09 | 0.00 | 0.00 | 0.00 | 0.00 | 15.72 | 0.87 | 1.24 | 0.00 | 0.00 | 0.21 | 2 | 0.78 |
| 肾盂、肾盏 | C65 | 0.00 | 0.00 | 0.00 | 0.00 | 0.00 | 0.00 | 0.00 | 0.00 | 0.00 | 0.00 | 0.00 | 0 | 0.00 |

（续上表）

| 部位或病种 | ICD—10 | 粗率 | 0～ | 15～ | 45～ | 55～ | 65＋ | 中标率 | 世标率 | 35～64 岁截缩率 | 0～64 岁累积率 | 0～74 岁累积率 | 例数 | 构成比 |
|---|---|---|---|---|---|---|---|---|---|---|---|---|---|---|
| 输尿管 | C66 | 0.00 | 0.00 | 0.00 | 0.00 | 0.00 | 0.00 | 0.00 | 0.00 | 0.00 | 0.00 | 0.00 | 0 | 0.00 |
| 膀胱 | C67 | 6.00 | 0.00 | 0.00 | 4.41 | 0.00 | 78.58 | 4.29 | 5.80 | 1.44 | 0.04 | 0.84 | 11 | 4.30 |
| 其他和未说明的泌尿器官 | C68 | 0.00 | 0.00 | 0.00 | 0.00 | 0.00 | 0.00 | 0.00 | 0.00 | 0.00 | 0.00 | 0.00 | 0 | 0.00 |
| 眼 | C69 | 0.00 | 0.00 | 0.00 | 0.00 | 0.00 | 0.00 | 0.00 | 0.00 | 0.00 | 0.00 | 0.00 | 0 | 0.00 |
| 脑、神经系统 | C70—72、D | 1.64 | 2.05 | 1.13 | 4.41 | 0.00 | 0.00 | 1.41 | 1.32 | 2.81 | 0.10 | 0.10 | 3 | 1.17 |
| 甲状腺 | C73 | 0.55 | 0.00 | 1.13 | 0.00 | 0.00 | 0.00 | 0.38 | 0.48 | 1.53 | 0.04 | 0.04 | 1 | 0.39 |
| 肾上腺 | C74 | 0.00 | 0.00 | 0.00 | 0.00 | 0.00 | 0.00 | 0.00 | 0.00 | 0.00 | 0.00 | 0.00 | 0 | 0.00 |
| 其他内分泌腺 | C75 | 0.00 | 0.00 | 0.00 | 0.00 | 0.00 | 0.00 | 0.00 | 0.00 | 0.00 | 0.00 | 0.00 | 0 | 0.00 |
| 霍奇金氏病 | C81 | 0.00 | 0.00 | 0.00 | 0.00 | 0.00 | 0.00 | 0.00 | 0.00 | 0.00 | 0.00 | 0.00 | 0 | 0.00 |
| 非霍奇金氏病 | C82—85、C96 | 1.64 | 2.05 | 0.00 | 4.41 | 0.00 | 7.86 | 1.44 | 1.47 | 1.44 | 0.07 | 0.20 | 3 | 1.17 |
| 多发性骨髓瘤和恶性浆细胞肿瘤 | C90 | 0.55 | 0.00 | 0.00 | 4.41 | 0.00 | 0.00 | 0.42 | 0.52 | 1.69 | 0.05 | 0.05 | 1 | 0.39 |
| 淋巴细胞白血病 | C91 | 0.00 | 0.00 | 0.00 | 0.00 | 0.00 | 0.00 | 0.00 | 0.00 | 0.00 | 0.00 | 0.00 | 0 | 0.00 |
| 髓细胞性白血病 | C92 | 2.73 | 0.00 | 2.27 | 0.00 | 17.95 | 7.86 | 2.99 | 3.32 | 4.36 | 0.25 | 0.36 | 5 | 1.95 |
| 单核细胞性白血病 | C93 | 0.00 | 0.00 | 0.00 | 0.00 | 0.00 | 0.00 | 0.00 | 0.00 | 0.00 | 0.00 | 0.00 | 0 | 0.00 |
| 其他指明的白血病 | C94 | 0.00 | 0.00 | 0.00 | 0.00 | 0.00 | 0.00 | 0.00 | 0.00 | 0.00 | 0.00 | 0.00 | 0 | 0.00 |
| 未指明细胞类型的白血病 | C95 | 1.09 | 2.05 | 0.00 | 0.00 | 0.00 | 7.86 | 1.27 | 1.58 | 0.00 | 0.04 | 0.14 | 2 | 0.78 |
| 独立的多个部位的（原发性）恶性肿瘤 | C97 | 0.00 | 0.00 | 0.00 | 0.00 | 0.00 | 0.00 | 0.00 | 0.00 | 0.00 | 0.00 | 0.00 | 0 | 0.00 |
| 其他及不明部位 | C26、39、48、76—80 | 1.09 | 0.00 | 1.13 | 4.41 | 0.00 | 0.00 | 1.22 | 1.08 | 1.44 | 0.07 | 0.07 | 2 | 0.78 |
| 除 C44 合计 | | 136.90 | 6.16 | 56.73 | 335.20 | 439.88 | 573.63 | 108.52 | 135.71 | 276.63 | 9.68 | 15.76 | 251 | 98.05 |
| 合计 | | 139.63 | 6.16 | 57.86 | 344.02 | 439.88 | 589.34 | 110.38 | 138.16 | 281.03 | 9.80 | 15.98 | 256 | 100.00 |

注：中标率即中国标化发病率，世标率即世界标化发病率。

**表 305　中山市民众镇 2000—2004 年女性恶性肿瘤主要发病指标（N，1/10^5，%）**

| 部位或病种 | ICD—10 | 粗率 | 0～ | 15～ | 45～ | 55～ | 65+ | 中标率 | 世标率 | 35～64 岁截缩率 | 0～64 岁累积率 | 0～74 岁累积率 | 例数 | 构成比 |
|---|---|---|---|---|---|---|---|---|---|---|---|---|---|---|
| 唇 | C00 | 0.00 | 0.00 | 0.00 | 0.00 | 0.00 | 0.00 | 0.00 | 0.00 | 0.00 | 0.00 | 0.00 | 0 | 0.00 |
| 舌 | C01—02 | 1.12 | 0.00 | 0.00 | 4.56 | 9.30 | 0.00 | 0.95 | 1.30 | 3.80 | 0.15 | 0.15 | 2 | 1.06 |
| 口 | C03—06 | 0.56 | 0.00 | 0.00 | 0.00 | 0.00 | 6.27 | 0.33 | 0.47 | 0.00 | 0.00 | 0.12 | 1 | 0.53 |
| 唾液腺 | C07—08 | 0.00 | 0.00 | 0.00 | 0.00 | 0.00 | 0.00 | 0.00 | 0.00 | 0.00 | 0.00 | 0.00 | 0 | 0.00 |
| 扁桃腺 | C09 | 0.00 | 0.00 | 0.00 | 0.00 | 0.00 | 0.00 | 0.00 | 0.00 | 0.00 | 0.00 | 0.00 | 0 | 0.00 |
| 其他口咽部 | C10 | 0.00 | 0.00 | 0.00 | 0.00 | 0.00 | 0.00 | 0.00 | 0.00 | 0.00 | 0.00 | 0.00 | 0 | 0.00 |
| 鼻咽部 | C11 | 13.99 | 0.00 | 11.43 | 22.78 | 37.19 | 37.61 | 10.01 | 12.53 | 28.40 | 0.94 | 1.36 | 25 | 13.23 |
| 喉咽部 | C12—13 | 0.00 | 0.00 | 0.00 | 0.00 | 0.00 | 0.00 | 0.00 | 0.00 | 0.00 | 0.00 | 0.00 | 0 | 0.00 |
| 唇，口腔和咽的其他部位和具体部位不明 | C14 | 0.00 | 0.00 | 0.00 | 0.00 | 0.00 | 0.00 | 0.00 | 0.00 | 0.00 | 0.00 | 0.00 | 0 | 0.00 |
| 食管 | C15 | 1.12 | 0.00 | 0.00 | 0.00 | 18.60 | 0.00 | 1.13 | 1.49 | 4.51 | 0.19 | 0.19 | 2 | 1.06 |
| 胃 | C16 | 3.36 | 0.00 | 1.14 | 9.11 | 0.00 | 18.81 | 1.95 | 2.41 | 4.38 | 0.11 | 0.23 | 6 | 3.17 |
| 小肠 | C17 | 0.56 | 0.00 | 1.14 | 0.00 | 0.00 | 0.00 | 0.41 | 0.51 | 1.62 | 0.04 | 0.04 | 1 | 0.53 |
| 结肠 | C18 | 5.60 | 0.00 | 4.57 | 9.11 | 0.00 | 25.08 | 3.75 | 4.84 | 9.46 | 0.25 | 0.57 | 10 | 5.29 |
| 直肠和乙状结肠连接处 | C19—20 | 3.36 | 0.00 | 0.00 | 4.56 | 9.30 | 25.08 | 2.24 | 3.09 | 3.80 | 0.15 | 0.48 | 6 | 3.17 |
| 肛门 | C21 | 0.00 | 0.00 | 0.00 | 0.00 | 0.00 | 0.00 | 0.00 | 0.00 | 0.00 | 0.00 | 0.00 | 0 | 0.00 |
| 肝脏和肝内胆管 | C22 | 7.83 | 0.00 | 2.29 | 9.11 | 37.19 | 37.61 | 6.13 | 7.71 | 14.01 | 0.52 | 1.06 | 14 | 7.41 |
| 胆囊 | C23 | 0.00 | 0.00 | 0.00 | 0.00 | 0.00 | 0.00 | 0.00 | 0.00 | 0.00 | 0.00 | 0.00 | 0 | 0.00 |
| 肝外胆管 | C24 | 1.12 | 0.00 | 1.14 | 0.00 | 0.00 | 6.27 | 0.66 | 0.81 | 1.62 | 0.04 | 0.04 | 2 | 1.06 |
| 胰腺 | C25 | 2.80 | 0.00 | 0.00 | 0.00 | 27.90 | 12.54 | 2.34 | 2.98 | 6.96 | 0.28 | 0.39 | 5 | 2.65 |
| 鼻腔、中耳和副鼻窦 | C30—31 | 0.00 | 0.00 | 0.00 | 0.00 | 0.00 | 0.00 | 0.00 | 0.00 | 0.00 | 0.00 | 0.00 | 0 | 0.00 |
| 喉 | C32 | 0.00 | 0.00 | 0.00 | 0.00 | 0.00 | 0.00 | 0.00 | 0.00 | 0.00 | 0.00 | 0.00 | 0 | 0.00 |
| 气管、支气管和肺 | C33—34 | 13.43 | 0.00 | 1.14 | 22.78 | 55.79 | 75.23 | 9.40 | 12.39 | 21.34 | 0.83 | 1.60 | 24 | 12.70 |

（续上表）

| 部位或病种 | ICD—10 | 粗率 | 0～ | 15～ | 45～ | 55～ | 65＋ | 中标率 | 世标率 | 35～64岁截缩率 | 0～64岁累积率 | 0～74岁累积率 | 例数 | 构成比 |
|---|---|---|---|---|---|---|---|---|---|---|---|---|---|---|
| 其他呼吸器官 | C37－38 | 0.00 | 0.00 | 0.00 | 0.00 | 0.00 | 0.00 | 0.00 | 0.00 | 0.00 | 0.00 | 0.00 | 0 | 0.00 |
| 骨和关节软骨 | C40－41 | 0.00 | 0.00 | 0.00 | 0.00 | 0.00 | 0.00 | 0.00 | 0.00 | 0.00 | 0.00 | 0.00 | 0 | 0.00 |
| 皮肤恶性黑色素瘤 | C43 | 0.00 | 0.00 | 0.00 | 0.00 | 0.00 | 0.00 | 0.00 | 0.00 | 0.00 | 0.00 | 0.00 | 0 | 0.00 |
| 皮肤其他恶性肿瘤 | C44 | 1.12 | 0.00 | 0.00 | 0.00 | 0.00 | 12.54 | 0.61 | 0.86 | 0.00 | 0.00 | 0.10 | 2 | 1.06 |
| 间皮瘤 | C45 | 0.56 | 0.00 | 0.00 | 0.00 | 9.30 | 0.00 | 0.61 | 0.73 | 2.44 | 0.09 | 0.09 | 1 | 0.53 |
| Kaposi氏肉瘤 | C46 | 0.00 | 0.00 | 0.00 | 0.00 | 0.00 | 0.00 | 0.00 | 0.00 | 0.00 | 0.00 | 0.00 | 0 | 0.00 |
| 结缔组织和其他软组织 | C47、49 | 0.00 | 0.00 | 0.00 | 0.00 | 0.00 | 0.00 | 0.00 | 0.00 | 0.00 | 0.00 | 0.00 | 0 | 0.00 |
| 乳房 | C50 | 7.27 | 0.00 | 8.00 | 27.33 | 0.00 | 0.00 | 5.13 | 5.91 | 16.61 | 0.49 | 0.49 | 13 | 6.88 |
| 外阴 | C51 | 0.00 | 0.00 | 0.00 | 0.00 | 0.00 | 0.00 | 0.00 | 0.00 | 0.00 | 0.00 | 0.00 | 0 | 0.00 |
| 阴道 | C52 | 0.00 | 0.00 | 0.00 | 0.00 | 0.00 | 0.00 | 0.00 | 0.00 | 0.00 | 0.00 | 0.00 | 0 | 0.00 |
| 子宫颈 | C53 | 4.48 | 0.00 | 2.29 | 27.33 | 0.00 | 0.00 | 3.24 | 4.04 | 12.90 | 0.36 | 0.36 | 8 | 4.23 |
| 子宫体 | C54 | 18.46 | 0.00 | 3.43 | 104.78 | 55.79 | 6.27 | 14.45 | 18.09 | 56.49 | 1.82 | 1.82 | 33 | 17.46 |
| 子宫恶性肿瘤、未注明部位 | C55 | 0.56 | 0.00 | 1.14 | 0.00 | 0.00 | 0.00 | 0.41 | 0.51 | 1.62 | 0.04 | 0.04 | 1 | 0.53 |
| 卵巢 | C56 | 2.80 | 0.00 | 1.14 | 13.67 | 0.00 | 6.27 | 2.08 | 2.59 | 6.57 | 0.19 | 0.29 | 5 | 2.65 |
| 其他和未说明的女性生殖器官恶性肿瘤 | C57 | 0.00 | 0.00 | 0.00 | 0.00 | 0.00 | 0.00 | 0.00 | 0.00 | 0.00 | 0.00 | 0.00 | 0 | 0.00 |
| 胎盘 | C58 | 0.00 | 0.00 | 0.00 | 0.00 | 0.00 | 0.00 | 0.00 | 0.00 | 0.00 | 0.00 | 0.00 | 0 | 0.00 |
| 阴茎 | C60 | 0.00 | 0.00 | 0.00 | 0.00 | 0.00 | 0.00 | 0.00 | 0.00 | 0.00 | 0.00 | 0.00 | 0 | 0.00 |
| 前列腺 | C61 | 0.00 | 0.00 | 0.00 | 0.00 | 0.00 | 0.00 | 0.00 | 0.00 | 0.00 | 0.00 | 0.00 | 0 | 0.00 |
| 睾丸 | C62 | 0.00 | 0.00 | 0.00 | 0.00 | 0.00 | 0.00 | 0.00 | 0.00 | 0.00 | 0.00 | 0.00 | 0 | 0.00 |
| 其他和未说明的男性生殖器官恶性肿瘤 | C63 | 0.00 | 0.00 | 0.00 | 0.00 | 0.00 | 0.00 | 0.00 | 0.00 | 0.00 | 0.00 | 0.00 | 0 | 0.00 |
| 肾脏 | C64 | 2.24 | 2.35 | 0.00 | 4.56 | 18.60 | 0.00 | 2.26 | 2.77 | 5.87 | 0.28 | 0.28 | 4 | 2.12 |
| 肾盂、肾盏 | C65 | 0.00 | 0.00 | 0.00 | 0.00 | 0.00 | 0.00 | 0.00 | 0.00 | 0.00 | 0.00 | 0.00 | 0 | 0.00 |

（续上表）

| 部位或病种 | ICD—10 | 粗率 | 0～ | 15～ | 45～ | 55～ | 65＋ | 中标率 | 世标率 | 35～64岁截缩率 | 0～64岁累积率 | 0～74岁累积率 | 例数 | 构成比 |
|---|---|---|---|---|---|---|---|---|---|---|---|---|---|---|
| 输尿管 | C66 | 0.00 | 0.00 | 0.00 | 0.00 | 0.00 | 0.00 | 0.00 | 0.00 | 0.00 | 0.00 | 0.00 | 0 | 0.00 |
| 膀胱 | C67 | 0.00 | 0.00 | 0.00 | 0.00 | 0.00 | 0.00 | 0.00 | 0.00 | 0.00 | 0.00 | 0.00 | 0 | 0.00 |
| 其他和未说明的泌尿器官 | C68 | 0.00 | 0.00 | 0.00 | 0.00 | 0.00 | 0.00 | 0.00 | 0.00 | 0.00 | 0.00 | 0.00 | 0 | 0.00 |
| 眼 | C69 | 0.00 | 0.00 | 0.00 | 0.00 | 0.00 | 0.00 | 0.00 | 0.00 | 0.00 | 0.00 | 0.00 | 0 | 0.00 |
| 脑、神经系统 | C70—72、D | 1.68 | 0.00 | 2.29 | 4.56 | 0.00 | 0.00 | 1.39 | 1.35 | 1.73 | 0.11 | 0.11 | 3 | 1.59 |
| 甲状腺 | C73 | 1.68 | 0.00 | 1.14 | 4.56 | 9.30 | 0.00 | 1.36 | 1.63 | 3.80 | 0.18 | 0.18 | 3 | 1.59 |
| 肾上腺 | C74 | 0.00 | 0.00 | 0.00 | 0.00 | 0.00 | 0.00 | 0.00 | 0.00 | 0.00 | 0.00 | 0.00 | 0 | 0.00 |
| 其他内分泌腺 | C75 | 0.00 | 0.00 | 0.00 | 0.00 | 0.00 | 0.00 | 0.00 | 0.00 | 0.00 | 0.00 | 0.00 | 0 | 0.00 |
| 霍奇金氏病 | C81 | 0.56 | 0.00 | 1.14 | 0.00 | 0.00 | 0.00 | 0.41 | 0.34 | 0.00 | 0.03 | 0.03 | 1 | 0.53 |
| 非霍奇金氏病 | C82—85、C96 | 2.24 | 0.00 | 3.43 | 4.56 | 0.00 | 0.00 | 1.85 | 2.19 | 4.96 | 0.18 | 0.18 | 4 | 2.12 |
| 多发性骨髓瘤和恶性浆细胞肿瘤 | C90 | 1.12 | 0.00 | 0.00 | 0.00 | 0.00 | 12.54 | 0.76 | 1.07 | 0.00 | 0.00 | 0.22 | 2 | 1.06 |
| 淋巴细胞白血病 | C91 | 0.00 | 0.00 | 0.00 | 0.00 | 0.00 | 0.00 | 0.00 | 0.00 | 0.00 | 0.00 | 0.00 | 0 | 0.00 |
| 髓细胞性白血病 | C92 | 1.68 | 0.00 | 2.29 | 4.56 | 0.00 | 0.00 | 1.78 | 1.71 | 3.34 | 0.13 | 0.13 | 3 | 1.59 |
| 单核细胞性白血病 | C93 | 0.00 | 0.00 | 0.00 | 0.00 | 0.00 | 0.00 | 0.00 | 0.00 | 0.00 | 0.00 | 0.00 | 0 | 0.00 |
| 其他指明的白血病 | C94 | 0.56 | 0.00 | 0.00 | 4.56 | 0.00 | 0.00 | 0.43 | 0.53 | 1.73 | 0.05 | 0.05 | 1 | 0.53 |
| 未指明细胞类型的白血病 | C95 | 0.00 | 0.00 | 0.00 | 0.00 | 0.00 | 0.00 | 0.00 | 0.00 | 0.00 | 0.00 | 0.00 | 0 | 0.00 |
| 独立的多个部位的（原发性）恶性肿瘤 | C97 | 0.56 | 0.00 | 1.14 | 0.00 | 0.00 | 0.00 | 0.55 | 0.48 | 0.00 | 0.03 | 0.03 | 1 | 0.53 |
| 其他及不明部位 | C26、39、48,76—80 | 3.36 | 0.00 | 1.14 | 0.00 | 9.30 | 25.08 | 2.33 | 3.04 | 2.07 | 0.14 | 0.35 | 6 | 3.17 |
| 除C44合计 |  | 104.63 | 2.35 | 51.42 | 282.44 | 297.55 | 294.63 | 78.34 | 97.50 | 220.04 | 7.63 | 10.88 | 187 | 98.94 |
| 合计 |  | 105.75 | 2.35 | 51.42 | 282.44 | 297.55 | 307.17 | 78.96 | 98.36 | 220.04 | 7.63 | 10.98 | 189 | 100.00 |

注：中标率即中国标化发病率，世标率即世界标化发病率。

表 306　中山市民众镇 2000—2004 年男女合计主要恶性肿瘤发病指标（N，1/10$^5$，%）

| 部位或病种 | ICD—10 | 粗率 | 0～ | 15～ | 45～ | 55～ | 65＋ | 中标率 | 世标率 | 35～64 岁截缩率 | 0～64 岁累积率 | 0～74 岁累积率 | 例数 | 构成比 |
|---|---|---|---|---|---|---|---|---|---|---|---|---|---|---|
| 唇 | C00 | 0.00 | 0.00 | 0.00 | 0.00 | 0.00 | 0.00 | 0.00 | 0.00 | 0.00 | 0.00 | 0.00 | 0 | 0.00 |
| 舌 | C01—02 | 1.38 | 0.00 | 0.00 | 4.48 | 13.70 | 0.00 | 1.24 | 1.63 | 4.93 | 0.19 | 0.19 | 5 | 1.12 |
| 口 | C03—06 | 0.55 | 0.00 | 0.00 | 2.24 | 0.00 | 3.48 | 0.39 | 0.51 | 0.85 | 0.03 | 0.09 | 2 | 0.45 |
| 唾液腺 | C07—08 | 0.55 | 0.00 | 1.14 | 0.00 | 0.00 | 0.00 | 0.37 | 0.44 | 1.48 | 0.04 | 0.04 | 2 | 0.45 |
| 扁桃腺 | C09 | 0.28 | 0.00 | 0.00 | 2.24 | 0.00 | 0.00 | 0.18 | 0.23 | 0.73 | 0.02 | 0.02 | 1 | 0.22 |
| 其他口咽部 | C10 | 0.00 | 0.00 | 0.00 | 0.00 | 0.00 | 0.00 | 0.00 | 0.00 | 0.00 | 0.00 | 0.00 | 0 | 0.00 |
| 鼻咽部 | C11 | 19.61 | 0.00 | 13.66 | 44.82 | 68.52 | 41.78 | 14.92 | 18.50 | 45.44 | 1.55 | 2.02 | 71 | 15.96 |
| 喉咽部 | C12—13 | 0.28 | 0.00 | 0.00 | 2.24 | 0.00 | 0.00 | 0.18 | 0.23 | 0.73 | 0.02 | 0.02 | 1 | 0.22 |
| 唇，口腔和咽的其他部位和具体部位不明 | C14 | 0.28 | 0.00 | 0.00 | 2.24 | 0.00 | 0.00 | 0.18 | 0.23 | 0.73 | 0.02 | 0.02 | 1 | 0.22 |
| 食管 | C15 | 7.18 | 0.00 | 1.14 | 26.89 | 31.97 | 17.41 | 5.66 | 7.32 | 18.66 | 0.63 | 0.85 | 26 | 5.84 |
| 胃 | C16 | 6.35 | 0.00 | 0.57 | 15.69 | 27.41 | 31.34 | 4.74 | 6.22 | 12.52 | 0.44 | 0.79 | 23 | 5.17 |
| 小肠 | C17 | 0.55 | 0.00 | 1.14 | 0.00 | 0.00 | 0.00 | 0.39 | 0.49 | 1.57 | 0.04 | 0.04 | 2 | 0.45 |
| 结肠 | C18 | 4.70 | 0.00 | 3.42 | 6.72 | 0.00 | 27.86 | 3.43 | 4.08 | 5.37 | 0.18 | 0.46 | 17 | 3.82 |
| 直肠和乙状结肠连接处 | C19—20 | 3.31 | 0.00 | 0.57 | 4.48 | 9.14 | 24.37 | 2.42 | 3.17 | 3.61 | 0.15 | 0.44 | 12 | 2.70 |
| 肛门 | C21 | 0.00 | 0.00 | 0.00 | 0.00 | 0.00 | 0.00 | 0.00 | 0.00 | 0.00 | 0.00 | 0.00 | 0 | 0.00 |
| 肝脏和肝内胆管 | C22 | 15.47 | 0.00 | 7.97 | 40.34 | 59.38 | 38.30 | 12.06 | 15.24 | 37.07 | 1.27 | 1.77 | 56 | 12.58 |
| 胆囊 | C23 | 0.55 | 0.00 | 0.00 | 2.24 | 0.00 | 3.48 | 0.36 | 0.48 | 0.73 | 0.02 | 0.08 | 2 | 0.45 |
| 肝外胆管 | C24 | 0.83 | 0.00 | 0.57 | 2.24 | 0.00 | 3.48 | 0.56 | 0.69 | 1.64 | 0.05 | 0.05 | 3 | 0.67 |
| 胰腺 | C25 | 2.49 | 0.00 | 0.57 | 0.00 | 18.27 | 13.93 | 2.06 | 2.62 | 5.33 | 0.20 | 0.37 | 9 | 2.02 |
| 鼻腔、中耳和副鼻窦 | C30—31 | 0.00 | 0.00 | 0.00 | 0.00 | 0.00 | 0.00 | 0.00 | 0.00 | 0.00 | 0.00 | 0.00 | 0 | 0.00 |
| 喉 | C32 | 1.93 | 0.00 | 1.14 | 4.48 | 9.14 | 3.48 | 1.55 | 1.92 | 5.45 | 0.17 | 0.23 | 7 | 1.57 |
| 气管、支气管和肺 | C33—34 | 19.61 | 0.00 | 2.85 | 35.86 | 68.52 | 121.87 | 14.28 | 18.72 | 32.24 | 1.17 | 2.38 | 71 | 15.96 |

（续上表）

| 部位或病种 | ICD—10 | 粗率 | 0～ | 15～ | 45～ | 55～ | 65＋ | 中标率 | 世标率 | 35～64岁截缩率 | 0～64岁累积率 | 0～74岁累积率 | 例数 | 构成比 |
|---|---|---|---|---|---|---|---|---|---|---|---|---|---|---|
| 其他呼吸器官 | C37—38 | 0.28 | 0.00 | 0.00 | 0.00 | 4.57 | 0.00 | 0.25 | 0.37 | 1.01 | 0.05 | 0.05 | 1 | 0.22 |
| 骨和关节软骨 | C40—41 | 0.55 | 0.00 | 1.14 | 0.00 | 0.00 | 0.00 | 0.46 | 0.44 | 0.69 | 0.03 | 0.03 | 2 | 0.45 |
| 皮肤恶性黑色素瘤 | C43 | 0.28 | 0.00 | 0.57 | 0.00 | 0.00 | 0.00 | 0.28 | 0.25 | 0.00 | 0.02 | 0.02 | 1 | 0.22 |
| 皮肤其他恶性肿瘤 | C44 | 1.93 | 0.00 | 0.57 | 4.48 | 0.00 | 13.93 | 1.23 | 1.64 | 2.25 | 0.06 | 0.16 | 7 | 1.57 |
| 间皮瘤 | C45 | 0.28 | 0.00 | 0.00 | 0.00 | 4.57 | 0.00 | 0.30 | 0.36 | 1.21 | 0.04 | 0.04 | 1 | 0.22 |
| Kaposi 氏肉瘤 | C46 | 0.00 | 0.00 | 0.00 | 0.00 | 0.00 | 0.00 | 0.00 | 0.00 | 0.00 | 0.00 | 0.00 | 0 | 0.00 |
| 结缔组织和其他软组织 | C47、49 | 0.28 | 0.00 | 0.57 | 0.00 | 0.00 | 0.00 | 0.17 | 0.19 | 0.69 | 0.02 | 0.02 | 1 | 0.22 |
| 乳房 | C50 | 3.59 | 0.00 | 3.98 | 13.45 | 0.00 | 0.00 | 2.54 | 2.92 | 8.16 | 0.24 | 0.24 | 13 | 2.92 |
| 外阴 | C51 | 0.00 | 0.00 | 0.00 | 0.00 | 0.00 | 0.00 | 0.00 | 0.00 | 0.00 | 0.00 | 0.00 | 0 | 0.00 |
| 阴道 | C52 | 0.00 | 0.00 | 0.00 | 0.00 | 0.00 | 0.00 | 0.00 | 0.00 | 0.00 | 0.00 | 0.00 | 0 | 0.00 |
| 子宫颈 | C53 | 2.21 | 0.00 | 1.14 | 13.45 | 0.00 | 0.00 | 1.59 | 1.98 | 6.33 | 0.18 | 0.18 | 8 | 1.80 |
| 子宫体 | C54 | 9.11 | 0.00 | 1.71 | 51.54 | 27.41 | 3.48 | 7.14 | 8.93 | 27.82 | 0.90 | 0.90 | 33 | 7.42 |
| 子宫恶性肿瘤、未注明部位 | C55 | 0.28 | 0.00 | 0.57 | 0.00 | 0.00 | 0.00 | 0.20 | 0.25 | 0.79 | 0.02 | 0.02 | 1 | 0.22 |
| 卵巢 | C56 | 1.38 | 0.00 | 0.57 | 6.72 | 0.00 | 3.48 | 1.03 | 1.29 | 3.25 | 0.10 | 0.15 | 5 | 1.12 |
| 其他和未说明的女性生殖器官恶性肿瘤 | C57 | 0.00 | 0.00 | 0.00 | 0.00 | 0.00 | 0.00 | 0.00 | 0.00 | 0.00 | 0.00 | 0.00 | 0 | 0.00 |
| 胎盘 | C58 | 0.00 | 0.00 | 0.00 | 0.00 | 0.00 | 0.00 | 0.00 | 0.00 | 0.00 | 0.00 | 0.00 | 0 | 0.00 |
| 阴茎 | C60 | 0.28 | 0.00 | 0.00 | 2.24 | 0.00 | 0.00 | 0.21 | 0.26 | 0.85 | 0.03 | 0.03 | 1 | 0.22 |
| 前列腺 | C61 | 0.55 | 0.00 | 0.00 | 0.00 | 0.00 | 6.96 | 0.27 | 0.34 | 0.00 | 0.00 | 0.00 | 2 | 0.45 |
| 睾丸 | C62 | 0.00 | 0.00 | 0.00 | 0.00 | 0.00 | 0.00 | 0.00 | 0.00 | 0.00 | 0.00 | 0.00 | 0 | 0.00 |
| 其他和未说明的男性生殖器官恶性肿瘤 | C63 | 0.00 | 0.00 | 0.00 | 0.00 | 0.00 | 0.00 | 0.00 | 0.00 | 0.00 | 0.00 | 0.00 | 0 | 0.00 |
| 肾脏 | C64 | 1.66 | 1.10 | 0.00 | 2.24 | 9.14 | 6.96 | 1.52 | 1.95 | 2.87 | 0.14 | 0.24 | 6 | 1.35 |
| 肾盂、肾盏 | C65 | 0.00 | 0.00 | 0.00 | 0.00 | 0.00 | 0.00 | 0.00 | 0.00 | 0.00 | 0.00 | 0.00 | 0 | 0.00 |

（续上表）

| 部位或病种 | ICD—10 | 粗率 | 0～ | 15～ | 45～ | 55～ | 65＋ | 中标率 | 世标率 | 35～64 岁截缩率 | 0～64 岁累积率 | 0～74 岁累积率 | 例数 | 构成比 |
|---|---|---|---|---|---|---|---|---|---|---|---|---|---|---|
| 输尿管 | C66 | 0.00 | 0.00 | 0.00 | 0.00 | 0.00 | 0.00 | 0.00 | 0.00 | 0.00 | 0.00 | 0.00 | 0 | 0.00 |
| 膀胱 | C67 | 3.04 | 0.00 | 0.00 | 2.24 | 0.00 | 34.82 | 2.00 | 2.71 | 0.73 | 0.02 | 0.41 | 11 | 2.47 |
| 其他和未说明的泌尿器官 | C68 | 0.00 | 0.00 | 0.00 | 0.00 | 0.00 | 0.00 | 0.00 | 0.00 | 0.00 | 0.00 | 0.00 | 0 | 0.00 |
| 眼 | C69 | 0.00 | 0.00 | 0.00 | 0.00 | 0.00 | 0.00 | 0.00 | 0.00 | 0.00 | 0.00 | 0.00 | 0 | 0.00 |
| 脑、神经系统 | C70—72、D | 1.66 | 1.10 | 1.71 | 4.48 | 0.00 | 0.00 | 1.43 | 1.36 | 2.28 | 0.11 | 0.11 | 6 | 1.35 |
| 甲状腺 | C73 | 1.10 | 0.00 | 1.14 | 2.24 | 4.57 | 0.00 | 0.87 | 1.05 | 2.65 | 0.11 | 0.11 | 4 | 0.90 |
| 肾上腺 | C74 | 0.00 | 0.00 | 0.00 | 0.00 | 0.00 | 0.00 | 0.00 | 0.00 | 0.00 | 0.00 | 0.00 | 0 | 0.00 |
| 其他内分泌腺 | C75 | 0.00 | 0.00 | 0.00 | 0.00 | 0.00 | 0.00 | 0.00 | 0.00 | 0.00 | 0.00 | 0.00 | 0 | 0.00 |
| 霍奇金氏病 | C81 | 0.28 | 0.00 | 0.57 | 0.00 | 0.00 | 0.00 | 0.21 | 0.17 | 0.00 | 0.01 | 0.01 | 1 | 0.22 |
| 非霍奇金氏病 | C82—85、C96 | 1.93 | 1.10 | 1.71 | 4.48 | 0.00 | 3.48 | 1.64 | 1.81 | 3.16 | 0.12 | 0.18 | 7 | 1.57 |
| 多发性骨髓瘤和恶性浆细胞肿瘤 | C90 | 0.83 | 0.00 | 0.00 | 2.24 | 0.00 | 6.96 | 0.61 | 0.81 | 0.85 | 0.03 | 0.14 | 3 | 0.67 |
| 淋巴细胞白血病 | C91 | 0.00 | 0.00 | 0.00 | 0.00 | 0.00 | 0.00 | 0.00 | 0.00 | 0.00 | 0.00 | 0.00 | 0 | 0.00 |
| 髓细胞性白血病 | C92 | 2.21 | 0.00 | 2.28 | 2.24 | 9.14 | 3.48 | 2.38 | 2.51 | 3.86 | 0.19 | 0.25 | 8 | 1.80 |
| 单核细胞性白血病 | C93 | 0.00 | 0.00 | 0.00 | 0.00 | 0.00 | 0.00 | 0.00 | 0.00 | 0.00 | 0.00 | 0.00 | 0 | 0.00 |
| 其他指明的白血病 | C94 | 0.28 | 0.00 | 0.00 | 2.24 | 0.00 | 0.00 | 0.21 | 0.26 | 0.85 | 0.03 | 0.03 | 1 | 0.22 |
| 未指明细胞类型的白血病 | C95 | 0.55 | 1.10 | 0.00 | 0.00 | 0.00 | 3.48 | 0.67 | 0.84 | 0.00 | 0.02 | 0.07 | 2 | 0.45 |
| 独立的多个部位的（原发性）恶性肿瘤 | C97 | 0.28 | 0.00 | 0.57 | 0.00 | 0.00 | 0.00 | 0.28 | 0.25 | 0.00 | 0.02 | 0.02 | 1 | 0.22 |
| 其他及不明部位 | C26、39、48、76—80 | 2.21 | 0.00 | 1.14 | 2.24 | 4.57 | 13.93 | 1.85 | 2.14 | 1.74 | 0.10 | 0.22 | 8 | 1.80 |
| 除 C44 合计 |  | 120.97 | 4.39 | 54.07 | 309.26 | 369.99 | 417.83 | 93.11 | 116.18 | 248.87 | 8.68 | 13.29 | 438 | 98.43 |
| 合计 |  | 122.90 | 4.39 | 54.64 | 313.74 | 369.99 | 431.76 | 94.35 | 117.82 | 251.12 | 8.74 | 13.45 | 445 | 100.00 |

注：中标率即中国标化发病率，世标率即世界标化发病率。

# 十六、南朗镇恶性肿瘤发病概况

## 1. 南朗镇简介

南朗镇是中山市下辖的一个镇，是伟大的中国民主革命先行者孙中山先生的故乡，位于中山市东部，背靠中山市五桂山区，面临珠江口，青山绿水，人杰地灵，面积206.07平方公里，是全市面积最大的镇区，辖13个村民委员会和2个社区居民委员会，其中翠亨村为孙中山的故乡。户籍人口3.92万人，非户籍人口6.12万人，全镇农用地面积6.7万亩，山地面积7.8万亩，海岸线长26公里，沿海围垦滩涂3万多亩[21]。

## 2. 人口资料

2000—2004年期间中山市南朗镇共有人口190179人，其中男性94562人，女性95618人，男女人口数比值为0.99，人口数增长率为1.89%，其中男性增长率为0.57%，女性为3.19%（表307）。

**表307　中山市南朗镇2000—2004年年中人口构成（N）**

| 年份 | 男 | 女 | 合计 | 比值 |
|---|---|---|---|---|
| 2000 | 18899 | 18876 | 37775 | 1.00 |
| 2001 | 18914 | 19064 | 37978 | 0.99 |
| 2002 | 18790 | 18996 | 37786 | 0.99 |
| 2003 | 18953 | 19204 | 38157 | 0.99 |
| 2004 | 19007 | 19478 | 38485 | 0.98 |
| 合计 | 94562 | 95618 | 190179 | 0.99 |

期间南朗镇不同年龄段男女人口数比值随年龄增长而逐渐下降，19岁之前大于1，20～64岁之间波动于0.92～1.02之间，65岁之后小于1并持续下降。1岁以下男女人口数比值最高，为1.18，85岁以上年龄组比值最低，为0.40（表308）。

**表308　中山市南朗镇2000—2004年年中人口年龄别构成（N）**

| 年龄组 | 男 | 女 | 合计 | 比值 |
|---|---|---|---|---|
| 0～ | 1285 | 1088 | 2373 | 1.18 |
| 1～ | 5919 | 5108 | 11026 | 1.16 |
| 5～ | 8297 | 7533 | 15830 | 1.10 |
| 10～ | 9597 | 9033 | 18630 | 1.06 |
| 15～ | 7474 | 7138 | 14612 | 1.05 |
| 20～ | 6406 | 6602 | 13007 | 0.97 |
| 25～ | 8206 | 8948 | 17154 | 0.92 |
| 30～ | 8789 | 9531 | 18320 | 0.92 |
| 35～ | 8105 | 8254 | 16359 | 0.98 |

（续上表）

| 年龄组 | 男 | 女 | 合计 | 比值 |
|---|---|---|---|---|
| 40～ | 6481 | 6352 | 12833 | 1.02 |
| 45～ | 6736 | 6724 | 13460 | 1.00 |
| 50～ | 4958 | 5020 | 9978 | 0.99 |
| 55～ | 2898 | 2949 | 5847 | 0.98 |
| 60～ | 2847 | 2805 | 5652 | 1.01 |
| 65～ | 2503 | 2671 | 5173 | 0.94 |
| 70～ | 1973 | 2290 | 4263 | 0.86 |
| 75～ | 1195 | 1780 | 2975 | 0.67 |
| 80～ | 593 | 1043 | 1636 | 0.57 |
| 85＋ | 299 | 751 | 1050 | 0.40 |
| 合计 | 94562 | 95618 | 190179 | 0.99 |

南朗镇人口主要以 0～19 岁、20～39 岁和 40～59 岁年龄组为主，其男性人口数分别占同期南朗镇男性人口总数的 35％、33％和 22％，女性分别占 31％、35％和 22％（图 179、图 180、图 181）。

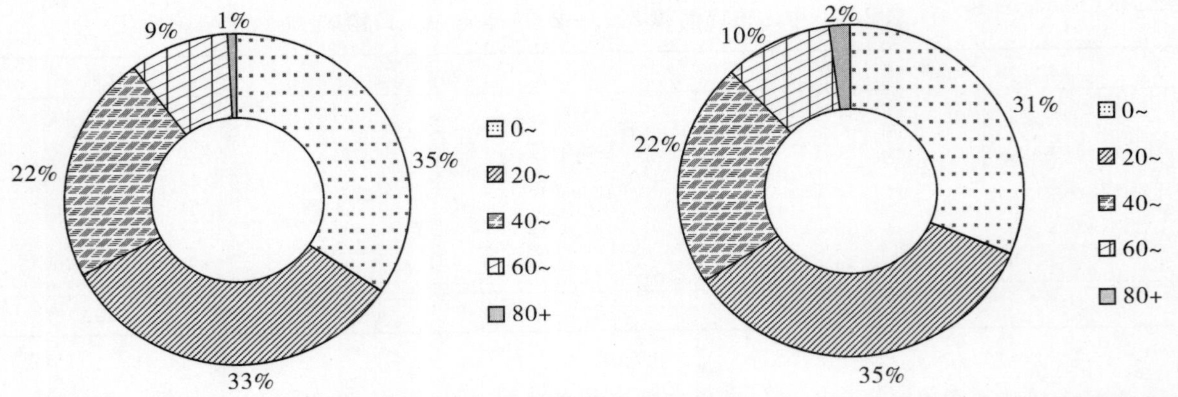


图 179 中山市南朗镇 2000—2004 年男性人口年龄构成 图 180 中山市南朗镇 2000—2004 年女性人口年龄构成

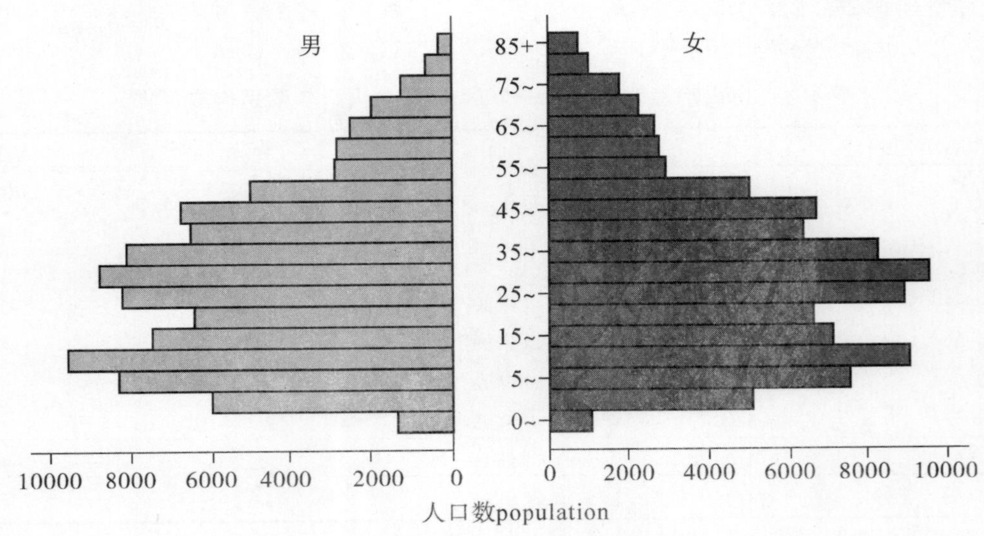


图 181 中山市南朗镇 2000—2004 年人口金字塔图

### 3. 资料质量

2000—2004 年期间中山市南朗镇恶性肿瘤新发患者病理诊断率为 76.60%，骨髓和细胞学诊断率为 2.13%，影像学诊断率为 20.92%，死亡补发病比例为 0.35%（表 309），发病部位不明恶性肿瘤数占同期南朗镇恶性肿瘤发病总数的 2.13%，其中以淋巴结继发和未指明为主（表 310）。

**表 309　中山市南朗镇 2000—2004 年新发恶性肿瘤各类诊断依据所占比例（N,%）**

| 诊断依据 | 例数 | 构成比 |
|---|---|---|
| 死亡补发病（DCO） | 1 | 0.35 |
| CT、MR 与 B 超等影像学 | 59 | 20.92 |
| 骨髓、细胞学 | 6 | 2.13 |
| 病理 | 216 | 76.60 |
| 合计 | 282 | 100.00 |

**表 310　中山市南朗镇 2000—2004 年发病部位不明恶性肿瘤构成（N,%）**

| 部位 | ICD—10 | 例数 | 构成比 |
|---|---|---|---|
| 其他和不明确的消化器官 | C26 | 0 | 0.00 |
| 其他和不明确的呼吸和胸腔内器官 | C39 | 0 | 0.00 |
| 腹膜后和腹膜 | C48 | 0 | 0.00 |
| 其他和不明确部位 | C76 | 0 | 0.00 |
| 淋巴结继发和未指明 | C77 | 3 | 50.00 |
| 呼吸和消化器官继发 | C78 | 0 | 0.00 |
| 其他部位继发 | C79 | 2 | 33.33 |
| 未特别说明（NOS） | C80 | 1 | 16.67 |
| 合计 | | 6 | 100.00 |

### 4. 发病概况

2000—2004 年期间中山市南朗镇共有恶性肿瘤新发患者 282 例，其中男性 167 例，女性 115 例，男女发病数比值为 1.45。男性发病粗率、中国和世界标化发病率分别为 176.60/$10^5$、141.47/$10^5$ 和 180.36/$10^5$，女性分别为 120.27/$10^5$、89.90/$10^5$ 和 111.11/$10^5$（表 311、表 312 ）。

**表 311　中山市南朗镇 2000—2004 年男性恶性肿瘤发病概况（N，1/$10^5$,%）**

| 年份 | 例数 | 粗率 | 中标率 | 世标率 | 35～64 岁截缩率 | 0～64 岁累积率 | 0～74 岁累积率 |
|---|---|---|---|---|---|---|---|
| 2000 | 31 | 164.03 | 132.26 | 174.45 | 253.41 | 9.65 | 22.71 |
| 2001 | 29 | 153.33 | 128.31 | 165.53 | 300.65 | 12.20 | 19.27 |
| 2002 | 22 | 117.08 | 81.65 | 109.38 | 101.88 | 2.95 | 11.81 |
| 2003 | 38 | 200.50 | 167.98 | 213.81 | 343.92 | 13.45 | 25.48 |
| 2004 | 47 | 247.28 | 196.45 | 237.82 | 387.41 | 14.66 | 27.19 |
| 合计 | 167 | 176.60 | 141.47 | 180.36 | 277.82 | 10.60 | 21.31 |

注：中标率即中国标化发病率，世标率即世界标化发病率。

表 312　中山市南朗镇 2000—2004 年女性恶性肿瘤发病概况（N，1/10⁵，%）

| 年份 | 例数 | 粗率 | 中标率 | 世标率 | 35～64 岁截缩率 | 0～64 岁累积率 | 0～74 岁累积率 |
|---|---|---|---|---|---|---|---|
| 2000 | 29 | 153.63 | 118.23 | 148.54 | 264.41 | 9.04 | 20.42 |
| 2001 | 17 | 89.17 | 69.84 | 85.01 | 147.28 | 5.52 | 7.40 |
| 2002 | 13 | 68.44 | 52.82 | 64.19 | 172.81 | 5.95 | 7.05 |
| 2003 | 27 | 140.60 | 101.77 | 124.18 | 215.67 | 8.17 | 12.05 |
| 2004 | 29 | 148.89 | 106.52 | 133.26 | 316.17 | 10.10 | 13.93 |
| 合计 | 115 | 120.27 | 89.90 | 111.11 | 223.61 | 7.76 | 12.16 |

注：中标率即中国标化发病率，世标率即世界标化发病率。

表 313　中山市南朗镇 2000—2004 年男女合计恶性肿瘤发病概况（N，1/10⁵，%）

| 年份 | 例数 | 粗率 | 中标率 | 世标率 | 35～64 岁截缩率 | 0～64 岁累积率 | 0～74 岁累积率 |
|---|---|---|---|---|---|---|---|
| 2000 | 60 | 158.84 | 124.07 | 158.84 | 258.80 | 9.35 | 21.58 |
| 2001 | 46 | 121.12 | 98.16 | 123.29 | 224.47 | 8.88 | 13.17 |
| 2002 | 35 | 92.63 | 64.66 | 82.25 | 137.70 | 4.46 | 9.26 |
| 2003 | 65 | 170.35 | 133.62 | 167.02 | 279.55 | 10.81 | 18.56 |
| 2004 | 76 | 197.48 | 149.02 | 182.67 | 352.04 | 12.35 | 20.23 |
| 合计 | 282 | 148.28 | 114.06 | 142.99 | 250.91 | 9.19 | 16.57 |

注：中标率即中国标化发病率，世标率即世界标化发病率。

### 5. 年龄别发病率

2000—2004 年期间中山市南朗镇恶性肿瘤年龄别发病率从 30 岁左右迅速上升，男性 75 岁左右达高峰，其后相对波动，女性 55 岁左右达高峰，其后相对稳定（图 182）。

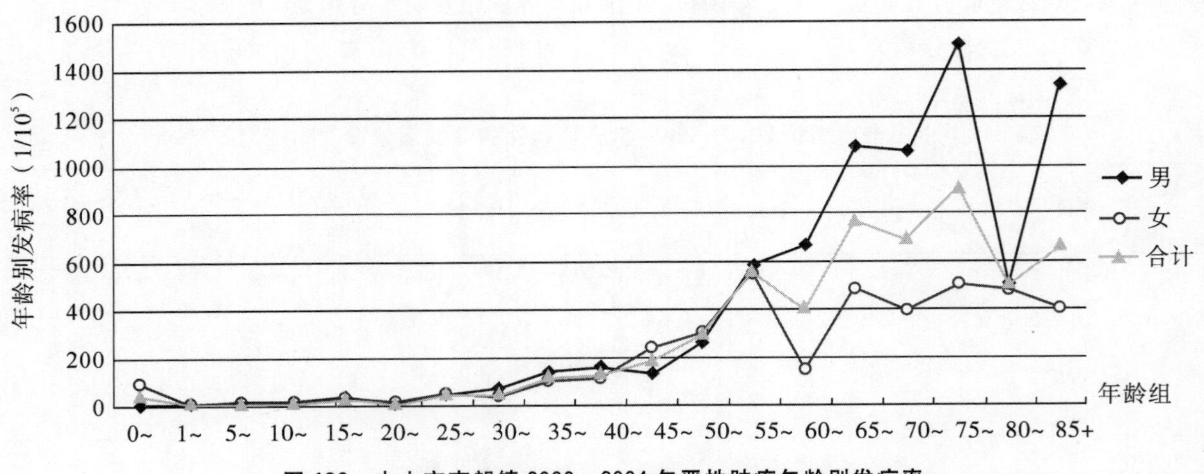


图 182　中山市南朗镇 2000—2004 年恶性肿瘤年龄别发病率

除 1 岁以下、20～24 岁、45～54 岁 4 个年龄段女性发病多于男性外，南朗镇其他年龄段男性恶性肿瘤发病多于女性，尤以 60～64 岁年龄段最为明显，其比值为 4.68（表 314）。

**表 314　中山市南朗镇 2000—2004 年恶性肿瘤年龄别发病率（1/10⁵）**

| 年龄组 | 男 | 女 | 合计 | 比值 |
|---|---|---|---|---|
| 0～ | 0.00 | 91.90 | 42.11 | 0.00 |
| 1～ | 0.00 | 0.00 | 0.00 | 0.00 |
| 5～ | 12.05 | 0.00 | 6.31 | 0.00 |
| 10～ | 10.42 | 0.00 | 5.37 | 0.00 |
| 15～ | 40.14 | 14.01 | 27.37 | 2.86 |
| 20～ | 0.00 | 15.15 | 7.69 | 0.00 |
| 25～ | 48.74 | 44.70 | 46.65 | 1.09 |
| 30～ | 68.27 | 31.48 | 49.14 | 2.17 |
| 35～ | 135.72 | 96.93 | 116.15 | 1.40 |
| 40～ | 154.30 | 110.20 | 132.46 | 1.40 |
| 45～ | 133.62 | 237.95 | 185.73 | 0.56 |
| 50～ | 262.19 | 298.82 | 280.62 | 0.88 |
| 55～ | 586.52 | 542.59 | 564.37 | 1.08 |
| 60～ | 667.43 | 142.61 | 406.93 | 4.68 |
| 65～ | 1078.87 | 486.76 | 773.33 | 2.22 |
| 70～ | 1064.16 | 393.07 | 704.05 | 2.71 |
| 75～ | 1506.09 | 505.67 | 908.75 | 2.98 |
| 80～ | 505.67 | 479.40 | 489.82 | 1.05 |
| 85＋ | 1337.14 | 399.43 | 668.45 | 3.35 |
| 合计 | 176.60 | 120.27 | 148.28 | 1.47 |

南朗镇恶性肿瘤发病年龄主要集中在 40～59 岁和 60～79 岁年龄段，其男性发病数分别占同期南朗镇男性恶性肿瘤发病总数的 29％和 51％，女性分别占 47％和 30％（图 183、图 184）。

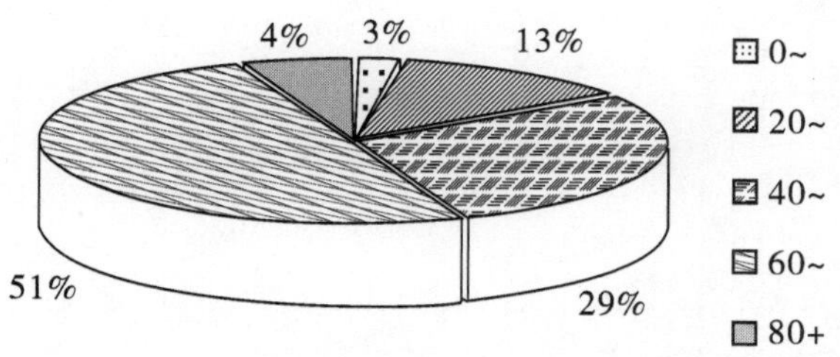


**图 183　中山市南朗镇 2000—2004 年男性恶性肿瘤发病年龄构成**

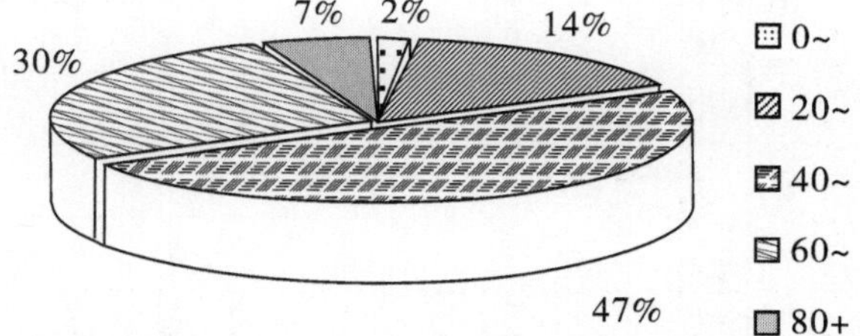


**图 184　中山市南朗镇 2000—2004 年女性恶性肿瘤发病年龄构成**

**表 315　中山市南朗镇 2000—2004 年男性恶性肿瘤年龄别发病率（1/10⁵）**

| 部位或病种 | ICD—10 | 0～ | 1～ | 5～ | 10～ | 15～ | 20～ | 25～ | 30～ | 35～ | 40～ | 45～ | 50～ | 55～ | 60～ | 65～ | 70～ | 75～ | 80～ | 85＋ | 合计 |
|---|---|---|---|---|---|---|---|---|---|---|---|---|---|---|---|---|---|---|---|---|---|
| 唇 | C00 | 0.00 | 0.00 | 0.00 | 0.00 | 0.00 | 0.00 | 0.00 | 0.00 | 0.00 | 0.00 | 0.00 | 0.00 | 0.00 | 0.00 | 0.00 | 0.00 | 0.00 | 0.00 | 0.00 | 0.00 |
| 舌 | C01—02 | 0.00 | 0.00 | 0.00 | 0.00 | 0.00 | 0.00 | 0.00 | 0.00 | 0.00 | 0.00 | 0.00 | 0.00 | 34.50 | 0.00 | 0.00 | 0.00 | 0.00 | 0.00 | 0.00 | 1.06 |
| 口 | C03—06 | 0.00 | 0.00 | 0.00 | 0.00 | 0.00 | 0.00 | 0.00 | 0.00 | 0.00 | 0.00 | 0.00 | 0.00 | 0.00 | 0.00 | 0.00 | 0.00 | 0.00 | 0.00 | 0.00 | 0.00 |
| 唾液腺 | C07—08 | 0.00 | 0.00 | 0.00 | 0.00 | 0.00 | 0.00 | 0.00 | 0.00 | 0.00 | 0.00 | 0.00 | 0.00 | 34.50 | 0.00 | 0.00 | 0.00 | 0.00 | 0.00 | 0.00 | 1.06 |
| 扁桃腺 | C09 | 0.00 | 0.00 | 0.00 | 0.00 | 0.00 | 0.00 | 0.00 | 0.00 | 0.00 | 0.00 | 0.00 | 0.00 | 0.00 | 0.00 | 0.00 | 0.00 | 0.00 | 0.00 | 0.00 | 0.00 |
| 其他口咽部 | C10 | 0.00 | 0.00 | 0.00 | 0.00 | 0.00 | 0.00 | 0.00 | 0.00 | 0.00 | 0.00 | 0.00 | 0.00 | 0.00 | 0.00 | 0.00 | 0.00 | 0.00 | 0.00 | 0.00 | 0.00 |
| 鼻咽部 | C11 | 0.00 | 0.00 | 0.00 | 0.00 | 13.38 | 0.00 | 12.19 | 11.38 | 74.03 | 92.58 | 0.00 | 121.01 | 103.50 | 140.51 | 79.92 | 202.70 | 0.00 | 0.00 | 0.00 | 35.96 |
| 喉咽部 | C12—13 | 0.00 | 0.00 | 0.00 | 0.00 | 0.00 | 0.00 | 0.00 | 0.00 | 0.00 | 0.00 | 0.00 | 0.00 | 0.00 | 0.00 | 0.00 | 0.00 | 83.67 | 0.00 | 0.00 | 1.06 |
| 唇，口腔和咽的其他部位和具体部位不明 | C14 | 0.00 | 0.00 | 0.00 | 0.00 | 0.00 | 0.00 | 0.00 | 0.00 | 0.00 | 0.00 | 0.00 | 0.00 | 0.00 | 0.00 | 0.00 | 0.00 | 0.00 | 0.00 | 0.00 | 0.00 |
| 食管 | C15 | 0.00 | 0.00 | 0.00 | 0.00 | 0.00 | 0.00 | 0.00 | 0.00 | 12.34 | 15.43 | 0.00 | 0.00 | 34.50 | 105.38 | 159.83 | 50.67 | 0.00 | 0.00 | 0.00 | 11.63 |
| 胃 | C16 | 0.00 | 0.00 | 0.00 | 0.00 | 0.00 | 0.00 | 0.00 | 22.76 | 0.00 | 0.00 | 14.85 | 20.17 | 0.00 | 35.13 | 119.87 | 50.67 | 0.00 | 0.00 | 0.00 | 9.52 |
| 小肠 | C17 | 0.00 | 0.00 | 0.00 | 0.00 | 0.00 | 0.00 | 0.00 | 0.00 | 0.00 | 0.00 | 0.00 | 20.17 | 0.00 | 0.00 | 0.00 | 0.00 | 83.67 | 0.00 | 0.00 | 2.12 |
| 结肠 | C18 | 0.00 | 0.00 | 0.00 | 0.00 | 0.00 | 0.00 | 0.00 | 0.00 | 0.00 | 0.00 | 29.69 | 0.00 | 34.50 | 0.00 | 79.92 | 101.35 | 0.00 | 168.56 | 0.00 | 8.46 |
| 直肠和乙状结肠连接处 | C19—20 | 0.00 | 0.00 | 0.00 | 0.00 | 13.38 | 0.00 | 0.00 | 0.00 | 0.00 | 15.43 | 14.85 | 20.17 | 0.00 | 70.26 | 119.87 | 0.00 | 251.01 | 168.56 | 0.00 | 13.75 |
| 肛门 | C21 | 0.00 | 0.00 | 0.00 | 0.00 | 0.00 | 0.00 | 0.00 | 0.00 | 0.00 | 0.00 | 0.00 | 0.00 | 0.00 | 0.00 | 0.00 | 0.00 | 0.00 | 0.00 | 0.00 | 0.00 |
| 肝脏和肝内胆管 | C22 | 0.00 | 0.00 | 0.00 | 0.00 | 0.00 | 0.00 | 0.00 | 0.00 | 37.01 | 0.00 | 29.69 | 0.00 | 69.00 | 35.13 | 159.83 | 50.67 | 0.00 | 0.00 | 0.00 | 13.75 |
| 胆囊 | C23 | 0.00 | 0.00 | 0.00 | 0.00 | 0.00 | 0.00 | 0.00 | 0.00 | 0.00 | 0.00 | 0.00 | 0.00 | 0.00 | 0.00 | 0.00 | 0.00 | 0.00 | 0.00 | 0.00 | 0.00 |
| 肝外胆管 | C24 | 0.00 | 0.00 | 0.00 | 0.00 | 0.00 | 0.00 | 0.00 | 22.76 | 0.00 | 0.00 | 0.00 | 0.00 | 0.00 | 0.00 | 0.00 | 0.00 | 83.67 | 0.00 | 0.00 | 3.17 |
| 胰腺 | C25 | 0.00 | 0.00 | 0.00 | 0.00 | 0.00 | 0.00 | 0.00 | 0.00 | 0.00 | 0.00 | 0.00 | 0.00 | 0.00 | 35.13 | 0.00 | 50.67 | 0.00 | 0.00 | 334.29 | 3.17 |
| 鼻腔、中耳和副鼻窦 | C30—31 | 0.00 | 0.00 | 0.00 | 0.00 | 0.00 | 0.00 | 0.00 | 0.00 | 0.00 | 0.00 | 0.00 | 0.00 | 0.00 | 0.00 | 0.00 | 0.00 | 0.00 | 0.00 | 0.00 | 0.00 |
| 喉 | C32 | 0.00 | 0.00 | 0.00 | 0.00 | 0.00 | 0.00 | 0.00 | 0.00 | 0.00 | 0.00 | 14.85 | 0.00 | 0.00 | 0.00 | 0.00 | 50.67 | 83.67 | 0.00 | 0.00 | 3.17 |
| 气管、支气管和肺 | C33—34 | 0.00 | 0.00 | 0.00 | 0.00 | 0.00 | 0.00 | 0.00 | 0.00 | 12.34 | 15.43 | 14.85 | 40.34 | 207.01 | 140.51 | 319.66 | 304.05 | 418.36 | 168.56 | 334.29 | 38.07 |

（续上表）

| 部位或病种 | ICD—10 | 0～ | 1～ | 5～ | 10～ | 15～ | 20～ | 25～ | 30～ | 35～ | 40～ | 45～ | 50～ | 55～ | 60～ | 65～ | 70～ | 75～ | 80～ | 85＋ | 合计 |
|---|---|---|---|---|---|---|---|---|---|---|---|---|---|---|---|---|---|---|---|---|---|
| 其他呼吸器官 | C37—38 | 0.00 | 0.00 | 0.00 | 0.00 | 0.00 | 0.00 | 12.19 | 0.00 | 0.00 | 0.00 | 0.00 | 0.00 | 0.00 | 0.00 | 0.00 | 0.00 | 0.00 | 0.00 | 0.00 | 1.06 |
| 骨和关节软骨 | C40—41 | 0.00 | 0.00 | 0.00 | 0.00 | 0.00 | 0.00 | 0.00 | 11.38 | 0.00 | 0.00 | 0.00 | 0.00 | 0.00 | 0.00 | 0.00 | 0.00 | 0.00 | 0.00 | 0.00 | 1.06 |
| 皮肤恶性黑色素瘤 | C43 | 0.00 | 0.00 | 0.00 | 0.00 | 0.00 | 0.00 | 0.00 | 0.00 | 0.00 | 0.00 | 0.00 | 0.00 | 0.00 | 0.00 | 0.00 | 0.00 | 0.00 | 0.00 | 0.00 | 0.00 |
| 皮肤其他恶性肿瘤 | C44 | 0.00 | 0.00 | 0.00 | 0.00 | 0.00 | 0.00 | 0.00 | 0.00 | 0.00 | 0.00 | 0.00 | 0.00 | 0.00 | 0.00 | 0.00 | 0.00 | 83.67 | 0.00 | 0.00 | 1.06 |
| 间皮瘤 | C45 | 0.00 | 0.00 | 0.00 | 0.00 | 0.00 | 0.00 | 0.00 | 0.00 | 0.00 | 0.00 | 0.00 | 0.00 | 0.00 | 0.00 | 0.00 | 0.00 | 0.00 | 0.00 | 0.00 | 0.00 |
| Kaposi 氏肉瘤 | C46 | 0.00 | 0.00 | 0.00 | 0.00 | 0.00 | 0.00 | 0.00 | 0.00 | 0.00 | 0.00 | 0.00 | 0.00 | 0.00 | 0.00 | 0.00 | 0.00 | 0.00 | 0.00 | 0.00 | 0.00 |
| 结缔组织和其他软组织 | C47、49 | 0.00 | 0.00 | 0.00 | 0.00 | 0.00 | 0.00 | 0.00 | 0.00 | 0.00 | 0.00 | 0.00 | 0.00 | 0.00 | 0.00 | 0.00 | 0.00 | 0.00 | 0.00 | 0.00 | 0.00 |
| 乳房 | C50 | 0.00 | 0.00 | 0.00 | 0.00 | 0.00 | 0.00 | 0.00 | 0.00 | 0.00 | 0.00 | 0.00 | 0.00 | 0.00 | 0.00 | 0.00 | 0.00 | 0.00 | 0.00 | 0.00 | 0.00 |
| 外阴 | C51 | 0.00 | 0.00 | 0.00 | 0.00 | 0.00 | 0.00 | 0.00 | 0.00 | 0.00 | 0.00 | 0.00 | 0.00 | 0.00 | 0.00 | 0.00 | 0.00 | 0.00 | 0.00 | 0.00 | 0.00 |
| 阴道 | C52 | 0.00 | 0.00 | 0.00 | 0.00 | 0.00 | 0.00 | 0.00 | 0.00 | 0.00 | 0.00 | 0.00 | 0.00 | 0.00 | 0.00 | 0.00 | 0.00 | 0.00 | 0.00 | 0.00 | 0.00 |
| 子宫颈 | C53 | 0.00 | 0.00 | 0.00 | 0.00 | 0.00 | 0.00 | 0.00 | 0.00 | 0.00 | 0.00 | 0.00 | 0.00 | 0.00 | 0.00 | 0.00 | 0.00 | 0.00 | 0.00 | 0.00 | 0.00 |
| 子宫体 | C54 | 0.00 | 0.00 | 0.00 | 0.00 | 0.00 | 0.00 | 0.00 | 0.00 | 0.00 | 0.00 | 0.00 | 0.00 | 0.00 | 0.00 | 0.00 | 0.00 | 0.00 | 0.00 | 0.00 | 0.00 |
| 子宫恶性肿瘤、未注明部位 | C55 | 0.00 | 0.00 | 0.00 | 0.00 | 0.00 | 0.00 | 0.00 | 0.00 | 0.00 | 0.00 | 0.00 | 0.00 | 0.00 | 0.00 | 0.00 | 0.00 | 0.00 | 0.00 | 0.00 | 0.00 |
| 卵巢 | C56 | 0.00 | 0.00 | 0.00 | 0.00 | 0.00 | 0.00 | 0.00 | 0.00 | 0.00 | 0.00 | 0.00 | 0.00 | 0.00 | 0.00 | 0.00 | 0.00 | 0.00 | 0.00 | 0.00 | 0.00 |
| 其他和未说明的女性生殖器官恶性肿瘤 | C57 | 0.00 | 0.00 | 0.00 | 0.00 | 0.00 | 0.00 | 0.00 | 0.00 | 0.00 | 0.00 | 0.00 | 0.00 | 0.00 | 0.00 | 0.00 | 0.00 | 0.00 | 0.00 | 0.00 | 0.00 |
| 胎盘 | C58 | 0.00 | 0.00 | 0.00 | 0.00 | 0.00 | 0.00 | 0.00 | 0.00 | 0.00 | 0.00 | 0.00 | 0.00 | 0.00 | 0.00 | 0.00 | 0.00 | 0.00 | 0.00 | 0.00 | 0.00 |
| 阴茎 | C60 | 0.00 | 0.00 | 0.00 | 0.00 | 0.00 | 0.00 | 0.00 | 0.00 | 0.00 | 0.00 | 0.00 | 0.00 | 0.00 | 0.00 | 0.00 | 0.00 | 83.67 | 0.00 | 0.00 | 1.06 |
| 前列腺 | C61 | 0.00 | 0.00 | 0.00 | 0.00 | 0.00 | 0.00 | 0.00 | 0.00 | 0.00 | 0.00 | 0.00 | 0.00 | 0.00 | 35.13 | 0.00 | 0.00 | 0.00 | 0.00 | 0.00 | 1.06 |
| 睾丸 | C62 | 0.00 | 0.00 | 0.00 | 0.00 | 0.00 | 0.00 | 0.00 | 0.00 | 0.00 | 0.00 | 0.00 | 0.00 | 0.00 | 0.00 | 0.00 | 0.00 | 0.00 | 0.00 | 0.00 | 0.00 |
| 其他和未说明的男性生殖器官恶性肿瘤 | C63 | 0.00 | 0.00 | 0.00 | 0.00 | 0.00 | 0.00 | 0.00 | 0.00 | 0.00 | 0.00 | 0.00 | 0.00 | 0.00 | 0.00 | 0.00 | 0.00 | 83.67 | 0.00 | 0.00 | 1.06 |
| 肾脏 | C64 | 0.00 | 0.00 | 0.00 | 0.00 | 0.00 | 0.00 | 0.00 | 0.00 | 0.00 | 0.00 | 0.00 | 20.17 | 0.00 | 0.00 | 0.00 | 0.00 | 83.67 | 0.00 | 334.29 | 3.17 |
| 肾盂、肾盏 | C65 | 0.00 | 0.00 | 0.00 | 0.00 | 0.00 | 0.00 | 0.00 | 0.00 | 0.00 | 0.00 | 0.00 | 0.00 | 34.50 | 0.00 | 0.00 | 0.00 | 0.00 | 0.00 | 0.00 | 1.06 |

（续上表）

| 部位或病种 | ICD—10 | 0～ | 1～ | 5～ | 10～ | 15～ | 20～ | 25～ | 30～ | 35～ | 40～ | 45～ | 50～ | 55～ | 60～ | 65～ | 70～ | 75～ | 80～ | 85＋ | 合计 |
|---|---|---|---|---|---|---|---|---|---|---|---|---|---|---|---|---|---|---|---|---|---|
| 输尿管 | C66 | 0.00 | 0.00 | 0.00 | 0.00 | 0.00 | 0.00 | 0.00 | 0.00 | 0.00 | 0.00 | 0.00 | 0.00 | 0.00 | 0.00 | 0.00 | 0.00 | 0.00 | 0.00 | 0.00 | 0.00 |
| 膀胱 | C67 | 0.00 | 0.00 | 0.00 | 0.00 | 0.00 | 0.00 | 0.00 | 0.00 | 0.00 | 0.00 | 0.00 | 0.00 | 34.50 | 0.00 | 0.00 | 0.00 | 83.67 | 0.00 | 0.00 | 2.12 |
| 其他和未说明的泌尿器官 | C68 | 0.00 | 0.00 | 0.00 | 0.00 | 0.00 | 0.00 | 0.00 | 0.00 | 0.00 | 0.00 | 0.00 | 0.00 | 0.00 | 0.00 | 0.00 | 0.00 | 0.00 | 0.00 | 0.00 | 0.00 |
| 眼 | C69 | 0.00 | 0.00 | 0.00 | 0.00 | 0.00 | 0.00 | 0.00 | 0.00 | 0.00 | 0.00 | 0.00 | 0.00 | 0.00 | 0.00 | 0.00 | 0.00 | 0.00 | 0.00 | 0.00 | 0.00 |
| 脑、神经系统 | C70－72、D | 0.00 | 0.00 | 0.00 | 0.00 | 0.00 | 0.00 | 12.19 | 0.00 | 0.00 | 0.00 | 0.00 | 20.17 | 0.00 | 0.00 | 0.00 | 50.67 | 0.00 | 0.00 | 0.00 | 3.17 |
| 甲状腺 | C73 | 0.00 | 0.00 | 0.00 | 0.00 | 0.00 | 0.00 | 0.00 | 0.00 | 0.00 | 0.00 | 0.00 | 0.00 | 0.00 | 0.00 | 0.00 | 0.00 | 83.67 | 0.00 | 0.00 | 1.06 |
| 肾上腺 | C74 | 0.00 | 0.00 | 0.00 | 0.00 | 0.00 | 0.00 | 0.00 | 0.00 | 0.00 | 0.00 | 0.00 | 0.00 | 0.00 | 0.00 | 0.00 | 0.00 | 0.00 | 0.00 | 0.00 | 0.00 |
| 其他内分泌腺 | C75 | 0.00 | 0.00 | 0.00 | 0.00 | 0.00 | 0.00 | 0.00 | 0.00 | 0.00 | 0.00 | 0.00 | 0.00 | 0.00 | 0.00 | 0.00 | 0.00 | 0.00 | 0.00 | 0.00 | 0.00 |
| 霍奇金氏病 | C81 | 0.00 | 0.00 | 0.00 | 0.00 | 0.00 | 0.00 | 0.00 | 0.00 | 0.00 | 0.00 | 0.00 | 0.00 | 0.00 | 0.00 | 0.00 | 0.00 | 0.00 | 0.00 | 0.00 | 0.00 |
| 非霍奇金氏病 | C82—85、C96 | 0.00 | 0.00 | 12.05 | 0.00 | 13.38 | 0.00 | 0.00 | 0.00 | 0.00 | 0.00 | 0.00 | 0.00 | 0.00 | 35.13 | 0.00 | 0.00 | 0.00 | 0.00 | 0.00 | 3.17 |
| 多发性骨髓瘤和恶性浆细胞肿瘤 | C90 | 0.00 | 0.00 | 0.00 | 0.00 | 0.00 | 0.00 | 0.00 | 0.00 | 0.00 | 0.00 | 14.85 | 0.00 | 0.00 | 0.00 | 0.00 | 0.00 | 0.00 | 0.00 | 0.00 | 1.06 |
| 淋巴细胞白血病 | C91 | 0.00 | 0.00 | 0.00 | 0.00 | 0.00 | 0.00 | 0.00 | 0.00 | 0.00 | 15.43 | 0.00 | 0.00 | 0.00 | 35.13 | 0.00 | 0.00 | 0.00 | 0.00 | 0.00 | 2.12 |
| 髓细胞性白血病 | C92 | 0.00 | 0.00 | 0.00 | 10.42 | 0.00 | 0.00 | 12.19 | 0.00 | 0.00 | 0.00 | 0.00 | 0.00 | 0.00 | 0.00 | 0.00 | 50.67 | 0.00 | 0.00 | 0.00 | 3.17 |
| 单核细胞性白血病 | C93 | 0.00 | 0.00 | 0.00 | 0.00 | 0.00 | 0.00 | 0.00 | 0.00 | 0.00 | 0.00 | 0.00 | 0.00 | 0.00 | 0.00 | 0.00 | 0.00 | 0.00 | 0.00 | 0.00 | 0.00 |
| 其他指明的白血病 | C94 | 0.00 | 0.00 | 0.00 | 0.00 | 0.00 | 0.00 | 0.00 | 0.00 | 0.00 | 0.00 | 0.00 | 0.00 | 0.00 | 0.00 | 0.00 | 0.00 | 0.00 | 0.00 | 0.00 | 0.00 |
| 未指明细胞类型的白血病 | C95 | 0.00 | 0.00 | 0.00 | 0.00 | 0.00 | 0.00 | 0.00 | 0.00 | 0.00 | 0.00 | 0.00 | 0.00 | 0.00 | 0.00 | 0.00 | 0.00 | 0.00 | 0.00 | 0.00 | 0.00 |
| 独立的多个部位的（原发性）恶性肿瘤 | C97 | 0.00 | 0.00 | 0.00 | 0.00 | 0.00 | 0.00 | 0.00 | 0.00 | 0.00 | 0.00 | 0.00 | 0.00 | 0.00 | 0.00 | 0.00 | 0.00 | 0.00 | 0.00 | 0.00 | 0.00 |
| 其他及不明部位 | C26、39、48、76—80 | 0.00 | 0.00 | 0.00 | 0.00 | 0.00 | 0.00 | 0.00 | 0.00 | 0.00 | 0.00 | 0.00 | 0.00 | 0.00 | 0.00 | 39.96 | 101.35 | 0.00 | 0.00 | 334.29 | 4.23 |
| 除 C44 合计 | | 0.00 | 0.00 | 12.05 | 10.42 | 40.14 | 0.00 | 48.74 | 68.27 | 135.72 | 154.30 | 133.62 | 262.19 | 586.52 | 667.43 | 1078.87 | 1064.16 | 1422.42 | 505.67 | 1337.14 | 175.55 |
| 合计 | | 0.00 | 0.00 | 12.05 | 10.42 | 40.14 | 0.00 | 48.74 | 68.27 | 135.72 | 154.30 | 133.62 | 262.19 | 586.52 | 667.43 | 1078.87 | 1064.16 | 1506.09 | 505.67 | 1337.14 | 176.60 |

## 表 316　中山市南朗镇 2000—2004 年女性恶性肿瘤年龄别发病率（1/10$^5$）

| 部位或病种 | ICD—10 | 0～ | 1～ | 5～ | 10～ | 15～ | 20～ | 25～ | 30～ | 35～ | 40～ | 45～ | 50～ | 55～ | 60～ | 65～ | 70～ | 75～ | 80～ | 85+ | 合计 |
|---|---|---|---|---|---|---|---|---|---|---|---|---|---|---|---|---|---|---|---|---|---|
| 唇 | C00 | 0.00 | 0.00 | 0.00 | 0.00 | 0.00 | 0.00 | 0.00 | 0.00 | 0.00 | 0.00 | 0.00 | 0.00 | 0.00 | 0.00 | 0.00 | 0.00 | 0.00 | 0.00 | 0.00 | 0.00 |
| 舌 | C01—02 | 0.00 | 0.00 | 0.00 | 0.00 | 0.00 | 0.00 | 0.00 | 0.00 | 0.00 | 0.00 | 0.00 | 0.00 | 0.00 | 0.00 | 0.00 | 0.00 | 0.00 | 0.00 | 0.00 | 0.00 |
| 口 | C03—06 | 0.00 | 0.00 | 0.00 | 0.00 | 0.00 | 0.00 | 0.00 | 0.00 | 0.00 | 0.00 | 0.00 | 0.00 | 0.00 | 0.00 | 0.00 | 0.00 | 0.00 | 0.00 | 0.00 | 0.00 |
| 唾液腺 | C07—08 | 0.00 | 0.00 | 0.00 | 0.00 | 0.00 | 0.00 | 0.00 | 0.00 | 0.00 | 0.00 | 0.00 | 0.00 | 0.00 | 0.00 | 0.00 | 0.00 | 0.00 | 0.00 | 0.00 | 0.00 |
| 扁桃腺 | C09 | 0.00 | 0.00 | 0.00 | 0.00 | 0.00 | 0.00 | 0.00 | 0.00 | 0.00 | 0.00 | 0.00 | 0.00 | 0.00 | 0.00 | 0.00 | 0.00 | 0.00 | 0.00 | 0.00 | 0.00 |
| 其他口咽部 | C10 | 0.00 | 0.00 | 0.00 | 0.00 | 0.00 | 0.00 | 0.00 | 0.00 | 0.00 | 0.00 | 0.00 | 0.00 | 0.00 | 0.00 | 0.00 | 0.00 | 0.00 | 0.00 | 0.00 | 0.00 |
| 鼻咽部 | C11 | 0.00 | 0.00 | 0.00 | 0.00 | 0.00 | 0.00 | 0.00 | 20.98 | 12.12 | 0.00 | 29.74 | 0.00 | 101.74 | 0.00 | 37.44 | 43.67 | 0.00 | 95.88 | 0.00 | 11.50 |
| 喉咽部 | C12—13 | 0.00 | 0.00 | 0.00 | 0.00 | 0.00 | 0.00 | 0.00 | 0.00 | 0.00 | 0.00 | 0.00 | 0.00 | 0.00 | 0.00 | 0.00 | 0.00 | 0.00 | 0.00 | 0.00 | 0.00 |
| 唇，口腔和咽的其他部位和具体部位不明 | C14 | 0.00 | 0.00 | 0.00 | 0.00 | 0.00 | 0.00 | 0.00 | 0.00 | 0.00 | 0.00 | 0.00 | 0.00 | 0.00 | 0.00 | 0.00 | 0.00 | 0.00 | 0.00 | 0.00 | 0.00 |
| 食管 | C15 | 0.00 | 0.00 | 0.00 | 0.00 | 0.00 | 0.00 | 0.00 | 0.00 | 12.12 | 0.00 | 29.74 | 0.00 | 0.00 | 0.00 | 0.00 | 0.00 | 112.37 | 0.00 | 0.00 | 5.23 |
| 胃 | C16 | 0.00 | 0.00 | 0.00 | 0.00 | 0.00 | 15.15 | 0.00 | 0.00 | 0.00 | 0.00 | 0.00 | 0.00 | 0.00 | 0.00 | 0.00 | 87.35 | 0.00 | 0.00 | 0.00 | 3.14 |
| 小肠 | C17 | 0.00 | 0.00 | 0.00 | 0.00 | 0.00 | 0.00 | 0.00 | 0.00 | 0.00 | 0.00 | 0.00 | 0.00 | 0.00 | 0.00 | 0.00 | 0.00 | 0.00 | 0.00 | 0.00 | 0.00 |
| 结肠 | C18 | 0.00 | 0.00 | 0.00 | 0.00 | 0.00 | 0.00 | 0.00 | 0.00 | 0.00 | 0.00 | 0.00 | 19.92 | 33.91 | 0.00 | 37.44 | 43.67 | 0.00 | 95.88 | 0.00 | 5.23 |
| 直肠和乙状结肠连接处 | C19—20 | 0.00 | 0.00 | 0.00 | 0.00 | 0.00 | 0.00 | 0.00 | 0.00 | 12.12 | 0.00 | 0.00 | 0.00 | 0.00 | 0.00 | 149.77 | 0.00 | 56.19 | 0.00 | 0.00 | 6.28 |
| 肛门 | C21 | 0.00 | 0.00 | 0.00 | 0.00 | 0.00 | 0.00 | 0.00 | 0.00 | 0.00 | 0.00 | 0.00 | 0.00 | 0.00 | 0.00 | 0.00 | 0.00 | 0.00 | 0.00 | 0.00 | 0.00 |
| 肝脏和肝内胆管 | C22 | 91.90 | 0.00 | 0.00 | 0.00 | 0.00 | 0.00 | 0.00 | 0.00 | 0.00 | 31.49 | 0.00 | 19.92 | 33.91 | 0.00 | 0.00 | 0.00 | 56.19 | 0.00 | 0.00 | 6.28 |
| 胆囊 | C23 | 0.00 | 0.00 | 0.00 | 0.00 | 0.00 | 0.00 | 0.00 | 0.00 | 0.00 | 0.00 | 0.00 | 0.00 | 33.91 | 0.00 | 0.00 | 0.00 | 0.00 | 0.00 | 0.00 | 1.05 |
| 肝外胆管 | C24 | 0.00 | 0.00 | 0.00 | 0.00 | 0.00 | 0.00 | 0.00 | 0.00 | 0.00 | 0.00 | 0.00 | 0.00 | 0.00 | 0.00 | 0.00 | 0.00 | 0.00 | 0.00 | 0.00 | 0.00 |
| 胰腺 | C25 | 0.00 | 0.00 | 0.00 | 0.00 | 0.00 | 0.00 | 0.00 | 0.00 | 12.12 | 0.00 | 0.00 | 0.00 | 0.00 | 0.00 | 37.44 | 43.67 | 0.00 | 95.88 | 0.00 | 4.18 |
| 鼻腔、中耳和副鼻窦 | C30—31 | 0.00 | 0.00 | 0.00 | 0.00 | 0.00 | 0.00 | 0.00 | 0.00 | 0.00 | 0.00 | 0.00 | 0.00 | 33.91 | 0.00 | 0.00 | 0.00 | 0.00 | 0.00 | 0.00 | 1.05 |
| 喉 | C32 | 0.00 | 0.00 | 0.00 | 0.00 | 0.00 | 0.00 | 0.00 | 0.00 | 0.00 | 0.00 | 0.00 | 0.00 | 0.00 | 0.00 | 0.00 | 0.00 | 56.19 | 0.00 | 0.00 | 1.05 |
| 气管、支气管和肺 | C33—34 | 0.00 | 0.00 | 0.00 | 0.00 | 0.00 | 0.00 | 0.00 | 0.00 | 0.00 | 31.49 | 0.00 | 79.68 | 0.00 | 0.00 | 0.00 | 131.02 | 112.37 | 0.00 | 0.00 | 11.50 |

（续上表）

| 部位或病种 | ICD—10 | 0～ | 1～ | 5～ | 10～ | 15～ | 20～ | 25～ | 30～ | 35～ | 40～ | 45～ | 50～ | 55～ | 60～ | 65～ | 70～ | 75～ | 80～ | 85＋ | 合计 |
|---|---|---|---|---|---|---|---|---|---|---|---|---|---|---|---|---|---|---|---|---|---|
| 其他呼吸器官 | C37—38 | 0.00 | 0.00 | 0.00 | 0.00 | 0.00 | 0.00 | 0.00 | 0.00 | 0.00 | 0.00 | 0.00 | 0.00 | 0.00 | 0.00 | 0.00 | 0.00 | 0.00 | 0.00 | 0.00 | 0.00 |
| 骨和关节软骨 | C40—41 | 0.00 | 0.00 | 0.00 | 0.00 | 0.00 | 0.00 | 11.18 | 0.00 | 0.00 | 0.00 | 0.00 | 0.00 | 0.00 | 0.00 | 0.00 | 0.00 | 0.00 | 0.00 | 0.00 | 1.05 |
| 皮肤恶性黑色素瘤 | C43 | 0.00 | 0.00 | 0.00 | 0.00 | 0.00 | 0.00 | 0.00 | 0.00 | 0.00 | 0.00 | 0.00 | 0.00 | 0.00 | 0.00 | 37.44 | 0.00 | 0.00 | 0.00 | 0.00 | 1.05 |
| 皮肤其他恶性肿瘤 | C44 | 0.00 | 0.00 | 0.00 | 0.00 | 0.00 | 0.00 | 0.00 | 0.00 | 0.00 | 0.00 | 0.00 | 0.00 | 0.00 | 0.00 | 0.00 | 0.00 | 0.00 | 0.00 | 266.28 | 2.09 |
| 间皮瘤 | C45 | 0.00 | 0.00 | 0.00 | 0.00 | 0.00 | 0.00 | 0.00 | 0.00 | 0.00 | 0.00 | 0.00 | 0.00 | 0.00 | 0.00 | 0.00 | 0.00 | 0.00 | 0.00 | 0.00 | 0.00 |
| Kaposi氏肉瘤 | C46 | 0.00 | 0.00 | 0.00 | 0.00 | 0.00 | 0.00 | 0.00 | 0.00 | 0.00 | 0.00 | 0.00 | 0.00 | 0.00 | 0.00 | 0.00 | 0.00 | 0.00 | 0.00 | 0.00 | 0.00 |
| 结缔组织和其他软组织 | C47、49 | 0.00 | 0.00 | 0.00 | 0.00 | 0.00 | 0.00 | 0.00 | 0.00 | 0.00 | 0.00 | 14.87 | 0.00 | 0.00 | 0.00 | 0.00 | 0.00 | 0.00 | 0.00 | 0.00 | 1.05 |
| 乳房 | C50 | 0.00 | 0.00 | 0.00 | 0.00 | 0.00 | 0.00 | 11.18 | 0.00 | 12.12 | 31.49 | 44.62 | 39.84 | 33.91 | 35.65 | 0.00 | 43.67 | 0.00 | 95.88 | 0.00 | 13.60 |
| 外阴 | C51 | 0.00 | 0.00 | 0.00 | 0.00 | 0.00 | 0.00 | 0.00 | 0.00 | 0.00 | 0.00 | 0.00 | 0.00 | 0.00 | 0.00 | 0.00 | 0.00 | 0.00 | 0.00 | 0.00 | 0.00 |
| 阴道 | C52 | 0.00 | 0.00 | 0.00 | 0.00 | 0.00 | 0.00 | 0.00 | 0.00 | 0.00 | 0.00 | 14.87 | 0.00 | 0.00 | 0.00 | 0.00 | 0.00 | 0.00 | 0.00 | 0.00 | 1.05 |
| 子宫颈 | C53 | 0.00 | 0.00 | 0.00 | 0.00 | 0.00 | 0.00 | 0.00 | 0.00 | 0.00 | 0.00 | 14.87 | 19.92 | 67.82 | 0.00 | 0.00 | 0.00 | 0.00 | 0.00 | 0.00 | 4.18 |
| 子宫体 | C54 | 0.00 | 0.00 | 0.00 | 0.00 | 0.00 | 0.00 | 0.00 | 0.00 | 0.00 | 0.00 | 29.74 | 59.76 | 101.74 | 0.00 | 0.00 | 0.00 | 0.00 | 0.00 | 0.00 | 8.37 |
| 子宫恶性肿瘤、未注明部位 | C55 | 0.00 | 0.00 | 0.00 | 0.00 | 0.00 | 0.00 | 0.00 | 0.00 | 0.00 | 0.00 | 0.00 | 0.00 | 0.00 | 35.65 | 0.00 | 0.00 | 0.00 | 0.00 | 0.00 | 1.05 |
| 卵巢 | C56 | 0.00 | 0.00 | 0.00 | 0.00 | 0.00 | 0.00 | 0.00 | 10.49 | 0.00 | 0.00 | 14.87 | 0.00 | 0.00 | 35.65 | 74.89 | 0.00 | 56.19 | 0.00 | 0.00 | 6.28 |
| 其他和未说明的女性生殖器官恶性肿瘤 | C57 | 0.00 | 0.00 | 0.00 | 0.00 | 0.00 | 0.00 | 0.00 | 0.00 | 0.00 | 0.00 | 0.00 | 0.00 | 0.00 | 0.00 | 0.00 | 0.00 | 0.00 | 0.00 | 0.00 | 0.00 |
| 胎盘 | C58 | 0.00 | 0.00 | 0.00 | 0.00 | 0.00 | 0.00 | 0.00 | 0.00 | 0.00 | 0.00 | 14.87 | 0.00 | 0.00 | 0.00 | 0.00 | 0.00 | 0.00 | 0.00 | 0.00 | 1.05 |
| 阴茎 | C60 | 0.00 | 0.00 | 0.00 | 0.00 | 0.00 | 0.00 | 0.00 | 0.00 | 0.00 | 0.00 | 0.00 | 0.00 | 0.00 | 0.00 | 0.00 | 0.00 | 0.00 | 0.00 | 0.00 | 0.00 |
| 前列腺 | C61 | 0.00 | 0.00 | 0.00 | 0.00 | 0.00 | 0.00 | 0.00 | 0.00 | 0.00 | 0.00 | 0.00 | 0.00 | 0.00 | 0.00 | 0.00 | 0.00 | 0.00 | 0.00 | 0.00 | 0.00 |
| 睾丸 | C62 | 0.00 | 0.00 | 0.00 | 0.00 | 0.00 | 0.00 | 0.00 | 0.00 | 0.00 | 0.00 | 0.00 | 0.00 | 0.00 | 0.00 | 0.00 | 0.00 | 0.00 | 0.00 | 0.00 | 0.00 |
| 其他和未说明的男性生殖器官恶性肿瘤 | C63 | 0.00 | 0.00 | 0.00 | 0.00 | 0.00 | 0.00 | 0.00 | 0.00 | 0.00 | 0.00 | 0.00 | 0.00 | 0.00 | 0.00 | 0.00 | 0.00 | 0.00 | 0.00 | 0.00 | 0.00 |
| 肾脏 | C64 | 0.00 | 0.00 | 0.00 | 0.00 | 0.00 | 0.00 | 0.00 | 0.00 | 0.00 | 0.00 | 0.00 | 19.92 | 0.00 | 0.00 | 37.44 | 0.00 | 0.00 | 95.88 | 0.00 | 3.14 |
| 肾盂、肾盏 | C65 | 0.00 | 0.00 | 0.00 | 0.00 | 0.00 | 0.00 | 0.00 | 0.00 | 0.00 | 0.00 | 0.00 | 0.00 | 0.00 | 0.00 | 0.00 | 0.00 | 0.00 | 0.00 | 0.00 | 0.00 |

（续上表）

| 部位或病种 | ICD—10 | 0～ | 1～ | 5～ | 10～ | 15～ | 20～ | 25～ | 30～ | 35～ | 40～ | 45～ | 50～ | 55～ | 60～ | 65～ | 70～ | 75～ | 80～ | 85+ | 合计 |
|---|---|---|---|---|---|---|---|---|---|---|---|---|---|---|---|---|---|---|---|---|---|
| 输尿管 | C66 | 0.00 | 0.00 | 0.00 | 0.00 | 0.00 | 0.00 | 0.00 | 0.00 | 0.00 | 0.00 | 0.00 | 0.00 | 0.00 | 0.00 | 37.44 | 0.00 | 0.00 | 0.00 | 0.00 | 1.05 |
| 膀胱 | C67 | 0.00 | 0.00 | 0.00 | 0.00 | 0.00 | 0.00 | 0.00 | 0.00 | 0.00 | 0.00 | 14.87 | 0.00 | 0.00 | 0.00 | 0.00 | 0.00 | 0.00 | 0.00 | 0.00 | 1.05 |
| 其他和未说明的泌尿器官 | C68 | 0.00 | 0.00 | 0.00 | 0.00 | 0.00 | 0.00 | 0.00 | 0.00 | 0.00 | 0.00 | 0.00 | 0.00 | 0.00 | 0.00 | 0.00 | 0.00 | 0.00 | 0.00 | 0.00 | 0.00 |
| 眼 | C69 | 0.00 | 0.00 | 0.00 | 0.00 | 0.00 | 0.00 | 0.00 | 0.00 | 0.00 | 0.00 | 0.00 | 0.00 | 0.00 | 0.00 | 0.00 | 0.00 | 0.00 | 0.00 | 133.14 | 1.05 |
| 脑、神经系统 | C70－72、D | 0.00 | 0.00 | 0.00 | 0.00 | 0.00 | 0.00 | 0.00 | 0.00 | 24.23 | 0.00 | 0.00 | 0.00 | 33.91 | 35.65 | 0.00 | 0.00 | 0.00 | 0.00 | 0.00 | 4.18 |
| 甲状腺 | C73 | 0.00 | 0.00 | 0.00 | 0.00 | 14.01 | 0.00 | 11.18 | 0.00 | 12.12 | 0.00 | 14.87 | 19.92 | 0.00 | 0.00 | 0.00 | 0.00 | 0.00 | 0.00 | 0.00 | 5.23 |
| 肾上腺 | C74 | 0.00 | 0.00 | 0.00 | 0.00 | 0.00 | 0.00 | 0.00 | 0.00 | 0.00 | 0.00 | 0.00 | 0.00 | 0.00 | 0.00 | 0.00 | 0.00 | 0.00 | 0.00 | 0.00 | 0.00 |
| 其他内分泌腺 | C75 | 0.00 | 0.00 | 0.00 | 0.00 | 0.00 | 0.00 | 0.00 | 0.00 | 0.00 | 0.00 | 0.00 | 0.00 | 0.00 | 0.00 | 0.00 | 0.00 | 0.00 | 0.00 | 0.00 | 0.00 |
| 霍奇金氏病 | C81 | 0.00 | 0.00 | 0.00 | 0.00 | 0.00 | 0.00 | 11.18 | 0.00 | 0.00 | 0.00 | 0.00 | 0.00 | 0.00 | 0.00 | 0.00 | 0.00 | 0.00 | 0.00 | 0.00 | 1.05 |
| 非霍奇金氏病 | C82－85、C96 | 0.00 | 0.00 | 0.00 | 0.00 | 0.00 | 0.00 | 0.00 | 0.00 | 0.00 | 0.00 | 0.00 | 0.00 | 33.91 | 0.00 | 0.00 | 0.00 | 0.00 | 0.00 | 0.00 | 1.05 |
| 多发性骨髓瘤和恶性浆细胞肿瘤 | C90 | 0.00 | 0.00 | 0.00 | 0.00 | 0.00 | 0.00 | 0.00 | 0.00 | 0.00 | 0.00 | 0.00 | 0.00 | 0.00 | 0.00 | 0.00 | 0.00 | 0.00 | 0.00 | 0.00 | 0.00 |
| 淋巴细胞白血病 | C91 | 0.00 | 0.00 | 0.00 | 0.00 | 0.00 | 0.00 | 0.00 | 0.00 | 0.00 | 0.00 | 0.00 | 0.00 | 0.00 | 0.00 | 0.00 | 0.00 | 0.00 | 0.00 | 0.00 | 0.00 |
| 髓细胞性白血病 | C92 | 0.00 | 0.00 | 0.00 | 0.00 | 0.00 | 0.00 | 0.00 | 0.00 | 0.00 | 15.74 | 0.00 | 0.00 | 0.00 | 0.00 | 0.00 | 0.00 | 56.19 | 0.00 | 0.00 | 2.09 |
| 单核细胞性白血病 | C93 | 0.00 | 0.00 | 0.00 | 0.00 | 0.00 | 0.00 | 0.00 | 0.00 | 0.00 | 0.00 | 0.00 | 0.00 | 0.00 | 0.00 | 0.00 | 0.00 | 0.00 | 0.00 | 0.00 | 0.00 |
| 其他指明的白血病 | C94 | 0.00 | 0.00 | 0.00 | 0.00 | 0.00 | 0.00 | 0.00 | 0.00 | 0.00 | 0.00 | 0.00 | 19.92 | 0.00 | 0.00 | 0.00 | 0.00 | 0.00 | 0.00 | 0.00 | 1.05 |
| 未指明细胞类型的白血病 | C95 | 0.00 | 0.00 | 0.00 | 0.00 | 0.00 | 0.00 | 0.00 | 0.00 | 0.00 | 0.00 | 0.00 | 0.00 | 0.00 | 0.00 | 0.00 | 0.00 | 0.00 | 0.00 | 0.00 | 0.00 |
| 独立的多个部位的（原发性）恶性肿瘤 | C97 | 0.00 | 0.00 | 0.00 | 0.00 | 0.00 | 0.00 | 0.00 | 0.00 | 0.00 | 0.00 | 0.00 | 0.00 | 0.00 | 0.00 | 0.00 | 0.00 | 0.00 | 0.00 | 0.00 | 0.00 |
| 其他及不明部位 | C26、39、48、76－80 | 0.00 | 0.00 | 0.00 | 0.00 | 0.00 | 0.00 | 0.00 | 0.00 | 0.00 | 0.00 | 0.00 | 0.00 | 33.91 | 0.00 | 37.44 | 0.00 | 0.00 | 0.00 | 0.00 | 2.09 |
| 除 C44 合计 | | 91.90 | 0.00 | 0.00 | 0.00 | 14.01 | 15.15 | 44.70 | 31.48 | 96.93 | 110.20 | 237.95 | 298.82 | 542.59 | 142.61 | 486.76 | 393.07 | 505.67 | 479.40 | 133.14 | 118.18 |
| 合计 | | 91.90 | 0.00 | 0.00 | 0.00 | 14.01 | 15.15 | 44.70 | 31.48 | 96.93 | 110.20 | 237.95 | 298.82 | 542.59 | 142.61 | 486.76 | 393.07 | 505.67 | 479.40 | 399.43 | 120.27 |

**表 317　中山市南朗镇 2000—2004 年男女合计恶性肿瘤年龄别发病率（$1/10^5$）**

| 部位或病种 | ICD—10 | 0～ | 1～ | 5～ | 10～ | 15～ | 20～ | 25～ | 30～ | 35～ | 40～ | 45～ | 50～ | 55～ | 60～ | 65～ | 70～ | 75～ | 80～ | 85＋ | 合计 |
|---|---|---|---|---|---|---|---|---|---|---|---|---|---|---|---|---|---|---|---|---|---|
| 唇 | C00 | 0.00 | 0.00 | 0.00 | 0.00 | 0.00 | 0.00 | 0.00 | 0.00 | 0.00 | 0.00 | 0.00 | 0.00 | 0.00 | 0.00 | 0.00 | 0.00 | 0.00 | 0.00 | 0.00 | 0.00 |
| 舌 | C01—02 | 0.00 | 0.00 | 0.00 | 0.00 | 0.00 | 0.00 | 0.00 | 0.00 | 0.00 | 0.00 | 0.00 | 0.00 | 17.10 | 0.00 | 0.00 | 0.00 | 0.00 | 0.00 | 0.00 | 0.53 |
| 口 | C03—06 | 0.00 | 0.00 | 0.00 | 0.00 | 0.00 | 0.00 | 0.00 | 0.00 | 0.00 | 0.00 | 0.00 | 0.00 | 0.00 | 0.00 | 0.00 | 0.00 | 0.00 | 0.00 | 0.00 | 0.00 |
| 唾液腺 | C07—08 | 0.00 | 0.00 | 0.00 | 0.00 | 0.00 | 0.00 | 0.00 | 0.00 | 0.00 | 0.00 | 0.00 | 0.00 | 17.10 | 0.00 | 0.00 | 0.00 | 0.00 | 0.00 | 0.00 | 0.53 |
| 扁桃腺 | C09 | 0.00 | 0.00 | 0.00 | 0.00 | 0.00 | 0.00 | 0.00 | 0.00 | 0.00 | 0.00 | 0.00 | 0.00 | 0.00 | 0.00 | 0.00 | 0.00 | 0.00 | 0.00 | 0.00 | 0.00 |
| 其他口咽部 | C10 | 0.00 | 0.00 | 0.00 | 0.00 | 0.00 | 0.00 | 0.00 | 0.00 | 0.00 | 0.00 | 0.00 | 0.00 | 0.00 | 0.00 | 0.00 | 0.00 | 0.00 | 0.00 | 0.00 | 0.00 |
| 鼻咽部 | C11 | 0.00 | 0.00 | 0.00 | 0.00 | 6.84 | 0.00 | 5.83 | 16.38 | 42.79 | 46.75 | 14.86 | 60.13 | 102.61 | 70.77 | 58.00 | 117.34 | 0.00 | 61.23 | 0.00 | 23.66 |
| 喉咽部 | C12—13 | 0.00 | 0.00 | 0.00 | 0.00 | 0.00 | 0.00 | 0.00 | 0.00 | 0.00 | 0.00 | 0.00 | 0.00 | 0.00 | 0.00 | 0.00 | 0.00 | 33.66 | 0.00 | 0.00 | 0.53 |
| 唇，口腔和咽的其他部位和具体部位不明 | C14 | 0.00 | 0.00 | 0.00 | 0.00 | 0.00 | 0.00 | 0.00 | 0.00 | 0.00 | 0.00 | 0.00 | 0.00 | 0.00 | 0.00 | 0.00 | 0.00 | 0.00 | 0.00 | 0.00 | 0.00 |
| 食管 | C15 | 0.00 | 0.00 | 0.00 | 0.00 | 0.00 | 0.00 | 0.00 | 0.00 | 12.23 | 7.79 | 14.86 | 0.00 | 17.10 | 53.08 | 77.33 | 23.47 | 67.31 | 0.00 | 0.00 | 8.41 |
| 胃 | C16 | 0.00 | 0.00 | 0.00 | 0.00 | 0.00 | 7.69 | 0.00 | 10.92 | 0.00 | 0.00 | 7.43 | 10.02 | 0.00 | 17.69 | 58.00 | 70.40 | 0.00 | 0.00 | 0.00 | 6.31 |
| 小肠 | C17 | 0.00 | 0.00 | 0.00 | 0.00 | 0.00 | 0.00 | 0.00 | 0.00 | 0.00 | 0.00 | 0.00 | 10.02 | 0.00 | 0.00 | 0.00 | 0.00 | 33.66 | 0.00 | 0.00 | 1.05 |
| 结肠 | C18 | 0.00 | 0.00 | 0.00 | 0.00 | 0.00 | 0.00 | 0.00 | 0.00 | 0.00 | 0.00 | 14.86 | 10.02 | 34.20 | 0.00 | 58.00 | 70.40 | 0.00 | 122.45 | 0.00 | 6.84 |
| 直肠和乙状结肠连接处 | C19—20 | 0.00 | 0.00 | 0.00 | 0.00 | 6.84 | 0.00 | 0.00 | 0.00 | 6.11 | 7.79 | 7.43 | 10.02 | 0.00 | 35.39 | 135.33 | 0.00 | 134.63 | 61.23 | 0.00 | 9.99 |
| 肛门 | C21 | 0.00 | 0.00 | 0.00 | 0.00 | 0.00 | 0.00 | 0.00 | 0.00 | 0.00 | 0.00 | 0.00 | 0.00 | 0.00 | 0.00 | 0.00 | 0.00 | 0.00 | 0.00 | 0.00 | 0.00 |
| 肝脏和肝内胆管 | C22 | 42.11 | 0.00 | 0.00 | 0.00 | 0.00 | 0.00 | 0.00 | 0.00 | 18.34 | 15.58 | 14.86 | 10.02 | 51.31 | 17.69 | 77.33 | 23.47 | 33.66 | 0.00 | 0.00 | 9.99 |
| 胆囊 | C23 | 0.00 | 0.00 | 0.00 | 0.00 | 0.00 | 0.00 | 0.00 | 0.00 | 0.00 | 0.00 | 0.00 | 0.00 | 17.10 | 0.00 | 0.00 | 0.00 | 0.00 | 0.00 | 0.00 | 0.53 |
| 肝外胆管 | C24 | 0.00 | 0.00 | 0.00 | 0.00 | 0.00 | 0.00 | 0.00 | 10.92 | 0.00 | 0.00 | 0.00 | 0.00 | 0.00 | 0.00 | 0.00 | 0.00 | 33.66 | 0.00 | 0.00 | 1.58 |
| 胰腺 | C25 | 0.00 | 0.00 | 0.00 | 0.00 | 0.00 | 0.00 | 0.00 | 0.00 | 6.11 | 0.00 | 0.00 | 0.00 | 0.00 | 17.69 | 19.33 | 46.94 | 0.00 | 61.23 | 95.49 | 3.68 |
| 鼻腔、中耳和副鼻窦 | C30—31 | 0.00 | 0.00 | 0.00 | 0.00 | 0.00 | 0.00 | 0.00 | 0.00 | 0.00 | 0.00 | 0.00 | 0.00 | 17.10 | 0.00 | 0.00 | 0.00 | 0.00 | 0.00 | 0.00 | 0.53 |
| 喉 | C32 | 0.00 | 0.00 | 0.00 | 0.00 | 0.00 | 0.00 | 0.00 | 0.00 | 0.00 | 0.00 | 7.43 | 0.00 | 0.00 | 0.00 | 0.00 | 23.47 | 67.31 | 0.00 | 0.00 | 2.10 |
| 气管、支气管和肺 | C33—34 | 0.00 | 0.00 | 0.00 | 0.00 | 0.00 | 0.00 | 0.00 | 0.00 | 6.11 | 23.37 | 7.43 | 60.13 | 102.61 | 70.77 | 154.67 | 211.21 | 235.60 | 61.23 | 95.49 | 24.71 |

（续上表）

| 部位或病种 | ICD—10 | 0～ | 1～ | 5～ | 10～ | 15～ | 20～ | 25～ | 30～ | 35～ | 40～ | 45～ | 50～ | 55～ | 60～ | 65～ | 70～ | 75～ | 80～ | 85＋ | 合计 |
|---|---|---|---|---|---|---|---|---|---|---|---|---|---|---|---|---|---|---|---|---|---|
| 其他呼吸器官 | C37—38 | 0.00 | 0.00 | 0.00 | 0.00 | 0.00 | 0.00 | 5.83 | 0.00 | 0.00 | 0.00 | 0.00 | 0.00 | 0.00 | 0.00 | 0.00 | 0.00 | 0.00 | 0.00 | 0.00 | 0.53 |
| 骨和关节软骨 | C40—41 | 0.00 | 0.00 | 0.00 | 0.00 | 0.00 | 0.00 | 5.83 | 5.46 | 0.00 | 0.00 | 0.00 | 0.00 | 0.00 | 0.00 | 0.00 | 0.00 | 0.00 | 0.00 | 0.00 | 1.05 |
| 皮肤恶性黑色素瘤 | C43 | 0.00 | 0.00 | 0.00 | 0.00 | 0.00 | 0.00 | 0.00 | 0.00 | 0.00 | 0.00 | 0.00 | 0.00 | 0.00 | 0.00 | 19.33 | 0.00 | 0.00 | 0.00 | 0.00 | 0.53 |
| 皮肤其他恶性肿瘤 | C44 | 0.00 | 0.00 | 0.00 | 0.00 | 0.00 | 0.00 | 0.00 | 0.00 | 0.00 | 0.00 | 0.00 | 0.00 | 0.00 | 0.00 | 0.00 | 0.00 | 33.66 | 0.00 | 190.98 | 1.58 |
| 间皮瘤 | C45 | 0.00 | 0.00 | 0.00 | 0.00 | 0.00 | 0.00 | 0.00 | 0.00 | 0.00 | 0.00 | 0.00 | 0.00 | 0.00 | 0.00 | 0.00 | 0.00 | 0.00 | 0.00 | 0.00 | 0.00 |
| Kaposi 氏肉瘤 | C46 | 0.00 | 0.00 | 0.00 | 0.00 | 0.00 | 0.00 | 0.00 | 0.00 | 0.00 | 0.00 | 0.00 | 0.00 | 0.00 | 0.00 | 0.00 | 0.00 | 0.00 | 0.00 | 0.00 | 0.00 |
| 结缔组织和其他软组织 | C47、49 | 0.00 | 0.00 | 0.00 | 0.00 | 0.00 | 0.00 | 0.00 | 0.00 | 0.00 | 0.00 | 7.43 | 0.00 | 0.00 | 0.00 | 0.00 | 0.00 | 0.00 | 0.00 | 0.00 | 0.53 |
| 乳房 | C50 | 0.00 | 0.00 | 0.00 | 0.00 | 0.00 | 0.00 | 5.83 | 0.00 | 6.11 | 15.58 | 22.29 | 20.04 | 17.10 | 17.69 | 0.00 | 23.47 | 0.00 | 61.23 | 0.00 | 6.84 |
| 外阴 | C51 | 0.00 | 0.00 | 0.00 | 0.00 | 0.00 | 0.00 | 0.00 | 0.00 | 0.00 | 0.00 | 0.00 | 0.00 | 0.00 | 0.00 | 0.00 | 0.00 | 0.00 | 0.00 | 0.00 | 0.00 |
| 阴道 | C52 | 0.00 | 0.00 | 0.00 | 0.00 | 0.00 | 0.00 | 0.00 | 0.00 | 0.00 | 0.00 | 7.43 | 0.00 | 0.00 | 0.00 | 0.00 | 0.00 | 0.00 | 0.00 | 0.00 | 0.53 |
| 子宫颈 | C53 | 0.00 | 0.00 | 0.00 | 0.00 | 0.00 | 0.00 | 0.00 | 0.00 | 0.00 | 0.00 | 7.43 | 10.02 | 34.20 | 0.00 | 0.00 | 0.00 | 0.00 | 0.00 | 0.00 | 2.10 |
| 子宫体 | C54 | 0.00 | 0.00 | 0.00 | 0.00 | 0.00 | 0.00 | 0.00 | 0.00 | 0.00 | 0.00 | 14.86 | 30.07 | 51.31 | 0.00 | 0.00 | 0.00 | 0.00 | 0.00 | 0.00 | 4.21 |
| 子宫恶性肿瘤、未注明部位 | C55 | 0.00 | 0.00 | 0.00 | 0.00 | 0.00 | 0.00 | 0.00 | 0.00 | 0.00 | 0.00 | 0.00 | 0.00 | 0.00 | 17.69 | 0.00 | 0.00 | 0.00 | 0.00 | 0.00 | 0.53 |
| 卵巢 | C56 | 0.00 | 0.00 | 0.00 | 0.00 | 0.00 | 0.00 | 0.00 | 5.46 | 0.00 | 0.00 | 7.43 | 0.00 | 0.00 | 17.69 | 38.67 | 0.00 | 33.66 | 0.00 | 0.00 | 3.15 |
| 其他和未说明的女性生殖器官恶性肿瘤 | C57 | 0.00 | 0.00 | 0.00 | 0.00 | 0.00 | 0.00 | 0.00 | 0.00 | 0.00 | 0.00 | 0.00 | 0.00 | 0.00 | 0.00 | 0.00 | 0.00 | 0.00 | 0.00 | 0.00 | 0.00 |
| 胎盘 | C58 | 0.00 | 0.00 | 0.00 | 0.00 | 0.00 | 0.00 | 0.00 | 0.00 | 0.00 | 0.00 | 7.43 | 0.00 | 0.00 | 0.00 | 0.00 | 0.00 | 0.00 | 0.00 | 0.00 | 0.53 |
| 阴茎 | C60 | 0.00 | 0.00 | 0.00 | 0.00 | 0.00 | 0.00 | 0.00 | 0.00 | 0.00 | 0.00 | 0.00 | 0.00 | 0.00 | 0.00 | 0.00 | 0.00 | 33.66 | 0.00 | 0.00 | 0.53 |
| 前列腺 | C61 | 0.00 | 0.00 | 0.00 | 0.00 | 0.00 | 0.00 | 0.00 | 0.00 | 0.00 | 0.00 | 0.00 | 0.00 | 0.00 | 17.69 | 0.00 | 0.00 | 0.00 | 0.00 | 0.00 | 0.53 |
| 睾丸 | C62 | 0.00 | 0.00 | 0.00 | 0.00 | 0.00 | 0.00 | 0.00 | 0.00 | 0.00 | 0.00 | 0.00 | 0.00 | 0.00 | 0.00 | 0.00 | 0.00 | 0.00 | 0.00 | 0.00 | 0.00 |
| 其他和未说明的男性生殖器官恶性肿瘤 | C63 | 0.00 | 0.00 | 0.00 | 0.00 | 0.00 | 0.00 | 0.00 | 0.00 | 0.00 | 0.00 | 0.00 | 0.00 | 0.00 | 0.00 | 0.00 | 0.00 | 33.66 | 0.00 | 0.00 | 0.53 |
| 肾脏 | C64 | 0.00 | 0.00 | 0.00 | 0.00 | 0.00 | 0.00 | 0.00 | 0.00 | 0.00 | 0.00 | 0.00 | 20.04 | 0.00 | 0.00 | 19.33 | 0.00 | 33.66 | 61.23 | 95.49 | 3.15 |
| 肾盂、肾盏 | C65 | 0.00 | 0.00 | 0.00 | 0.00 | 0.00 | 0.00 | 0.00 | 0.00 | 0.00 | 0.00 | 0.00 | 0.00 | 17.10 | 0.00 | 0.00 | 0.00 | 0.00 | 0.00 | 0.00 | 0.53 |

（续上表）

| 部位或病种 | ICD—10 | 0～ | 1～ | 5～ | 10～ | 15～ | 20～ | 25～ | 30～ | 35～ | 40～ | 45～ | 50～ | 55～ | 60～ | 65～ | 70～ | 75～ | 80～ | 85＋ | 合计 |
|---|---|---|---|---|---|---|---|---|---|---|---|---|---|---|---|---|---|---|---|---|---|
| 输尿管 | C66 | 0.00 | 0.00 | 0.00 | 0.00 | 0.00 | 0.00 | 0.00 | 0.00 | 0.00 | 0.00 | 0.00 | 0.00 | 0.00 | 0.00 | 19.33 | 0.00 | 0.00 | 0.00 | 0.00 | 0.53 |
| 膀胱 | C67 | 0.00 | 0.00 | 0.00 | 0.00 | 0.00 | 0.00 | 0.00 | 0.00 | 0.00 | 0.00 | 7.43 | 0.00 | 17.10 | 0.00 | 0.00 | 0.00 | 33.66 | 0.00 | 0.00 | 1.58 |
| 其他和未说明的泌尿器官 | C68 | 0.00 | 0.00 | 0.00 | 0.00 | 0.00 | 0.00 | 0.00 | 0.00 | 0.00 | 0.00 | 0.00 | 0.00 | 0.00 | 0.00 | 0.00 | 0.00 | 0.00 | 0.00 | 0.00 | 0.00 |
| 眼 | C69 | 0.00 | 0.00 | 0.00 | 0.00 | 0.00 | 0.00 | 0.00 | 0.00 | 0.00 | 0.00 | 0.00 | 0.00 | 0.00 | 0.00 | 0.00 | 0.00 | 0.00 | 0.00 | 95.49 | 0.53 |
| 脑、神经系统 | C70－72、D | 0.00 | 0.00 | 0.00 | 0.00 | 0.00 | 0.00 | 5.83 | 0.00 | 12.23 | 0.00 | 0.00 | 10.02 | 17.10 | 17.69 | 0.00 | 23.47 | 0.00 | 0.00 | 0.00 | 3.68 |
| 甲状腺 | C73 | 0.00 | 0.00 | 0.00 | 0.00 | 6.84 | 0.00 | 5.83 | 0.00 | 6.11 | 0.00 | 7.43 | 10.02 | 0.00 | 0.00 | 0.00 | 0.00 | 33.66 | 0.00 | 0.00 | 3.15 |
| 肾上腺 | C74 | 0.00 | 0.00 | 0.00 | 0.00 | 0.00 | 0.00 | 0.00 | 0.00 | 0.00 | 0.00 | 0.00 | 0.00 | 0.00 | 0.00 | 0.00 | 0.00 | 0.00 | 0.00 | 0.00 | 0.00 |
| 其他内分泌腺 | C75 | 0.00 | 0.00 | 0.00 | 0.00 | 0.00 | 0.00 | 0.00 | 0.00 | 0.00 | 0.00 | 0.00 | 0.00 | 0.00 | 0.00 | 0.00 | 0.00 | 0.00 | 0.00 | 0.00 | 0.00 |
| 霍奇金氏病 | C81 | 0.00 | 0.00 | 0.00 | 0.00 | 0.00 | 0.00 | 5.83 | 0.00 | 0.00 | 0.00 | 0.00 | 0.00 | 0.00 | 0.00 | 0.00 | 0.00 | 0.00 | 0.00 | 0.00 | 0.53 |
| 非霍奇金氏病 | C82—85、C96 | 0.00 | 0.00 | 6.31 | 0.00 | 6.84 | 0.00 | 0.00 | 0.00 | 0.00 | 0.00 | 0.00 | 0.00 | 17.10 | 17.69 | 0.00 | 0.00 | 0.00 | 0.00 | 0.00 | 2.10 |
| 多发性骨髓瘤和恶性浆细胞肿瘤 | C90 | 0.00 | 0.00 | 0.00 | 0.00 | 0.00 | 0.00 | 0.00 | 0.00 | 0.00 | 0.00 | 7.43 | 0.00 | 0.00 | 0.00 | 0.00 | 0.00 | 0.00 | 0.00 | 0.00 | 0.53 |
| 淋巴细胞白血病 | C91 | 0.00 | 0.00 | 0.00 | 0.00 | 0.00 | 0.00 | 0.00 | 0.00 | 0.00 | 7.79 | 0.00 | 0.00 | 0.00 | 17.69 | 0.00 | 0.00 | 0.00 | 0.00 | 0.00 | 1.05 |
| 髓细胞性白血病 | C92 | 0.00 | 0.00 | 0.00 | 5.37 | 0.00 | 0.00 | 5.83 | 0.00 | 0.00 | 7.79 | 0.00 | 0.00 | 0.00 | 0.00 | 0.00 | 23.47 | 33.66 | 0.00 | 0.00 | 2.63 |
| 单核细胞性白血病 | C93 | 0.00 | 0.00 | 0.00 | 0.00 | 0.00 | 0.00 | 0.00 | 0.00 | 0.00 | 0.00 | 0.00 | 0.00 | 0.00 | 0.00 | 0.00 | 0.00 | 0.00 | 0.00 | 0.00 | 0.00 |
| 其他指明的白血病 | C94 | 0.00 | 0.00 | 0.00 | 0.00 | 0.00 | 0.00 | 0.00 | 0.00 | 0.00 | 0.00 | 0.00 | 10.02 | 0.00 | 0.00 | 0.00 | 0.00 | 0.00 | 0.00 | 0.00 | 0.53 |
| 未指明细胞类型的白血病 | C95 | 0.00 | 0.00 | 0.00 | 0.00 | 0.00 | 0.00 | 0.00 | 0.00 | 0.00 | 0.00 | 0.00 | 0.00 | 0.00 | 0.00 | 0.00 | 0.00 | 0.00 | 0.00 | 0.00 | 0.00 |
| 独立的多个部位的（原发性）恶性肿瘤 | C97 | 0.00 | 0.00 | 0.00 | 0.00 | 0.00 | 0.00 | 0.00 | 0.00 | 0.00 | 0.00 | 0.00 | 0.00 | 0.00 | 0.00 | 0.00 | 0.00 | 0.00 | 0.00 | 0.00 | 0.00 |
| 其他及不明部位 | C26、39、48、76—80 | 0.00 | 0.00 | 0.00 | 0.00 | 0.00 | 0.00 | 0.00 | 0.00 | 0.00 | 0.00 | 0.00 | 0.00 | 17.10 | 0.00 | 38.67 | 46.94 | 0.00 | 0.00 | 95.49 | 3.15 |
| 除 C44 合计 | | 42.11 | 0.00 | 6.31 | 5.37 | 27.37 | 7.69 | 46.65 | 49.14 | 116.15 | 132.46 | 185.73 | 280.62 | 564.37 | 406.93 | 773.33 | 704.05 | 875.09 | 489.82 | 477.46 | 146.70 |
| 合计 | | 42.11 | 0.00 | 6.31 | 5.37 | 27.37 | 7.69 | 46.65 | 49.14 | 116.15 | 132.46 | 185.73 | 280.62 | 564.37 | 406.93 | 773.33 | 704.05 | 908.75 | 489.82 | 668.45 | 148.28 |

### 6. 发病顺位

2000—2004 年期间中山市南朗镇男性发病前 10 位恶性肿瘤依次是气管/支气管和肺、鼻咽、肝脏和肝内胆管、直肠和乙状结肠连接处、食管、胃、结肠、胰腺、非霍奇金氏病、肾脏恶性肿瘤，其发病数占同期南朗镇男性恶性肿瘤发病总数的 79.65％（表 318，图 185）。

**表 318　中山市南朗镇 2000—2004 年男性前 10 位恶性肿瘤发病概况（N，1/10⁵，%）**

| 位次 | 部位或病种 | ICD—10 | 例数 | 粗率 | 中标率 | 世标率 | 构成比 |
|---|---|---|---|---|---|---|---|
| 1 | 气管、支气管和肺 | C33－34 | 36 | 38.07 | 30.33 | 40.84 | 21.56 |
| 2 | 鼻咽 | C11 | 34 | 35.96 | 28.93 | 35.12 | 20.36 |
| 3 | 肝脏和肝内胆管 | C22 | 13 | 13.75 | 10.80 | 13.98 | 7.78 |
| 4 | 直肠和乙状结肠连接处 | C19－20 | 13 | 13.75 | 11.18 | 13.79 | 7.78 |
| 5 | 食管 | C15 | 11 | 11.63 | 9.57 | 13.07 | 6.59 |
| 6 | 胃 | C16 | 9 | 9.52 | 7.40 | 9.28 | 5.39 |
| 7 | 结肠 | C18 | 8 | 8.46 | 6.33 | 8.43 | 4.79 |
| 8 | 胰腺 | C25 | 3 | 3.17 | 2.08 | 4.09 | 1.80 |
| 9 | 非霍奇金氏病 | C82－85、C96 | 3 | 3.17 | 3.96 | 3.81 | 1.80 |
| 10 | 肾脏 | C64 | 3 | 3.17 | 1.94 | 3.52 | 1.80 |
| 合计 | | | 133 | | | | 79.65 |

注：中标率为中国标化发病率，世标率为世界标化发病率。

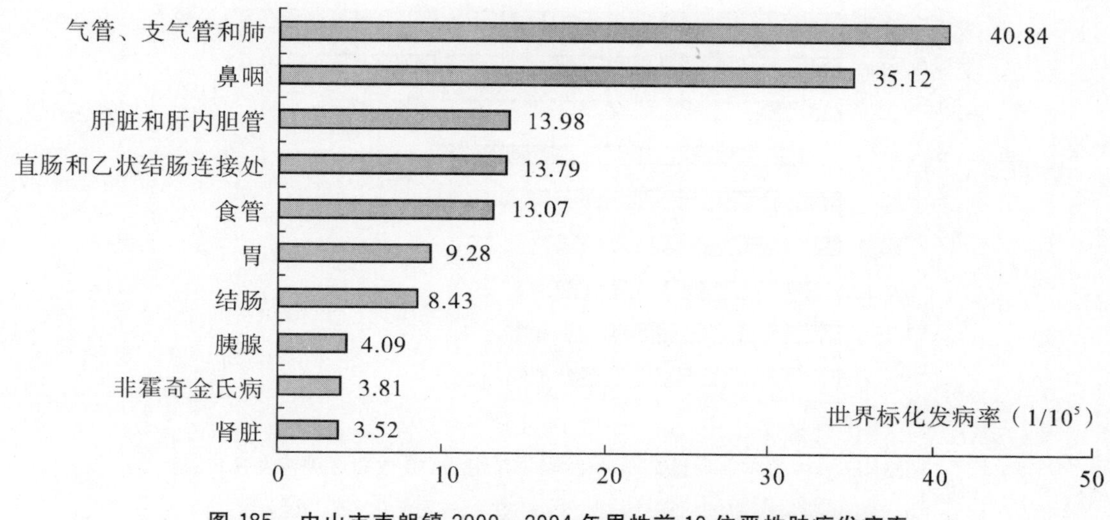


**图 185　中山市南朗镇 2000—2004 年男性前 10 位恶性肿瘤发病率**

女性发病前 10 位恶性肿瘤依次是乳房、鼻咽、气管/支气管和肺、子宫体、肝脏和肝内胆管、直肠和乙状结肠连接处、卵巢、结肠、甲状腺和子宫颈恶性肿瘤，其发病数占同期南朗镇女性恶性肿瘤发病总数的 65.24%（表 319，图 186）。

**表 319　中山市南朗镇 2000—2004 年女性前 10 位恶性肿瘤发病概况（N，1/10$^5$，%）**

| 位次 | 部位或病种 | ICD—10 | 例数 | 粗率 | 中标率 | 世标率 | 构成比 |
|---|---|---|---|---|---|---|---|
| 1 | 乳房 | C50 | 13 | 13.60 | 10.03 | 12.31 | 11.30 |
| 2 | 鼻咽 | C11 | 11 | 11.50 | 8.80 | 10.32 | 9.57 |
| 3 | 气管、支气管和肺 | C33－34 | 11 | 11.50 | 7.60 | 9.62 | 9.57 |
| 4 | 子宫体 | C54 | 8 | 8.37 | 7.27 | 8.84 | 6.96 |
| 5 | 肝脏和肝内胆管 | C22 | 6 | 6.28 | 5.86 | 7.01 | 5.22 |
| 6 | 直肠和乙状结肠连接处 | C19－20 | 6 | 6.28 | 4.31 | 5.78 | 5.22 |
| 7 | 卵巢 | C56 | 6 | 6.28 | 4.51 | 5.76 | 5.22 |
| 8 | 结肠 | C18 | 5 | 5.23 | 3.73 | 4.83 | 4.35 |
| 9 | 甲状腺 | C73 | 5 | 5.23 | 4.95 | 4.77 | 4.35 |
| 10 | 子宫颈 | C53 | 4 | 4.18 | 3.81 | 4.60 | 3.48 |
| 合计 | | | 75 | | | | 65.24 |

注：中标率为中国标化发病率，世标率为世界标化发病率。

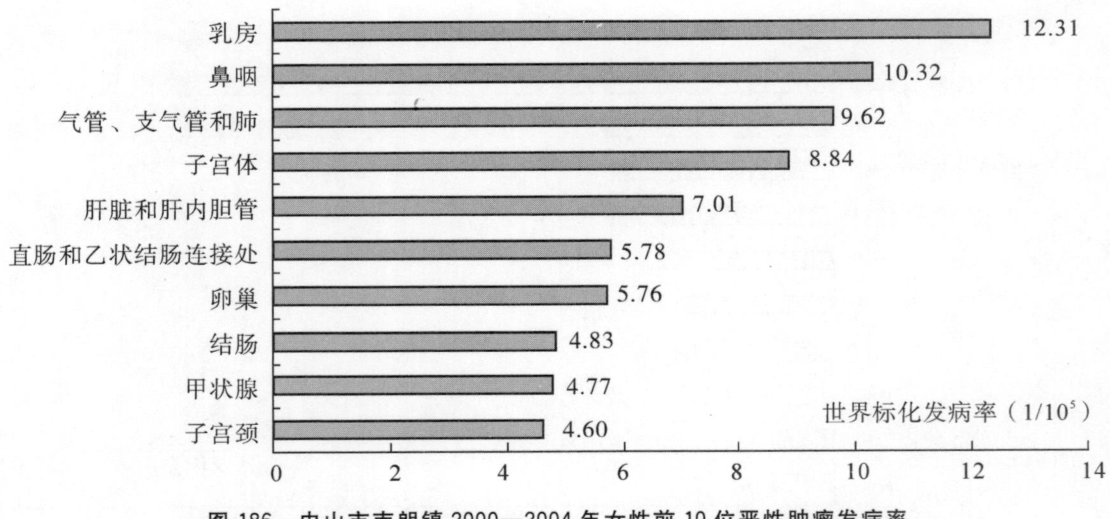


**图 186　中山市南朗镇 2000—2004 年女性前 10 位恶性肿瘤发病率**

男女合计发病前 10 位恶性肿瘤依次是气管/支气管和肺、鼻咽、肝脏和肝内胆管、直肠和乙状结肠连接处、食管、结肠、乳房、胃、子宫体、脑/神经系统恶性肿瘤，其发病数占同期南朗镇男女合计恶性肿瘤发病总数的70.58%（表320，图187），其中鼻咽癌发病均占同期南朗镇男、女和合计恶性肿瘤发病顺位的第2位（表318、表319、表320，图185、图186、图187）。

表320　中山市南朗镇2000—2004年男女合计前10位恶性肿瘤发病概况（N，1/10⁵，%）

| 位次 | 部位或病种 | ICD—10 | 例数 | 粗率 | 中标率 | 世标率 | 构成比 |
|---|---|---|---|---|---|---|---|
| 1 | 气管、支气管和肺 | C33－34 | 47 | 24.71 | 18.32 | 24.16 | 16.67 |
| 2 | 鼻咽 | C11 | 45 | 23.66 | 18.83 | 22.66 | 15.96 |
| 3 | 肝脏和肝内胆管 | C22 | 19 | 9.99 | 8.20 | 10.32 | 6.74 |
| 4 | 直肠和乙状结肠连接处 | C19－20 | 19 | 9.99 | 7.54 | 9.52 | 6.74 |
| 5 | 食管 | C15 | 16 | 8.41 | 6.32 | 8.36 | 5.67 |
| 6 | 结肠 | C18 | 13 | 6.84 | 4.95 | 6.52 | 4.61 |
| 7 | 乳房 | C50 | 13 | 6.84 | 5.11 | 6.28 | 4.61 |
| 8 | 胃 | C16 | 12 | 6.31 | 4.84 | 6.07 | 4.26 |
| 9 | 子宫体 | C54 | 8 | 4.21 | 3.66 | 4.45 | 2.84 |
| 10 | 脑、神经系统 | C70－72、D | 7 | 3.68 | 3.00 | 3.56 | 2.48 |
| 合计 | | | 199 | | | | 70.58 |

注：中标率为中国标化发病率，世标率为世界标化发病率。

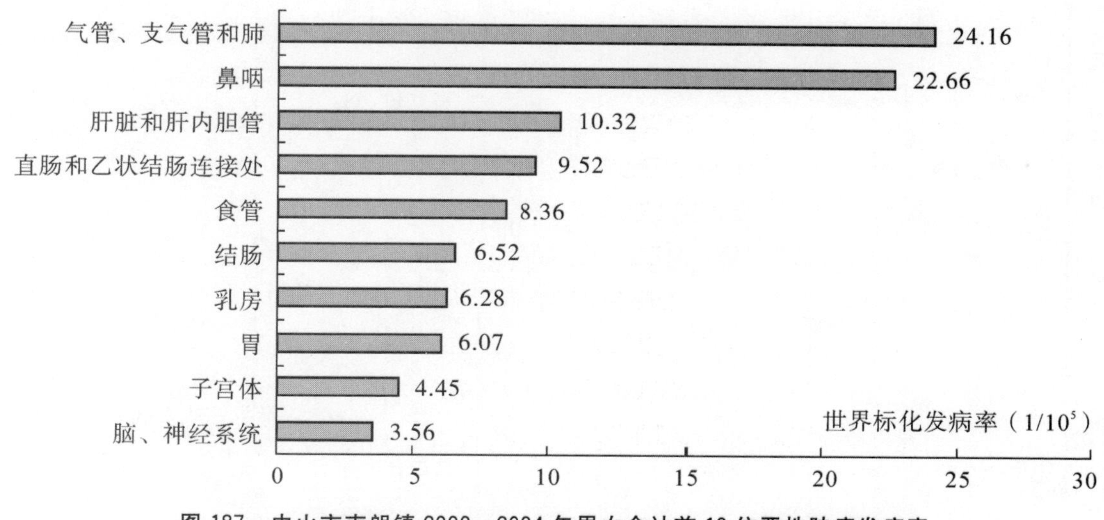


图187　中山市南朗镇2000—2004年男女合计前10位恶性肿瘤发病率

表 321　中山市南朗镇 2000—2004 年男性恶性肿瘤主要发病指标（N，$1/10^5$，%）

| 部位或病种 | ICD—10 | 粗率 | 0～ | 15～ | 45～ | 55～ | 65＋ | 中标率 | 世标率 | 35～64 岁截缩率 | 0～64 岁累积率 | 0～74 岁累积率 | 例数 | 构成比 |
|---|---|---|---|---|---|---|---|---|---|---|---|---|---|---|
| 唇 | C00 | 0.00 | 0.00 | 0.00 | 0.00 | 0.00 | 0.00 | 0.00 | 0.00 | 0.00 | 0.00 | 0.00 | 0 | 0.00 |
| 舌 | C01—02 | 1.06 | 0.00 | 0.00 | 0.00 | 17.41 | 0.00 | 1.17 | 1.38 | 4.64 | 0.17 | 0.17 | 1 | 0.60 |
| 口 | C03—06 | 0.00 | 0.00 | 0.00 | 0.00 | 0.00 | 0.00 | 0.00 | 0.00 | 0.00 | 0.00 | 0.00 | 0 | 0.00 |
| 唾液腺 | C07—08 | 1.06 | 0.00 | 0.00 | 0.00 | 17.41 | 0.00 | 1.17 | 1.38 | 4.64 | 0.17 | 0.17 | 1 | 0.60 |
| 扁桃腺 | C09 | 0.00 | 0.00 | 0.00 | 0.00 | 0.00 | 0.00 | 0.00 | 0.00 | 0.00 | 0.00 | 0.00 | 0 | 0.00 |
| 其他口咽部 | C10 | 0.00 | 0.00 | 0.00 | 0.00 | 0.00 | 0.00 | 0.00 | 0.00 | 0.00 | 0.00 | 0.00 | 0 | 0.00 |
| 鼻咽部 | C11 | 35.96 | 0.00 | 33.00 | 51.31 | 121.84 | 91.41 | 28.93 | 35.12 | 82.48 | 2.84 | 4.26 | 34 | 20.36 |
| 喉咽部 | C12—13 | 1.06 | 0.00 | 0.00 | 0.00 | 0.00 | 15.24 | 0.72 | 0.84 | 0.00 | 0.00 | 0.00 | 1 | 0.60 |
| 唇，口腔和咽的其他部位和具体部位不明 | C14 | 0.00 | 0.00 | 0.00 | 0.00 | 0.00 | 0.00 | 0.00 | 0.00 | 0.00 | 0.00 | 0.00 | 0 | 0.00 |
| 食管 | C15 | 11.63 | 0.00 | 4.40 | 0.00 | 69.62 | 76.18 | 9.57 | 13.07 | 21.71 | 0.84 | 1.89 | 11 | 6.59 |
| 胃 | C16 | 9.52 | 0.00 | 4.40 | 17.10 | 17.41 | 60.94 | 7.40 | 9.28 | 9.88 | 0.46 | 1.32 | 9 | 5.39 |
| 小肠 | C17 | 2.12 | 0.00 | 0.00 | 8.55 | 0.00 | 15.24 | 1.54 | 1.85 | 3.27 | 0.10 | 0.10 | 2 | 1.20 |
| 结肠 | C18 | 8.46 | 0.00 | 0.00 | 17.10 | 17.41 | 76.18 | 6.33 | 8.43 | 10.22 | 0.32 | 1.23 | 8 | 4.79 |
| 直肠和乙状结肠连接处 | C19—20 | 13.75 | 0.00 | 4.40 | 17.10 | 34.81 | 106.65 | 11.18 | 13.79 | 16.65 | 0.67 | 1.27 | 13 | 7.78 |
| 肛门 | C21 | 0.00 | 0.00 | 0.00 | 0.00 | 0.00 | 0.00 | 0.00 | 0.00 | 0.00 | 0.00 | 0.00 | 0 | 0.00 |
| 肝脏和肝内胆管 | C22 | 13.75 | 0.00 | 6.60 | 17.10 | 52.22 | 76.18 | 10.80 | 13.98 | 26.64 | 0.85 | 1.91 | 13 | 7.78 |
| 胆囊 | C23 | 0.00 | 0.00 | 0.00 | 0.00 | 0.00 | 0.00 | 0.00 | 0.00 | 0.00 | 0.00 | 0.00 | 0 | 0.00 |
| 肝外胆管 | C24 | 3.17 | 0.00 | 4.40 | 0.00 | 0.00 | 15.24 | 2.37 | 2.20 | 0.00 | 0.11 | 0.11 | 3 | 1.80 |
| 胰腺 | C25 | 3.17 | 0.00 | 0.00 | 0.00 | 17.41 | 30.47 | 2.08 | 4.09 | 3.82 | 0.18 | 0.43 | 3 | 1.80 |
| 鼻腔、中耳和副鼻窦 | C30—31 | 0.00 | 0.00 | 0.00 | 0.00 | 0.00 | 0.00 | 0.00 | 0.00 | 0.00 | 0.00 | 0.00 | 0 | 0.00 |
| 喉 | C32 | 3.17 | 0.00 | 0.00 | 8.55 | 0.00 | 30.47 | 2.14 | 2.74 | 2.79 | 0.07 | 0.33 | 3 | 1.80 |
| 气管、支气管和肺 | C33—34 | 38.07 | 0.00 | 4.40 | 25.65 | 174.06 | 319.95 | 30.33 | 40.84 | 58.06 | 2.15 | 5.27 | 36 | 21.56 |

（续上表）

| 部位或病种 | ICD—10 | 粗率 | 0～ | 15～ | 45～ | 55～ | 65＋ | 中标率 | 世标率 | 35～64岁截缩率 | 0～64岁累积率 | 0～74岁累积率 | 例数 | 构成比 |
|---|---|---|---|---|---|---|---|---|---|---|---|---|---|---|
| 其他呼吸器官 | C37－38 | 1.06 | 0.00 | 2.20 | 0.00 | 0.00 | 0.00 | 1.12 | 0.97 | 0.00 | 0.06 | 0.06 | 1 | 0.60 |
| 骨和关节软骨 | C40－41 | 1.06 | 0.00 | 2.20 | 0.00 | 0.00 | 0.00 | 0.83 | 0.68 | 0.00 | 0.06 | 0.06 | 1 | 0.60 |
| 皮肤恶性黑色素瘤 | C43 | 0.00 | 0.00 | 0.00 | 0.00 | 0.00 | 0.00 | 0.00 | 0.00 | 0.00 | 0.00 | 0.00 | 0 | 0.00 |
| 皮肤其他恶性肿瘤 | C44 | 1.06 | 0.00 | 0.00 | 0.00 | 0.00 | 15.24 | 0.72 | 0.84 | 0.00 | 0.00 | 0.00 | 1 | 0.60 |
| 间皮瘤 | C45 | 0.00 | 0.00 | 0.00 | 0.00 | 0.00 | 0.00 | 0.00 | 0.00 | 0.00 | 0.00 | 0.00 | 0 | 0.00 |
| Kaposi 氏肉瘤 | C46 | 0.00 | 0.00 | 0.00 | 0.00 | 0.00 | 0.00 | 0.00 | 0.00 | 0.00 | 0.00 | 0.00 | 0 | 0.00 |
| 结缔组织和其他软组织 | C47、49 | 0.00 | 0.00 | 0.00 | 0.00 | 0.00 | 0.00 | 0.00 | 0.00 | 0.00 | 0.00 | 0.00 | 0 | 0.00 |
| 乳房 | C50 | 0.00 | 0.00 | 0.00 | 0.00 | 0.00 | 0.00 | 0.00 | 0.00 | 0.00 | 0.00 | 0.00 | 0 | 0.00 |
| 外阴 | C51 | 0.00 | 0.00 | 0.00 | 0.00 | 0.00 | 0.00 | 0.00 | 0.00 | 0.00 | 0.00 | 0.00 | 0 | 0.00 |
| 阴道 | C52 | 0.00 | 0.00 | 0.00 | 0.00 | 0.00 | 0.00 | 0.00 | 0.00 | 0.00 | 0.00 | 0.00 | 0 | 0.00 |
| 子宫颈 | C53 | 0.00 | 0.00 | 0.00 | 0.00 | 0.00 | 0.00 | 0.00 | 0.00 | 0.00 | 0.00 | 0.00 | 0 | 0.00 |
| 子宫体 | C54 | 0.00 | 0.00 | 0.00 | 0.00 | 0.00 | 0.00 | 0.00 | 0.00 | 0.00 | 0.00 | 0.00 | 0 | 0.00 |
| 子宫恶性肿瘤、未注明部位 | C55 | 0.00 | 0.00 | 0.00 | 0.00 | 0.00 | 0.00 | 0.00 | 0.00 | 0.00 | 0.00 | 0.00 | 0 | 0.00 |
| 卵巢 | C56 | 0.00 | 0.00 | 0.00 | 0.00 | 0.00 | 0.00 | 0.00 | 0.00 | 0.00 | 0.00 | 0.00 | 0 | 0.00 |
| 其他和未说明的女性生殖器官恶性肿瘤 | C57 | 0.00 | 0.00 | 0.00 | 0.00 | 0.00 | 0.00 | 0.00 | 0.00 | 0.00 | 0.00 | 0.00 | 0 | 0.00 |
| 胎盘 | C58 | 0.00 | 0.00 | 0.00 | 0.00 | 0.00 | 0.00 | 0.00 | 0.00 | 0.00 | 0.00 | 0.00 | 0 | 0.00 |
| 阴茎 | C60 | 1.06 | 0.00 | 0.00 | 0.00 | 0.00 | 15.24 | 0.72 | 0.84 | 0.00 | 0.00 | 0.00 | 1 | 0.60 |
| 前列腺 | C61 | 1.06 | 0.00 | 0.00 | 0.00 | 17.41 | 0.00 | 0.96 | 1.41 | 3.82 | 0.18 | 0.18 | 1 | 0.60 |
| 睾丸 | C62 | 0.00 | 0.00 | 0.00 | 0.00 | 0.00 | 0.00 | 0.00 | 0.00 | 0.00 | 0.00 | 0.00 | 0 | 0.00 |
| 其他和未说明的男性生殖器官恶性肿瘤 | C63 | 1.06 | 0.00 | 0.00 | 0.00 | 0.00 | 15.24 | 0.72 | 0.84 | 0.00 | 0.00 | 0.00 | 1 | 0.60 |
| 肾脏 | C64 | 3.17 | 0.00 | 0.00 | 8.55 | 0.00 | 30.47 | 1.94 | 3.52 | 3.27 | 0.10 | 0.10 | 3 | 1.80 |
| 肾盂、肾盏 | C65 | 1.06 | 0.00 | 0.00 | 0.00 | 17.41 | 0.00 | 1.17 | 1.38 | 4.64 | 0.17 | 0.17 | 1 | 0.60 |

（续上表）

| 部位或病种 | ICD—10 | 粗率 | 0～ | 15～ | 45～ | 55～ | 65＋ | 中标率 | 世标率 | 35～64 岁截缩率 | 0～64 岁累积率 | 0～74 岁累积率 | 例数 | 构成比 |
|---|---|---|---|---|---|---|---|---|---|---|---|---|---|---|
| 输尿管 | C66 | 0.00 | 0.00 | 0.00 | 0.00 | 0.00 | 0.00 | 0.00 | 0.00 | 0.00 | 0.00 | 0.00 | 0 | 0.00 |
| 膀胱 | C67 | 2.12 | 0.00 | 0.00 | 0.00 | 17.41 | 15.24 | 1.89 | 2.22 | 4.64 | 0.17 | 0.17 | 2 | 1.20 |
| 其他和未说明的泌尿器官 | C68 | 0.00 | 0.00 | 0.00 | 0.00 | 0.00 | 0.00 | 0.00 | 0.00 | 0.00 | 0.00 | 0.00 | 0 | 0.00 |
| 眼 | C69 | 0.00 | 0.00 | 0.00 | 0.00 | 0.00 | 0.00 | 0.00 | 0.00 | 0.00 | 0.00 | 0.00 | 0 | 0.00 |
| 脑、神经系统 | C70—72、D | 3.17 | 0.00 | 2.20 | 8.55 | 0.00 | 15.24 | 2.67 | 3.00 | 3.27 | 0.16 | 0.42 | 3 | 1.80 |
| 甲状腺 | C73 | 1.06 | 0.00 | 0.00 | 0.00 | 0.00 | 15.24 | 0.72 | 0.84 | 0.00 | 0.00 | 0.00 | 1 | 0.60 |
| 肾上腺 | C74 | 0.00 | 0.00 | 0.00 | 0.00 | 0.00 | 0.00 | 0.00 | 0.00 | 0.00 | 0.00 | 0.00 | 0 | 0.00 |
| 其他内分泌腺 | C75 | 0.00 | 0.00 | 0.00 | 0.00 | 0.00 | 0.00 | 0.00 | 0.00 | 0.00 | 0.00 | 0.00 | 0 | 0.00 |
| 霍奇金氏病 | C81 | 0.00 | 0.00 | 0.00 | 0.00 | 0.00 | 0.00 | 0.00 | 0.00 | 0.00 | 0.00 | 0.00 | 0 | 0.00 |
| 非霍奇金氏病 | C82—85、C96 | 3.17 | 3.98 | 2.20 | 0.00 | 17.41 | 0.00 | 3.96 | 3.81 | 3.82 | 0.30 | 0.30 | 3 | 1.80 |
| 多发性骨髓瘤和恶性浆细胞肿瘤 | C90 | 1.06 | 0.00 | 0.00 | 8.55 | 0.00 | 0.00 | 0.70 | 0.89 | 2.79 | 0.07 | 0.07 | 1 | 0.60 |
| 淋巴细胞白血病 | C91 | 2.12 | 0.00 | 2.20 | 0.00 | 17.41 | 0.00 | 1.70 | 2.33 | 6.78 | 0.25 | 0.25 | 2 | 1.20 |
| 髓细胞性白血病 | C92 | 3.17 | 3.98 | 2.20 | 0.00 | 0.00 | 15.24 | 3.22 | 2.93 | 0.00 | 0.11 | 0.37 | 3 | 1.80 |
| 单核细胞性白血病 | C93 | 0.00 | 0.00 | 0.00 | 0.00 | 0.00 | 0.00 | 0.00 | 0.00 | 0.00 | 0.00 | 0.00 | 0 | 0.00 |
| 其他指明的白血病 | C94 | 0.00 | 0.00 | 0.00 | 0.00 | 0.00 | 0.00 | 0.00 | 0.00 | 0.00 | 0.00 | 0.00 | 0 | 0.00 |
| 未指明细胞类型的白血病 | C95 | 0.00 | 0.00 | 0.00 | 0.00 | 0.00 | 0.00 | 0.00 | 0.00 | 0.00 | 0.00 | 0.00 | 0 | 0.00 |
| 独立的多个部位的（原发性）恶性肿瘤 | C97 | 0.00 | 0.00 | 0.00 | 0.00 | 0.00 | 0.00 | 0.00 | 0.00 | 0.00 | 0.00 | 0.00 | 0 | 0.00 |
| 其他及不明部位 | C26、39、48、76—80 | 4.23 | 0.00 | 0.00 | 0.00 | 0.00 | 60.94 | 2.70 | 4.90 | 0.00 | 0.00 | 0.71 | 4 | 2.40 |
| 除 C44 合计 | | 175.55 | 7.97 | 74.79 | 188.13 | 626.61 | 1096.96 | 140.75 | 179.52 | 277.82 | 10.60 | 21.31 | 166 | 99.40 |
| 合计 | | 176.60 | 7.97 | 74.79 | 188.13 | 626.61 | 1112.20 | 141.47 | 180.36 | 277.82 | 10.60 | 21.31 | 167 | 100.00 |

注：中标率为中国标化发病率，世标率为世界标化发病率。

**表 322　中山市南朗镇 2000—2004 年女性恶性肿瘤主要发病指标（N，1/10$^5$，%）**

| 部位或病种 | ICD—10 | 粗率 | 0～ | 15～ | 45～ | 55～ | 65＋ | 中标率 | 世标率 | 35～64 岁截缩率 | 0～64 岁累积率 | 0～74 岁累积率 | 例数 | 构成比 |
|---|---|---|---|---|---|---|---|---|---|---|---|---|---|---|
| 唇 | C00 | 0.00 | 0.00 | 0.00 | 0.00 | 0.00 | 0.00 | 0.00 | 0.00 | 0.00 | 0.00 | 0.00 | 0 | 0.00 |
| 舌 | C01—02 | 0.00 | 0.00 | 0.00 | 0.00 | 0.00 | 0.00 | 0.00 | 0.00 | 0.00 | 0.00 | 0.00 | 0 | 0.00 |
| 口 | C03—06 | 0.00 | 0.00 | 0.00 | 0.00 | 0.00 | 0.00 | 0.00 | 0.00 | 0.00 | 0.00 | 0.00 | 0 | 0.00 |
| 唾液腺 | C07—08 | 0.00 | 0.00 | 0.00 | 0.00 | 0.00 | 0.00 | 0.00 | 0.00 | 0.00 | 0.00 | 0.00 | 0 | 0.00 |
| 扁桃腺 | C09 | 0.00 | 0.00 | 0.00 | 0.00 | 0.00 | 0.00 | 0.00 | 0.00 | 0.00 | 0.00 | 0.00 | 0 | 0.00 |
| 其他口咽部 | C10 | 0.00 | 0.00 | 0.00 | 0.00 | 0.00 | 0.00 | 0.00 | 0.00 | 0.00 | 0.00 | 0.00 | 0 | 0.00 |
| 鼻咽部 | C11 | 11.50 | 0.00 | 6.41 | 17.03 | 52.14 | 35.15 | 8.80 | 10.32 | 21.88 | 0.82 | 1.23 | 11 | 9.57 |
| 喉咽部 | C12—13 | 0.00 | 0.00 | 0.00 | 0.00 | 0.00 | 0.00 | 0.00 | 0.00 | 0.00 | 0.00 | 0.00 | 0 | 0.00 |
| 唇，口腔和咽的其他部位和具体部位不明 | C14 | 0.00 | 0.00 | 0.00 | 0.00 | 0.00 | 0.00 | 0.00 | 0.00 | 0.00 | 0.00 | 0.00 | 0 | 0.00 |
| 食管 | C15 | 5.23 | 0.00 | 2.14 | 17.03 | 0.00 | 23.43 | 3.02 | 3.64 | 8.19 | 0.21 | 0.21 | 5 | 4.35 |
| 胃 | C16 | 3.14 | 0.00 | 2.14 | 0.00 | 0.00 | 23.43 | 2.37 | 2.96 | 0.00 | 0.08 | 0.51 | 3 | 2.61 |
| 小肠 | C17 | 0.00 | 0.00 | 0.00 | 0.00 | 0.00 | 0.00 | 0.00 | 0.00 | 0.00 | 0.00 | 0.00 | 0 | 0.00 |
| 结肠 | C18 | 5.23 | 0.00 | 0.00 | 8.52 | 17.38 | 35.15 | 3.73 | 4.83 | 7.79 | 0.27 | 0.67 | 5 | 4.35 |
| 直肠和乙状结肠连接处 | C19—20 | 6.28 | 0.00 | 2.14 | 0.00 | 0.00 | 58.59 | 4.31 | 5.78 | 2.60 | 0.06 | 0.81 | 6 | 5.22 |
| 肛门 | C21 | 0.00 | 0.00 | 0.00 | 0.00 | 0.00 | 0.00 | 0.00 | 0.00 | 0.00 | 0.00 | 0.00 | 0 | 0.00 |
| 肝脏和肝内胆管 | C22 | 6.28 | 4.39 | 4.27 | 8.52 | 17.38 | 11.72 | 5.86 | 7.01 | 13.83 | 0.52 | 0.52 | 6 | 5.22 |
| 胆囊 | C23 | 1.05 | 0.00 | 0.00 | 0.00 | 17.38 | 0.00 | 1.15 | 1.36 | 4.56 | 0.17 | 0.17 | 1 | 0.87 |
| 肝外胆管 | C24 | 0.00 | 0.00 | 0.00 | 0.00 | 0.00 | 0.00 | 0.00 | 0.00 | 0.00 | 0.00 | 0.00 | 0 | 0.00 |
| 胰腺 | C25 | 4.18 | 0.00 | 2.14 | 0.00 | 0.00 | 35.15 | 2.43 | 3.20 | 2.60 | 0.06 | 0.47 | 4 | 3.48 |
| 鼻腔、中耳和副鼻窦 | C30—31 | 1.05 | 0.00 | 0.00 | 0.00 | 17.38 | 0.00 | 1.15 | 1.36 | 4.56 | 0.17 | 0.17 | 1 | 0.87 |
| 喉 | C32 | 1.05 | 0.00 | 0.00 | 0.00 | 0.00 | 11.72 | 0.48 | 0.56 | 0.00 | 0.00 | 0.00 | 1 | 0.87 |
| 气管、支气管和肺 | C33—34 | 11.50 | 0.00 | 4.27 | 34.06 | 0.00 | 58.59 | 7.60 | 9.62 | 18.95 | 0.56 | 1.21 | 11 | 9.57 |

（续上表）

| 部位或病种 | ICD—10 | 粗率 | 0～ | 15～ | 45～ | 55～ | 65＋ | 中标率 | 世标率 | 35～64 岁截缩率 | 0～64 岁累积率 | 0～74 岁累积率 | 例数 | 构成比 |
|---|---|---|---|---|---|---|---|---|---|---|---|---|---|---|
| 其他呼吸器官 | C37－38 | 0.00 | 0.00 | 0.00 | 0.00 | 0.00 | 0.00 | 0.00 | 0.00 | 0.00 | 0.00 | 0.00 | 0 | 0.00 |
| 骨和关节软骨 | C40－41 | 1.05 | 0.00 | 2.14 | 0.00 | 0.00 | 0.00 | 1.03 | 0.89 | 0.00 | 0.06 | 0.06 | 1 | 0.87 |
| 皮肤恶性黑色素瘤 | C43 | 1.05 | 0.00 | 0.00 | 0.00 | 0.00 | 11.72 | 0.79 | 1.12 | 0.00 | 0.00 | 0.19 | 1 | 0.87 |
| 皮肤其他恶性肿瘤 | C44 | 2.09 | 0.00 | 0.00 | 0.00 | 0.00 | 23.43 | 0.32 | 1.33 | 0.00 | 0.00 | 0.00 | 2 | 1.74 |
| 间皮瘤 | C45 | 0.00 | 0.00 | 0.00 | 0.00 | 0.00 | 0.00 | 0.00 | 0.00 | 0.00 | 0.00 | 0.00 | 0 | 0.00 |
| Kaposi 氏肉瘤 | C46 | 0.00 | 0.00 | 0.00 | 0.00 | 0.00 | 0.00 | 0.00 | 0.00 | 0.00 | 0.00 | 0.00 | 0 | 0.00 |
| 结缔组织和其他软组织 | C47、49 | 1.05 | 0.00 | 0.00 | 8.52 | 0.00 | 0.00 | 0.70 | 0.89 | 2.79 | 0.07 | 0.07 | 1 | 0.87 |
| 乳房 | C50 | 13.60 | 0.00 | 8.54 | 42.58 | 34.76 | 23.43 | 10.03 | 12.31 | 31.92 | 1.04 | 1.26 | 13 | 11.30 |
| 外阴 | C51 | 0.00 | 0.00 | 0.00 | 0.00 | 0.00 | 0.00 | 0.00 | 0.00 | 0.00 | 0.00 | 0.00 | 0 | 0.00 |
| 阴道 | C52 | 1.05 | 0.00 | 0.00 | 8.52 | 0.00 | 0.00 | 0.70 | 0.89 | 2.79 | 0.07 | 0.07 | 1 | 0.87 |
| 子宫颈 | C53 | 4.18 | 0.00 | 0.00 | 17.03 | 34.76 | 0.00 | 3.81 | 4.60 | 15.15 | 0.51 | 0.51 | 4 | 3.48 |
| 子宫体 | C54 | 8.37 | 0.00 | 0.00 | 42.58 | 52.14 | 0.00 | 7.27 | 8.84 | 28.96 | 0.96 | 0.96 | 8 | 6.96 |
| 子宫恶性肿瘤、未注明部位 | C55 | 1.05 | 0.00 | 0.00 | 0.00 | 17.38 | 0.00 | 0.97 | 1.43 | 3.87 | 0.18 | 0.18 | 1 | 0.87 |
| 卵巢 | C56 | 6.28 | 0.00 | 2.14 | 8.52 | 17.38 | 35.15 | 4.51 | 5.76 | 6.67 | 0.31 | 0.68 | 6 | 5.22 |
| 其他和未说明的女性生殖器官恶性肿瘤 | C57 | 0.00 | 0.00 | 0.00 | 0.00 | 0.00 | 0.00 | 0.00 | 0.00 | 0.00 | 0.00 | 0.00 | 0 | 0.00 |
| 胎盘 | C58 | 1.05 | 0.00 | 0.00 | 8.52 | 0.00 | 0.00 | 0.70 | 0.89 | 2.79 | 0.07 | 0.07 | 1 | 0.87 |
| 阴茎 | C60 | 0.00 | 0.00 | 0.00 | 0.00 | 0.00 | 0.00 | 0.00 | 0.00 | 0.00 | 0.00 | 0.00 | 0 | 0.00 |
| 前列腺 | C61 | 0.00 | 0.00 | 0.00 | 0.00 | 0.00 | 0.00 | 0.00 | 0.00 | 0.00 | 0.00 | 0.00 | 0 | 0.00 |
| 睾丸 | C62 | 0.00 | 0.00 | 0.00 | 0.00 | 0.00 | 0.00 | 0.00 | 0.00 | 0.00 | 0.00 | 0.00 | 0 | 0.00 |
| 其他和未说明的男性生殖器官恶性肿瘤 | C63 | 0.00 | 0.00 | 0.00 | 0.00 | 0.00 | 0.00 | 0.00 | 0.00 | 0.00 | 0.00 | 0.00 | 0 | 0.00 |
| 肾脏 | C64 | 3.14 | 0.00 | 0.00 | 8.52 | 0.00 | 23.43 | 1.96 | 2.60 | 3.23 | 0.10 | 0.29 | 3 | 2.61 |
| 肾盂、肾盏 | C65 | 0.00 | 0.00 | 0.00 | 0.00 | 0.00 | 0.00 | 0.00 | 0.00 | 0.00 | 0.00 | 0.00 | 0 | 0.00 |

（续上表）

| 部位或病种 | ICD—10 | 粗率 | 0～ | 15～ | 45～ | 55～ | 65＋ | 中标率 | 世标率 | 35～64 岁截缩率 | 0～64 岁累积率 | 0～74 岁累积率 | 例数 | 构成比 |
|---|---|---|---|---|---|---|---|---|---|---|---|---|---|---|
| 输尿管 | C66 | 1.05 | 0.00 | 0.00 | 0.00 | 0.00 | 11.72 | 0.79 | 1.12 | 0.00 | 0.00 | 0.19 | 1 | 0.87 |
| 膀胱 | C67 | 1.05 | 0.00 | 0.00 | 8.52 | 0.00 | 0.00 | 0.70 | 0.89 | 2.79 | 0.07 | 0.07 | 1 | 0.87 |
| 其他和未说明的泌尿器官 | C68 | 0.00 | 0.00 | 0.00 | 0.00 | 0.00 | 0.00 | 0.00 | 0.00 | 0.00 | 0.00 | 0.00 | 0 | 0.00 |
| 眼 | C69 | 1.05 | 0.00 | 0.00 | 0.00 | 0.00 | 11.72 | 0.16 | 0.67 | 0.00 | 0.00 | 0.00 | 1 | 0.87 |
| 脑、神经系统 | C70—72、D | 4.18 | 0.00 | 4.27 | 0.00 | 34.76 | 0.00 | 3.43 | 4.24 | 13.65 | 0.47 | 0.47 | 4 | 3.48 |
| 甲状腺 | C73 | 5.23 | 0.00 | 6.41 | 17.03 | 0.00 | 0.00 | 4.95 | 4.77 | 8.63 | 0.36 | 0.36 | 5 | 4.35 |
| 肾上腺 | C74 | 0.00 | 0.00 | 0.00 | 0.00 | 0.00 | 0.00 | 0.00 | 0.00 | 0.00 | 0.00 | 0.00 | 0 | 0.00 |
| 其他内分泌腺 | C75 | 0.00 | 0.00 | 0.00 | 0.00 | 0.00 | 0.00 | 0.00 | 0.00 | 0.00 | 0.00 | 0.00 | 0 | 0.00 |
| 霍奇金氏病 | C81 | 1.05 | 0.00 | 2.14 | 0.00 | 0.00 | 0.00 | 1.03 | 0.89 | 0.00 | 0.06 | 0.06 | 1 | 0.87 |
| 非霍奇金氏病 | C82—85、C96 | 1.05 | 0.00 | 0.00 | 0.00 | 17.38 | 0.00 | 1.15 | 1.36 | 4.56 | 0.17 | 0.17 | 1 | 0.87 |
| 多发性骨髓瘤和恶性浆细胞肿瘤 | C90 | 0.00 | 0.00 | 0.00 | 0.00 | 0.00 | 0.00 | 0.00 | 0.00 | 0.00 | 0.00 | 0.00 | 0 | 0.00 |
| 淋巴细胞白血病 | C91 | 0.00 | 0.00 | 0.00 | 0.00 | 0.00 | 0.00 | 0.00 | 0.00 | 0.00 | 0.00 | 0.00 | 0 | 0.00 |
| 髓细胞性白血病 | C92 | 2.09 | 0.00 | 2.14 | 0.00 | 0.00 | 11.72 | 1.24 | 1.51 | 3.02 | 0.08 | 0.08 | 2 | 1.74 |
| 单核细胞性白血病 | C93 | 0.00 | 0.00 | 0.00 | 0.00 | 0.00 | 0.00 | 0.00 | 0.00 | 0.00 | 0.00 | 0.00 | 0 | 0.00 |
| 其他指明的白血病 | C94 | 1.05 | 0.00 | 0.00 | 8.52 | 0.00 | 0.00 | 0.81 | 1.00 | 3.23 | 0.10 | 0.10 | 1 | 0.87 |
| 未指明细胞类型的白血病 | C95 | 0.00 | 0.00 | 0.00 | 0.00 | 0.00 | 0.00 | 0.00 | 0.00 | 0.00 | 0.00 | 0.00 | 0 | 0.00 |
| 独立的多个部位的（原发性）恶性肿瘤 | C97 | 0.00 | 0.00 | 0.00 | 0.00 | 0.00 | 0.00 | 0.00 | 0.00 | 0.00 | 0.00 | 0.00 | 0 | 0.00 |
| 其他及不明部位 | C26、39、48、76—80 | 2.09 | 0.00 | 0.00 | 0.00 | 17.38 | 11.72 | 1.94 | 2.48 | 4.56 | 0.17 | 0.36 | 2 | 1.74 |
| 除 C44 合计 | | 118.18 | 4.39 | 51.26 | 263.97 | 347.61 | 433.55 | 89.58 | 109.78 | 223.61 | 7.76 | 12.16 | 113 | 98.26 |
| 合计 | | 120.27 | 4.39 | 51.26 | 263.97 | 347.61 | 456.98 | 89.90 | 111.11 | 223.61 | 7.76 | 12.16 | 115 | 100.00 |

注：中标率为中国标化发病率，世标率为世界标化发病率。

表 323　中山市南朗镇 2000—2004 年男女合计恶性肿瘤主要发病指标（N，$1/10^5$，%）

| 部位或病种 | ICD—10 | 粗率 | 0～ | 15～ | 45～ | 55～ | 65+ | 中标率 | 世标率 | 35～64 岁截缩率 | 0～64 岁累积率 | 0～74 岁累积率 | 例数 | 构成比 |
|---|---|---|---|---|---|---|---|---|---|---|---|---|---|---|
| 唇 | C00 | 0.00 | 0.00 | 0.00 | 0.00 | 0.00 | 0.00 | 0.00 | 0.00 | 0.00 | 0.00 | 0.00 | 0 | 0.00 |
| 舌 | C01—02 | 0.53 | 0.00 | 0.00 | 0.00 | 8.70 | 0.00 | 0.58 | 0.68 | 2.30 | 0.09 | 0.09 | 1 | 0.35 |
| 口 | C03—06 | 0.00 | 0.00 | 0.00 | 0.00 | 0.00 | 0.00 | 0.00 | 0.00 | 0.00 | 0.00 | 0.00 | 0 | 0.00 |
| 唾液腺 | C07—08 | 0.53 | 0.00 | 0.00 | 0.00 | 8.70 | 0.00 | 0.58 | 0.68 | 2.30 | 0.09 | 0.09 | 1 | 0.35 |
| 扁桃腺 | C09 | 0.00 | 0.00 | 0.00 | 0.00 | 0.00 | 0.00 | 0.00 | 0.00 | 0.00 | 0.00 | 0.00 | 0 | 0.00 |
| 其他口咽部 | C10 | 0.00 | 0.00 | 0.00 | 0.00 | 0.00 | 0.00 | 0.00 | 0.00 | 0.00 | 0.00 | 0.00 | 0 | 0.00 |
| 鼻咽部 | C11 | 23.66 | 0.00 | 19.51 | 34.13 | 86.96 | 59.66 | 18.83 | 22.66 | 52.20 | 1.83 | 2.71 | 45 | 15.96 |
| 喉咽部 | C12—13 | 0.53 | 0.00 | 0.00 | 0.00 | 0.00 | 6.63 | 0.29 | 0.34 | 0.00 | 0.00 | 0.00 | 1 | 0.35 |
| 唇，口腔和咽的其他部位和具体部位不明 | C14 | 0.00 | 0.00 | 0.00 | 0.00 | 0.00 | 0.00 | 0.00 | 0.00 | 0.00 | 0.00 | 0.00 | 0 | 0.00 |
| 食管 | C15 | 8.41 | 0.00 | 3.25 | 8.53 | 34.78 | 46.40 | 6.32 | 8.36 | 14.98 | 0.53 | 1.03 | 16 | 5.67 |
| 胃 | C16 | 6.31 | 0.00 | 3.25 | 8.53 | 8.70 | 39.77 | 4.84 | 6.07 | 4.94 | 0.27 | 0.91 | 12 | 4.26 |
| 小肠 | C17 | 1.05 | 0.00 | 0.00 | 4.27 | 0.00 | 6.63 | 0.70 | 0.84 | 1.62 | 0.05 | 0.05 | 2 | 0.71 |
| 结肠 | C18 | 6.84 | 0.00 | 0.00 | 12.80 | 17.39 | 53.03 | 4.95 | 6.52 | 9.02 | 0.30 | 0.94 | 13 | 4.61 |
| 直肠和乙状结肠连接处 | C19—20 | 9.99 | 0.00 | 3.25 | 8.53 | 17.39 | 79.55 | 7.54 | 9.52 | 9.67 | 0.37 | 1.04 | 19 | 6.74 |
| 肛门 | C21 | 0.00 | 0.00 | 0.00 | 0.00 | 0.00 | 0.00 | 0.00 | 0.00 | 0.00 | 0.00 | 0.00 | 0 | 0.00 |
| 肝脏和肝内胆管 | C22 | 9.99 | 2.09 | 5.42 | 12.80 | 34.78 | 39.77 | 8.20 | 10.32 | 20.17 | 0.68 | 1.19 | 19 | 6.74 |
| 胆囊 | C23 | 0.53 | 0.00 | 0.00 | 0.00 | 8.70 | 0.00 | 0.58 | 0.68 | 2.30 | 0.09 | 0.09 | 1 | 0.35 |
| 肝外胆管 | C24 | 1.58 | 0.00 | 2.17 | 0.00 | 0.00 | 6.63 | 1.08 | 0.99 | 0.00 | 0.05 | 0.05 | 3 | 1.06 |
| 胰腺 | C25 | 3.68 | 0.00 | 1.08 | 0.00 | 8.70 | 33.15 | 2.24 | 3.38 | 3.24 | 0.12 | 0.45 | 7 | 2.48 |
| 鼻腔、中耳和副鼻窦 | C30—31 | 0.53 | 0.00 | 0.00 | 0.00 | 8.70 | 0.00 | 0.58 | 0.68 | 2.30 | 0.09 | 0.09 | 1 | 0.35 |
| 喉 | C32 | 2.10 | 0.00 | 0.00 | 4.27 | 0.00 | 19.89 | 1.27 | 1.59 | 1.40 | 0.04 | 0.15 | 4 | 1.42 |
| 气管、支气管和肺 | C33—34 | 24.71 | 0.00 | 4.33 | 29.87 | 86.96 | 172.36 | 18.32 | 24.16 | 38.44 | 1.35 | 3.18 | 47 | 16.67 |

（续上表）

| 部位或病种 | ICD—10 | 粗率 | 0～ | 15～ | 45～ | 55～ | 65＋ | 中标率 | 世标率 | 35～64岁截缩率 | 0～64岁累积率 | 0～74岁累积率 | 例数 | 构成比 |
|---|---|---|---|---|---|---|---|---|---|---|---|---|---|---|
| 其他呼吸器官 | C37—38 | 0.53 | 0.00 | 1.08 | 0.00 | 0.00 | 0.00 | 0.54 | 0.47 | 0.00 | 0.03 | 0.03 | 1 | 0.35 |
| 骨和关节软骨 | C40—41 | 1.05 | 0.00 | 2.17 | 0.00 | 0.00 | 0.00 | 0.93 | 0.79 | 0.00 | 0.06 | 0.06 | 2 | 0.71 |
| 皮肤恶性黑色素瘤 | C43 | 0.53 | 0.00 | 0.00 | 0.00 | 0.00 | 6.63 | 0.41 | 0.58 | 0.00 | 0.00 | 0.10 | 1 | 0.35 |
| 皮肤其他恶性肿瘤 | C44 | 1.58 | 0.00 | 0.00 | 0.00 | 0.00 | 19.89 | 0.52 | 1.29 | 0.00 | 0.00 | 0.00 | 3 | 1.06 |
| 间皮瘤 | C45 | 0.00 | 0.00 | 0.00 | 0.00 | 0.00 | 0.00 | 0.00 | 0.00 | 0.00 | 0.00 | 0.00 | 0 | 0.00 |
| Kaposi氏肉瘤 | C46 | 0.00 | 0.00 | 0.00 | 0.00 | 0.00 | 0.00 | 0.00 | 0.00 | 0.00 | 0.00 | 0.00 | 0 | 0.00 |
| 结缔组织和其他软组织 | C47、49 | 0.53 | 0.00 | 0.00 | 4.27 | 0.00 | 0.00 | 0.35 | 0.45 | 1.40 | 0.04 | 0.04 | 1 | 0.35 |
| 乳房 | C50 | 6.84 | 0.00 | 4.33 | 21.33 | 17.39 | 13.26 | 5.11 | 6.28 | 15.96 | 0.52 | 0.64 | 13 | 4.61 |
| 外阴 | C51 | 0.00 | 0.00 | 0.00 | 0.00 | 0.00 | 0.00 | 0.00 | 0.00 | 0.00 | 0.00 | 0.00 | 0 | 0.00 |
| 阴道 | C52 | 0.53 | 0.00 | 0.00 | 4.27 | 0.00 | 0.00 | 0.35 | 0.45 | 1.40 | 0.04 | 0.04 | 1 | 0.35 |
| 子宫颈 | C53 | 2.10 | 0.00 | 0.00 | 8.53 | 17.39 | 0.00 | 1.91 | 2.32 | 7.62 | 0.26 | 0.26 | 4 | 1.42 |
| 子宫体 | C54 | 4.21 | 0.00 | 0.00 | 21.33 | 26.09 | 0.00 | 3.66 | 4.45 | 14.57 | 0.48 | 0.48 | 8 | 2.84 |
| 子宫恶性肿瘤、未注明部位 | C55 | 0.53 | 0.00 | 0.00 | 0.00 | 8.70 | 0.00 | 0.48 | 0.71 | 1.92 | 0.09 | 0.09 | 1 | 0.35 |
| 卵巢 | C56 | 3.15 | 0.00 | 1.08 | 4.27 | 8.70 | 19.89 | 2.34 | 2.98 | 3.32 | 0.15 | 0.35 | 6 | 2.13 |
| 其他和未说明的女性生殖器官恶性肿瘤 | C57 | 0.00 | 0.00 | 0.00 | 0.00 | 0.00 | 0.00 | 0.00 | 0.00 | 0.00 | 0.00 | 0.00 | 0 | 0.00 |
| 胎盘 | C58 | 0.53 | 0.00 | 0.00 | 4.27 | 0.00 | 0.00 | 0.35 | 0.45 | 1.40 | 0.04 | 0.04 | 1 | 0.35 |
| 阴茎 | C60 | 0.53 | 0.00 | 0.00 | 0.00 | 0.00 | 6.63 | 0.29 | 0.34 | 0.00 | 0.00 | 0.00 | 1 | 0.35 |
| 前列腺 | C61 | 0.53 | 0.00 | 0.00 | 0.00 | 8.70 | 0.00 | 0.48 | 0.71 | 1.92 | 0.09 | 0.09 | 1 | 0.35 |
| 睾丸 | C62 | 0.00 | 0.00 | 0.00 | 0.00 | 0.00 | 0.00 | 0.00 | 0.00 | 0.00 | 0.00 | 0.00 | 0 | 0.00 |
| 其他和未说明的男性生殖器官恶性肿瘤 | C63 | 0.53 | 0.00 | 0.00 | 0.00 | 0.00 | 6.63 | 0.29 | 0.34 | 0.00 | 0.00 | 0.00 | 1 | 0.35 |
| 肾脏 | C64 | 3.15 | 0.00 | 0.00 | 8.53 | 0.00 | 26.52 | 1.86 | 2.70 | 3.25 | 0.10 | 0.20 | 6 | 2.13 |
| 肾盂、肾盏 | C65 | 0.53 | 0.00 | 0.00 | 0.00 | 8.70 | 0.00 | 0.58 | 0.68 | 2.30 | 0.09 | 0.09 | 1 | 0.35 |

（续上表）

| 部位或病种 | ICD—10 | 粗率 | 0～ | 15～ | 45～ | 55～ | 65＋ | 中标率 | 世标率 | 35～64 岁截缩率 | 0～64 岁累积率 | 0～74 岁累积率 | 例数 | 构成比 |
|---|---|---|---|---|---|---|---|---|---|---|---|---|---|---|
| 输尿管 | C66 | 0.53 | 0.00 | 0.00 | 0.00 | 0.00 | 6.63 | 0.41 | 0.58 | 0.00 | 0.00 | 0.10 | 1 | 0.35 |
| 膀胱 | C67 | 1.58 | 0.00 | 0.00 | 4.27 | 8.70 | 6.63 | 1.22 | 1.47 | 3.70 | 0.12 | 0.12 | 3 | 1.06 |
| 其他和未说明的泌尿器官 | C68 | 0.00 | 0.00 | 0.00 | 0.00 | 0.00 | 0.00 | 0.00 | 0.00 | 0.00 | 0.00 | 0.00 | 0 | 0.00 |
| 眼 | C69 | 0.53 | 0.00 | 0.00 | 0.00 | 0.00 | 6.63 | 0.11 | 0.48 | 0.00 | 0.00 | 0.00 | 1 | 0.35 |
| 脑、神经系统 | C70—72、D | 3.68 | 0.00 | 3.25 | 4.27 | 17.39 | 6.63 | 3.00 | 3.56 | 8.48 | 0.31 | 0.43 | 7 | 2.48 |
| 甲状腺 | C73 | 3.15 | 0.00 | 3.25 | 8.53 | 0.00 | 6.63 | 2.77 | 2.73 | 4.33 | 0.18 | 0.18 | 6 | 2.13 |
| 肾上腺 | C74 | 0.00 | 0.00 | 0.00 | 0.00 | 0.00 | 0.00 | 0.00 | 0.00 | 0.00 | 0.00 | 0.00 | 0 | 0.00 |
| 其他内分泌腺 | C75 | 0.00 | 0.00 | 0.00 | 0.00 | 0.00 | 0.00 | 0.00 | 0.00 | 0.00 | 0.00 | 0.00 | 0 | 0.00 |
| 霍奇金氏病 | C81 | 0.53 | 0.00 | 1.08 | 0.00 | 0.00 | 0.00 | 0.54 | 0.47 | 0.00 | 0.03 | 0.03 | 1 | 0.35 |
| 非霍奇金氏病 | C82—85、C96 | 2.10 | 2.09 | 1.08 | 0.00 | 17.39 | 0.00 | 2.61 | 2.64 | 4.22 | 0.24 | 0.24 | 4 | 1.42 |
| 多发性骨髓瘤和恶性浆细胞肿瘤 | C90 | 0.53 | 0.00 | 0.00 | 4.27 | 0.00 | 0.00 | 0.35 | 0.45 | 1.40 | 0.04 | 0.04 | 1 | 0.35 |
| 淋巴细胞白血病 | C91 | 1.05 | 0.00 | 1.08 | 0.00 | 8.70 | 0.00 | 0.86 | 1.18 | 3.42 | 0.13 | 0.13 | 2 | 0.71 |
| 髓细胞性白血病 | C92 | 2.63 | 2.09 | 2.17 | 0.00 | 0.00 | 13.26 | 2.24 | 2.22 | 1.50 | 0.09 | 0.21 | 5 | 1.77 |
| 单核细胞性白血病 | C93 | 0.00 | 0.00 | 0.00 | 0.00 | 0.00 | 0.00 | 0.00 | 0.00 | 0.00 | 0.00 | 0.00 | 0 | 0.00 |
| 其他指明的白血病 | C94 | 0.53 | 0.00 | 0.00 | 4.27 | 0.00 | 0.00 | 0.41 | 0.50 | 1.62 | 0.05 | 0.05 | 1 | 0.35 |
| 未指明细胞类型的白血病 | C95 | 0.00 | 0.00 | 0.00 | 0.00 | 0.00 | 0.00 | 0.00 | 0.00 | 0.00 | 0.00 | 0.00 | 0 | 0.00 |
| 独立的多个部位的（原发性）恶性肿瘤 | C97 | 0.00 | 0.00 | 0.00 | 0.00 | 0.00 | 0.00 | 0.00 | 0.00 | 0.00 | 0.00 | 0.00 | 0 | 0.00 |
| 其他及不明部位 | C26、39、48、70—80 | 3.15 | 0.00 | 0.00 | 0.00 | 8.70 | 33.15 | 2.18 | 3.26 | 2.30 | 0.09 | 0.51 | 6 | 2.13 |
| 除 C44 合计 | | 146.70 | 6.27 | 62.85 | 226.13 | 486.99 | 722.57 | 113.54 | 141.70 | 250.91 | 9.19 | 16.57 | 279 | 98.94 |
| 合计 | | 148.28 | 6.27 | 62.85 | 226.13 | 486.99 | 742.45 | 114.06 | 142.99 | 250.91 | 9.19 | 16.57 | 282 | 100.00 |

注：中标率为中国标化发病率，世标率为世界标化发病率。

# 十七、南头镇恶性肿瘤发病概况

## 1. 南头镇简介

南头镇是中山市下辖的一个镇，地处珠江三角洲南部、中山市北部，靠近珠江口，与佛山市顺德区相邻，全镇面积约 27.06 平方公里，人口约 8.78 万人，其中户籍人口约 4.31 万人，非户籍人口约 4.47 万人，辖 5 个行政村和 2 个社区居委会。南头镇位于中国家电产业群中心地带，在附近聚集着中国五大品牌的家电产业，如广东长虹电子有限公司、TCL 空调器（中山）有限公司、美的、科龙和格兰仕等[1]。

## 2. 人口资料

2000—2004 年期间中山市南头镇共有人口 208240 人，其中男性 106107 人，女性 102133 人，男女比值为 1.04（表 324），人口数增长率为 3.91%，其中男性增长率为 4.05%，女性为 3.77%。

**表 324　中山市南头镇 2000—2004 年年中人口构成（N）**

| 年份 | 男 | 女 | 合计 | 比值 |
|---|---|---|---|---|
| 2000 | 20742 | 20005 | 40747 | 1.04 |
| 2001 | 21082 | 20317 | 41399 | 1.04 |
| 2002 | 21272 | 20468 | 41740 | 1.04 |
| 2003 | 21430 | 20584 | 42014 | 1.04 |
| 2004 | 21582 | 20760 | 42342 | 1.04 |
| 合计 | 106107 | 102133 | 208240 | 1.04 |

期间南头镇不同年龄段男女人口数比值随年龄增加而逐渐下降，24 岁之前大于 1，25～64 岁波动于 0.96～1.07 之间，65 岁之后小于 1 并持续下降。1 岁以下男女人口数比值最高，为 1.24，85 岁以上年龄组比值最低，为 0.42（表 325）。

**表 325　中山市南头镇 2000—2004 年年中人口年龄别构成（N）**

| 年龄组 | 男 | 女 | 合计 | 比值 |
|---|---|---|---|---|
| 0～ | 1442 | 1162 | 2604 | 1.24 |
| 1～ | 6642 | 5456 | 12097 | 1.22 |
| 5～ | 9310 | 8046 | 17357 | 1.16 |
| 10～ | 10769 | 9649 | 20417 | 1.12 |
| 15～ | 8387 | 7624 | 16010 | 1.10 |
| 20～ | 7188 | 7051 | 14239 | 1.02 |
| 25～ | 9208 | 9558 | 18765 | 0.96 |
| 30～ | 9862 | 10180 | 20043 | 0.97 |
| 35～ | 9095 | 8816 | 17911 | 1.03 |
| 40～ | 7272 | 6785 | 14057 | 1.07 |

（续上表）

| 年龄组 | 男 | 女 | 合计 | 比值 |
|---|---|---|---|---|
| 45～ | 7558 | 7182 | 14740 | 1.05 |
| 50～ | 5564 | 5362 | 10925 | 1.04 |
| 55～ | 3252 | 3150 | 6402 | 1.03 |
| 60～ | 3194 | 2996 | 6190 | 1.07 |
| 65～ | 2808 | 2853 | 5661 | 0.98 |
| 70～ | 2214 | 2446 | 4660 | 0.91 |
| 75～ | 1341 | 1901 | 3242 | 0.71 |
| 80～ | 666 | 1114 | 1780 | 0.60 |
| 85＋ | 336 | 802 | 1138 | 0.42 |
| 合计 | 106107 | 102133 | 208240 | 1.04 |

南头镇人口主要以 0～19 岁、20～39 岁和 40～59 岁年龄组为主，其男性人数分别占同期南头镇男性人口总数的 35%、33%和 22%，女性分别占 31%、35%和 22%（图 188、图 189、图 190）。

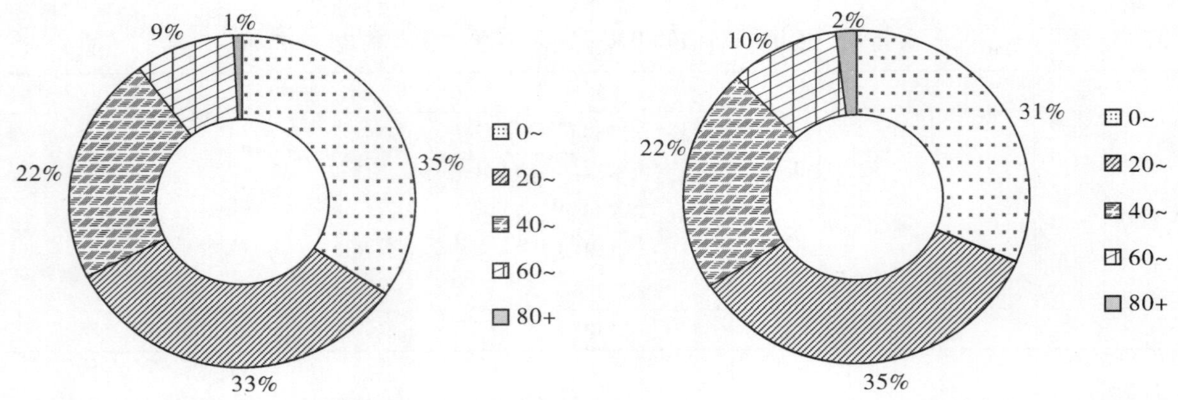


图 188 中山市南头镇 2000—2004 年男性人口年龄构成 图 189 中山市南头镇 2000—2004 年女性人口年龄构成

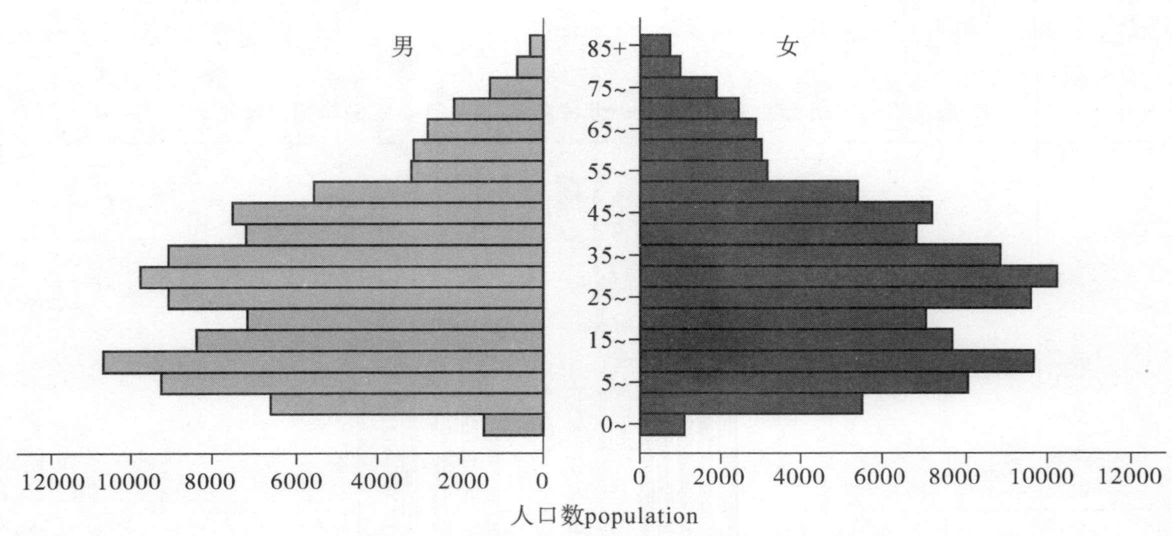


图 190 中山市南头镇 2000—2004 年人口金字塔图

## 3. 资料质量

2000—2004 年期间中山市南头镇恶性肿瘤新发患者病理诊断率为 70.80%，骨髓和细胞学诊断率为 1.18%，影像学诊断率为 28.02%，无死亡补发病（表 326），发病部位不明恶性肿瘤数占同期南头镇恶性肿瘤发病总数的 1.77%，其中以其他部位继发恶性肿瘤为主（表 327）。

**表 326　中山市南头镇 2000—2004 年新发恶性肿瘤各类诊断依据所占比例（N,%）**

| 诊断依据 | 例数 | 构成比 |
|---|---|---|
| 死亡补发病（DCO） | 0 | 0.00 |
| CT、MR 与 B 超等影像学 | 95 | 28.02 |
| 骨髓、细胞学 | 4 | 1.18 |
| 病理 | 240 | 70.80 |
| 合计 | 339 | 100.00 |

**表 327　中山市南头镇 2000—2004 年发病部位不明恶性肿瘤构成（N,%）**

| 部位 | ICD—10 | 例数 | 构成比 |
|---|---|---|---|
| 其他和不明确的消化器官 | C26 | 0 | 0.00 |
| 其他和不明确的呼吸和胸腔内器官 | C39 | 0 | 0.00 |
| 腹膜后和腹膜 | C48 | 1 | 16.67 |
| 其他和不明确部位 | C76 | 1 | 16.67 |
| 淋巴结继发和未指明 | C77 | 1 | 16.67 |
| 呼吸和消化器官继发 | C78 | 1 | 16.67 |
| 其他部位继发 | C79 | 2 | 33.33 |
| 未特别说明（NOS） | C80 | 0 | 0.00 |
| 合计 | | 6 | 100.00 |

## 4. 发病概况

2000—2004 年期间中山市南头镇共有恶性肿瘤新发患者 339 例，其中男性 232 例，女性 107 例，男女发病数比值为 2.17。男性发病粗率、中国和世界标化发病率分别为 218.65/$10^5$、171.44/$10^5$ 和 216.57/$10^5$，女性分别为 104.77/$10^5$、77.91/$10^5$ 和 99.27/$10^5$（表 328、表 329）。

**表 328　中山市南头镇 2000—2004 年男性恶性肿瘤发病概况（N，1/$10^5$,%）**

| 年份 | 例数 | 粗率 | 中标率 | 世标率 | 35～64 岁截缩率 | 0～64 岁累积率 | 0～74 岁累积率 |
|---|---|---|---|---|---|---|---|
| 2000 | 30 | 144.64 | 110.77 | 138.59 | 351.10 | 11.34 | 13.65 |
| 2001 | 48 | 227.68 | 176.13 | 226.51 | 566.05 | 18.52 | 26.41 |
| 2002 | 57 | 267.96 | 207.11 | 253.00 | 609.78 | 19.55 | 30.57 |
| 2003 | 42 | 195.99 | 152.40 | 196.90 | 392.63 | 13.19 | 25.42 |
| 2004 | 55 | 254.85 | 208.92 | 265.42 | 557.92 | 20.01 | 31.45 |
| 合计 | 232 | 218.65 | 171.44 | 216.57 | 496.12 | 16.55 | 25.58 |

注：中标率为中国标化发病率，世标率为世界标化发病率。

表 329　中山市南头镇 2000—2004 年女性恶性肿瘤发病概况（N，$1/10^5$，%）

| 年份 | 例数 | 粗率 | 中标率 | 世标率 | 35～64 岁截缩率 | 0～64 岁累积率 | 0～74 岁累积率 |
|---|---|---|---|---|---|---|---|
| 2000 | 13 | 64.98 | 58.17 | 61.56 | 141.25 | 5.27 | 5.27 |
| 2001 | 19 | 93.52 | 75.17 | 98.86 | 202.08 | 7.60 | 13.18 |
| 2002 | 22 | 107.48 | 80.98 | 101.03 | 196.69 | 7.01 | 12.69 |
| 2003 | 22 | 106.88 | 70.40 | 92.50 | 227.17 | 6.89 | 9.94 |
| 2004 | 31 | 149.33 | 104.05 | 140.97 | 320.66 | 10.79 | 15.54 |
| 合计 | 107 | 104.77 | 77.91 | 99.27 | 218.25 | 7.53 | 11.36 |

注：中标率为中国标化发病率，世标率为世界标化发病率。

表 330　中山市南头镇 2000—2004 年男女合计恶性肿瘤发病概况（N，$1/10^5$，%）

| 年份 | 例数 | 粗率 | 中标率 | 世标率 | 35～64 岁截缩率 | 0～64 岁累积率 | 0～74 岁累积率 |
|---|---|---|---|---|---|---|---|
| 2000 | 43 | 105.53 | 83.27 | 98.81 | 248.77 | 8.38 | 9.48 |
| 2001 | 67 | 161.84 | 126.62 | 163.87 | 388.22 | 13.19 | 19.88 |
| 2002 | 79 | 189.27 | 144.73 | 177.78 | 407.81 | 13.42 | 21.60 |
| 2003 | 64 | 152.33 | 110.79 | 144.42 | 311.41 | 10.10 | 17.60 |
| 2004 | 86 | 203.11 | 156.60 | 204.24 | 441.44 | 15.48 | 23.51 |
| 合计 | 339 | 162.79 | 124.67 | 158.21 | 360.18 | 12.14 | 18.47 |

注：中标率为中国标化发病率，世标率为世界标化发病率。

## 5. 年龄别发病率

2000—2004 年期间中山市南头镇恶性肿瘤年龄别发病率从 35 岁左右开始迅速上升，70 岁左右达高峰，其后男性发病迅速下降，女性则相对稳定（图 191）。

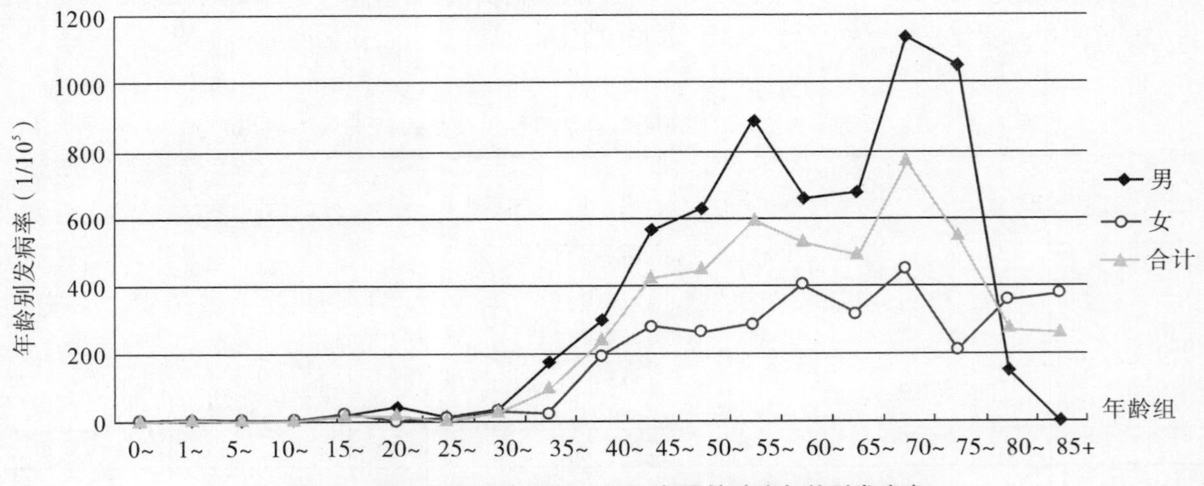


图 191　中山市南头镇 2000—2004 年恶性肿瘤年龄别发病率

除 15～19 岁、25～29 岁和 80 岁以上 4 个年龄段女性发病高于男性外，南头镇其他年龄段男性恶性肿瘤发病高于女性，尤以 35～39 岁和 75～79 岁年龄段最为明显，其比值分别为 7.75 与 4.96（表 331）。

**表 331　中山市南头镇 2000—2004 年恶性肿瘤年龄别发病率（1/10⁵）**

| 年龄组 | 男 | 女 | 合计 | 比值 |
|---|---|---|---|---|
| 0～ | 0.00 | 0.00 | 0.00 | 0.00 |
| 1～ | 0.00 | 0.00 | 0.00 | 0.00 |
| 5～ | 0.00 | 0.00 | 0.00 | 0.00 |
| 10～ | 0.00 | 0.00 | 0.00 | 0.00 |
| 15～ | 11.92 | 26.23 | 18.75 | 0.45 |
| 20～ | 41.74 | 0.00 | 21.07 | 0.00 |
| 25～ | 0.00 | 10.46 | 5.33 | 0.00 |
| 30～ | 30.42 | 29.47 | 29.92 | 1.03 |
| 35～ | 175.93 | 22.69 | 100.49 | 7.75 |
| 40～ | 302.53 | 191.60 | 249.05 | 1.58 |
| 45～ | 568.95 | 278.46 | 427.45 | 2.04 |
| 50～ | 629.09 | 261.10 | 448.49 | 2.41 |
| 55～ | 891.66 | 285.74 | 593.52 | 3.12 |
| 60～ | 657.42 | 400.55 | 533.22 | 1.64 |
| 65～ | 676.60 | 315.49 | 494.38 | 2.14 |
| 70～ | 1129.02 | 449.77 | 771.58 | 2.51 |
| 75～ | 1043.95 | 210.41 | 553.29 | 4.96 |
| 80～ | 150.22 | 359.05 | 279.58 | 0.42 |
| 85＋ | 0.00 | 373.95 | 261.63 | 0.00 |
| 合计 | 218.65 | 104.77 | 162.79 | 2.09 |

南头镇恶性肿瘤发病年龄主要集中在 40～59 岁和 60～79 岁年龄段，其男性发病数分别占同期南头镇男性恶性肿瘤发病总数的 55.6％和 34.1％，女性分别占 51％和 34％（图 192、图 193）。

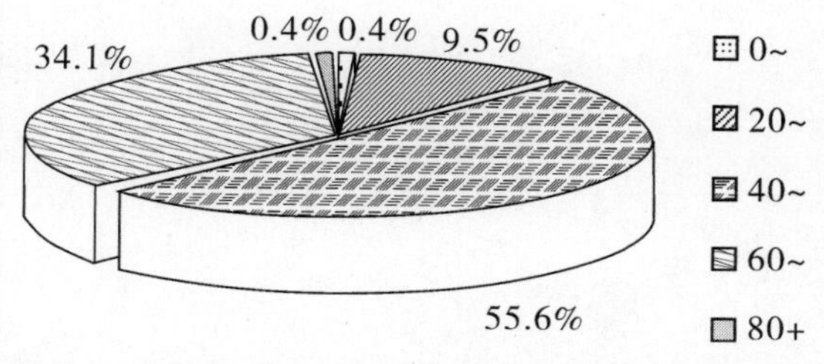


图 192　中山市南头镇 2000—2004 年男性恶性肿瘤发病年龄构成

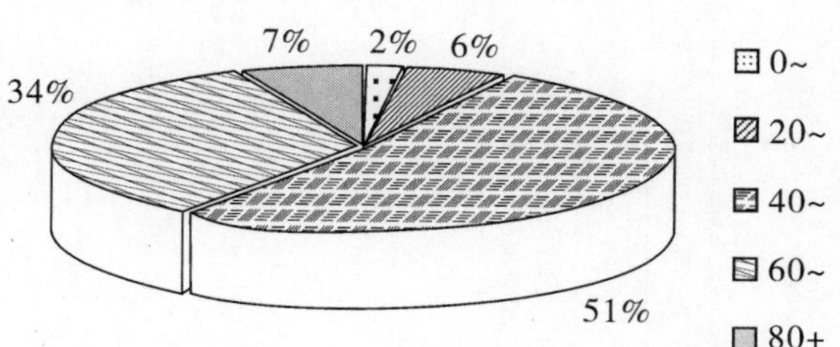


图 193　中山市南头镇 2000—2004 年女性恶性肿瘤发病年龄构成

表 332　中山市南头镇 2000—2004 年男性恶性肿瘤年龄别发病率（1/10$^5$）

| 部位或病种 | ICD—10 | 0～ | 1～ | 5～ | 10～ | 15～ | 20～ | 25～ | 30～ | 35～ | 40～ | 45～ | 50～ | 55～ | 60～ | 65～ | 70～ | 75～ | 80～ | 85＋ | 合计 |
|---|---|---|---|---|---|---|---|---|---|---|---|---|---|---|---|---|---|---|---|---|---|
| 唇 | C00 | 0.00 | 0.00 | 0.00 | 0.00 | 0.00 | 0.00 | 0.00 | 0.00 | 0.00 | 0.00 | 0.00 | 0.00 | 0.00 | 0.00 | 0.00 | 0.00 | 0.00 | 0.00 | 0.00 | 0.00 |
| 舌 | C01—02 | 0.00 | 0.00 | 0.00 | 0.00 | 0.00 | 0.00 | 0.00 | 0.00 | 0.00 | 0.00 | 0.00 | 0.00 | 61.49 | 0.00 | 0.00 | 0.00 | 74.57 | 0.00 | 0.00 | 2.83 |
| 口 | C03—06 | 0.00 | 0.00 | 0.00 | 0.00 | 0.00 | 0.00 | 0.00 | 0.00 | 0.00 | 13.75 | 13.23 | 35.95 | 61.49 | 0.00 | 0.00 | 45.16 | 0.00 | 0.00 | 0.00 | 6.60 |
| 唾液腺 | C07—08 | 0.00 | 0.00 | 0.00 | 0.00 | 0.00 | 0.00 | 0.00 | 0.00 | 0.00 | 0.00 | 0.00 | 0.00 | 0.00 | 0.00 | 0.00 | 0.00 | 0.00 | 0.00 | 0.00 | 0.00 |
| 扁桃腺 | C09 | 0.00 | 0.00 | 0.00 | 0.00 | 0.00 | 0.00 | 0.00 | 0.00 | 0.00 | 0.00 | 13.23 | 17.97 | 0.00 | 0.00 | 0.00 | 0.00 | 0.00 | 0.00 | 0.00 | 1.88 |
| 其他口咽部 | C10 | 0.00 | 0.00 | 0.00 | 0.00 | 0.00 | 0.00 | 0.00 | 0.00 | 0.00 | 0.00 | 0.00 | 0.00 | 0.00 | 0.00 | 0.00 | 0.00 | 0.00 | 0.00 | 0.00 | 0.00 |
| 鼻咽部 | C11 | 0.00 | 0.00 | 0.00 | 0.00 | 0.00 | 13.91 | 0.00 | 10.14 | 32.99 | 82.51 | 105.85 | 53.92 | 61.49 | 31.31 | 0.00 | 0.00 | 0.00 | 0.00 | 0.00 | 23.56 |
| 喉咽部 | C12—13 | 0.00 | 0.00 | 0.00 | 0.00 | 0.00 | 0.00 | 0.00 | 0.00 | 11.00 | 13.75 | 26.46 | 17.97 | 0.00 | 0.00 | 0.00 | 0.00 | 0.00 | 0.00 | 0.00 | 4.71 |
| 唇，口腔和咽的其他部位和具体部位不明 | C14 | 0.00 | 0.00 | 0.00 | 0.00 | 0.00 | 0.00 | 0.00 | 0.00 | 0.00 | 0.00 | 0.00 | 0.00 | 0.00 | 0.00 | 0.00 | 0.00 | 0.00 | 0.00 | 0.00 | 0.00 |
| 食管 | C15 | 0.00 | 0.00 | 0.00 | 0.00 | 0.00 | 0.00 | 0.00 | 0.00 | 11.00 | 96.26 | 119.08 | 143.79 | 122.99 | 219.14 | 71.22 | 135.48 | 149.14 | 0.00 | 0.00 | 40.53 |
| 胃 | C16 | 0.00 | 0.00 | 0.00 | 0.00 | 0.00 | 0.00 | 0.00 | 0.00 | 0.00 | 0.00 | 13.23 | 17.97 | 92.24 | 31.31 | 35.61 | 135.48 | 0.00 | 0.00 | 0.00 | 9.42 |
| 小肠 | C17 | 0.00 | 0.00 | 0.00 | 0.00 | 0.00 | 0.00 | 0.00 | 0.00 | 0.00 | 0.00 | 0.00 | 0.00 | 0.00 | 0.00 | 0.00 | 0.00 | 0.00 | 0.00 | 0.00 | 0.00 |
| 结肠 | C18 | 0.00 | 0.00 | 0.00 | 0.00 | 0.00 | 0.00 | 0.00 | 0.00 | 21.99 | 0.00 | 13.23 | 53.92 | 0.00 | 0.00 | 35.61 | 45.16 | 74.57 | 0.00 | 0.00 | 8.48 |
| 直肠和乙状结肠连接处 | C19—20 | 0.00 | 0.00 | 0.00 | 0.00 | 0.00 | 0.00 | 0.00 | 0.00 | 0.00 | 0.00 | 0.00 | 35.95 | 0.00 | 31.31 | 35.61 | 45.16 | 74.57 | 0.00 | 0.00 | 5.65 |
| 肛门 | C21 | 0.00 | 0.00 | 0.00 | 0.00 | 0.00 | 0.00 | 0.00 | 0.00 | 0.00 | 0.00 | 0.00 | 0.00 | 0.00 | 0.00 | 0.00 | 0.00 | 0.00 | 0.00 | 0.00 | 0.00 |
| 肝脏和肝内胆管 | C22 | 0.00 | 0.00 | 0.00 | 0.00 | 0.00 | 0.00 | 0.00 | 10.14 | 32.99 | 55.01 | 158.78 | 107.84 | 122.99 | 187.83 | 35.61 | 0.00 | 74.57 | 0.00 | 0.00 | 35.81 |
| 胆囊 | C23 | 0.00 | 0.00 | 0.00 | 0.00 | 0.00 | 0.00 | 0.00 | 0.00 | 0.00 | 0.00 | 0.00 | 0.00 | 0.00 | 0.00 | 0.00 | 0.00 | 0.00 | 0.00 | 0.00 | 0.00 |
| 肝外胆管 | C24 | 0.00 | 0.00 | 0.00 | 0.00 | 0.00 | 0.00 | 0.00 | 0.00 | 11.00 | 0.00 | 0.00 | 0.00 | 0.00 | 0.00 | 35.61 | 45.16 | 0.00 | 0.00 | 0.00 | 2.83 |
| 胰腺 | C25 | 0.00 | 0.00 | 0.00 | 0.00 | 0.00 | 0.00 | 0.00 | 0.00 | 0.00 | 0.00 | 0.00 | 0.00 | 0.00 | 0.00 | 35.61 | 135.48 | 0.00 | 0.00 | 0.00 | 3.77 |
| 鼻腔、中耳和副鼻窦 | C30—31 | 0.00 | 0.00 | 0.00 | 0.00 | 0.00 | 0.00 | 0.00 | 0.00 | 0.00 | 0.00 | 13.23 | 17.97 | 0.00 | 0.00 | 0.00 | 0.00 | 0.00 | 0.00 | 0.00 | 1.88 |
| 喉 | C32 | 0.00 | 0.00 | 0.00 | 0.00 | 0.00 | 0.00 | 0.00 | 0.00 | 0.00 | 0.00 | 13.23 | 0.00 | 61.49 | 0.00 | 0.00 | 0.00 | 0.00 | 0.00 | 0.00 | 2.83 |
| 气管、支气管和肺 | C33—34 | 0.00 | 0.00 | 0.00 | 0.00 | 0.00 | 0.00 | 0.00 | 0.00 | 32.99 | 13.75 | 66.16 | 53.92 | 245.98 | 125.22 | 249.27 | 180.64 | 447.41 | 150.22 | 0.00 | 39.58 |

（续上表）

| 部位或病种 | ICD—10 | 0～ | 1～ | 5～ | 10～ | 15～ | 20～ | 25～ | 30～ | 35～ | 40～ | 45～ | 50～ | 55～ | 60～ | 65～ | 70～ | 75～ | 80～ | 85+ | 合计 |
|---|---|---|---|---|---|---|---|---|---|---|---|---|---|---|---|---|---|---|---|---|---|
| 其他呼吸器官 | C37—38 | 0.00 | 0.00 | 0.00 | 0.00 | 0.00 | 0.00 | 0.00 | 0.00 | 0.00 | 0.00 | 0.00 | 0.00 | 0.00 | 0.00 | 0.00 | 0.00 | 0.00 | 0.00 | 0.00 | 0.00 |
| 骨和关节软骨 | C40—41 | 0.00 | 0.00 | 0.00 | 0.00 | 0.00 | 0.00 | 0.00 | 0.00 | 0.00 | 0.00 | 0.00 | 0.00 | 0.00 | 0.00 | 0.00 | 90.32 | 0.00 | 0.00 | 0.00 | 1.88 |
| 皮肤恶性黑色素瘤 | C43 | 0.00 | 0.00 | 0.00 | 0.00 | 0.00 | 0.00 | 0.00 | 0.00 | 0.00 | 0.00 | 0.00 | 0.00 | 0.00 | 0.00 | 0.00 | 0.00 | 0.00 | 0.00 | 0.00 | 0.00 |
| 皮肤其他恶性肿瘤 | C44 | 0.00 | 0.00 | 0.00 | 0.00 | 0.00 | 0.00 | 0.00 | 0.00 | 0.00 | 0.00 | 0.00 | 0.00 | 30.75 | 0.00 | 0.00 | 0.00 | 74.57 | 0.00 | 0.00 | 1.88 |
| 间皮瘤 | C45 | 0.00 | 0.00 | 0.00 | 0.00 | 0.00 | 0.00 | 0.00 | 0.00 | 0.00 | 0.00 | 0.00 | 0.00 | 0.00 | 0.00 | 0.00 | 0.00 | 0.00 | 0.00 | 0.00 | 0.00 |
| kaposi 氏肉瘤 | C46 | 0.00 | 0.00 | 0.00 | 0.00 | 0.00 | 0.00 | 0.00 | 0.00 | 0.00 | 0.00 | 0.00 | 0.00 | 0.00 | 0.00 | 0.00 | 0.00 | 0.00 | 0.00 | 0.00 | 0.00 |
| 结缔组织和其他软组织 | C47、49 | 0.00 | 0.00 | 0.00 | 0.00 | 0.00 | 13.91 | 0.00 | 10.14 | 0.00 | 0.00 | 0.00 | 0.00 | 0.00 | 0.00 | 0.00 | 0.00 | 0.00 | 0.00 | 0.00 | 1.88 |
| 乳房 | C50 | 0.00 | 0.00 | 0.00 | 0.00 | 0.00 | 0.00 | 0.00 | 0.00 | 0.00 | 0.00 | 13.23 | 0.00 | 0.00 | 0.00 | 0.00 | 0.00 | 0.00 | 0.00 | 0.00 | 0.94 |
| 外阴 | C51 | 0.00 | 0.00 | 0.00 | 0.00 | 0.00 | 0.00 | 0.00 | 0.00 | 0.00 | 0.00 | 0.00 | 0.00 | 0.00 | 0.00 | 0.00 | 0.00 | 0.00 | 0.00 | 0.00 | 0.00 |
| 阴道 | C52 | 0.00 | 0.00 | 0.00 | 0.00 | 0.00 | 0.00 | 0.00 | 0.00 | 0.00 | 0.00 | 0.00 | 0.00 | 0.00 | 0.00 | 0.00 | 0.00 | 0.00 | 0.00 | 0.00 | 0.00 |
| 子宫颈 | C53 | 0.00 | 0.00 | 0.00 | 0.00 | 0.00 | 0.00 | 0.00 | 0.00 | 0.00 | 0.00 | 0.00 | 0.00 | 0.00 | 0.00 | 0.00 | 0.00 | 0.00 | 0.00 | 0.00 | 0.00 |
| 子宫体 | C54 | 0.00 | 0.00 | 0.00 | 0.00 | 0.00 | 0.00 | 0.00 | 0.00 | 0.00 | 0.00 | 0.00 | 0.00 | 0.00 | 0.00 | 0.00 | 0.00 | 0.00 | 0.00 | 0.00 | 0.00 |
| 子宫恶性肿瘤、未注明部位 | C55 | 0.00 | 0.00 | 0.00 | 0.00 | 0.00 | 0.00 | 0.00 | 0.00 | 0.00 | 0.00 | 0.00 | 0.00 | 0.00 | 0.00 | 0.00 | 0.00 | 0.00 | 0.00 | 0.00 | 0.00 |
| 卵巢 | C56 | 0.00 | 0.00 | 0.00 | 0.00 | 0.00 | 0.00 | 0.00 | 0.00 | 0.00 | 0.00 | 0.00 | 0.00 | 0.00 | 0.00 | 0.00 | 0.00 | 0.00 | 0.00 | 0.00 | 0.00 |
| 其他和未说明的女性生殖器官恶性肿瘤 | C57 | 0.00 | 0.00 | 0.00 | 0.00 | 0.00 | 0.00 | 0.00 | 0.00 | 0.00 | 0.00 | 0.00 | 0.00 | 0.00 | 0.00 | 0.00 | 0.00 | 0.00 | 0.00 | 0.00 | 0.00 |
| 胎盘 | C58 | 0.00 | 0.00 | 0.00 | 0.00 | 0.00 | 0.00 | 0.00 | 0.00 | 0.00 | 0.00 | 0.00 | 0.00 | 0.00 | 0.00 | 0.00 | 0.00 | 0.00 | 0.00 | 0.00 | 0.00 |
| 阴茎 | C60 | 0.00 | 0.00 | 0.00 | 0.00 | 0.00 | 0.00 | 0.00 | 0.00 | 0.00 | 0.00 | 0.00 | 0.00 | 0.00 | 0.00 | 0.00 | 0.00 | 0.00 | 0.00 | 0.00 | 0.00 |
| 前列腺 | C61 | 0.00 | 0.00 | 0.00 | 0.00 | 0.00 | 0.00 | 0.00 | 0.00 | 0.00 | 0.00 | 0.00 | 0.00 | 0.00 | 0.00 | 0.00 | 90.32 | 0.00 | 0.00 | 0.00 | 1.88 |
| 睾丸 | C62 | 0.00 | 0.00 | 0.00 | 0.00 | 0.00 | 13.91 | 0.00 | 0.00 | 0.00 | 0.00 | 0.00 | 0.00 | 0.00 | 0.00 | 0.00 | 0.00 | 0.00 | 0.00 | 0.00 | 0.94 |
| 其他和未说明的男性生殖器官恶性肿瘤 | C63 | 0.00 | 0.00 | 0.00 | 0.00 | 0.00 | 0.00 | 0.00 | 0.00 | 0.00 | 0.00 | 0.00 | 0.00 | 0.00 | 0.00 | 0.00 | 0.00 | 0.00 | 0.00 | 0.00 | 0.00 |
| 肾脏 | C64 | 0.00 | 0.00 | 0.00 | 0.00 | 0.00 | 0.00 | 0.00 | 0.00 | 0.00 | 0.00 | 0.00 | 0.00 | 0.00 | 0.00 | 0.00 | 0.00 | 0.00 | 0.00 | 0.00 | 0.00 |
| 肾盂、肾盏 | C65 | 0.00 | 0.00 | 0.00 | 0.00 | 0.00 | 0.00 | 0.00 | 0.00 | 0.00 | 0.00 | 0.00 | 0.00 | 0.00 | 0.00 | 0.00 | 0.00 | 0.00 | 0.00 | 0.00 | 0.00 |

（续上表）

| 部位或病种 | ICD—10 | 0～ | 1～ | 5～ | 10～ | 15～ | 20～ | 25～ | 30～ | 35～ | 40～ | 45～ | 50～ | 55～ | 60～ | 65～ | 70～ | 75～ | 80～ | 85+ | 合计 |
|---|---|---|---|---|---|---|---|---|---|---|---|---|---|---|---|---|---|---|---|---|---|
| 输尿管 | C66 | 0.00 | 0.00 | 0.00 | 0.00 | 0.00 | 0.00 | 0.00 | 0.00 | 0.00 | 0.00 | 0.00 | 0.00 | 0.00 | 0.00 | 0.00 | 0.00 | 0.00 | 0.00 | 0.00 | 0.00 |
| 膀胱 | C67 | 0.00 | 0.00 | 0.00 | 0.00 | 0.00 | 0.00 | 0.00 | 0.00 | 0.00 | 0.00 | 0.00 | 17.97 | 0.00 | 0.00 | 106.83 | 45.16 | 0.00 | 0.00 | 0.00 | 4.71 |
| 其他和未说明的泌尿器官 | C68 | 0.00 | 0.00 | 0.00 | 0.00 | 0.00 | 0.00 | 0.00 | 0.00 | 0.00 | 0.00 | 0.00 | 0.00 | 0.00 | 0.00 | 0.00 | 0.00 | 0.00 | 0.00 | 0.00 | 0.00 |
| 眼 | C69 | 0.00 | 0.00 | 0.00 | 0.00 | 0.00 | 0.00 | 0.00 | 0.00 | 0.00 | 0.00 | 0.00 | 0.00 | 0.00 | 0.00 | 0.00 | 0.00 | 0.00 | 0.00 | 0.00 | 0.00 |
| 脑、神经系统 | C70－72、D | 0.00 | 0.00 | 0.00 | 0.00 | 0.00 | 0.00 | 0.00 | 0.00 | 0.00 | 0.00 | 0.00 | 17.97 | 0.00 | 0.00 | 0.00 | 45.16 | 0.00 | 0.00 | 0.00 | 1.88 |
| 甲状腺 | C73 | 0.00 | 0.00 | 0.00 | 0.00 | 0.00 | 0.00 | 0.00 | 0.00 | 0.00 | 0.00 | 0.00 | 17.97 | 0.00 | 0.00 | 0.00 | 0.00 | 0.00 | 0.00 | 0.00 | 0.94 |
| 肾上腺 | C74 | 0.00 | 0.00 | 0.00 | 0.00 | 0.00 | 0.00 | 0.00 | 0.00 | 0.00 | 0.00 | 0.00 | 0.00 | 0.00 | 0.00 | 0.00 | 0.00 | 0.00 | 0.00 | 0.00 | 0.00 |
| 其他内分泌腺 | C75 | 0.00 | 0.00 | 0.00 | 0.00 | 0.00 | 0.00 | 0.00 | 0.00 | 0.00 | 0.00 | 0.00 | 0.00 | 0.00 | 0.00 | 0.00 | 0.00 | 0.00 | 0.00 | 0.00 | 0.00 |
| 霍奇金氏病 | C81 | 0.00 | 0.00 | 0.00 | 0.00 | 0.00 | 0.00 | 0.00 | 0.00 | 0.00 | 0.00 | 0.00 | 0.00 | 0.00 | 0.00 | 0.00 | 0.00 | 0.00 | 0.00 | 0.00 | 0.00 |
| 非霍奇金氏病 | C82—85、C96 | 0.00 | 0.00 | 0.00 | 0.00 | 0.00 | 0.00 | 0.00 | 0.00 | 0.00 | 0.00 | 0.00 | 0.00 | 30.75 | 0.00 | 35.61 | 0.00 | 74.57 | 0.00 | 0.00 | 2.83 |
| 多发性骨髓瘤和恶性浆细胞肿瘤 | C90 | 0.00 | 0.00 | 0.00 | 0.00 | 0.00 | 0.00 | 0.00 | 0.00 | 0.00 | 0.00 | 0.00 | 0.00 | 0.00 | 0.00 | 0.00 | 0.00 | 0.00 | 0.00 | 0.00 | 0.00 |
| 淋巴细胞白血病 | C91 | 0.00 | 0.00 | 0.00 | 0.00 | 0.00 | 0.00 | 0.00 | 0.00 | 0.00 | 13.75 | 0.00 | 0.00 | 0.00 | 0.00 | 0.00 | 0.00 | 0.00 | 0.00 | 0.00 | 0.94 |
| 髓细胞性白血病 | C92 | 0.00 | 0.00 | 0.00 | 0.00 | 11.92 | 0.00 | 0.00 | 0.00 | 0.00 | 0.00 | 0.00 | 0.00 | 0.00 | 31.31 | 0.00 | 0.00 | 0.00 | 0.00 | 0.00 | 1.88 |
| 单核细胞性白血病 | C93 | 0.00 | 0.00 | 0.00 | 0.00 | 0.00 | 0.00 | 0.00 | 0.00 | 0.00 | 0.00 | 0.00 | 0.00 | 0.00 | 0.00 | 0.00 | 0.00 | 0.00 | 0.00 | 0.00 | 0.00 |
| 其他指明的白血病 | C94 | 0.00 | 0.00 | 0.00 | 0.00 | 0.00 | 0.00 | 0.00 | 0.00 | 0.00 | 0.00 | 0.00 | 0.00 | 0.00 | 0.00 | 0.00 | 0.00 | 0.00 | 0.00 | 0.00 | 0.00 |
| 未指明细胞类型的白血病 | C95 | 0.00 | 0.00 | 0.00 | 0.00 | 0.00 | 0.00 | 0.00 | 0.00 | 11.00 | 0.00 | 0.00 | 0.00 | 0.00 | 0.00 | 0.00 | 45.16 | 0.00 | 0.00 | 0.00 | 1.88 |
| 独立的多个部位的（原发性）恶性肿瘤 | C97 | 0.00 | 0.00 | 0.00 | 0.00 | 0.00 | 0.00 | 0.00 | 0.00 | 0.00 | 0.00 | 0.00 | 0.00 | 0.00 | 0.00 | 0.00 | 0.00 | 0.00 | 0.00 | 0.00 | 0.00 |
| 其他及不明部位 | C26、39、48,76—80 | 0.00 | 0.00 | 0.00 | 0.00 | 0.00 | 0.00 | 0.00 | 0.00 | 11.00 | 13.75 | 0.00 | 17.97 | 0.00 | 0.00 | 0.00 | 45.16 | 0.00 | 0.00 | 0.00 | 3.77 |
| 除 C44 合计 | | 0.00 | 0.00 | 0.00 | 0.00 | 11.92 | 41.74 | 0.00 | 30.42 | 175.93 | 302.53 | 568.95 | 629.09 | 860.92 | 657.42 | 676.60 | 1129.02 | 969.38 | 150.22 | 0.00 | 216.76 |
| 合计 | | 0.00 | 0.00 | 0.00 | 0.00 | 11.92 | 41.74 | 0.00 | 30.42 | 175.93 | 302.53 | 568.95 | 629.09 | 891.66 | 657.42 | 676.60 | 1129.02 | 1043.95 | 150.22 | 0.00 | 218.65 |

**表 333　中山市南头镇 2000—2004 年女性恶性肿瘤年龄别发病率（1/10^5）**

| 部位或病种 | ICD—10 | 0～ | 1～ | 5～ | 10～ | 15～ | 20～ | 25～ | 30～ | 35～ | 40～ | 45～ | 50～ | 55～ | 60～ | 65～ | 70～ | 75～ | 80～ | 85＋ | 合计 |
|---|---|---|---|---|---|---|---|---|---|---|---|---|---|---|---|---|---|---|---|---|---|
| 唇 | C00 | 0.00 | 0.00 | 0.00 | 0.00 | 0.00 | 0.00 | 0.00 | 0.00 | 0.00 | 0.00 | 0.00 | 0.00 | 0.00 | 0.00 | 0.00 | 0.00 | 0.00 | 0.00 | 0.00 | 0.00 |
| 舌 | C01—02 | 0.00 | 0.00 | 0.00 | 0.00 | 0.00 | 0.00 | 0.00 | 0.00 | 0.00 | 0.00 | 0.00 | 0.00 | 0.00 | 0.00 | 0.00 | 0.00 | 0.00 | 0.00 | 0.00 | 0.00 |
| 口 | C03—06 | 0.00 | 0.00 | 0.00 | 0.00 | 0.00 | 0.00 | 0.00 | 0.00 | 0.00 | 0.00 | 0.00 | 0.00 | 0.00 | 33.38 | 0.00 | 0.00 | 0.00 | 0.00 | 0.00 | 0.98 |
| 唾液腺 | C07—08 | 0.00 | 0.00 | 0.00 | 0.00 | 0.00 | 0.00 | 0.00 | 0.00 | 0.00 | 0.00 | 0.00 | 0.00 | 0.00 | 0.00 | 0.00 | 0.00 | 0.00 | 0.00 | 0.00 | 0.00 |
| 扁桃腺 | C09 | 0.00 | 0.00 | 0.00 | 0.00 | 0.00 | 0.00 | 0.00 | 0.00 | 0.00 | 0.00 | 0.00 | 0.00 | 0.00 | 0.00 | 0.00 | 0.00 | 0.00 | 0.00 | 0.00 | 0.00 |
| 其他口咽部 | C10 | 0.00 | 0.00 | 0.00 | 0.00 | 0.00 | 0.00 | 0.00 | 0.00 | 0.00 | 0.00 | 0.00 | 0.00 | 0.00 | 0.00 | 0.00 | 0.00 | 0.00 | 0.00 | 0.00 | 0.00 |
| 鼻咽部 | C11 | 0.00 | 0.00 | 0.00 | 0.00 | 0.00 | 0.00 | 0.00 | 0.00 | 11.34 | 44.21 | 13.92 | 18.65 | 0.00 | 66.76 | 35.05 | 0.00 | 0.00 | 0.00 | 0.00 | 8.81 |
| 喉咽部 | C12—13 | 0.00 | 0.00 | 0.00 | 0.00 | 0.00 | 0.00 | 0.00 | 0.00 | 0.00 | 0.00 | 0.00 | 0.00 | 0.00 | 0.00 | 0.00 | 0.00 | 0.00 | 0.00 | 0.00 | 0.00 |
| 唇，口腔和咽的其他部位和具体部位不明 | C14 | 0.00 | 0.00 | 0.00 | 0.00 | 0.00 | 0.00 | 0.00 | 0.00 | 0.00 | 0.00 | 0.00 | 0.00 | 0.00 | 0.00 | 0.00 | 0.00 | 0.00 | 0.00 | 0.00 | 0.00 |
| 食管 | C15 | 0.00 | 0.00 | 0.00 | 0.00 | 0.00 | 0.00 | 0.00 | 0.00 | 0.00 | 0.00 | 0.00 | 0.00 | 0.00 | 0.00 | 35.05 | 0.00 | 0.00 | 89.76 | 0.00 | 1.96 |
| 胃 | C16 | 0.00 | 0.00 | 0.00 | 0.00 | 0.00 | 0.00 | 0.00 | 0.00 | 0.00 | 0.00 | 0.00 | 18.65 | 0.00 | 0.00 | 0.00 | 0.00 | 52.60 | 0.00 | 0.00 | 1.96 |
| 小肠 | C17 | 0.00 | 0.00 | 0.00 | 0.00 | 0.00 | 0.00 | 0.00 | 0.00 | 0.00 | 0.00 | 0.00 | 0.00 | 0.00 | 0.00 | 0.00 | 0.00 | 0.00 | 0.00 | 0.00 | 0.00 |
| 结肠 | C18 | 0.00 | 0.00 | 0.00 | 0.00 | 0.00 | 0.00 | 0.00 | 0.00 | 0.00 | 0.00 | 27.85 | 0.00 | 0.00 | 33.38 | 35.05 | 0.00 | 52.60 | 0.00 | 0.00 | 4.90 |
| 直肠和乙状结肠连接处 | C19—20 | 0.00 | 0.00 | 0.00 | 0.00 | 0.00 | 0.00 | 0.00 | 0.00 | 0.00 | 0.00 | 0.00 | 0.00 | 31.75 | 0.00 | 0.00 | 0.00 | 0.00 | 0.00 | 0.00 | 0.98 |
| 肛门 | C21 | 0.00 | 0.00 | 0.00 | 0.00 | 0.00 | 0.00 | 0.00 | 0.00 | 0.00 | 0.00 | 0.00 | 0.00 | 0.00 | 0.00 | 0.00 | 0.00 | 0.00 | 0.00 | 0.00 | 0.00 |
| 肝脏和肝内胆管 | C22 | 0.00 | 0.00 | 0.00 | 0.00 | 0.00 | 0.00 | 0.00 | 0.00 | 0.00 | 0.00 | 0.00 | 0.00 | 0.00 | 0.00 | 70.11 | 0.00 | 0.00 | 0.00 | 0.00 | 1.96 |
| 胆囊 | C23 | 0.00 | 0.00 | 0.00 | 0.00 | 0.00 | 0.00 | 0.00 | 0.00 | 0.00 | 0.00 | 0.00 | 0.00 | 0.00 | 33.38 | 0.00 | 40.89 | 0.00 | 89.76 | 0.00 | 2.94 |
| 肝外胆管 | C24 | 0.00 | 0.00 | 0.00 | 0.00 | 0.00 | 0.00 | 0.00 | 0.00 | 0.00 | 14.74 | 41.77 | 0.00 | 31.75 | 0.00 | 0.00 | 40.89 | 0.00 | 0.00 | 0.00 | 5.87 |
| 胰腺 | C25 | 0.00 | 0.00 | 0.00 | 0.00 | 0.00 | 0.00 | 0.00 | 0.00 | 0.00 | 0.00 | 0.00 | 0.00 | 0.00 | 0.00 | 0.00 | 40.89 | 0.00 | 0.00 | 0.00 | 0.98 |
| 鼻腔、中耳和副鼻窦 | C30—31 | 0.00 | 0.00 | 0.00 | 0.00 | 0.00 | 0.00 | 0.00 | 0.00 | 0.00 | 0.00 | 13.92 | 0.00 | 0.00 | 0.00 | 0.00 | 0.00 | 0.00 | 0.00 | 0.00 | 0.98 |
| 喉 | C32 | 0.00 | 0.00 | 0.00 | 0.00 | 0.00 | 0.00 | 0.00 | 0.00 | 0.00 | 0.00 | 0.00 | 0.00 | 0.00 | 0.00 | 0.00 | 0.00 | 0.00 | 0.00 | 0.00 | 0.00 |
| 气管、支气管和肺 | C33—34 | 0.00 | 0.00 | 0.00 | 0.00 | 0.00 | 0.00 | 0.00 | 0.00 | 0.00 | 0.00 | 41.77 | 18.65 | 31.75 | 33.38 | 70.11 | 204.44 | 52.60 | 0.00 | 124.65 | 14.69 |

（续上表）

| 部位或病种 | ICD—10 | 0～ | 1～ | 5～ | 10～ | 15～ | 20～ | 25～ | 30～ | 35～ | 40～ | 45～ | 50～ | 55～ | 60～ | 65～ | 70～ | 75～ | 80～ | 85＋ | 合计 |
|---|---|---|---|---|---|---|---|---|---|---|---|---|---|---|---|---|---|---|---|---|---|
| 其他呼吸器官 | C37－38 | 0.00 | 0.00 | 0.00 | 0.00 | 0.00 | 0.00 | 0.00 | 0.00 | 0.00 | 0.00 | 0.00 | 0.00 | 0.00 | 0.00 | 0.00 | 0.00 | 0.00 | 0.00 | 0.00 | 0.00 |
| 骨和关节软骨 | C40－41 | 0.00 | 0.00 | 0.00 | 0.00 | 0.00 | 0.00 | 0.00 | 0.00 | 0.00 | 0.00 | 0.00 | 0.00 | 0.00 | 0.00 | 0.00 | 0.00 | 0.00 | 0.00 | 0.00 | 0.00 |
| 皮肤恶性黑色素瘤 | C43 | 0.00 | 0.00 | 0.00 | 0.00 | 0.00 | 0.00 | 0.00 | 0.00 | 0.00 | 0.00 | 0.00 | 0.00 | 0.00 | 0.00 | 0.00 | 0.00 | 0.00 | 0.00 | 0.00 | 0.00 |
| 皮肤其他恶性肿瘤 | C44 | 0.00 | 0.00 | 0.00 | 0.00 | 0.00 | 0.00 | 0.00 | 0.00 | 0.00 | 0.00 | 13.92 | 37.30 | 0.00 | 0.00 | 0.00 | 0.00 | 0.00 | 0.00 | 0.00 | 2.94 |
| 间皮瘤 | C45 | 0.00 | 0.00 | 0.00 | 0.00 | 0.00 | 0.00 | 0.00 | 0.00 | 0.00 | 0.00 | 0.00 | 0.00 | 0.00 | 0.00 | 0.00 | 0.00 | 0.00 | 0.00 | 0.00 | 0.00 |
| kaposi 氏肉瘤 | C46 | 0.00 | 0.00 | 0.00 | 0.00 | 0.00 | 0.00 | 0.00 | 0.00 | 0.00 | 0.00 | 0.00 | 0.00 | 0.00 | 0.00 | 0.00 | 0.00 | 0.00 | 0.00 | 0.00 | 0.00 |
| 结缔组织和其他软组织 | C47、49 | 0.00 | 0.00 | 0.00 | 0.00 | 0.00 | 0.00 | 0.00 | 0.00 | 0.00 | 0.00 | 0.00 | 0.00 | 0.00 | 0.00 | 0.00 | 0.00 | 0.00 | 0.00 | 0.00 | 0.00 |
| 乳房 | C50 | 0.00 | 0.00 | 0.00 | 0.00 | 0.00 | 0.00 | 0.00 | 9.82 | 0.00 | 73.69 | 27.85 | 74.60 | 95.25 | 66.76 | 0.00 | 0.00 | 0.00 | 0.00 | 0.00 | 16.64 |
| 外阴 | C51 | 0.00 | 0.00 | 0.00 | 0.00 | 0.00 | 0.00 | 0.00 | 0.00 | 0.00 | 0.00 | 0.00 | 0.00 | 0.00 | 0.00 | 0.00 | 0.00 | 0.00 | 0.00 | 0.00 | 0.00 |
| 阴道 | C52 | 0.00 | 0.00 | 0.00 | 0.00 | 0.00 | 0.00 | 0.00 | 0.00 | 0.00 | 0.00 | 0.00 | 0.00 | 0.00 | 0.00 | 0.00 | 0.00 | 0.00 | 0.00 | 0.00 | 0.00 |
| 子宫颈 | C53 | 0.00 | 0.00 | 0.00 | 0.00 | 0.00 | 0.00 | 0.00 | 0.00 | 0.00 | 14.74 | 27.85 | 0.00 | 0.00 | 0.00 | 0.00 | 0.00 | 0.00 | 0.00 | 0.00 | 2.94 |
| 子宫体 | C54 | 0.00 | 0.00 | 0.00 | 0.00 | 0.00 | 0.00 | 0.00 | 0.00 | 0.00 | 0.00 | 41.77 | 74.60 | 31.75 | 66.76 | 35.05 | 0.00 | 0.00 | 89.76 | 0.00 | 11.75 |
| 子宫恶性肿瘤、未注明部位 | C55 | 0.00 | 0.00 | 0.00 | 0.00 | 0.00 | 0.00 | 0.00 | 0.00 | 0.00 | 0.00 | 0.00 | 0.00 | 0.00 | 0.00 | 0.00 | 0.00 | 0.00 | 0.00 | 0.00 | 0.00 |
| 卵巢 | C56 | 0.00 | 0.00 | 0.00 | 0.00 | 0.00 | 0.00 | 0.00 | 0.00 | 0.00 | 14.74 | 13.92 | 18.65 | 0.00 | 0.00 | 0.00 | 40.89 | 0.00 | 0.00 | 0.00 | 3.92 |
| 其他和未说明的女性生殖器官恶性肿瘤 | C57 | 0.00 | 0.00 | 0.00 | 0.00 | 0.00 | 0.00 | 0.00 | 0.00 | 0.00 | 0.00 | 0.00 | 0.00 | 0.00 | 0.00 | 0.00 | 0.00 | 0.00 | 0.00 | 0.00 | 0.00 |
| 胎盘 | C58 | 0.00 | 0.00 | 0.00 | 0.00 | 0.00 | 0.00 | 0.00 | 9.82 | 0.00 | 0.00 | 0.00 | 0.00 | 0.00 | 0.00 | 0.00 | 0.00 | 0.00 | 0.00 | 0.00 | 0.98 |
| 阴茎 | C60 | 0.00 | 0.00 | 0.00 | 0.00 | 0.00 | 0.00 | 0.00 | 0.00 | 0.00 | 0.00 | 0.00 | 0.00 | 0.00 | 0.00 | 0.00 | 0.00 | 0.00 | 0.00 | 0.00 | 0.00 |
| 前列腺 | C61 | 0.00 | 0.00 | 0.00 | 0.00 | 0.00 | 0.00 | 0.00 | 0.00 | 0.00 | 0.00 | 0.00 | 0.00 | 0.00 | 0.00 | 0.00 | 0.00 | 0.00 | 0.00 | 0.00 | 0.00 |
| 睾丸 | C62 | 0.00 | 0.00 | 0.00 | 0.00 | 0.00 | 0.00 | 0.00 | 0.00 | 0.00 | 0.00 | 0.00 | 0.00 | 0.00 | 0.00 | 0.00 | 0.00 | 0.00 | 0.00 | 0.00 | 0.00 |
| 其他和未说明的男性生殖器官恶性肿瘤 | C63 | 0.00 | 0.00 | 0.00 | 0.00 | 0.00 | 0.00 | 0.00 | 0.00 | 0.00 | 0.00 | 0.00 | 0.00 | 0.00 | 0.00 | 0.00 | 0.00 | 0.00 | 0.00 | 0.00 | 0.00 |
| 肾脏 | C64 | 0.00 | 0.00 | 0.00 | 0.00 | 0.00 | 0.00 | 0.00 | 0.00 | 0.00 | 0.00 | 0.00 | 0.00 | 0.00 | 0.00 | 0.00 | 0.00 | 0.00 | 0.00 | 0.00 | 0.00 |
| 肾盂、肾盏 | C65 | 0.00 | 0.00 | 0.00 | 0.00 | 0.00 | 0.00 | 0.00 | 0.00 | 0.00 | 0.00 | 0.00 | 0.00 | 0.00 | 0.00 | 0.00 | 0.00 | 0.00 | 0.00 | 0.00 | 0.00 |

（续上表）

| 部位或病种 | ICD—10 | 0～ | 1～ | 5～ | 10～ | 15～ | 20～ | 25～ | 30～ | 35～ | 40～ | 45～ | 50～ | 55～ | 60～ | 65～ | 70～ | 75～ | 80～ | 85＋ | 合计 |
|---|---|---|---|---|---|---|---|---|---|---|---|---|---|---|---|---|---|---|---|---|---|
| 输尿管 | C66 | 0.00 | 0.00 | 0.00 | 0.00 | 0.00 | 0.00 | 0.00 | 0.00 | 0.00 | 0.00 | 0.00 | 0.00 | 0.00 | 0.00 | 0.00 | 0.00 | 0.00 | 0.00 | 0.00 | 0.00 |
| 膀胱 | C67 | 0.00 | 0.00 | 0.00 | 0.00 | 0.00 | 0.00 | 0.00 | 0.00 | 0.00 | 0.00 | 0.00 | 0.00 | 0.00 | 0.00 | 0.00 | 0.00 | 52.60 | 89.76 | 124.65 | 2.94 |
| 其他和未说明的泌尿器官 | C68 | 0.00 | 0.00 | 0.00 | 0.00 | 0.00 | 0.00 | 0.00 | 0.00 | 0.00 | 0.00 | 0.00 | 0.00 | 0.00 | 0.00 | 0.00 | 0.00 | 0.00 | 0.00 | 0.00 | 0.00 |
| 眼 | C69 | 0.00 | 0.00 | 0.00 | 0.00 | 0.00 | 0.00 | 0.00 | 0.00 | 0.00 | 0.00 | 0.00 | 0.00 | 0.00 | 0.00 | 0.00 | 0.00 | 0.00 | 0.00 | 0.00 | 0.00 |
| 脑、神经系统 | C70－72、D | 0.00 | 0.00 | 0.00 | 0.00 | 0.00 | 0.00 | 0.00 | 0.00 | 0.00 | 0.00 | 0.00 | 0.00 | 0.00 | 66.76 | 35.05 | 0.00 | 0.00 | 0.00 | 124.65 | 3.92 |
| 甲状腺 | C73 | 0.00 | 0.00 | 0.00 | 0.00 | 13.12 | 0.00 | 10.46 | 0.00 | 11.34 | 0.00 | 0.00 | 0.00 | 31.75 | 0.00 | 0.00 | 0.00 | 0.00 | 0.00 | 0.00 | 3.92 |
| 肾上腺 | C74 | 0.00 | 0.00 | 0.00 | 0.00 | 0.00 | 0.00 | 0.00 | 0.00 | 0.00 | 0.00 | 0.00 | 0.00 | 0.00 | 0.00 | 0.00 | 0.00 | 0.00 | 0.00 | 0.00 | 0.00 |
| 其他内分泌腺 | C75 | 0.00 | 0.00 | 0.00 | 0.00 | 0.00 | 0.00 | 0.00 | 0.00 | 0.00 | 0.00 | 0.00 | 0.00 | 0.00 | 0.00 | 0.00 | 0.00 | 0.00 | 0.00 | 0.00 | 0.00 |
| 霍奇金氏病 | C81 | 0.00 | 0.00 | 0.00 | 0.00 | 0.00 | 0.00 | 0.00 | 0.00 | 0.00 | 0.00 | 0.00 | 0.00 | 0.00 | 0.00 | 0.00 | 0.00 | 0.00 | 0.00 | 0.00 | 0.00 |
| 非霍奇金氏病 | C82—85、C96 | 0.00 | 0.00 | 0.00 | 0.00 | 0.00 | 0.00 | 0.00 | 9.82 | 0.00 | 0.00 | 0.00 | 0.00 | 0.00 | 0.00 | 0.00 | 40.89 | 0.00 | 0.00 | 0.00 | 1.96 |
| 多发性骨髓瘤和恶性浆细胞肿瘤 | C90 | 0.00 | 0.00 | 0.00 | 0.00 | 0.00 | 0.00 | 0.00 | 0.00 | 0.00 | 0.00 | 0.00 | 0.00 | 31.75 | 0.00 | 0.00 | 0.00 | 0.00 | 0.00 | 0.00 | 0.98 |
| 淋巴细胞白血病 | C91 | 0.00 | 0.00 | 0.00 | 0.00 | 0.00 | 0.00 | 0.00 | 0.00 | 0.00 | 14.74 | 0.00 | 0.00 | 0.00 | 0.00 | 0.00 | 0.00 | 0.00 | 0.00 | 0.00 | 0.98 |
| 髓细胞性白血病 | C92 | 0.00 | 0.00 | 0.00 | 0.00 | 0.00 | 0.00 | 0.00 | 0.00 | 0.00 | 0.00 | 13.92 | 0.00 | 0.00 | 0.00 | 0.00 | 0.00 | 0.00 | 0.00 | 0.00 | 0.98 |
| 单核细胞性白血病 | C93 | 0.00 | 0.00 | 0.00 | 0.00 | 0.00 | 0.00 | 0.00 | 0.00 | 0.00 | 0.00 | 0.00 | 0.00 | 0.00 | 0.00 | 0.00 | 0.00 | 0.00 | 0.00 | 0.00 | 0.00 |
| 其他指明的白血病 | C94 | 0.00 | 0.00 | 0.00 | 0.00 | 0.00 | 0.00 | 0.00 | 0.00 | 0.00 | 0.00 | 0.00 | 0.00 | 0.00 | 0.00 | 0.00 | 0.00 | 0.00 | 0.00 | 0.00 | 0.00 |
| 未指明细胞类型的白血病 | C95 | 0.00 | 0.00 | 0.00 | 0.00 | 0.00 | 0.00 | 0.00 | 0.00 | 0.00 | 14.74 | 0.00 | 0.00 | 0.00 | 0.00 | 0.00 | 0.00 | 0.00 | 0.00 | 0.00 | 0.98 |
| 独立的多个部位的（原发性）恶性肿瘤 | C97 | 0.00 | 0.00 | 0.00 | 0.00 | 0.00 | 0.00 | 0.00 | 0.00 | 0.00 | 0.00 | 0.00 | 0.00 | 0.00 | 0.00 | 0.00 | 0.00 | 0.00 | 0.00 | 0.00 | 0.00 |
| 其他及不明部位 | C26、39、48、76—80 | 0.00 | 0.00 | 0.00 | 0.00 | 0.00 | 0.00 | 0.00 | 0.00 | 0.00 | 0.00 | 0.00 | 0.00 | 0.00 | 0.00 | 0.00 | 40.89 | 0.00 | 0.00 | 0.00 | 1.96 |
| 除 C44 合计 | | 0.00 | 0.00 | 0.00 | 0.00 | 26.23 | 0.00 | 10.46 | 29.47 | 22.69 | 191.60 | 264.54 | 223.80 | 285.74 | 400.55 | 315.49 | 449.77 | 210.41 | 359.05 | 373.95 | 101.83 |
| 合计 | | 0.00 | 0.00 | 0.00 | 0.00 | 26.23 | 0.00 | 10.46 | 29.47 | 22.69 | 191.60 | 278.46 | 261.10 | 285.74 | 400.55 | 315.49 | 449.77 | 210.41 | 359.05 | 373.95 | 104.77 |

表 334 中山市南头镇 2000—2004 年男女合计恶性肿瘤年龄别发病率（1/10⁵）

| 部位或病种 | ICD—10 | 0～ | 1～ | 5～ | 10～ | 15～ | 20～ | 25～ | 30～ | 35～ | 40～ | 45～ | 50～ | 55～ | 60～ | 65～ | 70～ | 75～ | 80～ | 85＋ | 合计 |
|---|---|---|---|---|---|---|---|---|---|---|---|---|---|---|---|---|---|---|---|---|---|
| 唇 | C00 | 0.00 | 0.00 | 0.00 | 0.00 | 0.00 | 0.00 | 0.00 | 0.00 | 0.00 | 0.00 | 0.00 | 0.00 | 0.00 | 0.00 | 0.00 | 0.00 | 0.00 | 0.00 | 0.00 | 0.00 |
| 舌 | C01—02 | 0.00 | 0.00 | 0.00 | 0.00 | 0.00 | 0.00 | 0.00 | 0.00 | 0.00 | 0.00 | 0.00 | 0.00 | 31.24 | 0.00 | 0.00 | 0.00 | 30.74 | 0.00 | 0.00 | 1.44 |
| 口 | C03—06 | 0.00 | 0.00 | 0.00 | 0.00 | 0.00 | 0.00 | 0.00 | 0.00 | 0.00 | 7.12 | 6.78 | 18.31 | 31.24 | 16.16 | 0.00 | 21.43 | 0.00 | 0.00 | 0.00 | 3.84 |
| 唾液腺 | C07—08 | 0.00 | 0.00 | 0.00 | 0.00 | 0.00 | 0.00 | 0.00 | 0.00 | 0.00 | 0.00 | 0.00 | 0.00 | 0.00 | 0.00 | 0.00 | 0.00 | 0.00 | 0.00 | 0.00 | 0.00 |
| 扁桃腺 | C09 | 0.00 | 0.00 | 0.00 | 0.00 | 0.00 | 0.00 | 0.00 | 0.00 | 0.00 | 0.00 | 6.78 | 9.15 | 0.00 | 0.00 | 0.00 | 0.00 | 0.00 | 0.00 | 0.00 | 0.96 |
| 其他口咽部 | C10 | 0.00 | 0.00 | 0.00 | 0.00 | 0.00 | 0.00 | 0.00 | 0.00 | 0.00 | 0.00 | 0.00 | 0.00 | 0.00 | 0.00 | 0.00 | 0.00 | 0.00 | 0.00 | 0.00 | 0.00 |
| 鼻咽部 | C11 | 0.00 | 0.00 | 0.00 | 0.00 | 0.00 | 7.02 | 0.00 | 4.99 | 22.33 | 64.04 | 61.06 | 36.61 | 31.24 | 48.47 | 17.66 | 0.00 | 0.00 | 0.00 | 0.00 | 16.33 |
| 喉咽部 | C12—13 | 0.00 | 0.00 | 0.00 | 0.00 | 0.00 | 0.00 | 0.00 | 0.00 | 5.58 | 7.12 | 13.57 | 9.15 | 0.00 | 0.00 | 0.00 | 0.00 | 0.00 | 0.00 | 0.00 | 2.40 |
| 唇，口腔和咽的其他部位和具体部位不明 | C14 | 0.00 | 0.00 | 0.00 | 0.00 | 0.00 | 0.00 | 0.00 | 0.00 | 0.00 | 0.00 | 0.00 | 0.00 | 0.00 | 0.00 | 0.00 | 0.00 | 0.00 | 0.00 | 0.00 | 0.00 |
| 食管 | C15 | 0.00 | 0.00 | 0.00 | 0.00 | 0.00 | 0.00 | 0.00 | 0.00 | 5.58 | 49.81 | 61.06 | 73.22 | 62.48 | 113.11 | 52.97 | 64.30 | 61.48 | 55.92 | 0.00 | 21.61 |
| 胃 | C16 | 0.00 | 0.00 | 0.00 | 0.00 | 0.00 | 0.00 | 0.00 | 0.00 | 0.00 | 0.00 | 6.78 | 18.31 | 46.86 | 16.16 | 17.66 | 64.30 | 30.74 | 0.00 | 0.00 | 5.76 |
| 小肠 | C17 | 0.00 | 0.00 | 0.00 | 0.00 | 0.00 | 0.00 | 0.00 | 0.00 | 0.00 | 0.00 | 0.00 | 0.00 | 0.00 | 0.00 | 0.00 | 0.00 | 0.00 | 0.00 | 0.00 | 0.00 |
| 结肠 | C18 | 0.00 | 0.00 | 0.00 | 0.00 | 0.00 | 0.00 | 0.00 | 0.00 | 11.17 | 0.00 | 20.35 | 27.46 | 0.00 | 16.16 | 35.31 | 21.43 | 61.48 | 0.00 | 0.00 | 6.72 |
| 直肠和乙状结肠连接处 | C19—20 | 0.00 | 0.00 | 0.00 | 0.00 | 0.00 | 0.00 | 0.00 | 0.00 | 0.00 | 0.00 | 0.00 | 18.31 | 15.62 | 16.16 | 17.66 | 21.43 | 30.74 | 0.00 | 0.00 | 3.36 |
| 肛门 | C21 | 0.00 | 0.00 | 0.00 | 0.00 | 0.00 | 0.00 | 0.00 | 0.00 | 0.00 | 0.00 | 0.00 | 0.00 | 0.00 | 0.00 | 0.00 | 0.00 | 0.00 | 0.00 | 0.00 | 0.00 |
| 肝脏和肝内胆管 | C22 | 0.00 | 0.00 | 0.00 | 0.00 | 0.00 | 0.00 | 0.00 | 4.99 | 16.75 | 28.46 | 81.42 | 54.92 | 62.48 | 96.95 | 52.97 | 0.00 | 30.74 | 0.00 | 0.00 | 19.21 |
| 胆囊 | C23 | 0.00 | 0.00 | 0.00 | 0.00 | 0.00 | 0.00 | 0.00 | 0.00 | 0.00 | 0.00 | 0.00 | 0.00 | 0.00 | 16.16 | 0.00 | 21.43 | 0.00 | 55.92 | 0.00 | 1.44 |
| 肝外胆管 | C24 | 0.00 | 0.00 | 0.00 | 0.00 | 0.00 | 0.00 | 0.00 | 0.00 | 5.58 | 7.12 | 20.35 | 0.00 | 15.62 | 0.00 | 17.66 | 42.87 | 0.00 | 0.00 | 0.00 | 4.32 |
| 胰腺 | C25 | 0.00 | 0.00 | 0.00 | 0.00 | 0.00 | 0.00 | 0.00 | 0.00 | 0.00 | 0.00 | 0.00 | 0.00 | 0.00 | 0.00 | 17.66 | 85.73 | 0.00 | 0.00 | 0.00 | 2.40 |
| 鼻腔、中耳和副鼻窦 | C30—31 | 0.00 | 0.00 | 0.00 | 0.00 | 0.00 | 0.00 | 0.00 | 0.00 | 0.00 | 0.00 | 13.57 | 9.15 | 0.00 | 0.00 | 0.00 | 0.00 | 0.00 | 0.00 | 0.00 | 1.44 |
| 喉 | C32 | 0.00 | 0.00 | 0.00 | 0.00 | 0.00 | 0.00 | 0.00 | 0.00 | 0.00 | 0.00 | 6.78 | 0.00 | 31.24 | 0.00 | 0.00 | 0.00 | 0.00 | 0.00 | 0.00 | 1.44 |
| 气管、支气管和肺 | C33—34 | 0.00 | 0.00 | 0.00 | 0.00 | 0.00 | 0.00 | 0.00 | 0.00 | 16.75 | 7.12 | 54.28 | 36.61 | 140.57 | 80.79 | 158.91 | 192.90 | 215.17 | 55.92 | 87.21 | 27.37 |

（续上表）

| 部位或病种 | ICD—10 | 0～ | 1～ | 5～ | 10～ | 15～ | 20～ | 25～ | 30～ | 35～ | 40～ | 45～ | 50～ | 55～ | 60～ | 65～ | 70～ | 75～ | 80～ | 85＋ | 合计 |
|---|---|---|---|---|---|---|---|---|---|---|---|---|---|---|---|---|---|---|---|---|---|
| 其他呼吸器官 | C37—38 | 0.00 | 0.00 | 0.00 | 0.00 | 0.00 | 0.00 | 0.00 | 0.00 | 0.00 | 0.00 | 0.00 | 0.00 | 0.00 | 0.00 | 0.00 | 0.00 | 0.00 | 0.00 | 0.00 | 0.00 |
| 骨和关节软骨 | C40—41 | 0.00 | 0.00 | 0.00 | 0.00 | 0.00 | 0.00 | 0.00 | 0.00 | 0.00 | 0.00 | 0.00 | 0.00 | 0.00 | 0.00 | 0.00 | 42.87 | 0.00 | 0.00 | 0.00 | 0.96 |
| 皮肤恶性黑色素瘤 | C43 | 0.00 | 0.00 | 0.00 | 0.00 | 0.00 | 0.00 | 0.00 | 0.00 | 0.00 | 0.00 | 0.00 | 0.00 | 0.00 | 0.00 | 0.00 | 0.00 | 0.00 | 0.00 | 0.00 | 0.00 |
| 皮肤其他恶性肿瘤 | C44 | 0.00 | 0.00 | 0.00 | 0.00 | 0.00 | 0.00 | 0.00 | 0.00 | 0.00 | 0.00 | 6.78 | 18.31 | 15.62 | 0.00 | 0.00 | 0.00 | 30.74 | 0.00 | 0.00 | 2.40 |
| 间皮瘤 | C45 | 0.00 | 0.00 | 0.00 | 0.00 | 0.00 | 0.00 | 0.00 | 0.00 | 0.00 | 0.00 | 0.00 | 0.00 | 0.00 | 0.00 | 0.00 | 0.00 | 0.00 | 0.00 | 0.00 | 0.00 |
| kaposi 氏肉瘤 | C46 | 0.00 | 0.00 | 0.00 | 0.00 | 0.00 | 0.00 | 0.00 | 0.00 | 0.00 | 0.00 | 0.00 | 0.00 | 0.00 | 0.00 | 0.00 | 0.00 | 0.00 | 0.00 | 0.00 | 0.00 |
| 结缔组织和其他软组织 | C47、49 | 0.00 | 0.00 | 0.00 | 0.00 | 0.00 | 7.02 | 0.00 | 4.99 | 0.00 | 0.00 | 0.00 | 0.00 | 0.00 | 0.00 | 0.00 | 0.00 | 0.00 | 0.00 | 0.00 | 0.96 |
| 乳房 | C50 | 0.00 | 0.00 | 0.00 | 0.00 | 0.00 | 0.00 | 0.00 | 4.99 | 0.00 | 35.58 | 20.35 | 36.61 | 46.86 | 32.32 | 0.00 | 0.00 | 0.00 | 0.00 | 0.00 | 8.64 |
| 外阴 | C51 | 0.00 | 0.00 | 0.00 | 0.00 | 0.00 | 0.00 | 0.00 | 0.00 | 0.00 | 0.00 | 0.00 | 0.00 | 0.00 | 0.00 | 0.00 | 0.00 | 0.00 | 0.00 | 0.00 | 0.00 |
| 阴道 | C52 | 0.00 | 0.00 | 0.00 | 0.00 | 0.00 | 0.00 | 0.00 | 0.00 | 0.00 | 0.00 | 0.00 | 0.00 | 0.00 | 0.00 | 0.00 | 0.00 | 0.00 | 0.00 | 0.00 | 0.00 |
| 子宫颈 | C53 | 0.00 | 0.00 | 0.00 | 0.00 | 0.00 | 0.00 | 0.00 | 0.00 | 0.00 | 7.12 | 13.57 | 0.00 | 0.00 | 0.00 | 0.00 | 0.00 | 0.00 | 0.00 | 0.00 | 1.44 |
| 子宫体 | C54 | 0.00 | 0.00 | 0.00 | 0.00 | 0.00 | 0.00 | 0.00 | 0.00 | 0.00 | 0.00 | 20.35 | 36.61 | 15.62 | 32.32 | 17.66 | 0.00 | 0.00 | 55.92 | 0.00 | 5.76 |
| 子宫恶性肿瘤、未注明部位 | C55 | 0.00 | 0.00 | 0.00 | 0.00 | 0.00 | 0.00 | 0.00 | 0.00 | 0.00 | 0.00 | 0.00 | 0.00 | 0.00 | 0.00 | 0.00 | 0.00 | 0.00 | 0.00 | 0.00 | 0.00 |
| 卵巢 | C56 | 0.00 | 0.00 | 0.00 | 0.00 | 0.00 | 0.00 | 0.00 | 0.00 | 0.00 | 7.12 | 6.78 | 9.15 | 0.00 | 0.00 | 0.00 | 21.43 | 0.00 | 0.00 | 0.00 | 1.92 |
| 其他和未说明的女性生殖器官恶性肿瘤 | C57 | 0.00 | 0.00 | 0.00 | 0.00 | 0.00 | 0.00 | 0.00 | 0.00 | 0.00 | 0.00 | 0.00 | 0.00 | 0.00 | 0.00 | 0.00 | 0.00 | 0.00 | 0.00 | 0.00 | 0.00 |
| 胎盘 | C58 | 0.00 | 0.00 | 0.00 | 0.00 | 0.00 | 0.00 | 0.00 | 4.99 | 0.00 | 0.00 | 0.00 | 0.00 | 0.00 | 0.00 | 0.00 | 0.00 | 0.00 | 0.00 | 0.00 | 0.48 |
| 阴茎 | C60 | 0.00 | 0.00 | 0.00 | 0.00 | 0.00 | 0.00 | 0.00 | 0.00 | 0.00 | 0.00 | 0.00 | 0.00 | 0.00 | 0.00 | 0.00 | 0.00 | 0.00 | 0.00 | 0.00 | 0.00 |
| 前列腺 | C61 | 0.00 | 0.00 | 0.00 | 0.00 | 0.00 | 0.00 | 0.00 | 0.00 | 0.00 | 0.00 | 0.00 | 0.00 | 0.00 | 0.00 | 0.00 | 42.87 | 0.00 | 0.00 | 0.00 | 0.96 |
| 睾丸 | C62 | 0.00 | 0.00 | 0.00 | 0.00 | 0.00 | 7.02 | 0.00 | 0.00 | 0.00 | 0.00 | 0.00 | 0.00 | 0.00 | 0.00 | 0.00 | 0.00 | 0.00 | 0.00 | 0.00 | 0.48 |
| 其他和未说明的男性生殖器官恶性肿瘤 | C63 | 0.00 | 0.00 | 0.00 | 0.00 | 0.00 | 0.00 | 0.00 | 0.00 | 0.00 | 0.00 | 0.00 | 0.00 | 0.00 | 0.00 | 0.00 | 0.00 | 0.00 | 0.00 | 0.00 | 0.00 |
| 肾脏 | C64 | 0.00 | 0.00 | 0.00 | 0.00 | 0.00 | 0.00 | 0.00 | 0.00 | 0.00 | 0.00 | 0.00 | 0.00 | 0.00 | 0.00 | 0.00 | 0.00 | 0.00 | 0.00 | 0.00 | 0.00 |
| 肾盂、肾盏 | C65 | 0.00 | 0.00 | 0.00 | 0.00 | 0.00 | 0.00 | 0.00 | 0.00 | 0.00 | 0.00 | 0.00 | 0.00 | 0.00 | 0.00 | 0.00 | 0.00 | 0.00 | 0.00 | 0.00 | 0.00 |

（续上表）

| 部位或病种 | ICD—10 | 0～ | 1～ | 5～ | 10～ | 15～ | 20～ | 25～ | 30～ | 35～ | 40～ | 45～ | 50～ | 55～ | 60～ | 65～ | 70～ | 75～ | 80～ | 85＋ | 合计 |
|---|---|---|---|---|---|---|---|---|---|---|---|---|---|---|---|---|---|---|---|---|---|
| 输尿管 | C66 | 0.00 | 0.00 | 0.00 | 0.00 | 0.00 | 0.00 | 0.00 | 0.00 | 0.00 | 0.00 | 0.00 | 0.00 | 0.00 | 0.00 | 0.00 | 0.00 | 0.00 | 0.00 | 0.00 | 0.00 |
| 膀胱 | C67 | 0.00 | 0.00 | 0.00 | 0.00 | 0.00 | 0.00 | 0.00 | 0.00 | 0.00 | 0.00 | 0.00 | 9.15 | 0.00 | 0.00 | 52.97 | 21.43 | 30.74 | 55.92 | 87.21 | 3.84 |
| 其他和未说明的泌尿器官 | C68 | 0.00 | 0.00 | 0.00 | 0.00 | 0.00 | 0.00 | 0.00 | 0.00 | 0.00 | 0.00 | 0.00 | 0.00 | 0.00 | 0.00 | 0.00 | 0.00 | 0.00 | 0.00 | 0.00 | 0.00 |
| 眼 | C69 | 0.00 | 0.00 | 0.00 | 0.00 | 0.00 | 0.00 | 0.00 | 0.00 | 0.00 | 0.00 | 0.00 | 0.00 | 0.00 | 0.00 | 0.00 | 0.00 | 0.00 | 0.00 | 0.00 | 0.00 |
| 脑、神经系统 | C70－72、D | 0.00 | 0.00 | 0.00 | 0.00 | 0.00 | 0.00 | 0.00 | 0.00 | 0.00 | 0.00 | 0.00 | 9.15 | 0.00 | 32.32 | 17.66 | 21.43 | 0.00 | 0.00 | 87.21 | 2.88 |
| 甲状腺 | C73 | 0.00 | 0.00 | 0.00 | 0.00 | 6.25 | 0.00 | 5.33 | 0.00 | 5.58 | 0.00 | 0.00 | 9.15 | 15.62 | 0.00 | 0.00 | 0.00 | 0.00 | 0.00 | 0.00 | 2.40 |
| 肾上腺 | C74 | 0.00 | 0.00 | 0.00 | 0.00 | 0.00 | 0.00 | 0.00 | 0.00 | 0.00 | 0.00 | 0.00 | 0.00 | 0.00 | 0.00 | 0.00 | 0.00 | 0.00 | 0.00 | 0.00 | 0.00 |
| 其他内分泌腺 | C75 | 0.00 | 0.00 | 0.00 | 0.00 | 0.00 | 0.00 | 0.00 | 0.00 | 0.00 | 0.00 | 0.00 | 0.00 | 0.00 | 0.00 | 0.00 | 0.00 | 0.00 | 0.00 | 0.00 | 0.00 |
| 霍奇金氏病 | C81 | 0.00 | 0.00 | 0.00 | 0.00 | 0.00 | 0.00 | 0.00 | 0.00 | 0.00 | 0.00 | 0.00 | 0.00 | 0.00 | 0.00 | 0.00 | 0.00 | 0.00 | 0.00 | 0.00 | 0.00 |
| 非霍奇金氏病 | C82－85、C96 | 0.00 | 0.00 | 0.00 | 0.00 | 0.00 | 0.00 | 0.00 | 4.99 | 0.00 | 0.00 | 0.00 | 0.00 | 15.62 | 0.00 | 17.66 | 21.43 | 30.74 | 0.00 | 0.00 | 2.40 |
| 多发性骨髓瘤和恶性浆细胞肿瘤 | C90 | 0.00 | 0.00 | 0.00 | 0.00 | 0.00 | 0.00 | 0.00 | 0.00 | 0.00 | 0.00 | 0.00 | 0.00 | 15.62 | 0.00 | 0.00 | 0.00 | 0.00 | 0.00 | 0.00 | 0.48 |
| 淋巴细胞白血病 | C91 | 0.00 | 0.00 | 0.00 | 0.00 | 0.00 | 0.00 | 0.00 | 0.00 | 0.00 | 14.23 | 0.00 | 0.00 | 0.00 | 0.00 | 0.00 | 0.00 | 0.00 | 0.00 | 0.00 | 0.96 |
| 髓细胞性白血病 | C92 | 0.00 | 0.00 | 0.00 | 0.00 | 6.25 | 0.00 | 0.00 | 0.00 | 0.00 | 0.00 | 6.78 | 0.00 | 0.00 | 16.16 | 0.00 | 0.00 | 0.00 | 0.00 | 0.00 | 1.44 |
| 单核细胞性白血病 | C93 | 0.00 | 0.00 | 0.00 | 0.00 | 0.00 | 0.00 | 0.00 | 0.00 | 0.00 | 0.00 | 0.00 | 0.00 | 0.00 | 0.00 | 0.00 | 0.00 | 0.00 | 0.00 | 0.00 | 0.00 |
| 其他指明的白血病 | C94 | 0.00 | 0.00 | 0.00 | 0.00 | 0.00 | 0.00 | 0.00 | 0.00 | 0.00 | 0.00 | 0.00 | 0.00 | 0.00 | 0.00 | 0.00 | 0.00 | 0.00 | 0.00 | 0.00 | 0.00 |
| 未指明细胞类型的白血病 | C95 | 0.00 | 0.00 | 0.00 | 0.00 | 0.00 | 0.00 | 0.00 | 0.00 | 5.58 | 7.12 | 0.00 | 0.00 | 0.00 | 0.00 | 0.00 | 21.43 | 0.00 | 0.00 | 0.00 | 1.44 |
| 独立的多个部位的（原发性）恶性肿瘤 | C97 | 0.00 | 0.00 | 0.00 | 0.00 | 0.00 | 0.00 | 0.00 | 0.00 | 0.00 | 0.00 | 0.00 | 0.00 | 0.00 | 0.00 | 0.00 | 0.00 | 0.00 | 0.00 | 0.00 | 0.00 |
| 其他及不明部位 | C26、39、48、76－80 | 0.00 | 0.00 | 0.00 | 0.00 | 6.25 | 0.00 | 0.00 | 0.00 | 5.58 | 7.12 | 0.00 | 9.15 | 0.00 | 0.00 | 0.00 | 42.87 | 0.00 | 0.00 | 0.00 | 2.88 |
| 除 C44 合计 | | 0.00 | 0.00 | 0.00 | 0.00 | 18.75 | 21.07 | 5.33 | 29.92 | 100.49 | 249.05 | 420.67 | 430.18 | 577.90 | 533.22 | 494.38 | 771.58 | 522.55 | 279.58 | 261.63 | 160.39 |
| 合计 | | 0.00 | 0.00 | 0.00 | 0.00 | 18.75 | 21.07 | 5.33 | 29.92 | 100.49 | 249.05 | 427.45 | 448.49 | 593.52 | 533.22 | 494.38 | 771.58 | 553.29 | 279.58 | 261.63 | 162.79 |

## 6. 发病顺位

2000—2004 年中山市南头镇男性发病前 10 位恶性肿瘤依次是食管、气管/支气管和肺、肝脏和肝内胆管、鼻咽、胃、结肠、口、直肠和乙状结肠连接处、膀胱、胰腺恶性肿瘤，其发病数占同期南头镇男性恶性肿瘤发病总数的 81.86%（表 335，图 194）。

**表 335　中山市南头镇 2000—2004 年男性前 10 位恶性肿瘤发病概况（N，$1/10^5$，%）**

| 位次 | 部位或病种 | ICD—10 | 例数 | 粗率 | 中标率 | 世标率 | 构成比 |
|---|---|---|---|---|---|---|---|
| 1 | 食管 | C15 | 43 | 40.53 | 31.58 | 40.79 | 18.53 |
| 2 | 气管、支气管和肺 | C33－34 | 42 | 39.58 | 31.77 | 40.63 | 18.10 |
| 3 | 肝脏和肝内胆管 | C22 | 38 | 35.81 | 27.73 | 35.05 | 16.38 |
| 4 | 鼻咽 | C11 | 25 | 23.56 | 17.65 | 21.41 | 10.78 |
| 5 | 胃 | C16 | 10 | 9.42 | 8.02 | 10.41 | 4.31 |
| 6 | 结肠 | C18 | 9 | 8.48 | 6.05 | 7.53 | 3.88 |
| 7 | 口 | C03－06 | 7 | 6.60 | 5.47 | 6.78 | 3.02 |
| 8 | 直肠和乙状结肠连接处 | C19－20 | 6 | 5.65 | 4.36 | 5.77 | 2.59 |
| 9 | 膀胱 | C67 | 5 | 4.71 | 3.64 | 5.01 | 2.16 |
| 10 | 胰腺 | C25 | 4 | 3.77 | 2.69 | 3.78 | 2.11 |
| 合计 | | | 189 | | | | 81.86 |

注：中标率即中国标化发病率，世标率即世界标化发病率。

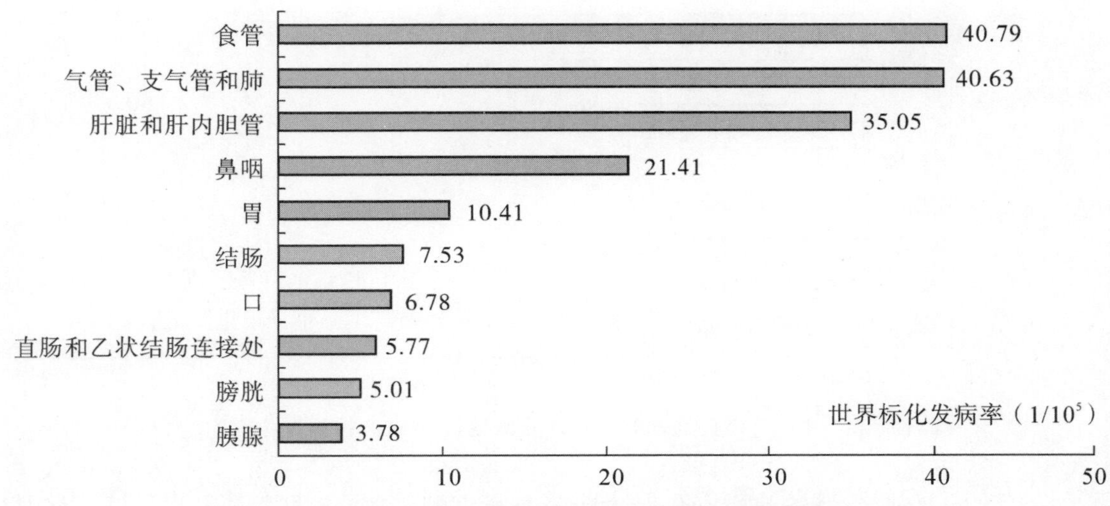


**图 194　中山市南头镇 2000—2004 年男性前 10 位恶性肿瘤发病率**

女性发病前 10 位恶性肿瘤依次是乳房、气管/支气管和肺、子宫体、鼻咽、肝外胆管、结肠、脑/神经系统、甲状腺、卵巢、皮肤其他恶性肿瘤，其发病数占同期南头镇女性恶性肿瘤发病总数的 73.83%（表 336，图 195）。

**表 336　中山市南头镇 2000—2004 年女性前 10 位恶性肿瘤发病概况（N，$1/10^5$，%）**

| 位次 | 部位或病种 | ICD—10 | 例数 | 粗率 | 中标率 | 世标率 | 构成比 |
|---|---|---|---|---|---|---|---|
| 1 | 乳房 | C50 | 17 | 16.64 | 13.66 | 16.89 | 15.89 |
| 2 | 气管、支气管和肺 | C33－34 | 15 | 14.69 | 9.73 | 13.39 | 14.02 |
| 3 | 子宫体 | C54 | 12 | 11.75 | 8.98 | 11.68 | 11.21 |
| 4 | 鼻咽 | C11 | 9 | 8.81 | 6.73 | 8.82 | 8.41 |
| 5 | 肝外胆管 | C24 | 6 | 5.87 | 4.34 | 5.48 | 5.61 |
| 6 | 结肠 | C18 | 5 | 4.90 | 3.42 | 4.58 | 4.67 |
| 7 | 脑、神经系统 | C70－72、D | 4 | 3.92 | 2.72 | 4.35 | 3.74 |
| 8 | 甲状腺 | C73 | 4 | 3.92 | 4.29 | 3.97 | 3.74 |
| 9 | 卵巢 | C56 | 4 | 3.92 | 2.71 | 3.47 | 3.74 |
| 10 | 皮肤其他恶性肿瘤 | C44 | 3 | 2.94 | 2.18 | 2.70 | 2.80 |
| 合计 | | | 79 | | | | 73.83 |

注：中标率即中国标化发病率，世标率即世界标化发病率。

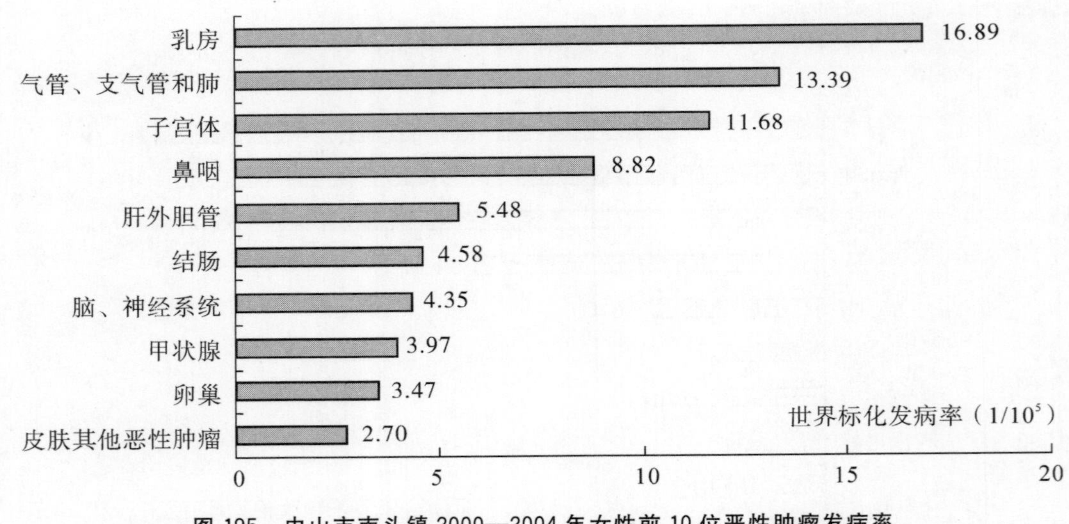


**图 195　中山市南头镇 2000—2004 年女性前 10 位恶性肿瘤发病率**

男女合计发病前 10 位恶性肿瘤依次是气管/支气管和肺、食管、肝脏和肝内胆管、鼻咽、乳房、结肠、胃、子宫体、口、肝外胆管恶性肿瘤，其发病数占同期南头镇男女合计恶性肿瘤发病总数的73.44%（表337，图196），其中鼻咽癌发病均占同期南头镇男、女和合计恶性肿瘤发病顺位的第4位（表335、表336、表337，图194、图195、图196）。

**表337　中山市南头镇2000—2004年男女合计前10位恶性肿瘤发病概况（N，1/10⁵，%）**

| 位次 | 部位或病种 | ICD—10 | 例数 | 粗率 | 中标率 | 世标率 | 构成比 |
|---|---|---|---|---|---|---|---|
| 1 | 气管、支气管和肺 | C33－34 | 57 | 27.37 | 20.55 | 26.87 | 16.81 |
| 2 | 食管 | C15 | 45 | 21.61 | 16.54 | 21.44 | 13.27 |
| 3 | 肝脏和肝内胆管 | C22 | 40 | 19.21 | 14.86 | 18.92 | 11.80 |
| 4 | 鼻咽 | C11 | 34 | 16.33 | 12.30 | 15.26 | 10.03 |
| 5 | 乳房 | C50 | 18 | 8.64 | 6.99 | 8.65 | 5.31 |
| 6 | 结肠 | C18 | 14 | 6.72 | 4.71 | 6.01 | 4.13 |
| 7 | 胃 | C16 | 12 | 5.76 | 4.65 | 5.97 | 3.54 |
| 8 | 子宫体 | C54 | 12 | 5.76 | 4.44 | 5.78 | 3.54 |
| 9 | 口 | C03－06 | 8 | 3.84 | 3.21 | 4.07 | 2.36 |
| 10 | 肝外胆管 | C24 | 9 | 4.32 | 3.12 | 3.99 | 2.65 |
| 合计 | | | 249 | | | | 73.44 |

注：中标率即中国标化发病率，世标率即世界标化发病率。

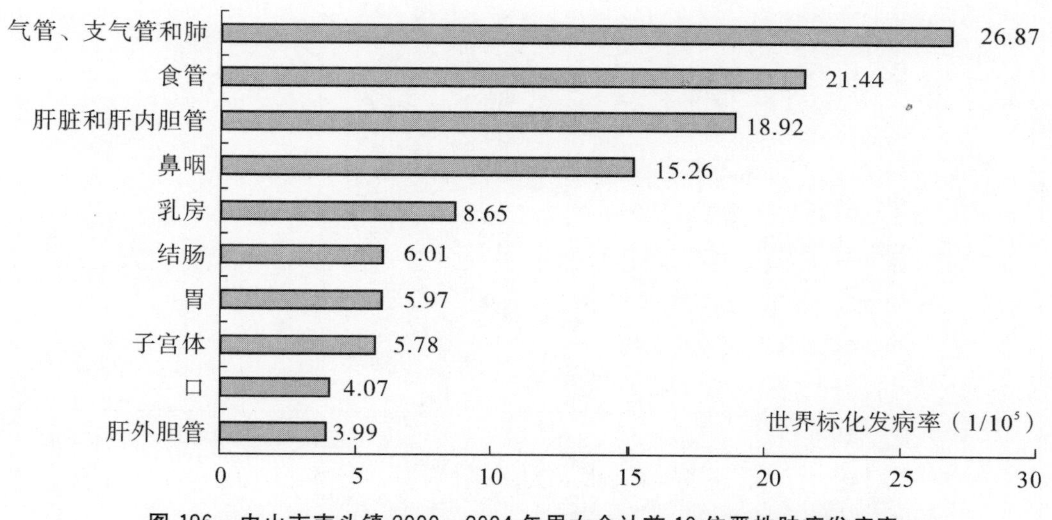


图196　中山市南头镇2000—2004年男女合计前10位恶性肿瘤发病率

**表 338　中山市南头镇 2000—2004 年男性主要恶性肿瘤发病指标（N，$1/10^5$，%）**

| 部位或病种 | ICD—10 | 粗率 | 0～ | 15～ | 45～ | 55～ | 65＋ | 中标率 | 世标率 | 35～64 岁截缩率 | 0～64 岁累积率 | 0～74 岁累积率 | 例数 | 构成比 |
|---|---|---|---|---|---|---|---|---|---|---|---|---|---|---|
| 唇 | C00 | 0.00 | 0.00 | 0.00 | 0.00 | 0.00 | 0.00 | 0.00 | 0.00 | 0.00 | 0.00 | 0.00 | 0 | 0.00 |
| 舌 | C01—02 | 2.83 | 0.00 | 0.00 | 0.00 | 31.02 | 13.58 | 2.72 | 3.21 | 8.27 | 0.31 | 0.31 | 3 | 1.29 |
| 口 | C03—06 | 6.60 | 0.00 | 1.96 | 22.86 | 31.02 | 13.58 | 5.47 | 6.78 | 19.22 | 0.62 | 0.85 | 7 | 3.02 |
| 唾液腺 | C07—08 | 0.00 | 0.00 | 0.00 | 0.00 | 0.00 | 0.00 | 0.00 | 0.00 | 0.00 | 0.00 | 0.00 | 0 | 0.00 |
| 扁桃腺 | C09 | 1.88 | 0.00 | 0.00 | 15.24 | 0.00 | 0.00 | 1.36 | 1.69 | 5.40 | 0.16 | 0.16 | 2 | 0.86 |
| 其他口咽部 | C10 | 0.00 | 0.00 | 0.00 | 0.00 | 0.00 | 0.00 | 0.00 | 0.00 | 0.00 | 0.00 | 0.00 | 0 | 0.00 |
| 鼻咽部 | C11 | 23.56 | 0.00 | 21.56 | 83.83 | 46.54 | 0.00 | 17.65 | 21.41 | 63.22 | 1.96 | 1.96 | 25 | 10.78 |
| 喉咽部 | C12—13 | 4.71 | 0.00 | 3.92 | 22.86 | 0.00 | 0.00 | 3.24 | 3.97 | 12.89 | 0.35 | 0.35 | 5 | 2.16 |
| 唇，口腔和咽的其他部位和具体部位不明 | C14 | 0.00 | 0.00 | 0.00 | 0.00 | 0.00 | 0.00 | 0.00 | 0.00 | 0.00 | 0.00 | 0.00 | 0 | 0.00 |
| 食管 | C15 | 40.53 | 0.00 | 15.68 | 129.56 | 170.63 | 95.05 | 31.58 | 40.79 | 106.87 | 3.56 | 4.59 | 43 | 18.53 |
| 胃 | C16 | 9.42 | 0.00 | 0.00 | 15.24 | 62.05 | 54.31 | 8.02 | 10.41 | 21.21 | 0.77 | 1.63 | 10 | 4.31 |
| 小肠 | C17 | 0.00 | 0.00 | 0.00 | 0.00 | 0.00 | 0.00 | 0.00 | 0.00 | 0.00 | 0.00 | 0.00 | 0 | 0.00 |
| 结肠 | C18 | 8.48 | 0.00 | 3.92 | 30.48 | 0.00 | 40.73 | 6.05 | 7.53 | 15.95 | 0.45 | 0.85 | 9 | 3.88 |
| 直肠和乙状结肠连接处 | C19—20 | 5.65 | 0.00 | 0.00 | 15.24 | 15.51 | 40.73 | 4.36 | 5.77 | 9.23 | 0.34 | 0.74 | 6 | 2.59 |
| 肛门 | C21 | 0.00 | 0.00 | 0.00 | 0.00 | 0.00 | 0.00 | 0.00 | 0.00 | 0.00 | 0.00 | 0.00 | 0 | 0.00 |
| 肝脏和肝内胆管 | C22 | 35.81 | 0.00 | 15.68 | 137.18 | 155.12 | 27.16 | 27.73 | 35.05 | 101.91 | 3.38 | 3.56 | 38 | 16.38 |
| 胆囊 | C23 | 0.00 | 0.00 | 0.00 | 0.00 | 0.00 | 0.00 | 0.00 | 0.00 | 0.00 | 0.00 | 0.00 | 0 | 0.00 |
| 肝外胆管 | C24 | 2.83 | 0.00 | 1.96 | 0.00 | 0.00 | 27.16 | 1.99 | 2.63 | 2.36 | 0.05 | 0.46 | 3 | 1.29 |
| 胰腺 | C25 | 3.77 | 0.00 | 0.00 | 0.00 | 0.00 | 54.31 | 2.69 | 3.78 | 0.00 | 0.00 | 0.86 | 4 | 1.72 |
| 鼻腔、中耳和副鼻窦 | C30—31 | 1.88 | 0.00 | 0.00 | 15.24 | 0.00 | 0.00 | 1.36 | 1.69 | 5.40 | 0.16 | 0.16 | 2 | 0.86 |
| 喉 | C32 | 2.83 | 0.00 | 0.00 | 7.62 | 31.02 | 0.00 | 2.70 | 3.25 | 10.76 | 0.37 | 0.37 | 3 | 1.29 |
| 气管、支气管和肺 | C33—34 | 39.58 | 0.00 | 7.84 | 60.97 | 186.14 | 244.40 | 31.77 | 40.63 | 77.60 | 2.69 | 4.84 | 42 | 18.10 |

（续上表）

| 部位或病种 | ICD—10 | 粗率 | 0～ | 15～ | 45～ | 55～ | 65＋ | 中标率 | 世标率 | 35～64岁截缩率 | 0～64岁累积率 | 0～74岁累积率 | 例数 | 构成比 |
|---|---|---|---|---|---|---|---|---|---|---|---|---|---|---|
| 其他呼吸器官 | C37—38 | 0.00 | 0.00 | 0.00 | 0.00 | 0.00 | 0.00 | 0.00 | 0.00 | 0.00 | 0.00 | 0.00 | 0 | 0.00 |
| 骨和关节软骨 | C40—41 | 1.88 | 0.00 | 0.00 | 0.00 | 0.00 | 27.16 | 1.29 | 1.81 | 0.00 | 0.00 | 0.45 | 2 | 0.86 |
| 皮肤恶性黑色素瘤 | C43 | 0.00 | 0.00 | 0.00 | 0.00 | 0.00 | 0.00 | 0.00 | 0.00 | 0.00 | 0.00 | 0.00 | 0 | 0.00 |
| 皮肤其他恶性肿瘤 | C44 | 1.88 | 0.00 | 0.00 | 0.00 | 15.51 | 13.58 | 1.68 | 1.98 | 4.14 | 0.15 | 0.15 | 2 | 0.86 |
| 间皮瘤 | C45 | 0.00 | 0.00 | 0.00 | 0.00 | 0.00 | 0.00 | 0.00 | 0.00 | 0.00 | 0.00 | 0.00 | 0 | 0.00 |
| kaposi 氏肉瘤 | C46 | 0.00 | 0.00 | 0.00 | 0.00 | 0.00 | 0.00 | 0.00 | 0.00 | 0.00 | 0.00 | 0.00 | 0 | 0.00 |
| 结缔组织和其他软组织 | C47、49 | 1.88 | 0.00 | 3.92 | 0.00 | 0.00 | 0.00 | 1.77 | 1.72 | 0.00 | 0.12 | 0.12 | 2 | 0.86 |
| 乳房 | C50 | 0.94 | 0.00 | 0.00 | 7.62 | 0.00 | 0.00 | 0.62 | 0.79 | 2.49 | 0.07 | 0.07 | 1 | 0.43 |
| 外阴 | C51 | 0.00 | 0.00 | 0.00 | 0.00 | 0.00 | 0.00 | 0.00 | 0.00 | 0.00 | 0.00 | 0.00 | 0 | 0.00 |
| 阴道 | C52 | 0.00 | 0.00 | 0.00 | 0.00 | 0.00 | 0.00 | 0.00 | 0.00 | 0.00 | 0.00 | 0.00 | 0 | 0.00 |
| 子宫颈 | C53 | 0.00 | 0.00 | 0.00 | 0.00 | 0.00 | 0.00 | 0.00 | 0.00 | 0.00 | 0.00 | 0.00 | 0 | 0.00 |
| 子宫体 | C54 | 0.00 | 0.00 | 0.00 | 0.00 | 0.00 | 0.00 | 0.00 | 0.00 | 0.00 | 0.00 | 0.00 | 0 | 0.00 |
| 子宫恶性肿瘤、未注明部位 | C55 | 0.00 | 0.00 | 0.00 | 0.00 | 0.00 | 0.00 | 0.00 | 0.00 | 0.00 | 0.00 | 0.00 | 0 | 0.00 |
| 卵巢 | C56 | 0.00 | 0.00 | 0.00 | 0.00 | 0.00 | 0.00 | 0.00 | 0.00 | 0.00 | 0.00 | 0.00 | 0 | 0.00 |
| 其他和未说明的女性生殖器官恶性肿瘤 | C57 | 0.00 | 0.00 | 0.00 | 0.00 | 0.00 | 0.00 | 0.00 | 0.00 | 0.00 | 0.00 | 0.00 | 0 | 0.00 |
| 胎盘 | C58 | 0.00 | 0.00 | 0.00 | 0.00 | 0.00 | 0.00 | 0.00 | 0.00 | 0.00 | 0.00 | 0.00 | 0 | 0.00 |
| 阴茎 | C60 | 0.00 | 0.00 | 0.00 | 0.00 | 0.00 | 0.00 | 0.00 | 0.00 | 0.00 | 0.00 | 0.00 | 0 | 0.00 |
| 前列腺 | C61 | 1.88 | 0.00 | 0.00 | 0.00 | 0.00 | 27.16 | 1.29 | 1.81 | 0.00 | 0.00 | 0.45 | 2 | 0.86 |
| 睾丸 | C62 | 0.94 | 0.00 | 1.96 | 0.00 | 0.00 | 0.00 | 1.03 | 1.11 | 0.00 | 0.07 | 0.07 | 1 | 0.43 |
| 其他和未说明的男性生殖器官恶性肿瘤 | C63 | 0.00 | 0.00 | 0.00 | 0.00 | 0.00 | 0.00 | 0.00 | 0.00 | 0.00 | 0.00 | 0.00 | 0 | 0.00 |
| 肾脏 | C64 | 0.00 | 0.00 | 0.00 | 0.00 | 0.00 | 0.00 | 0.00 | 0.00 | 0.00 | 0.00 | 0.00 | 0 | 0.00 |
| 肾盂、肾盏 | C65 | 0.00 | 0.00 | 0.00 | 0.00 | 0.00 | 0.00 | 0.00 | 0.00 | 0.00 | 0.00 | 0.00 | 0 | 0.00 |

（续上表）

| 部位或病种 | ICD—10 | 粗率 | 0～ | 15～ | 45～ | 55～ | 65＋ | 中标率 | 世标率 | 35～64岁截缩率 | 0～64岁累积率 | 0～74岁累积率 | 例数 | 构成比 |
|---|---|---|---|---|---|---|---|---|---|---|---|---|---|---|
| 输尿管 | C66 | 0.00 | 0.00 | 0.00 | 0.00 | 0.00 | 0.00 | 0.00 | 0.00 | 0.00 | 0.00 | 0.00 | 0 | 0.00 |
| 膀胱 | C67 | 4.71 | 0.00 | 0.00 | 7.62 | 0.00 | 54.31 | 3.64 | 5.01 | 2.91 | 0.09 | 0.85 | 5 | 2.16 |
| 其他和未说明的泌尿器官 | C68 | 0.00 | 0.00 | 0.00 | 0.00 | 0.00 | 0.00 | 0.00 | 0.00 | 0.00 | 0.00 | 0.00 | 0 | 0.00 |
| 眼 | C69 | 0.00 | 0.00 | 0.00 | 0.00 | 0.00 | 0.00 | 0.00 | 0.00 | 0.00 | 0.00 | 0.00 | 0 | 0.00 |
| 脑、神经系统 | C70—72、D | 1.88 | 0.00 | 0.00 | 7.62 | 0.00 | 13.58 | 1.38 | 1.80 | 2.91 | 0.09 | 0.32 | 2 | 0.86 |
| 甲状腺 | C73 | 0.94 | 0.00 | 0.00 | 7.62 | 0.00 | 0.00 | 0.73 | 0.90 | 2.91 | 0.09 | 0.09 | 1 | 0.43 |
| 肾上腺 | C74 | 0.00 | 0.00 | 0.00 | 0.00 | 0.00 | 0.00 | 0.00 | 0.00 | 0.00 | 0.00 | 0.00 | 0 | 0.00 |
| 其他内分泌腺 | C75 | 0.00 | 0.00 | 0.00 | 0.00 | 0.00 | 0.00 | 0.00 | 0.00 | 0.00 | 0.00 | 0.00 | 0 | 0.00 |
| 霍奇金氏病 | C81 | 0.00 | 0.00 | 0.00 | 0.00 | 0.00 | 0.00 | 0.00 | 0.00 | 0.00 | 0.00 | 0.00 | 0 | 0.00 |
| 非霍奇金氏病 | C82—85、C96 | 2.83 | 0.00 | 0.00 | 0.00 | 15.51 | 27.16 | 2.44 | 3.04 | 4.14 | 0.15 | 0.33 | 3 | 1.29 |
| 多发性骨髓瘤和恶性浆细胞肿瘤 | C90 | 0.00 | 0.00 | 0.00 | 0.00 | 0.00 | 0.00 | 0.00 | 0.00 | 0.00 | 0.00 | 0.00 | 0 | 0.00 |
| 淋巴细胞白血病 | C91 | 0.94 | 0.00 | 1.96 | 0.00 | 0.00 | 0.00 | 0.66 | 0.83 | 2.64 | 0.07 | 0.07 | 1 | 0.43 |
| 髓细胞性白血病 | C92 | 1.88 | 0.00 | 1.96 | 0.00 | 15.51 | 0.00 | 2.34 | 2.33 | 3.40 | 0.22 | 0.22 | 2 | 0.86 |
| 单核细胞性白血病 | C93 | 0.00 | 0.00 | 0.00 | 0.00 | 0.00 | 0.00 | 0.00 | 0.00 | 0.00 | 0.00 | 0.00 | 0 | 0.00 |
| 其他指明的白血病 | C94 | 0.00 | 0.00 | 0.00 | 0.00 | 0.00 | 0.00 | 0.00 | 0.00 | 0.00 | 0.00 | 0.00 | 0 | 0.00 |
| 未指明细胞类型的白血病 | C95 | 1.88 | 0.00 | 1.96 | 0.00 | 0.00 | 13.58 | 1.24 | 1.56 | 2.36 | 0.05 | 0.28 | 2 | 0.86 |
| 独立的多个部位的（原发性）恶性肿瘤 | C97 | 0.00 | 0.00 | 0.00 | 0.00 | 0.00 | 0.00 | 0.00 | 0.00 | 0.00 | 0.00 | 0.00 | 0 | 0.00 |
| 其他及不明部位 | C26、39、48、76—80 | 3.77 | 0.00 | 3.92 | 7.62 | 0.00 | 13.58 | 2.63 | 3.29 | 7.91 | 0.21 | 0.44 | 4 | 1.72 |
| 除C44合计 | | 216.76 | 0.00 | 88.22 | 594.45 | 760.08 | 787.52 | 169.76 | 214.59 | 491.98 | 16.39 | 25.42 | 230 | 99.14 |
| 合计 | | 218.65 | 0.00 | 88.22 | 594.45 | 775.60 | 801.09 | 171.44 | 216.57 | 496.12 | 16.55 | 25.58 | 232 | 100.00 |

注：中标率即中国标化发病率，世标率即世界标化发病率。

表 339　中山市南头镇 2000—2004 年女性主要恶性肿瘤发病指标（N，$1/10^5$，%）

| 部位或病种 | ICD—10 | 粗率 | 0～ | 15～ | 45～ | 55～ | 65＋ | 中标率 | 世标率 | 35～64 岁截缩率 | 0～64 岁累积率 | 0～74 岁累积率 | 例数 | 构成比 |
|---|---|---|---|---|---|---|---|---|---|---|---|---|---|---|
| 唇 | C00 | 0.00 | 0.00 | 0.00 | 0.00 | 0.00 | 0.00 | 0.00 | 0.00 | 0.00 | 0.00 | 0.00 | 0 | 0.00 |
| 舌 | C01—02 | 0.00 | 0.00 | 0.00 | 0.00 | 0.00 | 0.00 | 0.00 | 0.00 | 0.00 | 0.00 | 0.00 | 0 | 0.00 |
| 口 | C03—06 | 0.98 | 0.00 | 0.00 | 0.00 | 16.27 | 0.00 | 0.91 | 1.34 | 3.63 | 0.17 | 0.17 | 1 | 0.93 |
| 唾液腺 | C07—08 | 0.00 | 0.00 | 0.00 | 0.00 | 0.00 | 0.00 | 0.00 | 0.00 | 0.00 | 0.00 | 0.00 | 0 | 0.00 |
| 扁桃腺 | C09 | 0.00 | 0.00 | 0.00 | 0.00 | 0.00 | 0.00 | 0.00 | 0.00 | 0.00 | 0.00 | 0.00 | 0 | 0.00 |
| 其他口咽部 | C10 | 0.00 | 0.00 | 0.00 | 0.00 | 0.00 | 0.00 | 0.00 | 0.00 | 0.00 | 0.00 | 0.00 | 0 | 0.00 |
| 鼻咽部 | C11 | 8.81 | 0.00 | 8.00 | 15.94 | 32.54 | 10.97 | 6.73 | 8.82 | 23.82 | 0.77 | 0.95 | 9 | 8.41 |
| 喉咽部 | C12—13 | 0.00 | 0.00 | 0.00 | 0.00 | 0.00 | 0.00 | 0.00 | 0.00 | 0.00 | 0.00 | 0.00 | 0 | 0.00 |
| 唇，口腔和咽的其他部位和具体部位不明 | C14 | 0.00 | 0.00 | 0.00 | 0.00 | 0.00 | 0.00 | 0.00 | 0.00 | 0.00 | 0.00 | 0.00 | 0 | 0.00 |
| 食管 | C15 | 1.96 | 0.00 | 0.00 | 0.00 | 0.00 | 21.94 | 1.08 | 1.50 | 0.00 | 0.00 | 0.18 | 2 | 1.87 |
| 胃 | C16 | 1.96 | 0.00 | 0.00 | 7.97 | 0.00 | 10.97 | 1.21 | 1.46 | 3.02 | 0.09 | 0.09 | 2 | 1.87 |
| 小肠 | C17 | 0.00 | 0.00 | 0.00 | 0.00 | 0.00 | 0.00 | 0.00 | 0.00 | 0.00 | 0.00 | 0.00 | 0 | 0.00 |
| 结肠 | C18 | 4.90 | 0.00 | 0.00 | 15.94 | 16.27 | 21.94 | 3.42 | 4.58 | 8.86 | 0.31 | 0.48 | 5 | 4.67 |
| 直肠和乙状结肠连接处 | C19—20 | 0.98 | 0.00 | 0.00 | 0.00 | 16.27 | 0.00 | 1.07 | 1.27 | 4.27 | 0.16 | 0.16 | 1 | 0.93 |
| 肛门 | C21 | 0.00 | 0.00 | 0.00 | 0.00 | 0.00 | 0.00 | 0.00 | 0.00 | 0.00 | 0.00 | 0.00 | 0 | 0.00 |
| 肝脏和肝内胆管 | C22 | 1.96 | 0.00 | 0.00 | 0.00 | 0.00 | 21.94 | 1.49 | 2.10 | 0.00 | 0.00 | 0.35 | 2 | 1.87 |
| 胆囊 | C23 | 2.94 | 0.00 | 0.00 | 0.00 | 16.27 | 21.94 | 1.83 | 2.60 | 3.63 | 0.17 | 0.37 | 3 | 2.80 |
| 肝外胆管 | C24 | 5.87 | 0.00 | 2.00 | 23.92 | 16.27 | 10.97 | 4.34 | 5.48 | 14.95 | 0.44 | 0.65 | 6 | 5.61 |
| 胰腺 | C25 | 0.98 | 0.00 | 0.00 | 0.00 | 0.00 | 10.97 | 0.58 | 0.82 | 0.00 | 0.00 | 0.20 | 1 | 0.93 |
| 鼻腔、中耳和副鼻窦 | C30—31 | 0.98 | 0.00 | 0.00 | 7.97 | 0.00 | 0.00 | 0.66 | 0.84 | 2.62 | 0.07 | 0.07 | 1 | 0.93 |
| 喉 | C32 | 0.00 | 0.00 | 0.00 | 0.00 | 0.00 | 0.00 | 0.00 | 0.00 | 0.00 | 0.00 | 0.00 | 0 | 0.00 |
| 气管、支气管和肺 | C33—34 | 14.69 | 0.00 | 0.00 | 31.89 | 32.54 | 98.73 | 9.73 | 13.39 | 18.77 | 0.63 | 2.00 | 15 | 14.02 |

（续上表）

| 部位或病种 | ICD—10 | 粗率 | 0～ | 15～ | 45～ | 55～ | 65＋ | 中标率 | 世标率 | 35～64 岁截缩率 | 0～64 岁累积率 | 0～74 岁累积率 | 例数 | 构成比 |
|---|---|---|---|---|---|---|---|---|---|---|---|---|---|---|
| 其他呼吸器官 | C37－38 | 0.00 | 0.00 | 0.00 | 0.00 | 0.00 | 0.00 | 0.00 | 0.00 | 0.00 | 0.00 | 0.00 | 0 | 0.00 |
| 骨和关节软骨 | C40－41 | 0.00 | 0.00 | 0.00 | 0.00 | 0.00 | 0.00 | 0.00 | 0.00 | 0.00 | 0.00 | 0.00 | 0 | 0.00 |
| 皮肤恶性黑色素瘤 | C43 | 0.00 | 0.00 | 0.00 | 0.00 | 0.00 | 0.00 | 0.00 | 0.00 | 0.00 | 0.00 | 0.00 | 0 | 0.00 |
| 皮肤其他恶性肿瘤 | C44 | 2.94 | 0.00 | 0.00 | 23.92 | 0.00 | 0.00 | 2.18 | 2.70 | 8.66 | 0.26 | 0.26 | 3 | 2.80 |
| 间皮瘤 | C45 | 0.00 | 0.00 | 0.00 | 0.00 | 0.00 | 0.00 | 0.00 | 0.00 | 0.00 | 0.00 | 0.00 | 0 | 0.00 |
| kaposi 氏肉瘤 | C46 | 0.00 | 0.00 | 0.00 | 0.00 | 0.00 | 0.00 | 0.00 | 0.00 | 0.00 | 0.00 | 0.00 | 0 | 0.00 |
| 结缔组织和其他软组织 | C47、49 | 0.00 | 0.00 | 0.00 | 0.00 | 0.00 | 0.00 | 0.00 | 0.00 | 0.00 | 0.00 | 0.00 | 0 | 0.00 |
| 乳房 | C50 | 16.64 | 0.00 | 12.00 | 47.83 | 81.36 | 0.00 | 13.66 | 16.89 | 51.53 | 1.74 | 1.74 | 17 | 15.89 |
| 外阴 | C51 | 0.00 | 0.00 | 0.00 | 0.00 | 0.00 | 0.00 | 0.00 | 0.00 | 0.00 | 0.00 | 0.00 | 0 | 0.00 |
| 阴道 | C52 | 0.00 | 0.00 | 0.00 | 0.00 | 0.00 | 0.00 | 0.00 | 0.00 | 0.00 | 0.00 | 0.00 | 0 | 0.00 |
| 子宫颈 | C53 | 2.94 | 0.00 | 2.00 | 15.94 | 0.00 | 0.00 | 2.02 | 2.56 | 8.06 | 0.21 | 0.21 | 3 | 2.80 |
| 子宫体 | C54 | 11.75 | 0.00 | 0.00 | 55.80 | 48.81 | 21.94 | 8.98 | 11.68 | 31.46 | 1.07 | 1.25 | 12 | 11.21 |
| 子宫恶性肿瘤、未注明部位 | C55 | 0.00 | 0.00 | 0.00 | 0.00 | 0.00 | 0.00 | 0.00 | 0.00 | 0.00 | 0.00 | 0.00 | 0 | 0.00 |
| 卵巢 | C56 | 3.92 | 0.00 | 2.00 | 15.94 | 0.00 | 10.97 | 2.71 | 3.47 | 8.47 | 0.24 | 0.44 | 4 | 3.74 |
| 其他和未说明的女性生殖器官恶性肿瘤 | C57 | 0.00 | 0.00 | 0.00 | 0.00 | 0.00 | 0.00 | 0.00 | 0.00 | 0.00 | 0.00 | 0.00 | 0 | 0.00 |
| 胎盘 | C58 | 0.98 | 0.00 | 2.00 | 0.00 | 0.00 | 0.00 | 0.71 | 0.59 | 0.00 | 0.05 | 0.05 | 1 | 0.93 |
| 阴茎 | C60 | 0.00 | 0.00 | 0.00 | 0.00 | 0.00 | 0.00 | 0.00 | 0.00 | 0.00 | 0.00 | 0.00 | 0 | 0.00 |
| 前列腺 | C61 | 0.00 | 0.00 | 0.00 | 0.00 | 0.00 | 0.00 | 0.00 | 0.00 | 0.00 | 0.00 | 0.00 | 0 | 0.00 |
| 睾丸 | C62 | 0.00 | 0.00 | 0.00 | 0.00 | 0.00 | 0.00 | 0.00 | 0.00 | 0.00 | 0.00 | 0.00 | 0 | 0.00 |
| 其他和未说明的男性生殖器官恶性肿瘤 | C63 | 0.00 | 0.00 | 0.00 | 0.00 | 0.00 | 0.00 | 0.00 | 0.00 | 0.00 | 0.00 | 0.00 | 0 | 0.00 |
| 肾脏 | C64 | 0.00 | 0.00 | 0.00 | 0.00 | 0.00 | 0.00 | 0.00 | 0.00 | 0.00 | 0.00 | 0.00 | 0 | 0.00 |
| 肾盂、肾盏 | C65 | 0.00 | 0.00 | 0.00 | 0.00 | 0.00 | 0.00 | 0.00 | 0.00 | 0.00 | 0.00 | 0.00 | 0 | 0.00 |

（续上表）

| 部位或病种 | ICD—10 | 粗率 | 0～ | 15～ | 45～ | 55～ | 65＋ | 中标率 | 世标率 | 35～64岁截缩率 | 0～64岁累积率 | 0～74岁累积率 | 例数 | 构成比 |
|---|---|---|---|---|---|---|---|---|---|---|---|---|---|---|
| 输尿管 | C66 | 0.00 | 0.00 | 0.00 | 0.00 | 0.00 | 0.00 | 0.00 | 0.00 | 0.00 | 0.00 | 0.00 | 0 | 0.00 |
| 膀胱 | C67 | 2.94 | 0.00 | 0.00 | 0.00 | 0.00 | 32.91 | 0.93 | 1.60 | 0.00 | 0.00 | 0.00 | 3 | 2.80 |
| 其他和未说明的泌尿器官 | C68 | 0.00 | 0.00 | 0.00 | 0.00 | 0.00 | 0.00 | 0.00 | 0.00 | 0.00 | 0.00 | 0.00 | 0 | 0.00 |
| 眼 | C69 | 0.00 | 0.00 | 0.00 | 0.00 | 0.00 | 0.00 | 0.00 | 0.00 | 0.00 | 0.00 | 0.00 | 0 | 0.00 |
| 脑、神经系统 | C70—72、D | 3.92 | 0.00 | 0.00 | 0.00 | 32.54 | 21.94 | 2.72 | 4.35 | 7.26 | 0.33 | 0.51 | 4 | 3.74 |
| 甲状腺 | C73 | 3.92 | 0.00 | 6.00 | 0.00 | 16.27 | 0.00 | 4.29 | 3.97 | 6.71 | 0.33 | 0.33 | 4 | 3.74 |
| 肾上腺 | C74 | 0.00 | 0.00 | 0.00 | 0.00 | 0.00 | 0.00 | 0.00 | 0.00 | 0.00 | 0.00 | 0.00 | 0 | 0.00 |
| 其他内分泌腺 | C75 | 0.00 | 0.00 | 0.00 | 0.00 | 0.00 | 0.00 | 0.00 | 0.00 | 0.00 | 0.00 | 0.00 | 0 | 0.00 |
| 霍奇金氏病 | C81 | 0.00 | 0.00 | 0.00 | 0.00 | 0.00 | 0.00 | 0.00 | 0.00 | 0.00 | 0.00 | 0.00 | 0 | 0.00 |
| 非霍奇金氏病 | C82—85、C96 | 1.96 | 0.00 | 2.00 | 0.00 | 0.00 | 10.97 | 1.30 | 1.41 | 0.00 | 0.05 | 0.25 | 2 | 1.87 |
| 多发性骨髓瘤和恶性浆细胞肿瘤 | C90 | 0.98 | 0.00 | 0.00 | 0.00 | 16.27 | 0.00 | 1.07 | 1.27 | 4.27 | 0.16 | 0.16 | 1 | 0.93 |
| 淋巴细胞白血病 | C91 | 0.98 | 0.00 | 2.00 | 0.00 | 0.00 | 0.00 | 0.71 | 0.88 | 2.83 | 0.07 | 0.07 | 1 | 0.93 |
| 髓细胞性白血病 | C92 | 0.98 | 0.00 | 0.00 | 7.97 | 0.00 | 0.00 | 0.66 | 0.84 | 2.62 | 0.07 | 0.07 | 1 | 0.93 |
| 单核细胞性白血病 | C93 | 0.00 | 0.00 | 0.00 | 0.00 | 0.00 | 0.00 | 0.00 | 0.00 | 0.00 | 0.00 | 0.00 | 0 | 0.00 |
| 其他指明的白血病 | C94 | 0.00 | 0.00 | 0.00 | 0.00 | 0.00 | 0.00 | 0.00 | 0.00 | 0.00 | 0.00 | 0.00 | 0 | 0.00 |
| 未指明细胞类型的白血病 | C95 | 0.98 | 0.00 | 2.00 | 0.00 | 0.00 | 0.00 | 0.71 | 0.88 | 2.83 | 0.07 | 0.07 | 1 | 0.93 |
| 独立的多个部位的（原发性）恶性肿瘤 | C97 | 0.00 | 0.00 | 0.00 | 0.00 | 0.00 | 0.00 | 0.00 | 0.00 | 0.00 | 0.00 | 0.00 | 0 | 0.00 |
| 其他及不明部位 | C26、39、48、76—80 | 1.96 | 0.00 | 2.00 | 0.00 | 0.00 | 10.97 | 2.22 | 2.00 | 0.00 | 0.07 | 0.27 | 2 | 1.87 |
| 除C44合计 | | 101.83 | 0.00 | 41.99 | 247.13 | 341.70 | 340.07 | 75.74 | 96.57 | 209.59 | 7.28 | 11.10 | 104 | 97.20 |
| 合计 | | 104.77 | 0.00 | 41.99 | 271.04 | 341.70 | 340.07 | 77.91 | 99.27 | 218.25 | 7.53 | 11.36 | 107 | 100.00 |

注：中标率即中国标化发病率，世标率即世界标化发病率。

表 340　中山市南头镇 2000—2004 年男女合计主要恶性肿瘤发病指标（N，1/10$^5$，%）

| 部位或病种 | ICD—10 | 粗率 | 0～ | 15～ | 45～ | 55～ | 65＋ | 中标率 | 世标率 | 35～64 岁截缩率 | 0～64 岁累积率 | 0～74 岁累积率 | 例数 | 构成比 |
|---|---|---|---|---|---|---|---|---|---|---|---|---|---|---|
| 唇 | C00 | 0.00 | 0.00 | 0.00 | 0.00 | 0.00 | 0.00 | 0.00 | 0.00 | 0.00 | 0.00 | 0.00 | 0 | 0.00 |
| 舌 | C01—02 | 1.44 | 0.00 | 0.00 | 0.00 | 15.88 | 6.05 | 1.32 | 1.56 | 4.20 | 0.16 | 0.16 | 3 | 0.88 |
| 口 | C03—06 | 3.84 | 0.00 | 0.99 | 11.69 | 23.83 | 6.05 | 3.21 | 4.07 | 11.57 | 0.40 | 0.51 | 8 | 2.36 |
| 唾液腺 | C07—08 | 0.00 | 0.00 | 0.00 | 0.00 | 0.00 | 0.00 | 0.00 | 0.00 | 0.00 | 0.00 | 0.00 | 0 | 0.00 |
| 扁桃腺 | C09 | 0.96 | 0.00 | 0.00 | 7.79 | 0.00 | 0.00 | 0.69 | 0.86 | 2.76 | 0.08 | 0.08 | 2 | 0.59 |
| 其他口咽部 | C10 | 0.00 | 0.00 | 0.00 | 0.00 | 0.00 | 0.00 | 0.00 | 0.00 | 0.00 | 0.00 | 0.00 | 0 | 0.00 |
| 鼻咽部 | C11 | 16.33 | 0.00 | 14.85 | 50.65 | 39.71 | 6.05 | 12.30 | 15.26 | 43.97 | 1.38 | 1.47 | 34 | 10.03 |
| 喉咽部 | C12—13 | 2.40 | 0.00 | 1.98 | 11.69 | 0.00 | 0.00 | 1.66 | 2.03 | 6.60 | 0.18 | 0.18 | 5 | 1.47 |
| 唇，口腔和咽的其他部位和具体部位不明 | C14 | 0.00 | 0.00 | 0.00 | 0.00 | 0.00 | 0.00 | 0.00 | 0.00 | 0.00 | 0.00 | 0.00 | 0 | 0.00 |
| 食管 | C15 | 21.61 | 0.00 | 7.92 | 66.24 | 87.36 | 54.49 | 16.54 | 21.44 | 54.79 | 1.83 | 2.41 | 45 | 13.27 |
| 胃 | C16 | 5.76 | 0.00 | 0.00 | 11.69 | 31.77 | 30.27 | 4.65 | 5.97 | 12.30 | 0.44 | 0.85 | 12 | 3.54 |
| 小肠 | C17 | 0.00 | 0.00 | 0.00 | 0.00 | 0.00 | 0.00 | 0.00 | 0.00 | 0.00 | 0.00 | 0.00 | 0 | 0.00 |
| 结肠 | C18 | 6.72 | 0.00 | 1.98 | 23.38 | 7.94 | 30.27 | 4.71 | 6.01 | 12.43 | 0.38 | 0.66 | 14 | 4.13 |
| 直肠和乙状结肠连接处 | C19—20 | 3.36 | 0.00 | 0.00 | 7.79 | 15.88 | 18.16 | 2.66 | 3.45 | 6.82 | 0.25 | 0.45 | 7 | 2.06 |
| 肛门 | C21 | 0.00 | 0.00 | 0.00 | 0.00 | 0.00 | 0.00 | 0.00 | 0.00 | 0.00 | 0.00 | 0.00 | 0 | 0.00 |
| 肝脏和肝内胆管 | C22 | 19.21 | 0.00 | 7.92 | 70.14 | 79.42 | 24.22 | 14.86 | 18.92 | 52.20 | 1.73 | 1.99 | 40 | 11.80 |
| 胆囊 | C23 | 1.44 | 0.00 | 0.00 | 0.00 | 7.94 | 12.11 | 0.95 | 1.35 | 1.76 | 0.08 | 0.19 | 3 | 0.88 |
| 肝外胆管 | C24 | 4.32 | 0.00 | 1.98 | 11.69 | 7.94 | 18.16 | 3.12 | 3.99 | 8.49 | 0.24 | 0.55 | 9 | 2.65 |
| 胰腺 | C25 | 2.40 | 0.00 | 0.00 | 0.00 | 0.00 | 30.27 | 1.60 | 2.24 | 0.00 | 0.00 | 0.52 | 5 | 1.47 |
| 鼻腔、中耳和副鼻窦 | C30—31 | 1.44 | 0.00 | 0.00 | 11.69 | 0.00 | 0.00 | 1.01 | 1.27 | 4.03 | 0.11 | 0.11 | 3 | 0.88 |
| 喉 | C32 | 1.44 | 0.00 | 0.00 | 3.90 | 15.88 | 0.00 | 1.38 | 1.66 | 5.48 | 0.19 | 0.19 | 3 | 0.88 |
| 气管、支气管和肺 | C33—34 | 27.37 | 0.00 | 3.96 | 46.76 | 111.19 | 163.46 | 20.55 | 26.87 | 48.79 | 1.68 | 3.44 | 57 | 16.81 |

（续上表）

| 部位或病种 | ICD—10 | 粗率 | 0～ | 15～ | 45～ | 55～ | 65＋ | 中标率 | 世标率 | 35～64 岁截缩率 | 0～64 岁累积率 | 0～74 岁累积率 | 例数 | 构成比 |
|---|---|---|---|---|---|---|---|---|---|---|---|---|---|---|
| 其他呼吸器官 | C37—38 | 0.00 | 0.00 | 0.00 | 0.00 | 0.00 | 0.00 | 0.00 | 0.00 | 0.00 | 0.00 | 0.00 | 0 | 0.00 |
| 骨和关节软骨 | C40—41 | 0.96 | 0.00 | 0.00 | 0.00 | 0.00 | 12.11 | 0.61 | 0.86 | 0.00 | 0.00 | 0.21 | 2 | 0.59 |
| 皮肤恶性黑色素瘤 | C43 | 0.00 | 0.00 | 0.00 | 0.00 | 0.00 | 0.00 | 0.00 | 0.00 | 0.00 | 0.00 | 0.00 | 0 | 0.00 |
| 皮肤其他恶性肿瘤 | C44 | 2.40 | 0.00 | 0.00 | 11.69 | 7.94 | 6.05 | 1.86 | 2.25 | 6.34 | 0.20 | 0.20 | 5 | 1.47 |
| 间皮瘤 | C45 | 0.00 | 0.00 | 0.00 | 0.00 | 0.00 | 0.00 | 0.00 | 0.00 | 0.00 | 0.00 | 0.00 | 0 | 0.00 |
| kaposi 氏肉瘤 | C46 | 0.00 | 0.00 | 0.00 | 0.00 | 0.00 | 0.00 | 0.00 | 0.00 | 0.00 | 0.00 | 0.00 | 0 | 0.00 |
| 结缔组织和其他软组织 | C47、49 | 0.96 | 0.00 | 1.98 | 0.00 | 0.00 | 0.00 | 0.88 | 0.86 | 0.00 | 0.06 | 0.06 | 2 | 0.09 |
| 乳房 | C50 | 8.64 | 0.00 | 5.94 | 27.28 | 39.71 | 0.00 | 6.99 | 8.65 | 26.40 | 0.88 | 0.88 | 18 | 5.31 |
| 外阴 | C51 | 0.00 | 0.00 | 0.00 | 0.00 | 0.00 | 0.00 | 0.00 | 0.00 | 0.00 | 0.00 | 0.00 | 0 | 0.00 |
| 阴道 | C52 | 0.00 | 0.00 | 0.00 | 0.00 | 0.00 | 0.00 | 0.00 | 0.00 | 0.00 | 0.00 | 0.00 | 0 | 0.00 |
| 子宫颈 | C53 | 1.44 | 0.00 | 0.99 | 7.79 | 0.00 | 0.00 | 0.98 | 1.24 | 3.92 | 0.10 | 0.10 | 3 | 0.88 |
| 子宫体 | C54 | 5.76 | 0.00 | 0.00 | 27.28 | 23.83 | 12.11 | 4.44 | 5.78 | 15.37 | 0.52 | 0.61 | 12 | 3.54 |
| 子宫恶性肿瘤、未注明部位 | C55 | 0.00 | 0.00 | 0.00 | 0.00 | 0.00 | 0.00 | 0.00 | 0.00 | 0.00 | 0.00 | 0.00 | 0 | 0.00 |
| 卵巢 | C56 | 1.92 | 0.00 | 0.99 | 7.79 | 0.00 | 6.05 | 1.34 | 1.72 | 4.12 | 0.12 | 0.22 | 4 | 1.18 |
| 其他和未说明的女性生殖器官恶性肿瘤 | C57 | 0.00 | 0.00 | 0.00 | 0.00 | 0.00 | 0.00 | 0.00 | 0.00 | 0.00 | 0.00 | 0.00 | 0 | 0.00 |
| 胎盘 | C58 | 0.48 | 0.00 | 0.99 | 0.00 | 0.00 | 0.00 | 0.36 | 0.30 | 0.00 | 0.02 | 0.02 | 1 | 0.29 |
| 阴茎 | C60 | 0.00 | 0.00 | 0.00 | 0.00 | 0.00 | 0.00 | 0.00 | 0.00 | 0.00 | 0.00 | 0.00 | 0 | 0.00 |
| 前列腺 | C61 | 0.96 | 0.00 | 0.00 | 0.00 | 0.00 | 12.11 | 0.61 | 0.86 | 0.00 | 0.00 | 0.21 | 2 | 0.59 |
| 睾丸 | C62 | 0.48 | 0.00 | 0.99 | 0.00 | 0.00 | 0.00 | 0.52 | 0.56 | 0.00 | 0.04 | 0.04 | 1 | 0.29 |
| 其他和未说明的男性生殖器官恶性肿瘤 | C63 | 0.00 | 0.00 | 0.00 | 0.00 | 0.00 | 0.00 | 0.00 | 0.00 | 0.00 | 0.00 | 0.00 | 0 | 0.00 |
| 肾脏 | C64 | 0.00 | 0.00 | 0.00 | 0.00 | 0.00 | 0.00 | 0.00 | 0.00 | 0.00 | 0.00 | 0.00 | 0 | 0.00 |
| 肾盂、肾盏 | C65 | 0.00 | 0.00 | 0.00 | 0.00 | 0.00 | 0.00 | 0.00 | 0.00 | 0.00 | 0.00 | 0.00 | 0 | 0.00 |

（续上表）

| 部位或病种 | ICD—10 | 粗率 | 0～ | 15～ | 45～ | 55～ | 65＋ | 中标率 | 世标率 | 35～64岁截缩率 | 0～64岁累积率 | 0～74岁累积率 | 例数 | 构成比 |
|---|---|---|---|---|---|---|---|---|---|---|---|---|---|---|
| 输尿管 | C66 | 0.00 | 0.00 | 0.00 | 0.00 | 0.00 | 0.00 | 0.00 | 0.00 | 0.00 | 0.00 | 0.00 | 0 | 0.00 |
| 膀胱 | C67 | 3.84 | 0.00 | 0.00 | 3.90 | 0.00 | 42.38 | 2.38 | 3.50 | 1.48 | 0.05 | 0.42 | 8 | 2.36 |
| 其他和未说明的泌尿器官 | C68 | 0.00 | 0.00 | 0.00 | 0.00 | 0.00 | 0.00 | 0.00 | 0.00 | 0.00 | 0.00 | 0.00 | 0 | 0.00 |
| 眼 | C69 | 0.00 | 0.00 | 0.00 | 0.00 | 0.00 | 0.00 | 0.00 | 0.00 | 0.00 | 0.00 | 0.00 | 0 | 0.00 |
| 脑、神经系统 | C70—72、D | 2.88 | 0.00 | 0.00 | 3.90 | 15.88 | 18.16 | 2.04 | 3.14 | 5.00 | 0.21 | 0.40 | 6 | 1.77 |
| 甲状腺 | C73 | 2.40 | 0.00 | 2.97 | 3.90 | 7.94 | 0.00 | 2.47 | 2.41 | 4.78 | 0.21 | 0.21 | 5 | 1.47 |
| 肾上腺 | C74 | 0.00 | 0.00 | 0.00 | 0.00 | 0.00 | 0.00 | 0.00 | 0.00 | 0.00 | 0.00 | 0.00 | 0 | 0.00 |
| 其他内分泌腺 | C75 | 0.00 | 0.00 | 0.00 | 0.00 | 0.00 | 0.00 | 0.00 | 0.00 | 0.00 | 0.00 | 0.00 | 0 | 0.00 |
| 霍奇金氏病 | C81 | 0.00 | 0.00 | 0.00 | 0.00 | 0.00 | 0.00 | 0.00 | 0.00 | 0.00 | 0.00 | 0.00 | 0 | 0.00 |
| 非霍奇金氏病 | C82—85、C96 | 2.40 | 0.00 | 0.99 | 0.00 | 7.94 | 18.16 | 1.84 | 2.19 | 2.10 | 0.10 | 0.30 | 5 | 1.47 |
| 多发性骨髓瘤和恶性浆细胞肿瘤 | C90 | 0.48 | 0.00 | 0.00 | 0.00 | 7.94 | 0.00 | 0.53 | 0.62 | 2.10 | 0.08 | 0.08 | 1 | 0.29 |
| 淋巴细胞白血病 | C91 | 0.96 | 0.00 | 1.98 | 0.00 | 0.00 | 0.00 | 0.69 | 0.85 | 2.73 | 0.07 | 0.07 | 2 | 0.59 |
| 髓细胞性白血病 | C92 | 1.44 | 0.00 | 0.99 | 3.90 | 7.94 | 0.00 | 1.54 | 1.62 | 3.03 | 0.15 | 0.15 | 3 | 0.88 |
| 单核细胞性白血病 | C93 | 0.00 | 0.00 | 0.00 | 0.00 | 0.00 | 0.00 | 0.00 | 0.00 | 0.00 | 0.00 | 0.00 | 0 | 0.00 |
| 其他指明的白血病 | C94 | 0.00 | 0.00 | 0.00 | 0.00 | 0.00 | 0.00 | 0.00 | 0.00 | 0.00 | 0.00 | 0.00 | 0 | 0.00 |
| 未指明细胞类型的白血病 | C95 | 1.44 | 0.00 | 1.98 | 0.00 | 0.00 | 6.05 | 0.95 | 1.19 | 2.57 | 0.06 | 0.17 | 3 | 0.88 |
| 独立的多个部位的（原发性）恶性肿瘤 | C97 | 0.00 | 0.00 | 0.00 | 0.00 | 0.00 | 0.00 | 0.00 | 0.00 | 0.00 | 0.00 | 0.00 | 0 | 0.00 |
| 其他及不明部位 | C26、39、48、76—80 | 2.88 | 0.00 | 2.97 | 3.90 | 0.00 | 12.11 | 2.41 | 2.64 | 4.05 | 0.14 | 0.35 | 6 | 1.77 |
| 除C44合计 | | 160.39 | 0.00 | 65.32 | 424.72 | 555.94 | 538.82 | 122.81 | 155.96 | 353.84 | 11.93 | 18.26 | 334 | 98.53 |
| 合计 | | 162.79 | 0.00 | 65.32 | 436.41 | 563.88 | 544.87 | 124.67 | 158.21 | 360.18 | 12.14 | 18.47 | 339 | 100.00 |

注：中标率即中国标化发病率，世标率即世界标化发病率。

# 十八、三角镇恶性肿瘤发病概况

## 1. 三角镇简介

三角镇是中山市下辖的一个镇，地处珠三角中心地带、中山市北部偏东，北通广州番禺区，东连民众镇，西接黄圃镇，南与港口镇隔河相望，总面积70.32平方公里，辖7个村民委员会和1个社区居民委员会，户籍人口5.60万人，非户籍人口4.30万人，农业人口占绝大部分。全镇有一级甲等医院1间、社区卫生服务站5个、村级卫生所8个。

三角镇地处北回归线以南，属亚热带季风性气候，气候温和，阳光充足，雨量充沛，霜期短甚至基本无霜期，因受海洋性气候影响，四季不明显。

三角镇原是珠江口滨海中的一座岛屿，主要由西江、北江带来的泥沙在古海湾淤积而成，属冲积和海滩组成的平原。地层多以黏土、淤泥、沙砾、沙质黏土组成，地表土质黏重，有机质丰富，适宜农作物生长。三角镇地处鸡鸦水道、黄沙沥水道、洪奇沥水道的交汇处，淡水资源丰富，自形成村落直到20世纪80年代，三角镇地区水质较好，人民生活用水和农业灌溉用水全靠河涌水。进入80年代，随着经济发展，工业日益兴盛，工业废水排放量不断增加，农业生产大量使用农药、化肥，工业废水和农药残留水流入河涌，加上受传统习惯影响，人们对水资源的保护意识较淡薄，把生活垃圾、生活废水直接倒入河涌，久而久之，造成河涌淤积，河水发黑发臭。一旦外围水闸关闭，潮水不能按正常涨退，围内河涌水质更加恶化。2005年，经市环境监测站监测确定，三角镇区域大部分河涌满足《地表水环境质量标准》（GB3838—2002）中规定的标准要求，但是流经人口密集区的部分河段水质较差，水质为劣五类[22]。

## 2. 人口资料

2000—2004年期间中山市三角镇共有人口267394人，其中男性136295人，女性131100人，男女人口数比值为1.04（表341），人口数增长率为4.12%，其中男性增长率为3.32%，女性为4.95%。

**表341　中山市三角镇2000—2004年年中人口构成（N）**

| 年份 | 男 | 女 | 合计 | 比值 |
|---|---|---|---|---|
| 2000 | 26920 | 25722 | 52642 | 1.05 |
| 2001 | 26984 | 25874 | 52858 | 1.04 |
| 2002 | 27031 | 25936 | 52967 | 1.04 |
| 2003 | 27546 | 26574 | 54120 | 1.04 |
| 2004 | 27814 | 26995 | 54809 | 1.03 |
| 合计 | 136295 | 131100 | 267394 | 1.04 |

期间三角镇不同年龄段男女人口数比值随年龄增加而逐渐下降，24 岁之前大于 1，25～64 岁年龄段波动于 0.96～1.07 之间，65 岁之后小于 1 并持续下降。1 岁以下男女比值最高，为 1.24，而 85 岁以上年龄组比值最低，为 0.42（表 342）。

**表 342　中山市三角镇 2000—2004 年年中人口年龄别构成（N）**

| 年龄组 | 男 | 女 | 合计 | 比值 |
|---|---|---|---|---|
| 0～ | 1852 | 1492 | 3344 | 1.24 |
| 1～ | 8531 | 7003 | 15534 | 1.22 |
| 5～ | 11959 | 10329 | 22287 | 1.16 |
| 10～ | 13832 | 12385 | 26218 | 1.12 |
| 15～ | 10773 | 9786 | 20559 | 1.10 |
| 20～ | 9233 | 9051 | 18284 | 1.02 |
| 25～ | 11828 | 12268 | 24096 | 0.96 |
| 30～ | 12668 | 13068 | 25736 | 0.97 |
| 35～ | 11682 | 11316 | 22999 | 1.03 |
| 40～ | 9341 | 8709 | 18050 | 1.07 |
| 45～ | 9708 | 9219 | 18927 | 1.05 |
| 50～ | 7146 | 6883 | 14029 | 1.04 |
| 55～ | 4178 | 4043 | 8221 | 1.03 |
| 60～ | 4103 | 3846 | 7949 | 1.07 |
| 65～ | 3607 | 3662 | 7269 | 0.98 |
| 70～ | 2844 | 3139 | 5984 | 0.91 |
| 75～ | 1723 | 2440 | 4163 | 0.71 |
| 80～ | 855 | 1430 | 2285 | 0.60 |
| 85＋ | 431 | 1030 | 1461 | 0.42 |
| 合计 | 136295 | 131100 | 267394 | 1.04 |

期间三角镇人口年龄别构成主要以 0～19 岁、20～39 岁和 40～59 岁年龄组为主，其男性人口数分别占同期三角镇男性人口总数的 35％、33％和 22％，女性分别占 31％、35％和 22％（图 197、图 198、图 199）。

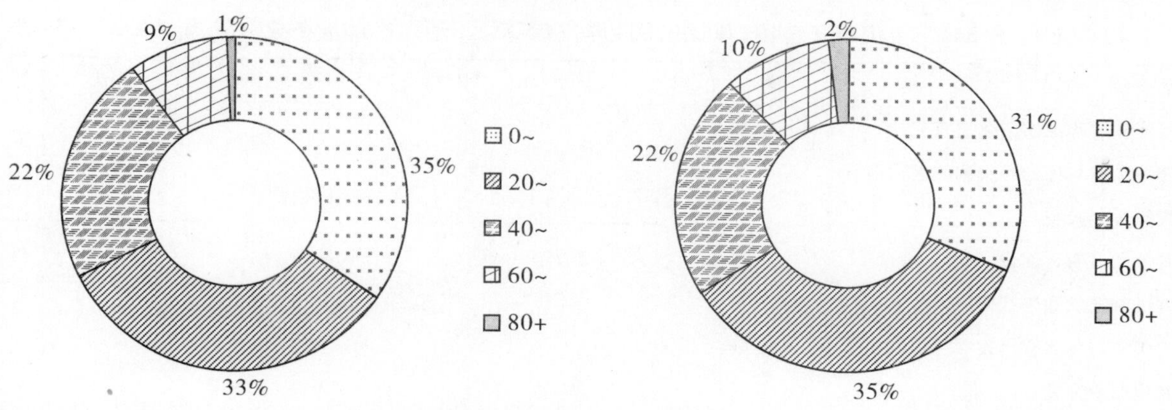


图 197　中山市三角镇 2000—2004 年男性人口年龄构成　图 198　中山市三角镇 2000—2004 年女性人口年龄构成

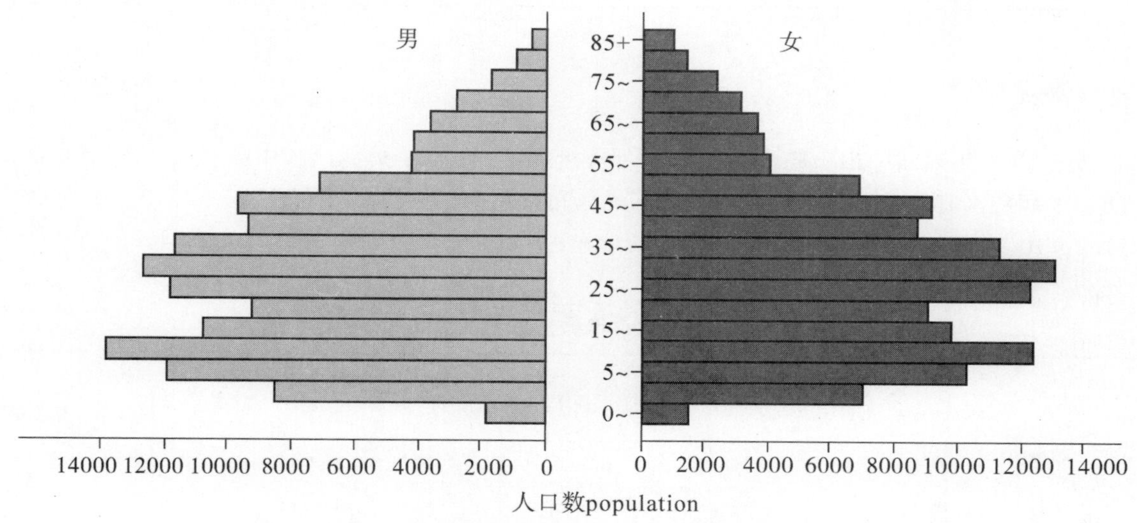


图 199　中山市三角镇 2000—2004 年人口金字塔图

## 3. 资料质量

2000—2004 年期间中山市三角镇恶性肿瘤新发患者病理诊断率为 68.60%，骨髓和细胞学诊断率为 2.23%，影像学诊断率为 28.95%，死亡补发病比例为 0.22%（表 343），发病部位不明恶性肿瘤数占同期三角镇恶性肿瘤发病总数的 2.45%，其中以淋巴结继发和未指明恶性肿瘤为主（表 344）。

表 343　中山市三角镇 2000—2004 年新发恶性肿瘤各类诊断依据所占比例（N，%）

| 诊断依据 | 例数 | 构成比 |
|---|---|---|
| 死亡补发病（DCO） | 1 | 0.22 |
| CT、MR 与 B 超等影像学 | 130 | 28.95 |
| 骨髓、细胞学 | 10 | 2.23 |
| 病理 | 308 | 68.60 |
| 合计 | 449 | 100.00 |

**表 344　中山市三角镇 2000—2004 年发病部位不明恶性肿瘤构成（N，%）**

| 部位 | ICD—10 | 例数 | 构成比 |
|---|---|---|---|
| 其他和不明确的消化器官 | C26 | 0 | 0.00 |
| 其他和不明确的呼吸和胸腔内器官 | C39 | 0 | 0.00 |
| 腹膜后和腹膜 | C48 | 1 | 9.09 |
| 其他和不明确部位 | C76 | 0 | 0.00 |
| 淋巴结继发和未指明 | C77 | 4 | 36.36 |
| 呼吸和消化器官继发 | C78 | 2 | 18.18 |
| 其他部位继发 | C79 | 3 | 27.27 |
| 未特别说明（NOS） | C80 | 1 | 9.09 |
| 合计 | | 11 | 100.00 |

## 4. 发病概况

2000—2004 年期间中山市三角镇共有恶性肿瘤新发患者 449 例，其中男性 280 例，女性 169 例，男女发病数比值为 1.66。男性发病粗率、中国和世界标化发病率分别为 $205.44/10^5$、$167.62/10^5$ 和 $211.27/10^5$，女性分别为 $128.91/10^5$、$101.25/10^5$ 和 $123.76/10^5$（表 345、表 346）。

**表 345　中山市三角镇 2000—2004 年男性恶性肿瘤发病概况（N，$1/10^5$，%）**

| 年份 | 例数 | 粗率 | 中标率 | 世标率 | 35～64 岁截缩率 | 0～64 岁累积率 | 0～74 岁累积率 |
|---|---|---|---|---|---|---|---|
| 2000 | 44 | 163.45 | 132.05 | 161.78 | 359.44 | 12.86 | 17.26 |
| 2001 | 46 | 170.47 | 140.13 | 174.34 | 450.01 | 14.91 | 19.67 |
| 2002 | 54 | 199.77 | 163.27 | 198.48 | 423.36 | 15.23 | 22.65 |
| 2003 | 67 | 243.23 | 198.13 | 259.11 | 445.14 | 16.13 | 29.21 |
| 2004 | 69 | 248.08 | 202.74 | 260.07 | 646.55 | 23.62 | 28.92 |
| 合计 | 280 | 205.44 | 167.62 | 211.27 | 465.96 | 16.59 | 23.60 |

注：中标率为中国标化发病率，世标率为世界标化发病率。

**表 346　中山市三角镇 2000—2004 年女性恶性肿瘤发病概况（N，$1/10^5$，%）**

| 年份 | 例数 | 粗率 | 中标率 | 世标率 | 35～64 岁截缩率 | 0～64 岁累积率 | 0～74 岁累积率 |
|---|---|---|---|---|---|---|---|
| 2000 | 30 | 116.63 | 91.14 | 109.75 | 248.22 | 9.17 | 10.67 |
| 2001 | 47 | 181.65 | 142.42 | 171.95 | 358.75 | 13.58 | 18.65 |
| 2002 | 33 | 127.24 | 104.28 | 130.79 | 299.32 | 11.34 | 15.94 |
| 2003 | 26 | 97.84 | 73.32 | 88.73 | 186.51 | 6.75 | 10.45 |
| 2004 | 33 | 122.24 | 95.99 | 118.66 | 294.04 | 9.82 | 13.47 |
| 合计 | 169 | 128.91 | 101.25 | 123.76 | 277.07 | 10.11 | 13.82 |

注：中标率为中国标化发病率，世标率为世界标化发病率。

表 347　中山市三角镇 2000—2004 年男女合计恶性肿瘤发病概况（N，1/10⁵，%）

| 年份 | 例数 | 粗率 | 中标率 | 世标率 | 35～64 岁截缩率 | 0～64 岁累积率 | 0～74 岁累积率 |
|---|---|---|---|---|---|---|---|
| 2000 | 74 | 140.57 | 111.77 | 135.95 | 305.17 | 11.06 | 14.00 |
| 2001 | 93 | 175.94 | 141.73 | 173.57 | 405.49 | 14.28 | 19.17 |
| 2002 | 87 | 164.25 | 133.58 | 164.35 | 362.86 | 13.32 | 19.27 |
| 2003 | 93 | 171.84 | 134.95 | 171.26 | 318.76 | 11.57 | 19.89 |
| 2004 | 102 | 186.10 | 149.02 | 188.22 | 473.81 | 16.84 | 21.30 |
| 合计 | 449 | 167.92 | 134.34 | 166.87 | 373.75 | 13.43 | 18.75 |

注：中标率为中国标化发病率，世标率为世界标化发病率。

## 5. 年龄别发病率

2000—2004 年期间中山市三角镇恶性肿瘤年龄别发病率从 30 岁左右开始迅速上升，55 岁左右达高峰，其后男性发病相对稳定，女性 75 岁之前相对稳定，75 岁后快速下降（图 200）。

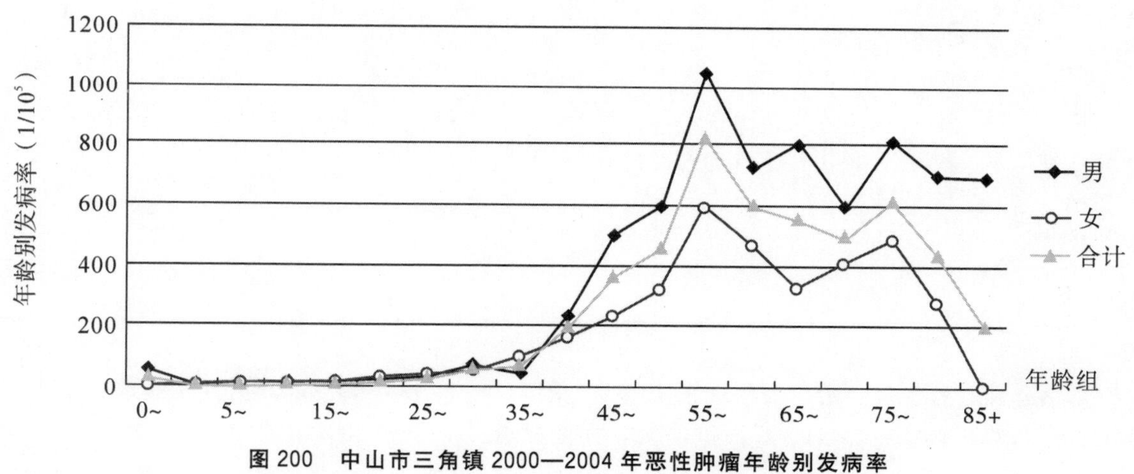


图 200　中山市三角镇 2000—2004 年恶性肿瘤年龄别发病率

除 5～9 岁、20～29 岁和 35～39 岁 4 个年龄段女性恶性肿瘤发病多于男性外，三角镇其他年龄段男性恶性肿瘤发病多于女性，尤以 80～84 岁年龄段最为明显，其比值为 2.51（表 348）。

表 348　中山市三角镇 2000—2004 年恶性肿瘤年龄别发病率（1/10⁵）

| 年龄组 | 男 | 女 | 合计 | 比值 |
|---|---|---|---|---|
| 0～ | 53.99 | 0.00 | 29.95 | 0.00 |
| 1～ | 0.00 | 0.00 | 0.00 | 0.00 |
| 5～ | 8.36 | 9.68 | 8.98 | 0.86 |
| 10～ | 14.46 | 8.07 | 11.45 | 1.79 |

（续上表）

| 年龄组 | 男 | 女 | 合计 | 比值 |
|---|---|---|---|---|
| 15～ | 18.57 | 10.22 | 14.60 | 1.82 |
| 20～ | 10.83 | 33.14 | 21.87 | 0.33 |
| 25～ | 25.36 | 40.76 | 33.18 | 0.62 |
| 30～ | 71.04 | 53.57 | 62.13 | 1.33 |
| 35～ | 42.80 | 97.20 | 69.57 | 0.44 |
| 40～ | 235.52 | 160.75 | 199.50 | 1.47 |
| 45～ | 494.43 | 227.78 | 364.59 | 2.17 |
| 50～ | 601.69 | 319.65 | 463.32 | 1.88 |
| 55～ | 1053.22 | 593.60 | 827.13 | 1.77 |
| 60～ | 731.15 | 468.07 | 604.02 | 1.56 |
| 65～ | 803.97 | 327.71 | 563.77 | 2.45 |
| 70～ | 597.69 | 414.10 | 500.74 | 1.44 |
| 75～ | 812.72 | 491.75 | 622.39 | 1.65 |
| 80～ | 701.67 | 279.72 | 435.47 | 2.51 |
| 85＋ | 695.78 | 0.00 | 203.75 | 0.00 |
| 合计 | 205.44 | 128.91 | 167.92 | 1.59 |

三角镇恶性肿瘤发病年龄主要集中在 40～59 岁和 60～79 岁年龄段，其男性发病数分别占同期三角镇男性恶性肿瘤发病总数的 57％和 32％，女性分别占 48％和 33％（图 201、图 202）。

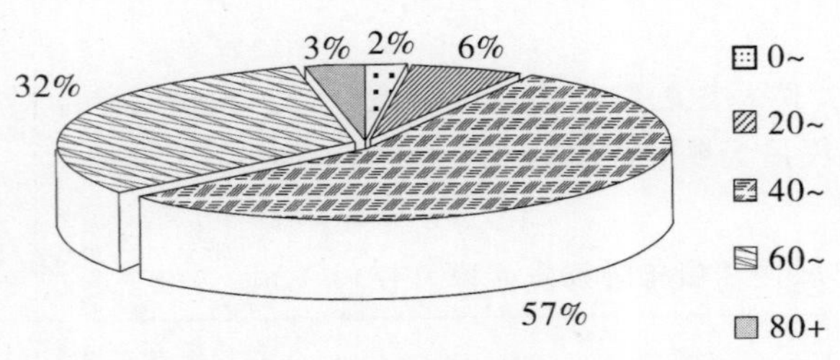


图 201　中山市三角镇 2000—2004 年男性恶性肿瘤发病年龄构成

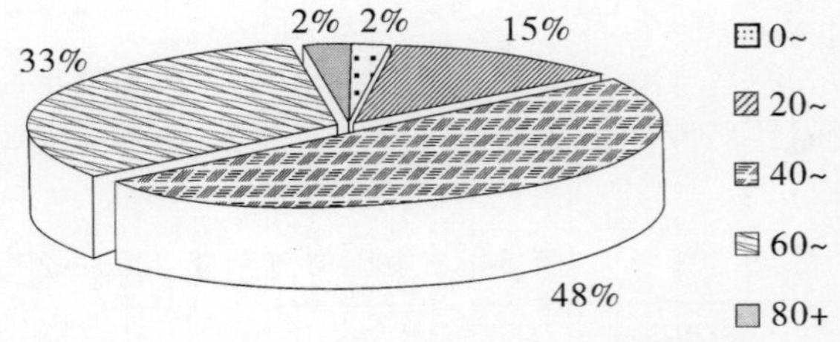


图 202　中山市三角镇 2000—2004 年女性恶性肿瘤发病年龄构成

## 表 349　中山市三角镇 2000—2004 年男性恶性肿瘤年龄别发病率（1/10^5）

| 部位或病种 | ICD—10 | 0～ | 1～ | 5～ | 10～ | 15～ | 20～ | 25～ | 30～ | 35～ | 40～ | 45～ | 50～ | 55～ | 60～ | 65～ | 70～ | 75～ | 80～ | 85＋ | 合计 |
|---|---|---|---|---|---|---|---|---|---|---|---|---|---|---|---|---|---|---|---|---|---|
| 唇 | C00 | 0.00 | 0.00 | 0.00 | 0.00 | 0.00 | 0.00 | 0.00 | 0.00 | 0.00 | 0.00 | 0.00 | 0.00 | 0.00 | 0.00 | 0.00 | 0.00 | 0.00 | 0.00 | 0.00 | 0.00 |
| 舌 | C01—02 | 0.00 | 0.00 | 0.00 | 0.00 | 0.00 | 0.00 | 0.00 | 0.00 | 0.00 | 0.00 | 10.30 | 41.98 | 0.00 | 24.37 | 0.00 | 0.00 | 0.00 | 0.00 | 0.00 | 3.67 |
| 口 | C03—06 | 0.00 | 0.00 | 0.00 | 0.00 | 0.00 | 0.00 | 0.00 | 0.00 | 0.00 | 0.00 | 10.30 | 0.00 | 23.94 | 24.37 | 0.00 | 0.00 | 0.00 | 0.00 | 0.00 | 2.20 |
| 唾液腺 | C07—08 | 0.00 | 0.00 | 0.00 | 0.00 | 0.00 | 0.00 | 0.00 | 0.00 | 0.00 | 0.00 | 10.30 | 0.00 | 0.00 | 0.00 | 0.00 | 0.00 | 0.00 | 0.00 | 0.00 | 0.73 |
| 扁桃腺 | C09 | 0.00 | 0.00 | 0.00 | 0.00 | 0.00 | 0.00 | 0.00 | 0.00 | 0.00 | 10.71 | 10.30 | 13.99 | 0.00 | 0.00 | 0.00 | 0.00 | 0.00 | 0.00 | 0.00 | 2.20 |
| 其他口咽部 | C10 | 0.00 | 0.00 | 0.00 | 0.00 | 0.00 | 0.00 | 0.00 | 0.00 | 0.00 | 0.00 | 0.00 | 0.00 | 0.00 | 0.00 | 0.00 | 0.00 | 0.00 | 0.00 | 0.00 | 0.00 |
| 鼻咽部 | C11 | 0.00 | 0.00 | 0.00 | 0.00 | 0.00 | 0.00 | 8.45 | 7.89 | 8.56 | 74.94 | 72.10 | 111.94 | 119.68 | 24.37 | 83.17 | 70.32 | 0.00 | 116.94 | 231.93 | 27.88 |
| 喉咽部 | C12—13 | 0.00 | 0.00 | 0.00 | 0.00 | 0.00 | 0.00 | 0.00 | 0.00 | 0.00 | 0.00 | 0.00 | 13.99 | 0.00 | 0.00 | 27.72 | 0.00 | 0.00 | 0.00 | 0.00 | 1.47 |
| 唇，口腔和咽的其他部位和具体部位不明 | C14 | 0.00 | 0.00 | 0.00 | 0.00 | 0.00 | 0.00 | 0.00 | 0.00 | 0.00 | 0.00 | 0.00 | 0.00 | 0.00 | 0.00 | 0.00 | 0.00 | 0.00 | 0.00 | 0.00 | 0.00 |
| 食管 | C15 | 0.00 | 0.00 | 0.00 | 0.00 | 0.00 | 0.00 | 0.00 | 7.89 | 8.56 | 10.71 | 123.61 | 97.95 | 95.75 | 48.74 | 194.06 | 0.00 | 58.05 | 0.00 | 231.93 | 27.15 |
| 胃 | C16 | 0.00 | 0.00 | 0.00 | 0.00 | 0.00 | 0.00 | 0.00 | 0.00 | 0.00 | 21.41 | 10.30 | 41.98 | 95.75 | 73.12 | 110.89 | 70.32 | 0.00 | 0.00 | 0.00 | 13.94 |
| 小肠 | C17 | 0.00 | 0.00 | 0.00 | 0.00 | 0.00 | 0.00 | 0.00 | 0.00 | 0.00 | 0.00 | 0.00 | 0.00 | 0.00 | 0.00 | 27.72 | 0.00 | 0.00 | 0.00 | 0.00 | 0.73 |
| 结肠 | C18 | 0.00 | 0.00 | 0.00 | 0.00 | 0.00 | 0.00 | 0.00 | 0.00 | 0.00 | 0.00 | 10.30 | 13.99 | 47.87 | 24.37 | 0.00 | 35.16 | 58.05 | 0.00 | 231.93 | 5.87 |
| 直肠和乙状结肠连接处 | C19—20 | 0.00 | 0.00 | 0.00 | 0.00 | 0.00 | 0.00 | 0.00 | 0.00 | 0.00 | 0.00 | 10.30 | 0.00 | 0.00 | 24.37 | 0.00 | 0.00 | 0.00 | 0.00 | 0.00 | 1.47 |
| 肛门 | C21 | 0.00 | 0.00 | 0.00 | 0.00 | 0.00 | 0.00 | 0.00 | 0.00 | 0.00 | 0.00 | 0.00 | 0.00 | 0.00 | 0.00 | 0.00 | 0.00 | 0.00 | 0.00 | 0.00 | 0.00 |
| 肝脏和肝内胆管 | C22 | 0.00 | 0.00 | 0.00 | 0.00 | 0.00 | 0.00 | 0.00 | 7.89 | 0.00 | 32.12 | 51.50 | 83.96 | 215.43 | 121.86 | 55.45 | 0.00 | 116.10 | 0.00 | 0.00 | 24.95 |
| 胆囊 | C23 | 0.00 | 0.00 | 0.00 | 0.00 | 0.00 | 0.00 | 0.00 | 0.00 | 0.00 | 0.00 | 0.00 | 0.00 | 0.00 | 0.00 | 0.00 | 0.00 | 0.00 | 0.00 | 0.00 | 0.00 |
| 肝外胆管 | C24 | 0.00 | 0.00 | 0.00 | 0.00 | 0.00 | 0.00 | 0.00 | 0.00 | 0.00 | 0.00 | 0.00 | 13.99 | 0.00 | 0.00 | 27.72 | 0.00 | 0.00 | 0.00 | 0.00 | 1.47 |
| 胰腺 | C25 | 0.00 | 0.00 | 0.00 | 0.00 | 0.00 | 0.00 | 0.00 | 7.89 | 0.00 | 10.71 | 0.00 | 13.99 | 47.87 | 0.00 | 0.00 | 0.00 | 58.05 | 0.00 | 0.00 | 4.40 |
| 鼻腔、中耳和副鼻窦 | C30—31 | 0.00 | 0.00 | 0.00 | 0.00 | 0.00 | 0.00 | 0.00 | 0.00 | 0.00 | 0.00 | 0.00 | 0.00 | 0.00 | 0.00 | 0.00 | 0.00 | 0.00 | 0.00 | 0.00 | 0.00 |
| 喉 | C32 | 0.00 | 0.00 | 0.00 | 0.00 | 0.00 | 0.00 | 0.00 | 0.00 | 0.00 | 0.00 | 30.90 | 27.99 | 71.81 | 73.12 | 27.72 | 35.16 | 0.00 | 0.00 | 0.00 | 9.54 |
| 气管、支气管和肺 | C33—34 | 0.00 | 0.00 | 0.00 | 0.00 | 0.00 | 0.00 | 0.00 | 0.00 | 17.12 | 0.00 | 82.41 | 69.96 | 215.43 | 146.23 | 166.34 | 210.95 | 232.21 | 467.78 | 0.00 | 36.69 |

（续上表）

| 部位或病种 | ICD—10 | 0～ | 1～ | 5～ | 10～ | 15～ | 20～ | 25～ | 30～ | 35～ | 40～ | 45～ | 50～ | 55～ | 60～ | 65～ | 70～ | 75～ | 80～ | 85＋ | 合计 |
|---|---|---|---|---|---|---|---|---|---|---|---|---|---|---|---|---|---|---|---|---|---|
| 其他呼吸器官 | C37－38 | 0.00 | 0.00 | 0.00 | 0.00 | 0.00 | 0.00 | 0.00 | 0.00 | 0.00 | 0.00 | 10.30 | 0.00 | 0.00 | 24.37 | 0.00 | 0.00 | 0.00 | 0.00 | 0.00 | 1.47 |
| 骨和关节软骨 | C40－41 | 0.00 | 0.00 | 0.00 | 7.23 | 0.00 | 0.00 | 0.00 | 7.89 | 0.00 | 0.00 | 10.30 | 0.00 | 0.00 | 0.00 | 0.00 | 0.00 | 0.00 | 0.00 | 0.00 | 2.20 |
| 皮肤恶性黑色素瘤 | C43 | 0.00 | 0.00 | 0.00 | 0.00 | 0.00 | 0.00 | 0.00 | 0.00 | 0.00 | 0.00 | 0.00 | 13.99 | 0.00 | 0.00 | 0.00 | 0.00 | 0.00 | 0.00 | 0.00 | 0.73 |
| 皮肤其他恶性肿瘤 | C44 | 0.00 | 0.00 | 0.00 | 0.00 | 0.00 | 0.00 | 0.00 | 0.00 | 8.56 | 10.71 | 0.00 | 0.00 | 47.87 | 0.00 | 0.00 | 35.16 | 0.00 | 0.00 | 0.00 | 3.67 |
| 间皮瘤 | C45 | 0.00 | 0.00 | 0.00 | 0.00 | 0.00 | 0.00 | 0.00 | 7.89 | 0.00 | 0.00 | 0.00 | 0.00 | 0.00 | 0.00 | 0.00 | 0.00 | 0.00 | 0.00 | 0.00 | 0.73 |
| kaposi 氏肉瘤 | C46 | 0.00 | 0.00 | 0.00 | 0.00 | 0.00 | 0.00 | 0.00 | 0.00 | 0.00 | 0.00 | 0.00 | 0.00 | 0.00 | 0.00 | 0.00 | 0.00 | 0.00 | 0.00 | 0.00 | 0.00 |
| 结缔组织和其他软组织 | C47、49 | 0.00 | 0.00 | 0.00 | 0.00 | 0.00 | 0.00 | 0.00 | 0.00 | 0.00 | 21.41 | 0.00 | 13.99 | 0.00 | 0.00 | 0.00 | 35.16 | 0.00 | 0.00 | 0.00 | 2.93 |
| 乳房 | C50 | 0.00 | 0.00 | 0.00 | 0.00 | 0.00 | 0.00 | 0.00 | 0.00 | 0.00 | 0.00 | 0.00 | 0.00 | 0.00 | 24.37 | 0.00 | 0.00 | 0.00 | 0.00 | 0.00 | 0.73 |
| 外阴 | C51 | 0.00 | 0.00 | 0.00 | 0.00 | 0.00 | 0.00 | 0.00 | 0.00 | 0.00 | 0.00 | 0.00 | 0.00 | 0.00 | 0.00 | 0.00 | 0.00 | 0.00 | 0.00 | 0.00 | 0.00 |
| 阴道 | C52 | 0.00 | 0.00 | 0.00 | 0.00 | 0.00 | 0.00 | 0.00 | 0.00 | 0.00 | 0.00 | 0.00 | 0.00 | 0.00 | 0.00 | 0.00 | 0.00 | 0.00 | 0.00 | 0.00 | 0.00 |
| 子宫颈 | C53 | 0.00 | 0.00 | 0.00 | 0.00 | 0.00 | 0.00 | 0.00 | 0.00 | 0.00 | 0.00 | 0.00 | 0.00 | 0.00 | 0.00 | 0.00 | 0.00 | 0.00 | 0.00 | 0.00 | 0.00 |
| 子宫体 | C54 | 0.00 | 0.00 | 0.00 | 0.00 | 0.00 | 0.00 | 0.00 | 0.00 | 0.00 | 0.00 | 0.00 | 0.00 | 0.00 | 0.00 | 0.00 | 0.00 | 0.00 | 0.00 | 0.00 | 0.00 |
| 子宫恶性肿瘤、未注明部位 | C55 | 0.00 | 0.00 | 0.00 | 0.00 | 0.00 | 0.00 | 0.00 | 0.00 | 0.00 | 0.00 | 0.00 | 0.00 | 0.00 | 0.00 | 0.00 | 0.00 | 0.00 | 0.00 | 0.00 | 0.00 |
| 卵巢 | C56 | 0.00 | 0.00 | 0.00 | 0.00 | 0.00 | 0.00 | 0.00 | 0.00 | 0.00 | 0.00 | 0.00 | 0.00 | 0.00 | 0.00 | 0.00 | 0.00 | 0.00 | 0.00 | 0.00 | 0.00 |
| 其他和未说明的女性生殖器官恶性肿瘤 | C57 | 0.00 | 0.00 | 0.00 | 0.00 | 0.00 | 0.00 | 0.00 | 0.00 | 0.00 | 0.00 | 0.00 | 0.00 | 0.00 | 0.00 | 0.00 | 0.00 | 0.00 | 0.00 | 0.00 | 0.00 |
| 胎盘 | C58 | 0.00 | 0.00 | 0.00 | 0.00 | 0.00 | 0.00 | 0.00 | 0.00 | 0.00 | 0.00 | 0.00 | 0.00 | 0.00 | 0.00 | 0.00 | 0.00 | 0.00 | 0.00 | 0.00 | 0.00 |
| 阴茎 | C60 | 0.00 | 0.00 | 0.00 | 0.00 | 0.00 | 0.00 | 0.00 | 0.00 | 0.00 | 0.00 | 0.00 | 0.00 | 0.00 | 24.37 | 0.00 | 0.00 | 0.00 | 0.00 | 0.00 | 0.73 |
| 前列腺 | C61 | 0.00 | 0.00 | 0.00 | 0.00 | 0.00 | 0.00 | 0.00 | 0.00 | 0.00 | 0.00 | 0.00 | 0.00 | 0.00 | 0.00 | 27.72 | 0.00 | 116.10 | 0.00 | 0.00 | 2.20 |
| 睾丸 | C62 | 0.00 | 0.00 | 0.00 | 0.00 | 0.00 | 0.00 | 8.45 | 0.00 | 0.00 | 0.00 | 0.00 | 0.00 | 0.00 | 0.00 | 0.00 | 0.00 | 0.00 | 0.00 | 0.00 | 0.73 |
| 其他和未说明的男性生殖器官恶性肿瘤 | C63 | 0.00 | 0.00 | 0.00 | 0.00 | 0.00 | 0.00 | 0.00 | 0.00 | 0.00 | 0.00 | 0.00 | 0.00 | 0.00 | 0.00 | 0.00 | 0.00 | 0.00 | 0.00 | 0.00 | 0.00 |
| 肾脏 | C64 | 0.00 | 0.00 | 0.00 | 0.00 | 0.00 | 0.00 | 0.00 | 0.00 | 0.00 | 21.41 | 0.00 | 0.00 | 0.00 | 0.00 | 0.00 | 0.00 | 58.05 | 116.94 | 0.00 | 2.93 |
| 肾盂、肾盏 | C65 | 0.00 | 0.00 | 0.00 | 0.00 | 0.00 | 0.00 | 0.00 | 0.00 | 0.00 | 0.00 | 10.30 | 0.00 | 0.00 | 0.00 | 0.00 | 0.00 | 0.00 | 0.00 | 0.00 | 0.73 |

（续上表）

| 部位或病种 | ICD—10 | 0～ | 1～ | 5～ | 10～ | 15～ | 20～ | 25～ | 30～ | 35～ | 40～ | 45～ | 50～ | 55～ | 60～ | 65～ | 70～ | 75～ | 80～ | 85+ | 合计 |
|---|---|---|---|---|---|---|---|---|---|---|---|---|---|---|---|---|---|---|---|---|---|
| 输尿管 | C66 | 0.00 | 0.00 | 0.00 | 0.00 | 0.00 | 0.00 | 0.00 | 0.00 | 0.00 | 0.00 | 0.00 | 0.00 | 0.00 | 0.00 | 0.00 | 0.00 | 0.00 | 0.00 | 0.00 | 0.00 |
| 膀胱 | C67 | 0.00 | 0.00 | 0.00 | 0.00 | 0.00 | 0.00 | 0.00 | 0.00 | 0.00 | 0.00 | 10.30 | 0.00 | 0.00 | 0.00 | 55.45 | 70.32 | 0.00 | 0.00 | 0.00 | 3.67 |
| 其他和未说明的泌尿器官 | C68 | 0.00 | 0.00 | 0.00 | 0.00 | 0.00 | 0.00 | 0.00 | 0.00 | 0.00 | 0.00 | 0.00 | 0.00 | 0.00 | 0.00 | 0.00 | 0.00 | 0.00 | 0.00 | 0.00 | 0.00 |
| 眼 | C69 | 0.00 | 0.00 | 0.00 | 0.00 | 0.00 | 0.00 | 0.00 | 0.00 | 0.00 | 0.00 | 0.00 | 13.99 | 0.00 | 0.00 | 0.00 | 0.00 | 0.00 | 0.00 | 0.00 | 0.73 |
| 脑、神经系统 | C70—72、D | 53.99 | 0.00 | 0.00 | 0.00 | 0.00 | 0.00 | 0.00 | 15.79 | 0.00 | 0.00 | 0.00 | 0.00 | 23.94 | 0.00 | 0.00 | 0.00 | 0.00 | 0.00 | 0.00 | 2.93 |
| 甲状腺 | C73 | 0.00 | 0.00 | 0.00 | 0.00 | 0.00 | 0.00 | 0.00 | 0.00 | 0.00 | 0.00 | 0.00 | 0.00 | 0.00 | 0.00 | 0.00 | 0.00 | 0.00 | 0.00 | 0.00 | 0.00 |
| 肾上腺 | C74 | 0.00 | 0.00 | 0.00 | 0.00 | 0.00 | 0.00 | 0.00 | 0.00 | 0.00 | 0.00 | 0.00 | 0.00 | 0.00 | 0.00 | 0.00 | 0.00 | 0.00 | 0.00 | 0.00 | 0.00 |
| 其他内分泌腺 | C75 | 0.00 | 0.00 | 0.00 | 0.00 | 0.00 | 0.00 | 0.00 | 0.00 | 0.00 | 0.00 | 0.00 | 0.00 | 0.00 | 0.00 | 0.00 | 0.00 | 0.00 | 0.00 | 0.00 | 0.00 |
| 霍奇金氏病 | C81 | 0.00 | 0.00 | 0.00 | 0.00 | 0.00 | 0.00 | 8.45 | 0.00 | 0.00 | 0.00 | 0.00 | 0.00 | 0.00 | 0.00 | 0.00 | 0.00 | 0.00 | 0.00 | 0.00 | 0.73 |
| 非霍奇金氏病 | C82—85、C96 | 0.00 | 0.00 | 0.00 | 0.00 | 9.28 | 10.83 | 0.00 | 7.89 | 0.00 | 10.71 | 0.00 | 0.00 | 0.00 | 0.00 | 0.00 | 0.00 | 0.00 | 0.00 | 0.00 | 2.93 |
| 多发性骨髓瘤和恶性浆细胞肿瘤 | C90 | 0.00 | 0.00 | 0.00 | 0.00 | 0.00 | 0.00 | 0.00 | 0.00 | 0.00 | 0.00 | 0.00 | 13.99 | 0.00 | 0.00 | 0.00 | 35.16 | 0.00 | 0.00 | 0.00 | 1.47 |
| 淋巴细胞白血病 | C91 | 0.00 | 0.00 | 0.00 | 7.23 | 9.28 | 0.00 | 0.00 | 0.00 | 0.00 | 0.00 | 0.00 | 0.00 | 0.00 | 0.00 | 0.00 | 0.00 | 0.00 | 0.00 | 0.00 | 1.47 |
| 髓细胞性白血病 | C92 | 0.00 | 0.00 | 0.00 | 0.00 | 0.00 | 0.00 | 0.00 | 0.00 | 0.00 | 0.00 | 10.30 | 0.00 | 0.00 | 24.37 | 0.00 | 0.00 | 0.00 | 0.00 | 0.00 | 1.47 |
| 单核细胞性白血病 | C93 | 0.00 | 0.00 | 0.00 | 0.00 | 0.00 | 0.00 | 0.00 | 0.00 | 0.00 | 0.00 | 0.00 | 0.00 | 0.00 | 0.00 | 0.00 | 0.00 | 0.00 | 0.00 | 0.00 | 0.00 |
| 其他指明的白血病 | C94 | 0.00 | 0.00 | 0.00 | 0.00 | 0.00 | 0.00 | 0.00 | 0.00 | 0.00 | 0.00 | 0.00 | 0.00 | 0.00 | 0.00 | 0.00 | 0.00 | 0.00 | 0.00 | 0.00 | 0.00 |
| 未指明细胞类型的白血病 | C95 | 0.00 | 0.00 | 0.00 | 0.00 | 0.00 | 0.00 | 0.00 | 0.00 | 0.00 | 0.00 | 0.00 | 0.00 | 0.00 | 0.00 | 0.00 | 0.00 | 0.00 | 0.00 | 0.00 | 0.00 |
| 独立的多个部位的（原发性）恶性肿瘤 | C97 | 0.00 | 0.00 | 0.00 | 0.00 | 0.00 | 0.00 | 0.00 | 0.00 | 0.00 | 0.00 | 0.00 | 0.00 | 0.00 | 0.00 | 0.00 | 0.00 | 0.00 | 0.00 | 0.00 | 0.00 |
| 其他及不明部位 | C26、39、48、76—80 | 0.00 | 0.00 | 0.00 | 0.00 | 0.00 | 0.00 | 0.00 | 0.00 | 0.00 | 10.71 | 10.30 | 0.00 | 47.87 | 48.74 | 0.00 | 0.00 | 116.10 | 0.00 | 0.00 | 5.87 |
| 除 C44 合计 | | 53.99 | 0.00 | 8.36 | 14.46 | 18.57 | 10.83 | 25.36 | 71.04 | 34.24 | 224.82 | 494.43 | 601.69 | 1005.35 | 731.15 | 803.97 | 562.53 | 812.72 | 701.67 | 695.78 | 201.77 |
| 合计 | | 53.99 | 0.00 | 8.36 | 14.46 | 18.57 | 10.83 | 25.36 | 71.04 | 42.80 | 235.52 | 494.43 | 601.69 | 1053.22 | 731.15 | 803.97 | 597.69 | 812.72 | 701.67 | 695.78 | 205.44 |

表 350　中山市三角镇 2000—2004 年女性恶性肿瘤年龄别发病率（1/10$^5$）

| 部位或病种 | ICD—10 | 0～ | 1～ | 5～ | 10～ | 15～ | 20～ | 25～ | 30～ | 35～ | 40～ | 45～ | 50～ | 55～ | 60～ | 65～ | 70～ | 75～ | 80～ | 85＋ | 合计 |
|---|---|---|---|---|---|---|---|---|---|---|---|---|---|---|---|---|---|---|---|---|---|
| 唇 | C00 | 0.00 | 0.00 | 0.00 | 0.00 | 0.00 | 0.00 | 0.00 | 0.00 | 0.00 | 0.00 | 0.00 | 0.00 | 0.00 | 0.00 | 0.00 | 0.00 | 0.00 | 0.00 | 0.00 | 0.00 |
| 舌 | C01—02 | 0.00 | 0.00 | 0.00 | 0.00 | 0.00 | 0.00 | 0.00 | 0.00 | 0.00 | 0.00 | 0.00 | 0.00 | 0.00 | 0.00 | 0.00 | 0.00 | 0.00 | 0.00 | 0.00 | 0.00 |
| 口 | C03—06 | 0.00 | 0.00 | 0.00 | 0.00 | 0.00 | 0.00 | 0.00 | 0.00 | 0.00 | 0.00 | 0.00 | 0.00 | 0.00 | 0.00 | 0.00 | 0.00 | 0.00 | 0.00 | 0.00 | 0.00 |
| 唾液腺 | C07—08 | 0.00 | 0.00 | 0.00 | 0.00 | 0.00 | 0.00 | 0.00 | 0.00 | 0.00 | 0.00 | 0.00 | 0.00 | 0.00 | 0.00 | 0.00 | 0.00 | 0.00 | 0.00 | 0.00 | 0.00 |
| 扁桃腺 | C09 | 0.00 | 0.00 | 0.00 | 0.00 | 0.00 | 0.00 | 0.00 | 0.00 | 0.00 | 0.00 | 0.00 | 0.00 | 0.00 | 0.00 | 0.00 | 0.00 | 0.00 | 0.00 | 0.00 | 0.00 |
| 其他口咽部 | C10 | 0.00 | 0.00 | 0.00 | 0.00 | 0.00 | 0.00 | 0.00 | 0.00 | 0.00 | 0.00 | 0.00 | 0.00 | 0.00 | 0.00 | 0.00 | 0.00 | 0.00 | 0.00 | 0.00 | 0.00 |
| 鼻咽部 | C11 | 0.00 | 0.00 | 0.00 | 0.00 | 0.00 | 0.00 | 8.15 | 7.65 | 26.51 | 11.48 | 10.85 | 43.59 | 24.73 | 26.00 | 27.31 | 0.00 | 0.00 | 0.00 | 0.00 | 9.92 |
| 喉咽部 | C12—13 | 0.00 | 0.00 | 0.00 | 0.00 | 0.00 | 0.00 | 0.00 | 0.00 | 0.00 | 0.00 | 0.00 | 0.00 | 0.00 | 0.00 | 0.00 | 0.00 | 0.00 | 0.00 | 0.00 | 0.00 |
| 唇，口腔和咽的其他部位和具体部位不明 | C14 | 0.00 | 0.00 | 0.00 | 0.00 | 0.00 | 0.00 | 0.00 | 0.00 | 0.00 | 0.00 | 0.00 | 0.00 | 0.00 | 0.00 | 0.00 | 0.00 | 0.00 | 0.00 | 0.00 | 0.00 |
| 食管 | C15 | 0.00 | 0.00 | 0.00 | 0.00 | 0.00 | 0.00 | 0.00 | 0.00 | 8.84 | 0.00 | 10.85 | 0.00 | 0.00 | 26.00 | 27.31 | 31.85 | 0.00 | 69.93 | 0.00 | 4.58 |
| 胃 | C16 | 0.00 | 0.00 | 0.00 | 0.00 | 0.00 | 0.00 | 0.00 | 7.65 | 0.00 | 34.45 | 10.85 | 29.06 | 24.73 | 26.00 | 0.00 | 0.00 | 40.98 | 0.00 | 0.00 | 7.63 |
| 小肠 | C17 | 0.00 | 0.00 | 0.00 | 0.00 | 0.00 | 0.00 | 0.00 | 0.00 | 0.00 | 11.48 | 0.00 | 14.53 | 0.00 | 0.00 | 0.00 | 0.00 | 0.00 | 0.00 | 0.00 | 1.53 |
| 结肠 | C18 | 0.00 | 0.00 | 0.00 | 0.00 | 0.00 | 0.00 | 0.00 | 0.00 | 0.00 | 0.00 | 0.00 | 0.00 | 0.00 | 52.01 | 27.31 | 31.85 | 40.98 | 0.00 | 0.00 | 3.81 |
| 直肠和乙状结肠连接处 | C19—20 | 0.00 | 0.00 | 0.00 | 0.00 | 0.00 | 0.00 | 0.00 | 0.00 | 8.84 | 0.00 | 0.00 | 43.59 | 74.20 | 104.02 | 54.62 | 31.85 | 40.98 | 0.00 | 0.00 | 11.44 |
| 肛门 | C21 | 0.00 | 0.00 | 0.00 | 0.00 | 0.00 | 0.00 | 0.00 | 0.00 | 0.00 | 0.00 | 0.00 | 0.00 | 0.00 | 0.00 | 0.00 | 0.00 | 0.00 | 0.00 | 0.00 | 0.00 |
| 肝脏和肝内胆管 | C22 | 0.00 | 0.00 | 0.00 | 0.00 | 0.00 | 0.00 | 0.00 | 0.00 | 0.00 | 0.00 | 21.69 | 29.06 | 49.47 | 78.01 | 0.00 | 63.71 | 0.00 | 0.00 | 0.00 | 8.39 |
| 胆囊 | C23 | 0.00 | 0.00 | 0.00 | 0.00 | 0.00 | 0.00 | 0.00 | 0.00 | 0.00 | 0.00 | 0.00 | 0.00 | 0.00 | 0.00 | 0.00 | 0.00 | 40.98 | 0.00 | 0.00 | 0.76 |
| 肝外胆管 | C24 | 0.00 | 0.00 | 0.00 | 0.00 | 0.00 | 0.00 | 0.00 | 0.00 | 0.00 | 0.00 | 0.00 | 0.00 | 0.00 | 0.00 | 27.31 | 0.00 | 0.00 | 0.00 | 0.00 | 0.76 |
| 胰腺 | C25 | 0.00 | 0.00 | 0.00 | 0.00 | 0.00 | 0.00 | 0.00 | 0.00 | 0.00 | 0.00 | 0.00 | 0.00 | 24.73 | 0.00 | 0.00 | 0.00 | 0.00 | 0.00 | 0.00 | 0.76 |
| 鼻腔、中耳和副鼻窦 | C30—31 | 0.00 | 0.00 | 0.00 | 0.00 | 0.00 | 0.00 | 0.00 | 0.00 | 0.00 | 0.00 | 0.00 | 0.00 | 0.00 | 0.00 | 0.00 | 0.00 | 0.00 | 0.00 | 0.00 | 0.00 |
| 喉 | C32 | 0.00 | 0.00 | 0.00 | 0.00 | 0.00 | 0.00 | 0.00 | 0.00 | 0.00 | 0.00 | 0.00 | 0.00 | 0.00 | 0.00 | 0.00 | 0.00 | 0.00 | 0.00 | 0.00 | 0.00 |
| 气管、支气管和肺 | C33—34 | 0.00 | 0.00 | 0.00 | 0.00 | 0.00 | 0.00 | 0.00 | 0.00 | 8.84 | 11.48 | 10.85 | 14.53 | 98.93 | 52.01 | 54.62 | 63.71 | 245.87 | 209.79 | 0.00 | 17.54 |

（续上表）

| 部位或病种 | ICD—10 | 0～ | 1～ | 5～ | 10～ | 15～ | 20～ | 25～ | 30～ | 35～ | 40～ | 45～ | 50～ | 55～ | 60～ | 65～ | 70～ | 75～ | 80～ | 85＋ | 合计 |
|---|---|---|---|---|---|---|---|---|---|---|---|---|---|---|---|---|---|---|---|---|---|
| 其他呼吸器官 | C37—38 | 0.00 | 0.00 | 0.00 | 0.00 | 0.00 | 0.00 | 0.00 | 0.00 | 0.00 | 0.00 | 0.00 | 0.00 | 24.73 | 0.00 | 0.00 | 0.00 | 0.00 | 0.00 | 0.00 | 0.76 |
| 骨和关节软骨 | C40—41 | 0.00 | 0.00 | 0.00 | 0.00 | 0.00 | 0.00 | 0.00 | 0.00 | 0.00 | 0.00 | 0.00 | 0.00 | 0.00 | 0.00 | 0.00 | 0.00 | 0.00 | 0.00 | 0.00 | 0.00 |
| 皮肤恶性黑色素瘤 | C43 | 0.00 | 0.00 | 0.00 | 0.00 | 0.00 | 0.00 | 0.00 | 0.00 | 0.00 | 0.00 | 0.00 | 0.00 | 0.00 | 0.00 | 0.00 | 0.00 | 0.00 | 0.00 | 0.00 | 0.00 |
| 皮肤其他恶性肿瘤 | C44 | 0.00 | 0.00 | 0.00 | 0.00 | 0.00 | 0.00 | 0.00 | 0.00 | 0.00 | 0.00 | 0.00 | 0.00 | 0.00 | 0.00 | 27.31 | 0.00 | 40.98 | 0.00 | 0.00 | 1.53 |
| 间皮瘤 | C45 | 0.00 | 0.00 | 0.00 | 0.00 | 0.00 | 0.00 | 0.00 | 0.00 | 0.00 | 0.00 | 0.00 | 0.00 | 0.00 | 0.00 | 0.00 | 0.00 | 0.00 | 0.00 | 0.00 | 0.00 |
| kaposi 氏肉瘤 | C46 | 0.00 | 0.00 | 0.00 | 0.00 | 0.00 | 0.00 | 0.00 | 0.00 | 0.00 | 0.00 | 0.00 | 0.00 | 0.00 | 0.00 | 0.00 | 0.00 | 0.00 | 0.00 | 0.00 | 0.00 |
| 结缔组织和其他软组织 | C47、49 | 0.00 | 0.00 | 0.00 | 0.00 | 0.00 | 0.00 | 0.00 | 0.00 | 0.00 | 0.00 | 0.00 | 0.00 | 0.00 | 0.00 | 27.31 | 0.00 | 0.00 | 0.00 | 0.00 | 0.76 |
| 乳房 | C50 | 0.00 | 0.00 | 0.00 | 0.00 | 0.00 | 0.00 | 8.15 | 7.65 | 0.00 | 57.41 | 86.77 | 14.53 | 0.00 | 0.00 | 27.31 | 31.85 | 0.00 | 0.00 | 0.00 | 13.73 |
| 外阴 | C51 | 0.00 | 0.00 | 0.00 | 0.00 | 0.00 | 0.00 | 0.00 | 0.00 | 0.00 | 0.00 | 0.00 | 0.00 | 0.00 | 0.00 | 0.00 | 31.85 | 40.98 | 0.00 | 0.00 | 1.53 |
| 阴道 | C52 | 0.00 | 0.00 | 0.00 | 0.00 | 0.00 | 0.00 | 0.00 | 0.00 | 0.00 | 0.00 | 0.00 | 0.00 | 0.00 | 0.00 | 0.00 | 31.85 | 0.00 | 0.00 | 0.00 | 0.76 |
| 子宫颈 | C53 | 0.00 | 0.00 | 0.00 | 0.00 | 0.00 | 0.00 | 0.00 | 7.65 | 17.67 | 11.48 | 21.69 | 0.00 | 49.47 | 0.00 | 0.00 | 0.00 | 0.00 | 0.00 | 0.00 | 6.10 |
| 子宫体 | C54 | 0.00 | 0.00 | 0.00 | 0.00 | 0.00 | 0.00 | 0.00 | 0.00 | 17.67 | 0.00 | 32.54 | 101.71 | 148.40 | 0.00 | 27.31 | 31.85 | 0.00 | 0.00 | 0.00 | 15.26 |
| 子宫恶性肿瘤、未注明部位 | C55 | 0.00 | 0.00 | 0.00 | 0.00 | 0.00 | 0.00 | 0.00 | 0.00 | 8.84 | 0.00 | 0.00 | 14.53 | 0.00 | 26.00 | 0.00 | 0.00 | 0.00 | 0.00 | 0.00 | 2.29 |
| 卵巢 | C56 | 0.00 | 0.00 | 0.00 | 0.00 | 0.00 | 0.00 | 8.15 | 0.00 | 0.00 | 0.00 | 0.00 | 0.00 | 24.73 | 26.00 | 0.00 | 0.00 | 0.00 | 0.00 | 0.00 | 2.29 |
| 其他和未说明的女性生殖器官恶性肿瘤 | C57 | 0.00 | 0.00 | 0.00 | 0.00 | 0.00 | 0.00 | 0.00 | 0.00 | 0.00 | 0.00 | 0.00 | 0.00 | 0.00 | 0.00 | 0.00 | 0.00 | 0.00 | 0.00 | 0.00 | 0.00 |
| 胎盘 | C58 | 0.00 | 0.00 | 0.00 | 0.00 | 0.00 | 0.00 | 0.00 | 0.00 | 0.00 | 0.00 | 0.00 | 0.00 | 0.00 | 0.00 | 0.00 | 0.00 | 0.00 | 0.00 | 0.00 | 0.00 |
| 阴茎 | C60 | 0.00 | 0.00 | 0.00 | 0.00 | 0.00 | 0.00 | 0.00 | 0.00 | 0.00 | 0.00 | 0.00 | 0.00 | 0.00 | 0.00 | 0.00 | 0.00 | 0.00 | 0.00 | 0.00 | 0.00 |
| 前列腺 | C61 | 0.00 | 0.00 | 0.00 | 0.00 | 0.00 | 0.00 | 0.00 | 0.00 | 0.00 | 0.00 | 0.00 | 0.00 | 0.00 | 0.00 | 0.00 | 0.00 | 0.00 | 0.00 | 0.00 | 0.00 |
| 睾丸 | C62 | 0.00 | 0.00 | 0.00 | 0.00 | 0.00 | 0.00 | 0.00 | 0.00 | 0.00 | 0.00 | 0.00 | 0.00 | 0.00 | 0.00 | 0.00 | 0.00 | 0.00 | 0.00 | 0.00 | 0.00 |
| 其他和未说明的男性生殖器官恶性肿瘤 | C63 | 0.00 | 0.00 | 0.00 | 0.00 | 0.00 | 0.00 | 0.00 | 0.00 | 0.00 | 0.00 | 0.00 | 0.00 | 0.00 | 0.00 | 0.00 | 0.00 | 0.00 | 0.00 | 0.00 | 0.00 |
| 肾脏 | C64 | 0.00 | 0.00 | 0.00 | 0.00 | 0.00 | 0.00 | 0.00 | 0.00 | 0.00 | 0.00 | 0.00 | 0.00 | 0.00 | 0.00 | 0.00 | 0.00 | 0.00 | 0.00 | 0.00 | 0.00 |
| 肾盂、肾盏 | C65 | 0.00 | 0.00 | 0.00 | 0.00 | 0.00 | 0.00 | 0.00 | 0.00 | 0.00 | 0.00 | 0.00 | 0.00 | 0.00 | 0.00 | 0.00 | 0.00 | 0.00 | 0.00 | 0.00 | 0.00 |

（续上表）

| 部位或病种 | ICD—10 | 0～ | 1～ | 5～ | 10～ | 15～ | 20～ | 25～ | 30～ | 35～ | 40～ | 45～ | 50～ | 55～ | 60～ | 65～ | 70～ | 75～ | 80～ | 85+ | 合计 |
|---|---|---|---|---|---|---|---|---|---|---|---|---|---|---|---|---|---|---|---|---|---|
| 输尿管 | C66 | 0.00 | 0.00 | 0.00 | 0.00 | 0.00 | 0.00 | 0.00 | 0.00 | 0.00 | 0.00 | 0.00 | 0.00 | 0.00 | 0.00 | 0.00 | 0.00 | 0.00 | 0.00 | 0.00 | 0.00 |
| 膀胱 | C67 | 0.00 | 0.00 | 0.00 | 0.00 | 0.00 | 0.00 | 0.00 | 0.00 | 0.00 | 0.00 | 0.00 | 0.00 | 0.00 | 0.00 | 0.00 | 31.85 | 0.00 | 0.00 | 0.00 | 0.76 |
| 其他和未说明的泌尿器官 | C68 | 0.00 | 0.00 | 0.00 | 0.00 | 0.00 | 0.00 | 0.00 | 0.00 | 0.00 | 0.00 | 0.00 | 0.00 | 0.00 | 0.00 | 0.00 | 0.00 | 0.00 | 0.00 | 0.00 | 0.00 |
| 眼 | C69 | 0.00 | 0.00 | 0.00 | 0.00 | 0.00 | 0.00 | 0.00 | 0.00 | 0.00 | 0.00 | 0.00 | 0.00 | 0.00 | 0.00 | 0.00 | 0.00 | 0.00 | 0.00 | 0.00 | 0.00 |
| 脑、神经系统 | C70－72、D | 0.00 | 0.00 | 0.00 | 0.00 | 0.00 | 22.10 | 0.00 | 7.65 | 0.00 | 0.00 | 0.00 | 0.00 | 0.00 | 26.00 | 0.00 | 0.00 | 0.00 | 0.00 | 0.00 | 3.05 |
| 甲状腺 | C73 | 0.00 | 0.00 | 0.00 | 0.00 | 0.00 | 11.05 | 0.00 | 0.00 | 0.00 | 11.48 | 0.00 | 0.00 | 49.47 | 0.00 | 0.00 | 0.00 | 0.00 | 0.00 | 0.00 | 3.05 |
| 肾上腺 | C74 | 0.00 | 0.00 | 0.00 | 0.00 | 0.00 | 0.00 | 0.00 | 0.00 | 0.00 | 0.00 | 0.00 | 0.00 | 0.00 | 0.00 | 0.00 | 0.00 | 0.00 | 0.00 | 0.00 | 0.00 |
| 其他内分泌腺 | C75 | 0.00 | 0.00 | 0.00 | 0.00 | 0.00 | 0.00 | 0.00 | 0.00 | 0.00 | 0.00 | 0.00 | 0.00 | 0.00 | 0.00 | 0.00 | 0.00 | 0.00 | 0.00 | 0.00 | 0.00 |
| 霍奇金氏病 | C81 | 0.00 | 0.00 | 0.00 | 0.00 | 0.00 | 0.00 | 0.00 | 0.00 | 0.00 | 0.00 | 0.00 | 0.00 | 0.00 | 0.00 | 0.00 | 0.00 | 0.00 | 0.00 | 0.00 | 0.00 |
| 非霍奇金氏病 | C82—85、C96 | 0.00 | 0.00 | 0.00 | 0.00 | 0.00 | 0.00 | 8.15 | 0.00 | 0.00 | 0.00 | 0.00 | 0.00 | 0.00 | 26.00 | 0.00 | 0.00 | 0.00 | 0.00 | 0.00 | 1.53 |
| 多发性骨髓瘤和恶性浆细胞肿瘤 | C90 | 0.00 | 0.00 | 0.00 | 0.00 | 0.00 | 0.00 | 0.00 | 0.00 | 0.00 | 0.00 | 0.00 | 0.00 | 0.00 | 0.00 | 0.00 | 0.00 | 0.00 | 0.00 | 0.00 | 0.00 |
| 淋巴细胞白血病 | C91 | 0.00 | 0.00 | 9.68 | 8.07 | 0.00 | 0.00 | 8.15 | 7.65 | 0.00 | 0.00 | 0.00 | 0.00 | 0.00 | 0.00 | 0.00 | 0.00 | 0.00 | 0.00 | 0.00 | 3.05 |
| 髓细胞性白血病 | C92 | 0.00 | 0.00 | 0.00 | 0.00 | 10.22 | 0.00 | 0.00 | 7.65 | 0.00 | 0.00 | 21.69 | 0.00 | 0.00 | 0.00 | 0.00 | 0.00 | 0.00 | 0.00 | 0.00 | 3.05 |
| 单核细胞性白血病 | C93 | 0.00 | 0.00 | 0.00 | 0.00 | 0.00 | 0.00 | 0.00 | 0.00 | 0.00 | 0.00 | 0.00 | 0.00 | 0.00 | 0.00 | 0.00 | 0.00 | 0.00 | 0.00 | 0.00 | 0.00 |
| 其他指明的白血病 | C94 | 0.00 | 0.00 | 0.00 | 0.00 | 0.00 | 0.00 | 0.00 | 0.00 | 0.00 | 0.00 | 0.00 | 0.00 | 0.00 | 0.00 | 0.00 | 0.00 | 0.00 | 0.00 | 0.00 | 0.00 |
| 未指明细胞类型的白血病 | C95 | 0.00 | 0.00 | 0.00 | 0.00 | 0.00 | 0.00 | 0.00 | 0.00 | 0.00 | 0.00 | 0.00 | 0.00 | 0.00 | 0.00 | 0.00 | 0.00 | 0.00 | 0.00 | 0.00 | 0.00 |
| 独立的多个部位的（原发性）恶性肿瘤 | C97 | 0.00 | 0.00 | 0.00 | 0.00 | 0.00 | 0.00 | 0.00 | 0.00 | 0.00 | 0.00 | 0.00 | 0.00 | 0.00 | 0.00 | 0.00 | 0.00 | 0.00 | 0.00 | 0.00 | 0.00 |
| 其他及不明部位 | C26、39、48、76—80 | 0.00 | 0.00 | 0.00 | 0.00 | 0.00 | 0.00 | 0.00 | 0.00 | 0.00 | 11.48 | 0.00 | 14.53 | 0.00 | 0.00 | 0.00 | 31.85 | 0.00 | 0.00 | 0.00 | 2.29 |
| 除 C44 合计 | | 0.00 | 0.00 | 9.68 | 8.07 | 10.22 | 33.14 | 40.76 | 53.57 | 97.20 | 160.75 | 227.78 | 319.65 | 593.60 | 468.07 | 300.40 | 414.10 | 450.77 | 279.72 | 0.00 | 127.38 |
| 合计 | | 0.00 | 0.00 | 9.68 | 8.07 | 10.22 | 33.14 | 40.76 | 53.57 | 97.20 | 160.75 | 227.78 | 319.65 | 593.60 | 468.07 | 327.71 | 414.10 | 491.75 | 279.72 | 0.00 | 128.91 |

**表 351　中山市三角镇 2000—2004 年男女合计恶性肿瘤年龄别发病率（1/10^5）**

| 部位或病种 | ICD—10 | 0～ | 1～ | 5～ | 10～ | 15～ | 20～ | 25～ | 30～ | 35～ | 40～ | 45～ | 50～ | 55～ | 60～ | 65～ | 70～ | 75～ | 80～ | 85＋ | 合计 |
|---|---|---|---|---|---|---|---|---|---|---|---|---|---|---|---|---|---|---|---|---|---|
| 唇 | C00 | 0.00 | 0.00 | 0.00 | 0.00 | 0.00 | 0.00 | 0.00 | 0.00 | 0.00 | 0.00 | 0.00 | 0.00 | 0.00 | 0.00 | 0.00 | 0.00 | 0.00 | 0.00 | 0.00 | 0.00 |
| 舌 | C01—02 | 0.00 | 0.00 | 0.00 | 0.00 | 0.00 | 0.00 | 0.00 | 0.00 | 0.00 | 0.00 | 5.28 | 21.38 | 0.00 | 12.58 | 0.00 | 0.00 | 0.00 | 0.00 | 0.00 | 1.87 |
| 口 | C03—06 | 0.00 | 0.00 | 0.00 | 0.00 | 0.00 | 0.00 | 0.00 | 0.00 | 0.00 | 0.00 | 5.28 | 0.00 | 12.16 | 12.58 | 0.00 | 0.00 | 0.00 | 0.00 | 0.00 | 1.12 |
| 唾液腺 | C07—08 | 0.00 | 0.00 | 0.00 | 0.00 | 0.00 | 0.00 | 0.00 | 0.00 | 0.00 | 0.00 | 5.28 | 0.00 | 0.00 | 0.00 | 0.00 | 0.00 | 0.00 | 0.00 | 0.00 | 0.37 |
| 扁桃腺 | C09 | 0.00 | 0.00 | 0.00 | 0.00 | 0.00 | 0.00 | 0.00 | 0.00 | 0.00 | 5.54 | 5.28 | 7.13 | 0.00 | 0.00 | 0.00 | 0.00 | 0.00 | 0.00 | 0.00 | 1.12 |
| 其他口咽部 | C10 | 0.00 | 0.00 | 0.00 | 0.00 | 0.00 | 0.00 | 0.00 | 0.00 | 0.00 | 0.00 | 0.00 | 0.00 | 0.00 | 0.00 | 0.00 | 0.00 | 0.00 | 0.00 | 0.00 | 0.00 |
| 鼻咽部 | C11 | 0.00 | 0.00 | 0.00 | 0.00 | 0.00 | 0.00 | 8.29 | 7.77 | 17.39 | 44.33 | 42.27 | 78.41 | 72.98 | 25.17 | 55.00 | 33.38 | 0.00 | 43.55 | 67.92 | 19.07 |
| 喉咽部 | C12—13 | 0.00 | 0.00 | 0.00 | 0.00 | 0.00 | 0.00 | 0.00 | 0.00 | 0.00 | 0.00 | 0.00 | 7.13 | 0.00 | 0.00 | 13.75 | 0.00 | 0.00 | 0.00 | 0.00 | 0.75 |
| 唇，口腔和咽的其他部位和具体部位不明 | C14 | 0.00 | 0.00 | 0.00 | 0.00 | 0.00 | 0.00 | 0.00 | 0.00 | 0.00 | 0.00 | 0.00 | 0.00 | 0.00 | 0.00 | 0.00 | 0.00 | 0.00 | 0.00 | 0.00 | 0.00 |
| 食管 | C15 | 0.00 | 0.00 | 0.00 | 0.00 | 0.00 | 0.00 | 0.00 | 3.88 | 8.70 | 5.54 | 68.69 | 49.90 | 48.65 | 37.75 | 110.00 | 16.69 | 23.94 | 43.55 | 67.92 | 16.08 |
| 胃 | C16 | 0.00 | 0.00 | 0.00 | 0.00 | 0.00 | 0.00 | 0.00 | 3.88 | 0.00 | 27.71 | 10.57 | 35.64 | 60.82 | 50.33 | 55.00 | 33.38 | 23.94 | 0.00 | 0.00 | 10.85 |
| 小肠 | C17 | 0.00 | 0.00 | 0.00 | 0.00 | 0.00 | 0.00 | 0.00 | 0.00 | 0.00 | 5.54 | 0.00 | 7.13 | 0.00 | 0.00 | 13.75 | 0.00 | 0.00 | 0.00 | 0.00 | 1.12 |
| 结肠 | C18 | 0.00 | 0.00 | 0.00 | 0.00 | 0.00 | 0.00 | 0.00 | 0.00 | 0.00 | 0.00 | 5.28 | 7.13 | 24.33 | 37.75 | 13.75 | 33.38 | 47.88 | 0.00 | 67.92 | 4.86 |
| 直肠和乙状结肠连接处 | C19—20 | 0.00 | 0.00 | 0.00 | 0.00 | 0.00 | 0.00 | 0.00 | 0.00 | 4.35 | 0.00 | 5.28 | 21.38 | 36.49 | 62.92 | 27.50 | 16.69 | 23.94 | 0.00 | 0.00 | 6.36 |
| 肛门 | C21 | 0.00 | 0.00 | 0.00 | 0.00 | 0.00 | 0.00 | 0.00 | 0.00 | 0.00 | 0.00 | 0.00 | 0.00 | 0.00 | 0.00 | 0.00 | 0.00 | 0.00 | 0.00 | 0.00 | 0.00 |
| 肝脏和肝内胆管 | C22 | 0.00 | 0.00 | 4.49 | 0.00 | 0.00 | 0.00 | 0.00 | 3.88 | 0.00 | 16.62 | 36.99 | 57.02 | 133.80 | 100.67 | 27.50 | 33.38 | 47.88 | 0.00 | 0.00 | 16.83 |
| 胆囊 | C23 | 0.00 | 0.00 | 0.00 | 0.00 | 0.00 | 0.00 | 0.00 | 0.00 | 0.00 | 0.00 | 0.00 | 0.00 | 0.00 | 0.00 | 0.00 | 0.00 | 23.94 | 0.00 | 0.00 | 0.37 |
| 肝外胆管 | C24 | 0.00 | 0.00 | 0.00 | 0.00 | 0.00 | 0.00 | 0.00 | 0.00 | 0.00 | 0.00 | 0.00 | 7.13 | 0.00 | 0.00 | 27.50 | 0.00 | 0.00 | 0.00 | 0.00 | 1.12 |
| 胰腺 | C25 | 0.00 | 0.00 | 0.00 | 0.00 | 0.00 | 0.00 | 0.00 | 3.88 | 0.00 | 5.54 | 0.00 | 7.13 | 36.49 | 0.00 | 0.00 | 0.00 | 23.94 | 0.00 | 0.00 | 2.62 |
| 鼻腔、中耳和副鼻窦 | C30—31 | 0.00 | 0.00 | 0.00 | 0.00 | 0.00 | 0.00 | 0.00 | 0.00 | 0.00 | 0.00 | 0.00 | 0.00 | 0.00 | 0.00 | 0.00 | 0.00 | 0.00 | 0.00 | 0.00 | 0.00 |
| 喉 | C32 | 0.00 | 0.00 | 0.00 | 0.00 | 0.00 | 0.00 | 0.00 | 0.00 | 0.00 | 0.00 | 15.85 | 14.26 | 36.49 | 37.75 | 13.75 | 16.69 | 0.00 | 0.00 | 0.00 | 4.86 |
| 气管、支气管和肺 | C33—34 | 0.00 | 0.00 | 0.00 | 0.00 | 0.00 | 0.00 | 0.00 | 0.00 | 13.04 | 5.54 | 47.56 | 42.77 | 158.13 | 100.67 | 110.00 | 133.53 | 239.38 | 304.83 | 0.00 | 27.30 |

（续上表）

| 部位或病种 | ICD—10 | 0～ | 1～ | 5～ | 10～ | 15～ | 20～ | 25～ | 30～ | 35～ | 40～ | 45～ | 50～ | 55～ | 60～ | 65～ | 70～ | 75～ | 80～ | 85＋ | 合计 |
|---|---|---|---|---|---|---|---|---|---|---|---|---|---|---|---|---|---|---|---|---|---|
| 其他呼吸器官 | C37－38 | 0.00 | 0.00 | 0.00 | 0.00 | 0.00 | 0.00 | 0.00 | 0.00 | 0.00 | 0.00 | 5.28 | 0.00 | 12.16 | 12.58 | 0.00 | 0.00 | 0.00 | 0.00 | 0.00 | 1.12 |
| 骨和关节软骨 | C40－41 | 0.00 | 0.00 | 0.00 | 3.82 | 0.00 | 0.00 | 0.00 | 3.88 | 0.00 | 0.00 | 5.28 | 0.00 | 0.00 | 0.00 | 0.00 | 0.00 | 0.00 | 0.00 | 0.00 | 1.12 |
| 皮肤恶性黑色素瘤 | C43 | 0.00 | 0.00 | 0.00 | 0.00 | 0.00 | 0.00 | 0.00 | 0.00 | 0.00 | 0.00 | 0.00 | 7.13 | 0.00 | 0.00 | 0.00 | 0.00 | 0.00 | 0.00 | 0.00 | 0.37 |
| 皮肤其他恶性肿瘤 | C44 | 0.00 | 0.00 | 0.00 | 0.00 | 0.00 | 0.00 | 0.00 | 0.00 | 4.35 | 5.54 | 0.00 | 0.00 | 24.33 | 0.00 | 13.75 | 16.69 | 23.94 | 0.00 | 0.00 | 2.62 |
| 间皮瘤 | C45 | 0.00 | 0.00 | 0.00 | 0.00 | 0.00 | 0.00 | 0.00 | 3.88 | 0.00 | 0.00 | 0.00 | 0.00 | 0.00 | 0.00 | 0.00 | 0.00 | 0.00 | 0.00 | 0.00 | 0.37 |
| kaposi 氏肉瘤 | C46 | 0.00 | 0.00 | 0.00 | 0.00 | 0.00 | 0.00 | 0.00 | 0.00 | 0.00 | 0.00 | 0.00 | 0.00 | 0.00 | 0.00 | 0.00 | 0.00 | 0.00 | 0.00 | 0.00 | 0.00 |
| 结缔组织和其他软组织 | C47、49 | 0.00 | 0.00 | 0.00 | 0.00 | 0.00 | 0.00 | 0.00 | 0.00 | 0.00 | 11.08 | 0.00 | 7.13 | 0.00 | 0.00 | 13.75 | 16.69 | 0.00 | 0.00 | 0.00 | 1.87 |
| 乳房 | C50 | 0.00 | 0.00 | 0.00 | 0.00 | 0.00 | 0.00 | 4.15 | 3.88 | 0.00 | 27.71 | 42.27 | 7.13 | 0.00 | 12.58 | 13.75 | 16.69 | 0.00 | 0.00 | 0.00 | 7.11 |
| 外阴 | C51 | 0.00 | 0.00 | 0.00 | 0.00 | 0.00 | 0.00 | 0.00 | 0.00 | 0.00 | 0.00 | 0.00 | 0.00 | 0.00 | 0.00 | 0.00 | 16.69 | 23.94 | 0.00 | 0.00 | 0.75 |
| 阴道 | C52 | 0.00 | 0.00 | 0.00 | 0.00 | 0.00 | 0.00 | 0.00 | 0.00 | 0.00 | 0.00 | 0.00 | 0.00 | 0.00 | 0.00 | 0.00 | 16.69 | 0.00 | 0.00 | 0.00 | 0.37 |
| 子宫颈 | C53 | 0.00 | 0.00 | 0.00 | 0.00 | 0.00 | 0.00 | 0.00 | 3.88 | 8.70 | 5.54 | 10.57 | 0.00 | 24.33 | 0.00 | 0.00 | 0.00 | 0.00 | 0.00 | 0.00 | 2.99 |
| 子宫体 | C54 | 0.00 | 0.00 | 0.00 | 0.00 | 0.00 | 0.00 | 0.00 | 0.00 | 8.70 | 0.00 | 15.85 | 49.90 | 72.98 | 0.00 | 13.75 | 16.69 | 0.00 | 0.00 | 0.00 | 7.48 |
| 子宫恶性肿瘤、未注明部位 | C55 | 0.00 | 0.00 | 0.00 | 0.00 | 0.00 | 0.00 | 0.00 | 0.00 | 4.35 | 0.00 | 0.00 | 7.13 | 0.00 | 12.58 | 0.00 | 0.00 | 0.00 | 0.00 | 0.00 | 1.12 |
| 卵巢 | C56 | 0.00 | 0.00 | 0.00 | 0.00 | 0.00 | 0.00 | 4.15 | 0.00 | 0.00 | 0.00 | 0.00 | 0.00 | 12.16 | 12.58 | 0.00 | 0.00 | 0.00 | 0.00 | 0.00 | 1.12 |
| 其他和未说明的女性生殖器官恶性肿瘤 | C57 | 0.00 | 0.00 | 0.00 | 0.00 | 0.00 | 0.00 | 0.00 | 0.00 | 0.00 | 0.00 | 0.00 | 0.00 | 0.00 | 0.00 | 0.00 | 0.00 | 0.00 | 0.00 | 0.00 | 0.00 |
| 胎盘 | C58 | 0.00 | 0.00 | 0.00 | 0.00 | 0.00 | 0.00 | 0.00 | 0.00 | 0.00 | 0.00 | 0.00 | 0.00 | 0.00 | 0.00 | 0.00 | 0.00 | 0.00 | 0.00 | 0.00 | 0.00 |
| 阴茎 | C60 | 0.00 | 0.00 | 0.00 | 0.00 | 0.00 | 0.00 | 0.00 | 0.00 | 0.00 | 0.00 | 0.00 | 0.00 | 0.00 | 12.58 | 0.00 | 0.00 | 0.00 | 0.00 | 0.00 | 0.37 |
| 前列腺 | C61 | 0.00 | 0.00 | 0.00 | 0.00 | 0.00 | 0.00 | 0.00 | 0.00 | 0.00 | 0.00 | 0.00 | 0.00 | 0.00 | 0.00 | 13.75 | 0.00 | 47.88 | 0.00 | 0.00 | 1.12 |
| 睾丸 | C62 | 0.00 | 0.00 | 0.00 | 0.00 | 0.00 | 0.00 | 4.15 | 0.00 | 0.00 | 0.00 | 0.00 | 0.00 | 0.00 | 0.00 | 0.00 | 0.00 | 0.00 | 0.00 | 0.00 | 0.37 |
| 其他和未说明的男性生殖器官恶性肿瘤 | C63 | 0.00 | 0.00 | 0.00 | 0.00 | 0.00 | 0.00 | 0.00 | 0.00 | 0.00 | 0.00 | 0.00 | 0.00 | 0.00 | 0.00 | 0.00 | 0.00 | 0.00 | 0.00 | 0.00 | 0.00 |
| 肾脏 | C64 | 0.00 | 0.00 | 0.00 | 0.00 | 0.00 | 0.00 | 0.00 | 0.00 | 0.00 | 11.08 | 0.00 | 0.00 | 0.00 | 0.00 | 0.00 | 0.00 | 23.94 | 43.55 | 0.00 | 1.50 |
| 肾盂、肾盏 | C65 | 0.00 | 0.00 | 0.00 | 0.00 | 0.00 | 0.00 | 0.00 | 0.00 | 0.00 | 0.00 | 5.28 | 0.00 | 0.00 | 0.00 | 0.00 | 0.00 | 0.00 | 0.00 | 0.00 | 0.37 |

（续上表）

| 部位或病种 | ICD—10 | 0～ | 1～ | 5～ | 10～ | 15～ | 20～ | 25～ | 30～ | 35～ | 40～ | 45～ | 50～ | 55～ | 60～ | 65～ | 70～ | 75～ | 80～ | 85＋ | 合计 |
|---|---|---|---|---|---|---|---|---|---|---|---|---|---|---|---|---|---|---|---|---|---|
| 输尿管 | C66 | 0.00 | 0.00 | 0.00 | 0.00 | 0.00 | 0.00 | 0.00 | 0.00 | 0.00 | 0.00 | 0.00 | 0.00 | 0.00 | 0.00 | 0.00 | 0.00 | 0.00 | 0.00 | 0.00 | 0.00 |
| 膀胱 | C67 | 0.00 | 0.00 | 0.00 | 0.00 | 0.00 | 0.00 | 0.00 | 0.00 | 0.00 | 0.00 | 5.28 | 0.00 | 0.00 | 0.00 | 27.50 | 50.07 | 0.00 | 0.00 | 0.00 | 2.24 |
| 其他和未说明的泌尿器官 | C68 | 0.00 | 0.00 | 0.00 | 0.00 | 0.00 | 0.00 | 0.00 | 0.00 | 0.00 | 0.00 | 0.00 | 0.00 | 0.00 | 0.00 | 0.00 | 0.00 | 0.00 | 0.00 | 0.00 | 0.00 |
| 眼 | C69 | 0.00 | 0.00 | 0.00 | 0.00 | 0.00 | 0.00 | 0.00 | 0.00 | 0.00 | 0.00 | 0.00 | 7.13 | 0.00 | 0.00 | 0.00 | 0.00 | 0.00 | 0.00 | 0.00 | 0.37 |
| 脑、神经系统 | C70－72、D | 29.95 | 0.00 | 0.00 | 0.00 | 0.00 | 10.94 | 0.00 | 11.65 | 0.00 | 0.00 | 0.00 | 0.00 | 12.16 | 12.58 | 0.00 | 0.00 | 0.00 | 0.00 | 0.00 | 2.99 |
| 甲状腺 | C73 | 0.00 | 0.00 | 0.00 | 0.00 | 0.00 | 5.47 | 0.00 | 0.00 | 0.00 | 5.54 | 0.00 | 0.00 | 24.33 | 0.00 | 0.00 | 0.00 | 0.00 | 0.00 | 0.00 | 1.50 |
| 肾上腺 | C74 | 0.00 | 0.00 | 0.00 | 0.00 | 0.00 | 0.00 | 0.00 | 0.00 | 0.00 | 0.00 | 0.00 | 0.00 | 0.00 | 0.00 | 0.00 | 0.00 | 0.00 | 0.00 | 0.00 | 0.00 |
| 其他内分泌腺 | C75 | 0.00 | 0.00 | 0.00 | 0.00 | 0.00 | 0.00 | 0.00 | 0.00 | 0.00 | 0.00 | 0.00 | 0.00 | 0.00 | 0.00 | 0.00 | 0.00 | 0.00 | 0.00 | 0.00 | 0.00 |
| 霍奇金氏病 | C81 | 0.00 | 0.00 | 0.00 | 0.00 | 0.00 | 0.00 | 4.15 | 0.00 | 0.00 | 0.00 | 0.00 | 0.00 | 0.00 | 0.00 | 0.00 | 0.00 | 0.00 | 0.00 | 0.00 | 0.37 |
| 非霍奇金氏病 | C82—85、C96 | 0.00 | 0.00 | 0.00 | 0.00 | 4.87 | 5.47 | 4.15 | 3.88 | 0.00 | 5.54 | 0.00 | 0.00 | 0.00 | 12.58 | 0.00 | 0.00 | 0.00 | 0.00 | 0.00 | 2.24 |
| 多发性骨髓瘤和恶性浆细胞肿瘤 | C90 | 0.00 | 0.00 | 0.00 | 0.00 | 0.00 | 0.00 | 0.00 | 0.00 | 0.00 | 0.00 | 0.00 | 7.13 | 0.00 | 0.00 | 0.00 | 16.69 | 0.00 | 0.00 | 0.00 | 0.75 |
| 淋巴细胞白血病 | C91 | 0.00 | 0.00 | 4.49 | 7.63 | 4.87 | 0.00 | 4.15 | 3.88 | 0.00 | 0.00 | 0.00 | 0.00 | 0.00 | 0.00 | 0.00 | 0.00 | 0.00 | 0.00 | 0.00 | 2.24 |
| 髓细胞性白血病 | C92 | 0.00 | 0.00 | 0.00 | 0.00 | 4.87 | 0.00 | 0.00 | 3.88 | 0.00 | 0.00 | 15.85 | 0.00 | 0.00 | 12.58 | 0.00 | 0.00 | 0.00 | 0.00 | 0.00 | 2.24 |
| 单核细胞性白血病 | C93 | 0.00 | 0.00 | 0.00 | 0.00 | 0.00 | 0.00 | 0.00 | 0.00 | 0.00 | 0.00 | 0.00 | 0.00 | 0.00 | 0.00 | 0.00 | 0.00 | 0.00 | 0.00 | 0.00 | 0.00 |
| 其他指明的白血病 | C94 | 0.00 | 0.00 | 0.00 | 0.00 | 0.00 | 0.00 | 0.00 | 0.00 | 0.00 | 0.00 | 0.00 | 0.00 | 0.00 | 0.00 | 0.00 | 0.00 | 0.00 | 0.00 | 0.00 | 0.00 |
| 未指明细胞类型的白血病 | C95 | 0.00 | 0.00 | 0.00 | 0.00 | 0.00 | 0.00 | 0.00 | 0.00 | 0.00 | 0.00 | 0.00 | 0.00 | 0.00 | 0.00 | 0.00 | 0.00 | 0.00 | 0.00 | 0.00 | 0.00 |
| 独立的多个部位的（原发性）恶性肿瘤 | C97 | 0.00 | 0.00 | 0.00 | 0.00 | 0.00 | 0.00 | 0.00 | 0.00 | 0.00 | 0.00 | 0.00 | 0.00 | 0.00 | 0.00 | 0.00 | 0.00 | 0.00 | 0.00 | 0.00 | 0.00 |
| 其他及不明部位 | C26、39、48,76—80 | 0.00 | 0.00 | 0.00 | 0.00 | 0.00 | 0.00 | 0.00 | 0.00 | 0.00 | 11.08 | 5.28 | 7.13 | 24.33 | 25.17 | 0.00 | 16.69 | 47.88 | 0.00 | 0.00 | 4.11 |
| 除 C44 合计 | | 29.95 | 0.00 | 8.98 | 11.45 | 14.60 | 21.87 | 33.18 | 62.13 | 65.22 | 193.96 | 364.59 | 463.32 | 802.80 | 604.02 | 550.02 | 484.05 | 598.45 | 435.47 | 203.75 | 165.30 |
| 合计 | | 29.95 | 0.00 | 8.98 | 11.45 | 14.60 | 21.87 | 33.18 | 62.13 | 69.57 | 199.50 | 364.59 | 463.32 | 827.13 | 604.02 | 563.77 | 500.74 | 622.39 | 435.47 | 203.75 | 167.92 |

## 6. 发病顺位

2000—2004 年中山市三角镇男性发病前 10 位恶性肿瘤依次是气管/支气管和肺、鼻咽、食管、肝脏和肝内胆管、胃、喉、结肠、胰腺、皮肤其他恶性肿瘤和舌恶性肿瘤，其发病数占同期三角镇男性恶性肿瘤发病总数的 76.79%（表 352，图 203）。

**表 352　中山市三角镇 2000—2004 年男性前 10 位恶性肿瘤发病概况（N，1/10$^5$，%）**

| 位次 | 部位或病种 | ICD—10 | 例数 | 粗率 | 中标率 | 世标率 | 构成比 |
|---|---|---|---|---|---|---|---|
| 1 | 气管、支气管和肺 | C33－34 | 50 | 36.69 | 29.21 | 37.81 | 17.86 |
| 2 | 鼻咽 | C11 | 38 | 27.88 | 21.58 | 27.49 | 13.57 |
| 3 | 食管 | C15 | 37 | 27.15 | 20.83 | 27.29 | 13.21 |
| 4 | 肝脏和肝内胆管 | C22 | 34 | 24.95 | 21.67 | 26.84 | 12.14 |
| 5 | 胃 | C16 | 19 | 13.94 | 11.82 | 15.49 | 6.79 |
| 6 | 喉 | C32 | 13 | 9.54 | 8.11 | 10.59 | 4.64 |
| 7 | 结肠 | C18 | 8 | 5.87 | 4.62 | 6.65 | 2.86 |
| 8 | 胰腺 | C25 | 6 | 4.40 | 3.78 | 4.31 | 2.14 |
| 9 | 皮肤其他恶性肿瘤 | C44 | 5 | 3.67 | 3.10 | 3.77 | 1.79 |
| 10 | 舌 | C01－02 | 5 | 3.67 | 2.86 | 3.69 | 1.79 |
| 合计 | | | 215 | | | | 76.79 |

注：中标率即中国标化发病率，世标率即世界标化发病率。

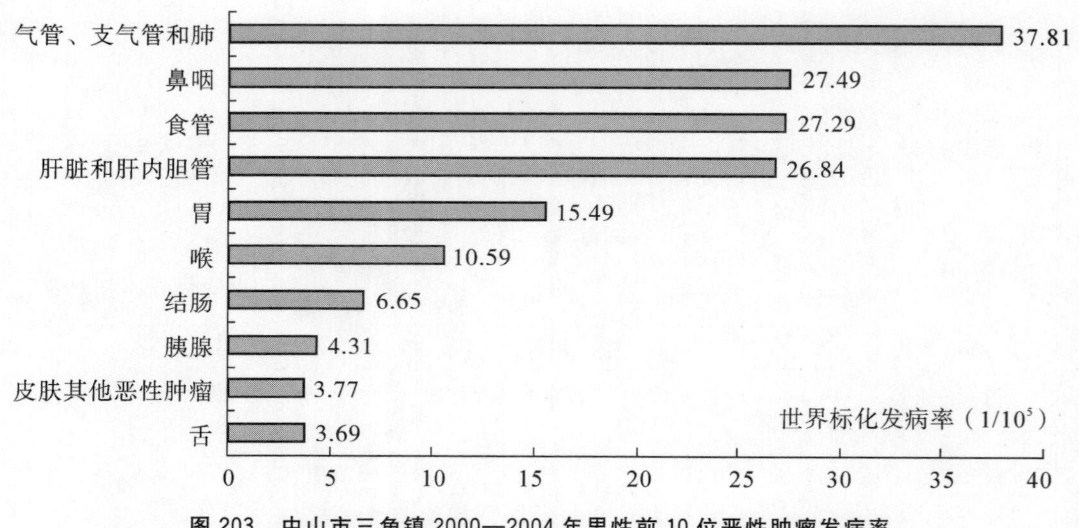


**图 203　中山市三角镇 2000—2004 年男性前 10 位恶性肿瘤发病率**

女性发病前 10 位恶性肿瘤依次是子宫体、气管/支气管和肺、直肠和乙状结肠连接处、乳房、肝脏和肝内胆管、鼻咽、胃、子宫颈、食管和结肠恶性肿瘤，其发病数占同期三角镇女性恶性肿瘤发病总数的 76.33%（表 353，图 204）。

**表 353　中山市三角镇 2000—2004 年女性前 10 位恶性肿瘤发病概况（N，$1/10^5$，%）**

| 位次 | 部位或病种 | ICD—10 | 例数 | 粗率 | 中标率 | 世标率 | 构成比 |
|---|---|---|---|---|---|---|---|
| 1 | 子宫体 | C54 | 20 | 15.26 | 12.68 | 15.49 | 11.83 |
| 2 | 气管、支气管和肺 | C33—34 | 23 | 17.54 | 11.86 | 15.05 | 13.61 |
| 3 | 直肠和乙状结肠连接处 | C19—20 | 15 | 11.44 | 9.56 | 12.52 | 8.88 |
| 4 | 乳房 | C50 | 18 | 13.73 | 9.80 | 11.95 | 10.65 |
| 5 | 肝脏和肝内胆管 | C22 | 11 | 8.39 | 6.92 | 9.13 | 6.51 |
| 6 | 鼻咽 | C11 | 13 | 9.92 | 7.70 | 9.07 | 7.69 |
| 7 | 胃 | C16 | 10 | 7.63 | 5.81 | 7.07 | 5.92 |
| 8 | 子宫颈 | C53 | 8 | 6.10 | 4.76 | 5.49 | 4.73 |
| 9 | 食管 | C15 | 6 | 4.58 | 2.99 | 4.03 | 3.55 |
| 10 | 结肠 | C18 | 5 | 3.81 | 2.81 | 3.95 | 2.96 |
| 合计 | | | 129 | | | | 76.33 |

注：中标率即中国标化发病率，世标率即世界标化发病率。

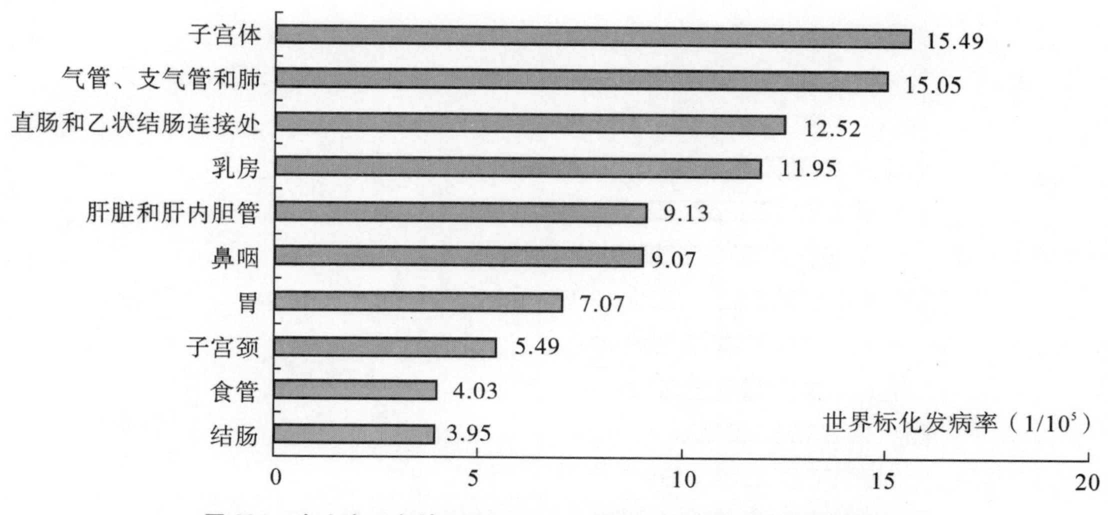


**图 204　中山市三角镇 2000—2004 年女性前 10 位恶性肿瘤发病率**

男女合计发病前 10 位恶性肿瘤依次是气管/支气管和肺、肝脏和肝内胆管、鼻咽、食管、胃、子宫体、直肠和乙状结肠连接处、乳房、喉、结肠恶性肿瘤，其发病数占同期三角镇男女合计恶性肿瘤发病总数的 71.95%（表 354，图 205），其中鼻咽癌发病分别占同期三角镇男、女和合计恶性肿瘤发病顺位的第 2、6 位和第 3 位（表 352、表 353、表 354，图 203、图 204、图 205）。

表 354　中山市三角镇 2000—2004 年男女合计前 10 位恶性肿瘤发病概况（N，1/10$^5$，%）

| 位次 | 部位或病种 | ICD—10 | 例数 | 粗率 | 中标率 | 世标率 | 构成比 |
|---|---|---|---|---|---|---|---|
| 1 | 气管、支气管和肺 | C33－34 | 73 | 27.30 | 20.48 | 26.35 | 16.26 |
| 2 | 肝脏和肝内胆管 | C22 | 45 | 16.83 | 14.39 | 18.10 | 10.02 |
| 3 | 鼻咽 | C11 | 51 | 19.07 | 14.63 | 18.09 | 11.36 |
| 4 | 食管 | C15 | 43 | 16.08 | 11.99 | 15.59 | 9.58 |
| 5 | 胃 | C16 | 29 | 10.85 | 8.85 | 11.31 | 6.46 |
| 6 | 子宫体 | C54 | 20 | 7.48 | 6.25 | 7.63 | 4.45 |
| 7 | 直肠和乙状结肠连接处 | C19－20 | 17 | 6.36 | 5.33 | 7.02 | 3.79 |
| 8 | 乳房 | C50 | 19 | 7.11 | 5.16 | 6.37 | 4.23 |
| 9 | 喉 | C32 | 13 | 4.86 | 4.12 | 5.38 | 2.90 |
| 10 | 结肠 | C18 | 13 | 4.86 | 3.65 | 5.06 | 2.90 |
| 合计 | | | 323 | | | | 71.95 |

注：中标率即中国标化发病率，世标率即世界标化发病率。

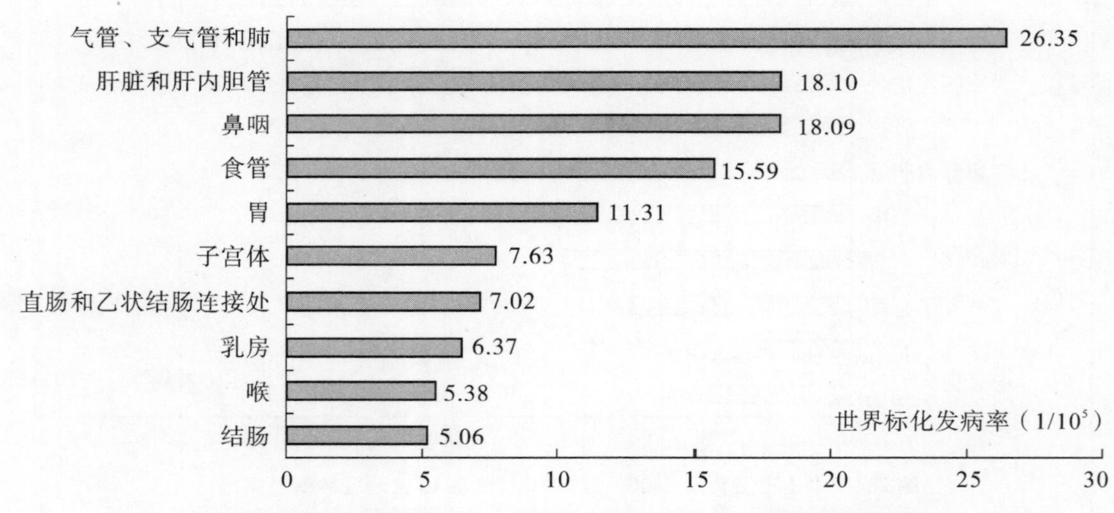


图 205　中山市三角镇 2000—2004 年男女合计前 10 位恶性肿瘤发病率

表 355　中山市三角镇 2000—2004 年男性主要恶性肿瘤发病指标（N，1/10^5，%）

| 部位或病种 | ICD—10 | 粗率 | 0～ | 15～ | 45～ | 55～ | 65+ | 中标率 | 世标率 | 35～64 岁截缩率 | 0～64 岁累积率 | 0～74 岁累积率 | 例数 | 构成比 |
|---|---|---|---|---|---|---|---|---|---|---|---|---|---|---|
| 唇 | C00 | 0.00 | 0.00 | 0.00 | 0.00 | 0.00 | 0.00 | 0.00 | 0.00 | 0.00 | 0.00 | 0.00 | 0 | 0.00 |
| 舌 | C01—02 | 3.67 | 0.00 | 0.00 | 23.73 | 12.08 | 0.00 | 2.86 | 3.69 | 11.39 | 0.38 | 0.38 | 5 | 1.79 |
| 口 | C03—06 | 2.20 | 0.00 | 0.00 | 5.93 | 24.15 | 0.00 | 1.96 | 2.55 | 7.80 | 0.29 | 0.29 | 3 | 1.07 |
| 唾液腺 | C07—08 | 0.73 | 0.00 | 0.00 | 5.93 | 0.00 | 0.00 | 0.49 | 0.62 | 1.94 | 0.05 | 0.05 | 1 | 0.36 |
| 扁桃腺 | C09 | 2.20 | 0.00 | 1.53 | 11.87 | 0.00 | 0.00 | 1.57 | 1.96 | 6.26 | 0.17 | 0.17 | 3 | 1.07 |
| 其他口咽部 | C10 | 0.00 | 0.00 | 0.00 | 0.00 | 0.00 | 0.00 | 0.00 | 0.00 | 0.00 | 0.00 | 0.00 | 0 | 0.00 |
| 鼻咽部 | C11 | 27.88 | 0.00 | 15.26 | 89.00 | 72.46 | 73.99 | 21.58 | 27.49 | 66.66 | 2.14 | 2.91 | 38 | 13.57 |
| 喉咽部 | C12—13 | 1.47 | 0.00 | 0.00 | 5.93 | 0.00 | 10.57 | 1.16 | 1.53 | 2.27 | 0.07 | 0.21 | 2 | 0.71 |
| 唇，口腔和咽的其他部位和具体部位不明 | C14 | 0.00 | 0.00 | 0.00 | 0.00 | 0.00 | 0.00 | 0.00 | 0.00 | 0.00 | 0.00 | 0.00 | 0 | 0.00 |
| 食管 | C15 | 27.15 | 0.00 | 4.58 | 112.73 | 72.46 | 95.13 | 20.83 | 27.29 | 61.17 | 1.97 | 2.94 | 37 | 13.21 |
| 胃 | C16 | 13.94 | 0.00 | 3.05 | 23.73 | 84.53 | 63.42 | 11.82 | 15.49 | 33.67 | 1.21 | 2.12 | 19 | 6.79 |
| 小肠 | C17 | 0.73 | 0.00 | 0.00 | 0.00 | 0.00 | 10.57 | 0.59 | 0.83 | 0.00 | 0.00 | 0.14 | 1 | 0.36 |
| 结肠 | C18 | 5.87 | 0.00 | 0.00 | 11.87 | 36.23 | 31.71 | 4.62 | 6.65 | 13.29 | 0.48 | 0.66 | 8 | 2.86 |
| 直肠和乙状结肠连接处 | C19—20 | 1.47 | 0.00 | 0.00 | 5.93 | 12.08 | 0.00 | 1.15 | 1.59 | 4.58 | 0.17 | 0.17 | 2 | 0.71 |
| 肛门 | C21 | 0.00 | 0.00 | 0.00 | 0.00 | 0.00 | 0.00 | 0.00 | 0.00 | 0.00 | 0.00 | 0.00 | 0 | 0.00 |
| 肝脏和肝内胆管 | C22 | 24.95 | 2.76 | 6.10 | 65.26 | 169.07 | 42.28 | 21.67 | 26.84 | 71.67 | 2.61 | 2.88 | 34 | 12.14 |
| 胆囊 | C23 | 0.00 | 0.00 | 0.00 | 0.00 | 0.00 | 0.00 | 0.00 | 0.00 | 0.00 | 0.00 | 0.00 | 0 | 0.00 |
| 肝外胆管 | C24 | 1.47 | 0.00 | 0.00 | 5.93 | 0.00 | 10.57 | 1.16 | 1.53 | 2.27 | 0.07 | 0.21 | 2 | 0.71 |
| 胰腺 | C25 | 4.40 | 0.00 | 3.05 | 5.93 | 24.15 | 10.57 | 3.78 | 4.31 | 10.76 | 0.40 | 0.40 | 6 | 2.14 |
| 鼻腔、中耳和副鼻窦 | C30—31 | 0.00 | 0.00 | 0.00 | 0.00 | 0.00 | 0.00 | 0.00 | 0.00 | 0.00 | 0.00 | 0.00 | 0 | 0.00 |
| 喉 | C32 | 9.54 | 0.00 | 0.00 | 29.67 | 72.46 | 21.14 | 8.11 | 10.59 | 27.95 | 1.02 | 1.33 | 13 | 4.64 |
| 气管、支气管和肺 | C33—34 | 36.69 | 0.00 | 3.05 | 77.13 | 181.14 | 211.41 | 29.21 | 37.81 | 75.38 | 2.66 | 4.54 | 50 | 17.86 |

（续上表）

| 部位或病种 | ICD—10 | 粗率 | 0～ | 15～ | 45～ | 55～ | 65＋ | 中标率 | 世标率 | 35～64岁截缩率 | 0～64岁累积率 | 0～74岁累积率 | 例数 | 构成比 |
|---|---|---|---|---|---|---|---|---|---|---|---|---|---|---|
| 其他呼吸器官 | C37—38 | 1.47 | 0.00 | 0.00 | 5.93 | 12.08 | 0.00 | 1.15 | 1.59 | 4.58 | 0.17 | 0.17 | 2 | 0.71 |
| 骨和关节软骨 | C40—41 | 2.20 | 2.76 | 1.53 | 5.93 | 0.00 | 0.00 | 2.01 | 1.74 | 1.94 | 0.13 | 0.13 | 3 | 1.07 |
| 皮肤恶性黑色素瘤 | C43 | 0.73 | 0.00 | 0.00 | 5.93 | 0.00 | 0.00 | 0.57 | 0.70 | 2.27 | 0.07 | 0.07 | 1 | 0.36 |
| 皮肤其他恶性肿瘤 | C44 | 3.67 | 0.00 | 3.05 | 0.00 | 24.15 | 10.57 | 3.10 | 3.77 | 10.34 | 0.34 | 0.51 | 5 | 1.79 |
| 间皮瘤 | C45 | 0.73 | 0.00 | 1.53 | 0.00 | 0.00 | 0.00 | 0.57 | 0.47 | 0.00 | 0.04 | 0.04 | 1 | 0.36 |
| kaposi氏肉瘤 | C46 | 0.00 | 0.00 | 0.00 | 0.00 | 0.00 | 0.00 | 0.00 | 0.00 | 0.00 | 0.00 | 0.00 | 0 | 0.00 |
| 结缔组织和其他软组织 | C47、49 | 2.93 | 0.00 | 3.05 | 5.93 | 0.00 | 10.57 | 2.10 | 2.69 | 6.38 | 0.18 | 0.35 | 4 | 1.43 |
| 乳房 | C50 | 0.73 | 0.00 | 0.00 | 0.00 | 12.08 | 0.00 | 0.67 | 0.97 | 2.65 | 0.12 | 0.12 | 1 | 0.36 |
| 外阴 | C51 | 0.00 | 0.00 | 0.00 | 0.00 | 0.00 | 0.00 | 0.00 | 0.00 | 0.00 | 0.00 | 0.00 | 0 | 0.00 |
| 阴道 | C52 | 0.00 | 0.00 | 0.00 | 0.00 | 0.00 | 0.00 | 0.00 | 0.00 | 0.00 | 0.00 | 0.00 | 0 | 0.00 |
| 子宫颈 | C53 | 0.00 | 0.00 | 0.00 | 0.00 | 0.00 | 0.00 | 0.00 | 0.00 | 0.00 | 0.00 | 0.00 | 0 | 0.00 |
| 子宫体 | C54 | 0.00 | 0.00 | 0.00 | 0.00 | 0.00 | 0.00 | 0.00 | 0.00 | 0.00 | 0.00 | 0.00 | 0 | 0.00 |
| 子宫恶性肿瘤、未注明部位 | C55 | 0.00 | 0.00 | 0.00 | 0.00 | 0.00 | 0.00 | 0.00 | 0.00 | 0.00 | 0.00 | 0.00 | 0 | 0.00 |
| 卵巢 | C56 | 0.00 | 0.00 | 0.00 | 0.00 | 0.00 | 0.00 | 0.00 | 0.00 | 0.00 | 0.00 | 0.00 | 0 | 0.00 |
| 其他和未说明的女性生殖器官恶性肿瘤 | C57 | 0.00 | 0.00 | 0.00 | 0.00 | 0.00 | 0.00 | 0.00 | 0.00 | 0.00 | 0.00 | 0.00 | 0 | 0.00 |
| 胎盘 | C58 | 0.00 | 0.00 | 0.00 | 0.00 | 0.00 | 0.00 | 0.00 | 0.00 | 0.00 | 0.00 | 0.00 | 0 | 0.00 |
| 阴茎 | C60 | 0.73 | 0.00 | 0.00 | 0.00 | 12.08 | 0.00 | 0.67 | 0.97 | 2.65 | 0.12 | 0.12 | 1 | 0.36 |
| 前列腺 | C61 | 2.20 | 0.00 | 0.00 | 0.00 | 0.00 | 31.71 | 1.59 | 1.99 | 0.00 | 0.00 | 0.14 | 3 | 1.07 |
| 睾丸 | C62 | 0.73 | 0.00 | 1.53 | 0.00 | 0.00 | 0.00 | 0.78 | 0.68 | 0.00 | 0.04 | 0.04 | 1 | 0.36 |
| 其他和未说明的男性生殖器官恶性肿瘤 | C63 | 0.00 | 0.00 | 0.00 | 0.00 | 0.00 | 0.00 | 0.00 | 0.00 | 0.00 | 0.00 | 0.00 | 0 | 0.00 |
| 肾脏 | C64 | 2.93 | 0.00 | 3.05 | 0.00 | 0.00 | 21.14 | 1.96 | 2.45 | 4.11 | 0.11 | 0.11 | 4 | 1.43 |
| 肾盂、肾盏 | C65 | 0.73 | 0.00 | 0.00 | 5.93 | 0.00 | 0.00 | 0.49 | 0.62 | 1.94 | 0.05 | 0.05 | 1 | 0.36 |

（续上表）

| 部位或病种 | ICD—10 | 粗率 | 0～ | 15～ | 45～ | 55～ | 65＋ | 中标率 | 世标率 | 35～64岁截缩率 | 0～64岁累积率 | 0～74岁累积率 | 例数 | 构成比 |
|---|---|---|---|---|---|---|---|---|---|---|---|---|---|---|
| 输尿管 | C66 | 0.00 | 0.00 | 0.00 | 0.00 | 0.00 | 0.00 | 0.00 | 0.00 | 0.00 | 0.00 | 0.00 | 0 | 0.00 |
| 膀胱 | C67 | 3.67 | 0.00 | 0.00 | 5.93 | 0.00 | 42.28 | 2.67 | 3.69 | 1.94 | 0.05 | 0.68 | 5 | 1.79 |
| 其他和未说明的泌尿器官 | C68 | 0.00 | 0.00 | 0.00 | 0.00 | 0.00 | 0.00 | 0.00 | 0.00 | 0.00 | 0.00 | 0.00 | 0 | 0.00 |
| 眼 | C69 | 0.73 | 0.00 | 0.00 | 5.93 | 0.00 | 0.00 | 0.57 | 0.70 | 2.27 | 0.07 | 0.07 | 1 | 0.36 |
| 脑、神经系统 | C70—72、D | 2.93 | 2.76 | 3.05 | 0.00 | 12.08 | 0.00 | 3.07 | 3.20 | 3.22 | 0.25 | 0.25 | 4 | 1.43 |
| 甲状腺 | C73 | 0.00 | 0.00 | 0.00 | 0.00 | 0.00 | 0.00 | 0.00 | 0.00 | 0.00 | 0.00 | 0.00 | 0 | 0.00 |
| 肾上腺 | C74 | 0.00 | 0.00 | 0.00 | 0.00 | 0.00 | 0.00 | 0.00 | 0.00 | 0.00 | 0.00 | 0.00 | 0 | 0.00 |
| 其他内分泌腺 | C75 | 0.00 | 0.00 | 0.00 | 0.00 | 0.00 | 0.00 | 0.00 | 0.00 | 0.00 | 0.00 | 0.00 | 0 | 0.00 |
| 霍奇金氏病 | C81 | 0.73 | 0.00 | 1.53 | 0.00 | 0.00 | 0.00 | 0.78 | 0.68 | 0.00 | 0.04 | 0.04 | 1 | 0.36 |
| 非霍奇金氏病 | C82—85、C96 | 2.93 | 0.00 | 6.10 | 0.00 | 0.00 | 0.00 | 3.05 | 2.82 | 2.05 | 0.19 | 0.19 | 4 | 1.43 |
| 多发性骨髓瘤和恶性浆细胞肿瘤 | C90 | 1.47 | 0.00 | 0.00 | 5.93 | 0.00 | 10.57 | 1.07 | 1.40 | 2.27 | 0.07 | 0.25 | 2 | 0.71 |
| 淋巴细胞白血病 | C91 | 1.47 | 2.76 | 1.53 | 0.00 | 0.00 | 0.00 | 2.11 | 1.49 | 0.00 | 0.08 | 0.08 | 2 | 0.71 |
| 髓细胞性白血病 | C92 | 1.47 | 0.00 | 0.00 | 5.93 | 12.08 | 0.00 | 1.15 | 1.59 | 4.58 | 0.17 | 0.17 | 2 | 0.71 |
| 单核细胞性白血病 | C93 | 0.00 | 0.00 | 0.00 | 0.00 | 0.00 | 0.00 | 0.00 | 0.00 | 0.00 | 0.00 | 0.00 | 0 | 0.00 |
| 其他指明的白血病 | C94 | 0.00 | 0.00 | 0.00 | 0.00 | 0.00 | 0.00 | 0.00 | 0.00 | 0.00 | 0.00 | 0.00 | 0 | 0.00 |
| 未指明细胞类型的白血病 | C95 | 0.00 | 0.00 | 0.00 | 0.00 | 0.00 | 0.00 | 0.00 | 0.00 | 0.00 | 0.00 | 0.00 | 0 | 0.00 |
| 独立的多个部位的（原发性）恶性肿瘤 | C97 | 0.00 | 0.00 | 0.00 | 0.00 | 0.00 | 0.00 | 0.00 | 0.00 | 0.00 | 0.00 | 0.00 | 0 | 0.00 |
| 其他及不明部位 | C26、39、48、76—80 | 5.87 | 0.00 | 1.53 | 5.93 | 48.30 | 21.14 | 4.95 | 6.29 | 15.73 | 0.59 | 0.59 | 8 | 2.86 |
| 除 C44 合计 | | 201.77 | 11.06 | 61.05 | 539.91 | 869.48 | 718.79 | 164.52 | 207.50 | 455.62 | 16.26 | 23.09 | 275 | 98.21 |
| 合计 | | 205.44 | 11.06 | 64.10 | 539.91 | 893.64 | 729.36 | 167.62 | 211.27 | 465.96 | 16.59 | 23.60 | 280 | 100.00 |

注：中标率即中国标化发病率，世标率即世界标化发病率。

表 356　中山市三角镇 2000—2004 年女性主要恶性肿瘤发病指标（N，$1/10^5$，%）

| 部位或病种 | ICD—10 | 粗率 | 0～ | 15～ | 45～ | 55～ | 65＋ | 中标率 | 世标率 | 35～64 岁截缩率 | 0～64 岁累积率 | 0～74 岁累积率 | 例数 | 构成比 |
|---|---|---|---|---|---|---|---|---|---|---|---|---|---|---|
| 唇 | C00 | 0.00 | 0.00 | 0.00 | 0.00 | 0.00 | 0.00 | 0.00 | 0.00 | 0.00 | 0.00 | 0.00 | 0 | 0.00 |
| 舌 | C01—02 | 0.00 | 0.00 | 0.00 | 0.00 | 0.00 | 0.00 | 0.00 | 0.00 | 0.00 | 0.00 | 0.00 | 0 | 0.00 |
| 口 | C03—06 | 0.00 | 0.00 | 0.00 | 0.00 | 0.00 | 0.00 | 0.00 | 0.00 | 0.00 | 0.00 | 0.00 | 0 | 0.00 |
| 唾液腺 | C07—08 | 0.00 | 0.00 | 0.00 | 0.00 | 0.00 | 0.00 | 0.00 | 0.00 | 0.00 | 0.00 | 0.00 | 0 | 0.00 |
| 扁桃腺 | C09 | 0.00 | 0.00 | 0.00 | 0.00 | 0.00 | 0.00 | 0.00 | 0.00 | 0.00 | 0.00 | 0.00 | 0 | 0.00 |
| 其他口咽部 | C10 | 0.00 | 0.00 | 0.00 | 0.00 | 0.00 | 0.00 | 0.00 | 0.00 | 0.00 | 0.00 | 0.00 | 0 | 0.00 |
| 鼻咽部 | C11 | 9.92 | 0.00 | 9.35 | 24.84 | 25.35 | 8.55 | 7.70 | 9.07 | 23.16 | 0.79 | 0.93 | 13 | 7.69 |
| 喉咽部 | C12—13 | 0.00 | 0.00 | 0.00 | 0.00 | 0.00 | 0.00 | 0.00 | 0.00 | 0.00 | 0.00 | 0.00 | 0 | 0.00 |
| 唇，口腔和咽的其他部位和具体部位不明 | C14 | 0.00 | 0.00 | 0.00 | 0.00 | 0.00 | 0.00 | 0.00 | 0.00 | 0.00 | 0.00 | 0.00 | 0 | 0.00 |
| 食管 | C15 | 4.58 | 0.00 | 1.56 | 6.21 | 12.68 | 25.64 | 2.99 | 4.03 | 6.76 | 0.23 | 0.52 | 6 | 3.55 |
| 胃 | C16 | 7.63 | 0.00 | 6.23 | 18.63 | 25.35 | 8.55 | 5.81 | 7.07 | 19.51 | 0.66 | 0.66 | 10 | 5.92 |
| 小肠 | C17 | 1.53 | 0.00 | 1.56 | 6.21 | 0.00 | 0.00 | 1.14 | 1.42 | 4.56 | 0.13 | 0.13 | 2 | 1.18 |
| 结肠 | C18 | 3.81 | 0.00 | 0.00 | 0.00 | 25.35 | 25.64 | 2.81 | 3.95 | 5.65 | 0.26 | 0.56 | 5 | 2.96 |
| 直肠和乙状结肠连接处 | C19—20 | 11.44 | 0.00 | 1.56 | 18.63 | 88.73 | 34.18 | 9.56 | 12.52 | 30.25 | 1.15 | 1.59 | 15 | 8.88 |
| 肛门 | C21 | 0.00 | 0.00 | 0.00 | 0.00 | 0.00 | 0.00 | 0.00 | 0.00 | 0.00 | 0.00 | 0.00 | 0 | 0.00 |
| 肝脏和肝内胆管 | C22 | 8.39 | 0.00 | 0.00 | 24.84 | 63.38 | 17.09 | 6.92 | 9.13 | 23.92 | 0.89 | 1.21 | 11 | 6.51 |
| 胆囊 | C23 | 0.76 | 0.00 | 0.00 | 0.00 | 0.00 | 8.55 | 0.35 | 0.41 | 0.00 | 0.00 | 0.00 | 1 | 0.59 |
| 肝外胆管 | C24 | 0.76 | 0.00 | 0.00 | 0.00 | 0.00 | 8.55 | 0.58 | 0.82 | 0.00 | 0.00 | 0.14 | 1 | 0.59 |
| 胰腺 | C25 | 0.76 | 0.00 | 0.00 | 0.00 | 12.68 | 0.00 | 0.84 | 0.99 | 3.33 | 0.12 | 0.12 | 1 | 0.59 |
| 鼻腔、中耳和副鼻窦 | C30—31 | 0.00 | 0.00 | 0.00 | 0.00 | 0.00 | 0.00 | 0.00 | 0.00 | 0.00 | 0.00 | 0.00 | 0 | 0.00 |
| 喉 | C32 | 0.00 | 0.00 | 0.00 | 0.00 | 0.00 | 0.00 | 0.00 | 0.00 | 0.00 | 0.00 | 0.00 | 0 | 0.00 |
| 气管、支气管和肺 | C33—34 | 17.54 | 0.00 | 3.12 | 12.42 | 76.06 | 111.10 | 11.86 | 15.05 | 27.46 | 0.98 | 1.57 | 23 | 13.61 |

（续上表）

| 部位或病种 | ICD—10 | 粗率 | 0～ | 15～ | 45～ | 55～ | 65+ | 中标率 | 世标率 | 35～64岁截缩率 | 0～64岁累积率 | 0～74岁累积率 | 例数 | 构成比 |
|---|---|---|---|---|---|---|---|---|---|---|---|---|---|---|
| 其他呼吸器官 | C37—38 | 0.76 | 0.00 | 0.00 | 0.00 | 12.68 | 0.00 | 0.84 | 0.99 | 3.33 | 0.12 | 0.12 | 1 | 0.59 |
| 骨和关节软骨 | C40—41 | 0.00 | 0.00 | 0.00 | 0.00 | 0.00 | 0.00 | 0.00 | 0.00 | 0.00 | 0.00 | 0.00 | 0 | 0.00 |
| 皮肤恶性黑色素瘤 | C43 | 0.00 | 0.00 | 0.00 | 0.00 | 0.00 | 0.00 | 0.00 | 0.00 | 0.00 | 0.00 | 0.00 | 0 | 0.00 |
| 皮肤其他恶性肿瘤 | C44 | 1.53 | 0.00 | 0.00 | 0.00 | 0.00 | 17.09 | 0.93 | 1.23 | 0.00 | 0.00 | 0.14 | 2 | 1.18 |
| 间皮瘤 | C45 | 0.00 | 0.00 | 0.00 | 0.00 | 0.00 | 0.00 | 0.00 | 0.00 | 0.00 | 0.00 | 0.00 | 0 | 0.00 |
| kaposi 氏肉瘤 | C46 | 0.00 | 0.00 | 0.00 | 0.00 | 0.00 | 0.00 | 0.00 | 0.00 | 0.00 | 0.00 | 0.00 | 0 | 0.00 |
| 结缔组织和其他软组织 | C47、49 | 0.76 | 0.00 | 0.00 | 0.00 | 0.00 | 8.55 | 0.58 | 0.82 | 0.00 | 0.00 | 0.14 | 1 | 0.59 |
| 乳房 | C50 | 13.73 | 0.00 | 10.90 | 55.89 | 0.00 | 17.09 | 9.80 | 11.95 | 29.67 | 0.87 | 1.17 | 18 | 10.65 |
| 外阴 | C51 | 1.53 | 0.00 | 0.00 | 0.00 | 0.00 | 17.09 | 0.81 | 1.05 | 0.00 | 0.00 | 0.16 | 2 | 1.18 |
| 阴道 | C52 | 0.76 | 0.00 | 0.00 | 0.00 | 0.00 | 8.55 | 0.46 | 0.64 | 0.00 | 0.00 | 0.16 | 1 | 0.59 |
| 子宫颈 | C53 | 6.10 | 0.00 | 6.23 | 12.42 | 25.35 | 0.00 | 4.76 | 5.49 | 16.73 | 0.54 | 0.54 | 8 | 4.73 |
| 子宫体 | C54 | 15.26 | 0.00 | 3.12 | 62.10 | 76.06 | 17.09 | 12.68 | 15.49 | 46.36 | 1.50 | 1.80 | 20 | 11.83 |
| 子宫恶性肿瘤、未注明部位 | C55 | 2.29 | 0.00 | 1.56 | 6.21 | 12.68 | 0.00 | 1.78 | 2.30 | 7.08 | 0.25 | 0.25 | 3 | 1.78 |
| 卵巢 | C56 | 2.29 | 0.00 | 1.56 | 0.00 | 25.35 | 0.00 | 2.30 | 2.68 | 6.15 | 0.29 | 0.29 | 3 | 1.78 |
| 其他和未说明的女性生殖器官恶性肿瘤 | C57 | 0.00 | 0.00 | 0.00 | 0.00 | 0.00 | 0.00 | 0.00 | 0.00 | 0.00 | 0.00 | 0.00 | 0 | 0.00 |
| 胎盘 | C58 | 0.00 | 0.00 | 0.00 | 0.00 | 0.00 | 0.00 | 0.00 | 0.00 | 0.00 | 0.00 | 0.00 | 0 | 0.00 |
| 阴茎 | C60 | 0.00 | 0.00 | 0.00 | 0.00 | 0.00 | 0.00 | 0.00 | 0.00 | 0.00 | 0.00 | 0.00 | 0 | 0.00 |
| 前列腺 | C61 | 0.00 | 0.00 | 0.00 | 0.00 | 0.00 | 0.00 | 0.00 | 0.00 | 0.00 | 0.00 | 0.00 | 0 | 0.00 |
| 睾丸 | C62 | 0.00 | 0.00 | 0.00 | 0.00 | 0.00 | 0.00 | 0.00 | 0.00 | 0.00 | 0.00 | 0.00 | 0 | 0.00 |
| 其他和未说明的男性生殖器官恶性肿瘤 | C63 | 0.00 | 0.00 | 0.00 | 0.00 | 0.00 | 0.00 | 0.00 | 0.00 | 0.00 | 0.00 | 0.00 | 0 | 0.00 |
| 肾脏 | C64 | 0.00 | 0.00 | 0.00 | 0.00 | 0.00 | 0.00 | 0.00 | 0.00 | 0.00 | 0.00 | 0.00 | 0 | 0.00 |
| 肾盂、肾盏 | C65 | 0.00 | 0.00 | 0.00 | 0.00 | 0.00 | 0.00 | 0.00 | 0.00 | 0.00 | 0.00 | 0.00 | 0 | 0.00 |

（续上表）

| 部位或病种 | ICD—10 | 粗率 | 0～ | 15～ | 45～ | 55～ | 65＋ | 中标率 | 世标率 | 35～64 岁截缩率 | 0～64 岁累积率 | 0～74 岁累积率 | 例数 | 构成比 |
|---|---|---|---|---|---|---|---|---|---|---|---|---|---|---|
| 输尿管 | C66 | 0.00 | 0.00 | 0.00 | 0.00 | 0.00 | 0.00 | 0.00 | 0.00 | 0.00 | 0.00 | 0.00 | 0 | 0.00 |
| 膀胱 | C67 | 0.76 | 0.00 | 0.00 | 0.00 | 0.00 | 8.55 | 0.46 | 0.64 | 0.00 | 0.00 | 0.16 | 1 | 0.59 |
| 其他和未说明的泌尿器官 | C68 | 0.00 | 0.00 | 0.00 | 0.00 | 0.00 | 0.00 | 0.00 | 0.00 | 0.00 | 0.00 | 0.00 | 0 | 0.00 |
| 眼 | C69 | 0.00 | 0.00 | 0.00 | 0.00 | 0.00 | 0.00 | 0.00 | 0.00 | 0.00 | 0.00 | 0.00 | 0 | 0.00 |
| 脑、神经系统 | C70—72、D | 3.05 | 0.00 | 4.67 | 0.00 | 12.68 | 0.00 | 2.90 | 3.27 | 2.83 | 0.28 | 0.28 | 4 | 2.37 |
| 甲状腺 | C73 | 3.05 | 0.00 | 3.12 | 0.00 | 25.35 | 0.00 | 3.04 | 3.55 | 8.86 | 0.36 | 0.36 | 4 | 2.37 |
| 肾上腺 | C74 | 0.00 | 0.00 | 0.00 | 0.00 | 0.00 | 0.00 | 0.00 | 0.00 | 0.00 | 0.00 | 0.00 | 0 | 0.00 |
| 其他内分泌腺 | C75 | 0.00 | 0.00 | 0.00 | 0.00 | 0.00 | 0.00 | 0.00 | 0.00 | 0.00 | 0.00 | 0.00 | 0 | 0.00 |
| 霍奇金氏病 | C81 | 0.00 | 0.00 | 0.00 | 0.00 | 0.00 | 0.00 | 0.00 | 0.00 | 0.00 | 0.00 | 0.00 | 0 | 0.00 |
| 非霍奇金氏病 | C82—85、C96 | 1.53 | 0.00 | 1.56 | 0.00 | 12.68 | 0.00 | 1.46 | 1.69 | 2.83 | 0.17 | 0.17 | 2 | 1.18 |
| 多发性骨髓瘤和恶性浆细胞肿瘤 | C90 | 0.00 | 0.00 | 0.00 | 0.00 | 0.00 | 0.00 | 0.00 | 0.00 | 0.00 | 0.00 | 0.00 | 0 | 0.00 |
| 淋巴细胞白血病 | C91 | 3.05 | 6.41 | 3.12 | 0.00 | 0.00 | 0.00 | 3.44 | 2.81 | 0.00 | 0.17 | 0.17 | 4 | 2.37 |
| 髓细胞性白血病 | C92 | 3.05 | 0.00 | 3.12 | 12.42 | 0.00 | 0.00 | 2.86 | 2.68 | 4.08 | 0.20 | 0.20 | 4 | 2.37 |
| 单核细胞性白血病 | C93 | 0.00 | 0.00 | 0.00 | 0.00 | 0.00 | 0.00 | 0.00 | 0.00 | 0.00 | 0.00 | 0.00 | 0 | 0.00 |
| 其他指明的白血病 | C94 | 0.00 | 0.00 | 0.00 | 0.00 | 0.00 | 0.00 | 0.00 | 0.00 | 0.00 | 0.00 | 0.00 | 0 | 0.00 |
| 未指明细胞类型的白血病 | C95 | 0.00 | 0.00 | 0.00 | 0.00 | 0.00 | 0.00 | 0.00 | 0.00 | 0.00 | 0.00 | 0.00 | 0 | 0.00 |
| 独立的多个部位的（原发性）恶性肿瘤 | C97 | 0.00 | 0.00 | 0.00 | 0.00 | 0.00 | 0.00 | 0.00 | 0.00 | 0.00 | 0.00 | 0.00 | 0 | 0.00 |
| 其他及不明部位 | C26、39、48、76—80 | 2.29 | 0.00 | 1.56 | 6.21 | 0.00 | 8.55 | 1.60 | 2.05 | 4.56 | 0.13 | 0.29 | 3 | 1.78 |
| 除 C44 合计 |  | 127.38 | 6.41 | 63.86 | 267.05 | 532.41 | 333.30 | 100.31 | 122.53 | 277.07 | 10.11 | 13.68 | 167 | 98.82 |
| 合计 |  | 128.91 | 6.41 | 63.86 | 267.05 | 532.41 | 350.39 | 101.25 | 123.76 | 277.07 | 10.11 | 13.82 | 169 | 100.00 |

注：中标率即中国标化发病率，世标率即世界标化发病率。

表 357　中山市三角镇 2000—2004 年男女合计主要恶性肿瘤发病指标（N，1/10$^5$，%）

| 部位或病种 | ICD—10 | 粗率 | 0～ | 15～ | 45～ | 55～ | 65＋ | 中标率 | 世标率 | 35～64 岁截缩率 | 0～64 岁累积率 | 0～74 岁累积率 | 例数 | 构成比 |
|---|---|---|---|---|---|---|---|---|---|---|---|---|---|---|
| 唇 | C00 | 0.00 | 0.00 | 0.00 | 0.00 | 0.00 | 0.00 | 0.00 | 0.00 | 0.00 | 0.00 | 0.00 | 0 | 0.00 |
| 舌 | C01—02 | 1.87 | 0.00 | 0.00 | 12.14 | 6.19 | 0.00 | 1.46 | 1.89 | 5.83 | 0.20 | 0.20 | 5 | 1.11 |
| 口 | C03—06 | 1.12 | 0.00 | 0.00 | 3.03 | 12.37 | 0.00 | 1.00 | 1.31 | 4.00 | 0.15 | 0.15 | 3 | 0.67 |
| 唾液腺 | C07—08 | 0.37 | 0.00 | 0.00 | 3.03 | 0.00 | 0.00 | 0.25 | 0.32 | 0.99 | 0.03 | 0.03 | 1 | 0.22 |
| 扁桃腺 | C09 | 1.12 | 0.00 | 0.77 | 6.07 | 0.00 | 0.00 | 0.81 | 1.01 | 3.21 | 0.09 | 0.09 | 3 | 0.67 |
| 其他口咽部 | C10 | 0.00 | 0.00 | 0.00 | 0.00 | 0.00 | 0.00 | 0.00 | 0.00 | 0.00 | 0.00 | 0.00 | 0 | 0.00 |
| 鼻咽部 | C11 | 19.07 | 0.00 | 12.33 | 57.66 | 49.48 | 37.72 | 14.63 | 18.09 | 45.45 | 1.48 | 1.92 | 51 | 11.36 |
| 喉咽部 | C12—13 | 0.75 | 0.00 | 0.00 | 3.03 | 0.00 | 4.71 | 0.58 | 0.77 | 1.15 | 0.04 | 0.10 | 2 | 0.45 |
| 唇，口腔和咽的其他部位和具体部位不明 | C14 | 0.00 | 0.00 | 0.00 | 0.00 | 0.00 | 0.00 | 0.00 | 0.00 | 0.00 | 0.00 | 0.00 | 0 | 0.00 |
| 食管 | C15 | 16.08 | 0.00 | 3.08 | 60.69 | 43.30 | 56.58 | 11.99 | 15.59 | 34.57 | 1.12 | 1.75 | 43 | 9.58 |
| 胃 | C16 | 10.85 | 0.00 | 4.62 | 21.24 | 55.67 | 33.00 | 8.85 | 11.31 | 26.73 | 0.94 | 1.39 | 29 | 6.46 |
| 小肠 | C17 | 1.12 | 0.00 | 0.77 | 3.03 | 0.00 | 4.71 | 0.85 | 1.10 | 2.22 | 0.06 | 0.13 | 3 | 0.67 |
| 结肠 | C18 | 4.86 | 0.00 | 0.00 | 6.07 | 30.93 | 28.29 | 3.65 | 5.06 | 9.52 | 0.37 | 0.61 | 13 | 2.90 |
| 直肠和乙状结肠连接处 | C19—20 | 6.36 | 0.00 | 0.77 | 12.14 | 49.48 | 18.86 | 5.33 | 7.02 | 17.14 | 0.65 | 0.87 | 17 | 3.79 |
| 肛门 | C21 | 0.00 | 0.00 | 0.00 | 0.00 | 0.00 | 0.00 | 0.00 | 0.00 | 0.00 | 0.00 | 0.00 | 0 | 0.00 |
| 肝脏和肝内胆管 | C22 | 16.83 | 1.49 | 3.08 | 45.52 | 117.52 | 28.29 | 14.39 | 18.10 | 48.32 | 1.77 | 2.07 | 45 | 10.02 |
| 胆囊 | C23 | 0.37 | 0.00 | 0.00 | 0.00 | 0.00 | 4.71 | 0.21 | 0.24 | 0.00 | 0.00 | 0.00 | 1 | 0.22 |
| 肝外胆管 | C24 | 1.12 | 0.00 | 0.00 | 3.03 | 0.00 | 9.43 | 0.87 | 1.18 | 1.15 | 0.04 | 0.17 | 3 | 0.67 |
| 胰腺 | C25 | 2.62 | 0.00 | 1.54 | 3.03 | 18.56 | 4.71 | 2.28 | 2.62 | 7.13 | 0.27 | 0.27 | 7 | 1.56 |
| 鼻腔、中耳和副鼻窦 | C30—31 | 0.00 | 0.00 | 0.00 | 0.00 | 0.00 | 0.00 | 0.00 | 0.00 | 0.00 | 0.00 | 0.00 | 0 | 0.00 |
| 喉 | C32 | 4.86 | 0.00 | 0.00 | 15.17 | 37.11 | 9.43 | 4.12 | 5.38 | 14.30 | 0.52 | 0.67 | 13 | 2.90 |
| 气管、支气管和肺 | C33—34 | 27.30 | 0.00 | 3.08 | 45.52 | 129.89 | 155.59 | 20.48 | 26.35 | 51.95 | 1.84 | 3.06 | 73 | 16.26 |

（续上表）

| 部位或病种 | ICD—10 | 粗率 | 0～ | 15～ | 45～ | 55～ | 65＋ | 中标率 | 世标率 | 35～64 岁截缩率 | 0～64 岁累积率 | 0～74 岁累积率 | 例数 | 构成比 |
|---|---|---|---|---|---|---|---|---|---|---|---|---|---|---|
| 其他呼吸器官 | C37－38 | 1.12 | 0.00 | 0.00 | 3.03 | 12.37 | 0.00 | 1.00 | 1.31 | 4.00 | 0.15 | 0.15 | 3 | 0.67 |
| 骨和关节软骨 | C40－41 | 1.12 | 1.49 | 0.77 | 3.03 | 0.00 | 0.00 | 1.03 | 0.89 | 0.99 | 0.06 | 0.06 | 3 | 0.67 |
| 皮肤恶性黑色素瘤 | C43 | 0.37 | 0.00 | 0.00 | 3.03 | 0.00 | 0.00 | 0.29 | 0.36 | 1.15 | 0.04 | 0.04 | 1 | 0.22 |
| 皮肤其他恶性肿瘤 | C44 | 2.62 | 0.00 | 1.54 | 0.00 | 12.37 | 14.14 | 2.06 | 2.55 | 5.27 | 0.17 | 0.32 | 7 | 1.56 |
| 间皮瘤 | C45 | 0.37 | 0.00 | 0.77 | 0.00 | 0.00 | 0.00 | 0.28 | 0.23 | 0.00 | 0.02 | 0.02 | 1 | 0.22 |
| kaposi 氏肉瘤 | C46 | 0.00 | 0.00 | 0.00 | 0.00 | 0.00 | 0.00 | 0.00 | 0.00 | 0.00 | 0.00 | 0.00 | 0 | 0.00 |
| 结缔组织和其他软组织 | C47、49 | 1.87 | 0.00 | 1.54 | 3.03 | 0.00 | 9.43 | 1.35 | 1.77 | 3.28 | 0.09 | 0.24 | 5 | 21.00 |
| 乳房 | C50 | 7.11 | 0.00 | 5.40 | 27.31 | 6.19 | 9.43 | 5.16 | 6.37 | 15.78 | 0.49 | 0.64 | 19 | 4.23 |
| 外阴 | C51 | 0.75 | 0.00 | 0.00 | 0.00 | 0.00 | 9.43 | 0.44 | 0.57 | 0.00 | 0.00 | 0.08 | 2 | 0.45 |
| 阴道 | C52 | 0.37 | 0.00 | 0.00 | 0.00 | 0.00 | 4.71 | 0.24 | 0.33 | 0.00 | 0.00 | 0.08 | 1 | 0.22 |
| 子宫颈 | C53 | 2.99 | 0.00 | 3.08 | 6.07 | 12.37 | 0.00 | 2.34 | 2.69 | 8.19 | 0.27 | 0.27 | 8 | 1.78 |
| 子宫体 | C54 | 7.48 | 0.00 | 1.54 | 30.34 | 37.11 | 9.43 | 6.25 | 7.63 | 22.75 | 0.74 | 0.89 | 20 | 4.45 |
| 子宫恶性肿瘤、未注明部位 | C55 | 1.12 | 0.00 | 0.77 | 3.03 | 6.19 | 0.00 | 0.87 | 1.12 | 3.46 | 0.12 | 0.12 | 3 | 0.67 |
| 卵巢 | C56 | 1.12 | 0.00 | 0.77 | 0.00 | 12.37 | 0.00 | 1.14 | 1.32 | 3.00 | 0.14 | 0.14 | 3 | 0.67 |
| 其他和未说明的女性生殖器官恶性肿瘤 | C57 | 0.00 | 0.00 | 0.00 | 0.00 | 0.00 | 0.00 | 0.00 | 0.00 | 0.00 | 0.00 | 0.00 | 0 | 0.00 |
| 胎盘 | C58 | 0.00 | 0.00 | 0.00 | 0.00 | 0.00 | 0.00 | 0.00 | 0.00 | 0.00 | 0.00 | 0.00 | 0 | 0.00 |
| 阴茎 | C60 | 0.37 | 0.00 | 0.00 | 0.00 | 6.19 | 0.00 | 0.34 | 0.50 | 1.37 | 0.06 | 0.06 | 1 | 0.22 |
| 前列腺 | C61 | 1.12 | 0.00 | 0.00 | 0.00 | 0.00 | 14.14 | 0.70 | 0.89 | 0.00 | 0.00 | 0.07 | 3 | 0.67 |
| 睾丸 | C62 | 0.37 | 0.00 | 0.77 | 0.00 | 0.00 | 0.00 | 0.38 | 0.33 | 0.00 | 0.02 | 0.02 | 1 | 0.22 |
| 其他和未说明的男性生殖器官恶性肿瘤 | C63 | 0.00 | 0.00 | 0.00 | 0.00 | 0.00 | 0.00 | 0.00 | 0.00 | 0.00 | 0.00 | 0.00 | 0 | 0.00 |
| 肾脏 | C64 | 1.50 | 0.00 | 1.54 | 0.00 | 0.00 | 9.43 | 0.90 | 1.12 | 2.13 | 0.06 | 0.06 | 4 | 0.89 |
| 肾盂、肾盏 | C65 | 0.37 | 0.00 | 0.00 | 3.03 | 0.00 | 0.00 | 0.25 | 0.32 | 0.99 | 0.03 | 0.03 | 1 | 0.22 |

（续上表）

| 部位或病种 | ICD—10 | 粗率 | 0～ | 15～ | 45～ | 55～ | 65＋ | 中标率 | 世标率 | 35～64岁截缩率 | 0～64岁累积率 | 0～74岁累积率 | 例数 | 构成比 |
|---|---|---|---|---|---|---|---|---|---|---|---|---|---|---|
| 输尿管 | C66 | 0.00 | 0.00 | 0.00 | 0.00 | 0.00 | 0.00 | 0.00 | 0.00 | 0.00 | 0.00 | 0.00 | 0 | 0.00 |
| 膀胱 | C67 | 2.24 | 0.00 | 0.00 | 3.03 | 0.00 | 23.57 | 1.55 | 2.14 | 0.99 | 0.03 | 0.41 | 6 | 1.34 |
| 其他和未说明的泌尿器官 | C68 | 0.00 | 0.00 | 0.00 | 0.00 | 0.00 | 0.00 | 0.00 | 0.00 | 0.00 | 0.00 | 0.00 | 0 | 0.00 |
| 眼 | C69 | 0.37 | 0.00 | 0.00 | 3.03 | 0.00 | 0.00 | 0.29 | 0.36 | 1.15 | 0.04 | 0.04 | 1 | 0.22 |
| 脑、神经系统 | C70—72、D | 2.99 | 1.49 | 3.85 | 0.00 | 12.37 | 0.00 | 3.03 | 3.28 | 3.00 | 0.27 | 0.27 | 8 | 1.78 |
| 甲状腺 | C73 | 1.50 | 0.00 | 1.54 | 0.00 | 12.37 | 0.00 | 1.49 | 1.74 | 4.34 | 0.18 | 0.18 | 4 | 0.89 |
| 肾上腺 | C74 | 0.00 | 0.00 | 0.00 | 0.00 | 0.00 | 0.00 | 0.00 | 0.00 | 0.00 | 0.00 | 0.00 | 0 | 0.00 |
| 其他内分泌腺 | C75 | 0.00 | 0.00 | 0.00 | 0.00 | 0.00 | 0.00 | 0.00 | 0.00 | 0.00 | 0.00 | 0.00 | 0 | 0.00 |
| 霍奇金氏病 | C81 | 0.37 | 0.00 | 0.77 | 0.00 | 0.00 | 0.00 | 0.38 | 0.33 | 0.00 | 0.02 | 0.02 | 1 | 0.22 |
| 非霍奇金氏病 | C82—85、C96 | 2.24 | 0.00 | 3.85 | 0.00 | 6.19 | 0.00 | 2.29 | 2.28 | 2.43 | 0.18 | 0.18 | 6 | 1.34 |
| 多发性骨髓瘤和恶性浆细胞肿瘤 | C90 | 0.75 | 0.00 | 0.00 | 3.03 | 0.00 | 4.71 | 0.53 | 0.69 | 1.15 | 0.04 | 0.12 | 2 | 0.45 |
| 淋巴细胞白血病 | C91 | 2.24 | 4.46 | 2.31 | 0.00 | 0.00 | 0.00 | 2.77 | 2.14 | 0.00 | 0.13 | 0.13 | 6 | 1.34 |
| 髓细胞性白血病 | C92 | 2.24 | 0.00 | 1.54 | 9.10 | 6.19 | 0.00 | 1.98 | 2.13 | 4.35 | 0.19 | 0.19 | 6 | 1.34 |
| 单核细胞性白血病 | C93 | 0.00 | 0.00 | 0.00 | 0.00 | 0.00 | 0.00 | 0.00 | 0.00 | 0.00 | 0.00 | 0.00 | 0 | 0.00 |
| 其他指明的白血病 | C94 | 0.00 | 0.00 | 0.00 | 0.00 | 0.00 | 0.00 | 0.00 | 0.00 | 0.00 | 0.00 | 0.00 | 0 | 0.00 |
| 未指明细胞类型的白血病 | C95 | 0.00 | 0.00 | 0.00 | 0.00 | 0.00 | 0.00 | 0.00 | 0.00 | 0.00 | 0.00 | 0.00 | 0 | 0.00 |
| 独立的多个部位的（原发性）恶性肿瘤 | C97 | 0.00 | 0.00 | 0.00 | 0.00 | 0.00 | 0.00 | 0.00 | 0.00 | 0.00 | 0.00 | 0.00 | 0 | 0.00 |
| 其他及不明部位 | C26、39、48、76—80 | 4.11 | 0.00 | 1.54 | 6.07 | 24.74 | 14.14 | 3.23 | 4.13 | 10.28 | 0.36 | 0.45 | 11 | 2.45 |
| 除 C44 合计 | | 165.30 | 8.91 | 62.43 | 406.62 | 705.10 | 504.48 | 132.28 | 164.32 | 368.47 | 13.26 | 18.43 | 442 | 98.44 |
| 合计 | | 167.92 | 8.91 | 63.97 | 406.62 | 717.47 | 518.63 | 134.34 | 166.87 | 373.75 | 13.43 | 18.75 | 449 | 100.00 |

注：中标率即中国标化发病率，世标率即世界标化发病率。

# 十九、三乡镇恶性肿瘤发病概况

## 1. 三乡镇简介

三乡镇是中山市下辖的一个镇，位于中山市南部，东部与珠海市接壤，面积 93 平方公里，下辖 12 个村委会和 2 个社区居委会，户籍人口 3.70 万，非户籍人口 12.1 万多，港澳台海外同胞 6 万多[23]。

## 2. 人口资料

2000—2004 年期间中山市三乡镇共有人口 173669 人，其中男性 84219 人，女性 89450 人，男女人口数比值为 0.94（表 358），人口数增长率为 4.41%，其中男性增长率为 4.71%，女性为 4.12%。

表 358　中山市三乡镇 2000—2004 年年中人口构成（N）

| 年份 | 男 | 女 | 合计 | 比值 |
|---|---|---|---|---|
| 2000 | 16552 | 17660 | 34212 | 0.94 |
| 2001 | 16642 | 17671 | 34312 | 0.94 |
| 2002 | 16684 | 17703 | 34387 | 0.94 |
| 2003 | 17010 | 18030 | 35040 | 0.94 |
| 2004 | 17332 | 18387 | 35719 | 0.94 |
| 合计 | 84219 | 89450 | 173669 | 0.94 |

期间三乡镇不同年龄段男女人口数比值随年龄增加而逐渐下降，19 岁以前其比值大于等于 1，20 岁以后小于 1 并持续下降。1 岁以前其比值最高，为 1.12，而 85 岁以上年龄组最低，为 0.38（表 359）。

表 359　中山市三乡镇 2000—2004 年年中人口年龄别构成（N）

| 年龄组 | 男 | 女 | 合计 | 比值 |
|---|---|---|---|---|
| 0～ | 1145 | 1018 | 2163 | 1.12 |
| 1～ | 5272 | 4778 | 10050 | 1.10 |
| 5～ | 7390 | 7047 | 14437 | 1.05 |
| 10～ | 8547 | 8451 | 16998 | 1.01 |
| 15～ | 6657 | 6677 | 13334 | 1.00 |
| 20～ | 5705 | 6176 | 11881 | 0.92 |
| 25～ | 7308 | 8371 | 15679 | 0.87 |
| 30～ | 7828 | 8916 | 16744 | 0.88 |
| 35～ | 7219 | 7721 | 14940 | 0.93 |
| 40～ | 5772 | 5942 | 11714 | 0.97 |

（续上表）

| 年龄组 | 男 | 女 | 合计 | 比值 |
|---|---|---|---|---|
| 45～ | 5999 | 6290 | 12289 | 0.95 |
| 50～ | 4416 | 4696 | 9112 | 0.94 |
| 55～ | 2581 | 2759 | 5340 | 0.94 |
| 60～ | 2535 | 2624 | 5159 | 0.97 |
| 65～ | 2229 | 2498 | 4727 | 0.89 |
| 70～ | 1758 | 2142 | 3900 | 0.82 |
| 75～ | 1064 | 1665 | 2729 | 0.64 |
| 80～ | 528 | 976 | 1504 | 0.54 |
| 85＋ | 266 | 703 | 969 | 0.38 |
| 合计 | 84219 | 89450 | 173669 | 0.94 |

期间三乡镇人口年龄别构成主要以 0～19 岁、20～39 岁和 40～59 岁年龄组为主，其男性人数分别占同期三乡镇男性人口总数的 35%、33%和 22%，女性分别占 31%、35%和 22%（图 206、图 207、图 208）。

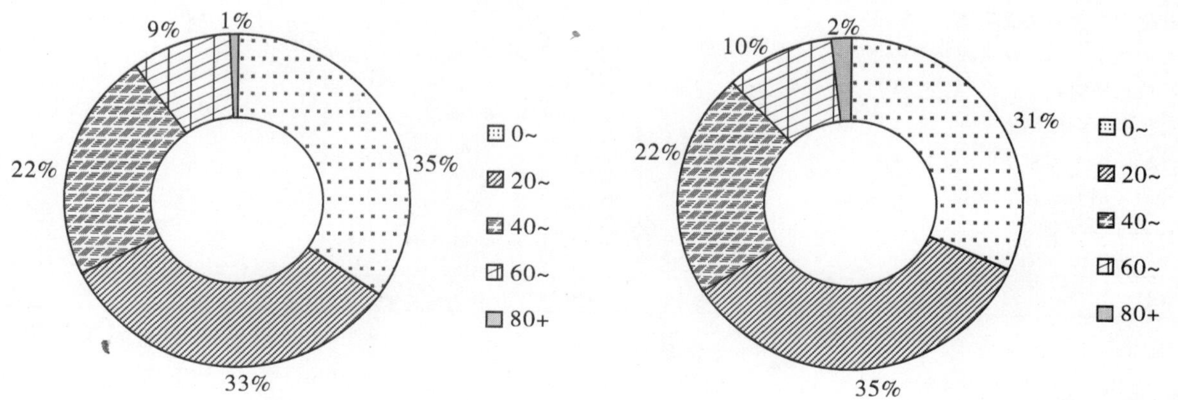


图 206　中山市三乡镇 2000—2004 年男性人口年龄构成　图 207　中山市三乡镇 2000—2004 年女性人口年龄构成

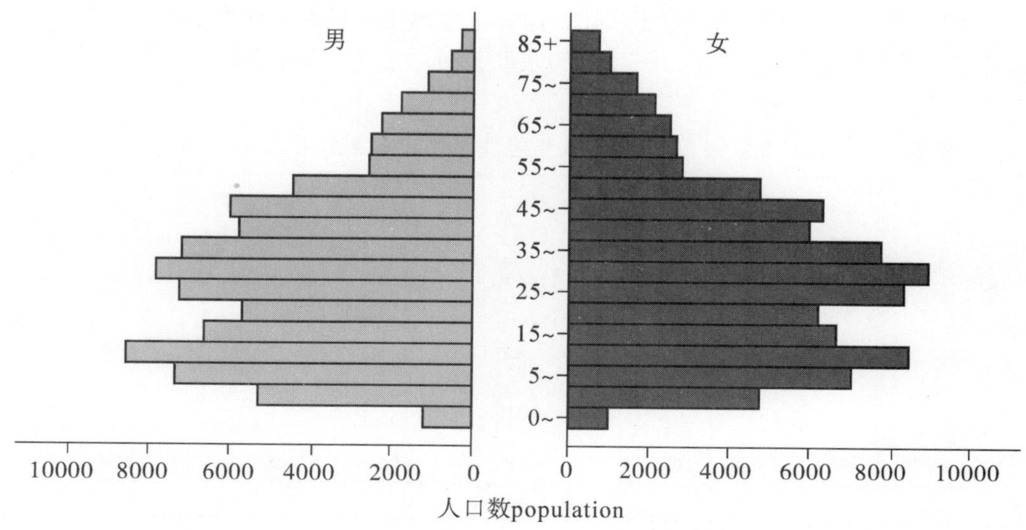


图 208　中山市三乡镇 2000—2004 年人口金字塔图

## 3. 资料质量

2000—2004 年期间中山市三乡镇恶性肿瘤新发患者病理诊断率为 82.35%，骨髓和细胞学诊断率为 2.52%，影像学诊断率为 14.71%，死亡补发病率为 0.42%（表 360），发病部位不明恶性肿瘤数占同期三乡镇恶性肿瘤发病总数的 2.52%，其中以淋巴结继发和未指明部位恶性肿瘤为主（表 361）。

**表 360　中山市三乡镇 2000—2004 年新发恶性肿瘤各类诊断依据所占比例（N,%）**

| 诊断依据 | 例数 | 构成比 |
|---|---|---|
| 死亡补发病（DCO） | 1 | 0.42 |
| CT、MR 与 B 超等影像学 | 35 | 14.71 |
| 骨髓、细胞学 | 6 | 2.52 |
| 病理 | 196 | 82.35 |
| 合计 | 238 | 100.00 |

**表 361　中山市三乡镇 2000—2004 年发病部位不明恶性肿瘤构成（N,%）**

| 部位 | ICD—10 | 例数 | 构成比 |
|---|---|---|---|
| 其他和不明确的消化器官 | C26 | 0 | 0.00 |
| 其他和不明确的呼吸和胸腔内器官 | C39 | 0 | 0.00 |
| 腹膜后和腹膜 | C48 | 1 | 16.67 |
| 其他和不明确部位 | C76 | 0 | 0.00 |
| 淋巴结继发和未指明 | C77 | 2 | 33.33 |
| 呼吸和消化器官继发 | C78 | 0 | 0.00 |
| 其他部位继发 | C79 | 3 | 50.00 |
| 未特别说明（NOS） | C80 | 0 | 0.00 |
| 合计 | | 6 | 100.00 |

## 4. 发病概况

2000—2004 年期间中山市三乡镇共有恶性肿瘤新发患者 238 例，其中男性 138 例，女性 100 例，男女发病数比值为 1.38。男性发病粗率、中国和世界标化发病率分别为 163.86/$10^5$、130.83/$10^5$ 和 169.46/$10^5$，女性分别为 111.79/$10^5$、79.52/$10^5$ 和 97.10/$10^5$（表 362、表 363）。

**表 362　中山市三乡镇 2000—2004 年男性恶性肿瘤发病概况（N，1/$10^5$,%）**

| 年份 | 例数 | 粗率 | 中标率 | 世标率 | 35～64 岁截缩率 | 0～64 岁累积率 | 0～74 岁累积率 |
|---|---|---|---|---|---|---|---|
| 2000 | 23 | 138.96 | 110.95 | 150.94 | 218.75 | 9.68 | 18.06 |
| 2001 | 23 | 138.21 | 117.04 | 141.96 | 254.10 | 10.37 | 16.66 |
| 2002 | 24 | 143.85 | 114.37 | 152.63 | 218.97 | 8.98 | 17.52 |
| 2003 | 29 | 170.49 | 137.48 | 165.50 | 236.66 | 9.38 | 16.04 |
| 2004 | 39 | 225.02 | 172.39 | 233.63 | 369.82 | 13.14 | 27.68 |
| 合计 | 138 | 163.86 | 130.83 | 169.46 | 260.49 | 10.33 | 19.25 |

注：中标率为中国标化发病率，世标率为世界标化发病率。

表 363　中山市三乡镇 2000—2004 年女性恶性肿瘤发病概况（N，1/10⁵，%）

| 年份 | 例数 | 粗率 | 中标率 | 世标率 | 35～64 岁截缩率 | 0～64 岁累积率 | 0～74 岁累积率 |
|---|---|---|---|---|---|---|---|
| 2000 | 21 | 118.91 | 97.79 | 114.77 | 244.05 | 9.24 | 10.26 |
| 2001 | 18 | 101.86 | 76.89 | 88.44 | 154.34 | 6.71 | 6.71 |
| 2002 | 17 | 96.03 | 61.76 | 78.90 | 188.76 | 6.07 | 7.25 |
| 2003 | 22 | 122.02 | 80.39 | 101.01 | 204.72 | 6.60 | 11.07 |
| 2004 | 22 | 119.65 | 80.74 | 102.14 | 206.65 | 7.31 | 10.55 |
| 合计 | 100 | 111.79 | 79.52 | 97.10 | 199.77 | 7.18 | 9.18 |

注：中标率为中国标化发病率，世标率为世界标化发病率。

表 364　中山市三乡镇 2000—2004 年男女合计恶性肿瘤发病概况（N，1/10⁵，%）

| 年份 | 例数 | 粗率 | 中标率 | 世标率 | 35～64 岁截缩率 | 0～64 岁累积率 | 0～74 岁累积率 |
|---|---|---|---|---|---|---|---|
| 2000 | 44 | 128.61 | 102.36 | 128.69 | 232.26 | 9.47 | 13.81 |
| 2001 | 41 | 119.49 | 95.37 | 114.29 | 202.93 | 8.47 | 11.38 |
| 2002 | 41 | 119.23 | 86.55 | 112.30 | 203.22 | 7.47 | 12.09 |
| 2003 | 51 | 145.55 | 107.78 | 131.86 | 221.10 | 7.98 | 13.56 |
| 2004 | 61 | 170.78 | 123.45 | 161.54 | 285.98 | 10.14 | 18.64 |
| 合计 | 238 | 137.04 | 103.28 | 130.00 | 229.51 | 8.71 | 13.93 |

注：中标率为中国标化发病率，世标率为世界标化发病率。

## 5. 年龄别发病率

2000—2004 年期间中山市三乡镇恶性肿瘤年龄别发病率男性从 40 岁左右、女性从 30 岁左右开始迅速上升，男性 85 岁左右达高峰，女性 80 岁左右达高峰，其后开始下降（图 209）。

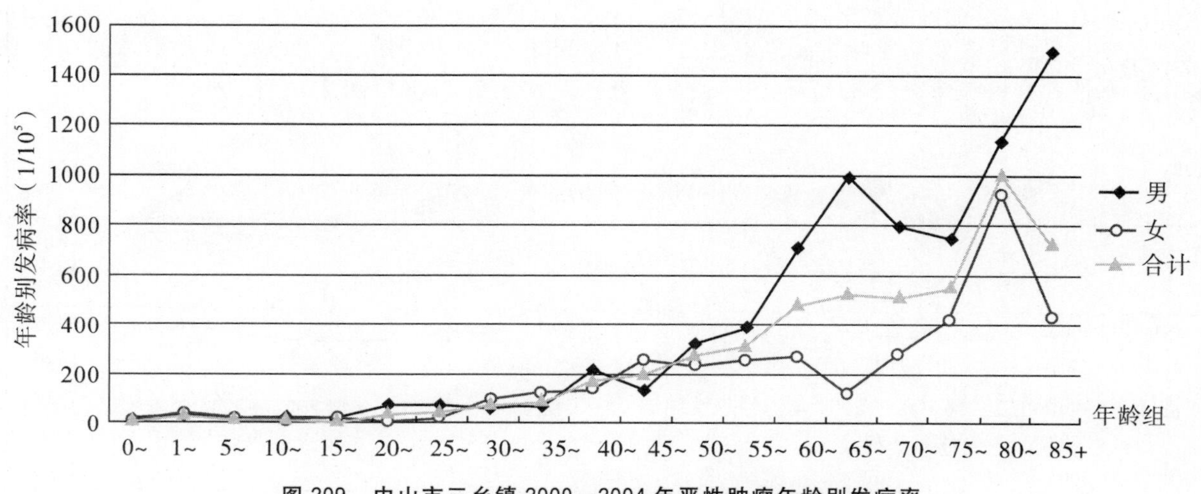


图 209　中山市三乡镇 2000—2004 年恶性肿瘤年龄别发病率

除 1～9 岁、15～19 岁、30～39 岁和 45～49 岁 6 个年龄段女性发病高于男性外，三乡镇多数年龄段男性恶性肿瘤发病高于女性，尤以 65～69 岁年龄段最为明显，其男女比值为 8.22（表 365）。

**表 365　中山市三乡镇 2000—2004 年恶性肿瘤年龄别发病率（$1/10^5$）**

| 年龄组 | 男 | 女 | 合计 | 比值 |
|---|---|---|---|---|
| 0～ | 0.00 | 0.00 | 0.00 | 0.00 |
| 1～ | 18.97 | 41.86 | 29.78 | 0.45 |
| 5～ | 0.00 | 14.19 | 6.92 | 0.00 |
| 10～ | 23.40 | 0.00 | 11.75 | 0.00 |
| 15～ | 0.00 | 14.98 | 7.49 | 0.00 |
| 20～ | 70.11 | 0.00 | 33.68 | 0.00 |
| 25～ | 68.41 | 23.89 | 44.70 | 2.86 |
| 30～ | 63.87 | 89.72 | 77.72 | 0.71 |
| 35～ | 69.26 | 116.56 | 93.72 | 0.59 |
| 40～ | 207.90 | 134.62 | 170.65 | 1.54 |
| 45～ | 133.36 | 254.36 | 195.25 | 0.52 |
| 50～ | 317.03 | 234.24 | 274.37 | 1.35 |
| 55～ | 387.38 | 253.75 | 318.38 | 1.53 |
| 60～ | 709.95 | 266.78 | 484.37 | 2.66 |
| 65～ | 987.03 | 120.07 | 529.28 | 8.22 |
| 70～ | 796.56 | 280.11 | 513.98 | 2.84 |
| 75～ | 751.57 | 420.42 | 552.85 | 1.79 |
| 80～ | 1135.53 | 922.42 | 1005.71 | 1.23 |
| 85＋ | 1501.35 | 426.97 | 731.99 | 3.52 |
| 合计 | 163.86 | 111.79 | 137.04 | 1.47 |

三乡镇恶性肿瘤发病年龄主要集中在 40～59 岁和 60～79 岁年龄段，其男性发病数占同期三乡镇男性恶性肿瘤发病总数的 32％和 45％，女性分别占 42％和 23％（图 210、图 211）。

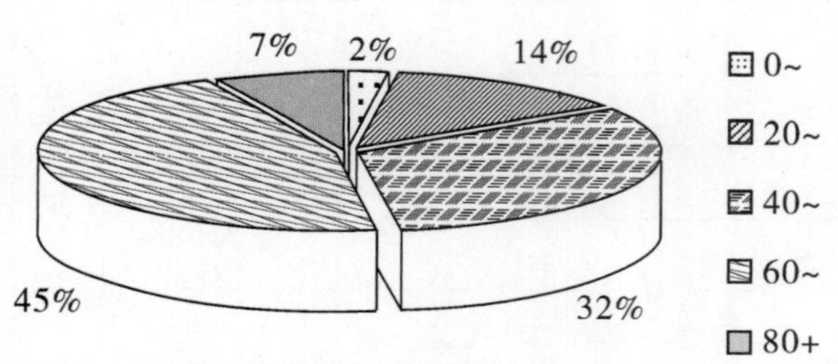


**图 210　中山市三乡镇 2000—2004 年男性恶性肿瘤发病年龄构成**

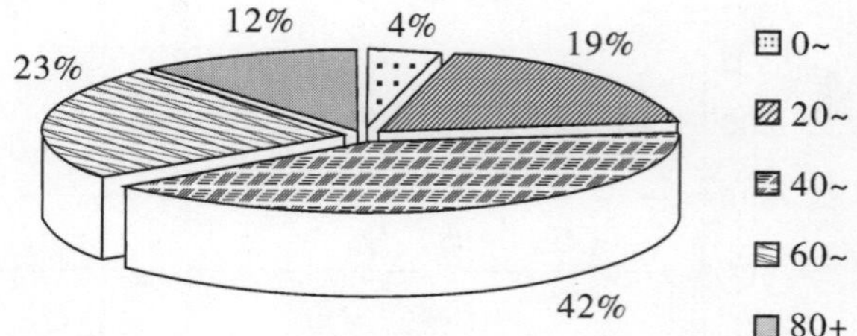


**图 211　中山市三乡镇 2000—2004 年女性恶性肿瘤发病年龄构成**

**表 366　中山市三乡镇 2000—2004 年男性恶性肿瘤年龄别发病率（$1/10^5$）**

| 部位或病种 | ICD—10 | 0～ | 1～ | 5～ | 10～ | 15～ | 20～ | 25～ | 30～ | 35～ | 40～ | 45～ | 50～ | 55～ | 60～ | 65～ | 70～ | 75～ | 80～ | 85＋ | 合计 |
|---|---|---|---|---|---|---|---|---|---|---|---|---|---|---|---|---|---|---|---|---|---|
| 唇 | C00 | 0.00 | 0.00 | 0.00 | 0.00 | 0.00 | 0.00 | 0.00 | 0.00 | 0.00 | 0.00 | 0.00 | 0.00 | 0.00 | 0.00 | 0.00 | 0.00 | 0.00 | 0.00 | 0.00 | 0.00 |
| 舌 | C01—02 | 0.00 | 0.00 | 0.00 | 0.00 | 0.00 | 0.00 | 0.00 | 0.00 | 0.00 | 0.00 | 0.00 | 0.00 | 0.00 | 0.00 | 44.87 | 0.00 | 0.00 | 189.25 | 0.00 | 2.37 |
| 口 | C03—06 | 0.00 | 0.00 | 0.00 | 0.00 | 0.00 | 0.00 | 0.00 | 0.00 | 0.00 | 0.00 | 0.00 | 0.00 | 0.00 | 0.00 | 0.00 | 0.00 | 93.95 | 0.00 | 0.00 | 1.19 |
| 唾液腺 | C07—08 | 0.00 | 0.00 | 0.00 | 0.00 | 0.00 | 0.00 | 0.00 | 0.00 | 0.00 | 0.00 | 0.00 | 0.00 | 0.00 | 0.00 | 0.00 | 0.00 | 0.00 | 0.00 | 0.00 | 0.00 |
| 扁桃腺 | C09 | 0.00 | 0.00 | 0.00 | 0.00 | 0.00 | 0.00 | 0.00 | 0.00 | 0.00 | 0.00 | 16.67 | 0.00 | 0.00 | 0.00 | 0.00 | 0.00 | 0.00 | 0.00 | 0.00 | 1.19 |
| 其他口咽部 | C10 | 0.00 | 0.00 | 0.00 | 0.00 | 0.00 | 0.00 | 0.00 | 0.00 | 0.00 | 0.00 | 0.00 | 0.00 | 0.00 | 0.00 | 0.00 | 0.00 | 0.00 | 0.00 | 0.00 | 0.00 |
| 鼻咽部 | C11 | 0.00 | 0.00 | 0.00 | 0.00 | 0.00 | 17.53 | 27.37 | 51.10 | 27.71 | 34.65 | 0.00 | 113.23 | 0.00 | 78.88 | 44.87 | 0.00 | 93.95 | 0.00 | 0.00 | 23.75 |
| 喉咽部 | C12—13 | 0.00 | 0.00 | 0.00 | 0.00 | 0.00 | 0.00 | 0.00 | 0.00 | 0.00 | 0.00 | 0.00 | 22.65 | 0.00 | 0.00 | 0.00 | 0.00 | 0.00 | 0.00 | 0.00 | 1.19 |
| 唇，口腔和咽的其他部位和具体部位不明 | C14 | 0.00 | 0.00 | 0.00 | 0.00 | 0.00 | 0.00 | 0.00 | 0.00 | 0.00 | 0.00 | 0.00 | 0.00 | 0.00 | 0.00 | 0.00 | 0.00 | 0.00 | 0.00 | 0.00 | 0.00 |
| 食管 | C15 | 0.00 | 0.00 | 0.00 | 0.00 | 0.00 | 0.00 | 0.00 | 0.00 | 0.00 | 0.00 | 16.67 | 45.29 | 77.48 | 78.88 | 0.00 | 0.00 | 0.00 | 0.00 | 375.34 | 9.50 |
| 胃 | C16 | 0.00 | 0.00 | 0.00 | 0.00 | 0.00 | 0.00 | 0.00 | 0.00 | 0.00 | 34.65 | 33.34 | 0.00 | 0.00 | 39.44 | 89.73 | 113.79 | 93.95 | 189.25 | 0.00 | 13.06 |
| 小肠 | C17 | 0.00 | 0.00 | 0.00 | 0.00 | 0.00 | 0.00 | 0.00 | 0.00 | 0.00 | 0.00 | 0.00 | 0.00 | 0.00 | 0.00 | 44.87 | 0.00 | 0.00 | 0.00 | 0.00 | 1.19 |
| 结肠 | C18 | 0.00 | 0.00 | 0.00 | 0.00 | 0.00 | 0.00 | 13.68 | 0.00 | 0.00 | 34.65 | 0.00 | 22.65 | 38.74 | 39.44 | 44.87 | 0.00 | 0.00 | 189.25 | 0.00 | 9.50 |
| 直肠和乙状结肠连接处 | C19—20 | 0.00 | 0.00 | 0.00 | 0.00 | 0.00 | 0.00 | 0.00 | 0.00 | 0.00 | 0.00 | 16.67 | 0.00 | 38.74 | 39.44 | 0.00 | 170.69 | 0.00 | 0.00 | 375.34 | 8.31 |
| 肛门 | C21 | 0.00 | 0.00 | 0.00 | 0.00 | 0.00 | 0.00 | 0.00 | 0.00 | 0.00 | 0.00 | 0.00 | 0.00 | 0.00 | 0.00 | 0.00 | 0.00 | 0.00 | 0.00 | 0.00 | 0.00 |
| 肝脏和肝内胆管 | C22 | 0.00 | 0.00 | 0.00 | 0.00 | 0.00 | 0.00 | 0.00 | 0.00 | 13.85 | 0.00 | 0.00 | 0.00 | 77.48 | 78.88 | 89.73 | 0.00 | 0.00 | 189.25 | 0.00 | 9.50 |
| 胆囊 | C23 | 0.00 | 0.00 | 0.00 | 0.00 | 0.00 | 0.00 | 0.00 | 0.00 | 0.00 | 0.00 | 0.00 | 0.00 | 0.00 | 0.00 | 0.00 | 0.00 | 0.00 | 0.00 | 0.00 | 0.00 |
| 肝外胆管 | C24 | 0.00 | 0.00 | 0.00 | 0.00 | 0.00 | 0.00 | 0.00 | 0.00 | 0.00 | 0.00 | 0.00 | 0.00 | 0.00 | 39.44 | 0.00 | 0.00 | 0.00 | 0.00 | 0.00 | 1.19 |
| 胰腺 | C25 | 0.00 | 0.00 | 0.00 | 0.00 | 0.00 | 0.00 | 0.00 | 0.00 | 0.00 | 0.00 | 16.67 | 0.00 | 0.00 | 0.00 | 0.00 | 0.00 | 0.00 | 0.00 | 0.00 | 1.19 |
| 鼻腔、中耳和副鼻窦 | C30—31 | 0.00 | 0.00 | 0.00 | 0.00 | 0.00 | 0.00 | 0.00 | 0.00 | 0.00 | 17.33 | 0.00 | 0.00 | 0.00 | 0.00 | 0.00 | 0.00 | 0.00 | 0.00 | 0.00 | 1.19 |
| 喉 | C32 | 0.00 | 0.00 | 0.00 | 0.00 | 0.00 | 0.00 | 0.00 | 0.00 | 0.00 | 0.00 | 0.00 | 22.65 | 0.00 | 118.32 | 89.73 | 113.79 | 0.00 | 0.00 | 375.34 | 10.69 |
| 气管、支气管和肺 | C33—34 | 0.00 | 0.00 | 0.00 | 0.00 | 0.00 | 17.53 | 0.00 | 0.00 | 0.00 | 51.98 | 33.34 | 45.29 | 77.48 | 118.32 | 224.33 | 113.79 | 187.89 | 378.51 | 0.00 | 28.50 |

（续上表）

| 部位或病种 | ICD—10 | 0～ | 1～ | 5～ | 10～ | 15～ | 20～ | 25～ | 30～ | 35～ | 40～ | 45～ | 50～ | 55～ | 60～ | 65～ | 70～ | 75～ | 80～ | 85＋ | 合计 |
|---|---|---|---|---|---|---|---|---|---|---|---|---|---|---|---|---|---|---|---|---|---|
| 其他呼吸器官 | C37－38 | 0.00 | 0.00 | 0.00 | 0.00 | 0.00 | 17.53 | 0.00 | 0.00 | 0.00 | 0.00 | 0.00 | 0.00 | 0.00 | 0.00 | 0.00 | 0.00 | 0.00 | 0.00 | 0.00 | 1.19 |
| 骨和关节软骨 | C40－41 | 0.00 | 0.00 | 0.00 | 0.00 | 0.00 | 0.00 | 0.00 | 0.00 | 0.00 | 17.33 | 0.00 | 0.00 | 0.00 | 0.00 | 0.00 | 0.00 | 0.00 | 0.00 | 0.00 | 1.19 |
| 皮肤恶性黑色素瘤 | C43 | 0.00 | 0.00 | 0.00 | 0.00 | 0.00 | 0.00 | 0.00 | 0.00 | 0.00 | 0.00 | 0.00 | 0.00 | 0.00 | 0.00 | 0.00 | 0.00 | 0.00 | 0.00 | 0.00 | 0.00 |
| 皮肤其他恶性肿瘤 | C44 | 0.00 | 0.00 | 0.00 | 0.00 | 0.00 | 0.00 | 0.00 | 0.00 | 0.00 | 0.00 | 0.00 | 0.00 | 0.00 | 39.44 | 0.00 | 0.00 | 0.00 | 0.00 | 0.00 | 1.19 |
| 间皮瘤 | C45 | 0.00 | 0.00 | 0.00 | 0.00 | 0.00 | 0.00 | 0.00 | 0.00 | 0.00 | 0.00 | 0.00 | 0.00 | 0.00 | 0.00 | 44.87 | 0.00 | 0.00 | 0.00 | 0.00 | 1.19 |
| kaposi 氏肉瘤 | C46 | 0.00 | 0.00 | 0.00 | 0.00 | 0.00 | 0.00 | 0.00 | 0.00 | 0.00 | 0.00 | 0.00 | 0.00 | 0.00 | 0.00 | 0.00 | 0.00 | 0.00 | 0.00 | 0.00 | 0.00 |
| 结缔组织和其他软组织 | C47、49 | 0.00 | 0.00 | 0.00 | 0.00 | 0.00 | 17.53 | 0.00 | 0.00 | 0.00 | 0.00 | 0.00 | 0.00 | 0.00 | 0.00 | 0.00 | 0.00 | 0.00 | 0.00 | 0.00 | 1.19 |
| 乳房 | C50 | 0.00 | 0.00 | 0.00 | 0.00 | 0.00 | 0.00 | 0.00 | 12.77 | 0.00 | 0.00 | 0.00 | 0.00 | 0.00 | 0.00 | 44.87 | 56.90 | 0.00 | 0.00 | 0.00 | 3.56 |
| 外阴 | C51 | 0.00 | 0.00 | 0.00 | 0.00 | 0.00 | 0.00 | 0.00 | 0.00 | 0.00 | 0.00 | 0.00 | 0.00 | 0.00 | 0.00 | 0.00 | 0.00 | 0.00 | 0.00 | 0.00 | 0.00 |
| 阴道 | C52 | 0.00 | 0.00 | 0.00 | 0.00 | 0.00 | 0.00 | 0.00 | 0.00 | 0.00 | 0.00 | 0.00 | 0.00 | 0.00 | 0.00 | 0.00 | 0.00 | 0.00 | 0.00 | 0.00 | 0.00 |
| 子宫颈 | C53 | 0.00 | 0.00 | 0.00 | 0.00 | 0.00 | 0.00 | 0.00 | 0.00 | 0.00 | 0.00 | 0.00 | 0.00 | 0.00 | 0.00 | 0.00 | 0.00 | 0.00 | 0.00 | 0.00 | 0.00 |
| 子宫体 | C54 | 0.00 | 0.00 | 0.00 | 0.00 | 0.00 | 0.00 | 0.00 | 0.00 | 0.00 | 0.00 | 0.00 | 0.00 | 0.00 | 0.00 | 0.00 | 0.00 | 0.00 | 0.00 | 0.00 | 0.00 |
| 子宫恶性肿瘤、未注明部位 | C55 | 0.00 | 0.00 | 0.00 | 0.00 | 0.00 | 0.00 | 0.00 | 0.00 | 0.00 | 0.00 | 0.00 | 0.00 | 0.00 | 0.00 | 0.00 | 0.00 | 0.00 | 0.00 | 0.00 | 0.00 |
| 卵巢 | C56 | 0.00 | 0.00 | 0.00 | 0.00 | 0.00 | 0.00 | 0.00 | 0.00 | 0.00 | 0.00 | 0.00 | 0.00 | 0.00 | 0.00 | 0.00 | 0.00 | 0.00 | 0.00 | 0.00 | 0.00 |
| 其他和未说明的女性生殖器官恶性肿瘤 | C57 | 0.00 | 0.00 | 0.00 | 0.00 | 0.00 | 0.00 | 0.00 | 0.00 | 0.00 | 0.00 | 0.00 | 0.00 | 0.00 | 0.00 | 0.00 | 0.00 | 0.00 | 0.00 | 0.00 | 0.00 |
| 胎盘 | C58 | 0.00 | 0.00 | 0.00 | 0.00 | 0.00 | 0.00 | 0.00 | 0.00 | 0.00 | 0.00 | 0.00 | 0.00 | 0.00 | 0.00 | 0.00 | 0.00 | 0.00 | 0.00 | 0.00 | 0.00 |
| 阴茎 | C60 | 0.00 | 0.00 | 0.00 | 0.00 | 0.00 | 0.00 | 0.00 | 0.00 | 0.00 | 0.00 | 0.00 | 0.00 | 0.00 | 0.00 | 44.87 | 56.90 | 0.00 | 0.00 | 0.00 | 2.37 |
| 前列腺 | C61 | 0.00 | 0.00 | 0.00 | 0.00 | 0.00 | 0.00 | 0.00 | 0.00 | 0.00 | 0.00 | 0.00 | 0.00 | 0.00 | 0.00 | 0.00 | 113.79 | 0.00 | 0.00 | 0.00 | 2.37 |
| 睾丸 | C62 | 0.00 | 0.00 | 0.00 | 0.00 | 0.00 | 0.00 | 0.00 | 0.00 | 0.00 | 0.00 | 0.00 | 0.00 | 0.00 | 0.00 | 0.00 | 0.00 | 0.00 | 0.00 | 0.00 | 0.00 |
| 其他和未说明的男性生殖器官恶性肿瘤 | C63 | 0.00 | 0.00 | 0.00 | 0.00 | 0.00 | 0.00 | 0.00 | 0.00 | 0.00 | 0.00 | 0.00 | 0.00 | 0.00 | 0.00 | 0.00 | 0.00 | 0.00 | 0.00 | 0.00 | 0.00 |
| 肾脏 | C64 | 0.00 | 0.00 | 0.00 | 0.00 | 0.00 | 0.00 | 0.00 | 0.00 | 0.00 | 0.00 | 0.00 | 0.00 | 0.00 | 0.00 | 0.00 | 0.00 | 0.00 | 0.00 | 0.00 | 0.00 |
| 肾盂、肾盏 | C65 | 0.00 | 0.00 | 0.00 | 0.00 | 0.00 | 0.00 | 0.00 | 0.00 | 0.00 | 0.00 | 0.00 | 0.00 | 0.00 | 0.00 | 0.00 | 0.00 | 0.00 | 0.00 | 0.00 | 0.00 |

（续上表）

| 部位或病种 | ICD—10 | 0～ | 1～ | 5～ | 10～ | 15～ | 20～ | 25～ | 30～ | 35～ | 40～ | 45～ | 50～ | 55～ | 60～ | 65～ | 70～ | 75～ | 80～ | 85＋ | 合计 |
|---|---|---|---|---|---|---|---|---|---|---|---|---|---|---|---|---|---|---|---|---|---|
| 输尿管 | C66 | 0.00 | 0.00 | 0.00 | 0.00 | 0.00 | 0.00 | 0.00 | 0.00 | 0.00 | 0.00 | 0.00 | 0.00 | 0.00 | 0.00 | 0.00 | 0.00 | 0.00 | 0.00 | 0.00 | 0.00 |
| 膀胱 | C67 | 0.00 | 0.00 | 0.00 | 0.00 | 0.00 | 0.00 | 0.00 | 0.00 | 0.00 | 0.00 | 0.00 | 0.00 | 0.00 | 0.00 | 89.73 | 56.90 | 0.00 | 0.00 | 0.00 | 3.56 |
| 其他和未说明的泌尿器官 | C68 | 0.00 | 0.00 | 0.00 | 0.00 | 0.00 | 0.00 | 0.00 | 0.00 | 0.00 | 0.00 | 0.00 | 0.00 | 0.00 | 0.00 | 0.00 | 0.00 | 0.00 | 0.00 | 0.00 | 0.00 |
| 眼 | C69 | 0.00 | 0.00 | 0.00 | 0.00 | 0.00 | 0.00 | 0.00 | 0.00 | 0.00 | 0.00 | 0.00 | 0.00 | 0.00 | 0.00 | 0.00 | 0.00 | 0.00 | 0.00 | 0.00 | 0.00 |
| 脑、神经系统 | C70－72、D | 0.00 | 18.97 | 0.00 | 0.00 | 0.00 | 0.00 | 0.00 | 0.00 | 27.71 | 0.00 | 0.00 | 22.65 | 38.74 | 0.00 | 0.00 | 0.00 | 0.00 | 0.00 | 375.34 | 7.12 |
| 甲状腺 | C73 | 0.00 | 0.00 | 0.00 | 0.00 | 0.00 | 0.00 | 0.00 | 0.00 | 0.00 | 0.00 | 0.00 | 0.00 | 0.00 | 0.00 | 0.00 | 0.00 | 0.00 | 0.00 | 0.00 | 0.00 |
| 肾上腺 | C74 | 0.00 | 0.00 | 0.00 | 0.00 | 0.00 | 0.00 | 0.00 | 0.00 | 0.00 | 0.00 | 0.00 | 0.00 | 0.00 | 0.00 | 0.00 | 0.00 | 0.00 | 0.00 | 0.00 | 0.00 |
| 其他内分泌腺 | C75 | 0.00 | 0.00 | 0.00 | 0.00 | 0.00 | 0.00 | 0.00 | 0.00 | 0.00 | 0.00 | 0.00 | 0.00 | 0.00 | 0.00 | 0.00 | 0.00 | 0.00 | 0.00 | 0.00 | 0.00 |
| 霍奇金氏病 | C81 | 0.00 | 0.00 | 0.00 | 0.00 | 0.00 | 0.00 | 0.00 | 0.00 | 0.00 | 0.00 | 0.00 | 0.00 | 0.00 | 0.00 | 0.00 | 0.00 | 0.00 | 0.00 | 0.00 | 0.00 |
| 非霍奇金氏病 | C82—85、C96 | 0.00 | 0.00 | 0.00 | 11.70 | 0.00 | 0.00 | 13.68 | 0.00 | 0.00 | 0.00 | 0.00 | 0.00 | 0.00 | 0.00 | 44.87 | 0.00 | 0.00 | 0.00 | 0.00 | 3.56 |
| 多发性骨髓瘤和恶性浆细胞肿瘤 | C90 | 0.00 | 0.00 | 0.00 | 0.00 | 0.00 | 0.00 | 0.00 | 0.00 | 0.00 | 0.00 | 0.00 | 0.00 | 0.00 | 0.00 | 0.00 | 0.00 | 0.00 | 0.00 | 0.00 | 0.00 |
| 淋巴细胞白血病 | C91 | 0.00 | 0.00 | 0.00 | 0.00 | 0.00 | 0.00 | 0.00 | 0.00 | 0.00 | 0.00 | 0.00 | 0.00 | 0.00 | 0.00 | 44.87 | 0.00 | 0.00 | 0.00 | 0.00 | 1.19 |
| 髓细胞性白血病 | C92 | 0.00 | 0.00 | 0.00 | 11.70 | 0.00 | 0.00 | 13.68 | 0.00 | 0.00 | 17.33 | 0.00 | 0.00 | 0.00 | 0.00 | 0.00 | 0.00 | 0.00 | 0.00 | 0.00 | 3.56 |
| 单核细胞性白血病 | C93 | 0.00 | 0.00 | 0.00 | 0.00 | 0.00 | 0.00 | 0.00 | 0.00 | 0.00 | 0.00 | 0.00 | 22.65 | 0.00 | 0.00 | 0.00 | 0.00 | 0.00 | 0.00 | 0.00 | 1.19 |
| 其他指明的白血病 | C94 | 0.00 | 0.00 | 0.00 | 0.00 | 0.00 | 0.00 | 0.00 | 0.00 | 0.00 | 0.00 | 0.00 | 0.00 | 0.00 | 0.00 | 0.00 | 0.00 | 0.00 | 0.00 | 0.00 | 0.00 |
| 未指明细胞类型的白血病 | C95 | 0.00 | 0.00 | 0.00 | 0.00 | 0.00 | 0.00 | 0.00 | 0.00 | 0.00 | 0.00 | 0.00 | 0.00 | 0.00 | 0.00 | 0.00 | 0.00 | 0.00 | 0.00 | 0.00 | 0.00 |
| 独立的多个部位的（原发性）恶性肿瘤 | C97 | 0.00 | 0.00 | 0.00 | 0.00 | 0.00 | 0.00 | 0.00 | 0.00 | 0.00 | 0.00 | 0.00 | 0.00 | 0.00 | 0.00 | 0.00 | 0.00 | 0.00 | 0.00 | 0.00 | 0.00 |
| 其他及不明部位 | C26、39、48、76—80 | 0.00 | 0.00 | 0.00 | 0.00 | 0.00 | 0.00 | 0.00 | 0.00 | 0.00 | 0.00 | 0.00 | 0.00 | 38.74 | 39.44 | 0.00 | 0.00 | 281.84 | 0.00 | 0.00 | 5.94 |
| 除 C44 合计 | | 0.00 | 18.97 | 0.00 | 23.40 | 0.00 | 70.11 | 68.41 | 63.87 | 69.26 | 207.90 | 133.36 | 317.03 | 387.38 | 670.51 | 987.03 | 796.56 | 751.57 | 1135.53 | 1501.35 | 162.67 |
| 合计 | | 0.00 | 18.97 | 0.00 | 23.40 | 0.00 | 70.11 | 68.41 | 63.87 | 69.26 | 207.90 | 133.36 | 317.03 | 387.38 | 709.95 | 987.03 | 796.56 | 751.57 | 1135.53 | 1501.35 | 163.86 |

表 367　中山市三乡镇 2000—2004 年女性恶性肿瘤年龄别发病率（1/10⁵）

| 部位或病种 | ICD—10 | 0～ | 1～ | 5～ | 10～ | 15～ | 20～ | 25～ | 30～ | 35～ | 40～ | 45～ | 50～ | 55～ | 60～ | 65～ | 70～ | 75～ | 80～ | 85＋ | 合计 |
|---|---|---|---|---|---|---|---|---|---|---|---|---|---|---|---|---|---|---|---|---|---|
| 唇 | C00 | 0.00 | 0.00 | 0.00 | 0.00 | 0.00 | 0.00 | 0.00 | 0.00 | 0.00 | 0.00 | 0.00 | 0.00 | 0.00 | 0.00 | 0.00 | 0.00 | 0.00 | 0.00 | 0.00 | 0.00 |
| 舌 | C01—02 | 0.00 | 0.00 | 0.00 | 0.00 | 0.00 | 0.00 | 0.00 | 0.00 | 0.00 | 0.00 | 0.00 | 0.00 | 0.00 | 0.00 | 0.00 | 0.00 | 0.00 | 102.49 | 0.00 | 1.12 |
| 口 | C03—06 | 0.00 | 0.00 | 0.00 | 0.00 | 0.00 | 0.00 | 0.00 | 0.00 | 0.00 | 0.00 | 0.00 | 0.00 | 0.00 | 0.00 | 0.00 | 0.00 | 0.00 | 0.00 | 0.00 | 0.00 |
| 唾液腺 | C07—08 | 0.00 | 0.00 | 0.00 | 0.00 | 0.00 | 0.00 | 0.00 | 0.00 | 0.00 | 0.00 | 0.00 | 0.00 | 0.00 | 0.00 | 0.00 | 0.00 | 0.00 | 0.00 | 0.00 | 0.00 |
| 扁桃腺 | C09 | 0.00 | 0.00 | 0.00 | 0.00 | 0.00 | 0.00 | 0.00 | 0.00 | 0.00 | 0.00 | 0.00 | 0.00 | 0.00 | 0.00 | 0.00 | 0.00 | 0.00 | 0.00 | 0.00 | 0.00 |
| 其他口咽部 | C10 | 0.00 | 0.00 | 0.00 | 0.00 | 0.00 | 0.00 | 0.00 | 0.00 | 0.00 | 0.00 | 0.00 | 0.00 | 0.00 | 0.00 | 0.00 | 0.00 | 0.00 | 0.00 | 0.00 | 0.00 |
| 鼻咽部 | C11 | 0.00 | 0.00 | 0.00 | 0.00 | 0.00 | 0.00 | 0.00 | 11.22 | 25.90 | 0.00 | 15.90 | 21.29 | 36.25 | 0.00 | 0.00 | 0.00 | 0.00 | 0.00 | 0.00 | 6.71 |
| 喉咽部 | C12—13 | 0.00 | 0.00 | 0.00 | 0.00 | 0.00 | 0.00 | 0.00 | 0.00 | 0.00 | 0.00 | 0.00 | 0.00 | 0.00 | 0.00 | 0.00 | 0.00 | 0.00 | 0.00 | 0.00 | 0.00 |
| 唇，口腔和咽的其他部位和具体部位不明 | C14 | 0.00 | 0.00 | 0.00 | 0.00 | 0.00 | 0.00 | 0.00 | 0.00 | 0.00 | 0.00 | 0.00 | 0.00 | 0.00 | 0.00 | 0.00 | 0.00 | 0.00 | 0.00 | 0.00 | 0.00 |
| 食管 | C15 | 0.00 | 0.00 | 0.00 | 0.00 | 0.00 | 0.00 | 0.00 | 0.00 | 0.00 | 0.00 | 0.00 | 0.00 | 0.00 | 0.00 | 40.02 | 0.00 | 0.00 | 204.98 | 0.00 | 3.35 |
| 胃 | C16 | 0.00 | 0.00 | 0.00 | 0.00 | 0.00 | 0.00 | 0.00 | 0.00 | 12.95 | 0.00 | 0.00 | 21.29 | 0.00 | 38.11 | 40.02 | 0.00 | 60.06 | 0.00 | 0.00 | 5.59 |
| 小肠 | C17 | 0.00 | 0.00 | 0.00 | 0.00 | 0.00 | 0.00 | 0.00 | 0.00 | 0.00 | 0.00 | 0.00 | 0.00 | 0.00 | 0.00 | 0.00 | 46.69 | 0.00 | 0.00 | 0.00 | 1.12 |
| 结肠 | C18 | 0.00 | 0.00 | 0.00 | 0.00 | 0.00 | 0.00 | 0.00 | 11.22 | 0.00 | 0.00 | 15.90 | 21.29 | 0.00 | 76.22 | 0.00 | 0.00 | 60.06 | 0.00 | 0.00 | 6.71 |
| 直肠和乙状结肠连接处 | C19—20 | 0.00 | 0.00 | 0.00 | 0.00 | 0.00 | 0.00 | 0.00 | 11.22 | 12.95 | 33.66 | 15.90 | 0.00 | 0.00 | 0.00 | 0.00 | 0.00 | 60.06 | 0.00 | 0.00 | 6.71 |
| 肛门 | C21 | 0.00 | 0.00 | 0.00 | 0.00 | 0.00 | 0.00 | 0.00 | 0.00 | 0.00 | 0.00 | 0.00 | 0.00 | 0.00 | 0.00 | 0.00 | 0.00 | 0.00 | 0.00 | 0.00 | 0.00 |
| 肝脏和肝内胆管 | C22 | 0.00 | 0.00 | 0.00 | 0.00 | 0.00 | 0.00 | 0.00 | 0.00 | 0.00 | 0.00 | 0.00 | 0.00 | 36.25 | 38.11 | 0.00 | 0.00 | 0.00 | 0.00 | 142.32 | 3.35 |
| 胆囊 | C23 | 0.00 | 0.00 | 0.00 | 0.00 | 0.00 | 0.00 | 0.00 | 0.00 | 0.00 | 0.00 | 0.00 | 0.00 | 0.00 | 0.00 | 0.00 | 0.00 | 0.00 | 102.49 | 0.00 | 1.12 |
| 肝外胆管 | C24 | 0.00 | 0.00 | 0.00 | 0.00 | 0.00 | 0.00 | 0.00 | 0.00 | 0.00 | 0.00 | 0.00 | 21.29 | 0.00 | 0.00 | 0.00 | 0.00 | 0.00 | 0.00 | 0.00 | 1.12 |
| 胰腺 | C25 | 0.00 | 0.00 | 0.00 | 0.00 | 0.00 | 0.00 | 0.00 | 0.00 | 0.00 | 0.00 | 0.00 | 0.00 | 0.00 | 0.00 | 0.00 | 46.69 | 0.00 | 0.00 | 0.00 | 1.12 |
| 鼻腔、中耳和副鼻窦 | C30—31 | 0.00 | 0.00 | 0.00 | 0.00 | 0.00 | 0.00 | 0.00 | 0.00 | 0.00 | 0.00 | 0.00 | 0.00 | 0.00 | 0.00 | 0.00 | 0.00 | 0.00 | 0.00 | 0.00 | 0.00 |
| 喉 | C32 | 0.00 | 0.00 | 0.00 | 0.00 | 0.00 | 0.00 | 0.00 | 0.00 | 0.00 | 0.00 | 0.00 | 0.00 | 0.00 | 0.00 | 0.00 | 0.00 | 0.00 | 0.00 | 0.00 | 0.00 |
| 气管、支气管和肺 | C33—34 | 0.00 | 0.00 | 0.00 | 0.00 | 0.00 | 0.00 | 0.00 | 0.00 | 0.00 | 16.83 | 0.00 | 0.00 | 36.25 | 0.00 | 40.02 | 93.37 | 60.06 | 307.47 | 0.00 | 10.06 |

（续上表）

| 部位或病种 | ICD—10 | 0～ | 1～ | 5～ | 10～ | 15～ | 20～ | 25～ | 30～ | 35～ | 40～ | 45～ | 50～ | 55～ | 60～ | 65～ | 70～ | 75～ | 80～ | 85＋ | 合计 |
|---|---|---|---|---|---|---|---|---|---|---|---|---|---|---|---|---|---|---|---|---|---|
| 其他呼吸器官 | C37—38 | 0.00 | 0.00 | 0.00 | 0.00 | 0.00 | 0.00 | 0.00 | 0.00 | 0.00 | 0.00 | 0.00 | 0.00 | 0.00 | 0.00 | 0.00 | 0.00 | 0.00 | 0.00 | 0.00 | 0.00 |
| 骨和关节软骨 | C40—41 | 0.00 | 0.00 | 0.00 | 0.00 | 0.00 | 0.00 | 0.00 | 11.22 | 0.00 | 0.00 | 0.00 | 0.00 | 0.00 | 0.00 | 0.00 | 0.00 | 0.00 | 0.00 | 0.00 | 1.12 |
| 皮肤恶性黑色素瘤 | C43 | 0.00 | 0.00 | 0.00 | 0.00 | 0.00 | 0.00 | 0.00 | 0.00 | 0.00 | 0.00 | 0.00 | 0.00 | 0.00 | 0.00 | 0.00 | 0.00 | 0.00 | 0.00 | 0.00 | 0.00 |
| 皮肤其他恶性肿瘤 | C44 | 0.00 | 0.00 | 0.00 | 0.00 | 0.00 | 0.00 | 11.95 | 0.00 | 0.00 | 0.00 | 0.00 | 0.00 | 0.00 | 0.00 | 0.00 | 0.00 | 0.00 | 0.00 | 0.00 | 1.12 |
| 间皮瘤 | C45 | 0.00 | 0.00 | 0.00 | 0.00 | 0.00 | 0.00 | 0.00 | 0.00 | 0.00 | 16.83 | 0.00 | 0.00 | 0.00 | 0.00 | 0.00 | 0.00 | 0.00 | 0.00 | 0.00 | 1.12 |
| kaposi 氏肉瘤 | C46 | 0.00 | 0.00 | 0.00 | 0.00 | 0.00 | 0.00 | 0.00 | 0.00 | 0.00 | 0.00 | 0.00 | 0.00 | 0.00 | 0.00 | 0.00 | 0.00 | 0.00 | 0.00 | 0.00 | 0.00 |
| 结缔组织和其他软组织 | C47、49 | 0.00 | 0.00 | 0.00 | 0.00 | 0.00 | 0.00 | 0.00 | 0.00 | 0.00 | 0.00 | 0.00 | 0.00 | 0.00 | 0.00 | 0.00 | 46.69 | 0.00 | 0.00 | 0.00 | 1.12 |
| 乳房 | C50 | 0.00 | 0.00 | 0.00 | 0.00 | 0.00 | 0.00 | 11.95 | 22.43 | 0.00 | 16.83 | 63.59 | 63.88 | 72.50 | 38.11 | 0.00 | 0.00 | 0.00 | 102.49 | 284.64 | 19.01 |
| 外阴 | C51 | 0.00 | 0.00 | 0.00 | 0.00 | 0.00 | 0.00 | 0.00 | 0.00 | 0.00 | 0.00 | 0.00 | 0.00 | 0.00 | 0.00 | 0.00 | 0.00 | 0.00 | 0.00 | 0.00 | 0.00 |
| 阴道 | C52 | 0.00 | 0.00 | 0.00 | 0.00 | 0.00 | 0.00 | 0.00 | 0.00 | 0.00 | 0.00 | 0.00 | 0.00 | 0.00 | 0.00 | 0.00 | 0.00 | 0.00 | 0.00 | 0.00 | 0.00 |
| 子宫颈 | C53 | 0.00 | 0.00 | 0.00 | 0.00 | 0.00 | 0.00 | 0.00 | 0.00 | 25.90 | 0.00 | 31.79 | 21.29 | 0.00 | 0.00 | 0.00 | 0.00 | 0.00 | 0.00 | 0.00 | 5.59 |
| 子宫体 | C54 | 0.00 | 0.00 | 0.00 | 0.00 | 0.00 | 0.00 | 0.00 | 0.00 | 12.95 | 16.83 | 47.69 | 21.29 | 0.00 | 0.00 | 0.00 | 0.00 | 60.06 | 0.00 | 0.00 | 7.83 |
| 子宫恶性肿瘤、未注明部位 | C55 | 0.00 | 0.00 | 0.00 | 0.00 | 0.00 | 0.00 | 0.00 | 0.00 | 0.00 | 0.00 | 0.00 | 0.00 | 0.00 | 0.00 | 0.00 | 46.69 | 0.00 | 0.00 | 0.00 | 1.12 |
| 卵巢 | C56 | 0.00 | 0.00 | 0.00 | 0.00 | 14.98 | 0.00 | 0.00 | 0.00 | 0.00 | 0.00 | 31.79 | 0.00 | 72.50 | 0.00 | 0.00 | 0.00 | 0.00 | 0.00 | 0.00 | 5.59 |
| 其他和未说明的女性生殖器官恶性肿瘤 | C57 | 0.00 | 0.00 | 0.00 | 0.00 | 0.00 | 0.00 | 0.00 | 0.00 | 0.00 | 0.00 | 0.00 | 0.00 | 0.00 | 0.00 | 0.00 | 0.00 | 0.00 | 0.00 | 0.00 | 0.00 |
| 胎盘 | C58 | 0.00 | 0.00 | 0.00 | 0.00 | 0.00 | 0.00 | 0.00 | 0.00 | 0.00 | 0.00 | 0.00 | 0.00 | 0.00 | 0.00 | 0.00 | 0.00 | 0.00 | 0.00 | 0.00 | 0.00 |
| 阴茎 | C60 | 0.00 | 0.00 | 0.00 | 0.00 | 0.00 | 0.00 | 0.00 | 0.00 | 0.00 | 0.00 | 0.00 | 0.00 | 0.00 | 0.00 | 0.00 | 0.00 | 0.00 | 0.00 | 0.00 | 0.00 |
| 前列腺 | C61 | 0.00 | 0.00 | 0.00 | 0.00 | 0.00 | 0.00 | 0.00 | 0.00 | 0.00 | 0.00 | 0.00 | 0.00 | 0.00 | 0.00 | 0.00 | 0.00 | 0.00 | 0.00 | 0.00 | 0.00 |
| 睾丸 | C62 | 0.00 | 0.00 | 0.00 | 0.00 | 0.00 | 0.00 | 0.00 | 0.00 | 0.00 | 0.00 | 0.00 | 0.00 | 0.00 | 0.00 | 0.00 | 0.00 | 0.00 | 0.00 | 0.00 | 0.00 |
| 其他和未说明的男性生殖器官恶性肿瘤 | C63 | 0.00 | 0.00 | 0.00 | 0.00 | 0.00 | 0.00 | 0.00 | 0.00 | 0.00 | 0.00 | 0.00 | 0.00 | 0.00 | 0.00 | 0.00 | 0.00 | 0.00 | 0.00 | 0.00 | 0.00 |
| 肾脏 | C64 | 0.00 | 0.00 | 0.00 | 0.00 | 0.00 | 0.00 | 0.00 | 0.00 | 0.00 | 0.00 | 0.00 | 0.00 | 0.00 | 38.11 | 0.00 | 0.00 | 0.00 | 0.00 | 0.00 | 1.12 |
| 肾盂、肾盏 | C65 | 0.00 | 0.00 | 0.00 | 0.00 | 0.00 | 0.00 | 0.00 | 0.00 | 0.00 | 0.00 | 0.00 | 0.00 | 0.00 | 0.00 | 0.00 | 0.00 | 0.00 | 0.00 | 0.00 | 0.00 |

（续上表）

| 部位或病种 | ICD—10 | 0～ | 1～ | 5～ | 10～ | 15～ | 20～ | 25～ | 30～ | 35～ | 40～ | 45～ | 50～ | 55～ | 60～ | 65～ | 70～ | 75～ | 80～ | 85+ | 合计 |
|---|---|---|---|---|---|---|---|---|---|---|---|---|---|---|---|---|---|---|---|---|---|
| 输尿管 | C66 | 0.00 | 0.00 | 0.00 | 0.00 | 0.00 | 0.00 | 0.00 | 0.00 | 0.00 | 0.00 | 0.00 | 0.00 | 0.00 | 0.00 | 0.00 | 0.00 | 60.06 | 0.00 | 0.00 | 1.12 |
| 膀胱 | C67 | 0.00 | 0.00 | 0.00 | 0.00 | 0.00 | 0.00 | 0.00 | 0.00 | 0.00 | 0.00 | 0.00 | 0.00 | 0.00 | 0.00 | 0.00 | 0.00 | 60.06 | 0.00 | 0.00 | 1.12 |
| 其他和未说明的泌尿器官 | C68 | 0.00 | 0.00 | 0.00 | 0.00 | 0.00 | 0.00 | 0.00 | 0.00 | 0.00 | 0.00 | 0.00 | 0.00 | 0.00 | 0.00 | 0.00 | 0.00 | 0.00 | 0.00 | 0.00 | 0.00 |
| 眼 | C69 | 0.00 | 0.00 | 0.00 | 0.00 | 0.00 | 0.00 | 0.00 | 0.00 | 0.00 | 0.00 | 0.00 | 0.00 | 0.00 | 0.00 | 0.00 | 0.00 | 0.00 | 0.00 | 0.00 | 0.00 |
| 脑、神经系统 | C70－72、D | 0.00 | 0.00 | 0.00 | 0.00 | 0.00 | 0.00 | 0.00 | 11.22 | 0.00 | 16.83 | 15.90 | 0.00 | 0.00 | 0.00 | 0.00 | 0.00 | 0.00 | 0.00 | 0.00 | 3.35 |
| 甲状腺 | C73 | 0.00 | 0.00 | 0.00 | 0.00 | 0.00 | 0.00 | 0.00 | 0.00 | 12.95 | 16.83 | 15.90 | 0.00 | 0.00 | 0.00 | 0.00 | 0.00 | 0.00 | 0.00 | 0.00 | 3.35 |
| 肾上腺 | C74 | 0.00 | 0.00 | 0.00 | 0.00 | 0.00 | 0.00 | 0.00 | 0.00 | 0.00 | 0.00 | 0.00 | 0.00 | 0.00 | 0.00 | 0.00 | 0.00 | 0.00 | 0.00 | 0.00 | 0.00 |
| 其他内分泌腺 | C75 | 0.00 | 0.00 | 0.00 | 0.00 | 0.00 | 0.00 | 0.00 | 0.00 | 0.00 | 0.00 | 0.00 | 0.00 | 0.00 | 0.00 | 0.00 | 0.00 | 0.00 | 0.00 | 0.00 | 0.00 |
| 霍奇金氏病 | C81 | 0.00 | 0.00 | 0.00 | 0.00 | 0.00 | 0.00 | 0.00 | 0.00 | 0.00 | 0.00 | 0.00 | 0.00 | 0.00 | 0.00 | 0.00 | 0.00 | 0.00 | 0.00 | 0.00 | 0.00 |
| 非霍奇金氏病 | C82－85、C96 | 0.00 | 20.93 | 0.00 | 0.00 | 0.00 | 0.00 | 0.00 | 0.00 | 12.95 | 0.00 | 0.00 | 42.59 | 0.00 | 38.11 | 0.00 | 0.00 | 0.00 | 0.00 | 0.00 | 5.59 |
| 多发性骨髓瘤和恶性浆细胞肿瘤 | C90 | 0.00 | 0.00 | 0.00 | 0.00 | 0.00 | 0.00 | 0.00 | 0.00 | 0.00 | 0.00 | 0.00 | 0.00 | 0.00 | 0.00 | 0.00 | 0.00 | 0.00 | 0.00 | 0.00 | 0.00 |
| 淋巴细胞白血病 | C91 | 0.00 | 20.93 | 14.19 | 0.00 | 0.00 | 0.00 | 0.00 | 0.00 | 0.00 | 0.00 | 0.00 | 0.00 | 0.00 | 0.00 | 0.00 | 0.00 | 0.00 | 102.49 | 0.00 | 3.35 |
| 髓细胞性白血病 | C92 | 0.00 | 0.00 | 0.00 | 0.00 | 0.00 | 0.00 | 0.00 | 0.00 | 0.00 | 0.00 | 0.00 | 0.00 | 0.00 | 0.00 | 0.00 | 0.00 | 0.00 | 0.00 | 0.00 | 0.00 |
| 单核细胞性白血病 | C93 | 0.00 | 0.00 | 0.00 | 0.00 | 0.00 | 0.00 | 0.00 | 0.00 | 0.00 | 0.00 | 0.00 | 0.00 | 0.00 | 0.00 | 0.00 | 0.00 | 0.00 | 0.00 | 0.00 | 0.00 |
| 其他指明的白血病 | C94 | 0.00 | 0.00 | 0.00 | 0.00 | 0.00 | 0.00 | 0.00 | 0.00 | 0.00 | 0.00 | 0.00 | 0.00 | 0.00 | 0.00 | 0.00 | 0.00 | 0.00 | 0.00 | 0.00 | 0.00 |
| 未指明细胞类型的白血病 | C95 | 0.00 | 0.00 | 0.00 | 0.00 | 0.00 | 0.00 | 0.00 | 0.00 | 0.00 | 0.00 | 0.00 | 0.00 | 0.00 | 0.00 | 0.00 | 0.00 | 0.00 | 0.00 | 0.00 | 0.00 |
| 独立的多个部位的（原发性）恶性肿瘤 | C97 | 0.00 | 0.00 | 0.00 | 0.00 | 0.00 | 0.00 | 0.00 | 0.00 | 0.00 | 0.00 | 0.00 | 0.00 | 0.00 | 0.00 | 0.00 | 0.00 | 0.00 | 0.00 | 0.00 | 0.00 |
| 其他及不明部位 | C26、39、48、76－80 | 0.00 | 0.00 | 0.00 | 0.00 | 0.00 | 0.00 | 0.00 | 11.22 | 0.00 | 0.00 | 0.00 | 0.00 | 0.00 | 0.00 | 0.00 | 0.00 | 0.00 | 0.00 | 0.00 | 1.12 |
| 除 C44 合计 | | 0.00 | 41.86 | 14.19 | 0.00 | 14.98 | 0.00 | 11.95 | 89.72 | 116.56 | 134.62 | 254.36 | 234.24 | 253.75 | 266.78 | 120.07 | 280.11 | 420.42 | 922.42 | 426.97 | 110.70 |
| 合计 | | 0.00 | 41.86 | 14.19 | 0.00 | 14.98 | 0.00 | 23.89 | 89.72 | 116.56 | 134.62 | 254.36 | 234.24 | 253.75 | 266.78 | 120.07 | 280.11 | 420.42 | 922.42 | 426.97 | 111.82 |

表 368　中山市三乡镇 2000—2004 年男女合计恶性肿瘤年龄别发病率（1/10^5）

| 部位或病种 | ICD—10 | 0～ | 1～ | 5～ | 10～ | 15～ | 20～ | 25～ | 30～ | 35～ | 40～ | 45～ | 50～ | 55～ | 60～ | 65～ | 70～ | 75～ | 80～ | 85＋ | 合计 |
|---|---|---|---|---|---|---|---|---|---|---|---|---|---|---|---|---|---|---|---|---|---|
| 唇 | C00 | 0.00 | 0.00 | 0.00 | 0.00 | 0.00 | 0.00 | 0.00 | 0.00 | 0.00 | 0.00 | 0.00 | 0.00 | 0.00 | 0.00 | 0.00 | 0.00 | 0.00 | 0.00 | 0.00 | 0.00 |
| 舌 | C01—02 | 0.00 | 0.00 | 0.00 | 0.00 | 0.00 | 0.00 | 0.00 | 0.00 | 0.00 | 0.00 | 0.00 | 0.00 | 0.00 | 0.00 | 21.17 | 0.00 | 0.00 | 134.10 | 0.00 | 1.73 |
| 口 | C03—06 | 0.00 | 0.00 | 0.00 | 0.00 | 0.00 | 0.00 | 0.00 | 0.00 | 0.00 | 0.00 | 0.00 | 0.00 | 0.00 | 0.00 | 0.00 | 0.00 | 36.86 | 0.00 | 0.00 | 0.58 |
| 唾液腺 | C07—08 | 0.00 | 0.00 | 0.00 | 0.00 | 0.00 | 0.00 | 0.00 | 0.00 | 0.00 | 0.00 | 0.00 | 0.00 | 0.00 | 0.00 | 0.00 | 0.00 | 0.00 | 0.00 | 0.00 | 0.00 |
| 扁桃腺 | C09 | 0.00 | 0.00 | 0.00 | 0.00 | 0.00 | 0.00 | 0.00 | 0.00 | 0.00 | 0.00 | 8.14 | 0.00 | 0.00 | 0.00 | 0.00 | 0.00 | 0.00 | 0.00 | 0.00 | 0.58 |
| 其他口咽部 | C10 | 0.00 | 0.00 | 0.00 | 0.00 | 0.00 | 0.00 | 0.00 | 0.00 | 0.00 | 0.00 | 0.00 | 0.00 | 0.00 | 0.00 | 0.00 | 0.00 | 0.00 | 0.00 | 0.00 | 0.00 |
| 鼻咽部 | C11 | 0.00 | 0.00 | 0.00 | 0.00 | 0.00 | 8.42 | 12.77 | 29.89 | 26.78 | 17.06 | 8.14 | 65.85 | 18.73 | 38.75 | 21.17 | 0.00 | 36.86 | 0.00 | 0.00 | 14.97 |
| 喉咽部 | C12—13 | 0.00 | 0.00 | 0.00 | 0.00 | 0.00 | 0.00 | 0.00 | 0.00 | 0.00 | 0.00 | 0.00 | 10.97 | 0.00 | 0.00 | 0.00 | 0.00 | 0.00 | 0.00 | 0.00 | 0.58 |
| 唇，口腔和咽的其他部位和具体部位不明 | C14 | 0.00 | 0.00 | 0.00 | 0.00 | 0.00 | 0.00 | 0.00 | 0.00 | 0.00 | 0.00 | 0.00 | 0.00 | 0.00 | 0.00 | 0.00 | 0.00 | 0.00 | 0.00 | 0.00 | 0.00 |
| 食管 | C15 | 0.00 | 0.00 | 0.00 | 0.00 | 0.00 | 0.00 | 0.00 | 0.00 | 0.00 | 0.00 | 8.14 | 21.95 | 37.46 | 38.75 | 21.17 | 0.00 | 0.00 | 134.10 | 104.57 | 6.33 |
| 胃 | C16 | 0.00 | 0.00 | 0.00 | 0.00 | 0.00 | 0.00 | 0.00 | 0.00 | 6.69 | 17.06 | 16.27 | 10.97 | 0.00 | 38.75 | 63.51 | 51.40 | 73.71 | 67.05 | 0.00 | 9.21 |
| 小肠 | C17 | 0.00 | 0.00 | 0.00 | 0.00 | 0.00 | 0.00 | 0.00 | 0.00 | 0.00 | 0.00 | 0.00 | 0.00 | 0.00 | 0.00 | 21.17 | 25.70 | 0.00 | 0.00 | 0.00 | 1.15 |
| 结肠 | C18 | 0.00 | 0.00 | 0.00 | 0.00 | 0.00 | 0.00 | 6.39 | 5.98 | 0.00 | 17.06 | 8.14 | 21.95 | 18.73 | 58.12 | 21.17 | 0.00 | 36.86 | 67.05 | 0.00 | 8.06 |
| 直肠和乙状结肠连接处 | C19—20 | 0.00 | 0.00 | 0.00 | 0.00 | 0.00 | 0.00 | 0.00 | 5.98 | 6.69 | 17.06 | 16.27 | 0.00 | 18.73 | 19.37 | 0.00 | 77.10 | 36.86 | 0.00 | 104.57 | 7.49 |
| 肛门 | C21 | 0.00 | 0.00 | 0.00 | 0.00 | 0.00 | 0.00 | 0.00 | 0.00 | 0.00 | 0.00 | 0.00 | 0.00 | 0.00 | 0.00 | 0.00 | 0.00 | 0.00 | 0.00 | 0.00 | 0.00 |
| 肝脏和肝内胆管 | C22 | 0.00 | 0.00 | 0.00 | 0.00 | 0.00 | 0.00 | 0.00 | 0.00 | 6.69 | 0.00 | 0.00 | 0.00 | 56.18 | 58.12 | 42.34 | 0.00 | 0.00 | 67.05 | 104.57 | 6.33 |
| 胆囊 | C23 | 0.00 | 0.00 | 0.00 | 0.00 | 0.00 | 0.00 | 0.00 | 0.00 | 0.00 | 0.00 | 0.00 | 0.00 | 0.00 | 0.00 | 0.00 | 0.00 | 0.00 | 67.05 | 0.00 | 0.58 |
| 肝外胆管 | C24 | 0.00 | 0.00 | 0.00 | 0.00 | 0.00 | 0.00 | 0.00 | 0.00 | 0.00 | 0.00 | 0.00 | 10.97 | 0.00 | 19.37 | 0.00 | 0.00 | 0.00 | 0.00 | 0.00 | 1.15 |
| 胰腺 | C25 | 0.00 | 0.00 | 0.00 | 0.00 | 0.00 | 0.00 | 0.00 | 0.00 | 0.00 | 0.00 | 8.14 | 0.00 | 0.00 | 0.00 | 0.00 | 25.70 | 0.00 | 0.00 | 0.00 | 1.15 |
| 鼻腔、中耳和副鼻窦 | C30—31 | 0.00 | 0.00 | 0.00 | 0.00 | 0.00 | 0.00 | 0.00 | 0.00 | 0.00 | 8.53 | 0.00 | 0.00 | 0.00 | 0.00 | 0.00 | 0.00 | 0.00 | 0.00 | 0.00 | 0.58 |
| 喉 | C32 | 0.00 | 0.00 | 0.00 | 0.00 | 0.00 | 0.00 | 0.00 | 0.00 | 0.00 | 0.00 | 0.00 | 10.97 | 0.00 | 58.12 | 42.34 | 51.40 | 0.00 | 0.00 | 104.57 | 5.18 |
| 气管、支气管和肺 | C33—34 | 0.00 | 0.00 | 0.00 | 0.00 | 0.00 | 8.42 | 0.00 | 0.00 | 0.00 | 34.13 | 16.27 | 21.95 | 56.18 | 58.12 | 127.03 | 102.80 | 110.57 | 335.24 | 0.00 | 19.00 |

（续上表）

| 部位或病种 | ICD—10 | 0～ | 1～ | 5～ | 10～ | 15～ | 20～ | 25～ | 30～ | 35～ | 40～ | 45～ | 50～ | 55～ | 60～ | 65～ | 70～ | 75～ | 80～ | 85＋ | 合计 |
|---|---|---|---|---|---|---|---|---|---|---|---|---|---|---|---|---|---|---|---|---|---|
| 其他呼吸器官 | C37—38 | 0.00 | 0.00 | 0.00 | 0.00 | 0.00 | 8.42 | 0.00 | 0.00 | 0.00 | 0.00 | 0.00 | 0.00 | 0.00 | 0.00 | 0.00 | 0.00 | 0.00 | 0.00 | 0.00 | 0.58 |
| 骨和关节软骨 | C40—41 | 0.00 | 0.00 | 0.00 | 0.00 | 0.00 | 0.00 | 0.00 | 5.98 | 0.00 | 8.53 | 0.00 | 0.00 | 0.00 | 0.00 | 0.00 | 0.00 | 0.00 | 0.00 | 0.00 | 1.15 |
| 皮肤恶性黑色素瘤 | C43 | 0.00 | 0.00 | 0.00 | 0.00 | 0.00 | 0.00 | 0.00 | 0.00 | 0.00 | 0.00 | 0.00 | 0.00 | 0.00 | 0.00 | 0.00 | 0.00 | 0.00 | 0.00 | 0.00 | 0.00 |
| 皮肤其他恶性肿瘤 | C44 | 0.00 | 0.00 | 0.00 | 0.00 | 0.00 | 0.00 | 6.39 | 0.00 | 0.00 | 0.00 | 0.00 | 0.00 | 0.00 | 19.37 | 0.00 | 0.00 | 0.00 | 0.00 | 0.00 | 1.15 |
| 间皮瘤 | C45 | 0.00 | 0.00 | 0.00 | 0.00 | 0.00 | 0.00 | 0.00 | 0.00 | 0.00 | 8.53 | 0.00 | 0.00 | 0.00 | 0.00 | 21.17 | 0.00 | 0.00 | 0.00 | 0.00 | 1.15 |
| kaposi 氏肉瘤 | C46 | 0.00 | 0.00 | 0.00 | 0.00 | 0.00 | 0.00 | 0.00 | 0.00 | 0.00 | 0.00 | 0.00 | 0.00 | 0.00 | 0.00 | 0.00 | 0.00 | 0.00 | 0.00 | 0.00 | 0.00 |
| 结缔组织和其他软组织 | C47、49 | 0.00 | 0.00 | 0.00 | 0.00 | 0.00 | 8.42 | 0.00 | 0.00 | 0.00 | 0.00 | 0.00 | 0.00 | 0.00 | 0.00 | 0.00 | 25.70 | 0.00 | 0.00 | 0.00 | 1.15 |
| 乳房 | C50 | 0.00 | 0.00 | 0.00 | 0.00 | 0.00 | 0.00 | 6.39 | 17.94 | 0.00 | 8.53 | 32.54 | 32.92 | 37.46 | 19.37 | 21.17 | 25.70 | 0.00 | 67.05 | 209.14 | 11.52 |
| 外阴 | C51 | 0.00 | 0.00 | 0.00 | 0.00 | 0.00 | 0.00 | 0.00 | 0.00 | 0.00 | 0.00 | 0.00 | 0.00 | 0.00 | 0.00 | 0.00 | 0.00 | 0.00 | 0.00 | 0.00 | 0.00 |
| 阴道 | C52 | 0.00 | 0.00 | 0.00 | 0.00 | 0.00 | 0.00 | 0.00 | 0.00 | 0.00 | 0.00 | 0.00 | 0.00 | 0.00 | 0.00 | 0.00 | 0.00 | 0.00 | 0.00 | 0.00 | 0.00 |
| 子宫颈 | C53 | 0.00 | 0.00 | 0.00 | 0.00 | 0.00 | 0.00 | 0.00 | 0.00 | 13.39 | 0.00 | 16.27 | 10.97 | 0.00 | 0.00 | 0.00 | 0.00 | 0.00 | 0.00 | 0.00 | 2.88 |
| 子宫体 | C54 | 0.00 | 0.00 | 0.00 | 0.00 | 0.00 | 0.00 | 0.00 | 0.00 | 6.69 | 8.53 | 24.41 | 10.97 | 0.00 | 0.00 | 0.00 | 0.00 | 36.86 | 0.00 | 0.00 | 4.03 |
| 子宫恶性肿瘤、未注明部位 | C55 | 0.00 | 0.00 | 0.00 | 0.00 | 0.00 | 0.00 | 0.00 | 0.00 | 0.00 | 0.00 | 0.00 | 0.00 | 0.00 | 0.00 | 0.00 | 25.70 | 0.00 | 0.00 | 0.00 | 0.58 |
| 卵巢 | C56 | 0.00 | 0.00 | 0.00 | 0.00 | 7.49 | 0.00 | 0.00 | 0.00 | 0.00 | 0.00 | 16.27 | 0.00 | 37.46 | 0.00 | 0.00 | 0.00 | 0.00 | 0.00 | 0.00 | 2.88 |
| 其他和未说明的女性生殖器官恶性肿瘤 | C57 | 0.00 | 0.00 | 0.00 | 0.00 | 0.00 | 0.00 | 0.00 | 0.00 | 0.00 | 0.00 | 0.00 | 0.00 | 0.00 | 0.00 | 0.00 | 0.00 | 0.00 | 0.00 | 0.00 | 0.00 |
| 胎盘 | C58 | 0.00 | 0.00 | 0.00 | 0.00 | 0.00 | 0.00 | 0.00 | 0.00 | 0.00 | 0.00 | 0.00 | 0.00 | 0.00 | 0.00 | 0.00 | 0.00 | 0.00 | 0.00 | 0.00 | 0.00 |
| 阴茎 | C60 | 0.00 | 0.00 | 0.00 | 0.00 | 0.00 | 0.00 | 0.00 | 0.00 | 0.00 | 0.00 | 0.00 | 0.00 | 0.00 | 0.00 | 21.17 | 25.70 | 0.00 | 0.00 | 0.00 | 1.15 |
| 前列腺 | C61 | 0.00 | 0.00 | 0.00 | 0.00 | 0.00 | 0.00 | 0.00 | 0.00 | 0.00 | 0.00 | 0.00 | 0.00 | 0.00 | 0.00 | 0.00 | 51.40 | 0.00 | 0.00 | 0.00 | 1.15 |
| 睾丸 | C62 | 0.00 | 0.00 | 0.00 | 0.00 | 0.00 | 0.00 | 0.00 | 0.00 | 0.00 | 0.00 | 0.00 | 0.00 | 0.00 | 0.00 | 0.00 | 0.00 | 0.00 | 0.00 | 0.00 | 0.00 |
| 其他和未说明的男性生殖器官恶性肿瘤 | C63 | 0.00 | 0.00 | 0.00 | 0.00 | 0.00 | 0.00 | 0.00 | 0.00 | 0.00 | 0.00 | 0.00 | 0.00 | 0.00 | 0.00 | 0.00 | 0.00 | 0.00 | 0.00 | 0.00 | 0.00 |
| 肾脏 | C64 | 0.00 | 0.00 | 0.00 | 0.00 | 0.00 | 0.00 | 0.00 | 0.00 | 0.00 | 0.00 | 0.00 | 0.00 | 0.00 | 19.37 | 0.00 | 0.00 | 0.00 | 0.00 | 0.00 | 0.58 |
| 肾盂、肾盏 | C65 | 0.00 | 0.00 | 0.00 | 0.00 | 0.00 | 0.00 | 0.00 | 0.00 | 0.00 | 0.00 | 0.00 | 0.00 | 0.00 | 0.00 | 0.00 | 0.00 | 0.00 | 0.00 | 0.00 | 0.00 |

（续上表）

| 部位或病种 | ICD—10 | 0～ | 1～ | 5～ | 10～ | 15～ | 20～ | 25～ | 30～ | 35～ | 40～ | 45～ | 50～ | 55～ | 60～ | 65～ | 70～ | 75～ | 80～ | 85＋ | 合计 |
|---|---|---|---|---|---|---|---|---|---|---|---|---|---|---|---|---|---|---|---|---|---|
| 输尿管 | C66 | 0.00 | 0.00 | 0.00 | 0.00 | 0.00 | 0.00 | 0.00 | 0.00 | 0.00 | 0.00 | 0.00 | 0.00 | 0.00 | 0.00 | 0.00 | 0.00 | 36.86 | 0.00 | 0.00 | 0.58 |
| 膀胱 | C67 | 0.00 | 0.00 | 0.00 | 0.00 | 0.00 | 0.00 | 0.00 | 0.00 | 0.00 | 0.00 | 0.00 | 0.00 | 0.00 | 0.00 | 42.34 | 25.70 | 36.86 | 0.00 | 0.00 | 2.30 |
| 其他和未说明的泌尿器官 | C68 | 0.00 | 0.00 | 0.00 | 0.00 | 0.00 | 0.00 | 0.00 | 0.00 | 0.00 | 0.00 | 0.00 | 0.00 | 0.00 | 0.00 | 0.00 | 0.00 | 0.00 | 0.00 | 0.00 | 0.00 |
| 眼 | C69 | 0.00 | 0.00 | 0.00 | 0.00 | 0.00 | 0.00 | 0.00 | 0.00 | 0.00 | 0.00 | 0.00 | 0.00 | 0.00 | 0.00 | 0.00 | 0.00 | 0.00 | 0.00 | 0.00 | 0.00 |
| 脑、神经系统 | C70－72、D | 0.00 | 9.93 | 0.00 | 0.00 | 0.00 | 0.00 | 0.00 | 5.98 | 13.39 | 8.53 | 8.14 | 10.97 | 18.73 | 0.00 | 0.00 | 0.00 | 0.00 | 0.00 | 104.57 | 5.18 |
| 甲状腺 | C73 | 0.00 | 0.00 | 0.00 | 0.00 | 0.00 | 0.00 | 0.00 | 0.00 | 6.69 | 8.53 | 8.14 | 0.00 | 0.00 | 0.00 | 0.00 | 0.00 | 0.00 | 0.00 | 0.00 | 1.73 |
| 肾上腺 | C74 | 0.00 | 0.00 | 0.00 | 0.00 | 0.00 | 0.00 | 0.00 | 0.00 | 0.00 | 0.00 | 0.00 | 0.00 | 0.00 | 0.00 | 0.00 | 0.00 | 0.00 | 0.00 | 0.00 | 0.00 |
| 其他内分泌腺 | C75 | 0.00 | 0.00 | 0.00 | 0.00 | 0.00 | 0.00 | 0.00 | 0.00 | 0.00 | 0.00 | 0.00 | 0.00 | 0.00 | 0.00 | 0.00 | 0.00 | 0.00 | 0.00 | 0.00 | 0.00 |
| 霍奇金氏病 | C81 | 0.00 | 0.00 | 0.00 | 0.00 | 0.00 | 0.00 | 0.00 | 0.00 | 0.00 | 0.00 | 0.00 | 0.00 | 0.00 | 0.00 | 0.00 | 0.00 | 0.00 | 0.00 | 0.00 | 0.00 |
| 非霍奇金氏病 | C82－85、C96 | 0.00 | 9.93 | 0.00 | 5.88 | 0.00 | 0.00 | 6.39 | 0.00 | 6.69 | 0.00 | 0.00 | 21.95 | 0.00 | 19.37 | 21.17 | 0.00 | 0.00 | 0.00 | 0.00 | 4.61 |
| 多发性骨髓瘤和恶性浆细胞肿瘤 | C90 | 0.00 | 0.00 | 0.00 | 0.00 | 0.00 | 0.00 | 0.00 | 0.00 | 0.00 | 0.00 | 0.00 | 0.00 | 0.00 | 0.00 | 0.00 | 0.00 | 0.00 | 0.00 | 0.00 | 0.00 |
| 淋巴细胞白血病 | C91 | 0.00 | 9.93 | 6.92 | 0.00 | 0.00 | 0.00 | 0.00 | 0.00 | 0.00 | 0.00 | 0.00 | 0.00 | 0.00 | 0.00 | 21.17 | 0.00 | 0.00 | 67.05 | 0.00 | 2.30 |
| 髓细胞性白血病 | C92 | 0.00 | 0.00 | 0.00 | 5.88 | 0.00 | 0.00 | 6.39 | 0.00 | 0.00 | 8.53 | 0.00 | 0.00 | 0.00 | 0.00 | 0.00 | 0.00 | 0.00 | 0.00 | 0.00 | 1.73 |
| 单核细胞性白血病 | C93 | 0.00 | 0.00 | 0.00 | 0.00 | 0.00 | 0.00 | 0.00 | 0.00 | 0.00 | 0.00 | 0.00 | 10.97 | 0.00 | 0.00 | 0.00 | 0.00 | 0.00 | 0.00 | 0.00 | 0.58 |
| 其他指明的白血病 | C94 | 0.00 | 0.00 | 0.00 | 0.00 | 0.00 | 0.00 | 0.00 | 0.00 | 0.00 | 0.00 | 0.00 | 0.00 | 0.00 | 0.00 | 0.00 | 0.00 | 0.00 | 0.00 | 0.00 | 0.00 |
| 未指明细胞类型的白血病 | C95 | 0.00 | 0.00 | 0.00 | 0.00 | 0.00 | 0.00 | 0.00 | 0.00 | 0.00 | 0.00 | 0.00 | 0.00 | 0.00 | 0.00 | 0.00 | 0.00 | 0.00 | 0.00 | 0.00 | 0.00 |
| 独立的多个部位的（原发性）恶性肿瘤 | C97 | 0.00 | 0.00 | 0.00 | 0.00 | 0.00 | 0.00 | 0.00 | 0.00 | 0.00 | 0.00 | 0.00 | 0.00 | 0.00 | 0.00 | 0.00 | 0.00 | 0.00 | 0.00 | 0.00 | 0.00 |
| 其他及不明部位 | C26、39、48、76－80 | 0.00 | 0.00 | 0.00 | 0.00 | 0.00 | 0.00 | 0.00 | 5.98 | 0.00 | 0.00 | 0.00 | 0.00 | 18.73 | 19.37 | 0.00 | 0.00 | 110.57 | 0.00 | 0.00 | 3.45 |
| 除 C44 合计 | | 0.00 | 29.78 | 6.92 | 11.75 | 7.49 | 33.68 | 38.31 | 77.72 | 93.72 | 170.65 | 195.25 | 274.37 | 318.38 | 464.99 | 529.28 | 513.98 | 552.85 | 1005.71 | 731.99 | 135.89 |
| 合计 | | 0.00 | 29.78 | 6.92 | 11.75 | 7.49 | 33.68 | 44.70 | 77.72 | 93.72 | 170.65 | 195.25 | 274.37 | 318.38 | 484.37 | 529.28 | 513.98 | 552.85 | 1005.71 | 731.99 | 137.04 |

### 6. 发病顺位

2000—2004 年中山市三乡镇男性发病前 10 位恶性肿瘤依次是气管/支气管和肺、鼻咽、喉、胃、食管、肝脏和肝内胆管、结肠、直肠和乙状结肠连接处、脑/神经系统和膀胱恶性肿瘤，其发病数占同期三乡镇男性恶性肿瘤发病总数的 75.36%（表 369，图 212）。

表 369　中山市三乡镇 2000—2004 年男性前 10 位恶性肿瘤发病概况（N，$1/10^5$，%）

| 位次 | 部位或病种 | ICD—10 | 例数 | 粗率 | 中标率 | 世标率 | 构成比 |
|---|---|---|---|---|---|---|---|
| 1 | 气管、支气管和肺 | C33－34 | 24 | 28.50 | 22.47 | 29.39 | 17.39 |
| 2 | 鼻咽 | C11 | 20 | 23.75 | 19.22 | 21.50 | 14.49 |
| 3 | 喉 | C32 | 9 | 10.69 | 8.13 | 12.71 | 6.52 |
| 4 | 胃 | C16 | 11 | 13.06 | 9.36 | 12.51 | 7.97 |
| 5 | 食管 | C15 | 8 | 9.50 | 7.85 | 11.40 | 5.80 |
| 6 | 肝脏和肝内胆管 | C22 | 8 | 9.50 | 8.12 | 10.72 | 5.80 |
| 7 | 结肠 | C18 | 8 | 9.50 | 7.89 | 9.73 | 5.80 |
| 8 | 直肠和乙状结肠连接处 | C19－20 | 7 | 8.31 | 6.06 | 9.42 | 5.07 |
| 9 | 脑、神经系统 | C70－72、D | 6 | 7.12 | 5.57 | 8.04 | 4.35 |
| 10 | 膀胱 | C67 | 3 | 3.56 | 2.72 | 3.83 | 2.17 |
| 合计 | | | 104 | | | | 75.36 |

注：中标率为中国标化发病率，世标率为世界标化发病率。

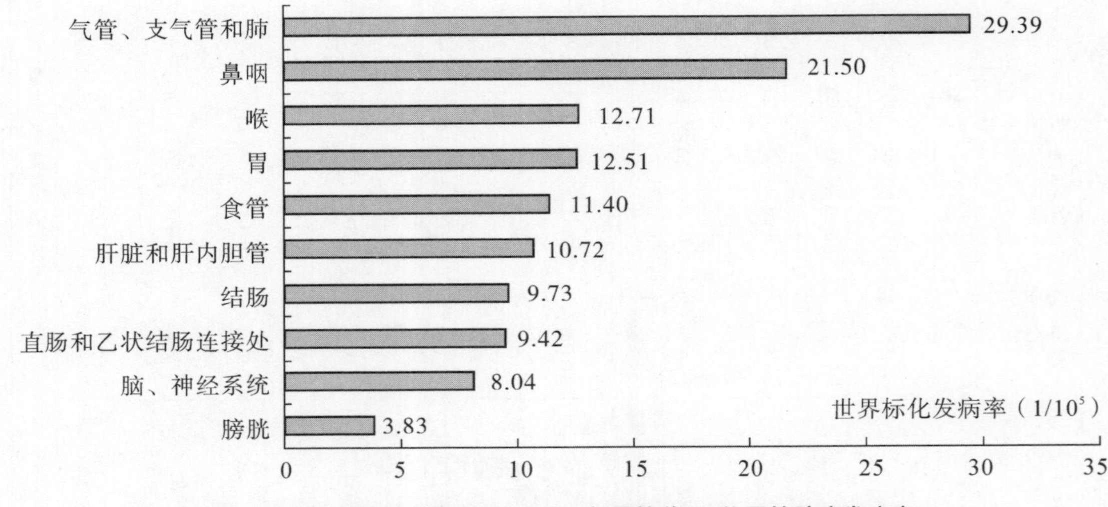


图 212　中山市三乡镇 2000—2004 年男性前 10 位恶性肿瘤发病率

女性发病前10位恶性肿瘤依次是乳房、气管/支气管和肺、非霍奇金氏病、结肠、子宫体、卵巢、鼻咽、胃、直肠和乙状结肠连接处、子宫颈恶性肿瘤，其发病数占同期三乡镇女性恶性肿瘤发病总数的71.00%（表370，图213）。

**表370　中山市三乡镇2000—2004年女性前10位恶性肿瘤发病概况（N，$1/10^5$，%）**

| 位次 | 部位或病种 | ICD—10 | 例数 | 粗率 | 中标率 | 世标率 | 构成比 |
|---|---|---|---|---|---|---|---|
| 1 | 乳房 | C50 | 17 | 19.01 | 13.36 | 16.68 | 17.00 |
| 2 | 气管、支气管和肺 | C33－34 | 9 | 10.06 | 5.87 | 7.67 | 9.00 |
| 3 | 非霍奇金氏病 | C82－85、96 | 5 | 5.59 | 5.01 | 6.44 | 5.00 |
| 4 | 结肠 | C18 | 6 | 6.71 | 5.03 | 6.34 | 6.00 |
| 5 | 子宫体 | C54 | 7 | 7.83 | 5.14 | 6.31 | 7.00 |
| 6 | 卵巢 | C56 | 5 | 5.59 | 5.82 | 6.16 | 5.00 |
| 7 | 鼻咽 | C11 | 6 | 6.71 | 5.06 | 5.70 | 6.00 |
| 8 | 胃 | C16 | 5 | 5.59 | 3.97 | 5.17 | 5.00 |
| 9 | 直肠和乙状结肠连接处 | C19－20 | 6 | 6.71 | 4.40 | 5.02 | 6.00 |
| 10 | 子宫颈 | C53 | 5 | 5.59 | 3.77 | 4.53 | 5.00 |
| 合计 | | | 71 | | | | 71.00 |

注：中标率为中国标化发病率，世标率为世界标化发病率。

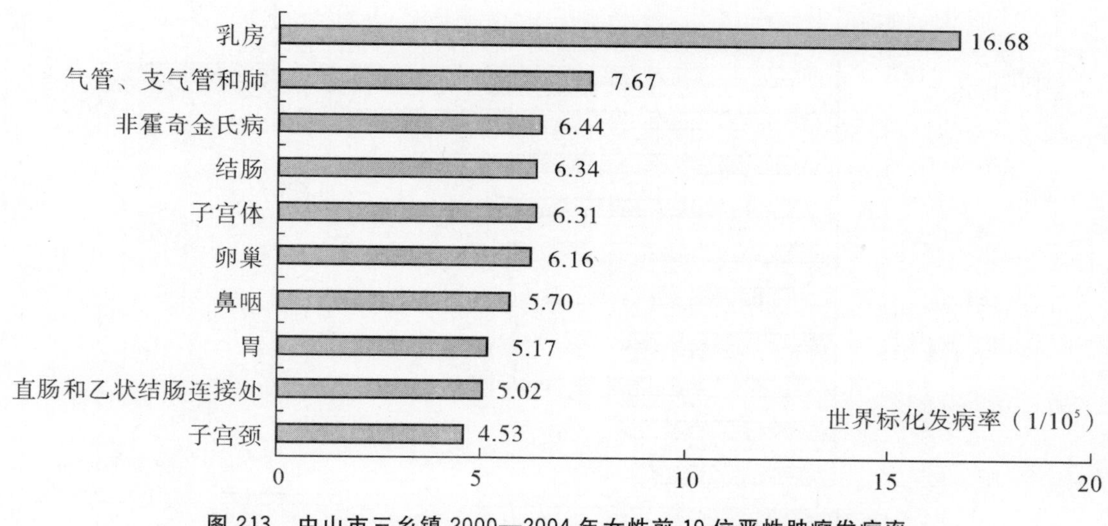


**图213　中山市三乡镇2000—2004年女性前10位恶性肿瘤发病率**

男女合计发病前10位恶性肿瘤依次是气管/支气管和肺、鼻咽、乳房、胃、结肠、肝脏和肝内胆管、直肠和乙状结肠连接处、食管、喉、脑/神经系统恶性肿瘤，其发病数占同期三乡镇男女合计恶性肿瘤发病总数的 68.05%（表 371，图 214），其中鼻咽癌发病分别占同期三乡镇男、女和合计恶性肿瘤发病顺位的第 2、7 位和第 2 位（表 369、表 370、表 371，图 212、图 213、图 214）。

**表 371 中山市三乡镇 2000—2004 年男女合计前 10 位恶性肿瘤发病概况（N，1/10^5，%）**

| 位次 | 部位或病种 | ICD—10 | 例数 | 粗率 | 中标率 | 世标率 | 构成比 |
|---|---|---|---|---|---|---|---|
| 1 | 气管、支气管和肺 | C33－34 | 33 | 19.00 | 13.77 | 18.02 | 13.87 |
| 2 | 鼻咽 | C11 | 26 | 14.97 | 11.76 | 13.20 | 10.92 |
| 3 | 乳房 | C50 | 20 | 11.52 | 8.29 | 10.50 | 8.40 |
| 4 | 胃 | C16 | 16 | 9.21 | 6.42 | 8.51 | 6.72 |
| 5 | 结肠 | C18 | 14 | 8.06 | 6.36 | 7.89 | 5.88 |
| 6 | 肝脏和肝内胆管 | C22 | 11 | 6.33 | 5.12 | 7.10 | 4.62 |
| 7 | 直肠和乙状结肠连接处 | C19－20 | 13 | 7.49 | 5.09 | 6.72 | 5.46 |
| 8 | 食管 | C15 | 11 | 6.33 | 4.67 | 6.46 | 4.62 |
| 9 | 喉 | C32 | 9 | 5.18 | 3.79 | 5.69 | 3.78 |
| 10 | 脑、神经系统 | C70－72、D | 9 | 5.18 | 3.89 | 4.94 | 3.78 |
| 合计 | | | 162 | | | | 68.05 |

注：中标率为中国标化发病率，世标率为世界标化发病率。

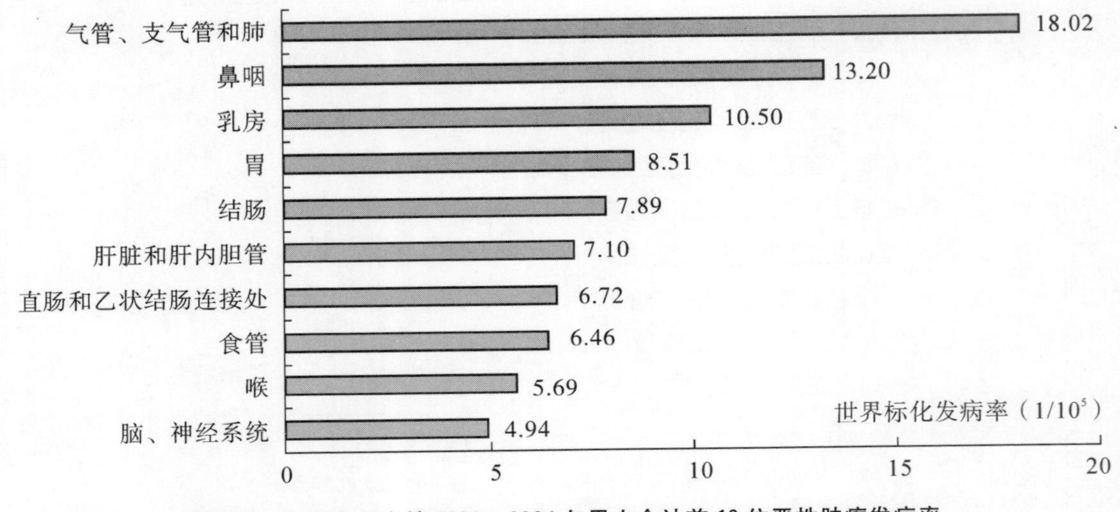


**图 214 中山市三乡镇 2000—2004 年男女合计前 10 位恶性肿瘤发病率**

**表 372　中山市三乡镇 2000—2004 年男性恶性肿瘤主要发病指标（N，$1/10^5$，%）**

| 部位或病种 | ICD—10 | 粗率 | 0～ | 15～ | 45～ | 55～ | 65＋ | 中标率 | 世标率 | 35～64 岁截缩率 | 0～64 岁累积率 | 0～74 岁累积率 | 例数 | 构成比 |
|---|---|---|---|---|---|---|---|---|---|---|---|---|---|---|
| 唇 | C00 | 0.00 | 0.00 | 0.00 | 0.00 | 0.00 | 0.00 | 0.00 | 0.00 | 0.00 | 0.00 | 0.00 | 0 | 0.00 |
| 舌 | C01—02 | 2.37 | 0.00 | 0.00 | 0.00 | 0.00 | 34.21 | 1.65 | 2.29 | 0.00 | 0.00 | 0.22 | 2 | 1.45 |
| 口 | C03—06 | 1.19 | 0.00 | 0.00 | 0.00 | 0.00 | 17.11 | 0.81 | 0.94 | 0.00 | 0.00 | 0.00 | 1 | 0.72 |
| 唾液腺 | C07—08 | 0.00 | 0.00 | 0.00 | 0.00 | 0.00 | 0.00 | 0.00 | 0.00 | 0.00 | 0.00 | 0.00 | 0 | 0.00 |
| 扁桃腺 | C09 | 1.19 | 0.00 | 0.00 | 9.60 | 0.00 | 0.00 | 0.79 | 1.00 | 3.13 | 0.08 | 0.08 | 1 | 0.72 |
| 其他口咽部 | C10 | 0.00 | 0.00 | 0.00 | 0.00 | 0.00 | 0.00 | 0.00 | 0.00 | 0.00 | 0.00 | 0.00 | 0 | 0.00 |
| 鼻咽部 | C11 | 23.75 | 0.00 | 27.17 | 48.01 | 39.09 | 34.21 | 19.22 | 21.50 | 39.52 | 1.75 | 1.98 | 20 | 14.49 |
| 喉咽部 | C12—13 | 1.19 | 0.00 | 0.00 | 9.60 | 0.00 | 0.00 | 0.92 | 1.13 | 3.67 | 0.11 | 0.11 | 1 | 0.72 |
| 唇，口腔和咽的其他部位和具体部位不明 | C14 | 0.00 | 0.00 | 0.00 | 0.00 | 0.00 | 0.00 | 0.00 | 0.00 | 0.00 | 0.00 | 0.00 | 0 | 0.00 |
| 食管 | C15 | 9.50 | 0.00 | 0.00 | 28.81 | 78.17 | 17.11 | 7.85 | 11.40 | 29.47 | 1.09 | 1.09 | 8 | 5.80 |
| 胃 | C16 | 13.06 | 0.00 | 4.94 | 19.20 | 19.54 | 102.64 | 9.36 | 12.51 | 17.20 | 0.54 | 1.55 | 11 | 7.97 |
| 小肠 | C17 | 1.19 | 0.00 | 0.00 | 0.00 | 0.00 | 17.11 | 0.95 | 1.35 | 0.00 | 0.00 | 0.22 | 1 | 0.72 |
| 结肠 | C18 | 9.50 | 0.00 | 7.41 | 9.60 | 39.09 | 34.21 | 7.89 | 9.73 | 19.82 | 0.75 | 0.97 | 8 | 5.80 |
| 直肠和乙状结肠连接处 | C19—20 | 8.31 | 0.00 | 0.00 | 9.60 | 39.09 | 68.43 | 6.06 | 9.42 | 12.63 | 0.47 | 1.33 | 7 | 5.07 |
| 肛门 | C21 | 0.00 | 0.00 | 0.00 | 0.00 | 0.00 | 0.00 | 0.00 | 0.00 | 0.00 | 0.00 | 0.00 | 0 | 0.00 |
| 肝脏和肝内胆管 | C22 | 9.50 | 0.00 | 2.47 | 0.00 | 78.17 | 51.32 | 8.12 | 10.72 | 21.98 | 0.85 | 1.30 | 8 | 5.80 |
| 胆囊 | C23 | 0.00 | 0.00 | 0.00 | 0.00 | 0.00 | 0.00 | 0.00 | 0.00 | 0.00 | 0.00 | 0.00 | 0 | 0.00 |
| 肝外胆管 | C24 | 1.19 | 0.00 | 0.00 | 0.00 | 19.54 | 0.00 | 1.08 | 1.58 | 4.29 | 0.20 | 0.20 | 1 | 0.72 |
| 胰腺 | C25 | 1.19 | 0.00 | 0.00 | 9.60 | 0.00 | 0.00 | 0.79 | 1.00 | 3.13 | 0.08 | 0.08 | 1 | 0.72 |
| 鼻腔、中耳和副鼻窦 | C30—31 | 1.19 | 0.00 | 2.47 | 0.00 | 0.00 | 0.00 | 0.84 | 1.04 | 3.32 | 0.09 | 0.09 | 1 | 0.72 |
| 喉 | C32 | 10.69 | 0.00 | 0.00 | 9.60 | 58.63 | 85.53 | 8.13 | 12.71 | 16.53 | 0.70 | 1.72 | 9 | 6.52 |
| 气管、支气管和肺 | C33—34 | 28.50 | 0.00 | 9.88 | 38.41 | 97.72 | 188.17 | 22.47 | 29.39 | 46.86 | 1.72 | 3.41 | 24 | 17.39 |

（续上表）

| 部位或病种 | ICD—10 | 粗率 | 0～ | 15～ | 45～ | 55～ | 65＋ | 中标率 | 世标率 | 35～64 岁截缩率 | 0～64 岁累积率 | 0～74 岁累积率 | 例数 | 构成比 |
|---|---|---|---|---|---|---|---|---|---|---|---|---|---|---|
| 其他呼吸器官 | C37－38 | 1.19 | 0.00 | 2.47 | 0.00 | 0.00 | 0.00 | 1.30 | 1.40 | 0.00 | 0.09 | 0.09 | 1 | 0.72 |
| 骨和关节软骨 | C40－41 | 1.19 | 0.00 | 2.47 | 0.00 | 0.00 | 0.00 | 0.84 | 1.04 | 3.32 | 0.09 | 0.09 | 1 | 0.72 |
| 皮肤恶性黑色素瘤 | C43 | 0.00 | 0.00 | 0.00 | 0.00 | 0.00 | 0.00 | 0.00 | 0.00 | 0.00 | 0.00 | 0.00 | 0 | 0.00 |
| 皮肤其他恶性肿瘤 | C44 | 1.19 | 0.00 | 0.00 | 0.00 | 19.54 | 0.00 | 1.08 | 1.58 | 4.29 | 0.20 | 0.20 | 1 | 0.72 |
| 间皮瘤 | C45 | 1.19 | 0.00 | 0.00 | 0.00 | 0.00 | 17.11 | 0.95 | 1.35 | 0.00 | 0.00 | 0.22 | 1 | 0.72 |
| kaposi 氏肉瘤 | C46 | 0.00 | 0.00 | 0.00 | 0.00 | 0.00 | 0.00 | 0.00 | 0.00 | 0.00 | 0.00 | 0.00 | 0 | 0.00 |
| 结缔组织和其他软组织 | C47、49 | 1.19 | 0.00 | 2.47 | 0.00 | 0.00 | 0.00 | 1.30 | 1.40 | 0.00 | 0.09 | 0.09 | 1 | 0.72 |
| 乳房 | C50 | 3.56 | 0.00 | 2.47 | 0.00 | 0.00 | 34.21 | 2.69 | 3.25 | 0.00 | 0.06 | 0.57 | 3 | 2.17 |
| 外阴 | C51 | 0.00 | 0.00 | 0.00 | 0.00 | 0.00 | 0.00 | 0.00 | 0.00 | 0.00 | 0.00 | 0.00 | 0 | 0.00 |
| 阴道 | C52 | 0.00 | 0.00 | 0.00 | 0.00 | 0.00 | 0.00 | 0.00 | 0.00 | 0.00 | 0.00 | 0.00 | 0 | 0.00 |
| 子宫颈 | C53 | 0.00 | 0.00 | 0.00 | 0.00 | 0.00 | 0.00 | 0.00 | 0.00 | 0.00 | 0.00 | 0.00 | 0 | 0.00 |
| 子宫体 | C54 | 0.00 | 0.00 | 0.00 | 0.00 | 0.00 | 0.00 | 0.00 | 0.00 | 0.00 | 0.00 | 0.00 | 0 | 0.00 |
| 子宫恶性肿瘤、未注明部位 | C55 | 0.00 | 0.00 | 0.00 | 0.00 | 0.00 | 0.00 | 0.00 | 0.00 | 0.00 | 0.00 | 0.00 | 0 | 0.00 |
| 卵巢 | C56 | 0.00 | 0.00 | 0.00 | 0.00 | 0.00 | 0.00 | 0.00 | 0.00 | 0.00 | 0.00 | 0.00 | 0 | 0.00 |
| 其他和未说明的女性生殖器官恶性肿瘤 | C57 | 0.00 | 0.00 | 0.00 | 0.00 | 0.00 | 0.00 | 0.00 | 0.00 | 0.00 | 0.00 | 0.00 | 0 | 0.00 |
| 胎盘 | C58 | 0.00 | 0.00 | 0.00 | 0.00 | 0.00 | 0.00 | 0.00 | 0.00 | 0.00 | 0.00 | 0.00 | 0 | 0.00 |
| 阴茎 | C60 | 2.37 | 0.00 | 0.00 | 0.00 | 0.00 | 34.21 | 1.76 | 2.48 | 0.00 | 0.00 | 0.51 | 2 | 1.45 |
| 前列腺 | C61 | 2.37 | 0.00 | 0.00 | 0.00 | 0.00 | 34.21 | 1.63 | 2.28 | 0.00 | 0.00 | 0.57 | 2 | 1.45 |
| 睾丸 | C62 | 0.00 | 0.00 | 0.00 | 0.00 | 0.00 | 0.00 | 0.00 | 0.00 | 0.00 | 0.00 | 0.00 | 0 | 0.00 |
| 其他和未说明的男性生殖器官恶性肿瘤 | C63 | 0.00 | 0.00 | 0.00 | 0.00 | 0.00 | 0.00 | 0.00 | 0.00 | 0.00 | 0.00 | 0.00 | 0 | 0.00 |
| 肾脏 | C64 | 0.00 | 0.00 | 0.00 | 0.00 | 0.00 | 0.00 | 0.00 | 0.00 | 0.00 | 0.00 | 0.00 | 0 | 0.00 |
| 肾盂、肾盏 | C65 | 0.00 | 0.00 | 0.00 | 0.00 | 0.00 | 0.00 | 0.00 | 0.00 | 0.00 | 0.00 | 0.00 | 0 | 0.00 |

（续上表）

| 部位或病种 | ICD—10 | 粗率 | 0～ | 15～ | 45～ | 55～ | 65＋ | 中标率 | 世标率 | 35～64 岁截缩率 | 0～64 岁累积率 | 0～74 岁累积率 | 例数 | 构成比 |
|---|---|---|---|---|---|---|---|---|---|---|---|---|---|---|
| 输尿管 | C66 | 0.00 | 0.00 | 0.00 | 0.00 | 0.00 | 0.00 | 0.00 | 0.00 | 0.00 | 0.00 | 0.00 | 0 | 0.00 |
| 膀胱 | C67 | 3.56 | 0.00 | 0.00 | 0.00 | 0.00 | 51.32 | 2.72 | 3.83 | 0.00 | 0.00 | 0.73 | 3 | 2.17 |
| 其他和未说明的泌尿器官 | C68 | 0.00 | 0.00 | 0.00 | 0.00 | 0.00 | 0.00 | 0.00 | 0.00 | 0.00 | 0.00 | 0.00 | 0 | 0.00 |
| 眼 | C69 | 0.00 | 0.00 | 0.00 | 0.00 | 0.00 | 0.00 | 0.00 | 0.00 | 0.00 | 0.00 | 0.00 | 0 | 0.00 |
| 脑、神经系统 | C70—72、D | 7.12 | 4.47 | 4.94 | 9.60 | 19.54 | 17.11 | 5.57 | 8.04 | 14.84 | 0.52 | 0.52 | 6 | 4.35 |
| 甲状腺 | C73 | 0.00 | 0.00 | 0.00 | 0.00 | 0.00 | 0.00 | 0.00 | 0.00 | 0.00 | 0.00 | 0.00 | 0 | 0.00 |
| 肾上腺 | C74 | 0.00 | 0.00 | 0.00 | 0.00 | 0.00 | 0.00 | 0.00 | 0.00 | 0.00 | 0.00 | 0.00 | 0 | 0.00 |
| 其他内分泌腺 | C75 | 0.00 | 0.00 | 0.00 | 0.00 | 0.00 | 0.00 | 0.00 | 0.00 | 0.00 | 0.00 | 0.00 | 0 | 0.00 |
| 霍奇金氏病 | C81 | 0.00 | 0.00 | 0.00 | 0.00 | 0.00 | 0.00 | 0.00 | 0.00 | 0.00 | 0.00 | 0.00 | 0 | 0.00 |
| 非霍奇金氏病 | C82—85、C96 | 3.56 | 4.47 | 2.47 | 0.00 | 0.00 | 17.11 | 3.75 | 3.49 | 0.00 | 0.13 | 0.35 | 3 | 2.17 |
| 多发性骨髓瘤和恶性浆细胞肿瘤 | C90 | 0.00 | 0.00 | 0.00 | 0.00 | 0.00 | 0.00 | 0.00 | 0.00 | 0.00 | 0.00 | 0.00 | 0 | 0.00 |
| 淋巴细胞白血病 | C91 | 1.19 | 0.00 | 0.00 | 0.00 | 0.00 | 17.11 | 0.95 | 1.35 | 0.00 | 0.00 | 0.22 | 1 | 0.72 |
| 髓细胞性白血病 | C92 | 3.56 | 4.47 | 4.94 | 0.00 | 0.00 | 0.00 | 3.63 | 3.19 | 3.32 | 0.21 | 0.21 | 3 | 2.17 |
| 单核细胞性白血病 | C93 | 1.19 | 0.00 | 0.00 | 9.60 | 0.00 | 0.00 | 0.92 | 1.13 | 3.67 | 0.11 | 0.11 | 1 | 0.72 |
| 其他指明的白血病 | C94 | 0.00 | 0.00 | 0.00 | 0.00 | 0.00 | 0.00 | 0.00 | 0.00 | 0.00 | 0.00 | 0.00 | 0 | 0.00 |
| 未指明细胞类型的白血病 | C95 | 0.00 | 0.00 | 0.00 | 0.00 | 0.00 | 0.00 | 0.00 | 0.00 | 0.00 | 0.00 | 0.00 | 0 | 0.00 |
| 独立的多个部位的（原发性）恶性肿瘤 | C97 | 0.00 | 0.00 | 0.00 | 0.00 | 0.00 | 0.00 | 0.00 | 0.00 | 0.00 | 0.00 | 0.00 | 0 | 0.00 |
| 其他及不明部位 | C26、39、48、76—80 | 5.94 | 0.00 | 0.00 | 0.00 | 39.09 | 51.32 | 4.81 | 5.95 | 9.50 | 0.39 | 0.39 | 5 | 3.62 |
| 除 C44 合计 | | 162.67 | 13.42 | 76.56 | 211.24 | 527.67 | 923.76 | 129.76 | 167.88 | 256.20 | 10.13 | 19.05 | 137 | 99.28 |
| 合计 | | 163.86 | 13.42 | 76.56 | 211.24 | 547.21 | 923.76 | 130.83 | 169.46 | 260.49 | 10.33 | 19.25 | 138 | 100.00 |

注：中标率为中国标化发病率，世标率为世界标化发病率。

表 373　中山市三乡镇 2000—2004 年女性恶性肿瘤主要发病指标（N，1/$10^5$，%）

| 部位或病种 | ICD—10 | 粗率 | 0～ | 15～ | 45～ | 55～ | 65＋ | 中标率 | 世标率 | 35～64 岁截缩率 | 0～64 岁累积率 | 0～74 岁累积率 | 例数 | 构成比 |
|---|---|---|---|---|---|---|---|---|---|---|---|---|---|---|
| 唇 | C00 | 0.00 | 0.00 | 0.00 | 0.00 | 0.00 | 0.00 | 0.00 | 0.00 | 0.00 | 0.00 | 0.00 | 0 | 0.00 |
| 舌 | C01—02 | 1.12 | 0.00 | 0.00 | 0.00 | 0.00 | 12.53 | 0.38 | 0.51 | 0.00 | 0.00 | 0.00 | 1 | 1.00 |
| 口 | C03—06 | 0.00 | 0.00 | 0.00 | 0.00 | 0.00 | 0.00 | 0.00 | 0.00 | 0.00 | 0.00 | 0.00 | 0 | 0.00 |
| 唾液腺 | C07—08 | 0.00 | 0.00 | 0.00 | 0.00 | 0.00 | 0.00 | 0.00 | 0.00 | 0.00 | 0.00 | 0.00 | 0 | 0.00 |
| 扁桃腺 | C09 | 0.00 | 0.00 | 0.00 | 0.00 | 0.00 | 0.00 | 0.00 | 0.00 | 0.00 | 0.00 | 0.00 | 0 | 0.00 |
| 其他口咽部 | C10 | 0.00 | 0.00 | 0.00 | 0.00 | 0.00 | 0.00 | 0.00 | 0.00 | 0.00 | 0.00 | 0.00 | 0 | 0.00 |
| 鼻咽部 | C11 | 6.71 | 0.00 | 6.85 | 18.20 | 18.58 | 0.00 | 5.06 | 5.70 | 16.88 | 0.55 | 0.55 | 6 | 6.00 |
| 喉咽部 | C12—13 | 0.00 | 0.00 | 0.00 | 0.00 | 0.00 | 0.00 | 0.00 | 0.00 | 0.00 | 0.00 | 0.00 | 0 | 0.00 |
| 唇，口腔和咽的其他部位和具体部位不明 | C14 | 0.00 | 0.00 | 0.00 | 0.00 | 0.00 | 0.00 | 0.00 | 0.00 | 0.00 | 0.00 | 0.00 | 0 | 0.00 |
| 食管 | C15 | 3.35 | 0.00 | 0.00 | 0.00 | 0.00 | 37.58 | 1.61 | 2.23 | 0.00 | 0.00 | 0.20 | 3 | 3.00 |
| 胃 | C16 | 5.59 | 0.00 | 2.28 | 9.10 | 18.58 | 25.05 | 3.97 | 5.17 | 10.38 | 0.36 | 0.56 | 5 | 5.00 |
| 小肠 | C17 | 1.12 | 0.00 | 0.00 | 0.00 | 0.00 | 12.53 | 0.67 | 0.93 | 0.00 | 0.00 | 0.23 | 1 | 1.00 |
| 结肠 | C18 | 6.71 | 0.00 | 2.28 | 18.20 | 37.16 | 12.53 | 5.03 | 6.34 | 14.72 | 0.62 | 0.62 | 6 | 6.00 |
| 直肠和乙状结肠连接处 | C19—20 | 6.71 | 0.00 | 9.13 | 9.10 | 0.00 | 12.53 | 4.40 | 5.02 | 12.23 | 0.37 | 0.37 | 6 | 6.00 |
| 肛门 | C21 | 0.00 | 0.00 | 0.00 | 0.00 | 0.00 | 0.00 | 0.00 | 0.00 | 0.00 | 0.00 | 0.00 | 0 | 0.00 |
| 肝脏和肝内胆管 | C22 | 3.35 | 0.00 | 0.00 | 0.00 | 37.16 | 12.53 | 2.44 | 3.69 | 9.02 | 0.37 | 0.37 | 3 | 3.00 |
| 胆囊 | C23 | 1.12 | 0.00 | 0.00 | 0.00 | 0.00 | 12.53 | 0.38 | 0.51 | 0.00 | 0.00 | 0.00 | 1 | 1.00 |
| 肝外胆管 | C24 | 1.12 | 0.00 | 0.00 | 9.10 | 0.00 | 0.00 | 0.87 | 1.06 | 3.45 | 0.11 | 0.11 | 1 | 1.00 |
| 胰腺 | C25 | 1.12 | 0.00 | 0.00 | 0.00 | 0.00 | 12.53 | 0.67 | 0.93 | 0.00 | 0.00 | 0.23 | 1 | 1.00 |
| 鼻腔、中耳和副鼻窦 | C30—31 | 0.00 | 0.00 | 0.00 | 0.00 | 0.00 | 0.00 | 0.00 | 0.00 | 0.00 | 0.00 | 0.00 | 0 | 0.00 |
| 喉 | C32 | 0.00 | 0.00 | 0.00 | 0.00 | 0.00 | 0.00 | 0.00 | 0.00 | 0.00 | 0.00 | 0.00 | 0 | 0.00 |
| 气管、支气管和肺 | C33—34 | 10.06 | 0.00 | 2.28 | 0.00 | 18.58 | 87.68 | 5.87 | 7.67 | 8.11 | 0.27 | 0.93 | 9 | 9.00 |

（续上表）

| 部位或病种 | ICD—10 | 粗率 | 0～ | 15～ | 45～ | 55～ | 65＋ | 中标率 | 世标率 | 35～64岁截缩率 | 0～64岁累积率 | 0～74岁累积率 | 例数 | 构成比 |
|---|---|---|---|---|---|---|---|---|---|---|---|---|---|---|
| 其他呼吸器官 | C37—38 | 0.00 | 0.00 | 0.00 | 0.00 | 0.00 | 0.00 | 0.00 | 0.00 | 0.00 | 0.00 | 0.00 | 0 | 0.00 |
| 骨和关节软骨 | C40—41 | 1.12 | 0.00 | 2.28 | 0.00 | 0.00 | 0.00 | 0.82 | 0.67 | 0.00 | 0.06 | 0.06 | 1 | 1.00 |
| 皮肤恶性黑色素瘤 | C43 | 0.00 | 0.00 | 0.00 | 0.00 | 0.00 | 0.00 | 0.00 | 0.00 | 0.00 | 0.00 | 0.00 | 0 | 0.00 |
| 皮肤其他恶性肿瘤 | C44 | 1.12 | 0.00 | 2.28 | 0.00 | 0.00 | 0.00 | 1.10 | 0.96 | 0.00 | 0.06 | 0.06 | 1 | 1.00 |
| 间皮瘤 | C45 | 1.12 | 0.00 | 2.28 | 0.00 | 0.00 | 0.00 | 0.81 | 1.01 | 3.23 | 0.08 | 0.08 | 1 | 1.00 |
| kaposi 氏肉瘤 | C46 | 0.00 | 0.00 | 0.00 | 0.00 | 0.00 | 0.00 | 0.00 | 0.00 | 0.00 | 0.00 | 0.00 | 0 | 0.00 |
| 结缔组织和其他软组织 | C47、49 | 1.15 | 0.00 | 1.19 | 0.00 | 0.00 | 7.26 | 0.99 | 1.19 | 0.00 | 0.04 | 0.17 | 1 | 1.00 |
| 乳房 | C50 | 19.01 | 0.00 | 9.13 | 63.72 | 55.74 | 37.58 | 13.36 | 16.68 | 39.42 | 1.45 | 1.45 | 17 | 17.00 |
| 外阴 | C51 | 0.00 | 0.00 | 0.00 | 0.00 | 0.00 | 0.00 | 0.00 | 0.00 | 0.00 | 0.00 | 0.00 | 0 | 0.00 |
| 阴道 | C52 | 0.00 | 0.00 | 0.00 | 0.00 | 0.00 | 0.00 | 0.00 | 0.00 | 0.00 | 0.00 | 0.00 | 0 | 0.00 |
| 子宫颈 | C53 | 5.59 | 0.00 | 4.57 | 27.31 | 0.00 | 0.00 | 3.77 | 4.53 | 14.99 | 0.39 | 0.39 | 5 | 5.00 |
| 子宫体 | C54 | 7.83 | 0.00 | 4.57 | 36.41 | 0.00 | 12.53 | 5.14 | 6.31 | 18.42 | 0.49 | 0.49 | 7 | 7.00 |
| 子宫恶性肿瘤、未注明部位 | C55 | 1.12 | 0.00 | 0.00 | 0.00 | 0.00 | 12.53 | 0.67 | 0.93 | 0.00 | 0.00 | 0.23 | 1 | 1.00 |
| 卵巢 | C56 | 5.59 | 0.00 | 2.28 | 18.20 | 37.16 | 0.00 | 5.82 | 6.16 | 15.73 | 0.60 | 0.60 | 5 | 5.00 |
| 其他和未说明的女性生殖器官恶性肿瘤 | C57 | 0.00 | 0.00 | 0.00 | 0.00 | 0.00 | 0.00 | 0.00 | 0.00 | 0.00 | 0.00 | 0.00 | 0 | 0.00 |
| 胎盘 | C58 | 0.00 | 0.00 | 0.00 | 0.00 | 0.00 | 0.00 | 0.00 | 0.00 | 0.00 | 0.00 | 0.00 | 0 | 0.00 |
| 阴茎 | C60 | 0.00 | 0.00 | 0.00 | 0.00 | 0.00 | 0.00 | 0.00 | 0.00 | 0.00 | 0.00 | 0.00 | 0 | 0.00 |
| 前列腺 | C61 | 0.00 | 0.00 | 0.00 | 0.00 | 0.00 | 0.00 | 0.00 | 0.00 | 0.00 | 0.00 | 0.00 | 0 | 0.00 |
| 睾丸 | C62 | 0.00 | 0.00 | 0.00 | 0.00 | 0.00 | 0.00 | 0.00 | 0.00 | 0.00 | 0.00 | 0.00 | 0 | 0.00 |
| 其他和未说明的男性生殖器官恶性肿瘤 | C63 | 0.00 | 0.00 | 0.00 | 0.00 | 0.00 | 0.00 | 0.00 | 0.00 | 0.00 | 0.00 | 0.00 | 0 | 0.00 |
| 肾脏 | C64 | 1.12 | 0.00 | 0.00 | 0.00 | 18.58 | 0.00 | 1.04 | 1.52 | 4.14 | 0.19 | 0.19 | 1 | 1.00 |
| 肾盂、肾盏 | C65 | 0.00 | 0.00 | 0.00 | 0.00 | 0.00 | 0.00 | 0.00 | 0.00 | 0.00 | 0.00 | 0.00 | 0 | 0.00 |

（续上表）

| 部位或病种 | ICD—10 | 粗率 | 0～ | 15～ | 45～ | 55～ | 65＋ | 中标率 | 世标率 | 35～64 岁截缩率 | 0～64 岁累积率 | 0～74 岁累积率 | 例数 | 构成比 |
|---|---|---|---|---|---|---|---|---|---|---|---|---|---|---|
| 输尿管 | C66 | 1.12 | 0.00 | 0.00 | 0.00 | 0.00 | 12.53 | 0.52 | 0.60 | 0.00 | 0.00 | 0.00 | 1 | 1.00 |
| 膀胱 | C67 | 1.12 | 0.00 | 0.00 | 0.00 | 0.00 | 12.53 | 0.52 | 0.60 | 0.00 | 0.00 | 0.00 | 1 | 1.00 |
| 其他和未说明的泌尿器官 | C68 | 0.00 | 0.00 | 0.00 | 0.00 | 0.00 | 0.00 | 0.00 | 0.00 | 0.00 | 0.00 | 0.00 | 0 | 0.00 |
| 眼 | C69 | 0.00 | 0.00 | 0.00 | 0.00 | 0.00 | 0.00 | 0.00 | 0.00 | 0.00 | 0.00 | 0.00 | 0 | 0.00 |
| 脑、神经系统 | C70—72、D | 3.35 | 0.00 | 4.57 | 9.10 | 0.00 | 0.00 | 2.38 | 2.64 | 6.22 | 0.22 | 0.22 | 3 | 3.00 |
| 甲状腺 | C73 | 3.35 | 0.00 | 4.57 | 9.10 | 0.00 | 0.00 | 2.26 | 2.74 | 9.00 | 0.23 | 0.23 | 3 | 3.00 |
| 肾上腺 | C74 | 0.00 | 0.00 | 0.00 | 0.00 | 0.00 | 0.00 | 0.00 | 0.00 | 0.00 | 0.00 | 0.00 | 0 | 0.00 |
| 其他内分泌腺 | C75 | 0.00 | 0.00 | 0.00 | 0.00 | 0.00 | 0.00 | 0.00 | 0.00 | 0.00 | 0.00 | 0.00 | 0 | 0.00 |
| 霍奇金氏病 | C81 | 0.00 | 0.00 | 0.00 | 0.00 | 0.00 | 0.00 | 0.00 | 0.00 | 0.00 | 0.00 | 0.00 | 0 | 0.00 |
| 非霍奇金氏病 | C82—85、C96 | 5.59 | 4.70 | 2.28 | 18.20 | 18.58 | 0.00 | 5.01 | 6.44 | 13.83 | 0.55 | 0.55 | 5 | 5.00 |
| 多发性骨髓瘤和恶性浆细胞肿瘤 | C90 | 0.00 | 0.00 | 0.00 | 0.00 | 0.00 | 0.00 | 0.00 | 0.00 | 0.00 | 0.00 | 0.00 | 0 | 0.00 |
| 淋巴细胞白血病 | C91 | 3.35 | 9.39 | 0.00 | 0.00 | 0.00 | 12.53 | 3.48 | 3.94 | 0.00 | 0.15 | 0.15 | 3 | 3.00 |
| 髓细胞性白血病 | C92 | 0.00 | 0.00 | 0.00 | 0.00 | 0.00 | 0.00 | 0.00 | 0.00 | 0.00 | 0.00 | 0.00 | 0 | 0.00 |
| 单核细胞性白血病 | C93 | 0.00 | 0.00 | 0.00 | 0.00 | 0.00 | 0.00 | 0.00 | 0.00 | 0.00 | 0.00 | 0.00 | 0 | 0.00 |
| 其他指明的白血病 | C94 | 0.00 | 0.00 | 0.00 | 0.00 | 0.00 | 0.00 | 0.00 | 0.00 | 0.00 | 0.00 | 0.00 | 0 | 0.00 |
| 未指明细胞类型的白血病 | C95 | 0.00 | 0.00 | 0.00 | 0.00 | 0.00 | 0.00 | 0.00 | 0.00 | 0.00 | 0.00 | 0.00 | 0 | 0.00 |
| 独立的多个部位的（原发性）恶性肿瘤 | C97 | 0.00 | 0.00 | 0.00 | 0.00 | 0.00 | 0.00 | 0.00 | 0.00 | 0.00 | 0.00 | 0.00 | 0 | 0.00 |
| 其他及不明部位 | C26、39、48、76—80 | 1.12 | 0.00 | 2.28 | 0.00 | 0.00 | 0.00 | 0.82 | 0.67 | 0.00 | 0.06 | 0.06 | 1 | 1.00 |
| 除 C44 合计 | | 110.68 | 14.09 | 61.64 | 245.76 | 260.10 | 350.71 | 78.42 | 96.15 | 199.77 | 7.12 | 9.12 | 99 | 99.00 |
| 合计 | | 111.79 | 14.09 | 63.92 | 245.76 | 260.10 | 350.71 | 79.52 | 97.10 | 199.77 | 7.18 | 9.18 | 100 | 100.00 |

注：中标率为中国标化发病率，世标率为世界标化发病率。

表 374　中山市三乡镇 2000—2004 年男女合计恶性肿瘤主要发病指标（N，1/10^5，%）

| 部位或病种 | ICD—10 | 粗率 | 0～ | 15～ | 45～ | 55～ | 65＋ | 中标率 | 世标率 | 35～64 岁截缩率 | 0～64 岁累积率 | 0～74 岁累积率 | 例数 | 构成比 |
|---|---|---|---|---|---|---|---|---|---|---|---|---|---|---|
| 唇 | C00 | 0.00 | 0.00 | 0.00 | 0.00 | 0.00 | 0.00 | 0.00 | 0.00 | 0.00 | 0.00 | 0.00 | 0 | 0.00 |
| 舌 | C01—02 | 1.73 | 0.00 | 0.00 | 0.00 | 0.00 | 21.78 | 0.94 | 1.31 | 0.00 | 0.00 | 0.11 | 3 | 1.26 |
| 口 | C03—06 | 0.58 | 0.00 | 0.00 | 0.00 | 0.00 | 7.26 | 0.32 | 0.37 | 0.00 | 0.00 | 0.00 | 1 | 0.42 |
| 唾液腺 | C07—08 | 0.00 | 0.00 | 0.00 | 0.00 | 0.00 | 0.00 | 0.00 | 0.00 | 0.00 | 0.00 | 0.00 | 0 | 0.00 |
| 扁桃腺 | C09 | 0.58 | 0.00 | 0.00 | 4.67 | 0.00 | 0.00 | 0.38 | 0.49 | 1.53 | 0.04 | 0.04 | 1 | 0.42 |
| 其他口咽部 | C10 | 0.00 | 0.00 | 0.00 | 0.00 | 0.00 | 0.00 | 0.00 | 0.00 | 0.00 | 0.00 | 0.00 | 0 | 0.00 |
| 鼻咽部 | C11 | 14.97 | 0.00 | 16.61 | 32.70 | 28.57 | 14.52 | 11.76 | 13.20 | 27.96 | 1.13 | 1.24 | 26 | 10.92 |
| 喉咽部 | C12—13 | 0.58 | 0.00 | 0.00 | 4.67 | 0.00 | 0.00 | 0.45 | 0.55 | 1.78 | 0.05 | 0.05 | 1 | 0.42 |
| 唇，口腔和咽的其他部位和具体部位不明 | C14 | 0.00 | 0.00 | 0.00 | 0.00 | 0.00 | 0.00 | 0.00 | 0.00 | 0.00 | 0.00 | 0.00 | 0 | 0.00 |
| 食管 | C15 | 6.33 | 0.00 | 0.00 | 14.02 | 38.09 | 29.04 | 4.67 | 6.46 | 14.34 | 0.53 | 0.64 | 11 | 4.62 |
| 胃 | C16 | 9.21 | 0.00 | 3.56 | 14.02 | 19.05 | 58.07 | 6.42 | 8.51 | 13.76 | 0.45 | 1.02 | 16 | 6.72 |
| 小肠 | C17 | 1.15 | 0.00 | 0.00 | 0.00 | 0.00 | 14.52 | 0.82 | 1.15 | 0.00 | 0.00 | 0.23 | 2 | 0.84 |
| 结肠 | C18 | 8.06 | 0.00 | 4.75 | 14.02 | 38.09 | 21.78 | 6.36 | 7.89 | 17.20 | 0.68 | 0.79 | 14 | 5.88 |
| 直肠和乙状结肠连接处 | C19—20 | 7.49 | 0.00 | 4.75 | 9.34 | 19.05 | 36.30 | 5.09 | 6.72 | 12.40 | 0.42 | 0.81 | 13 | 5.46 |
| 肛门 | C21 | 0.00 | 0.00 | 0.00 | 0.00 | 0.00 | 0.00 | 0.00 | 0.00 | 0.00 | 0.00 | 0.00 | 0 | 0.00 |
| 肝脏和肝内胆管 | C22 | 6.33 | 0.00 | 1.19 | 0.00 | 57.14 | 29.04 | 5.12 | 7.10 | 15.32 | 0.61 | 0.82 | 11 | 4.62 |
| 胆囊 | C23 | 0.58 | 0.00 | 0.00 | 0.00 | 0.00 | 7.26 | 0.25 | 0.34 | 0.00 | 0.00 | 0.00 | 1 | 0.42 |
| 肝外胆管 | C24 | 1.15 | 0.00 | 0.00 | 4.67 | 9.52 | 0.00 | 0.98 | 1.32 | 3.88 | 0.15 | 0.15 | 2 | 0.84 |
| 胰腺 | C25 | 1.15 | 0.00 | 0.00 | 4.67 | 0.00 | 7.26 | 0.75 | 1.00 | 1.53 | 0.04 | 0.17 | 2 | 0.84 |
| 鼻腔、中耳和副鼻窦 | C30—31 | 0.58 | 0.00 | 1.19 | 0.00 | 0.00 | 0.00 | 0.41 | 0.51 | 1.64 | 0.04 | 0.04 | 1 | 0.42 |
| 喉 | C32 | 5.18 | 0.00 | 0.00 | 4.67 | 28.57 | 36.30 | 3.79 | 5.69 | 8.10 | 0.35 | 0.81 | 9 | 3.78 |
| 气管、支气管和肺 | C33—34 | 19.00 | 0.00 | 5.93 | 18.69 | 57.14 | 130.67 | 13.77 | 18.02 | 27.04 | 0.98 | 2.12 | 33 | 13.87 |

（续上表）

| 部位或病种 | ICD—10 | 粗率 | 0～ | 15～ | 45～ | 55～ | 65＋ | 中标率 | 世标率 | 35～64 岁截缩率 | 0～64 岁累积率 | 0～74 岁累积率 | 例数 | 构成比 |
|---|---|---|---|---|---|---|---|---|---|---|---|---|---|---|
| 其他呼吸器官 | C37－38 | 0.58 | 0.00 | 1.19 | 0.00 | 0.00 | 0.00 | 0.62 | 0.67 | 0.00 | 0.04 | 0.04 | 1 | 0.42 |
| 骨和关节软骨 | C40－41 | 1.15 | 0.00 | 2.37 | 0.00 | 0.00 | 0.00 | 0.85 | 0.87 | 1.64 | 0.07 | 0.07 | 2 | 0.84 |
| 皮肤恶性黑色素瘤 | C43 | 0.00 | 0.00 | 0.00 | 0.00 | 0.00 | 0.00 | 0.00 | 0.00 | 0.00 | 0.00 | 0.00 | 0 | 0.00 |
| 皮肤其他恶性肿瘤 | C44 | 1.15 | 0.00 | 1.19 | 0.00 | 9.52 | 0.00 | 1.12 | 1.29 | 2.11 | 0.13 | 0.13 | 2 | 0.84 |
| 间皮瘤 | C45 | 1.15 | 0.00 | 1.19 | 0.00 | 0.00 | 7.26 | 0.86 | 1.15 | 1.64 | 0.04 | 0.15 | 2 | 0.84 |
| kaposi 氏肉瘤 | C46 | 0.00 | 0.00 | 0.00 | 0.00 | 0.00 | 0.00 | 0.00 | 0.00 | 0.00 | 0.00 | 0.00 | 0 | 0.00 |
| 结缔组织和其他软组织 | C47、49 | 1.73 | 0.00 | 1.19 | 0.00 | 9.52 | 7.26 | 1.62 | 1.94 | 2.52 | 0.14 | 0.26 | 3 | 1.26 |
| 乳房 | C50 | 11.52 | 0.00 | 5.93 | 32.70 | 28.57 | 36.30 | 8.29 | 10.50 | 20.23 | 0.78 | 1.01 | 20 | 8.40 |
| 外阴 | C51 | 0.00 | 0.00 | 0.00 | 0.00 | 0.00 | 0.00 | 0.00 | 0.00 | 0.00 | 0.00 | 0.00 | 0 | 0.00 |
| 阴道 | C52 | 0.00 | 0.00 | 0.00 | 0.00 | 0.00 | 0.00 | 0.00 | 0.00 | 0.00 | 0.00 | 0.00 | 0 | 0.00 |
| 子宫颈 | C53 | 2.88 | 0.00 | 2.37 | 14.02 | 0.00 | 0.00 | 1.94 | 2.33 | 7.71 | 0.20 | 0.20 | 5 | 2.10 |
| 子宫体 | C54 | 4.03 | 0.00 | 2.37 | 18.69 | 0.00 | 7.26 | 2.69 | 3.30 | 9.44 | 0.25 | 0.25 | 7 | 2.94 |
| 子宫恶性肿瘤、未注明部位 | C55 | 0.58 | 0.00 | 0.00 | 0.00 | 0.00 | 7.26 | 0.37 | 0.51 | 0.00 | 0.00 | 0.13 | 1 | 0.42 |
| 卵巢 | C56 | 2.88 | 0.00 | 1.19 | 9.34 | 19.05 | 0.00 | 2.97 | 3.15 | 8.10 | 0.31 | 0.31 | 5 | 2.10 |
| 其他和未说明的女性生殖器官恶性肿瘤 | C57 | 0.00 | 0.00 | 0.00 | 0.00 | 0.00 | 0.00 | 0.00 | 0.00 | 0.00 | 0.00 | 0.00 | 0 | 0.00 |
| 胎盘 | C58 | 0.00 | 0.00 | 0.00 | 0.00 | 0.00 | 0.00 | 0.00 | 0.00 | 0.00 | 0.00 | 0.00 | 0 | 0.00 |
| 阴茎 | C60 | 1.15 | 0.00 | 0.00 | 0.00 | 0.00 | 14.52 | 0.82 | 1.15 | 0.00 | 0.00 | 0.23 | 2 | 0.84 |
| 前列腺 | C61 | 1.15 | 0.00 | 0.00 | 0.00 | 0.00 | 14.52 | 0.73 | 1.03 | 0.00 | 0.00 | 0.26 | 2 | 0.84 |
| 睾丸 | C62 | 0.00 | 0.00 | 0.00 | 0.00 | 0.00 | 0.00 | 0.00 | 0.00 | 0.00 | 0.00 | 0.00 | 0 | 0.00 |
| 其他和未说明的男性生殖器官恶性肿瘤 | C63 | 0.00 | 0.00 | 0.00 | 0.00 | 0.00 | 0.00 | 0.00 | 0.00 | 0.00 | 0.00 | 0.00 | 0 | 0.00 |
| 肾脏 | C64 | 0.58 | 0.00 | 0.00 | 0.00 | 9.52 | 0.00 | 0.53 | 0.77 | 2.11 | 0.10 | 0.10 | 1 | 0.42 |
| 肾盂、肾盏 | C65 | 0.00 | 0.00 | 0.00 | 0.00 | 0.00 | 0.00 | 0.00 | 0.00 | 0.00 | 0.00 | 0.00 | 0 | 0.00 |

（续上表）

| 部位或病种 | ICD—10 | 粗率 | 0～ | 15～ | 45～ | 55～ | 65＋ | 中标率 | 世标率 | 35～64 岁截缩率 | 0～64 岁累积率 | 0～74 岁累积率 | 例数 | 构成比 |
|---|---|---|---|---|---|---|---|---|---|---|---|---|---|---|
| 输尿管 | C66 | 0.58 | 0.00 | 0.00 | 0.00 | 0.00 | 7.26 | 0.32 | 0.37 | 0.00 | 0.00 | 0.00 | 1 | 0.42 |
| 膀胱 | C67 | 2.30 | 0.00 | 0.00 | 0.00 | 0.00 | 29.04 | 1.58 | 2.15 | 0.00 | 0.00 | 0.34 | 4 | 1.68 |
| 其他和未说明的泌尿器官 | C68 | 0.00 | 0.00 | 0.00 | 0.00 | 0.00 | 0.00 | 0.00 | 0.00 | 0.00 | 0.00 | 0.00 | 0 | 0.00 |
| 眼 | C69 | 0.00 | 0.00 | 0.00 | 0.00 | 0.00 | 0.00 | 0.00 | 0.00 | 0.00 | 0.00 | 0.00 | 0 | 0.00 |
| 脑、神经系统 | C70—72、D | 5.18 | 2.29 | 4.75 | 9.34 | 9.52 | 7.26 | 3.89 | 4.94 | 10.34 | 0.37 | 0.37 | 9 | 3.78 |
| 甲状腺 | C73 | 1.73 | 0.00 | 2.37 | 4.67 | 0.00 | 0.00 | 1.16 | 1.40 | 4.60 | 0.12 | 0.12 | 3 | 1.26 |
| 肾上腺 | C74 | 0.00 | 0.00 | 0.00 | 0.00 | 0.00 | 0.00 | 0.00 | 0.00 | 0.00 | 0.00 | 0.00 | 0 | 0.00 |
| 其他内分泌腺 | C75 | 0.00 | 0.00 | 0.00 | 0.00 | 0.00 | 0.00 | 0.00 | 0.00 | 0.00 | 0.00 | 0.00 | 0 | 0.00 |
| 霍奇金氏病 | C81 | 0.00 | 0.00 | 0.00 | 0.00 | 0.00 | 0.00 | 0.00 | 0.00 | 0.00 | 0.00 | 0.00 | 0 | 0.00 |
| 非霍奇金氏病 | C82—85、C96 | 4.61 | 4.57 | 2.37 | 9.34 | 9.52 | 7.26 | 4.32 | 4.90 | 7.10 | 0.34 | 0.45 | 8 | 3.36 |
| 多发性骨髓瘤和恶性浆细胞肿瘤 | C90 | 0.00 | 0.00 | 0.00 | 0.00 | 0.00 | 0.00 | 0.00 | 0.00 | 0.00 | 0.00 | 0.00 | 0 | 0.00 |
| 淋巴细胞白血病 | C91 | 2.30 | 4.57 | 0.00 | 0.00 | 0.00 | 14.52 | 2.19 | 2.61 | 0.00 | 0.07 | 0.18 | 4 | 1.68 |
| 髓细胞性白血病 | C92 | 1.73 | 2.29 | 2.37 | 0.00 | 0.00 | 0.00 | 1.77 | 1.55 | 1.64 | 0.10 | 0.10 | 3 | 1.26 |
| 单核细胞性白血病 | C93 | 0.58 | 0.00 | 0.00 | 4.67 | 0.00 | 0.00 | 0.45 | 0.55 | 1.78 | 0.05 | 0.05 | 1 | 0.42 |
| 其他指明的白血病 | C94 | 0.00 | 0.00 | 0.00 | 0.00 | 0.00 | 0.00 | 0.00 | 0.00 | 0.00 | 0.00 | 0.00 | 0 | 0.00 |
| 未指明细胞类型的白血病 | C95 | 0.00 | 0.00 | 0.00 | 0.00 | 0.00 | 0.00 | 0.00 | 0.00 | 0.00 | 0.00 | 0.00 | 0 | 0.00 |
| 独立的多个部位的（原发性）恶性肿瘤 | C97 | 0.00 | 0.00 | 0.00 | 0.00 | 0.00 | 0.00 | 0.00 | 0.00 | 0.00 | 0.00 | 0.00 | 0 | 0.00 |
| 其他及不明部位 | C26、39、48、76—80 | 3.45 | 0.00 | 1.19 | 0.00 | 19.05 | 21.78 | 2.55 | 2.99 | 4.63 | 0.22 | 0.22 | 6 | 2.52 |
| 除 C44 合计 | | 135.89 | 13.72 | 68.83 | 228.93 | 390.44 | 595.26 | 102.16 | 128.71 | 227.41 | 8.59 | 13.80 | 236 | 99.16 |
| 合计 | | 137.04 | 13.72 | 70.01 | 228.93 | 399.96 | 595.26 | 103.28 | 130.00 | 229.51 | 8.71 | 13.93 | 238 | 100.00 |

注：中标率为中国标化发病率，世标率为世界标化发病率。

## 二十、沙溪镇恶性肿瘤发病概况

### 1. 沙溪镇简介

沙溪镇是中山市下辖的一个镇，位于中山市中西部，东接石岐城区，西南邻大涌镇，西接横栏镇，北连东升镇坦背、西区沙朗，南与南区隔岐江河和中山二、三桥相交通。境内地势南高北低，丘陵与平原各半，东南和中南部为丘陵台地，一般海拔 20 多米，北部和西部为冲积平原，河涌交错，岐江河、狮滘河流经境内。2005 年沙溪镇户籍人口 61332 人，其中男性 29750 人，女性 31582 人，非户籍人口 5.70 万多人，海外华侨和港澳台同胞 8 万多人。语言通用粤语、普通话，方言使用属福建闽南语系的隆都话。居民以汉族为主，尚有回族、苗族、壮族、满族、侗族、畲族、土族、仫佬族、土家族、瑶族等 10 个少数民族。沙溪镇面积 53.34 平方公里，沙溪镇下辖 2 个社区和 12 个村委会[24]。

### 2. 人口资料

2000—2004 年期间中山市沙溪镇共有人口 304312 人，其中男性 147450 人，女性 156862 人，男女人口数比值为 0.94（表 375），人口数增长率为 0.48%，其中男性增长率为 0.46%，女性为 0.50%。

**表 375　中山市沙溪镇 2000—2004 年年中人口构成（N）**

| 年份 | 男 | 女 | 合计 | 比值 |
|---|---|---|---|---|
| 2000 | 29493 | 31374 | 60867 | 0.94 |
| 2001 | 29500 | 31335 | 60835 | 0.94 |
| 2002 | 29354 | 31246 | 60600 | 0.94 |
| 2003 | 29475 | 31378 | 60853 | 0.94 |
| 2004 | 29629 | 31530 | 61159 | 0.94 |
| 合计 | 147450 | 156862 | 304312 | 0.94 |

期间沙溪镇不同年龄段男女人口数比值随年龄增加而逐渐下降，19 岁之前大于等于 1，20 岁后小于 1 并持续下降。1 岁以下男女人口数比值最高，为 1.12，而 85 岁以上年龄组比值最低，为 0.38（表 376）。

**表 376　中山市沙溪镇 2000—2004 年年中人口构成（N）**

| 年龄组 | 男 | 女 | 合计 | 比值 |
|---|---|---|---|---|
| 0～ | 2004 | 1785 | 3789 | 1.12 |
| 1～ | 9229 | 8379 | 17608 | 1.10 |
| 5～ | 12938 | 12358 | 25296 | 1.05 |
| 10～ | 14965 | 14819 | 29784 | 1.01 |
| 15～ | 11654 | 11709 | 23364 | 1.00 |
| 20～ | 9988 | 10830 | 20818 | 0.92 |
| 25～ | 12796 | 14679 | 27475 | 0.87 |

（续上表）

| 年龄组 | 男 | 女 | 合计 | 比值 |
|---|---|---|---|---|
| 30～ | 13705 | 15636 | 29341 | 0.88 |
| 35～ | 12638 | 13540 | 26178 | 0.93 |
| 40～ | 10105 | 10421 | 20526 | 0.97 |
| 45～ | 10503 | 11031 | 21534 | 0.95 |
| 50～ | 7731 | 8235 | 15966 | 0.94 |
| 55～ | 4520 | 4838 | 9357 | 0.93 |
| 60～ | 4439 | 4601 | 9040 | 0.96 |
| 65～ | 3902 | 4381 | 8284 | 0.89 |
| 70～ | 3077 | 3756 | 6833 | 0.82 |
| 75～ | 1864 | 2920 | 4783 | 0.64 |
| 80～ | 925 | 1711 | 2636 | 0.54 |
| 85＋ | 466 | 1232 | 1699 | 0.38 |
| 合计 | 147450 | 156862 | 304312 | 0.94 |

沙溪镇人口构成主要以0～19岁、20～39岁和40～59岁年龄组为主，其男性人口数分别占同期沙溪镇男性人口总数的35％、33％和22％，女性分别占31％、35％和22％（图215、图216、图217）。

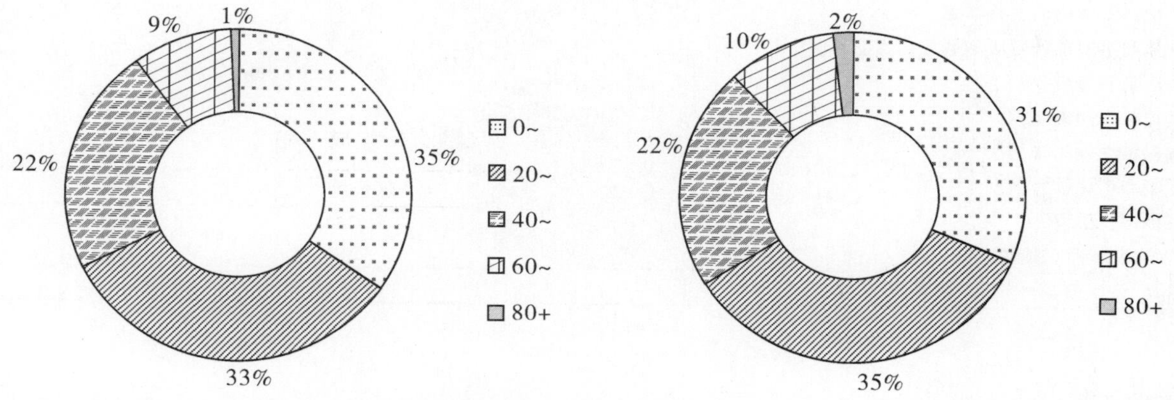


图215　中山市沙溪镇2000—2004年男性人口年龄构成　图216　中山市沙溪镇2000—2004年女性人口年龄构成

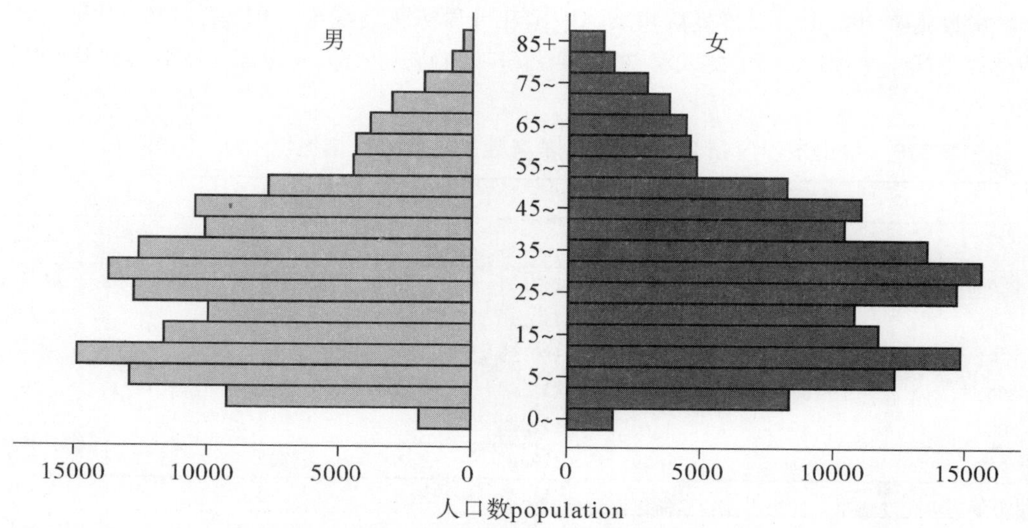


图217　中山市沙溪镇2000—2004年人口金字塔图

## 3. 资料质量

2000—2004 年期间中山市沙溪镇恶性肿瘤新发患者病理诊断率为 78.00%，骨髓和细胞学诊断率为 2.18%，影像学诊断率为 19.83%，无死亡补发病（表 377），发病部位不明恶性肿瘤数占同期沙溪镇恶性肿瘤发病总数的 3.05%，其中以其他部位继发恶性肿瘤、淋巴结继发和未指明部位恶性肿瘤为主（表 378）。

**表 377　中山市沙溪镇 2000—2004 年新发恶性肿瘤各类诊断依据所占比例（N,%）**

| 诊断依据 | 例数 | 构成比 |
|---|---|---|
| 死亡补发病（DCO） | 0 | 0.00 |
| CT、MR 与 B 超等影像学 | 91 | 19.83 |
| 骨髓、细胞学 | 10 | 2.18 |
| 病理 | 358 | 78.00 |
| 合计 | 459 | 100.00 |

**表 378　中山市沙溪镇 2000—2004 年部位不明发病构成（N,%）**

| 部位 | ICD—10 | 例数 | 构成比 |
|---|---|---|---|
| 其他和不明确的消化器官 | C26 | 0 | 0.00 |
| 其他和不明确的呼吸和胸腔内器官 | C39 | 0 | 0.00 |
| 腹膜后和腹膜 | C48 | 0 | 0.00 |
| 其他和不明确部位 | C76 | 1 | 7.14 |
| 淋巴结继发和未指明 | C77 | 4 | 28.57 |
| 呼吸和消化器官继发 | C78 | 3 | 21.43 |
| 其他部位继发 | C79 | 5 | 35.71 |
| 未特别说明（NOS） | C80 | 1 | 7.14 |
| 合计 | | 14 | 100.00 |

## 4. 发病概况

2000—2004 年期间中山市沙溪镇共有恶性肿瘤新发患者 459 例，其中男性 262 例，女性 197 例，男女发病数比值为 1.33。男性发病粗率、中国和世界标化发病率分别为 $177.69/10^5$、$138.66/10^5$ 和 $178.76/10^5$，女性分别为 $125.59/10^5$、$94.58/10^5$ 和 $117.02/10^5$（表 379、表 380 ）。

**表 379　中山市沙溪镇 2000—2004 年男性恶性肿瘤发病概况（N，$1/10^5$,%）**

| 年份 | 例数 | 粗率 | 中标率 | 世标率 | 35～64 岁截缩率 | 0～64 岁累积率 | 0～74 岁累积率 |
|---|---|---|---|---|---|---|---|
| 2000 | 46 | 155.97 | 117.34 | 149.92 | 293.20 | 9.68 | 13.05 |
| 2001 | 40 | 135.60 | 110.10 | 146.38 | 257.73 | 10.13 | 20.30 |
| 2002 | 45 | 153.30 | 120.99 | 146.42 | 282.12 | 10.50 | 15.69 |
| 2003 | 65 | 220.53 | 172.63 | 223.68 | 344.73 | 12.19 | 25.28 |
| 2004 | 66 | 222.76 | 172.04 | 227.08 | 367.32 | 12.75 | 28.66 |
| 合计 | 262 | 177.69 | 138.66 | 178.76 | 309.09 | 11.05 | 20.61 |

注：中标率为中国标化发病率，世标率为世界标化发病率。

表 380　中山市沙溪镇 2000—2004 年女性恶性肿瘤发病概况（N，1/10⁵，%）

| 年份 | 例数 | 粗率 | 中标率 | 世标率 | 35～64 岁截缩率 | 0～64 岁累积率 | 0～74 岁累积率 |
|---|---|---|---|---|---|---|---|
| 2000 | 40 | 127.49 | 96.79 | 121.84 | 232.47 | 9.07 | 12.58 |
| 2001 | 25 | 79.78 | 58.08 | 76.31 | 173.60 | 5.79 | 8.94 |
| 2002 | 30 | 96.01 | 77.67 | 92.52 | 229.11 | 8.59 | 9.83 |
| 2003 | 37 | 117.92 | 82.21 | 102.01 | 179.00 | 6.36 | 11.97 |
| 2004 | 65 | 206.15 | 157.70 | 191.93 | 430.39 | 15.99 | 19.68 |
| 合计 | 197 | 125.59 | 94.58 | 117.02 | 249.13 | 9.17 | 12.61 |

注：中标率为中国标化发病率，世标率为世界标化发病率。

表 381　中山市沙溪镇 2000—2004 年男女合计恶性肿瘤发病概况（N，1/10⁵，%）

| 年份 | 例数 | 粗率 | 中标率 | 世标率 | 35～64 岁截缩率 | 0～64 岁累积率 | 0～74 岁累积率 |
|---|---|---|---|---|---|---|---|
| 2000 | 86 | 141.29 | 105.53 | 132.30 | 262.11 | 9.37 | 12.82 |
| 2001 | 65 | 106.85 | 82.85 | 109.91 | 214.94 | 7.92 | 14.31 |
| 2002 | 75 | 123.76 | 97.22 | 116.95 | 255.18 | 9.52 | 12.58 |
| 2003 | 102 | 167.62 | 124.02 | 156.84 | 259.23 | 9.20 | 18.26 |
| 2004 | 131 | 214.20 | 162.98 | 206.24 | 399.88 | 14.41 | 23.73 |
| 合计 | 459 | 150.83 | 114.58 | 144.53 | 278.41 | 10.09 | 16.35 |

注：中标率为中国标化发病率，世标率为世界标化发病率。

## 5. 年龄别发病率

2000—2004 年期间中山市沙溪镇恶性肿瘤年龄别发病率从 30 岁左右迅速上升，男性 85 岁左右达高峰，女性 80 岁左右达高峰，其后均快速下降（图 218）。

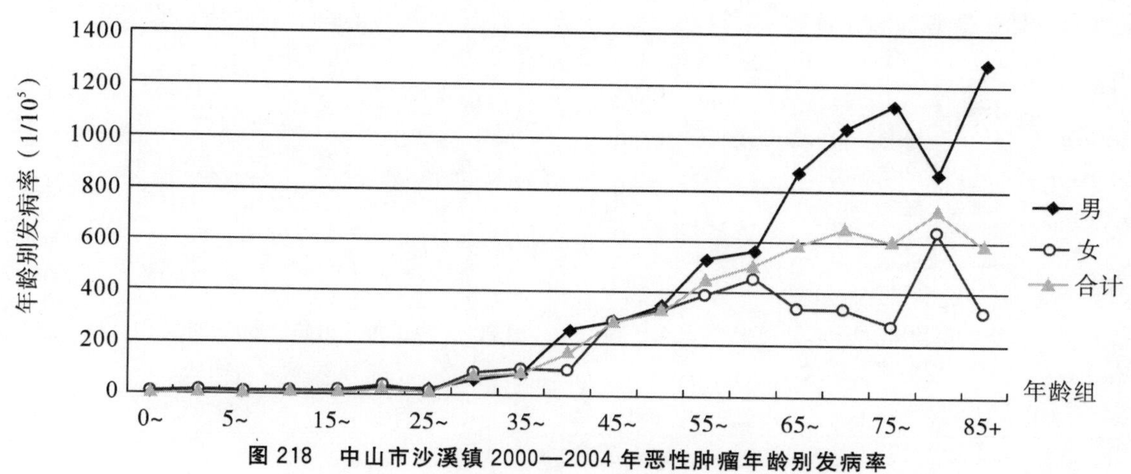


图 218　中山市沙溪镇 2000—2004 年恶性肿瘤年龄别发病率

除 1～9 岁、15～24 岁、30～39 岁、45～49 岁 7 个年龄段女性发病高于男性外，沙溪镇大部分年龄段男性恶性肿瘤发病多于女性，尤以 75～79 岁年龄段最为明显，其发病率比值为 4.11（表 382）。

**表 382　中山市沙溪镇 2000—2004 年恶性肿瘤年龄别发病率（1/10$^5$）**

| 年龄组 | 男 | 女 | 合计 | 比值 |
|---|---|---|---|---|
| 0～ | 0.00 | 0.00 | 0.00 | 0.00 |
| 1～ | 10.84 | 11.93 | 11.33 | 0.91 |
| 5～ | 7.73 | 8.09 | 7.89 | 0.96 |
| 10～ | 20.05 | 6.75 | 13.41 | 2.97 |
| 15～ | 8.58 | 17.08 | 12.83 | 0.50 |
| 20～ | 20.02 | 36.93 | 28.83 | 0.54 |
| 25～ | 23.45 | 6.81 | 14.58 | 3.44 |
| 30～ | 58.37 | 89.54 | 75.07 | 0.65 |
| 35～ | 87.04 | 96.01 | 91.69 | 0.91 |
| 40～ | 247.39 | 95.96 | 170.43 | 2.58 |
| 45～ | 285.64 | 290.09 | 287.86 | 0.98 |
| 50～ | 349.22 | 327.87 | 338.21 | 1.07 |
| 55～ | 531.02 | 392.76 | 459.58 | 1.35 |
| 60～ | 563.20 | 456.40 | 508.62 | 1.23 |
| 65～ | 871.27 | 342.36 | 592.03 | 2.54 |
| 70～ | 1039.94 | 346.09 | 659.99 | 3.00 |
| 75～ | 1126.85 | 273.99 | 609.99 | 4.11 |
| 80～ | 864.77 | 642.90 | 727.01 | 1.35 |
| 85＋ | 1286.29 | 324.63 | 596.78 | 3.96 |
| 合计 | 177.69 | 125.59 | 150.83 | 1.41 |

沙溪镇恶性肿瘤发病年龄主要集中在 40～59 岁和 60～79 岁年龄段，其男性发病数分别占同期沙溪镇男性恶性肿瘤发病总数的 40％和 44％，女性分别占 44％和 29％（图 219、图 220）。

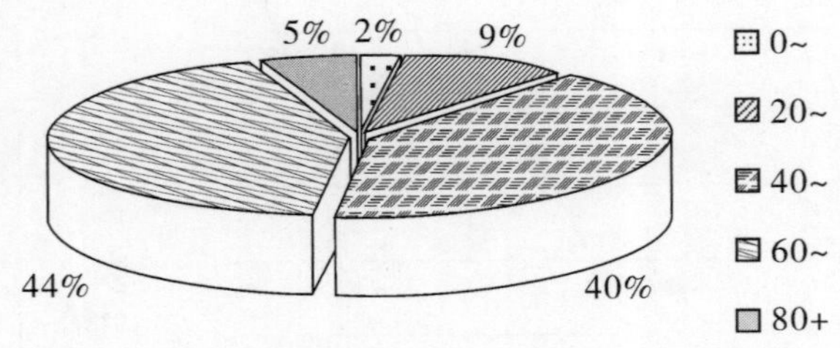


**图 219　中山市沙溪镇 2000—2004 年男性恶性肿瘤发病年龄构成**

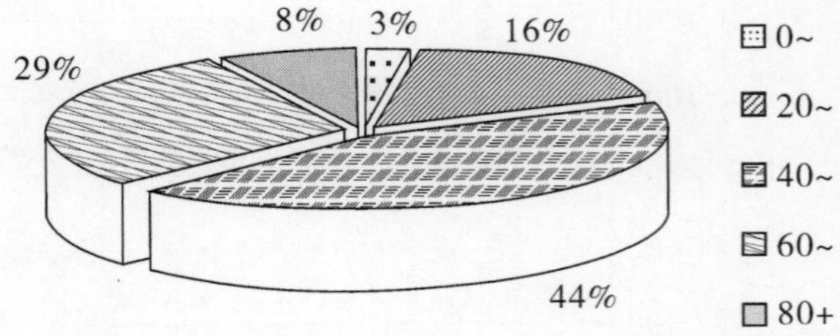


**图 220　中山市沙溪镇 2000—2004 年女性恶性肿瘤发病年龄构成**

表 383　中山市沙溪镇 2000—2004 年男性恶性肿瘤年龄别发病率（$1/10^5$）

| 部位或病种 | ICD—10 | 0～ | 1～ | 5～ | 10～ | 15～ | 20～ | 25～ | 30～ | 35～ | 40～ | 45～ | 50～ | 55～ | 60～ | 65～ | 70～ | 75～ | 80～ | 85＋ | 合计 |
|---|---|---|---|---|---|---|---|---|---|---|---|---|---|---|---|---|---|---|---|---|---|
| 唇 | C00 | 0.00 | 0.00 | 0.00 | 0.00 | 0.00 | 0.00 | 0.00 | 0.00 | 0.00 | 0.00 | 0.00 | 0.00 | 0.00 | 0.00 | 0.00 | 0.00 | 0.00 | 0.00 | 0.00 | 0.00 |
| 舌 | C01—02 | 0.00 | 0.00 | 0.00 | 0.00 | 0.00 | 0.00 | 0.00 | 0.00 | 0.00 | 0.00 | 0.00 | 12.93 | 22.13 | 45.06 | 0.00 | 0.00 | 0.00 | 0.00 | 0.00 | 2.71 |
| 口 | C03—06 | 0.00 | 0.00 | 0.00 | 0.00 | 0.00 | 0.00 | 0.00 | 0.00 | 0.00 | 9.90 | 9.52 | 0.00 | 0.00 | 0.00 | 0.00 | 0.00 | 0.00 | 0.00 | 0.00 | 1.36 |
| 唾液腺 | C07—08 | 0.00 | 0.00 | 0.00 | 0.00 | 0.00 | 0.00 | 0.00 | 0.00 | 0.00 | 0.00 | 0.00 | 0.00 | 0.00 | 0.00 | 0.00 | 0.00 | 53.66 | 0.00 | 0.00 | 0.68 |
| 扁桃腺 | C09 | 0.00 | 0.00 | 0.00 | 0.00 | 0.00 | 0.00 | 0.00 | 0.00 | 0.00 | 0.00 | 9.52 | 0.00 | 0.00 | 22.53 | 0.00 | 0.00 | 0.00 | 0.00 | 0.00 | 1.36 |
| 其他口咽部 | C10 | 0.00 | 0.00 | 0.00 | 0.00 | 0.00 | 0.00 | 0.00 | 0.00 | 0.00 | 0.00 | 0.00 | 0.00 | 0.00 | 0.00 | 0.00 | 32.50 | 0.00 | 0.00 | 0.00 | 0.68 |
| 鼻咽部 | C11 | 0.00 | 0.00 | 0.00 | 6.68 | 0.00 | 0.00 | 0.00 | 0.00 | 31.65 | 98.96 | 66.65 | 103.47 | 110.63 | 45.06 | 0.00 | 0.00 | 53.66 | 0.00 | 0.00 | 25.77 |
| 喉咽部 | C12—13 | 0.00 | 0.00 | 0.00 | 0.00 | 0.00 | 0.00 | 0.00 | 0.00 | 0.00 | 0.00 | 0.00 | 0.00 | 0.00 | 0.00 | 0.00 | 0.00 | 0.00 | 0.00 | 0.00 | 0.00 |
| 唇，口腔和咽的其他部位和具体部位不明 | C14 | 0.00 | 0.00 | 0.00 | 0.00 | 0.00 | 0.00 | 0.00 | 0.00 | 0.00 | 0.00 | 0.00 | 0.00 | 0.00 | 0.00 | 0.00 | 0.00 | 0.00 | 0.00 | 0.00 | 0.00 |
| 食管 | C15 | 0.00 | 0.00 | 0.00 | 0.00 | 0.00 | 0.00 | 0.00 | 0.00 | 0.00 | 0.00 | 19.04 | 12.93 | 110.63 | 0.00 | 76.88 | 97.49 | 53.66 | 0.00 | 0.00 | 10.17 |
| 胃 | C16 | 0.00 | 0.00 | 0.00 | 0.00 | 0.00 | 0.00 | 7.82 | 0.00 | 0.00 | 0.00 | 0.00 | 12.93 | 66.38 | 45.06 | 128.13 | 129.99 | 53.66 | 0.00 | 0.00 | 11.53 |
| 小肠 | C17 | 0.00 | 0.00 | 0.00 | 0.00 | 0.00 | 0.00 | 0.00 | 0.00 | 0.00 | 0.00 | 0.00 | 0.00 | 0.00 | 0.00 | 0.00 | 32.50 | 0.00 | 0.00 | 0.00 | 0.68 |
| 结肠 | C18 | 0.00 | 0.00 | 0.00 | 0.00 | 0.00 | 0.00 | 0.00 | 0.00 | 0.00 | 0.00 | 0.00 | 25.87 | 0.00 | 45.06 | 76.88 | 32.50 | 107.32 | 108.10 | 0.00 | 7.46 |
| 直肠和乙状结肠连接处 | C19—20 | 0.00 | 0.00 | 0.00 | 0.00 | 0.00 | 0.00 | 0.00 | 0.00 | 0.00 | 19.79 | 9.52 | 25.87 | 22.13 | 22.53 | 76.88 | 0.00 | 107.32 | 216.19 | 214.38 | 10.17 |
| 肛门 | C21 | 0.00 | 0.00 | 0.00 | 0.00 | 0.00 | 0.00 | 0.00 | 0.00 | 0.00 | 0.00 | 0.00 | 0.00 | 0.00 | 45.06 | 0.00 | 0.00 | 0.00 | 0.00 | 0.00 | 1.36 |
| 肝脏和肝内胆管 | C22 | 0.00 | 0.00 | 0.00 | 0.00 | 0.00 | 10.01 | 0.00 | 36.48 | 0.00 | 49.48 | 38.09 | 38.80 | 44.25 | 67.58 | 76.88 | 65.00 | 160.98 | 216.19 | 0.00 | 22.38 |
| 胆囊 | C23 | 0.00 | 0.00 | 0.00 | 0.00 | 0.00 | 0.00 | 0.00 | 0.00 | 0.00 | 0.00 | 0.00 | 0.00 | 0.00 | 0.00 | 0.00 | 0.00 | 107.32 | 0.00 | 0.00 | 1.36 |
| 肝外胆管 | C24 | 0.00 | 0.00 | 0.00 | 0.00 | 0.00 | 0.00 | 0.00 | 0.00 | 0.00 | 0.00 | 0.00 | 0.00 | 0.00 | 22.53 | 0.00 | 0.00 | 0.00 | 108.10 | 0.00 | 1.36 |
| 胰腺 | C25 | 0.00 | 0.00 | 0.00 | 0.00 | 0.00 | 0.00 | 0.00 | 0.00 | 7.91 | 0.00 | 9.52 | 0.00 | 0.00 | 22.53 | 76.88 | 0.00 | 0.00 | 0.00 | 0.00 | 4.07 |
| 鼻腔、中耳和副鼻窦 | C30—31 | 0.00 | 0.00 | 0.00 | 0.00 | 0.00 | 0.00 | 0.00 | 0.00 | 0.00 | 0.00 | 0.00 | 0.00 | 44.25 | 0.00 | 0.00 | 0.00 | 0.00 | 0.00 | 0.00 | 1.36 |
| 喉 | C32 | 0.00 | 0.00 | 0.00 | 0.00 | 0.00 | 0.00 | 0.00 | 0.00 | 0.00 | 0.00 | 0.00 | 12.93 | 22.13 | 0.00 | 25.63 | 32.50 | 0.00 | 0.00 | 0.00 | 2.71 |
| 气管、支气管和肺 | C33—34 | 0.00 | 0.00 | 0.00 | 0.00 | 0.00 | 0.00 | 0.00 | 0.00 | 15.82 | 19.79 | 47.61 | 90.54 | 44.25 | 67.58 | 179.38 | 357.48 | 107.32 | 216.19 | 214.38 | 29.84 |

（续上表）

| 部位或病种 | ICD—10 | 0～ | 1～ | 5～ | 10～ | 15～ | 20～ | 25～ | 30～ | 35～ | 40～ | 45～ | 50～ | 55～ | 60～ | 65～ | 70～ | 75～ | 80～ | 85＋ | 合计 |
|---|---|---|---|---|---|---|---|---|---|---|---|---|---|---|---|---|---|---|---|---|---|
| 其他呼吸器官 | C37—38 | 0.00 | 0.00 | 0.00 | 0.00 | 0.00 | 0.00 | 0.00 | 0.00 | 0.00 | 0.00 | 0.00 | 0.00 | 0.00 | 0.00 | 0.00 | 0.00 | 0.00 | 0.00 | 0.00 | 0.00 |
| 骨和关节软骨 | C40—41 | 0.00 | 0.00 | 0.00 | 6.68 | 8.58 | 0.00 | 0.00 | 0.00 | 0.00 | 0.00 | 0.00 | 0.00 | 0.00 | 0.00 | 0.00 | 32.50 | 0.00 | 0.00 | 0.00 | 2.03 |
| 皮肤恶性黑色素瘤 | C43 | 0.00 | 0.00 | 0.00 | 0.00 | 0.00 | 0.00 | 0.00 | 0.00 | 0.00 | 0.00 | 0.00 | 0.00 | 0.00 | 0.00 | 0.00 | 0.00 | 0.00 | 0.00 | 0.00 | 0.00 |
| 皮肤其他恶性肿瘤 | C44 | 0.00 | 0.00 | 0.00 | 0.00 | 0.00 | 0.00 | 7.82 | 0.00 | 0.00 | 0.00 | 0.00 | 0.00 | 0.00 | 22.53 | 25.63 | 0.00 | 53.66 | 0.00 | 214.38 | 3.39 |
| 间皮瘤 | C45 | 0.00 | 0.00 | 0.00 | 0.00 | 0.00 | 0.00 | 0.00 | 0.00 | 0.00 | 0.00 | 0.00 | 0.00 | 0.00 | 0.00 | 0.00 | 0.00 | 0.00 | 0.00 | 0.00 | 0.00 |
| kaposi 氏肉瘤 | C46 | 0.00 | 0.00 | 0.00 | 0.00 | 0.00 | 0.00 | 0.00 | 0.00 | 0.00 | 0.00 | 0.00 | 0.00 | 0.00 | 0.00 | 0.00 | 0.00 | 0.00 | 0.00 | 0.00 | 0.00 |
| 结缔组织和其他软组织 | C47、49 | 0.00 | 0.00 | 7.73 | 0.00 | 0.00 | 0.00 | 0.00 | 0.00 | 0.00 | 0.00 | 0.00 | 0.00 | 0.00 | 0.00 | 0.00 | 0.00 | 0.00 | 0.00 | 0.00 | 0.68 |
| 乳房 | C50 | 0.00 | 0.00 | 0.00 | 0.00 | 0.00 | 0.00 | 0.00 | 0.00 | 0.00 | 0.00 | 0.00 | 12.93 | 0.00 | 0.00 | 0.00 | 0.00 | 0.00 | 0.00 | 0.00 | 0.68 |
| 外阴 | C51 | 0.00 | 0.00 | 0.00 | 0.00 | 0.00 | 0.00 | 0.00 | 0.00 | 0.00 | 0.00 | 0.00 | 0.00 | 0.00 | 0.00 | 0.00 | 0.00 | 0.00 | 0.00 | 0.00 | 0.00 |
| 阴道 | C52 | 0.00 | 0.00 | 0.00 | 0.00 | 0.00 | 0.00 | 0.00 | 0.00 | 0.00 | 0.00 | 0.00 | 0.00 | 0.00 | 0.00 | 0.00 | 0.00 | 0.00 | 0.00 | 0.00 | 0.00 |
| 子宫颈 | C53 | 0.00 | 0.00 | 0.00 | 0.00 | 0.00 | 0.00 | 0.00 | 0.00 | 0.00 | 0.00 | 0.00 | 0.00 | 0.00 | 0.00 | 0.00 | 0.00 | 0.00 | 0.00 | 0.00 | 0.00 |
| 子宫体 | C54 | 0.00 | 0.00 | 0.00 | 0.00 | 0.00 | 0.00 | 0.00 | 0.00 | 0.00 | 0.00 | 0.00 | 0.00 | 0.00 | 0.00 | 0.00 | 0.00 | 0.00 | 0.00 | 0.00 | 0.00 |
| 子宫恶性肿瘤、未注明部位 | C55 | 0.00 | 0.00 | 0.00 | 0.00 | 0.00 | 0.00 | 0.00 | 0.00 | 0.00 | 0.00 | 0.00 | 0.00 | 0.00 | 0.00 | 0.00 | 0.00 | 0.00 | 0.00 | 0.00 | 0.00 |
| 卵巢 | C56 | 0.00 | 0.00 | 0.00 | 0.00 | 0.00 | 0.00 | 0.00 | 0.00 | 0.00 | 0.00 | 0.00 | 0.00 | 0.00 | 0.00 | 0.00 | 0.00 | 0.00 | 0.00 | 0.00 | 0.00 |
| 其他和未说明的女性生殖器官恶性肿瘤 | C57 | 0.00 | 0.00 | 0.00 | 0.00 | 0.00 | 0.00 | 0.00 | 0.00 | 0.00 | 0.00 | 0.00 | 0.00 | 0.00 | 0.00 | 0.00 | 0.00 | 0.00 | 0.00 | 0.00 | 0.00 |
| 胎盘 | C58 | 0.00 | 0.00 | 0.00 | 0.00 | 0.00 | 0.00 | 0.00 | 0.00 | 0.00 | 0.00 | 0.00 | 0.00 | 0.00 | 0.00 | 0.00 | 0.00 | 0.00 | 0.00 | 0.00 | 0.00 |
| 阴茎 | C60 | 0.00 | 0.00 | 0.00 | 0.00 | 0.00 | 0.00 | 0.00 | 0.00 | 7.91 | 0.00 | 0.00 | 0.00 | 0.00 | 22.53 | 0.00 | 0.00 | 53.66 | 0.00 | 0.00 | 2.03 |
| 前列腺 | C61 | 0.00 | 0.00 | 0.00 | 0.00 | 0.00 | 0.00 | 0.00 | 0.00 | 0.00 | 0.00 | 0.00 | 0.00 | 0.00 | 0.00 | 0.00 | 65.00 | 0.00 | 0.00 | 214.38 | 2.03 |
| 睾丸 | C62 | 0.00 | 0.00 | 0.00 | 0.00 | 0.00 | 0.00 | 0.00 | 0.00 | 0.00 | 0.00 | 9.52 | 0.00 | 0.00 | 0.00 | 0.00 | 0.00 | 0.00 | 0.00 | 0.00 | 0.68 |
| 其他和未说明的男性生殖器官恶性肿瘤 | C63 | 0.00 | 0.00 | 0.00 | 0.00 | 0.00 | 0.00 | 0.00 | 0.00 | 0.00 | 0.00 | 0.00 | 0.00 | 0.00 | 0.00 | 0.00 | 0.00 | 0.00 | 0.00 | 0.00 | 0.00 |
| 肾脏 | C64 | 0.00 | 0.00 | 0.00 | 0.00 | 0.00 | 0.00 | 0.00 | 7.30 | 0.00 | 9.90 | 0.00 | 0.00 | 0.00 | 0.00 | 25.63 | 0.00 | 0.00 | 0.00 | 0.00 | 2.03 |
| 肾盂、肾盏 | C65 | 0.00 | 0.00 | 0.00 | 0.00 | 0.00 | 0.00 | 0.00 | 0.00 | 0.00 | 0.00 | 0.00 | 0.00 | 0.00 | 0.00 | 0.00 | 0.00 | 0.00 | 0.00 | 0.00 | 0.00 |

（续上表）

| 部位或病种 | ICD—10 | 0～ | 1～ | 5～ | 10～ | 15～ | 20～ | 25～ | 30～ | 35～ | 40～ | 45～ | 50～ | 55～ | 60～ | 65～ | 70～ | 75～ | 80～ | 85+ | 合计 |
|---|---|---|---|---|---|---|---|---|---|---|---|---|---|---|---|---|---|---|---|---|---|
| 输尿管 | C66 | 0.00 | 0.00 | 0.00 | 0.00 | 0.00 | 0.00 | 0.00 | 0.00 | 0.00 | 0.00 | 0.00 | 0.00 | 0.00 | 0.00 | 0.00 | 0.00 | 0.00 | 0.00 | 0.00 | 0.00 |
| 膀胱 | C67 | 0.00 | 0.00 | 0.00 | 0.00 | 0.00 | 0.00 | 0.00 | 0.00 | 0.00 | 9.90 | 28.56 | 0.00 | 0.00 | 22.53 | 25.63 | 65.00 | 107.32 | 0.00 | 214.38 | 7.46 |
| 其他和未说明的泌尿器官 | C68 | 0.00 | 0.00 | 0.00 | 0.00 | 0.00 | 0.00 | 0.00 | 0.00 | 0.00 | 0.00 | 0.00 | 0.00 | 0.00 | 0.00 | 0.00 | 0.00 | 0.00 | 0.00 | 0.00 | 0.00 |
| 眼 | C69 | 0.00 | 0.00 | 0.00 | 0.00 | 0.00 | 0.00 | 0.00 | 0.00 | 0.00 | 0.00 | 0.00 | 0.00 | 0.00 | 0.00 | 0.00 | 0.00 | 0.00 | 0.00 | 0.00 | 0.00 |
| 脑、神经系统 | C70－72、D | 0.00 | 0.00 | 0.00 | 0.00 | 0.00 | 0.00 | 0.00 | 0.00 | 7.91 | 0.00 | 19.04 | 0.00 | 0.00 | 22.53 | 0.00 | 32.50 | 53.66 | 0.00 | 0.00 | 4.07 |
| 甲状腺 | C73 | 0.00 | 0.00 | 0.00 | 0.00 | 0.00 | 10.01 | 0.00 | 0.00 | 0.00 | 9.90 | 0.00 | 0.00 | 0.00 | 0.00 | 0.00 | 0.00 | 0.00 | 0.00 | 0.00 | 1.36 |
| 肾上腺 | C74 | 0.00 | 0.00 | 0.00 | 0.00 | 0.00 | 0.00 | 0.00 | 0.00 | 0.00 | 0.00 | 0.00 | 0.00 | 0.00 | 0.00 | 0.00 | 0.00 | 0.00 | 0.00 | 0.00 | 0.00 |
| 其他内分泌腺 | C75 | 0.00 | 0.00 | 0.00 | 0.00 | 0.00 | 0.00 | 0.00 | 0.00 | 0.00 | 0.00 | 0.00 | 0.00 | 0.00 | 0.00 | 0.00 | 0.00 | 0.00 | 0.00 | 0.00 | 0.00 |
| 霍奇金氏病 | C81 | 0.00 | 0.00 | 0.00 | 0.00 | 0.00 | 0.00 | 0.00 | 0.00 | 0.00 | 0.00 | 0.00 | 0.00 | 0.00 | 0.00 | 0.00 | 0.00 | 0.00 | 0.00 | 0.00 | 0.00 |
| 非霍奇金氏病 | C82—85、C96 | 0.00 | 0.00 | 0.00 | 6.68 | 0.00 | 0.00 | 0.00 | 0.00 | 15.82 | 9.90 | 9.52 | 0.00 | 0.00 | 0.00 | 0.00 | 0.00 | 0.00 | 0.00 | 0.00 | 3.39 |
| 多发性骨髓瘤和恶性浆细胞肿瘤 | C90 | 0.00 | 0.00 | 0.00 | 0.00 | 0.00 | 0.00 | 0.00 | 0.00 | 0.00 | 0.00 | 0.00 | 0.00 | 0.00 | 0.00 | 25.63 | 0.00 | 0.00 | 0.00 | 0.00 | 0.68 |
| 淋巴细胞白血病 | C91 | 0.00 | 10.84 | 0.00 | 0.00 | 0.00 | 0.00 | 7.82 | 0.00 | 0.00 | 0.00 | 0.00 | 0.00 | 0.00 | 0.00 | 0.00 | 65.00 | 0.00 | 0.00 | 0.00 | 2.71 |
| 髓细胞性白血病 | C92 | 0.00 | 0.00 | 0.00 | 0.00 | 0.00 | 0.00 | 0.00 | 0.00 | 0.00 | 9.90 | 0.00 | 0.00 | 22.13 | 0.00 | 0.00 | 0.00 | 0.00 | 0.00 | 0.00 | 1.36 |
| 单核细胞性白血病 | C93 | 0.00 | 0.00 | 0.00 | 0.00 | 0.00 | 0.00 | 0.00 | 0.00 | 0.00 | 0.00 | 0.00 | 0.00 | 0.00 | 0.00 | 0.00 | 0.00 | 0.00 | 0.00 | 0.00 | 0.00 |
| 其他指明的白血病 | C94 | 0.00 | 0.00 | 0.00 | 0.00 | 0.00 | 0.00 | 0.00 | 0.00 | 0.00 | 0.00 | 0.00 | 0.00 | 0.00 | 0.00 | 0.00 | 0.00 | 0.00 | 0.00 | 0.00 | 0.00 |
| 未指明细胞类型的白血病 | C95 | 0.00 | 0.00 | 0.00 | 0.00 | 0.00 | 0.00 | 0.00 | 0.00 | 0.00 | 0.00 | 0.00 | 0.00 | 0.00 | 0.00 | 0.00 | 0.00 | 0.00 | 0.00 | 0.00 | 0.00 |
| 独立的多个部位的（原发性）恶性肿瘤 | C97 | 0.00 | 0.00 | 0.00 | 0.00 | 0.00 | 0.00 | 0.00 | 0.00 | 0.00 | 0.00 | 0.00 | 0.00 | 0.00 | 0.00 | 0.00 | 0.00 | 0.00 | 0.00 | 0.00 | 0.00 |
| 其他及不明部位 | C26、39、48、76—80 | 0.00 | 0.00 | 0.00 | 0.00 | 0.00 | 0.00 | 0.00 | 14.59 | 0.00 | 0.00 | 9.52 | 0.00 | 22.13 | 22.53 | 51.25 | 0.00 | 53.66 | 0.00 | 214.38 | 6.10 |
| 除 C44 合计 | | 0.00 | 10.84 | 7.73 | 20.05 | 8.58 | 20.02 | 15.63 | 58.37 | 87.04 | 247.39 | 285.64 | 349.22 | 531.02 | 540.67 | 845.65 | 1039.94 | 1073.19 | 864.77 | 1071.91 | 174.30 |
| 合计 | | 0.00 | 10.84 | 7.73 | 20.05 | 8.58 | 20.02 | 23.45 | 58.37 | 87.04 | 247.39 | 285.64 | 349.22 | 531.02 | 563.20 | 871.27 | 1039.94 | 1126.85 | 864.77 | 1286.29 | 177.69 |

表 384 中山市沙溪镇 2000—2004 年女性恶性肿瘤年龄别发病率（1/$10^5$）

| 部位或病种 | ICD—10 | 0～ | 1～ | 5～ | 10～ | 15～ | 20～ | 25～ | 30～ | 35～ | 40～ | 45～ | 50～ | 55～ | 60～ | 65～ | 70～ | 75～ | 80～ | 85＋ | 合计 |
|---|---|---|---|---|---|---|---|---|---|---|---|---|---|---|---|---|---|---|---|---|---|
| 唇 | C00 | 0.00 | 0.00 | 0.00 | 0.00 | 0.00 | 0.00 | 0.00 | 0.00 | 0.00 | 0.00 | 0.00 | 0.00 | 0.00 | 0.00 | 0.00 | 0.00 | 0.00 | 0.00 | 0.00 | 0.00 |
| 舌 | C01—02 | 0.00 | 0.00 | 0.00 | 0.00 | 0.00 | 0.00 | 0.00 | 0.00 | 0.00 | 0.00 | 0.00 | 0.00 | 0.00 | 0.00 | 0.00 | 0.00 | 0.00 | 0.00 | 0.00 | 0.00 |
| 口 | C03—06 | 0.00 | 0.00 | 0.00 | 0.00 | 0.00 | 0.00 | 0.00 | 6.40 | 0.00 | 0.00 | 0.00 | 0.00 | 0.00 | 0.00 | 0.00 | 0.00 | 0.00 | 0.00 | 0.00 | 0.64 |
| 唾液腺 | C07—08 | 0.00 | 0.00 | 0.00 | 0.00 | 0.00 | 0.00 | 0.00 | 0.00 | 0.00 | 0.00 | 0.00 | 0.00 | 20.67 | 0.00 | 0.00 | 0.00 | 0.00 | 0.00 | 0.00 | 0.64 |
| 扁桃腺 | C09 | 0.00 | 0.00 | 0.00 | 0.00 | 0.00 | 0.00 | 0.00 | 0.00 | 0.00 | 0.00 | 0.00 | 0.00 | 0.00 | 0.00 | 0.00 | 0.00 | 34.25 | 0.00 | 0.00 | 0.64 |
| 其他口咽部 | C10 | 0.00 | 0.00 | 0.00 | 0.00 | 0.00 | 0.00 | 0.00 | 0.00 | 0.00 | 0.00 | 0.00 | 0.00 | 0.00 | 0.00 | 0.00 | 0.00 | 0.00 | 0.00 | 0.00 | 0.00 |
| 鼻咽部 | C11 | 0.00 | 0.00 | 0.00 | 0.00 | 0.00 | 0.00 | 0.00 | 19.19 | 14.77 | 19.19 | 45.33 | 36.43 | 41.34 | 0.00 | 0.00 | 26.62 | 0.00 | 0.00 | 0.00 | 11.48 |
| 喉咽部 | C12—13 | 0.00 | 0.00 | 0.00 | 0.00 | 0.00 | 0.00 | 0.00 | 0.00 | 0.00 | 0.00 | 0.00 | 0.00 | 0.00 | 0.00 | 0.00 | 0.00 | 0.00 | 0.00 | 0.00 | 0.00 |
| 唇，口腔和咽的其他部位和具体部位不明 | C14 | 0.00 | 0.00 | 0.00 | 0.00 | 0.00 | 0.00 | 0.00 | 0.00 | 0.00 | 0.00 | 0.00 | 0.00 | 0.00 | 0.00 | 0.00 | 0.00 | 0.00 | 0.00 | 0.00 | 0.00 |
| 食管 | C15 | 0.00 | 0.00 | 0.00 | 0.00 | 0.00 | 0.00 | 0.00 | 0.00 | 7.39 | 9.60 | 0.00 | 0.00 | 20.67 | 43.47 | 0.00 | 26.62 | 0.00 | 0.00 | 0.00 | 3.83 |
| 胃 | C16 | 0.00 | 0.00 | 0.00 | 0.00 | 0.00 | 0.00 | 0.00 | 0.00 | 7.39 | 0.00 | 18.13 | 0.00 | 20.67 | 21.73 | 45.65 | 26.62 | 0.00 | 58.45 | 0.00 | 5.74 |
| 小肠 | C17 | 0.00 | 0.00 | 0.00 | 0.00 | 0.00 | 0.00 | 0.00 | 0.00 | 0.00 | 0.00 | 9.07 | 0.00 | 0.00 | 0.00 | 0.00 | 0.00 | 0.00 | 0.00 | 0.00 | 0.64 |
| 结肠 | C18 | 0.00 | 0.00 | 0.00 | 0.00 | 0.00 | 0.00 | 0.00 | 6.40 | 7.39 | 0.00 | 27.20 | 24.29 | 0.00 | 65.20 | 0.00 | 53.24 | 0.00 | 58.45 | 0.00 | 8.29 |
| 直肠和乙状结肠连接处 | C19—20 | 0.00 | 0.00 | 0.00 | 0.00 | 0.00 | 9.23 | 0.00 | 6.40 | 0.00 | 0.00 | 0.00 | 12.14 | 0.00 | 21.73 | 114.12 | 26.62 | 0.00 | 58.45 | 0.00 | 7.01 |
| 肛门 | C21 | 0.00 | 0.00 | 0.00 | 0.00 | 0.00 | 0.00 | 0.00 | 0.00 | 0.00 | 0.00 | 0.00 | 12.14 | 0.00 | 0.00 | 0.00 | 0.00 | 0.00 | 0.00 | 0.00 | 0.64 |
| 肝脏和肝内胆管 | C22 | 0.00 | 0.00 | 0.00 | 0.00 | 0.00 | 0.00 | 0.00 | 6.40 | 7.39 | 0.00 | 0.00 | 0.00 | 0.00 | 21.73 | 91.30 | 53.24 | 0.00 | 116.89 | 0.00 | 7.01 |
| 胆囊 | C23 | 0.00 | 0.00 | 0.00 | 0.00 | 0.00 | 0.00 | 0.00 | 0.00 | 0.00 | 0.00 | 0.00 | 0.00 | 0.00 | 0.00 | 0.00 | 0.00 | 34.25 | 0.00 | 0.00 | 0.64 |
| 肝外胆管 | C24 | 0.00 | 0.00 | 0.00 | 0.00 | 0.00 | 0.00 | 0.00 | 0.00 | 0.00 | 0.00 | 0.00 | 0.00 | 0.00 | 21.73 | 0.00 | 26.62 | 0.00 | 58.45 | 0.00 | 1.91 |
| 胰腺 | C25 | 0.00 | 0.00 | 0.00 | 0.00 | 0.00 | 0.00 | 0.00 | 0.00 | 0.00 | 0.00 | 0.00 | 12.14 | 0.00 | 0.00 | 0.00 | 0.00 | 0.00 | 116.89 | 0.00 | 1.91 |
| 鼻腔、中耳和副鼻窦 | C30—31 | 0.00 | 0.00 | 0.00 | 0.00 | 8.54 | 0.00 | 0.00 | 0.00 | 0.00 | 0.00 | 0.00 | 0.00 | 0.00 | 21.73 | 0.00 | 0.00 | 0.00 | 0.00 | 0.00 | 1.28 |
| 喉 | C32 | 0.00 | 0.00 | 0.00 | 0.00 | 0.00 | 0.00 | 0.00 | 0.00 | 0.00 | 0.00 | 0.00 | 0.00 | 0.00 | 0.00 | 0.00 | 0.00 | 0.00 | 0.00 | 0.00 | 0.00 |
| 气管、支气管和肺 | C33—34 | 0.00 | 0.00 | 0.00 | 0.00 | 0.00 | 9.23 | 0.00 | 0.00 | 7.39 | 9.60 | 18.13 | 72.86 | 103.36 | 21.73 | 0.00 | 53.24 | 68.50 | 0.00 | 162.32 | 14.66 |

（续上表）

| 部位或病种 | ICD—10 | 0～ | 1～ | 5～ | 10～ | 15～ | 20～ | 25～ | 30～ | 35～ | 40～ | 45～ | 50～ | 55～ | 60～ | 65～ | 70～ | 75～ | 80～ | 85＋ | 合计 |
|---|---|---|---|---|---|---|---|---|---|---|---|---|---|---|---|---|---|---|---|---|---|
| 其他呼吸器官 | C37—38 | 0.00 | 0.00 | 0.00 | 0.00 | 0.00 | 0.00 | 0.00 | 0.00 | 0.00 | 0.00 | 0.00 | 0.00 | 0.00 | 0.00 | 0.00 | 0.00 | 0.00 | 0.00 | 0.00 | 0.00 |
| 骨和关节软骨 | C40—41 | 0.00 | 0.00 | 0.00 | 0.00 | 0.00 | 0.00 | 0.00 | 0.00 | 0.00 | 0.00 | 0.00 | 0.00 | 20.67 | 0.00 | 0.00 | 0.00 | 0.00 | 0.00 | 0.00 | 0.64 |
| 皮肤恶性黑色素瘤 | C43 | 0.00 | 0.00 | 0.00 | 0.00 | 0.00 | 0.00 | 0.00 | 0.00 | 0.00 | 0.00 | 0.00 | 0.00 | 0.00 | 0.00 | 0.00 | 0.00 | 0.00 | 0.00 | 0.00 | 0.00 |
| 皮肤其他恶性肿瘤 | C44 | 0.00 | 0.00 | 0.00 | 0.00 | 0.00 | 0.00 | 0.00 | 0.00 | 0.00 | 0.00 | 0.00 | 0.00 | 0.00 | 21.73 | 0.00 | 0.00 | 0.00 | 0.00 | 81.16 | 1.28 |
| 间皮瘤 | C45 | 0.00 | 0.00 | 0.00 | 0.00 | 0.00 | 0.00 | 0.00 | 0.00 | 0.00 | 0.00 | 0.00 | 0.00 | 0.00 | 0.00 | 0.00 | 0.00 | 0.00 | 0.00 | 0.00 | 0.00 |
| kaposi 氏肉瘤 | C46 | 0.00 | 0.00 | 0.00 | 0.00 | 0.00 | 0.00 | 0.00 | 0.00 | 0.00 | 0.00 | 0.00 | 0.00 | 0.00 | 0.00 | 0.00 | 0.00 | 0.00 | 0.00 | 0.00 | 0.00 |
| 结缔组织和其他软组织 | C47、49 | 0.00 | 0.00 | 0.00 | 0.00 | 0.00 | 0.00 | 0.00 | 6.40 | 0.00 | 0.00 | 0.00 | 0.00 | 0.00 | 0.00 | 0.00 | 0.00 | 0.00 | 58.45 | 0.00 | 1.28 |
| 乳房 | C50 | 0.00 | 0.00 | 0.00 | 0.00 | 0.00 | 0.00 | 0.00 | 0.00 | 22.16 | 9.60 | 45.33 | 72.86 | 82.69 | 21.73 | 22.82 | 26.62 | 0.00 | 0.00 | 81.16 | 14.66 |
| 外阴 | C51 | 0.00 | 0.00 | 0.00 | 0.00 | 0.00 | 0.00 | 0.00 | 0.00 | 0.00 | 0.00 | 0.00 | 0.00 | 0.00 | 0.00 | 0.00 | 0.00 | 0.00 | 0.00 | 0.00 | 0.00 |
| 阴道 | C52 | 0.00 | 0.00 | 0.00 | 0.00 | 0.00 | 0.00 | 0.00 | 0.00 | 0.00 | 0.00 | 0.00 | 0.00 | 0.00 | 0.00 | 0.00 | 0.00 | 0.00 | 0.00 | 0.00 | 0.00 |
| 子宫颈 | C53 | 0.00 | 0.00 | 0.00 | 0.00 | 0.00 | 0.00 | 0.00 | 12.79 | 22.16 | 19.19 | 9.07 | 12.14 | 20.67 | 43.47 | 0.00 | 0.00 | 34.25 | 0.00 | 0.00 | 8.29 |
| 子宫体 | C54 | 0.00 | 0.00 | 0.00 | 0.00 | 0.00 | 9.23 | 0.00 | 0.00 | 0.00 | 0.00 | 81.59 | 24.29 | 20.67 | 21.73 | 0.00 | 0.00 | 0.00 | 0.00 | 0.00 | 8.93 |
| 子宫恶性肿瘤、未注明部位 | C55 | 0.00 | 0.00 | 0.00 | 0.00 | 0.00 | 0.00 | 0.00 | 0.00 | 0.00 | 0.00 | 0.00 | 0.00 | 0.00 | 0.00 | 0.00 | 0.00 | 0.00 | 0.00 | 0.00 | 0.00 |
| 卵巢 | C56 | 0.00 | 0.00 | 0.00 | 0.00 | 8.54 | 9.23 | 6.81 | 0.00 | 0.00 | 9.60 | 9.07 | 12.14 | 0.00 | 0.00 | 0.00 | 0.00 | 0.00 | 0.00 | 0.00 | 3.83 |
| 其他和未说明的女性生殖器官恶性肿瘤 | C57 | 0.00 | 0.00 | 0.00 | 0.00 | 0.00 | 0.00 | 0.00 | 0.00 | 0.00 | 0.00 | 0.00 | 0.00 | 20.67 | 0.00 | 0.00 | 0.00 | 0.00 | 0.00 | 0.00 | 0.64 |
| 胎盘 | C58 | 0.00 | 0.00 | 0.00 | 0.00 | 0.00 | 0.00 | 0.00 | 0.00 | 0.00 | 0.00 | 0.00 | 0.00 | 0.00 | 0.00 | 0.00 | 0.00 | 0.00 | 0.00 | 0.00 | 0.00 |
| 阴茎 | C60 | 0.00 | 0.00 | 0.00 | 0.00 | 0.00 | 0.00 | 0.00 | 0.00 | 0.00 | 0.00 | 0.00 | 0.00 | 0.00 | 0.00 | 0.00 | 0.00 | 0.00 | 0.00 | 0.00 | 0.00 |
| 前列腺 | C61 | 0.00 | 0.00 | 0.00 | 0.00 | 0.00 | 0.00 | 0.00 | 0.00 | 0.00 | 0.00 | 0.00 | 0.00 | 0.00 | 0.00 | 0.00 | 0.00 | 0.00 | 0.00 | 0.00 | 0.00 |
| 睾丸 | C62 | 0.00 | 0.00 | 0.00 | 0.00 | 0.00 | 0.00 | 0.00 | 0.00 | 0.00 | 0.00 | 0.00 | 0.00 | 0.00 | 0.00 | 0.00 | 0.00 | 0.00 | 0.00 | 0.00 | 0.00 |
| 其他和未说明的男性生殖器官恶性肿瘤 | C63 | 0.00 | 0.00 | 0.00 | 0.00 | 0.00 | 0.00 | 0.00 | 0.00 | 0.00 | 0.00 | 0.00 | 0.00 | 0.00 | 0.00 | 0.00 | 0.00 | 0.00 | 0.00 | 0.00 | 0.00 |
| 肾脏 | C64 | 0.00 | 0.00 | 0.00 | 0.00 | 0.00 | 0.00 | 0.00 | 0.00 | 0.00 | 0.00 | 0.00 | 12.14 | 0.00 | 0.00 | 0.00 | 0.00 | 34.25 | 0.00 | 0.00 | 1.28 |
| 肾盂、肾盏 | C65 | 0.00 | 0.00 | 0.00 | 0.00 | 0.00 | 0.00 | 0.00 | 0.00 | 0.00 | 0.00 | 0.00 | 0.00 | 0.00 | 0.00 | 0.00 | 0.00 | 0.00 | 0.00 | 0.00 | 0.00 |

（续上表）

| 部位或病种 | ICD—10 | 0～ | 1～ | 5～ | 10～ | 15～ | 20～ | 25～ | 30～ | 35～ | 40～ | 45～ | 50～ | 55～ | 60～ | 65～ | 70～ | 75～ | 80～ | 85＋ | 合计 |
|---|---|---|---|---|---|---|---|---|---|---|---|---|---|---|---|---|---|---|---|---|---|
| 输尿管 | C66 | 0.00 | 0.00 | 0.00 | 0.00 | 0.00 | 0.00 | 0.00 | 0.00 | 0.00 | 0.00 | 0.00 | 0.00 | 0.00 | 0.00 | 0.00 | 0.00 | 0.00 | 0.00 | 0.00 | 0.00 |
| 膀胱 | C67 | 0.00 | 0.00 | 0.00 | 0.00 | 0.00 | 0.00 | 0.00 | 0.00 | 0.00 | 0.00 | 0.00 | 0.00 | 0.00 | 0.00 | 0.00 | 0.00 | 0.00 | 0.00 | 0.00 | 0.00 |
| 其他和未说明的泌尿器官 | C68 | 0.00 | 0.00 | 0.00 | 0.00 | 0.00 | 0.00 | 0.00 | 0.00 | 0.00 | 0.00 | 0.00 | 0.00 | 0.00 | 0.00 | 0.00 | 0.00 | 0.00 | 0.00 | 0.00 | 0.00 |
| 眼 | C69 | 0.00 | 0.00 | 0.00 | 0.00 | 0.00 | 0.00 | 0.00 | 0.00 | 0.00 | 0.00 | 0.00 | 0.00 | 0.00 | 0.00 | 0.00 | 0.00 | 0.00 | 0.00 | 0.00 | 0.00 |
| 脑、神经系统 | C70－72、D | 0.00 | 0.00 | 0.00 | 6.75 | 0.00 | 0.00 | 0.00 | 6.40 | 0.00 | 9.60 | 0.00 | 12.14 | 0.00 | 21.73 | 22.82 | 0.00 | 0.00 | 0.00 | 0.00 | 3.83 |
| 甲状腺 | C73 | 0.00 | 0.00 | 0.00 | 0.00 | 0.00 | 0.00 | 0.00 | 6.40 | 0.00 | 9.60 | 18.13 | 0.00 | 0.00 | 0.00 | 0.00 | 0.00 | 34.25 | 0.00 | 0.00 | 3.19 |
| 肾上腺 | C74 | 0.00 | 0.00 | 0.00 | 0.00 | 0.00 | 0.00 | 0.00 | 0.00 | 0.00 | 0.00 | 0.00 | 0.00 | 0.00 | 0.00 | 0.00 | 0.00 | 0.00 | 0.00 | 0.00 | 0.00 |
| 其他内分泌腺 | C75 | 0.00 | 0.00 | 8.09 | 0.00 | 0.00 | 0.00 | 0.00 | 0.00 | 0.00 | 0.00 | 0.00 | 0.00 | 0.00 | 0.00 | 0.00 | 0.00 | 0.00 | 0.00 | 0.00 | 0.64 |
| 霍奇金氏病 | C81 | 0.00 | 0.00 | 0.00 | 0.00 | 0.00 | 0.00 | 0.00 | 0.00 | 0.00 | 0.00 | 0.00 | 0.00 | 0.00 | 0.00 | 0.00 | 0.00 | 0.00 | 0.00 | 0.00 | 0.00 |
| 非霍奇金氏病 | C82—85、C96 | 0.00 | 0.00 | 0.00 | 0.00 | 0.00 | 0.00 | 0.00 | 6.40 | 0.00 | 0.00 | 0.00 | 0.00 | 0.00 | 21.73 | 0.00 | 0.00 | 0.00 | 58.45 | 0.00 | 1.91 |
| 多发性骨髓瘤和恶性浆细胞肿瘤 | C90 | 0.00 | 0.00 | 0.00 | 0.00 | 0.00 | 0.00 | 0.00 | 0.00 | 0.00 | 0.00 | 0.00 | 0.00 | 20.67 | 21.73 | 0.00 | 0.00 | 0.00 | 0.00 | 0.00 | 1.28 |
| 淋巴细胞白血病 | C91 | 0.00 | 11.93 | 0.00 | 0.00 | 0.00 | 0.00 | 0.00 | 6.40 | 0.00 | 0.00 | 0.00 | 12.14 | 0.00 | 0.00 | 0.00 | 0.00 | 0.00 | 0.00 | 0.00 | 1.91 |
| 髓细胞性白血病 | C92 | 0.00 | 0.00 | 0.00 | 0.00 | 0.00 | 0.00 | 0.00 | 0.00 | 0.00 | 0.00 | 0.00 | 0.00 | 0.00 | 21.73 | 0.00 | 26.62 | 34.25 | 0.00 | 0.00 | 1.91 |
| 单核细胞性白血病 | C93 | 0.00 | 0.00 | 0.00 | 0.00 | 0.00 | 0.00 | 0.00 | 0.00 | 0.00 | 0.00 | 0.00 | 0.00 | 0.00 | 0.00 | 0.00 | 0.00 | 0.00 | 0.00 | 0.00 | 0.00 |
| 其他指明的白血病 | C94 | 0.00 | 0.00 | 0.00 | 0.00 | 0.00 | 0.00 | 0.00 | 0.00 | 0.00 | 0.00 | 0.00 | 0.00 | 0.00 | 0.00 | 0.00 | 0.00 | 0.00 | 0.00 | 0.00 | 0.00 |
| 未指明细胞类型的白血病 | C95 | 0.00 | 0.00 | 0.00 | 0.00 | 0.00 | 0.00 | 0.00 | 0.00 | 0.00 | 0.00 | 0.00 | 0.00 | 0.00 | 0.00 | 0.00 | 0.00 | 0.00 | 0.00 | 0.00 | 0.00 |
| 独立的多个部位的（原发性）恶性肿瘤 | C97 | 0.00 | 0.00 | 0.00 | 0.00 | 0.00 | 0.00 | 0.00 | 0.00 | 0.00 | 0.00 | 0.00 | 0.00 | 0.00 | 0.00 | 0.00 | 0.00 | 0.00 | 0.00 | 0.00 | 0.00 |
| 其他及不明部位 | C26、39、48、76—80 | 0.00 | 0.00 | 0.00 | 0.00 | 0.00 | 0.00 | 0.00 | 0.00 | 0.00 | 0.00 | 9.07 | 0.00 | 0.00 | 21.73 | 45.65 | 0.00 | 0.00 | 58.45 | 0.00 | 3.19 |
| 除 C44 合计 | | 0.00 | 11.93 | 8.09 | 6.75 | 17.08 | 36.93 | 6.81 | 89.54 | 96.01 | 95.96 | 290.09 | 327.87 | 392.76 | 434.66 | 342.36 | 346.09 | 273.99 | 642.90 | 243.48 | 124.31 |
| 合计 | | 0.00 | 11.93 | 8.09 | 6.75 | 17.08 | 36.93 | 6.81 | 89.54 | 96.01 | 95.96 | 290.09 | 327.87 | 392.76 | 456.40 | 342.36 | 346.09 | 273.99 | 642.90 | 324.63 | 125.59 |

表 385　中山市沙溪镇 2000—2004 年男女合计恶性肿瘤年龄别发病率（1/10⁵）

| 部位或病种 | ICD—10 | 0～ | 1～ | 5～ | 10～ | 15～ | 20～ | 25～ | 30～ | 35～ | 40～ | 45～ | 50～ | 55～ | 60～ | 65～ | 70～ | 75～ | 80～ | 85+ | 合计 |
|---|---|---|---|---|---|---|---|---|---|---|---|---|---|---|---|---|---|---|---|---|---|
| 唇 | C00 | 0.00 | 0.00 | 0.00 | 0.00 | 0.00 | 0.00 | 0.00 | 0.00 | 0.00 | 0.00 | 0.00 | 0.00 | 0.00 | 0.00 | 0.00 | 0.00 | 0.00 | 0.00 | 0.00 | 0.00 |
| 舌 | C01—02 | 0.00 | 0.00 | 0.00 | 0.00 | 0.00 | 0.00 | 0.00 | 0.00 | 0.00 | 0.00 | 0.00 | 6.26 | 10.69 | 22.11 | 0.00 | 0.00 | 0.00 | 0.00 | 0.00 | 1.31 |
| 口 | C03—06 | 0.00 | 0.00 | 0.00 | 0.00 | 0.00 | 0.00 | 0.00 | 3.41 | 0.00 | 4.87 | 4.64 | 0.00 | 0.00 | 0.00 | 0.00 | 0.00 | 0.00 | 0.00 | 0.00 | 0.99 |
| 唾液腺 | C07—08 | 0.00 | 0.00 | 0.00 | 0.00 | 0.00 | 0.00 | 0.00 | 0.00 | 0.00 | 0.00 | 0.00 | 0.00 | 10.69 | 0.00 | 0.00 | 0.00 | 21.03 | 0.00 | 0.00 | 0.66 |
| 扁桃腺 | C09 | 0.00 | 0.00 | 0.00 | 0.00 | 0.00 | 0.00 | 0.00 | 0.00 | 0.00 | 0.00 | 4.64 | 0.00 | 0.00 | 11.06 | 0.00 | 0.00 | 21.03 | 0.00 | 0.00 | 0.99 |
| 其他口咽部 | C10 | 0.00 | 0.00 | 0.00 | 0.00 | 0.00 | 0.00 | 0.00 | 0.00 | 0.00 | 0.00 | 0.00 | 0.00 | 0.00 | 0.00 | 0.00 | 14.67 | 0.00 | 0.00 | 0.00 | 0.33 |
| 鼻咽部 | C11 | 0.00 | 0.00 | 0.00 | 3.35 | 0.00 | 0.00 | 0.00 | 10.24 | 22.92 | 58.43 | 55.72 | 68.90 | 74.82 | 22.11 | 0.00 | 14.67 | 21.03 | 0.00 | 0.00 | 18.40 |
| 喉咽部 | C12—13 | 0.00 | 0.00 | 0.00 | 0.00 | 0.00 | 0.00 | 0.00 | 0.00 | 0.00 | 0.00 | 0.00 | 0.00 | 0.00 | 0.00 | 0.00 | 0.00 | 0.00 | 0.00 | 0.00 | 0.00 |
| 唇，口腔和咽的其他部位和具体部位不明 | C14 | 0.00 | 0.00 | 0.00 | 0.00 | 0.00 | 0.00 | 0.00 | 0.00 | 0.00 | 0.00 | 0.00 | 0.00 | 0.00 | 0.00 | 0.00 | 0.00 | 0.00 | 0.00 | 0.00 | 0.00 |
| 食管 | C15 | 0.00 | 0.00 | 0.00 | 0.00 | 0.00 | 0.00 | 0.00 | 0.00 | 3.82 | 4.87 | 9.29 | 6.26 | 64.13 | 22.11 | 36.25 | 58.67 | 21.03 | 0.00 | 0.00 | 6.90 |
| 胃 | C16 | 0.00 | 0.00 | 0.00 | 0.00 | 0.00 | 0.00 | 3.64 | 0.00 | 3.82 | 0.00 | 9.29 | 6.26 | 42.75 | 33.17 | 84.58 | 73.33 | 21.03 | 38.26 | 0.00 | 8.54 |
| 小肠 | C17 | 0.00 | 0.00 | 0.00 | 0.00 | 0.00 | 0.00 | 0.00 | 0.00 | 0.00 | 0.00 | 4.64 | 0.00 | 0.00 | 0.00 | 0.00 | 14.67 | 0.00 | 0.00 | 0.00 | 0.66 |
| 结肠 | C18 | 0.00 | 0.00 | 0.00 | 0.00 | 0.00 | 0.00 | 0.00 | 3.41 | 3.82 | 0.00 | 13.93 | 25.05 | 0.00 | 55.29 | 36.25 | 44.00 | 42.07 | 76.53 | 0.00 | 7.89 |
| 直肠和乙状结肠连接处 | C19—20 | 0.00 | 0.00 | 0.00 | 0.00 | 0.00 | 4.80 | 0.00 | 3.41 | 0.00 | 9.74 | 4.64 | 18.79 | 10.69 | 22.11 | 96.66 | 14.67 | 42.07 | 114.79 | 59.68 | 8.54 |
| 肛门 | C21 | 0.00 | 0.00 | 0.00 | 0.00 | 0.00 | 0.00 | 0.00 | 0.00 | 0.00 | 0.00 | 0.00 | 6.26 | 0.00 | 22.11 | 0.00 | 0.00 | 0.00 | 0.00 | 0.00 | 0.99 |
| 肝脏和肝内胆管 | C22 | 0.00 | 0.00 | 0.00 | 0.00 | 0.00 | 4.80 | 0.00 | 20.47 | 3.82 | 24.35 | 18.57 | 18.79 | 21.38 | 44.23 | 84.58 | 58.67 | 63.10 | 153.05 | 0.00 | 14.46 |
| 胆囊 | C23 | 0.00 | 0.00 | 0.00 | 0.00 | 0.00 | 0.00 | 0.00 | 0.00 | 0.00 | 0.00 | 0.00 | 0.00 | 0.00 | 0.00 | 0.00 | 0.00 | 63.10 | 0.00 | 0.00 | 0.99 |
| 肝外胆管 | C24 | 0.00 | 0.00 | 0.00 | 0.00 | 0.00 | 0.00 | 0.00 | 0.00 | 0.00 | 0.00 | 0.00 | 0.00 | 0.00 | 22.11 | 0.00 | 14.67 | 0.00 | 76.53 | 0.00 | 1.64 |
| 胰腺 | C25 | 0.00 | 0.00 | 0.00 | 0.00 | 0.00 | 0.00 | 0.00 | 0.00 | 3.82 | 0.00 | 4.64 | 6.26 | 0.00 | 11.06 | 36.25 | 0.00 | 0.00 | 76.53 | 0.00 | 2.96 |
| 鼻腔、中耳和副鼻窦 | C30—31 | 0.00 | 0.00 | 0.00 | 0.00 | 4.28 | 0.00 | 0.00 | 0.00 | 0.00 | 0.00 | 0.00 | 0.00 | 21.38 | 11.06 | 0.00 | 0.00 | 0.00 | 0.00 | 0.00 | 1.31 |
| 喉 | C32 | 0.00 | 0.00 | 0.00 | 0.00 | 0.00 | 0.00 | 0.00 | 0.00 | 0.00 | 0.00 | 0.00 | 6.26 | 10.69 | 0.00 | 12.08 | 14.67 | 0.00 | 0.00 | 0.00 | 1.31 |
| 气管、支气管和肺 | C33—34 | 0.00 | 0.00 | 0.00 | 0.00 | 0.00 | 4.80 | 0.00 | 0.00 | 11.46 | 14.61 | 32.50 | 81.42 | 74.82 | 44.23 | 84.58 | 190.66 | 84.14 | 76.53 | 179.03 | 22.02 |

（续上表）

| 部位或病种 | ICD—10 | 0～ | 1～ | 5～ | 10～ | 15～ | 20～ | 25～ | 30～ | 35～ | 40～ | 45～ | 50～ | 55～ | 60～ | 65～ | 70～ | 75～ | 80～ | 85+ | 合计 |
|---|---|---|---|---|---|---|---|---|---|---|---|---|---|---|---|---|---|---|---|---|---|
| 其他呼吸器官 | C37—38 | 0.00 | 0.00 | 0.00 | 0.00 | 0.00 | 0.00 | 0.00 | 0.00 | 0.00 | 0.00 | 0.00 | 0.00 | 0.00 | 0.00 | 0.00 | 0.00 | 0.00 | 0.00 | 0.00 | 0.00 |
| 骨和关节软骨 | C40—41 | 0.00 | 0.00 | 0.00 | 3.35 | 4.28 | 0.00 | 0.00 | 0.00 | 0.00 | 0.00 | 0.00 | 0.00 | 10.69 | 0.00 | 0.00 | 14.67 | 0.00 | 0.00 | 0.00 | 1.31 |
| 皮肤恶性黑色素瘤 | C43 | 0.00 | 0.00 | 0.00 | 0.00 | 0.00 | 0.00 | 0.00 | 0.00 | 0.00 | 0.00 | 0.00 | 0.00 | 0.00 | 0.00 | 0.00 | 0.00 | 0.00 | 0.00 | 0.00 | 0.00 |
| 皮肤其他恶性肿瘤 | C44 | 0.00 | 0.00 | 0.00 | 0.00 | 0.00 | 0.00 | 3.64 | 0.00 | 0.00 | 0.00 | 0.00 | 0.00 | 0.00 | 22.11 | 12.08 | 0.00 | 21.03 | 0.00 | 119.36 | 2.30 |
| 间皮瘤 | C45 | 0.00 | 0.00 | 0.00 | 0.00 | 0.00 | 0.00 | 0.00 | 0.00 | 0.00 | 0.00 | 0.00 | 0.00 | 0.00 | 0.00 | 0.00 | 0.00 | 0.00 | 0.00 | 0.00 | 0.00 |
| kaposi 氏肉瘤 | C46 | 0.00 | 0.00 | 0.00 | 0.00 | 0.00 | 0.00 | 0.00 | 0.00 | 0.00 | 0.00 | 0.00 | 0.00 | 0.00 | 0.00 | 0.00 | 0.00 | 0.00 | 0.00 | 0.00 | 0.00 |
| 结缔组织和其他软组织 | C47、49 | 0.00 | 0.00 | 3.95 | 0.00 | 0.00 | 0.00 | 0.00 | 3.41 | 0.00 | 0.00 | 0.00 | 0.00 | 0.00 | 0.00 | 0.00 | 0.00 | 0.00 | 38.26 | 0.00 | 0.99 |
| 乳房 | C50 | 0.00 | 0.00 | 0.00 | 0.00 | 0.00 | 0.00 | 0.00 | 0.00 | 11.46 | 4.87 | 23.21 | 43.84 | 42.75 | 11.06 | 12.08 | 14.67 | 0.00 | 0.00 | 59.68 | 7.89 |
| 外阴 | C51 | 0.00 | 0.00 | 0.00 | 0.00 | 0.00 | 0.00 | 0.00 | 0.00 | 0.00 | 0.00 | 0.00 | 0.00 | 0.00 | 0.00 | 0.00 | 0.00 | 0.00 | 0.00 | 0.00 | 0.00 |
| 阴道 | C52 | 0.00 | 0.00 | 0.00 | 0.00 | 0.00 | 0.00 | 0.00 | 0.00 | 0.00 | 0.00 | 0.00 | 0.00 | 0.00 | 0.00 | 0.00 | 0.00 | 0.00 | 0.00 | 0.00 | 0.00 |
| 子宫颈 | C53 | 0.00 | 0.00 | 0.00 | 0.00 | 0.00 | 0.00 | 0.00 | 6.82 | 11.46 | 9.74 | 4.64 | 6.26 | 10.69 | 22.11 | 0.00 | 0.00 | 21.03 | 0.00 | 0.00 | 4.27 |
| 子宫体 | C54 | 0.00 | 0.00 | 0.00 | 0.00 | 0.00 | 4.80 | 0.00 | 0.00 | 0.00 | 0.00 | 41.79 | 12.53 | 10.69 | 11.06 | 0.00 | 0.00 | 0.00 | 0.00 | 0.00 | 4.60 |
| 子宫恶性肿瘤、未注明部位 | C55 | 0.00 | 0.00 | 0.00 | 0.00 | 0.00 | 0.00 | 0.00 | 0.00 | 0.00 | 0.00 | 0.00 | 0.00 | 0.00 | 0.00 | 0.00 | 0.00 | 0.00 | 0.00 | 0.00 | 0.00 |
| 卵巢 | C56 | 0.00 | 0.00 | 0.00 | 0.00 | 4.28 | 4.80 | 3.64 | 0.00 | 0.00 | 4.87 | 4.64 | 6.26 | 0.00 | 0.00 | 0.00 | 0.00 | 0.00 | 0.00 | 0.00 | 1.97 |
| 其他和未说明的女性生殖器官恶性肿瘤 | C57 | 0.00 | 0.00 | 0.00 | 0.00 | 0.00 | 0.00 | 0.00 | 0.00 | 0.00 | 0.00 | 0.00 | 0.00 | 10.69 | 0.00 | 0.00 | 0.00 | 0.00 | 0.00 | 0.00 | 0.33 |
| 胎盘 | C58 | 0.00 | 0.00 | 0.00 | 0.00 | 0.00 | 0.00 | 0.00 | 0.00 | 0.00 | 0.00 | 0.00 | 0.00 | 0.00 | 0.00 | 0.00 | 0.00 | 0.00 | 0.00 | 0.00 | 0.00 |
| 阴茎 | C60 | 0.00 | 0.00 | 0.00 | 0.00 | 0.00 | 0.00 | 0.00 | 0.00 | 3.82 | 0.00 | 0.00 | 0.00 | 0.00 | 11.06 | 0.00 | 0.00 | 21.03 | 0.00 | 0.00 | 0.99 |
| 前列腺 | C61 | 0.00 | 0.00 | 0.00 | 0.00 | 0.00 | 0.00 | 0.00 | 0.00 | 0.00 | 0.00 | 0.00 | 0.00 | 0.00 | 0.00 | 0.00 | 29.33 | 0.00 | 0.00 | 59.68 | 0.99 |
| 睾丸 | C62 | 0.00 | 0.00 | 0.00 | 0.00 | 0.00 | 0.00 | 0.00 | 0.00 | 0.00 | 0.00 | 4.64 | 0.00 | 0.00 | 0.00 | 0.00 | 0.00 | 0.00 | 0.00 | 0.00 | 0.33 |
| 其他和未说明的男性生殖器官恶性肿瘤 | C63 | 0.00 | 0.00 | 0.00 | 0.00 | 0.00 | 0.00 | 0.00 | 0.00 | 0.00 | 0.00 | 0.00 | 0.00 | 0.00 | 0.00 | 0.00 | 0.00 | 0.00 | 0.00 | 0.00 | 0.00 |
| 肾脏 | C64 | 0.00 | 0.00 | 0.00 | 0.00 | 0.00 | 0.00 | 0.00 | 3.41 | 0.00 | 4.87 | 0.00 | 6.26 | 0.00 | 0.00 | 12.08 | 0.00 | 21.03 | 0.00 | 0.00 | 1.64 |
| 肾盂、肾盏 | C65 | 0.00 | 0.00 | 0.00 | 0.00 | 0.00 | 0.00 | 0.00 | 0.00 | 0.00 | 0.00 | 0.00 | 0.00 | 0.00 | 0.00 | 0.00 | 0.00 | 0.00 | 0.00 | 0.00 | 0.00 |

（续上表）

| 部位或病种 | ICD—10 | 0～ | 1～ | 5～ | 10～ | 15～ | 20～ | 25～ | 30～ | 35～ | 40～ | 45～ | 50～ | 55～ | 60～ | 65～ | 70～ | 75～ | 80～ | 85＋ | 合计 |
|---|---|---|---|---|---|---|---|---|---|---|---|---|---|---|---|---|---|---|---|---|---|
| 输尿管 | C66 | 0.00 | 0.00 | 0.00 | 0.00 | 0.00 | 0.00 | 0.00 | 0.00 | 0.00 | 0.00 | 0.00 | 0.00 | 0.00 | 0.00 | 0.00 | 0.00 | 0.00 | 0.00 | 0.00 | 0.00 |
| 膀胱 | C67 | 0.00 | 0.00 | 0.00 | 0.00 | 0.00 | 0.00 | 0.00 | 0.00 | 0.00 | 4.87 | 13.93 | 0.00 | 0.00 | 11.06 | 12.08 | 29.33 | 42.07 | 0.00 | 59.68 | 3.61 |
| 其他和未说明的泌尿器官 | C68 | 0.00 | 0.00 | 0.00 | 0.00 | 0.00 | 0.00 | 0.00 | 0.00 | 0.00 | 0.00 | 0.00 | 0.00 | 0.00 | 0.00 | 0.00 | 0.00 | 0.00 | 0.00 | 0.00 | 0.00 |
| 眼 | C69 | 0.00 | 0.00 | 0.00 | 0.00 | 0.00 | 0.00 | 0.00 | 0.00 | 0.00 | 0.00 | 0.00 | 0.00 | 0.00 | 0.00 | 0.00 | 0.00 | 0.00 | 0.00 | 0.00 | 0.00 |
| 脑、神经系统 | C70－72、D | 0.00 | 0.00 | 0.00 | 3.35 | 0.00 | 0.00 | 0.00 | 3.41 | 3.82 | 4.87 | 9.29 | 6.26 | 0.00 | 22.11 | 12.08 | 14.67 | 21.03 | 0.00 | 0.00 | 3.94 |
| 甲状腺 | C73 | 0.00 | 0.00 | 0.00 | 0.00 | 0.00 | 4.80 | 0.00 | 3.41 | 0.00 | 9.74 | 9.29 | 0.00 | 0.00 | 0.00 | 0.00 | 0.00 | 21.03 | 0.00 | 0.00 | 2.30 |
| 肾上腺 | C74 | 0.00 | 0.00 | 0.00 | 0.00 | 0.00 | 0.00 | 0.00 | 0.00 | 0.00 | 0.00 | 0.00 | 0.00 | 0.00 | 0.00 | 0.00 | 0.00 | 0.00 | 0.00 | 0.00 | 0.00 |
| 其他内分泌腺 | C75 | 0.00 | 0.00 | 3.95 | 0.00 | 0.00 | 0.00 | 0.00 | 0.00 | 0.00 | 0.00 | 0.00 | 0.00 | 0.00 | 0.00 | 0.00 | 0.00 | 0.00 | 0.00 | 0.00 | 0.33 |
| 霍奇金氏病 | C81 | 0.00 | 0.00 | 0.00 | 0.00 | 0.00 | 0.00 | 0.00 | 0.00 | 0.00 | 0.00 | 0.00 | 0.00 | 0.00 | 0.00 | 0.00 | 0.00 | 0.00 | 0.00 | 0.00 | 0.00 |
| 非霍奇金氏病 | C82—85、C96 | 0.00 | 0.00 | 0.00 | 3.35 | 0.00 | 0.00 | 0.00 | 3.41 | 7.64 | 4.87 | 4.64 | 0.00 | 0.00 | 11.06 | 0.00 | 0.00 | 0.00 | 38.26 | 0.00 | 2.63 |
| 多发性骨髓瘤和恶性浆细胞肿瘤 | C90 | 0.00 | 0.00 | 0.00 | 0.00 | 0.00 | 0.00 | 0.00 | 0.00 | 0.00 | 0.00 | 0.00 | 0.00 | 10.69 | 11.06 | 12.08 | 0.00 | 0.00 | 0.00 | 0.00 | 0.99 |
| 淋巴细胞白血病 | C91 | 0.00 | 11.33 | 0.00 | 0.00 | 0.00 | 0.00 | 3.64 | 3.41 | 0.00 | 0.00 | 0.00 | 6.26 | 0.00 | 0.00 | 0.00 | 29.33 | 0.00 | 0.00 | 0.00 | 2.30 |
| 髓细胞性白血病 | C92 | 0.00 | 0.00 | 0.00 | 0.00 | 0.00 | 0.00 | 0.00 | 0.00 | 0.00 | 4.87 | 0.00 | 0.00 | 10.69 | 11.06 | 0.00 | 14.67 | 21.03 | 0.00 | 0.00 | 1.64 |
| 单核细胞性白血病 | C93 | 0.00 | 0.00 | 0.00 | 0.00 | 0.00 | 0.00 | 0.00 | 0.00 | 0.00 | 0.00 | 0.00 | 0.00 | 0.00 | 0.00 | 0.00 | 0.00 | 0.00 | 0.00 | 0.00 | 0.00 |
| 其他指明的白血病 | C94 | 0.00 | 0.00 | 0.00 | 0.00 | 0.00 | 0.00 | 0.00 | 0.00 | 0.00 | 0.00 | 0.00 | 0.00 | 0.00 | 0.00 | 0.00 | 0.00 | 0.00 | 0.00 | 0.00 | 0.00 |
| 未指明细胞类型的白血病 | C95 | 0.00 | 0.00 | 0.00 | 0.00 | 0.00 | 0.00 | 0.00 | 0.00 | 0.00 | 0.00 | 0.00 | 0.00 | 0.00 | 0.00 | 0.00 | 0.00 | 0.00 | 0.00 | 0.00 | 0.00 |
| 独立的多个部位的（原发性）恶性肿瘤 | C97 | 0.00 | 0.00 | 0.00 | 0.00 | 0.00 | 0.00 | 0.00 | 0.00 | 0.00 | 0.00 | 0.00 | 0.00 | 0.00 | 0.00 | 0.00 | 0.00 | 0.00 | 0.00 | 0.00 | 0.00 |
| 其他及不明部位 | C26、39、48、76—80 | 0.00 | 0.00 | 0.00 | 0.00 | 0.00 | 0.00 | 0.00 | 6.82 | 0.00 | 0.00 | 9.29 | 0.00 | 10.69 | 22.11 | 48.33 | 0.00 | 21.03 | 38.26 | 59.68 | 4.60 |
| 除 C44 合计 | | 0.00 | 11.33 | 7.89 | 13.41 | 12.83 | 28.83 | 10.93 | 75.07 | 91.69 | 170.43 | 287.86 | 338.21 | 459.58 | 486.51 | 579.95 | 659.99 | 588.95 | 727.01 | 477.42 | 148.53 |
| 合计 | | 0.00 | 11.33 | 7.89 | 13.41 | 12.83 | 28.83 | 14.58 | 75.07 | 91.69 | 170.43 | 287.86 | 338.21 | 459.58 | 508.62 | 592.03 | 659.99 | 609.99 | 727.01 | 596.78 | 150.83 |

## 6. 发病顺位

2000—2004 年中山市沙溪镇男性发病前 10 位恶性肿瘤依次是气管/支气管和肺、鼻咽、肝脏和肝内胆管、胃、食管、直肠和乙状结肠连接处、结肠、膀胱、胰腺和皮肤其他恶性肿瘤，其发病数占同期沙溪镇男性恶性肿瘤发病总数的 74.44%（表 386，图 221）。

**表 386　中山市沙溪镇 2000—2004 年男性前 10 位恶性肿瘤发病概况（N，1/10$^5$，%）**

| 位次 | 部位或病种 | ICD—10 | 例数 | 粗率 | 中标率 | 世标率 | 构成比 |
|---|---|---|---|---|---|---|---|
| 1 | 气管、支气管和肺 | C33－34 | 44 | 29.84 | 21.98 | 29.75 | 16.79 |
| 2 | 鼻咽 | C11 | 38 | 25.77 | 20.14 | 24.37 | 14.50 |
| 3 | 肝脏和肝内胆管 | C22 | 33 | 22.38 | 17.24 | 20.95 | 12.60 |
| 4 | 胃 | C16 | 17 | 11.53 | 9.76 | 12.71 | 6.49 |
| 5 | 食管 | C15 | 15 | 10.17 | 8.65 | 11.01 | 5.73 |
| 6 | 直肠和乙状结肠连接处 | C19－20 | 15 | 10.17 | 7.43 | 10.37 | 5.73 |
| 7 | 结肠 | C18 | 11 | 7.46 | 5.70 | 7.67 | 4.20 |
| 8 | 膀胱 | C67 | 11 | 7.46 | 5.09 | 7.42 | 4.20 |
| 9 | 胰腺 | C25 | 6 | 4.07 | 3.12 | 4.25 | 2.29 |
| 10 | 皮肤其他恶性肿瘤 | C44 | 5 | 3.39 | 2.60 | 3.90 | 1.91 |
| 合计 | | | 195 | | | | 74.44 |

注：中标率即中国标化发病率，世标率即世界标化发病率。

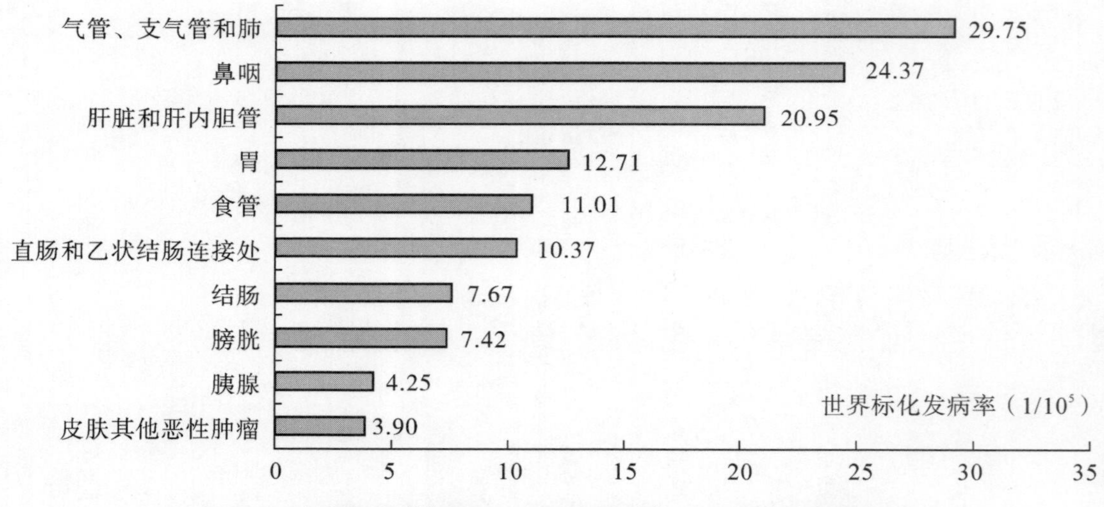


**图 221　中山市沙溪镇 2000—2004 年男性前 10 位恶性肿瘤发病率**

女性发病前10位恶性肿瘤依次是乳房、气管/支气管和肺、鼻咽、子宫体、结肠、子宫颈、直肠和乙状结肠连接处、肝脏和肝内胆管、胃和食管恶性肿瘤，其发病数占同期沙溪镇女性恶性肿瘤发病总数的71.59%（表387，图222）。

**表387　中山市沙溪镇2000—2004年女性前10位恶性肿瘤发病概况（N，$1/10^5$，%）**

| 位次 | 部位或病种 | ICD—10 | 例数 | 粗率 | 中标率 | 世标率 | 构成比 |
|---|---|---|---|---|---|---|---|
| 1 | 乳房 | C50 | 23 | 14.66 | 11.11 | 14.07 | 11.68 |
| 2 | 气管、支气管和肺 | C33－34 | 23 | 14.66 | 11.00 | 14.05 | 11.68 |
| 3 | 鼻咽 | C11 | 18 | 11.48 | 8.52 | 9.92 | 9.14 |
| 4 | 子宫体 | C54 | 14 | 8.93 | 6.82 | 8.54 | 7.11 |
| 5 | 结肠 | C18 | 13 | 8.29 | 5.89 | 7.64 | 6.60 |
| 6 | 子宫颈 | C53 | 13 | 8.29 | 6.15 | 7.31 | 6.60 |
| 7 | 直肠和乙状结肠连接处 | C19－20 | 11 | 7.01 | 5.25 | 6.85 | 5.58 |
| 8 | 肝脏和肝内胆管 | C22 | 11 | 7.01 | 4.59 | 6.08 | 5.58 |
| 9 | 胃 | C16 | 9 | 5.74 | 4.11 | 5.42 | 4.57 |
| 10 | 食管 | C15 | 6 | 3.83 | 3.13 | 4.12 | 3.05 |
| 合计 | | | 141 | | | | 71.59 |

注：中标率即中国标化发病率，世标率即世界标化发病率。

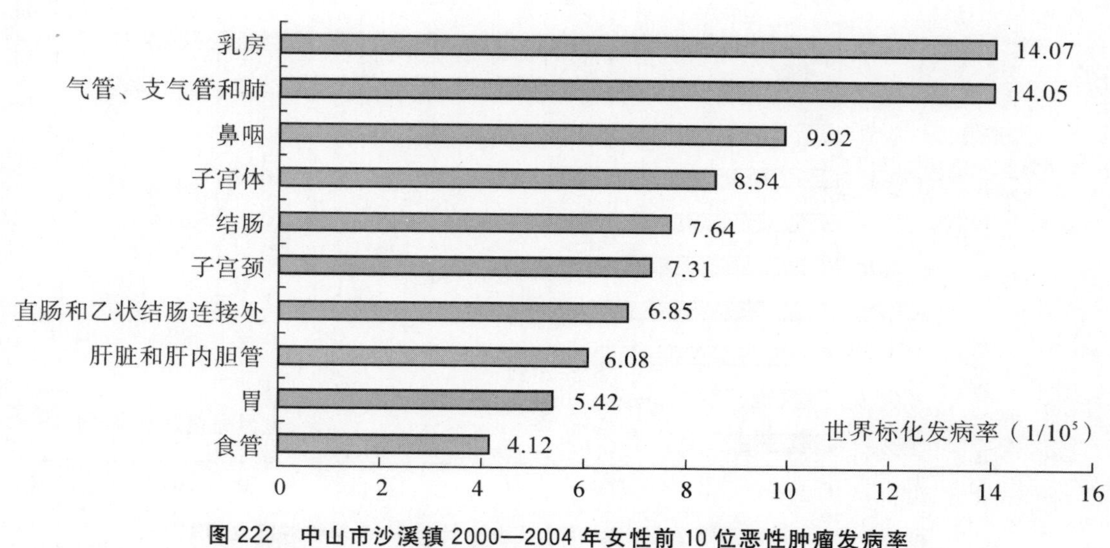


**图222　中山市沙溪镇2000—2004年女性前10位恶性肿瘤发病率**

男女合计发病前 10 位恶性肿瘤依次是气管/支气管和肺、鼻咽、肝脏和肝内胆管、胃、直肠和乙状结肠连接处、乳房、结肠、食管、子宫体、子宫颈恶性肿瘤，其发病数占同期沙溪镇男女合计恶性肿瘤发病总数的 68.63%（表 388，图 223），其中鼻咽癌发病占同期沙溪镇男、女和合计恶性肿瘤发病顺位的第 2、3 位和第 2 位（表 386、表 387、表 388，图 221、图 222、图 223）。

**表 388　中山市沙溪镇 2000—2004 年男女合计前 10 位恶性肿瘤发病概况（N，1/10$^5$，%）**

| 位次 | 部位或病种 | ICD—10 | 例数 | 粗率 | 中标率 | 世标率 | 构成比 |
|---|---|---|---|---|---|---|---|
| 1 | 气管、支气管和肺 | C33－34 | 67 | 22.02 | 16.00 | 21.20 | 14.60 |
| 2 | 鼻咽 | C11 | 56 | 18.40 | 14.20 | 16.97 | 12.20 |
| 3 | 肝脏和肝内胆管 | C22 | 44 | 14.46 | 10.54 | 13.09 | 9.59 |
| 4 | 胃 | C16 | 26 | 8.54 | 6.75 | 8.83 | 5.66 |
| 5 | 直肠和乙状结肠连接处 | C19－20 | 26 | 8.54 | 6.14 | 8.19 | 5.66 |
| 6 | 乳房 | C50 | 24 | 7.89 | 6.02 | 7.67 | 5.23 |
| 7 | 结肠 | C18 | 24 | 7.89 | 5.68 | 7.50 | 5.23 |
| 8 | 食管 | C15 | 21 | 6.90 | 5.69 | 7.31 | 4.58 |
| 9 | 子宫体 | C54 | 14 | 4.60 | 3.50 | 4.39 | 3.05 |
| 10 | 子宫颈 | C53 | 13 | 4.27 | 3.20 | 3.80 | 2.83 |
| 合计 | | | 315 | | | | 68.63 |

注：中标率即中国标化发病率，世标率即世界标化发病率。

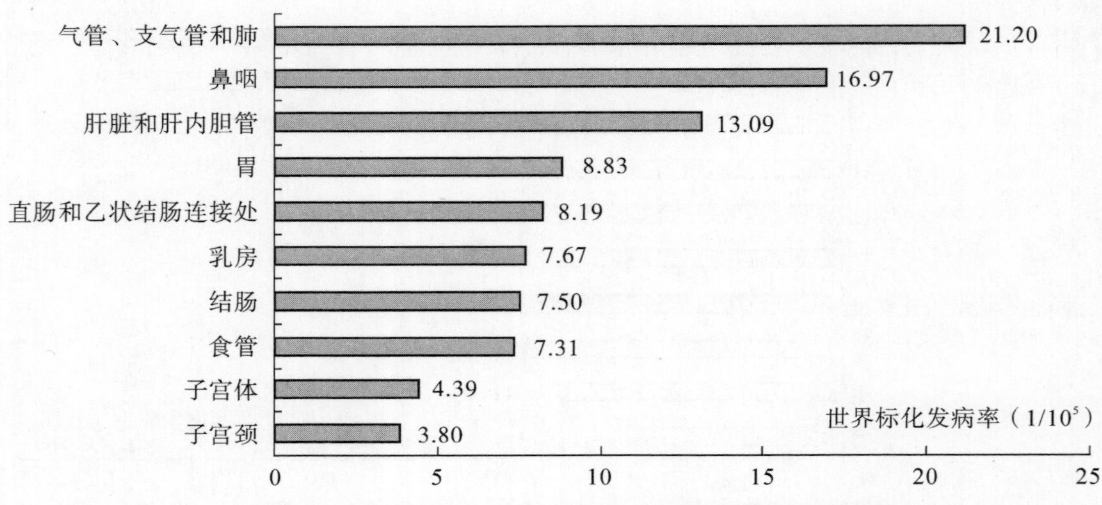


**图 223　中山市沙溪镇 2000—2004 年男女合计前 10 位恶性肿瘤发病率**

表 389　中山市沙溪镇 2000—2004 年男性主要恶性肿瘤发病指标（N，1/10^5，%）

| 部位或病种 | ICD—10 | 粗率 | 0～ | 15～ | 45～ | 55～ | 65＋ | 中标率 | 世标率 | 35～64 岁截缩率 | 0～64 岁累积率 | 0～74 岁累积率 | 例数 | 构成比 |
|---|---|---|---|---|---|---|---|---|---|---|---|---|---|---|
| 唇 | C00 | 0.00 | 0.00 | 0.00 | 0.00 | 0.00 | 0.00 | 0.00 | 0.00 | 0.00 | 0.00 | 0.00 | 0 | 0.00 |
| 舌 | C01—02 | 2.71 | 0.00 | 0.00 | 5.48 | 33.49 | 0.00 | 2.50 | 3.33 | 9.97 | 0.40 | 0.40 | 4 | 1.53 |
| 口 | C03—06 | 1.36 | 0.00 | 1.41 | 5.48 | 0.00 | 0.00 | 0.93 | 1.17 | 3.69 | 0.10 | 0.10 | 2 | 0.76 |
| 唾液腺 | C07—08 | 0.68 | 0.00 | 0.00 | 0.00 | 0.00 | 9.77 | 0.46 | 0.54 | 0.00 | 0.00 | 0.00 | 1 | 0.38 |
| 扁桃腺 | C09 | 1.36 | 0.00 | 0.00 | 5.48 | 11.16 | 0.00 | 1.06 | 1.47 | 4.24 | 0.16 | 0.16 | 2 | 0.76 |
| 其他口咽部 | C10 | 0.68 | 0.00 | 0.00 | 0.00 | 0.00 | 9.77 | 0.46 | 0.65 | 0.00 | 0.00 | 0.16 | 1 | 0.38 |
| 鼻咽部 | C11 | 25.77 | 2.56 | 19.75 | 82.26 | 78.14 | 9.77 | 20.14 | 24.37 | 74.86 | 2.32 | 2.32 | 38 | 14.50 |
| 喉咽部 | C12—13 | 0.00 | 0.00 | 0.00 | 0.00 | 0.00 | 0.00 | 0.00 | 0.00 | 0.00 | 0.00 | 0.00 | 0 | 0.00 |
| 唇，口腔和咽的其他部位和具体部位不明 | C14 | 0.00 | 0.00 | 0.00 | 0.00 | 0.00 | 0.00 | 0.00 | 0.00 | 0.00 | 0.00 | 0.00 | 0 | 0.00 |
| 食管 | C15 | 10.17 | 0.00 | 0.00 | 16.45 | 55.81 | 68.40 | 8.65 | 11.01 | 20.56 | 0.71 | 1.58 | 15 | 5.73 |
| 胃 | C16 | 11.53 | 0.00 | 1.41 | 5.48 | 55.81 | 97.71 | 9.76 | 12.71 | 15.92 | 0.66 | 1.95 | 17 | 6.49 |
| 小肠 | C17 | 0.68 | 0.00 | 0.00 | 0.00 | 0.00 | 9.77 | 0.46 | 0.65 | 0.00 | 0.00 | 0.16 | 1 | 0.38 |
| 结肠 | C18 | 7.46 | 0.00 | 0.00 | 10.97 | 22.33 | 68.40 | 5.70 | 7.67 | 9.09 | 0.35 | 0.90 | 11 | 4.20 |
| 直肠和乙状结肠连接处 | C19—20 | 10.17 | 0.00 | 2.82 | 16.45 | 22.33 | 78.17 | 7.43 | 10.37 | 15.20 | 0.50 | 0.88 | 15 | 5.73 |
| 肛门 | C21 | 1.36 | 0.00 | 0.00 | 0.00 | 22.33 | 0.00 | 1.23 | 1.80 | 4.90 | 0.23 | 0.23 | 2 | 0.76 |
| 肝脏和肝内胆管 | C22 | 22.38 | 0.00 | 15.52 | 38.39 | 55.81 | 97.71 | 17.24 | 20.95 | 36.24 | 1.42 | 2.13 | 33 | 12.60 |
| 胆囊 | C23 | 1.36 | 0.00 | 0.00 | 0.00 | 0.00 | 19.54 | 0.92 | 1.07 | 0.00 | 0.00 | 0.00 | 2 | 0.76 |
| 肝外胆管 | C24 | 1.36 | 0.00 | 0.00 | 0.00 | 11.16 | 9.77 | 1.01 | 1.44 | 2.45 | 0.11 | 0.11 | 2 | 0.76 |
| 胰腺 | C25 | 4.07 | 0.00 | 1.41 | 5.48 | 11.16 | 29.31 | 3.12 | 4.25 | 5.94 | 0.20 | 0.58 | 6 | 2.29 |
| 鼻腔、中耳和副鼻窦 | C30—31 | 1.36 | 0.00 | 0.00 | 0.00 | 22.33 | 0.00 | 1.50 | 1.77 | 5.95 | 0.22 | 0.22 | 2 | 0.76 |
| 喉 | C32 | 2.71 | 0.00 | 0.00 | 5.48 | 11.16 | 19.54 | 2.28 | 2.95 | 5.07 | 0.18 | 0.47 | 4 | 1.53 |
| 气管、支气管和肺 | C33—34 | 29.84 | 0.00 | 5.64 | 65.81 | 55.81 | 224.73 | 21.98 | 29.75 | 44.11 | 1.43 | 4.11 | 44 | 16.79 |

（续上表）

| 部位或病种 | ICD—10 | 粗率 | 0～ | 15～ | 45～ | 55～ | 65＋ | 中标率 | 世标率 | 35～64 岁截缩率 | 0～64 岁累积率 | 0～74 岁累积率 | 例数 | 构成比 |
|---|---|---|---|---|---|---|---|---|---|---|---|---|---|---|
| 其他呼吸器官 | C37—38 | 0.00 | 0.00 | 0.00 | 0.00 | 0.00 | 0.00 | 0.00 | 0.00 | 0.00 | 0.00 | 0.00 | 0 | 0.00 |
| 骨和关节软骨 | C40—41 | 2.03 | 2.56 | 1.41 | 0.00 | 0.00 | 9.77 | 2.41 | 2.02 | 0.00 | 0.08 | 0.24 | 3 | 1.15 |
| 皮肤恶性黑色素瘤 | C43 | 0.00 | 0.00 | 0.00 | 0.00 | 0.00 | 0.00 | 0.00 | 0.00 | 0.00 | 0.00 | 0.00 | 0 | 0.00 |
| 皮肤其他恶性肿瘤 | C44 | 3.39 | 0.00 | 1.41 | 0.00 | 11.16 | 29.31 | 2.60 | 3.90 | 2.45 | 0.15 | 0.28 | 5 | 1.91 |
| 间皮瘤 | C45 | 0.00 | 0.00 | 0.00 | 0.00 | 0.00 | 0.00 | 0.00 | 0.00 | 0.00 | 0.00 | 0.00 | 0 | 0.00 |
| kaposi 氏肉瘤 | C46 | 0.00 | 0.00 | 0.00 | 0.00 | 0.00 | 0.00 | 0.00 | 0.00 | 0.00 | 0.00 | 0.00 | 0 | 0.00 |
| 结缔组织和其他软组织 | C47、49 | 0.68 | 2.56 | 0.00 | 0.00 | 0.00 | 0.00 | 0.85 | 0.77 | 0.00 | 0.04 | 0.04 | 1 | 0.38 |
| 乳房 | C50 | 0.68 | 0.00 | 0.00 | 5.48 | 0.00 | 0.00 | 0.53 | 0.65 | 2.10 | 0.06 | 0.06 | 1 | 0.38 |
| 外阴 | C51 | 0.00 | 0.00 | 0.00 | 0.00 | 0.00 | 0.00 | 0.00 | 0.00 | 0.00 | 0.00 | 0.00 | 0 | 0.00 |
| 阴道 | C52 | 0.00 | 0.00 | 0.00 | 0.00 | 0.00 | 0.00 | 0.00 | 0.00 | 0.00 | 0.00 | 0.00 | 0 | 0.00 |
| 子宫颈 | C53 | 0.00 | 0.00 | 0.00 | 0.00 | 0.00 | 0.00 | 0.00 | 0.00 | 0.00 | 0.00 | 0.00 | 0 | 0.00 |
| 子宫体 | C54 | 0.00 | 0.00 | 0.00 | 0.00 | 0.00 | 0.00 | 0.00 | 0.00 | 0.00 | 0.00 | 0.00 | 0 | 0.00 |
| 子宫恶性肿瘤、未注明部位 | C55 | 0.00 | 0.00 | 0.00 | 0.00 | 0.00 | 0.00 | 0.00 | 0.00 | 0.00 | 0.00 | 0.00 | 0 | 0.00 |
| 卵巢 | C56 | 0.00 | 0.00 | 0.00 | 0.00 | 0.00 | 0.00 | 0.00 | 0.00 | 0.00 | 0.00 | 0.00 | 0 | 0.00 |
| 其他和未说明的女性生殖器官恶性肿瘤 | C57 | 0.00 | 0.00 | 0.00 | 0.00 | 0.00 | 0.00 | 0.00 | 0.00 | 0.00 | 0.00 | 0.00 | 0 | 0.00 |
| 胎盘 | C58 | 0.00 | 0.00 | 0.00 | 0.00 | 0.00 | 0.00 | 0.00 | 0.00 | 0.00 | 0.00 | 0.00 | 0 | 0.00 |
| 阴茎 | C60 | 2.03 | 0.00 | 1.41 | 0.00 | 11.16 | 9.77 | 1.50 | 1.91 | 4.15 | 0.15 | 0.15 | 3 | 1.15 |
| 前列腺 | C61 | 2.03 | 0.00 | 0.00 | 0.00 | 0.00 | 29.31 | 1.19 | 2.37 | 0.00 | 0.00 | 0.32 | 3 | 1.15 |
| 睾丸 | C62 | 0.68 | 0.00 | 0.00 | 5.48 | 0.00 | 0.00 | 0.45 | 0.57 | 1.79 | 0.05 | 0.05 | 1 | 0.38 |
| 其他和未说明的男性生殖器官恶性肿瘤 | C63 | 0.00 | 0.00 | 0.00 | 0.00 | 0.00 | 0.00 | 0.00 | 0.00 | 0.00 | 0.00 | 0.00 | 0 | 0.00 |
| 肾脏 | C64 | 2.03 | 0.00 | 2.82 | 0.00 | 0.00 | 9.77 | 1.55 | 1.80 | 1.90 | 0.09 | 0.21 | 3 | 1.15 |
| 肾盂、肾盏 | C65 | 0.00 | 0.00 | 0.00 | 0.00 | 0.00 | 0.00 | 0.00 | 0.00 | 0.00 | 0.00 | 0.00 | 0 | 0.00 |

（续上表）

| 部位或病种 | ICD—10 | 粗率 | 0～ | 15～ | 45～ | 55～ | 65＋ | 中标率 | 世标率 | 35～64岁截缩率 | 0～64岁累积率 | 0～74岁累积率 | 例数 | 构成比 |
|---|---|---|---|---|---|---|---|---|---|---|---|---|---|---|
| 输尿管 | C66 | 0.00 | 0.00 | 0.00 | 0.00 | 0.00 | 0.00 | 0.00 | 0.00 | 0.00 | 0.00 | 0.00 | 0 | 0.00 |
| 膀胱 | C67 | 7.46 | 0.00 | 1.41 | 16.45 | 11.16 | 58.62 | 5.09 | 7.42 | 9.71 | 0.30 | 0.76 | 11 | 4.20 |
| 其他和未说明的泌尿器官 | C68 | 0.00 | 0.00 | 0.00 | 0.00 | 0.00 | 0.00 | 0.00 | 0.00 | 0.00 | 0.00 | 0.00 | 0 | 0.00 |
| 眼 | C69 | 0.00 | 0.00 | 0.00 | 0.00 | 0.00 | 0.00 | 0.00 | 0.00 | 0.00 | 0.00 | 0.00 | 0 | 0.00 |
| 脑、神经系统 | C70—72、D | 4.07 | 0.00 | 1.41 | 10.97 | 11.16 | 19.54 | 2.87 | 3.70 | 7.73 | 0.25 | 0.41 | 6 | 2.29 |
| 甲状腺 | C73 | 1.36 | 0.00 | 2.82 | 0.00 | 0.00 | 0.00 | 1.22 | 1.39 | 1.90 | 0.10 | 0.10 | 2 | 0.76 |
| 肾上腺 | C74 | 0.00 | 0.00 | 0.00 | 0.00 | 0.00 | 0.00 | 0.00 | 0.00 | 0.00 | 0.00 | 0.00 | 0 | 0.00 |
| 其他内分泌腺 | C75 | 0.00 | 0.00 | 0.00 | 0.00 | 0.00 | 0.00 | 0.00 | 0.00 | 0.00 | 0.00 | 0.00 | 0 | 0.00 |
| 霍奇金氏病 | C81 | 0.00 | 0.00 | 0.00 | 0.00 | 0.00 | 0.00 | 0.00 | 0.00 | 0.00 | 0.00 | 0.00 | 0 | 0.00 |
| 非霍奇金氏病 | C82—85、C96 | 3.39 | 2.56 | 4.23 | 5.48 | 0.00 | 0.00 | 2.66 | 2.72 | 7.09 | 0.21 | 0.21 | 5 | 1.91 |
| 多发性骨髓瘤和恶性浆细胞肿瘤 | C90 | 0.68 | 0.00 | 0.00 | 0.00 | 0.00 | 9.77 | 0.54 | 0.77 | 0.00 | 0.00 | 0.13 | 1 | 0.38 |
| 淋巴细胞白血病 | C91 | 2.71 | 2.56 | 1.41 | 0.00 | 0.00 | 19.54 | 2.45 | 2.97 | 0.00 | 0.08 | 0.41 | 4 | 1.53 |
| 髓细胞性白血病 | C92 | 1.36 | 0.00 | 1.41 | 0.00 | 11.16 | 0.00 | 1.22 | 1.48 | 4.88 | 0.16 | 0.16 | 2 | 0.76 |
| 单核细胞性白血病 | C93 | 0.00 | 0.00 | 0.00 | 0.00 | 0.00 | 0.00 | 0.00 | 0.00 | 0.00 | 0.00 | 0.00 | 0 | 0.00 |
| 其他指明的白血病 | C94 | 0.00 | 0.00 | 0.00 | 0.00 | 0.00 | 0.00 | 0.00 | 0.00 | 0.00 | 0.00 | 0.00 | 0 | 0.00 |
| 未指明细胞类型的白血病 | C95 | 0.00 | 0.00 | 0.00 | 0.00 | 0.00 | 0.00 | 0.00 | 0.00 | 0.00 | 0.00 | 0.00 | 0 | 0.00 |
| 独立的多个部位的（原发性）恶性肿瘤 | C97 | 0.00 | 0.00 | 0.00 | 0.00 | 0.00 | 0.00 | 0.00 | 0.00 | 0.00 | 0.00 | 0.00 | 0 | 0.00 |
| 其他及不明部位 | C26、39、48、76—80 | 6.10 | 0.00 | 2.82 | 5.48 | 22.33 | 39.08 | 4.68 | 6.38 | 7.21 | 0.34 | 0.60 | 9 | 3.44 |
| 除 C44 合计 |  | 174.30 | 12.78 | 69.12 | 312.60 | 535.80 | 957.54 | 136.07 | 174.86 | 306.64 | 10.90 | 20.33 | 257 | 98.09 |
| 合计 |  | 177.69 | 12.78 | 70.53 | 312.60 | 546.96 | 986.85 | 138.66 | 178.76 | 309.09 | 11.05 | 20.61 | 262 | 100.00 |

注：中标率为中国标化发病率，世标率为世界标化发病率。

表 390　中山市沙溪镇 2000—2004 年女性主要恶性肿瘤发病指标（N，$1/10^5$，%）

| 部位或病种 | ICD—10 | 粗率 | 0～ | 15～ | 45～ | 55～ | 65＋ | 中标率 | 世标率 | 35～64 岁截缩率 | 0～64 岁累积率 | 0～74 岁累积率 | 例数 | 构成比 |
|---|---|---|---|---|---|---|---|---|---|---|---|---|---|---|
| 唇 | C00 | 0.00 | 0.00 | 0.00 | 0.00 | 0.00 | 0.00 | 0.00 | 0.00 | 0.00 | 0.00 | 0.00 | 0 | 0.00 |
| 舌 | C01—02 | 0.00 | 0.00 | 0.00 | 0.00 | 0.00 | 0.00 | 0.00 | 0.00 | 0.00 | 0.00 | 0.00 | 0 | 0.00 |
| 口 | C03—06 | 0.64 | 0.00 | 1.30 | 0.00 | 0.00 | 0.00 | 0.46 | 0.38 | 0.00 | 0.03 | 0.03 | 1 | 0.51 |
| 唾液腺 | C07—08 | 0.64 | 0.00 | 0.00 | 0.00 | 10.59 | 0.00 | 0.70 | 0.83 | 2.78 | 0.10 | 0.10 | 1 | 0.51 |
| 扁桃腺 | C09 | 0.64 | 0.00 | 0.00 | 0.00 | 0.00 | 7.14 | 0.29 | 0.34 | 0.00 | 0.00 | 0.00 | 1 | 0.51 |
| 其他口咽部 | C10 | 0.00 | 0.00 | 0.00 | 0.00 | 0.00 | 0.00 | 0.00 | 0.00 | 0.00 | 0.00 | 0.00 | 0 | 0.00 |
| 鼻咽部 | C11 | 11.48 | 0.00 | 9.11 | 41.52 | 21.19 | 7.14 | 8.52 | 9.92 | 26.84 | 0.88 | 1.01 | 18 | 9.14 |
| 喉咽部 | C12—13 | 0.00 | 0.00 | 0.00 | 0.00 | 0.00 | 0.00 | 0.00 | 0.00 | 0.00 | 0.00 | 0.00 | 0 | 0.00 |
| 唇，口腔和咽的其他部位和具体部位不明 | C14 | 0.00 | 0.00 | 0.00 | 0.00 | 0.00 | 0.00 | 0.00 | 0.00 | 0.00 | 0.00 | 0.00 | 0 | 0.00 |
| 食管 | C15 | 3.83 | 0.00 | 2.60 | 0.00 | 31.78 | 7.14 | 3.13 | 4.12 | 10.93 | 0.41 | 0.54 | 6 | 3.05 |
| 胃 | C16 | 5.74 | 0.00 | 1.30 | 10.38 | 21.19 | 28.57 | 4.11 | 5.42 | 10.14 | 0.34 | 0.70 | 9 | 4.57 |
| 小肠 | C17 | 0.64 | 0.00 | 0.00 | 5.19 | 0.00 | 0.00 | 0.43 | 0.54 | 1.70 | 0.05 | 0.05 | 1 | 0.51 |
| 结肠 | C18 | 8.29 | 0.00 | 2.60 | 25.95 | 31.78 | 21.43 | 5.89 | 7.64 | 17.72 | 0.65 | 0.92 | 13 | 6.60 |
| 直肠和乙状结肠连接处 | C19—20 | 7.01 | 0.00 | 2.60 | 5.19 | 10.59 | 50.00 | 5.25 | 6.85 | 4.33 | 0.25 | 0.95 | 11 | 5.58 |
| 肛门 | C21 | 0.64 | 0.00 | 0.00 | 5.19 | 0.00 | 0.00 | 0.49 | 0.61 | 1.97 | 0.06 | 0.06 | 1 | 0.51 |
| 肝脏和肝内胆管 | C22 | 7.01 | 0.00 | 2.60 | 0.00 | 10.59 | 57.14 | 4.59 | 6.08 | 3.95 | 0.18 | 0.90 | 11 | 5.58 |
| 胆囊 | C23 | 0.64 | 0.00 | 0.00 | 0.00 | 0.00 | 7.14 | 0.29 | 0.34 | 0.00 | 0.00 | 0.00 | 1 | 0.51 |
| 肝外胆管 | C24 | 1.91 | 0.00 | 0.00 | 0.00 | 10.59 | 14.29 | 1.19 | 1.69 | 2.36 | 0.11 | 0.24 | 3 | 1.52 |
| 胰腺 | C25 | 1.91 | 0.00 | 0.00 | 5.19 | 0.00 | 14.29 | 0.93 | 1.19 | 1.97 | 0.06 | 0.06 | 3 | 1.52 |
| 鼻腔、中耳和副鼻窦 | C30—31 | 1.28 | 0.00 | 1.30 | 0.00 | 10.59 | 0.00 | 1.66 | 1.64 | 2.36 | 0.15 | 0.15 | 2 | 1.02 |
| 喉 | C32 | 0.00 | 0.00 | 0.00 | 0.00 | 0.00 | 0.00 | 0.00 | 0.00 | 0.00 | 0.00 | 0.00 | 0 | 0.00 |
| 气管、支气管和肺 | C33—34 | 14.66 | 0.00 | 3.91 | 41.52 | 63.57 | 42.86 | 11.00 | 14.05 | 34.91 | 1.21 | 1.48 | 23 | 11.68 |

（续上表）

| 部位或病种 | ICD—10 | 粗率 | 0～ | 15～ | 45～ | 55～ | 65＋ | 中标率 | 世标率 | 35～64岁截缩率 | 0～64岁累积率 | 0～74岁累积率 | 例数 | 构成比 |
|---|---|---|---|---|---|---|---|---|---|---|---|---|---|---|
| 其他呼吸器官 | C37—38 | 0.00 | 0.00 | 0.00 | 0.00 | 0.00 | 0.00 | 0.00 | 0.00 | 0.00 | 0.00 | 0.00 | 0 | 0.00 |
| 骨和关节软骨 | C40—41 | 0.64 | 0.00 | 0.00 | 0.00 | 10.59 | 0.00 | 0.70 | 0.83 | 2.78 | 0.10 | 0.10 | 1 | 0.51 |
| 皮肤恶性黑色素瘤 | C43 | 0.00 | 0.00 | 0.00 | 0.00 | 0.00 | 0.00 | 0.00 | 0.00 | 0.00 | 0.00 | 0.00 | 0 | 0.00 |
| 皮肤其他恶性肿瘤 | C44 | 1.28 | 0.00 | 0.00 | 0.00 | 10.59 | 7.14 | 0.69 | 1.28 | 2.36 | 0.11 | 0.11 | 2 | 1.02 |
| 间皮瘤 | C45 | 0.00 | 0.00 | 0.00 | 0.00 | 0.00 | 0.00 | 0.00 | 0.00 | 0.00 | 0.00 | 0.00 | 0 | 0.00 |
| kaposi 氏肉瘤 | C46 | 0.00 | 0.00 | 0.00 | 0.00 | 0.00 | 0.00 | 0.00 | 0.00 | 0.00 | 0.00 | 0.00 | 0 | 0.00 |
| 结缔组织和其他软组织 | C47、49 | 1.28 | 0.00 | 1.30 | 0.00 | 0.00 | 7.14 | 0.68 | 0.68 | 0.00 | 0.03 | 0.03 | 2 | 1.02 |
| 乳房 | C50 | 14.66 | 0.00 | 5.21 | 57.10 | 52.97 | 21.43 | 11.11 | 14.07 | 40.41 | 1.27 | 1.52 | 23 | 11.68 |
| 外阴 | C51 | 0.00 | 0.00 | 0.00 | 0.00 | 0.00 | 0.00 | 0.00 | 0.00 | 0.00 | 0.00 | 0.00 | 0 | 0.00 |
| 阴道 | C52 | 0.00 | 0.00 | 0.00 | 0.00 | 0.00 | 0.00 | 0.00 | 0.00 | 0.00 | 0.00 | 0.00 | 0 | 0.00 |
| 子宫颈 | C53 | 8.29 | 0.00 | 9.11 | 10.38 | 31.78 | 7.14 | 6.15 | 7.31 | 19.62 | 0.70 | 0.70 | 13 | 6.60 |
| 子宫体 | C54 | 8.93 | 0.00 | 1.30 | 57.10 | 21.19 | 0.00 | 6.82 | 8.54 | 24.41 | 0.79 | 0.79 | 14 | 7.11 |
| 子宫恶性肿瘤、未注明部位 | C55 | 0.00 | 0.00 | 0.00 | 0.00 | 0.00 | 0.00 | 0.00 | 0.00 | 0.00 | 0.00 | 0.00 | 0 | 0.00 |
| 卵巢 | C56 | 3.83 | 0.00 | 5.21 | 10.38 | 0.00 | 0.00 | 3.76 | 3.78 | 5.51 | 0.28 | 0.28 | 6 | 3.05 |
| 其他和未说明的女性生殖器官恶性肿瘤 | C57 | 0.64 | 0.00 | 0.00 | 0.00 | 10.59 | 0.00 | 0.70 | 0.83 | 2.78 | 0.10 | 0.10 | 1 | 0.51 |
| 胎盘 | C58 | 0.00 | 0.00 | 0.00 | 0.00 | 0.00 | 0.00 | 0.00 | 0.00 | 0.00 | 0.00 | 0.00 | 0 | 0.00 |
| 阴茎 | C60 | 0.00 | 0.00 | 0.00 | 0.00 | 0.00 | 0.00 | 0.00 | 0.00 | 0.00 | 0.00 | 0.00 | 0 | 0.00 |
| 前列腺 | C61 | 0.00 | 0.00 | 0.00 | 0.00 | 0.00 | 0.00 | 0.00 | 0.00 | 0.00 | 0.00 | 0.00 | 0 | 0.00 |
| 睾丸 | C62 | 0.00 | 0.00 | 0.00 | 0.00 | 0.00 | 0.00 | 0.00 | 0.00 | 0.00 | 0.00 | 0.00 | 0 | 0.00 |
| 其他和未说明的男性生殖器官恶性肿瘤 | C63 | 0.00 | 0.00 | 0.00 | 0.00 | 0.00 | 0.00 | 0.00 | 0.00 | 0.00 | 0.00 | 0.00 | 0 | 0.00 |
| 肾脏 | C64 | 1.28 | 0.00 | 0.00 | 5.19 | 0.00 | 7.14 | 0.79 | 0.95 | 1.97 | 0.06 | 0.06 | 2 | 1.02 |
| 肾盂、肾盏 | C65 | 0.00 | 0.00 | 0.00 | 0.00 | 0.00 | 0.00 | 0.00 | 0.00 | 0.00 | 0.00 | 0.00 | 0 | 0.00 |

（续上表）

| 部位或病种 | ICD—10 | 粗率 | 0～ | 15～ | 45～ | 55～ | 65＋ | 中标率 | 世标率 | 35～64 岁截缩率 | 0～64 岁累积率 | 0～74 岁累积率 | 例数 | 构成比 |
|---|---|---|---|---|---|---|---|---|---|---|---|---|---|---|
| 输尿管 | C66 | 0.00 | 0.00 | 0.00 | 0.00 | 0.00 | 0.00 | 0.00 | 0.00 | 0.00 | 0.00 | 0.00 | 0 | 0.00 |
| 膀胱 | C67 | 0.00 | 0.00 | 0.00 | 0.00 | 0.00 | 0.00 | 0.00 | 0.00 | 0.00 | 0.00 | 0.00 | 0 | 0.00 |
| 其他和未说明的泌尿器官 | C68 | 0.00 | 0.00 | 0.00 | 0.00 | 0.00 | 0.00 | 0.00 | 0.00 | 0.00 | 0.00 | 0.00 | 0 | 0.00 |
| 眼 | C69 | 0.00 | 0.00 | 0.00 | 0.00 | 0.00 | 0.00 | 0.00 | 0.00 | 0.00 | 0.00 | 0.00 | 0 | 0.00 |
| 脑、神经系统 | C70—72、D | 3.83 | 2.68 | 2.60 | 5.19 | 10.59 | 7.14 | 3.38 | 3.73 | 6.17 | 0.28 | 0.40 | 6 | 3.05 |
| 甲状腺 | C73 | 3.19 | 0.00 | 2.60 | 10.38 | 0.00 | 7.14 | 2.08 | 2.39 | 5.25 | 0.17 | 0.17 | 5 | 2.54 |
| 肾上腺 | C74 | 0.00 | 0.00 | 0.00 | 0.00 | 0.00 | 0.00 | 0.00 | 0.00 | 0.00 | 0.00 | 0.00 | 0 | 0.00 |
| 其他内分泌腺 | C75 | 0.64 | 2.68 | 0.00 | 0.00 | 0.00 | 0.00 | 0.89 | 0.81 | 0.00 | 0.04 | 0.04 | 1 | 0.51 |
| 霍奇金氏病 | C81 | 0.00 | 0.00 | 0.00 | 0.00 | 0.00 | 0.00 | 0.00 | 0.00 | 0.00 | 0.00 | 0.00 | 0 | 0.00 |
| 非霍奇金氏病 | C82—85、C96 | 1.91 | 0.00 | 1.30 | 0.00 | 10.59 | 7.14 | 1.27 | 1.55 | 2.36 | 0.14 | 0.14 | 3 | 1.52 |
| 多发性骨髓瘤和恶性浆细胞肿瘤 | C90 | 1.28 | 0.00 | 0.00 | 0.00 | 21.19 | 0.00 | 1.29 | 1.70 | 5.14 | 0.21 | 0.21 | 2 | 1.02 |
| 淋巴细胞白血病 | C91 | 1.91 | 2.68 | 1.30 | 5.19 | 0.00 | 0.00 | 1.84 | 2.14 | 1.97 | 0.14 | 0.14 | 3 | 1.52 |
| 髓细胞性白血病 | C92 | 1.91 | 0.00 | 0.00 | 0.00 | 10.59 | 14.29 | 1.27 | 1.74 | 2.36 | 0.11 | 0.24 | 3 | 1.52 |
| 单核细胞性白血病 | C93 | 0.00 | 0.00 | 0.00 | 0.00 | 0.00 | 0.00 | 0.00 | 0.00 | 0.00 | 0.00 | 0.00 | 0 | 0.00 |
| 其他指明的白血病 | C94 | 0.00 | 0.00 | 0.00 | 0.00 | 0.00 | 0.00 | 0.00 | 0.00 | 0.00 | 0.00 | 0.00 | 0 | 0.00 |
| 未指明细胞类型的白血病 | C95 | 0.00 | 0.00 | 0.00 | 0.00 | 0.00 | 0.00 | 0.00 | 0.00 | 0.00 | 0.00 | 0.00 | 0 | 0.00 |
| 独立的多个部位的（原发性）恶性肿瘤 | C97 | 0.00 | 0.00 | 0.00 | 0.00 | 0.00 | 0.00 | 0.00 | 0.00 | 0.00 | 0.00 | 0.00 | 0 | 0.00 |
| 其他及不明部位 | C26、39、48、76—80 | 3.19 | 0.00 | 0.00 | 5.19 | 10.59 | 21.43 | 2.21 | 3.07 | 4.07 | 0.15 | 0.38 | 5 | 2.54 |
| 除 C44 合计 | | 124.31 | 8.03 | 57.28 | 306.24 | 413.18 | 357.13 | 93.89 | 115.75 | 246.77 | 9.06 | 12.50 | 195 | 98.98 |
| 合计 | | 125.59 | 8.03 | 57.28 | 306.24 | 423.78 | 364.27 | 94.58 | 117.02 | 249.13 | 9.17 | 12.61 | 197 | 100.00 |

注：中标率为中国标化发病率，世标率为世界标化发病率。

表 391　中山市沙溪镇 2000—2004 年男女合计主要恶性肿瘤发病指标（N，$1/10^5$，%）

| 部位或病种 | ICD—10 | 粗率 | 0～ | 15～ | 45～ | 55～ | 65＋ | 中标率 | 世标率 | 35～64 岁截缩率 | 0～64 岁累积率 | 0～74 岁累积率 | 例数 | 构成比 |
|---|---|---|---|---|---|---|---|---|---|---|---|---|---|---|
| 唇 | C00 | 0.00 | 0.00 | 0.00 | 0.00 | 0.00 | 0.00 | 0.00 | 0.00 | 0.00 | 0.00 | 0.00 | 0 | 0.00 |
| 舌 | C01—02 | 1.31 | 0.00 | 0.00 | 2.67 | 16.30 | 0.00 | 1.22 | 1.63 | 4.86 | 0.20 | 0.20 | 4 | 0.87 |
| 口 | C03—06 | 0.99 | 0.00 | 1.35 | 2.67 | 0.00 | 0.00 | 0.70 | 0.78 | 1.81 | 0.06 | 0.06 | 3 | 0.65 |
| 唾液腺 | C07—08 | 0.66 | 0.00 | 0.00 | 0.00 | 5.43 | 4.14 | 0.54 | 0.64 | 1.44 | 0.05 | 0.05 | 2 | 0.44 |
| 扁桃腺 | C09 | 0.99 | 0.00 | 0.00 | 2.67 | 5.43 | 4.14 | 0.70 | 0.93 | 2.07 | 0.08 | 0.08 | 3 | 0.65 |
| 其他口咽部 | C10 | 0.33 | 0.00 | 0.00 | 0.00 | 0.00 | 4.14 | 0.21 | 0.29 | 0.00 | 0.00 | 0.07 | 1 | 0.22 |
| 鼻咽部 | C11 | 18.40 | 1.31 | 14.22 | 61.33 | 48.91 | 8.29 | 14.20 | 16.97 | 50.24 | 1.58 | 1.66 | 56 | 12.20 |
| 喉咽部 | C12—13 | 0.00 | 0.00 | 0.00 | 0.00 | 0.00 | 0.00 | 0.00 | 0.00 | 0.00 | 0.00 | 0.00 | 0 | 0.00 |
| 唇，口腔和咽的其他部位和具体部位不明 | C14 | 0.00 | 0.00 | 0.00 | 0.00 | 0.00 | 0.00 | 0.00 | 0.00 | 0.00 | 0.00 | 0.00 | 0 | 0.00 |
| 食管 | C15 | 6.90 | 0.00 | 1.35 | 8.00 | 43.48 | 33.14 | 5.69 | 7.31 | 15.55 | 0.55 | 1.03 | 21 | 4.58 |
| 胃 | C16 | 8.54 | 0.00 | 1.35 | 8.00 | 38.04 | 58.00 | 6.75 | 8.83 | 12.94 | 0.49 | 1.28 | 26 | 5.66 |
| 小肠 | C17 | 0.66 | 0.00 | 0.00 | 2.67 | 0.00 | 4.14 | 0.43 | 0.57 | 0.87 | 0.02 | 0.10 | 2 | 0.44 |
| 结肠 | C18 | 7.89 | 0.00 | 1.35 | 18.66 | 27.17 | 41.43 | 5.68 | 7.50 | 13.51 | 0.51 | 0.91 | 24 | 5.23 |
| 直肠和乙状结肠连接处 | C19—20 | 8.54 | 0.00 | 2.71 | 10.67 | 16.30 | 62.14 | 6.14 | 8.19 | 9.63 | 0.37 | 0.93 | 26 | 5.66 |
| 肛门 | C21 | 0.99 | 0.00 | 0.00 | 2.67 | 10.87 | 0.00 | 0.86 | 1.20 | 3.42 | 0.14 | 0.14 | 3 | 0.65 |
| 肝脏和肝内胆管 | C22 | 14.46 | 0.00 | 8.80 | 18.66 | 32.61 | 74.57 | 10.54 | 13.09 | 19.71 | 0.78 | 1.50 | 44 | 9.59 |
| 胆囊 | C23 | 0.99 | 0.00 | 0.00 | 0.00 | 0.00 | 12.43 | 0.54 | 0.63 | 0.00 | 0.00 | 0.00 | 3 | 0.65 |
| 肝外胆管 | C24 | 1.64 | 0.00 | 0.00 | 0.00 | 10.87 | 12.43 | 1.10 | 1.56 | 2.40 | 0.11 | 0.18 | 5 | 1.09 |
| 胰腺 | C25 | 2.96 | 0.00 | 0.68 | 5.33 | 5.43 | 20.71 | 2.03 | 2.73 | 3.91 | 0.13 | 0.31 | 9 | 1.96 |
| 鼻腔、中耳和副鼻窦 | C30—31 | 1.31 | 0.00 | 0.68 | 0.00 | 16.30 | 0.00 | 1.56 | 1.68 | 4.08 | 0.18 | 0.18 | 4 | 0.87 |
| 喉 | C32 | 1.31 | 0.00 | 0.00 | 2.67 | 5.43 | 8.29 | 1.08 | 1.40 | 2.45 | 0.08 | 0.22 | 4 | 0.87 |
| 气管、支气管和肺 | C33—34 | 22.02 | 0.00 | 4.74 | 53.33 | 59.78 | 120.14 | 16.00 | 21.20 | 39.44 | 1.32 | 2.70 | 67 | 14.60 |

（续上表）

| 部位或病种 | ICD—10 | 粗率 | 0～ | 15～ | 45～ | 55～ | 65＋ | 中标率 | 世标率 | 35～64 岁截缩率 | 0～64 岁累积率 | 0～74 岁累积率 | 例数 | 构成比 |
|---|---|---|---|---|---|---|---|---|---|---|---|---|---|---|
| 其他呼吸器官 | C37－38 | 0.00 | 0.00 | 0.00 | 0.00 | 0.00 | 0.00 | 0.00 | 0.00 | 0.00 | 0.00 | 0.00 | 0 | 0.00 |
| 骨和关节软骨 | C40－41 | 1.31 | 1.31 | 0.68 | 0.00 | 5.43 | 4.14 | 1.55 | 1.41 | 1.44 | 0.09 | 0.16 | 4 | 0.87 |
| 皮肤恶性黑色素瘤 | C43 | 0.00 | 0.00 | 0.00 | 0.00 | 0.00 | 0.00 | 0.00 | 0.00 | 0.00 | 0.00 | 0.00 | 0 | 0.00 |
| 皮肤其他恶性肿瘤 | C44 | 2.30 | 0.00 | 0.68 | 0.00 | 10.87 | 16.57 | 1.52 | 2.35 | 2.40 | 0.13 | 0.19 | 7 | 1.53 |
| 间皮瘤 | C45 | 0.00 | 0.00 | 0.00 | 0.00 | 0.00 | 0.00 | 0.00 | 0.00 | 0.00 | 0.00 | 0.00 | 0 | 0.00 |
| kaposi 氏肉瘤 | C46 | 0.00 | 0.00 | 0.00 | 0.00 | 0.00 | 0.00 | 0.00 | 0.00 | 0.00 | 0.00 | 0.00 | 0 | 0.00 |
| 结缔组织和其他软组织 | C47、49 | 0.99 | 1.31 | 0.68 | 0.00 | 0.00 | 4.14 | 0.82 | 0.79 | 0.00 | 0.04 | 0.04 | 3 | 0.65 |
| 乳房 | C50 | 7.89 | 0.00 | 2.71 | 32.00 | 27.17 | 12.43 | 6.02 | 7.67 | 21.82 | 0.69 | 0.82 | 24 | 5.23 |
| 外阴 | C51 | 0.00 | 0.00 | 0.00 | 0.00 | 0.00 | 0.00 | 0.00 | 0.00 | 0.00 | 0.00 | 0.00 | 0 | 0.00 |
| 阴道 | C52 | 0.00 | 0.00 | 0.00 | 0.00 | 0.00 | 0.00 | 0.00 | 0.00 | 0.00 | 0.00 | 0.00 | 0 | 0.00 |
| 子宫颈 | C53 | 4.27 | 0.00 | 4.74 | 5.33 | 16.30 | 4.14 | 3.20 | 3.80 | 10.06 | 0.36 | 0.36 | 13 | 2.83 |
| 子宫体 | C54 | 4.60 | 0.00 | 0.68 | 29.33 | 10.87 | 0.00 | 3.50 | 4.39 | 12.52 | 0.40 | 0.40 | 14 | 3.05 |
| 子宫恶性肿瘤、未注明部位 | C55 | 0.00 | 0.00 | 0.00 | 0.00 | 0.00 | 0.00 | 0.00 | 0.00 | 0.00 | 0.00 | 0.00 | 0 | 0.00 |
| 卵巢 | C56 | 1.97 | 0.00 | 2.71 | 5.33 | 0.00 | 0.00 | 1.93 | 1.94 | 2.82 | 0.14 | 0.14 | 6 | 1.31 |
| 其他和未说明的女性生殖器官恶性肿瘤 | C57 | 0.33 | 0.00 | 0.00 | 0.00 | 5.43 | 0.00 | 0.36 | 0.43 | 1.44 | 0.05 | 0.05 | 1 | 0.22 |
| 胎盘 | C58 | 0.00 | 0.00 | 0.00 | 0.00 | 0.00 | 0.00 | 0.00 | 0.00 | 0.00 | 0.00 | 0.00 | 0 | 0.00 |
| 阴茎 | C60 | 0.99 | 0.00 | 0.68 | 0.00 | 5.43 | 4.14 | 0.69 | 0.88 | 2.02 | 0.07 | 0.07 | 3 | 0.65 |
| 前列腺 | C61 | 0.99 | 0.00 | 0.00 | 0.00 | 0.00 | 12.43 | 0.49 | 0.89 | 0.00 | 0.00 | 0.15 | 3 | 0.65 |
| 睾丸 | C62 | 0.33 | 0.00 | 0.00 | 2.67 | 0.00 | 0.00 | 0.22 | 0.28 | 0.87 | 0.02 | 0.02 | 1 | 0.22 |
| 其他和未说明的男性生殖器官恶性肿瘤 | C63 | 0.00 | 0.00 | 0.00 | 0.00 | 0.00 | 0.00 | 0.00 | 0.00 | 0.00 | 0.00 | 0.00 | 0 | 0.00 |
| 肾脏 | C64 | 1.64 | 0.00 | 1.35 | 2.67 | 0.00 | 8.29 | 1.17 | 1.38 | 1.95 | 0.07 | 0.13 | 5 | 1.09 |
| 肾盂、肾盏 | C65 | 0.00 | 0.00 | 0.00 | 0.00 | 0.00 | 0.00 | 0.00 | 0.00 | 0.00 | 0.00 | 0.00 | 0 | 0.00 |

（续上表）

| 部位或病种 | ICD—10 | 粗率 | 0～ | 15～ | 45～ | 55～ | 65＋ | 中标率 | 世标率 | 35～64 岁截缩率 | 0～64 岁累积率 | 0～74 岁累积率 | 例数 | 构成比 |
|---|---|---|---|---|---|---|---|---|---|---|---|---|---|---|
| 输尿管 | C66 | 0.00 | 0.00 | 0.00 | 0.00 | 0.00 | 0.00 | 0.00 | 0.00 | 0.00 | 0.00 | 0.00 | 0 | 0.00 |
| 膀胱 | C67 | 3.61 | 0.00 | 0.68 | 8.00 | 5.43 | 24.86 | 2.30 | 3.24 | 4.75 | 0.15 | 0.36 | 11 | 2.40 |
| 其他和未说明的泌尿器官 | C68 | 0.00 | 0.00 | 0.00 | 0.00 | 0.00 | 0.00 | 0.00 | 0.00 | 0.00 | 0.00 | 0.00 | 0 | 0.00 |
| 眼 | C69 | 0.00 | 0.00 | 0.00 | 0.00 | 0.00 | 0.00 | 0.00 | 0.00 | 0.00 | 0.00 | 0.00 | 0 | 0.00 |
| 脑、神经系统 | C70—72、D | 3.94 | 1.31 | 2.03 | 8.00 | 10.87 | 12.43 | 3.07 | 3.65 | 6.92 | 0.27 | 0.40 | 12 | 2.61 |
| 甲状腺 | C73 | 2.30 | 0.00 | 2.71 | 5.33 | 0.00 | 4.14 | 1.69 | 1.94 | 3.61 | 0.14 | 0.14 | 7 | 1.53 |
| 肾上腺 | C74 | 0.00 | 0.00 | 0.00 | 0.00 | 0.00 | 0.00 | 0.00 | 0.00 | 0.00 | 0.00 | 0.00 | 0 | 0.00 |
| 其他内分泌腺 | C75 | 0.33 | 1.31 | 0.00 | 0.00 | 0.00 | 0.00 | 0.44 | 0.39 | 0.00 | 0.02 | 0.02 | 1 | 0.22 |
| 霍奇金氏病 | C81 | 0.00 | 0.00 | 0.00 | 0.00 | 0.00 | 0.00 | 0.00 | 0.00 | 0.00 | 0.00 | 0.00 | 0 | 0.00 |
| 非霍奇金氏病 | C82—85、C96 | 2.63 | 1.31 | 2.71 | 2.67 | 5.43 | 4.14 | 2.00 | 2.17 | 4.65 | 0.17 | 0.17 | 8 | 1.74 |
| 多发性骨髓瘤和恶性浆细胞肿瘤 | C90 | 0.99 | 0.00 | 0.00 | 0.00 | 10.87 | 4.14 | 0.92 | 1.23 | 2.64 | 0.11 | 0.17 | 3 | 0.65 |
| 淋巴细胞白血病 | C91 | 2.30 | 2.61 | 1.35 | 2.67 | 0.00 | 8.29 | 2.09 | 2.48 | 1.01 | 0.11 | 0.26 | 7 | 1.53 |
| 髓细胞性白血病 | C92 | 1.64 | 0.00 | 0.68 | 0.00 | 10.87 | 8.29 | 1.29 | 1.67 | 3.57 | 0.13 | 0.21 | 5 | 1.09 |
| 单核细胞性白血病 | C93 | 0.00 | 0.00 | 0.00 | 0.00 | 0.00 | 0.00 | 0.00 | 0.00 | 0.00 | 0.00 | 0.00 | 0 | 0.00 |
| 其他指明的白血病 | C94 | 0.00 | 0.00 | 0.00 | 0.00 | 0.00 | 0.00 | 0.00 | 0.00 | 0.00 | 0.00 | 0.00 | 0 | 0.00 |
| 未指明细胞类型的白血病 | C95 | 0.00 | 0.00 | 0.00 | 0.00 | 0.00 | 0.00 | 0.00 | 0.00 | 0.00 | 0.00 | 0.00 | 0 | 0.00 |
| 独立的多个部位的（原发性）恶性肿瘤 | C97 | 0.00 | 0.00 | 0.00 | 0.00 | 0.00 | 0.00 | 0.00 | 0.00 | 0.00 | 0.00 | 0.00 | 0 | 0.00 |
| 其他及不明部位 | C26、39、48、76—80 | 4.60 | 0.00 | 1.35 | 5.33 | 16.30 | 29.00 | 3.32 | 4.43 | 5.59 | 0.24 | 0.49 | 14 | 3.05 |
| 除 C44 合计 | | 148.53 | 10.44 | 62.98 | 309.30 | 472.82 | 613.14 | 113.06 | 142.19 | 276.01 | 9.96 | 16.16 | 452 | 98.47 |
| 合计 | | 150.83 | 10.44 | 63.66 | 309.30 | 483.69 | 629.71 | 114.58 | 144.53 | 278.41 | 10.09 | 16.35 | 459 | 100.00 |

注：中标率为中国标化发病率，世标率为世界标化发病率。

## 二十一、神湾镇恶性肿瘤发病概况

### 1. 神湾镇简介

神湾镇是中山市下属的一个镇，位于中山市南部、西江出海口磨刀门水道东岸，与珠海市斗门区隔江相望，东邻三乡镇，南接坦洲镇，山、水、平地各占三分之一，面积 59.59 平方公里，户籍人口 1.70 万多人，非户籍人口 1.80 万余人，辖 5 个村民委员会和 1 个居民委员会。至 2008 年，全镇有一级甲等医院 1 间，乡村卫生医疗站 6 个，医护人员 110 人[25]。

### 2. 人口资料

2000—2004 年期间中山市神湾镇共有人口 82291 人，其中男性 40864 人，女性 41427 人，男女比值为 0.99（表 392），人口数增长率为 1.71%，其中男性增长率为 0.36%，女性为 3.06%。

**表 392　中山市神湾镇 2000—2004 年年中人口构成（N）**

| 年份 | 男 | 女 | 合计 | 比值 |
|---|---|---|---|---|
| 2000 | 8174 | 8213 | 16387 | 1.00 |
| 2001 | 8220 | 8222 | 16442 | 1.00 |
| 2002 | 8140 | 8198 | 16338 | 0.99 |
| 2003 | 8127 | 8331 | 16458 | 0.98 |
| 2004 | 8203 | 8464 | 16667 | 0.97 |
| 合计 | 40864 | 41427 | 82291 | 0.99 |

期间中山市神湾镇不同年龄段男女人口数比值随年龄增加而逐渐下降，19 岁以前大于 1，20～64 岁波动于 0.91～1.02 之间，65 岁后小于 1 并持续下降，1 岁以下年龄组比值最大，为 1.18，85 岁以上年龄组比值最小，为 0.40（表 393）。

**表 393　中山市神湾镇 2000—2004 年年中人口年龄别构成（N）**

| 年龄组 | 男 | 女 | 合计 | 比值 |
|---|---|---|---|---|
| 0～ | 555 | 471 | 1027 | 1.18 |
| 1～ | 2558 | 2213 | 4771 | 1.16 |
| 5～ | 3585 | 3264 | 6849 | 1.10 |
| 10～ | 4147 | 3914 | 8061 | 1.06 |
| 15～ | 3230 | 3092 | 6322 | 1.04 |
| 20～ | 2768 | 2860 | 5628 | 0.97 |
| 25～ | 3546 | 3877 | 7423 | 0.91 |
| 30～ | 3798 | 4129 | 7927 | 0.92 |
| 35～ | 3503 | 3576 | 7078 | 0.98 |
| 40～ | 2801 | 2752 | 5553 | 1.02 |
| 45～ | 2911 | 2913 | 5824 | 1.00 |
| 50～ | 2143 | 2175 | 4318 | 0.99 |

（续上表）

| 年龄组 | 男 | 女 | 合计 | 比值 |
|---|---|---|---|---|
| 55～ | 1253 | 1278 | 2530 | 0.98 |
| 60～ | 1230 | 1215 | 2445 | 1.01 |
| 65～ | 1081 | 1157 | 2239 | 0.93 |
| 70～ | 853 | 992 | 1845 | 0.86 |
| 75～ | 516 | 771 | 1288 | 0.67 |
| 80～ | 256 | 452 | 708 | 0.57 |
| 85＋ | 129 | 325 | 455 | 0.40 |
| 合计 | 40864 | 41427 | 82291 | 0.99 |

神湾镇人口年龄别构成主要以 0～19 岁、20～39 岁和 40～59 岁年龄组为主，其男性人口数分别占同期神湾镇男性人口总数的 35%、33%和 22%，女性分别占 31%、35%和 22%（图 224、图 225、图 226）。

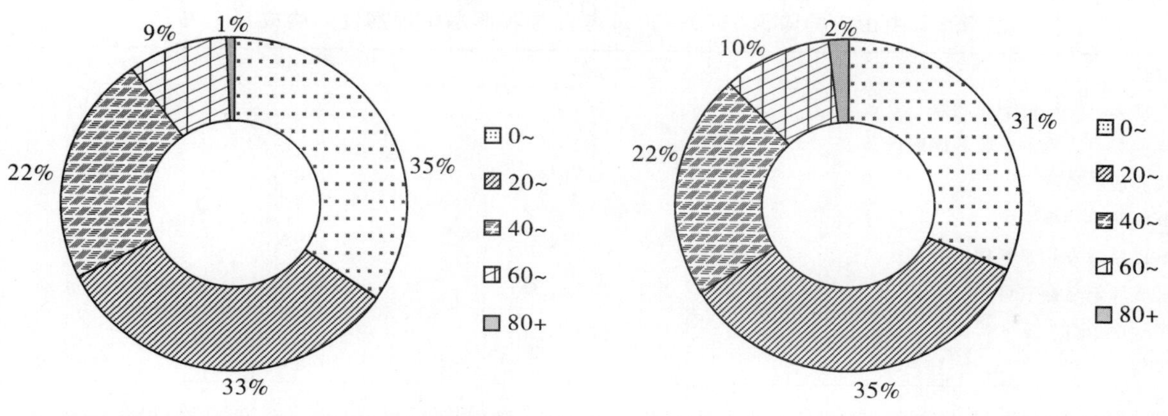


图 224　中山市神湾镇 2000—2004 年男性人口年龄别构成

图 225　中山市神湾镇 2000—2004 年女性人口年龄别构成

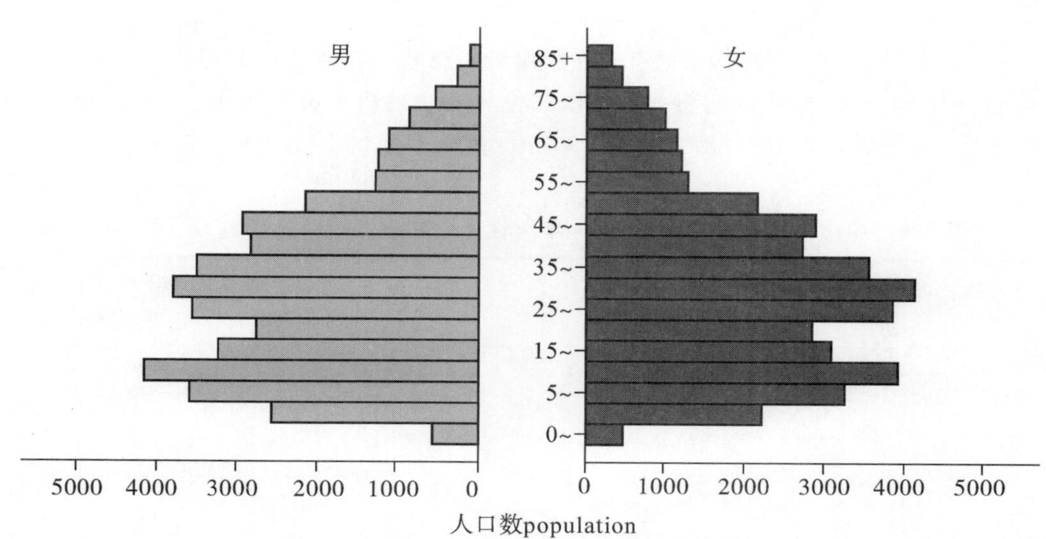


图 226　中山市神湾镇 2000—2004 年人口金字塔图

## 3. 资料质量

2000—2004 年期间中山市神湾镇恶性肿瘤新发患者病理诊断率为 72.57%，骨髓和细胞学诊断率为 2.65%，影像学诊断率为 24.78%，无死亡补发病（表 394），发病部位不明恶性肿瘤数占同期神湾镇恶性肿瘤发病总数的 3.54%，其中以其他和不明确的消化器官恶性肿瘤为主（表 395）。

**表 394 中山市 2000—2004 年神湾镇新发恶性肿瘤各类诊断依据所占比例（N,%）**

| 诊断依据 | 例数 | 构成比 |
|---|---|---|
| 死亡补发病（DCO） | 0 | 0.00 |
| CT、MR 与 B 超等影像学 | 28 | 24.78 |
| 骨髓、细胞学 | 3 | 2.65 |
| 病理 | 82 | 72.57 |
| 合计 | 113 | 100.00 |

**表 395 中山市神湾镇 2000—2004 年部位不明恶性肿瘤发病构成（N,%）**

| 部位 | ICD—10 | 例数 | 构成比 |
|---|---|---|---|
| 其他和不明确的消化器官 | C26 | 2 | 50.00 |
| 其他和不明确的呼吸和胸腔内器官 | C39 | 0 | 0.00 |
| 腹膜后和腹膜 | C48 | 0 | 0.00 |
| 其他和不明确部位 | C76 | 1 | 25.00 |
| 淋巴结继发和未指明 | C77 | 0 | 0.00 |
| 呼吸和消化器官继发 | C78 | 0 | 0.00 |
| 其他部位继发 | C79 | 1 | 25.00 |
| 未特别说明（NOS） | C80 | 0 | 0.00 |
| 合计 | | 4 | 100.00 |

## 4. 发病概况

2000—2004 年期间中山市神湾镇共有恶性肿瘤新发患者 113 例，其中男性 71 例，女性 42 例，男女发病数比值为 1.69。男性发病粗率、中国和世界标化发病率分别为 173.75/$10^5$、136.99/$10^5$ 和 175.30/$10^5$，女性分别为 101.38/$10^5$、78.90/$10^5$ 和 94.47/$10^5$（表 396、表 397）。

**表 396 中山市神湾镇 2000—2004 年男性恶性肿瘤发病概况（N，1/$10^5$，%）**

| 年份 | 例数 | 粗率 | 中标率 | 世标率 | 35～64 岁截缩率 | 0～64 岁累积率 | 0～74 岁累积率 |
|---|---|---|---|---|---|---|---|
| 2000 | 5 | 61.17 | 47.37 | 51.92 | 97.21 | 4.03 | 4.03 |
| 2001 | 7 | 85.16 | 65.07 | 81.33 | 226.08 | 7.31 | 7.31 |
| 2002 | 22 | 270.29 | 219.05 | 288.41 | 537.56 | 20.59 | 38.08 |
| 2003 | 22 | 270.70 | 207.49 | 265.55 | 455.59 | 16.82 | 27.37 |
| 2004 | 15 | 182.86 | 147.12 | 190.76 | 418.45 | 14.09 | 19.31 |
| 合计 | 71 | 173.75 | 136.99 | 175.30 | 346.60 | 12.55 | 19.18 |

注：中标率即中国标化发病率，世标率即世界标化发病率。

**表 397　中山市神湾镇 2000—2004 年女性恶性肿瘤发病概况（N，$1/10^5$，%）**

| 年份 | 例数 | 粗率 | 中标率 | 世标率 | 35～64 岁截缩率 | 0～64 岁累积率 | 0～74 岁累积率 |
|---|---|---|---|---|---|---|---|
| 2000 | 5 | 60.88 | 49.96 | 56.05 | 151.15 | 5.11 | 5.11 |
| 2001 | 6 | 72.97 | 57.17 | 66.15 | 150.98 | 5.11 | 7.65 |
| 2002 | 8 | 97.59 | 68.50 | 85.81 | 221.25 | 6.61 | 9.16 |
| 2003 | 12 | 144.05 | 117.56 | 141.79 | 183.13 | 7.44 | 16.03 |
| 2004 | 11 | 129.96 | 100.11 | 121.06 | 302.38 | 10.40 | 12.87 |
| 合计 | 42 | 101.38 | 78.90 | 94.47 | 202.32 | 6.95 | 10.20 |

注：中标率即中国标化发病率，世标率即世界标化发病率。

**表 398　中山市神湾镇 2000—2004 年男女合计恶性肿瘤发病概况（N，$1/10^5$，%）**

| 年份 | 例数 | 粗率 | 中标率 | 世标率 | 35～64 岁截缩率 | 0～64 岁累积率 | 0～74 岁累积率 |
|---|---|---|---|---|---|---|---|
| 2000 | 10 | 61.02 | 48.68 | 54.00 | 124.31 | 4.57 | 4.57 |
| 2001 | 13 | 79.07 | 60.90 | 73.50 | 188.90 | 6.24 | 7.59 |
| 2002 | 30 | 183.63 | 142.48 | 185.48 | 380.35 | 13.63 | 23.35 |
| 2003 | 34 | 206.59 | 159.22 | 199.77 | 318.56 | 12.12 | 21.53 |
| 2004 | 26 | 156.00 | 123.19 | 152.17 | 359.71 | 12.24 | 16.02 |
| 合计 | 113 | 137.32 | 106.94 | 133.03 | 274.57 | 9.76 | 14.61 |

注：中标率即中国标化发病率，世标率即世界标化发病率。

## 5. 年龄别发病率

2000—2004 年期间中山市神湾镇恶性肿瘤年龄别发病率从 30 岁左右迅速上升，75 岁左右达高峰，其后男性相对波动，而女性发病迅速下降（图 227）。

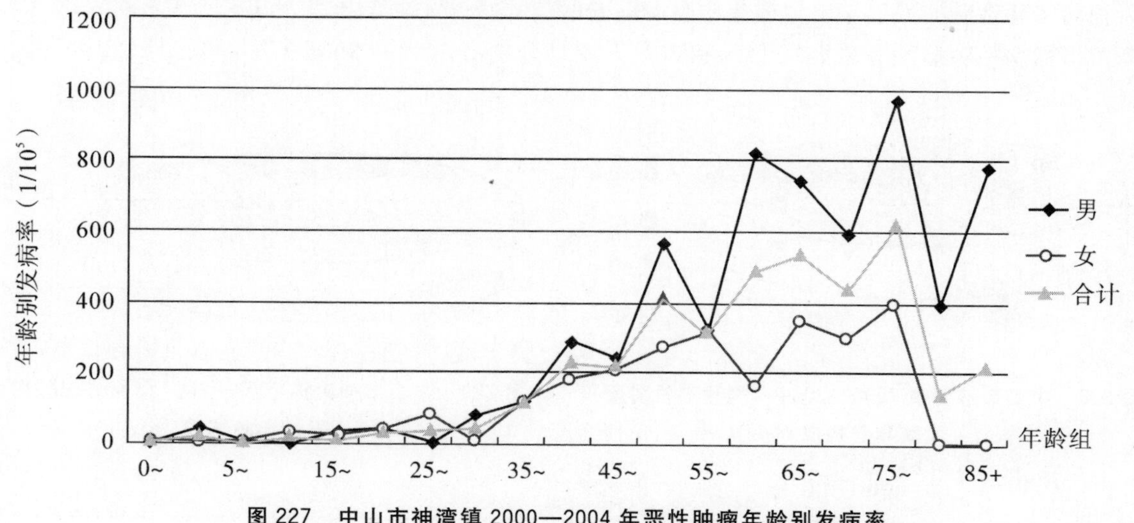


图 227　中山市神湾镇 2000—2004 年恶性肿瘤年龄别发病率

除 10～14 岁和 25～29 岁 2 个年龄段女性发病多于男性外，神湾镇其他年龄段男性恶性肿瘤发病多于女性，尤以 85 岁后年龄段最为明显，其发病比值为 3.51（表 399）。

表 399　中山市神湾镇 2000—2004 年恶性肿瘤年龄别发病率（1/10$^5$）

| 年龄组 | 男 | 女 | 合计 | 比值 |
|---|---|---|---|---|
| 0～ | 0.00 | 0.00 | 0.00 | 0.00 |
| 1～ | 39.10 | 20.95 | 0.00 | 1.87 |
| 5～ | 0.00 | 0.00 | 0.00 | 0.00 |
| 10～ | 0.00 | 12.40 | 25.55 | 0.00 |
| 15～ | 30.96 | 15.81 | 0.00 | 1.96 |
| 20～ | 36.13 | 35.54 | 34.96 | 1.02 |
| 25～ | 0.00 | 40.43 | 77.38 | 0.00 |
| 30～ | 78.99 | 37.85 | 0.00 | 2.09 |
| 35～ | 114.20 | 113.02 | 111.86 | 1.01 |
| 40～ | 285.66 | 234.09 | 181.68 | 1.22 |
| 45～ | 240.50 | 223.21 | 205.95 | 1.08 |
| 50～ | 560.06 | 416.91 | 275.88 | 1.34 |
| 55～ | 319.35 | 316.20 | 313.09 | 1.01 |
| 60～ | 812.88 | 490.67 | 164.58 | 1.66 |
| 65～ | 739.73 | 536.17 | 345.69 | 1.38 |
| 70～ | 586.32 | 433.89 | 302.41 | 1.35 |
| 75～ | 968.11 | 622.28 | 389.05 | 1.56 |
| 80～ | 390.05 | 141.50 | 0.00 | 2.76 |
| 85＋ | 773.56 | 220.69 | 0.00 | 3.51 |
| 合计 | 173.75 | 137.32 | 101.38 | 1.27 |

神湾镇恶性肿瘤发病年龄主要集中在 40～59 岁和 60～79 岁年龄段，其男性发病数分别占同期神湾镇男性恶性肿瘤发病总数的 44％和 39％，女性分别占 50％和 29％（图 228、图 229）。

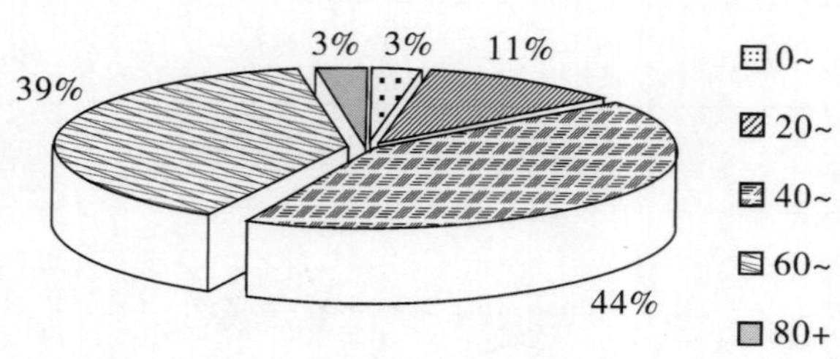


图 228　中山市神湾镇 2000—2004 年男性恶性肿瘤发病年龄构成

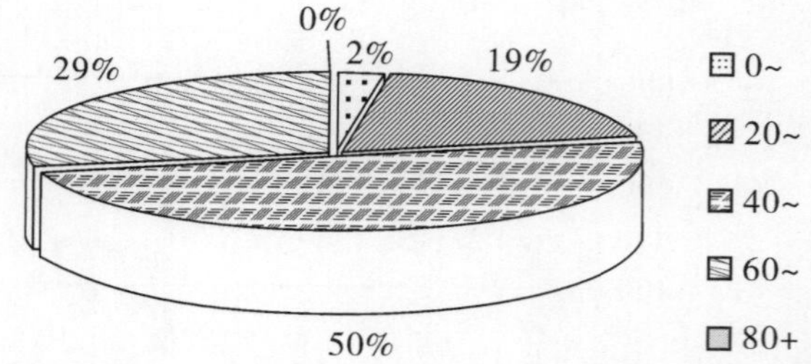


图 229　中山市神湾镇 2000—2004 年女性恶性肿瘤发病年龄构成

## 表 400　中山市神湾镇 2000—2004 年男性恶性肿瘤年龄别发病率（1/10^5）

| 部位或病种 | ICD—10 | 0～ | 1～ | 5～ | 10～ | 15～ | 20～ | 25～ | 30～ | 35～ | 40～ | 45～ | 50～ | 55～ | 60～ | 65～ | 70～ | 75～ | 80～ | 85＋ | 合计 |
|---|---|---|---|---|---|---|---|---|---|---|---|---|---|---|---|---|---|---|---|---|---|
| 唇 | C00 | 0.00 | 0.00 | 0.00 | 0.00 | 0.00 | 0.00 | 0.00 | 0.00 | 0.00 | 0.00 | 0.00 | 0.00 | 0.00 | 0.00 | 0.00 | 0.00 | 0.00 | 0.00 | 0.00 | 0.00 |
| 舌 | C01—02 | 0.00 | 0.00 | 0.00 | 0.00 | 0.00 | 0.00 | 0.00 | 0.00 | 0.00 | 0.00 | 0.00 | 0.00 | 0.00 | 0.00 | 0.00 | 0.00 | 0.00 | 0.00 | 0.00 | 0.00 |
| 口 | C03—06 | 0.00 | 0.00 | 0.00 | 0.00 | 0.00 | 0.00 | 0.00 | 0.00 | 0.00 | 0.00 | 0.00 | 0.00 | 0.00 | 0.00 | 0.00 | 0.00 | 0.00 | 0.00 | 0.00 | 0.00 |
| 唾液腺 | C07—08 | 0.00 | 0.00 | 0.00 | 0.00 | 0.00 | 0.00 | 0.00 | 0.00 | 0.00 | 0.00 | 0.00 | 0.00 | 0.00 | 0.00 | 0.00 | 117.26 | 0.00 | 0.00 | 0.00 | 2.45 |
| 扁桃腺 | C09 | 0.00 | 0.00 | 0.00 | 0.00 | 0.00 | 0.00 | 0.00 | 0.00 | 0.00 | 0.00 | 0.00 | 0.00 | 0.00 | 0.00 | 0.00 | 0.00 | 0.00 | 0.00 | 0.00 | 0.00 |
| 其他口咽部 | C10 | 0.00 | 0.00 | 0.00 | 0.00 | 0.00 | 0.00 | 0.00 | 0.00 | 0.00 | 0.00 | 0.00 | 0.00 | 0.00 | 0.00 | 0.00 | 0.00 | 0.00 | 0.00 | 0.00 | 0.00 |
| 鼻咽部 | C11 | 0.00 | 0.00 | 0.00 | 0.00 | 0.00 | 0.00 | 0.00 | 52.66 | 28.55 | 107.12 | 68.71 | 93.34 | 159.68 | 81.29 | 0.00 | 117.26 | 193.62 | 0.00 | 0.00 | 36.71 |
| 喉咽部 | C12—13 | 0.00 | 0.00 | 0.00 | 0.00 | 0.00 | 0.00 | 0.00 | 0.00 | 0.00 | 0.00 | 0.00 | 0.00 | 0.00 | 0.00 | 0.00 | 0.00 | 0.00 | 0.00 | 0.00 | 0.00 |
| 唇，口腔和咽的其他部位和具体部位不明 | C14 | 0.00 | 0.00 | 0.00 | 0.00 | 0.00 | 0.00 | 0.00 | 0.00 | 0.00 | 0.00 | 0.00 | 0.00 | 0.00 | 0.00 | 0.00 | 0.00 | 0.00 | 0.00 | 0.00 | 0.00 |
| 食管 | C15 | 0.00 | 0.00 | 0.00 | 0.00 | 0.00 | 0.00 | 0.00 | 0.00 | 0.00 | 0.00 | 34.36 | 0.00 | 0.00 | 81.29 | 92.47 | 0.00 | 0.00 | 0.00 | 0.00 | 7.34 |
| 胃 | C16 | 0.00 | 0.00 | 0.00 | 0.00 | 0.00 | 0.00 | 0.00 | 0.00 | 0.00 | 0.00 | 34.36 | 46.67 | 0.00 | 81.29 | 184.93 | 117.26 | 0.00 | 0.00 | 0.00 | 14.68 |
| 小肠 | C17 | 0.00 | 0.00 | 0.00 | 0.00 | 0.00 | 0.00 | 0.00 | 0.00 | 0.00 | 0.00 | 0.00 | 0.00 | 0.00 | 0.00 | 92.47 | 0.00 | 0.00 | 0.00 | 0.00 | 2.45 |
| 结肠 | C18 | 0.00 | 0.00 | 0.00 | 0.00 | 30.96 | 0.00 | 0.00 | 0.00 | 0.00 | 35.71 | 0.00 | 46.67 | 0.00 | 81.29 | 0.00 | 0.00 | 0.00 | 0.00 | 0.00 | 9.79 |
| 直肠和乙状结肠连接处 | C19—20 | 0.00 | 0.00 | 0.00 | 0.00 | 0.00 | 0.00 | 0.00 | 26.33 | 0.00 | 0.00 | 0.00 | 46.67 | 79.84 | 0.00 | 0.00 | 117.26 | 193.62 | 0.00 | 0.00 | 12.24 |
| 肛门 | C21 | 0.00 | 0.00 | 0.00 | 0.00 | 0.00 | 0.00 | 0.00 | 0.00 | 0.00 | 0.00 | 0.00 | 0.00 | 0.00 | 0.00 | 0.00 | 0.00 | 0.00 | 0.00 | 0.00 | 0.00 |
| 肝脏和肝内胆管 | C22 | 0.00 | 0.00 | 0.00 | 0.00 | 0.00 | 0.00 | 0.00 | 0.00 | 28.55 | 71.41 | 68.71 | 93.34 | 0.00 | 0.00 | 184.93 | 117.26 | 0.00 | 0.00 | 773.56 | 26.92 |
| 胆囊 | C23 | 0.00 | 0.00 | 0.00 | 0.00 | 0.00 | 0.00 | 0.00 | 0.00 | 0.00 | 0.00 | 0.00 | 0.00 | 0.00 | 0.00 | 0.00 | 0.00 | 0.00 | 390.05 | 0.00 | 2.45 |
| 肝外胆管 | C24 | 0.00 | 0.00 | 0.00 | 0.00 | 0.00 | 0.00 | 0.00 | 0.00 | 0.00 | 0.00 | 0.00 | 0.00 | 0.00 | 0.00 | 0.00 | 0.00 | 193.62 | 0.00 | 0.00 | 2.45 |
| 胰腺 | C25 | 0.00 | 0.00 | 0.00 | 0.00 | 0.00 | 0.00 | 0.00 | 0.00 | 0.00 | 0.00 | 0.00 | 0.00 | 0.00 | 0.00 | 0.00 | 0.00 | 0.00 | 0.00 | 0.00 | 0.00 |
| 鼻腔、中耳和副鼻窦 | C30—31 | 0.00 | 0.00 | 0.00 | 0.00 | 0.00 | 0.00 | 0.00 | 0.00 | 0.00 | 0.00 | 0.00 | 0.00 | 0.00 | 0.00 | 0.00 | 0.00 | 0.00 | 0.00 | 0.00 | 0.00 |
| 喉 | C32 | 0.00 | 0.00 | 0.00 | 0.00 | 0.00 | 0.00 | 0.00 | 0.00 | 0.00 | 0.00 | 0.00 | 46.67 | 0.00 | 0.00 | 0.00 | 0.00 | 0.00 | 0.00 | 0.00 | 2.45 |
| 气管、支气管和肺 | C33—34 | 0.00 | 0.00 | 0.00 | 0.00 | 0.00 | 0.00 | 0.00 | 0.00 | 0.00 | 35.71 | 34.36 | 93.34 | 0.00 | 325.15 | 0.00 | 0.00 | 193.62 | 0.00 | 0.00 | 22.02 |

（续上表）

| 部位或病种 | ICD—10 | 0～ | 1～ | 5～ | 10～ | 15～ | 20～ | 25～ | 30～ | 35～ | 40～ | 45～ | 50～ | 55～ | 60～ | 65～ | 70～ | 75～ | 80～ | 85＋ | 合计 |
|---|---|---|---|---|---|---|---|---|---|---|---|---|---|---|---|---|---|---|---|---|---|
| 其他呼吸器官 | C37－38 | 0.00 | 0.00 | 0.00 | 0.00 | 0.00 | 0.00 | 0.00 | 0.00 | 0.00 | 0.00 | 0.00 | 0.00 | 0.00 | 0.00 | 0.00 | 0.00 | 0.00 | 0.00 | 0.00 | 0.00 |
| 骨和关节软骨 | C40－41 | 0.00 | 0.00 | 0.00 | 0.00 | 0.00 | 0.00 | 0.00 | 0.00 | 0.00 | 0.00 | 0.00 | 0.00 | 0.00 | 0.00 | 0.00 | 0.00 | 0.00 | 0.00 | 0.00 | 0.00 |
| 皮肤恶性黑色素瘤 | C43 | 0.00 | 0.00 | 0.00 | 0.00 | 0.00 | 0.00 | 0.00 | 0.00 | 0.00 | 0.00 | 0.00 | 0.00 | 0.00 | 0.00 | 0.00 | 0.00 | 0.00 | 0.00 | 0.00 | 0.00 |
| 皮肤其他恶性肿瘤 | C44 | 0.00 | 0.00 | 0.00 | 0.00 | 0.00 | 0.00 | 0.00 | 0.00 | 0.00 | 35.71 | 0.00 | 46.67 | 0.00 | 0.00 | 0.00 | 0.00 | 0.00 | 0.00 | 0.00 | 4.89 |
| 间皮瘤 | C45 | 0.00 | 0.00 | 0.00 | 0.00 | 0.00 | 0.00 | 0.00 | 0.00 | 0.00 | 0.00 | 0.00 | 0.00 | 0.00 | 0.00 | 0.00 | 0.00 | 0.00 | 0.00 | 0.00 | 0.00 |
| kaposi 氏肉瘤 | C46 | 0.00 | 0.00 | 0.00 | 0.00 | 0.00 | 0.00 | 0.00 | 0.00 | 0.00 | 0.00 | 0.00 | 0.00 | 0.00 | 0.00 | 0.00 | 0.00 | 0.00 | 0.00 | 0.00 | 0.00 |
| 结缔组织和其他软组织 | C47、49 | 0.00 | 0.00 | 0.00 | 0.00 | 0.00 | 0.00 | 0.00 | 0.00 | 0.00 | 0.00 | 0.00 | 0.00 | 0.00 | 0.00 | 0.00 | 0.00 | 0.00 | 0.00 | 0.00 | 0.00 |
| 乳房 | C50 | 0.00 | 0.00 | 0.00 | 0.00 | 0.00 | 0.00 | 0.00 | 0.00 | 0.00 | 0.00 | 0.00 | 0.00 | 0.00 | 0.00 | 0.00 | 0.00 | 0.00 | 0.00 | 0.00 | 0.00 |
| 外阴 | C51 | 0.00 | 0.00 | 0.00 | 0.00 | 0.00 | 0.00 | 0.00 | 0.00 | 0.00 | 0.00 | 0.00 | 0.00 | 0.00 | 0.00 | 0.00 | 0.00 | 0.00 | 0.00 | 0.00 | 0.00 |
| 阴道 | C52 | 0.00 | 0.00 | 0.00 | 0.00 | 0.00 | 0.00 | 0.00 | 0.00 | 0.00 | 0.00 | 0.00 | 0.00 | 0.00 | 0.00 | 0.00 | 0.00 | 0.00 | 0.00 | 0.00 | 0.00 |
| 子宫颈 | C53 | 0.00 | 0.00 | 0.00 | 0.00 | 0.00 | 0.00 | 0.00 | 0.00 | 0.00 | 0.00 | 0.00 | 0.00 | 0.00 | 0.00 | 0.00 | 0.00 | 0.00 | 0.00 | 0.00 | 0.00 |
| 子宫体 | C54 | 0.00 | 0.00 | 0.00 | 0.00 | 0.00 | 0.00 | 0.00 | 0.00 | 0.00 | 0.00 | 0.00 | 0.00 | 0.00 | 0.00 | 0.00 | 0.00 | 0.00 | 0.00 | 0.00 | 0.00 |
| 子宫恶性肿瘤、未注明部位 | C55 | 0.00 | 0.00 | 0.00 | 0.00 | 0.00 | 0.00 | 0.00 | 0.00 | 0.00 | 0.00 | 0.00 | 0.00 | 0.00 | 0.00 | 0.00 | 0.00 | 0.00 | 0.00 | 0.00 | 0.00 |
| 卵巢 | C56 | 0.00 | 0.00 | 0.00 | 0.00 | 0.00 | 0.00 | 0.00 | 0.00 | 0.00 | 0.00 | 0.00 | 0.00 | 0.00 | 0.00 | 0.00 | 0.00 | 0.00 | 0.00 | 0.00 | 0.00 |
| 其他和未说明的女性生殖器官恶性肿瘤 | C57 | 0.00 | 0.00 | 0.00 | 0.00 | 0.00 | 0.00 | 0.00 | 0.00 | 0.00 | 0.00 | 0.00 | 0.00 | 0.00 | 0.00 | 0.00 | 0.00 | 0.00 | 0.00 | 0.00 | 0.00 |
| 胎盘 | C58 | 0.00 | 0.00 | 0.00 | 0.00 | 0.00 | 0.00 | 0.00 | 0.00 | 0.00 | 0.00 | 0.00 | 0.00 | 0.00 | 0.00 | 0.00 | 0.00 | 0.00 | 0.00 | 0.00 | 0.00 |
| 阴茎 | C60 | 0.00 | 0.00 | 0.00 | 0.00 | 0.00 | 0.00 | 0.00 | 0.00 | 0.00 | 0.00 | 0.00 | 0.00 | 0.00 | 0.00 | 0.00 | 0.00 | 0.00 | 0.00 | 0.00 | 0.00 |
| 前列腺 | C61 | 0.00 | 0.00 | 0.00 | 0.00 | 0.00 | 0.00 | 0.00 | 0.00 | 0.00 | 0.00 | 0.00 | 0.00 | 0.00 | 0.00 | 0.00 | 0.00 | 193.62 | 0.00 | 0.00 | 2.45 |
| 睾丸 | C62 | 0.00 | 0.00 | 0.00 | 0.00 | 0.00 | 0.00 | 0.00 | 0.00 | 0.00 | 0.00 | 0.00 | 0.00 | 0.00 | 0.00 | 0.00 | 0.00 | 0.00 | 0.00 | 0.00 | 0.00 |
| 其他和未说明的男性生殖器官恶性肿瘤 | C63 | 0.00 | 0.00 | 0.00 | 0.00 | 0.00 | 0.00 | 0.00 | 0.00 | 0.00 | 0.00 | 0.00 | 0.00 | 0.00 | 0.00 | 0.00 | 0.00 | 0.00 | 0.00 | 0.00 | 0.00 |
| 肾脏 | C64 | 0.00 | 0.00 | 0.00 | 0.00 | 0.00 | 0.00 | 0.00 | 0.00 | 0.00 | 0.00 | 0.00 | 0.00 | 0.00 | 0.00 | 0.00 | 0.00 | 0.00 | 0.00 | 0.00 | 0.00 |
| 肾盂、肾盏 | C65 | 0.00 | 0.00 | 0.00 | 0.00 | 0.00 | 0.00 | 0.00 | 0.00 | 0.00 | 0.00 | 0.00 | 0.00 | 0.00 | 81.29 | 0.00 | 0.00 | 0.00 | 0.00 | 0.00 | 2.45 |

（续上表）

| 部位或病种 | ICD—10 | 0～ | 1～ | 5～ | 10～ | 15～ | 20～ | 25～ | 30～ | 35～ | 40～ | 45～ | 50～ | 55～ | 60～ | 65～ | 70～ | 75～ | 80～ | 85＋ | 合计 |
|---|---|---|---|---|---|---|---|---|---|---|---|---|---|---|---|---|---|---|---|---|---|
| 输尿管 | C66 | 0.00 | 0.00 | 0.00 | 0.00 | 0.00 | 0.00 | 0.00 | 0.00 | 0.00 | 0.00 | 0.00 | 0.00 | 79.84 | 0.00 | 0.00 | 0.00 | 0.00 | 0.00 | 0.00 | 2.45 |
| 膀胱 | C67 | 0.00 | 0.00 | 0.00 | 0.00 | 0.00 | 0.00 | 0.00 | 0.00 | 0.00 | 0.00 | 0.00 | 0.00 | 0.00 | 0.00 | 92.47 | 0.00 | 0.00 | 0.00 | 0.00 | 2.45 |
| 其他和未说明的泌尿器官 | C68 | 0.00 | 0.00 | 0.00 | 0.00 | 0.00 | 0.00 | 0.00 | 0.00 | 0.00 | 0.00 | 0.00 | 0.00 | 0.00 | 0.00 | 0.00 | 0.00 | 0.00 | 0.00 | 0.00 | 0.00 |
| 眼 | C69 | 0.00 | 0.00 | 0.00 | 0.00 | 0.00 | 0.00 | 0.00 | 0.00 | 0.00 | 0.00 | 0.00 | 0.00 | 0.00 | 0.00 | 0.00 | 0.00 | 0.00 | 0.00 | 0.00 | 0.00 |
| 脑、神经系统 | C70－72、D | 0.00 | 39.10 | 0.00 | 0.00 | 0.00 | 0.00 | 0.00 | 0.00 | 28.55 | 0.00 | 0.00 | 0.00 | 0.00 | 0.00 | 0.00 | 0.00 | 0.00 | 0.00 | 0.00 | 4.89 |
| 甲状腺 | C73 | 0.00 | 0.00 | 0.00 | 0.00 | 0.00 | 0.00 | 0.00 | 0.00 | 0.00 | 0.00 | 0.00 | 0.00 | 0.00 | 0.00 | 0.00 | 0.00 | 0.00 | 0.00 | 0.00 | 0.00 |
| 肾上腺 | C74 | 0.00 | 0.00 | 0.00 | 0.00 | 0.00 | 0.00 | 0.00 | 0.00 | 0.00 | 0.00 | 0.00 | 46.67 | 0.00 | 0.00 | 0.00 | 0.00 | 0.00 | 0.00 | 0.00 | 2.45 |
| 其他内分泌腺 | C75 | 0.00 | 0.00 | 0.00 | 0.00 | 0.00 | 0.00 | 0.00 | 0.00 | 0.00 | 0.00 | 0.00 | 0.00 | 0.00 | 0.00 | 0.00 | 0.00 | 0.00 | 0.00 | 0.00 | 0.00 |
| 霍奇金氏病 | C81 | 0.00 | 0.00 | 0.00 | 0.00 | 0.00 | 36.13 | 0.00 | 0.00 | 0.00 | 0.00 | 0.00 | 0.00 | 0.00 | 0.00 | 0.00 | 0.00 | 0.00 | 0.00 | 0.00 | 2.45 |
| 非霍奇金氏病 | C82—85、C96 | 0.00 | 0.00 | 0.00 | 0.00 | 0.00 | 0.00 | 0.00 | 0.00 | 0.00 | 0.00 | 0.00 | 0.00 | 0.00 | 0.00 | 0.00 | 0.00 | 0.00 | 0.00 | 0.00 | 0.00 |
| 多发性骨髓瘤和恶性浆细胞肿瘤 | C90 | 0.00 | 0.00 | 0.00 | 0.00 | 0.00 | 0.00 | 0.00 | 0.00 | 0.00 | 0.00 | 0.00 | 0.00 | 0.00 | 0.00 | 92.47 | 0.00 | 0.00 | 0.00 | 0.00 | 2.45 |
| 淋巴细胞白血病 | C91 | 0.00 | 0.00 | 0.00 | 0.00 | 0.00 | 0.00 | 0.00 | 0.00 | 0.00 | 0.00 | 0.00 | 0.00 | 0.00 | 0.00 | 0.00 | 0.00 | 0.00 | 0.00 | 0.00 | 0.00 |
| 髓细胞性白血病 | C92 | 0.00 | 0.00 | 0.00 | 0.00 | 0.00 | 0.00 | 0.00 | 0.00 | 28.55 | 0.00 | 0.00 | 0.00 | 0.00 | 0.00 | 0.00 | 0.00 | 0.00 | 0.00 | 0.00 | 2.45 |
| 单核细胞性白血病 | C93 | 0.00 | 0.00 | 0.00 | 0.00 | 0.00 | 0.00 | 0.00 | 0.00 | 0.00 | 0.00 | 0.00 | 0.00 | 0.00 | 0.00 | 0.00 | 0.00 | 0.00 | 0.00 | 0.00 | 0.00 |
| 其他指明的白血病 | C94 | 0.00 | 0.00 | 0.00 | 0.00 | 0.00 | 0.00 | 0.00 | 0.00 | 0.00 | 0.00 | 0.00 | 0.00 | 0.00 | 0.00 | 0.00 | 0.00 | 0.00 | 0.00 | 0.00 | 0.00 |
| 未指明细胞类型的白血病 | C95 | 0.00 | 0.00 | 0.00 | 0.00 | 0.00 | 0.00 | 0.00 | 0.00 | 0.00 | 0.00 | 0.00 | 0.00 | 0.00 | 0.00 | 0.00 | 0.00 | 0.00 | 0.00 | 0.00 | 0.00 |
| 独立的多个部位的（原发性）恶性肿瘤 | C97 | 0.00 | 0.00 | 0.00 | 0.00 | 0.00 | 0.00 | 0.00 | 0.00 | 0.00 | 0.00 | 0.00 | 0.00 | 0.00 | 0.00 | 0.00 | 0.00 | 0.00 | 0.00 | 0.00 | 0.00 |
| 其他及不明部位 | C26、39、48、76—80 | 0.00 | 0.00 | 0.00 | 0.00 | 0.00 | 0.00 | 0.00 | 0.00 | 0.00 | 0.00 | 0.00 | 0.00 | 0.00 | 81.29 | 0.00 | 0.00 | 0.00 | 0.00 | 0.00 | 2.45 |
| 除 C44 合计 | | 0.00 | 39.10 | 0.00 | 0.00 | 30.96 | 36.13 | 0.00 | 78.99 | 114.20 | 249.95 | 240.50 | 513.38 | 319.35 | 812.88 | 739.73 | 586.32 | 968.11 | 390.05 | 773.56 | 168.85 |
| 合计 | | 0.00 | 39.10 | 0.00 | 0.00 | 30.96 | 36.13 | 0.00 | 78.99 | 114.20 | 285.66 | 240.50 | 560.06 | 319.35 | 812.88 | 739.73 | 586.32 | 968.11 | 390.05 | 773.56 | 173.75 |

表 401　中山市神湾镇 2000—2004 年女性恶性肿瘤年龄别发病率（1/10⁵）

| 部位或病种 | ICD—10 | 0～ | 1～ | 5～ | 10～ | 15～ | 20～ | 25～ | 30～ | 35～ | 40～ | 45～ | 50～ | 55～ | 60～ | 65～ | 70～ | 75～ | 80～ | 85＋ | 合计 |
|---|---|---|---|---|---|---|---|---|---|---|---|---|---|---|---|---|---|---|---|---|---|
| 唇 | C00 | 0.00 | 0.00 | 0.00 | 0.00 | 0.00 | 0.00 | 0.00 | 0.00 | 0.00 | 0.00 | 0.00 | 0.00 | 0.00 | 0.00 | 0.00 | 0.00 | 0.00 | 0.00 | 0.00 | 0.00 |
| 舌 | C01—02 | 0.00 | 0.00 | 0.00 | 0.00 | 0.00 | 0.00 | 0.00 | 0.00 | 0.00 | 0.00 | 0.00 | 0.00 | 0.00 | 0.00 | 0.00 | 0.00 | 0.00 | 0.00 | 0.00 | 0.00 |
| 口 | C03—06 | 0.00 | 0.00 | 0.00 | 0.00 | 0.00 | 0.00 | 0.00 | 0.00 | 0.00 | 0.00 | 0.00 | 0.00 | 0.00 | 0.00 | 0.00 | 0.00 | 0.00 | 0.00 | 0.00 | 0.00 |
| 唾液腺 | C07—08 | 0.00 | 0.00 | 0.00 | 0.00 | 0.00 | 0.00 | 0.00 | 0.00 | 0.00 | 0.00 | 0.00 | 0.00 | 0.00 | 0.00 | 0.00 | 0.00 | 0.00 | 0.00 | 0.00 | 0.00 |
| 扁桃腺 | C09 | 0.00 | 0.00 | 0.00 | 0.00 | 0.00 | 0.00 | 0.00 | 0.00 | 0.00 | 0.00 | 0.00 | 0.00 | 0.00 | 0.00 | 0.00 | 0.00 | 0.00 | 0.00 | 0.00 | 0.00 |
| 其他口咽部 | C10 | 0.00 | 0.00 | 0.00 | 0.00 | 0.00 | 0.00 | 0.00 | 0.00 | 0.00 | 0.00 | 0.00 | 0.00 | 0.00 | 0.00 | 0.00 | 0.00 | 0.00 | 0.00 | 0.00 | 0.00 |
| 鼻咽部 | C11 | 0.00 | 0.00 | 0.00 | 0.00 | 0.00 | 0.00 | 0.00 | 0.00 | 0.00 | 36.34 | 102.98 | 45.98 | 0.00 | 0.00 | 86.42 | 0.00 | 0.00 | 0.00 | 0.00 | 14.48 |
| 喉咽部 | C12—13 | 0.00 | 0.00 | 0.00 | 0.00 | 0.00 | 0.00 | 0.00 | 0.00 | 0.00 | 0.00 | 0.00 | 0.00 | 0.00 | 0.00 | 0.00 | 0.00 | 0.00 | 0.00 | 0.00 | 0.00 |
| 唇，口腔和咽的其他部位和具体部位不明 | C14 | 0.00 | 0.00 | 0.00 | 0.00 | 0.00 | 0.00 | 0.00 | 0.00 | 0.00 | 0.00 | 0.00 | 0.00 | 0.00 | 0.00 | 0.00 | 0.00 | 0.00 | 0.00 | 0.00 | 0.00 |
| 食管 | C15 | 0.00 | 0.00 | 0.00 | 0.00 | 0.00 | 0.00 | 0.00 | 0.00 | 0.00 | 0.00 | 0.00 | 0.00 | 0.00 | 0.00 | 0.00 | 0.00 | 0.00 | 0.00 | 0.00 | 0.00 |
| 胃 | C16 | 0.00 | 0.00 | 0.00 | 0.00 | 0.00 | 0.00 | 0.00 | 0.00 | 0.00 | 0.00 | 34.33 | 0.00 | 0.00 | 0.00 | 0.00 | 0.00 | 0.00 | 0.00 | 0.00 | 2.41 |
| 小肠 | C17 | 0.00 | 0.00 | 0.00 | 0.00 | 0.00 | 0.00 | 0.00 | 0.00 | 0.00 | 0.00 | 0.00 | 0.00 | 0.00 | 0.00 | 0.00 | 0.00 | 0.00 | 0.00 | 0.00 | 0.00 |
| 结肠 | C18 | 0.00 | 0.00 | 0.00 | 0.00 | 0.00 | 0.00 | 0.00 | 0.00 | 0.00 | 0.00 | 0.00 | 45.98 | 0.00 | 0.00 | 259.27 | 100.80 | 0.00 | 0.00 | 0.00 | 12.07 |
| 直肠和乙状结肠连接处 | C19—20 | 0.00 | 0.00 | 0.00 | 0.00 | 0.00 | 0.00 | 0.00 | 0.00 | 0.00 | 0.00 | 34.33 | 0.00 | 78.27 | 0.00 | 0.00 | 0.00 | 0.00 | 0.00 | 0.00 | 4.83 |
| 肛门 | C21 | 0.00 | 0.00 | 0.00 | 0.00 | 0.00 | 0.00 | 0.00 | 0.00 | 0.00 | 0.00 | 0.00 | 0.00 | 0.00 | 0.00 | 0.00 | 0.00 | 0.00 | 0.00 | 0.00 | 0.00 |
| 肝脏和肝内胆管 | C22 | 0.00 | 0.00 | 0.00 | 0.00 | 0.00 | 0.00 | 25.79 | 0.00 | 0.00 | 0.00 | 0.00 | 0.00 | 0.00 | 0.00 | 0.00 | 0.00 | 0.00 | 0.00 | 0.00 | 2.41 |
| 胆囊 | C23 | 0.00 | 0.00 | 0.00 | 0.00 | 0.00 | 0.00 | 0.00 | 0.00 | 0.00 | 0.00 | 0.00 | 0.00 | 0.00 | 0.00 | 0.00 | 0.00 | 0.00 | 0.00 | 0.00 | 0.00 |
| 肝外胆管 | C24 | 0.00 | 0.00 | 0.00 | 0.00 | 0.00 | 0.00 | 0.00 | 0.00 | 0.00 | 0.00 | 0.00 | 0.00 | 0.00 | 0.00 | 0.00 | 0.00 | 0.00 | 0.00 | 0.00 | 0.00 |
| 胰腺 | C25 | 0.00 | 0.00 | 0.00 | 0.00 | 0.00 | 0.00 | 0.00 | 0.00 | 0.00 | 0.00 | 0.00 | 0.00 | 0.00 | 0.00 | 0.00 | 0.00 | 129.68 | 0.00 | 0.00 | 2.41 |
| 鼻腔、中耳和副鼻窦 | C30—31 | 0.00 | 0.00 | 0.00 | 0.00 | 0.00 | 0.00 | 0.00 | 0.00 | 0.00 | 0.00 | 0.00 | 0.00 | 0.00 | 0.00 | 0.00 | 0.00 | 0.00 | 0.00 | 0.00 | 0.00 |
| 喉 | C32 | 0.00 | 0.00 | 0.00 | 0.00 | 0.00 | 0.00 | 0.00 | 0.00 | 0.00 | 0.00 | 0.00 | 0.00 | 0.00 | 0.00 | 0.00 | 0.00 | 0.00 | 0.00 | 0.00 | 0.00 |
| 气管、支气管和肺 | C33—34 | 0.00 | 0.00 | 0.00 | 0.00 | 0.00 | 0.00 | 0.00 | 0.00 | 27.96 | 0.00 | 0.00 | 0.00 | 234.81 | 0.00 | 0.00 | 201.61 | 0.00 | 0.00 | 0.00 | 14.48 |

（续上表）

| 部位或病种 | ICD—10 | 0～ | 1～ | 5～ | 10～ | 15～ | 20～ | 25～ | 30～ | 35～ | 40～ | 45～ | 50～ | 55～ | 60～ | 65～ | 70～ | 75～ | 80～ | 85+ | 合计 |
|---|---|---|---|---|---|---|---|---|---|---|---|---|---|---|---|---|---|---|---|---|---|
| 其他呼吸器官 | C37—38 | 0.00 | 0.00 | 0.00 | 0.00 | 0.00 | 0.00 | 0.00 | 0.00 | 0.00 | 0.00 | 0.00 | 0.00 | 0.00 | 0.00 | 0.00 | 0.00 | 0.00 | 0.00 | 0.00 | 0.00 |
| 骨和关节软骨 | C40—41 | 0.00 | 0.00 | 0.00 | 0.00 | 0.00 | 0.00 | 0.00 | 0.00 | 0.00 | 0.00 | 0.00 | 0.00 | 0.00 | 0.00 | 0.00 | 0.00 | 0.00 | 0.00 | 0.00 | 0.00 |
| 皮肤恶性黑色素瘤 | C43 | 0.00 | 0.00 | 0.00 | 0.00 | 0.00 | 0.00 | 0.00 | 0.00 | 0.00 | 0.00 | 0.00 | 0.00 | 0.00 | 0.00 | 0.00 | 0.00 | 0.00 | 0.00 | 0.00 | 0.00 |
| 皮肤其他恶性肿瘤 | C44 | 0.00 | 0.00 | 0.00 | 0.00 | 0.00 | 0.00 | 0.00 | 0.00 | 0.00 | 0.00 | 0.00 | 0.00 | 0.00 | 0.00 | 0.00 | 0.00 | 129.68 | 0.00 | 0.00 | 2.41 |
| 间皮瘤 | C45 | 0.00 | 0.00 | 0.00 | 0.00 | 0.00 | 0.00 | 0.00 | 0.00 | 0.00 | 0.00 | 0.00 | 0.00 | 0.00 | 0.00 | 0.00 | 0.00 | 0.00 | 0.00 | 0.00 | 0.00 |
| kaposi 氏肉瘤 | C46 | 0.00 | 0.00 | 0.00 | 0.00 | 0.00 | 0.00 | 0.00 | 0.00 | 0.00 | 0.00 | 0.00 | 0.00 | 0.00 | 0.00 | 0.00 | 0.00 | 0.00 | 0.00 | 0.00 | 0.00 |
| 结缔组织和其他软组织 | C47、49 | 0.00 | 0.00 | 0.00 | 0.00 | 0.00 | 0.00 | 0.00 | 0.00 | 0.00 | 0.00 | 0.00 | 0.00 | 0.00 | 0.00 | 0.00 | 0.00 | 0.00 | 0.00 | 0.00 | 0.00 |
| 乳房 | C50 | 0.00 | 0.00 | 0.00 | 0.00 | 0.00 | 0.00 | 0.00 | 0.00 | 27.96 | 36.34 | 0.00 | 0.00 | 0.00 | 82.29 | 0.00 | 0.00 | 0.00 | 0.00 | 0.00 | 7.24 |
| 外阴 | C51 | 0.00 | 0.00 | 0.00 | 0.00 | 0.00 | 0.00 | 0.00 | 0.00 | 0.00 | 0.00 | 0.00 | 0.00 | 0.00 | 0.00 | 0.00 | 0.00 | 0.00 | 0.00 | 0.00 | 0.00 |
| 阴道 | C52 | 0.00 | 0.00 | 0.00 | 0.00 | 0.00 | 0.00 | 0.00 | 0.00 | 0.00 | 0.00 | 0.00 | 0.00 | 0.00 | 0.00 | 0.00 | 0.00 | 0.00 | 0.00 | 0.00 | 0.00 |
| 子宫颈 | C53 | 0.00 | 0.00 | 0.00 | 0.00 | 0.00 | 0.00 | 0.00 | 0.00 | 27.96 | 0.00 | 0.00 | 45.98 | 0.00 | 82.29 | 0.00 | 0.00 | 0.00 | 0.00 | 0.00 | 7.24 |
| 子宫体 | C54 | 0.00 | 0.00 | 0.00 | 0.00 | 0.00 | 0.00 | 0.00 | 0.00 | 0.00 | 36.34 | 34.33 | 45.98 | 0.00 | 0.00 | 0.00 | 0.00 | 0.00 | 0.00 | 0.00 | 7.24 |
| 子宫恶性肿瘤、未注明部位 | C55 | 0.00 | 0.00 | 0.00 | 0.00 | 0.00 | 0.00 | 0.00 | 0.00 | 0.00 | 0.00 | 0.00 | 0.00 | 0.00 | 0.00 | 0.00 | 0.00 | 0.00 | 0.00 | 0.00 | 0.00 |
| 卵巢 | C56 | 0.00 | 0.00 | 0.00 | 0.00 | 0.00 | 0.00 | 0.00 | 0.00 | 0.00 | 0.00 | 0.00 | 0.00 | 0.00 | 0.00 | 0.00 | 0.00 | 0.00 | 0.00 | 0.00 | 0.00 |
| 其他和未说明的女性生殖器官恶性肿瘤 | C57 | 0.00 | 0.00 | 0.00 | 0.00 | 0.00 | 0.00 | 0.00 | 0.00 | 0.00 | 36.34 | 0.00 | 0.00 | 0.00 | 0.00 | 0.00 | 0.00 | 0.00 | 0.00 | 0.00 | 2.41 |
| 胎盘 | C58 | 0.00 | 0.00 | 0.00 | 0.00 | 0.00 | 0.00 | 0.00 | 0.00 | 0.00 | 0.00 | 0.00 | 0.00 | 0.00 | 0.00 | 0.00 | 0.00 | 0.00 | 0.00 | 0.00 | 0.00 |
| 阴茎 | C60 | 0.00 | 0.00 | 0.00 | 0.00 | 0.00 | 0.00 | 0.00 | 0.00 | 0.00 | 0.00 | 0.00 | 0.00 | 0.00 | 0.00 | 0.00 | 0.00 | 0.00 | 0.00 | 0.00 | 0.00 |
| 前列腺 | C61 | 0.00 | 0.00 | 0.00 | 0.00 | 0.00 | 0.00 | 0.00 | 0.00 | 0.00 | 0.00 | 0.00 | 0.00 | 0.00 | 0.00 | 0.00 | 0.00 | 0.00 | 0.00 | 0.00 | 0.00 |
| 睾丸 | C62 | 0.00 | 0.00 | 0.00 | 0.00 | 0.00 | 0.00 | 0.00 | 0.00 | 0.00 | 0.00 | 0.00 | 0.00 | 0.00 | 0.00 | 0.00 | 0.00 | 0.00 | 0.00 | 0.00 | 0.00 |
| 其他和未说明的男性生殖器官恶性肿瘤 | C63 | 0.00 | 0.00 | 0.00 | 0.00 | 0.00 | 0.00 | 0.00 | 0.00 | 0.00 | 0.00 | 0.00 | 0.00 | 0.00 | 0.00 | 0.00 | 0.00 | 0.00 | 0.00 | 0.00 | 0.00 |
| 肾脏 | C64 | 0.00 | 0.00 | 0.00 | 0.00 | 0.00 | 0.00 | 0.00 | 0.00 | 0.00 | 0.00 | 0.00 | 0.00 | 0.00 | 0.00 | 0.00 | 0.00 | 0.00 | 0.00 | 0.00 | 0.00 |
| 肾盂、肾盏 | C65 | 0.00 | 0.00 | 0.00 | 0.00 | 0.00 | 0.00 | 0.00 | 0.00 | 0.00 | 0.00 | 0.00 | 0.00 | 0.00 | 0.00 | 0.00 | 0.00 | 0.00 | 0.00 | 0.00 | 0.00 |

（续上表）

| 部位或病种 | ICD—10 | 0～ | 1～ | 5～ | 10～ | 15～ | 20～ | 25～ | 30～ | 35～ | 40～ | 45～ | 50～ | 55～ | 60～ | 65～ | 70～ | 75～ | 80～ | 85＋ | 合计 |
|---|---|---|---|---|---|---|---|---|---|---|---|---|---|---|---|---|---|---|---|---|---|
| 输尿管 | C66 | 0.00 | 0.00 | 0.00 | 0.00 | 0.00 | 0.00 | 0.00 | 0.00 | 0.00 | 0.00 | 0.00 | 0.00 | 0.00 | 0.00 | 0.00 | 0.00 | 0.00 | 0.00 | 0.00 | 0.00 |
| 膀胱 | C67 | 0.00 | 0.00 | 0.00 | 0.00 | 0.00 | 0.00 | 0.00 | 0.00 | 0.00 | 0.00 | 0.00 | 0.00 | 0.00 | 0.00 | 0.00 | 0.00 | 0.00 | 0.00 | 0.00 | 0.00 |
| 其他和未说明的泌尿器官 | C68 | 0.00 | 0.00 | 0.00 | 0.00 | 0.00 | 0.00 | 0.00 | 0.00 | 0.00 | 0.00 | 0.00 | 0.00 | 0.00 | 0.00 | 0.00 | 0.00 | 0.00 | 0.00 | 0.00 | 0.00 |
| 眼 | C69 | 0.00 | 0.00 | 0.00 | 0.00 | 0.00 | 0.00 | 0.00 | 0.00 | 0.00 | 0.00 | 0.00 | 0.00 | 0.00 | 0.00 | 0.00 | 0.00 | 0.00 | 0.00 | 0.00 | 0.00 |
| 脑、神经系统 | C70－72、D | 0.00 | 0.00 | 0.00 | 0.00 | 0.00 | 34.96 | 0.00 | 0.00 | 0.00 | 0.00 | 0.00 | 45.98 | 0.00 | 0.00 | 0.00 | 0.00 | 0.00 | 0.00 | 0.00 | 4.83 |
| 甲状腺 | C73 | 0.00 | 0.00 | 0.00 | 0.00 | 0.00 | 0.00 | 25.79 | 0.00 | 0.00 | 0.00 | 0.00 | 0.00 | 0.00 | 0.00 | 0.00 | 0.00 | 0.00 | 0.00 | 0.00 | 2.41 |
| 肾上腺 | C74 | 0.00 | 0.00 | 0.00 | 0.00 | 0.00 | 0.00 | 0.00 | 0.00 | 0.00 | 0.00 | 0.00 | 0.00 | 0.00 | 0.00 | 0.00 | 0.00 | 0.00 | 0.00 | 0.00 | 0.00 |
| 其他内分泌腺 | C75 | 0.00 | 0.00 | 0.00 | 0.00 | 0.00 | 0.00 | 0.00 | 0.00 | 0.00 | 0.00 | 0.00 | 0.00 | 0.00 | 0.00 | 0.00 | 0.00 | 0.00 | 0.00 | 0.00 | 0.00 |
| 霍奇金氏病 | C81 | 0.00 | 0.00 | 0.00 | 0.00 | 0.00 | 0.00 | 0.00 | 0.00 | 0.00 | 0.00 | 0.00 | 0.00 | 0.00 | 0.00 | 0.00 | 0.00 | 0.00 | 0.00 | 0.00 | 0.00 |
| 非霍奇金氏病 | C82－85、C96 | 0.00 | 0.00 | 0.00 | 0.00 | 0.00 | 0.00 | 25.79 | 0.00 | 0.00 | 0.00 | 0.00 | 0.00 | 0.00 | 0.00 | 0.00 | 0.00 | 129.68 | 0.00 | 0.00 | 4.83 |
| 多发性骨髓瘤和恶性浆细胞肿瘤 | C90 | 0.00 | 0.00 | 0.00 | 0.00 | 0.00 | 0.00 | 0.00 | 0.00 | 0.00 | 0.00 | 0.00 | 0.00 | 0.00 | 0.00 | 0.00 | 0.00 | 0.00 | 0.00 | 0.00 | 0.00 |
| 淋巴细胞白血病 | C91 | 0.00 | 0.00 | 0.00 | 0.00 | 0.00 | 0.00 | 0.00 | 0.00 | 0.00 | 0.00 | 0.00 | 0.00 | 0.00 | 0.00 | 0.00 | 0.00 | 0.00 | 0.00 | 0.00 | 0.00 |
| 髓细胞性白血病 | C92 | 0.00 | 0.00 | 0.00 | 0.00 | 0.00 | 0.00 | 0.00 | 0.00 | 0.00 | 0.00 | 0.00 | 45.98 | 0.00 | 0.00 | 0.00 | 0.00 | 0.00 | 0.00 | 0.00 | 2.41 |
| 单核细胞性白血病 | C93 | 0.00 | 0.00 | 0.00 | 0.00 | 0.00 | 0.00 | 0.00 | 0.00 | 0.00 | 0.00 | 0.00 | 0.00 | 0.00 | 0.00 | 0.00 | 0.00 | 0.00 | 0.00 | 0.00 | 0.00 |
| 其他指明的白血病 | C94 | 0.00 | 0.00 | 0.00 | 0.00 | 0.00 | 0.00 | 0.00 | 0.00 | 0.00 | 0.00 | 0.00 | 0.00 | 0.00 | 0.00 | 0.00 | 0.00 | 0.00 | 0.00 | 0.00 | 0.00 |
| 未指明细胞类型的白血病 | C95 | 0.00 | 0.00 | 0.00 | 0.00 | 0.00 | 0.00 | 0.00 | 0.00 | 0.00 | 0.00 | 0.00 | 0.00 | 0.00 | 0.00 | 0.00 | 0.00 | 0.00 | 0.00 | 0.00 | 0.00 |
| 独立的多个部位的（原发性）恶性肿瘤 | C97 | 0.00 | 0.00 | 0.00 | 0.00 | 0.00 | 0.00 | 0.00 | 0.00 | 0.00 | 0.00 | 0.00 | 0.00 | 0.00 | 0.00 | 0.00 | 0.00 | 0.00 | 0.00 | 0.00 | 0.00 |
| 其他及不明部位 | C26、39、48、76－80 | 0.00 | 0.00 | 0.00 | 25.55 | 0.00 | 0.00 | 0.00 | 0.00 | 27.96 | 36.34 | 0.00 | 0.00 | 0.00 | 0.00 | 0.00 | 0.00 | 0.00 | 0.00 | 0.00 | 7.24 |
| 除 C44 合计 | | 0.00 | 0.00 | 0.00 | 25.55 | 0.00 | 34.96 | 77.38 | 0.00 | 111.86 | 181.68 | 205.95 | 275.88 | 313.09 | 164.58 | 345.69 | 302.41 | 259.36 | 0.00 | 0.00 | 98.97 |
| 合计 | | 0.00 | 0.00 | 0.00 | 25.55 | 0.00 | 34.96 | 77.38 | 0.00 | 111.86 | 181.68 | 205.95 | 275.88 | 313.09 | 164.58 | 345.69 | 302.41 | 389.05 | 0.00 | 0.00 | 101.38 |

表 402　中山市神湾镇 2000—2004 年男女合计恶性肿瘤年龄别发病率（$1/10^5$）

| 部位或病种 | ICD—10 | 0～ | 1～ | 5～ | 10～ | 15～ | 20～ | 25～ | 30～ | 35～ | 40～ | 45～ | 50～ | 55～ | 60～ | 65～ | 70～ | 75～ | 80～ | 85＋ | 合计 |
|---|---|---|---|---|---|---|---|---|---|---|---|---|---|---|---|---|---|---|---|---|---|
| 唇 | C00 | 0.00 | 0.00 | 0.00 | 0.00 | 0.00 | 0.00 | 0.00 | 0.00 | 0.00 | 0.00 | 0.00 | 0.00 | 0.00 | 0.00 | 0.00 | 0.00 | 0.00 | 0.00 | 0.00 | 0.00 |
| 舌 | C01—02 | 0.00 | 0.00 | 0.00 | 0.00 | 0.00 | 0.00 | 0.00 | 0.00 | 0.00 | 0.00 | 0.00 | 0.00 | 0.00 | 0.00 | 0.00 | 0.00 | 0.00 | 0.00 | 0.00 | 0.00 |
| 口 | C03—06 | 0.00 | 0.00 | 0.00 | 0.00 | 0.00 | 0.00 | 0.00 | 0.00 | 0.00 | 0.00 | 0.00 | 0.00 | 0.00 | 0.00 | 0.00 | 0.00 | 0.00 | 0.00 | 0.00 | 0.00 |
| 唾液腺 | C07—08 | 0.00 | 0.00 | 0.00 | 0.00 | 0.00 | 0.00 | 0.00 | 0.00 | 0.00 | 0.00 | 0.00 | 0.00 | 0.00 | 0.00 | 0.00 | 54.24 | 0.00 | 0.00 | 0.00 | 1.22 |
| 扁桃腺 | C09 | 0.00 | 0.00 | 0.00 | 0.00 | 0.00 | 0.00 | 0.00 | 0.00 | 0.00 | 0.00 | 0.00 | 0.00 | 0.00 | 0.00 | 0.00 | 0.00 | 0.00 | 0.00 | 0.00 | 0.00 |
| 其他口咽部 | C10 | 0.00 | 0.00 | 0.00 | 0.00 | 0.00 | 0.00 | 0.00 | 0.00 | 0.00 | 0.00 | 0.00 | 0.00 | 0.00 | 0.00 | 0.00 | 0.00 | 0.00 | 0.00 | 0.00 | 0.00 |
| 鼻咽部 | C11 | 0.00 | 0.00 | 0.00 | 0.00 | 0.00 | 0.00 | 0.00 | 25.24 | 14.13 | 72.03 | 85.85 | 69.48 | 79.05 | 40.89 | 44.68 | 54.24 | 77.78 | 0.00 | 0.00 | 25.52 |
| 喉咽部 | C12—13 | 0.00 | 0.00 | 0.00 | 0.00 | 0.00 | 0.00 | 0.00 | 0.00 | 0.00 | 0.00 | 0.00 | 0.00 | 0.00 | 0.00 | 0.00 | 0.00 | 0.00 | 0.00 | 0.00 | 0.00 |
| 唇，口腔和咽的其他部位和具体部位不明 | C14 | 0.00 | 0.00 | 0.00 | 0.00 | 0.00 | 0.00 | 0.00 | 0.00 | 0.00 | 0.00 | 0.00 | 0.00 | 0.00 | 0.00 | 0.00 | 0.00 | 0.00 | 0.00 | 0.00 | 0.00 |
| 食管 | C15 | 0.00 | 0.00 | 0.00 | 0.00 | 0.00 | 0.00 | 0.00 | 0.00 | 0.00 | 0.00 | 17.17 | 0.00 | 0.00 | 40.89 | 44.68 | 0.00 | 0.00 | 0.00 | 0.00 | 3.65 |
| 胃 | C16 | 0.00 | 0.00 | 0.00 | 0.00 | 0.00 | 0.00 | 0.00 | 0.00 | 0.00 | 0.00 | 34.34 | 23.16 | 0.00 | 40.89 | 89.36 | 54.24 | 0.00 | 0.00 | 0.00 | 8.51 |
| 小肠 | C17 | 0.00 | 0.00 | 0.00 | 0.00 | 0.00 | 0.00 | 0.00 | 0.00 | 0.00 | 0.00 | 0.00 | 0.00 | 0.00 | 0.00 | 44.68 | 0.00 | 0.00 | 0.00 | 0.00 | 1.22 |
| 结肠 | C18 | 0.00 | 0.00 | 0.00 | 0.00 | 15.81 | 0.00 | 0.00 | 0.00 | 0.00 | 18.01 | 0.00 | 46.32 | 0.00 | 40.89 | 134.04 | 54.24 | 0.00 | 0.00 | 0.00 | 10.94 |
| 直肠和乙状结肠连接处 | C19—20 | 0.00 | 0.00 | 0.00 | 0.00 | 0.00 | 0.00 | 0.00 | 12.62 | 0.00 | 0.00 | 17.17 | 23.16 | 79.05 | 0.00 | 0.00 | 54.24 | 77.78 | 0.00 | 0.00 | 8.51 |
| 肛门 | C21 | 0.00 | 0.00 | 0.00 | 0.00 | 0.00 | 0.00 | 0.00 | 0.00 | 0.00 | 0.00 | 0.00 | 0.00 | 0.00 | 0.00 | 0.00 | 0.00 | 0.00 | 0.00 | 0.00 | 0.00 |
| 肝脏和肝内胆管 | C22 | 0.00 | 0.00 | 0.00 | 0.00 | 0.00 | 0.00 | 13.48 | 0.00 | 14.13 | 36.01 | 34.34 | 46.32 | 0.00 | 0.00 | 89.36 | 54.24 | 0.00 | 0.00 | 220.69 | 14.58 |
| 胆囊 | C23 | 0.00 | 0.00 | 0.00 | 0.00 | 0.00 | 0.00 | 0.00 | 0.00 | 0.00 | 0.00 | 0.00 | 0.00 | 0.00 | 0.00 | 0.00 | 0.00 | 0.00 | 141.50 | 0.00 | 1.22 |
| 肝外胆管 | C24 | 0.00 | 0.00 | 0.00 | 0.00 | 0.00 | 0.00 | 0.00 | 0.00 | 0.00 | 0.00 | 0.00 | 0.00 | 0.00 | 0.00 | 0.00 | 0.00 | 77.78 | 0.00 | 0.00 | 1.22 |
| 胰腺 | C25 | 0.00 | 0.00 | 0.00 | 0.00 | 0.00 | 0.00 | 0.00 | 0.00 | 0.00 | 0.00 | 0.00 | 0.00 | 0.00 | 0.00 | 0.00 | 0.00 | 77.78 | 0.00 | 0.00 | 1.22 |
| 鼻腔、中耳和副鼻窦 | C30—31 | 0.00 | 0.00 | 0.00 | 0.00 | 0.00 | 0.00 | 0.00 | 0.00 | 0.00 | 0.00 | 0.00 | 0.00 | 0.00 | 0.00 | 0.00 | 0.00 | 0.00 | 0.00 | 0.00 | 0.00 |
| 喉 | C32 | 0.00 | 0.00 | 0.00 | 0.00 | 0.00 | 0.00 | 0.00 | 0.00 | 0.00 | 0.00 | 0.00 | 23.16 | 0.00 | 0.00 | 0.00 | 0.00 | 0.00 | 0.00 | 0.00 | 1.22 |
| 气管、支气管和肺 | C33—34 | 0.00 | 0.00 | 0.00 | 0.00 | 0.00 | 0.00 | 0.00 | 0.00 | 14.13 | 18.01 | 17.17 | 46.32 | 118.57 | 163.56 | 0.00 | 108.47 | 77.78 | 0.00 | 0.00 | 18.23 |

（续上表）

| 部位或病种 | ICD—10 | 0～ | 1～ | 5～ | 10～ | 15～ | 20～ | 25～ | 30～ | 35～ | 40～ | 45～ | 50～ | 55～ | 60～ | 65～ | 70～ | 75～ | 80～ | 85＋ | 合计 |
|---|---|---|---|---|---|---|---|---|---|---|---|---|---|---|---|---|---|---|---|---|---|
| 其他呼吸器官 | C37－38 | 0.00 | 0.00 | 0.00 | 0.00 | 0.00 | 0.00 | 0.00 | 0.00 | 0.00 | 0.00 | 0.00 | 0.00 | 0.00 | 0.00 | 0.00 | 0.00 | 0.00 | 0.00 | 0.00 | 0.00 |
| 骨和关节软骨 | C40－41 | 0.00 | 0.00 | 0.00 | 0.00 | 0.00 | 0.00 | 0.00 | 0.00 | 0.00 | 0.00 | 0.00 | 0.00 | 0.00 | 0.00 | 0.00 | 0.00 | 0.00 | 0.00 | 0.00 | 0.00 |
| 皮肤恶性黑色素瘤 | C43 | 0.00 | 0.00 | 0.00 | 0.00 | 0.00 | 0.00 | 0.00 | 0.00 | 0.00 | 0.00 | 0.00 | 0.00 | 0.00 | 0.00 | 0.00 | 0.00 | 0.00 | 0.00 | 0.00 | 0.00 |
| 皮肤其他恶性肿瘤 | C44 | 0.00 | 0.00 | 0.00 | 0.00 | 0.00 | 0.00 | 0.00 | 0.00 | 0.00 | 18.01 | 0.00 | 23.16 | 0.00 | 0.00 | 0.00 | 0.00 | 77.78 | 0.00 | 0.00 | 3.65 |
| 间皮瘤 | C45 | 0.00 | 0.00 | 0.00 | 0.00 | 0.00 | 0.00 | 0.00 | 0.00 | 0.00 | 0.00 | 0.00 | 0.00 | 0.00 | 0.00 | 0.00 | 0.00 | 0.00 | 0.00 | 0.00 | 0.00 |
| kaposi 氏肉瘤 | C46 | 0.00 | 0.00 | 0.00 | 0.00 | 0.00 | 0.00 | 0.00 | 0.00 | 0.00 | 0.00 | 0.00 | 0.00 | 0.00 | 0.00 | 0.00 | 0.00 | 0.00 | 0.00 | 0.00 | 0.00 |
| 结缔组织和其他软组织 | C47、49 | 0.00 | 0.00 | 0.00 | 0.00 | 0.00 | 0.00 | 0.00 | 0.00 | 0.00 | 0.00 | 0.00 | 0.00 | 0.00 | 0.00 | 0.00 | 0.00 | 0.00 | 0.00 | 0.00 | 0.00 |
| 乳房 | C50 | 0.00 | 0.00 | 0.00 | 0.00 | 0.00 | 0.00 | 0.00 | 0.00 | 14.13 | 18.01 | 0.00 | 0.00 | 0.00 | 40.89 | 0.00 | 0.00 | 0.00 | 0.00 | 0.00 | 3.65 |
| 外阴 | C51 | 0.00 | 0.00 | 0.00 | 0.00 | 0.00 | 0.00 | 0.00 | 0.00 | 0.00 | 0.00 | 0.00 | 0.00 | 0.00 | 0.00 | 0.00 | 0.00 | 0.00 | 0.00 | 0.00 | 0.00 |
| 阴道 | C52 | 0.00 | 0.00 | 0.00 | 0.00 | 0.00 | 0.00 | 0.00 | 0.00 | 0.00 | 0.00 | 0.00 | 0.00 | 0.00 | 0.00 | 0.00 | 0.00 | 0.00 | 0.00 | 0.00 | 0.00 |
| 子宫颈 | C53 | 0.00 | 0.00 | 0.00 | 0.00 | 0.00 | 0.00 | 0.00 | 0.00 | 14.13 | 0.00 | 0.00 | 23.16 | 0.00 | 40.89 | 0.00 | 0.00 | 0.00 | 0.00 | 0.00 | 3.65 |
| 子宫体 | C54 | 0.00 | 0.00 | 0.00 | 0.00 | 0.00 | 0.00 | 0.00 | 0.00 | 0.00 | 18.01 | 17.17 | 23.16 | 0.00 | 0.00 | 0.00 | 0.00 | 0.00 | 0.00 | 0.00 | 3.65 |
| 子宫恶性肿瘤、未注明部位 | C55 | 0.00 | 0.00 | 0.00 | 0.00 | 0.00 | 0.00 | 0.00 | 0.00 | 0.00 | 0.00 | 0.00 | 0.00 | 0.00 | 0.00 | 0.00 | 0.00 | 0.00 | 0.00 | 0.00 | 0.00 |
| 卵巢 | C56 | 0.00 | 0.00 | 0.00 | 0.00 | 0.00 | 0.00 | 0.00 | 0.00 | 0.00 | 0.00 | 0.00 | 0.00 | 0.00 | 0.00 | 0.00 | 0.00 | 0.00 | 0.00 | 0.00 | 0.00 |
| 其他和未说明的女性生殖器官恶性肿瘤 | C57 | 0.00 | 0.00 | 0.00 | 0.00 | 0.00 | 0.00 | 0.00 | 0.00 | 0.00 | 18.01 | 0.00 | 0.00 | 0.00 | 0.00 | 0.00 | 0.00 | 0.00 | 0.00 | 0.00 | 1.22 |
| 胎盘 | C58 | 0.00 | 0.00 | 0.00 | 0.00 | 0.00 | 0.00 | 0.00 | 0.00 | 0.00 | 0.00 | 0.00 | 0.00 | 0.00 | 0.00 | 0.00 | 0.00 | 0.00 | 0.00 | 0.00 | 0.00 |
| 阴茎 | C60 | 0.00 | 0.00 | 0.00 | 0.00 | 0.00 | 0.00 | 0.00 | 0.00 | 0.00 | 0.00 | 0.00 | 0.00 | 0.00 | 0.00 | 0.00 | 0.00 | 0.00 | 0.00 | 0.00 | 0.00 |
| 前列腺 | C61 | 0.00 | 0.00 | 0.00 | 0.00 | 0.00 | 0.00 | 0.00 | 0.00 | 0.00 | 0.00 | 0.00 | 0.00 | 0.00 | 0.00 | 0.00 | 0.00 | 77.78 | 0.00 | 0.00 | 1.22 |
| 睾丸 | C62 | 0.00 | 0.00 | 0.00 | 0.00 | 0.00 | 0.00 | 0.00 | 0.00 | 0.00 | 0.00 | 0.00 | 0.00 | 0.00 | 0.00 | 0.00 | 0.00 | 0.00 | 0.00 | 0.00 | 0.00 |
| 其他和未说明的男性生殖器官恶性肿瘤 | C63 | 0.00 | 0.00 | 0.00 | 0.00 | 0.00 | 0.00 | 0.00 | 0.00 | 0.00 | 0.00 | 0.00 | 0.00 | 0.00 | 0.00 | 0.00 | 0.00 | 0.00 | 0.00 | 0.00 | 0.00 |
| 肾脏 | C64 | 0.00 | 0.00 | 0.00 | 0.00 | 0.00 | 0.00 | 0.00 | 0.00 | 0.00 | 0.00 | 0.00 | 0.00 | 0.00 | 0.00 | 0.00 | 0.00 | 0.00 | 0.00 | 0.00 | 0.00 |
| 肾盂、肾盏 | C65 | 0.00 | 0.00 | 0.00 | 0.00 | 0.00 | 0.00 | 0.00 | 0.00 | 0.00 | 0.00 | 0.00 | 0.00 | 0.00 | 40.89 | 0.00 | 0.00 | 0.00 | 0.00 | 0.00 | 1.22 |

（续上表）

| 部位或病种 | ICD—10 | 0～ | 1～ | 5～ | 10～ | 15～ | 20～ | 25～ | 30～ | 35～ | 40～ | 45～ | 50～ | 55～ | 60～ | 65～ | 70～ | 75～ | 80～ | 85＋ | 合计 |
|---|---|---|---|---|---|---|---|---|---|---|---|---|---|---|---|---|---|---|---|---|---|
| 输尿管 | C66 | 0.00 | 0.00 | 0.00 | 0.00 | 0.00 | 0.00 | 0.00 | 0.00 | 0.00 | 0.00 | 0.00 | 0.00 | 39.52 | 0.00 | 0.00 | 0.00 | 0.00 | 0.00 | 0.00 | 1.22 |
| 膀胱 | C67 | 0.00 | 0.00 | 0.00 | 0.00 | 0.00 | 0.00 | 0.00 | 0.00 | 0.00 | 0.00 | 0.00 | 0.00 | 0.00 | 0.00 | 44.68 | 0.00 | 0.00 | 0.00 | 0.00 | 1.22 |
| 其他和未说明的泌尿器官 | C68 | 0.00 | 0.00 | 0.00 | 0.00 | 0.00 | 0.00 | 0.00 | 0.00 | 0.00 | 0.00 | 0.00 | 0.00 | 0.00 | 0.00 | 0.00 | 0.00 | 0.00 | 0.00 | 0.00 | 0.00 |
| 眼 | C69 | 0.00 | 0.00 | 0.00 | 0.00 | 0.00 | 0.00 | 0.00 | 0.00 | 0.00 | 0.00 | 0.00 | 0.00 | 0.00 | 0.00 | 0.00 | 0.00 | 0.00 | 0.00 | 0.00 | 0.00 |
| 脑、神经系统 | C70－72、D | 0.00 | 20.95 | 0.00 | 0.00 | 0.00 | 17.77 | 0.00 | 0.00 | 14.13 | 0.00 | 0.00 | 23.16 | 0.00 | 0.00 | 0.00 | 0.00 | 0.00 | 0.00 | 0.00 | 4.86 |
| 甲状腺 | C73 | 0.00 | 0.00 | 0.00 | 0.00 | 0.00 | 0.00 | 13.48 | 0.00 | 0.00 | 0.00 | 0.00 | 0.00 | 0.00 | 0.00 | 0.00 | 0.00 | 0.00 | 0.00 | 0.00 | 1.22 |
| 肾上腺 | C74 | 0.00 | 0.00 | 0.00 | 0.00 | 0.00 | 0.00 | 0.00 | 0.00 | 0.00 | 0.00 | 0.00 | 23.16 | 0.00 | 0.00 | 0.00 | 0.00 | 0.00 | 0.00 | 0.00 | 1.22 |
| 其他内分泌腺 | C75 | 0.00 | 0.00 | 0.00 | 0.00 | 0.00 | 0.00 | 0.00 | 0.00 | 0.00 | 0.00 | 0.00 | 0.00 | 0.00 | 0.00 | 0.00 | 0.00 | 0.00 | 0.00 | 0.00 | 0.00 |
| 霍奇金氏病 | C81 | 0.00 | 0.00 | 0.00 | 0.00 | 0.00 | 17.77 | 0.00 | 0.00 | 0.00 | 0.00 | 0.00 | 0.00 | 0.00 | 0.00 | 0.00 | 0.00 | 0.00 | 0.00 | 0.00 | 1.22 |
| 非霍奇金氏病 | C82－85、C96 | 0.00 | 0.00 | 0.00 | 0.00 | 0.00 | 0.00 | 13.48 | 0.00 | 0.00 | 0.00 | 0.00 | 0.00 | 0.00 | 0.00 | 0.00 | 0.00 | 77.78 | 0.00 | 0.00 | 2.43 |
| 多发性骨髓瘤和恶性浆细胞肿瘤 | C90 | 0.00 | 0.00 | 0.00 | 0.00 | 0.00 | 0.00 | 0.00 | 0.00 | 0.00 | 0.00 | 0.00 | 0.00 | 0.00 | 0.00 | 44.68 | 0.00 | 0.00 | 0.00 | 0.00 | 1.22 |
| 淋巴细胞白血病 | C91 | 0.00 | 0.00 | 0.00 | 0.00 | 0.00 | 0.00 | 0.00 | 0.00 | 0.00 | 0.00 | 0.00 | 0.00 | 0.00 | 0.00 | 0.00 | 0.00 | 0.00 | 0.00 | 0.00 | 0.00 |
| 髓细胞性白血病 | C92 | 0.00 | 0.00 | 0.00 | 0.00 | 0.00 | 0.00 | 0.00 | 0.00 | 14.13 | 0.00 | 0.00 | 23.16 | 0.00 | 0.00 | 0.00 | 0.00 | 0.00 | 0.00 | 0.00 | 2.43 |
| 单核细胞性白血病 | C93 | 0.00 | 0.00 | 0.00 | 0.00 | 0.00 | 0.00 | 0.00 | 0.00 | 0.00 | 0.00 | 0.00 | 0.00 | 0.00 | 0.00 | 0.00 | 0.00 | 0.00 | 0.00 | 0.00 | 0.00 |
| 其他指明的白血病 | C94 | 0.00 | 0.00 | 0.00 | 0.00 | 0.00 | 0.00 | 0.00 | 0.00 | 0.00 | 0.00 | 0.00 | 0.00 | 0.00 | 0.00 | 0.00 | 0.00 | 0.00 | 0.00 | 0.00 | 0.00 |
| 未指明细胞类型的白血病 | C95 | 0.00 | 0.00 | 0.00 | 0.00 | 0.00 | 0.00 | 0.00 | 0.00 | 0.00 | 0.00 | 0.00 | 0.00 | 0.00 | 0.00 | 0.00 | 0.00 | 0.00 | 0.00 | 0.00 | 0.00 |
| 独立的多个部位的（原发性）恶性肿瘤 | C97 | 0.00 | 0.00 | 0.00 | 0.00 | 0.00 | 0.00 | 0.00 | 0.00 | 0.00 | 0.00 | 0.00 | 0.00 | 0.00 | 0.00 | 0.00 | 0.00 | 0.00 | 0.00 | 0.00 | 0.00 |
| 其他及不明部位 | C26、39、48、76－80 | 0.00 | 0.00 | 0.00 | 12.40 | 0.00 | 0.00 | 0.00 | 0.00 | 14.13 | 18.01 | 0.00 | 0.00 | 0.00 | 40.89 | 0.00 | 0.00 | 0.00 | 0.00 | 0.00 | 4.86 |
| 除 C44 合计 | | 0.00 | 20.95 | 0.00 | 12.40 | 15.81 | 35.54 | 40.43 | 37.85 | 113.02 | 216.08 | 223.21 | 393.75 | 316.20 | 490.67 | 536.17 | 433.89 | 544.49 | 141.50 | 220.69 | 133.67 |
| 合计 | | 0.00 | 20.95 | 0.00 | 12.40 | 15.81 | 35.54 | 40.43 | 37.85 | 113.02 | 234.09 | 223.21 | 416.91 | 316.20 | 490.67 | 536.17 | 433.89 | 622.28 | 141.50 | 220.69 | 137.32 |

## 6. 发病顺位

2000—2004 年中山市神湾镇男性发病前 10 位恶性肿瘤依次是鼻咽、肝脏和肝内胆管、气管/支气管和肺、胃、直肠和乙状结肠连接处、结肠、食管、脑/神经系统、皮肤其他恶性肿瘤、肾盂/肾盏恶性肿瘤，其发病数占同期神湾镇男性恶性肿瘤发病总数的 81.70%（表 403，图 230）。

**表 403　中山市神湾镇 2000—2004 年男性前 10 位恶性肿瘤发病概况（N，1/10$^5$，%）**

| 位次 | 部位或病种 | ICD—10 | 例数 | 粗率 | 中标率 | 世标率 | 构成比 |
|---|---|---|---|---|---|---|---|
| 1 | 鼻咽 | C11 | 15 | 36.71 | 28.53 | 34.01 | 21.13 |
| 2 | 肝脏和肝内胆管 | C22 | 11 | 26.92 | 18.55 | 26.55 | 15.49 |
| 3 | 气管、支气管和肺 | C33－34 | 9 | 22.02 | 17.68 | 23.81 | 12.68 |
| 4 | 胃 | C16 | 6 | 14.68 | 11.34 | 15.54 | 8.45 |
| 5 | 直肠和乙状结肠连接处 | C19－20 | 5 | 12.24 | 9.85 | 11.39 | 7.04 |
| 6 | 结肠 | C18 | 4 | 9.79 | 9.71 | 10.51 | 5.63 |
| 7 | 食管 | C15 | 3 | 7.34 | 5.80 | 8.09 | 4.23 |
| 8 | 脑、神经系统 | C70－72、D | 2 | 4.89 | 4.42 | 5.47 | 2.82 |
| 9 | 皮肤其他恶性肿瘤 | C44 | 2 | 4.89 | 3.62 | 4.48 | 2.82 |
| 10 | 肾盂、肾盏 | C65 | 1 | 2.45 | 2.22 | 3.25 | 1.41 |
| 合计 | | | 58 | | | | 81.70 |

注：中标率为中国标化发病率，世标率为世界标化发病率。

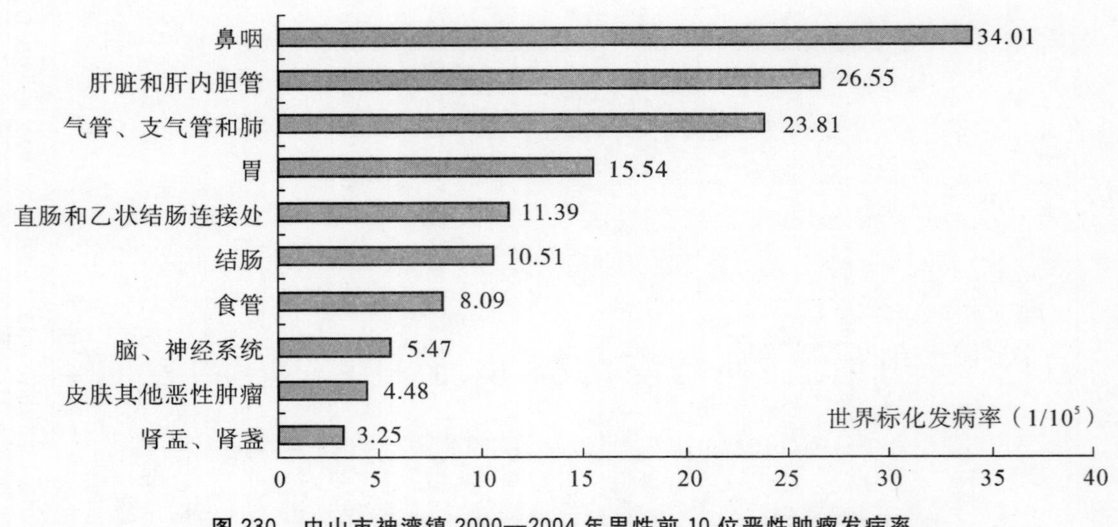


**图 230　中山市神湾镇 2000—2004 年男性前 10 位恶性肿瘤发病率**

女性发病前10位恶性肿瘤依次是气管/支气管和肺、鼻咽、结肠、子宫颈、乳房、子宫体、直肠和乙状结肠连接处、脑/神经系统、非霍奇金氏病、髓细胞性白血病，其发病数占同期神湾镇女性恶性肿瘤发病总数的78.56%（表404，图231）。

**表404　中山市神湾镇2000—2004年女性前10位恶性肿瘤发病概况（N，$1/10^5$，%）**

| 位次 | 部位或病种 | ICD—10 | 例数 | 粗率 | 中标率 | 世标率 | 构成比 |
|---|---|---|---|---|---|---|---|
| 1 | 气管、支气管和肺 | C33－34 | 6 | 14.48 | 12.33 | 15.10 | 14.29 |
| 2 | 鼻咽 | C11 | 6 | 14.48 | 10.32 | 13.25 | 14.29 |
| 3 | 结肠 | C18 | 5 | 12.07 | 8.81 | 12.09 | 11.90 |
| 4 | 子宫颈 | C53 | 3 | 7.24 | 5.63 | 7.27 | 7.14 |
| 5 | 乳房 | C50 | 3 | 7.24 | 5.51 | 7.15 | 7.14 |
| 6 | 子宫体 | C54 | 3 | 7.24 | 5.24 | 6.54 | 7.14 |
| 7 | 直肠和乙状结肠连接处 | C19－20 | 2 | 4.83 | 4.27 | 5.19 | 4.76 |
| 8 | 脑、神经系统 | C70－72、D | 2 | 4.83 | 4.46 | 5.10 | 4.76 |
| 9 | 非霍奇金氏病 | C82－85、96 | 2 | 4.83 | 3.49 | 3.36 | 4.76 |
| 10 | 髓细胞性白血病 | C92 | 1 | 2.41 | 1.87 | 2.30 | 2.38 |
| 合计 | | | 33 | | | | 78.56 |

注：中标率为中国标化发病率，世标率为世界标化发病率。

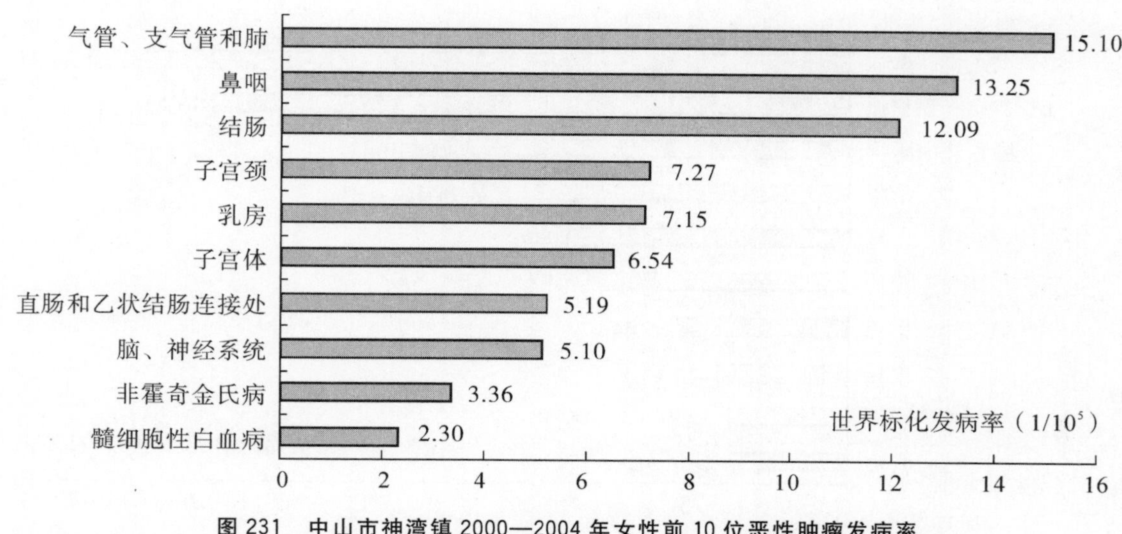


**图231　中山市神湾镇2000—2004年女性前10位恶性肿瘤发病率**

男女合计发病前10位恶性肿瘤依次是鼻咽、气管/支气管和肺、肝脏和肝内胆管、结肠、胃、直肠和乙状结肠连接处、脑/神经系统、食管、子宫颈和乳房恶性肿瘤，其发病数占同期神湾镇男女合计恶性肿瘤发病总数的 74.30％（表 405，图 232），其中鼻咽癌发病分别占同期神湾镇男、女和合计恶性肿瘤发病顺位的第 1、2 位和第 1 位（表 403、表 404、表 405，图 230、图 231、图 232）。

**表 405　中山市神湾镇 2000—2004 年男女合计前 10 位恶性肿瘤发病概况（N，1/10⁵，%）**

| 位次 | 部位或病种 | ICD—10 | 例数 | 粗率 | 中标率 | 世标率 | 构成比 |
|---|---|---|---|---|---|---|---|
| 1 | 鼻咽 | C11 | 21 | 25.52 | 19.13 | 23.31 | 18.58 |
| 2 | 气管、支气管和肺 | C33－34 | 15 | 18.23 | 15.02 | 19.51 | 13.27 |
| 3 | 肝脏和肝内胆管 | C22 | 12 | 14.58 | 10.18 | 13.33 | 10.62 |
| 4 | 结肠 | C18 | 9 | 10.94 | 9.46 | 11.56 | 7.96 |
| 5 | 胃 | C16 | 7 | 8.51 | 6.35 | 8.62 | 6.19 |
| 6 | 直肠和乙状结肠连接处 | C19－20 | 7 | 8.51 | 6.79 | 7.97 | 6.19 |
| 7 | 脑、神经系统 | C70－72、D | 4 | 4.86 | 4.56 | 5.44 | 3.54 |
| 8 | 食管 | C15 | 3 | 3.65 | 2.87 | 4.01 | 2.65 |
| 9 | 子宫颈 | C53 | 3 | 3.65 | 2.82 | 3.64 | 2.65 |
| 10 | 乳房 | C50 | 3 | 3.65 | 2.75 | 3.56 | 2.65 |
| 合计 | | | 84 | | | | 74.30 |

注：中标率为中国标化发病率，世标率为世界标化发病率。

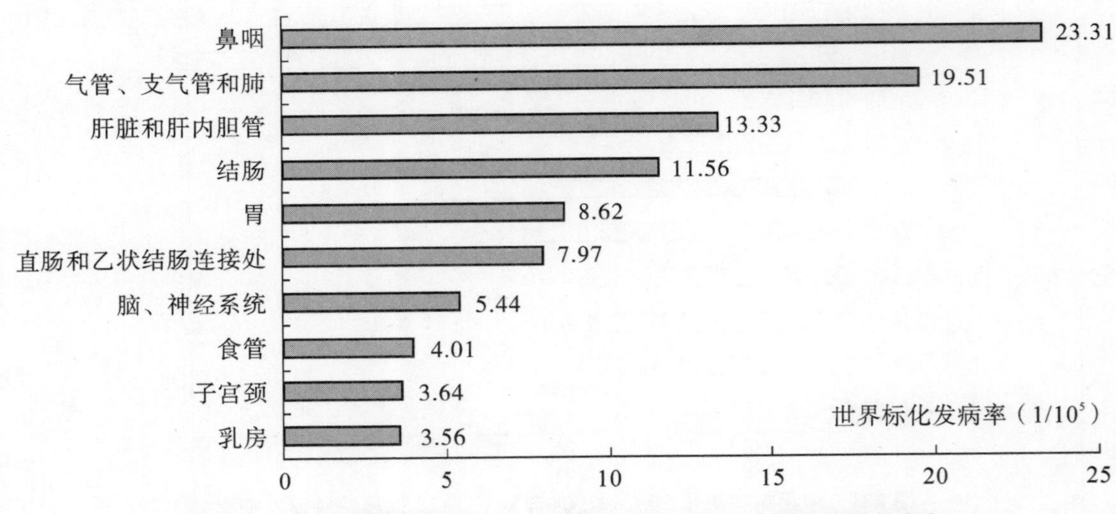


**图 232　中山市神湾镇 2000—2004 年男女合计前 10 位恶性肿瘤发病率**

表 406　中山市神湾镇 2000—2004 年男性前 10 位恶性肿瘤发病概况（N，1/10$^5$，%）

| 部位或病种 | ICD—10 | 粗率 | 0～ | 15～ | 45～ | 55～ | 65＋ | 中标率 | 世标率 | 35～64 岁截缩率 | 0～64 岁累积率 | 0～74 岁累积率 | 例数 | 构成比 |
|---|---|---|---|---|---|---|---|---|---|---|---|---|---|---|
| 唇 | C00 | 0.00 | 0.00 | 0.00 | 0.00 | 0.00 | 0.00 | 0.00 | 0.00 | 0.00 | 0.00 | 0.00 | 0 | 0.00 |
| 舌 | C01—02 | 0.00 | 0.00 | 0.00 | 0.00 | 0.00 | 0.00 | 0.00 | 0.00 | 0.00 | 0.00 | 0.00 | 0 | 0.00 |
| 口 | C03—06 | 0.00 | 0.00 | 0.00 | 0.00 | 0.00 | 0.00 | 0.00 | 0.00 | 0.00 | 0.00 | 0.00 | 0 | 0.00 |
| 唾液腺 | C07—08 | 2.45 | 0.00 | 0.00 | 0.00 | 0.00 | 35.26 | 1.68 | 2.35 | 0.00 | 0.00 | 0.59 | 1 | 1.41 |
| 扁桃腺 | C09 | 0.00 | 0.00 | 0.00 | 0.00 | 0.00 | 0.00 | 0.00 | 0.00 | 0.00 | 0.00 | 0.00 | 0 | 0.00 |
| 其他口咽部 | C10 | 0.00 | 0.00 | 0.00 | 0.00 | 0.00 | 0.00 | 0.00 | 0.00 | 0.00 | 0.00 | 0.00 | 0 | 0.00 |
| 鼻咽部 | C11 | 36.71 | 0.00 | 30.54 | 79.16 | 120.84 | 70.51 | 28.53 | 34.01 | 85.05 | 2.96 | 3.54 | 15 | 21.13 |
| 喉咽部 | C12—13 | 0.00 | 0.00 | 0.00 | 0.00 | 0.00 | 0.00 | 0.00 | 0.00 | 0.00 | 0.00 | 0.00 | 0 | 0.00 |
| 唇，口腔和咽的其他部位和具体部位不明 | C14 | 0.00 | 0.00 | 0.00 | 0.00 | 0.00 | 0.00 | 0.00 | 0.00 | 0.00 | 0.00 | 0.00 | 0 | 0.00 |
| 食管 | C15 | 7.34 | 0.00 | 0.00 | 19.79 | 40.28 | 35.26 | 5.80 | 8.09 | 15.29 | 0.58 | 1.04 | 3 | 4.23 |
| 胃 | C16 | 14.68 | 0.00 | 0.00 | 39.58 | 40.28 | 105.77 | 11.34 | 15.54 | 22.85 | 0.81 | 2.32 | 6 | 8.45 |
| 小肠 | C17 | 2.45 | 0.00 | 0.00 | 0.00 | 0.00 | 35.26 | 1.96 | 2.77 | 0.00 | 0.00 | 0.46 | 1 | 1.41 |
| 结肠 | C18 | 9.79 | 0.00 | 10.18 | 19.79 | 40.28 | 0.00 | 9.71 | 10.51 | 23.25 | 0.97 | 0.97 | 4 | 5.63 |
| 直肠和乙状结肠连接处 | C19—20 | 12.24 | 0.00 | 5.09 | 19.79 | 40.28 | 70.51 | 9.85 | 11.39 | 18.30 | 0.76 | 1.35 | 5 | 7.04 |
| 肛门 | C21 | 0.00 | 0.00 | 0.00 | 0.00 | 0.00 | 0.00 | 0.00 | 0.00 | 0.00 | 0.00 | 0.00 | 0 | 0.00 |
| 肝脏和肝内胆管 | C22 | 26.92 | 0.00 | 15.27 | 79.16 | 0.00 | 141.03 | 18.55 | 26.55 | 47.87 | 1.31 | 2.82 | 11 | 15.49 |
| 胆囊 | C23 | 2.45 | 0.00 | 0.00 | 0.00 | 0.00 | 35.26 | 1.44 | 1.95 | 0.00 | 0.00 | 0.00 | 1 | 1.41 |
| 肝外胆管 | C24 | 2.45 | 0.00 | 0.00 | 0.00 | 0.00 | 35.26 | 1.67 | 1.94 | 0.00 | 0.00 | 0.00 | 1 | 1.41 |
| 胰腺 | C25 | 0.00 | 0.00 | 0.00 | 0.00 | 0.00 | 0.00 | 0.00 | 0.00 | 0.00 | 0.00 | 0.00 | 0 | 0.00 |
| 鼻腔、中耳和副鼻窦 | C30—31 | 0.00 | 0.00 | 0.00 | 0.00 | 0.00 | 0.00 | 0.00 | 0.00 | 0.00 | 0.00 | 0.00 | 0 | 0.00 |
| 喉 | C32 | 2.45 | 0.00 | 0.00 | 19.79 | 0.00 | 0.00 | 1.90 | 2.33 | 7.56 | 0.23 | 0.23 | 1 | 1.41 |
| 气管、支气管和肺 | C33—34 | 22.02 | 0.00 | 5.09 | 59.37 | 161.11 | 35.26 | 17.68 | 23.81 | 63.77 | 2.44 | 2.44 | 9 | 12.68 |

（续上表）

| 部位或病种 | ICD—10 | 粗率 | 0～ | 15～ | 45～ | 55～ | 65＋ | 中标率 | 世标率 | 35～64岁截缩率 | 0～64岁累积率 | 0～74岁累积率 | 例数 | 构成比 |
|---|---|---|---|---|---|---|---|---|---|---|---|---|---|---|
| 其他呼吸器官 | C37－38 | 0.00 | 0.00 | 0.00 | 0.00 | 0.00 | 0.00 | 0.00 | 0.00 | 0.00 | 0.00 | 0.00 | 0 | 0.00 |
| 骨和关节软骨 | C40－41 | 0.00 | 0.00 | 0.00 | 0.00 | 0.00 | 0.00 | 0.00 | 0.00 | 0.00 | 0.00 | 0.00 | 0 | 0.00 |
| 皮肤恶性黑色素瘤 | C43 | 0.00 | 0.00 | 0.00 | 0.00 | 0.00 | 0.00 | 0.00 | 0.00 | 0.00 | 0.00 | 0.00 | 0 | 0.00 |
| 皮肤其他恶性肿瘤 | C44 | 4.89 | 0.00 | 5.09 | 19.79 | 0.00 | 0.00 | 3.62 | 4.48 | 14.41 | 0.41 | 0.41 | 2 | 2.82 |
| 间皮瘤 | C45 | 0.00 | 0.00 | 0.00 | 0.00 | 0.00 | 0.00 | 0.00 | 0.00 | 0.00 | 0.00 | 0.00 | 0 | 0.00 |
| kaposi氏肉瘤 | C46 | 0.00 | 0.00 | 0.00 | 0.00 | 0.00 | 0.00 | 0.00 | 0.00 | 0.00 | 0.00 | 0.00 | 0 | 0.00 |
| 结缔组织和其他软组织 | C47、49 | 0.00 | 0.00 | 0.00 | 0.00 | 0.00 | 0.00 | 0.00 | 0.00 | 0.00 | 0.00 | 0.00 | 0 | 0.00 |
| 乳房 | C50 | 0.00 | 0.00 | 0.00 | 0.00 | 0.00 | 0.00 | 0.00 | 0.00 | 0.00 | 0.00 | 0.00 | 0 | 0.00 |
| 外阴 | C51 | 0.00 | 0.00 | 0.00 | 0.00 | 0.00 | 0.00 | 0.00 | 0.00 | 0.00 | 0.00 | 0.00 | 0 | 0.00 |
| 阴道 | C52 | 0.00 | 0.00 | 0.00 | 0.00 | 0.00 | 0.00 | 0.00 | 0.00 | 0.00 | 0.00 | 0.00 | 0 | 0.00 |
| 子宫颈 | C53 | 0.00 | 0.00 | 0.00 | 0.00 | 0.00 | 0.00 | 0.00 | 0.00 | 0.00 | 0.00 | 0.00 | 0 | 0.00 |
| 子宫体 | C54 | 0.00 | 0.00 | 0.00 | 0.00 | 0.00 | 0.00 | 0.00 | 0.00 | 0.00 | 0.00 | 0.00 | 0 | 0.00 |
| 子宫恶性肿瘤、未注明部位 | C55 | 0.00 | 0.00 | 0.00 | 0.00 | 0.00 | 0.00 | 0.00 | 0.00 | 0.00 | 0.00 | 0.00 | 0 | 0.00 |
| 卵巢 | C56 | 0.00 | 0.00 | 0.00 | 0.00 | 0.00 | 0.00 | 0.00 | 0.00 | 0.00 | 0.00 | 0.00 | 0 | 0.00 |
| 其他和未说明的女性生殖器官恶性肿瘤 | C57 | 0.00 | 0.00 | 0.00 | 0.00 | 0.00 | 0.00 | 0.00 | 0.00 | 0.00 | 0.00 | 0.00 | 0 | 0.00 |
| 胎盘 | C58 | 0.00 | 0.00 | 0.00 | 0.00 | 0.00 | 0.00 | 0.00 | 0.00 | 0.00 | 0.00 | 0.00 | 0 | 0.00 |
| 阴茎 | C60 | 0.00 | 0.00 | 0.00 | 0.00 | 0.00 | 0.00 | 0.00 | 0.00 | 0.00 | 0.00 | 0.00 | 0 | 0.00 |
| 前列腺 | C61 | 2.45 | 0.00 | 0.00 | 0.00 | 0.00 | 35.26 | 1.67 | 1.94 | 0.00 | 0.00 | 0.00 | 1 | 1.41 |
| 睾丸 | C62 | 0.00 | 0.00 | 0.00 | 0.00 | 0.00 | 0.00 | 0.00 | 0.00 | 0.00 | 0.00 | 0.00 | 0 | 0.00 |
| 其他和未说明的男性生殖器官恶性肿瘤 | C63 | 0.00 | 0.00 | 0.00 | 0.00 | 0.00 | 0.00 | 0.00 | 0.00 | 0.00 | 0.00 | 0.00 | 0 | 0.00 |
| 肾脏 | C64 | 0.00 | 0.00 | 0.00 | 0.00 | 0.00 | 0.00 | 0.00 | 0.00 | 0.00 | 0.00 | 0.00 | 0 | 0.00 |
| 肾盂、肾盏 | C65 | 2.45 | 0.00 | 0.00 | 0.00 | 40.28 | 0.00 | 2.22 | 3.25 | 8.83 | 0.41 | 0.41 | 1 | 1.41 |

（续上表）

| 部位或病种 | ICD—10 | 粗率 | 0～ | 15～ | 45～ | 55～ | 65＋ | 中标率 | 世标率 | 35～64 岁截缩率 | 0～64 岁累积率 | 0～74 岁累积率 | 例数 | 构成比 |
|---|---|---|---|---|---|---|---|---|---|---|---|---|---|---|
| 输尿管 | C66 | 2.45 | 0.00 | 0.00 | 0.00 | 40.28 | 0.00 | 2.70 | 3.19 | 10.74 | 0.40 | 0.40 | 1 | 1.41 |
| 膀胱 | C67 | 2.45 | 0.00 | 0.00 | 0.00 | 0.00 | 35.26 | 1.96 | 2.77 | 0.00 | 0.00 | 0.46 | 1 | 1.41 |
| 其他和未说明的泌尿器官 | C68 | 0.00 | 0.00 | 0.00 | 0.00 | 0.00 | 0.00 | 0.00 | 0.00 | 0.00 | 0.00 | 0.00 | 0 | 0.00 |
| 眼 | C69 | 0.00 | 0.00 | 0.00 | 0.00 | 0.00 | 0.00 | 0.00 | 0.00 | 0.00 | 0.00 | 0.00 | 0 | 0.00 |
| 脑、神经系统 | C70—72、D | 4.89 | 9.22 | 5.09 | 0.00 | 0.00 | 0.00 | 4.42 | 5.47 | 6.14 | 0.30 | 0.30 | 2 | 2.82 |
| 甲状腺 | C73 | 0.00 | 0.00 | 0.00 | 0.00 | 0.00 | 0.00 | 0.00 | 0.00 | 0.00 | 0.00 | 0.00 | 0 | 0.00 |
| 肾上腺 | C74 | 2.45 | 0.00 | 0.00 | 19.79 | 0.00 | 0.00 | 1.90 | 2.33 | 7.56 | 0.23 | 0.23 | 1 | 1.41 |
| 其他内分泌腺 | C75 | 0.00 | 0.00 | 0.00 | 0.00 | 0.00 | 0.00 | 0.00 | 0.00 | 0.00 | 0.00 | 0.00 | 0 | 0.00 |
| 霍奇金氏病 | C81 | 2.45 | 0.00 | 5.09 | 0.00 | 0.00 | 0.00 | 2.68 | 2.89 | 0.00 | 0.18 | 0.18 | 1 | 1.41 |
| 非霍奇金氏病 | C82—85、C96 | 0.00 | 0.00 | 0.00 | 0.00 | 0.00 | 0.00 | 0.00 | 0.00 | 0.00 | 0.00 | 0.00 | 0 | 0.00 |
| 多发性骨髓瘤和恶性浆细胞肿瘤 | C90 | 2.45 | 0.00 | 0.00 | 0.00 | 0.00 | 35.26 | 1.96 | 2.77 | 0.00 | 0.00 | 0.46 | 1 | 1.41 |
| 淋巴细胞白血病 | C91 | 0.00 | 0.00 | 0.00 | 0.00 | 0.00 | 0.00 | 0.00 | 0.00 | 0.00 | 0.00 | 0.00 | 0 | 0.00 |
| 髓细胞性白血病 | C92 | 2.45 | 0.00 | 5.09 | 0.00 | 0.00 | 0.00 | 1.54 | 1.71 | 6.14 | 0.14 | 0.14 | 1 | 1.41 |
| 单核细胞性白血病 | C93 | 0.00 | 0.00 | 0.00 | 0.00 | 0.00 | 0.00 | 0.00 | 0.00 | 0.00 | 0.00 | 0.00 | 0 | 0.00 |
| 其他指明的白血病 | C94 | 0.00 | 0.00 | 0.00 | 0.00 | 0.00 | 0.00 | 0.00 | 0.00 | 0.00 | 0.00 | 0.00 | 0 | 0.00 |
| 未指明细胞类型的白血病 | C95 | 0.00 | 0.00 | 0.00 | 0.00 | 0.00 | 0.00 | 0.00 | 0.00 | 0.00 | 0.00 | 0.00 | 0 | 0.00 |
| 独立的多个部位的（原发性）恶性肿瘤 | C97 | 0.00 | 0.00 | 0.00 | 0.00 | 0.00 | 0.00 | 0.00 | 0.00 | 0.00 | 0.00 | 0.00 | 0 | 0.00 |
| 其他及不明部位 | C26、39、48、76—80 | 2.45 | 0.00 | 0.00 | 0.00 | 40.28 | 0.00 | 2.22 | 3.25 | 8.83 | 0.41 | 0.41 | 1 | 1.41 |
| 除 C44 合计 |  | 168.85 | 9.22 | 81.44 | 356.20 | 563.90 | 705.13 | 133.37 | 170.82 | 332.19 | 12.14 | 18.77 | 69 | 97.18 |
| 合计 |  | 173.75 | 9.22 | 86.53 | 375.99 | 563.90 | 705.13 | 136.99 | 175.30 | 346.60 | 12.55 | 19.18 | 71 | 100.00 |

注：中标率为中国标化发病率，世标率为世界标化发病率。

**表 407　中山市神湾镇 2000—2004 年女性前 10 位恶性肿瘤发病概况（N，1/10$^5$，%）**

| 部位或病种 | ICD—10 | 粗率 | 0～ | 15～ | 45～ | 55～ | 65＋ | 中标率 | 世标率 | 35～64 岁截缩率 | 0～64 岁累积率 | 0～74 岁累积率 | 例数 | 构成比 |
|---|---|---|---|---|---|---|---|---|---|---|---|---|---|---|
| 唇 | C00 | 0.00 | 0.00 | 0.00 | 0.00 | 0.00 | 0.00 | 0.00 | 0.00 | 0.00 | 0.00 | 0.00 | 0 | 0.00 |
| 舌 | C01—02 | 0.00 | 0.00 | 0.00 | 0.00 | 0.00 | 0.00 | 0.00 | 0.00 | 0.00 | 0.00 | 0.00 | 0 | 0.00 |
| 口 | C03—06 | 0.00 | 0.00 | 0.00 | 0.00 | 0.00 | 0.00 | 0.00 | 0.00 | 0.00 | 0.00 | 0.00 | 0 | 0.00 |
| 唾液腺 | C07—08 | 0.00 | 0.00 | 0.00 | 0.00 | 0.00 | 0.00 | 0.00 | 0.00 | 0.00 | 0.00 | 0.00 | 0 | 0.00 |
| 扁桃腺 | C09 | 0.00 | 0.00 | 0.00 | 0.00 | 0.00 | 0.00 | 0.00 | 0.00 | 0.00 | 0.00 | 0.00 | 0 | 0.00 |
| 其他口咽部 | C10 | 0.00 | 0.00 | 0.00 | 0.00 | 0.00 | 0.00 | 0.00 | 0.00 | 0.00 | 0.00 | 0.00 | 0 | 0.00 |
| 鼻咽部 | C11 | 14.48 | 0.00 | 4.93 | 78.61 | 0.00 | 27.05 | 10.32 | 13.25 | 33.77 | 0.93 | 1.36 | 6 | 14.29 |
| 喉咽部 | C12—13 | 0.00 | 0.00 | 0.00 | 0.00 | 0.00 | 0.00 | 0.00 | 0.00 | 0.00 | 0.00 | 0.00 | 0 | 0.00 |
| 唇，口腔和咽的其他部位和具体部位不明 | C14 | 0.00 | 0.00 | 0.00 | 0.00 | 0.00 | 0.00 | 0.00 | 0.00 | 0.00 | 0.00 | 0.00 | 0 | 0.00 |
| 食管 | C15 | 0.00 | 0.00 | 0.00 | 0.00 | 0.00 | 0.00 | 0.00 | 0.00 | 0.00 | 0.00 | 0.00 | 0 | 0.00 |
| 胃 | C16 | 2.41 | 0.00 | 0.00 | 19.65 | 0.00 | 0.00 | 1.62 | 2.06 | 6.45 | 0.17 | 0.17 | 1 | 2.38 |
| 小肠 | C17 | 0.00 | 0.00 | 0.00 | 0.00 | 0.00 | 0.00 | 0.00 | 0.00 | 0.00 | 0.00 | 0.00 | 0 | 0.00 |
| 结肠 | C18 | 12.07 | 0.00 | 0.00 | 19.65 | 0.00 | 108.18 | 8.81 | 12.09 | 7.45 | 0.23 | 2.03 | 5 | 11.90 |
| 直肠和乙状结肠连接处 | C19—20 | 4.83 | 0.00 | 0.00 | 19.65 | 40.12 | 0.00 | 4.27 | 5.19 | 16.98 | 0.56 | 0.56 | 2 | 4.76 |
| 肛门 | C21 | 0.00 | 0.00 | 0.00 | 0.00 | 0.00 | 0.00 | 0.00 | 0.00 | 0.00 | 0.00 | 0.00 | 0 | 0.00 |
| 肝脏和肝内胆管 | C22 | 2.41 | 0.00 | 4.93 | 0.00 | 0.00 | 0.00 | 2.38 | 2.06 | 0.00 | 0.13 | 0.13 | 1 | 2.38 |
| 胆囊 | C23 | 0.00 | 0.00 | 0.00 | 0.00 | 0.00 | 0.00 | 0.00 | 0.00 | 0.00 | 0.00 | 0.00 | 0 | 0.00 |
| 肝外胆管 | C24 | 0.00 | 0.00 | 0.00 | 0.00 | 0.00 | 0.00 | 0.00 | 0.00 | 0.00 | 0.00 | 0.00 | 0 | 0.00 |
| 胰腺 | C25 | 2.41 | 0.00 | 0.00 | 0.00 | 0.00 | 27.05 | 1.12 | 1.30 | 0.00 | 0.00 | 0.00 | 1 | 2.38 |
| 鼻腔、中耳和副鼻窦 | C30—31 | 0.00 | 0.00 | 0.00 | 0.00 | 0.00 | 0.00 | 0.00 | 0.00 | 0.00 | 0.00 | 0.00 | 0 | 0.00 |
| 喉 | C32 | 0.00 | 0.00 | 0.00 | 0.00 | 0.00 | 0.00 | 0.00 | 0.00 | 0.00 | 0.00 | 0.00 | 0 | 0.00 |
| 气管、支气管和肺 | C33—34 | 14.48 | 0.00 | 4.93 | 0.00 | 120.35 | 54.09 | 12.33 | 15.10 | 37.61 | 1.31 | 2.32 | 6 | 14.29 |

（续上表）

| 部位或病种 | ICD—10 | 粗率 | 0～ | 15～ | 45～ | 55～ | 65＋ | 中标率 | 世标率 | 35～64岁截缩率 | 0～64岁累积率 | 0～74岁累积率 | 例数 | 构成比 |
|---|---|---|---|---|---|---|---|---|---|---|---|---|---|---|
| 其他呼吸器官 | C37－38 | 0.00 | 0.00 | 0.00 | 0.00 | 0.00 | 0.00 | 0.00 | 0.00 | 0.00 | 0.00 | 0.00 | 0 | 0.00 |
| 骨和关节软骨 | C40－41 | 0.00 | 0.00 | 0.00 | 0.00 | 0.00 | 0.00 | 0.00 | 0.00 | 0.00 | 0.00 | 0.00 | 0 | 0.00 |
| 皮肤恶性黑色素瘤 | C43 | 0.00 | 0.00 | 0.00 | 0.00 | 0.00 | 0.00 | 0.00 | 0.00 | 0.00 | 0.00 | 0.00 | 0 | 0.00 |
| 皮肤其他恶性肿瘤 | C44 | 2.41 | 0.00 | 0.00 | 0.00 | 0.00 | 27.05 | 1.12 | 1.30 | 0.00 | 0.00 | 0.00 | 1 | 2.38 |
| 间皮瘤 | C45 | 0.00 | 0.00 | 0.00 | 0.00 | 0.00 | 0.00 | 0.00 | 0.00 | 0.00 | 0.00 | 0.00 | 0 | 0.00 |
| kaposi氏肉瘤 | C46 | 0.00 | 0.00 | 0.00 | 0.00 | 0.00 | 0.00 | 0.00 | 0.00 | 0.00 | 0.00 | 0.00 | 0 | 0.00 |
| 结缔组织和其他软组织 | C47、49 | 0.00 | 0.00 | 0.00 | 0.00 | 0.00 | 0.00 | 0.00 | 0.00 | 0.00 | 0.00 | 0.00 | 0 | 0.00 |
| 乳房 | C50 | 7.24 | 0.00 | 9.86 | 0.00 | 40.12 | 0.00 | 5.51 | 7.15 | 21.93 | 0.73 | 0.73 | 3 | 7.14 |
| 外阴 | C51 | 0.00 | 0.00 | 0.00 | 0.00 | 0.00 | 0.00 | 0.00 | 0.00 | 0.00 | 0.00 | 0.00 | 0 | 0.00 |
| 阴道 | C52 | 0.00 | 0.00 | 0.00 | 0.00 | 0.00 | 0.00 | 0.00 | 0.00 | 0.00 | 0.00 | 0.00 | 0 | 0.00 |
| 子宫颈 | C53 | 7.24 | 0.00 | 4.93 | 19.65 | 40.12 | 0.00 | 5.63 | 7.27 | 22.40 | 0.78 | 0.78 | 3 | 7.14 |
| 子宫体 | C54 | 7.24 | 0.00 | 4.93 | 39.31 | 0.00 | 0.00 | 5.24 | 6.54 | 20.87 | 0.58 | 0.58 | 3 | 7.14 |
| 子宫恶性肿瘤、未注明部位 | C55 | 0.00 | 0.00 | 0.00 | 0.00 | 0.00 | 0.00 | 0.00 | 0.00 | 0.00 | 0.00 | 0.00 | 0 | 0.00 |
| 卵巢 | C56 | 0.00 | 0.00 | 0.00 | 0.00 | 0.00 | 0.00 | 0.00 | 0.00 | 0.00 | 0.00 | 0.00 | 0 | 0.00 |
| 其他和未说明的女性生殖器官恶性肿瘤 | C57 | 2.41 | 0.00 | 4.93 | 0.00 | 0.00 | 0.00 | 1.75 | 2.18 | 6.97 | 0.18 | 0.18 | 1 | 2.38 |
| 胎盘 | C58 | 0.00 | 0.00 | 0.00 | 0.00 | 0.00 | 0.00 | 0.00 | 0.00 | 0.00 | 0.00 | 0.00 | 0 | 0.00 |
| 阴茎 | C60 | 0.00 | 0.00 | 0.00 | 0.00 | 0.00 | 0.00 | 0.00 | 0.00 | 0.00 | 0.00 | 0.00 | 0 | 0.00 |
| 前列腺 | C61 | 0.00 | 0.00 | 0.00 | 0.00 | 0.00 | 0.00 | 0.00 | 0.00 | 0.00 | 0.00 | 0.00 | 0 | 0.00 |
| 睾丸 | C62 | 0.00 | 0.00 | 0.00 | 0.00 | 0.00 | 0.00 | 0.00 | 0.00 | 0.00 | 0.00 | 0.00 | 0 | 0.00 |
| 其他和未说明的男性生殖器官恶性肿瘤 | C63 | 0.00 | 0.00 | 0.00 | 0.00 | 0.00 | 0.00 | 0.00 | 0.00 | 0.00 | 0.00 | 0.00 | 0 | 0.00 |
| 肾脏 | C64 | 0.00 | 0.00 | 0.00 | 0.00 | 0.00 | 0.00 | 0.00 | 0.00 | 0.00 | 0.00 | 0.00 | 0 | 0.00 |
| 肾盂、肾盏 | C65 | 0.00 | 0.00 | 0.00 | 0.00 | 0.00 | 0.00 | 0.00 | 0.00 | 0.00 | 0.00 | 0.00 | 0 | 0.00 |

（续上表）

| 部位或病种 | ICD—10 | 粗率 | 0～ | 15～ | 45～ | 55～ | 65+ | 中标率 | 世标率 | 35～64岁截缩率 | 0～64岁累积率 | 0～74岁累积率 | 例数 | 构成比 |
|---|---|---|---|---|---|---|---|---|---|---|---|---|---|---|
| 输尿管 | C66 | 0.00 | 0.00 | 0.00 | 0.00 | 0.00 | 0.00 | 0.00 | 0.00 | 0.00 | 0.00 | 0.00 | 0 | 0.00 |
| 膀胱 | C67 | 0.00 | 0.00 | 0.00 | 0.00 | 0.00 | 0.00 | 0.00 | 0.00 | 0.00 | 0.00 | 0.00 | 0 | 0.00 |
| 其他和未说明的泌尿器官 | C68 | 0.00 | 0.00 | 0.00 | 0.00 | 0.00 | 0.00 | 0.00 | 0.00 | 0.00 | 0.00 | 0.00 | 0 | 0.00 |
| 眼 | C69 | 0.00 | 0.00 | 0.00 | 0.00 | 0.00 | 0.00 | 0.00 | 0.00 | 0.00 | 0.00 | 0.00 | 0 | 0.00 |
| 脑、神经系统 | C70－72、D | 4.83 | 0.00 | 4.93 | 19.65 | 0.00 | 0.00 | 4.46 | 5.10 | 7.45 | 0.40 | 0.40 | 2 | 4.76 |
| 甲状腺 | C73 | 2.41 | 0.00 | 4.93 | 0.00 | 0.00 | 0.00 | 2.38 | 2.06 | 0.00 | 0.13 | 0.13 | 1 | 2.38 |
| 肾上腺 | C74 | 0.00 | 0.00 | 0.00 | 0.00 | 0.00 | 0.00 | 0.00 | 0.00 | 0.00 | 0.00 | 0.00 | 0 | 0.00 |
| 其他内分泌腺 | C75 | 0.00 | 0.00 | 0.00 | 0.00 | 0.00 | 0.00 | 0.00 | 0.00 | 0.00 | 0.00 | 0.00 | 0 | 0.00 |
| 霍奇金氏病 | C81 | 0.00 | 0.00 | 0.00 | 0.00 | 0.00 | 0.00 | 0.00 | 0.00 | 0.00 | 0.00 | 0.00 | 0 | 0.00 |
| 非霍奇金氏病 | C82－85、C96 | 4.83 | 0.00 | 4.93 | 0.00 | 0.00 | 27.05 | 3.49 | 3.36 | 0.00 | 0.13 | 0.13 | 2 | 4.76 |
| 多发性骨髓瘤和恶性浆细胞肿瘤 | C90 | 0.00 | 0.00 | 0.00 | 0.00 | 0.00 | 0.00 | 0.00 | 0.00 | 0.00 | 0.00 | 0.00 | 0 | 0.00 |
| 淋巴细胞白血病 | C91 | 0.00 | 0.00 | 0.00 | 0.00 | 0.00 | 0.00 | 0.00 | 0.00 | 0.00 | 0.00 | 0.00 | 0 | 0.00 |
| 髓细胞性白血病 | C92 | 2.41 | 0.00 | 0.00 | 19.65 | 0.00 | 0.00 | 1.87 | 2.30 | 7.45 | 0.23 | 0.23 | 1 | 2.38 |
| 单核细胞性白血病 | C93 | 0.00 | 0.00 | 0.00 | 0.00 | 0.00 | 0.00 | 0.00 | 0.00 | 0.00 | 0.00 | 0.00 | 0 | 0.00 |
| 其他指明的白血病 | C94 | 0.00 | 0.00 | 0.00 | 0.00 | 0.00 | 0.00 | 0.00 | 0.00 | 0.00 | 0.00 | 0.00 | 0 | 0.00 |
| 未指明细胞类型的白血病 | C95 | 0.00 | 0.00 | 0.00 | 0.00 | 0.00 | 0.00 | 0.00 | 0.00 | 0.00 | 0.00 | 0.00 | 0 | 0.00 |
| 独立的多个部位的（原发性）恶性肿瘤 | C97 | 0.00 | 0.00 | 0.00 | 0.00 | 0.00 | 0.00 | 0.00 | 0.00 | 0.00 | 0.00 | 0.00 | 0 | 0.00 |
| 其他及不明部位 | C26、39、48、76－80 | 7.24 | 10.14 | 9.86 | 0.00 | 0.00 | 0.00 | 6.62 | 6.16 | 12.98 | 0.45 | 0.45 | 3 | 7.14 |
| 除 C44 合计 | | 98.97 | 10.14 | 64.08 | 235.84 | 240.69 | 243.41 | 77.79 | 93.17 | 202.32 | 6.95 | 10.20 | 41 | 97.62 |
| 合计 | | 101.38 | 10.14 | 64.08 | 235.84 | 240.69 | 270.45 | 78.90 | 94.47 | 202.32 | 6.95 | 10.20 | 42 | 100.00 |

注：中标率为中国标化发病率，世标率为世界标化发病率。

表 408　中山市神湾镇 2000—2004 年男女合计前 10 位恶性肿瘤发病概况（N，1/10^5，%）

| 部位或病种 | ICD—10 | 粗率 | 0～ | 15～ | 45～ | 55～ | 65+ | 中标率 | 世标率 | 35～64 岁截缩率 | 0～64 岁累积率 | 0～74 岁累积率 | 例数 | 构成比 |
|---|---|---|---|---|---|---|---|---|---|---|---|---|---|---|
| 唇 | C00 | 0.00 | 0.00 | 0.00 | 0.00 | 0.00 | 0.00 | 0.00 | 0.00 | 0.00 | 0.00 | 0.00 | 0 | 0.00 |
| 舌 | C01—02 | 0.00 | 0.00 | 0.00 | 0.00 | 0.00 | 0.00 | 0.00 | 0.00 | 0.00 | 0.00 | 0.00 | 0 | 0.00 |
| 口 | C03—06 | 0.00 | 0.00 | 0.00 | 0.00 | 0.00 | 0.00 | 0.00 | 0.00 | 0.00 | 0.00 | 0.00 | 0 | 0.00 |
| 唾液腺 | C07—08 | 1.22 | 0.00 | 0.00 | 0.00 | 0.00 | 15.32 | 0.78 | 1.08 | 0.00 | 0.00 | 0.27 | 1 | 0.88 |
| 扁桃腺 | C09 | 0.00 | 0.00 | 0.00 | 0.00 | 0.00 | 0.00 | 0.00 | 0.00 | 0.00 | 0.00 | 0.00 | 0 | 0.00 |
| 其他口咽部 | C10 | 0.00 | 0.00 | 0.00 | 0.00 | 0.00 | 0.00 | 0.00 | 0.00 | 0.00 | 0.00 | 0.00 | 0 | 0.00 |
| 鼻咽部 | C11 | 25.52 | 0.00 | 17.53 | 78.88 | 60.29 | 45.96 | 19.13 | 23.31 | 59.33 | 1.93 | 2.43 | 21 | 18.58 |
| 喉咽部 | C12—13 | 0.00 | 0.00 | 0.00 | 0.00 | 0.00 | 0.00 | 0.00 | 0.00 | 0.00 | 0.00 | 0.00 | 0 | 0.00 |
| 唇，口腔和咽的其他部位和具体部位不明 | C14 | 0.00 | 0.00 | 0.00 | 0.00 | 0.00 | 0.00 | 0.00 | 0.00 | 0.00 | 0.00 | 0.00 | 0 | 0.00 |
| 食管 | C15 | 3.65 | 0.00 | 0.00 | 9.86 | 20.10 | 15.32 | 2.87 | 4.01 | 7.67 | 0.29 | 0.51 | 3 | 2.65 |
| 胃 | C16 | 8.51 | 0.00 | 0.00 | 29.58 | 20.10 | 45.96 | 6.35 | 8.62 | 14.65 | 0.49 | 1.21 | 7 | 6.19 |
| 小肠 | C17 | 1.22 | 0.00 | 0.00 | 0.00 | 0.00 | 15.32 | 0.95 | 1.34 | 0.00 | 0.00 | 0.22 | 1 | 0.88 |
| 结肠 | C18 | 10.94 | 0.00 | 5.01 | 19.72 | 20.10 | 61.28 | 9.46 | 11.56 | 15.40 | 0.61 | 1.55 | 9 | 7.96 |
| 直肠和乙状结肠连接处 | C19—20 | 8.51 | 0.00 | 2.50 | 19.72 | 40.20 | 30.64 | 6.79 | 7.97 | 17.62 | 0.66 | 0.93 | 7 | 6.19 |
| 肛门 | C21 | 0.00 | 0.00 | 0.00 | 0.00 | 0.00 | 0.00 | 0.00 | 0.00 | 0.00 | 0.00 | 0.00 | 0 | 0.00 |
| 肝脏和肝内胆管 | C22 | 14.58 | 0.00 | 10.02 | 39.44 | 0.00 | 61.28 | 10.18 | 13.33 | 23.91 | 0.72 | 1.44 | 12 | 10.62 |
| 胆囊 | C23 | 1.22 | 0.00 | 0.00 | 0.00 | 0.00 | 15.32 | 0.52 | 0.71 | 0.00 | 0.00 | 0.00 | 1 | 0.88 |
| 肝外胆管 | C24 | 1.22 | 0.00 | 0.00 | 0.00 | 0.00 | 15.32 | 0.67 | 0.78 | 0.00 | 0.00 | 0.00 | 1 | 0.88 |
| 胰腺 | C25 | 1.22 | 0.00 | 0.00 | 0.00 | 0.00 | 15.32 | 0.67 | 0.78 | 0.00 | 0.00 | 0.00 | 1 | 0.88 |
| 鼻腔、中耳和副鼻窦 | C30—31 | 0.00 | 0.00 | 0.00 | 0.00 | 0.00 | 0.00 | 0.00 | 0.00 | 0.00 | 0.00 | 0.00 | 0 | 0.00 |
| 喉 | C32 | 1.22 | 0.00 | 0.00 | 9.86 | 0.00 | 0.00 | 0.94 | 1.16 | 3.75 | 0.12 | 0.12 | 1 | 0.88 |
| 气管、支气管和肺 | C33—34 | 18.23 | 0.00 | 5.01 | 29.58 | 140.68 | 45.96 | 15.02 | 19.51 | 50.95 | 1.89 | 2.43 | 15 | 13.27 |

（续上表）

| 部位或病种 | ICD—10 | 粗率 | 0～ | 15～ | 45～ | 55～ | 65＋ | 中标率 | 世标率 | 35～64 岁截缩率 | 0～64 岁累积率 | 0～74 岁累积率 | 例数 | 构成比 |
|---|---|---|---|---|---|---|---|---|---|---|---|---|---|---|
| 其他呼吸器官 | C37－38 | 0.00 | 0.00 | 0.00 | 0.00 | 0.00 | 0.00 | 0.00 | 0.00 | 0.00 | 0.00 | 0.00 | 0 | 0.00 |
| 骨和关节软骨 | C40－41 | 0.00 | 0.00 | 0.00 | 0.00 | 0.00 | 0.00 | 0.00 | 0.00 | 0.00 | 0.00 | 0.00 | 0 | 0.00 |
| 皮肤恶性黑色素瘤 | C43 | 0.00 | 0.00 | 0.00 | 0.00 | 0.00 | 0.00 | 0.00 | 0.00 | 0.00 | 0.00 | 0.00 | 0 | 0.00 |
| 皮肤其他恶性肿瘤 | C44 | 3.65 | 0.00 | 2.50 | 9.86 | 0.00 | 15.32 | 2.48 | 3.02 | 7.21 | 0.21 | 0.21 | 3 | 2.65 |
| 间皮瘤 | C45 | 0.00 | 0.00 | 0.00 | 0.00 | 0.00 | 0.00 | 0.00 | 0.00 | 0.00 | 0.00 | 0.00 | 0 | 0.00 |
| kaposi 氏肉瘤 | C46 | 0.00 | 0.00 | 0.00 | 0.00 | 0.00 | 0.00 | 0.00 | 0.00 | 0.00 | 0.00 | 0.00 | 0 | 0.00 |
| 结缔组织和其他软组织 | C47、49 | 0.00 | 0.00 | 0.00 | 0.00 | 0.00 | 0.00 | 0.00 | 0.00 | 0.00 | 0.00 | 0.00 | 0 | 0.00 |
| 乳房 | C50 | 3.65 | 0.00 | 5.01 | 0.00 | 20.10 | 0.00 | 2.75 | 3.56 | 10.94 | 0.37 | 0.37 | 3 | 2.65 |
| 外阴 | C51 | 0.00 | 0.00 | 0.00 | 0.00 | 0.00 | 0.00 | 0.00 | 0.00 | 0.00 | 0.00 | 0.00 | 0 | 0.00 |
| 阴道 | C52 | 0.00 | 0.00 | 0.00 | 0.00 | 0.00 | 0.00 | 0.00 | 0.00 | 0.00 | 0.00 | 0.00 | 0 | 0.00 |
| 子宫颈 | C53 | 3.65 | 0.00 | 2.50 | 9.86 | 20.10 | 0.00 | 2.82 | 3.64 | 11.23 | 0.39 | 0.39 | 3 | 2.65 |
| 子宫体 | C54 | 3.65 | 0.00 | 2.50 | 19.72 | 0.00 | 0.00 | 2.62 | 3.27 | 10.43 | 0.29 | 0.29 | 3 | 2.65 |
| 子宫恶性肿瘤、未注明部位 | C55 | 0.00 | 0.00 | 0.00 | 0.00 | 0.00 | 0.00 | 0.00 | 0.00 | 0.00 | 0.00 | 0.00 | 0 | 0.00 |
| 卵巢 | C56 | 0.00 | 0.00 | 0.00 | 0.00 | 0.00 | 0.00 | 0.00 | 0.00 | 0.00 | 0.00 | 0.00 | 0 | 0.00 |
| 其他和未说明的女性生殖器官恶性肿瘤 | C57 | 1.22 | 0.00 | 2.50 | 0.00 | 0.00 | 0.00 | 0.87 | 1.08 | 3.46 | 0.09 | 0.09 | 1 | 0.88 |
| 胎盘 | C58 | 0.00 | 0.00 | 0.00 | 0.00 | 0.00 | 0.00 | 0.00 | 0.00 | 0.00 | 0.00 | 0.00 | 0 | 0.00 |
| 阴茎 | C60 | 0.00 | 0.00 | 0.00 | 0.00 | 0.00 | 0.00 | 0.00 | 0.00 | 0.00 | 0.00 | 0.00 | 0 | 0.00 |
| 前列腺 | C61 | 1.22 | 0.00 | 0.00 | 0.00 | 0.00 | 15.32 | 0.67 | 0.78 | 0.00 | 0.00 | 0.00 | 1 | 0.88 |
| 睾丸 | C62 | 0.00 | 0.00 | 0.00 | 0.00 | 0.00 | 0.00 | 0.00 | 0.00 | 0.00 | 0.00 | 0.00 | 0 | 0.00 |
| 其他和未说明的男性生殖器官恶性肿瘤 | C63 | 0.00 | 0.00 | 0.00 | 0.00 | 0.00 | 0.00 | 0.00 | 0.00 | 0.00 | 0.00 | 0.00 | 0 | 0.00 |
| 肾脏 | C64 | 0.00 | 0.00 | 0.00 | 0.00 | 0.00 | 0.00 | 0.00 | 0.00 | 0.00 | 0.00 | 0.00 | 0 | 0.00 |
| 肾盂、肾盏 | C65 | 1.22 | 0.00 | 0.00 | 0.00 | 20.10 | 0.00 | 1.12 | 1.64 | 4.44 | 0.20 | 0.20 | 1 | 0.88 |

（续上表）

| 部位或病种 | ICD—10 | 粗率 | 0～ | 15～ | 45～ | 55～ | 65+ | 中标率 | 世标率 | 35～64岁截缩率 | 0～64岁累积率 | 0～74岁累积率 | 例数 | 构成比 |
|---|---|---|---|---|---|---|---|---|---|---|---|---|---|---|
| 输尿管 | C66 | 1.22 | 0.00 | 0.00 | 0.00 | 20.10 | 0.00 | 1.34 | 1.58 | 5.32 | 0.20 | 0.20 | 1 | 0.88 |
| 膀胱 | C67 | 1.22 | 0.00 | 0.00 | 0.00 | 0.00 | 15.32 | 0.95 | 1.34 | 0.00 | 0.00 | 0.22 | 1 | 0.88 |
| 其他和未说明的泌尿器官 | C68 | 0.00 | 0.00 | 0.00 | 0.00 | 0.00 | 0.00 | 0.00 | 0.00 | 0.00 | 0.00 | 0.00 | 0 | 0.00 |
| 眼 | C69 | 0.00 | 0.00 | 0.00 | 0.00 | 0.00 | 0.00 | 0.00 | 0.00 | 0.00 | 0.00 | 0.00 | 0 | 0.00 |
| 脑、神经系统 | C70—72、D | 4.86 | 4.83 | 5.01 | 9.86 | 0.00 | 0.00 | 4.56 | 5.44 | 6.79 | 0.36 | 0.36 | 4 | 3.54 |
| 甲状腺 | C73 | 1.22 | 0.00 | 2.50 | 0.00 | 0.00 | 0.00 | 1.24 | 1.08 | 0.00 | 0.07 | 0.07 | 1 | 0.88 |
| 肾上腺 | C74 | 1.22 | 0.00 | 0.00 | 9.86 | 0.00 | 0.00 | 0.94 | 1.16 | 3.75 | 0.12 | 0.12 | 1 | 0.88 |
| 其他内分泌腺 | C75 | 0.00 | 0.00 | 0.00 | 0.00 | 0.00 | 0.00 | 0.00 | 0.00 | 0.00 | 0.00 | 0.00 | 0 | 0.00 |
| 霍奇金氏病 | C81 | 1.22 | 0.00 | 2.50 | 0.00 | 0.00 | 0.00 | 1.32 | 1.42 | 0.00 | 0.09 | 0.09 | 1 | 0.88 |
| 非霍奇金氏病 | C82—85、C96 | 2.43 | 0.00 | 2.50 | 0.00 | 0.00 | 15.32 | 1.91 | 1.86 | 0.00 | 0.07 | 0.07 | 2 | 1.77 |
| 多发性骨髓瘤和恶性浆细胞肿瘤 | C90 | 1.22 | 0.00 | 0.00 | 0.00 | 0.00 | 15.32 | 0.95 | 1.34 | 0.00 | 0.00 | 0.22 | 1 | 0.88 |
| 淋巴细胞白血病 | C91 | 0.00 | 0.00 | 0.00 | 0.00 | 0.00 | 0.00 | 0.00 | 0.00 | 0.00 | 0.00 | 0.00 | 0 | 0.00 |
| 髓细胞性白血病 | C92 | 2.43 | 0.00 | 2.50 | 9.86 | 0.00 | 0.00 | 1.71 | 2.01 | 6.79 | 0.19 | 0.19 | 2 | 1.77 |
| 单核细胞性白血病 | C93 | 0.00 | 0.00 | 0.00 | 0.00 | 0.00 | 0.00 | 0.00 | 0.00 | 0.00 | 0.00 | 0.00 | 0 | 0.00 |
| 其他指明的白血病 | C94 | 0.00 | 0.00 | 0.00 | 0.00 | 0.00 | 0.00 | 0.00 | 0.00 | 0.00 | 0.00 | 0.00 | 0 | 0.00 |
| 未指明细胞类型的白血病 | C95 | 0.00 | 0.00 | 0.00 | 0.00 | 0.00 | 0.00 | 0.00 | 0.00 | 0.00 | 0.00 | 0.00 | 0 | 0.00 |
| 独立的多个部位的（原发性）恶性肿瘤 | C97 | 0.00 | 0.00 | 0.00 | 0.00 | 0.00 | 0.00 | 0.00 | 0.00 | 0.00 | 0.00 | 0.00 | 0 | 0.00 |
| 其他及不明部位 | C26、39、48、76—80 | 4.86 | 4.83 | 5.01 | 0.00 | 20.10 | 0.00 | 4.38 | 4.68 | 10.94 | 0.43 | 0.43 | 4 | 3.54 |
| 除C44合计 | | 133.67 | 9.65 | 72.63 | 295.81 | 401.95 | 444.29 | 104.46 | 130.02 | 267.36 | 9.56 | 14.41 | 110 | 97.35 |
| 合计 | | 137.32 | 9.65 | 75.13 | 305.67 | 401.95 | 459.61 | 106.94 | 133.03 | 274.57 | 9.76 | 14.61 | 113 | 100.00 |

注：中标率为中国标化发病率，世标率为世界标化发病率。

# 二十二、坦洲镇恶性肿瘤发病概况

## 1. 坦洲镇简介

坦洲古称金斗湾，是中山市著名的鱼米之乡，位于北纬 22°10′～22°20′，东经 113°20′～113°30′，地处珠江三角洲南部，中山市最南端、珠江口的西岸，东、南毗邻珠海市香洲区前山、南屏，北接三乡镇和神湾镇，西南隔西江口与珠海斗门白蕉镇相望，北接三乡镇和神湾镇。坦洲地处北回归线以南，热带北缘，属南亚热带季风气候，太阳高度角大，辐射能量丰富，终年气温较高。濒临南海，夏季风带来大量水汽，成为降雨的主要来源。地形以平原为主，北部有较大面积的低山丘陵分布，具有光热充足、雨量充沛、干湿分明、灾害较频的气候特征。

辖内平原主要由第四纪海积、冲积层构成，成陆历史较短，一般在海拔 2 米以下，利于植物生长。辖内平原河网密布，河网密度达 840 米/平方公里，深受海洋潮汐影响。镇区面积 131.41 平方公里，辖 7 个社区和 7 个村，2005 年末常住人口 13.15 万人，户籍人口 6.72 万人[26]。

## 2. 人口资料

2000—2004 年期间中山市坦洲镇共有人口 312142 人，其中男性 155423 人，女性 156719 人，男女人口数比值为 0.99（表 409），人口数增长率为 7.23%，其中男性增长率为 7.06%，女性为 7.40%。

**表 409　中山市坦洲镇 2000—2004 年年中人口构成（N）**

| 年份 | 男 | 女 | 合计 | 比值 |
|---|---|---|---|---|
| 2000 | 30070 | 30430 | 60500 | 0.99 |
| 2001 | 30524 | 30830 | 61354 | 0.99 |
| 2002 | 31037 | 30984 | 62021 | 1.00 |
| 2003 | 31602 | 31794 | 63396 | 0.99 |
| 2004 | 32192 | 32681 | 64873 | 0.99 |
| 合计 | 155423 | 156719 | 312142 | 0.99 |

2000—2004 年期间中山市坦洲镇不同年龄段男女人口数随年龄增长而逐渐下降，19 岁之前大于 1，20～64 岁年龄段波动于 0.92～1.02 之间，65 岁之后小于 1 并持续下降。1 岁以下男女比值最高，为 1.18，85 岁以上年龄组比值最低，为 0.40（表 410）。

**表 410　中山市坦洲镇 2000—2004 年年中人口年龄别构成（N）**

| 年龄组 | 男 | 女 | 合计 | 比值 |
|---|---|---|---|---|
| 0～ | 2112 | 1783 | 3896 | 1.18 |
| 1～ | 9728 | 8371 | 18100 | 1.16 |
| 5～ | 13637 | 12347 | 25984 | 1.10 |
| 10～ | 15774 | 14806 | 30580 | 1.07 |
| 15～ | 12284 | 11699 | 23983 | 1.05 |
| 20～ | 10529 | 10820 | 21349 | 0.97 |
| 25～ | 13488 | 14666 | 28153 | 0.92 |

（续上表）

| 年龄组 | 男 | 女 | 合计 | 比值 |
|---|---|---|---|---|
| 30～ | 14446 | 15621 | 30067 | 0.92 |
| 35～ | 13322 | 13528 | 26850 | 0.98 |
| 40～ | 10652 | 10411 | 21063 | 1.02 |
| 45～ | 11071 | 11021 | 22092 | 1.00 |
| 50～ | 8149 | 8228 | 16377 | 0.99 |
| 55～ | 4764 | 4833 | 9597 | 0.99 |
| 60～ | 4679 | 4597 | 9276 | 1.02 |
| 65～ | 4113 | 4377 | 8491 | 0.94 |
| 70～ | 3243 | 3753 | 6996 | 0.86 |
| 75～ | 1964 | 2917 | 4882 | 0.67 |
| 80～ | 975 | 1709 | 2685 | 0.57 |
| 85＋ | 492 | 1231 | 1723 | 0.40 |
| 合计 | 155423 | 156719 | 312142 | 0.99 |

坦洲镇年龄别构成主要以0～19岁、20～39岁和40～59岁年龄组为主，其男性人口数分别占同期坦洲镇男性人口总数的35%、33%和22%，女性分别占31%、35%和22%（图233、图234、图235）。

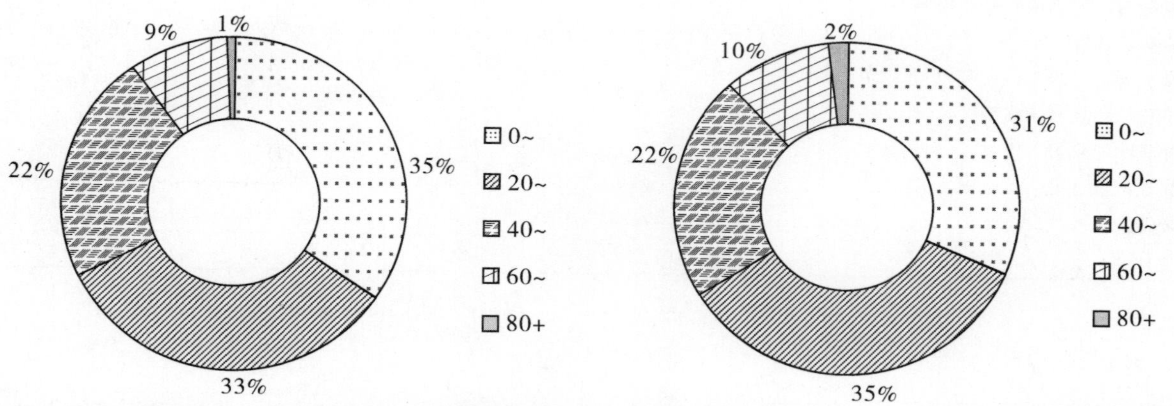


图233　中山市坦洲镇2000—2004年男性人口年龄别构成　　图234　中山市坦洲镇2000—2004年女性人口年龄别构成

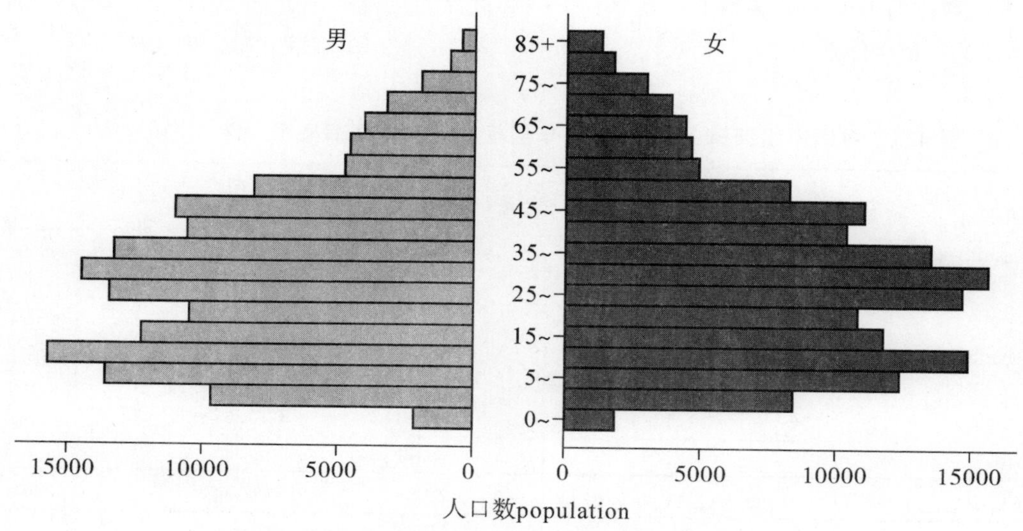


图235　中山市坦洲镇2000—2004年人口金字塔图

## 3. 资料质量

2000—2004 年期间中山市坦洲镇恶性肿瘤新发患者病理诊断率为 79.76%，骨髓和细胞学诊断率为 3.87%，影像学诊断率为 16.07%，死亡补发病比例为 0.30%（表 411），发病部位不明恶性肿瘤数占同期坦洲镇恶性肿瘤发病总数的 2.68%，其中以未特别说明的恶性肿瘤为主（表 412）。

**表 411　中山市 2000—2004 年坦洲镇新发恶性肿瘤各类诊断依据所占比例（N,%）**

| 诊断依据 | 例数 | 构成比 |
|---|---|---|
| 死亡补发病（DCO） | 1 | 0.30 |
| CT、MR 与 B 超等影像学 | 54 | 16.07 |
| 骨髓、细胞学 | 13 | 3.87 |
| 病理 | 268 | 79.76 |
| 合计 | 336 | 100.00 |

**表 412　中山市坦洲镇 2000—2004 年发病部位不明恶性肿瘤构成（N,%）**

| 部位 | ICD—10 | 例数 | 构成比 |
|---|---|---|---|
| 其他和不明确的消化器官 | C26 | 1 | 11.11 |
| 其他和不明确的呼吸和胸腔内器官 | C39 | 0 | 0.00 |
| 腹膜后和腹膜 | C48 | 0 | 0.00 |
| 其他和不明确部位 | C76 | 1 | 11.11 |
| 淋巴结继发和未指明 | C77 | 3 | 33.33 |
| 呼吸和消化器官继发 | C78 | 0 | 0.00 |
| 其他部位继发 | C79 | 0 | 0.00 |
| 未特别说明（NOS） | C80 | 4 | 44.44 |
| 合计 | | 9 | 100.00 |

## 4. 发病概况

2000—2004 年期间中山市坦洲镇共有恶性肿瘤新发患者 336 例，其中男性 212 例，女性 124 例，男女发病数比值为 1.71。男性发病粗率、中国和世界标化发病率分别为 136.40/$10^5$、110.61/$10^5$ 和 138.84/$10^5$，女性分别为 79.12 /$10^5$、63.38/$10^5$ 和 76.67/$10^5$（表 413、表 414）。

**表 413　中山市坦洲镇 2000—2004 年男性恶性肿瘤发病概况（N，1/$10^5$,%）**

| 年份 | 例数 | 粗率 | 中标率 | 世标率 | 35～64 岁截缩率 | 0～64 岁累积率 | 0～74 岁累积率 |
|---|---|---|---|---|---|---|---|
| 2000 | 38 | 126.37 | 102.95 | 130.85 | 283.94 | 9.96 | 15.32 |
| 2001 | 36 | 117.94 | 97.77 | 123.27 | 190.48 | 7.36 | 15.12 |
| 2002 | 38 | 120.25 | 98.76 | 116.95 | 238.36 | 9.60 | 11.55 |
| 2003 | 48 | 30.88 | 23.35 | 30.89 | 58.10 | 2.03 | 3.50 |
| 2004 | 52 | 161.53 | 135.50 | 167.28 | 328.23 | 12.79 | 19.13 |
| 合计 | 212 | 136.40 | 110.61 | 138.84 | 266.89 | 10.00 | 15.74 |

注：中标率为中国标化发病率，世标率为世界标化发病率。

表 414　中山市坦洲镇 2000—2004 年女性恶性肿瘤发病概况（N，1/10⁵，%）

| 年份 | 例数 | 粗率 | 中标率 | 世标率 | 35～64 岁截缩率 | 0～64 岁累积率 | 0～74 岁累积率 |
|---|---|---|---|---|---|---|---|
| 2000 | 21 | 69.01 | 59.36 | 72.59 | 180.62 | 6.63 | 7.91 |
| 2001 | 30 | 97.31 | 81.99 | 100.05 | 154.67 | 6.71 | 11.64 |
| 2002 | 27 | 84.92 | 64.18 | 77.96 | 170.07 | 6.29 | 8.17 |
| 2003 | 20 | 12.76 | 10.39 | 12.21 | 32.94 | 1.19 | 1.19 |
| 2004 | 26 | 79.56 | 59.08 | 71.29 | 135.23 | 5.27 | 7.64 |
| 合计 | 124 | 79.12 | 63.38 | 76.67 | 161.14 | 6.18 | 8.27 |

注：中标率为中国标化发病率，世标率为世界标化发病率。

表 415　中山市坦洲镇 2000—2004 年男女合计恶性肿瘤发病概况（N，1/10⁵，%）

| 年份 | 例数 | 粗率 | 中标率 | 世标率 | 35～64 岁截缩率 | 0～64 岁累积率 | 0～74 岁累积率 |
|---|---|---|---|---|---|---|---|
| 2000 | 59 | 97.52 | 80.96 | 101.82 | 232.33 | 8.30 | 11.53 |
| 2001 | 66 | 107.57 | 89.66 | 111.44 | 172.63 | 7.03 | 13.34 |
| 2002 | 65 | 102.53 | 81.29 | 97.32 | 204.63 | 7.95 | 9.88 |
| 2003 | 68 | 21.78 | 16.50 | 20.94 | 45.57 | 1.61 | 2.31 |
| 2004 | 78 | 120.23 | 96.89 | 118.75 | 231.31 | 9.02 | 13.29 |
| 合计 | 336 | 107.64 | 86.46 | 107.02 | 214.17 | 8.09 | 11.94 |

注：中标率为中国标化发病率，世标率为世界标化发病率。

## 5. 年龄别发病率

2000—2004 年期间中山市坦洲镇恶性肿瘤年龄别发病率从 30 岁左右迅速上升，男性 65 岁左右达高峰，其后快速下降，女性 55 岁达高峰，其后相对稳定，80 岁左右快速下降（图 236）。

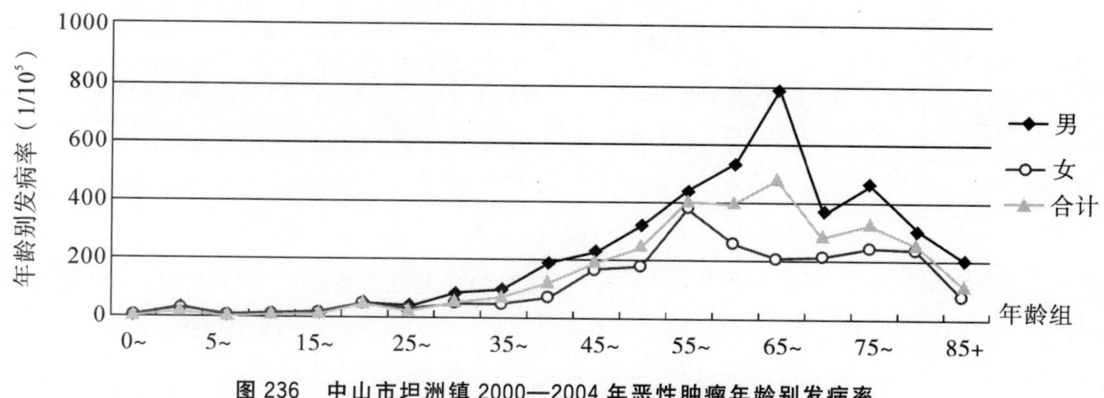


图 236　中山市坦洲镇 2000—2004 年恶性肿瘤年龄别发病率

除 10～19 岁 2 个年龄段女性恶性肿瘤发病多于男性外，坦洲镇大部分年龄段男性发病多于女性，尤以 65～69 岁年龄段最为明显，其发病比值为 3.78（表 416）。

**表 416　中山市坦洲镇 2000—2004 年恶性肿瘤年龄别发病率（$1/10^5$）**

| 年龄组 | 男 | 女 | 合计 | 比值 |
|---|---|---|---|---|
| 0～ | 0.00 | 0.00 | 0.00 | 0.00 |
| 1～ | 30.84 | 11.95 | 22.09 | 2.58 |
| 5～ | 0.00 | 0.00 | 0.00 | 0.00 |
| 10～ | 0.00 | 6.75 | 3.27 | 0.00 |
| 15～ | 8.14 | 17.10 | 12.51 | 0.48 |
| 20～ | 56.99 | 46.21 | 51.53 | 1.23 |
| 25～ | 37.07 | 20.46 | 28.42 | 1.81 |
| 30～ | 76.15 | 44.81 | 59.88 | 1.70 |
| 35～ | 90.08 | 44.35 | 67.04 | 2.03 |
| 40～ | 187.76 | 67.23 | 128.17 | 2.79 |
| 45～ | 225.82 | 163.33 | 194.64 | 1.38 |
| 50～ | 319.04 | 182.31 | 250.35 | 1.75 |
| 55～ | 440.81 | 372.42 | 406.38 | 1.18 |
| 60～ | 534.30 | 261.04 | 398.85 | 2.05 |
| 65～ | 777.95 | 205.60 | 482.95 | 3.78 |
| 70～ | 369.97 | 213.17 | 285.97 | 1.74 |
| 75～ | 458.16 | 239.96 | 328.10 | 1.91 |
| 80～ | 307.65 | 233.99 | 261.13 | 1.31 |
| 85+ | 203.38 | 81.23 | 116.36 | 2.50 |
| 合计 | 136.40 | 79.12 | 107.64 | 1.72 |

坦洲镇恶性肿瘤发病年龄主要集中在 40～59 岁和 60～79 岁年龄段，其男性发病数分别占同期坦洲镇男性恶性肿瘤发病总数的 43%和 37%，女性分别占 47%和 29%（图 237、图 238）。

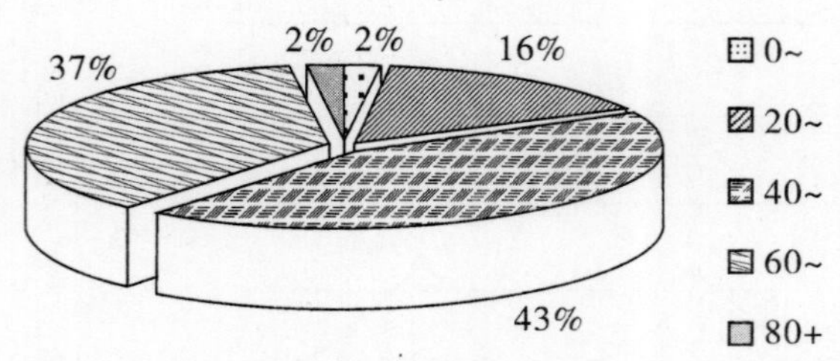


图 237　中山市坦洲镇 2000—2004 年男性恶性肿瘤发病年龄构成

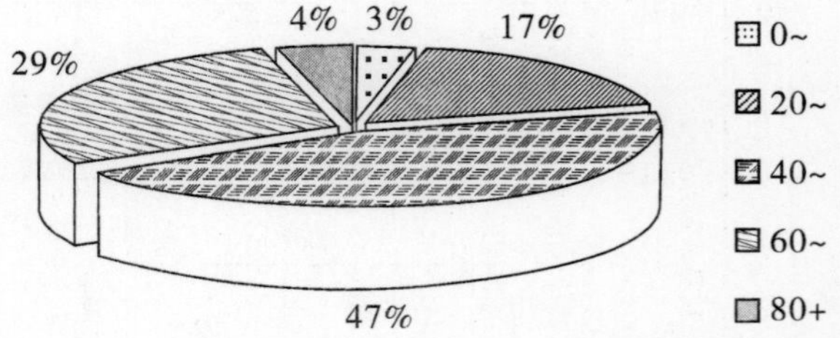


图 238　中山市坦洲镇 2000—2004 年女性恶性肿瘤发病年龄构成

表 417　中山市坦洲镇 2000—2004 年男性恶性肿瘤年龄别发病率（1/10⁵）

| 部位或病种 | ICD—10 | 0～ | 1～ | 5～ | 10～ | 15～ | 20～ | 25～ | 30～ | 35～ | 40～ | 45～ | 50～ | 55～ | 60～ | 65～ | 70～ | 75～ | 80～ | 85＋ | 合计 |
|---|---|---|---|---|---|---|---|---|---|---|---|---|---|---|---|---|---|---|---|---|---|
| 唇 | C00 | 0.00 | 0.00 | 0.00 | 0.00 | 0.00 | 0.00 | 0.00 | 0.00 | 0.00 | 0.00 | 0.00 | 0.00 | 0.00 | 21.37 | 0.00 | 0.00 | 0.00 | 0.00 | 0.00 | 0.64 |
| 舌 | C01—02 | 0.00 | 0.00 | 0.00 | 0.00 | 0.00 | 0.00 | 0.00 | 0.00 | 0.00 | 0.00 | 0.00 | 0.00 | 20.99 | 42.74 | 0.00 | 0.00 | 0.00 | 0.00 | 0.00 | 1.93 |
| 口 | C03—06 | 0.00 | 0.00 | 0.00 | 0.00 | 0.00 | 0.00 | 0.00 | 0.00 | 0.00 | 0.00 | 9.03 | 0.00 | 41.98 | 0.00 | 0.00 | 0.00 | 0.00 | 0.00 | 0.00 | 1.93 |
| 唾液腺 | C07—08 | 0.00 | 0.00 | 0.00 | 0.00 | 0.00 | 0.00 | 0.00 | 0.00 | 0.00 | 9.39 | 9.03 | 0.00 | 0.00 | 0.00 | 0.00 | 0.00 | 0.00 | 0.00 | 0.00 | 1.29 |
| 扁桃腺 | C09 | 0.00 | 0.00 | 0.00 | 0.00 | 0.00 | 0.00 | 0.00 | 0.00 | 0.00 | 9.39 | 0.00 | 0.00 | 0.00 | 0.00 | 0.00 | 0.00 | 0.00 | 0.00 | 0.00 | 0.64 |
| 其他口咽部 | C10 | 0.00 | 0.00 | 0.00 | 0.00 | 0.00 | 0.00 | 0.00 | 0.00 | 0.00 | 0.00 | 0.00 | 0.00 | 0.00 | 0.00 | 0.00 | 0.00 | 0.00 | 0.00 | 0.00 | 0.00 |
| 鼻咽部 | C11 | 0.00 | 0.00 | 0.00 | 0.00 | 0.00 | 9.50 | 14.83 | 13.84 | 52.55 | 75.10 | 45.16 | 85.90 | 83.96 | 106.86 | 48.62 | 30.83 | 101.81 | 0.00 | 0.00 | 29.60 |
| 喉咽部 | C12—13 | 0.00 | 0.00 | 0.00 | 0.00 | 0.00 | 0.00 | 0.00 | 0.00 | 0.00 | 0.00 | 0.00 | 0.00 | 0.00 | 0.00 | 24.31 | 0.00 | 0.00 | 0.00 | 0.00 | 0.64 |
| 唇，口腔和咽的其他部位和具体部位不明 | C14 | 0.00 | 0.00 | 0.00 | 0.00 | 0.00 | 0.00 | 0.00 | 0.00 | 0.00 | 0.00 | 0.00 | 0.00 | 0.00 | 21.37 | 0.00 | 0.00 | 0.00 | 0.00 | 0.00 | 0.64 |
| 食管 | C15 | 0.00 | 0.00 | 0.00 | 0.00 | 0.00 | 0.00 | 0.00 | 0.00 | 0.00 | 0.00 | 18.07 | 24.54 | 0.00 | 0.00 | 0.00 | 30.83 | 0.00 | 0.00 | 0.00 | 3.22 |
| 胃 | C16 | 0.00 | 0.00 | 0.00 | 0.00 | 0.00 | 0.00 | 0.00 | 0.00 | 7.51 | 0.00 | 9.03 | 0.00 | 20.99 | 64.12 | 24.31 | 30.83 | 0.00 | 0.00 | 0.00 | 5.15 |
| 小肠 | C17 | 0.00 | 0.00 | 0.00 | 0.00 | 0.00 | 0.00 | 0.00 | 0.00 | 0.00 | 0.00 | 0.00 | 0.00 | 0.00 | 0.00 | 0.00 | 0.00 | 0.00 | 0.00 | 0.00 | 0.00 |
| 结肠 | C18 | 0.00 | 0.00 | 0.00 | 0.00 | 0.00 | 0.00 | 0.00 | 6.92 | 0.00 | 9.39 | 9.03 | 0.00 | 0.00 | 0.00 | 48.62 | 0.00 | 0.00 | 0.00 | 0.00 | 3.22 |
| 直肠和乙状结肠连接处 | C19—20 | 0.00 | 0.00 | 0.00 | 0.00 | 0.00 | 0.00 | 0.00 | 0.00 | 0.00 | 9.39 | 9.03 | 24.54 | 0.00 | 42.74 | 48.62 | 0.00 | 50.91 | 0.00 | 0.00 | 5.79 |
| 肛门 | C21 | 0.00 | 0.00 | 0.00 | 0.00 | 0.00 | 0.00 | 0.00 | 0.00 | 0.00 | 0.00 | 0.00 | 0.00 | 0.00 | 0.00 | 0.00 | 0.00 | 0.00 | 0.00 | 0.00 | 0.00 |
| 肝脏和肝内胆管 | C22 | 0.00 | 0.00 | 0.00 | 0.00 | 0.00 | 0.00 | 7.41 | 13.84 | 7.51 | 9.39 | 45.16 | 36.81 | 83.96 | 64.12 | 48.62 | 30.83 | 101.81 | 0.00 | 0.00 | 16.09 |
| 胆囊 | C23 | 0.00 | 0.00 | 0.00 | 0.00 | 0.00 | 0.00 | 0.00 | 0.00 | 0.00 | 0.00 | 0.00 | 0.00 | 0.00 | 0.00 | 0.00 | 0.00 | 0.00 | 0.00 | 0.00 | 0.00 |
| 肝外胆管 | C24 | 0.00 | 0.00 | 0.00 | 0.00 | 0.00 | 0.00 | 0.00 | 0.00 | 0.00 | 0.00 | 0.00 | 12.27 | 0.00 | 0.00 | 72.93 | 0.00 | 0.00 | 0.00 | 0.00 | 2.57 |
| 胰腺 | C25 | 0.00 | 0.00 | 0.00 | 0.00 | 0.00 | 0.00 | 0.00 | 0.00 | 0.00 | 0.00 | 9.03 | 12.27 | 0.00 | 0.00 | 0.00 | 0.00 | 0.00 | 0.00 | 0.00 | 1.29 |
| 鼻腔、中耳和副鼻窦 | C30—31 | 0.00 | 0.00 | 0.00 | 0.00 | 0.00 | 0.00 | 0.00 | 0.00 | 0.00 | 0.00 | 9.03 | 0.00 | 0.00 | 0.00 | 0.00 | 30.83 | 0.00 | 0.00 | 0.00 | 1.29 |
| 喉 | C32 | 0.00 | 0.00 | 0.00 | 0.00 | 0.00 | 0.00 | 0.00 | 0.00 | 0.00 | 0.00 | 0.00 | 12.27 | 0.00 | 21.37 | 72.93 | 0.00 | 0.00 | 0.00 | 0.00 | 3.22 |
| 气管、支气管和肺 | C33—34 | 0.00 | 0.00 | 0.00 | 0.00 | 0.00 | 0.00 | 0.00 | 20.77 | 15.01 | 28.16 | 9.03 | 61.35 | 104.95 | 64.12 | 194.49 | 92.49 | 101.81 | 205.10 | 0.00 | 23.81 |

（续上表）

| 部位或病种 | ICD—10 | 0～ | 1～ | 5～ | 10～ | 15～ | 20～ | 25～ | 30～ | 35～ | 40～ | 45～ | 50～ | 55～ | 60～ | 65～ | 70～ | 75～ | 80～ | 85＋ | 合计 |
|---|---|---|---|---|---|---|---|---|---|---|---|---|---|---|---|---|---|---|---|---|---|
| 其他呼吸器官 | C37－38 | 0.00 | 0.00 | 0.00 | 0.00 | 0.00 | 0.00 | 0.00 | 0.00 | 0.00 | 0.00 | 0.00 | 0.00 | 0.00 | 0.00 | 0.00 | 0.00 | 0.00 | 0.00 | 0.00 | 0.00 |
| 骨和关节软骨 | C40－41 | 0.00 | 0.00 | 0.00 | 0.00 | 0.00 | 0.00 | 0.00 | 0.00 | 0.00 | 0.00 | 0.00 | 0.00 | 0.00 | 0.00 | 0.00 | 0.00 | 0.00 | 0.00 | 0.00 | 0.00 |
| 皮肤恶性黑色素瘤 | C43 | 0.00 | 0.00 | 0.00 | 0.00 | 0.00 | 0.00 | 0.00 | 0.00 | 0.00 | 0.00 | 0.00 | 0.00 | 0.00 | 0.00 | 0.00 | 0.00 | 0.00 | 0.00 | 0.00 | 0.00 |
| 皮肤其他恶性肿瘤 | C44 | 0.00 | 0.00 | 0.00 | 0.00 | 0.00 | 9.50 | 0.00 | 6.92 | 0.00 | 0.00 | 0.00 | 0.00 | 0.00 | 0.00 | 0.00 | 0.00 | 0.00 | 0.00 | 0.00 | 1.29 |
| 间皮瘤 | C45 | 0.00 | 0.00 | 0.00 | 0.00 | 0.00 | 0.00 | 0.00 | 0.00 | 0.00 | 0.00 | 0.00 | 0.00 | 0.00 | 0.00 | 0.00 | 0.00 | 0.00 | 0.00 | 0.00 | 0.00 |
| kaposi 氏肉瘤 | C46 | 0.00 | 0.00 | 0.00 | 0.00 | 0.00 | 0.00 | 0.00 | 0.00 | 0.00 | 0.00 | 0.00 | 0.00 | 0.00 | 0.00 | 0.00 | 0.00 | 0.00 | 0.00 | 0.00 | 0.00 |
| 结缔组织和其他软组织 | C47、49 | 0.00 | 10.28 | 0.00 | 0.00 | 0.00 | 0.00 | 7.41 | 0.00 | 0.00 | 0.00 | 0.00 | 0.00 | 0.00 | 0.00 | 24.31 | 0.00 | 0.00 | 0.00 | 0.00 | 1.93 |
| 乳房 | C50 | 0.00 | 0.00 | 0.00 | 0.00 | 0.00 | 0.00 | 0.00 | 0.00 | 0.00 | 0.00 | 0.00 | 0.00 | 0.00 | 0.00 | 0.00 | 0.00 | 0.00 | 0.00 | 0.00 | 0.00 |
| 外阴 | C51 | 0.00 | 0.00 | 0.00 | 0.00 | 0.00 | 0.00 | 0.00 | 0.00 | 0.00 | 0.00 | 0.00 | 0.00 | 0.00 | 0.00 | 0.00 | 0.00 | 0.00 | 0.00 | 0.00 | 0.00 |
| 阴道 | C52 | 0.00 | 0.00 | 0.00 | 0.00 | 0.00 | 0.00 | 0.00 | 0.00 | 0.00 | 0.00 | 0.00 | 0.00 | 0.00 | 0.00 | 0.00 | 0.00 | 0.00 | 0.00 | 0.00 | 0.00 |
| 子宫颈 | C53 | 0.00 | 0.00 | 0.00 | 0.00 | 0.00 | 0.00 | 0.00 | 0.00 | 0.00 | 0.00 | 0.00 | 0.00 | 0.00 | 0.00 | 0.00 | 0.00 | 0.00 | 0.00 | 0.00 | 0.00 |
| 子宫体 | C54 | 0.00 | 0.00 | 0.00 | 0.00 | 0.00 | 0.00 | 0.00 | 0.00 | 0.00 | 0.00 | 0.00 | 0.00 | 0.00 | 0.00 | 0.00 | 0.00 | 0.00 | 0.00 | 0.00 | 0.00 |
| 子宫恶性肿瘤、未注明部位 | C55 | 0.00 | 0.00 | 0.00 | 0.00 | 0.00 | 0.00 | 0.00 | 0.00 | 0.00 | 0.00 | 0.00 | 0.00 | 0.00 | 0.00 | 0.00 | 0.00 | 0.00 | 0.00 | 0.00 | 0.00 |
| 卵巢 | C56 | 0.00 | 0.00 | 0.00 | 0.00 | 0.00 | 0.00 | 0.00 | 0.00 | 0.00 | 0.00 | 0.00 | 0.00 | 0.00 | 0.00 | 0.00 | 0.00 | 0.00 | 0.00 | 0.00 | 0.00 |
| 其他和未说明的女性生殖器官恶性肿瘤 | C57 | 0.00 | 0.00 | 0.00 | 0.00 | 0.00 | 0.00 | 0.00 | 0.00 | 0.00 | 0.00 | 0.00 | 0.00 | 0.00 | 0.00 | 0.00 | 0.00 | 0.00 | 0.00 | 0.00 | 0.00 |
| 胎盘 | C58 | 0.00 | 0.00 | 0.00 | 0.00 | 0.00 | 0.00 | 0.00 | 0.00 | 0.00 | 0.00 | 0.00 | 0.00 | 0.00 | 0.00 | 0.00 | 0.00 | 0.00 | 0.00 | 0.00 | 0.00 |
| 阴茎 | C60 | 0.00 | 0.00 | 0.00 | 0.00 | 0.00 | 0.00 | 0.00 | 0.00 | 0.00 | 0.00 | 0.00 | 0.00 | 0.00 | 21.37 | 0.00 | 0.00 | 0.00 | 0.00 | 0.00 | 0.64 |
| 前列腺 | C61 | 0.00 | 0.00 | 0.00 | 0.00 | 0.00 | 0.00 | 0.00 | 0.00 | 0.00 | 0.00 | 0.00 | 0.00 | 0.00 | 21.37 | 0.00 | 0.00 | 0.00 | 102.55 | 0.00 | 1.29 |
| 睾丸 | C62 | 0.00 | 0.00 | 0.00 | 0.00 | 0.00 | 0.00 | 0.00 | 6.92 | 0.00 | 0.00 | 0.00 | 0.00 | 0.00 | 0.00 | 0.00 | 0.00 | 0.00 | 0.00 | 0.00 | 0.64 |
| 其他和未说明的男性生殖器官恶性肿瘤 | C63 | 0.00 | 0.00 | 0.00 | 0.00 | 0.00 | 0.00 | 0.00 | 0.00 | 0.00 | 0.00 | 0.00 | 0.00 | 0.00 | 0.00 | 0.00 | 0.00 | 0.00 | 0.00 | 0.00 | 0.00 |
| 肾脏 | C64 | 0.00 | 0.00 | 0.00 | 0.00 | 0.00 | 0.00 | 0.00 | 0.00 | 0.00 | 9.39 | 0.00 | 12.27 | 0.00 | 0.00 | 0.00 | 0.00 | 0.00 | 0.00 | 203.38 | 1.93 |
| 肾盂、肾盏 | C65 | 0.00 | 0.00 | 0.00 | 0.00 | 0.00 | 0.00 | 0.00 | 0.00 | 0.00 | 0.00 | 0.00 | 0.00 | 0.00 | 0.00 | 0.00 | 0.00 | 0.00 | 0.00 | 0.00 | 0.00 |

（续上表）

| 部位或病种 | ICD—10 | 0～ | 1～ | 5～ | 10～ | 15～ | 20～ | 25～ | 30～ | 35～ | 40～ | 45～ | 50～ | 55～ | 60～ | 65～ | 70～ | 75～ | 80～ | 85＋ | 合计 |
|---|---|---|---|---|---|---|---|---|---|---|---|---|---|---|---|---|---|---|---|---|---|
| 输尿管 | C66 | 0.00 | 0.00 | 0.00 | 0.00 | 0.00 | 0.00 | 0.00 | 0.00 | 0.00 | 0.00 | 0.00 | 0.00 | 0.00 | 0.00 | 0.00 | 0.00 | 0.00 | 0.00 | 0.00 | 0.00 |
| 膀胱 | C67 | 0.00 | 0.00 | 0.00 | 0.00 | 0.00 | 0.00 | 0.00 | 0.00 | 0.00 | 9.39 | 18.07 | 0.00 | 0.00 | 0.00 | 48.62 | 61.66 | 0.00 | 0.00 | 0.00 | 4.50 |
| 其他和未说明的泌尿器官 | C68 | 0.00 | 0.00 | 0.00 | 0.00 | 0.00 | 0.00 | 0.00 | 0.00 | 0.00 | 0.00 | 0.00 | 0.00 | 0.00 | 0.00 | 0.00 | 0.00 | 0.00 | 0.00 | 0.00 | 0.00 |
| 眼 | C69 | 0.00 | 10.28 | 0.00 | 0.00 | 0.00 | 0.00 | 0.00 | 0.00 | 0.00 | 0.00 | 0.00 | 0.00 | 0.00 | 0.00 | 0.00 | 0.00 | 0.00 | 0.00 | 0.00 | 0.64 |
| 脑、神经系统 | C70－72、D | 0.00 | 10.28 | 0.00 | 0.00 | 0.00 | 0.00 | 0.00 | 0.00 | 0.00 | 0.00 | 0.00 | 0.00 | 0.00 | 0.00 | 0.00 | 0.00 | 0.00 | 0.00 | 0.00 | 0.64 |
| 甲状腺 | C73 | 0.00 | 0.00 | 0.00 | 0.00 | 0.00 | 0.00 | 0.00 | 0.00 | 0.00 | 0.00 | 0.00 | 0.00 | 20.99 | 0.00 | 0.00 | 0.00 | 0.00 | 0.00 | 0.00 | 0.64 |
| 肾上腺 | C74 | 0.00 | 0.00 | 0.00 | 0.00 | 0.00 | 0.00 | 0.00 | 0.00 | 0.00 | 0.00 | 0.00 | 0.00 | 0.00 | 0.00 | 0.00 | 0.00 | 50.91 | 0.00 | 0.00 | 0.64 |
| 其他内分泌腺 | C75 | 0.00 | 0.00 | 0.00 | 0.00 | 0.00 | 0.00 | 0.00 | 0.00 | 0.00 | 0.00 | 0.00 | 0.00 | 0.00 | 0.00 | 0.00 | 0.00 | 0.00 | 0.00 | 0.00 | 0.00 |
| 霍奇金氏病 | C81 | 0.00 | 0.00 | 0.00 | 0.00 | 0.00 | 0.00 | 0.00 | 0.00 | 0.00 | 0.00 | 0.00 | 0.00 | 0.00 | 0.00 | 0.00 | 0.00 | 0.00 | 0.00 | 0.00 | 0.00 |
| 非霍奇金氏病 | C82—85、C96 | 0.00 | 0.00 | 0.00 | 0.00 | 0.00 | 19.00 | 7.41 | 0.00 | 0.00 | 9.39 | 18.07 | 0.00 | 41.98 | 0.00 | 24.31 | 30.83 | 50.91 | 0.00 | 0.00 | 7.08 |
| 多发性骨髓瘤和恶性浆细胞肿瘤 | C90 | 0.00 | 0.00 | 0.00 | 0.00 | 0.00 | 0.00 | 0.00 | 0.00 | 7.51 | 0.00 | 0.00 | 0.00 | 0.00 | 0.00 | 24.31 | 0.00 | 0.00 | 0.00 | 0.00 | 1.29 |
| 淋巴细胞白血病 | C91 | 0.00 | 0.00 | 0.00 | 0.00 | 0.00 | 19 | 0.00 | 0.00 | 0.00 | 0.00 | 0.00 | 0.00 | 0.00 | 0.00 | 0.00 | 0.00 | 0.00 | 0.00 | 0.00 | 1.29 |
| 髓细胞性白血病 | C92 | 0.00 | 0.00 | 0.00 | 0.00 | 0.00 | 0.00 | 0.00 | 6.92 | 0.00 | 0.00 | 0.00 | 0.00 | 0.00 | 42.74 | 24.31 | 0.00 | 0.00 | 0.00 | 0.00 | 2.57 |
| 单核细胞性白血病 | C93 | 0.00 | 0.00 | 0.00 | 0.00 | 0.00 | 0.00 | 0.00 | 0.00 | 0.00 | 0.00 | 0.00 | 0.00 | 0.00 | 0.00 | 0.00 | 0.00 | 0.00 | 0.00 | 0.00 | 0.00 |
| 其他指明的白血病 | C94 | 0.00 | 0.00 | 0.00 | 0.00 | 0.00 | 0.00 | 0.00 | 0.00 | 0.00 | 9.39 | 0.00 | 0.00 | 0.00 | 0.00 | 0.00 | 30.83 | 0.00 | 0.00 | 0.00 | 1.29 |
| 未指明细胞类型的白血病 | C95 | 0.00 | 0.00 | 0.00 | 0.00 | 8.14 | 0.00 | 0.00 | 0.00 | 0.00 | 0.00 | 0.00 | 0.00 | 0.00 | 0.00 | 24.31 | 0.00 | 0.00 | 0.00 | 0.00 | 1.29 |
| 独立的多个部位的（原发性）恶性肿瘤 | C97 | 0.00 | 0.00 | 0.00 | 0.00 | 0.00 | 0.00 | 0.00 | 0.00 | 0.00 | 0.00 | 0.00 | 0.00 | 0.00 | 0.00 | 0.00 | 0.00 | 0.00 | 0.00 | 0.00 | 0.00 |
| 其他及不明部位 | C26、39、48、76—80 | 0.00 | 0.00 | 0.00 | 0.00 | 0.00 | 0.00 | 0.00 | 0.00 | 0.00 | 0.00 | 9.03 | 36.81 | 20.99 | 0.00 | 24.31 | 0.00 | 0.00 | 0.00 | 0.00 | 3.86 |
| 除 C44 合计 | | 0.00 | 30.84 | 0.00 | 0.00 | 8.14 | 47.49 | 37.07 | 69.22 | 90.08 | 187.76 | 225.82 | 319.04 | 440.81 | 534.30 | 777.95 | 369.97 | 458.16 | 307.65 | 203.38 | 135.12 |
| 合计 | | 0.00 | 30.84 | 0.00 | 0.00 | 8.14 | 56.99 | 37.07 | 76.15 | 90.08 | 187.76 | 225.82 | 319.04 | 440.81 | 534.30 | 777.95 | 369.97 | 458.16 | 307.65 | 203.38 | 136.41 |

表 418　中山市坦洲镇 2000—2004 年女性恶性肿瘤年龄别发病率（$1/10^5$）

| 部位或病种 | ICD—10 | 0～ | 1～ | 5～ | 10～ | 15～ | 20～ | 25～ | 30～ | 35～ | 40～ | 45～ | 50～ | 55～ | 60～ | 65～ | 70～ | 75～ | 80～ | 85+ | 合计 |
|---|---|---|---|---|---|---|---|---|---|---|---|---|---|---|---|---|---|---|---|---|---|
| 唇 | C00 | 0.00 | 0.00 | 0.00 | 0.00 | 0.00 | 0.00 | 0.00 | 0.00 | 0.00 | 0.00 | 0.00 | 0.00 | 0.00 | 0.00 | 0.00 | 0.00 | 0.00 | 0.00 | 0.00 | 0.00 |
| 舌 | C01—02 | 0.00 | 0.00 | 0.00 | 0.00 | 0.00 | 0.00 | 0.00 | 0.00 | 0.00 | 0.00 | 0.00 | 0.00 | 0.00 | 0.00 | 0.00 | 0.00 | 0.00 | 0.00 | 0.00 | 0.00 |
| 口 | C03—06 | 0.00 | 0.00 | 0.00 | 0.00 | 0.00 | 0.00 | 0.00 | 0.00 | 0.00 | 0.00 | 0.00 | 0.00 | 0.00 | 0.00 | 0.00 | 0.00 | 0.00 | 0.00 | 0.00 | 0.00 |
| 唾液腺 | C07—08 | 0.00 | 0.00 | 0.00 | 0.00 | 0.00 | 0.00 | 0.00 | 0.00 | 0.00 | 0.00 | 0.00 | 0.00 | 0.00 | 0.00 | 0.00 | 0.00 | 0.00 | 58.50 | 0.00 | 0.64 |
| 扁桃腺 | C09 | 0.00 | 0.00 | 0.00 | 0.00 | 0.00 | 0.00 | 0.00 | 0.00 | 0.00 | 0.00 | 0.00 | 0.00 | 0.00 | 0.00 | 0.00 | 0.00 | 0.00 | 0.00 | 0.00 | 0.00 |
| 其他口咽部 | C10 | 0.00 | 0.00 | 0.00 | 0.00 | 0.00 | 0.00 | 0.00 | 0.00 | 0.00 | 0.00 | 0.00 | 0.00 | 0.00 | 0.00 | 0.00 | 0.00 | 0.00 | 0.00 | 0.00 | 0.00 |
| 鼻咽部 | C11 | 0.00 | 0.00 | 0.00 | 0.00 | 0.00 | 9.24 | 6.82 | 6.40 | 14.78 | 9.60 | 18.15 | 12.15 | 103.45 | 43.51 | 0.00 | 0.00 | 0.00 | 0.00 | 0.00 | 10.21 |
| 喉咽部 | C12—13 | 0.00 | 0.00 | 0.00 | 0.00 | 0.00 | 0.00 | 0.00 | 0.00 | 0.00 | 0.00 | 0.00 | 0.00 | 0.00 | 0.00 | 0.00 | 0.00 | 0.00 | 0.00 | 0.00 | 0.00 |
| 唇，口腔和咽的其他部位和具体部位不明 | C14 | 0.00 | 0.00 | 0.00 | 0.00 | 0.00 | 0.00 | 0.00 | 0.00 | 0.00 | 0.00 | 0.00 | 0.00 | 0.00 | 0.00 | 0.00 | 0.00 | 0.00 | 0.00 | 0.00 | 0.00 |
| 食管 | C15 | 0.00 | 0.00 | 0.00 | 0.00 | 0.00 | 0.00 | 0.00 | 0.00 | 0.00 | 0.00 | 0.00 | 0.00 | 0.00 | 0.00 | 22.84 | 0.00 | 0.00 | 0.00 | 0.00 | 0.64 |
| 胃 | C16 | 0.00 | 0.00 | 0.00 | 0.00 | 0.00 | 0.00 | 0.00 | 6.40 | 0.00 | 0.00 | 0.00 | 0.00 | 0.00 | 21.75 | 22.84 | 0.00 | 0.00 | 0.00 | 0.00 | 1.91 |
| 小肠 | C17 | 0.00 | 0.00 | 0.00 | 0.00 | 0.00 | 0.00 | 0.00 | 0.00 | 0.00 | 0.00 | 0.00 | 0.00 | 0.00 | 0.00 | 0.00 | 0.00 | 0.00 | 0.00 | 0.00 | 0.00 |
| 结肠 | C18 | 0.00 | 0.00 | 0.00 | 0.00 | 0.00 | 9.24 | 6.82 | 0.00 | 0.00 | 9.60 | 18.15 | 0.00 | 20.69 | 21.75 | 0.00 | 26.65 | 0.00 | 0.00 | 0.00 | 5.10 |
| 直肠和乙状结肠连接处 | C19—20 | 0.00 | 0.00 | 0.00 | 0.00 | 0.00 | 0.00 | 0.00 | 0.00 | 0.00 | 9.60 | 0.00 | 12.15 | 41.38 | 21.75 | 68.53 | 0.00 | 0.00 | 0.00 | 0.00 | 5.10 |
| 肛门 | C21 | 0.00 | 0.00 | 0.00 | 0.00 | 0.00 | 0.00 | 0.00 | 0.00 | 0.00 | 0.00 | 0.00 | 0.00 | 0.00 | 0.00 | 0.00 | 26.65 | 0.00 | 0.00 | 0.00 | 0.64 |
| 肝脏和肝内胆管 | C22 | 0.00 | 0.00 | 0.00 | 0.00 | 0.00 | 0.00 | 6.82 | 0.00 | 0.00 | 0.00 | 0.00 | 0.00 | 0.00 | 0.00 | 0.00 | 0.00 | 0.00 | 0.00 | 0.00 | 0.64 |
| 胆囊 | C23 | 0.00 | 0.00 | 0.00 | 0.00 | 0.00 | 0.00 | 0.00 | 0.00 | 0.00 | 0.00 | 9.07 | 0.00 | 0.00 | 0.00 | 0.00 | 0.00 | 0.00 | 0.00 | 0.00 | 0.64 |
| 肝外胆管 | C24 | 0.00 | 0.00 | 0.00 | 0.00 | 0.00 | 0.00 | 0.00 | 0.00 | 0.00 | 0.00 | 0.00 | 0.00 | 0.00 | 0.00 | 0.00 | 26.65 | 0.00 | 0.00 | 0.00 | 0.64 |
| 胰腺 | C25 | 0.00 | 0.00 | 0.00 | 0.00 | 0.00 | 0.00 | 0.00 | 0.00 | 0.00 | 0.00 | 0.00 | 0.00 | 0.00 | 0.00 | 0.00 | 0.00 | 0.00 | 0.00 | 0.00 | 0.00 |
| 鼻腔、中耳和副鼻窦 | C30—31 | 0.00 | 0.00 | 0.00 | 0.00 | 0.00 | 0.00 | 0.00 | 0.00 | 0.00 | 0.00 | 0.00 | 0.00 | 0.00 | 0.00 | 0.00 | 0.00 | 0.00 | 0.00 | 0.00 | 0.00 |
| 喉 | C32 | 0.00 | 0.00 | 0.00 | 0.00 | 0.00 | 0.00 | 0.00 | 0.00 | 0.00 | 0.00 | 0.00 | 0.00 | 20.69 | 0.00 | 0.00 | 0.00 | 0.00 | 0.00 | 0.00 | 0.64 |
| 气管、支气管和肺 | C33—34 | 0.00 | 0.00 | 0.00 | 0.00 | 0.00 | 0.00 | 0.00 | 0.00 | 7.39 | 0.00 | 18.15 | 0.00 | 41.38 | 87.01 | 22.84 | 26.65 | 102.84 | 58.50 | 0.00 | 9.57 |

（续上表）

| 部位或病种 | ICD—10 | 0～ | 1～ | 5～ | 10～ | 15～ | 20～ | 25～ | 30～ | 35～ | 40～ | 45～ | 50～ | 55～ | 60～ | 65～ | 70～ | 75～ | 80～ | 85＋ | 合计 |
|---|---|---|---|---|---|---|---|---|---|---|---|---|---|---|---|---|---|---|---|---|---|
| 其他呼吸器官 | C37—38 | 0.00 | 0.00 | 0.00 | 0.00 | 0.00 | 0.00 | 0.00 | 0.00 | 0.00 | 0.00 | 0.00 | 0.00 | 0.00 | 0.00 | 0.00 | 0.00 | 0.00 | 0.00 | 0.00 | 0.00 |
| 骨和关节软骨 | C40—41 | 0.00 | 0.00 | 0.00 | 0.00 | 0.00 | 0.00 | 0.00 | 0.00 | 0.00 | 0.00 | 0.00 | 0.00 | 0.00 | 0.00 | 0.00 | 0.00 | 0.00 | 0.00 | 0.00 | 0.00 |
| 皮肤恶性黑色素瘤 | C43 | 0.00 | 0.00 | 0.00 | 0.00 | 0.00 | 0.00 | 0.00 | 0.00 | 0.00 | 0.00 | 0.00 | 0.00 | 0.00 | 0.00 | 0.00 | 0.00 | 34.28 | 0.00 | 0.00 | 0.64 |
| 皮肤其他恶性肿瘤 | C44 | 0.00 | 0.00 | 0.00 | 0.00 | 0.00 | 0.00 | 0.00 | 0.00 | 0.00 | 0.00 | 0.00 | 0.00 | 0.00 | 0.00 | 0.00 | 0.00 | 34.28 | 58.50 | 0.00 | 1.28 |
| 间皮瘤 | C45 | 0.00 | 0.00 | 0.00 | 0.00 | 0.00 | 0.00 | 0.00 | 0.00 | 0.00 | 0.00 | 0.00 | 0.00 | 0.00 | 0.00 | 0.00 | 0.00 | 0.00 | 0.00 | 0.00 | 0.00 |
| kaposi 氏肉瘤 | C46 | 0.00 | 0.00 | 0.00 | 0.00 | 0.00 | 0.00 | 0.00 | 0.00 | 0.00 | 0.00 | 0.00 | 0.00 | 0.00 | 0.00 | 0.00 | 0.00 | 0.00 | 0.00 | 0.00 | 0.00 |
| 结缔组织和其他软组织 | C47、49 | 0.00 | 0.00 | 0.00 | 0.00 | 0.00 | 0.00 | 0.00 | 0.00 | 0.00 | 0.00 | 0.00 | 0.00 | 0.00 | 0.00 | 0.00 | 0.00 | 0.00 | 0.00 | 0.00 | 0.00 |
| 乳房 | C50 | 0.00 | 0.00 | 0.00 | 0.00 | 0.00 | 9.24 | 0.00 | 12.80 | 7.39 | 28.81 | 9.07 | 48.62 | 20.69 | 21.75 | 0.00 | 0.00 | 0.00 | 0.00 | 0.00 | 8.93 |
| 外阴 | C51 | 0.00 | 0.00 | 0.00 | 0.00 | 0.00 | 0.00 | 0.00 | 0.00 | 0.00 | 0.00 | 0.00 | 0.00 | 0.00 | 0.00 | 0.00 | 0.00 | 0.00 | 58.50 | 81.23 | 1.28 |
| 阴道 | C52 | 0.00 | 0.00 | 0.00 | 0.00 | 0.00 | 0.00 | 0.00 | 0.00 | 0.00 | 0.00 | 0.00 | 0.00 | 0.00 | 0.00 | 0.00 | 0.00 | 0.00 | 0.00 | 0.00 | 0.00 |
| 子宫颈 | C53 | 0.00 | 0.00 | 0.00 | 0.00 | 0.00 | 0.00 | 0.00 | 0.00 | 0.00 | 0.00 | 18.15 | 12.15 | 20.69 | 0.00 | 0.00 | 0.00 | 0.00 | 0.00 | 0.00 | 2.55 |
| 子宫体 | C54 | 0.00 | 0.00 | 0.00 | 0.00 | 0.00 | 0.00 | 0.00 | 0.00 | 0.00 | 0.00 | 27.22 | 48.62 | 62.07 | 0.00 | 0.00 | 0.00 | 0.00 | 0.00 | 0.00 | 6.38 |
| 子宫恶性肿瘤、未注明部位 | C55 | 0.00 | 0.00 | 0.00 | 0.00 | 0.00 | 0.00 | 0.00 | 0.00 | 0.00 | 0.00 | 0.00 | 0.00 | 0.00 | 0.00 | 0.00 | 0.00 | 0.00 | 0.00 | 0.00 | 0.00 |
| 卵巢 | C56 | 0.00 | 0.00 | 0.00 | 0.00 | 0.00 | 0.00 | 0.00 | 0.00 | 7.39 | 0.00 | 18.15 | 24.31 | 0.00 | 0.00 | 45.69 | 26.65 | 0.00 | 0.00 | 0.00 | 5.10 |
| 其他和未说明的女性生殖器官恶性肿瘤 | C57 | 0.00 | 0.00 | 0.00 | 0.00 | 0.00 | 0.00 | 0.00 | 0.00 | 0.00 | 0.00 | 0.00 | 0.00 | 0.00 | 0.00 | 0.00 | 0.00 | 0.00 | 0.00 | 0.00 | 0.00 |
| 胎盘 | C58 | 0.00 | 0.00 | 0.00 | 0.00 | 0.00 | 0.00 | 0.00 | 0.00 | 0.00 | 0.00 | 0.00 | 0.00 | 0.00 | 0.00 | 0.00 | 0.00 | 0.00 | 0.00 | 0.00 | 0.00 |
| 阴茎 | C60 | 0.00 | 0.00 | 0.00 | 0.00 | 0.00 | 0.00 | 0.00 | 0.00 | 0.00 | 0.00 | 0.00 | 0.00 | 0.00 | 0.00 | 0.00 | 0.00 | 0.00 | 0.00 | 0.00 | 0.00 |
| 前列腺 | C61 | 0.00 | 0.00 | 0.00 | 0.00 | 0.00 | 0.00 | 0.00 | 0.00 | 0.00 | 0.00 | 0.00 | 0.00 | 0.00 | 0.00 | 0.00 | 0.00 | 0.00 | 0.00 | 0.00 | 0.00 |
| 睾丸 | C62 | 0.00 | 0.00 | 0.00 | 0.00 | 0.00 | 0.00 | 0.00 | 0.00 | 0.00 | 0.00 | 0.00 | 0.00 | 0.00 | 0.00 | 0.00 | 0.00 | 0.00 | 0.00 | 0.00 | 0.00 |
| 其他和未说明的男性生殖器官恶性肿瘤 | C63 | 0.00 | 0.00 | 0.00 | 0.00 | 0.00 | 0.00 | 0.00 | 0.00 | 0.00 | 0.00 | 0.00 | 0.00 | 0.00 | 0.00 | 0.00 | 0.00 | 0.00 | 0.00 | 0.00 | 0.00 |
| 肾脏 | C64 | 0.00 | 0.00 | 0.00 | 0.00 | 0.00 | 0.00 | 0.00 | 0.00 | 0.00 | 0.00 | 0.00 | 0.00 | 0.00 | 21.75 | 0.00 | 0.00 | 0.00 | 0.00 | 0.00 | 0.64 |
| 肾盂、肾盏 | C65 | 0.00 | 0.00 | 0.00 | 0.00 | 0.00 | 0.00 | 0.00 | 0.00 | 0.00 | 0.00 | 0.00 | 0.00 | 0.00 | 0.00 | 0.00 | 0.00 | 0.00 | 0.00 | 0.00 | 0.00 |

（续上表）

| 部位或病种 | ICD—10 | 0～ | 1～ | 5～ | 10～ | 15～ | 20～ | 25～ | 30～ | 35～ | 40～ | 45～ | 50～ | 55～ | 60～ | 65～ | 70～ | 75～ | 80～ | 85+ | 合计 |
|---|---|---|---|---|---|---|---|---|---|---|---|---|---|---|---|---|---|---|---|---|---|
| 输尿管 | C66 | 0.00 | 0.00 | 0.00 | 0.00 | 0.00 | 0.00 | 0.00 | 0.00 | 0.00 | 0.00 | 0.00 | 0.00 | 0.00 | 0.00 | 0.00 | 0.00 | 0.00 | 0.00 | 0.00 | 0.00 |
| 膀胱 | C67 | 0.00 | 0.00 | 0.00 | 0.00 | 0.00 | 0.00 | 0.00 | 0.00 | 0.00 | 0.00 | 0.00 | 0.00 | 0.00 | 0.00 | 0.00 | 0.00 | 0.00 | 0.00 | 0.00 | 0.00 |
| 其他和未说明的泌尿器官 | C68 | 0.00 | 0.00 | 0.00 | 0.00 | 0.00 | 0.00 | 0.00 | 0.00 | 0.00 | 0.00 | 0.00 | 0.00 | 0.00 | 0.00 | 0.00 | 0.00 | 0.00 | 0.00 | 0.00 | 0.00 |
| 眼 | C69 | 0.00 | 0.00 | 0.00 | 0.00 | 0.00 | 0.00 | 0.00 | 0.00 | 0.00 | 0.00 | 0.00 | 12.15 | 0.00 | 0.00 | 0.00 | 0.00 | 0.00 | 0.00 | 0.00 | 0.64 |
| 脑、神经系统 | C70－72、D | 0.00 | 0.00 | 0.00 | 0.00 | 8.55 | 0.00 | 0.00 | 19.20 | 0.00 | 0.00 | 9.07 | 0.00 | 0.00 | 0.00 | 22.84 | 0.00 | 0.00 | 0.00 | 0.00 | 3.83 |
| 甲状腺 | C73 | 0.00 | 0.00 | 0.00 | 0.00 | 0.00 | 0.00 | 0.00 | 0.00 | 7.39 | 0.00 | 0.00 | 12.15 | 20.69 | 0.00 | 0.00 | 26.65 | 34.28 | 0.00 | 0.00 | 3.19 |
| 肾上腺 | C74 | 0.00 | 0.00 | 0.00 | 0.00 | 0.00 | 0.00 | 0.00 | 0.00 | 0.00 | 0.00 | 0.00 | 0.00 | 0.00 | 0.00 | 0.00 | 0.00 | 0.00 | 0.00 | 0.00 | 0.00 |
| 其他内分泌腺 | C75 | 0.00 | 0.00 | 0.00 | 0.00 | 0.00 | 0.00 | 0.00 | 0.00 | 0.00 | 0.00 | 0.00 | 0.00 | 0.00 | 0.00 | 0.00 | 0.00 | 0.00 | 0.00 | 0.00 | 0.00 |
| 霍奇金氏病 | C81 | 0.00 | 0.00 | 0.00 | 0.00 | 0.00 | 0.00 | 0.00 | 0.00 | 0.00 | 0.00 | 0.00 | 0.00 | 0.00 | 0.00 | 0.00 | 26.65 | 0.00 | 0.00 | 0.00 | 0.64 |
| 非霍奇金氏病 | C82—85、C96 | 0.00 | 0.00 | 0.00 | 6.75 | 0.00 | 0.00 | 0.00 | 0.00 | 0.00 | 0.00 | 9.07 | 0.00 | 0.00 | 21.75 | 0.00 | 0.00 | 0.00 | 0.00 | 0.00 | 1.91 |
| 多发性骨髓瘤和恶性浆细胞肿瘤 | C90 | 0.00 | 0.00 | 0.00 | 0.00 | 0.00 | 0.00 | 0.00 | 0.00 | 0.00 | 9.60 | 0.00 | 0.00 | 0.00 | 0.00 | 0.00 | 26.65 | 0.00 | 0.00 | 0.00 | 1.28 |
| 淋巴细胞白血病 | C91 | 0.00 | 11.95 | 0.00 | 0.00 | 8.55 | 18.48 | 0.00 | 0.00 | 0.00 | 0.00 | 0.00 | 0.00 | 0.00 | 0.00 | 0.00 | 0.00 | 0.00 | 0.00 | 0.00 | 2.55 |
| 髓细胞性白血病 | C92 | 0.00 | 0.00 | 0.00 | 0.00 | 0.00 | 0.00 | 0.00 | 0.00 | 0.00 | 0.00 | 0.00 | 0.00 | 0.00 | 0.00 | 0.00 | 0.00 | 0.00 | 0.00 | 0.00 | 0.00 |
| 单核细胞性白血病 | C93 | 0.00 | 0.00 | 0.00 | 0.00 | 0.00 | 0.00 | 0.00 | 0.00 | 0.00 | 0.00 | 0.00 | 0.00 | 0.00 | 0.00 | 0.00 | 0.00 | 0.00 | 0.00 | 0.00 | 0.00 |
| 其他指明的白血病 | C94 | 0.00 | 0.00 | 0.00 | 0.00 | 0.00 | 0.00 | 0.00 | 0.00 | 0.00 | 0.00 | 0.00 | 0.00 | 0.00 | 0.00 | 0.00 | 0.00 | 0.00 | 0.00 | 0.00 | 0.00 |
| 未指明细胞类型的白血病 | C95 | 0.00 | 0.00 | 0.00 | 0.00 | 0.00 | 0.00 | 0.00 | 0.00 | 0.00 | 0.00 | 0.00 | 0.00 | 0.00 | 0.00 | 0.00 | 0.00 | 0.00 | 0.00 | 0.00 | 0.00 |
| 独立的多个部位的（原发性）恶性肿瘤 | C97 | 0.00 | 0.00 | 0.00 | 0.00 | 0.00 | 0.00 | 0.00 | 0.00 | 0.00 | 0.00 | 0.00 | 0.00 | 0.00 | 0.00 | 0.00 | 0.00 | 0.00 | 0.00 | 0.00 | 0.00 |
| 其他及不明部位 | C26、39、48、76—80 | 0.00 | 0.00 | 0.00 | 0.00 | 0.00 | 0.00 | 0.00 | 0.00 | 0.00 | 0.00 | 9.07 | 0.00 | 20.69 | 0.00 | 0.00 | 0.00 | 34.28 | 0.00 | 0.00 | 1.91 |
| 除C44 合计 | | 0.00 | 11.95 | 0.00 | 6.75 | 17.10 | 46.21 | 20.46 | 44.81 | 44.35 | 67.23 | 163.33 | 182.31 | 372.42 | 261.04 | 205.60 | 213.17 | 205.68 | 175.50 | 81.23 | 77.85 |
| 合计 | | 0.00 | 11.95 | 0.00 | 6.75 | 17.10 | 46.21 | 20.46 | 44.81 | 44.35 | 67.23 | 163.33 | 182.31 | 372.42 | 261.04 | 205.60 | 213.17 | 239.96 | 233.99 | 81.23 | 79.12 |

表 419　中山市坦洲镇 2000—2004 年男女合计恶性肿瘤年龄别发病率（1/10$^5$）

| 部位或病种 | ICD—10 | 0～ | 1～ | 5～ | 10～ | 15～ | 20～ | 25～ | 30～ | 35～ | 40～ | 45～ | 50～ | 55～ | 60～ | 65～ | 70～ | 75～ | 80～ | 85＋ | 合计 |
|---|---|---|---|---|---|---|---|---|---|---|---|---|---|---|---|---|---|---|---|---|---|
| 唇 | C00 | 0.00 | 0.00 | 0.00 | 0.00 | 0.00 | 0.00 | 0.00 | 0.00 | 0.00 | 0.00 | 0.00 | 0.00 | 0.00 | 10.78 | 0.00 | 0.00 | 0.00 | 0.00 | 0.00 | 0.32 |
| 舌 | C01—02 | 0.00 | 0.00 | 0.00 | 0.00 | 0.00 | 0.00 | 0.00 | 0.00 | 0.00 | 0.00 | 0.00 | 0.00 | 10.42 | 21.56 | 0.00 | 0.00 | 0.00 | 0.00 | 0.00 | 0.96 |
| 口 | C03—06 | 0.00 | 0.00 | 0.00 | 0.00 | 0.00 | 0.00 | 0.00 | 0.00 | 0.00 | 0.00 | 4.53 | 0.00 | 20.84 | 0.00 | 0.00 | 0.00 | 0.00 | 0.00 | 0.00 | 0.96 |
| 唾液腺 | C07—08 | 0.00 | 0.00 | 0.00 | 0.00 | 0.00 | 0.00 | 0.00 | 0.00 | 0.00 | 4.75 | 4.53 | 0.00 | 0.00 | 0.00 | 0.00 | 0.00 | 0.00 | 37.30 | 0.00 | 0.96 |
| 扁桃腺 | C09 | 0.00 | 0.00 | 0.00 | 0.00 | 0.00 | 0.00 | 0.00 | 0.00 | 0.00 | 4.75 | 0.00 | 0.00 | 0.00 | 0.00 | 0.00 | 0.00 | 0.00 | 0.00 | 0.00 | 0.32 |
| 其他口咽部 | C10 | 0.00 | 0.00 | 0.00 | 0.00 | 0.00 | 0.00 | 0.00 | 0.00 | 0.00 | 0.00 | 0.00 | 0.00 | 0.00 | 0.00 | 0.00 | 0.00 | 0.00 | 0.00 | 0.00 | 0.00 |
| 鼻咽部 | C11 | 0.00 | 0.00 | 0.00 | 0.00 | 0.00 | 9.37 | 10.66 | 9.98 | 33.52 | 42.72 | 31.69 | 48.85 | 93.78 | 75.46 | 23.56 | 14.30 | 41.01 | 0.00 | 0.00 | 19.86 |
| 喉咽部 | C12—13 | 0.00 | 0.00 | 0.00 | 0.00 | 0.00 | 0.00 | 0.00 | 0.00 | 0.00 | 0.00 | 0.00 | 0.00 | 0.00 | 0.00 | 11.78 | 0.00 | 0.00 | 0.00 | 0.00 | 0.32 |
| 唇，口腔和咽的其他部位和具体部位不明 | C14 | 0.00 | 0.00 | 0.00 | 0.00 | 0.00 | 0.00 | 0.00 | 0.00 | 0.00 | 0.00 | 0.00 | 0.00 | 0.00 | 10.78 | 0.00 | 0.00 | 0.00 | 0.00 | 0.00 | 0.32 |
| 食管 | C15 | 0.00 | 0.00 | 0.00 | 0.00 | 0.00 | 0.00 | 0.00 | 0.00 | 0.00 | 0.00 | 9.05 | 12.21 | 0.00 | 0.00 | 11.78 | 14.30 | 0.00 | 0.00 | 0.00 | 1.92 |
| 胃 | C16 | 0.00 | 0.00 | 0.00 | 0.00 | 0.00 | 0.00 | 0.00 | 3.33 | 3.72 | 0.00 | 4.53 | 0.00 | 10.42 | 43.12 | 23.56 | 14.30 | 0.00 | 0.00 | 0.00 | 3.52 |
| 小肠 | C17 | 0.00 | 0.00 | 0.00 | 0.00 | 0.00 | 0.00 | 0.00 | 0.00 | 0.00 | 0.00 | 0.00 | 0.00 | 0.00 | 0.00 | 0.00 | 0.00 | 0.00 | 0.00 | 0.00 | 0.00 |
| 结肠 | C18 | 0.00 | 0.00 | 0.00 | 0.00 | 0.00 | 4.68 | 3.55 | 3.33 | 0.00 | 9.49 | 13.58 | 0.00 | 10.42 | 10.78 | 23.56 | 14.30 | 0.00 | 0.00 | 0.00 | 4.16 |
| 直肠和乙状结肠连接处 | C19—20 | 0.00 | 0.00 | 0.00 | 0.00 | 0.00 | 0.00 | 0.00 | 0.00 | 0.00 | 9.49 | 4.53 | 18.32 | 20.84 | 32.34 | 58.90 | 0.00 | 20.51 | 0.00 | 0.00 | 5.45 |
| 肛门 | C21 | 0.00 | 0.00 | 0.00 | 0.00 | 0.00 | 0.00 | 0.00 | 0.00 | 0.00 | 0.00 | 0.00 | 0.00 | 0.00 | 0.00 | 0.00 | 14.30 | 0.00 | 0.00 | 0.00 | 0.32 |
| 肝脏和肝内胆管 | C22 | 0.00 | 0.00 | 0.00 | 0.00 | 0.00 | 0.00 | 7.11 | 6.65 | 3.72 | 4.75 | 22.63 | 18.32 | 41.68 | 32.34 | 23.56 | 14.30 | 41.01 | 0.00 | 0.00 | 8.33 |
| 胆囊 | C23 | 0.00 | 0.00 | 0.00 | 0.00 | 0.00 | 0.00 | 0.00 | 0.00 | 0.00 | 0.00 | 4.53 | 0.00 | 0.00 | 0.00 | 0.00 | 0.00 | 0.00 | 0.00 | 0.00 | 0.32 |
| 肝外胆管 | C24 | 0.00 | 0.00 | 0.00 | 0.00 | 0.00 | 0.00 | 0.00 | 0.00 | 0.00 | 0.00 | 0.00 | 6.11 | 0.00 | 0.00 | 35.34 | 14.30 | 0.00 | 0.00 | 0.00 | 1.60 |
| 胰腺 | C25 | 0.00 | 0.00 | 0.00 | 0.00 | 0.00 | 0.00 | 0.00 | 0.00 | 0.00 | 0.00 | 4.53 | 6.11 | 0.00 | 0.00 | 0.00 | 0.00 | 0.00 | 0.00 | 0.00 | 0.64 |
| 鼻腔、中耳和副鼻窦 | C30—31 | 0.00 | 0.00 | 0.00 | 0.00 | 0.00 | 0.00 | 0.00 | 0.00 | 0.00 | 0.00 | 4.53 | 0.00 | 0.00 | 0.00 | 0.00 | 14.30 | 0.00 | 0.00 | 0.00 | 0.64 |
| 喉 | C32 | 0.00 | 0.00 | 0.00 | 0.00 | 0.00 | 0.00 | 0.00 | 0.00 | 0.00 | 0.00 | 0.00 | 6.11 | 10.42 | 10.78 | 35.34 | 0.00 | 0.00 | 0.00 | 0.00 | 1.92 |
| 气管、支气管和肺 | C33—34 | 0.00 | 0.00 | 0.00 | 0.00 | 0.00 | 0.00 | 0.00 | 9.98 | 11.17 | 14.24 | 13.58 | 30.53 | 72.94 | 75.46 | 106.01 | 57.19 | 102.53 | 111.91 | 0.00 | 16.66 |

（续上表）

| 部位或病种 | ICD—10 | 0～ | 1～ | 5～ | 10～ | 15～ | 20～ | 25～ | 30～ | 35～ | 40～ | 45～ | 50～ | 55～ | 60～ | 65～ | 70～ | 75～ | 80～ | 85＋ | 合计 |
|---|---|---|---|---|---|---|---|---|---|---|---|---|---|---|---|---|---|---|---|---|---|
| 其他呼吸器官 | C37－38 | 0.00 | 0.00 | 0.00 | 0.00 | 0.00 | 0.00 | 0.00 | 0.00 | 0.00 | 0.00 | 0.00 | 0.00 | 0.00 | 0.00 | 0.00 | 0.00 | 0.00 | 0.00 | 0.00 | 0.00 |
| 骨和关节软骨 | C40－41 | 0.00 | 0.00 | 0.00 | 0.00 | 0.00 | 0.00 | 0.00 | 0.00 | 0.00 | 0.00 | 0.00 | 0.00 | 0.00 | 0.00 | 0.00 | 0.00 | 0.00 | 0.00 | 0.00 | 0.00 |
| 皮肤恶性黑色素瘤 | C43 | 0.00 | 0.00 | 0.00 | 0.00 | 0.00 | 0.00 | 0.00 | 0.00 | 0.00 | 0.00 | 0.00 | 0.00 | 0.00 | 0.00 | 0.00 | 0.00 | 20.51 | 0.00 | 0.00 | 0.32 |
| 皮肤其他恶性肿瘤 | C44 | 0.00 | 0.00 | 0.00 | 0.00 | 0.00 | 4.68 | 0.00 | 3.33 | 0.00 | 0.00 | 0.00 | 0.00 | 0.00 | 0.00 | 0.00 | 0.00 | 20.51 | 37.30 | 0.00 | 1.28 |
| 间皮瘤 | C45 | 0.00 | 0.00 | 0.00 | 0.00 | 0.00 | 0.00 | 0.00 | 0.00 | 0.00 | 0.00 | 0.00 | 0.00 | 0.00 | 0.00 | 0.00 | 0.00 | 0.00 | 0.00 | 0.00 | 0.00 |
| kaposi 氏肉瘤 | C46 | 0.00 | 0.00 | 0.00 | 0.00 | 0.00 | 0.00 | 0.00 | 0.00 | 0.00 | 0.00 | 0.00 | 0.00 | 0.00 | 0.00 | 0.00 | 0.00 | 0.00 | 0.00 | 0.00 | 0.00 |
| 结缔组织和其他软组织 | C47、49 | 0.00 | 5.52 | 0.00 | 0.00 | 0.00 | 0.00 | 3.55 | 0.00 | 0.00 | 0.00 | 0.00 | 0.00 | 0.00 | 0.00 | 11.78 | 0.00 | 0.00 | 0.00 | 0.00 | 0.96 |
| 乳房 | C50 | 0.00 | 0.00 | 0.00 | 0.00 | 0.00 | 4.68 | 0.00 | 6.65 | 3.72 | 14.24 | 4.53 | 24.42 | 10.42 | 10.78 | 0.00 | 0.00 | 0.00 | 0.00 | 0.00 | 4.49 |
| 外阴 | C51 | 0.00 | 0.00 | 0.00 | 0.00 | 0.00 | 0.00 | 0.00 | 0.00 | 0.00 | 0.00 | 0.00 | 0.00 | 0.00 | 0.00 | 0.00 | 0.00 | 0.00 | 37.30 | 58.18 | 0.64 |
| 阴道 | C52 | 0.00 | 0.00 | 0.00 | 0.00 | 0.00 | 0.00 | 0.00 | 0.00 | 0.00 | 0.00 | 0.00 | 0.00 | 0.00 | 0.00 | 0.00 | 0.00 | 0.00 | 0.00 | 0.00 | 0.00 |
| 子宫颈 | C53 | 0.00 | 0.00 | 0.00 | 0.00 | 0.00 | 0.00 | 0.00 | 0.00 | 0.00 | 0.00 | 9.05 | 6.11 | 10.42 | 0.00 | 0.00 | 0.00 | 0.00 | 0.00 | 0.00 | 1.28 |
| 子宫体 | C54 | 0.00 | 0.00 | 0.00 | 0.00 | 0.00 | 0.00 | 0.00 | 0.00 | 0.00 | 0.00 | 13.58 | 24.42 | 31.26 | 0.00 | 0.00 | 0.00 | 0.00 | 0.00 | 0.00 | 3.20 |
| 子宫恶性肿瘤、未注明部位 | C55 | 0.00 | 0.00 | 0.00 | 0.00 | 0.00 | 0.00 | 0.00 | 0.00 | 0.00 | 0.00 | 0.00 | 0.00 | 0.00 | 0.00 | 0.00 | 0.00 | 0.00 | 0.00 | 0.00 | 0.00 |
| 卵巢 | C56 | 0.00 | 0.00 | 0.00 | 0.00 | 0.00 | 0.00 | 0.00 | 0.00 | 3.72 | 0.00 | 9.05 | 12.21 | 0.00 | 0.00 | 23.56 | 14.30 | 0.00 | 0.00 | 0.00 | 2.56 |
| 其他和未说明的女性生殖器官恶性肿瘤 | C57 | 0.00 | 0.00 | 0.00 | 0.00 | 0.00 | 0.00 | 0.00 | 0.00 | 0.00 | 0.00 | 0.00 | 0.00 | 0.00 | 0.00 | 0.00 | 0.00 | 0.00 | 0.00 | 0.00 | 0.00 |
| 胎盘 | C58 | 0.00 | 0.00 | 0.00 | 0.00 | 0.00 | 0.00 | 0.00 | 0.00 | 0.00 | 0.00 | 0.00 | 0.00 | 0.00 | 0.00 | 0.00 | 0.00 | 0.00 | 0.00 | 0.00 | 0.00 |
| 阴茎 | C60 | 0.00 | 0.00 | 0.00 | 0.00 | 0.00 | 0.00 | 0.00 | 0.00 | 0.00 | 0.00 | 0.00 | 0.00 | 0.00 | 10.78 | 0.00 | 0.00 | 0.00 | 0.00 | 0.00 | 0.32 |
| 前列腺 | C61 | 0.00 | 0.00 | 0.00 | 0.00 | 0.00 | 0.00 | 0.00 | 0.00 | 0.00 | 0.00 | 0.00 | 0.00 | 0.00 | 10.78 | 0.00 | 0.00 | 0.00 | 37.30 | 0.00 | 0.64 |
| 睾丸 | C62 | 0.00 | 0.00 | 0.00 | 0.00 | 0.00 | 0.00 | 0.00 | 3.33 | 0.00 | 0.00 | 0.00 | 0.00 | 0.00 | 0.00 | 0.00 | 0.00 | 0.00 | 0.00 | 0.00 | 0.32 |
| 其他和未说明的男性生殖器官恶性肿瘤 | C63 | 0.00 | 0.00 | 0.00 | 0.00 | 0.00 | 0.00 | 0.00 | 0.00 | 0.00 | 0.00 | 0.00 | 0.00 | 0.00 | 0.00 | 0.00 | 0.00 | 0.00 | 0.00 | 0.00 | 0.00 |
| 肾脏 | C64 | 0.00 | 0.00 | 0.00 | 0.00 | 0.00 | 0.00 | 0.00 | 0.00 | 0.00 | 4.75 | 0.00 | 6.11 | 0.00 | 10.78 | 0.00 | 0.00 | 0.00 | 0.00 | 58.18 | 1.28 |
| 肾盂、肾盏 | C65 | 0.00 | 0.00 | 0.00 | 0.00 | 0.00 | 0.00 | 0.00 | 0.00 | 0.00 | 0.00 | 0.00 | 0.00 | 0.00 | 0.00 | 0.00 | 0.00 | 0.00 | 0.00 | 0.00 | 0.00 |

（续上表）

| 部位或病种 | ICD—10 | 0～ | 1～ | 5～ | 10～ | 15～ | 20～ | 25～ | 30～ | 35～ | 40～ | 45～ | 50～ | 55～ | 60～ | 65～ | 70～ | 75～ | 80～ | 85+ | 合计 |
|---|---|---|---|---|---|---|---|---|---|---|---|---|---|---|---|---|---|---|---|---|---|
| 输尿管 | C66 | 0.00 | 0.00 | 0.00 | 0.00 | 0.00 | 0.00 | 0.00 | 0.00 | 0.00 | 0.00 | 0.00 | 0.00 | 0.00 | 0.00 | 0.00 | 0.00 | 0.00 | 0.00 | 0.00 | 0.00 |
| 膀胱 | C67 | 0.00 | 0.00 | 0.00 | 0.00 | 0.00 | 0.00 | 0.00 | 0.00 | 0.00 | 4.75 | 9.05 | 0.00 | 0.00 | 0.00 | 23.56 | 28.60 | 0.00 | 0.00 | 0.00 | 2.24 |
| 其他和未说明的泌尿器官 | C68 | 0.00 | 0.00 | 0.00 | 0.00 | 0.00 | 0.00 | 0.00 | 0.00 | 0.00 | 0.00 | 0.00 | 0.00 | 0.00 | 0.00 | 0.00 | 0.00 | 0.00 | 0.00 | 0.00 | 0.00 |
| 眼 | C69 | 0.00 | 5.52 | 0.00 | 0.00 | 0.00 | 0.00 | 0.00 | 0.00 | 0.00 | 0.00 | 0.00 | 6.11 | 0.00 | 0.00 | 0.00 | 0.00 | 0.00 | 0.00 | 0.00 | 0.64 |
| 脑、神经系统 | C70－72、D | 0.00 | 5.52 | 0.00 | 0.00 | 4.17 | 0.00 | 0.00 | 9.98 | 0.00 | 0.00 | 4.53 | 0.00 | 0.00 | 0.00 | 11.78 | 0.00 | 0.00 | 0.00 | 0.00 | 2.24 |
| 甲状腺 | C73 | 0.00 | 0.00 | 0.00 | 0.00 | 0.00 | 0.00 | 0.00 | 0.00 | 3.72 | 0.00 | 0.00 | 6.11 | 20.84 | 0.00 | 0.00 | 14.30 | 20.51 | 0.00 | 0.00 | 1.92 |
| 肾上腺 | C74 | 0.00 | 0.00 | 0.00 | 0.00 | 0.00 | 0.00 | 0.00 | 0.00 | 0.00 | 0.00 | 0.00 | 0.00 | 0.00 | 0.00 | 0.00 | 0.00 | 20.51 | 0.00 | 0.00 | 0.32 |
| 其他内分泌腺 | C75 | 0.00 | 0.00 | 0.00 | 0.00 | 0.00 | 0.00 | 0.00 | 0.00 | 0.00 | 0.00 | 0.00 | 0.00 | 0.00 | 0.00 | 0.00 | 0.00 | 0.00 | 0.00 | 0.00 | 0.00 |
| 霍奇金氏病 | C81 | 0.00 | 0.00 | 0.00 | 0.00 | 0.00 | 0.00 | 0.00 | 0.00 | 0.00 | 0.00 | 0.00 | 0.00 | 0.00 | 0.00 | 0.00 | 14.30 | 0.00 | 0.00 | 0.00 | 0.32 |
| 非霍奇金氏病 | C82—85、C96 | 0.00 | 0.00 | 0.00 | 3.27 | 0.00 | 9.37 | 3.55 | 0.00 | 0.00 | 4.75 | 13.58 | 0.00 | 20.84 | 10.78 | 11.78 | 14.30 | 20.51 | 0.00 | 0.00 | 4.49 |
| 多发性骨髓瘤和恶性浆细胞肿瘤 | C90 | 0.00 | 0.00 | 0.00 | 0.00 | 0.00 | 0.00 | 0.00 | 0.00 | 3.72 | 4.75 | 0.00 | 0.00 | 0.00 | 0.00 | 11.78 | 14.30 | 0.00 | 0.00 | 0.00 | 1.28 |
| 淋巴细胞白血病 | C91 | 0.00 | 5.52 | 0.00 | 0.00 | 4.17 | 18.74 | 0.00 | 0.00 | 0.00 | 0.00 | 0.00 | 0.00 | 0.00 | 0.00 | 0.00 | 0.00 | 0.00 | 0.00 | 0.00 | 1.92 |
| 髓细胞性白血病 | C92 | 0.00 | 0.00 | 0.00 | 0.00 | 0.00 | 0.00 | 0.00 | 3.33 | 0.00 | 0.00 | 0.00 | 0.00 | 0.00 | 21.56 | 11.78 | 0.00 | 0.00 | 0.00 | 0.00 | 1.28 |
| 单核细胞性白血病 | C93 | 0.00 | 0.00 | 0.00 | 0.00 | 0.00 | 0.00 | 0.00 | 0.00 | 0.00 | 0.00 | 0.00 | 0.00 | 0.00 | 0.00 | 0.00 | 0.00 | 0.00 | 0.00 | 0.00 | 0.00 |
| 其他指明的白血病 | C94 | 0.00 | 0.00 | 0.00 | 0.00 | 0.00 | 0.00 | 0.00 | 0.00 | 0.00 | 4.75 | 0.00 | 0.00 | 0.00 | 0.00 | 0.00 | 14.30 | 0.00 | 0.00 | 0.00 | 0.64 |
| 未指明细胞类型的白血病 | C95 | 0.00 | 0.00 | 0.00 | 0.00 | 4.17 | 0.00 | 0.00 | 0.00 | 0.00 | 0.00 | 0.00 | 0.00 | 0.00 | 0.00 | 11.78 | 0.00 | 0.00 | 0.00 | 0.00 | 0.64 |
| 独立的多个部位的（原发性）恶性肿瘤 | C97 | 0.00 | 0.00 | 0.00 | 0.00 | 0.00 | 0.00 | 0.00 | 0.00 | 0.00 | 0.00 | 0.00 | 0.00 | 0.00 | 0.00 | 0.00 | 0.00 | 0.00 | 0.00 | 0.00 | 0.00 |
| 其他及不明部位 | C26、39、48、76—80 | 0.00 | 0.00 | 0.00 | 0.00 | 0.00 | 0.00 | 0.00 | 0.00 | 0.00 | 0.00 | 9.05 | 18.32 | 20.84 | 0.00 | 11.78 | 0.00 | 20.51 | 0.00 | 0.00 | 2.88 |
| 除 C44 合计 | | 0.00 | 22.09 | 0.00 | 3.27 | 12.51 | 46.84 | 28.42 | 56.55 | 67.04 | 128.17 | 194.64 | 250.35 | 406.38 | 398.85 | 482.95 | 285.97 | 307.60 | 223.82 | 116.36 | 106.36 |
| 合计 | | 0.00 | 22.09 | 0.00 | 3.27 | 12.51 | 51.53 | 28.42 | 59.88 | 67.04 | 128.17 | 194.64 | 250.35 | 406.38 | 398.85 | 482.95 | 285.97 | 328.10 | 261.13 | 116.36 | 107.64 |

## 6. 发病顺位

2000—2004 年中山市坦洲镇男性发病前 10 位恶性肿瘤依次是鼻咽、气管/支气管和肺、肝脏和肝内胆管、非霍奇金氏病、直肠和乙状结肠连接处、胃、膀胱、喉、结肠和食管恶性肿瘤，其发病数占同期坦洲镇男性恶性肿瘤发病总数的 74.53%（表 420，图 239）。

**表 420　中山市坦洲镇 2000—2004 年男性前 10 位恶性肿瘤发病概况（N，$1/10^5$，%）**

| 位次 | 部位或病种 | ICD—10 | 例数 | 粗率 | 中标率 | 世标率 | 构成比 |
|---|---|---|---|---|---|---|---|
| 1 | 鼻咽 | C11 | 46 | 29.60 | 23.27 | 28.17 | 21.70 |
| 2 | 气管、支气管和肺 | C33－34 | 37 | 23.81 | 18.98 | 23.94 | 17.45 |
| 3 | 肝脏和肝内胆管 | C22 | 25 | 16.09 | 13.11 | 16.00 | 11.79 |
| 4 | 非霍奇金氏病 | C82－85、96 | 11 | 7.08 | 6.21 | 7.29 | 5.19 |
| 5 | 直肠和乙状结肠连接处 | C19－20 | 9 | 5.79 | 4.51 | 6.01 | 4.25 |
| 6 | 胃 | C16 | 8 | 5.15 | 4.25 | 5.74 | 3.77 |
| 7 | 膀胱 | C67 | 7 | 4.50 | 3.22 | 4.34 | 3.30 |
| 8 | 喉 | C32 | 5 | 3.22 | 2.63 | 3.66 | 2.36 |
| 9 | 结肠 | C18 | 5 | 3.22 | 2.41 | 2.98 | 2.36 |
| 10 | 食管 | C15 | 5 | 3.22 | 2.29 | 2.93 | 2.36 |
| 合计 | | | 158 | | | | 74.53 |

注：中标率即中国标化发病率，世标率即世界标化发病率。

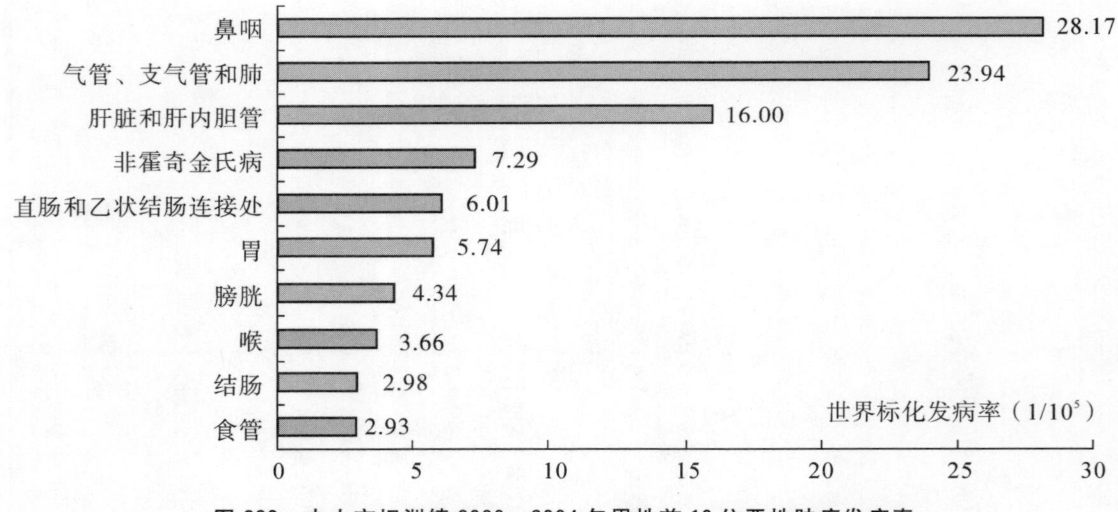


**图 239　中山市坦洲镇 2000—2004 年男性前 10 位恶性肿瘤发病率**

女性发病前10位恶性肿瘤依次是鼻咽、气管/支气管和肺、乳房、子宫体、直肠和乙状结肠连接处、结肠、卵巢、淋巴细胞白血病、脑/神经系统和甲状腺恶性肿瘤，其发病数占同期坦洲镇女性恶性肿瘤发病总数的75.80%（表421，图240）。

**表421　中山市坦洲镇2000—2004年女性前10位恶性肿瘤发病概况（N，1/10⁵，%）**

| 位次 | 部位或病种 | ICD—10 | 例数 | 粗率 | 中标率 | 世标率 | 构成比 |
|---|---|---|---|---|---|---|---|
| 1 | 鼻咽 | C11 | 16 | 10.21 | 9.08 | 10.71 | 12.90 |
| 2 | 气管、支气管和肺 | C33－34 | 15 | 9.57 | 7.00 | 9.21 | 12.10 |
| 3 | 乳房 | C50 | 14 | 8.93 | 7.10 | 8.35 | 11.29 |
| 4 | 子宫体 | C54 | 10 | 6.38 | 5.36 | 6.55 | 8.06 |
| 5 | 直肠和乙状结肠连接处 | C19－20 | 8 | 5.10 | 4.40 | 5.77 | 6.45 |
| 6 | 结肠 | C18 | 8 | 5.10 | 4.31 | 5.18 | 6.45 |
| 7 | 卵巢 | C56 | 8 | 5.10 | 3.59 | 4.65 | 6.45 |
| 8 | 淋巴细胞白血病 | C91 | 4 | 2.55 | 3.32 | 3.39 | 3.23 |
| 9 | 脑、神经系统 | C70－72、D | 6 | 3.83 | 3.38 | 3.15 | 4.84 |
| 10 | 甲状腺 | C73 | 5 | 3.19 | 2.27 | 2.75 | 4.03 |
| 合计 | | | 94 | | | | 75.80 |

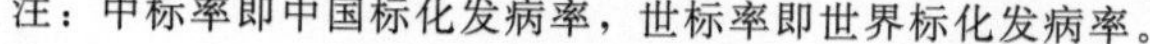
注：中标率即中国标化发病率，世标率即世界标化发病率。

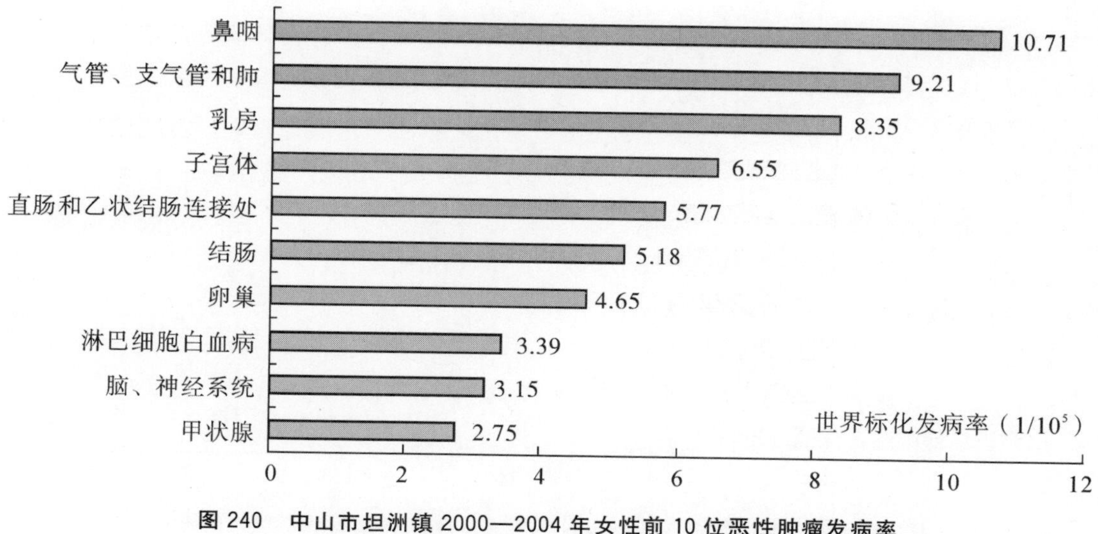


**图240　中山市坦洲镇2000—2004年女性前10位恶性肿瘤发病率**

男女合计发病前10位恶性肿瘤依次是鼻咽、气管/支气管和肺、肝脏和肝内胆管、直肠和乙状结肠连接处、非霍奇金氏病、乳房、结肠、胃、子宫体和淋巴细胞白血病，其发病数占同期坦洲镇男女合计恶性肿瘤发病总数的 66.98%（表 422，图 241）。其中鼻咽癌发病均占同期坦洲镇男、女和合计恶性肿瘤发病顺位首位（表 420、表 421、表 422，图 239、图 240、图 241）。

**表 422　中山市坦洲镇 2000—2004 年男女合计前 10 位恶性肿瘤发病概况（N，$1/10^5$，%）**

| 位次 | 部位或病种 | ICD—10 | 例数 | 粗率 | 中标率 | 世标率 | 构成比 |
|---|---|---|---|---|---|---|---|
| 1 | 鼻咽 | C11 | 62 | 19.86 | 16.04 | 19.29 | 18.45 |
| 2 | 气管、支气管和肺 | C33－34 | 52 | 16.66 | 12.79 | 16.31 | 15.48 |
| 3 | 肝脏和肝内胆管 | C22 | 26 | 8.33 | 6.73 | 8.11 | 7.74 |
| 4 | 直肠和乙状结肠连接处 | C19－20 | 17 | 5.45 | 4.43 | 5.86 | 5.06 |
| 5 | 非霍奇金氏病 | C82－85、C96 | 14 | 4.49 | 3.95 | 4.54 | 4.17 |
| 6 | 乳房 | C50 | 14 | 4.49 | 3.57 | 4.19 | 4.17 |
| 7 | 结肠 | C18 | 13 | 4.16 | 3.37 | 4.08 | 3.87 |
| 8 | 胃 | C16 | 11 | 3.52 | 2.89 | 3.83 | 3.27 |
| 9 | 子宫体 | C54 | 10 | 3.20 | 2.69 | 3.29 | 2.98 |
| 10 | 淋巴细胞白血病 | C91 | 6 | 1.92 | 2.32 | 2.40 | 1.79 |
| 合计 | | | 225 | | | | 66.98 |

注：中标率即中国标化发病率，世标率即世界标化发病率。

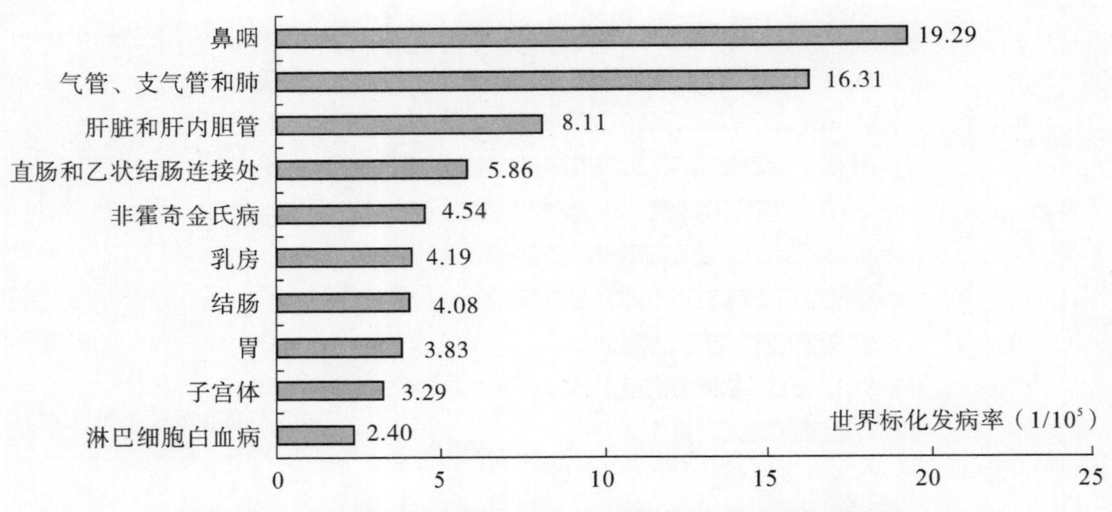


**图 241　中山市坦洲镇 2000—2004 年男女合计前 10 位恶性肿瘤发病率**

表 423　中山市坦洲镇 2000—2004 年男性前 10 位恶性肿瘤发病概况（N，$1/10^5$，%）

| 部位或病种 | ICD—10 | 粗率 | 0～ | 15～ | 45～ | 55～ | 65+ | 中标率 | 世标率 | 35～64 岁截缩率 | 0～64 岁累积率 | 0～74 岁累积率 | 例数 | 构成比 |
|---|---|---|---|---|---|---|---|---|---|---|---|---|---|---|
| 唇 | C00 | 0.64 | 0.00 | 0.00 | 0.00 | 10.59 | 0.00 | 0.58 | 0.85 | 2.32 | 0.11 | 0.11 | 1 | 0.47 |
| 舌 | C01—02 | 1.93 | 0.00 | 0.00 | 0.00 | 31.77 | 0.00 | 1.88 | 2.55 | 7.47 | 0.32 | 0.32 | 3 | 1.42 |
| 口 | C03—06 | 1.93 | 0.00 | 0.00 | 5.20 | 21.18 | 0.00 | 1.85 | 2.22 | 7.35 | 0.26 | 0.26 | 3 | 1.42 |
| 唾液腺 | C07—08 | 1.29 | 0.00 | 1.34 | 5.20 | 0.00 | 0.00 | 0.88 | 1.11 | 3.50 | 0.09 | 0.09 | 2 | 0.94 |
| 扁桃腺 | C09 | 0.64 | 0.00 | 1.34 | 0.00 | 0.00 | 0.00 | 0.45 | 0.56 | 1.80 | 0.05 | 0.05 | 1 | 0.47 |
| 其他口咽部 | C10 | 0.00 | 0.00 | 0.00 | 0.00 | 0.00 | 0.00 | 0.00 | 0.00 | 0.00 | 0.00 | 0.00 | 0 | 0.00 |
| 鼻咽部 | C11 | 29.60 | 0.00 | 26.77 | 62.43 | 95.31 | 46.35 | 23.27 | 28.17 | 71.02 | 2.44 | 2.84 | 46 | 21.70 |
| 喉咽部 | C12—13 | 0.64 | 0.00 | 0.00 | 0.00 | 0.00 | 9.27 | 0.52 | 0.73 | 0.00 | 0.00 | 0.12 | 1 | 0.47 |
| 唇，口腔和咽的其他部位和具体部位不明 | C14 | 0.64 | 0.00 | 0.00 | 0.00 | 10.59 | 0.00 | 0.58 | 0.85 | 2.32 | 0.11 | 0.11 | 1 | 0.47 |
| 食管 | C15 | 3.22 | 0.00 | 0.00 | 20.81 | 0.00 | 9.27 | 2.29 | 2.93 | 7.37 | 0.21 | 0.37 | 5 | 2.36 |
| 胃 | C16 | 5.15 | 0.00 | 1.34 | 5.20 | 42.36 | 18.54 | 4.25 | 5.74 | 13.10 | 0.51 | 0.78 | 8 | 3.77 |
| 小肠 | C17 | 0.00 | 0.00 | 0.00 | 0.00 | 0.00 | 0.00 | 0.00 | 0.00 | 0.00 | 0.00 | 0.00 | 0 | 0.00 |
| 结肠 | C18 | 3.22 | 0.00 | 2.68 | 5.20 | 0.00 | 18.54 | 2.41 | 2.98 | 3.50 | 0.13 | 0.37 | 5 | 2.36 |
| 直肠和乙状结肠连接处 | C19—20 | 5.79 | 0.00 | 1.34 | 15.61 | 21.18 | 27.81 | 4.51 | 6.01 | 12.12 | 0.43 | 0.67 | 9 | 4.25 |
| 肛门 | C21 | 0.00 | 0.00 | 0.00 | 0.00 | 0.00 | 0.00 | 0.00 | 0.00 | 0.00 | 0.00 | 0.00 | 0 | 0.00 |
| 肝脏和肝内胆管 | C22 | 16.09 | 0.00 | 6.69 | 41.62 | 74.13 | 46.35 | 13.11 | 16.00 | 36.13 | 1.34 | 1.74 | 25 | 11.79 |
| 胆囊 | C23 | 0.00 | 0.00 | 0.00 | 0.00 | 0.00 | 0.00 | 0.00 | 0.00 | 0.00 | 0.00 | 0.00 | 0 | 0.00 |
| 肝外胆管 | C24 | 2.57 | 0.00 | 0.00 | 5.20 | 0.00 | 27.81 | 2.05 | 2.80 | 1.99 | 0.06 | 0.43 | 4 | 1.89 |
| 胰腺 | C25 | 1.29 | 0.00 | 0.00 | 10.41 | 0.00 | 0.00 | 0.93 | 1.16 | 3.69 | 0.11 | 0.11 | 2 | 0.94 |
| 鼻腔、中耳和副鼻窦 | C30—31 | 1.29 | 0.00 | 0.00 | 5.20 | 0.00 | 9.27 | 0.87 | 1.16 | 1.70 | 0.05 | 0.20 | 2 | 0.94 |
| 喉 | C32 | 3.22 | 0.00 | 0.00 | 5.20 | 10.59 | 27.81 | 2.63 | 3.66 | 4.31 | 0.17 | 0.53 | 5 | 2.36 |
| 气管、支气管和肺 | C33—34 | 23.81 | 0.00 | 10.71 | 31.22 | 84.72 | 139.04 | 18.98 | 23.94 | 41.36 | 1.52 | 2.95 | 37 | 17.45 |

（续上表）

| 部位或病种 | ICD—10 | 粗率 | 0～ | 15～ | 45～ | 55～ | 65＋ | 中标率 | 世标率 | 35～64 岁截缩率 | 0～64 岁累积率 | 0～74 岁累积率 | 例数 | 构成比 |
|---|---|---|---|---|---|---|---|---|---|---|---|---|---|---|
| 其他呼吸器官 | C37－38 | 0.00 | 0.00 | 0.00 | 0.00 | 0.00 | 0.00 | 0.00 | 0.00 | 0.00 | 0.00 | 0.00 | 0 | 0.00 |
| 骨和关节软骨 | C40－41 | 0.00 | 0.00 | 0.00 | 0.00 | 0.00 | 0.00 | 0.00 | 0.00 | 0.00 | 0.00 | 0.00 | 0 | 0.00 |
| 皮肤恶性黑色素瘤 | C43 | 0.00 | 0.00 | 0.00 | 0.00 | 0.00 | 0.00 | 0.00 | 0.00 | 0.00 | 0.00 | 0.00 | 0 | 0.00 |
| 皮肤其他恶性肿瘤 | C44 | 1.29 | 0.00 | 2.68 | 0.00 | 0.00 | 0.00 | 1.21 | 1.18 | 0.00 | 0.08 | 0.08 | 2 | 0.94 |
| 间皮瘤 | C45 | 0.00 | 0.00 | 0.00 | 0.00 | 0.00 | 0.00 | 0.00 | 0.00 | 0.00 | 0.00 | 0.00 | 0 | 0.00 |
| kaposi 氏肉瘤 | C46 | 0.00 | 0.00 | 0.00 | 0.00 | 0.00 | 0.00 | 0.00 | 0.00 | 0.00 | 0.00 | 0.00 | 0 | 0.00 |
| 结缔组织和其他软组织 | C47、49 | 1.93 | 2.42 | 1.34 | 0.00 | 0.00 | 9.27 | 1.96 | 2.31 | 0.00 | 0.08 | 0.20 | 3 | 1.42 |
| 乳房 | C50 | 0.00 | 0.00 | 0.00 | 0.00 | 0.00 | 0.00 | 0.00 | 0.00 | 0.00 | 0.00 | 0.00 | 0 | 0.00 |
| 外阴 | C51 | 0.00 | 0.00 | 0.00 | 0.00 | 0.00 | 0.00 | 0.00 | 0.00 | 0.00 | 0.00 | 0.00 | 0 | 0.00 |
| 阴道 | C52 | 0.00 | 0.00 | 0.00 | 0.00 | 0.00 | 0.00 | 0.00 | 0.00 | 0.00 | 0.00 | 0.00 | 0 | 0.00 |
| 子宫颈 | C53 | 0.00 | 0.00 | 0.00 | 0.00 | 0.00 | 0.00 | 0.00 | 0.00 | 0.00 | 0.00 | 0.00 | 0 | 0.00 |
| 子宫体 | C54 | 0.00 | 0.00 | 0.00 | 0.00 | 0.00 | 0.00 | 0.00 | 0.00 | 0.00 | 0.00 | 0.00 | 0 | 0.00 |
| 子宫恶性肿瘤、未注明部位 | C55 | 0.00 | 0.00 | 0.00 | 0.00 | 0.00 | 0.00 | 0.00 | 0.00 | 0.00 | 0.00 | 0.00 | 0 | 0.00 |
| 卵巢 | C56 | 0.00 | 0.00 | 0.00 | 0.00 | 0.00 | 0.00 | 0.00 | 0.00 | 0.00 | 0.00 | 0.00 | 0 | 0.00 |
| 其他和未说明的女性生殖器官恶性肿瘤 | C57 | 0.00 | 0.00 | 0.00 | 0.00 | 0.00 | 0.00 | 0.00 | 0.00 | 0.00 | 0.00 | 0.00 | 0 | 0.00 |
| 胎盘 | C58 | 0.00 | 0.00 | 0.00 | 0.00 | 0.00 | 0.00 | 0.00 | 0.00 | 0.00 | 0.00 | 0.00 | 0 | 0.00 |
| 阴茎 | C60 | 0.64 | 0.00 | 0.00 | 0.00 | 10.59 | 0.00 | 0.58 | 0.85 | 2.32 | 0.11 | 0.11 | 1 | 0.47 |
| 前列腺 | C61 | 1.29 | 0.00 | 0.00 | 0.00 | 10.59 | 9.27 | 0.96 | 1.37 | 2.32 | 0.11 | 0.11 | 2 | 0.94 |
| 睾丸 | C62 | 0.64 | 0.00 | 1.34 | 0.00 | 0.00 | 0.00 | 0.50 | 0.42 | 0.00 | 0.03 | 0.03 | 1 | 0.47 |
| 其他和未说明的男性生殖器官恶性肿瘤 | C63 | 0.00 | 0.00 | 0.00 | 0.00 | 0.00 | 0.00 | 0.00 | 0.00 | 0.00 | 0.00 | 0.00 | 0 | 0.00 |
| 肾脏 | C64 | 1.93 | 0.00 | 1.34 | 5.20 | 0.00 | 9.27 | 1.20 | 2.19 | 3.79 | 0.11 | 0.11 | 3 | 1.42 |
| 肾盂、肾盏 | C65 | 0.00 | 0.00 | 0.00 | 0.00 | 0.00 | 0.00 | 0.00 | 0.00 | 0.00 | 0.00 | 0.00 | 0 | 0.00 |

（续上表）

| 部位或病种 | ICD—10 | 粗率 | 0～ | 15～ | 45～ | 55～ | 65＋ | 中标率 | 世标率 | 35～64岁截缩率 | 0～64岁累积率 | 0～74岁累积率 | 例数 | 构成比 |
|---|---|---|---|---|---|---|---|---|---|---|---|---|---|---|
| 输尿管 | C66 | 0.00 | 0.00 | 0.00 | 0.00 | 0.00 | 0.00 | 0.00 | 0.00 | 0.00 | 0.00 | 0.00 | 0 | 0.00 |
| 膀胱 | C67 | 4.50 | 0.00 | 1.34 | 10.41 | 0.00 | 37.08 | 3.22 | 4.34 | 5.20 | 0.14 | 0.69 | 7 | 3.30 |
| 其他和未说明的泌尿器官 | C68 | 0.00 | 0.00 | 0.00 | 0.00 | 0.00 | 0.00 | 0.00 | 0.00 | 0.00 | 0.00 | 0.00 | 0 | 0.00 |
| 眼 | C69 | 0.64 | 2.42 | 0.00 | 0.00 | 0.00 | 0.00 | 0.76 | 0.99 | 0.00 | 0.04 | 0.04 | 1 | 0.47 |
| 脑、神经系统 | C70—72、D | 0.64 | 2.42 | 0.00 | 0.00 | 0.00 | 0.00 | 0.76 | 0.99 | 0.00 | 0.04 | 0.04 | 1 | 0.47 |
| 甲状腺 | C73 | 0.64 | 0.00 | 0.00 | 0.00 | 10.59 | 0.00 | 0.71 | 0.84 | 2.82 | 0.10 | 0.10 | 1 | 0.47 |
| 肾上腺 | C74 | 0.64 | 0.00 | 0.00 | 0.00 | 0.00 | 9.27 | 0.44 | 0.51 | 0.00 | 0.00 | 0.00 | 1 | 0.47 |
| 其他内分泌腺 | C75 | 0.00 | 0.00 | 0.00 | 0.00 | 0.00 | 0.00 | 0.00 | 0.00 | 0.00 | 0.00 | 0.00 | 0 | 0.00 |
| 霍奇金氏病 | C81 | 0.00 | 0.00 | 0.00 | 0.00 | 0.00 | 0.00 | 0.00 | 0.00 | 0.00 | 0.00 | 0.00 | 0 | 0.00 |
| 非霍奇金氏病 | C82—85、C96 | 7.08 | 0.00 | 5.35 | 10.41 | 21.18 | 27.81 | 6.21 | 7.29 | 10.84 | 0.48 | 0.75 | 11 | 5.19 |
| 多发性骨髓瘤和恶性浆细胞肿瘤 | C90 | 1.29 | 0.00 | 1.34 | 0.00 | 0.00 | 9.27 | 0.92 | 1.18 | 1.61 | 0.04 | 0.16 | 2 | 0.94 |
| 淋巴细胞白血病 | C91 | 1.29 | 0.00 | 2.68 | 0.00 | 0.00 | 0.00 | 1.41 | 1.52 | 0.00 | 0.09 | 0.09 | 2 | 0.94 |
| 髓细胞性白血病 | C92 | 2.57 | 0.00 | 1.34 | 0.00 | 21.18 | 9.27 | 2.19 | 2.85 | 4.65 | 0.25 | 0.37 | 4 | 1.89 |
| 单核细胞性白血病 | C93 | 0.00 | 0.00 | 0.00 | 0.00 | 0.00 | 0.00 | 0.00 | 0.00 | 0.00 | 0.00 | 0.00 | 0 | 0.00 |
| 其他指明的白血病 | C94 | 1.29 | 0.00 | 1.34 | 0.00 | 0.00 | 9.27 | 0.89 | 1.18 | 1.80 | 0.05 | 0.20 | 2 | 0.94 |
| 未指明细胞类型的白血病 | C95 | 1.29 | 0.00 | 1.34 | 0.00 | 0.00 | 9.27 | 1.53 | 1.46 | 0.00 | 0.04 | 0.16 | 2 | 0.94 |
| 独立的多个部位的（原发性）恶性肿瘤 | C97 | 0.00 | 0.00 | 0.00 | 0.00 | 0.00 | 0.00 | 0.00 | 0.00 | 0.00 | 0.00 | 0.00 | 0 | 0.00 |
| 其他及不明部位 | C26、39、48、76—80 | 3.86 | 0.00 | 0.00 | 20.81 | 10.59 | 9.27 | 3.15 | 3.95 | 10.49 | 0.33 | 0.46 | 6 | 2.83 |
| 除C44合计 | | 135.12 | 7.27 | 70.93 | 265.35 | 487.14 | 528.36 | 109.41 | 137.66 | 266.89 | 9.92 | 15.66 | 210 | 99.06 |
| 合计 | | 136.40 | 7.27 | 73.61 | 265.35 | 487.14 | 528.36 | 110.61 | 138.84 | 266.89 | 10.00 | 15.74 | 212 | 100.00 |

注：中标率即中国标化发病率，世标率即世界标化发病率。

**表 424 中山市坦洲镇 2000—2004 年女性前 10 位恶性肿瘤发病概况（N，1/10$^5$，%）**

| 部位或病种 | ICD—10 | 粗率 | 0～ | 15～ | 45～ | 55～ | 65＋ | 中标率 | 世标率 | 35～64 岁截缩率 | 0～64 岁累积率 | 0～74 岁累积率 | 例数 | 构成比 |
|---|---|---|---|---|---|---|---|---|---|---|---|---|---|---|
| 唇 | C00 | 0.00 | 0.00 | 0.00 | 0.00 | 0.00 | 0.00 | 0.00 | 0.00 | 0.00 | 0.00 | 0.00 | 0 | 0.00 |
| 舌 | C01—02 | 0.00 | 0.00 | 0.00 | 0.00 | 0.00 | 0.00 | 0.00 | 0.00 | 0.00 | 0.00 | 0.00 | 0 | 0.00 |
| 口 | C03—06 | 0.00 | 0.00 | 0.00 | 0.00 | 0.00 | 0.00 | 0.00 | 0.00 | 0.00 | 0.00 | 0.00 | 0 | 0.00 |
| 唾液腺 | C07—08 | 0.64 | 0.00 | 0.00 | 0.00 | 0.00 | 7.15 | 0.22 | 0.29 | 0.00 | 0.00 | 0.00 | 1 | 0.81 |
| 扁桃腺 | C09 | 0.00 | 0.00 | 0.00 | 0.00 | 0.00 | 0.00 | 0.00 | 0.00 | 0.00 | 0.00 | 0.00 | 0 | 0.00 |
| 其他口咽部 | C10 | 0.00 | 0.00 | 0.00 | 0.00 | 0.00 | 0.00 | 0.00 | 0.00 | 0.00 | 0.00 | 0.00 | 0 | 0.00 |
| 鼻咽部 | C11 | 10.21 | 0.00 | 7.82 | 15.59 | 74.23 | 0.00 | 9.08 | 10.71 | 29.05 | 1.12 | 1.12 | 16 | 12.90 |
| 喉咽部 | C12—13 | 0.00 | 0.00 | 0.00 | 0.00 | 0.00 | 0.00 | 0.00 | 0.00 | 0.00 | 0.00 | 0.00 | 0 | 0.00 |
| 唇，口腔和咽的其他部位和具体部位不明 | C14 | 0.00 | 0.00 | 0.00 | 0.00 | 0.00 | 0.00 | 0.00 | 0.00 | 0.00 | 0.00 | 0.00 | 0 | 0.00 |
| 食管 | C15 | 0.64 | 0.00 | 0.00 | 0.00 | 0.00 | 7.15 | 0.48 | 0.69 | 0.00 | 0.00 | 0.11 | 1 | 0.81 |
| 胃 | C16 | 1.91 | 0.00 | 1.30 | 0.00 | 10.60 | 7.15 | 1.54 | 1.94 | 2.36 | 0.14 | 0.25 | 3 | 2.42 |
| 小肠 | C17 | 0.00 | 0.00 | 0.00 | 0.00 | 0.00 | 0.00 | 0.00 | 0.00 | 0.00 | 0.00 | 0.00 | 0 | 0.00 |
| 结肠 | C18 | 5.10 | 0.00 | 3.91 | 10.39 | 21.21 | 7.15 | 4.31 | 5.18 | 10.40 | 0.43 | 0.56 | 8 | 6.45 |
| 直肠和乙状结肠连接处 | C19—20 | 5.10 | 0.00 | 1.30 | 5.20 | 31.81 | 21.45 | 4.40 | 5.77 | 11.74 | 0.42 | 0.77 | 8 | 6.45 |
| 肛门 | C21 | 0.64 | 0.00 | 0.00 | 0.00 | 0.00 | 7.15 | 0.38 | 0.53 | 0.00 | 0.00 | 0.13 | 1 | 0.81 |
| 肝脏和肝内胆管 | C22 | 0.64 | 0.00 | 1.30 | 0.00 | 0.00 | 0.00 | 0.63 | 0.55 | 0.00 | 0.03 | 0.03 | 1 | 0.81 |
| 胆囊 | C23 | 0.64 | 0.00 | 0.00 | 5.20 | 0.00 | 0.00 | 0.43 | 0.54 | 1.70 | 0.05 | 0.05 | 1 | 0.81 |
| 肝外胆管 | C24 | 0.64 | 0.00 | 0.00 | 0.00 | 0.00 | 7.15 | 0.38 | 0.53 | 0.00 | 0.00 | 0.13 | 1 | 0.81 |
| 胰腺 | C25 | 0.00 | 0.00 | 0.00 | 0.00 | 0.00 | 0.00 | 0.00 | 0.00 | 0.00 | 0.00 | 0.00 | 0 | 0.00 |
| 鼻腔、中耳和副鼻窦 | C30—31 | 0.00 | 0.00 | 0.00 | 0.00 | 0.00 | 0.00 | 0.00 | 0.00 | 0.00 | 0.00 | 0.00 | 0 | 0.00 |
| 喉 | C32 | 0.64 | 0.00 | 0.00 | 0.00 | 10.60 | 0.00 | 0.70 | 0.83 | 2.78 | 0.10 | 0.10 | 1 | 0.81 |
| 气管、支气管和肺 | C33—34 | 9.57 | 0.00 | 1.30 | 10.39 | 63.62 | 42.89 | 7.00 | 9.21 | 20.02 | 0.77 | 1.02 | 15 | 12.10 |

（续上表）

| 部位或病种 | ICD—10 | 粗率 | 0～ | 15～ | 45～ | 55～ | 65+ | 中标率 | 世标率 | 35～64岁截缩率 | 0～64岁累积率 | 0～74岁累积率 | 例数 | 构成比 |
|---|---|---|---|---|---|---|---|---|---|---|---|---|---|---|
| 其他呼吸器官 | C37—38 | 0.00 | 0.00 | 0.00 | 0.00 | 0.00 | 0.00 | 0.00 | 0.00 | 0.00 | 0.00 | 0.00 | 0 | 0.00 |
| 骨和关节软骨 | C40—41 | 0.00 | 0.00 | 0.00 | 0.00 | 0.00 | 0.00 | 0.00 | 0.00 | 0.00 | 0.00 | 0.00 | 0 | 0.00 |
| 皮肤恶性黑色素瘤 | C43 | 0.64 | 0.00 | 0.00 | 0.00 | 0.00 | 7.15 | 0.29 | 0.34 | 0.00 | 0.00 | 0.00 | 1 | 0.81 |
| 皮肤其他恶性肿瘤 | C44 | 1.28 | 0.00 | 0.00 | 0.00 | 0.00 | 14.30 | 0.51 | 0.64 | 0.00 | 0.00 | 0.00 | 2 | 1.61 |
| 间皮瘤 | C45 | 0.00 | 0.00 | 0.00 | 0.00 | 0.00 | 0.00 | 0.00 | 0.00 | 0.00 | 0.00 | 0.00 | 0 | 0.00 |
| kaposi 氏肉瘤 | C46 | 0.00 | 0.00 | 0.00 | 0.00 | 0.00 | 0.00 | 0.00 | 0.00 | 0.00 | 0.00 | 0.00 | 0 | 0.00 |
| 结缔组织和其他软组织 | C47、49 | 0.00 | 0.00 | 0.00 | 0.00 | 0.00 | 0.00 | 0.00 | 0.00 | 0.00 | 0.00 | 0.00 | 0 | 0.00 |
| 乳房 | C50 | 8.93 | 0.00 | 9.12 | 25.98 | 21.21 | 0.00 | 7.10 | 8.35 | 21.85 | 0.79 | 0.79 | 14 | 11.29 |
| 外阴 | C51 | 1.28 | 0.00 | 0.00 | 0.00 | 0.00 | 14.30 | 0.31 | 0.70 | 0.00 | 0.00 | 0.00 | 2 | 1.61 |
| 阴道 | C52 | 0.00 | 0.00 | 0.00 | 0.00 | 0.00 | 0.00 | 0.00 | 0.00 | 0.00 | 0.00 | 0.00 | 0 | 0.00 |
| 子宫颈 | C53 | 2.55 | 0.00 | 0.00 | 15.59 | 10.60 | 0.00 | 2.05 | 2.52 | 8.16 | 0.25 | 0.25 | 4 | 3.23 |
| 子宫体 | C54 | 6.38 | 0.00 | 0.00 | 36.37 | 31.81 | 0.00 | 5.36 | 6.55 | 21.34 | 0.69 | 0.69 | 10 | 8.06 |
| 子宫恶性肿瘤、未注明部位 | C55 | 0.00 | 0.00 | 0.00 | 0.00 | 0.00 | 0.00 | 0.00 | 0.00 | 0.00 | 0.00 | 0.00 | 0 | 0.00 |
| 卵巢 | C56 | 5.10 | 0.00 | 1.30 | 20.78 | 0.00 | 21.45 | 3.59 | 4.65 | 8.94 | 0.25 | 0.61 | 8 | 6.45 |
| 其他和未说明的女性生殖器官恶性肿瘤 | C57 | 0.00 | 0.00 | 0.00 | 0.00 | 0.00 | 0.00 | 0.00 | 0.00 | 0.00 | 0.00 | 0.00 | 0 | 0.00 |
| 胎盘 | C58 | 0.00 | 0.00 | 0.00 | 0.00 | 0.00 | 0.00 | 0.00 | 0.00 | 0.00 | 0.00 | 0.00 | 0 | 0.00 |
| 阴茎 | C60 | 0.00 | 0.00 | 0.00 | 0.00 | 0.00 | 0.00 | 0.00 | 0.00 | 0.00 | 0.00 | 0.00 | 0 | 0.00 |
| 前列腺 | C61 | 0.00 | 0.00 | 0.00 | 0.00 | 0.00 | 0.00 | 0.00 | 0.00 | 0.00 | 0.00 | 0.00 | 0 | 0.00 |
| 睾丸 | C62 | 0.00 | 0.00 | 0.00 | 0.00 | 0.00 | 0.00 | 0.00 | 0.00 | 0.00 | 0.00 | 0.00 | 0 | 0.00 |
| 其他和未说明的男性生殖器官恶性肿瘤 | C63 | 0.00 | 0.00 | 0.00 | 0.00 | 0.00 | 0.00 | 0.00 | 0.00 | 0.00 | 0.00 | 0.00 | 0 | 0.00 |
| 肾脏 | C64 | 0.64 | 0.00 | 0.00 | 0.00 | 10.60 | 0.00 | 0.59 | 0.87 | 2.36 | 0.11 | 0.11 | 1 | 0.81 |
| 肾盂、肾盏 | C65 | 0.00 | 0.00 | 0.00 | 0.00 | 0.00 | 0.00 | 0.00 | 0.00 | 0.00 | 0.00 | 0.00 | 0 | 0.00 |

（续上表）

| 部位或病种 | ICD—10 | 粗率 | 0～ | 15～ | 45～ | 55～ | 65＋ | 中标率 | 世标率 | 35～64岁截缩率 | 0～64岁累积率 | 0～74岁累积率 | 例数 | 构成比 |
|---|---|---|---|---|---|---|---|---|---|---|---|---|---|---|
| 输尿管 | C66 | 0.00 | 0.00 | 0.00 | 0.00 | 0.00 | 0.00 | 0.00 | 0.00 | 0.00 | 0.00 | 0.00 | 0 | 0.00 |
| 膀胱 | C67 | 0.00 | 0.00 | 0.00 | 0.00 | 0.00 | 0.00 | 0.00 | 0.00 | 0.00 | 0.00 | 0.00 | 0 | 0.00 |
| 其他和未说明的泌尿器官 | C68 | 0.00 | 0.00 | 0.00 | 0.00 | 0.00 | 0.00 | 0.00 | 0.00 | 0.00 | 0.00 | 0.00 | 0 | 0.00 |
| 眼 | C69 | 0.64 | 0.00 | 0.00 | 5.20 | 0.00 | 0.00 | 0.49 | 0.61 | 1.97 | 0.06 | 0.06 | 1 | 0.81 |
| 脑、神经系统 | C70—72、D | 3.83 | 0.00 | 5.21 | 5.20 | 0.00 | 7.15 | 3.38 | 3.15 | 1.70 | 0.18 | 0.30 | 6 | 4.84 |
| 甲状腺 | C73 | 3.19 | 0.00 | 1.30 | 5.20 | 10.60 | 14.30 | 2.27 | 2.75 | 6.34 | 0.20 | 0.33 | 5 | 4.03 |
| 肾上腺 | C74 | 0.00 | 0.00 | 0.00 | 0.00 | 0.00 | 0.00 | 0.00 | 0.00 | 0.00 | 0.00 | 0.00 | 0 | 0.00 |
| 其他内分泌腺 | C75 | 0.00 | 0.00 | 0.00 | 0.00 | 0.00 | 0.00 | 0.00 | 0.00 | 0.00 | 0.00 | 0.00 | 0 | 0.00 |
| 霍奇金氏病 | C81 | 0.64 | 0.00 | 0.00 | 0.00 | 0.00 | 7.15 | 0.38 | 0.53 | 0.00 | 0.00 | 0.13 | 1 | 0.81 |
| 非霍奇金氏病 | C82—85、C96 | 1.91 | 2.68 | 0.00 | 5.20 | 10.60 | 0.00 | 1.91 | 2.02 | 4.07 | 0.19 | 0.19 | 3 | 2.42 |
| 多发性骨髓瘤和恶性浆细胞肿瘤 | C90 | 1.28 | 0.00 | 1.30 | 0.00 | 0.00 | 7.15 | 0.84 | 1.11 | 1.84 | 0.05 | 0.18 | 2 | 1.61 |
| 淋巴细胞白血病 | C91 | 2.55 | 2.68 | 3.91 | 0.00 | 0.00 | 0.00 | 3.32 | 3.39 | 0.00 | 0.18 | 0.18 | 4 | 3.23 |
| 髓细胞性白血病 | C92 | 0.00 | 0.00 | 0.00 | 0.00 | 0.00 | 0.00 | 0.00 | 0.00 | 0.00 | 0.00 | 0.00 | 0 | 0.00 |
| 单核细胞性白血病 | C93 | 0.00 | 0.00 | 0.00 | 0.00 | 0.00 | 0.00 | 0.00 | 0.00 | 0.00 | 0.00 | 0.00 | 0 | 0.00 |
| 其他指明的白血病 | C94 | 0.00 | 0.00 | 0.00 | 0.00 | 0.00 | 0.00 | 0.00 | 0.00 | 0.00 | 0.00 | 0.00 | 0 | 0.00 |
| 未指明细胞类型的白血病 | C95 | 0.00 | 0.00 | 0.00 | 0.00 | 0.00 | 0.00 | 0.00 | 0.00 | 0.00 | 0.00 | 0.00 | 0 | 0.00 |
| 独立的多个部位的（原发性）恶性肿瘤 | C97 | 0.00 | 0.00 | 0.00 | 0.00 | 0.00 | 0.00 | 0.00 | 0.00 | 0.00 | 0.00 | 0.00 | 0 | 0.00 |
| 其他及不明部位 | C26、39、48,76—80 | 1.91 | 0.00 | 0.00 | 5.20 | 10.60 | 7.15 | 1.42 | 1.71 | 4.49 | 0.15 | 0.15 | 3 | 2.42 |
| 除C44合计 | | 77.85 | 5.36 | 39.09 | 171.44 | 318.12 | 193.02 | 62.87 | 76.04 | 161.14 | 6.18 | 8.27 | 122 | 98.39 |
| 合计 | | 79.12 | 5.36 | 39.09 | 171.44 | 318.12 | 207.32 | 63.38 | 76.67 | 161.14 | 6.18 | 8.27 | 124 | 100.00 |

注：中标率即中国标化发病率，世标率即世界标化发病率。

表 425　中山市坦洲镇 2000—2004 年男女合计前 10 位恶性肿瘤发病概况（N，$1/10^5$，%）

| 部位或病种 | ICD—10 | 粗率 | 0～ | 15～ | 45～ | 55～ | 65+ | 中标率 | 世标率 | 35～64 岁截缩率 | 0～64 岁累积率 | 0～74 岁累积率 | 例数 | 构成比 |
|---|---|---|---|---|---|---|---|---|---|---|---|---|---|---|
| 唇 | C00 | 0.32 | 0.00 | 0.00 | 0.00 | 5.30 | 0.00 | 0.29 | 0.43 | 1.17 | 0.05 | 0.05 | 1 | 0.30 |
| 舌 | C01—02 | 0.96 | 0.00 | 0.00 | 0.00 | 15.90 | 0.00 | 0.94 | 1.28 | 3.75 | 0.16 | 0.16 | 3 | 0.89 |
| 口 | C03—06 | 0.96 | 0.00 | 0.00 | 2.60 | 10.60 | 0.00 | 0.92 | 1.11 | 3.65 | 0.13 | 0.13 | 3 | 0.89 |
| 唾液腺 | C07—08 | 0.96 | 0.00 | 0.66 | 2.60 | 0.00 | 4.04 | 0.58 | 0.74 | 1.76 | 0.05 | 0.05 | 3 | 0.89 |
| 扁桃腺 | C09 | 0.32 | 0.00 | 0.66 | 0.00 | 0.00 | 0.00 | 0.23 | 0.28 | 0.91 | 0.02 | 0.02 | 1 | 0.30 |
| 其他口咽部 | C10 | 0.00 | 0.00 | 0.00 | 0.00 | 0.00 | 0.00 | 0.00 | 0.00 | 0.00 | 0.00 | 0.00 | 0 | 0.00 |
| 鼻咽部 | C11 | 19.86 | 0.00 | 17.17 | 38.99 | 84.77 | 20.19 | 16.04 | 19.29 | 50.09 | 1.78 | 1.97 | 62 | 18.45 |
| 喉咽部 | C12—13 | 0.32 | 0.00 | 0.00 | 0.00 | 0.00 | 4.04 | 0.25 | 0.35 | 0.00 | 0.00 | 0.06 | 1 | 0.30 |
| 唇，口腔和咽的其他部位和具体部位不明 | C14 | 0.32 | 0.00 | 0.00 | 0.00 | 5.30 | 0.00 | 0.29 | 0.43 | 1.17 | 0.05 | 0.05 | 1 | 0.30 |
| 食管 | C15 | 1.92 | 0.00 | 0.00 | 10.40 | 0.00 | 8.08 | 1.38 | 1.79 | 3.68 | 0.11 | 0.24 | 6 | 1.79 |
| 胃 | C16 | 3.52 | 0.00 | 1.32 | 2.60 | 26.49 | 12.12 | 2.89 | 3.83 | 7.74 | 0.33 | 0.51 | 11 | 3.27 |
| 小肠 | C17 | 0.00 | 0.00 | 0.00 | 0.00 | 0.00 | 0.00 | 0.00 | 0.00 | 0.00 | 0.00 | 0.00 | 0 | 0.00 |
| 结肠 | C18 | 4.16 | 0.00 | 3.30 | 7.80 | 10.60 | 12.12 | 3.37 | 4.08 | 6.95 | 0.28 | 0.47 | 13 | 3.87 |
| 直肠和乙状结肠连接处 | C19—20 | 5.45 | 0.00 | 1.32 | 10.40 | 26.49 | 24.23 | 4.43 | 5.86 | 11.96 | 0.43 | 0.72 | 17 | 5.06 |
| 肛门 | C21 | 0.32 | 0.00 | 0.00 | 0.00 | 0.00 | 4.04 | 0.20 | 0.29 | 0.00 | 0.00 | 0.07 | 1 | 0.30 |
| 肝脏和肝内胆管 | C22 | 8.33 | 0.00 | 3.96 | 20.80 | 37.09 | 20.19 | 6.73 | 8.11 | 18.05 | 0.69 | 0.88 | 26 | 7.74 |
| 胆囊 | C23 | 0.32 | 0.00 | 0.00 | 2.60 | 0.00 | 0.00 | 0.21 | 0.27 | 0.85 | 0.02 | 0.02 | 1 | 0.30 |
| 肝外胆管 | C24 | 1.60 | 0.00 | 0.00 | 2.60 | 0.00 | 16.16 | 1.20 | 1.65 | 0.99 | 0.03 | 0.28 | 5 | 1.49 |
| 胰腺 | C25 | 0.64 | 0.00 | 0.00 | 5.20 | 0.00 | 0.00 | 0.46 | 0.58 | 1.84 | 0.05 | 0.05 | 2 | 0.60 |
| 鼻腔、中耳和副鼻窦 | C30—31 | 0.64 | 0.00 | 0.00 | 2.60 | 0.00 | 4.04 | 0.42 | 0.56 | 0.85 | 0.02 | 0.09 | 2 | 0.60 |
| 喉 | C32 | 1.92 | 0.00 | 0.00 | 2.60 | 10.60 | 12.12 | 1.64 | 2.21 | 3.56 | 0.14 | 0.31 | 6 | 1.79 |
| 气管、支气管和肺 | C33—34 | 16.66 | 0.00 | 5.94 | 20.80 | 74.18 | 84.82 | 12.79 | 16.31 | 30.65 | 1.14 | 1.96 | 52 | 15.48 |

（续上表）

| 部位或病种 | ICD—10 | 粗率 | 0～ | 15～ | 45～ | 55～ | 65＋ | 中标率 | 世标率 | 35～64岁截缩率 | 0～64岁累积率 | 0～74岁累积率 | 例数 | 构成比 |
|---|---|---|---|---|---|---|---|---|---|---|---|---|---|---|
| 其他呼吸器官 | C37—38 | 0.00 | 0.00 | 0.00 | 0.00 | 0.00 | 0.00 | 0.00 | 0.00 | 0.00 | 0.00 | 0.00 | 0 | 0.00 |
| 骨和关节软骨 | C40—41 | 0.00 | 0.00 | 0.00 | 0.00 | 0.00 | 0.00 | 0.00 | 0.00 | 0.00 | 0.00 | 0.00 | 0 | 0.00 |
| 皮肤恶性黑色素瘤 | C43 | 0.32 | 0.00 | 0.00 | 0.00 | 0.00 | 4.04 | 0.18 | 0.21 | 0.00 | 0.00 | 0.00 | 1 | 0.30 |
| 皮肤其他恶性肿瘤 | C44 | 1.28 | 0.00 | 1.32 | 0.00 | 0.00 | 8.08 | 0.90 | 0.97 | 0.00 | 0.04 | 0.04 | 4 | 1.19 |
| 间皮瘤 | C45 | 0.00 | 0.00 | 0.00 | 0.00 | 0.00 | 0.00 | 0.00 | 0.00 | 0.00 | 0.00 | 0.00 | 0 | 0.00 |
| kaposi氏肉瘤 | C46 | 0.00 | 0.00 | 0.00 | 0.00 | 0.00 | 0.00 | 0.00 | 0.00 | 0.00 | 0.00 | 0.00 | 0 | 0.00 |
| 结缔组织和其他软组织 | C47、49 | 0.96 | 1.27 | 0.66 | 0.00 | 0.00 | 4.04 | 0.98 | 1.17 | 0.00 | 0.04 | 0.10 | 3 | 0.89 |
| 乳房 | C50 | 4.49 | 0.00 | 4.62 | 13.00 | 10.60 | 0.00 | 3.57 | 4.19 | 10.91 | 0.40 | 0.40 | 14 | 4.17 |
| 外阴 | C51 | 0.64 | 0.00 | 0.00 | 0.00 | 0.00 | 8.08 | 0.21 | 0.48 | 0.00 | 0.00 | 0.00 | 2 | 0.60 |
| 阴道 | C52 | 0.00 | 0.00 | 0.00 | 0.00 | 0.00 | 0.00 | 0.00 | 0.00 | 0.00 | 0.00 | 0.00 | 0 | 0.00 |
| 子宫颈 | C53 | 1.28 | 0.00 | 0.00 | 7.80 | 5.30 | 0.00 | 1.03 | 1.27 | 4.09 | 0.13 | 0.13 | 4 | 1.19 |
| 子宫体 | C54 | 3.20 | 0.00 | 0.00 | 18.20 | 15.90 | 0.00 | 2.69 | 3.29 | 10.71 | 0.35 | 0.35 | 10 | 2.98 |
| 子宫恶性肿瘤、未注明部位 | C55 | 0.00 | 0.00 | 0.00 | 0.00 | 0.00 | 0.00 | 0.00 | 0.00 | 0.00 | 0.00 | 0.00 | 0 | 0.00 |
| 卵巢 | C56 | 2.56 | 0.00 | 0.66 | 10.40 | 0.00 | 12.12 | 1.83 | 2.37 | 4.48 | 0.12 | 0.31 | 8 | 2.38 |
| 其他和未说明的女性生殖器官恶性肿瘤 | C57 | 0.00 | 0.00 | 0.00 | 0.00 | 0.00 | 0.00 | 0.00 | 0.00 | 0.00 | 0.00 | 0.00 | 0 | 0.00 |
| 胎盘 | C58 | 0.00 | 0.00 | 0.00 | 0.00 | 0.00 | 0.00 | 0.00 | 0.00 | 0.00 | 0.00 | 0.00 | 0 | 0.00 |
| 阴茎 | C60 | 0.32 | 0.00 | 0.00 | 0.00 | 5.30 | 0.00 | 0.29 | 0.43 | 1.17 | 0.05 | 0.05 | 1 | 0.30 |
| 前列腺 | C61 | 0.64 | 0.00 | 0.00 | 0.00 | 5.30 | 4.04 | 0.43 | 0.62 | 1.17 | 0.05 | 0.05 | 2 | 0.60 |
| 睾丸 | C62 | 0.32 | 0.00 | 0.66 | 0.00 | 0.00 | 0.00 | 0.24 | 0.20 | 0.00 | 0.02 | 0.02 | 1 | 0.30 |
| 其他和未说明的男性生殖器官恶性肿瘤 | C63 | 0.00 | 0.00 | 0.00 | 0.00 | 0.00 | 0.00 | 0.00 | 0.00 | 0.00 | 0.00 | 0.00 | 0 | 0.00 |
| 肾脏 | C64 | 1.28 | 0.00 | 0.66 | 2.60 | 5.30 | 4.04 | 0.84 | 1.31 | 3.07 | 0.11 | 0.11 | 4 | 1.19 |
| 肾盂、肾盏 | C65 | 0.00 | 0.00 | 0.00 | 0.00 | 0.00 | 0.00 | 0.00 | 0.00 | 0.00 | 0.00 | 0.00 | 0 | 0.00 |

（续上表）

| 部位或病种 | ICD—10 | 粗率 | 0～ | 15～ | 45～ | 55～ | 65＋ | 中标率 | 世标率 | 35～64岁截缩率 | 0～64岁累积率 | 0～74岁累积率 | 例数 | 构成比 |
|---|---|---|---|---|---|---|---|---|---|---|---|---|---|---|
| 输尿管 | C66 | 0.00 | 0.00 | 0.00 | 0.00 | 0.00 | 0.00 | 0.00 | 0.00 | 0.00 | 0.00 | 0.00 | 0 | 0.00 |
| 膀胱 | C67 | 2.24 | 0.00 | 0.66 | 5.20 | 0.00 | 16.16 | 1.56 | 2.11 | 2.61 | 0.07 | 0.33 | 7 | 2.08 |
| 其他和未说明的泌尿器官 | C68 | 0.00 | 0.00 | 0.00 | 0.00 | 0.00 | 0.00 | 0.00 | 0.00 | 0.00 | 0.00 | 0.00 | 0 | 0.00 |
| 眼 | C69 | 0.64 | 1.27 | 0.00 | 2.60 | 0.00 | 0.00 | 0.65 | 0.84 | 0.99 | 0.05 | 0.05 | 2 | 0.60 |
| 脑、神经系统 | C70—72、D | 2.24 | 1.27 | 2.64 | 2.60 | 0.00 | 4.04 | 2.12 | 2.13 | 0.85 | 0.12 | 0.17 | 7 | 2.08 |
| 甲状腺 | C73 | 1.92 | 0.00 | 0.66 | 2.60 | 10.60 | 8.08 | 1.53 | 1.85 | 4.59 | 0.15 | 0.22 | 6 | 1.79 |
| 肾上腺 | C74 | 0.32 | 0.00 | 0.00 | 0.00 | 0.00 | 4.04 | 0.18 | 0.21 | 0.00 | 0.00 | 0.00 | 1 | 0.30 |
| 其他内分泌腺 | C75 | 0.00 | 0.00 | 0.00 | 0.00 | 0.00 | 0.00 | 0.00 | 0.00 | 0.00 | 0.00 | 0.00 | 0 | 0.00 |
| 霍奇金氏病 | C81 | 0.32 | 0.00 | 0.00 | 0.00 | 0.00 | 4.04 | 0.20 | 0.29 | 0.00 | 0.00 | 0.07 | 1 | 0.30 |
| 非霍奇金氏病 | C82—85、C96 | 4.49 | 1.27 | 2.64 | 7.80 | 15.90 | 12.12 | 3.95 | 4.54 | 7.44 | 0.33 | 0.46 | 14 | 4.17 |
| 多发性骨髓瘤和恶性浆细胞肿瘤 | C90 | 1.28 | 0.00 | 1.32 | 0.00 | 0.00 | 8.08 | 0.88 | 1.15 | 1.71 | 0.04 | 0.17 | 4 | 1.19 |
| 淋巴细胞白血病 | C91 | 1.92 | 1.27 | 3.30 | 0.00 | 0.00 | 0.00 | 2.32 | 2.40 | 0.00 | 0.14 | 0.14 | 6 | 1.79 |
| 髓细胞性白血病 | C92 | 1.28 | 0.00 | 0.66 | 0.00 | 10.60 | 4.04 | 1.08 | 1.42 | 2.34 | 0.12 | 0.18 | 4 | 1.19 |
| 单核细胞性白血病 | C93 | 0.00 | 0.00 | 0.00 | 0.00 | 0.00 | 0.00 | 0.00 | 0.00 | 0.00 | 0.00 | 0.00 | 0 | 0.00 |
| 其他指明的白血病 | C94 | 0.64 | 0.00 | 0.66 | 0.00 | 0.00 | 4.04 | 0.43 | 0.57 | 0.91 | 0.02 | 0.10 | 2 | 0.60 |
| 未指明细胞类型的白血病 | C95 | 0.64 | 0.00 | 0.66 | 0.00 | 0.00 | 4.04 | 0.77 | 0.73 | 0.00 | 0.02 | 0.08 | 2 | 0.60 |
| 独立的多个部位的（原发性）恶性肿瘤 | C97 | 0.00 | 0.00 | 0.00 | 0.00 | 0.00 | 0.00 | 0.00 | 0.00 | 0.00 | 0.00 | 0.00 | 0 | 0.00 |
| 其他及不明部位 | C26、39、48、76—80 | 2.88 | 0.00 | 0.00 | 13.00 | 10.60 | 8.08 | 2.30 | 2.85 | 7.47 | 0.24 | 0.30 | 9 | 2.68 |
| 除C44合计 |  | 106.36 | 6.36 | 54.80 | 218.36 | 402.68 | 339.27 | 85.56 | 106.06 | 214.17 | 8.05 | 11.90 | 332 | 98.81 |
| 合计 |  | 107.64 | 6.36 | 56.12 | 218.36 | 402.68 | 347.34 | 86.46 | 107.02 | 214.17 | 8.09 | 11.94 | 336 | 100.00 |

注：中标率即中国标化发病率，世标率即世界标化发病率。

# 二十三、五桂山区恶性肿瘤发病概况

## 1. 五桂山区简介

五桂山区是中山市下属的一个区，位于中山市南部，东邻南朗镇，西接南区，南连三乡镇，北枕东区，西南面与板芙镇接界，面积 100.84 平方公里。境内群山连绵，层峦叠翠，飞瀑流泉，乃中山市之天然氧吧，有中山“市肺”之美誉，是广东省著名的革命老区和中山市唯一的生态保护区。辖村民委员会 4 个、居民委员会 1 个，户籍人口 7592 人，非户籍人口 15160 人[27]。

## 2. 人口资料

2000—2004 年期间中山市五桂山区共有人口 36747 人，其中男性 18876 人，女性 17871 人，男女比值为 1.06（表 426），人口数增长率为 0.83%，其中女性增长率为 3.29%，男性增长率为 −1.42%。

**表 426　中山市五桂山区 2000—2004 年年中人口构成（N）**

| 年份 | 男 | 女 | 合计 | 比值 |
|---|---|---|---|---|
| 2000 | 3792 | 3525 | 7317 | 1.08 |
| 2001 | 3777 | 3554 | 7331 | 1.06 |
| 2002 | 3776 | 3556 | 7331 | 1.06 |
| 2003 | 3795 | 3596 | 7391 | 1.06 |
| 2004 | 3738 | 3641 | 7378 | 1.03 |
| 合计 | 18876 | 17871 | 36747 | 1.06 |

期间五桂山区不同年龄段男女人口数比值随年龄增加而逐渐下降，24 岁之前大于 1，25～64 岁波动于 0.98～1.09 之间，65 岁之后小于 1 并持续下降。1 岁以下其男女比值最高，为 1.27，而 85 岁以上年龄组比值最低，为 0.43（表 427）。

**表 427　中山市五桂山区 2000—2004 年年中人口年龄别构成（N）**

| 年龄组 | 男 | 女 | 合计 | 比值 |
|---|---|---|---|---|
| 0～ | 257 | 203 | 460 | 1.27 |
| 1～ | 1182 | 955 | 2136 | 1.24 |
| 5～ | 1656 | 1408 | 3064 | 1.18 |
| 10～ | 1916 | 1688 | 3604 | 1.14 |
| 15～ | 1492 | 1334 | 2826 | 1.12 |
| 20～ | 1279 | 1234 | 2513 | 1.04 |
| 25～ | 1638 | 1672 | 3310 | 0.98 |
| 30～ | 1754 | 1781 | 3536 | 0.98 |
| 35～ | 1618 | 1543 | 3161 | 1.05 |
| 40～ | 1294 | 1187 | 2481 | 1.09 |
| 45～ | 1345 | 1257 | 2601 | 1.07 |

（续上表）

| 年龄组 | 男 | 女 | 合计 | 比值 |
|---|---|---|---|---|
| 50～ | 990 | 938 | 1928 | 1.06 |
| 55～ | 579 | 551 | 1130 | 1.05 |
| 60～ | 568 | 524 | 1092 | 1.08 |
| 65～ | 500 | 499 | 999 | 1.00 |
| 70～ | 394 | 428 | 822 | 0.92 |
| 75～ | 239 | 333 | 571 | 0.72 |
| 80～ | 118 | 195 | 313 | 0.61 |
| 85＋ | 60 | 140 | 200 | 0.43 |
| 合计 | 18876 | 17871 | 36747 | 1.06 |

五桂山区人口年龄别构成主要以 0～19 岁、20～39 岁和 40～59 岁年龄组为主，其男性人口数分别占同期五桂山区男性人口总数的 35％、33％和 22％，女性分别占 31％、35％和 22％（图 242、图 243、图 244）。

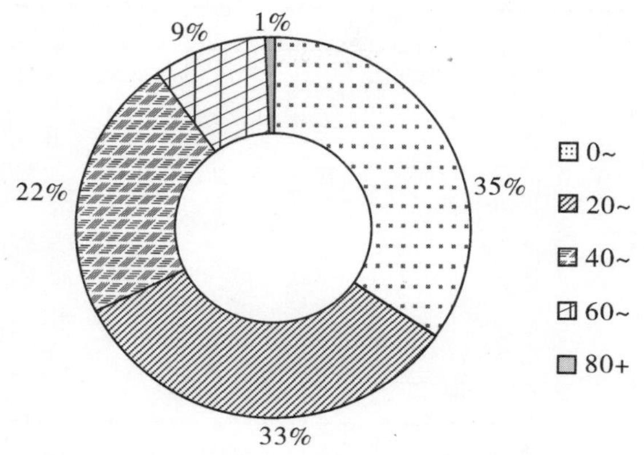


图 242　中山市五桂山区 2000—2004 年男性人口年龄别构成

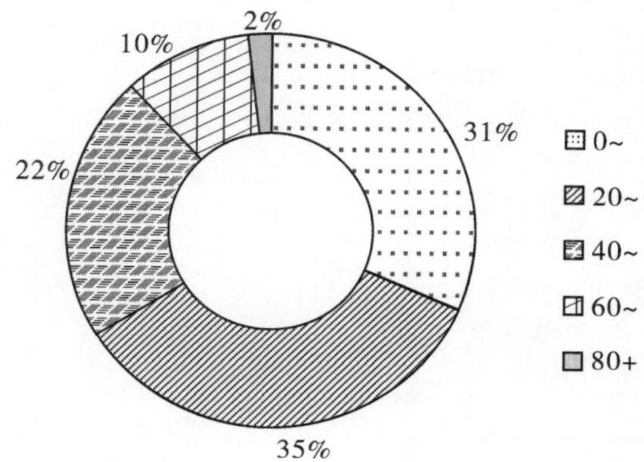


图 243　中山市五桂山区 2000—2004 年女性人口年龄别构成

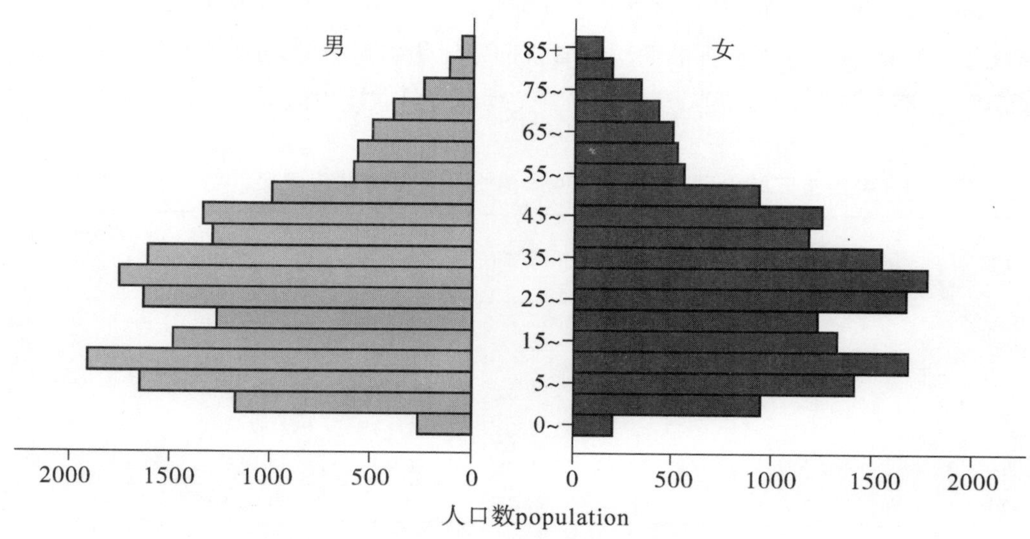


图 244　中山市 2000—2004 年五桂山区人口金字塔图

## 3. 资料质量

2000—2004 年期间五桂山区恶性肿瘤新发患者病理诊断率为 76.81%，骨髓和细胞学诊断率为 2.90%，影像学诊断率为 20.29%，无死亡补发病（表 428），发病部位不明恶性肿瘤数占同期五桂山区恶性肿瘤发病总数的 5.80%（表 429）。

**表 428　中山市五桂山区 2000—2004 年新发恶性肿瘤各类诊断依据所占比例（N,%）**

| 诊断依据 | 例数 | 构成比 |
|---|---|---|
| 死亡补发病（DCO） | 0 | 0.00 |
| CT、MR 与 B 超等影像学 | 14 | 20.29 |
| 骨髓、细胞学 | 2 | 2.90 |
| 病理 | 53 | 76.81 |
| 合计 | 69 | 100.00 |

**表 429　中山市五桂山区 2000—2004 年发病部位不明恶性肿瘤构成（N,%）**

| 部位 | ICD—10 | 例数 | 构成比 |
|---|---|---|---|
| 其他和不明确的消化器官 | C26 | 1 | 25.00 |
| 其他和不明确的呼吸和胸腔内器官 | C39 | 0 | 0.00 |
| 腹膜后和腹膜 | C48 | 1 | 25.00 |
| 其他和不明确部位 | C76 | 1 | 25.00 |
| 淋巴结继发和未指明 | C77 | 0 | 0.00 |
| 呼吸和消化器官继发 | C78 | 1 | 25.00 |
| 其他部位继发 | C79 | 0 | 0.00 |
| 未特别说明（NOS） | C80 | 0 | 0.00 |
| 合计 | | 4 | 100.00 |

## 4. 发病概况

2000—2004 年期间中山市五桂山区共有恶性肿瘤新发患者 69 例，其中男性 41 例，女性 28 例，男女发病数比值为 1.46。男性发病粗率、中国和世界标化发病率分别为 217.21/$10^5$、168.47/$10^5$ 和 201.60/$10^5$，女性分别为 156.68/$10^5$、117.66/$10^5$ 和 141.91/$10^5$（表 430、表 431）。

**表 430　中山市五桂山区 2000—2004 年男性恶性肿瘤发病概况（N，1/$10^5$，%）**

| 年份 | 例数 | 粗率 | 中标率 | 世标率 | 35～64 岁截缩率 | 0～64 岁累积率 | 0～74 岁累积率 |
|---|---|---|---|---|---|---|---|
| 2000 | 11 | 290.08 | 243.14 | 282.43 | 358.59 | 15.82 | 33.44 |
| 2001 | 3 | 79.44 | 55.87 | 69.55 | 222.41 | 5.80 | 5.80 |
| 2002 | 11 | 291.35 | 218.62 | 271.35 | 508.43 | 16.86 | 21.87 |
| 2003 | 9 | 237.19 | 192.58 | 216.58 | 266.64 | 11.58 | 17.90 |
| 2004 | 7 | 187.29 | 131.32 | 167.34 | 304.85 | 9.76 | 16.17 |
| 合计 | 41 | 217.21 | 168.47 | 201.60 | 332.19 | 11.97 | 19.05 |

注：中标率为中国标化发病率，世标率为世界标化发病率。

表 431　中山市五桂山区 2000—2004 年女性恶性肿瘤发病概况（N，$1/10^5$，%）

| 年份 | 例数 | 粗率 | 中标率 | 世标率 | 35～64 岁截缩率 | 0～64 岁累积率 | 0～74 岁累积率 |
|---|---|---|---|---|---|---|---|
| 2000 | 3 | 85.11 | 59.06 | 79.78 | 81.94 | 2.14 | 13.14 |
| 2001 | 4 | 112.55 | 81.06 | 100.52 | 204.03 | 6.68 | 12.55 |
| 2002 | 1 | 28.13 | 17.59 | 19.55 | 70.04 | 1.63 | 1.63 |
| 2003 | 6 | 166.85 | 161.91 | 181.48 | 459.30 | 17.27 | 17.27 |
| 2004 | 14 | 84.56 | 264.15 | 322.88 | 600.80 | 22.59 | 27.50 |
| 合计 | 28 | 156.68 | 117.66 | 141.91 | 285.48 | 10.15 | 14.49 |

注：中标率为中国标化发病率，世标率为世界标化发病率。

表 432　中山市五桂山区 2000—2004 年男女合计恶性肿瘤发病概况（N，$1/10^5$，%）

| 年份 | 例数 | 粗率 | 中标率 | 世标率 | 35～64 岁截缩率 | 0～64 岁累积率 | 0～74 岁累积率 |
|---|---|---|---|---|---|---|---|
| 2000 | 14 | 191.34 | 149.94 | 178.86 | 225.01 | 9.23 | 23.40 |
| 2001 | 7 | 95.49 | 70.19 | 87.17 | 214.85 | 6.26 | 9.31 |
| 2002 | 12 | 163.69 | 113.42 | 139.83 | 296.10 | 9.49 | 12.00 |
| 2003 | 15 | 202.96 | 171.16 | 191.90 | 358.48 | 14.28 | 17.30 |
| 2004 | 21 | 284.63 | 196.96 | 247.02 | 450.02 | 16.14 | 21.66 |
| 合计 | 69 | 187.77 | 140.45 | 169.09 | 309.19 | 11.09 | 16.74 |

注：中标率为中国标化发病率，世标率为世界标化发病率。

## 5. 年龄别发病率

2000—2004 年期间中山市五桂山区恶性肿瘤年龄别发病率从 30 岁左右迅速上升，男性 75 岁左右达高峰，其后快速下降，女性 80 岁左右达高峰，其后开始下降（图 245）。

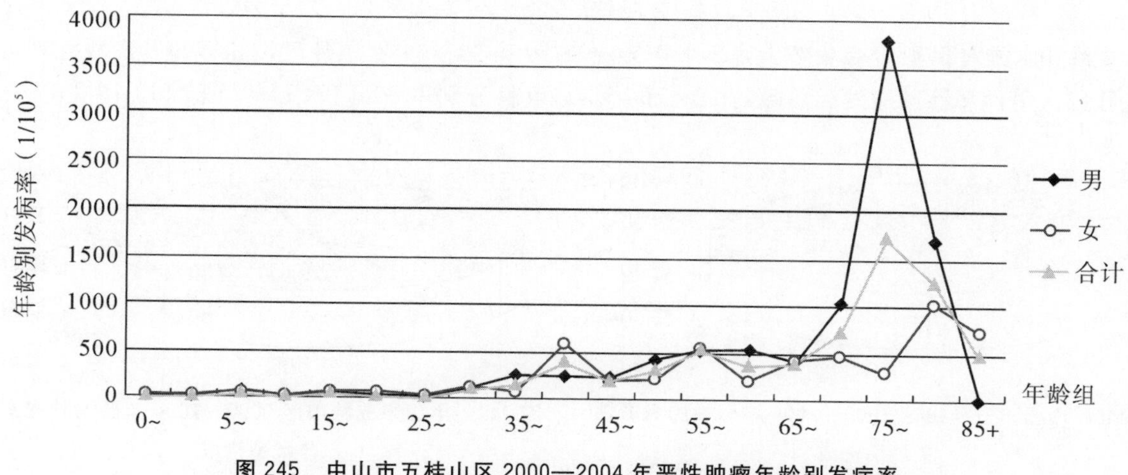


图 245　中山市五桂山区 2000—2004 年恶性肿瘤年龄别发病率

除 15～24 岁、40～44 岁、55～59 岁、65～69 岁和 85 岁以上 6 个年龄段女性发病多于男性外，五桂山区大部分年龄段男性恶性肿瘤发病多于女性，尤以 75～79 岁后年龄段最为明显，其发病比值为 12.55（表 433）。

**表 433　中山市五桂山区 2000—2004 年恶性肿瘤年龄别发病率（1/$10^5$）**

| 年龄组 | 男 | 女 | 合计 | 比值 |
|---|---|---|---|---|
| 0～ | 0.00 | 0.00 | 0.00 | 0.00 |
| 1～ | 0.00 | 0.00 | 0.00 | 0.00 |
| 5～ | 60.38 | 0.00 | 32.68 | 0.00 |
| 10～ | 0.00 | 0.00 | 0.00 | 0.00 |
| 15～ | 67.03 | 74.96 | 70.83 | 0.89 |
| 20～ | 0.00 | 81.05 | 39.79 | 0.00 |
| 25～ | 0.00 | 0.00 | 0.00 | 0.00 |
| 30～ | 114.00 | 112.28 | 113.03 | 1.02 |
| 35～ | 247.23 | 64.83 | 158.19 | 3.81 |
| 40～ | 231.90 | 589.61 | 403.24 | 0.39 |
| 45～ | 223.13 | 159.14 | 192.25 | 1.40 |
| 50～ | 404.14 | 213.17 | 311.21 | 1.90 |
| 55～ | 518.51 | 544.33 | 531.06 | 0.95 |
| 60～ | 527.93 | 190.76 | 366.27 | 2.77 |
| 65～ | 400.35 | 400.67 | 400.23 | 1.00 |
| 70～ | 1015.44 | 467.35 | 728.74 | 2.17 |
| 75～ | 3772.46 | 300.62 | 1741.89 | 12.55 |
| 80～ | 1688.80 | 1026.00 | 1267.49 | 1.65 |
| 85＋ | 0.00 | 712.37 | 494.21 | 0.00 |
| 合计 | 217.21 | 156.68 | 187.77 | 1.39 |

五桂山区恶性肿瘤发病年龄主要集中在 40～59 岁和 60～79 岁年龄段，其男性发病数分别占同期五桂山区男性恶性肿瘤发病总数的 32％和 43％，女性分别占 50％和 21％（图 246、图 247）。

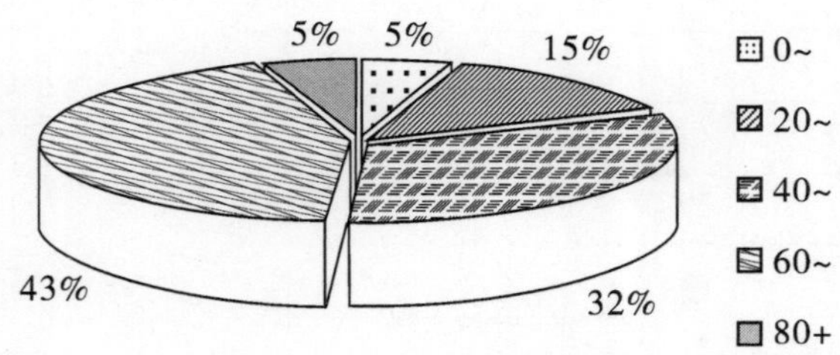


**图 246　中山市五桂山区 2000—2004 年恶性肿瘤男性年龄别构成**

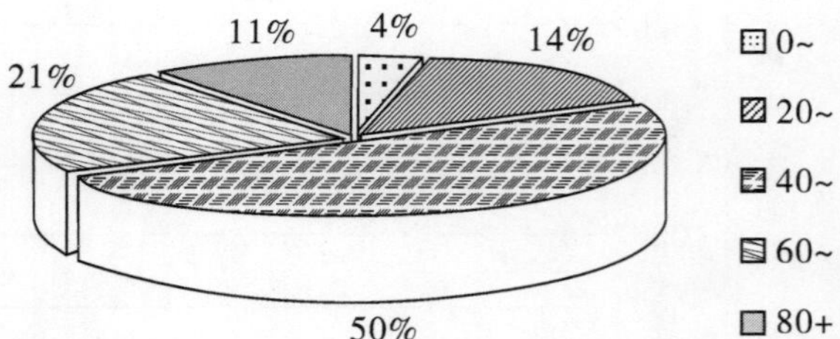


**图 247　中山市五桂山区 2000—2004 年恶性肿瘤女性年龄别构成**

表 434　中山市五桂山区 2000—2004 年男性恶性肿瘤年龄别发病率（$1/10^5$）

| 部位或病种 | ICD—10 | 0～ | 1～ | 5～ | 10～ | 15～ | 20～ | 25～ | 30～ | 35～ | 40～ | 45～ | 50～ | 55～ | 60～ | 65～ | 70～ | 75～ | 80～ | 85＋ | 合计 |
|---|---|---|---|---|---|---|---|---|---|---|---|---|---|---|---|---|---|---|---|---|---|
| 唇 | C00 | 0.00 | 0.00 | 0.00 | 0.00 | 0.00 | 0.00 | 0.00 | 0.00 | 0.00 | 0.00 | 0.00 | 0.00 | 0.00 | 0.00 | 0.00 | 0.00 | 0.00 | 0.00 | 0.00 | 0.00 |
| 舌 | C01—02 | 0.00 | 0.00 | 0.00 | 0.00 | 0.00 | 0.00 | 0.00 | 0.00 | 0.00 | 0.00 | 0.00 | 0.00 | 172.84 | 0.00 | 0.00 | 253.86 | 0.00 | 0.00 | 0.00 | 10.60 |
| 口 | C03—06 | 0.00 | 0.00 | 0.00 | 0.00 | 0.00 | 0.00 | 0.00 | 0.00 | 0.00 | 0.00 | 0.00 | 0.00 | 0.00 | 0.00 | 0.00 | 0.00 | 0.00 | 0.00 | 0.00 | 0.00 |
| 唾液腺 | C07—08 | 0.00 | 0.00 | 0.00 | 0.00 | 0.00 | 0.00 | 0.00 | 0.00 | 0.00 | 0.00 | 0.00 | 0.00 | 0.00 | 0.00 | 0.00 | 0.00 | 0.00 | 0.00 | 0.00 | 0.00 |
| 扁桃腺 | C09 | 0.00 | 0.00 | 0.00 | 0.00 | 0.00 | 0.00 | 0.00 | 0.00 | 0.00 | 0.00 | 0.00 | 0.00 | 0.00 | 0.00 | 0.00 | 0.00 | 0.00 | 0.00 | 0.00 | 0.00 |
| 其他口咽部 | C10 | 0.00 | 0.00 | 0.00 | 0.00 | 0.00 | 0.00 | 0.00 | 0.00 | 0.00 | 0.00 | 0.00 | 0.00 | 0.00 | 0.00 | 0.00 | 0.00 | 0.00 | 0.00 | 0.00 | 0.00 |
| 鼻咽部 | C11 | 0.00 | 0.00 | 0.00 | 0.00 | 0.00 | 0.00 | 0.00 | 0.00 | 61.81 | 77.30 | 148.75 | 303.11 | 172.84 | 175.98 | 0.00 | 0.00 | 0.00 | 0.00 | 0.00 | 47.68 |
| 喉咽部 | C12—13 | 0.00 | 0.00 | 0.00 | 0.00 | 0.00 | 0.00 | 0.00 | 0.00 | 0.00 | 0.00 | 0.00 | 0.00 | 0.00 | 0.00 | 0.00 | 0.00 | 0.00 | 0.00 | 0.00 | 0.00 |
| 唇，口腔和咽的其他部位和具体部位不明 | C14 | 0.00 | 0.00 | 0.00 | 0.00 | 0.00 | 0.00 | 0.00 | 0.00 | 0.00 | 0.00 | 0.00 | 0.00 | 0.00 | 0.00 | 0.00 | 0.00 | 0.00 | 0.00 | 0.00 | 0.00 |
| 食管 | C15 | 0.00 | 0.00 | 0.00 | 0.00 | 0.00 | 0.00 | 0.00 | 0.00 | 0.00 | 0.00 | 0.00 | 0.00 | 172.84 | 0.00 | 0.00 | 253.86 | 0.00 | 0.00 | 0.00 | 10.60 |
| 胃 | C16 | 0.00 | 0.00 | 0.00 | 0.00 | 0.00 | 0.00 | 0.00 | 0.00 | 0.00 | 0.00 | 0.00 | 0.00 | 0.00 | 0.00 | 0.00 | 253.86 | 0.00 | 0.00 | 0.00 | 5.30 |
| 小肠 | C17 | 0.00 | 0.00 | 0.00 | 0.00 | 0.00 | 0.00 | 0.00 | 0.00 | 0.00 | 0.00 | 0.00 | 0.00 | 0.00 | 0.00 | 0.00 | 0.00 | 0.00 | 0.00 | 0.00 | 0.00 |
| 结肠 | C18 | 0.00 | 0.00 | 0.00 | 0.00 | 0.00 | 0.00 | 0.00 | 0.00 | 0.00 | 0.00 | 0.00 | 0.00 | 0.00 | 0.00 | 0.00 | 0.00 | 419.16 | 0.00 | 0.00 | 5.30 |
| 直肠和乙状结肠连接处 | C19—20 | 0.00 | 0.00 | 0.00 | 0.00 | 0.00 | 0.00 | 0.00 | 0.00 | 61.81 | 77.30 | 0.00 | 0.00 | 0.00 | 0.00 | 0.00 | 253.86 | 838.32 | 0.00 | 0.00 | 26.49 |
| 肛门 | C21 | 0.00 | 0.00 | 0.00 | 0.00 | 0.00 | 0.00 | 0.00 | 0.00 | 0.00 | 0.00 | 0.00 | 0.00 | 0.00 | 0.00 | 0.00 | 0.00 | 0.00 | 0.00 | 0.00 | 0.00 |
| 肝脏和肝内胆管 | C22 | 0.00 | 0.00 | 0.00 | 0.00 | 0.00 | 0.00 | 0.00 | 57.00 | 61.81 | 77.30 | 0.00 | 0.00 | 0.00 | 175.98 | 0.00 | 0.00 | 0.00 | 0.00 | 0.00 | 21.19 |
| 胆囊 | C23 | 0.00 | 0.00 | 0.00 | 0.00 | 0.00 | 0.00 | 0.00 | 0.00 | 0.00 | 0.00 | 0.00 | 0.00 | 0.00 | 0.00 | 0.00 | 0.00 | 0.00 | 0.00 | 0.00 | 0.00 |
| 肝外胆管 | C24 | 0.00 | 0.00 | 0.00 | 0.00 | 0.00 | 0.00 | 0.00 | 0.00 | 0.00 | 0.00 | 0.00 | 0.00 | 0.00 | 0.00 | 0.00 | 0.00 | 419.16 | 0.00 | 0.00 | 5.30 |
| 胰腺 | C25 | 0.00 | 0.00 | 0.00 | 0.00 | 0.00 | 0.00 | 0.00 | 0.00 | 0.00 | 0.00 | 0.00 | 0.00 | 0.00 | 0.00 | 0.00 | 0.00 | 419.16 | 0.00 | 0.00 | 5.30 |
| 鼻腔、中耳和副鼻窦 | C30—31 | 0.00 | 0.00 | 0.00 | 0.00 | 0.00 | 0.00 | 0.00 | 0.00 | 0.00 | 0.00 | 0.00 | 0.00 | 0.00 | 0.00 | 200.17 | 0.00 | 0.00 | 0.00 | 0.00 | 5.30 |
| 喉 | C32 | 0.00 | 0.00 | 0.00 | 0.00 | 0.00 | 0.00 | 0.00 | 0.00 | 0.00 | 0.00 | 0.00 | 0.00 | 0.00 | 0.00 | 0.00 | 0.00 | 0.00 | 0.00 | 0.00 | 0.00 |
| 气管、支气管和肺 | C33—34 | 0.00 | 0.00 | 0.00 | 0.00 | 0.00 | 0.00 | 0.00 | 0.00 | 0.00 | 0.00 | 74.38 | 0.00 | 0.00 | 0.00 | 0.00 | 0.00 | 0.00 | 844.40 | 0.00 | 10.60 |

（续上表）

| 部位或病种 | ICD—10 | 0～ | 1～ | 5～ | 10～ | 15～ | 20～ | 25～ | 30～ | 35～ | 40～ | 45～ | 50～ | 55～ | 60～ | 65～ | 70～ | 75～ | 80～ | 85＋ | 合计 |
|---|---|---|---|---|---|---|---|---|---|---|---|---|---|---|---|---|---|---|---|---|---|
| 其他呼吸器官 | C37－38 | 0.00 | 0.00 | 0.00 | 0.00 | 0.00 | 0.00 | 0.00 | 0.00 | 0.00 | 0.00 | 0.00 | 0.00 | 0.00 | 0.00 | 0.00 | 0.00 | 0.00 | 0.00 | 0.00 | 0.00 |
| 骨和关节软骨 | C40－41 | 0.00 | 0.00 | 0.00 | 0.00 | 0.00 | 0.00 | 0.00 | 0.00 | 0.00 | 0.00 | 0.00 | 0.00 | 0.00 | 0.00 | 0.00 | 0.00 | 0.00 | 0.00 | 0.00 | 0.00 |
| 皮肤恶性黑色素瘤 | C43 | 0.00 | 0.00 | 0.00 | 0.00 | 0.00 | 0.00 | 0.00 | 0.00 | 0.00 | 0.00 | 0.00 | 0.00 | 0.00 | 0.00 | 0.00 | 0.00 | 0.00 | 0.00 | 0.00 | 0.00 |
| 皮肤其他恶性肿瘤 | C44 | 0.00 | 0.00 | 0.00 | 0.00 | 0.00 | 0.00 | 0.00 | 0.00 | 0.00 | 0.00 | 0.00 | 0.00 | 0.00 | 0.00 | 0.00 | 0.00 | 0.00 | 0.00 | 0.00 | 0.00 |
| 间皮瘤 | C45 | 0.00 | 0.00 | 0.00 | 0.00 | 0.00 | 0.00 | 0.00 | 0.00 | 0.00 | 0.00 | 0.00 | 0.00 | 0.00 | 0.00 | 0.00 | 0.00 | 0.00 | 0.00 | 0.00 | 0.00 |
| kaposi 氏肉瘤 | C46 | 0.00 | 0.00 | 0.00 | 0.00 | 0.00 | 0.00 | 0.00 | 0.00 | 0.00 | 0.00 | 0.00 | 0.00 | 0.00 | 0.00 | 0.00 | 0.00 | 0.00 | 0.00 | 0.00 | 0.00 |
| 结缔组织和其他软组织 | C47、49 | 0.00 | 0.00 | 0.00 | 0.00 | 0.00 | 0.00 | 0.00 | 0.00 | 0.00 | 0.00 | 0.00 | 0.00 | 0.00 | 175.98 | 0.00 | 0.00 | 0.00 | 0.00 | 0.00 | 5.30 |
| 乳房 | C50 | 0.00 | 0.00 | 0.00 | 0.00 | 0.00 | 0.00 | 0.00 | 0.00 | 0.00 | 0.00 | 0.00 | 0.00 | 0.00 | 0.00 | 0.00 | 0.00 | 0.00 | 0.00 | 0.00 | 0.00 |
| 外阴 | C51 | 0.00 | 0.00 | 0.00 | 0.00 | 0.00 | 0.00 | 0.00 | 0.00 | 0.00 | 0.00 | 0.00 | 0.00 | 0.00 | 0.00 | 0.00 | 0.00 | 0.00 | 0.00 | 0.00 | 0.00 |
| 阴道 | C52 | 0.00 | 0.00 | 0.00 | 0.00 | 0.00 | 0.00 | 0.00 | 0.00 | 0.00 | 0.00 | 0.00 | 0.00 | 0.00 | 0.00 | 0.00 | 0.00 | 0.00 | 0.00 | 0.00 | 0.00 |
| 子宫颈 | C53 | 0.00 | 0.00 | 0.00 | 0.00 | 0.00 | 0.00 | 0.00 | 0.00 | 0.00 | 0.00 | 0.00 | 0.00 | 0.00 | 0.00 | 0.00 | 0.00 | 0.00 | 0.00 | 0.00 | 0.00 |
| 子宫体 | C54 | 0.00 | 0.00 | 0.00 | 0.00 | 0.00 | 0.00 | 0.00 | 0.00 | 0.00 | 0.00 | 0.00 | 0.00 | 0.00 | 0.00 | 0.00 | 0.00 | 0.00 | 0.00 | 0.00 | 0.00 |
| 子宫恶性肿瘤、未注明部位 | C55 | 0.00 | 0.00 | 0.00 | 0.00 | 0.00 | 0.00 | 0.00 | 0.00 | 0.00 | 0.00 | 0.00 | 0.00 | 0.00 | 0.00 | 0.00 | 0.00 | 0.00 | 0.00 | 0.00 | 0.00 |
| 卵巢 | C56 | 0.00 | 0.00 | 0.00 | 0.00 | 0.00 | 0.00 | 0.00 | 0.00 | 0.00 | 0.00 | 0.00 | 0.00 | 0.00 | 0.00 | 0.00 | 0.00 | 0.00 | 0.00 | 0.00 | 0.00 |
| 其他和未说明的女性生殖器官恶性肿瘤 | C57 | 0.00 | 0.00 | 0.00 | 0.00 | 0.00 | 0.00 | 0.00 | 0.00 | 0.00 | 0.00 | 0.00 | 0.00 | 0.00 | 0.00 | 0.00 | 0.00 | 0.00 | 0.00 | 0.00 | 0.00 |
| 胎盘 | C58 | 0.00 | 0.00 | 0.00 | 0.00 | 0.00 | 0.00 | 0.00 | 0.00 | 0.00 | 0.00 | 0.00 | 0.00 | 0.00 | 0.00 | 0.00 | 0.00 | 0.00 | 0.00 | 0.00 | 0.00 |
| 阴茎 | C60 | 0.00 | 0.00 | 0.00 | 0.00 | 0.00 | 0.00 | 0.00 | 0.00 | 0.00 | 0.00 | 0.00 | 0.00 | 0.00 | 0.00 | 0.00 | 0.00 | 0.00 | 0.00 | 0.00 | 0.00 |
| 前列腺 | C61 | 0.00 | 0.00 | 0.00 | 0.00 | 0.00 | 0.00 | 0.00 | 0.00 | 0.00 | 0.00 | 0.00 | 0.00 | 0.00 | 0.00 | 200.17 | 0.00 | 0.00 | 0.00 | 0.00 | 5.30 |
| 睾丸 | C62 | 0.00 | 0.00 | 0.00 | 0.00 | 0.00 | 0.00 | 0.00 | 0.00 | 0.00 | 0.00 | 0.00 | 0.00 | 0.00 | 0.00 | 0.00 | 0.00 | 0.00 | 0.00 | 0.00 | 0.00 |
| 其他和未说明的男性生殖器官恶性肿瘤 | C63 | 0.00 | 0.00 | 0.00 | 0.00 | 0.00 | 0.00 | 0.00 | 0.00 | 0.00 | 0.00 | 0.00 | 0.00 | 0.00 | 0.00 | 0.00 | 0.00 | 0.00 | 0.00 | 0.00 | 0.00 |
| 肾脏 | C64 | 0.00 | 0.00 | 60.38 | 0.00 | 0.00 | 0.00 | 0.00 | 0.00 | 0.00 | 0.00 | 0.00 | 0.00 | 0.00 | 0.00 | 0.00 | 0.00 | 0.00 | 0.00 | 0.00 | 5.30 |
| 肾盂、肾盏 | C65 | 0.00 | 0.00 | 0.00 | 0.00 | 0.00 | 0.00 | 0.00 | 0.00 | 0.00 | 0.00 | 0.00 | 0.00 | 0.00 | 0.00 | 0.00 | 0.00 | 0.00 | 0.00 | 0.00 | 0.00 |

（续上表）

| 部位或病种 | ICD—10 | 0～ | 1～ | 5～ | 10～ | 15～ | 20～ | 25～ | 30～ | 35～ | 40～ | 45～ | 50～ | 55～ | 60～ | 65～ | 70～ | 75～ | 80～ | 85＋ | 合计 |
|---|---|---|---|---|---|---|---|---|---|---|---|---|---|---|---|---|---|---|---|---|---|
| 输尿管 | C66 | 0.00 | 0.00 | 0.00 | 0.00 | 0.00 | 0.00 | 0.00 | 0.00 | 0.00 | 0.00 | 0.00 | 0.00 | 0.00 | 0.00 | 0.00 | 0.00 | 0.00 | 0.00 | 0.00 | 0.00 |
| 膀胱 | C67 | 0.00 | 0.00 | 0.00 | 0.00 | 0.00 | 0.00 | 0.00 | 0.00 | 0.00 | 0.00 | 0.00 | 0.00 | 0.00 | 0.00 | 0.00 | 0.00 | 419.16 | 0.00 | 0.00 | 5.30 |
| 其他和未说明的泌尿器官 | C68 | 0.00 | 0.00 | 0.00 | 0.00 | 0.00 | 0.00 | 0.00 | 0.00 | 0.00 | 0.00 | 0.00 | 0.00 | 0.00 | 0.00 | 0.00 | 0.00 | 0.00 | 0.00 | 0.00 | 0.00 |
| 眼 | C69 | 0.00 | 0.00 | 0.00 | 0.00 | 0.00 | 0.00 | 0.00 | 0.00 | 0.00 | 0.00 | 0.00 | 0.00 | 0.00 | 0.00 | 0.00 | 0.00 | 0.00 | 0.00 | 0.00 | 0.00 |
| 脑、神经系统 | C70－72、D | 0.00 | 0.00 | 0.00 | 0.00 | 0.00 | 0.00 | 0.00 | 0.00 | 0.00 | 0.00 | 0.00 | 0.00 | 0.00 | 0.00 | 0.00 | 0.00 | 0.00 | 0.00 | 0.00 | 0.00 |
| 甲状腺 | C73 | 0.00 | 0.00 | 0.00 | 0.00 | 0.00 | 0.00 | 0.00 | 0.00 | 0.00 | 0.00 | 0.00 | 0.00 | 0.00 | 0.00 | 0.00 | 0.00 | 0.00 | 0.00 | 0.00 | 0.00 |
| 肾上腺 | C74 | 0.00 | 0.00 | 0.00 | 0.00 | 0.00 | 0.00 | 0.00 | 0.00 | 0.00 | 0.00 | 0.00 | 0.00 | 0.00 | 0.00 | 0.00 | 0.00 | 0.00 | 0.00 | 0.00 | 0.00 |
| 其他内分泌腺 | C75 | 0.00 | 0.00 | 0.00 | 0.00 | 0.00 | 0.00 | 0.00 | 0.00 | 0.00 | 0.00 | 0.00 | 0.00 | 0.00 | 0.00 | 0.00 | 0.00 | 0.00 | 0.00 | 0.00 | 0.00 |
| 霍奇金氏病 | C81 | 0.00 | 0.00 | 0.00 | 0.00 | 0.00 | 0.00 | 0.00 | 0.00 | 0.00 | 0.00 | 0.00 | 0.00 | 0.00 | 0.00 | 0.00 | 0.00 | 0.00 | 0.00 | 0.00 | 0.00 |
| 非霍奇金氏病 | C82—85、C96 | 0.00 | 0.00 | 0.00 | 0.00 | 0.00 | 0.00 | 0.00 | 0.00 | 0.00 | 0.00 | 0.00 | 101.04 | 0.00 | 0.00 | 0.00 | 0.00 | 419.16 | 0.00 | 0.00 | 10.60 |
| 多发性骨髓瘤和恶性浆细胞肿瘤 | C90 | 0.00 | 0.00 | 0.00 | 0.00 | 0.00 | 0.00 | 0.00 | 0.00 | 0.00 | 0.00 | 0.00 | 0.00 | 0.00 | 0.00 | 0.00 | 0.00 | 838.32 | 0.00 | 0.00 | 10.60 |
| 淋巴细胞白血病 | C91 | 0.00 | 0.00 | 0.00 | 0.00 | 67.03 | 0.00 | 0.00 | 0.00 | 0.00 | 0.00 | 0.00 | 0.00 | 0.00 | 0.00 | 0.00 | 0.00 | 0.00 | 0.00 | 0.00 | 5.30 |
| 髓细胞性白血病 | C92 | 0.00 | 0.00 | 0.00 | 0.00 | 0.00 | 0.00 | 0.00 | 0.00 | 61.81 | 0.00 | 0.00 | 0.00 | 0.00 | 0.00 | 0.00 | 0.00 | 0.00 | 0.00 | 0.00 | 5.30 |
| 单核细胞性白血病 | C93 | 0.00 | 0.00 | 0.00 | 0.00 | 0.00 | 0.00 | 0.00 | 0.00 | 0.00 | 0.00 | 0.00 | 0.00 | 0.00 | 0.00 | 0.00 | 0.00 | 0.00 | 0.00 | 0.00 | 0.00 |
| 其他指明的白血病 | C94 | 0.00 | 0.00 | 0.00 | 0.00 | 0.00 | 0.00 | 0.00 | 0.00 | 0.00 | 0.00 | 0.00 | 0.00 | 0.00 | 0.00 | 0.00 | 0.00 | 0.00 | 0.00 | 0.00 | 0.00 |
| 未指明细胞类型的白血病 | C95 | 0.00 | 0.00 | 0.00 | 0.00 | 0.00 | 0.00 | 0.00 | 0.00 | 0.00 | 0.00 | 0.00 | 0.00 | 0.00 | 0.00 | 0.00 | 0.00 | 0.00 | 0.00 | 0.00 | 0.00 |
| 独立的多个部位的（原发性）恶性肿瘤 | C97 | 0.00 | 0.00 | 0.00 | 0.00 | 0.00 | 0.00 | 0.00 | 0.00 | 0.00 | 0.00 | 0.00 | 0.00 | 0.00 | 0.00 | 0.00 | 0.00 | 0.00 | 0.00 | 0.00 | 0.00 |
| 其他及不明部位 | C26、39、48、76—80 | 0.00 | 0.00 | 0.00 | 0.00 | 0.00 | 0.00 | 0.00 | 57.00 | 0.00 | 0.00 | 0.00 | 0.00 | 0.00 | 0.00 | 0.00 | 0.00 | 0.00 | 844.40 | 0.00 | 10.60 |
| 除 C44 合计 | | 0.00 | 0.00 | 60.38 | 0.00 | 67.03 | 0.00 | 0.00 | 114.00 | 247.23 | 231.90 | 223.13 | 404.14 | 518.51 | 527.93 | 400.35 | 1015.44 | 3772.46 | 1688.80 | 0.00 | 217.21 |
| 合计 | | 0.00 | 0.00 | 60.38 | 0.00 | 67.03 | 0.00 | 0.00 | 114.00 | 247.23 | 231.90 | 223.13 | 404.14 | 518.51 | 527.93 | 400.35 | 1015.44 | 3772.46 | 1688.80 | 0.00 | 217.21 |

表 435　中山市五桂山区 2000—2004 年女性恶性肿瘤年龄别发病率（1/10^5）

| 部位或病种 | ICD—10 | 0～ | 1～ | 5～ | 10～ | 15～ | 20～ | 25～ | 30～ | 35～ | 40～ | 45～ | 50～ | 55～ | 60～ | 65～ | 70～ | 75～ | 80～ | 85＋ | 合计 |
|---|---|---|---|---|---|---|---|---|---|---|---|---|---|---|---|---|---|---|---|---|---|
| 唇 | C00 | 0.00 | 0.00 | 0.00 | 0.00 | 0.00 | 0.00 | 0.00 | 0.00 | 0.00 | 0.00 | 0.00 | 0.00 | 0.00 | 0.00 | 0.00 | 0.00 | 0.00 | 0.00 | 0.00 | 0.00 |
| 舌 | C01—02 | 0.00 | 0.00 | 0.00 | 0.00 | 0.00 | 0.00 | 0.00 | 0.00 | 0.00 | 0.00 | 0.00 | 0.00 | 0.00 | 0.00 | 0.00 | 0.00 | 0.00 | 0.00 | 0.00 | 0.00 |
| 口 | C03—06 | 0.00 | 0.00 | 0.00 | 0.00 | 0.00 | 0.00 | 0.00 | 0.00 | 0.00 | 0.00 | 0.00 | 0.00 | 0.00 | 0.00 | 0.00 | 0.00 | 0.00 | 0.00 | 0.00 | 0.00 |
| 唾液腺 | C07—08 | 0.00 | 0.00 | 0.00 | 0.00 | 0.00 | 0.00 | 0.00 | 0.00 | 0.00 | 0.00 | 0.00 | 0.00 | 0.00 | 0.00 | 0.00 | 0.00 | 0.00 | 0.00 | 0.00 | 0.00 |
| 扁桃腺 | C09 | 0.00 | 0.00 | 0.00 | 0.00 | 0.00 | 0.00 | 0.00 | 0.00 | 0.00 | 0.00 | 0.00 | 0.00 | 0.00 | 0.00 | 0.00 | 0.00 | 0.00 | 0.00 | 0.00 | 0.00 |
| 其他口咽部 | C10 | 0.00 | 0.00 | 0.00 | 0.00 | 0.00 | 0.00 | 0.00 | 0.00 | 0.00 | 0.00 | 0.00 | 0.00 | 0.00 | 0.00 | 0.00 | 0.00 | 0.00 | 0.00 | 0.00 | 0.00 |
| 鼻咽部 | C11 | 0.00 | 0.00 | 0.00 | 0.00 | 74.96 | 0.00 | 0.00 | 0.00 | 0.00 | 168.46 | 79.57 | 0.00 | 0.00 | 0.00 | 0.00 | 0.00 | 0.00 | 0.00 | 0.00 | 22.38 |
| 喉咽部 | C12—13 | 0.00 | 0.00 | 0.00 | 0.00 | 0.00 | 0.00 | 0.00 | 0.00 | 0.00 | 0.00 | 0.00 | 0.00 | 0.00 | 0.00 | 0.00 | 0.00 | 0.00 | 0.00 | 0.00 | 0.00 |
| 唇，口腔和咽的其他部位和具体部位不明 | C14 | 0.00 | 0.00 | 0.00 | 0.00 | 0.00 | 0.00 | 0.00 | 0.00 | 0.00 | 0.00 | 0.00 | 0.00 | 0.00 | 0.00 | 0.00 | 0.00 | 0.00 | 0.00 | 0.00 | 0.00 |
| 食管 | C15 | 0.00 | 0.00 | 0.00 | 0.00 | 0.00 | 0.00 | 0.00 | 0.00 | 0.00 | 84.23 | 0.00 | 0.00 | 0.00 | 0.00 | 200.34 | 0.00 | 0.00 | 0.00 | 0.00 | 11.19 |
| 胃 | C16 | 0.00 | 0.00 | 0.00 | 0.00 | 0.00 | 0.00 | 0.00 | 0.00 | 0.00 | 0.00 | 0.00 | 0.00 | 0.00 | 0.00 | 0.00 | 0.00 | 0.00 | 513.00 | 0.00 | 5.60 |
| 小肠 | C17 | 0.00 | 0.00 | 0.00 | 0.00 | 0.00 | 81.05 | 0.00 | 0.00 | 0.00 | 0.00 | 0.00 | 0.00 | 0.00 | 0.00 | 0.00 | 233.68 | 0.00 | 0.00 | 0.00 | 11.19 |
| 结肠 | C18 | 0.00 | 0.00 | 0.00 | 0.00 | 0.00 | 0.00 | 0.00 | 0.00 | 0.00 | 0.00 | 0.00 | 0.00 | 0.00 | 0.00 | 0.00 | 0.00 | 0.00 | 0.00 | 0.00 | 0.00 |
| 直肠和乙状结肠连接处 | C19—20 | 0.00 | 0.00 | 0.00 | 0.00 | 0.00 | 0.00 | 0.00 | 0.00 | 0.00 | 0.00 | 0.00 | 0.00 | 0.00 | 0.00 | 0.00 | 0.00 | 0.00 | 0.00 | 0.00 | 0.00 |
| 肛门 | C21 | 0.00 | 0.00 | 0.00 | 0.00 | 0.00 | 0.00 | 0.00 | 0.00 | 0.00 | 0.00 | 0.00 | 0.00 | 0.00 | 0.00 | 0.00 | 0.00 | 0.00 | 0.00 | 0.00 | 0.00 |
| 肝脏和肝内胆管 | C22 | 0.00 | 0.00 | 0.00 | 0.00 | 0.00 | 0.00 | 0.00 | 0.00 | 0.00 | 0.00 | 0.00 | 0.00 | 0.00 | 0.00 | 0.00 | 0.00 | 0.00 | 0.00 | 0.00 | 0.00 |
| 胆囊 | C23 | 0.00 | 0.00 | 0.00 | 0.00 | 0.00 | 0.00 | 0.00 | 0.00 | 0.00 | 0.00 | 0.00 | 0.00 | 0.00 | 0.00 | 0.00 | 0.00 | 0.00 | 0.00 | 0.00 | 0.00 |
| 肝外胆管 | C24 | 0.00 | 0.00 | 0.00 | 0.00 | 0.00 | 0.00 | 0.00 | 0.00 | 0.00 | 0.00 | 0.00 | 0.00 | 0.00 | 0.00 | 0.00 | 0.00 | 0.00 | 0.00 | 0.00 | 0.00 |
| 胰腺 | C25 | 0.00 | 0.00 | 0.00 | 0.00 | 0.00 | 0.00 | 0.00 | 0.00 | 0.00 | 0.00 | 0.00 | 0.00 | 0.00 | 0.00 | 0.00 | 0.00 | 0.00 | 0.00 | 0.00 | 0.00 |
| 鼻腔、中耳和副鼻窦 | C30—31 | 0.00 | 0.00 | 0.00 | 0.00 | 0.00 | 0.00 | 0.00 | 0.00 | 0.00 | 0.00 | 0.00 | 0.00 | 0.00 | 0.00 | 0.00 | 0.00 | 0.00 | 0.00 | 0.00 | 0.00 |
| 喉 | C32 | 0.00 | 0.00 | 0.00 | 0.00 | 0.00 | 0.00 | 0.00 | 0.00 | 0.00 | 0.00 | 0.00 | 0.00 | 0.00 | 0.00 | 0.00 | 0.00 | 0.00 | 0.00 | 0.00 | 0.00 |
| 气管、支气管和肺 | C33—34 | 0.00 | 0.00 | 0.00 | 0.00 | 0.00 | 0.00 | 0.00 | 0.00 | 0.00 | 0.00 | 0.00 | 0.00 | 362.88 | 190.76 | 0.00 | 0.00 | 0.00 | 513.00 | 0.00 | 22.38 |

（续上表）

| 部位或病种 | ICD—10 | 0～ | 1～ | 5～ | 10～ | 15～ | 20～ | 25～ | 30～ | 35～ | 40～ | 45～ | 50～ | 55～ | 60～ | 65～ | 70～ | 75～ | 80～ | 85＋ | 合计 |
|---|---|---|---|---|---|---|---|---|---|---|---|---|---|---|---|---|---|---|---|---|---|
| 其他呼吸器官 | C37—38 | 0.00 | 0.00 | 0.00 | 0.00 | 0.00 | 0.00 | 0.00 | 0.00 | 0.00 | 0.00 | 0.00 | 0.00 | 0.00 | 0.00 | 0.00 | 0.00 | 0.00 | 0.00 | 0.00 | 0.00 |
| 骨和关节软骨 | C40—41 | 0.00 | 0.00 | 0.00 | 0.00 | 0.00 | 0.00 | 0.00 | 0.00 | 0.00 | 0.00 | 0.00 | 0.00 | 0.00 | 0.00 | 0.00 | 0.00 | 0.00 | 0.00 | 0.00 | 0.00 |
| 皮肤恶性黑色素瘤 | C43 | 0.00 | 0.00 | 0.00 | 0.00 | 0.00 | 0.00 | 0.00 | 0.00 | 0.00 | 0.00 | 0.00 | 0.00 | 0.00 | 0.00 | 0.00 | 0.00 | 0.00 | 0.00 | 0.00 | 0.00 |
| 皮肤其他恶性肿瘤 | C44 | 0.00 | 0.00 | 0.00 | 0.00 | 0.00 | 0.00 | 0.00 | 0.00 | 0.00 | 0.00 | 0.00 | 0.00 | 0.00 | 0.00 | 0.00 | 0.00 | 0.00 | 0.00 | 0.00 | 0.00 |
| 间皮瘤 | C45 | 0.00 | 0.00 | 0.00 | 0.00 | 0.00 | 0.00 | 0.00 | 0.00 | 0.00 | 0.00 | 0.00 | 0.00 | 0.00 | 0.00 | 0.00 | 0.00 | 0.00 | 0.00 | 0.00 | 0.00 |
| kaposi 氏肉瘤 | C46 | 0.00 | 0.00 | 0.00 | 0.00 | 0.00 | 0.00 | 0.00 | 0.00 | 0.00 | 0.00 | 0.00 | 0.00 | 0.00 | 0.00 | 0.00 | 0.00 | 0.00 | 0.00 | 0.00 | 0.00 |
| 结缔组织和其他软组织 | C47、49 | 0.00 | 0.00 | 0.00 | 0.00 | 0.00 | 0.00 | 0.00 | 0.00 | 0.00 | 0.00 | 0.00 | 0.00 | 0.00 | 0.00 | 0.00 | 0.00 | 0.00 | 0.00 | 0.00 | 0.00 |
| 乳房 | C50 | 0.00 | 0.00 | 0.00 | 0.00 | 0.00 | 0.00 | 0.00 | 56.14 | 64.83 | 168.46 | 0.00 | 106.59 | 0.00 | 0.00 | 200.34 | 0.00 | 0.00 | 0.00 | 0.00 | 33.57 |
| 外阴 | C51 | 0.00 | 0.00 | 0.00 | 0.00 | 0.00 | 0.00 | 0.00 | 0.00 | 0.00 | 0.00 | 0.00 | 0.00 | 0.00 | 0.00 | 0.00 | 0.00 | 0.00 | 0.00 | 0.00 | 0.00 |
| 阴道 | C52 | 0.00 | 0.00 | 0.00 | 0.00 | 0.00 | 0.00 | 0.00 | 0.00 | 0.00 | 0.00 | 0.00 | 0.00 | 0.00 | 0.00 | 0.00 | 0.00 | 0.00 | 0.00 | 0.00 | 0.00 |
| 子宫颈 | C53 | 0.00 | 0.00 | 0.00 | 0.00 | 0.00 | 0.00 | 0.00 | 0.00 | 0.00 | 84.23 | 79.57 | 0.00 | 0.00 | 0.00 | 0.00 | 0.00 | 0.00 | 0.00 | 0.00 | 11.19 |
| 子宫体 | C54 | 0.00 | 0.00 | 0.00 | 0.00 | 0.00 | 0.00 | 0.00 | 0.00 | 0.00 | 0.00 | 0.00 | 106.59 | 181.44 | 0.00 | 0.00 | 0.00 | 0.00 | 0.00 | 0.00 | 11.19 |
| 子宫恶性肿瘤、未注明部位 | C55 | 0.00 | 0.00 | 0.00 | 0.00 | 0.00 | 0.00 | 0.00 | 0.00 | 0.00 | 0.00 | 0.00 | 0.00 | 0.00 | 0.00 | 0.00 | 0.00 | 0.00 | 0.00 | 0.00 | 0.00 |
| 卵巢 | C56 | 0.00 | 0.00 | 0.00 | 0.00 | 0.00 | 0.00 | 0.00 | 0.00 | 0.00 | 0.00 | 0.00 | 0.00 | 0.00 | 0.00 | 0.00 | 0.00 | 0.00 | 0.00 | 0.00 | 0.00 |
| 其他和未说明的女性生殖器官恶性肿瘤 | C57 | 0.00 | 0.00 | 0.00 | 0.00 | 0.00 | 0.00 | 0.00 | 0.00 | 0.00 | 0.00 | 0.00 | 0.00 | 0.00 | 0.00 | 0.00 | 0.00 | 0.00 | 0.00 | 0.00 | 0.00 |
| 胎盘 | C58 | 0.00 | 0.00 | 0.00 | 0.00 | 0.00 | 0.00 | 0.00 | 0.00 | 0.00 | 0.00 | 0.00 | 0.00 | 0.00 | 0.00 | 0.00 | 0.00 | 0.00 | 0.00 | 0.00 | 0.00 |
| 阴茎 | C60 | 0.00 | 0.00 | 0.00 | 0.00 | 0.00 | 0.00 | 0.00 | 0.00 | 0.00 | 0.00 | 0.00 | 0.00 | 0.00 | 0.00 | 0.00 | 0.00 | 0.00 | 0.00 | 0.00 | 0.00 |
| 前列腺 | C61 | 0.00 | 0.00 | 0.00 | 0.00 | 0.00 | 0.00 | 0.00 | 0.00 | 0.00 | 0.00 | 0.00 | 0.00 | 0.00 | 0.00 | 0.00 | 0.00 | 0.00 | 0.00 | 0.00 | 0.00 |
| 睾丸 | C62 | 0.00 | 0.00 | 0.00 | 0.00 | 0.00 | 0.00 | 0.00 | 0.00 | 0.00 | 0.00 | 0.00 | 0.00 | 0.00 | 0.00 | 0.00 | 0.00 | 0.00 | 0.00 | 0.00 | 0.00 |
| 其他和未说明的男性生殖器官恶性肿瘤 | C63 | 0.00 | 0.00 | 0.00 | 0.00 | 0.00 | 0.00 | 0.00 | 0.00 | 0.00 | 0.00 | 0.00 | 0.00 | 0.00 | 0.00 | 0.00 | 0.00 | 0.00 | 0.00 | 0.00 | 0.00 |
| 肾脏 | C64 | 0.00 | 0.00 | 0.00 | 0.00 | 0.00 | 0.00 | 0.00 | 0.00 | 0.00 | 0.00 | 0.00 | 0.00 | 0.00 | 0.00 | 0.00 | 0.00 | 0.00 | 0.00 | 0.00 | 0.00 |
| 肾盂、肾盏 | C65 | 0.00 | 0.00 | 0.00 | 0.00 | 0.00 | 0.00 | 0.00 | 0.00 | 0.00 | 0.00 | 0.00 | 0.00 | 0.00 | 0.00 | 0.00 | 0.00 | 0.00 | 0.00 | 0.00 | 0.00 |

（续上表）

| 部位或病种 | ICD—10 | 0～ | 1～ | 5～ | 10～ | 15～ | 20～ | 25～ | 30～ | 35～ | 40～ | 45～ | 50～ | 55～ | 60～ | 65～ | 70～ | 75～ | 80～ | 85＋ | 合计 |
|---|---|---|---|---|---|---|---|---|---|---|---|---|---|---|---|---|---|---|---|---|---|
| 输尿管 | C66 | 0.00 | 0.00 | 0.00 | 0.00 | 0.00 | 0.00 | 0.00 | 0.00 | 0.00 | 0.00 | 0.00 | 0.00 | 0.00 | 0.00 | 0.00 | 0.00 | 0.00 | 0.00 | 0.00 | 0.00 |
| 膀胱 | C67 | 0.00 | 0.00 | 0.00 | 0.00 | 0.00 | 0.00 | 0.00 | 0.00 | 0.00 | 0.00 | 0.00 | 0.00 | 0.00 | 0.00 | 0.00 | 0.00 | 0.00 | 0.00 | 712.37 | 5.60 |
| 其他和未说明的泌尿器官 | C68 | 0.00 | 0.00 | 0.00 | 0.00 | 0.00 | 0.00 | 0.00 | 0.00 | 0.00 | 0.00 | 0.00 | 0.00 | 0.00 | 0.00 | 0.00 | 0.00 | 0.00 | 0.00 | 0.00 | 0.00 |
| 眼 | C69 | 0.00 | 0.00 | 0.00 | 0.00 | 0.00 | 0.00 | 0.00 | 0.00 | 0.00 | 0.00 | 0.00 | 0.00 | 0.00 | 0.00 | 0.00 | 0.00 | 0.00 | 0.00 | 0.00 | 0.00 |
| 脑、神经系统 | C70－72、D | 0.00 | 0.00 | 0.00 | 0.00 | 0.00 | 0.00 | 0.00 | 56.14 | 0.00 | 0.00 | 0.00 | 0.00 | 0.00 | 0.00 | 0.00 | 0.00 | 0.00 | 0.00 | 0.00 | 5.60 |
| 甲状腺 | C73 | 0.00 | 0.00 | 0.00 | 0.00 | 0.00 | 0.00 | 0.00 | 0.00 | 0.00 | 84.23 | 0.00 | 0.00 | 0.00 | 0.00 | 0.00 | 0.00 | 0.00 | 0.00 | 0.00 | 5.60 |
| 肾上腺 | C74 | 0.00 | 0.00 | 0.00 | 0.00 | 0.00 | 0.00 | 0.00 | 0.00 | 0.00 | 0.00 | 0.00 | 0.00 | 0.00 | 0.00 | 0.00 | 0.00 | 0.00 | 0.00 | 0.00 | 0.00 |
| 其他内分泌腺 | C75 | 0.00 | 0.00 | 0.00 | 0.00 | 0.00 | 0.00 | 0.00 | 0.00 | 0.00 | 0.00 | 0.00 | 0.00 | 0.00 | 0.00 | 0.00 | 0.00 | 0.00 | 0.00 | 0.00 | 0.00 |
| 霍奇金氏病 | C81 | 0.00 | 0.00 | 0.00 | 0.00 | 0.00 | 0.00 | 0.00 | 0.00 | 0.00 | 0.00 | 0.00 | 0.00 | 0.00 | 0.00 | 0.00 | 0.00 | 0.00 | 0.00 | 0.00 | 0.00 |
| 非霍奇金氏病 | C82—85、C96 | 0.00 | 0.00 | 0.00 | 0.00 | 0.00 | 0.00 | 0.00 | 0.00 | 0.00 | 0.00 | 0.00 | 0.00 | 0.00 | 0.00 | 0.00 | 0.00 | 0.00 | 0.00 | 0.00 | 0.00 |
| 多发性骨髓瘤和恶性浆细胞肿瘤 | C90 | 0.00 | 0.00 | 0.00 | 0.00 | 0.00 | 0.00 | 0.00 | 0.00 | 0.00 | 0.00 | 0.00 | 0.00 | 0.00 | 0.00 | 0.00 | 0.00 | 0.00 | 0.00 | 0.00 | 0.00 |
| 淋巴细胞白血病 | C91 | 0.00 | 0.00 | 0.00 | 0.00 | 0.00 | 0.00 | 0.00 | 0.00 | 0.00 | 0.00 | 0.00 | 0.00 | 0.00 | 0.00 | 0.00 | 0.00 | 0.00 | 0.00 | 0.00 | 0.00 |
| 髓细胞性白血病 | C92 | 0.00 | 0.00 | 0.00 | 0.00 | 0.00 | 0.00 | 0.00 | 0.00 | 0.00 | 0.00 | 0.00 | 0.00 | 0.00 | 0.00 | 0.00 | 0.00 | 0.00 | 0.00 | 0.00 | 0.00 |
| 单核细胞性白血病 | C93 | 0.00 | 0.00 | 0.00 | 0.00 | 0.00 | 0.00 | 0.00 | 0.00 | 0.00 | 0.00 | 0.00 | 0.00 | 0.00 | 0.00 | 0.00 | 0.00 | 0.00 | 0.00 | 0.00 | 0.00 |
| 其他指明的白血病 | C94 | 0.00 | 0.00 | 0.00 | 0.00 | 0.00 | 0.00 | 0.00 | 0.00 | 0.00 | 0.00 | 0.00 | 0.00 | 0.00 | 0.00 | 0.00 | 0.00 | 0.00 | 0.00 | 0.00 | 0.00 |
| 未指明细胞类型的白血病 | C95 | 0.00 | 0.00 | 0.00 | 0.00 | 0.00 | 0.00 | 0.00 | 0.00 | 0.00 | 0.00 | 0.00 | 0.00 | 0.00 | 0.00 | 0.00 | 0.00 | 0.00 | 0.00 | 0.00 | 0.00 |
| 独立的多个部位的（原发性）恶性肿瘤 | C97 | 0.00 | 0.00 | 0.00 | 0.00 | 0.00 | 0.00 | 0.00 | 0.00 | 0.00 | 0.00 | 0.00 | 0.00 | 0.00 | 0.00 | 0.00 | 0.00 | 0.00 | 0.00 | 0.00 | 0.00 |
| 其他及不明部位 | C26、39、48、76－80 | 0.00 | 0.00 | 0.00 | 0.00 | 0.00 | 0.00 | 0.00 | 0.00 | 0.00 | 0.00 | 0.00 | 0.00 | 0.00 | 0.00 | 0.00 | 233.68 | 300.62 | 0.00 | 0.00 | 11.19 |
| 除 C44 合计 | | 0.00 | 0.00 | 0.00 | 0.00 | 74.96 | 81.05 | 0.00 | 112.28 | 64.83 | 589.61 | 159.14 | 213.17 | 544.33 | 190.76 | 400.67 | 467.35 | 300.62 | 1026.00 | 712.37 | 156.68 |
| 合计 | | 0.00 | 0.00 | 0.00 | 0.00 | 74.96 | 81.05 | 0.00 | 112.28 | 64.83 | 589.61 | 159.14 | 213.17 | 544.33 | 190.76 | 400.67 | 467.35 | 300.62 | 1026.00 | 712.37 | 156.68 |

表 436 中山市五桂山区 2000—2004 年男女合计恶性肿瘤年龄别发病率（$1/10^5$）

| 部位或病种 | ICD—10 | 0～ | 1～ | 5～ | 10～ | 15～ | 20～ | 25～ | 30～ | 35～ | 40～ | 45～ | 50～ | 55～ | 60～ | 65～ | 70～ | 75～ | 80～ | 85＋ | 合计 |
|---|---|---|---|---|---|---|---|---|---|---|---|---|---|---|---|---|---|---|---|---|---|
| 唇 | C00 | 0.00 | 0.00 | 0.00 | 0.00 | 0.00 | 0.00 | 0.00 | 0.00 | 0.00 | 0.00 | 0.00 | 0.00 | 0.00 | 0.00 | 0.00 | 0.00 | 0.00 | 0.00 | 0.00 | 0.00 |
| 舌 | C01—02 | 0.00 | 0.00 | 0.00 | 0.00 | 0.00 | 0.00 | 0.00 | 0.00 | 0.00 | 0.00 | 0.00 | 0.00 | 88.51 | 0.00 | 0.00 | 121.46 | 0.00 | 0.00 | 0.00 | 5.44 |
| 口 | C03—06 | 0.00 | 0.00 | 0.00 | 0.00 | 0.00 | 0.00 | 0.00 | 0.00 | 0.00 | 0.00 | 0.00 | 0.00 | 0.00 | 0.00 | 0.00 | 0.00 | 0.00 | 0.00 | 0.00 | 0.00 |
| 唾液腺 | C07—08 | 0.00 | 0.00 | 0.00 | 0.00 | 0.00 | 0.00 | 0.00 | 0.00 | 0.00 | 0.00 | 0.00 | 0.00 | 0.00 | 0.00 | 0.00 | 0.00 | 0.00 | 0.00 | 0.00 | 0.00 |
| 扁桃腺 | C09 | 0.00 | 0.00 | 0.00 | 0.00 | 0.00 | 0.00 | 0.00 | 0.00 | 0.00 | 0.00 | 0.00 | 0.00 | 0.00 | 0.00 | 0.00 | 0.00 | 0.00 | 0.00 | 0.00 | 0.00 |
| 其他口咽部 | C10 | 0.00 | 0.00 | 0.00 | 0.00 | 0.00 | 0.00 | 0.00 | 0.00 | 0.00 | 0.00 | 0.00 | 0.00 | 0.00 | 0.00 | 0.00 | 0.00 | 0.00 | 0.00 | 0.00 | 0.00 |
| 鼻咽部 | C11 | 0.00 | 0.00 | 0.00 | 0.00 | 35.41 | 0.00 | 0.00 | 0.00 | 31.64 | 120.97 | 115.35 | 155.60 | 88.51 | 91.57 | 0.00 | 0.00 | 0.00 | 0.00 | 0.00 | 35.38 |
| 喉咽部 | C12—13 | 0.00 | 0.00 | 0.00 | 0.00 | 0.00 | 0.00 | 0.00 | 0.00 | 0.00 | 0.00 | 0.00 | 0.00 | 0.00 | 0.00 | 0.00 | 0.00 | 0.00 | 0.00 | 0.00 | 0.00 |
| 唇，口腔和咽的其他部位和具体部位不明 | C14 | 0.00 | 0.00 | 0.00 | 0.00 | 0.00 | 0.00 | 0.00 | 0.00 | 0.00 | 0.00 | 0.00 | 0.00 | 0.00 | 0.00 | 0.00 | 0.00 | 0.00 | 0.00 | 0.00 | 0.00 |
| 食管 | C15 | 0.00 | 0.00 | 0.00 | 0.00 | 0.00 | 0.00 | 0.00 | 0.00 | 0.00 | 40.32 | 0.00 | 0.00 | 88.51 | 0.00 | 100.06 | 121.46 | 0.00 | 0.00 | 0.00 | 10.89 |
| 胃 | C16 | 0.00 | 0.00 | 0.00 | 0.00 | 0.00 | 0.00 | 0.00 | 0.00 | 0.00 | 0.00 | 0.00 | 0.00 | 0.00 | 0.00 | 0.00 | 121.46 | 0.00 | 316.87 | 0.00 | 5.44 |
| 小肠 | C17 | 0.00 | 0.00 | 0.00 | 0.00 | 0.00 | 39.79 | 0.00 | 0.00 | 0.00 | 0.00 | 0.00 | 0.00 | 0.00 | 0.00 | 0.00 | 121.46 | 0.00 | 0.00 | 0.00 | 5.44 |
| 结肠 | C18 | 0.00 | 0.00 | 0.00 | 0.00 | 0.00 | 0.00 | 0.00 | 0.00 | 0.00 | 0.00 | 0.00 | 0.00 | 0.00 | 0.00 | 0.00 | 0.00 | 174.19 | 0.00 | 0.00 | 2.72 |
| 直肠和乙状结肠连接处 | C19—20 | 0.00 | 0.00 | 0.00 | 0.00 | 0.00 | 0.00 | 0.00 | 0.00 | 31.64 | 40.32 | 0.00 | 0.00 | 0.00 | 0.00 | 0.00 | 121.46 | 348.38 | 0.00 | 0.00 | 13.61 |
| 肛门 | C21 | 0.00 | 0.00 | 0.00 | 0.00 | 0.00 | 0.00 | 0.00 | 0.00 | 0.00 | 0.00 | 0.00 | 0.00 | 0.00 | 0.00 | 0.00 | 0.00 | 0.00 | 0.00 | 0.00 | 0.00 |
| 肝脏和肝内胆管 | C22 | 0.00 | 0.00 | 0.00 | 0.00 | 0.00 | 0.00 | 0.00 | 28.26 | 31.64 | 40.32 | 0.00 | 0.00 | 0.00 | 91.57 | 0.00 | 0.00 | 0.00 | 0.00 | 0.00 | 10.89 |
| 胆囊 | C23 | 0.00 | 0.00 | 0.00 | 0.00 | 0.00 | 0.00 | 0.00 | 0.00 | 0.00 | 0.00 | 0.00 | 0.00 | 0.00 | 0.00 | 0.00 | 0.00 | 0.00 | 0.00 | 0.00 | 0.00 |
| 肝外胆管 | C24 | 0.00 | 0.00 | 0.00 | 0.00 | 0.00 | 0.00 | 0.00 | 0.00 | 0.00 | 0.00 | 0.00 | 0.00 | 0.00 | 0.00 | 0.00 | 0.00 | 174.19 | 0.00 | 0.00 | 2.72 |
| 胰腺 | C25 | 0.00 | 0.00 | 0.00 | 0.00 | 0.00 | 0.00 | 0.00 | 0.00 | 0.00 | 0.00 | 0.00 | 0.00 | 0.00 | 0.00 | 0.00 | 0.00 | 174.19 | 0.00 | 0.00 | 2.72 |
| 鼻腔、中耳和副鼻窦 | C30—31 | 0.00 | 0.00 | 0.00 | 0.00 | 0.00 | 0.00 | 0.00 | 0.00 | 0.00 | 0.00 | 0.00 | 0.00 | 0.00 | 0.00 | 100.06 | 0.00 | 0.00 | 0.00 | 0.00 | 2.72 |
| 喉 | C32 | 0.00 | 0.00 | 0.00 | 0.00 | 0.00 | 0.00 | 0.00 | 0.00 | 0.00 | 0.00 | 0.00 | 0.00 | 0.00 | 0.00 | 0.00 | 0.00 | 0.00 | 0.00 | 0.00 | 0.00 |
| 气管、支气管和肺 | C33—34 | 0.00 | 0.00 | 0.00 | 0.00 | 0.00 | 0.00 | 0.00 | 0.00 | 0.00 | 0.00 | 38.45 | 0.00 | 177.02 | 91.57 | 0.00 | 0.00 | 0.00 | 633.74 | 0.00 | 16.33 |

（续上表）

| 部位或病种 | ICD—10 | 0～ | 1～ | 5～ | 10～ | 15～ | 20～ | 25～ | 30～ | 35～ | 40～ | 45～ | 50～ | 55～ | 60～ | 65～ | 70～ | 75～ | 80～ | 85＋ | 合计 |
|---|---|---|---|---|---|---|---|---|---|---|---|---|---|---|---|---|---|---|---|---|---|
| 其他呼吸器官 | C37－38 | 0.00 | 0.00 | 0.00 | 0.00 | 0.00 | 0.00 | 0.00 | 0.00 | 0.00 | 0.00 | 0.00 | 0.00 | 0.00 | 0.00 | 0.00 | 0.00 | 0.00 | 0.00 | 0.00 | 0.00 |
| 骨和关节软骨 | C40－41 | 0.00 | 0.00 | 0.00 | 0.00 | 0.00 | 0.00 | 0.00 | 0.00 | 0.00 | 0.00 | 0.00 | 0.00 | 0.00 | 0.00 | 0.00 | 0.00 | 0.00 | 0.00 | 0.00 | 0.00 |
| 皮肤恶性黑色素瘤 | C43 | 0.00 | 0.00 | 0.00 | 0.00 | 0.00 | 0.00 | 0.00 | 0.00 | 0.00 | 0.00 | 0.00 | 0.00 | 0.00 | 0.00 | 0.00 | 0.00 | 0.00 | 0.00 | 0.00 | 0.00 |
| 皮肤其他恶性肿瘤 | C44 | 0.00 | 0.00 | 0.00 | 0.00 | 0.00 | 0.00 | 0.00 | 0.00 | 0.00 | 0.00 | 0.00 | 0.00 | 0.00 | 0.00 | 0.00 | 0.00 | 0.00 | 0.00 | 0.00 | 0.00 |
| 间皮瘤 | C45 | 0.00 | 0.00 | 0.00 | 0.00 | 0.00 | 0.00 | 0.00 | 0.00 | 0.00 | 0.00 | 0.00 | 0.00 | 0.00 | 0.00 | 0.00 | 0.00 | 0.00 | 0.00 | 0.00 | 0.00 |
| kaposi 氏肉瘤 | C46 | 0.00 | 0.00 | 0.00 | 0.00 | 0.00 | 0.00 | 0.00 | 0.00 | 0.00 | 0.00 | 0.00 | 0.00 | 0.00 | 0.00 | 0.00 | 0.00 | 0.00 | 0.00 | 0.00 | 0.00 |
| 结缔组织和其他软组织 | C47、49 | 0.00 | 0.00 | 0.00 | 0.00 | 0.00 | 0.00 | 0.00 | 0.00 | 0.00 | 0.00 | 0.00 | 0.00 | 0.00 | 91.57 | 0.00 | 0.00 | 0.00 | 0.00 | 0.00 | 2.72 |
| 乳房 | C50 | 0.00 | 0.00 | 0.00 | 0.00 | 0.00 | 0.00 | 0.00 | 28.26 | 31.64 | 80.65 | 0.00 | 51.87 | 0.00 | 0.00 | 100.06 | 0.00 | 0.00 | 0.00 | 0.00 | 16.33 |
| 外阴 | C51 | 0.00 | 0.00 | 0.00 | 0.00 | 0.00 | 0.00 | 0.00 | 0.00 | 0.00 | 0.00 | 0.00 | 0.00 | 0.00 | 0.00 | 0.00 | 0.00 | 0.00 | 0.00 | 0.00 | 0.00 |
| 阴道 | C52 | 0.00 | 0.00 | 0.00 | 0.00 | 0.00 | 0.00 | 0.00 | 0.00 | 0.00 | 0.00 | 0.00 | 0.00 | 0.00 | 0.00 | 0.00 | 0.00 | 0.00 | 0.00 | 0.00 | 0.00 |
| 子宫颈 | C53 | 0.00 | 0.00 | 0.00 | 0.00 | 0.00 | 0.00 | 0.00 | 0.00 | 0.00 | 1.94 | 1.81 | 0.00 | 0.00 | 0.00 | 0.00 | 0.00 | 0.00 | 0.00 | 0.00 | 3.76 |
| 子宫体 | C54 | 0.00 | 0.00 | 0.00 | 0.00 | 0.00 | 0.00 | 0.00 | 0.00 | 0.00 | 0.00 | 0.00 | 51.87 | 88.51 | 0.00 | 0.00 | 0.00 | 0.00 | 0.00 | 0.00 | 5.44 |
| 子宫恶性肿瘤、未注明部位 | C55 | 0.00 | 0.00 | 0.00 | 0.00 | 0.00 | 0.00 | 0.00 | 0.00 | 0.00 | 0.00 | 0.00 | 0.00 | 0.00 | 0.00 | 0.00 | 0.00 | 0.00 | 0.00 | 0.00 | 0.00 |
| 卵巢 | C56 | 0.00 | 0.00 | 0.00 | 0.00 | 0.00 | 0.00 | 0.00 | 0.00 | 0.00 | 0.00 | 0.00 | 0.00 | 0.00 | 0.00 | 0.00 | 0.00 | 0.00 | 0.00 | 0.00 | 0.00 |
| 其他和未说明的女性生殖器官恶性肿瘤 | C57 | 0.00 | 0.00 | 0.00 | 0.00 | 0.00 | 0.00 | 0.00 | 0.00 | 0.00 | 0.00 | 0.00 | 0.00 | 0.00 | 0.00 | 0.00 | 0.00 | 0.00 | 0.00 | 0.00 | 0.00 |
| 胎盘 | C58 | 0.00 | 0.00 | 0.00 | 0.00 | 0.00 | 0.00 | 0.00 | 0.00 | 0.00 | 0.00 | 0.00 | 0.00 | 0.00 | 0.00 | 0.00 | 0.00 | 0.00 | 0.00 | 0.00 | 0.00 |
| 阴茎 | C60 | 0.00 | 0.00 | 0.00 | 0.00 | 0.00 | 0.00 | 0.00 | 0.00 | 0.00 | 0.00 | 0.00 | 0.00 | 0.00 | 0.00 | 0.00 | 0.00 | 0.00 | 0.00 | 0.00 | 0.00 |
| 前列腺 | C61 | 0.00 | 0.00 | 0.00 | 0.00 | 0.00 | 0.00 | 0.00 | 0.00 | 0.00 | 0.00 | 0.00 | 0.00 | 0.00 | 0.00 | 100.06 | 0.00 | 0.00 | 0.00 | 0.00 | 2.72 |
| 睾丸 | C62 | 0.00 | 0.00 | 0.00 | 0.00 | 0.00 | 0.00 | 0.00 | 0.00 | 0.00 | 0.00 | 0.00 | 0.00 | 0.00 | 0.00 | 0.00 | 0.00 | 0.00 | 0.00 | 0.00 | 0.00 |
| 其他和未说明的男性生殖器官恶性肿瘤 | C63 | 0.00 | 0.00 | 0.00 | 0.00 | 0.00 | 0.00 | 0.00 | 0.00 | 0.00 | 0.00 | 0.00 | 0.00 | 0.00 | 0.00 | 0.00 | 0.00 | 0.00 | 0.00 | 0.00 | 0.00 |
| 肾脏 | C64 | 0.00 | 0.00 | 32.68 | 0.00 | 0.00 | 0.00 | 0.00 | 0.00 | 0.00 | 0.00 | 0.00 | 0.00 | 0.00 | 0.00 | 0.00 | 0.00 | 0.00 | 0.00 | 0.00 | 2.72 |
| 肾盂、肾盏 | C65 | 0.00 | 0.00 | 0.00 | 0.00 | 0.00 | 0.00 | 0.00 | 0.00 | 0.00 | 0.00 | 0.00 | 0.00 | 0.00 | 0.00 | 0.00 | 0.00 | 0.00 | 0.00 | 0.00 | 0.00 |

（续上表）

| 部位或病种 | ICD—10 | 0～ | 1～ | 5～ | 10～ | 15～ | 20～ | 25～ | 30～ | 35～ | 40～ | 45～ | 50～ | 55～ | 60～ | 65～ | 70～ | 75～ | 80～ | 85+ | 合计 |
|---|---|---|---|---|---|---|---|---|---|---|---|---|---|---|---|---|---|---|---|---|---|
| 输尿管 | C66 | 0.00 | 0.00 | 0.00 | 0.00 | 0.00 | 0.00 | 0.00 | 0.00 | 0.00 | 0.00 | 0.00 | 0.00 | 0.00 | 0.00 | 0.00 | 0.00 | 0.00 | 0.00 | 0.00 | 0.00 |
| 膀胱 | C67 | 0.00 | 0.00 | 0.00 | 0.00 | 0.00 | 0.00 | 0.00 | 0.00 | 0.00 | 0.00 | 0.00 | 0.00 | 0.00 | 0.00 | 0.00 | 0.00 | 174.19 | 0.00 | 494.21 | 5.44 |
| 其他和未说明的泌尿器官 | C68 | 0.00 | 0.00 | 0.00 | 0.00 | 0.00 | 0.00 | 0.00 | 0.00 | 0.00 | 0.00 | 0.00 | 0.00 | 0.00 | 0.00 | 0.00 | 0.00 | 0.00 | 0.00 | 0.00 | 0.00 |
| 眼 | C69 | 0.00 | 0.00 | 0.00 | 0.00 | 0.00 | 0.00 | 0.00 | 0.00 | 0.00 | 0.00 | 0.00 | 0.00 | 0.00 | 0.00 | 0.00 | 0.00 | 0.00 | 0.00 | 0.00 | 0.00 |
| 脑、神经系统 | C70－72、D | 0.00 | 0.00 | 0.00 | 0.00 | 0.00 | 0.00 | 0.00 | 28.26 | 0.00 | 0.00 | 0.00 | 0.00 | 0.00 | 0.00 | 0.00 | 0.00 | 0.00 | 0.00 | 0.00 | 2.72 |
| 甲状腺 | C73 | 0.00 | 0.00 | 0.00 | 0.00 | 0.00 | 0.00 | 0.00 | 0.00 | 0.00 | 40.32 | 0.00 | 0.00 | 0.00 | 0.00 | 0.00 | 0.00 | 0.00 | 0.00 | 0.00 | 2.72 |
| 肾上腺 | C74 | 0.00 | 0.00 | 0.00 | 0.00 | 0.00 | 0.00 | 0.00 | 0.00 | 0.00 | 0.00 | 0.00 | 0.00 | 0.00 | 0.00 | 0.00 | 0.00 | 0.00 | 0.00 | 0.00 | 0.00 |
| 其他内分泌腺 | C75 | 0.00 | 0.00 | 0.00 | 0.00 | 0.00 | 0.00 | 0.00 | 0.00 | 0.00 | 0.00 | 0.00 | 0.00 | 0.00 | 0.00 | 0.00 | 0.00 | 0.00 | 0.00 | 0.00 | 0.00 |
| 霍奇金氏病 | C81 | 0.00 | 0.00 | 0.00 | 0.00 | 0.00 | 0.00 | 0.00 | 0.00 | 0.00 | 0.00 | 0.00 | 0.00 | 0.00 | 0.00 | 0.00 | 0.00 | 0.00 | 0.00 | 0.00 | 0.00 |
| 非霍奇金氏病 | C82—85、C96 | 0.00 | 0.00 | 0.00 | 0.00 | 0.00 | 0.00 | 0.00 | 0.00 | 0.00 | 0.00 | 0.00 | 51.87 | 0.00 | 0.00 | 0.00 | 0.00 | 174.19 | 0.00 | 0.00 | 5.44 |
| 多发性骨髓瘤和恶性浆细胞肿瘤 | C90 | 0.00 | 0.00 | 0.00 | 0.00 | 0.00 | 0.00 | 0.00 | 0.00 | 0.00 | 0.00 | 0.00 | 0.00 | 0.00 | 0.00 | 0.00 | 0.00 | 348.38 | 0.00 | 0.00 | 5.44 |
| 淋巴细胞白血病 | C91 | 0.00 | 0.00 | 0.00 | 0.00 | 35.41 | 0.00 | 0.00 | 0.00 | 0.00 | 0.00 | 0.00 | 0.00 | 0.00 | 0.00 | 0.00 | 0.00 | 0.00 | 0.00 | 0.00 | 2.72 |
| 髓细胞性白血病 | C92 | 0.00 | 0.00 | 0.00 | 0.00 | 0.00 | 0.00 | 0.00 | 0.00 | 31.64 | 0.00 | 0.00 | 0.00 | 0.00 | 0.00 | 0.00 | 0.00 | 0.00 | 0.00 | 0.00 | 2.72 |
| 单核细胞性白血病 | C93 | 0.00 | 0.00 | 0.00 | 0.00 | 0.00 | 0.00 | 0.00 | 0.00 | 0.00 | 0.00 | 0.00 | 0.00 | 0.00 | 0.00 | 0.00 | 0.00 | 0.00 | 0.00 | 0.00 | 0.00 |
| 其他指明的白血病 | C94 | 0.00 | 0.00 | 0.00 | 0.00 | 0.00 | 0.00 | 0.00 | 0.00 | 0.00 | 0.00 | 0.00 | 0.00 | 0.00 | 0.00 | 0.00 | 0.00 | 0.00 | 0.00 | 0.00 | 0.00 |
| 未指明细胞类型的白血病 | C95 | 0.00 | 0.00 | 0.00 | 0.00 | 0.00 | 0.00 | 0.00 | 0.00 | 0.00 | 0.00 | 0.00 | 0.00 | 0.00 | 0.00 | 0.00 | 0.00 | 0.00 | 0.00 | 0.00 | 0.00 |
| 独立的多个部位的（原发性）恶性肿瘤 | C97 | 0.00 | 0.00 | 0.00 | 0.00 | 0.00 | 0.00 | 0.00 | 0.00 | 0.00 | 0.00 | 0.00 | 0.00 | 0.00 | 0.00 | 0.00 | 0.00 | 0.00 | 0.00 | 0.00 | 0.00 |
| 其他及不明部位 | C26、39、48、76—80 | 0.00 | 0.00 | 0.00 | 0.00 | 0.00 | 0.00 | 0.00 | 28.26 | 0.00 | 0.00 | 0.00 | 0.00 | 0.00 | 0.00 | 0.00 | 121.46 | 174.19 | 316.87 | 0.00 | 10.89 |
| 除 C44 合计 | | 0.00 | 0.00 | 32.68 | 0.00 | 70.83 | 39.79 | 0.00 | 113.03 | 158.19 | 403.24 | 192.25 | 311.21 | 531.06 | 366.27 | 400.23 | 728.74 | 1741.89 | 1267.49 | 494.21 | 187.77 |
| 合计 | | 0.00 | 0.00 | 32.68 | 0.00 | 70.83 | 39.79 | 0.00 | 113.03 | 158.19 | 403.24 | 192.25 | 311.21 | 531.06 | 366.27 | 400.23 | 728.74 | 1741.89 | 1267.49 | 494.21 | 187.77 |

## 6. 发病顺位

2000—2004 年中山市五桂山区男性发病前 10 位恶性肿瘤依次是鼻咽、直肠和乙状结肠连接处、肝脏和肝内胆管、舌、食管、非霍奇金氏病、气管/支气管和肺、多发性骨髓瘤和恶性浆细胞肿瘤、结缔组织和其他软组织、肾脏恶性肿瘤，其发病数占同期五桂山区男性恶性肿瘤发病总数的 73.19%（表 437，图 248）。

**表 437　中山市五桂山区 2000—2004 年男性前 10 位恶性肿瘤发病概况（N，$1/10^5$，%）**

| 位次 | 部位或病种 | ICD—10 | 例数 | 粗率 | 中标率 | 世标率 | 构成比 |
|---|---|---|---|---|---|---|---|
| 1 | 鼻咽 | C11 | 9 | 47.68 | 37.07 | 46.38 | 21.95 |
| 2 | 直肠和乙状结肠连接处 | C19－20 | 5 | 26.49 | 17.90 | 21.81 | 12.20 |
| 3 | 肝脏和肝内胆管 | C22 | 4 | 21.19 | 16.01 | 18.81 | 9.76 |
| 4 | 舌 | C01－02 | 2 | 10.60 | 9.47 | 11.99 | 4.88 |
| 5 | 食管 | C15 | 2 | 10.60 | 9.47 | 11.99 | 4.88 |
| 6 | 非霍奇金氏病 | C82—85、C96 | 2 | 10.60 | 7.72 | 9.24 | 4.88 |
| 7 | 气管、支气管和肺 | C33－34 | 2 | 10.60 | 6.63 | 8.68 | 4.88 |
| 8 | 多发性骨髓瘤和恶性浆细胞肿瘤 | C90 | 2 | 10.60 | 7.21 | 8.38 | 4.88 |
| 9 | 结缔组织和其他软组织 | C47、49 | 1 | 5.30 | 4.80 | 7.04 | 2.44 |
| 10 | 肾脏 | C64 | 1 | 5.30 | 6.66 | 6.04 | 2.44 |
| 合计 | | | 30 | | | | 73.19 |

注：中标率即中国标化发病率，世标率即世界标化发病率。

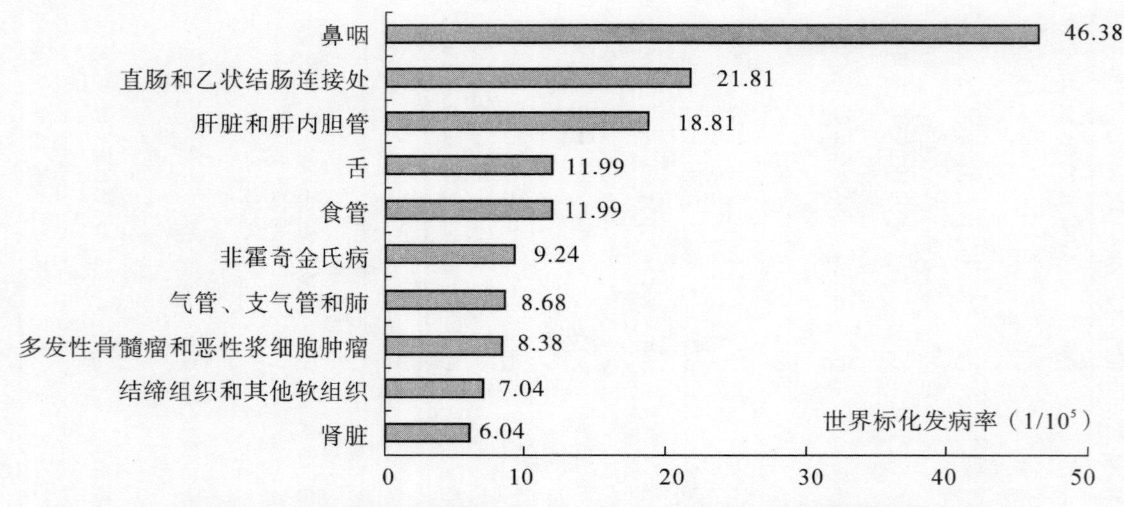


**图 248　中山市五桂山区 2000—2004 年男性前 10 位恶性肿瘤发病率**

女性发病前 10 位恶性肿瘤依次是乳房、气管/支气管和肺、鼻咽、子宫体、小肠、食管、子宫颈、甲状腺、结缔组织和其他软组织、膀胱恶性肿瘤，其发病数占中山市五桂山区女性同期恶性肿瘤发病总数的 89.28%（表 438，图 249）。

**表 438　中山市五桂山区 2000—2004 年女性前 10 位恶性肿瘤发病概况（N，1/10⁵，%）**

| 位次 | 部位或病种 | ICD—10 | 例数 | 粗率 | 中标率 | 世标率 | 构成比 |
|---|---|---|---|---|---|---|---|
| 1 | 乳房 | C50 | 6 | 33.57 | 24.29 | 28.70 | 21.43 |
| 2 | 气管、支气管和肺 | C33－34 | 4 | 22.38 | 19.37 | 24.71 | 14.29 |
| 3 | 鼻咽 | C11 | 4 | 22.38 | 21.24 | 21.63 | 14.29 |
| 4 | 子宫体 | C54 | 2 | 11.19 | 10.47 | 12.59 | 7.14 |
| 5 | 小肠 | C17 | 2 | 11.19 | 9.35 | 11.16 | 7.14 |
| 6 | 食管 | C15 | 2 | 11.19 | 8.31 | 11.06 | 7.14 |
| 7 | 子宫颈 | C53 | 2 | 11.19 | 7.82 | 9.83 | 7.14 |
| 8 | 甲状腺 | C73 | 1 | 5.60 | 4.06 | 5.05 | 3.57 |
| 9 | 结缔组织和其他软组织 | C47－49 | 1 | 5.60 | 3.34 | 4.67 | 3.57 |
| 10 | 膀胱 | C67 | 1 | 5.60 | 0.85 | 3.56 | 3.57 |
| 合计 | | | 25 | | | | 89.28 |

注：中标率即中国标化发病率，世标率即世界标化发病率。

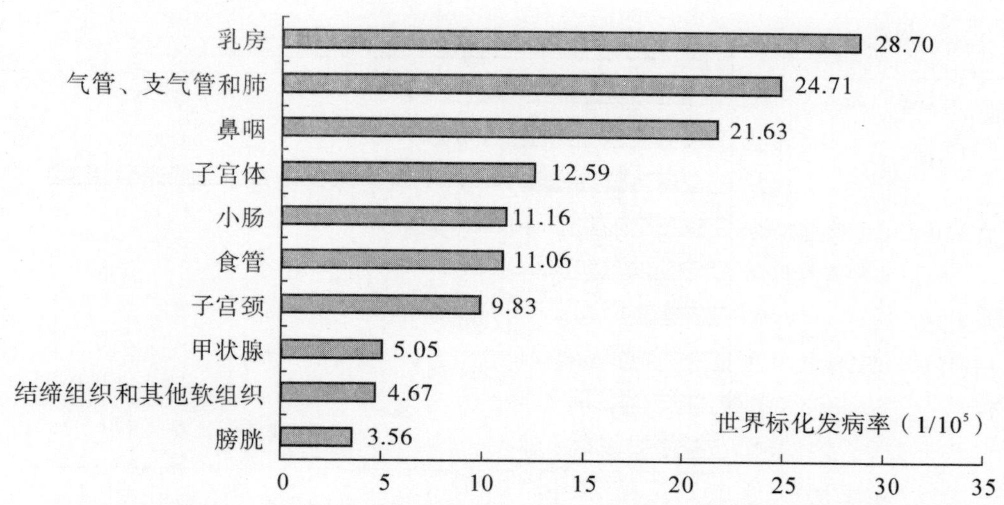


**图 249　中山市五桂山区 2000—2004 年女性前 10 位恶性肿瘤发病率**

男女合计发病前 10 位恶性肿瘤依次是鼻咽、气管/支气管和肺、乳房、食管、直肠和乙状结肠连接处、肝脏和肝内胆管、子宫体、结缔组织和其他软组织、舌、小肠恶性肿瘤，其发病数占同期五桂山区男女合计恶性肿瘤发病总数的 66.69%（表 439，图 250）。

**表 439　中山市五桂山区 2000—2004 年男女合计前 10 位恶性肿瘤发病概况（N，$1/10^5$，%）**

| 位次 | 部位或病种 | ICD—10 | 例数 | 粗率 | 中标率 | 世标率 | 构成比 |
|---|---|---|---|---|---|---|---|
| 1 | 鼻咽 | C11 | 13 | 35.38 | 29.23 | 34.25 | 18.84 |
| 2 | 气管、支气管和肺 | C33－34 | 6 | 16.33 | 12.64 | 16.22 | 8.70 |
| 3 | 乳房 | C50 | 6 | 16.33 | 11.88 | 14.03 | 8.70 |
| 4 | 食管 | C15 | 4 | 10.89 | 8.79 | 11.39 | 5.80 |
| 5 | 直肠和乙状结肠连接处 | C19－20 | 5 | 13.61 | 8.38 | 10.23 | 7.25 |
| 6 | 肝脏和肝内胆管 | C22 | 4 | 10.89 | 8.21 | 9.68 | 5.80 |
| 7 | 子宫体 | C54 | 2 | 5.44 | 5.10 | 6.13 | 2.90 |
| 8 | 结缔组织和其他软组织 | C47－49 | 2 | 5.44 | 4.24 | 6.09 | 2.90 |
| 9 | 舌 | C01－02 | 2 | 5.44 | 4.73 | 5.97 | 2.90 |
| 10 | 小肠 | C17 | 2 | 5.44 | 4.69 | 5.61 | 2.90 |
| 合计 | | | 46 | | | | 66.69 |

注：中标率即中国标化发病率，世标率即世界标化发病率。

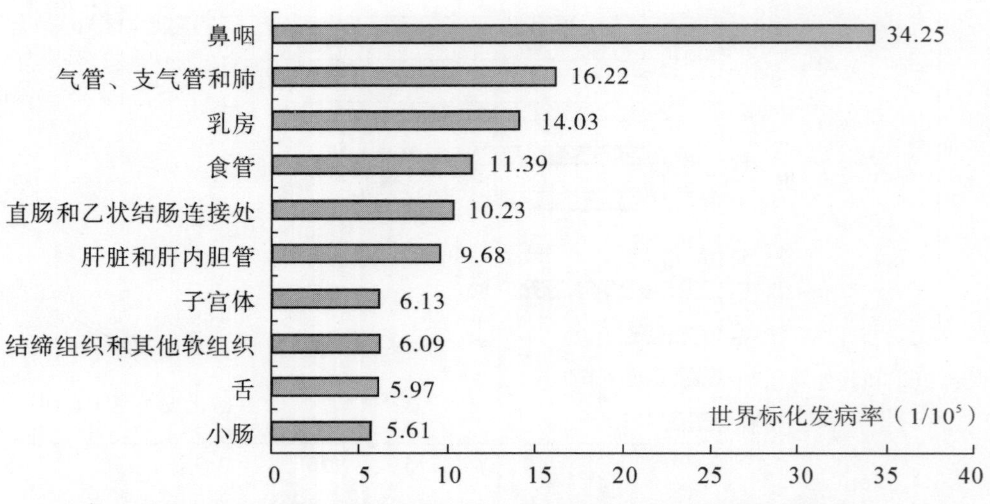


**图 250　中山市五桂山区 2000—2004 年男女合计前 10 位恶性肿瘤发病率**

**表 440　中山市五桂山区 2000—2004 年男性前 10 位恶性肿瘤发病概况（N，$1/10^5$，%）**

| 部位或病种 | ICD—10 | 粗率 | 0～ | 15～ | 45～ | 55～ | 65+ | 中标率 | 世标率 | 35～64 岁截缩率 | 0～64 岁累积率 | 0～74 岁累积率 | 例数 | 构成比 |
|---|---|---|---|---|---|---|---|---|---|---|---|---|---|---|
| 唇 | C00 | 0.00 | 0.00 | 0.00 | 0.00 | 0.00 | 0.00 | 0.00 | 0.00 | 0.00 | 0.00 | 0.00 | 0 | 0.00 |
| 舌 | C01—02 | 10.60 | 0.00 | 0.00 | 0.00 | 87.20 | 76.32 | 9.47 | 11.99 | 23.26 | 0.86 | 2.13 | 2 | 4.88 |
| 口 | C03—06 | 0.00 | 0.00 | 0.00 | 0.00 | 0.00 | 0.00 | 0.00 | 0.00 | 0.00 | 0.00 | 0.00 | 0 | 0.00 |
| 唾液腺 | C07—08 | 0.00 | 0.00 | 0.00 | 0.00 | 0.00 | 0.00 | 0.00 | 0.00 | 0.00 | 0.00 | 0.00 | 0 | 0.00 |
| 扁桃腺 | C09 | 0.00 | 0.00 | 0.00 | 0.00 | 0.00 | 0.00 | 0.00 | 0.00 | 0.00 | 0.00 | 0.00 | 0 | 0.00 |
| 其他口咽部 | C10 | 0.00 | 0.00 | 0.00 | 0.00 | 0.00 | 0.00 | 0.00 | 0.00 | 0.00 | 0.00 | 0.00 | 0 | 0.00 |
| 鼻咽部 | C11 | 47.68 | 0.00 | 22.04 | 214.20 | 174.39 | 0.00 | 37.07 | 46.38 | 147.56 | 4.70 | 4.70 | 9 | 21.95 |
| 喉咽部 | C12—13 | 0.00 | 0.00 | 0.00 | 0.00 | 0.00 | 0.00 | 0.00 | 0.00 | 0.00 | 0.00 | 0.00 | 0 | 0.00 |
| 唇，口腔和咽的其他部位和具体部位不明 | C14 | 0.00 | 0.00 | 0.00 | 0.00 | 0.00 | 0.00 | 0.00 | 0.00 | 0.00 | 0.00 | 0.00 | 0 | 0.00 |
| 食管 | C15 | 10.60 | 0.00 | 0.00 | 0.00 | 87.20 | 76.32 | 9.47 | 11.99 | 23.26 | 0.86 | 2.13 | 2 | 4.88 |
| 胃 | C16 | 5.30 | 0.00 | 0.00 | 0.00 | 0.00 | 76.32 | 3.63 | 5.08 | 0.00 | 0.00 | 1.27 | 1 | 2.44 |
| 小肠 | C17 | 0.00 | 0.00 | 0.00 | 0.00 | 0.00 | 0.00 | 0.00 | 0.00 | 0.00 | 0.00 | 0.00 | 0 | 0.00 |
| 结肠 | C18 | 5.30 | 0.00 | 0.00 | 0.00 | 0.00 | 76.32 | 3.60 | 4.19 | 0.00 | 0.00 | 0.00 | 1 | 2.44 |
| 直肠和乙状结肠连接处 | C19—20 | 26.49 | 0.00 | 22.04 | 0.00 | 0.00 | 228.97 | 17.90 | 21.81 | 28.12 | 0.70 | 1.96 | 5 | 12.20 |
| 肛门 | C21 | 0.00 | 0.00 | 0.00 | 0.00 | 0.00 | 0.00 | 0.00 | 0.00 | 0.00 | 0.00 | 0.00 | 0 | 0.00 |
| 肝脏和肝内胆管 | C22 | 21.19 | 0.00 | 33.06 | 0.00 | 87.20 | 0.00 | 16.01 | 18.81 | 47.24 | 1.86 | 1.86 | 4 | 9.76 |
| 胆囊 | C23 | 0.00 | 0.00 | 0.00 | 0.00 | 0.00 | 0.00 | 0.00 | 0.00 | 0.00 | 0.00 | 0.00 | 0 | 0.00 |
| 肝外胆管 | C24 | 5.30 | 0.00 | 0.00 | 0.00 | 0.00 | 76.32 | 3.60 | 4.19 | 0.00 | 0.00 | 0.00 | 1 | 2.44 |
| 胰腺 | C25 | 5.30 | 0.00 | 0.00 | 0.00 | 0.00 | 76.32 | 3.60 | 4.19 | 0.00 | 0.00 | 0.00 | 1 | 2.44 |
| 鼻腔、中耳和副鼻窦 | C30—31 | 5.30 | 0.00 | 0.00 | 0.00 | 0.00 | 76.32 | 4.24 | 6.01 | 0.00 | 0.00 | 1.00 | 1 | 2.44 |
| 喉 | C32 | 0.00 | 0.00 | 0.00 | 0.00 | 0.00 | 0.00 | 0.00 | 0.00 | 0.00 | 0.00 | 0.00 | 0 | 0.00 |
| 气管、支气管和肺 | C33—34 | 10.60 | 0.00 | 0.00 | 42.84 | 0.00 | 76.32 | 6.63 | 8.68 | 13.98 | 0.37 | 0.37 | 2 | 4.88 |

（续上表）

| 部位或病种 | ICD—10 | 粗率 | 0～ | 15～ | 45～ | 55～ | 65＋ | 中标率 | 世标率 | 35～64 岁截缩率 | 0～64 岁累积率 | 0～74 岁累积率 | 例数 | 构成比 |
|---|---|---|---|---|---|---|---|---|---|---|---|---|---|---|
| 其他呼吸器官 | C37－38 | 0.00 | 0.00 | 0.00 | 0.00 | 0.00 | 0.00 | 0.00 | 0.00 | 0.00 | 0.00 | 0.00 | 0 | 0.00 |
| 骨和关节软骨 | C40－41 | 0.00 | 0.00 | 0.00 | 0.00 | 0.00 | 0.00 | 0.00 | 0.00 | 0.00 | 0.00 | 0.00 | 0 | 0.00 |
| 皮肤恶性黑色素瘤 | C43 | 0.00 | 0.00 | 0.00 | 0.00 | 0.00 | 0.00 | 0.00 | 0.00 | 0.00 | 0.00 | 0.00 | 0 | 0.00 |
| 皮肤其他恶性肿瘤 | C44 | 0.00 | 0.00 | 0.00 | 0.00 | 0.00 | 0.00 | 0.00 | 0.00 | 0.00 | 0.00 | 0.00 | 0 | 0.00 |
| 间皮瘤 | C45 | 0.00 | 0.00 | 0.00 | 0.00 | 0.00 | 0.00 | 0.00 | 0.00 | 0.00 | 0.00 | 0.00 | 0 | 0.00 |
| Kaposi 氏肉瘤 | C46 | 0.00 | 0.00 | 0.00 | 0.00 | 0.00 | 0.00 | 0.00 | 0.00 | 0.00 | 0.00 | 0.00 | 0 | 0.00 |
| 结缔组织和其他软组织 | C47、49 | 5.30 | 0.00 | 0.00 | 0.00 | 87.20 | 0.00 | 4.80 | 7.04 | 19.12 | 0.88 | 0.88 | 1 | 2.44 |
| 乳房 | C50 | 0.00 | 0.00 | 0.00 | 0.00 | 0.00 | 0.00 | 0.00 | 0.00 | 0.00 | 0.00 | 0.00 | 0 | 0.00 |
| 外阴 | C51 | 0.00 | 0.00 | 0.00 | 0.00 | 0.00 | 0.00 | 0.00 | 0.00 | 0.00 | 0.00 | 0.00 | 0 | 0.00 |
| 阴道 | C52 | 0.00 | 0.00 | 0.00 | 0.00 | 0.00 | 0.00 | 0.00 | 0.00 | 0.00 | 0.00 | 0.00 | 0 | 0.00 |
| 子宫颈 | C53 | 0.00 | 0.00 | 0.00 | 0.00 | 0.00 | 0.00 | 0.00 | 0.00 | 0.00 | 0.00 | 0.00 | 0 | 0.00 |
| 子宫体 | C54 | 0.00 | 0.00 | 0.00 | 0.00 | 0.00 | 0.00 | 0.00 | 0.00 | 0.00 | 0.00 | 0.00 | 0 | 0.00 |
| 子宫恶性肿瘤、未注明部位 | C55 | 0.00 | 0.00 | 0.00 | 0.00 | 0.00 | 0.00 | 0.00 | 0.00 | 0.00 | 0.00 | 0.00 | 0 | 0.00 |
| 卵巢 | C56 | 0.00 | 0.00 | 0.00 | 0.00 | 0.00 | 0.00 | 0.00 | 0.00 | 0.00 | 0.00 | 0.00 | 0 | 0.00 |
| 其他和未说明的女性生殖器官恶性肿瘤 | C57 | 0.00 | 0.00 | 0.00 | 0.00 | 0.00 | 0.00 | 0.00 | 0.00 | 0.00 | 0.00 | 0.00 | 0 | 0.00 |
| 胎盘 | C58 | 0.00 | 0.00 | 0.00 | 0.00 | 0.00 | 0.00 | 0.00 | 0.00 | 0.00 | 0.00 | 0.00 | 0 | 0.00 |
| 阴茎 | C60 | 0.00 | 0.00 | 0.00 | 0.00 | 0.00 | 0.00 | 0.00 | 0.00 | 0.00 | 0.00 | 0.00 | 0 | 0.00 |
| 前列腺 | C61 | 5.30 | 0.00 | 0.00 | 0.00 | 0.00 | 76.32 | 4.24 | 6.01 | 0.00 | 0.00 | 1.00 | 1 | 2.44 |
| 睾丸 | C62 | 0.00 | 0.00 | 0.00 | 0.00 | 0.00 | 0.00 | 0.00 | 0.00 | 0.00 | 0.00 | 0.00 | 0 | 0.00 |
| 其他和未说明的男性生殖器官恶性肿瘤 | C63 | 0.00 | 0.00 | 0.00 | 0.00 | 0.00 | 0.00 | 0.00 | 0.00 | 0.00 | 0.00 | 0.00 | 0 | 0.00 |
| 肾脏 | C64 | 5.30 | 19.96 | 0.00 | 0.00 | 0.00 | 0.00 | 6.66 | 6.04 | 0.00 | 0.30 | 0.30 | 1 | 2.44 |
| 肾盂、肾盏 | C65 | 0.00 | 0.00 | 0.00 | 0.00 | 0.00 | 0.00 | 0.00 | 0.00 | 0.00 | 0.00 | 0.00 | 0 | 0.00 |

（续上表）

| 部位或病种 | ICD—10 | 粗率 | 0～ | 15～ | 45～ | 55～ | 65＋ | 中标率 | 世标率 | 35～64岁截缩率 | 0～64岁累积率 | 0～74岁累积率 | 例数 | 构成比 |
|---|---|---|---|---|---|---|---|---|---|---|---|---|---|---|
| 输尿管 | C66 | 0.00 | 0.00 | 0.00 | 0.00 | 0.00 | 0.00 | 0.00 | 0.00 | 0.00 | 0.00 | 0.00 | 0 | 0.00 |
| 膀胱 | C67 | 5.30 | 0.00 | 0.00 | 0.00 | 0.00 | 76.32 | 3.60 | 4.19 | 0.00 | 0.00 | 0.00 | 1 | 2.44 |
| 其他和未说明的泌尿器官 | C68 | 0.00 | 0.00 | 0.00 | 0.00 | 0.00 | 0.00 | 0.00 | 0.00 | 0.00 | 0.00 | 0.00 | 0 | 0.00 |
| 眼 | C69 | 0.00 | 0.00 | 0.00 | 0.00 | 0.00 | 0.00 | 0.00 | 0.00 | 0.00 | 0.00 | 0.00 | 0 | 0.00 |
| 脑、神经系统 | C70—72、D | 0.00 | 0.00 | 0.00 | 0.00 | 0.00 | 0.00 | 0.00 | 0.00 | 0.00 | 0.00 | 0.00 | 0 | 0.00 |
| 甲状腺 | C73 | 0.00 | 0.00 | 0.00 | 0.00 | 0.00 | 0.00 | 0.00 | 0.00 | 0.00 | 0.00 | 0.00 | 0 | 0.00 |
| 肾上腺 | C74 | 0.00 | 0.00 | 0.00 | 0.00 | 0.00 | 0.00 | 0.00 | 0.00 | 0.00 | 0.00 | 0.00 | 0 | 0.00 |
| 其他内分泌腺 | C75 | 0.00 | 0.00 | 0.00 | 0.00 | 0.00 | 0.00 | 0.00 | 0.00 | 0.00 | 0.00 | 0.00 | 0 | 0.00 |
| 霍奇金氏病 | C81 | 0.00 | 0.00 | 0.00 | 0.00 | 0.00 | 0.00 | 0.00 | 0.00 | 0.00 | 0.00 | 0.00 | 0 | 0.00 |
| 非霍奇金氏病 | C82—85、C96 | 10.60 | 0.00 | 0.00 | 42.84 | 0.00 | 76.32 | 7.72 | 9.24 | 16.37 | 0.51 | 0.51 | 2 | 4.88 |
| 多发性骨髓瘤和恶性浆细胞肿瘤 | C90 | 10.60 | 0.00 | 0.00 | 0.00 | 0.00 | 152.65 | 7.21 | 8.38 | 0.00 | 0.00 | 0.00 | 2 | 4.88 |
| 淋巴细胞白血病 | C91 | 5.30 | 0.00 | 11.02 | 0.00 | 0.00 | 0.00 | 8.37 | 6.03 | 0.00 | 0.34 | 0.34 | 1 | 2.44 |
| 髓细胞性白血病 | C92 | 5.30 | 0.00 | 11.02 | 0.00 | 0.00 | 0.00 | 3.34 | 3.71 | 13.29 | 0.31 | 0.31 | 1 | 2.44 |
| 单核细胞性白血病 | C93 | 0.00 | 0.00 | 0.00 | 0.00 | 0.00 | 0.00 | 0.00 | 0.00 | 0.00 | 0.00 | 0.00 | 0 | 0.00 |
| 其他指明的白血病 | C94 | 0.00 | 0.00 | 0.00 | 0.00 | 0.00 | 0.00 | 0.00 | 0.00 | 0.00 | 0.00 | 0.00 | 0 | 0.00 |
| 未指明细胞类型的白血病 | C95 | 0.00 | 0.00 | 0.00 | 0.00 | 0.00 | 0.00 | 0.00 | 0.00 | 0.00 | 0.00 | 0.00 | 0 | 0.00 |
| 独立的多个部位的（原发性）恶性肿瘤 | C97 | 0.00 | 0.00 | 0.00 | 0.00 | 0.00 | 0.00 | 0.00 | 0.00 | 0.00 | 0.00 | 0.00 | 0 | 0.00 |
| 其他及不明部位 | C26、39、48、76—80 | 10.60 | 0.00 | 11.02 | 0.00 | 0.00 | 76.32 | 7.27 | 7.64 | 0.00 | 0.28 | 0.28 | 2 | 4.88 |
| 除C44合计 | | 217.21 | 19.96 | 110.20 | 299.88 | 523.18 | 1297.52 | 168.47 | 201.60 | 332.19 | 11.97 | 19.05 | 41 | 100.00 |
| 合计 | | 217.21 | 19.96 | 110.20 | 299.88 | 523.18 | 1297.52 | 168.47 | 201.60 | 332.19 | 11.97 | 19.05 | 41 | 100.00 |

注：中标率即中国标化发病率，世标率即世界标化发病率。

表 441　中山市五桂山区 2000—2004 年女性前 10 位恶性肿瘤发病概况（N，1/10$^5$，%）

| 部位或病种 | ICD—10 | 粗率 | 0～ | 15～ | 45～ | 55～ | 65＋ | 中标率 | 世标率 | 35～64 岁截缩率 | 0～64 岁累积率 | 0～74 岁累积率 | 例数 | 构成比 |
|---|---|---|---|---|---|---|---|---|---|---|---|---|---|---|
| 唇 | C00 | 0.00 | 0.00 | 0.00 | 0.00 | 0.00 | 0.00 | 0.00 | 0.00 | 0.00 | 0.00 | 0.00 | 0 | 0.00 |
| 舌 | C01—02 | 0.00 | 0.00 | 0.00 | 0.00 | 0.00 | 0.00 | 0.00 | 0.00 | 0.00 | 0.00 | 0.00 | 0 | 0.00 |
| 口 | C03—06 | 0.00 | 0.00 | 0.00 | 0.00 | 0.00 | 0.00 | 0.00 | 0.00 | 0.00 | 0.00 | 0.00 | 0 | 0.00 |
| 唾液腺 | C07—08 | 0.00 | 0.00 | 0.00 | 0.00 | 0.00 | 0.00 | 0.00 | 0.00 | 0.00 | 0.00 | 0.00 | 0 | 0.00 |
| 扁桃腺 | C09 | 0.00 | 0.00 | 0.00 | 0.00 | 0.00 | 0.00 | 0.00 | 0.00 | 0.00 | 0.00 | 0.00 | 0 | 0.00 |
| 其他口咽部 | C10 | 0.00 | 0.00 | 0.00 | 0.00 | 0.00 | 0.00 | 0.00 | 0.00 | 0.00 | 0.00 | 0.00 | 0 | 0.00 |
| 鼻咽部 | C11 | 22.38 | 0.00 | 34.28 | 45.56 | 0.00 | 0.00 | 21.24 | 21.63 | 47.27 | 1.61 | 1.61 | 4 | 14.29 |
| 喉咽部 | C12—13 | 0.00 | 0.00 | 0.00 | 0.00 | 0.00 | 0.00 | 0.00 | 0.00 | 0.00 | 0.00 | 0.00 | 0 | 0.00 |
| 唇，口腔和咽的其他部位和具体部位不明 | C14 | 0.00 | 0.00 | 0.00 | 0.00 | 0.00 | 0.00 | 0.00 | 0.00 | 0.00 | 0.00 | 0.00 | 0 | 0.00 |
| 食管 | C15 | 11.19 | 0.00 | 11.43 | 0.00 | 0.00 | 62.69 | 8.31 | 11.06 | 16.16 | 0.42 | 1.42 | 2 | 7.14 |
| 胃 | C16 | 5.60 | 0.00 | 0.00 | 0.00 | 0.00 | 62.69 | 1.90 | 2.56 | 0.00 | 0.00 | 0.00 | 0 | 3.57 |
| 小肠 | C17 | 11.19 | 0.00 | 11.43 | 0.00 | 0.00 | 62.69 | 9.35 | 11.16 | 0.00 | 0.41 | 1.57 | 2 | 7.14 |
| 结肠 | C18 | 0.00 | 0.00 | 0.00 | 0.00 | 0.00 | 0.00 | 0.00 | 0.00 | 0.00 | 0.00 | 0.00 | 0 | 0.00 |
| 直肠和乙状结肠连接处 | C19—20 | 0.00 | 0.00 | 0.00 | 0.00 | 0.00 | 0.00 | 0.00 | 0.00 | 0.00 | 0.00 | 0.00 | 0 | 0.00 |
| 肛门 | C21 | 0.00 | 0.00 | 0.00 | 0.00 | 0.00 | 0.00 | 0.00 | 0.00 | 0.00 | 0.00 | 0.00 | 0 | 0.00 |
| 肝脏和肝内胆管 | C22 | 0.00 | 0.00 | 0.00 | 0.00 | 0.00 | 0.00 | 0.00 | 0.00 | 0.00 | 0.00 | 0.00 | 0 | 0.00 |
| 胆囊 | C23 | 0.00 | 0.00 | 0.00 | 0.00 | 0.00 | 0.00 | 0.00 | 0.00 | 0.00 | 0.00 | 0.00 | 0 | 0.00 |
| 肝外胆管 | C24 | 0.00 | 0.00 | 0.00 | 0.00 | 0.00 | 0.00 | 0.00 | 0.00 | 0.00 | 0.00 | 0.00 | 0 | 0.00 |
| 胰腺 | C25 | 0.00 | 0.00 | 0.00 | 0.00 | 0.00 | 0.00 | 0.00 | 0.00 | 0.00 | 0.00 | 0.00 | 0 | 0.00 |
| 鼻腔、中耳和副鼻窦 | C30—31 | 0.00 | 0.00 | 0.00 | 0.00 | 0.00 | 0.00 | 0.00 | 0.00 | 0.00 | 0.00 | 0.00 | 0 | 0.00 |
| 喉 | C32 | 0.00 | 0.00 | 0.00 | 0.00 | 0.00 | 0.00 | 0.00 | 0.00 | 0.00 | 0.00 | 0.00 | 0 | 0.00 |
| 气管、支气管和肺 | C33—34 | 22.38 | 0.00 | 0.00 | 0.00 | 278.98 | 62.69 | 19.37 | 24.71 | 69.56 | 2.77 | 2.77 | 4 | 14.29 |

（续上表）

| 部位或病种 | ICD—10 | 粗率 | 0～ | 15～ | 45～ | 55～ | 65＋ | 中标率 | 世标率 | 35～64岁截缩率 | 0～64岁累积率 | 0～74岁累积率 | 例数 | 构成比 |
|---|---|---|---|---|---|---|---|---|---|---|---|---|---|---|
| 其他呼吸器官 | C37—38 | 0.00 | 0.00 | 0.00 | 0.00 | 0.00 | 0.00 | 0.00 | 0.00 | 0.00 | 0.00 | 0.00 | 0 | 0.00 |
| 骨和关节软骨 | C40—41 | 0.00 | 0.00 | 0.00 | 0.00 | 0.00 | 0.00 | 0.00 | 0.00 | 0.00 | 0.00 | 0.00 | 0 | 0.00 |
| 皮肤恶性黑色素瘤 | C43 | 0.00 | 0.00 | 0.00 | 0.00 | 0.00 | 0.00 | 0.00 | 0.00 | 0.00 | 0.00 | 0.00 | 0 | 0.00 |
| 皮肤其他恶性肿瘤 | C44 | 0.00 | 0.00 | 0.00 | 0.00 | 0.00 | 0.00 | 0.00 | 0.00 | 0.00 | 0.00 | 0.00 | 0 | 0.00 |
| 间皮瘤 | C45 | 0.00 | 0.00 | 0.00 | 0.00 | 0.00 | 0.00 | 0.00 | 0.00 | 0.00 | 0.00 | 0.00 | 0 | 0.00 |
| kaposi 氏肉瘤 | C46 | 0.00 | 0.00 | 0.00 | 0.00 | 0.00 | 0.00 | 0.00 | 0.00 | 0.00 | 0.00 | 0.00 | 0 | 0.00 |
| 结缔组织和其他软组织 | C47—49 | 5.60 | 0.00 | 0.00 | 0.00 | 0.00 | 62.69 | 3.34 | 4.67 | 0.00 | 0.00 | 1.17 | 1 | 3.57 |
| 乳房 | C50 | 33.57 | 0.00 | 45.71 | 45.56 | 0.00 | 62.69 | 24.29 | 28.70 | 63.53 | 1.98 | 2.98 | 6 | 21.43 |
| 外阴 | C51 | 0.00 | 0.00 | 0.00 | 0.00 | 0.00 | 0.00 | 0.00 | 0.00 | 0.00 | 0.00 | 0.00 | 0 | 0.00 |
| 阴道 | C52 | 0.00 | 0.00 | 0.00 | 0.00 | 0.00 | 0.00 | 0.00 | 0.00 | 0.00 | 0.00 | 0.00 | 0 | 0.00 |
| 子宫颈 | C53 | 11.19 | 0.00 | 11.43 | 45.56 | 0.00 | 0.00 | 7.82 | 9.83 | 31.11 | 0.82 | 0.82 | 2 | 7.14 |
| 子宫体 | C54 | 11.19 | 0.00 | 0.00 | 45.56 | 92.99 | 0.00 | 10.47 | 12.59 | 41.68 | 1.44 | 1.44 | 2 | 7.14 |
| 子宫恶性肿瘤、未注明部位 | C55 | 0.00 | 0.00 | 0.00 | 0.00 | 0.00 | 0.00 | 0.00 | 0.00 | 0.00 | 0.00 | 0.00 | 0 | 0.00 |
| 卵巢 | C56 | 0.00 | 0.00 | 0.00 | 0.00 | 0.00 | 0.00 | 0.00 | 0.00 | 0.00 | 0.00 | 0.00 | 0 | 0.00 |
| 其他和未说明的女性生殖器官恶性肿瘤 | C57 | 0.00 | 0.00 | 0.00 | 0.00 | 0.00 | 0.00 | 0.00 | 0.00 | 0.00 | 0.00 | 0.00 | 0 | 0.00 |
| 胎盘 | C58 | 0.00 | 0.00 | 0.00 | 0.00 | 0.00 | 0.00 | 0.00 | 0.00 | 0.00 | 0.00 | 0.00 | 0 | 0.00 |
| 阴茎 | C60 | 0.00 | 0.00 | 0.00 | 0.00 | 0.00 | 0.00 | 0.00 | 0.00 | 0.00 | 0.00 | 0.00 | 0 | 0.00 |
| 前列腺 | C61 | 0.00 | 0.00 | 0.00 | 0.00 | 0.00 | 0.00 | 0.00 | 0.00 | 0.00 | 0.00 | 0.00 | 0 | 0.00 |
| 睾丸 | C62 | 0.00 | 0.00 | 0.00 | 0.00 | 0.00 | 0.00 | 0.00 | 0.00 | 0.00 | 0.00 | 0.00 | 0 | 0.00 |
| 其他和未说明的男性生殖器官恶性肿瘤 | C63 | 0.00 | 0.00 | 0.00 | 0.00 | 0.00 | 0.00 | 0.00 | 0.00 | 0.00 | 0.00 | 0.00 | 0 | 0.00 |
| 肾脏 | C64 | 0.00 | 0.00 | 0.00 | 0.00 | 0.00 | 0.00 | 0.00 | 0.00 | 0.00 | 0.00 | 0.00 | 0 | 0.00 |
| 肾盂、肾盏 | C65 | 0.00 | 0.00 | 0.00 | 0.00 | 0.00 | 0.00 | 0.00 | 0.00 | 0.00 | 0.00 | 0.00 | 0 | 0.00 |

（续上表）

| 部位或病种 | ICD—10 | 粗率 | 0～ | 15～ | 45～ | 55～ | 65＋ | 中标率 | 世标率 | 35～64 岁截缩率 | 0～64 岁累积率 | 0～74 岁累积率 | 例数 | 构成比 |
|---|---|---|---|---|---|---|---|---|---|---|---|---|---|---|
| 输尿管 | C66 | 0.00 | 0.00 | 0.00 | 0.00 | 0.00 | 0.00 | 0.00 | 0.00 | 0.00 | 0.00 | 0.00 | 0 | 0.00 |
| 膀胱 | C67 | 5.60 | 0.00 | 0.00 | 0.00 | 0.00 | 62.69 | 0.85 | 3.56 | 0.00 | 0.00 | 0.00 | 1 | 3.57 |
| 其他和未说明的泌尿器官 | C68 | 0.00 | 0.00 | 0.00 | 0.00 | 0.00 | 0.00 | 0.00 | 0.00 | 0.00 | 0.00 | 0.00 | 0 | 0.00 |
| 眼 | C69 | 0.00 | 0.00 | 0.00 | 0.00 | 0.00 | 0.00 | 0.00 | 0.00 | 0.00 | 0.00 | 0.00 | 0 | 0.00 |
| 脑、神经系统 | C70－72、D | 5.60 | 0.00 | 11.43 | 0.00 | 0.00 | 0.00 | 4.08 | 3.37 | 0.00 | 0.28 | 0.28 | 1 | 3.57 |
| 甲状腺 | C73 | 5.60 | 0.00 | 11.43 | 0.00 | 0.00 | 0.00 | 4.06 | 5.05 | 16.16 | 0.42 | 0.42 | 1 | 3.57 |
| 肾上腺 | C74 | 0.00 | 0.00 | 0.00 | 0.00 | 0.00 | 0.00 | 0.00 | 0.00 | 0.00 | 0.00 | 0.00 | 0 | 0.00 |
| 其他内分泌腺 | C75 | 0.00 | 0.00 | 0.00 | 0.00 | 0.00 | 0.00 | 0.00 | 0.00 | 0.00 | 0.00 | 0.00 | 0 | 0.00 |
| 霍奇金氏病 | C81 | 0.00 | 0.00 | 0.00 | 0.00 | 0.00 | 0.00 | 0.00 | 0.00 | 0.00 | 0.00 | 0.00 | 0 | 0.00 |
| 非霍奇金氏病 | C82－85、C96 | 0.00 | 0.00 | 0.00 | 0.00 | 0.00 | 0.00 | 0.00 | 0.00 | 0.00 | 0.00 | 0.00 | 0 | 0.00 |
| 多发性骨髓瘤和恶性浆细胞肿瘤 | C90 | 0.00 | 0.00 | 0.00 | 0.00 | 0.00 | 0.00 | 0.00 | 0.00 | 0.00 | 0.00 | 0.00 | 0 | 0.00 |
| 淋巴细胞白血病 | C91 | 0.00 | 0.00 | 0.00 | 0.00 | 0.00 | 0.00 | 0.00 | 0.00 | 0.00 | 0.00 | 0.00 | 0 | 0.00 |
| 髓细胞性白血病 | C92 | 0.00 | 0.00 | 0.00 | 0.00 | 0.00 | 0.00 | 0.00 | 0.00 | 0.00 | 0.00 | 0.00 | 0 | 0.00 |
| 单核细胞性白血病 | C93 | 0.00 | 0.00 | 0.00 | 0.00 | 0.00 | 0.00 | 0.00 | 0.00 | 0.00 | 0.00 | 0.00 | 0 | 0.00 |
| 其他指明的白血病 | C94 | 0.00 | 0.00 | 0.00 | 0.00 | 0.00 | 0.00 | 0.00 | 0.00 | 0.00 | 0.00 | 0.00 | 0 | 0.00 |
| 未指明细胞类型的白血病 | C95 | 0.00 | 0.00 | 0.00 | 0.00 | 0.00 | 0.00 | 0.00 | 0.00 | 0.00 | 0.00 | 0.00 | 0 | 0.00 |
| 独立的多个部位的（原发性）恶性肿瘤 | C97 | 0.00 | 0.00 | 0.00 | 0.00 | 0.00 | 0.00 | 0.00 | 0.00 | 0.00 | 0.00 | 0.00 | 0 | 0.00 |
| 其他及不明部位 | C26、39、48、76－80 | 11.19 | 0.00 | 0.00 | 0.00 | 0.00 | 125.39 | 5.93 | 7.68 | 0.00 | 0.00 | 1.17 | 2 | 7.14 |
| 除 C44 合计 | | 156.68 | 0.00 | 137.12 | 182.24 | 371.97 | 501.55 | 117.66 | 141.91 | 285.48 | 10.15 | 14.49 | 28 | 100.00 |
| 合计 | | 156.68 | 0.00 | 137.12 | 182.24 | 371.97 | 501.55 | 117.66 | 141.91 | 285.48 | 10.15 | 14.49 | 28 | 100.00 |

注：中标率即中国标化发病率，世标率即世界标化发病率。

**表 442　中山市五桂山区 2000—2004 年男女合计前 10 位恶性肿瘤发病概况（N，$1/10^5$，%）**

| 部位或病种 | ICD—10 | 粗率 | 0～ | 15～ | 45～ | 55～ | 65+ | 中标率 | 世标率 | 35～64 岁截缩率 | 0～64 岁累积率 | 0～74 岁累积率 | 例数 | 构成比 |
|---|---|---|---|---|---|---|---|---|---|---|---|---|---|---|
| 唇 | C00 | 0.00 | 0.00 | 0.00 | 0.00 | 0.00 | 0.00 | 0.00 | 0.00 | 0.00 | 0.00 | 0.00 | 0 | 0.00 |
| 舌 | C01—02 | 5.44 | 0.00 | 0.00 | 0.00 | 45.01 | 34.31 | 4.73 | 5.97 | 11.91 | 0.44 | 1.05 | 2 | 2.90 |
| 口 | C03—06 | 0.00 | 0.00 | 0.00 | 0.00 | 0.00 | 0.00 | 0.00 | 0.00 | 0.00 | 0.00 | 0.00 | 0 | 0.00 |
| 唾液腺 | C07—08 | 0.00 | 0.00 | 0.00 | 0.00 | 0.00 | 0.00 | 0.00 | 0.00 | 0.00 | 0.00 | 0.00 | 0 | 0.00 |
| 扁桃腺 | C09 | 0.00 | 0.00 | 0.00 | 0.00 | 0.00 | 0.00 | 0.00 | 0.00 | 0.00 | 0.00 | 0.00 | 0 | 0.00 |
| 其他口咽部 | C10 | 0.00 | 0.00 | 0.00 | 0.00 | 0.00 | 0.00 | 0.00 | 0.00 | 0.00 | 0.00 | 0.00 | 0 | 0.00 |
| 鼻咽部 | C11 | 35.38 | 0.00 | 28.04 | 132.49 | 90.01 | 0.00 | 29.23 | 34.25 | 98.76 | 3.20 | 3.20 | 13 | 18.84 |
| 喉咽部 | C12—13 | 0.00 | 0.00 | 0.00 | 0.00 | 0.00 | 0.00 | 0.00 | 0.00 | 0.00 | 0.00 | 0.00 | 0 | 0.00 |
| 唇，口腔和咽的其他部位和具体部位不明 | C14 | 0.00 | 0.00 | 0.00 | 0.00 | 0.00 | 0.00 | 0.00 | 0.00 | 0.00 | 0.00 | 0.00 | 0 | 0.00 |
| 食管 | C15 | 10.89 | 0.00 | 5.61 | 0.00 | 45.01 | 68.62 | 8.79 | 11.39 | 19.65 | 0.64 | 1.75 | 4 | 5.80 |
| 胃 | C16 | 5.44 | 0.00 | 0.00 | 0.00 | 0.00 | 68.62 | 2.91 | 4.01 | 0.00 | 0.00 | 0.61 | 2 | 2.90 |
| 小肠 | C17 | 5.44 | 0.00 | 5.61 | 0.00 | 0.00 | 34.31 | 4.69 | 5.61 | 0.00 | 0.20 | 0.81 | 2 | 2.90 |
| 结肠 | C18 | 2.72 | 0.00 | 0.00 | 0.00 | 0.00 | 34.31 | 1.50 | 1.74 | 0.00 | 0.00 | 0.00 | 1 | 1.45 |
| 直肠和乙状结肠连接处 | C19—20 | 13.61 | 0.00 | 11.22 | 0.00 | 0.00 | 102.92 | 8.38 | 10.23 | 14.54 | 0.36 | 0.97 | 5 | 7.25 |
| 肛门 | C21 | 0.00 | 0.00 | 0.00 | 0.00 | 0.00 | 0.00 | 0.00 | 0.00 | 0.00 | 0.00 | 0.00 | 0 | 0.00 |
| 肝脏和肝内胆管 | C22 | 10.89 | 0.00 | 16.83 | 0.00 | 45.01 | 0.00 | 8.21 | 9.68 | 24.49 | 0.96 | 0.96 | 4 | 5.80 |
| 胆囊 | C23 | 0.00 | 0.00 | 0.00 | 0.00 | 0.00 | 0.00 | 0.00 | 0.00 | 0.00 | 0.00 | 0.00 | 0 | 0.00 |
| 肝外胆管 | C24 | 2.72 | 0.00 | 0.00 | 0.00 | 0.00 | 34.31 | 1.50 | 1.74 | 0.00 | 0.00 | 0.00 | 1 | 1.45 |
| 胰腺 | C25 | 2.72 | 0.00 | 0.00 | 0.00 | 0.00 | 34.31 | 1.50 | 1.74 | 0.00 | 0.00 | 0.00 | 1 | 1.45 |
| 鼻腔、中耳和副鼻窦 | C30—31 | 2.72 | 0.00 | 0.00 | 0.00 | 0.00 | 34.31 | 2.12 | 3.00 | 0.00 | 0.00 | 0.50 | 1 | 1.45 |
| 喉 | C32 | 0.00 | 0.00 | 0.00 | 0.00 | 0.00 | 0.00 | 0.00 | 0.00 | 0.00 | 0.00 | 0.00 | 0 | 0.00 |
| 气管、支气管和肺 | C33—34 | 16.33 | 0.00 | 0.00 | 22.08 | 135.02 | 68.62 | 12.64 | 16.22 | 40.99 | 1.54 | 1.54 | 6 | 8.70 |

（续上表）

| 部位或病种 | ICD—10 | 粗率 | 0～ | 15～ | 45～ | 55～ | 65＋ | 中标率 | 世标率 | 35～64岁截缩率 | 0～64岁累积率 | 0～74岁累积率 | 例数 | 构成比 |
|---|---|---|---|---|---|---|---|---|---|---|---|---|---|---|
| 其他呼吸器官 | C37－38 | 0.00 | 0.00 | 0.00 | 0.00 | 0.00 | 0.00 | 0.00 | 0.00 | 0.00 | 0.00 | 0.00 | 0 | 0.00 |
| 骨和关节软骨 | C40－41 | 0.00 | 0.00 | 0.00 | 0.00 | 0.00 | 0.00 | 0.00 | 0.00 | 0.00 | 0.00 | 0.00 | 0 | 0.00 |
| 皮肤恶性黑色素瘤 | C43 | 0.00 | 0.00 | 0.00 | 0.00 | 0.00 | 0.00 | 0.00 | 0.00 | 0.00 | 0.00 | 0.00 | 0 | 0.00 |
| 皮肤其他恶性肿瘤 | C44 | 0.00 | 0.00 | 0.00 | 0.00 | 0.00 | 0.00 | 0.00 | 0.00 | 0.00 | 0.00 | 0.00 | 0 | 0.00 |
| 间皮瘤 | C45 | 0.00 | 0.00 | 0.00 | 0.00 | 0.00 | 0.00 | 0.00 | 0.00 | 0.00 | 0.00 | 0.00 | 0 | 0.00 |
| kaposi氏肉瘤 | C46 | 0.00 | 0.00 | 0.00 | 0.00 | 0.00 | 0.00 | 0.00 | 0.00 | 0.00 | 0.00 | 0.00 | 0 | 0.00 |
| 结缔组织和其他软组织 | C47、49 | 2.72 | 0.00 | 0.00 | 0.00 | 45.01 | 0.00 | 2.50 | 3.66 | 9.95 | 0.46 | 0.46 | 1 | 0.04 |
| 乳房 | C50 | 16.33 | 0.00 | 22.43 | 22.08 | 0.00 | 34.31 | 11.88 | 14.03 | 30.68 | 0.96 | 1.46 | 6 | 8.70 |
| 外阴 | C51 | 0.00 | 0.00 | 0.00 | 0.00 | 0.00 | 0.00 | 0.00 | 0.00 | 0.00 | 0.00 | 0.00 | 0 | 0.00 |
| 阴道 | C52 | 0.00 | 0.00 | 0.00 | 0.00 | 0.00 | 0.00 | 0.00 | 0.00 | 0.00 | 0.00 | 0.00 | 0 | 0.00 |
| 子宫颈 | C53 | 5.44 | 0.00 | 5.61 | 22.08 | 0.00 | 0.00 | 3.76 | 4.73 | 14.96 | 0.39 | 0.39 | 2 | 2.90 |
| 子宫体 | C54 | 5.44 | 0.00 | 0.00 | 22.08 | 45.01 | 0.00 | 5.10 | 6.13 | 20.31 | 0.70 | 0.70 | 2 | 2.90 |
| 子宫恶性肿瘤、未注明部位 | C55 | 0.00 | 0.00 | 0.00 | 0.00 | 0.00 | 0.00 | 0.00 | 0.00 | 0.00 | 0.00 | 0.00 | 0 | 0.00 |
| 卵巢 | C56 | 0.00 | 0.00 | 0.00 | 0.00 | 0.00 | 0.00 | 0.00 | 0.00 | 0.00 | 0.00 | 0.00 | 0 | 0.00 |
| 其他和未说明的女性生殖器官恶性肿瘤 | C57 | 0.00 | 0.00 | 0.00 | 0.00 | 0.00 | 0.00 | 0.00 | 0.00 | 0.00 | 0.00 | 0.00 | 0 | 0.00 |
| 胎盘 | C58 | 0.00 | 0.00 | 0.00 | 0.00 | 0.00 | 0.00 | 0.00 | 0.00 | 0.00 | 0.00 | 0.00 | 0 | 0.00 |
| 阴茎 | C60 | 0.00 | 0.00 | 0.00 | 0.00 | 0.00 | 0.00 | 0.00 | 0.00 | 0.00 | 0.00 | 0.00 | 0 | 0.00 |
| 前列腺 | C61 | 2.72 | 0.00 | 0.00 | 0.00 | 0.00 | 34.31 | 2.12 | 3.00 | 0.00 | 0.00 | 0.50 | 1 | 1.45 |
| 睾丸 | C62 | 0.00 | 0.00 | 0.00 | 0.00 | 0.00 | 0.00 | 0.00 | 0.00 | 0.00 | 0.00 | 0.00 | 0 | 0.00 |
| 其他和未说明的男性生殖器官恶性肿瘤 | C63 | 0.00 | 0.00 | 0.00 | 0.00 | 0.00 | 0.00 | 0.00 | 0.00 | 0.00 | 0.00 | 0.00 | 0 | 0.00 |
| 肾脏 | C64 | 2.72 | 10.81 | 0.00 | 0.00 | 0.00 | 0.00 | 3.60 | 3.27 | 0.00 | 0.16 | 0.16 | 1 | 1.45 |
| 肾盂、肾盏 | C65 | 0.00 | 0.00 | 0.00 | 0.00 | 0.00 | 0.00 | 0.00 | 0.00 | 0.00 | 0.00 | 0.00 | 0 | 0.00 |

（续上表）

| 部位或病种 | ICD—10 | 粗率 | 0～ | 15～ | 45～ | 55～ | 65＋ | 中标率 | 世标率 | 35～64岁截缩率 | 0～64岁累积率 | 0～74岁累积率 | 例数 | 构成比 |
|---|---|---|---|---|---|---|---|---|---|---|---|---|---|---|
| 输尿管 | C66 | 0.00 | 0.00 | 0.00 | 0.00 | 0.00 | 0.00 | 0.00 | 0.00 | 0.00 | 0.00 | 0.00 | 0 | 0.00 |
| 膀胱 | C67 | 5.44 | 0.00 | 0.00 | 0.00 | 0.00 | 68.62 | 2.09 | 4.21 | 0.00 | 0.00 | 0.00 | 2 | 2.90 |
| 其他和未说明的泌尿器官 | C68 | 0.00 | 0.00 | 0.00 | 0.00 | 0.00 | 0.00 | 0.00 | 0.00 | 0.00 | 0.00 | 0.00 | 0 | 0.00 |
| 眼 | C69 | 0.00 | 0.00 | 0.00 | 0.00 | 0.00 | 0.00 | 0.00 | 0.00 | 0.00 | 0.00 | 0.00 | 0 | 0.00 |
| 脑、神经系统 | C70—72、D | 2.72 | 0.00 | 5.61 | 0.00 | 0.00 | 0.00 | 2.05 | 1.70 | 0.00 | 0.14 | 0.14 | 1 | 1.45 |
| 甲状腺 | C73 | 2.72 | 0.00 | 5.61 | 0.00 | 0.00 | 0.00 | 1.94 | 2.42 | 7.74 | 0.20 | 0.20 | 1 | 1.45 |
| 肾上腺 | C74 | 0.00 | 0.00 | 0.00 | 0.00 | 0.00 | 0.00 | 0.00 | 0.00 | 0.00 | 0.00 | 0.00 | 0 | 0.00 |
| 其他内分泌腺 | C75 | 0.00 | 0.00 | 0.00 | 0.00 | 0.00 | 0.00 | 0.00 | 0.00 | 0.00 | 0.00 | 0.00 | 0 | 0.00 |
| 霍奇金氏病 | C81 | 0.00 | 0.00 | 0.00 | 0.00 | 0.00 | 0.00 | 0.00 | 0.00 | 0.00 | 0.00 | 0.00 | 0 | 0.00 |
| 非霍奇金氏病 | C82—85、C96 | 5.44 | 0.00 | 0.00 | 22.08 | 0.00 | 34.31 | 3.61 | 4.34 | 8.40 | 0.26 | 0.26 | 2 | 2.90 |
| 多发性骨髓瘤和恶性浆细胞肿瘤 | C90 | 5.44 | 0.00 | 0.00 | 0.00 | 0.00 | 68.62 | 3.00 | 3.48 | 0.00 | 0.00 | 0.00 | 2 | 2.90 |
| 淋巴细胞白血病 | C91 | 2.72 | 0.00 | 5.61 | 0.00 | 0.00 | 0.00 | 4.42 | 3.19 | 0.00 | 0.18 | 0.18 | 1 | 1.45 |
| 髓细胞性白血病 | C92 | 2.72 | 0.00 | 5.61 | 0.00 | 0.00 | 0.00 | 1.71 | 1.90 | 6.80 | 0.16 | 0.16 | 1 | 1.45 |
| 单核细胞性白血病 | C93 | 0.00 | 0.00 | 0.00 | 0.00 | 0.00 | 0.00 | 0.00 | 0.00 | 0.00 | 0.00 | 0.00 | 0 | 0.00 |
| 其他指明的白血病 | C94 | 0.00 | 0.00 | 0.00 | 0.00 | 0.00 | 0.00 | 0.00 | 0.00 | 0.00 | 0.00 | 0.00 | 0 | 0.00 |
| 未指明细胞类型的白血病 | C95 | 0.00 | 0.00 | 0.00 | 0.00 | 0.00 | 0.00 | 0.00 | 0.00 | 0.00 | 0.00 | 0.00 | 0 | 0.00 |
| 独立的多个部位的（原发性）恶性肿瘤 | C97 | 0.00 | 0.00 | 0.00 | 0.00 | 0.00 | 0.00 | 0.00 | 0.00 | 0.00 | 0.00 | 0.00 | 0 | 0.00 |
| 其他及不明部位 | C26、39、48、76—80 | 10.89 | 0.00 | 5.61 | 0.00 | 0.00 | 102.92 | 6.46 | 7.45 | 0.00 | 0.14 | 0.75 | 4 | 5.80 |
| 除 C44 合计 | | 187.77 | 10.81 | 123.38 | 242.89 | 450.06 | 857.69 | 140.45 | 169.09 | 309.19 | 11.09 | 16.74 | 69 | 100.00 |
| 合计 | | 187.77 | 10.81 | 123.38 | 242.89 | 450.06 | 857.69 | 140.45 | 169.09 | 309.19 | 11.09 | 16.74 | 69 | 100.00 |

注：中标率即中国标化发病率，世标率即世界标化发病率。

# 二十四、小榄镇恶性肿瘤发病概况

## 1. 小榄镇简介

小榄镇又称“菊城”，位于珠江三角洲中部，是中山市经济重镇、区域商贸中心，地处西江下游、中山市北部，面积 71.41 平方公里，其中城区面积 13 平方公里。下辖 15 个社区居民委员会，户籍人口 15.77 万人，非户籍人口 16.96 万人，海外华侨 4 万多人。区内地势平坦，以河涌沉积为主，河涌面积 7 平方公里。小榄镇是中国著名的五金电器生产基地和集散地，锁具业是该镇的“龙头工业”，锁具生产占全国的 23%。小榄镇是南中国最富裕的乡镇之一，2005 年人均 GDP 达 8300 美元，2006 年在中国内地的千强镇中排名第三十六位[28]。

## 2. 人口资料

2000—2004 年期间中山市小榄镇共有人口 767526 人，其中男性 380331 人，女性 387195 人，男女比值为 0.98（表 443），人口数增长率为 3.31%，其中男性增长率为 3.05%，女性为 3.57%。

**表 443　中山市小榄镇 2000—2004 年年中人口构成（N）**

| 年份 | 男 | 女 | 合计 | 比值 |
|---|---|---|---|---|
| 2000 | 74930 | 75931 | 150860 | 0.99 |
| 2001 | 75652 | 76870 | 152522 | 0.98 |
| 2002 | 76005 | 77623 | 153628 | 0.98 |
| 2003 | 76533 | 78133 | 154666 | 0.98 |
| 2004 | 77212 | 78640 | 155852 | 0.98 |
| 合计 | 380331 | 387195 | 767526 | 0.98 |

期间小榄镇不同年龄段男女人口数比值随年龄增长而逐渐下降，19 岁之前大于 1，20～64 岁波动于 0.91～1.01 之间，65 岁之后小于 1 并持续下降。1 岁以下男女比值最高，为 1.17，85 岁以上年龄组比值最低，为 0.40（表 444）。

**表 444　中山市小榄镇 2000—2004 年年中人口年龄别构成（N）**

| 年龄组 | 男 | 女 | 合计 | 比值 |
|---|---|---|---|---|
| 0～ | 5169 | 4406 | 9575 | 1.17 |
| 1～ | 23806 | 20682 | 44488 | 1.15 |
| 5～ | 33371 | 30505 | 63876 | 1.09 |
| 10～ | 38600 | 36579 | 75179 | 1.06 |
| 15～ | 30061 | 28903 | 58964 | 1.04 |
| 20～ | 25764 | 26732 | 52496 | 0.96 |
| 25～ | 33005 | 36234 | 69239 | 0.91 |
| 30～ | 35350 | 38595 | 73945 | 0.92 |
| 35～ | 32599 | 33422 | 66021 | 0.98 |
| 40～ | 26066 | 25723 | 51789 | 1.01 |

（续上表）

| 年龄组 | 男 | 女 | 合计 | 比值 |
|---|---|---|---|---|
| 45～ | 27091 | 27229 | 54320 | 0.99 |
| 50～ | 19942 | 20327 | 40269 | 0.98 |
| 55～ | 11658 | 11941 | 23599 | 0.98 |
| 60～ | 11450 | 11358 | 22808 | 1.01 |
| 65～ | 10066 | 10815 | 20881 | 0.93 |
| 70～ | 7937 | 9272 | 17209 | 0.86 |
| 75～ | 4807 | 7207 | 12014 | 0.67 |
| 80～ | 2386 | 4223 | 6609 | 0.57 |
| 85＋ | 1203 | 3041 | 4244 | 0.40 |
| 合计 | 380331 | 387195 | 767526 | 0.98 |

小榄镇人口年龄别构成主要以0～19岁、20～39岁和40～59岁年龄组为主，其男性人口数分别占同期小榄镇男性人口总数的35%、33%和22%，女性分别占31%、35%和22%（图251、图252、图253）。

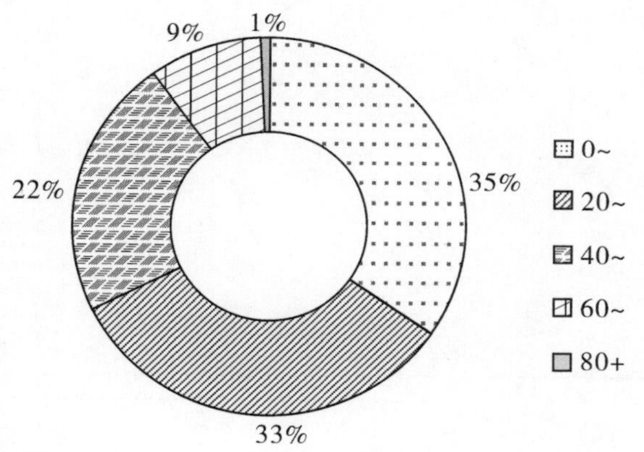

图251　中山市小榄镇2000—2004年男性人口年龄别构成

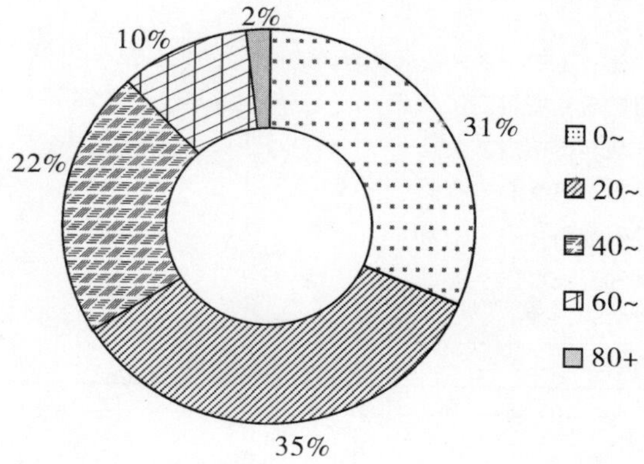

图252　中山市小榄镇2000—2004年女性人口年龄别构成

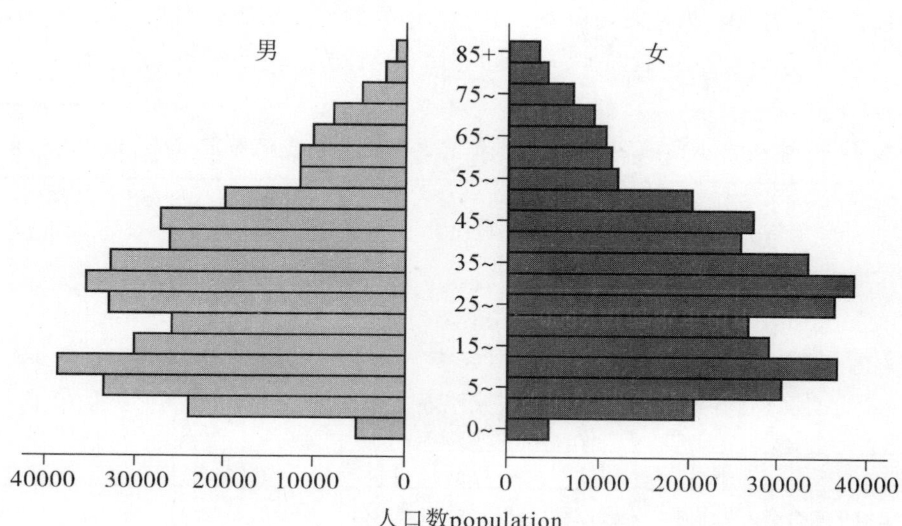

图253　中山市小榄镇2000—2004年人口金字塔图

## 3. 资料质量

2000—2004 年期间中山市小榄镇恶性肿瘤新发患者病理诊断率为 69.32%，骨髓和细胞学诊断率为 3.47%，影像学诊断率为 27.21%，无死亡补发病（表 445），发病部位不明恶性肿瘤数占同期小榄镇恶性肿瘤发病总数的 1.29%，其中以其他部位继发恶性肿瘤为主（表 446）。

**表 445　中山市小榄镇 2000—2004 年新发恶性肿瘤各类诊断依据所占比例（N,%）**

| 诊断依据 | 例数 | 构成比 |
|---|---|---|
| 死亡补发病（DCO） | 0 | 0.00 |
| CT、MR 与 B 超等影像学 | 400 | 27.21 |
| 骨髓、细胞学 | 51 | 3.47 |
| 病理 | 1019 | 69.32 |
| 合计 | 1470 | 100.00 |

**表 446　中山市小榄镇 2000—2004 年发病部位不明恶性肿瘤构成（N）**

| 部位 | ICD—10 | 例数 | 构成比 |
|---|---|---|---|
| 其他和不明确的消化器官 | C26 | 1 | 5.26 |
| 其他和不明确的呼吸和胸腔内器官 | C39 | 0 | 0.00 |
| 腹膜后和腹膜 | C48 | 4 | 21.05 |
| 其他和不明确部位 | C76 | 0 | 0.00 |
| 淋巴结继发和未指明 | C77 | 1 | 5.26 |
| 呼吸和消化器官继发 | C78 | 2 | 10.53 |
| 其他部位继发 | C79 | 9 | 47.37 |
| 未特别说明（NOS） | C80 | 2 | 10.53 |
| 合计 | | 19 | 100.00 |

## 4. 发病概况

2000—2004 年期间中山市小榄镇共有恶性肿瘤新发患者 1470 例，其中男性 905 例，女性 565 例，男女发病数比值为 1.60。男性发病粗率、中国和世界标化发病率分别为 $237.95/10^5$、$186.69/10^5$ 和 $237.83/10^5$，女性分别为 $145.92/10^5$、$108.94/10^5$ 和 $135.31/10^5$（表 447、表 448）。

**表 447　中山市小榄镇 2000—2004 年男性恶性肿瘤发病概况（N，$1/10^5$,%）**

| 年份 | 例数 | 粗率 | 中标率 | 世标率 | 35～64 岁截缩率 | 0～64 岁累积率 | 0～74 岁累积率 |
|---|---|---|---|---|---|---|---|
| 2000 | 136 | 181.50 | 143.24 | 181.14 | 353.36 | 12.77 | 21.03 |
| 2001 | 180 | 237.93 | 193.00 | 237.21 | 435.85 | 15.70 | 28.05 |
| 2002 | 203 | 267.09 | 207.97 | 265.33 | 464.07 | 16.89 | 32.56 |
| 2003 | 182 | 237.81 | 182.05 | 235.95 | 430.06 | 15.16 | 27.68 |
| 2004 | 204 | 264.21 | 206.35 | 268.27 | 489.09 | 17.28 | 30.97 |
| 合计 | 905 | 237.95 | 186.69 | 237.83 | 434.88 | 15.57 | 28.09 |

注：中标率为中国标化发病率，世标率为世界标化发病率。

表 448　中山市小榄镇 2000—2004 年女性恶性肿瘤发病概况（N，1/10⁵，%）

| 年份 | 例数 | 粗率 | 中标率 | 世标率 | 35～64 岁截缩率 | 0～64 岁累积率 | 0～74 岁累积率 |
|---|---|---|---|---|---|---|---|
| 2000 | 85 | 111.94 | 81.60 | 103.62 | 227.43 | 8.00 | 10.99 |
| 2001 | 102 | 132.69 | 98.46 | 122.65 | 224.52 | 7.85 | 14.68 |
| 2002 | 104 | 133.98 | 102.25 | 127.00 | 246.49 | 8.82 | 15.08 |
| 2003 | 111 | 142.07 | 108.34 | 133.51 | 268.88 | 10.04 | 14.69 |
| 2004 | 163 | 207.27 | 152.77 | 188.28 | 361.61 | 13.28 | 18.85 |
| 合计 | 565 | 145.92 | 108.94 | 135.31 | 266.29 | 9.62 | 14.89 |

注：中标率为中国标化发病率，世标率为世界标化发病率。

表 449　中山市小榄镇 2000—2004 年男女合计恶性肿瘤发病概况（N，1/10⁵，%）

| 年份 | 例数 | 粗率 | 中标率 | 世标率 | 35～64 岁截缩率 | 0～64 岁累积率 | 0～74 岁累积率 |
|---|---|---|---|---|---|---|---|
| 2000 | 221 | 146.49 | 111.38 | 141.70 | 290.55 | 10.39 | 15.86 |
| 2001 | 282 | 184.89 | 143.78 | 177.39 | 329.89 | 11.76 | 21.18 |
| 2002 | 307 | 199.83 | 152.06 | 192.30 | 354.48 | 12.81 | 23.48 |
| 2003 | 293 | 189.44 | 142.74 | 180.83 | 349.14 | 12.59 | 20.92 |
| 2004 | 367 | 235.48 | 177.96 | 225.46 | 425.05 | 15.27 | 24.64 |
| 合计 | 1470 | 191.52 | 145.80 | 183.81 | 350.28 | 12.58 | 21.24 |

注：中标率为中国标化发病率，世标率为世界标化发病率。

## 5. 年龄别发病率

2000—2004 年期间中山市小榄镇恶性肿瘤年龄别发病率从 30 岁左右迅速上升，男性 70 岁左右达高峰，其后迅速下降，女性 80 岁左右达高峰，其后开始下降（图 254）。

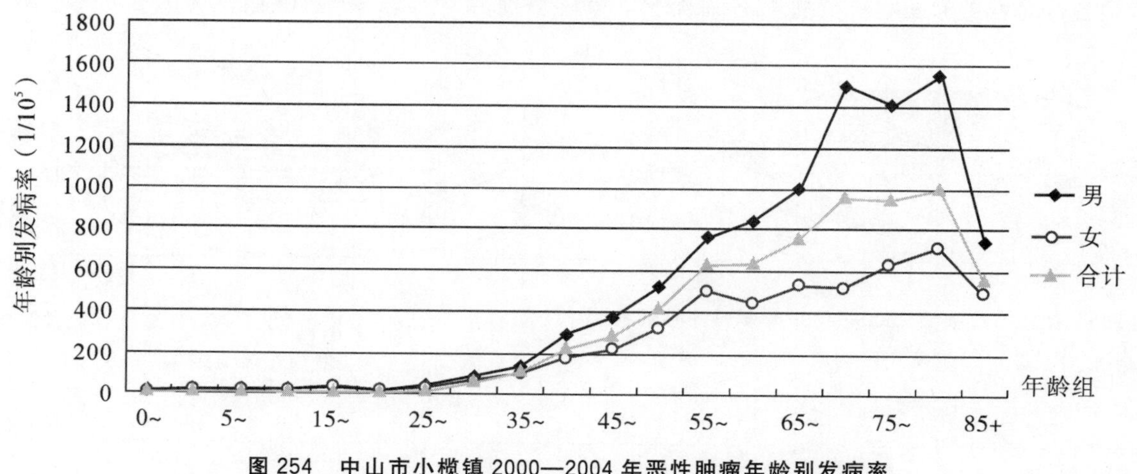


图 254　中山市小榄镇 2000—2004 年恶性肿瘤年龄别发病率

除 1～9 岁和 15～19 岁 3 个年龄段女性发病多于男性外，小榄镇大部分年龄段男性恶性肿瘤发病多于女性，尤以 70～74 岁年龄段最为明显，其男女发病比值为 2.90（表 450）。

**表 450　中山市小榄镇 2000—2004 年恶性肿瘤年龄别发病率（1/10⁵）**

| 年龄组 | 男 | 女 | 合计 | 比值 |
|---|---|---|---|---|
| 0～ | 0.00 | 0.00 | 0.00 | 0.00 |
| 1～ | 8.40 | 14.51 | 11.23 | 0.58 |
| 5～ | 14.98 | 16.39 | 15.65 | 0.91 |
| 10～ | 23.32 | 8.20 | 15.96 | 2.84 |
| 15～ | 6.65 | 34.60 | 20.35 | 0.19 |
| 20～ | 15.53 | 7.48 | 11.43 | 2.08 |
| 25～ | 33.33 | 19.32 | 26.01 | 1.73 |
| 30～ | 76.38 | 54.41 | 64.94 | 1.40 |
| 35～ | 134.97 | 104.72 | 119.66 | 1.29 |
| 40～ | 291.57 | 178.83 | 235.54 | 1.63 |
| 45～ | 365.44 | 220.36 | 292.69 | 1.66 |
| 50～ | 526.52 | 324.69 | 424.64 | 1.62 |
| 55～ | 772.02 | 502.47 | 635.64 | 1.54 |
| 60～ | 847.18 | 440.23 | 644.44 | 1.92 |
| 65～ | 1003.41 | 536.30 | 761.68 | 1.87 |
| 70～ | 1499.30 | 517.70 | 971.10 | 2.90 |
| 75～ | 1414.62 | 638.25 | 950.72 | 2.22 |
| 80～ | 1550.59 | 710.33 | 1016.45 | 2.18 |
| 85＋ | 748.02 | 493.19 | 567.87 | 1.52 |
| 合计 | 237.95 | 145.92 | 191.52 | 1.63 |

小榄镇恶性肿瘤发病年龄主要集中在 40～59 岁和 60～79 岁年龄段，其男性发病数分别占同期小榄镇男性恶性肿瘤发病总数的 41％和 42％，女性分别占 40％和 36％（图 255、图 256）。

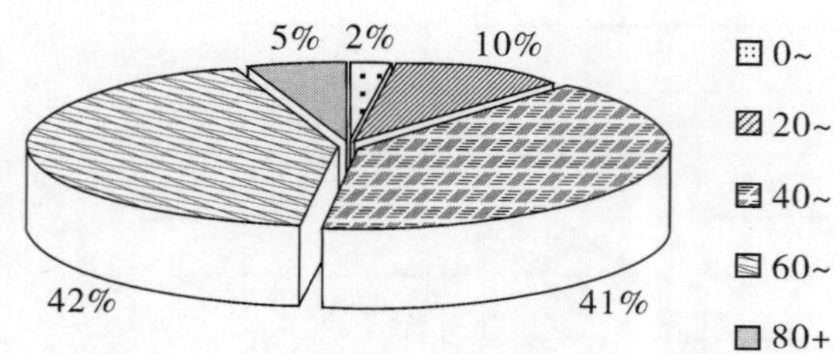


图 255　中山市小榄镇 2000—2004 年男性恶性肿瘤发病年龄构成

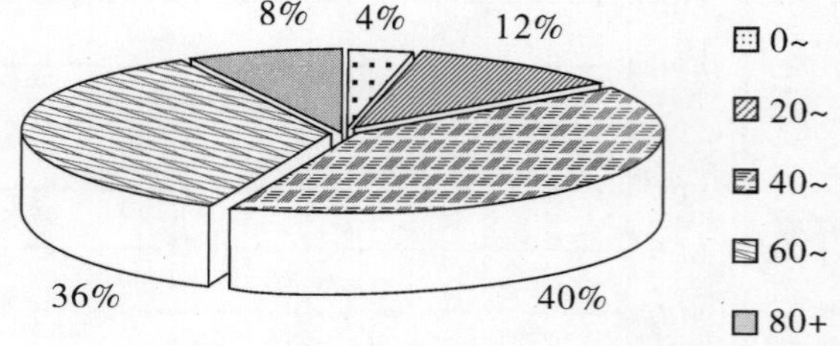


图 256　中山市小榄镇 2000—2004 年女性恶性肿瘤发病年龄构成

表 451　中山市小榄镇 2000—2004 年男性恶性肿瘤年龄别发病率（1/10⁵）

| 部位或病种 | ICD—10 | 0～ | 1～ | 5～ | 10～ | 15～ | 20～ | 25～ | 30～ | 35～ | 40～ | 45～ | 50～ | 55～ | 60～ | 65～ | 70～ | 75～ | 80～ | 85＋ | 合计 |
|---|---|---|---|---|---|---|---|---|---|---|---|---|---|---|---|---|---|---|---|---|---|
| 唇 | C00 | 0.00 | 0.00 | 0.00 | 0.00 | 0.00 | 0.00 | 0.00 | 0.00 | 0.00 | 0.00 | 0.00 | 0.00 | 0.00 | 0.00 | 0.00 | 0.00 | 0.00 | 0.00 | 0.00 | 0.00 |
| 舌 | C01—02 | 0.00 | 0.00 | 0.00 | 0.00 | 0.00 | 0.00 | 0.00 | 0.00 | 0.00 | 0.00 | 3.69 | 5.01 | 0.00 | 0.00 | 9.93 | 12.60 | 0.00 | 0.00 | 0.00 | 1.05 |
| 口 | C03—06 | 0.00 | 0.00 | 0.00 | 0.00 | 0.00 | 0.00 | 0.00 | 0.00 | 0.00 | 0.00 | 7.38 | 5.01 | 8.58 | 8.73 | 9.93 | 25.20 | 0.00 | 0.00 | 0.00 | 2.10 |
| 唾液腺 | C07—08 | 0.00 | 0.00 | 0.00 | 0.00 | 0.00 | 0.00 | 3.03 | 0.00 | 0.00 | 0.00 | 0.00 | 0.00 | 0.00 | 0.00 | 0.00 | 0.00 | 0.00 | 0.00 | 0.00 | 0.26 |
| 扁桃腺 | C09 | 0.00 | 0.00 | 0.00 | 0.00 | 0.00 | 0.00 | 0.00 | 0.00 | 0.00 | 0.00 | 0.00 | 0.00 | 8.58 | 0.00 | 0.00 | 0.00 | 0.00 | 0.00 | 0.00 | 0.26 |
| 其他口咽部 | C10 | 0.00 | 0.00 | 0.00 | 0.00 | 0.00 | 0.00 | 0.00 | 0.00 | 0.00 | 0.00 | 0.00 | 5.01 | 0.00 | 0.00 | 0.00 | 0.00 | 0.00 | 0.00 | 0.00 | 0.26 |
| 鼻咽部 | C11 | 0.00 | 0.00 | 0.00 | 0.00 | 0.00 | 0.00 | 0.00 | 36.77 | 27.61 | 26.85 | 51.68 | 70.20 | 68.62 | 52.40 | 39.74 | 88.19 | 20.80 | 41.91 | 0.00 | 22.09 |
| 喉咽部 | C12—13 | 0.00 | 0.00 | 0.00 | 0.00 | 0.00 | 0.00 | 0.00 | 0.00 | 3.07 | 0.00 | 3.69 | 5.01 | 0.00 | 0.00 | 9.93 | 12.60 | 0.00 | 0.00 | 0.00 | 1.31 |
| 唇，口腔和咽的其他部位和具体部位不明 | C14 | 0.00 | 0.00 | 0.00 | 0.00 | 0.00 | 0.00 | 0.00 | 0.00 | 0.00 | 0.00 | 0.00 | 5.01 | 0.00 | 0.00 | 0.00 | 12.60 | 0.00 | 0.00 | 0.00 | 0.53 |
| 食管 | C15 | 0.00 | 0.00 | 0.00 | 0.00 | 0.00 | 0.00 | 0.00 | 0.00 | 9.20 | 30.69 | 62.75 | 80.23 | 128.67 | 131.01 | 89.41 | 176.39 | 104.02 | 83.82 | 166.23 | 27.87 |
| 胃 | C16 | 0.00 | 0.00 | 0.00 | 0.00 | 0.00 | 0.00 | 0.00 | 0.00 | 6.14 | 3.84 | 11.07 | 15.04 | 34.31 | 26.20 | 19.87 | 63.00 | 62.41 | 41.91 | 0.00 | 7.10 |
| 小肠 | C17 | 0.00 | 0.00 | 0.00 | 0.00 | 0.00 | 0.00 | 0.00 | 0.00 | 0.00 | 0.00 | 0.00 | 5.01 | 0.00 | 0.00 | 9.93 | 0.00 | 0.00 | 0.00 | 0.00 | 0.53 |
| 结肠 | C18 | 0.00 | 0.00 | 0.00 | 0.00 | 0.00 | 0.00 | 0.00 | 0.00 | 3.07 | 15.35 | 7.38 | 15.04 | 68.62 | 52.40 | 59.61 | 63.00 | 41.61 | 83.82 | 0.00 | 10.25 |
| 直肠和乙状结肠连接处 | C19—20 | 0.00 | 0.00 | 0.00 | 0.00 | 0.00 | 0.00 | 0.00 | 0.00 | 3.07 | 19.18 | 0.00 | 10.03 | 34.31 | 17.47 | 59.61 | 113.39 | 145.62 | 83.82 | 0.00 | 9.99 |
| 肛门 | C21 | 0.00 | 0.00 | 0.00 | 0.00 | 0.00 | 0.00 | 0.00 | 0.00 | 0.00 | 0.00 | 0.00 | 0.00 | 0.00 | 0.00 | 0.00 | 0.00 | 0.00 | 0.00 | 0.00 | 0.00 |
| 肝脏和肝内胆管 | C22 | 0.00 | 0.00 | 3.00 | 0.00 | 0.00 | 11.64 | 9.09 | 22.63 | 58.28 | 92.07 | 99.67 | 120.35 | 137.25 | 87.34 | 198.70 | 125.99 | 104.02 | 83.82 | 0.00 | 45.22 |
| 胆囊 | C23 | 0.00 | 0.00 | 0.00 | 0.00 | 0.00 | 0.00 | 0.00 | 0.00 | 0.00 | 0.00 | 0.00 | 0.00 | 0.00 | 0.00 | 9.93 | 25.20 | 41.61 | 0.00 | 0.00 | 1.31 |
| 肝外胆管 | C24 | 0.00 | 0.00 | 0.00 | 0.00 | 0.00 | 0.00 | 0.00 | 0.00 | 0.00 | 3.84 | 0.00 | 10.03 | 8.58 | 8.73 | 9.93 | 113.39 | 62.41 | 251.45 | 0.00 | 6.31 |
| 胰腺 | C25 | 0.00 | 0.00 | 0.00 | 0.00 | 0.00 | 0.00 | 0.00 | 0.00 | 0.00 | 0.00 | 0.00 | 5.01 | 8.58 | 34.94 | 29.80 | 0.00 | 62.41 | 0.00 | 0.00 | 3.16 |
| 鼻腔、中耳和副鼻窦 | C30—31 | 0.00 | 0.00 | 0.00 | 0.00 | 0.00 | 0.00 | 0.00 | 2.83 | 0.00 | 3.84 | 3.69 | 5.01 | 0.00 | 8.73 | 0.00 | 0.00 | 0.00 | 0.00 | 0.00 | 1.31 |
| 喉 | C32 | 0.00 | 0.00 | 0.00 | 0.00 | 0.00 | 0.00 | 0.00 | 0.00 | 3.07 | 3.84 | 7.38 | 10.03 | 17.16 | 17.47 | 39.74 | 37.80 | 20.80 | 0.00 | 0.00 | 4.73 |
| 气管、支气管和肺 | C33—34 | 0.00 | 0.00 | 0.00 | 0.00 | 0.00 | 0.00 | 0.00 | 5.66 | 0.00 | 38.36 | 47.99 | 95.27 | 171.56 | 244.55 | 248.37 | 327.58 | 436.87 | 460.99 | 166.23 | 46.54 |

（续上表）

| 部位或病种 | ICD—10 | 0～ | 1～ | 5～ | 10～ | 15～ | 20～ | 25～ | 30～ | 35～ | 40～ | 45～ | 50～ | 55～ | 60～ | 65～ | 70～ | 75～ | 80～ | 85+ | 合计 |
|---|---|---|---|---|---|---|---|---|---|---|---|---|---|---|---|---|---|---|---|---|---|
| 其他呼吸器官 | C37—38 | 0.00 | 0.00 | 0.00 | 0.00 | 0.00 | 0.00 | 0.00 | 0.00 | 0.00 | 3.84 | 0.00 | 5.01 | 0.00 | 0.00 | 0.00 | 0.00 | 0.00 | 0.00 | 0.00 | 0.53 |
| 骨和关节软骨 | C40—41 | 0.00 | 0.00 | 0.00 | 0.00 | 0.00 | 0.00 | 0.00 | 0.00 | 0.00 | 0.00 | 0.00 | 5.01 | 17.16 | 8.73 | 0.00 | 12.60 | 0.00 | 0.00 | 0.00 | 1.31 |
| 皮肤恶性黑色素瘤 | C43 | 0.00 | 0.00 | 0.00 | 0.00 | 0.00 | 0.00 | 0.00 | 0.00 | 0.00 | 0.00 | 0.00 | 0.00 | 0.00 | 0.00 | 0.00 | 0.00 | 0.00 | 0.00 | 0.00 | 0.00 |
| 皮肤其他恶性肿瘤 | C44 | 0.00 | 0.00 | 0.00 | 0.00 | 0.00 | 0.00 | 0.00 | 0.00 | 0.00 | 0.00 | 7.38 | 0.00 | 0.00 | 26.20 | 19.87 | 12.60 | 0.00 | 0.00 | 83.11 | 2.37 |
| 间皮瘤 | C45 | 0.00 | 0.00 | 0.00 | 0.00 | 0.00 | 0.00 | 0.00 | 0.00 | 0.00 | 0.00 | 3.69 | 0.00 | 0.00 | 8.73 | 0.00 | 0.00 | 20.80 | 0.00 | 0.00 | 0.79 |
| kaposi 氏肉瘤 | C46 | 0.00 | 0.00 | 0.00 | 0.00 | 0.00 | 0.00 | 0.00 | 0.00 | 0.00 | 0.00 | 0.00 | 0.00 | 0.00 | 0.00 | 0.00 | 0.00 | 0.00 | 0.00 | 0.00 | 0.00 |
| 结缔组织和其他软组织 | C47、49 | 0.00 | 0.00 | 0.00 | 2.59 | 0.00 | 0.00 | 0.00 | 0.00 | 0.00 | 0.00 | 0.00 | 0.00 | 0.00 | 0.00 | 0.00 | 0.00 | 0.00 | 0.00 | 0.00 | 0.26 |
| 乳房 | C50 | 0.00 | 0.00 | 0.00 | 0.00 | 0.00 | 0.00 | 0.00 | 0.00 | 0.00 | 0.00 | 11.07 | 0.00 | 0.00 | 0.00 | 0.00 | 0.00 | 0.00 | 0.00 | 0.00 | 0.79 |
| 外阴 | C51 | 0.00 | 0.00 | 0.00 | 0.00 | 0.00 | 0.00 | 0.00 | 0.00 | 0.00 | 0.00 | 0.00 | 0.00 | 0.00 | 0.00 | 0.00 | 0.00 | 0.00 | 0.00 | 0.00 | 0.00 |
| 阴道 | C52 | 0.00 | 0.00 | 0.00 | 0.00 | 0.00 | 0.00 | 0.00 | 0.00 | 0.00 | 0.00 | 0.00 | 0.00 | 0.00 | 0.00 | 0.00 | 0.00 | 0.00 | 0.00 | 0.00 | 0.00 |
| 子宫颈 | C53 | 0.00 | 0.00 | 0.00 | 0.00 | 0.00 | 0.00 | 0.00 | 0.00 | 0.00 | 0.00 | 0.00 | 0.00 | 0.00 | 0.00 | 0.00 | 0.00 | 0.00 | 0.00 | 0.00 | 0.00 |
| 子宫体 | C54 | 0.00 | 0.00 | 0.00 | 0.00 | 0.00 | 0.00 | 0.00 | 0.00 | 0.00 | 0.00 | 0.00 | 0.00 | 0.00 | 0.00 | 0.00 | 0.00 | 0.00 | 0.00 | 0.00 | 0.00 |
| 子宫恶性肿瘤、未注明部位 | C55 | 0.00 | 0.00 | 0.00 | 0.00 | 0.00 | 0.00 | 0.00 | 0.00 | 0.00 | 0.00 | 0.00 | 0.00 | 0.00 | 0.00 | 0.00 | 0.00 | 0.00 | 0.00 | 0.00 | 0.00 |
| 卵巢 | C56 | 0.00 | 0.00 | 0.00 | 0.00 | 0.00 | 0.00 | 0.00 | 0.00 | 0.00 | 0.00 | 0.00 | 0.00 | 0.00 | 0.00 | 0.00 | 0.00 | 0.00 | 0.00 | 0.00 | 0.00 |
| 其他和未说明的女性生殖器官恶性肿瘤 | C57 | 0.00 | 0.00 | 0.00 | 0.00 | 0.00 | 0.00 | 0.00 | 0.00 | 0.00 | 0.00 | 0.00 | 0.00 | 0.00 | 0.00 | 0.00 | 0.00 | 0.00 | 0.00 | 0.00 | 0.00 |
| 胎盘 | C58 | 0.00 | 0.00 | 0.00 | 0.00 | 0.00 | 0.00 | 0.00 | 0.00 | 0.00 | 0.00 | 0.00 | 0.00 | 0.00 | 0.00 | 0.00 | 0.00 | 0.00 | 0.00 | 0.00 | 0.00 |
| 阴茎 | C60 | 0.00 | 0.00 | 0.00 | 0.00 | 0.00 | 0.00 | 0.00 | 0.00 | 0.00 | 3.84 | 0.00 | 0.00 | 17.16 | 0.00 | 0.00 | 0.00 | 0.00 | 0.00 | 0.00 | 0.79 |
| 前列腺 | C61 | 0.00 | 0.00 | 0.00 | 0.00 | 0.00 | 0.00 | 0.00 | 0.00 | 0.00 | 0.00 | 0.00 | 5.01 | 0.00 | 8.73 | 9.93 | 75.59 | 104.02 | 209.54 | 166.23 | 5.52 |
| 睾丸 | C62 | 0.00 | 0.00 | 0.00 | 2.59 | 0.00 | 0.00 | 0.00 | 2.83 | 0.00 | 3.84 | 0.00 | 0.00 | 0.00 | 0.00 | 0.00 | 0.00 | 0.00 | 0.00 | 0.00 | 0.79 |
| 其他和未说明的男性生殖器官恶性肿瘤 | C63 | 0.00 | 0.00 | 0.00 | 0.00 | 0.00 | 0.00 | 0.00 | 0.00 | 0.00 | 0.00 | 0.00 | 0.00 | 0.00 | 0.00 | 0.00 | 0.00 | 0.00 | 0.00 | 0.00 | 0.00 |
| 肾脏 | C64 | 0.00 | 0.00 | 0.00 | 0.00 | 0.00 | 0.00 | 0.00 | 0.00 | 0.00 | 3.84 | 3.69 | 0.00 | 0.00 | 0.00 | 0.00 | 25.20 | 20.80 | 0.00 | 0.00 | 1.31 |
| 肾盂、肾盏 | C65 | 0.00 | 0.00 | 0.00 | 0.00 | 0.00 | 0.00 | 0.00 | 0.00 | 0.00 | 0.00 | 0.00 | 0.00 | 0.00 | 8.73 | 0.00 | 0.00 | 0.00 | 0.00 | 0.00 | 0.26 |

（续上表）

| 部位或病种 | ICD—10 | 0～ | 1～ | 5～ | 10～ | 15～ | 20～ | 25～ | 30～ | 35～ | 40～ | 45～ | 50～ | 55～ | 60～ | 65～ | 70～ | 75～ | 80～ | 85＋ | 合计 |
|---|---|---|---|---|---|---|---|---|---|---|---|---|---|---|---|---|---|---|---|---|---|
| 输尿管 | C66 | 0.00 | 0.00 | 0.00 | 0.00 | 0.00 | 0.00 | 0.00 | 0.00 | 0.00 | 0.00 | 0.00 | 0.00 | 0.00 | 0.00 | 0.00 | 12.60 | 0.00 | 0.00 | 0.00 | 0.26 |
| 膀胱 | C67 | 0.00 | 0.00 | 0.00 | 0.00 | 0.00 | 0.00 | 0.00 | 0.00 | 0.00 | 3.84 | 3.69 | 5.01 | 17.16 | 26.20 | 29.80 | 50.40 | 83.21 | 125.72 | 83.11 | 6.05 |
| 其他和未说明的泌尿器官 | C68 | 0.00 | 0.00 | 0.00 | 0.00 | 0.00 | 0.00 | 0.00 | 0.00 | 0.00 | 0.00 | 0.00 | 0.00 | 0.00 | 0.00 | 0.00 | 0.00 | 0.00 | 0.00 | 0.00 | 0.00 |
| 眼 | C69 | 0.00 | 4.20 | 0.00 | 0.00 | 0.00 | 0.00 | 0.00 | 0.00 | 0.00 | 0.00 | 0.00 | 0.00 | 0.00 | 0.00 | 0.00 | 0.00 | 0.00 | 0.00 | 0.00 | 0.26 |
| 脑、神经系统 | C70－72、D | 0.00 | 0.00 | 3.00 | 5.18 | 0.00 | 0.00 | 3.03 | 0.00 | 9.20 | 11.51 | 3.69 | 0.00 | 8.58 | 8.73 | 19.87 | 12.60 | 0.00 | 41.91 | 0.00 | 4.47 |
| 甲状腺 | C73 | 0.00 | 0.00 | 0.00 | 0.00 | 0.00 | 0.00 | 3.03 | 0.00 | 0.00 | 0.00 | 3.69 | 5.01 | 0.00 | 8.73 | 0.00 | 0.00 | 0.00 | 0.00 | 0.00 | 1.05 |
| 肾上腺 | C74 | 0.00 | 0.00 | 0.00 | 0.00 | 0.00 | 0.00 | 0.00 | 0.00 | 0.00 | 0.00 | 0.00 | 0.00 | 0.00 | 0.00 | 0.00 | 0.00 | 0.00 | 0.00 | 0.00 | 0.00 |
| 其他内分泌腺 | C75 | 0.00 | 0.00 | 0.00 | 0.00 | 0.00 | 0.00 | 0.00 | 0.00 | 0.00 | 0.00 | 0.00 | 0.00 | 0.00 | 0.00 | 0.00 | 0.00 | 0.00 | 0.00 | 0.00 | 0.00 |
| 霍奇金氏病 | C81 | 0.00 | 0.00 | 0.00 | 0.00 | 0.00 | 0.00 | 0.00 | 0.00 | 0.00 | 0.00 | 0.00 | 0.00 | 0.00 | 0.00 | 0.00 | 0.00 | 0.00 | 0.00 | 0.00 | 0.00 |
| 非霍奇金氏病 | C82—85、C96 | 0.00 | 4.20 | 0.00 | 2.59 | 3.33 | 0.00 | 12.12 | 0.00 | 3.07 | 15.35 | 11.07 | 20.06 | 8.58 | 26.20 | 0.00 | 37.80 | 20.80 | 41.91 | 0.00 | 7.36 |
| 多发性骨髓瘤和恶性浆细胞肿瘤 | C90 | 0.00 | 0.00 | 0.00 | 2.59 | 0.00 | 0.00 | 0.00 | 0.00 | 0.00 | 0.00 | 3.69 | 0.00 | 0.00 | 0.00 | 9.93 | 0.00 | 0.00 | 0.00 | 0.00 | 0.79 |
| 淋巴细胞白血病 | C91 | 0.00 | 0.00 | 0.00 | 0.00 | 0.00 | 0.00 | 0.00 | 5.66 | 0.00 | 0.00 | 0.00 | 0.00 | 0.00 | 0.00 | 0.00 | 12.60 | 0.00 | 0.00 | 0.00 | 0.79 |
| 髓细胞性白血病 | C92 | 0.00 | 0.00 | 8.99 | 5.18 | 3.33 | 3.88 | 0.00 | 0.00 | 6.14 | 3.84 | 7.38 | 0.00 | 8.58 | 17.47 | 29.80 | 12.60 | 20.80 | 0.00 | 0.00 | 5.26 |
| 单核细胞性白血病 | C93 | 0.00 | 0.00 | 0.00 | 2.59 | 0.00 | 0.00 | 0.00 | 0.00 | 0.00 | 0.00 | 0.00 | 0.00 | 0.00 | 0.00 | 0.00 | 0.00 | 0.00 | 0.00 | 0.00 | 0.26 |
| 其他指明的白血病 | C94 | 0.00 | 0.00 | 0.00 | 0.00 | 0.00 | 0.00 | 3.03 | 0.00 | 0.00 | 0.00 | 0.00 | 0.00 | 0.00 | 0.00 | 0.00 | 0.00 | 0.00 | 0.00 | 0.00 | 0.26 |
| 未指明细胞类型的白血病 | C95 | 0.00 | 0.00 | 0.00 | 0.00 | 0.00 | 0.00 | 0.00 | 0.00 | 3.07 | 3.84 | 0.00 | 0.00 | 0.00 | 0.00 | 0.00 | 0.00 | 0.00 | 0.00 | 0.00 | 0.53 |
| 独立的多个部位的（原发性）恶性肿瘤 | C97 | 0.00 | 0.00 | 0.00 | 0.00 | 0.00 | 0.00 | 0.00 | 0.00 | 0.00 | 0.00 | 0.00 | 0.00 | 0.00 | 0.00 | 0.00 | 0.00 | 0.00 | 0.00 | 0.00 | 0.00 |
| 其他及不明部位 | C26、39、48、76—80 | 0.00 | 0.00 | 0.00 | 0.00 | 0.00 | 0.00 | 0.00 | 0.00 | 0.00 | 0.00 | 0.00 | 15.04 | 0.00 | 8.73 | 39.74 | 37.80 | 41.61 | 0.00 | 83.11 | 3.68 |
| 除 C44 合计 | | 0.00 | 8.40 | 14.98 | 23.32 | 6.65 | 15.53 | 33.33 | 76.38 | 134.97 | 291.57 | 358.06 | 526.52 | 772.02 | 820.98 | 983.54 | 1486.70 | 1414.62 | 1550.59 | 664.91 | 235.58 |
| 合计 | | 0.00 | 8.40 | 14.98 | 23.32 | 6.65 | 15.53 | 33.33 | 76.38 | 134.97 | 291.57 | 365.44 | 526.52 | 772.02 | 847.18 | 1003.41 | 1499.30 | 1414.62 | 1550.59 | 748.02 | 237.95 |

表 452　中山市小榄镇 2000—2004 年女性恶性肿瘤年龄别发病率（1/10$^5$）

| 部位或病种 | ICD—10 | 0～ | 1～ | 5～ | 10～ | 15～ | 20～ | 25～ | 30～ | 35～ | 40～ | 45～ | 50～ | 55～ | 60～ | 65～ | 70～ | 75～ | 80～ | 85＋ | 合计 |
|---|---|---|---|---|---|---|---|---|---|---|---|---|---|---|---|---|---|---|---|---|---|
| 唇 | C00 | 0.00 | 0.00 | 0.00 | 0.00 | 0.00 | 0.00 | 0.00 | 0.00 | 0.00 | 0.00 | 0.00 | 0.00 | 0.00 | 0.00 | 0.00 | 0.00 | 0.00 | 0.00 | 32.88 | 0.26 |
| 舌 | C01—02 | 0.00 | 0.00 | 0.00 | 0.00 | 0.00 | 0.00 | 0.00 | 0.00 | 0.00 | 0.00 | 0.00 | 0.00 | 16.75 | 0.00 | 9.25 | 0.00 | 0.00 | 0.00 | 0.00 | 0.77 |
| 口 | C03—06 | 0.00 | 0.00 | 0.00 | 0.00 | 0.00 | 0.00 | 0.00 | 0.00 | 5.98 | 0.00 | 3.67 | 0.00 | 0.00 | 8.80 | 0.00 | 0.00 | 0.00 | 0.00 | 0.00 | 1.03 |
| 唾液腺 | C07—08 | 0.00 | 0.00 | 0.00 | 0.00 | 0.00 | 0.00 | 0.00 | 2.59 | 0.00 | 0.00 | 0.00 | 0.00 | 0.00 | 0.00 | 0.00 | 0.00 | 13.88 | 0.00 | 0.00 | 0.52 |
| 扁桃腺 | C09 | 0.00 | 0.00 | 0.00 | 0.00 | 0.00 | 0.00 | 0.00 | 0.00 | 0.00 | 0.00 | 0.00 | 0.00 | 0.00 | 0.00 | 0.00 | 0.00 | 0.00 | 0.00 | 0.00 | 0.00 |
| 其他口咽部 | C10 | 0.00 | 0.00 | 0.00 | 0.00 | 0.00 | 0.00 | 0.00 | 0.00 | 0.00 | 0.00 | 0.00 | 0.00 | 0.00 | 0.00 | 0.00 | 0.00 | 0.00 | 0.00 | 0.00 | 0.00 |
| 鼻咽部 | C11 | 0.00 | 0.00 | 0.00 | 0.00 | 3.46 | 0.00 | 2.76 | 2.59 | 8.98 | 3.89 | 14.69 | 4.92 | 8.37 | 35.22 | 18.49 | 10.79 | 0.00 | 0.00 | 32.88 | 5.42 |
| 喉咽部 | C12—13 | 0.00 | 0.00 | 0.00 | 0.00 | 0.00 | 0.00 | 0.00 | 0.00 | 0.00 | 0.00 | 0.00 | 0.00 | 0.00 | 0.00 | 0.00 | 0.00 | 0.00 | 0.00 | 0.00 | 0.00 |
| 唇，口腔和咽的其他部位和具体部位不明 | C14 | 0.00 | 0.00 | 0.00 | 0.00 | 0.00 | 0.00 | 0.00 | 0.00 | 0.00 | 0.00 | 0.00 | 0.00 | 0.00 | 0.00 | 0.00 | 0.00 | 0.00 | 0.00 | 0.00 | 0.00 |
| 食管 | C15 | 0.00 | 0.00 | 0.00 | 0.00 | 0.00 | 0.00 | 0.00 | 0.00 | 0.00 | 0.00 | 3.67 | 0.00 | 0.00 | 8.80 | 0.00 | 0.00 | 13.88 | 23.68 | 0.00 | 1.03 |
| 胃 | C16 | 0.00 | 0.00 | 0.00 | 0.00 | 0.00 | 0.00 | 0.00 | 2.59 | 0.00 | 11.66 | 3.67 | 14.76 | 0.00 | 17.61 | 0.00 | 32.36 | 55.50 | 0.00 | 0.00 | 4.39 |
| 小肠 | C17 | 0.00 | 0.00 | 0.00 | 0.00 | 0.00 | 0.00 | 0.00 | 0.00 | 0.00 | 0.00 | 0.00 | 4.92 | 0.00 | 0.00 | 0.00 | 10.79 | 0.00 | 23.68 | 0.00 | 0.77 |
| 结肠 | C18 | 0.00 | 0.00 | 0.00 | 0.00 | 0.00 | 0.00 | 0.00 | 2.59 | 2.99 | 11.66 | 0.00 | 24.60 | 16.75 | 52.83 | 46.23 | 32.36 | 111.00 | 118.39 | 32.88 | 10.33 |
| 直肠和乙状结肠连接处 | C19—20 | 0.00 | 0.00 | 0.00 | 0.00 | 0.00 | 0.00 | 0.00 | 2.59 | 11.97 | 15.55 | 3.67 | 14.76 | 8.37 | 26.41 | 36.99 | 53.93 | 41.63 | 47.36 | 98.64 | 8.78 |
| 肛门 | C21 | 0.00 | 0.00 | 0.00 | 0.00 | 0.00 | 0.00 | 0.00 | 0.00 | 0.00 | 0.00 | 0.00 | 0.00 | 0.00 | 0.00 | 9.25 | 0.00 | 0.00 | 0.00 | 0.00 | 0.26 |
| 肝脏和肝内胆管 | C22 | 0.00 | 0.00 | 0.00 | 0.00 | 0.00 | 0.00 | 2.76 | 0.00 | 5.98 | 15.55 | 14.69 | 24.60 | 16.75 | 17.61 | 55.48 | 43.14 | 69.38 | 71.03 | 0.00 | 9.81 |
| 胆囊 | C23 | 0.00 | 0.00 | 0.00 | 0.00 | 0.00 | 0.00 | 0.00 | 0.00 | 0.00 | 3.89 | 0.00 | 0.00 | 0.00 | 0.00 | 0.00 | 10.79 | 27.75 | 0.00 | 32.88 | 1.29 |
| 肝外胆管 | C24 | 0.00 | 0.00 | 0.00 | 0.00 | 0.00 | 0.00 | 0.00 | 0.00 | 2.99 | 0.00 | 3.67 | 9.84 | 0.00 | 26.41 | 9.25 | 10.79 | 27.75 | 0.00 | 32.88 | 3.10 |
| 胰腺 | C25 | 0.00 | 0.00 | 0.00 | 0.00 | 0.00 | 0.00 | 0.00 | 0.00 | 0.00 | 0.00 | 0.00 | 0.00 | 16.75 | 17.61 | 0.00 | 10.79 | 69.38 | 23.68 | 0.00 | 2.84 |
| 鼻腔、中耳和副鼻窦 | C30—31 | 0.00 | 0.00 | 0.00 | 0.00 | 0.00 | 0.00 | 0.00 | 0.00 | 0.00 | 0.00 | 0.00 | 4.92 | 0.00 | 0.00 | 0.00 | 0.00 | 0.00 | 23.68 | 0.00 | 0.52 |
| 喉 | C32 | 0.00 | 0.00 | 0.00 | 0.00 | 0.00 | 0.00 | 0.00 | 0.00 | 0.00 | 0.00 | 0.00 | 0.00 | 0.00 | 0.00 | 0.00 | 0.00 | 0.00 | 0.00 | 0.00 | 0.00 |
| 气管、支气管和肺 | C33—34 | 0.00 | 0.00 | 0.00 | 0.00 | 0.00 | 0.00 | 0.00 | 0.00 | 5.98 | 11.66 | 11.02 | 68.87 | 125.62 | 123.26 | 212.67 | 172.57 | 124.88 | 142.07 | 65.76 | 27.63 |

（续上表）

| 部位或病种 | ICD—10 | 0～ | 1～ | 5～ | 10～ | 15～ | 20～ | 25～ | 30～ | 35～ | 40～ | 45～ | 50～ | 55～ | 60～ | 65～ | 70～ | 75～ | 80～ | 85+ | 合计 |
|---|---|---|---|---|---|---|---|---|---|---|---|---|---|---|---|---|---|---|---|---|---|
| 其他呼吸器官 | C37—38 | 0.00 | 0.00 | 0.00 | 0.00 | 0.00 | 0.00 | 0.00 | 0.00 | 0.00 | 0.00 | 0.00 | 0.00 | 0.00 | 0.00 | 0.00 | 0.00 | 0.00 | 0.00 | 0.00 | 0.00 |
| 骨和关节软骨 | C40—41 | 0.00 | 0.00 | 3.28 | 0.00 | 0.00 | 0.00 | 0.00 | 0.00 | 0.00 | 0.00 | 0.00 | 0.00 | 0.00 | 0.00 | 0.00 | 10.79 | 0.00 | 0.00 | 0.00 | 0.52 |
| 皮肤恶性黑色素瘤 | C43 | 0.00 | 0.00 | 0.00 | 0.00 | 0.00 | 0.00 | 0.00 | 0.00 | 0.00 | 0.00 | 0.00 | 4.92 | 0.00 | 0.00 | 0.00 | 10.79 | 0.00 | 0.00 | 0.00 | 0.52 |
| 皮肤其他恶性肿瘤 | C44 | 0.00 | 0.00 | 0.00 | 0.00 | 0.00 | 0.00 | 0.00 | 0.00 | 2.99 | 0.00 | 7.35 | 4.92 | 0.00 | 8.80 | 9.25 | 10.79 | 0.00 | 71.03 | 65.76 | 3.10 |
| 间皮瘤 | C45 | 0.00 | 0.00 | 0.00 | 0.00 | 0.00 | 0.00 | 0.00 | 0.00 | 0.00 | 0.00 | 0.00 | 0.00 | 0.00 | 0.00 | 0.00 | 0.00 | 0.00 | 0.00 | 0.00 | 0.00 |
| kaposi 氏肉瘤 | C46 | 0.00 | 0.00 | 0.00 | 0.00 | 0.00 | 0.00 | 0.00 | 0.00 | 0.00 | 0.00 | 0.00 | 0.00 | 0.00 | 0.00 | 0.00 | 0.00 | 0.00 | 0.00 | 0.00 | 0.00 |
| 结缔组织和其他软组织 | C47、49 | 0.00 | 0.00 | 0.00 | 0.00 | 0.00 | 0.00 | 0.00 | 0.00 | 0.00 | 0.00 | 0.00 | 0.00 | 8.37 | 0.00 | 0.00 | 0.00 | 13.88 | 0.00 | 0.00 | 0.52 |
| 乳房 | C50 | 0.00 | 0.00 | 0.00 | 0.00 | 0.00 | 0.00 | 0.00 | 20.73 | 23.94 | 46.65 | 77.12 | 59.03 | 92.12 | 70.44 | 36.99 | 43.14 | 41.63 | 47.36 | 65.76 | 24.54 |
| 外阴 | C51 | 0.00 | 0.00 | 0.00 | 0.00 | 0.00 | 0.00 | 0.00 | 0.00 | 0.00 | 0.00 | 0.00 | 0.00 | 8.37 | 0.00 | 0.00 | 0.00 | 0.00 | 23.68 | 0.00 | 0.52 |
| 阴道 | C52 | 0.00 | 0.00 | 0.00 | 0.00 | 0.00 | 0.00 | 0.00 | 0.00 | 0.00 | 3.89 | 0.00 | 0.00 | 0.00 | 0.00 | 9.25 | 10.79 | 0.00 | 0.00 | 0.00 | 0.77 |
| 子宫颈 | C53 | 0.00 | 0.00 | 0.00 | 0.00 | 3.46 | 0.00 | 0.00 | 5.18 | 14.96 | 11.66 | 11.02 | 9.84 | 16.75 | 8.80 | 9.25 | 0.00 | 0.00 | 0.00 | 0.00 | 5.17 |
| 子宫体 | C54 | 0.00 | 0.00 | 0.00 | 0.00 | 0.00 | 0.00 | 0.00 | 0.00 | 2.99 | 7.78 | 22.04 | 39.36 | 50.25 | 0.00 | 9.25 | 10.79 | 0.00 | 0.00 | 0.00 | 6.46 |
| 子宫恶性肿瘤、未注明部位 | C55 | 0.00 | 0.00 | 0.00 | 0.00 | 0.00 | 0.00 | 0.00 | 0.00 | 0.00 | 0.00 | 0.00 | 0.00 | 0.00 | 0.00 | 0.00 | 0.00 | 0.00 | 0.00 | 0.00 | 0.00 |
| 卵巢 | C56 | 0.00 | 0.00 | 0.00 | 0.00 | 3.46 | 0.00 | 2.76 | 0.00 | 2.99 | 15.55 | 7.35 | 19.68 | 8.37 | 0.00 | 18.49 | 10.79 | 0.00 | 0.00 | 0.00 | 4.39 |
| 其他和未说明的女性生殖器官恶性肿瘤 | C57 | 0.00 | 0.00 | 0.00 | 0.00 | 0.00 | 0.00 | 0.00 | 0.00 | 0.00 | 0.00 | 0.00 | 0.00 | 0.00 | 0.00 | 0.00 | 0.00 | 0.00 | 0.00 | 0.00 | 0.00 |
| 胎盘 | C58 | 0.00 | 0.00 | 0.00 | 0.00 | 0.00 | 0.00 | 0.00 | 0.00 | 0.00 | 0.00 | 0.00 | 0.00 | 0.00 | 0.00 | 0.00 | 0.00 | 0.00 | 0.00 | 0.00 | 0.00 |
| 阴茎 | C60 | 0.00 | 0.00 | 0.00 | 0.00 | 0.00 | 0.00 | 0.00 | 0.00 | 0.00 | 0.00 | 0.00 | 0.00 | 0.00 | 0.00 | 0.00 | 0.00 | 0.00 | 0.00 | 0.00 | 0.00 |
| 前列腺 | C61 | 0.00 | 0.00 | 0.00 | 0.00 | 0.00 | 0.00 | 0.00 | 0.00 | 0.00 | 0.00 | 0.00 | 0.00 | 0.00 | 0.00 | 0.00 | 0.00 | 0.00 | 0.00 | 0.00 | 0.00 |
| 睾丸 | C62 | 0.00 | 0.00 | 0.00 | 0.00 | 0.00 | 0.00 | 0.00 | 0.00 | 0.00 | 0.00 | 0.00 | 0.00 | 0.00 | 0.00 | 0.00 | 0.00 | 0.00 | 0.00 | 0.00 | 0.00 |
| 其他和未说明的男性生殖器官恶性肿瘤 | C63 | 0.00 | 0.00 | 0.00 | 0.00 | 0.00 | 0.00 | 0.00 | 0.00 | 0.00 | 0.00 | 0.00 | 0.00 | 0.00 | 0.00 | 0.00 | 0.00 | 0.00 | 0.00 | 0.00 | 0.00 |
| 肾脏 | C64 | 0.00 | 4.84 | 0.00 | 0.00 | 0.00 | 0.00 | 0.00 | 0.00 | 0.00 | 0.00 | 0.00 | 0.00 | 0.00 | 17.61 | 0.00 | 0.00 | 0.00 | 0.00 | 0.00 | 0.77 |
| 肾盂、肾盏 | C65 | 0.00 | 0.00 | 0.00 | 0.00 | 0.00 | 0.00 | 0.00 | 0.00 | 0.00 | 0.00 | 0.00 | 0.00 | 0.00 | 0.00 | 0.00 | 0.00 | 0.00 | 0.00 | 0.00 | 0.00 |

（续上表）

| 部位或病种 | ICD—10 | 0～ | 1～ | 5～ | 10～ | 15～ | 20～ | 25～ | 30～ | 35～ | 40～ | 45～ | 50～ | 55～ | 60～ | 65～ | 70～ | 75～ | 80～ | 85＋ | 合计 |
|---|---|---|---|---|---|---|---|---|---|---|---|---|---|---|---|---|---|---|---|---|---|
| 输尿管 | C66 | 0.00 | 0.00 | 0.00 | 0.00 | 0.00 | 0.00 | 0.00 | 0.00 | 0.00 | 0.00 | 0.00 | 0.00 | 0.00 | 0.00 | 0.00 | 0.00 | 0.00 | 0.00 | 0.00 | 0.00 |
| 膀胱 | C67 | 0.00 | 0.00 | 0.00 | 0.00 | 0.00 | 0.00 | 0.00 | 0.00 | 0.00 | 0.00 | 0.00 | 0.00 | 25.12 | 0.00 | 0.00 | 0.00 | 13.88 | 0.00 | 0.00 | 1.03 |
| 其他和未说明的泌尿器官 | C68 | 0.00 | 0.00 | 0.00 | 0.00 | 0.00 | 0.00 | 0.00 | 0.00 | 0.00 | 0.00 | 0.00 | 0.00 | 0.00 | 0.00 | 0.00 | 0.00 | 0.00 | 0.00 | 0.00 | 0.00 |
| 眼 | C69 | 0.00 | 0.00 | 0.00 | 0.00 | 0.00 | 0.00 | 0.00 | 0.00 | 0.00 | 0.00 | 0.00 | 0.00 | 0.00 | 0.00 | 0.00 | 0.00 | 0.00 | 0.00 | 0.00 | 0.00 |
| 脑、神经系统 | C70－72、D | 0.00 | 0.00 | 3.28 | 5.47 | 0.00 | 0.00 | 0.00 | 2.59 | 2.99 | 0.00 | 3.67 | 0.00 | 8.37 | 0.00 | 0.00 | 10.79 | 0.00 | 0.00 | 0.00 | 2.07 |
| 甲状腺 | C73 | 0.00 | 0.00 | 0.00 | 0.00 | 3.46 | 0.00 | 2.76 | 2.59 | 2.99 | 7.78 | 3.67 | 0.00 | 33.50 | 0.00 | 27.74 | 0.00 | 0.00 | 0.00 | 0.00 | 3.62 |
| 肾上腺 | C74 | 0.00 | 0.00 | 0.00 | 0.00 | 0.00 | 0.00 | 0.00 | 0.00 | 0.00 | 0.00 | 0.00 | 0.00 | 0.00 | 0.00 | 0.00 | 0.00 | 0.00 | 23.68 | 0.00 | 0.26 |
| 其他内分泌腺 | C75 | 0.00 | 0.00 | 0.00 | 0.00 | 0.00 | 0.00 | 0.00 | 0.00 | 0.00 | 0.00 | 0.00 | 0.00 | 0.00 | 0.00 | 0.00 | 0.00 | 0.00 | 0.00 | 0.00 | 0.00 |
| 霍奇金氏病 | C81 | 0.00 | 0.00 | 0.00 | 0.00 | 0.00 | 0.00 | 2.76 | 0.00 | 0.00 | 0.00 | 0.00 | 0.00 | 0.00 | 0.00 | 0.00 | 0.00 | 0.00 | 0.00 | 0.00 | 0.26 |
| 非霍奇金氏病 | C82—85、C96 | 0.00 | 0.00 | 3.28 | 0.00 | 10.38 | 0.00 | 2.76 | 0.00 | 0.00 | 3.89 | 14.69 | 9.84 | 16.75 | 0.00 | 9.25 | 0.00 | 0.00 | 23.68 | 0.00 | 4.13 |
| 多发性骨髓瘤和恶性浆细胞肿瘤 | C90 | 0.00 | 0.00 | 0.00 | 0.00 | 0.00 | 0.00 | 0.00 | 0.00 | 0.00 | 0.00 | 0.00 | 0.00 | 8.37 | 0.00 | 0.00 | 0.00 | 0.00 | 0.00 | 0.00 | 0.26 |
| 淋巴细胞白血病 | C91 | 0.00 | 4.84 | 3.28 | 0.00 | 3.46 | 3.74 | 0.00 | 2.59 | 2.99 | 0.00 | 3.67 | 0.00 | 0.00 | 0.00 | 9.25 | 0.00 | 0.00 | 0.00 | 0.00 | 2.07 |
| 髓细胞性白血病 | C92 | 0.00 | 4.84 | 3.28 | 2.73 | 3.46 | 3.74 | 0.00 | 5.18 | 2.99 | 7.78 | 3.67 | 0.00 | 8.37 | 0.00 | 0.00 | 10.79 | 13.88 | 23.68 | 0.00 | 3.87 |
| 单核细胞性白血病 | C93 | 0.00 | 0.00 | 0.00 | 0.00 | 0.00 | 0.00 | 0.00 | 0.00 | 0.00 | 0.00 | 3.67 | 0.00 | 0.00 | 0.00 | 0.00 | 0.00 | 0.00 | 0.00 | 0.00 | 0.26 |
| 其他指明的白血病 | C94 | 0.00 | 0.00 | 0.00 | 0.00 | 0.00 | 0.00 | 0.00 | 0.00 | 0.00 | 0.00 | 0.00 | 0.00 | 0.00 | 0.00 | 0.00 | 0.00 | 0.00 | 0.00 | 0.00 | 0.00 |
| 未指明细胞类型的白血病 | C95 | 0.00 | 0.00 | 0.00 | 0.00 | 3.46 | 0.00 | 2.76 | 0.00 | 0.00 | 0.00 | 3.67 | 0.00 | 0.00 | 0.00 | 0.00 | 0.00 | 0.00 | 0.00 | 0.00 | 0.77 |
| 独立的多个部位的（原发性）恶性肿瘤 | C97 | 0.00 | 0.00 | 0.00 | 0.00 | 0.00 | 0.00 | 0.00 | 0.00 | 0.00 | 0.00 | 0.00 | 0.00 | 0.00 | 0.00 | 0.00 | 0.00 | 0.00 | 0.00 | 0.00 | 0.00 |
| 其他及不明部位 | C26、39、48、76—80 | 0.00 | 0.00 | 0.00 | 0.00 | 0.00 | 0.00 | 0.00 | 2.59 | 0.00 | 0.00 | 0.00 | 4.92 | 8.37 | 0.00 | 0.00 | 0.00 | 0.00 | 23.68 | 32.88 | 1.29 |
| 除 C44 合计 |  | 0.00 | 14.51 | 16.39 | 8.20 | 34.60 | 7.48 | 19.32 | 54.41 | 101.73 | 178.83 | 213.01 | 319.77 | 502.47 | 431.43 | 527.05 | 506.91 | 638.25 | 639.29 | 427.43 | 142.82 |
| 合计 |  | 0.00 | 14.51 | 16.39 | 8.20 | 34.60 | 7.48 | 19.32 | 54.41 | 104.72 | 178.83 | 220.36 | 324.69 | 502.47 | 440.23 | 536.30 | 517.70 | 638.25 | 710.33 | 493.19 | 145.92 |

表 453　中山市小榄镇 2000—2004 年男女合计恶性肿瘤年龄别发病率（1/$10^5$）

| 部位或病种 | ICD—10 | 0～ | 1～ | 5～ | 10～ | 15～ | 20～ | 25～ | 30～ | 35～ | 40～ | 45～ | 50～ | 55～ | 60～ | 65～ | 70～ | 75～ | 80～ | 85＋ | 合计 |
|---|---|---|---|---|---|---|---|---|---|---|---|---|---|---|---|---|---|---|---|---|---|
| 唇 | C00 | 0.00 | 0.00 | 0.00 | 0.00 | 0.00 | 0.00 | 0.00 | 0.00 | 0.00 | 0.00 | 0.00 | 0.00 | 0.00 | 0.00 | 0.00 | 0.00 | 0.00 | 0.00 | 23.66 | 0.13 |
| 舌 | C01—02 | 0.00 | 0.00 | 0.00 | 0.00 | 0.00 | 0.00 | 0.00 | 0.00 | 0.00 | 0.00 | 1.84 | 2.48 | 8.48 | 0.00 | 9.58 | 5.81 | 0.00 | 0.00 | 0.00 | 0.91 |
| 口 | C03—06 | 0.00 | 0.00 | 0.00 | 0.00 | 0.00 | 0.00 | 0.00 | 0.00 | 3.03 | 0.00 | 5.52 | 2.48 | 4.24 | 8.77 | 4.79 | 11.63 | 0.00 | 0.00 | 0.00 | 1.56 |
| 唾液腺 | C07—08 | 0.00 | 0.00 | 0.00 | 0.00 | 0.00 | 0.00 | 1.44 | 1.35 | 0.00 | 0.00 | 0.00 | 0.00 | 0.00 | 0.00 | 0.00 | 0.00 | 8.34 | 0.00 | 0.00 | 0.39 |
| 扁桃腺 | C09 | 0.00 | 0.00 | 0.00 | 0.00 | 0.00 | 0.00 | 0.00 | 0.00 | 0.00 | 0.00 | 0.00 | 0.00 | 4.24 | 0.00 | 0.00 | 0.00 | 0.00 | 0.00 | 0.00 | 0.13 |
| 其他口咽部 | C10 | 0.00 | 0.00 | 0.00 | 0.00 | 0.00 | 0.00 | 0.00 | 0.00 | 0.00 | 0.00 | 0.00 | 2.48 | 0.00 | 0.00 | 0.00 | 0.00 | 0.00 | 0.00 | 0.00 | 0.13 |
| 鼻咽部 | C11 | 0.00 | 0.00 | 0.00 | 0.00 | 1.70 | 0.00 | 1.44 | 18.94 | 18.18 | 15.44 | 33.14 | 37.25 | 38.14 | 43.84 | 28.74 | 46.52 | 8.34 | 15.17 | 23.66 | 13.68 |
| 喉咽部 | C12—13 | 0.00 | 0.00 | 0.00 | 0.00 | 0.00 | 0.00 | 0.00 | 0.00 | 1.51 | 0.00 | 1.84 | 2.48 | 0.00 | 0.00 | 4.79 | 5.81 | 0.00 | 0.00 | 0.00 | 0.65 |
| 唇，口腔和咽的其他部位和具体部位不明 | C14 | 0.00 | 0.00 | 0.00 | 0.00 | 0.00 | 0.00 | 0.00 | 0.00 | 0.00 | 0.00 | 0.00 | 2.48 | 0.00 | 0.00 | 0.00 | 5.81 | 0.00 | 0.00 | 0.00 | 0.26 |
| 食管 | C15 | 0.00 | 0.00 | 0.00 | 0.00 | 0.00 | 0.00 | 0.00 | 0.00 | 4.54 | 15.44 | 33.14 | 39.73 | 63.56 | 70.14 | 43.11 | 81.41 | 50.04 | 45.51 | 47.32 | 14.33 |
| 胃 | C16 | 0.00 | 0.00 | 0.00 | 0.00 | 0.00 | 0.00 | 0.00 | 1.35 | 3.03 | 7.72 | 7.36 | 14.90 | 16.95 | 21.92 | 9.58 | 46.52 | 58.38 | 15.17 | 0.00 | 5.73 |
| 小肠 | C17 | 0.00 | 0.00 | 0.00 | 0.00 | 0.00 | 0.00 | 0.00 | 0.00 | 0.00 | 0.00 | 0.00 | 4.97 | 0.00 | 0.00 | 4.79 | 5.81 | 0.00 | 15.17 | 0.00 | 0.65 |
| 结肠 | C18 | 0.00 | 0.00 | 0.00 | 0.00 | 0.00 | 0.00 | 0.00 | 1.35 | 3.03 | 13.51 | 3.68 | 19.87 | 42.38 | 52.61 | 52.69 | 46.52 | 83.40 | 106.20 | 23.66 | 10.29 |
| 直肠和乙状结肠连接处 | C19—20 | 0.00 | 0.00 | 0.00 | 0.00 | 0.00 | 0.00 | 0.00 | 1.35 | 7.57 | 17.38 | 1.84 | 12.42 | 21.19 | 21.92 | 47.90 | 81.41 | 83.40 | 60.68 | 70.98 | 9.38 |
| 肛门 | C21 | 0.00 | 0.00 | 0.00 | 0.00 | 0.00 | 0.00 | 0.00 | 0.00 | 0.00 | 0.00 | 0.00 | 0.00 | 0.00 | 0.00 | 4.79 | 0.00 | 0.00 | 0.00 | 0.00 | 0.13 |
| 肝脏和肝内胆管 | C22 | 0.00 | 0.00 | 1.56 | 0.00 | 0.00 | 5.72 | 5.78 | 10.82 | 31.81 | 54.06 | 57.07 | 72.02 | 76.28 | 52.61 | 124.55 | 81.41 | 83.40 | 75.85 | 0.00 | 27.36 |
| 胆囊 | C23 | 0.00 | 0.00 | 0.00 | 0.00 | 0.00 | 0.00 | 0.00 | 0.00 | 0.00 | 1.93 | 0.00 | 0.00 | 0.00 | 0.00 | 4.79 | 17.44 | 33.36 | 0.00 | 23.66 | 1.30 |
| 肝外胆管 | C24 | 0.00 | 0.00 | 0.00 | 0.00 | 0.00 | 0.00 | 0.00 | 0.00 | 1.51 | 1.93 | 1.84 | 9.93 | 4.24 | 17.54 | 9.58 | 58.15 | 41.70 | 91.03 | 23.66 | 4.69 |
| 胰腺 | C25 | 0.00 | 0.00 | 0.00 | 0.00 | 0.00 | 0.00 | 0.00 | 0.00 | 0.00 | 0.00 | 0.00 | 2.48 | 12.71 | 26.30 | 14.37 | 5.81 | 66.72 | 15.17 | 0.00 | 3.00 |
| 鼻腔、中耳和副鼻窦 | C30—31 | 0.00 | 0.00 | 0.00 | 0.00 | 0.00 | 0.00 | 0.00 | 1.35 | 0.00 | 1.93 | 1.84 | 4.97 | 0.00 | 4.38 | 0.00 | 0.00 | 0.00 | 15.17 | 0.00 | 0.91 |
| 喉 | C32 | 0.00 | 0.00 | 0.00 | 0.00 | 0.00 | 0.00 | 0.00 | 0.00 | 1.51 | 1.93 | 3.68 | 4.97 | 8.48 | 8.77 | 19.16 | 17.44 | 8.34 | 0.00 | 0.00 | 2.35 |
| 气管、支气管和肺 | C33—34 | 0.00 | 0.00 | 0.00 | 0.00 | 0.00 | 0.00 | 0.00 | 2.71 | 3.03 | 25.10 | 29.45 | 81.95 | 148.32 | 184.13 | 229.94 | 244.23 | 250.19 | 257.91 | 94.64 | 37.00 |

（续上表）

| 部位或病种 | ICD—10 | 0～ | 1～ | 5～ | 10～ | 15～ | 20～ | 25～ | 30～ | 35～ | 40～ | 45～ | 50～ | 55～ | 60～ | 65～ | 70～ | 75～ | 80～ | 85＋ | 合计 |
|---|---|---|---|---|---|---|---|---|---|---|---|---|---|---|---|---|---|---|---|---|---|
| 其他呼吸器官 | C37—38 | 0.00 | 0.00 | 0.00 | 0.00 | 0.00 | 0.00 | 0.00 | 0.00 | 0.00 | 1.93 | 0.00 | 2.48 | 0.00 | 0.00 | 0.00 | 0.00 | 0.00 | 0.00 | 0.00 | 0.26 |
| 骨和关节软骨 | C40—41 | 0.00 | 0.00 | 1.56 | 0.00 | 0.00 | 0.00 | 0.00 | 0.00 | 0.00 | 0.00 | 0.00 | 2.48 | 8.48 | 4.38 | 0.00 | 11.63 | 0.00 | 0.00 | 0.00 | 0.91 |
| 皮肤恶性黑色素瘤 | C43 | 0.00 | 0.00 | 0.00 | 0.00 | 0.00 | 0.00 | 0.00 | 0.00 | 0.00 | 0.00 | 0.00 | 2.48 | 0.00 | 0.00 | 0.00 | 5.81 | 0.00 | 0.00 | 0.00 | 0.26 |
| 皮肤其他恶性肿瘤 | C44 | 0.00 | 0.00 | 0.00 | 0.00 | 0.00 | 0.00 | 0.00 | 0.00 | 1.51 | 0.00 | 7.36 | 2.48 | 0.00 | 17.54 | 14.37 | 11.63 | 0.00 | 45.51 | 70.98 | 2.74 |
| 间皮瘤 | C45 | 0.00 | 0.00 | 0.00 | 0.00 | 0.00 | 0.00 | 0.00 | 0.00 | 0.00 | 0.00 | 1.84 | 0.00 | 0.00 | 4.38 | 0.00 | 0.00 | 8.34 | 0.00 | 0.00 | 0.39 |
| kaposi 氏肉瘤 | C46 | 0.00 | 0.00 | 0.00 | 0.00 | 0.00 | 0.00 | 0.00 | 0.00 | 0.00 | 0.00 | 0.00 | 0.00 | 0.00 | 0.00 | 0.00 | 0.00 | 0.00 | 0.00 | 0.00 | 0.00 |
| 结缔组织和其他软组织 | C47、49 | 0.00 | 0.00 | 0.00 | 1.33 | 0.00 | 0.00 | 0.00 | 0.00 | 0.00 | 0.00 | 0.00 | 0.00 | 4.24 | 0.00 | 0.00 | 0.00 | 8.34 | 0.00 | 0.00 | 0.39 |
| 乳房 | C50 | 0.00 | 0.00 | 0.00 | 0.00 | 0.00 | 0.00 | 0.00 | 10.82 | 12.12 | 23.17 | 44.18 | 29.80 | 46.61 | 35.07 | 19.16 | 23.26 | 25.02 | 30.34 | 47.32 | 12.77 |
| 外阴 | C51 | 0.00 | 0.00 | 0.00 | 0.00 | 0.00 | 0.00 | 0.00 | 0.00 | 0.00 | 0.00 | 0.00 | 0.00 | 4.24 | 0.00 | 0.00 | 0.00 | 0.00 | 15.17 | 0.00 | 0.26 |
| 阴道 | C52 | 0.00 | 0.00 | 0.00 | 0.00 | 0.00 | 0.00 | 0.00 | 0.00 | 0.00 | 1.93 | 0.00 | 0.00 | 0.00 | 0.00 | 4.79 | 5.81 | 0.00 | 0.00 | 0.00 | 0.39 |
| 子宫颈 | C53 | 0.00 | 0.00 | 0.00 | 0.00 | 1.70 | 0.00 | 0.00 | 2.71 | 7.57 | 5.79 | 5.52 | 4.97 | 8.48 | 4.38 | 4.79 | 0.00 | 0.00 | 0.00 | 0.00 | 0.00 |
| 子宫体 | C54 | 0.00 | 0.00 | 0.00 | 0.00 | 0.00 | 0.00 | 0.00 | 0.00 | 1.51 | 3.86 | 11.05 | 19.87 | 25.43 | 0.00 | 4.79 | 5.81 | 0.00 | 0.00 | 0.00 | 3.26 |
| 子宫恶性肿瘤、未注明部位 | C55 | 0.00 | 0.00 | 0.00 | 0.00 | 0.00 | 0.00 | 0.00 | 0.00 | 0.00 | 0.00 | 0.00 | 0.00 | 0.00 | 0.00 | 0.00 | 0.00 | 0.00 | 0.00 | 0.00 | 0.00 |
| 卵巢 | C56 | 0.00 | 0.00 | 0.00 | 0.00 | 1.70 | 0.00 | 1.44 | 0.00 | 1.51 | 7.72 | 3.68 | 9.93 | 4.24 | 0.00 | 9.58 | 5.81 | 0.00 | 0.00 | 0.00 | 2.21 |
| 其他和未说明的女性生殖器官恶性肿瘤 | C57 | 0.00 | 0.00 | 0.00 | 0.00 | 0.00 | 0.00 | 0.00 | 0.00 | 0.00 | 0.00 | 0.00 | 0.00 | 0.00 | 0.00 | 0.00 | 0.00 | 0.00 | 0.00 | 0.00 | 0.00 |
| 胎盘 | C58 | 0.00 | 0.00 | 0.00 | 0.00 | 0.00 | 0.00 | 0.00 | 0.00 | 0.00 | 0.00 | 0.00 | 0.00 | 0.00 | 0.00 | 0.00 | 0.00 | 0.00 | 0.00 | 0.00 | 0.00 |
| 阴茎 | C60 | 0.00 | 0.00 | 0.00 | 0.00 | 0.00 | 0.00 | 0.00 | 0.00 | 0.00 | 1.93 | 0.00 | 0.00 | 8.48 | 0.00 | 0.00 | 0.00 | 0.00 | 0.00 | 0.00 | 0.39 |
| 前列腺 | C61 | 0.00 | 0.00 | 0.00 | 0.00 | 0.00 | 0.00 | 0.00 | 0.00 | 0.00 | 0.00 | 0.00 | 2.48 | 0.00 | 4.38 | 4.79 | 34.89 | 41.70 | 75.85 | 47.32 | 2.74 |
| 睾丸 | C62 | 0.00 | 0.00 | 0.00 | 1.33 | 0.00 | 0.00 | 0.00 | 1.35 | 0.00 | 1.93 | 0.00 | 0.00 | 0.00 | 0.00 | 0.00 | 0.00 | 0.00 | 0.00 | 0.00 | 0.39 |
| 其他和未说明的男性生殖器官恶性肿瘤 | C63 | 0.00 | 0.00 | 0.00 | 0.00 | 0.00 | 0.00 | 0.00 | 0.00 | 0.00 | 0.00 | 0.00 | 0.00 | 0.00 | 0.00 | 0.00 | 0.00 | 0.00 | 0.00 | 0.00 | 0.00 |
| 肾脏 | C64 | 0.00 | 2.25 | 0.00 | 0.00 | 0.00 | 0.00 | 0.00 | 0.00 | 0.00 | 1.93 | 1.84 | 0.00 | 0.00 | 8.77 | 0.00 | 11.63 | 8.34 | 0.00 | 0.00 | 1.04 |
| 肾盂、肾盏 | C65 | 0.00 | 0.00 | 0.00 | 0.00 | 0.00 | 0.00 | 0.00 | 0.00 | 0.00 | 0.00 | 0.00 | 0.00 | 0.00 | 4.38 | 0.00 | 0.00 | 0.00 | 0.00 | 0.00 | 0.13 |

（续上表）

| 部位或病种 | ICD—10 | 0～ | 1～ | 5～ | 10～ | 15～ | 20～ | 25～ | 30～ | 35～ | 40～ | 45～ | 50～ | 55～ | 60～ | 65～ | 70～ | 75～ | 80～ | 85＋ | 合计 |
|---|---|---|---|---|---|---|---|---|---|---|---|---|---|---|---|---|---|---|---|---|---|
| 输尿管 | C66 | 0.00 | 0.00 | 0.00 | 0.00 | 0.00 | 0.00 | 0.00 | 0.00 | 0.00 | 0.00 | 0.00 | 0.00 | 0.00 | 0.00 | 0.00 | 5.81 | 0.00 | 0.00 | 0.00 | 0.13 |
| 膀胱 | C67 | 0.00 | 0.00 | 0.00 | 0.00 | 0.00 | 0.00 | 0.00 | 0.00 | 0.00 | 1.93 | 1.84 | 2.48 | 21.19 | 13.15 | 14.37 | 23.26 | 41.70 | 45.51 | 23.66 | 3.52 |
| 其他和未说明的泌尿器官 | C68 | 0.00 | 0.00 | 0.00 | 0.00 | 0.00 | 0.00 | 0.00 | 0.00 | 0.00 | 0.00 | 0.00 | 0.00 | 0.00 | 0.00 | 0.00 | 0.00 | 0.00 | 0.00 | 0.00 | 0.00 |
| 眼 | C69 | 0.00 | 2.25 | 0.00 | 0.00 | 0.00 | 0.00 | 0.00 | 0.00 | 0.00 | 0.00 | 0.00 | 0.00 | 0.00 | 0.00 | 0.00 | 0.00 | 0.00 | 0.00 | 0.00 | 0.13 |
| 脑、神经系统 | C70－72、D | 0.00 | 0.00 | 3.13 | 5.32 | 0.00 | 0.00 | 1.44 | 1.35 | 6.06 | 5.79 | 3.68 | 0.00 | 8.48 | 4.38 | 9.58 | 11.63 | 0.00 | 15.17 | 0.00 | 3.26 |
| 甲状腺 | C73 | 0.00 | 0.00 | 0.00 | 0.00 | 1.70 | 0.00 | 2.89 | 1.35 | 1.51 | 3.86 | 3.68 | 2.48 | 16.95 | 4.38 | 14.37 | 0.00 | 0.00 | 0.00 | 0.00 | 2.35 |
| 肾上腺 | C74 | 0.00 | 0.00 | 0.00 | 0.00 | 0.00 | 0.00 | 0.00 | 0.00 | 0.00 | 0.00 | 0.00 | 0.00 | 0.00 | 0.00 | 0.00 | 0.00 | 0.00 | 15.17 | 0.00 | 0.13 |
| 其他内分泌腺 | C75 | 0.00 | 0.00 | 0.00 | 0.00 | 0.00 | 0.00 | 0.00 | 0.00 | 0.00 | 0.00 | 0.00 | 0.00 | 0.00 | 0.00 | 0.00 | 0.00 | 0.00 | 0.00 | 0.00 | 0.00 |
| 霍奇金氏病 | C81 | 0.00 | 0.00 | 0.00 | 0.00 | 0.00 | 0.00 | 1.44 | 0.00 | 0.00 | 0.00 | 0.00 | 0.00 | 0.00 | 0.00 | 0.00 | 0.00 | 0.00 | 0.00 | 0.00 | 0.13 |
| 非霍奇金氏病 | C82－85、C96 | 0.00 | 2.25 | 1.56 | 1.33 | 6.78 | 0.00 | 7.22 | 0.00 | 1.51 | 9.65 | 12.89 | 14.90 | 12.71 | 13.15 | 4.79 | 17.44 | 8.34 | 30.34 | 0.00 | 5.73 |
| 多发性骨髓瘤和恶性浆细胞肿瘤 | C90 | 0.00 | 0.00 | 0.00 | 1.33 | 0.00 | 0.00 | 0.00 | 0.00 | 0.00 | 0.00 | 1.84 | 0.00 | 4.24 | 0.00 | 4.79 | 0.00 | 0.00 | 0.00 | 0.00 | 0.52 |
| 淋巴细胞白血病 | C91 | 0.00 | 2.25 | 1.56 | 0.00 | 1.70 | 1.91 | 0.00 | 4.06 | 1.51 | 0.00 | 1.84 | 0.00 | 0.00 | 0.00 | 4.79 | 5.81 | 0.00 | 0.00 | 0.00 | 1.43 |
| 髓细胞性白血病 | C92 | 0.00 | 2.25 | 6.26 | 3.99 | 3.39 | 3.81 | 0.00 | 2.71 | 4.54 | 5.79 | 5.52 | 0.00 | 8.48 | 8.77 | 14.37 | 11.63 | 16.68 | 15.17 | 0.00 | 4.56 |
| 单核细胞性白血病 | C93 | 0.00 | 0.00 | 0.00 | 1.33 | 0.00 | 0.00 | 0.00 | 0.00 | 0.00 | 0.00 | 1.84 | 0.00 | 0.00 | 0.00 | 0.00 | 0.00 | 0.00 | 0.00 | 0.00 | 0.26 |
| 其他指明的白血病 | C94 | 0.00 | 0.00 | 0.00 | 0.00 | 0.00 | 0.00 | 1.44 | 0.00 | 0.00 | 0.00 | 0.00 | 0.00 | 0.00 | 0.00 | 0.00 | 0.00 | 0.00 | 0.00 | 0.00 | 0.13 |
| 未指明细胞类型的白血病 | C95 | 0.00 | 0.00 | 0.00 | 0.00 | 1.70 | 0.00 | 1.44 | 0.00 | 1.51 | 1.93 | 1.84 | 0.00 | 0.00 | 0.00 | 0.00 | 0.00 | 0.00 | 0.00 | 0.00 | 0.65 |
| 独立的多个部位的（原发性）恶性肿瘤 | C97 | 0.00 | 0.00 | 0.00 | 0.00 | 0.00 | 0.00 | 0.00 | 0.00 | 0.00 | 0.00 | 0.00 | 0.00 | 0.00 | 0.00 | 0.00 | 0.00 | 0.00 | 0.00 | 0.00 | 0.00 |
| 其他及不明部位 | C26、39、48、76－80 | 0.00 | 0.00 | 0.00 | 0.00 | 0.00 | 0.00 | 0.00 | 1.35 | 0.00 | 0.00 | 0.00 | 9.93 | 4.24 | 4.38 | 19.16 | 17.44 | 16.68 | 15.17 | 47.32 | 2.48 |
| 除 C44 合计 | | 0.00 | 11.23 | 15.65 | 15.96 | 20.35 | 11.43 | 26.01 | 64.94 | 118.15 | 235.54 | 285.33 | 422.16 | 635.64 | 626.90 | 747.31 | 959.47 | 950.72 | 970.94 | 496.89 | 188.79 |
| 合计 | | 0.00 | 11.23 | 15.65 | 15.96 | 20.35 | 11.43 | 26.01 | 64.94 | 119.66 | 235.54 | 292.69 | 424.64 | 635.64 | 644.44 | 761.68 | 971.10 | 950.72 | 1016.45 | 567.87 | 191.52 |

## 6. 发病顺位

2000—2004 年中山市小榄镇男性发病前 10 位恶性肿瘤依次是气管/支气管和肺、肝脏和肝内胆管、食管、鼻咽、结肠、直肠和乙状结肠连接处、非霍奇金氏病、胃、膀胱和肝外胆管恶性肿瘤，其发病数占同期小榄镇男性恶性肿瘤发病总数的 79.33%（表 454，图 257）。

**表 454　中山市小榄镇 2000—2004 年男性前 10 位恶性肿瘤发病概况（N，1/10⁵，%）**

| 位次 | 部位或病种 | ICD—10 | 例数 | 粗率 | 中标率 | 世标率 | 构成比 |
|---|---|---|---|---|---|---|---|
| 1 | 气管、支气管和肺 | C33－34 | 177 | 46.54 | 36.49 | 48.44 | 19.56 |
| 2 | 肝脏和肝内胆管 | C22 | 172 | 45.22 | 35.11 | 43.26 | 19.01 |
| 3 | 食管 | C15 | 106 | 27.87 | 21.95 | 29.06 | 11.71 |
| 4 | 鼻咽 | C11 | 84 | 22.09 | 16.94 | 20.30 | 9.28 |
| 5 | 结肠 | C18 | 39 | 10.25 | 8.45 | 11.02 | 4.31 |
| 6 | 直肠和乙状结肠连接处 | C19－20 | 38 | 9.99 | 7.58 | 9.84 | 4.20 |
| 7 | 非霍奇金氏病 | C82－85、C96 | 28 | 7.36 | 6.31 | 7.24 | 3.09 |
| 8 | 胃 | C16 | 27 | 7.10 | 5.54 | 7.13 | 2.98 |
| 9 | 膀胱 | C67 | 23 | 6.05 | 4.49 | 6.22 | 2.54 |
| 10 | 肝外胆管 | C24 | 24 | 6.31 | 4.42 | 5.87 | 2.65 |
| 合计 | | | 718 | | | | 79.33 |

注：中标率即中国标化发病率，世标率即世界标化发病率。

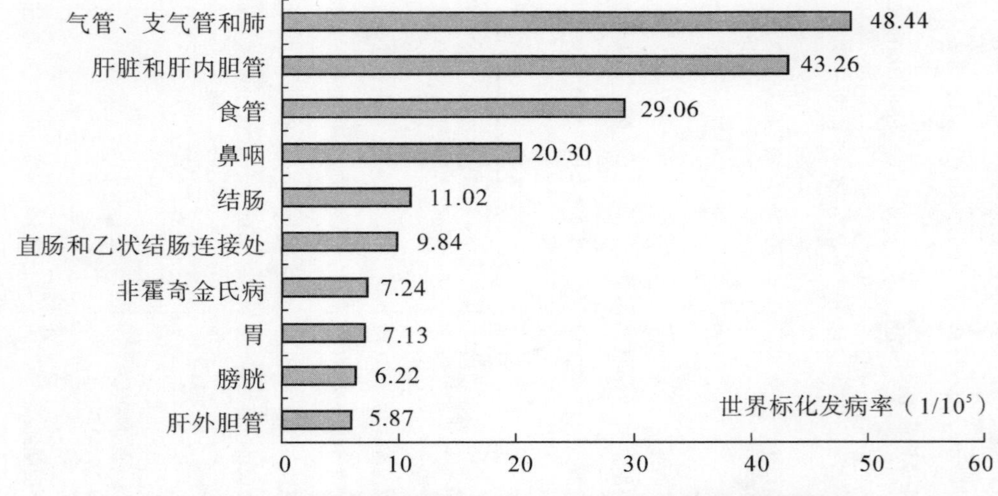


**图 257　中山市小榄镇 2000—2004 年男性前 10 位恶性肿瘤发病率**

女性发病前10位恶性肿瘤依次是气管/支气管和肺、乳房、结肠、肝脏和肝内胆管、直肠和乙状结肠连接处、子宫体、鼻咽、子宫颈、卵巢、非霍奇金氏病恶性肿瘤，其发病数占同期小榄镇女性恶性肿瘤发病总数的73.10%（表455，图258）。

**表455 中山市小榄镇2000—2004年女性前10位恶性肿瘤发病概况（N，$1/10^5$，%）**

| 位次 | 部位或病种 | ICD—10 | 例数 | 粗率 | 中标率 | 世标率 | 构成比 |
|---|---|---|---|---|---|---|---|
| 1 | 气管、支气管和肺 | C33－34 | 107 | 27.63 | 20.47 | 27.24 | 18.94 |
| 2 | 乳房 | C50 | 95 | 24.54 | 18.14 | 22.51 | 16.81 |
| 3 | 结肠 | C18 | 40 | 10.33 | 6.80 | 8.95 | 7.08 |
| 4 | 肝脏和肝内胆管 | C22 | 38 | 9.81 | 6.72 | 8.57 | 6.73 |
| 5 | 直肠和乙状结肠连接处 | C19－20 | 34 | 8.78 | 5.57 | 7.49 | 6.02 |
| 6 | 子宫体 | C54 | 25 | 6.46 | 5.23 | 6.44 | 4.42 |
| 7 | 鼻咽 | C11 | 21 | 5.42 | 4.27 | 5.27 | 3.72 |
| 8 | 子宫颈 | C53 | 20 | 5.17 | 4.10 | 4.67 | 3.54 |
| 9 | 卵巢 | C56 | 17 | 4.39 | 3.57 | 4.17 | 3.01 |
| 10 | 非霍奇金氏病 | C82－85、C96 | 16 | 4.13 | 4.04 | 4.16 | 2.83 |
| 合计 | | | 413 | | | | 73.10 |

注：中标率即中国标化发病率，世标率即世界标化发病率。

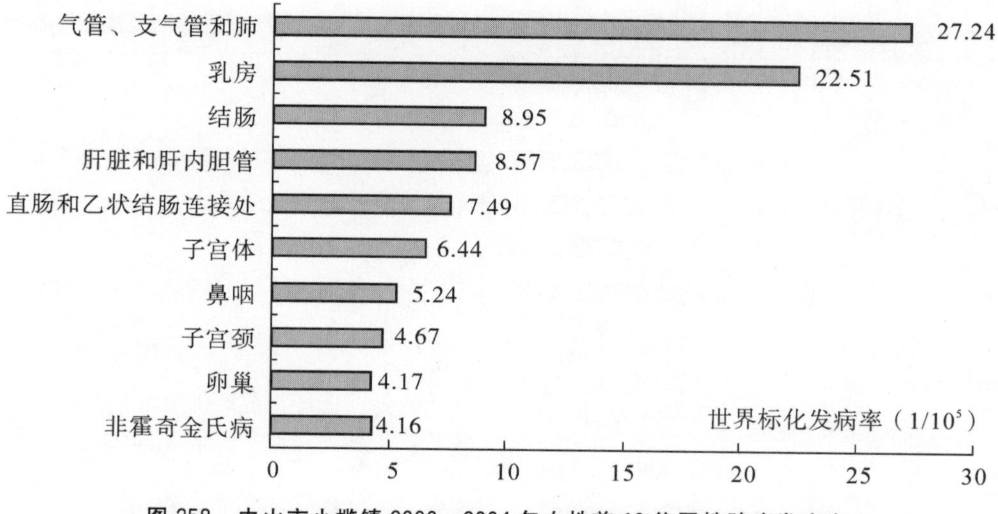


**图258 中山市小榄镇2000—2004年女性前10位恶性肿瘤发病率**

男女合计发病前10位恶性肿瘤依次是气管/支气管和肺、肝脏和肝内胆管、食管、鼻咽、乳房、结肠、直肠和乙状结肠连接处、非霍奇金氏病、胃和髓细胞性白血病恶性肿瘤，其发病数占同期小榄镇男女合计恶性肿瘤发病总数的73.53%（表456，图259）。

**表 456　中山市小榄镇 2000—2004 年男女合计前 10 位恶性肿瘤发病概况（N，1/10⁵，%）**

| 位次 | 部位或病种 | ICD—10 | 例数 | 粗率 | 中标率 | 世标率 | 构成比 |
|---|---|---|---|---|---|---|---|
| 1 | 气管、支气管和肺 | C33－34 | 284 | 37.00 | 27.92 | 37.06 | 19.32 |
| 2 | 肝脏和肝内胆管 | C22 | 210 | 27.36 | 20.68 | 25.64 | 14.29 |
| 3 | 食管 | C15 | 110 | 14.33 | 10.97 | 14.41 | 7.48 |
| 4 | 鼻咽 | C11 | 105 | 13.68 | 10.44 | 12.62 | 7.14 |
| 5 | 乳房 | C50 | 98 | 12.77 | 9.51 | 11.85 | 6.67 |
| 6 | 结肠 | C18 | 79 | 10.29 | 7.69 | 10.08 | 5.37 |
| 7 | 直肠和乙状结肠连接处 | C19－20 | 72 | 9.38 | 6.46 | 8.59 | 4.90 |
| 8 | 非霍奇金氏病 | C82－85、C96 | 44 | 5.73 | 5.11 | 5.63 | 2.99 |
| 9 | 胃 | C16 | 44 | 5.73 | 4.19 | 5.35 | 2.99 |
| 10 | 髓细胞性白血病 | C92 | 35 | 4.56 | 4.26 | 4.52 | 2.38 |
| 合计 | | | 1081 | | | | 73.53 |

注：中标率即中国标化发病率，世标率即世界标化发病率。

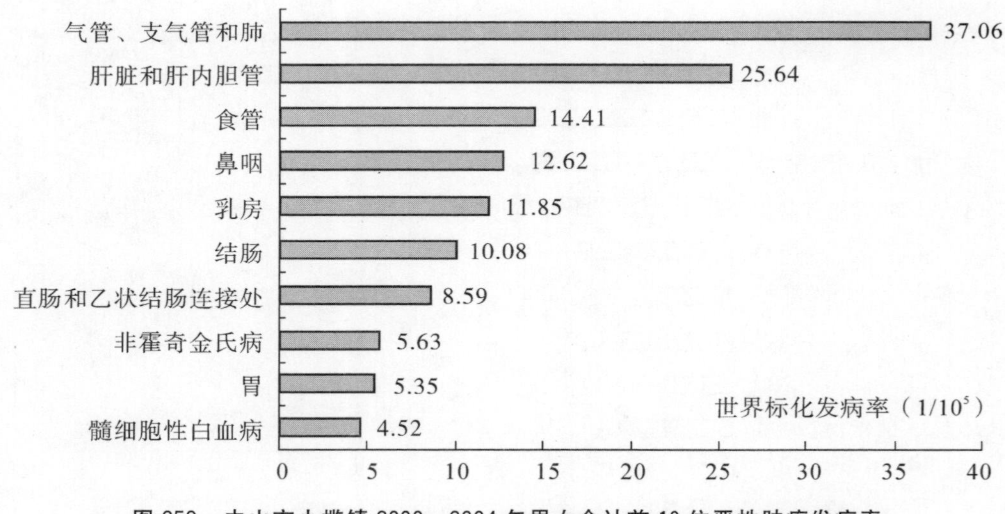


**图 259　中山市小榄镇 2000—2004 年男女合计前 10 位恶性肿瘤发病率**

表 457　中山市小榄镇 2000—2004 年男性恶性肿瘤主要发病指标（N，$1/10^5$，%）

| 部位或病种 | ICD—10 | 粗率 | 0～ | 15～ | 45～ | 55～ | 65＋ | 中标率 | 世标率 | 35～64 岁截缩率 | 0～64 岁累积率 | 0～74 岁累积率 | 例数 | 构成比 |
|---|---|---|---|---|---|---|---|---|---|---|---|---|---|---|
| 唇 | C00 | 0.00 | 0.00 | 0.00 | 0.00 | 0.00 | 0.00 | 0.00 | 0.00 | 0.00 | 0.00 | 0.00 | 0 | 0.00 |
| 舌 | C01—02 | 1.05 | 0.00 | 0.00 | 4.25 | 0.00 | 7.58 | 0.77 | 1.02 | 1.51 | 0.04 | 0.16 | 4 | 0.44 |
| 口 | C03—06 | 2.10 | 0.00 | 0.00 | 6.38 | 8.66 | 11.36 | 1.65 | 2.19 | 4.30 | 0.15 | 0.32 | 8 | 0.88 |
| 唾液腺 | C07—08 | 0.26 | 0.00 | 0.55 | 0.00 | 0.00 | 0.00 | 0.28 | 0.24 | 0.00 | 0.02 | 0.02 | 1 | 0.11 |
| 扁桃腺 | C09 | 0.26 | 0.00 | 0.00 | 0.00 | 4.33 | 0.00 | 0.29 | 0.34 | 1.15 | 0.04 | 0.04 | 1 | 0.11 |
| 其他口咽部 | C10 | 0.26 | 0.00 | 0.00 | 2.13 | 0.00 | 0.00 | 0.20 | 0.25 | 0.81 | 0.03 | 0.03 | 1 | 0.11 |
| 鼻咽部 | C11 | 22.09 | 0.00 | 15.86 | 59.53 | 60.59 | 49.24 | 16.94 | 20.30 | 47.10 | 1.67 | 2.31 | 84 | 9.28 |
| 喉咽部 | C12—13 | 1.31 | 0.00 | 0.55 | 4.25 | 0.00 | 7.58 | 0.93 | 1.21 | 2.17 | 0.06 | 0.17 | 5 | 0.55 |
| 唇，口腔和咽的其他部位和具体部位不明 | C14 | 0.53 | 0.00 | 0.00 | 2.13 | 0.00 | 3.79 | 0.38 | 0.50 | 0.81 | 0.03 | 0.09 | 2 | 0.22 |
| 食管 | C15 | 27.87 | 0.00 | 6.02 | 70.16 | 129.83 | 121.22 | 21.95 | 29.06 | 64.21 | 2.21 | 3.54 | 106 | 11.71 |
| 胃 | C16 | 7.10 | 0.00 | 1.64 | 12.76 | 30.29 | 41.67 | 5.54 | 7.13 | 14.04 | 0.48 | 0.90 | 27 | 2.98 |
| 小肠 | C17 | 0.53 | 0.00 | 0.00 | 2.13 | 0.00 | 3.79 | 0.41 | 0.55 | 0.81 | 0.03 | 0.07 | 2 | 0.22 |
| 结肠 | C18 | 10.25 | 0.00 | 2.73 | 10.63 | 60.59 | 56.82 | 8.45 | 11.02 | 22.36 | 0.81 | 1.42 | 39 | 4.31 |
| 直肠和乙状结肠连接处 | C19—20 | 9.99 | 0.00 | 3.28 | 4.25 | 25.97 | 90.91 | 7.58 | 9.84 | 12.48 | 0.42 | 1.29 | 38 | 4.20 |
| 肛门 | C21 | 0.00 | 0.00 | 0.00 | 0.00 | 0.00 | 0.00 | 0.00 | 0.00 | 0.00 | 0.00 | 0.00 | 0 | 0.00 |
| 肝脏和肝内胆管 | C22 | 45.22 | 0.99 | 31.17 | 108.43 | 112.52 | 140.16 | 35.11 | 43.26 | 96.38 | 3.21 | 4.83 | 172 | 19.01 |
| 胆囊 | C23 | 1.31 | 0.00 | 0.00 | 0.00 | 0.00 | 18.94 | 0.93 | 1.22 | 0.00 | 0.00 | 0.18 | 5 | 0.55 |
| 肝外胆管 | C24 | 6.31 | 0.00 | 0.55 | 4.25 | 8.66 | 71.97 | 4.42 | 5.87 | 4.46 | 0.16 | 0.77 | 24 | 2.65 |
| 胰腺 | C25 | 3.16 | 0.00 | 0.00 | 2.13 | 21.64 | 22.73 | 2.62 | 3.51 | 5.76 | 0.24 | 0.39 | 12 | 1.33 |
| 鼻腔、中耳和副鼻窦 | C30—31 | 1.31 | 0.00 | 1.09 | 4.25 | 4.33 | 0.00 | 1.01 | 1.22 | 3.19 | 0.12 | 0.12 | 5 | 0.55 |
| 喉 | C32 | 4.73 | 0.00 | 1.09 | 8.50 | 17.31 | 30.30 | 3.73 | 4.90 | 8.61 | 0.29 | 0.68 | 18 | 1.99 |
| 气管、支气管和肺 | C33—34 | 46.54 | 0.00 | 6.56 | 68.04 | 207.72 | 321.98 | 36.49 | 48.44 | 81.48 | 3.02 | 5.90 | 177 | 19.56 |

（续上表）

| 部位或病种 | ICD—10 | 粗率 | 0～ | 15～ | 45～ | 55～ | 65＋ | 中标率 | 世标率 | 35～64 岁截缩率 | 0～64 岁累积率 | 0～74 岁累积率 | 例数 | 构成比 |
|---|---|---|---|---|---|---|---|---|---|---|---|---|---|---|
| 其他呼吸器官 | C37—38 | 0.53 | 0.00 | 0.55 | 2.13 | 0.00 | 0.00 | 0.39 | 0.48 | 1.55 | 0.04 | 0.04 | 2 | 0.22 |
| 骨和关节软骨 | C40—41 | 1.31 | 0.00 | 0.00 | 2.13 | 12.98 | 3.79 | 1.20 | 1.54 | 4.07 | 0.15 | 0.22 | 5 | 0.55 |
| 皮肤恶性黑色素瘤 | C43 | 0.00 | 0.00 | 0.00 | 0.00 | 0.00 | 0.00 | 0.00 | 0.00 | 0.00 | 0.00 | 0.00 | 0 | 0.00 |
| 皮肤其他恶性肿瘤 | C44 | 2.37 | 0.00 | 0.00 | 4.25 | 12.98 | 15.15 | 1.76 | 2.75 | 4.23 | 0.17 | 0.33 | 9 | 0.99 |
| 间皮瘤 | C45 | 0.79 | 0.00 | 0.00 | 2.13 | 4.33 | 3.79 | 0.59 | 0.78 | 1.64 | 0.06 | 0.06 | 3 | 0.33 |
| kaposi 氏肉瘤 | C46 | 0.00 | 0.00 | 0.00 | 0.00 | 0.00 | 0.00 | 0.00 | 0.00 | 0.00 | 0.00 | 0.00 | 0 | 0.00 |
| 结缔组织和其他软组织 | C47、49 | 0.26 | 0.99 | 0.00 | 0.00 | 0.00 | 0.00 | 0.34 | 0.23 | 0.00 | 0.01 | 0.01 | 1 | 0.11 |
| 乳房 | C50 | 0.79 | 0.00 | 0.00 | 6.38 | 0.00 | 0.00 | 0.52 | 0.66 | 2.08 | 0.06 | 0.06 | 3 | 0.33 |
| 外阴 | C51 | 0.00 | 0.00 | 0.00 | 0.00 | 0.00 | 0.00 | 0.00 | 0.00 | 0.00 | 0.00 | 0.00 | 0 | 0.00 |
| 阴道 | C52 | 0.00 | 0.00 | 0.00 | 0.00 | 0.00 | 0.00 | 0.00 | 0.00 | 0.00 | 0.00 | 0.00 | 0 | 0.00 |
| 子宫颈 | C53 | 0.00 | 0.00 | 0.00 | 0.00 | 0.00 | 0.00 | 0.00 | 0.00 | 0.00 | 0.00 | 0.00 | 0 | 0.00 |
| 子宫体 | C54 | 0.00 | 0.00 | 0.00 | 0.00 | 0.00 | 0.00 | 0.00 | 0.00 | 0.00 | 0.00 | 0.00 | 0 | 0.00 |
| 子宫恶性肿瘤、未注明部位 | C55 | 0.00 | 0.00 | 0.00 | 0.00 | 0.00 | 0.00 | 0.00 | 0.00 | 0.00 | 0.00 | 0.00 | 0 | 0.00 |
| 卵巢 | C56 | 0.00 | 0.00 | 0.00 | 0.00 | 0.00 | 0.00 | 0.00 | 0.00 | 0.00 | 0.00 | 0.00 | 0 | 0.00 |
| 其他和未说明的女性生殖器官恶性肿瘤 | C57 | 0.00 | 0.00 | 0.00 | 0.00 | 0.00 | 0.00 | 0.00 | 0.00 | 0.00 | 0.00 | 0.00 | 0 | 0.00 |
| 胎盘 | C58 | 0.00 | 0.00 | 0.00 | 0.00 | 0.00 | 0.00 | 0.00 | 0.00 | 0.00 | 0.00 | 0.00 | 0 | 0.00 |
| 阴茎 | C60 | 0.79 | 0.00 | 0.55 | 0.00 | 8.66 | 0.00 | 0.76 | 0.92 | 3.04 | 0.10 | 0.10 | 3 | 0.33 |
| 前列腺 | C61 | 5.52 | 0.00 | 0.00 | 2.13 | 4.33 | 71.97 | 3.60 | 5.33 | 1.76 | 0.07 | 0.50 | 21 | 2.32 |
| 睾丸 | C62 | 0.79 | 0.99 | 1.09 | 0.00 | 0.00 | 0.00 | 0.73 | 0.63 | 0.74 | 0.05 | 0.05 | 3 | 0.33 |
| 其他和未说明的男性生殖器官恶性肿瘤 | C63 | 0.00 | 0.00 | 0.00 | 0.00 | 0.00 | 0.00 | 0.00 | 0.00 | 0.00 | 0.00 | 0.00 | 0 | 0.00 |
| 肾脏 | C64 | 1.31 | 0.00 | 0.55 | 2.13 | 0.00 | 11.36 | 0.90 | 1.16 | 1.43 | 0.04 | 0.16 | 5 | 0.55 |
| 肾盂、肾盏 | C65 | 0.26 | 0.00 | 0.00 | 0.00 | 4.33 | 0.00 | 0.24 | 0.35 | 0.95 | 0.04 | 0.04 | 1 | 0.11 |

（续上表）

| 部位或病种 | ICD—10 | 粗率 | 0～ | 15～ | 45～ | 55～ | 65＋ | 中标率 | 世标率 | 35～64岁截缩率 | 0～64岁累积率 | 0～74岁累积率 | 例数 | 构成比 |
|---|---|---|---|---|---|---|---|---|---|---|---|---|---|---|
| 输尿管 | C66 | 0.26 | 0.00 | 0.00 | 0.00 | 0.00 | 3.79 | 0.18 | 0.25 | 0.00 | 0.00 | 0.06 | 1 | 0.11 |
| 膀胱 | C67 | 6.05 | 0.00 | 0.55 | 4.25 | 21.64 | 56.82 | 4.49 | 6.22 | 7.40 | 0.28 | 0.68 | 23 | 2.54 |
| 其他和未说明的泌尿器官 | C68 | 0.00 | 0.00 | 0.00 | 0.00 | 0.00 | 0.00 | 0.00 | 0.00 | 0.00 | 0.00 | 0.00 | 0 | 0.00 |
| 眼 | C69 | 0.26 | 0.99 | 0.00 | 0.00 | 0.00 | 0.00 | 0.31 | 0.40 | 0.00 | 0.02 | 0.02 | 1 | 0.11 |
| 脑、神经系统 | C70—72、D | 4.47 | 2.97 | 3.83 | 2.13 | 8.66 | 15.15 | 3.80 | 4.22 | 6.98 | 0.26 | 0.43 | 17 | 1.88 |
| 甲状腺 | C73 | 1.05 | 0.00 | 0.55 | 4.25 | 4.33 | 0.00 | 0.90 | 1.06 | 2.46 | 0.10 | 0.10 | 4 | 0.44 |
| 肾上腺 | C74 | 0.00 | 0.00 | 0.00 | 0.00 | 0.00 | 0.00 | 0.00 | 0.00 | 0.00 | 0.00 | 0.00 | 0 | 0.00 |
| 其他内分泌腺 | C75 | 0.00 | 0.00 | 0.00 | 0.00 | 0.00 | 0.00 | 0.00 | 0.00 | 0.00 | 0.00 | 0.00 | 0 | 0.00 |
| 霍奇金氏病 | C81 | 0.00 | 0.00 | 0.00 | 0.00 | 0.00 | 0.00 | 0.00 | 0.00 | 0.00 | 0.00 | 0.00 | 0 | 0.00 |
| 非霍奇金氏病 | C82—85、C96 | 7.36 | 1.98 | 5.47 | 14.88 | 17.31 | 18.94 | 6.31 | 7.24 | 12.94 | 0.53 | 0.72 | 28 | 3.09 |
| 多发性骨髓瘤和恶性浆细胞肿瘤 | C90 | 0.79 | 0.99 | 0.00 | 2.13 | 0.00 | 3.79 | 0.73 | 0.75 | 0.69 | 0.03 | 0.08 | 3 | 0.33 |
| 淋巴细胞白血病 | C91 | 0.79 | 0.00 | 1.09 | 0.00 | 0.00 | 3.79 | 0.59 | 0.59 | 0.00 | 0.03 | 0.09 | 3 | 0.33 |
| 髓细胞性白血病 | C92 | 5.26 | 4.95 | 2.73 | 4.25 | 12.98 | 18.94 | 5.00 | 5.41 | 6.49 | 0.32 | 0.54 | 20 | 2.21 |
| 单核细胞性白血病 | C93 | 0.26 | 0.99 | 0.00 | 0.00 | 0.00 | 0.00 | 0.34 | 0.23 | 0.00 | 0.01 | 0.01 | 1 | 0.11 |
| 其他指明的白血病 | C94 | 0.26 | 0.00 | 0.55 | 0.00 | 0.00 | 0.00 | 0.28 | 0.24 | 0.00 | 0.02 | 0.02 | 1 | 0.11 |
| 未指明细胞类型的白血病 | C95 | 0.53 | 0.00 | 1.09 | 0.00 | 0.00 | 0.00 | 0.35 | 0.41 | 1.40 | 0.03 | 0.03 | 2 | 0.22 |
| 独立的多个部位的（原发性）恶性肿瘤 | C97 | 0.00 | 0.00 | 0.00 | 0.00 | 0.00 | 0.00 | 0.00 | 0.00 | 0.00 | 0.00 | 0.00 | 0 | 0.00 |
| 其他及不明部位 | C26、39、48、76—80 | 3.68 | 0.00 | 0.00 | 6.38 | 4.33 | 37.88 | 2.69 | 3.88 | 3.39 | 0.12 | 0.51 | 14 | 1.55 |
| 除C44合计 | | 235.58 | 15.85 | 89.69 | 429.49 | 796.28 | 1250.05 | 184.93 | 235.08 | 430.65 | 15.41 | 27.76 | 896 | 99.01 |
| 合计 | | 237.95 | 15.85 | 89.69 | 433.74 | 809.26 | 1265.20 | 186.69 | 237.83 | 434.88 | 15.57 | 28.09 | 905 | 100.00 |

注：中标率即中国标化发病率，世标率即世界标化发病率。

表 458　中山市小榄镇 2000—2004 年女性恶性肿瘤主要发病指标（N，$1/10^5$，%）

| 部位或病种 | ICD—10 | 粗率 | 0～ | 15～ | 45～ | 55～ | 65＋ | 中标率 | 世标率 | 35～64 岁截缩率 | 0～64 岁累积率 | 0～74 岁累积率 | 例数 | 构成比 |
|---|---|---|---|---|---|---|---|---|---|---|---|---|---|---|
| 唇 | C00 | 0.26 | 0.00 | 0.00 | 0.00 | 0.00 | 2.89 | 0.04 | 0.16 | 0.00 | 0.00 | 0.00 | 1 | 0.18 |
| 舌 | C01—02 | 0.77 | 0.00 | 0.00 | 0.00 | 8.58 | 2.89 | 0.76 | 0.95 | 2.25 | 0.08 | 0.13 | 3 | 0.53 |
| 口 | C03—06 | 1.03 | 0.00 | 1.05 | 2.10 | 4.29 | 0.00 | 0.74 | 0.93 | 2.93 | 0.09 | 0.09 | 4 | 0.71 |
| 唾液腺 | C07—08 | 0.52 | 0.00 | 0.53 | 0.00 | 0.00 | 2.89 | 0.31 | 0.29 | 0.00 | 0.01 | 0.01 | 2 | 0.35 |
| 扁桃腺 | C09 | 0.00 | 0.00 | 0.00 | 0.00 | 0.00 | 0.00 | 0.00 | 0.00 | 0.00 | 0.00 | 0.00 | 0 | 0.00 |
| 其他口咽部 | C10 | 0.00 | 0.00 | 0.00 | 0.00 | 0.00 | 0.00 | 0.00 | 0.00 | 0.00 | 0.00 | 0.00 | 0 | 0.00 |
| 鼻咽部 | C11 | 5.42 | 0.00 | 3.69 | 10.51 | 21.46 | 11.57 | 4.27 | 5.27 | 11.19 | 0.42 | 0.57 | 21 | 3.72 |
| 喉咽部 | C12—13 | 0.00 | 0.00 | 0.00 | 0.00 | 0.00 | 0.00 | 0.00 | 0.00 | 0.00 | 0.00 | 0.00 | 0 | 0.00 |
| 唇，口腔和咽的其他部位和具体部位不明 | C14 | 0.00 | 0.00 | 0.00 | 0.00 | 0.00 | 0.00 | 0.00 | 0.00 | 0.00 | 0.00 | 0.00 | 0 | 0.00 |
| 食管 | C15 | 1.03 | 0.00 | 0.00 | 2.10 | 4.29 | 5.79 | 0.62 | 0.83 | 1.65 | 0.06 | 0.06 | 4 | 0.71 |
| 胃 | C16 | 4.39 | 0.00 | 2.11 | 8.41 | 8.58 | 20.26 | 2.95 | 3.72 | 7.23 | 0.25 | 0.41 | 17 | 3.01 |
| 小肠 | C17 | 0.77 | 0.00 | 0.00 | 2.10 | 0.00 | 5.79 | 0.44 | 0.58 | 0.80 | 0.02 | 0.08 | 3 | 0.53 |
| 结肠 | C18 | 10.33 | 0.00 | 2.64 | 10.51 | 34.34 | 63.66 | 6.80 | 8.95 | 14.86 | 0.56 | 0.95 | 40 | 7.08 |
| 直肠和乙状结肠连接处 | C19—20 | 8.78 | 0.00 | 4.75 | 8.41 | 17.17 | 49.19 | 5.57 | 7.49 | 12.64 | 0.42 | 0.87 | 34 | 6.02 |
| 肛门 | C21 | 0.26 | 0.00 | 0.00 | 0.00 | 0.00 | 2.89 | 0.20 | 0.28 | 0.00 | 0.00 | 0.05 | 1 | 0.18 |
| 肝脏和肝内胆管 | C22 | 9.81 | 0.00 | 3.69 | 18.93 | 17.17 | 52.09 | 6.72 | 8.57 | 15.18 | 0.49 | 0.98 | 38 | 6.73 |
| 胆囊 | C23 | 1.29 | 0.00 | 0.53 | 0.00 | 0.00 | 11.57 | 0.62 | 0.89 | 0.75 | 0.02 | 0.07 | 5 | 0.88 |
| 肝外胆管 | C24 | 3.10 | 0.00 | 0.53 | 6.31 | 12.88 | 14.47 | 2.08 | 2.88 | 5.80 | 0.21 | 0.31 | 12 | 2.12 |
| 胰腺 | C25 | 2.84 | 0.00 | 0.00 | 0.00 | 17.17 | 20.26 | 1.89 | 2.40 | 4.17 | 0.17 | 0.23 | 11 | 1.95 |
| 鼻腔、中耳和副鼻窦 | C30—31 | 0.52 | 0.00 | 0.00 | 2.10 | 0.00 | 2.89 | 0.29 | 0.36 | 0.80 | 0.02 | 0.02 | 2 | 0.35 |
| 喉 | C32 | 0.00 | 0.00 | 0.00 | 0.00 | 0.00 | 0.00 | 0.00 | 0.00 | 0.00 | 0.00 | 0.00 | 0 | 0.00 |
| 气管、支气管和肺 | C33—34 | 27.63 | 0.00 | 2.64 | 35.75 | 124.47 | 162.04 | 20.47 | 27.24 | 47.05 | 1.73 | 3.66 | 107 | 18.94 |

（续上表）

| 部位或病种 | ICD—10 | 粗率 | 0～ | 15～ | 45～ | 55～ | 65＋ | 中标率 | 世标率 | 35～64岁截缩率 | 0～64岁累积率 | 0～74岁累积率 | 例数 | 构成比 |
|---|---|---|---|---|---|---|---|---|---|---|---|---|---|---|
| 其他呼吸器官 | C37—38 | 0.00 | 0.00 | 0.00 | 0.00 | 0.00 | 0.00 | 0.00 | 0.00 | 0.00 | 0.00 | 0.00 | 0 | 0.00 |
| 骨和关节软骨 | C40—41 | 0.52 | 1.08 | 0.00 | 0.00 | 0.00 | 2.89 | 0.52 | 0.54 | 0.00 | 0.02 | 0.07 | 2 | 0.35 |
| 皮肤恶性黑色素瘤 | C43 | 0.52 | 0.00 | 0.00 | 2.10 | 0.00 | 2.89 | 0.35 | 0.46 | 0.80 | 0.02 | 0.08 | 2 | 0.35 |
| 皮肤其他恶性肿瘤 | C44 | 3.10 | 0.00 | 0.53 | 6.31 | 4.29 | 20.26 | 1.64 | 2.40 | 3.78 | 0.12 | 0.22 | 12 | 2.12 |
| 间皮瘤 | C45 | 0.00 | 0.00 | 0.00 | 0.00 | 0.00 | 0.00 | 0.00 | 0.00 | 0.00 | 0.00 | 0.00 | 0 | 0.00 |
| kaposi 氏肉瘤 | C46 | 0.00 | 0.00 | 0.00 | 0.00 | 0.00 | 0.00 | 0.00 | 0.00 | 0.00 | 0.00 | 0.00 | 0 | 0.00 |
| 结缔组织和其他软组织 | C47—49 | 0.52 | 0.00 | 0.00 | 0.00 | 4.29 | 2.89 | 0.40 | 0.47 | 1.13 | 0.04 | 0.04 | 2 | 0.35 |
| 乳房 | C50 | 24.54 | 0.00 | 14.77 | 69.39 | 81.55 | 43.40 | 18.14 | 22.51 | 58.20 | 1.95 | 2.35 | 95 | 16.81 |
| 外阴 | C51 | 0.52 | 0.00 | 0.00 | 0.00 | 4.29 | 2.89 | 0.37 | 0.45 | 1.13 | 0.04 | 0.04 | 2 | 0.35 |
| 阴道 | C52 | 0.77 | 0.00 | 0.53 | 0.00 | 0.00 | 5.79 | 0.54 | 0.73 | 0.75 | 0.02 | 0.12 | 3 | 0.53 |
| 子宫颈 | C53 | 5.17 | 0.00 | 5.80 | 10.51 | 12.88 | 2.89 | 4.10 | 4.67 | 12.33 | 0.41 | 0.45 | 20 | 3.54 |
| 子宫体 | C54 | 6.46 | 0.00 | 1.58 | 29.44 | 25.75 | 5.79 | 5.23 | 6.44 | 19.41 | 0.61 | 0.71 | 25 | 4.42 |
| 子宫恶性肿瘤、未注明部位 | C55 | 0.00 | 0.00 | 0.00 | 0.00 | 0.00 | 0.00 | 0.00 | 0.00 | 0.00 | 0.00 | 0.00 | 0 | 0.00 |
| 卵巢 | C56 | 4.39 | 0.00 | 3.69 | 12.62 | 4.29 | 8.68 | 3.57 | 4.17 | 9.32 | 0.30 | 0.45 | 17 | 3.01 |
| 其他和未说明的女性生殖器官恶性肿瘤 | C57 | 0.00 | 0.00 | 0.00 | 0.00 | 0.00 | 0.00 | 0.00 | 0.00 | 0.00 | 0.00 | 0.00 | 0 | 0.00 |
| 胎盘 | C58 | 0.00 | 0.00 | 0.00 | 0.00 | 0.00 | 0.00 | 0.00 | 0.00 | 0.00 | 0.00 | 0.00 | 0 | 0.00 |
| 阴茎 | C60 | 0.00 | 0.00 | 0.00 | 0.00 | 0.00 | 0.00 | 0.00 | 0.00 | 0.00 | 0.00 | 0.00 | 0 | 0.00 |
| 前列腺 | C61 | 0.00 | 0.00 | 0.00 | 0.00 | 0.00 | 0.00 | 0.00 | 0.00 | 0.00 | 0.00 | 0.00 | 0 | 0.00 |
| 睾丸 | C62 | 0.00 | 0.00 | 0.00 | 0.00 | 0.00 | 0.00 | 0.00 | 0.00 | 0.00 | 0.00 | 0.00 | 0 | 0.00 |
| 其他和未说明的男性生殖器官恶性肿瘤 | C63 | 0.00 | 0.00 | 0.00 | 0.00 | 0.00 | 0.00 | 0.00 | 0.00 | 0.00 | 0.00 | 0.00 | 0 | 0.00 |
| 肾脏 | C64 | 0.77 | 1.08 | 0.00 | 0.00 | 8.58 | 0.00 | 0.84 | 1.17 | 1.91 | 0.11 | 0.11 | 3 | 0.53 |
| 肾盂、肾盏 | C65 | 0.00 | 0.00 | 0.00 | 0.00 | 0.00 | 0.00 | 0.00 | 0.00 | 0.00 | 0.00 | 0.00 | 0 | 0.00 |

（续上表）

| 部位或病种 | ICD—10 | 粗率 | 0～ | 15～ | 45～ | 55～ | 65＋ | 中标率 | 世标率 | 35～64 岁截缩率 | 0～64 岁累积率 | 0～74 岁累积率 | 例数 | 构成比 |
|---|---|---|---|---|---|---|---|---|---|---|---|---|---|---|
| 输尿管 | C66 | 0.00 | 0.00 | 0.00 | 0.00 | 0.00 | 0.00 | 0.00 | 0.00 | 0.00 | 0.00 | 0.00 | 0 | 0.00 |
| 膀胱 | C67 | 1.03 | 0.00 | 0.00 | 0.00 | 12.88 | 2.89 | 0.97 | 1.14 | 3.38 | 0.13 | 0.13 | 4 | 0.71 |
| 其他和未说明的泌尿器官 | C68 | 0.00 | 0.00 | 0.00 | 0.00 | 0.00 | 0.00 | 0.00 | 0.00 | 0.00 | 0.00 | 0.00 | 0 | 0.00 |
| 眼 | C69 | 0.00 | 0.00 | 0.00 | 0.00 | 0.00 | 0.00 | 0.00 | 0.00 | 0.00 | 0.00 | 0.00 | 0 | 0.00 |
| 脑、神经系统 | C70—72、D | 2.07 | 3.25 | 1.05 | 2.10 | 4.29 | 2.89 | 2.04 | 1.93 | 2.46 | 0.13 | 0.19 | 8 | 1.42 |
| 甲状腺 | C73 | 3.62 | 0.00 | 3.16 | 2.10 | 17.17 | 8.68 | 3.30 | 3.73 | 7.33 | 0.28 | 0.42 | 14 | 2.48 |
| 肾上腺 | C74 | 0.26 | 0.00 | 0.00 | 0.00 | 0.00 | 2.89 | 0.09 | 0.12 | 0.00 | 0.00 | 0.00 | 1 | 0.18 |
| 其他内分泌腺 | C75 | 0.00 | 0.00 | 0.00 | 0.00 | 0.00 | 0.00 | 0.00 | 0.00 | 0.00 | 0.00 | 0.00 | 0 | 0.00 |
| 霍奇金氏病 | C81 | 0.26 | 0.00 | 0.53 | 0.00 | 0.00 | 0.00 | 0.25 | 0.22 | 0.00 | 0.01 | 0.01 | 1 | 0.18 |
| 非霍奇金氏病 | C82—85、C96 | 4.13 | 1.08 | 2.64 | 12.62 | 8.58 | 5.79 | 4.04 | 4.16 | 7.35 | 0.31 | 0.35 | 16 | 2.83 |
| 多发性骨髓瘤和恶性浆细胞肿瘤 | C90 | 0.26 | 0.00 | 0.00 | 0.00 | 4.29 | 0.00 | 0.28 | 0.33 | 1.13 | 0.04 | 0.04 | 1 | 0.18 |
| 淋巴细胞白血病 | C91 | 2.07 | 2.17 | 2.11 | 2.10 | 0.00 | 2.89 | 2.15 | 2.24 | 1.33 | 0.12 | 0.16 | 8 | 1.42 |
| 髓细胞性白血病 | C92 | 3.87 | 3.25 | 3.69 | 2.10 | 4.29 | 8.68 | 3.52 | 3.63 | 3.95 | 0.23 | 0.28 | 15 | 2.65 |
| 单核细胞性白血病 | C93 | 0.26 | 0.00 | 0.00 | 2.10 | 0.00 | 0.00 | 0.17 | 0.22 | 0.69 | 0.02 | 0.02 | 1 | 0.18 |
| 其他指明的白血病 | C94 | 0.00 | 0.00 | 0.00 | 0.00 | 0.00 | 0.00 | 0.00 | 0.00 | 0.00 | 0.00 | 0.00 | 0 | 0.00 |
| 未指明细胞类型的白血病 | C95 | 0.77 | 0.00 | 1.05 | 2.10 | 0.00 | 0.00 | 0.86 | 0.75 | 0.69 | 0.05 | 0.05 | 3 | 0.53 |
| 独立的多个部位的（原发性）恶性肿瘤 | C97 | 0.00 | 0.00 | 0.00 | 0.00 | 0.00 | 0.00 | 0.00 | 0.00 | 0.00 | 0.00 | 0.00 | 0 | 0.00 |
| 其他及不明部位 | C26、39、48、76—80 | 1.29 | 0.00 | 0.53 | 2.10 | 4.29 | 5.79 | 0.80 | 1.02 | 1.92 | 0.08 | 0.08 | 5 | 0.88 |
| 除 C44 合计 |  | 142.82 | 11.93 | 63.29 | 258.64 | 467.84 | 549.79 | 107.30 | 132.92 | 262.51 | 9.50 | 14.67 | 553 | 97.88 |
| 合计 |  | 145.92 | 11.93 | 63.82 | 264.95 | 472.13 | 570.04 | 108.94 | 135.31 | 266.29 | 9.62 | 14.89 | 565 | 100.00 |

注：中标率即中国标化发病率，世标率即世界标化发病率。

表 459 中山市小榄镇 2000—2004 年男女合计恶性肿瘤主要发病指标（N，$1/10^5$，%）

| 部位或病种 | ICD—10 | 粗率 | 0～ | 15～ | 45～ | 55～ | 65＋ | 中标率 | 世标率 | 35～64岁截缩率 | 0～64岁累积率 | 0～74岁累积率 | 例数 | 构成比 |
|---|---|---|---|---|---|---|---|---|---|---|---|---|---|---|
| 唇 | C00 | 0.13 | 0.00 | 0.00 | 0.00 | 0.00 | 1.64 | 0.03 | 0.12 | 0.00 | 0.00 | 0.00 | 1 | 0.07 |
| 舌 | C01—02 | 0.91 | 0.00 | 0.00 | 2.11 | 4.31 | 4.93 | 0.76 | 0.98 | 1.89 | 0.06 | 0.14 | 7 | 0.48 |
| 口 | C03—06 | 1.56 | 0.00 | 0.54 | 4.23 | 6.46 | 4.93 | 1.18 | 1.53 | 3.61 | 0.12 | 0.20 | 12 | 0.82 |
| 唾液腺 | C07—08 | 0.39 | 0.00 | 0.54 | 0.00 | 0.00 | 1.64 | 0.30 | 0.28 | 0.00 | 0.01 | 0.01 | 3 | 0.20 |
| 扁桃腺 | C09 | 0.13 | 0.00 | 0.00 | 0.00 | 2.15 | 0.00 | 0.14 | 0.17 | 0.57 | 0.02 | 0.02 | 1 | 0.07 |
| 其他口咽部 | C10 | 0.13 | 0.00 | 0.00 | 1.06 | 0.00 | 0.00 | 0.10 | 0.12 | 0.40 | 0.01 | 0.01 | 1 | 0.07 |
| 鼻咽部 | C11 | 13.68 | 0.00 | 9.67 | 34.89 | 40.94 | 27.92 | 10.44 | 12.62 | 29.03 | 1.04 | 1.42 | 105 | 7.14 |
| 喉咽部 | C12—13 | 0.65 | 0.00 | 0.27 | 2.11 | 0.00 | 3.29 | 0.45 | 0.59 | 1.07 | 0.03 | 0.08 | 5 | 0.34 |
| 唇，口腔和咽的其他部位和具体部位不明 | C14 | 0.26 | 0.00 | 0.00 | 1.06 | 0.00 | 1.64 | 0.18 | 0.24 | 0.40 | 0.01 | 0.04 | 2 | 0.14 |
| 食管 | C15 | 14.33 | 0.00 | 2.95 | 35.94 | 66.80 | 55.85 | 10.97 | 14.41 | 32.78 | 1.13 | 1.76 | 110 | 7.48 |
| 胃 | C16 | 5.73 | 0.00 | 1.88 | 10.57 | 19.39 | 29.57 | 4.19 | 5.35 | 10.59 | 0.37 | 0.65 | 44 | 2.99 |
| 小肠 | C17 | 0.65 | 0.00 | 0.00 | 2.11 | 0.00 | 4.93 | 0.44 | 0.58 | 0.80 | 0.02 | 0.08 | 5 | 0.34 |
| 结肠 | C18 | 10.29 | 0.00 | 2.69 | 10.57 | 47.40 | 60.77 | 7.69 | 10.08 | 18.57 | 0.68 | 1.18 | 79 | 5.37 |
| 直肠和乙状结肠连接处 | C19—20 | 9.38 | 0.00 | 4.03 | 6.34 | 21.55 | 67.34 | 6.46 | 8.59 | 12.55 | 0.42 | 1.06 | 72 | 4.90 |
| 肛门 | C21 | 0.13 | 0.00 | 0.00 | 0.00 | 0.00 | 1.64 | 0.10 | 0.14 | 0.00 | 0.00 | 0.02 | 1 | 0.07 |
| 肝脏和肝内胆管 | C22 | 27.36 | 0.52 | 17.18 | 63.43 | 64.64 | 90.34 | 20.68 | 25.64 | 55.58 | 1.84 | 2.87 | 210 | 14.29 |
| 胆囊 | C23 | 1.30 | 0.00 | 0.27 | 0.00 | 0.00 | 14.78 | 0.76 | 1.06 | 0.37 | 0.01 | 0.12 | 10 | 0.68 |
| 肝外胆管 | C24 | 4.69 | 0.00 | 0.54 | 5.29 | 10.77 | 39.42 | 3.05 | 4.13 | 5.13 | 0.18 | 0.52 | 36 | 2.45 |
| 胰腺 | C25 | 3.00 | 0.00 | 0.00 | 1.06 | 19.39 | 21.35 | 2.27 | 2.98 | 4.97 | 0.21 | 0.31 | 23 | 1.56 |
| 鼻腔、中耳和副鼻窦 | C30—31 | 0.91 | 0.00 | 0.54 | 3.17 | 2.15 | 1.64 | 0.66 | 0.81 | 2.00 | 0.07 | 0.07 | 7 | 0.48 |
| 喉 | C32 | 2.35 | 0.00 | 0.54 | 4.23 | 8.62 | 13.14 | 1.80 | 2.37 | 4.29 | 0.15 | 0.33 | 18 | 1.22 |
| 气管、支气管和肺 | C33—34 | 37.00 | 0.00 | 4.56 | 51.80 | 165.92 | 231.60 | 27.92 | 37.06 | 64.25 | 2.37 | 4.74 | 284 | 19.32 |

（续上表）

| 部位或病种 | ICD—10 | 粗率 | 0～ | 15～ | 45～ | 55～ | 65+ | 中标率 | 世标率 | 35～64岁截缩率 | 0～64岁累积率 | 0～74岁累积率 | 例数 | 构成比 |
|---|---|---|---|---|---|---|---|---|---|---|---|---|---|---|
| 其他呼吸器官 | C37－38 | 0.26 | 0.00 | 0.27 | 1.06 | 0.00 | 0.00 | 0.19 | 0.24 | 0.77 | 0.02 | 0.02 | 2 | 0.14 |
| 骨和关节软骨 | C40－41 | 0.91 | 0.52 | 0.00 | 1.06 | 6.46 | 3.29 | 0.85 | 1.03 | 2.02 | 0.08 | 0.14 | 7 | 0.48 |
| 皮肤恶性黑色素瘤 | C43 | 0.26 | 0.00 | 0.00 | 1.06 | 0.00 | 1.64 | 0.18 | 0.24 | 0.40 | 0.01 | 0.04 | 2 | 0.14 |
| 皮肤其他恶性肿瘤 | C44 | 2.74 | 0.00 | 0.27 | 5.29 | 8.62 | 18.07 | 1.73 | 2.60 | 4.02 | 0.14 | 0.27 | 21 | 1.43 |
| 间皮瘤 | C45 | 0.39 | 0.00 | 0.00 | 1.06 | 2.15 | 1.64 | 0.28 | 0.37 | 0.82 | 0.03 | 0.03 | 3 | 0.20 |
| kaposi 氏肉瘤 | C46 | 0.00 | 0.00 | 0.00 | 0.00 | 0.00 | 0.00 | 0.00 | 0.00 | 0.00 | 0.00 | 0.00 | 0 | 0.00 |
| 结缔组织和其他软组织 | C47－49 | 0.39 | 0.52 | 0.00 | 0.00 | 2.15 | 1.64 | 0.39 | 0.37 | 0.57 | 0.03 | 0.03 | 3 | 0.20 |
| 乳房 | C50 | 12.77 | 0.00 | 7.52 | 38.06 | 40.94 | 24.64 | 9.51 | 11.85 | 30.26 | 1.01 | 1.22 | 98 | 6.67 |
| 外阴 | C51 | 0.26 | 0.00 | 0.00 | 0.00 | 2.15 | 1.64 | 0.20 | 0.25 | 0.57 | 0.02 | 0.02 | 2 | 0.14 |
| 阴道 | C52 | 0.39 | 0.00 | 0.27 | 0.00 | 0.00 | 3.29 | 0.28 | 0.38 | 0.37 | 0.01 | 0.06 | 3 | 0.20 |
| 子宫颈 | C53 | 2.61 | 0.00 | 2.95 | 5.29 | 6.46 | 1.64 | 2.07 | 2.35 | 6.20 | 0.21 | 0.23 | 20 | 1.36 |
| 子宫体 | C54 | 3.26 | 0.00 | 0.81 | 14.80 | 12.93 | 3.29 | 2.64 | 3.26 | 9.78 | 0.31 | 0.36 | 25 | 1.70 |
| 子宫恶性肿瘤、未注明部位 | C55 | 0.00 | 0.00 | 0.00 | 0.00 | 0.00 | 0.00 | 0.00 | 0.00 | 0.00 | 0.00 | 0.00 | 0 | 0.00 |
| 卵巢 | C56 | 2.21 | 0.00 | 1.88 | 6.34 | 2.15 | 4.93 | 1.81 | 2.11 | 4.68 | 0.15 | 0.23 | 17 | 1.16 |
| 其他和未说明的女性生殖器官恶性肿瘤 | C57 | 0.00 | 0.00 | 0.00 | 0.00 | 0.00 | 0.00 | 0.00 | 0.00 | 0.00 | 0.00 | 0.00 | 0 | 0.00 |
| 胎盘 | C58 | 0.00 | 0.00 | 0.00 | 0.00 | 0.00 | 0.00 | 0.00 | 0.00 | 0.00 | 0.00 | 0.00 | 0 | 0.00 |
| 阴茎 | C60 | 0.39 | 0.00 | 0.27 | 0.00 | 4.31 | 0.00 | 0.38 | 0.45 | 1.51 | 0.05 | 0.05 | 3 | 0.20 |
| 前列腺 | C61 | 2.74 | 0.00 | 0.00 | 1.06 | 2.15 | 31.21 | 1.52 | 2.17 | 0.88 | 0.03 | 0.23 | 21 | 1.43 |
| 睾丸 | C62 | 0.39 | 0.52 | 0.54 | 0.00 | 0.00 | 0.00 | 0.37 | 0.32 | 0.37 | 0.02 | 0.02 | 3 | 0.20 |
| 其他和未说明的男性生殖器官恶性肿瘤 | C63 | 0.00 | 0.00 | 0.00 | 0.00 | 0.00 | 0.00 | 0.00 | 0.00 | 0.00 | 0.00 | 0.00 | 0 | 0.00 |
| 肾脏 | C64 | 1.04 | 0.52 | 0.27 | 1.06 | 4.31 | 4.93 | 0.82 | 1.11 | 1.67 | 0.07 | 0.13 | 8 | 0.54 |
| 肾盂、肾盏 | C65 | 0.13 | 0.00 | 0.00 | 0.00 | 2.15 | 0.00 | 0.12 | 0.18 | 0.48 | 0.02 | 0.02 | 1 | 0.07 |

（续上表）

| 部位或病种 | ICD—10 | 粗率 | 0～ | 15～ | 45～ | 55～ | 65＋ | 中标率 | 世标率 | 35～64岁截缩率 | 0～64岁累积率 | 0～74岁累积率 | 例数 | 构成比 |
|---|---|---|---|---|---|---|---|---|---|---|---|---|---|---|
| 输尿管 | C66 | 0.13 | 0.00 | 0.00 | 0.00 | 0.00 | 1.64 | 0.08 | 0.12 | 0.00 | 0.00 | 0.03 | 1 | 0.07 |
| 膀胱 | C67 | 3.52 | 0.00 | 0.27 | 2.11 | 17.24 | 26.28 | 2.55 | 3.38 | 5.40 | 0.20 | 0.39 | 27 | 1.84 |
| 其他和未说明的泌尿器官 | C68 | 0.00 | 0.00 | 0.00 | 0.00 | 0.00 | 0.00 | 0.00 | 0.00 | 0.00 | 0.00 | 0.00 | 0 | 0.00 |
| 眼 | C69 | 0.13 | 0.52 | 0.00 | 0.00 | 0.00 | 0.00 | 0.17 | 0.22 | 0.00 | 0.01 | 0.01 | 1 | 0.07 |
| 脑、神经系统 | C70—72、D | 3.26 | 3.11 | 2.42 | 2.11 | 6.46 | 8.21 | 2.89 | 3.03 | 4.72 | 0.20 | 0.30 | 25 | 1.70 |
| 甲状腺 | C73 | 2.35 | 0.00 | 1.88 | 3.17 | 10.77 | 4.93 | 2.12 | 2.42 | 4.92 | 0.19 | 0.27 | 18 | 1.22 |
| 肾上腺 | C74 | 0.13 | 0.00 | 0.00 | 0.00 | 0.00 | 1.64 | 0.06 | 0.08 | 0.00 | 0.00 | 0.00 | 1 | 0.07 |
| 其他内分泌腺 | C75 | 0.00 | 0.00 | 0.00 | 0.00 | 0.00 | 0.00 | 0.00 | 0.00 | 0.00 | 0.00 | 0.00 | 0 | 0.00 |
| 霍奇金氏病 | C81 | 0.13 | 0.00 | 0.27 | 0.00 | 0.00 | 0.00 | 0.13 | 0.12 | 0.00 | 0.01 | 0.01 | 1 | 0.07 |
| 非霍奇金氏病 | C82—85、C96 | 5.73 | 1.55 | 4.03 | 13.74 | 12.93 | 11.50 | 5.11 | 5.63 | 10.15 | 0.42 | 0.53 | 44 | 2.99 |
| 多发性骨髓瘤和恶性浆细胞肿瘤 | C90 | 0.52 | 0.52 | 0.00 | 1.06 | 2.15 | 1.64 | 0.51 | 0.54 | 0.92 | 0.04 | 0.06 | 4 | 0.27 |
| 淋巴细胞白血病 | C91 | 1.43 | 1.04 | 1.61 | 1.06 | 0.00 | 3.29 | 1.34 | 1.38 | 0.67 | 0.07 | 0.12 | 11 | 0.75 |
| 髓细胞性白血病 | C92 | 4.56 | 4.14 | 3.22 | 3.17 | 8.62 | 13.14 | 4.26 | 4.52 | 5.22 | 0.28 | 0.41 | 35 | 2.38 |
| 单核细胞性白血病 | C93 | 0.26 | 0.52 | 0.00 | 1.06 | 0.00 | 0.00 | 0.26 | 0.23 | 0.35 | 0.02 | 0.02 | 2 | 0.14 |
| 其他指明的白血病 | C94 | 0.13 | 0.00 | 0.27 | 0.00 | 0.00 | 0.00 | 0.13 | 0.12 | 0.00 | 0.01 | 0.01 | 1 | 0.07 |
| 未指明细胞类型的白血病 | C95 | 0.65 | 0.00 | 1.07 | 1.06 | 0.00 | 0.00 | 0.61 | 0.59 | 1.04 | 0.04 | 0.04 | 5 | 0.34 |
| 独立的多个部位的（原发性）恶性肿瘤 | C97 | 0.00 | 0.00 | 0.00 | 0.00 | 0.00 | 0.00 | 0.00 | 0.00 | 0.00 | 0.00 | 0.00 | 0 | 0.00 |
| 其他及不明部位 | C26、39 48、70—80 | 2.48 | 0.00 | 0.27 | 4.23 | 4.31 | 19.71 | 1.68 | 2.33 | 2.66 | 0.10 | 0.28 | 19 | 1.29 |
| 除 C44 合计 | | 188.79 | 13.97 | 76.26 | 343.58 | 631.35 | 854.13 | 144.06 | 181.21 | 346.26 | 12.44 | 20.97 | 1449 | 98.57 |
| 合计 | | 191.52 | 13.97 | 76.53 | 348.87 | 639.97 | 872.20 | 145.80 | 183.81 | 350.28 | 12.58 | 21.24 | 1470 | 100.00 |

注：中标率即中国标化发病率，世标率即世界标化发病率。

# 第七章　小　结

## 一、人口概况

### 1. 人口数

2000—2004 年期间中山市人口数最多的镇区是石岐区、小榄镇，其人口数分别为 808384 人、767526 人，最少的是五桂山区、神湾镇，其人口数分别为 36747 人、82291 人，最高的镇区是最低的 22 倍。

### 2. 人口增长率

2000—2004 年期间中山市及绝大部分下属镇区人口数呈不同程度的增长，仅五桂山区男性人口数呈负增长，男、女性人口数增长率最高的镇区分别为西区和东区，其增长率分别为 12.54％和 15.78％，最低的镇区分别为五桂山区和沙溪镇，其增长率分别为－1.42％和 0.50％。

### 3. 人口数比值

2000—2004 年期间中山市不同年龄段男女人口数比值随年龄增长而逐渐下降，19 岁之前大于 1，20～64 岁波动于 0.94～1.04 之间，65 岁之后小于 1 并持续下降。1 岁以下男女人口数比值最高，为 1.21，85 岁以上年龄组比值最低，为 0.41。1 岁以下男女人口比值最高的地区为南区，其比值为 1.29，最低的是沙溪镇，其比值为 1.12，最高的是最低的 1.15 倍；85 岁以上比值最高的地区为南区，其比值为 0.43，最低的是沙溪镇，其比值为 0.38，最高的是最低的 1.13 倍。

### 4. 人口构成

2000—2004 年期间中山市人口构成主要以 0～19 岁、20～39 岁和 40～59 岁年龄组为主，其男性人口数分别占同期中山市男性人口总数的 35％、33％和 22％，女性分别占 31％、35％和 22％。

## 二、诊断依据

### 1. 概况

2000—2004 年期间中山市恶性肿瘤病理诊断率为 74.66％（逐年病理诊断率位于 70.86％～81.10％之间），骨髓和细胞学诊断率为 2.49％，病理诊断率高于全国肿瘤登记中心要求大于 66％的标准，达到 IARC《五大洲癌症发病》病理诊断率要求的 B 级水平（大于等于 75％），高于 2006 年全国平均水平[29]。而期间中山市恶性肿瘤发病资料中 DCO 所占比例较低，仅为 0.19％（表 10～11）。

### 2. 病理诊断率顺位

恶性肿瘤发病病理诊断率超过80%的有4个镇区，分别是大涌镇、三乡镇、东区和石岐区，分别为83.19%、82.35%、80.83%和80.07%，最低的4个镇区依次是黄圃镇、东凤镇、三角镇和小榄镇，其病理诊断率分别为64.66%、65.36%、68.60%和69.32%，最高的是最低的1.29倍。黄圃镇、小榄镇经济较发达，医院软件、硬件水平在中山市镇区医院中居上游，理论上应有较高的病理诊断水平，但其病理诊断率较低，说明可能出现了漏报。

### 3. 未指明与原发部位不明（继发）恶性肿瘤所占比例

2000—2004年期间中山市未指明与原发部位不明恶性肿瘤发病以ICD—10编码为C77～79即淋巴结继发和未指明、呼吸和消化器官继发、其他部位继发的恶性肿瘤为主，其发病数仅占同期中山市恶性肿瘤发病总数的2.53%，低于2004年全国上报登记处平均水平[8]。

其中恶性肿瘤发病部位不明率最高的镇区依次是五桂山区、东升镇、港口镇和神湾镇，分别为5.80%、4.51%、3.86%和3.54%，最低的4个镇区依次是南头镇、西区、小榄镇和东区，分别为0.30%、0.37%、1.29%和1.60%，最高的是最低的19.33倍。

## 三、发病年龄

2000—2004年期间中山市恶性肿瘤发病总的从30岁左右迅速上升，男性75岁左右达高峰，女性80岁左右达高峰，其后快速下降，但不同镇区年龄别发病模式不同，如石岐区女性发病年龄高峰在65岁年龄组，男性南区、板芙镇、大涌镇发病高峰均在85岁年龄组，而大涌镇女性在65岁年龄组后发病相对稳定。

此外，期间发病年龄主要集中在40～79岁年龄段，其男女发病数分别占中山市同期恶性肿瘤发病总数的82%和76%。男性40～79岁年龄段发病数占比例最高的地区为南头，其比例为90%，最低的为板芙镇，其比例为70%，最高的是最低的1.28倍；女性比例最高的地区为横栏镇，其比例为87%，最低的为三乡镇，其比例为65% ，最高的是最低的1.34倍。

## 四、发病性别

2000—2004年期间中山市共有恶性肿瘤新发患者11429例，其中男性6787例，女性4642例，男女发病数比值为1.46。除15～29岁女性年龄别发病多于男性外，其余年龄段男性恶性肿瘤发病均多于女性，但不同镇区有所不同。

## 五、发病顺位

2000—2004年期间中山市男性发病前10位恶性肿瘤依次是气管/支气管和肺、肝脏和肝内胆管、鼻咽、食管、胃、直肠和乙状结肠连接处、结肠、膀胱、喉和非霍奇金氏病恶性肿瘤，其发病数占同期中山市男性恶性肿瘤发病总数的76.96%，女性发病前10位恶性肿瘤依次是乳房、气管/支气管和肺、子宫体、胃、鼻咽、结肠、直肠和乙状结肠连接处、肝脏和肝内胆管、子宫颈、脑/神经系统恶性肿瘤，其发病数占同期中山市女性恶性肿瘤发病总数的71.50%。其中鼻咽癌发病分别占同期中山市男、女和合计恶性肿瘤发病顺位的第3、4位和第2位。

但不同镇区发病顺位不同，如西区脑、神经系统恶性肿瘤发病居男性发病顺位第 3 位，女性第 2 位，鼻咽癌发病居板芙镇、阜沙镇男性发病顺位第 1 位，居板芙镇女性顺位第 2 位，居东升镇、神湾镇、坦洲镇女性顺位第 1 位，子宫体癌发病居港口镇、横栏镇、民众镇女性发病顺位第 1 位。

## 六、镇区发病顺位

2000—2004 年期间中山市男性恶性肿瘤发病前 3 位镇区依次是黄圃镇、石岐区和小榄镇，其世界标化发病率依次为 250.26/$10^5$、244.83/$10^5$ 和 237.83/$10^5$，后 3 位镇区依次是横栏镇、古镇镇和民众镇，其世界标化发病率依次为 131.07/$10^5$、132.28/$10^5$ 和 138.16/$10^5$，最高的是最低的 1.91 倍。

女性恶性肿瘤发病前 3 位镇区依次是石岐区、东区和南区，其世界标化发病率依次为 177.79/$10^5$、156.86/$10^5$ 和 147.35/$10^5$，后 3 位镇区依次是坦洲镇、神湾镇和横栏镇，其世界标化发病率依次为 76.67/$10^5$、94.47/$10^5$ 和 96.51/$10^5$，最高的是最低的 2.32 倍。

男女合计恶性肿瘤发病前 3 位镇区依次是石岐区、东区和黄圃镇，其世界标化发病率依次为 208.24/$10^5$、190.98/$10^5$ 和 188.55/$10^5$，后 3 位镇区依次是坦洲镇、横栏镇和民众镇，其世界标化发病率依次为 107.02/$10^5$、113.29/$10^5$ 和 117.82/$10^5$，最高的是最低的 1.95 倍。

2000—2004 年中山市男性食管癌发病率最高地区依次为南头镇、黄圃镇和阜沙镇，其世界标化发病率分别为 40.79/$10^5$、32.52/$10^5$ 和 32.51/$10^5$，最低地区依次为坦洲镇、横栏镇和古镇镇，其世界标化发病率分别为 2.93/$10^5$、3.02/$10^5$ 和 3.58/$10^5$，最高的是最低的 13.92 倍；女性最高地区依次为五桂山区、阜沙镇和沙溪镇，其世界标化发病率分别为 11.06/$10^5$、4.47/$10^5$ 和 4.12/$10^5$，最低地区依次为神湾镇、古镇镇和东凤镇，其世界标化发病率分别为 0.00/$10^5$、0.00/$10^5$ 和 0.68/$10^5$。

男性胃癌发病率最高的地区依次为东区、板芙镇和神湾镇，其世界标化发病率分别为 19.09/$10^5$、16.27/$10^5$ 和 15.54/$10^5$，最低地区依次为横栏镇、古镇镇和五桂山区，其世界标化发病率分别为 3.52/$10^5$、4.32/$10^5$ 和 5.08/$10^5$，最高的是最低的 5.42 倍；女性发病最高地区依次为石岐区、火炬开发区和三角镇，其世界标化发病率分别为 8.52/$10^5$、7.79/$10^5$ 和 7.07/$10^5$，最低地区依次为南头镇、阜沙镇和坦洲镇，其世界标化发病率分别为 1.46/$10^5$、1.49/$10^5$ 和 1.94/$10^5$，最高的是最低的 5.84 倍。

男性结肠癌发病率最高地区依次为石岐区、小榄镇和东区，其世界标化发病率分别为 17.96/$10^5$、11.02/$10^5$ 和 11.01/$10^5$，最低地区依次为西区、坦洲镇和民众镇，其世界标化发病率分别为 0.84/$10^5$、2.98/$10^5$ 和 3.49/$10^5$，最高的是最低的 21.38 倍；女性最高地区依次为大涌镇、东区和神湾镇，其世界标化发病率分别为 12.75/$10^5$、12.38/$10^5$ 和 12.09/$10^5$，最低地区依次为五桂山区、板芙镇和古镇镇，其世界标化发病率分别为 0.00/$10^5$、2.78/$10^5$ 和 2.83/$10^5$。

男性直肠和乙状结肠连接处癌发病率最高地区依次为五桂山区、石岐区和南朗镇，其世界标化发病率分别为 21.81/$10^5$、13.98/$10^5$ 和 13.79/$10^5$，最低地区依次为火炬开发区、三角镇和板芙镇，其世界标化发病率分别为 0.00/$10^5$、1.59/$10^5$ 和 3.25/$10^5$；女性最高地区依次为三角镇、石岐区和大涌镇，其世界标化发病率分别为 12.52/$10^5$、7.85/$10^5$ 和 7.84/$10^5$，最低地区依次为五桂山区、火炬开发区和南头镇，其世界标化发病率分别为 0.00/$10^5$、0.00/$10^5$ 和 1.27/$10^5$。

男性肝脏和肝内胆管癌发病率最高地区依次为小榄镇、黄圃镇和阜沙镇，其世界标化发病率分别为 43.26/$10^5$、39.26/$10^5$ 和 39.11/$10^5$，最低地区依次为三乡镇、南朗镇和火炬开发区，其世界标化发病率分别为 10.72/$10^5$、13.98/$10^5$ 和 15.83/$10^5$，最高的是最低的 4.04 倍；女性发病最高地区依次为黄圃镇、三角镇和小榄镇，其世界标化发病率分别为 9.97/$10^5$、9.13/$10^5$ 和 8.57/$10^5$，最低地区依次为五桂山区、坦洲镇和大涌镇，其世界标化发病率分别为 0.00/$10^5$、0.55/$10^5$ 和 1.50/$10^5$。

男性喉癌发病率最高地区依次为三乡镇、黄圃镇和三角镇，其世界标化发病率分别为 12.71/$10^5$、10.64/$10^5$ 和 10.59/$10^5$，最低地区依次为五桂山区、横栏镇和古镇镇，其世界标化发病率分别为 0.00/$10^5$、0.00/$10^5$ 和 1.14/$10^5$；女性最高地区依次为坦洲镇、东凤镇和石岐区，其世界标化发病率分别为 0.83/$10^5$、0.75/$10^5$ 和 0.56/$10^5$，有 19 个地区世界标化发病率为 0.00/$10^5$。

男性气管、支气管和肺癌发病率最高地区依次为南区、火炬开发区和东区，其世界标化发病率分别为 61.64/$10^5$、57.91/$10^5$ 和 56.02/$10^5$，最低地区依次为五桂山区、横栏镇和板芙镇，其世界标化发病率分别为 8.68/$10^5$、11.66/$10^5$ 和 16.74/$10^5$，最高的是最低的 7.10 倍；女性最高地区依次为小榄镇、五桂山区和大涌镇，其世界标化发病率分别为 27.24/$10^5$、24.71/$10^5$ 和 23.79/$10^5$，最低地区依次为港口镇、三乡镇和坦洲镇，其世界标化发病率分别为 7.56/$10^5$、7.67/$10^5$ 和 9.21/$10^5$，最高的是最低的 3.60 倍。

女性乳房癌发病最高地区依次为南区、石岐区和东区，其世界标化发病率分别为 36.32/$10^5$、35.12/$10^5$ 和 30.25/$10^5$，最低地区依次为民众镇、横栏镇和神湾镇，其世界标化发病率分别为 5.91/$10^5$、6.34/$10^5$ 和 7.15/$10^5$，最高的是最低的 6.15 倍。

女性子宫体癌发病最高地区依次为横栏镇、民众镇和板芙镇，其世界标化发病率分别为 19.22/$10^5$、18.09/$10^5$ 和 16.93/$10^5$，最低地区依次为古镇镇、三乡镇和东凤镇，其世界标化发病率分别为 2.96/$10^5$、6.31/$10^5$ 和 6.36/$10^5$，最高的是最低的 6.49 倍。

男性膀胱癌发病率最高地区依次为大涌镇、东区和石岐区，其世界标化发病率分别为 12.06/$10^5$、9.88/$10^5$ 和 9.17/$10^5$，最低地区依次为阜沙镇、横栏镇和南朗镇，其世界标化发病率分别为 0.87/$10^5$、1.30/$10^5$ 和 2.22/$10^5$，最高的是最低的 13.86 倍；女性最高地区依次为南区、五桂山区和石岐区，其世界标化发病率分别为 3.56/$10^5$、3.56/$10^5$ 和 2.14/$10^5$，有 6 个地区的世界标化发病率为 0.00/$10^5$。

女性卵巢癌发病最高地区依次为三乡镇、西区和南朗镇，其世界标化发病率分别为 6.16/$10^5$、6.15/$10^5$ 和 5.76/$10^5$，最低地区依次为五桂山区、神湾镇和阜沙镇，其世界标化发病率均为 0.00/$10^5$。

男性非霍奇金氏病发病最高地区依次为五桂山区、西区和坦洲镇，其世界标化发病率分别为 9.24/$10^5$、7.29/$10^5$ 和 7.29/$10^5$，最低地区依次为神湾镇、阜沙镇和东凤镇，其世界标化发病率分别为 0.00/$10^5$、1.04/$10^5$ 和 1.10/$10^5$；女性最高地区依次为南区、三乡镇和石岐区，其世界标化发病率分别为 7.45/$10^5$、6.44/$10^5$ 和 5.83/$10^5$，最低地区依次为五桂山区、大涌镇和板芙镇，其世界标化发病率均为 0.00/$10^5$。

男性鼻咽癌发病最高地区依次为五桂山区、阜沙镇和南朗镇，其世界标化发病率分别为 46.38/$10^5$、40.74/$10^5$ 和 35.12/$10^5$，最低地区依次为南区、西区和古镇镇，其世界标化发病率分别为 11.26/$10^5$、18.64/$10^5$ 和 19.99/$10^5$，最高的是最低的 4.12 倍；女性最高地区依次为五桂山区、东升镇和大涌镇，其世界标化发病率分别为 21.63/$10^5$、16.99/$10^5$ 和 16.58/$10^5$，最低地区依次为小榄镇、三乡镇和南区，其世界标化发病率分别为 5.27/$10^5$、5.70/$10^5$ 和 7.02/$10^5$，最高的是最低的 4.10 倍。

男性肝外胆管癌发病最高地区依次为大涌镇、古镇镇和东升镇，其世界标化发病率分别为 7.22/$10^5$、6.91/$10^5$ 和 6.29/$10^5$，最低地区依次为西区、东区和民众镇，其世界标化发病率分别为 0.00/$10^5$、0.50/$10^5$ 和 0.52/$10^5$；女性最高地区依次为板芙镇、南头镇和东凤镇，其世界标化发病率分别为 6.48/$10^5$、5.48/$10^5$ 和 5.24/$10^5$，有 4 个地区世界标化发病率为 0.00/$10^5$。

女性子宫颈癌发病最高地区依次为五桂山区、大涌镇和西区，其世界标化发病率分别为 9.83/$10^5$、9.67/$10^5$ 和 8.42/$10^5$，最低地区依次为横栏镇、坦洲镇和南头镇，其世界标化发病率分别为 0.72/$10^5$、2.52/$10^5$ 和 2.56/$10^5$，最高的是最低的 13.65 倍。

男性脑、神经系统肿瘤发病最高地区依次为西区、三乡镇和东区，其世界标化发病率分别为 12.45/$10^5$、8.04/$10^5$ 和 6.57/$10^5$，最低地区依次为五桂山区、东升镇和大涌镇，其世界标化发病率均为 0.00/$10^5$；女性最高地区依次为西区、东区和古镇镇，其世界标化发病率分别为 16.72/$10^5$、7.18/$10^5$ 和 6.67/$10^5$，最低地区依次为横栏镇、民众镇和小榄镇，其世界标化发病率分别为 0.53/$10^5$、1.35/$10^5$ 和 1.93/$10^5$，最高的是最低的 39.81 倍。

男性甲状腺癌发病最高地区依次为南区、东升镇和石岐区，其世界标化发病率分别为 6.39/$10^5$、1.97/$10^5$ 和 1.75/$10^5$，有 8 个地区世界标化发病率为 0.00/$10^5$；女性发病最高地区依次为古镇镇、石岐区和五桂山区，其世界标化发病率分别为 6.22/$10^5$、5.96/$10^5$ 和 5.05/$10^5$，最低地区依次为大涌镇、西区和民众镇，其世界标化发病率分别为 0.00/$10^5$、0.00/$10^5$ 和 1.63/$10^5$。

# 参考文献


[1]“伟人故里”之“自然地理”，http://www.zs.gov.cn/。

[2]“伟人故里”之“区划人口”，http://www.zs.gov.cn/。

[3]“文化名城”之“卫生事业”，http://www.zs.gov.cn/。

[4] 魏矿荣：《中山市鼻咽癌高发现场概况》，载《中国肿瘤》2009年第11期。

[5] 魏矿荣，梁智恒，任小青：《肿瘤资料收集方法的创新》，载《中国肿瘤》2009年第7期。

[6] 梁智恒，刘静，魏矿荣：《对肿瘤登记工作的一些看法》，载《中国肿瘤》2010年第12期。

[7] 凌莉，方积乾：《肿瘤发病和死亡的时间趋势分析》，载《中国肿瘤》2001年第1期。

[8] 全国肿瘤防治研究办公室、全国肿瘤登记中心、卫生部疾病预防控制局：《中国肿瘤登记年报2004》，中国协和医科大学出版社2008年版。

[9]“走进石岐”，http://www.shiqi.gov.cn/39/shiqi。

[10]“走进地区”之“自然地理”，http://www.zsdongqu.gov.cn/DongQu/。

[11]“中山西区”之“西区概况”，http://www.zsxiqu.gov.cn/index.php/Index/index/l/zh—cn。

[12] 板芙镇政府网之“镇区概况”，http://www.banfu.gov.cn/。

[13]“中山大涌”之“走进大涌”，http://www.dachong.com/main/index.action。

[14] 中山市东凤镇人民政府之“走进东凤”，http://www.zsdongfeng.gov.cn/。

[15]“中山阜沙”之“走进阜沙”，http://www.zsfs.gov.cn/。

[16]“港口镇”之“港口概述”，http://www.gangkou.gov.cn/。

[17]“中国灯饰之都”之“古镇概况”，http://www.zsguzhen.gov.cn/。

[18]“横栏镇”之“横栏概况”，http://www.henglan.gov.cn/。

[19] 中山市黄圃镇人民政府之“走进黄圃”，http://www.zshuangpu.gov.cn/zh－CN/index.html。

[20]“岭南水乡”之“走进民众”，http://www.minzhong.gov.cn/。

[21] 中山市南朗政府，http://www.nanlang.gov.cn/。

[22] 中山市三角政府，http://www.sanjiao.gov.cn/。

[23] http://www.sanxiang.gov.cn/。

[24] 沙溪网之“沙溪概况”，http://www.shaxi.gov.cn/。

[25] 神湾镇政府之“神湾概况”，http://www.shenwan.gov.cn/。

[26] 坦洲政府之“走进坦洲”，http://www.tanzhou.gov.cn/main/。

[27] 中山市五桂山办事处信息网之“走进五桂山”，http://www.wuguishan.gov.cn/。

[28] 小榄镇人民政府之“认识小榄”，http://www.xiaolan.gov.cn/。

[29] 全国肿瘤防治研究办公室、全国肿瘤登记中心、卫生部疾病预防控制局：《中国肿瘤登记年报2009》，军事医学科学出版社2010版。

# 后 记

在本书资料收集、整理、统计、分析与出版过程中，得到了中山市卫生局、统计局、公安局、科技局与中山市各级医院的大力支持和帮助，尤其是得到了中山市人民医院、中山市肿瘤研究所领导的厚爱，我们才能够完成这项艰巨而富有意义的工作，在此深表谢意!

其次要真诚感谢中山市三级防癌网的全体工作人员，如果没有他们的辛勤工作与默默奉献，就不可能有此书的出版，其实他们才是真正的作者!

再次要感谢全国肿瘤防治办公室、全国肿瘤登记中心、广东省卫生厅、广东省疾病预防控制中心的关怀与指导，在他们的正确领导和支持下，我们才能坚持40年的肿瘤登记工作。

最后要特别感谢中山大学医学院胡孟璇、洪明晃、柳青等许多无法在此一一提及的专家教授，中山市肿瘤研究所的成立、发展与壮大，离不开他们无私的帮助与教导，因为他们，我们才有能力完成此项工作。

编 者